新世纪全国高等中医药优秀教材

普通高等教育"十一五"国家级规划教材

新世纪全国高等医药院校规划教材

中西医结合外科学

（供中西医结合专业用）

主　编　李乃卿　（北京中医药大学）
主　审　吴咸中　（天津医科大学）
副主编　何清湖　（湖南中医学院）
　　　　黄明祥　（贵阳中医学院）
　　　　陈海龙　（大连医科大学）
　　　　张济东　（山东中医药大学）

中国中医药出版社
·北　京·

图书在版编目（CIP）数据

中西医结合外科学/李乃卿主编 .—北京：中国中医药出版社，2005.8（2015.3 重印）
普通高等教育“十一五”国家级规划教材
ISBN -978-7-80156-671-3

Ⅰ. 中... Ⅱ. 李... Ⅲ. 中西医结合-外科学-医学院校-教材 Ⅳ. R6

中国版本图书馆 CIP 数据核字（2005）第 031641 号

中国中医药出版社出版

发行者：中国中医药出版社
（北京市朝阳区北三环东路 28 号易亨大厦 电话：64405750 邮编：100013）
（邮购联系电话：84042153 64065413）
印刷者：北京市安泰印刷厂
经销者：新华书店总店北京发行所
开 本：850×1168 毫米 16 开
字 数：1544 千字
印 张：65.25
版 次：2005 年 8 月第 1 版
印 次：2015 年 3 月第13次印刷
书 号：ISBN-978-7-80156-671-3
定 价：75.00 元
如有质量问题，请与出版社出版部调换
HTTP：//WWW.CPTCM.COM

全国高等医药院校中西医结合专业教材建设

专家指导委员会

肖培根 （中国医学科学院教授 中国工程院院士）
陈可冀 （中国中医研究院教授 中国科学院院士）
陈士奎 （中国中西医结合学会 教授）
周仲瑛 （南京中医药大学 教授）
郑守曾 （北京中医药大学校长 教授）
胡之壁 （上海中医药大学教授 中国工程院院士）
项 平 （南京中医药大学校长 教授）
施 杞 （上海中医药大学 教授）
徐志伟 （广州中医药大学副校长 教授）
曹洪欣 （黑龙江中医药大学校长 教授）
黄启福 （北京中医药大学 教授）
梁繁荣 （成都中医药大学副校长 教授）
焦树德 （中日友好医院 教授）
路志正 （中国中医研究院 教授）
颜德馨 （上海铁路医院 教授）

普通高等教育"十一五"国家级规划教材

新世纪全国高等医药院校规划教材

《中西医结合外科学》编委会名单

主　　编　李乃卿　北京中医药大学
主　　审　吴咸中　天津医科大学
副 主 编　何清湖　湖南中医学院
　　　　　黄明祥　贵阳中医学院
　　　　　陈海龙　大连医科大学
　　　　　张济东　山东中医药大学
编　　委　(以姓氏笔画为序)
　　　　　王治全　陕西中医学院
　　　　　王绍明　成都中医药大学
　　　　　史晓光　北京中医药大学
　　　　　田玉芝　河北医科大学
　　　　　刘兴国　河南中医学院
　　　　　刘金龙　泸州医学院
　　　　　许　斌　辽宁中医学院
　　　　　张亚大　南京中医药大学
　　　　　张有根　江西中医学院
　　　　　张庚杨　天津中医学院
　　　　　陈　铭　广州中医药大学
　　　　　辛　明　北京中医药大学
　　　　　金文银　湖北中医学院
　　　　　赵建更　山西中医学院
　　　　　秦国政　云南中医学院

唐乾利　广西中医学院
郭伟光　黑龙江中医药大学
韩万峰　长春中医学院
薛志祥　上海中医药大学
编写秘书　辛　明　北京中医药大学
绘　　图　辛　明　李乃卿

前言

中西医结合是我国医药卫生事业的重要组成部分,通过中西医的优势互补,许多疾病,尤其是一些疑难疾病的诊治取得了突破性进展,已成为我国乃至世界临床医学中不可取代的重要力量。人们越来越认识到中西医结合治疗的优势,越来越倾向于中西医结合诊疗疾病,由此中西医结合的队伍越来越壮大,不少高等医药院校(包括高等中医药院校和高等医学院校),适应社会需求,及时开设了中西医结合临床医学专业、中西医结合专业、中西医结合系、中西医结合学院,使中西医结合高等教育迅速在全国展开,有些院校的中西医结合专业还被省、市、地区评为当地“热门专业”。但中西医结合专业教材却明显滞后于中西医结合专业教育的发展,各院校使用的多是自编或几个院校协编的教材,缺乏公认性、权威性。教材的问题已成为中西医结合专业亟待解决的大问题。为此,国家中医药管理局委托中国中西医结合学会、全国中医药高等教育学会规划、组织编写了高等医药院校中西医结合专业第一版本科教材,即“新世纪全国高等医药院校中西医结合专业规划教材”。

本套教材在国家中医药管理局的指导下,中国中西医结合学会、全国中医药高等教育学会及全国高等中医药教材建设研究会通过大量调研工作,根据目前中西医结合专业“两个基础、一个临床”的教学模式(两个基础:中医基础、西医基础;一个临床:中西医结合临床),首先重点系统规划了急需的中西医结合临床教材。并组织全国开设中西医结合专业或中西医结合培养方向的78所高等中医药院校、高等医学院校的专家编写而成。

为确保教材的科学性、先进性、公认性、权威性、教学适应性,确保教材质量,本套教材采用了“政府指导,学会主办,院校联办,出版社协办”的运作机制。即:教育部、国家中医药管理局宏观指导;中国中西医结合学会、全国中医药高等教育学会及全国高等中医药教材建设研究会调研、规划,制定编写人员遴选条件,遴选主编,组织全国开设本专业的高等医药院校专家共同编写,并审定教材和进行质量监控;全国开设中西医结合专业的高等中医药、医学院校,既是教材的使用单位,又是教材编写的主体,在研究会的组织下共同参加,联合编写;中国中医药出版社作为中医药行业的专业出版社,积极协助学会、研究会的组织编写出版工作,提供有关编写出版方面的服务,并提供资金方面的支持。这个“运行机制”,有机地结合了各方面的力量,有效地调动了各方面的积极性,畅通了教材编写出版的各个环节，保证了本套教材按时、按要求、按计划出版。

本套教材共16种，分别为：《中外医学史》《中西医结合医学导论》《中西医结合内科学》《中西医结合外科学》《中西医结合妇产科学》《中西医结合儿科学》《中西医结合眼科学》《中西医结合耳鼻咽喉科学》《中西医结合骨伤科学》《中西医结合危重病学》《中西医结合口腔科学》，以及《中西医结合传染病学》《中西医结合肿瘤病学》《中西医结合皮肤性病学》《中西医结合精神病学》《中西医结合肛肠病学》。

真诚感谢78所高等中医药院校、医药院校对本套教材的大力支持！真诚感谢所有参加本套教材编写专家的积极参与！由于他们的支持与参与，本套教材才能够按原定要求、预定计划出版，才能解决中西医结合专业教育中迫切需要解决的教材问题，才能保证和提高中西医结合教育的质量问题。真诚希望本套教材的出版，对我国中西医结合教育、中西医结合学科建设、中西医结合人才培养起到应有的积极作用。

由于首次规划、组织、编写中西医结合高等教育教材，由于78所中西医高等院校专家首次合作编写，本套教材在规划、组织、编写、出版等方面，都可能会有不尽如人意的地方，甚至错漏之处，敬请各院校教学人员多提宝贵意见，以便我们不断改进、不断提高教材质量。谨此，我们向编写、使用本套教材的全国中西医结合专家，向为了这套教材顺利编辑出版付出巨大心血的领导、专家委员会和各方面的朋友们致以真诚的感谢！

中国中西医结合学会
全国高等中医药教材建设研究会
2005年5月

编写说明

新世纪全国高等医药院校规划教材《中西医结合外科学》是中华人民共和国教育部委托国家中医药管理局统一规划、宏观指导，由全国24所高等医学院校联合编写的五年制本科教材。教材备有教学大纲及习题集，规范了考核标准。

《中西医结合外科学》包括总论及各论两部分，以及四个附录的内容。

总论部分包括：绪论，中医外科证治概要，无菌术，麻醉，体液与营养代谢，输血，休克，围手术期处理，重症救治及监测，疼痛与治疗，内镜、腔镜及显微、移植技术，外科感染等内容；

各论部分包括：损伤，肿瘤，急腹症，甲状腺疾病，乳房疾病，胃、十二指肠溃疡的外科治疗，门脉高压症，肠道炎性疾病的外科治疗，腹外疝，消化道大出血的诊断及处理原则，泌尿、男性生殖系疾病，肛门直肠疾病，周围血管病，皮肤及性传播疾病。

四个附录为：外科常用诊疗技术，示教见习，方剂索引和英中文索引。其中外科常用诊疗技术和示教见习内容各院校可根据自身情况，采用电化教学和模拟手术动物实验方法，以加强学生的感性认识。为了提高学生的临床鉴别诊断能力，教材中还增补了包括急腹症及颈部肿块等症状、体征的鉴别诊断要点，以开拓学生知识层次的纵横联系。

根据中西医结合专业的培养目标，全面推进素质教育的要求和中西医结合外科学的教学特点，本教材体现了“三基、五性和三特定”的原则。三基：即基础理论、基本知识和基本技能。五性：即思想性、科学性、先进性、实用性和条理性。三特定：①特定的对象：是医药院校五年制（或七年制）中西医结合系的学生；②特定的要求：是培养从事中西医结合的临床医疗工作的通科医生，即既懂中医，又会西医，用两法看病的医生；③特定的限制：教材有别于专著、科普和参考书，要有规范性、指导性和权威性。所以特别注重了教材总体的优化和编写的规范。在教学实践中还特别强调学生的动手能力和实际操作意识的培养，塑造一个思维敏捷、操作熟练的外科医生。

《中西医结合外科学》规划教材内容能够反映与时俱进的现代科技信息，有一定的“创新”和“前沿”内容，能够突出“新、深、精”三个方面：①新：要有基本理论的“新概念”和临床应用的“新技术”，如本书增加了内镜、腔镜及显微、移植技术、烧伤湿敷疗法和结石总攻疗法等一些新内容。在教材内容的编排上也进行了一些创新，如将体液营养代谢、危重症监护与救治等放在同一章节内论述，期望给学生以整体、连贯的概念，便于理解和记忆；②深：是指相关内容要深一些，概念理论要更完整一些。本教材突出腹部外科疾病，在腹部肿瘤及急腹症等内容中介绍得较翔实，有一定的深度，使学生不仅“知其然”，还要“知其所以然”。③精：主要体现在编写层次方面。全书分掌握、熟悉和了解三个层次。掌握为重点内容，介绍详尽，条理清楚，易懂易记，要求学生掌握应用；熟悉为一般内容，有一定量的记忆，可在以后的临床实践中逐渐掌握；了解为次要内容，是在理解基础上的扩展性知识，大都为边缘学科，要有一般性了解，要看得懂，听得明白，为今后的工作打下基础。

全书插图242幅，表格65帧，力求突出外科教材直观、形象的特点。编写符合教材医理正确、文理通顺的规范性要求。

本教材采取分工编写、集体审定、主编把关的原则。编写人员都是从事多年教学工作的资深教师，他们为本教材的编写付出了艰辛的劳动。为了确保教材的质量，特别邀请吴咸中院士担任本书的主审，吴院士不仅提出了很多指导性意见，而且对每一章节都进行了认真的修改，在此深表谢意；大连医科大学闻庆平老师、北京中医药大学周柯鑫老师、丁治国老师、曹建春博士，以及程志雷、邓博等同志在文字修改、图表制作以及英中文索引编写方面做了大量的工作，在此一并致谢。

我们的意愿是力争本教材起点较高，达到精品教材的标准，以适应教学工作的需求。尽管我们竭尽全力，但书中一定还有不少的缺点和错误，殷切希望各院校老师们在今后的教学过程中提出宝贵的修改意见。

李乃卿

2004年10月

目 录

第一章 绪 论

自新中国成立以来，医药卫生事业发生了历史性的变革，取得了一些举世瞩目的成就。特别是中西医结合队伍的发展和壮大，使我国既往的医学体系出现了新的格局。中西医结合医学吸取中医、西医两种医学体系之长，利用现代科学技术，在理论上深入开展中医“证”的实质研究和“治则”的多中心验证；在临床中制订了常见病、多发病的“中西医诊疗规范”，总结出一些疑难病和危重症的观察指标和疗效评价标准；规范了中药新药研究方法和中医药研究指导原则。由于中西医结合工作的广泛开展，加速了中医药的整理和继承研究工作，拓宽了中医的国际交流渠道，增加了中药新药的国际市场竞争能力。

一、中西医结合外科工作的发展简史及成就

党和国家历来重视中医工作，1958 年 10 月 1 日毛泽东指示“中国医药学是一个伟大的宝库，应当努力发掘加以提高，西医学习中医是一件大事，不可等闲视之”。回顾中西医结合的发展史，可以说 20 世纪 50 年代以来是中西医结合医学研究、学习和发展中医学最兴旺的年代；是祖国医药宝库和我国医学史上迅速发展的年代；也是中医学开始走向世界，名扬中外的年代；更是中西医融会贯通，理论上的创新和突破的年代。

40 年前，随着第一批西医离职学习中医班结业，我国诞生了第一批中西医结合高级医师，在他们倡导和带动下，我国掀起了轰轰烈烈的中西医结合研究工作。在临床方面，中医应用四诊进行辨证，西医利用现代化监测手段进行辨病，治疗上根据病情中西医方法兼用，短短几年就取得了可喜的成绩。在外科领域，如中西医结合治疗急腹症；骨伤科中动静结合治疗骨折的小夹板；针刺止痛发展到针刺麻醉。上述医学中的光辉业绩对其他学科起到了推动和辐射作用，中西医结合成为一场医学变革的潮流。

1980 年卫生部召开了中医和中西医结合工作会议，提出“中医、西医和中西医结合这三支力量都要大力发展，长期并存，推进医学科学现代化，发展具有我国特点的新医药学，为保障人民健康，建设现代化的强国而奋斗”的指导方针。同时提出一些实现这个指导方针的具体措施，如建设中西医结合研究基地，组织西医学习中医脱产学习班，做好中西医结合科研成果鉴定工作，召开中西医结合学术会议等。1981 年召开了全国中西医结合工作代表大会，成立了中西医结合研究会，选出了理事机构，建立了 20 多个专业委员会，出版了全国性中西医结合杂志，定期举办学术交流活动。此时出现了一个满园春色、百花争艳的创新局面。在外科领域中主要代表成就如下：

（一）中西医结合治疗急腹症的成就

首先是以吴咸中院士为首的天津市急腹症研究所和遵义医学院率先对中西医结合治疗急

腹症进行了大胆的临床疗效观察及基础理论研究，通过临床实践探索中西医结合治疗急腹症的方式、方法及其规律。这一探索获得了极大的成功，大多数急腹症病种可以引进中医药治疗，扩大了非手术的范围，丰富了非手术的内容，减少了术后并发症，巩固了术后的疗效，为进一步开展中西医结合研究工作打下了基础。20 世纪 70 年代的主要进展是：辨病与辨证的研究不断深入，对手术与非手术的选择渐趋合理，实验研究初步开展，剂型改革取得了一定成绩，同国外的学术交流开始起步，学术交流十分活跃。

20 世纪 80 年代以来，中西医结合治疗急腹症进入了向较高层次发展的新阶段，随着新技术的引用（如内窥镜、B 超、CT 等），提高了诊断水平，增添了治疗手段，如内窥镜下奥狄括约肌切开取石术，B 超引导下腹腔脓肿穿刺引流术。在实验研究方面，由于研究管理体制的改变，研究方法的改进，研究生新生力量的参与，研究工作的深度和广度进入到一个新水平。

（二）针刺麻醉的成就

针刺麻醉也是外科领域里中西医结合的奇艳花朵。针麻源于 1958 年，上海市第一人民医院最先用针麻成功地施行了扁桃体摘除术，同时运城地区人民医院、长沙市人民医院等单位也在针麻下进行了疝修补术、阑尾切除等手术，取得了可喜的成果。1960 年柳州结核病医院介绍了 12 例针麻下肺切除手术的体会，引起了极大轰动。北京市结核病医院在此基础上进行了穴位优选，仅用几根针或一针一穴即完成了肺叶切除术。为了推广针刺麻醉这一成果，在北京举办了 20 余次针麻学习班，在针麻普及上起到了巨大推动作用。1966 年初召开了全国针麻工作会议，从此将针麻镇痛课题列为国家重大科研项目，为深入开展针麻研究打下了基础。

1973 年在西安召开了全国针麻研究会议，总结了以往的经验，制定了研究方针，组织了协作课题。成立了颅脑、颜面口腔、甲状腺、肺切除、胃切除、输卵管结扎、剖腹产、子宫切除、阑尾切除、疝修补等针麻协作组。会议上还制定了针麻疗效的评定标准，为全国范围内针麻工作的开展铺平了道路。

20 世纪 80 年代以来，进入了基础理论高层次的研究，针刺镇痛原理的研究深入到介质水平，这对经络的实质研究起到了极大的推动作用。

（三）中西医结合治疗骨伤病的成就

中西医结合骨伤病的治疗也是外科领域中早期获得显著成绩的学科。早在 20 世纪 50 年代，以天津尚天裕教授为代表的“动静结合”派就提出了新的骨折整复理论和方法。他们认为在骨折的治疗中固定与运动同样重要，骨折愈合和功能恢复应相辅相成，局部与整体需要兼顾，外力只有通过患者机体的内在固定力才能发挥作用。提出“动静结合”、“筋骨并重”、“内外兼治”、“医患配合”的新理论、新方法，从而打破了“西医广泛固定，完全休息”的传统观念。

1963 年在罗马召开的第二十届国际外科年会上，小夹板固定治疗骨折的论文获得国外学者的高度评价，1964 年被评为国家级重大科研成果。从此，骨折“动静结合”疗法在全国范围内得到迅速的普及和推广，成为中西医结合成就的典范，其影响力广泛地辐射到其他学科的中西医结合科研中。

20世纪70年代，对骨折的固定方法又进行了深入的探讨，认为固定必须以肢体能活动为目标，而活动又要以不影响骨折的固定为限度。在这一理论指导下，伦敦大学生物医学工程人员对中国柳木夹板进行了改进。从此，“北京－伦敦夹板”应用于临床，同时“孟氏固定架”也相继生产施用，骨折的固定术被彻底地变革。

（四）中西医结合治疗周围血管病的成就

中西医结合治疗周围血管病源远流长，对脱疽（血栓闭塞性脉管炎，TAO）的治疗中医疗效卓著，这是人们的共识，所以在我国几乎成为中医诊治的专利，但只限于临床疗效的观察。中西医结合工作开展以来，对TAO的病因进行了探讨，长期以来人们认为TAO的发病与吸烟、受湿、营养不良、性激素异常有关，后来经过免疫功能的检测，认为免疫复合物增加而沉积在动脉壁上造成损伤与本病的病因有密切关系。广大中西医结合医务工作者通过对TAO诊治经验的总结，由一个病逐渐扩展到几个病，经过疗效观察，机理探讨，新药研制，经验总结，从而使周围血管病的传统疗法旧貌换新颜。总结近40年的历程，周围血管病的诊疗进展有如下几方面：

1. 异病同治的基础上进行疗法更新

周围血管病包括血栓闭塞性脉管炎（TAO）、动脉硬化性闭塞症（ASO）、糖尿病性坏疽（DG）、多发性大动脉炎（PA）、雷诺病（RD）、原发性红斑性肢痛症（ATE）、外伤性动脉闭塞症（TAO）、动脉血栓栓塞症（ATE）、结缔组织性动脉闭塞症（CTAO）、深静脉血栓形成（DVT）、浅表血栓性静脉炎（STP）等病种，上述血管性疾病多分散在各科的血管病中，所以诊治零乱，疗效不一。上述疾病的共性是多有血管弛张功能失调，血流性状改变，以及血栓形成，即中医的脉络痹阻、气血瘀滞证，所以共同的治则是活血化瘀、温通经脉，这是异病同治的典范。经过广大医务工作者的努力，进行了疗法更新，在辨证分型的基础上，筛选方药，改革剂型，如通塞脉片、当归注射液、血栓通注射液等，尤其针剂静脉用药提高了临床疗效水平。

2. 诊断方法更为先进

近十余年来，周围血管病的诊断逐渐现代化，多采用无损伤性检查，如阻抗血流仪、光电容积描记、超声多普勒、经皮氧分压、红外热像仪、微机X线断层扫描（CT）、磁共振显像（MRI）等检查，提高了诊断准确性，可进行反复无损伤性监测。

（五）中西医结合治疗烧伤的成就

中医学早在战国时期就有治疗烧伤的记载。发展至今，治疗的原则以清热解毒、祛腐生肌为主。西医学在20世纪50年代以前对烧伤的认识与创伤相同，认为烧伤是一种创伤，对烧伤导致微循环的特殊变化无充分认识。20世纪50年代上海瑞金医院应用中西医结合的理论和方法对邱财康大面积烧伤救治成功，其后全国各地大面积烧伤的治疗大都获成功，甚至Ⅲ度烧伤面积达95%的患者也被治愈。

20世纪70年代后期人们对烧伤创面的处理方法产生了争议，主张创面干燥疗法的派别强调收敛止痛理论，利用枣树皮粉、榆树皮酊中鞣质成分收敛干燥创面，结果容易引起痂下感染，影响了后期治疗。主张创面湿润疗法的派别强调清热解毒理论，采用湿润药物覆盖烧伤创面，使创面保持少菌状态，提高局部免疫能力，该学术观点符合中医学“煨脓长肉”的理论，使我国对烧伤的治疗发生了很大的变革，大大提高了临床疗效。

（六）恶性肿瘤的中西医结合治疗成就

经过近60年的临床与实验研究，中西医结合治疗恶性肿瘤已取得了很大进展。从单纯方药筛选深入到治疗法则的探讨，从临床疗效观察发展到基础实验研究，从单一疗法发展到中西医结合综合疗法，在研究的深度和广度上取得了很大进步，研究队伍也逐步壮大。

中西医结合防治肿瘤的成就可归纳为以下几方面：

1. 改善临床症状，延长生存期

在有效方药的筛选上多年来做了大量工作，优选出一些疗效较好的方药，如健脾益肾冲剂、康莱特注射液、艾迪注射液、贞芪注射液、参芪扶正注射液等新药。上述药物在改善临床症状、延长生存期方面有一定疗效。

2. 患者的证型研究

目前已对气虚证、脾虚证、阴虚证和血瘀证等证型进行了系统研究。对临床常见的胃癌、食管癌、大肠癌、肝癌、肺癌、鼻咽癌、宫颈癌、白血病等都制定了证型、治则和方药，这些规范化研究为以后的科研和临床工作创造了有利条件。

3. 肿瘤中医治疗法则的研究

肿瘤的中医治疗法则有多种，如扶正固本、活血化瘀、软坚散结、化痰祛湿、清热解毒、疏肝理气、通经活络、以毒攻毒等。其中对扶正固本法、活血化瘀法有较深入的研究，取得了阶段性的研究成果。

4. 中药对化疗、放疗的增效减毒作用

大量的科研资料证实，中药可增加化疗药物或放射线缩瘤、抑瘤的效果，能明显减少化疗、放疗的毒副反应，保护机体造血系统及免疫系统，如参芪扶正注射液、扶正冲剂等都有这方面的大量报道。

5. 实验研究进入了一个高层次的阶段

大量的实验资料证明，中药抗癌的作用机理主要是通过增强机体的免疫能力，调整机体各系统的功能而取得疗效的。研究的重点是病因发病学、治则、方药的作用机理，以及药理药效学和毒理学几个方面。从分子、细胞水平和系统、整体水平对其进行了深入探讨。

（七）中西医结合救治危重病的成就

随着中西医结合工作的深入发展，中西医结合危重病急救医学研究亦取得了突破性进展。危重病急救医学是世界上一门新兴的学科，它的特点是要求掌握跨学科、跨专业、横向联系有关危重病急救的知识和技能，要收治跨专业危及生命器官功能的各种急性危重病人。

这个学科1980年才被美国医学专业委员会正式承认，我国在这个医学领域内的研究始于1974年。因为研究的对象病势凶险、病情多变、死亡率高，所以从事这种专业的研究人员要担负极大的风险，付出更艰辛的劳苦。经过广大医务工作者的努力，中西医结合急救医学已取得了令人瞩目的成绩。

1. 基础理论上的突破

通过动物实验和临床基础研究，初步揭示了病变的病理生理和中医药治疗机理。如在内毒素血症的治疗中，提出菌毒并治的新观点。众所周知，西药中的抗生素除多黏菌素B外，只有杀菌和抑菌作用，没有拮抗内毒素的作用，而为数众多的中药则具有拮抗内毒素的作用。以抗生素杀菌抑菌，又用清热解毒中药抗毒解毒，这就形成了“菌毒并治”的新理论，这一理论的指导意义已被大量临床实践所证实。

2. 治疗学上提出了“三证三法”的治疗原则

根据危重病的证型分析以及辨证施治的原则，在治疗学上归纳为“三证三法”的治疗原则，即毒热证和清热解毒法、血瘀证和活血化瘀法、虚损证和扶正固本法。上述治疗原则虽然不能概括治疗学上的全部，但各种疾病在治疗中都与此有关。

3. 急救中药的剂型改革

根据危重病的用药特点，研制出了一些速效、高效、应用方便的剂型，如升脉散改制成参麦注射液，口服大黄研制成大黄注射液，参芪片研制成新药参芪扶正注射液等。根据临床用药的需要，促进古方、验方、复方的剂型改革，从一批中药中提出了有效成分或单体，甚至进行中药的人工合成。

此外，中西医结合围手术期处理的研究、中西医结合防治肠屏障功能障碍的研究取得了突破性进展，充分显示了中西医结合强大的生命力。

二、中西医结合外科学的内容与范围

中医外科学与西医外科学有着各自不同的研究内容与范围，除其基本概念、基本理论、基本技能方面有较大差异外，所研究的病种也存在很大的区别。从总体上来说，中医外科学研究的病种强调“病位在外”，相对于内科的“病位在内”。在外是指那些病发于人的体表，能够用肉眼诊察到的，有局部症状可凭的疾病，如疮疡、乳房病、瘿、瘤、岩、皮肤病、肛肠病、外伤疾病等；而西医外科学研究的病种强调以外科手术为主要治疗手段，相对于内科以应用药物为主要的治疗方法。中医外科学与西医外科学在理论体系和临床诊疗方面各有优势与特长，中西医结合外科学是在两者的基础上各取所长，相互弥补，形成自己的理论体系与临床诊疗方法的一门新兴医学。本教材为了保持学科的系统性和完整性，又要突出学科的特长和优势，所以选入的内容有的偏“中”，有的偏“西”，但更注重二者优势互补内容的选用。总论部分包括绪论、中医外科证治概论、无菌术、围手术期处理、麻醉、外科疼痛、体液与营养代谢、输血、休克、重症救治与监护，各论部分涉及的病种范围包括外科感染、损伤、肿瘤、甲状腺疾病、乳房疾病、急腹症、胃及十二指肠溃疡的外科治疗、门静脉高压、肠道炎性疾病的外科治疗、泌尿、男性生殖系疾病、腹外疝、肛门直肠疾病、周围血管疾病、皮肤病和性传播疾病等。每个病种研究的内容包括中医和西医的病名概念、西医病因病理、中医病因病机、中医和西医的双重诊断与治疗，以及预防与调护等知识。力求发挥中、西医外科的优势，寻求理论体系的结合和创新。

三、中西医结合外科学的研究方向

（一）创新概念及理论研究

中西医结合是复杂的系统工程，必须在高层次上发展基础理论和更新概念。总结50多年来中西医结合研究工作可以明显地看出，凡是取得重大成果者均具有概念、理论上的突破。例如，中西医结合治疗急腹症的成果，即根据“六腑以通为用”的理论，提出了“通里攻下”的疗法；小夹板固定治疗骨折的成果则提出了“动静结合，筋骨并治”的新观点；根据对细菌感染机理的研究，提出了对重危感染“菌毒并治”的新疗法和新理论。就坏死性胰腺炎的治疗方法来讲，西医的传统方法是解痉制动，而中西医结合的治疗原则是“动静结合”，促进胃肠道的蠕动和分泌，通里攻下是主要的治疗法则，大大提高了坏死性胰腺炎的治愈率。

在新理论的形成过程中产生了一些新概念，如“微观辨证”、“菌毒并治”、“毒热期阑尾炎”、“总攻疗法”、“急瘀证”、“动静结合”、“增效减毒”等，这些新概念和新理论已经成为医学界的共识。新理论体系的建立需要有创新精神、创新思维，正如科学巨人爱因斯坦所说：“为了科学的进步，我们必须反反复复批判传统的基本概念，以免我们会不自觉地受它们支配”。希望在中西医结合的队伍中涌现出一批具有创新意识的高级人才，在更高和更深的层次上发展中西医结合理论和方法。

（二）加强中西医“结合点”的选择

中西医结合点是中西医结合工作中一个根本性的问题，若没有结合点，也就谈不上中西医结合了。结合点一般有两种：①共同结合点：疗效是中西医结合的共同点。在同一种疾病的治疗中，中、西医都希望显示出各自好的疗效，有的西医优于中医，如出血性休克，手术止血就可解决问题；但瘀血导致的血管阻塞病，中医的疗效就更好。有的疾病中西医结合可获得相加的疗效，如化学药物治疗小细胞肺癌，如果配合扶正固本、养阴活血中药，就可以对化学药物发挥增效减毒作用。又如坏死性胰腺炎，手术、抗生素加通里攻下、清热解毒中药，也可获得理想的相加疗效。寻求相加疗效结合点是开展中西医结合工作的目的之一；②互补结合点：采用中医宏观与西医微观相结合的研究方法，阐明生命活动的机理，这就是中西医学在理论上的互补结合点。在治疗方法学上，中西医互补结合点更多，如痈、疖局部感染时全身用抗生素加局部中药外敷；断肢再植加中药活血化瘀，出血时全身应用止血药物加复方白及散局部涂布等，这些互补结合点都显示出中西医结合的独特优势。

（三）加强外科领域中西医结合成果的整理和开发

建国以来，在外科领域中西医结合取得了大量的成果，有些已经推广普及，有些进行了论著整理，但有相当数量的成果缺乏深入研究，忽视了其实用价值，甚至一些国家攻关课题成果也未被充分利用。我们必须重视这些成就，有创新性理论的可上升到教材推广；有广泛应用价值的则要普及到基层医院，造福于患者。

四、如何学好中西医结合外科学

在中西医结合外科学的学习过程中，必须强调下述五个方面：

（一）坚持正确的学习方向

目前，外科学是西医院校的主干学科之一，在中医院校中，西医外科学也有着重要的地位。中医院校学生学习西医外科学的目的是为了吸收现代外科学的知识，用先进的科学方法继承、发掘和提高祖国的医药学遗产，来丰富祖国医学宝库；是为了提高医院自身的诊疗服务能力，适应医疗实践的需要；也是为了更好地开展中西医结合工作。在临床实践中，要学会用中、西医两种方法诊断和治疗外科常见病，善于观察分析它们各自的优势和不足，取长补短，创造出更有效的外科治疗方法，为人民的健康服务。

（二）必须重视基本功

基本功包括基础理论、基础知识和基本技能。基本理论包括中、西医病因学、发病学，尤其是外科疾病的发生原因、病理变化及病程演变规律；基本知识包括中西医结合基础医学知识、其他临床各学科知识，以及外科病的症状和体征、诊断和鉴别诊断、药物或手术治疗方法等；基本技能则包括医疗文件的书写能力、体格检查和诊断性技术操作、手术基本操作技术、术前术后处理能力，以及重症抢救的技能。坚实的基本功是医生救死扶伤的技能，是衡量临床医生优劣的首要条件。

（三）理论与实践相结合

临床医学是一种在临床实践中形成的应用科学，外科学更需要在理论与实践结合中发展和提高。除学好理论知识外还要亲自参加实践，注意观察病人病情变化，注意病人对药物和手术治疗的反应，善于总结经验，提高分析问题和处理问题的能力，真正把中西医结合外科学好、学活。

（四）重视基本技术操作的训练

外科基本操作较多，如无菌操作技术，手术过程中的切开、止血、分离、缝合、打结，各种穿刺方法及导管的使用，内窥镜的选择与应用，心、肺、脑复苏过程的正确操作等，都需要认真学习，熟练掌握。

（五）加强对危、重病的诊断和处理能力

中医学对慢性疾病具有丰富的临床治疗经验。由于历史条件的局限，对某些外科危、重、急病的诊治相对薄弱，自从中西医结合治疗急腹症和危重病（如多脏器功能衰竭）以

来，在该领域中取得了很大的进步。在中西医结合外科学的学习过程中，要积极参加危重病人抢救工作，提高对危重病及急症的处理能力。

（何清湖）

第二章　中医外科证治概要

第一节　中医外科疾病的命名与专业术语

一、疾病的命名原则

中医外科学多是以疾病的某一特征对外科疾病加以命名。一般是依据其发病部位、穴位、脏腑、病因、形态、颜色、特征、范围、病程、传染性等来进行。如以部位命名者，有乳痈、子痈、对口疽等；以穴位命名者，有人中疔、委中毒、膻中疽等；以脏腑命名者，有肠痈、肝痈、肺痈等；以病因命名者，有破伤风、冻疮、漆疮等；以形态命名者，有蛇头疔、鹅掌风等；以颜色命名者，有白驳风、丹毒等；以疾病特征命名者，有烂疔、流注、湿疮等；以范围大小命名者，如小者为疖，大者为痈等；以病程长短命名者，有千日疮等；以传染性命名者，有疫疔等。

另外，两种命名方法同时应用者也经常存在，如乳岩、肾岩翻花等，既含有部位，又具有疾病的特征。

二、专业术语

中医外科学的专业术语有很多，以下介绍临证中常用的基本术语。

疡：又名外疡，是一切外科疾病的总称。疡科即外科。

疮疡：有广义和狭义之分。广义者指一切体表外科疾患；狭义者是指发于体表的化脓性疾病。

肿疡：指体表外科疾病尚未溃破的肿块。

溃疡：指一切外科疾病溃破的疮面。

胬肉：指疮疡溃破后过度生长、高突于疮面或暴翻于疮口之外的肉芽组织。

痈：指气血被邪毒壅聚而发生的化脓性疾病。一般分为外痈和内痈两大类。外痈是指生于体表皮肉之间的化脓性疾患；内痈是生于脏腑的化脓性疾患。

疽：指气血被毒邪阻滞而发于皮肉筋骨的疾病。常见的有有头疽和无头疽两类。有头疽是发生在肌肤间的急性化脓性疾病，相当于西医的痈；无头疽是指多发于骨骼或关节间等深部组织的化脓性疾病，相当于西医的骨髓炎、骨结核、化脓性关节炎等。

根盘：指肿疡基底部周围之坚硬区，边缘清楚。

根脚：指肿疡之基底根部。一般多用于有头疽或疔的基底部的描述。

应指：患处已化脓（或有其他液体）后，用手按压时感觉内有波动感。

护场：指在疮疡的正邪交争过程中，正气能够约束邪气，使之不至于深陷或扩散所形成的局部肿胀范围。有护场提示正气充足，疾病易愈；无护场提示正气不足，预后较差。

袋脓：溃疡溃后疮口缩小或切口不当，致空腔较大如袋，脓液不易排出而蓄积于内，即为袋脓。

痔：痔有峙突之意，古代将生于肛门、耳道、鼻孔等人之九窍中的突起小肉称为痔，如鼻痔（鼻息肉）、耳痔（耳道息肉）等。由于痔的发病以肛门部最多见，故归属于肛门疾病类。

漏：指溃疡疮口处脓水淋漓不止，犹如滴漏，包括瘘管和窦道两种不同性质的病理改变。瘘管是指体表与脏腔之间有内、外口的病理性管道，或指溃口与溃口相通的病理性管道；窦道是指深部组织通向体表的病理性盲管，一般只具有外口而无内口。

痰：是指发于皮里膜外、筋肉骨节之间的或软或硬、按之有囊性感的包块，属有形之征，多为阴证。以痰取名的疾病大致有疮痨性病变（如流痰、子痰等）和囊肿性病变（如痰包、痰核等）两类。

结核：是症状，又是病名。泛指一切皮里膜外浅表部位的病理性肿块，非指西医之结核病。

岩：指病变部肿块坚硬如石，高低不平，固定不移，形似岩石，破溃后疮面中间凹陷较深，状如岩穴。岩与癌相同。

五善："善"是好的征象。在病程中出现善的症状表示预后较好。"五善"包括心善、肝善、脾善、肺善、肾善。心善为精神爽快，言语清亮，舌润不渴，寝寐安宁；肝善为身体轻便，不怒不惊，指甲红润，二便通利；脾善为唇色滋润，饮食知味，脓黄而稠，大便和润；肺善为声音响亮，不咳不喘，呼吸均匀，皮肤润泽；肾善为身无潮热，口和齿润，小便清长，夜卧安静。

七恶："恶"是坏的征象。在病程中出现恶的症状表示预后较差。"七恶"包括心恶、肝恶、脾恶、肺恶、肾恶、脏腑败坏、气血衰竭（脱证）。心恶为神志昏惚，心烦舌燥，疮色紫黑，言语呢喃；肝恶为身体强直，目难正视，疮流血水，惊悸时作；脾恶为形容消瘦，疮陷脓臭，不思饮食，纳药呕吐；肺恶皮肤枯槁，痰多音喑，呼吸喘急，鼻翼扇动；肾恶为时渴引饮，面容暗黑，咽喉干燥，阴囊内缩；脏腑败坏为身体浮肿，呕吐呃逆，肠鸣泄泻，口糜满布；气血衰竭（脱证）为疮陷色暗，时流污水，汗出肢冷，嗜卧语低。

顺证：外科疾病在其发展过程中，按着顺序出现应有的症状者，称为"顺证"。如阳证疮疡表现为初起疮顶高突，红肿疼痛，根脚不散；脓成顶高根收，皮薄光亮，易脓易腐；溃后脓稠色鲜，腐肉易脱，肿消痛减；收口期疮面红活，新肉易生，疮口易敛。

逆证：外科疾病在其发展过程中，不以顺序而出现不良的症状者，称为"逆证"。如阳证疮疡表现为初起疮顶平塌，根脚散漫，不痛不热；脓成疮顶软陷，肿硬紫暗，不脓不腐；溃后皮烂肉坚无脓，时流血水，肿痛不减；收口期脓稀淋漓，新肉不生，色败臭秽，疮口难敛。

善证与恶证多指全身表现；顺证与逆证多指局部表现。善证与恶证、顺证与逆证之间可以相互转化，要密切观察病情变化，及时调整治疗和护理措施，尽可能转恶为善，转逆为顺。

第二节　病 因 病 机

一、致病因素

外科疾病的发生大致有外感六淫、情志内伤、饮食不节、外来伤害、劳伤虚损、感受特殊之毒、痰饮瘀血等方面的因素。

（一）外感六淫

六淫邪毒能直接或间接地侵害人体，导致各类外科疾病的发生。《外科启玄》云："天地有六淫之气，乃风寒暑湿燥火，人感受之则营气不从，变生痈肿疔疖。"六淫致病因素只有在人体抗病能力低下时才能成为发病的条件，但也可因六淫邪毒的毒力强盛超过了人体正常的抗病能力而造成外科疾病的发生和发展。六淫邪毒致病大多具有一定的季节性。

1. 风

风为阳邪，善行而数变，故发病迅速，多为阳证；风性燥烈，风性上行，多侵犯人体上部，如颈痈、头面丹毒等病。风邪致病的特点是：其肿宣浮，患部皮色或红或不变，痛无定处，走注甚速，伴恶风、头痛等全身症状。

2. 寒

"寒主收引"、"寒胜则痛"，寒袭人体易致局部气血凝滞，血脉流行失常，故易生冻疮、脱疽、流痰等；寒为阴邪，其病一般多为阴证，常侵袭人体的筋骨关节。患部特点是：多为色紫青暗，不红不热，肿势散漫，痛有定处，得暖则减，化脓迟缓，常伴恶寒、四肢不温、小便清长等全身症状。

3. 暑

暑热外受，蕴蒸肌肤，汗出过多，或汗出不畅，致暑湿逗留，易发生暑疖，甚至形成暑湿流注。皮肤常处潮湿环境，既影响阳气通达于肌表，又降低局部抵抗力，更易为外邪所侵。暑为阳邪，具有热微则痒、热甚则痛、热胜肉腐等特征，故其致病特点是：多为阳证，患部焮红、肿胀、灼热，糜烂流脓或伴滋水，或痒或痛，其痛遇冷则减，常伴口渴胸闷、神疲乏力等全身症状。

4. 湿

湿性趋下，重浊黏腻。冒雨涉水或居地潮湿等均可感受湿邪。在外科疾病中，湿热相兼尤为多见。外科疾病发于身体下部者多与湿邪有关。如湿热流注于下肢，可发臁疮、脱疽以及急、慢性下肢丹毒等。湿热下注于膀胱则有尿频、尿急、尿痛、尿血等症，如血淋、石淋等；湿侵肌肤，郁结不散，与气血相搏，可发生湿疮、水疱、脓疱、渗液等损害。

5. 燥

燥有凉燥与温燥之分。在外科疾病的发病过程中以温燥者居多。燥邪易致皮肤干燥皲裂，外邪乘机侵袭，易致生痈或引起手足部疔疮等病；燥邪易伤人体阴液，侵犯皮肤，致患部干燥、枯槁、皲裂、脱屑等，常伴口干唇燥、咽喉干燥或疼痛等全身症状。

6. 火

火性属热，热为火之轻，火为热之重，两者仅在程度上有差别，其患病大多由于直接感受温热之邪所引起，如疔疮、有头疽、痈、药毒、丹毒等。火为阳邪，其病一般多为阳证，患部特点是：多为发病迅速，来势猛急，焮红灼热，肿处皮薄光亮，疼痛剧烈，容易化脓腐烂，或有皮下瘀斑，常伴口渴喜饮、小便短赤、大便干结等全身症状。

外科疾病的发生以"热毒"、"火毒"最为常见，正如《医宗金鉴·外科心法要诀》所说："痈疽原是火毒生。"

（二）感受特殊之毒

特殊之毒包括虫毒、蛇毒、疯犬毒、药毒、食物、疫毒。在外科疾病中，可因虫兽咬伤，感受特殊之毒而发病，如毒蛇咬伤、狂犬病；接触疫畜如牛、马、羊而感染疫毒的疫疔；因虫螫咬伤后引起的虫咬皮炎；因禀性不耐，接触生漆后而发漆疮，或服用某种食物后中毒等等。此外，凡未能找到明确致病的病邪者也称为毒，如无名肿毒。由毒致病的特点是：一般发病迅速，有的具有传染性，常伴有疼痛、瘙痒、麻木、发热、口渴、便秘等全身症状。

（三）外来伤害

凡跌仆损伤、沸水、火焰、寒冷及金刃竹木创伤等理化因素都可直接伤害人体，引起局部气血凝滞，郁久化热，热盛肉腐等，导致瘀血流注、水火烫伤、冻伤、外伤染毒等外伤性疾病。同时也可因外伤而再感受毒邪，发生破伤风或手足疔疮等。或因损伤后致脉络瘀阻，气血运行失常，筋脉失养而发生脱疽等。

（四）情志内伤

喜、怒、忧、思、悲、恐、惊等情志活动超过人体生理活动所能调节的范围，可使体内的气血、经络、脏腑功能失调而发生外科疾病。如郁怒伤肝，肝气郁结，郁久化火，肝郁伤脾，脾失健运，痰湿内生，以致气郁、火郁、痰湿阻于经络，气血凝滞，结聚成块，形成痰核或引起疼痛等。由情志内伤所致的外科疾病常发生在肝胆经循行部位，有夹郁夹痰的临床表现。

（五）饮食不节

恣食膏粱厚味、醇酒炙煿或辛辣刺激之品可使脾胃功能失调，湿热火毒内生，同时感受外邪则易发生痈、有头疽、疔疮等疾病，故《素问·生气通天论》说："膏粱之变，足生大丁"。而且由于饮食不节、脾胃火毒所致的痈、有头疽、疔疮等病较之单由外邪所引起的更为严重，如消渴病合并有头疽。至于内痔的发生，也与饮食不节、过食生冷有关，故《素问·生气通天论》说："因而饱食，筋脉横解，肠澼为痔"。皮肤病中的粉刺、酒皶鼻的发生多与过食醇酒炙煿、辛辣刺激之品有关。

(六）劳伤虚损

主要是指过度劳力、劳神、房事过度等因素导致脏腑气血受损，阴阳失和，使正气亏损而发生疾病。如肾主骨，肾虚则骨骼空虚，风寒痰浊乘隙入侵而生流痰；肾阴不足，虚火上炎，灼津为痰，痰火凝结而生瘰疬，且瘰疬治愈之后可因体虚而复发，尤以产妇更为多见；肝肾不足，寒湿外侵，凝聚经络，痹塞不通，气血运行不畅而成脱疽；劳力过度，久立久行使肌肉劳损，可引起下肢筋瘤等。

(七）痰饮、瘀血

痰饮、瘀血都是脏腑功能失调的病理产物，在一定的条件下，又能作用于某些器官导致新的病理变化，产生继发病症。临床上痰与瘀常相兼致病，互为因果。外科之痰主要指凝聚于肌肉、经络、骨节之间，有征可凭的有形之痰，致病具有起病缓慢、病程较长、早期症状多不明显等特点。至于具体表现，因痰凝部位和所致病证的不同而各异。痰阻阳明、少阳之经而致瘰疬；痰凝乳络而生乳核、乳癖；痰凝肌肤则肢体结节肿块；痰留骨节而发为流痰等。总之，由于某些疾病是由痰引起，故直接以痰命名，如子痰、流痰、阴茎痰核等；还有一些疾病虽非以痰命名，但其发病与痰有关，如气瘿、肉瘿、石瘿、气瘤、肉瘤、骨瘤等。西医所称的一些囊肿性病变，如甲状腺囊肿、腱鞘囊肿等，其发病亦与痰有关。

瘀血致病范围广，病种多，症状复杂，涉及人体内外上下、脏腑经络、皮肉筋脉。除具有疼痛、结块、出血紫暗或夹有血块、面唇青紫、舌质紫暗或瘀斑、瘀点、脉涩或迟、沉、弦、结代等一般特点外，还因瘀血所在部位不同而各具特点。瘀阻皮肤可发生白疕、油风、瓜藤缠、中药毒等；血阻肌肤，营气不从，逆于肉理，乃生痈肿、疮疡等症；瘀阻趾端，血行闭塞，可发生脱疽；脉络滞塞不通，则发恶脉、胸痹；瘀血滞留肛门不散，脉络曲张，则发为痔；下焦蓄血，瘀阻膀胱，则致癃闭；瘀血阻于肠胃，血热相结，则发肠痈、肠结。

以上各种致病因素可以单独致病，也可以几种因素同时致病，并且内伤和外感常常相合致病。所以对每一种外科疾病的致病因素应该具体分析，分别对待。

二、发病机理

局部的气血凝滞，营气不从，经络阻塞，以致脏腑功能失和等，是外科疾病总的发病机理。

(一）气血凝滞

气血凝滞是指气血生化不及或运行障碍而致其功能失常的病理变化。当致病因素造成了局部气血凝滞之后，可出现疼痛、肿胀、结节、肿块、出血、皮肤增厚、瘀斑等。气血阻滞于人体，因部位不同而各具临床特征。如阻于膀胱则淋浊、癃闭、血尿；阻于肌肤则刺痛、肿胀、瘀斑、血肿；阻于筋骨则酸胀疼痛；阻于筋脉则肢体拘急活动不利，甚则麻木冷痛。气血凝滞，郁而化热，热盛肉腐，血肉腐败，则酝酿液化为脓。

（二）经络阻塞

局部经络阻塞是外科疾病总的发病机理之一；同时身体经络的局部虚弱也能成为外科疾病发病的条件，如外伤瘀阻后形成瘀血流注，头皮外伤血肿后常可导致斑秃的发生等。

（三）脏腑失和

人体是一个完整统一的有机体，外科疾病虽然绝大多数发于体表的皮、肉、脉、筋、骨的某一部位，但与脏腑有着一定的联系。如脏腑功能失调可以导致疮疡的发生。《素问·至真要大论》说："诸痛痒疮，皆属于心。"《外科启玄》亦云："凡疮疡，皆由五脏不和，六腑壅滞，则令经脉不通而生焉。"故有"诸内必形诸外"、"诸外必本诸内"之说。因此，外科疾病的发生与脏腑功能失调有关。

脏腑内在的病变可以反映于体表，而体表的毒邪通过经络的传导也可以影响脏腑而发生病变。如有头疽、颜面疔疮、疫疔、毒蛇咬伤等，可因热毒、疫毒、蛇毒的毒邪炽盛，或因体虚正不胜邪而使毒邪走散，内攻脏腑。如毒邪攻心，蒙闭心包，扰乱神明，则出现神昏谵语；毒邪犯肺，可见咳嗽、胸痛、血痰等，重者形成走黄、内陷等危证。

第三节　诊法与辨证

一、诊法

外科疾病的诊法同其他各科疾病的诊法一样，通过运用望、闻、问、切四诊的方法，取得临床第一手资料，对这些资料综合分析，进行辨病和辨证。收集临床资料时要完整、全面、准确，否则会直接影响辨病、辨证的准确性，导致误诊、漏诊。

中医外科自古以来强调既辨病又辨证，高锦庭在《疡科心得集·疡证总论》中说："凡治痈肿，先辨虚实阴阳（辨证）。经曰：诸痛为实，诸痒为虚；诸痈为阳，诸疽为阴。又当辨其是疖、是痈、是疽、是发、是疔等证（辨病）。"早在《灵枢·痈疽》篇就列举了人体不同部位的18种痈疽疾病，对其各自的临床特点作了扼要的阐述，并对痈疽进行了鉴别。外科临床中要准确地进行辨病、辨证，必须详询病史、全面体检，注重局部症状与体征，合理选用新技术和辅助检查方法，抓住疾病的特殊表现。

二、辨证

（一）阴阳辨证

阴阳辨证既是八纲辨证的总纲，又是外科疾病辨证的总纲。在八纲辨证中，当辨明疾病的表、里、寒、热、虚、实之后，即可判定其证候是阴证或阳证，或半阴半阳证。但在外科辨证中，在辨别阴阳属性上有自己的特点，即根据疾病的发生、发展、局部特征和转归等各方面的相对性，可直接辨认其为阳证或阴证。《外科正宗》《外科大成》《医宗金鉴》等科著作在论述外科疾病辨证时，重点论述阴证阳证，略于表里、寒热、虚实辨证。《外科证治全生集》则仅以阴阳为辨证论治法则，从而说明外科疾病的阴证、阳证确有一定的独立性。所以，后世医家将阴阳辨证放在外科八纲辨证的第一位，如《外科正宗》中的"痈疽阳证歌"、"痈疽阴证歌"等，则明确系统地把阴阳学说作为外科疾病的辨证原则。《疡医大全》则更加强调："凡诊视痈疽，施治必须先审阴阳，乃医道之纲领，阴阳无谬，治焉有差。医道虽繁，可以一言以蔽之者，曰阴阳而已。"进一步指出阴阳在外科疾病辨证方面的重要性。所以，阴阳不仅是八纲辨证的总纲，也是其他一切外科疾病辨证的总纲。

1. 阴阳辨证要点

中医外科疾病的阴阳辨证重点在于局部症状，兹将辨证要点列表如下（表2-1）：

表2-1　外科局部阴阳辨证要点

	阳证	阴证
发病缓急	急性发作	慢性发作
皮肤颜色	红赤	苍白或紫暗或皮色不变
皮肤温度	焮热	凉或不热
肿胀形势	高肿突起	平塌下陷
肿胀范围	根盘收束	根盘散漫
肿块硬度	软硬适度	坚硬如石或柔软如棉
疼痛感觉	疼痛剧烈、拒按	疼痛和缓、隐痛、不痛或酸麻
病位深浅	皮肤、肌肉	血脉、筋骨
脓液质量	脓质稠厚	脓质稀薄
溃疡形色	肉芽红活润泽	肉芽苍白或紫暗
病程长短	病程比较短	病程比较长
全身症状	初期常伴形寒发热、口渴、纳呆、大便秘结、小便短赤，溃后渐消	初期无明显症状，或伴虚寒症状，酿脓时有虚热症状，溃后虚象更甚
舌苔脉象	舌红、苔黄、脉有余	舌淡、苔少、脉不足
预后顺逆	易消、易溃、易敛，多顺	难消、难溃、难敛，多逆

2. 阴阳辨证注意事项

(1) 局部和全身相结合：虽然阴阳辨证以局部症状为主，但还要从整体出发，全面地了解、分析、判断。以乳痈为例，由于病位深在，初期时表现多似阴证，但有发热、舌红、脉数等全身表现，实属阳证。

(2) 辨别真假：不能只从局部着眼，要深入分析，抓住病的实质，才不会被假象所迷惑。如流注，初期多为局部色白、漫肿、隐痛，到了化脓时才微红微热，容易误作阴证。其实流注病灶深在肌肉，红热虽不显露，但化脓很快，脓质稠厚，溃后也易收口，同时伴有急性热病的全身症状。

(3) 消长与转化：疾病在发展变化过程中阴证和阳证之间常互相转化。病位之深浅，邪正之盛衰，寒热之转化是正气、邪气及治疗之间相互作用而产生的变化。总之，阳证由于失治或误治而转化为阴证或半阴半阳证是应极力避免发生的。临证中凡不属典型阴证或阳证的，即介于两者之间表现者，称之为半阴半阳证。

(二) 部位辨证

外科的部位辨证又称"外科三焦辨证"，是指按外科疾病发生部位的上、中、下所属不同而进行辨证的方法。外科疾病的发生部位可概分为上部（头面、颈项、上肢）、中部（胸腹、腰背）、下部（臀腿、胫足）。部位辨证的思想源于《素问·太阴阳明论》"伤于风者，上先受之。伤于湿者，下先受之。"《素问·阴阳应象大论》"地之湿气，感则害人皮肉筋脉。"以及《灵枢·百病始生》"风雨则伤上，清湿则伤下。""清湿袭虚，则病起于下；风雨袭虚，则病起于上。"等之说。而清代外科学家高锦庭在《疡科心得集》例言中云："盖疡科之证，在上部者，俱属风温风热，风性上行故也；在下部者，俱属湿火湿热，水性下趋故也；在中部者，多属气郁火郁，以气火之俱发于中也。其中间有互变，十证中不过一二。"首先归纳上、中、下三部的发病特点，进而提出外科病位辨证的思想，以上、中、下三个部位作为探讨其共同规律的出发点，与其他辨证方法相互补充、相互联系，对临床应用具有简洁而有效的指导作用。既与内科三焦辨证相联系，又具有鲜明的外科特点，从而进一步完善了外科辨证方法。其具体辨证内容要点列表如下（表 2-2）：

表 2-2　外科上、中、下部位辨证要点

	上 部	中 部	下 部
发病部位	头面、颈项、上肢	胸、腹、胁、肋、腰、背	臀、前后阴、腿、胫、足
病因特点	多风温、风热	多气郁、火郁	多寒湿、湿热
发病特点	常突然发病，来势迅猛	发病前多有情志不畅，素有性格郁闷。发病后情志变化影响病情	起病缓慢，缠绵难愈，反复发作
常见症状	发热恶风，头痛头晕，面红目赤，口干耳鸣，鼻燥咽痛，舌尖红，苔薄黄，脉浮数。局部红肿宣浮，忽起忽消，根脚收束，肿势高突，疼痛剧烈，溃疡脓稠黄	症状比较复杂，常见恶心上逆、胸胁胀痛、腹胀痞满、纳食不化、大便秘结不爽、腹痛肠鸣、小便短赤，舌红，脉弦数	患部沉重不爽，二便不利，或肿胀如棉，或红肿流滋，或疮面紫暗，腐肉不脱，新肉不生
常见疾病	头面部疖、痈、疔诸疮；皮肤病如油风、黄水疮等；颈项多见痈、有头疽等；上肢多见外伤染毒，如疖、疔等	乳房肿物、腋疽、胁疽、背疽、急腹症、缠腰火丹、癥瘕积聚等	臁疮、脱疽、股肿、子痈、子痰、水疝等
证型特点	常见气郁、火郁证，属实，溃则虚实夹杂，后期多正虚。多涉及肝、胆、脾、胃等脏	初起多阴证，后期多虚证，且多兼夹余邪。病变涉及脾、肾等脏	常见风热证、风温证，实证、阳证居多。病变可涉及心、肺等脏

（三）经络辨证

经络辨证的目的在于更好地指导诊断与治疗。在进行经络辨证时应从以下三方面着手：

1．探求局部病变与脏腑器官之间的内在联系，以了解疾病传变规律

体表病变在多数情况下是脏腑病变的反映，可谓“有诸内，必行诸于外。”如肝病见少腹痛，胃火见牙痛等。据此，通过经络辨证，从体表局部症状可测知脏腑功能盛衰。

2．依据所患疾病部位和经络在人体的循行分布

根据局部症状循经了解脏腑的病变，在经络循行的部位或经气聚集的某些穴位处存有明显压痛或局部形态的变化，反映了不同脏腑的病变，亦有助于诊断，如胆囊炎在右肩胛处压痛，肠痈在阑尾穴处压痛。人体各部与经络的联系是：头顶正中属督脉经，两旁属足太阳膀胱经；面部、乳部属足阳明胃经（乳房属胃经，乳外属足少阳胆经，乳头属足厥阴肝经）；耳部前后属足少阳胆经和手少阳三焦经；手心属手厥阴心包经；足心属足少阴肾经；背部总属阳经（背为阳，中行为督脉之所主，两旁为足太阳膀胱经）；臀部外侧属足三阳经，内侧属足三阴经；腿部外侧属足三阳经，内侧属足三阴经；腹部总属阴经（腹为阴，中行为任脉之所主）；目为肝经所主；耳内为肾经所主；鼻内为肺经所主；舌部为心经所主；口唇为脾经所主等等。

3．了解经络气血的多少与疾病性质的关系

气血盛衰关系疾病的发生与转归，依据疾病所属经络，结合疾病发展特点、性质等情况，可以明确地指导用药原则。如《灵枢·官能》篇谓：“察其所痛，左右上下，知其寒温，何经所在。”手足十二经脉气血多少的情况是：手阳明大肠经、足阳明胃经为多气多血之经；手太阳小肠经、足太阳膀胱经、手厥阴心包经、足厥阴肝经为多血少气之经；手少阳三焦经、足少阳胆经、手少阴心经、足少阴肾经、手太阴肺经、足太阴脾经为多气少血之经。凡外疡发于多血少气之经，血多则凝滞必甚，气少则外发较缓；发于多气少血之经，气多则结必甚，血少则收敛较难；发于多气多血之经，病多易溃易敛，实证居多。

明确经络与外科疾病的关系，可以指导立法与用药。凡外疡发于多血少气之经，治疗时当注重破血、补托；发于多气少血之经，治疗时当注重行气、滋养；发于多气多血之经，治疗时当注重行气、活血。如乳痈所患部位属足阳明胃经，治宜行气通乳；瘰疬属足少阳胆经，治宜行滞、滋养；有头疽发于颈部属足太阳膀胱经，治宜重破血、补托，等等。根据经络之所主不同，循经用药可使药力直达病所，从而收到显著的治疗效果。如手太阳经用黄柏、藁本；足太阳经用羌活；手阳明经用升麻、石膏、葛根；足阳明经用白芷、升麻、石膏；手少阳经用柴胡、连翘、地骨皮（上）、青皮（中）、附子（下）；足少阳经用柴胡、青皮；手太阴经用桂枝、升麻、白芷、葱白；足太阴经用升麻、苍术、白芍；手厥阴经用柴胡、丹皮；足厥阴经用柴胡、青皮、川芎、吴茱萸；手少阴经用黄连、细辛；足少阴经用独活、知母、细辛。

（四）局部辨证

局部辨证主要是对外科疾患的局部病灶如红肿、发热、疼痛、成脓、麻木、溃疡、结节、肿块、瘙痒、功能障碍以及皮肤部位的各种损害进行辨证，为施治提供可靠依据。

1．辨肿

肿是由各种致病因素导致经络阻隔、气血凝滞而形成的体表症状。肿势的缓急、集散程度常为判断病情虚实、轻重的依据。由于患者体质的强弱与致病原因的不同，发生肿的症状也有所差异。

(1) 肿的性质

热肿：肿而色红，皮薄光泽，焮热疼痛，肿势急剧。常见于阳证疮疡，如疖疔初期、丹毒等。

寒肿：肿而不硬，皮色不泽，苍白或紫暗，皮肤清冷，常伴有酸痛，得暖则舒。常见于冻疮、脱疽等。

风肿：发病急骤，漫肿宣浮，或游走不定，不红微热，或轻微疼痛。常见于痄腮、大头瘟等。

湿肿：皮肉重垂胀急，深按凹陷，如烂棉不起，浅则光亮如水疱，破流黄水，浸淫皮肤。常见于股肿、湿疮。

痰肿：肿势软如棉，或硬如馒，大小不一，形态各异，无处不生，不红不热，皮色不变。常见于瘰疬、脂瘤等。

气肿：皮紧内软，按之凹陷，复手即起，似皮下藏气，富有弹性，不红不热，或随喜怒消长。常见于气瘿、乳癖等。

瘀血肿：肿而胀急，病程较快，色初暗褐，后转青紫，逐渐变黄至消退。也有血肿染毒、化脓而肿。常见于皮下血肿等。

郁结：肿势坚硬，表面不平或有棱角，状如岩突，不红不热。

实肿：肿势高突，根盘收束，常见于正盛邪实之疮疡。

虚肿：肿势平坦，根盘散漫，常见于正虚不能托毒之疮疡。

(2) 肿的病位与形色

由于发病部位的局部组织有疏松和致密的不同，肿的情况也有差异。发生在表浅部位如皮肤、肌肉之间者，赤色为多，肿势高突，根盘收束，肌肤焮红，发病较快，并易脓、易溃、易敛；手指部因组织致密，故局部肿势不甚，但其疼痛剧烈；病发手掌、足底等处，因病处组织较疏松，肿势易于蔓延；在筋骨、关节之间，发病较缓，并有难脓、难溃、难敛的特点；病发皮肉深部，肿势平坦，皮色不变者居多，至脓熟时仅透红一点；大腿部由于肌肉丰厚，肿势更甚，但外观不明显；颜面疔疮、有头疽等显而易见，若脓未溃时由红肿色鲜转向暗红而无光泽，由高肿转为平塌下陷，可能是危重之候。

2．辨肿块、结节

肿块是指体内比较大的或体表显而易见的肿物，如腹腔内肿物或体表较大的肿瘤等。而较小、触之可及的称之为结节，主要见于皮肤或皮下组织。

(1) 辨肿块

①大小：以厘米为单位测量肿块大小，观察肿势变化及治疗效果。若肿物较深，或哑铃状及不规则形状的肿块，体表虽小体内却很大。有些囊性变或出血性肿块随时间变化而增

减，要随时观察其大小。B超、CT检查可提供较准确的测量值。

②形态：常见的肿块形态特征有扁平、扁圆、圆球、卵圆、索条状、分叶状及不规则形态等。表面是否光滑可协助判断其性质，良性肿瘤因其有完整包膜，触诊时多表面光滑；而恶性肿瘤多无包膜，所以表面多粗糙，高低不平，且形状不一。

③质地：从肿块质地的软硬可判断其不同性质。如骨瘤或恶性肿瘤质地坚硬如石；脂肪瘤则柔软如馒；囊性肿块按之柔软，但若囊性病变囊内张力增大到一定程度时，触诊也很坚硬。临证时注意这些辨证要点，则不难鉴别。

④活动度：根据肿块活动度一般可确定肿块的位置。如皮内肿块可随皮肤提起，推移肿块可见皮肤受牵扯；皮下肿块用手推之能在皮下移动，无牵拉感。一般情况下，良性肿块多活动度好，恶性肿块活动度较差。但是，有的肿块不活动或活动度极小，却不一定是恶性。如皮样囊肿，早年镶嵌在颅骨上，致颅骨成凹，推之难移。

⑤位置：有些肿块特别需要确定其生长的位置，以决定其性质和选择不同的治疗方法。如蔓状血管瘤看似位于体表，却多呈哑铃状，很可能外小内大，深层部分可以延伸到人体的骨间隙或内脏间隙，术前诊断不清，术中往往措手不及。肌肉层或肌腱处肿块可随肌肉收缩而掩没或显露，如腱鞘囊肿。再有平卧位触摸不清或比较深在的腹部不易判断的肿块，检查时应选择不同体位，让病人平卧位抬头，这时腹肌紧张，可清楚触及到肿块，说明肿块位在腹壁；若肿块消失说明肿块位于腹肌之下或腹腔内。对某些肿块则需要借助仪器检查。

⑥界限：指肿块与周围组织间的关系。一般认为非炎症性、良性肿块常有明显界限；而恶性肿块呈浸润性生长，与周围组织融合，无明显界限。炎性肿块或良性肿块合并感染，或良性肿块发生恶性变时，均可由边界清楚演变到边界不清。

⑦疼痛：一般肿块多无疼痛，恶性肿块初期也很少疼痛。只有当肿块合并感染，或良性肿瘤出现挤压症状，或恶性肿瘤中、后期出现破溃或压迫周围组织时可有不同程度的疼痛。

⑧内容物：由于肿块来源及形成或组织结构的区别，肿块内有着不同的内容物。如某些肉瘿（甲状腺囊肿）含淡黄色或咖啡色液体；水瘤（淋巴管瘤）为无色透明液体；胶瘤（腱鞘囊肿）为淡黄色黏胨状液体；结核性脓肿内为稀薄暗淡夹有败絮样物质；脂瘤（皮脂腺囊肿）内含灰白色豆腐渣样物质。为了明确内容物的性质，有时需针吸穿刺或手术病理证实。

（2）辨结节

结节是相对肿块而言，大者为肿块，小者为结节。其大小不一，多呈圆形、卵圆形、扁圆形等局限性隆起，亦可相互融合成片或相连成串；亦有发于皮下，不易察觉，用手才能触及者。结节疼痛多伴有感染。生长缓慢、不红无肿的结节多考虑良性结节。对不明原因增长较快的结节，应尽快手术治疗，必要时应作病理检查。由于发生部位及形态不同，成因及转归各异，特别需要仔细辨认。

3.辨痛

痛是气血凝滞、阻塞不通的反应。通则不痛，不通则痛。痛为疾病的信号，也是疮疡最常见的自觉症状，而疼痛增剧与减轻又常为病势进展与消退的标志。由于患者邪正盛衰与痛的原因不一，以及发病部位的深浅不同，而疼痛的发作情况也有所不同。因此，欲了解和掌握疼痛的情况，还应从引起疼痛的原因、发作情况、疼痛性质等几方面进行辨证，必要时痛肿合辨。

(1) 疼痛原因

热痛：皮色焮红，灼热疼痛，遇冷则痛减。见于阳证疮疡。

寒痛：皮色不红，不热，酸痛，得温则痛缓。见于脱疽、寒痹等。

风痛：痛无定处，忽彼忽此，走注甚速，遇风则剧。见于行痹等。

气痛：攻痛无常，时感抽掣，喜缓怒甚。见于乳癖等。

湿痛：痛而酸胀，肢体沉重，按之出现可凹性水肿或见糜烂流滋。见于臁疮、股肿等。

痰痛：疼痛轻微，或隐隐作痛，皮色不变，压之酸痛。见于脂瘤、肉瘤。

化脓痛：痛势急胀，痛无止时，如同鸡啄，按之中软应指。多见于疮疡成脓期。

瘀血痛：初起隐痛、胀痛，皮色不变或皮色暗褐，或见皮色青紫瘀斑。见于创伤或创伤性皮下出血。

(2) 疼痛类别

卒痛：突然发作，病势急剧，多见于急性疾患。

阵发痛：时重时轻，发作无常，忽痛忽止。多见于胃肠道寄生虫病、石淋等疾患。

持续痛：痛无休止，持续不减，连续不断。常见于疮疡初起与成脓时或脱疽等。

(3) 疼痛性质

刺痛：痛如针刺，病变多在皮肤，如蛇串疮。

灼痛：痛如烧灼，病变多在肌肤，如疖、颜面疔、烧伤等。

裂痛：痛如撕裂，病变多在皮肉，如肛裂、手足皲裂较深者。

钝痛：疼痛滞缓，病变多在骨与关节间，如流痰等。

酸痛：痛而酸楚，病变多在关节间，如鹤膝痰等。

胀痛：痛而紧张，胀满不适，如血肿、癃闭等。

绞痛：痛如刀割，发病急骤，病变多在脏腑，如胆石病、石淋等。

啄痛：痛如鸡啄，并伴有节律性痛，病变多在肌肉，常见于阳证疮疡化脓阶段。

抽掣痛：痛时扩散，除抽掣外，并伴有放射痛，如乳岩、石瘿之晚期。

(4) 辨痛与肿关系

先肿而后痛者，其病浅在肌肤，如颈痈；先痛而后肿者，其病深在筋骨，如附骨疽；痛发数处，同时肿胀并起，或先后相继者，如流注；肿势蔓延而痛在一处者，是毒已渐聚；肿势散漫而无处不痛者，是毒邪四散，其势鸱张。

4. 辨痒

痒是皮肤病主要的自觉症状，且多有不同程度的局部表现，如皮肤脱屑、潮红、丘疹、水疱、风团块等，在疮疡的肿疡、溃疡阶段也时有发生。中医认为"热微则痒"，即痒是因风、湿、热、虫之邪客于皮肤肌表，引起皮肉间气血不和，郁而生微热所致；或由于血虚风燥阻于皮肤，肤失濡养，内生虚热而发。由于发生痒的原因不一，以及病变的发展过程不同，故痒的临床表现也各异。

(1) 痒的原因

风胜：走窜无定，遍体作痒，抓破血溢，随破随收，不致化腐，多为干性，如牛皮癣、白疕、瘾疹等。

湿胜：浸淫四窜，黄水淋漓，最易沿表皮蚀烂，越腐越痒，多为湿性，如急性湿疮；或有传染性，如脓疱疮。

热胜：皮肤隐疹，焮红灼热作痒，或只发于裸露部位，或遍布全身。甚则糜烂滋水淋漓，结痂成片，常不传染，如接触性皮炎。

虫淫：浸淫蔓延，黄水频流，状如虫行皮中，其痒尤甚，最易传染，如手足癣、疥疮等。

血虚：皮肤变厚、干燥、脱屑，很少糜烂流滋水，如牛皮癣、慢性湿疮。

(2) 痒的类别

①肿疡作痒：一般较为少见，如有头疽、疔疮初起，局部肿势平坦，根脚散漫，脓犹未化之时，可有作痒的感觉，这是毒势炽盛，病变有发展的趋势。特别是疫疔，只痒不痛，则病情更为严重。又如乳痈等经治疗后局部根脚收束，肿痛已减，余块未消之时，也有痒的感觉，这是毒势已衰，气血通畅，病变有消散趋势。

②溃疡作痒：如痈疽溃后，肿痛渐消，忽然患部感觉发热奇痒，常由于脓区不洁，脓液浸渍皮肤，护理不善所致；或因应用汞剂、砒剂、敷贴膏药等引起皮肤过敏而发。如溃疡经治疗后脓流已畅，余肿未消之时；或于腐肉已脱、新肌渐生之际而皮肉间感觉微微作痒，这是毒邪渐化，气血渐充，助养新肉，将要收口的佳象。

5．辨麻木

麻木是由于气血失调或毒邪炽盛，以致经脉阻塞、气血不达而成。由于麻木的致病原因不同，其临床表现也有差别。疔疮、有头疽坚肿色褐，麻木不知痛痒，伴有较重的全身症状，为毒邪炽盛，壅塞脉道，气血不运，常易导致走黄和内陷；麻风病患部皮肤增厚，麻木不仁，不知痛痒，为气血失和；脱疽早期患肢麻木而冷痛，为气血不畅，脉络阻塞，四末失养所致。

6．辨脓

脓是外科疾病中常见的病理产物，因皮肉之间热盛肉腐蒸酿而成。疮疡早期不能消散，中期必化腐成脓。疮疡的出脓是正气载毒外出的现象，所以在局部诊断时辨脓的有无是关键所在。及时正确辨别脓的有无、脓肿部位深浅，然后才能进行适当的处理；依据脓液性质、色泽、气味等变化，有助于判断体质的盛衰、病情的顺逆。

(1) 成脓的特点

①疼痛：阳证脓疡因正邪交争剧烈，脓液积聚，脓腔张力不断增高，压迫周围组织而疼痛剧烈。局部按之灼热痛甚，拒按明显；老年、体弱者反应迟钝，痛势缓和。阴证脓疡则痛热不甚，而肿胀明显。

②肿胀：皮肤肿胀，皮薄光亮为有脓。深部脓肿皮肤变化不明显，但胀感较甚。

③温度：用手仔细触摸患部，与周围正常皮肤相比，若为阳证脓疡，则局部温度增高。

④硬度：《外科理例》云："按之牢硬未有脓，按之半软半硬已成脓，大软方是脓成。"《疡医大全》又谓："凡肿疡按之软隐者，随手而起者，为有脓；按之坚硬，虽按之有凹，不即随手起者，为脓尚未成。"肿块已软为脓已成。

(2) 确认成脓的方法

①按触法：用两手食指的指腹轻放于脓肿患部，相隔适当的距离，然后以一手指稍用力按一下，则另一手指端有一种波动的感觉，这种感觉称为应指。经反复多次及左右相互交替试验，若应指明显者为有脓。在检查时注意两手指腹应放于相对应的位置，并且在上下左右四处互相垂直的方向检查。若脓肿范围较小，则用左手拇、食两指固定于脓肿的两侧，以右手的食指按触脓肿中央，如有应指为有脓。

②透光法：即以患指（趾）遮挡住手电筒的光线，然后注意观察患指（趾）部表面，若见其局部有深黑色的阴影即为有脓。不同部位的脓液积聚其阴影可在其相应部位显现。此法适用于指、趾部皮下及甲下的辨脓，因其局部组织纤薄且能透光。

③点压法：在手指（趾）部，当病灶处脓液很少的情况下，可用点压法检查，简单易行。用大头针尾或火柴头等小的圆钝物在患部轻轻点压，如测得有局限性的剧痛点，即为可疑脓肿。

④穿刺法：若脓液不多且位于组织深部时，用按触法辨脓有困难，可直接采用注射器穿刺抽脓方法，不仅可以用来辨别脓的有无，确定脓肿深度，而且还可以采集脓液标本，进行细菌培养和药物敏感实验。操作时必须严格消毒，注意选择粗细适当的针头、进针角度、深度等。选定痛点明显处为穿刺点，局麻后负压进针，边进边吸，若见脓液吸出，即确定脓肿部位。若一次穿刺无脓，可重复穿刺。

⑤B 超：操作简单、无损伤，可比较准确地确定脓肿部位、大小。

(3) 辨脓的部位深浅

确认脓疡深浅有助于确定切开引流进刀的深度。

①浅部脓疡：如阳证脓疡，其临床表现为高突坚硬，中有软陷，皮薄焮红灼热，轻按即痛且应指。

②深部脓疡：肿块散漫坚硬，按之隐隐软陷，皮厚不热或微热，不红或微红，重按方痛。

(4) 辨脓的形质、色泽和气味

①脓的形质：如脓稠厚者为元气充盛；淡薄者为元气较弱。如先出黄白稠厚脓液，次出黄稠滋水，是将敛佳象；若脓由稠厚转为稀薄，体质渐衰，为一时难敛。如脓成日久不泄，一旦溃破则脓质如水直流，其色不晦，其气不臭，未为败象；若脓稀似粉浆污水，或夹有败絮状物质，且色晦腥臭者，为气血衰竭，此属败象。

②脓的色泽：如黄白质稠，色泽鲜明，为气血充足，最是佳象；如黄浊质稠，色泽不净，为气火有余，尚属顺证；如黄白质稀，色泽洁净，气血虽虚，未为败象；如脓色绿黑稀薄，为蓄毒日久，有损筋伤骨之可能；如脓中夹有成块瘀血者，为血络损伤；如脓色如姜汁，则每多兼患黄疸，乃病势较重。

③脓的气味：一般略带腥味，其质必稠，大多是顺证现象；脓液腥秽恶臭者，其质必薄，大多是逆证现象，常为穿膜损骨之征。其他有如蟹沫者，也为内膜已透，每多难治。

7．辨溃疡

(1) 色泽：阳证溃疡色泽红活鲜润，疮面脓液稠厚黄白，腐肉易脱，新肉易生，疮口易敛，知觉正常；阴证溃疡疮面色泽灰暗，脓液清稀，或时流血水，腐肉不脱，或新肉不生，疮口经久难敛，疮面不知痛痒。如疮顶突然陷黑无脓，四周皮肤暗红，肿势扩散，多为疔疮走黄之象。如疮面腐肉已尽而脓水灰薄，新肉不生，状如镜面，光白板亮，为虚陷之征。

(2) 形态：化脓性溃疡疮面边缘整齐，周围皮肤微有红肿，一般口大底小，内有少量脓性分泌物；压迫性溃疡（缺血性溃疡）初期皮肤暗紫，很快变黑并坏死，出现滋水、液化、腐烂，脓液有臭味，可深及筋膜、肌肉、骨膜，多见于褥疮；疮痨性溃疡疮口多呈凹陷或有潜行空洞漏管，疮面肉色不鲜，脓水清稀，并夹有败絮状物，疮口愈合缓慢或反复溃破，经久难愈；岩性溃疡疮面多呈翻花样，状如岩穴，有的在溃疡底部见有珍珠样结节，内有紫黑色坏死组织，渗流血水，伴腥臭味；梅毒性溃疡多呈半月形，边缘整齐，坚硬削直如凿，略微内凹，基底面高低不平，存有稀薄臭秽分泌物。

(3) 辨出血：出血是临床中常见而重要的症状之一，中医外科疾病以便血、尿血最为常见，准确辨认出血的性状、部位、原因，对及时诊断、合理治疗具有重要意义。

①便血：亦称“血泄”，即指血从肛门下泄，包括粪便带血或单纯下血。便血有“远血”、“近血”之说。上消化道出血一般呈柏油样黑便，为远血；直肠、肛门的便血血色鲜红，为近血。便血的颜色与出血部位、出血量以及血液在肠道内停留时间长短有关。一般柏油样黑便的形成可由自口腔至盲肠任何部位的出血所造成，但若肠道蠕动极快时，则血色鲜红或血、便混杂。乙状结肠、直肠出血时血液多附着于粪便表面，血、便不相混杂；内痔以便血为主，多发生在排便时，呈喷射状或便后滴沥鲜血；肛裂排便时血色鲜红而量少，并伴剧烈疼痛；结肠癌多以腹部包块就诊，血、便混杂，常伴有黏液；直肠癌往往以便血求治，肛门下坠，粪便表面附着鲜红或暗红色血液，晚期可混有腥臭黏液，常误诊为痔，指诊可以帮助确诊。另外，各种原因导致的脓毒症肠道出血、进食动物血液食物等也可有黑便。应根据临床表现及病史加以辨别。

②尿血：亦称“溲血”、“溺血”，是指排尿时尿液中有血液或血块而言。一般以无痛者为“尿血”，有痛者称“血淋”。泌尿生殖系的感染、结石、肿瘤、损伤等是导致尿血的主要原因。如肾、输尿管结石，在疼痛发作期间或疼痛后出现不同程度的血尿，一般为全程血尿；膀胱、尿道结石多为“终末血尿”；肾肿瘤常为全程无痛血尿，一般呈间歇性；膀胱肿瘤呈持续性或间歇性无痛肉眼血尿，出血较多者可以排出血块；外伤损及泌尿系统，器械检查或手术等均可造成出血，引起尿血。临床上可根据病史、体征以及其他检查明确出血部位。另外，尚有一些疾病，如结缔组织疾病、免疫系统、内分泌、代谢障碍性疾病，也可以引起尿血。

第四节　治法与方药

一、内治法

外科内治之法基本与内科相同，但有其特点，除了从整体观念进行辨证施治外，还要依据外科疾病的发生发展过程，按照疮疡初起、成脓、溃后三个不同发展阶段确立不同的治法，消、托、补三法即为最显著的特点。

（一）内治法总则

1．消法

是运用不同的治疗方法和方药，使初起的肿疡邪毒不致结聚成脓而得到消散的治法，是一切肿疡初起的治法总则。此法适用于尚未成脓的初期肿疡和非化脓性肿块性疾病以及各种皮肤疾病。该法可使病人免受溃脓、手术之苦，又能缩短病程，故古人有“以消为贵”的说法。但由于外科疾病的致病原因不同，病机转化有别，症状表现各异，因而在具体应用消法时必须针对病种病位、病因病机，分别运用不同的方法，如有表邪者解表，里实者通里，热毒蕴结者清热解毒，寒邪凝结者温通，痰凝者祛痰，湿阻者理湿，气滞者行气，血瘀者和营化瘀等。此外，还应结合患者的体质强弱、肿疡所属经络部位等，选加不同药物。按此施治，则未成脓者可以内消，即使不能消散，也可移深居浅，转重为轻。若疮形已成，则不可用内消之法，以免毒散不收，气血受损；或脓毒内蓄，侵蚀好肉，甚至腐烂筋骨，反使溃后难敛，不易速愈。故《外科启玄》云：“如形症已成，不可此法也。”

2．托法

是用补益气血和透脓的药物，扶助正气，托毒外出，以免毒邪扩散和内陷的治疗法则。托法适用于外疡中期即成脓期，此时热盛肉腐成脓，由于一时疮口不能溃破，或机体正气虚弱无力托毒外出，均会导致脓毒滞留。治疗上应根据病人体质强弱和邪毒盛衰状况，分为补托和透托两种方法。补托法用于正虚毒盛，正气不能托毒外达，疮形平塌、根脚散漫不收、难溃难腐的虚证；透托法用于毒气虽盛而正气未衰者，可用透脓的药物，促其早日脓出毒泄，肿消痛减，以免脓毒旁窜深溃。如毒邪炽盛，还需加用清热解毒药物。

3．补法

是用补养的药物恢复其正气，助养其新生，使疮口早日愈合的治疗法则。此法则适用于溃疡后期，此时毒势已去，精神衰疲，血气虚弱，脓水清稀，肉芽灰白不实，疮口难敛。补法是治疗虚证的法则，所以外科疾病只要有虚的证候存在，特别是疮疡的生肌收口期，均可应用。凡气血虚弱者，宜补养气血；脾胃虚弱者，宜健脾益胃；肝肾不足者，宜补益肝肾等。但毒邪未尽之时切勿遽用补法，以免留邪为患，助邪鸱张而犯“实实之戒”。

（二）内治法的具体应用

上述消、托、补三法是治疗外科疾病的三个总则，临床具体运用时应根据疾病的病种、病因、病机、病位、病性、病程等之不同，采用不同方法，归纳起来有解表、通里、清热、温通、祛痰、理湿、行气、和营、内托、补益、调胃等法。

1．解表法

用解表发汗的药物达邪外出，使外证得以消散的治法。正如《内经》所说“汗之则疮已”之意。即通过发汗开泄腠理，使壅阻于皮肤血脉之间的毒邪随汗而解。因邪有风热、风寒之分，故法有辛凉、辛温之别。辛凉解表用于外感风热证，疮疡局部焮红肿痛，或皮肤出现急性泛发性皮损，皮疹色红、瘙痒，伴有咽喉疼痛、恶寒轻、发热重、汗少、口渴、小便黄、舌苔薄黄、脉浮数者，如头面部丹毒、瘾疹（风热证）、药疹、颈痈、乳痈初起等，方如银翘散或牛蒡解肌汤，药如薄荷、桑叶、蝉衣、牛蒡子、连翘、浮萍、菊花等；辛温解表用于外感风寒证，疮疡局部肿痛酸楚，皮色不变，或皮肤间出现急性泛发性皮损，皮疹色白，或皮肤麻木，伴有恶寒重、发热轻、无汗、头痛、身痛、口不渴、舌苔白、脉浮紧者，如瘾疹（风寒证），方如荆防败毒散、万灵丹，药如荆芥、防风、麻黄、桂枝、羌活、生姜、葱白等。

凡疮疡溃后日久不敛、体质虚弱者，即使有表证存在，亦不宜发汗太过，否则汗出过多体质更虚，易引起痉厥之变，所以《伤寒论》说："疮家，身虽疼痛，不可发汗，汗出则痉。"

2．清热法

用寒凉的药物使内蕴之热毒得以清解，即《内经》所说"热者寒之"的治法。由于外科疮疡多因火毒所生，所以清热法是外科的主要治疗法则。具体运用时，首先必须分清热之盛衰，火之虚实。实火宜清热解毒，热在气分者当清气分之热，邪在营血分者当清营血分之热，阴虚火旺者当养阴清热。清热解毒法用于热毒之证，症见局部红、肿、热、痛，伴发热烦躁，口咽干燥，舌红苔黄、脉数等，如疔疮、疖、痈等诸疮疡，方如五味消毒饮，药如蒲公英、紫花地丁、金银花、连翘、蚤休、野菊花等；清气分热适用于局部色红或皮色不变、灼热肿痛的阳证，或皮肤病之皮损焮红灼热，脓疱、糜烂并伴壮热烦躁，口干喜冷饮，溲赤便干，舌质红，苔黄腻或黄糙，脉洪数者，如颈痈、流注、接触性皮炎、脓疱疮等，方如黄连解毒汤，药如黄连、黄芩、黄柏、石膏等。清热解毒与清气分热有时不能截然分清，常相互合并应用。清血分热适用于邪热侵入营血，症见局部焮红灼热的外科疾病，如烂疔、发、大面积烧伤；皮肤病出现红斑、瘀点、灼热，如丹毒、白疕（血热型）、红蝴蝶疮等，可伴有高热，口渴不欲饮，心烦不寐，舌质红绛、苔黄、脉数等，方如犀角地黄汤、清营汤，药如水牛角、鲜生地、赤芍、丹皮、紫草、大青叶等。以上三法在热毒炽盛时可相互同用。若热毒内传、邪陷心包而见烦躁不安，神昏谵语，身热，舌质红绛，苔黑褐而干，脉洪数或细数，是为疔疮走黄、疽毒内陷，又当加清心开窍法，可应用安宫牛黄丸、紫雪丹、至宝丹等。养阴清热用于阴虚火旺的慢性病证，如红蝴蝶疮、有头疽溃后、蛇串疮恢复期，或走黄、内陷后阴伤有热者，方如知柏八味丸，药如生地、玄参、麦冬、龟板、知母等；清骨蒸潮热一般用于瘰疬、流痰后期虚热不退的病证，方如清骨散，药如地骨皮、青蒿、鳖甲、银柴胡等。

应用清热药切勿太过，必须兼顾胃气，如过用苦寒，势必损伤胃气而致纳呆、呕恶、泛酸、便溏等症状。尤其在疮疡溃后体质虚弱者更宜注意，过投寒凉能影响疮口愈合。

3．和营法

用调和营血的药物使经络疏通，血脉调和流畅，从而达到疮疡肿消痛止的目的。外科病中疮疡的形成多因"营气不从，逆于肉理"而成，所以和营法在内治法中应用还是比较广泛的，大致可分活血化瘀和活血逐瘀两种治法。活血化瘀法适用于经络阻隔、气血凝滞引起的外科疾病，如肿疡或溃后肿硬疼痛不减、结块、色红较淡或不红或青紫者，方如桃红四物汤，药如桃仁、红花、当归、赤芍、红藤等；活血逐瘀法适用于瘀血凝聚、闭阻经络所引起的外科疾病，如乳岩、筋瘤等，方如大黄䗪虫丸，药如䗪虫、水蛭、虻虫、三棱、莪术等。和营法在临床上有时需与其他治法合并应用，若有寒邪者，宜与祛寒药合用；血虚者，宜与养血药合用；痰、气、瘀互结为患，宜与理气化痰药合用等。和营活血的药一般性多温热，所以火毒炽盛的疾病不应使用，以防助火；对气血亏损者，破血逐瘀药也不宜过用，以免伤血。

4．内托法

用补益和透脓的药物扶助正气，托毒外出，使疮疡毒邪移深居浅，早日液化成脓，或使病灶趋于局限化，使邪盛者不致脓毒旁窜深溃，正虚者不致毒邪内陷，从而达到脓出毒泄，肿痛消退的目的，寓有“扶正达邪”之意。临床上根据病情虚实情况，托法可分为透托法和补托法两类。其中补托法又可分为益气托毒法和温阳托毒法。透托法用于肿疡已成，毒盛正气不虚，肿疡尚未溃破或溃破后脓出不畅，多用于实证，方如透脓散；益气托毒法用于肿疡毒势方盛，正气已虚，不能托毒外出，见疮形平塌，根盘散漫，难溃难腐，或溃后脓水稀少，坚肿不消，并出现精神不振、面色无华、脉数无力等，方如托里消毒散；温阳托毒法用于肿疡毒势方盛，正气已虚，不能托毒外出，见疮形漫肿无头，疮色灰暗不泽，化脓迟缓，或局部肿势已退，腐肉已尽而脓水灰薄，或偶带绿色，新肉不生，不知疼痛，伴自汗肢冷，腹痛便泻，精神萎靡，脉沉细，舌质淡胖等，方如神功内托散。常用药物如黄芪、党参、白术、当归、白芍、附子、干姜、穿山甲、皂角刺等。

透脓法不宜用之过早，肿疡初起未成脓时勿用。补托法在正实毒盛的情况下不可施用，否则不但无益，反能滋长毒邪，使病势加剧而犯“实实之戒”，故神功内托散方中的当归、川芎凡湿热火毒炽盛之时皆去而不用。此外，内托法常与清热法同用，因热盛则肉腐，肉腐则为脓，故透脓的同时要酌加清热药物，火热熄则脓腐尽。

5．通里法

用泻下的药物使蓄积在脏腑内部的毒邪得以疏通排出，从而达到除积导滞、逐瘀散结、泻热定痛、邪去毒消的目的。外科通里法常用的为攻下（寒下）和润下两法。攻下法适用于表证已罢，热毒入腑，内结不散的实证、热证，如外科疾病局部焮红肿胀、疼痛剧烈或皮肤病之皮损焮红灼热，并伴口干饮冷，壮热烦躁，呕恶便秘，舌苔黄腻或黄糙，脉沉数有力者，方如大承气汤、内疏黄连汤、凉膈散，药如大黄、芒硝、枳实、番泻叶；润下法适用于阴虚肠燥便秘，如疮疡、肛肠疾病、皮肤病等阴虚火旺、胃肠津液不足者，症见口干食少，大便秘结，脘腹痞胀，舌干质红，苔黄腻或薄黄，脉象细数者，方如润肠汤，药如瓜蒌仁、火麻仁、郁李仁、蜂蜜等。

运用通里攻下法必须严格掌握适应证，尤以年老体衰、妇女妊娠或月经期更宜慎用。使用时应中病即止，不宜过剂，否则会损耗正气。尤其在化脓阶段，过下之后，正气一虚，则脓腐难透，疮势不能起发，反使毒邪内陷，病情恶化。若用之不当，能损伤脾胃，耗伤正气，致疾病缠绵难愈。泻下药物虽然可以直接泻下蕴结之热毒，但在使用时可适当加清热解毒之品，以增强清泻热毒之效果。

6．温通法

用温经通络、散寒化痰的药物以驱散阴寒凝滞之邪，为治疗寒证的主要法则，即《内经》所说“寒者热之”之意。本法在外科临床运用时，主要有温经通阳、散寒化痰和温经散寒、祛风化湿两法。温经通阳、散寒化痰法适用于体虚寒痰阻于筋骨，患处隐隐作痛，漫肿不显，不红不热，面色苍白，形体恶寒，小便清利，舌淡苔白，脉迟或沉等内寒证，如流痰、脱疽等病，方如阳和汤，药如附子、肉桂、干姜、桂枝、麻黄、白芥子等；温经散寒、祛风化湿法适用于体虚风寒湿邪侵袭筋骨，患处疼痛麻木，漫肿，皮色不变，恶寒重发热轻，苔白腻，脉迟紧等外寒证者，方如独活寄生汤，药如细辛、桂枝、羌活、独活、秦艽、防风、桑寄生等。

上述两法之中阳和汤以温阳补虚为主，一般多用于体质较虚者，为治疗虚寒阴证之代表方；独活寄生汤祛邪补虚并重，如体质较强者，只要去其补虚之品，仍可应用。证见阴虚有热者，不可施用本法，因温燥之药能助火劫阴，若用之不当，能造成其他变证。临床上应用温通法多配以补气养血、活血通络之品，能提高疗效，因为元气充足，血运无阻，经脉流通，阳气自然畅达。

7. 祛痰法

用咸寒软坚化痰的药物，使因痰凝聚之肿块得以消散的治法。一般来讲，痰不是疮疡的主要发病原因，因为外感六淫或内伤七情以及体质虚弱等多能使气机阻滞、液聚成痰。因此，祛痰法在临床运用时，大多数是针对不同的病因，配合其他治法使用，才能达到化痰、消肿、软坚的目的。故分为疏风化痰、清热化痰、解郁化痰、养营化痰等法。

疏风化痰法适用于风热挟痰之病证，如颈痈结块肿痛，伴有咽喉肿痛，恶风发热，方如牛蒡解肌汤合二陈汤，药如牛蒡子、薄荷、蝉衣、夏枯草、陈皮、杏仁、半夏等；清热化痰法适用于痰火凝聚之证，如锁喉痈红肿坚硬、灼热疼痛，伴气喘痰壅，壮热口渴，便秘溲赤，舌质红绛苔黄腻，脉弦滑数，方如清咽利膈汤合二母散，药如板蓝根、连翘、黄芩、金银花、贝母、桔梗、瓜蒌、天竺黄、竹茹等。解郁化痰法适用于气郁夹痰之病证，如瘰疬、肉瘿等，结块坚实，色白不痛或微痛，有胸闷憋气、性情急躁等，方如逍遥散合二陈汤，药如柴胡、川楝子、郁金、香附、海藻、昆布、白芥子等；养营化痰法适用于体虚夹痰之证，如瘰疬、流痰后期，形体消瘦、神疲肢软者，方如香贝养营汤，药如当归、白芍、首乌、茯苓、贝母等。

因痰而致的外科病每与气滞、火热相合，应注意辨证。临床应用可根据病变部位经络脏腑之所属而随经用药，如病在颈项腮颐加疏肝清火之品，又如病在乳房加清泄胃热之品。

8. 理湿法

用燥湿或淡渗利湿的药物祛除湿邪的治法。湿邪停滞能阻塞气机，病难速愈。一般来说，在上焦宜化，在中焦宜燥，在下焦宜利。且湿邪致病常与其他邪气结合为患，最多为挟热，其次为挟风。因此，理湿之法在外科中一般不单独使用，多结合清热、祛风等法，才能达到治疗目的，常用的有燥湿健脾法、清热利湿法和祛风除湿法。燥湿健脾适用于湿邪兼有脾虚不运之证，如外科疾患伴有胸闷呕恶、脘腹胀满、纳食不佳、舌苔厚腻等，方如平胃散，药如苍术、佩兰、藿香、厚朴、半夏、陈皮等。清热利湿法适用于湿热兼并之证，如湿疮、漆疮、臁疮等见肌肤焮红作痒、滋水淋漓或肝胆湿热引发的子痈、囊痈等，方如二妙丸、萆薢渗湿汤、五神汤、龙胆泻肝汤等，淡渗利湿药如萆薢、泽泻、苡仁、猪苓、茯苓、车前草、茵陈等；祛风除湿法适用于风湿袭于肌表之证，如白驳风，方如豨莶丸，药如地肤子、豨莶草、威灵仙、防已、木瓜、晚蚕砂等。

湿为黏滞之邪，易聚难化，常与热、风、暑等邪相合而发病，故治疗时必须结合清热、祛风、清暑等法合并应用。理湿之药过用每能伤阴，故阴虚、津液亏损者宜慎用或一般不用。

9．行气法

用行气的药物调畅气机，流通气血，以达到解郁散结、消肿止痛的一种治法。气血凝滞是外科病理变化中的一个重要环节，局部肿胀、结块、疼痛都与气机不畅、血脉瘀阻有关。因气为血帅，气行则血行，气滞则血凝，故行气之时多与活血药配合使用；又气郁则水湿不行、聚而成痰，故行气药又多与化痰药合用。疏肝解郁、行气活血法适用于肝郁气滞血凝而致肿块坚硬或结块肿痛，不红不热，或痈疽后期，寒热已除、毒热已退而肿硬不散者，伴胸闷不舒、口苦、脉弦等，如乳癖、乳岩等，方如逍遥散、清肝解郁汤，药如柴胡、香附、枳壳、陈皮、木香、元胡、当归、白芍、金铃子、丹参等；理气解郁、化痰软坚法适用于肿势皮紧内软，随喜怒而消长，伴性情急躁、痰多而黏等，如肉瘿、气瘿等病，方如海藻玉壶汤、开郁散，药如海藻、昆布、贝母、青皮、半夏、川芎等。

凡行气药物多有香燥辛温特性，容易耗气伤阴，若气虚、阴伤或火盛患者须慎用或禁用。此外，行气法在临床上单独使用者较少，常与祛痰、和营等方法配合使用。

10．补益法

用补虚扶正的药物使体内气血充足，以消除虚弱，恢复正气，助养新肉生长，使疮口早日愈合的治法，即《内经》所说“虚者补之”、“损者益之”之意。补益法主要有益气、养血、滋阴、助阳等四个方面。凡具有气虚、血虚、阴虚、阳虚证者均可应用补法，一般适用于疮疡中后期、皮肤病等凡有气血不足及阴虚阳微者。在具体运用时，症见肿疡疮形平塌散漫，顶不高突，成脓迟缓，溃疡日久不敛，脓水清稀者，可用调补气血法；症见呼吸气短，语声低微，疲倦乏力，自汗，饮食不振，舌淡苔少，脉虚无力者，宜以补气为主；如面色苍白或萎黄，唇色淡白，头晕眼花，心悸失眠，手足发麻，脉细无力者，宜以补血为主；症见皮肤病皮损表现干燥、脱屑、肥厚、粗糙、皲裂、苔藓样变，毛发干枯脱落，伴有头晕、眼花、面色苍白等全身症状，宜以养血润燥；如一切疮疡不论已溃未溃，皮肤病、肛门病伴口干咽燥，耳鸣目眩，手足心热，午后低热，形体消瘦，舌红少苔，脉象细数者，均以滋阴法治之；如一切疮疡肿形散漫，不易酿脓腐溃，溃后肉色灰暗，新肉难生，伴大便溏薄，小便频数，肢冷自汗，少气懒言，倦怠嗜卧，舌淡苔薄，脉象微细，宜温补助阳。此外，乳房病或皮肤病兼冲任不调者，宜补肾、调冲任。益气方如四君子汤，药如党参、黄芪、白术；养血方如四物汤，药如当归、熟地、鸡血藤、白芍；气血双补方如八珍汤；滋阴方如六味地黄丸，药如生地、玄参、麦冬、女贞子、旱莲草；助阳方如桂附八味丸或右归丸，药如附子、肉桂；助阳药如仙茅、仙灵脾、巴戟天、鹿角片等。

疾病有单纯气虚或血虚、阴虚或阳虚，也有气血两虚、阴阳互伤者，所以应用补法也当灵活，但以见不足者补之为原则。例如肛门病中小儿、老年人的脱肛属气虚下陷，可给予补中益气汤以补气升提；又如失血过多者每能伤气，气虚更无以摄血，故须气血双补；孤阳不生，独阴不长，阴阳互根，故助阳法中每佐一二味滋阴之品，滋阴法中常用一二味助阳药，除互相配合外，且能更增药效。此外，补法在一般阳证溃后多不应用，如需应用也多以清热养阴醒胃之法，当确显虚象之时方加补益品。补益法若用于毒邪炽盛、正气未衰之时，不仅无益，反有助邪之害。若火毒未清而见虚象者，当以清理为主，佐以补益之品，切忌大补。若元气虽虚、胃纳不振者，应先以健脾醒胃为主，而后才能进补。

11．调胃法

用调理胃气的药物使纳谷旺盛，从而促进气血生化的治法。凡疮疡后期溃后脓血大泄，必须靠水谷之营养，以助气血恢复，加速疮口愈合。若胃纳不振，则生化乏源，气血不充，溃后难敛。凡在外科疾病的发展过程中如出现脾胃虚弱、运化失司，应及时调理脾胃，不必拘泥于疮疡的后期。故治疗外科疾病自始至终都要注意到胃气。调胃法在具体运用时分理脾和胃、和胃化浊及清养胃阴等法。理脾和胃法用于脾胃虚弱、运化失职者，如溃疡兼纳呆食少、大便溏薄、舌淡、苔红、脉濡等症，方如异功散，药如党参、白术、茯苓、陈皮、砂仁等；和胃化浊法适用于湿浊中阻、胃失和降者，如疔疮或有头疽溃后，症见胸闷泛恶，食欲不振，苔薄黄腻，脉濡滑者，方如二陈汤，药如陈皮、茯苓、半夏、厚朴、竹茹、谷芽、麦芽等；清养胃阴法适用于胃阴不足者，如疔疮走黄、有头疽内陷，症见口干少津而不喜饮，胃纳不香，或伴口糜，舌光红，脉细数者，方如益胃汤，药如沙参、麦冬、玉竹、生地、天花粉等。理脾和胃、和胃化浊两法之适应证中均有胃纳不佳之症，但前者适用于脾虚而运化失常，后者适用于湿浊中阻而运化失常，区分之要点在于苔腻之厚薄、舌质淡与不淡，以及有无便溏、胸闷欲恶。而清养胃阴之法重点在于抓住舌光质红之症。假如三法用之不当，则更增胃浊或重伤其阴。

二、外治法

外治法是运用药物、手术、物理方法或配合一定的器械等，直接作用于患者病变部位而达到治疗目的的一种治疗方法。外治法是与内治法相对而言的治疗法则，是中医辨证施治的另一种体现。《理瀹骈文》说："外治之理，即内治之理，外治之药，即内治之药，所异者法耳。"指出了外治法与内治法治疗机理相同，但给药途径不同。外治法是将药物直接作用于皮肤或黏膜，使之吸收从而发挥治疗作用，也是外科所独具的治疗方法。外治法的运用同内治法一样，除了要进行辨证施治外，还要根据疾病不同的发展过程，选择不同的治疗方法。常用的方法有药物疗法、手术疗法和其他疗法三大类。

（一）药物疗法

是根据疾病所在的部位不同，以及病程进展变化所需，把药物制成不同的剂型施用于患处，使药力直达病所，从而达到治疗目的的一种方法。常用的有膏药、油膏、箍围药、草药、掺药等。

1．膏药

膏药古代称薄贴，现称硬膏，俗称药肉，是按配方用若干药物浸于植物油中煎熬，去渣存油，加入黄丹再煎，利用黄丹在高热下发生物理变化凝结而成的制剂；也有不用煎熬，经捣烂而成的膏药制剂，再用竹签将药肉摊在纸或布上。通过剂型改革，有些已制成胶布型膏药。膏药总的作用是因其富有黏性，敷贴患处能固定患部，使患部减少活动；保护溃疡疮面，可以避免外来刺激和毒邪感染。膏药使用前加温软化，趁热敷贴患部，可使患部得到较长时间的热疗，改善局部血液循环，增加抗病能力。对肿疡起到消肿定痛作用，对溃疡起到提脓祛腐、生肌收口的作用。

适应证：一切外科疾病初起、成脓、溃后各个阶段。

用法：太乙膏、千捶膏均可用于红肿热痛明显之阳证疮疡，为肿疡、溃疡的通用方。初起贴之能消，已成贴之能溃，溃后贴之能祛腐。太乙膏性偏清凉，能消肿、清火、解毒、生肌。千捶膏性偏寒凉，能消肿、解毒、提脓、祛腐、止痛。阳和解凝膏用于疮形不红不热、漫肿无头之阴证疮疡未溃者，能温经和阳、祛风散寒、调气活血、化痰通络。咬头膏具有腐蚀性，能蚀破疮头，适用于肿疡脓成、不能自破，以及患者不愿接受手术切开排脓者。此外，膏药摊制的形式有厚薄之分，在具体运用上也各有所宜。如薄型的膏药多适用于溃疡，宜于勤换；厚型的膏药多适用于肿疡，宜于少换，一般5~7天调换一次。

注意：疮疡使用的膏药有时可能引起皮肤焮红，或起丘疹，或发生水疱，瘙痒异常，甚则溃烂等现象，这是因为皮肤过敏形成膏药风（接触性皮炎）；或因溃疡脓水过多，膏药不能吸收脓水，淹及疮口，浸淫皮肤而引起湿疮。凡见此等情况，可以改用油膏或其他药物。此外，膏药不可去之过早，否则疮面不慎受伤，再次感染，复致溃腐；或使疮面形成红色瘢痕，不易消退，有损美观。

2．油膏

油膏是将药物与油类煎熬或捣匀成膏的制剂，现称软膏。目前，油膏的基质有猪脂、羊脂、松脂、麻油、黄蜡、白蜡以及凡士林等。在应用上，其优点有柔软、滑润、无板硬黏着不舒的感觉，尤其对病灶的凹陷折缝之处或大面积的溃疡，使用油膏更为适宜，故近代常用油膏来代替膏药。

适应证：适用于肿疡、溃疡、皮肤病糜烂结痂渗液不多者，以及肛门病等。

用法：肿疡期用金黄膏、玉露膏清热解毒、消肿止痛、散瘀化痰，适用于疮疡阳证。金黄膏长于除湿化痰，对肿而有结块，尤其是急性炎症控制后形成的慢性迁延性炎症更为适宜；玉露膏性偏寒凉，对焮红灼热明显、肿势散漫者效果较佳；冲和膏有活血止痛、疏风祛寒、消肿软坚的作用，适用于半阴半阳证；回阳玉龙膏有温经散寒、活血化瘀的作用，适用于阴证。溃疡期可选用生肌玉红膏、红油膏、生肌白玉膏。生肌玉红膏功能活血祛腐、解毒止痛、润肤生肌收口，适用于一切溃疡腐肉未脱、新肉未生之时，或日久不能收口者；红油膏功能祛腐生肌，适用于一切溃疡；生肌白玉膏功能润肤生肌收敛，适用于溃疡腐肉已净、疮口不敛者，以及乳头皲裂、肛裂等病；疯油膏功能润燥杀虫止痒，适用于牛皮癣、慢性湿疮、皲裂等；青黛散油膏功能收湿止痒、清热解毒，适用于蛇串疮及急、慢性湿疮等皮肤焮红痒痛、渗液不多者，亦可用于痄腮以及对各种油膏过敏者；消痔膏、黄连膏功能消痔退肿止痛，适用于内痔脱出、赘皮外痔、血栓外痔等出血、水肿、疼痛之症。

注意：凡皮肤湿烂，疮口腐肉已尽，摊贴油膏应薄而勤换，以免脓水浸淫皮肤，不易干燥。目前调制油膏大多应用凡士林，凡士林系矿物油，也可刺激皮肤引起皮炎，如见此现象应改用植物油或动物油；若对药物过敏者则改用其他药。油膏用于溃疡腐肉已脱、新肉生长之时，摊贴宜薄，若过于厚涂则使肉芽生长过度而影响疮口愈合。

3. 箍围药

箍围药古称敷贴药，是药粉和液体调制成的糊剂，具有箍集围聚、收束疮毒的作用，用于肿疡初期，促其消散；若毒已结聚，也能促使疮形缩小，趋于局限，早日成脓和破溃；即使肿疡破溃，余肿未消，也可用它来消肿，截其余毒。

适应证：凡外疡不论初起、成脓及溃后，肿势散漫不聚而无集中之硬块者。

用法：金黄散、玉露散可用于红肿热痛明显的阳证疮疡；疮形肿而不高，痛而不甚，微红微热，属半阴半阳证者，可用冲和膏；疮形不红不热、漫肿无头，属阴证者，可用回阳玉龙膏。箍围药的调制液体多种多样，临床应根据疾病的性质与阶段不同，正确选择使用。以醋调者可散瘀解毒；以酒调者可助行药力；以葱、姜、韭、蒜捣汁调者可辛香散邪；以菊花汁、丝瓜叶汁、银花露调者可清凉解毒，其中用丝瓜叶汁调制的玉露散治疗暑天疖肿效果较好；以鸡蛋清调者可缓和刺激；以油类调者可润泽肌肤。如上述液体取用有困难时，则可用冷茶汁加白糖少许调制。总之，阳证多用菊花汁、银花露或冷茶汁调制，半阴半阳证多用葱、姜、韭捣汁或用蜂蜜调制，阴证多用醋、酒调敷。用于外疡初起时，箍围药宜敷满整个病变部位；若毒已结聚，或溃后余肿未消，宜敷于患处四周。

注意：凡外疡初起、肿块局限者，一般宜用消散药。阳证不能用热性药敷贴，以免助长火毒，阴证不能用寒性药敷贴，以免寒湿凝滞不化。箍围药敷后干燥之时宜时时用液体湿润，以免药物剥落及干板不舒。

4. 草药

草药又称生药，是指采集的新鲜植物药。其药源丰富，使用方便，价格低廉，疗效较好，民间使用草药治疗外科疾病积累了很多的经验。

适应证：一切外科疾病之阳证，具有红肿热痛者；创伤浅表出血；皮肤病的止痒；毒蛇咬伤等。

用法：蒲公英、紫花地丁、马齿苋、芙蓉花叶、七叶一枝花、丝瓜叶等，有清热解毒消肿之功，适用于阳证肿疡。将鲜草药洗净，加食盐少许，捣烂敷患处，每日调换 1～2 次；旱莲草、白茅花、丝瓜叶等有止血之功，适用于浅表创伤之止血。洗净、捣烂后敷出血处，并加压包扎，白茅花不用捣烂可直接敷用；徐长卿、蛇床子、地肤子、泽漆、羊蹄根等有止痒作用，适用于急、慢性皮肤病，用时洗净，凡无渗液者可煎汤熏洗，有渗液者捣汁或煎汤冷却后作湿敷；泽漆捣烂后加食盐少许用纱布包后涂擦白疕皮损处；羊蹄根用醋浸后取汁外搽治牛皮癣；半边莲捣汁内服，药渣外敷伤口周围，治毒蛇咬伤等。

注意：用鲜草药外敷时必须先洗净，再用 1:5000 高锰酸钾溶液浸泡后捣烂外敷，敷后应注意湿度，干后可用冷开水时时湿润，以免患部干绷不舒。

5. 掺药

将各种不同的药物研成粉末，根据制方规律，并按其不同的作用配伍成方，用时掺布于膏药或油膏上，或直接掺布于病变部位，谓之掺药，古称散剂，现称粉剂。掺药的种类很多，治疗外科疾患应用范围很广，不论肿疡和溃疡等均可应用。其他如皮肤病、肛门病等也同样可以施用。可掺布于膏药上、油膏上，或直接掺布于疮面上，或黏附在纸捻上插入疮口内，或将药粉时时扑于病变部位，以达到消肿散毒、提脓祛腐、腐蚀平胬、生肌收口、定痛止血、收涩止痒、清热解毒等目的。

掺药配制时应研极细，研至无声为度。其中植物类药品宜另研过筛；矿物类药品宜水飞；麝香、樟脑、冰片、朱砂粉、牛黄等香料贵重药品宜另研后再与其他药物和匀，制成散剂方可应用，否则用于肿疡药性不易渗透，用于溃疡容易引起疼痛。有香料的药粉最好以瓷瓶贮藏，塞紧瓶盖，以免香气走散。近年来经过剂型的改革，将药粉与水溶液相混合制成洗剂，将药物浸泡于乙醇溶液中制成酊剂，便于患者应用。

(1) 消散药

将具有渗透和消散作用的药粉掺布于膏药或油膏上，贴于患处，可以直接发挥药力，使疮疡蕴结之毒移深居浅，肿消毒散。适用于肿疡初起而肿势局限尚未成脓者。阳证用阳毒内消散、红灵丹活血止痛、消肿化痰，阴证用阴毒内消散、桂麝散、黑退消温经活血、破坚化痰、散风逐寒。

(2) 提脓祛腐药

具有提脓祛腐的作用，能使疮疡内蓄之脓毒早日排出，腐肉迅速脱落。提脓祛腐是处理溃疡早期的一种基本方法。适用于溃疡初期，脓栓未溶，腐肉未脱，或脓水不净，新肉未生的阶段。若脓水不能外出则攻蚀越深，腐肉不去则新肉难生，不仅增加患者的痛苦，并影响疮口的愈合，甚至造成病情恶化而危及生命。

提脓祛腐的主药是升丹，升丹以其配制原料种类多少的不同而有小升丹和大升丹之分。小升丹又称三仙丹，其配制的处方中只有水银、火硝和明矾三种原料。大升丹的配制除上述三种药品外，尚有皂矾、朱砂、雄黄及铅等。升药又可依其炼制所得成品的颜色而分为“红升”和“黄升”两种。两者的物理性质、化学成分、药理作用和临床用法等大同小异。目前采用的是一种小升丹，临床使用时若疮口大者可掺于疮口上；疮口小者可黏附在药线上插入；亦可掺于膏药、油膏上盖贴。注意升丹因药性太猛，须加赋形药使用，常用的有九一丹、八二丹、七三丹、五五丹、九黄丹等。在腐肉已脱、脓水已少的情况下，更宜减少升丹含量。此外，尚有不含升丹的提脓祛腐药，如黑虎丹，可用于对升丹过敏者；回阳玉龙散温经活血、祛腐化痰，可用于溃疡属阴证者。

升丹属有毒刺激药品，凡对升丹过敏者应禁用；对大面积疮面应慎用，以防过多的吸收而发生汞中毒。凡见不明原因的高热、乏力、口中有金属味等汞中毒症状时，应立即停用。若病变在眼部、唇部附近者宜慎用，以免强烈的腐蚀有损容貌。此外，升丹放置陈久使用可使药性缓和而减轻疼痛。升丹为汞制剂，宜用黑瓶贮藏，以免氧化变质。

(3) 腐蚀药与平胬药

腐蚀药又称追蚀药，具有腐蚀组织的作用，掺布于患处能使疮疡不正常的组织得以腐蚀枯落。平胬药具有平复胬肉的作用，能使疮口增生的胬肉回缩。适用于肿疡脓未溃时、痔疮、瘰疬、赘疣、息肉等病，或溃疡破溃以后疮口太小、引流不畅，或疮口僵硬、胬肉突出、腐肉不脱等妨碍收口者。

常用药物如白降丹，适用于溃疡疮口太小、脓腐难去者，用桑皮纸或丝棉纸做成裹药，插于疮口，使疮口开大，脓腐易出；如肿疡脓成不能穿溃，同时素体虚弱而不愿接受手术治疗者，也可用白降丹少许，水调和，点放疮顶，代刀破头；其他如赘疣，点之可以腐蚀枯落；另有以米糊作条，用于瘰疬，则能起攻溃拔核的作用；枯痔散一般用于痔疮，将此药涂敷于痔核表面，能使其焦枯脱落；三品一条枪插入患处，能腐蚀漏管，也可以蚀去内痔，攻溃瘰疬；平胬丹适用于疮面胬肉突出，掺药其上能使胬肉平复。

腐蚀药一般含有汞、砒成分，腐蚀力较大，在应用时必须谨慎。尤其在头面、指、趾等肉薄近骨之处不宜使用过烈的腐蚀药物。即使需要应用，也必须加赋形药，待腐蚀目的达到，即应改用其他提脓祛腐或生肌收口药。不要长期、过量地使用，以免引起汞中毒，对汞、砒过敏者则应禁用。

(4) 祛腐生肌药

具有提脓祛腐、解毒活血、生肌收敛的作用，掺敷在创面上能改善溃疡局部血液循环，促使脓腐液化脱落，促进新肉生长。适用于溃疡日久，腐肉难脱，新肉不生；或腐肉已脱，新肉不长，久不收口者。

取药粉适量，直接掺布在创面上；或制成药捻，插入创口内。回阳玉龙散用于溃疡属阴证，腐肉难脱，肉芽暗红，或腐肉已脱，肉芽灰白，新肉不长者，具有温阳活血，祛腐生肌之功。月白珍珠散、拔毒生肌散用于溃疡阳证，月白珍珠散用于腐肉脱而未尽，新肉不生，久不收口者，有清热解毒、祛腐生肌之功；拔毒生肌散用于腐肉未脱，常流毒水，疮口下陷，久不生肌者，有拔毒生肌之功。黄芪六一散、回阳生肌散用于溃疡虚证，脓水清稀，久不收口者，前者补气和营生肌，擅治偏气虚者；后者回阳生肌，擅治偏阳虚者。

祛腐生肌药适用于慢性溃疡，若全身情况较差，气血虚衰者，还应内外同治，以促进溃疡愈合。

(5) 生肌收口药

具有解毒、收敛、促进新肉生长的作用，掺敷疮面能使疮口加速愈合。用于疮疡溃后，脓水将尽，或腐肉已脱、新肉生，收口较慢时。常用的生肌收口药有生肌散、八宝丹等，不论阴证、阳证，均可掺布于疮面上应用。

脓毒未清、腐肉未净时，若早用生肌收口药，则不仅无益，反增溃烂，延缓治愈，甚至引起迫毒内攻之变；若已成漏管之证，即使用之，勉强收口，仍可复溃，此时需配以手术治疗方能达到治愈目的；若溃疡肉色灰淡而少红活，新肉生长缓慢，则宜配合内服药补养和食物营养，内外兼施，以助新生；若臁疮日久难敛，则宜配以绑腿缠缚，改善局部的血液循环。

(6) 止血药

具有收涩凝血的作用，掺敷于出血之处，外用纱布包扎固定，可以促使创口血液凝固，达到止血的目的。适用于溃疡或创伤小而出血者。溃疡出血用桃花散，创伤性出血用如圣金刀散，云南白药既可用于溃疡出血，也可用于创伤性出血。三七粉调成糊状涂敷患部也有止血作用。若大出血时，必须配合手术与内治等方法急救，以免因出血不止而引起晕厥之变。

(7) 清热收涩药

具有清热收涩止痒的作用，掺扑于皮肤病糜烂渗液不多的皮损处，达到消肿、干燥、止痒的目的。适用于一切皮肤病急性或亚急性皮炎而渗液不多者。常用的有青黛散，其清热止痒的作用较强，用于皮肤病大片潮红丘疹而无渗液者；三石散收涩生肌作用较好，用于皮肤糜烂、稍有渗液而无红热之时，可直接干扑于皮损处，或先涂上一层油剂后再扑三石散，外加包扎。

掺药一般不用于表皮糜烂、渗液较多的皮损处，用后反使渗液不能流出，容易导致自身过敏性皮炎；亦不宜用于毛发生长的部位，因药粉不能直接掺扑于皮损处，同时粉末与毛发易黏结。

6. 酊剂

酊剂是将各种不同的药物浸泡于乙醇溶液内，取其药液即为酊剂。适用于疮疡未溃及皮肤病等。红灵酒有活血、消肿、止痛之功，用于冻疮、脱疽未溃之时；10%土槿皮酊、复方土槿皮酊有杀虫、止痒之功，适用于鹅掌风、灰指甲、脚湿气等；白屑风酊有祛风、杀虫、止痒之功，适用于面游风。

一般酊剂有刺激性，所以凡疮疡破溃后或皮肤病有糜烂者均应禁用。酊剂应盛于遮光密闭容器中，宜装满，放置阴凉处保存。

7. 洗剂

将各种不同的药物研成细末，与水溶液混合在一起而成。因加入的粉剂多系不溶性，故呈混悬状，用时须加以振荡。适用于急性、过敏性皮肤病，如酒齄鼻和粉刺等。三黄洗剂有清热止痒之功，用于一切急性皮肤病，如湿疮、接触性皮炎，皮损为潮红、肿胀、丘疹等；颠倒散洗剂有清热散瘀之功，用于酒齄鼻、粉刺。上述方剂中常可加入1%～2%薄荷脑或樟脑，增强止痒之功。用毛笔或棉签蘸之涂于皮损处，每日3～5次。

注意：凡皮损处糜烂渗液较多、脓液结痂的深在性皮肤病应禁用。在配制洗剂时药物粉末应先研细，以免刺激皮肤。

（二）手术疗法

是应用各种器械进行手法操作的一种治疗方法，在外科治疗中占有十分重要的位置。常用的方法有切开法、烙法、砭镰法、挑治法、挂线法、结扎法等。

1. 切开法

切开脓肿，使脓液排出，达到疮疡毒随脓泄、肿消痛止、逐渐向愈的目的。这里所讲的切开法仅指脓疡的切开，适用于一切外疡，不论阴证、阳证，确已成脓者。运用切开法之前应当辨清脓成熟的程度、脓肿的深浅、患部的血脉经络位置等情况，然后决定切开与否。切开的有利时机是脓已成熟时（脓肿中央出现透脓点）；若肿疡脓未成熟，过早切开则徒伤气血，脓反难成，并可致脓毒走窜。为便于引流，切口应选择脓腔最低点或最薄弱处进刀，一般疮疡宜循经直切，免伤血络；乳房部应以乳头为中心放射状切开，免伤乳络；面部脓肿应尽量沿皮肤的自然纹理切开；手指脓肿应从侧方切开；关节区附近的脓肿切口尽量避免越过关节；若为关节区脓肿一般施行横切口、弧形切口或“S”形切口，因为纵切口在疤痕形成后易影响关节功能；肛旁低位脓肿应以肛管为中心作放射状切开。

不同的病变部位进刀深浅必须适度，如脓腔浅者，或生在皮肉较薄的头、颈、胁肋、腹、手指等部位，必须浅切；如脓腔深者，或生在皮肉较厚的臀、臂等部位，宜适当深切，以得脓为度。切口大小应根据脓肿范围大小以及病变部位的肌肉厚薄而定，以脓流通畅为原则。凡是脓肿范围大，肌肉丰厚而脓腔较深的，切口宜大；脓肿范围小，肉薄而脓肿较浅的，切口宜小。一般切口不能超越脓腔以外，以免损伤好肉筋络，愈合后疤痕较大；但切口也不能过小，以免引流不畅、脓水难出，延长治愈时间。

在关节和筋脉部位切开宜谨慎，以免损伤筋脉，致使关节不利，或大出血；如患者过于体弱，切开时应注意体位并做好充分准备，以防晕厥；凡颜面疔疮，尤其在鼻唇部位，忌早期切开，以免疔毒走散，并发走黄危证。切开后由脓自流，切忌用力挤压，以免感染扩散，毒邪内攻。

2. 火针烙法

古称燔针淬刺，是指将针具烧红后烫烙病变部位，以达到消散、排脓、止血、去除赘生物等目的的一种治疗方法。常用的有平头、尖头、带刃等粗细不同的多种铁针。用于消散的多选用尖头铁针，用于引流可选用平头或带刃铁针。适用于甲下瘀血、四肢深部脓疡、疖、痈、赘疣、息肉以及创伤出血等。外伤引起的指甲下瘀血可施行“开窗术”治疗，选用平头粗细适当的铁针，烧红后点穿指甲，迅速放出瘀血，患指疼痛即刻缓解，一般不会引起指甲与甲床分离；四肢深部脓疡可用平头或带刃粗针灼红后刺入脓疡中心部位，出针时针具向下斜拖，使疮口开大，一烙不透可以多烙，烙后应放入药线引流；疖、痈脓疡表浅者平头粗针烙后针具直出或斜出，脓汁自流，亦可轻轻挤出脓汁，不必放入药线；赘疣、息肉患者切除病灶后用烙法可烫治病根；创伤出血患者用平头粗细适中的铁针烧红后灼之，可即刻止血。

治疗时应避开患者的视线，以免引起患者精神紧张而发生晕厥；烙时火针应避开大血管及神经，不能盲目刺入，以免伤及正常组织；手、足筋骨关节处用之恐灼伤筋骨，造成残废；胸肋、腰、腹等部位不可深烙，否则易伤及内膜；头为诸阳之会，皮肉较薄，亦当禁用；血瘤、岩肿等病禁用烙法；年老体弱、大病之后者及孕妇等不宜用火针。

3. 砭镰法

俗称飞针，是用三棱针或刀锋在疮疡患处、皮肤或黏膜上浅刺，放出少量血液，使内蕴热毒随血外泄的一种治疗方法。有疏通经络、活血化瘀、排毒泄热、扶正祛邪的作用。适用于急性阳证疮疡，如下肢丹毒、红丝疔、疖疮痈肿初起、外伤瘀血肿痛、痔疮肿痛等。治疗时局部常规消毒，用三棱针或刀锋直刺患处或特选部位的皮肤、黏膜，令微微出血，刺毕用消毒棉球按压针孔。红丝疔患者用挑刺手法，于红丝尽头刺之，令微出血，继而沿红丝走向寸寸挑断；下肢丹毒及疖、痈初起可用围刺手法，用三棱针围绕病灶周围点刺出血；外伤瘀血肿痛用三棱针围刺后可配合火罐以拔出瘀血，注意观察罐内出血量，如不超过10ml无需提前起罐；痔疮肿痛患者用刺络手法，循经取穴，多在龈交处有米粒大小结节，用三棱针刺之出血，可减轻肿痛。

注意无菌操作，以防感染。击刺时宜轻、准、浅、快，出血量不宜过多，应避开神经和大血管，刺后可再敷药包扎。头、面、颈部不宜施用砭镰法，阴证、虚证及有出血倾向者禁用。

4．挑治疗法

是在人体的腧穴、敏感点或一定区域内用三棱针挑破皮肤、皮下组织，挑断部分皮内纤维，通过刺激皮肤经络，使脏腑得到调理的一种治疗方法。具有调理气血、疏通经络、解除瘀滞的作用。适用于内痔出血、肛裂、脱肛、肛门瘙痒、颈部多发性疖肿等。常用的方法有选点挑治、区域挑治和截根疗法三种。

①选点挑治：在背部上起第七颈椎、下至第五腰椎、旁及两侧腋后线范围内，寻找疾病反应点。反应点多为棕色、灰白色、暗灰色等，按之不褪色、小米粒大小的丘疹。此法适用于颈部多发性疖肿。

②区域挑治：在腰椎两侧旁开1～1.5寸的纵线上任选一点挑治，尤其在第二腰椎到第三腰椎之间旁开1～1.5寸的纵线上挑治效果更好。适用于内痔出血、肛裂、脱肛、肛门瘙痒等。

③截根疗法：取大椎下四横指处，在此处上下左右1cm范围内寻找反应点或敏感点。治疗时让病人反坐在靠椅上，两手扶于靠背架，暴露背部。体弱患者可采用俯卧位，防止虚脱。挑治前局部常规消毒，用小号三棱针刺入皮下至浅筋膜层，挑断黄白色纤维数根，挑毕以消毒纱布敷盖。一次不愈可于2～3周后再行挑治，部位可以另选。

注意无菌操作，挑治后一般3～5天内禁止洗澡，防止感染，挑治后当日应注意休息，不吃刺激性食物。对孕妇、有严重心脏病、出血性疾病及身体过度虚弱者禁用本法。

5．挂线法

是用普通丝线或药制丝线或纸裹药线或橡皮筋线等来挂断瘘管或窦道的治疗方法。其机理是利用挂线的紧箍作用，促使气血阻绝、肌肉坏死，最终达到切开的目的。挂线又能起到引流作用，分泌物和坏死组织液随挂线引流排出，从而保证引流通畅，防止发生感染。适用于疮疡溃后脓水不净，经内服、外敷等治疗无效而形成瘘管或窦道者；或疮口过深或生于血络丛处而不宜采用切开手术者。

操作是先用球头银丝自甲孔探入管道，使银丝从乙孔穿出（如没有乙孔的，可在局麻下用硬性探针顶穿，引出银丝），然后用丝线做成双套结，将橡皮筋线一根结扎在自乙孔穿出的银丝球头部，再由乙孔退回管道，从甲孔抽出。这样，橡皮筋线与丝线贯穿瘘管管道两口。此时将扎在球头上的丝线与橡皮筋线剪开（丝线暂时保留在管道内，以备橡皮筋线在结扎断开时，用以另引橡皮筋线作更换之用），再在橡皮筋线下先垫2根丝线，然后收紧橡皮筋线，打一个单结，再将所垫的丝线各自分别在橡皮筋线打结处予以结缚固定，最后抽出管道内保留的丝线。如采用普通丝线或纸裹药线挂线法，则在挂线以后须每隔2～3天解开线结收紧一次。橡皮筋线因有弹性，一般一次扎紧后即可自动收紧切开组织，所以目前多采用橡皮筋线挂线法。

如果瘘管管道较长，发现挂线松弛时，必须将线收紧；在探查管道时要轻巧、细致，避免形成假道。

6．结扎法

又名缠扎法，是将线缠扎于病变部位与正常皮肉分界处，通过结扎，促使病变部位经络阻塞、气血不通，结扎远端的病变组织失去营养而逐渐坏死脱落，从而达到治疗目的的一种方法。对较大脉络断裂而引起的活动性出血，亦可利用本法结扎血管，制止出血。适用于瘤、赘疣、痔、脱疽等病，以及脉络断裂引起的出血之症。凡头大蒂小的赘疣、痔核等可在根部以双套结扣住扎紧；凡头小蒂大的痔核可以缝针贯穿它的根部，再用“8”字式结扎法或“回”字式结扎法两线交叉扎紧；如截除脱疽坏死的趾、指，可在其上端预先用丝线缠绕十余圈，渐渐紧扎；如脉络断裂，可先找到断裂的络头，再用缝针引线贯穿出血底部，然后系紧打结。结扎所使用的线的种类有普通丝线、药制丝线、纸裹药线等，目前多采用较粗的普通丝线或医用缝合线。

如内痔用缝针穿线，不可穿过患处的肌层，以免化脓；扎线应扎紧，否则不能达到完全脱落的目的；扎线未脱应俟其自然脱落，不要硬拉，以防出血。

（三）其他疗法

外治法尚有引流法、垫棉法、药筒拔法、针灸法、熏法、熨法、热烘疗法、溻渍法、冷冻疗法和激光疗法等。

1. 引流法

是在脓肿切开或自行溃破后，运用药线、导管或扩创等使脓液畅流，腐脱新生，防止毒邪扩散，促使溃疡早日愈合的一种治法。包括药线引流、导管引流和扩创引流等。

（1）药线引流

是指用药线进行引流。药线俗称纸捻或药捻，大多采用桑皮纸制成，也可应用丝棉纸或拷贝纸等制成。根据临床实际需要，将纸裁成宽窄长短适度，搓成大小长短不同的线形药线备用。它是借着药物及物理作用，插入溃疡疮孔中，使脓水外流，同时利用药线之线形使坏死组织附着于药线而外出。此外，尚能探查脓肿的深浅，以及有无死骨的存在。探查有无死骨也是利用药线之螺纹，如触及粗糙骨质者，则说明疮疡已损骨无疑。采用药线引流和探查具有方便、痛苦少、患者能自行更换等优点。目前将捻制成的药线经过高压蒸气灭菌后应用，使之无菌而更臻完善。适用于溃疡疮口过小、脓水不易排出者，或已成瘘管、窦道者。药线的类别有外黏药物及内裹药物两类，目前临床上大多应用外黏药物的药线。

外黏药物法又分有两种，一种是将搓成的纸线临用时放在油中或水中润湿，蘸药插入疮口；另一种是预先用白及汁与药和匀，黏附在纸线上，候干存贮，随时取用。目前大多采用前法。外黏药物多用含有升丹成分的方剂或黑虎丹等，因其有提脓祛腐的作用，故适用于溃疡疮口过深过小，脓水不易排出者。

内裹药物法是将药物预先放在纸内，裹好搓成线状备用。内裹药物多用白降丹、枯痔散等，因其具有腐蚀化管的作用，故适用于溃疡已成瘘管或窦道者。

药线插入疮口中应留出一小部分在疮口之外，并应将留出的药线末端向疮口侧方或下方折放，再以膏药或油膏盖贴固定。如脓水已尽，流出淡黄色黏稠液体时，即使脓腔尚深，也不可再插药线，否则影响收口的时间。

（2）导管引流

是指用导管进行引流。古代导管用铜制成，长约10cm左右，粗约0.3cm，中空，一端平面光滑，一端呈斜尖式，在斜尖下方之两侧各有一孔（以备脓腐阻塞导管腔头部后仍能起引流的作用)，即为导管的形状，消毒备用。这种导管引流较之药线引流更易使脓液流出，从而达到脓毒外泄的目的。适用于附骨疽及流痰、流注等脓腔较深、脓液不易畅流者。操作时将消毒的导管轻轻插入疮口，达到底部后再稍退出一些即可。当管腔中已有脓液排出时即用橡皮膏固定导管，外盖厚层纱布，放置数日（纱布可每天更换），当脓液减少后改用药线引流。导管的另一种用法是：当脓腔位于肌肉深部，切开后脓液不易畅流时，将导管插入，引流脓液外出，待脓稍少后即拔去导管，再用药线引流。

导管引流目前在体表脓肿已很少采用，大多应用于腹腔手术后，且导管均改用塑胶管或橡皮管（导尿管）以替代铜制导管。导管应放在疮口较低的一端，以使脓液畅流。导管必须固定，以防滑脱或落入疮口内。管腔如被腐肉阻塞，可松动引流管或轻轻冲洗，以保持引流通畅。

（3）扩创引流

是应用手术的方法来进行引流。大多用于脓肿溃破后有袋脓现象，经其他引流、垫棉法等无效者。适用于痈、有头疽溃后有袋脓、瘰疬溃后形成空腔或脂瘤染毒化脓等。

在消毒局麻下，对脓腔范围较小者，只需用手术刀将疮口上下延伸即可；如脓腔范围较大者，则用剪刀作十字形扩创。瘰疬之溃疡除扩创外，还须将空腔之皮修剪，剪后使疮面全部暴露；有头疽溃疡的袋脓除作十字形扩创外，切忌将空腔之皮剪去，以免愈合后形成较大的疤痕，影响活动功能；脂瘤染毒化脓的扩创作十字形切开后，将疮面两侧皮肤稍作修剪，便于棉花嵌塞，并用刮匙将渣样物质及囊壁一并刮清。扩创后须用消毒棉花按疮口大小蘸八二丹或七三丹嵌塞疮口以祛腐，并加压固定，以防止出血，以后可按溃疡处理。

2. 垫棉法

是用棉花或纱布折叠成块以衬垫疮部的一种辅助疗法。它是借着加压的力量，使溃疡的脓液不致下坠而潴留，或使过大的溃疡空腔皮肤与新肉得以粘合而达到愈合的目的。适用于溃疡脓出不畅有袋脓者，或疮孔窦道形成、脓水不易排尽者，或溃疡脓腐已尽、新肉已生，但皮肉一时不能粘合者。

袋脓者使用时将棉花或纱布垫衬在疮口下方空隙处，并用宽绷带加压固定；对窦道深而脓水不易排尽者，用棉垫压迫整个窦道空腔，并用绷带扎紧；溃疡空腔的皮肤与新肉一时不能粘合者，使用时可将棉垫按空腔的范围稍为放大，满垫在疮口之上，再用阔带绷紧。至于腋部、腘窝部的疮疡，最易形成袋脓或形成空腔，影响疮口愈合或虽愈合而易复溃，故应早日使用垫棉法。具体应用时需根据不同部位在垫棉后采用不同的绷带予以加压固定，如项部用四头带，腹壁用多头带，会阴部用丁字带，腋部、腘窝部用三角巾包扎，小范围的用宽橡皮膏加压固定。

此法在急性炎症红肿热痛尚未消退时不可应用，否则有促使炎症扩散之弊。所用棉垫必须比脓腔或窦道稍大。用于粘合皮肉一般 5～7 天更换 1 次，用于袋脓可 2～3 天更换 1 次。

应用本法未能获得预期效果时，则宜采取扩创引流手术。应用本法期间若出现发热、局部疼痛加重者，则应立即终止使用，采取相应的措施。

3. 药筒拔法

是采用一定的药物与竹筒若干个同煎，乘热迅速扣于疮上，借助药筒吸取脓液毒水的一种治法。具有宣通气血、拔毒泄热的作用，能达到脓毒自出、毒尽疮愈的目的。适用于有头疽坚硬散漫不收，脓毒不得外出；或脓疡已溃，疮口狭小，脓稠难出，有袋脓者；或毒蛇咬伤，肿势迅速蔓延，毒水不出者；或反复发作的流火等。

先用鲜菖蒲、羌活、紫苏、蕲艾、白芷、甘草各15g，连须葱60g，以清水10碗煎数十滚备用；次用鲜嫩竹数段，每段长约10cm，径口约4cm，一头留节，刮去青皮留白，厚约0.3cm，靠节钻一小孔，以杉木条塞紧，放前药水内煮数十滚（药筒浮起用物压住），如疮口小可用拔火罐筒。将药水锅放在病床前，取筒倒去药水，乘热急对疮口合上，按紧，自然吸住，待片刻药筒已凉（约5~10分钟），拔去杉木塞，其筒自落。视其需要和病体强弱，每天可拔1~2筒或3~5筒。如其坚肿不消，或肿势继续扩散，脓毒依然不能外出者，翌日可以再次吸拔，如此连用数天。如应用于丹毒，患部消毒后先用砭镰法放血，再用药筒拔吸，待拔吸处血液自然凝固后用纱布包扎，常应用于复发性丹毒已形成橡皮腿者。目前因操作不便，多以拔火罐方法代替。

必须验其筒内拔出的脓血，若红黄稠厚者预后较好；纯是败浆稀水，气秽黑绿者预后较差。此外，操作时须避开大血管，以免出血不止。

4．针灸法

包括针法与灸法，两者各有其适应证。在外科方面，古代多采用灸法，但近年来针法较灸法应用广泛，很多疾病均可配合针刺治疗而提高临床疗效。灸法是用药物在患处燃烧，借着药力、火力的温暖作用，可以温阳祛寒、活血散瘀、疏通经络、拔引蓄毒。肿疡未成者易于消散，既成者易于溃脓，既溃者易于生肌收口。针刺适用于瘰疬、乳痈、乳癖、湿疮、瘾疹、蛇串疮、脱疽、内痔术后疼痛、排尿困难等。灸法适用于肿疡初起坚肿，特别是阴寒毒邪凝滞筋骨而正气虚弱，难以起发，不能托毒外达者；或溃疡久不愈合，脓水稀薄，肌肉僵化，新肉生长迟缓者。

针刺一般采取病变远离部位取穴，手法大多应用泻法，不同疾病取穴各异。灸的方法虽多，但主要有两类，一种是明灸，单纯用艾绒做艾炷置皮肤施灸，此法因有灼痛，皮肤容易发生水疱，所以比较少用；一种是隔物灸，捣药成饼，或切药成片（如豆豉、附子等做饼，或姜、蒜等切片），上置艾炷，于疮上灸之。此外，还有用艾绒配伍其他药物做成药条，隔纸燃灸，称为雷火神针灸。豆豉饼灸及隔姜、蒜灸等适用于疮疡初起毒邪壅滞之证，取其辛香之气以行气散邪；附子饼灸适用于气血俱虚、风寒湿邪凝滞筋骨之证，取其温经散寒、调气行血；雷火神针灸适用于风寒湿邪侵袭经络痹痛之证，取其香窜经络、祛风除湿之功。至于灸炷的大小、壮数的多少，须视疮形的大小及疮口的深浅而定。总之，务必使药力达到病所，以痛者灸至不痛、不痛者灸至觉痛为止。

凡针刺一般不宜直接刺于病变部位。疔疮等实热阳证不宜灸之，以免以火济火；头面为诸阳之会，颈项接近咽喉，灸之恐逼毒入里；手指等皮肉较薄之处灸之更增疼痛，也不宜灸。此外，在针灸的同时应根据病情与内治、外治等法共同施治。

5．熏法

熏法是把药物燃烧后，取其烟气上熏，借着药力与热力的作用，使腠理疏通、气血流畅而达到治疗目的的一种治法。包括神灯照法、桑柴火烘法、烟熏法等。适用于肿疡、溃疡。

神灯照法功能活血消肿、解毒止痛，适用于痈疽轻证，未成脓者自消，已成脓者自溃，不腐者即腐；桑柴火烘法功能助阳通络、消肿散坚、化腐生肌、止痛，适用于疮疡坚而不溃、溃而不腐、新肉不生、疼痛不止之证；烟熏法功能杀虫止痒，适用于干燥而无渗液的各种顽固性皮肤病。

操作过程中要随时听取患者对治疗部位热感程度的反映，不得引起皮肤灼伤。室内烟雾弥漫时要适当流通空气。

6. 熨法

是把药物加酒、醋炒热，布包熨摩患处，使腠理疏通而达到治疗目的的一种方法。目前常因药物的炒煮不便而较少应用，但临床上单纯热敷还在普遍使用。适用于风寒湿痰凝滞筋骨肌肉等证，以及乳痈的初起或回乳。

用熨风散药末，取赤皮葱连须240g，捣烂后与药末和匀，醋拌炒热，布包熨患处，稍冷即换，有温经祛寒、散风止痛之功，适用于附骨疽、流痰皮色不变、筋骨酸痛者；青盐适量，炒热布包熨患处，每日1次，每次20分钟，治腰肌劳损；又如取皮硝80g，置布袋中，覆于乳房部，再把热水袋置于布袋上待其溶化吸收，有消肿回乳之功，适用于乳痈初起或哺乳期的回乳。

使用熨法时注意不要灼伤皮肤。阳证肿疡慎用。

7. 热烘疗法

是在病变部位涂药后再加热烘，通过热力的作用使局部气血流畅，腠理开疏，药物渗入，从而达到活血祛风以减轻或消除痒感、活血化瘀以消除皮肤肥厚目的的方法。适用于鹅掌风、慢性湿疮、牛皮癣等皮肤干燥、瘙痒之症。应依据病情不同，选择相适应的药膏，如鹅掌风用疯油膏，慢性湿疮用青黛膏，牛皮癣用疯油膏等。操作时先将药膏涂于患部，应均匀且极薄，然后用电吹风烘（或火烘）患部，每天1次，每次20分钟，烘后即可将所涂药膏擦去。

使用热烘疗法注意不要灼伤皮肤。一切急性皮肤病禁用。

8. 溻渍法

溻是将饱含药液的纱布或棉絮湿敷患处，渍是将患处浸泡在药液中。溻渍法是通过湿敷、淋洗、浸泡对患处的物理作用，以及不同药物对患部的药效作用，从而达到治疗目的的一种方法。适用于阳证疮疡初起和溃后、半阴半阳证及阴证疮疡。近年来，溻渍法除了治疗疾病外，在用途上有了新的发展，如药浴美容、浸足保健防病等。常用方法有溻法和浸渍法。

（1）溻法

用6～8层纱布浸透药液，轻拧至不滴水，湿敷患处，有冷溻、热溻和罨敷之分。冷溻是待药液凉后湿敷患处，30分钟更换1次，适用于阳证疮疡初起，溃后脓水较多者；热溻是趁热湿敷患处，稍凉即换，适用于脓液较少的阳证溃疡、半阴半阳证和阴证疮疡；罨敷是在冷或热溻的同时外用油纸或塑料薄膜包扎，可减缓药液挥发，延长药效。

（2）浸渍法

包括淋洗、冲洗、浸泡等。淋洗多用于溃疡脓水较多、发生在躯干部者；冲洗适用于腔隙间感染，如窦道、瘘管等；浸泡适用于疮疡生于手、足部及会阴部的患者，亦可用于皮肤病全身性沐浴。

用2%～10%黄柏溶液或二黄煎冷溻有清热解毒的作用，适用于疮疡热毒炽盛，皮肤焮红或糜烂，或溃疡脓水较多，疮口难敛者；葱归溻肿汤热溻有疏导腠理、调通血脉的作用，适用于痈疽初肿之时；苦参汤祛风除湿、杀虫止痒，可洗涤尖锐湿疣、白疕等；五倍子汤有消肿止痛、收敛止血的作用，煎汤坐浴适用于内、外痔肿痛及脱肛等；鹅掌风浸泡方有疏通气血、杀虫止痒的作用，加醋同煎，待温后每日浸泡1～2小时，连续7天，适用于鹅掌风；香樟木有调和营卫、祛风止痒之功，煎汤沐浴适用于瘾疹；桑皮柏叶汤沐头能润泽头发，增添光泽，治发鬓枯黄；鲜芦荟汁、鲜柠檬汁敷面可润肌白面、美容除皱；热水浸浴全身或浸足可发汗排毒、疏通经络、行气活血、保健防病。若配合按摩穴位，效果更佳。

用溻法时药液应新鲜，溻敷范围应稍大于疮面。热溻、罨敷的温度宜在45℃～60℃之间。淋洗、冲洗时用过的药液不可再用。局部浸泡一般每日1～2次，每次15～30分钟。全身药浴可每日1次，每次30～60分钟，冬季应保暖，夏季宜避风凉。

9．冷冻疗法

是利用各种不同等级的低温作用于患病部位，使之冰寒凝集、气血阻滞，病变组织失去气血濡养而发生坏死脱落的一种治疗方法。适用于瘤、赘疣、痔核、痣、早期皮肤癌等。目前最常用的致冷剂为液氮。液氮致冷温度低，可达－196℃。应用时根据病变组织的不同情况，可选择不同的操作方法。

①棉签法：将液氮从杜瓦瓶中导出，盛于小保温杯中，用棉签蘸液氮直接涂点患部，使患部皮肤变白为止。此法仅适用于小的浅表病变。

②喷射冷冻法：此法是借助液氮在治疗器中蒸发所产生的压力，迫使液氮从喷嘴直接喷射于患部进行冷冻。可用于浅表而面积稍大、表面不平的病变。

③冷冻头接触法：亦称封式治疗。液氮经导管由内喷于冷冻头上，使之冷冻，然后将冷冻头放置于患部进行冷冻。此种方法可持续较长时间，并可在治疗中施加压力，适用于部位较深的病变。

④冷冻刀接触法：此法是将冷冻刀浸入盛有液氮的广口保温瓶中预冷，1～3分钟后取出，即可治疗。冷冻刀接触法使组织降温速度比封式治疗要快，且在一般室温7～8分钟后其低温仍保持在－60℃左右。本法适合于多种病变的治疗。

冷冻疗法使用后有疼痛、水肿、水疱、出血或瘾疹发生，应做好相应的预防和处理。亦有患者可能出现色素脱失或色素沉着，一般需经数月可自行消退。

10．激光疗法

用各种不同的激光治疗不同疾病的方法称激光疗法。目前已有多种激光应用于临床，如二氧化碳激光、氩离子激光、氦氖激光、掺钕钇铝石榴石激光等。常用的有二氧化碳激光和氦氖激光。分弱激光治疗和中、强功率激光治疗。

二氧化碳激光辐射的波长为10600nm，输出功率由数瓦到数十瓦。组织对二氧化碳激光的吸收无选择性，二氧化碳激光在组织中的传播距离很短，仅约0.2mm，其能量几乎全部为靶组织吸收，对靶区以外相邻组织的损伤很少，常用于病变组织的烧灼，聚焦后用于切割。

二氧化碳激光适用于瘤、赘疣、痔核、痣、部分皮肤良、恶性疾病等。

氦氖激光为波长632.8nm的红光，其输出功率很小，最大达50mW，故在医疗上只用于低功率照射。此种激光对组织有较强的穿透性，能引起深部组织的扩张，血流加快。它虽然没有直接杀死细菌的作用，但可加强机体细胞免疫功能，因而对人体组织有消炎、止痛、收敛、止痒、消肿的作用，并能促进肉芽组织生长，加速溃疡愈合。适用于疮疡初起及僵块、溃疡久不愈合、皮肤瘙痒症、蛇串疮后遗症、油风等。

(1) 弱激光治疗

二氧化碳激光原光束经散焦后照射到病灶部位，患者有热感，照射时间视激光功率而定，一般控制在十几分钟之间。氦氖激光穴位照射一般每穴5分钟，病变局部照射一般每次10分钟。

(2) 中、强功率激光治疗

常规消毒，以2%利多卡因进行浸润麻醉，麻药应尽量注入病变基底部，若直接注入病灶，使病灶内水分增加，会影响烧灼及汽化效果。再根据病情采用清扫法、切割法或凝固照射法等。清扫法一般用于没有突出皮肤表面的病变，如痣等。从表层开始，逐层向深部扫描照射，将病变烧灼干净，见到健康组织为止；切割法用于突出皮肤表层的病变，如赘疣、痔核、瘤等，切割时将镊子夹住并提起病变部位切割之，然后适当调低功率清除残余病变组织；凝固照射法以中功率激光照射病变组织，可使其变白、凝固、变性，从而破坏病变组织。创面浅而小的患者治疗后没有明显渗出及红肿反应，可以不处理，但要保持创面干净。创面较大，超过1cm^2，或创面有渗液者，应使用无菌敷料包扎，并酌情用散焦二氧化碳激光或氦氖激光照射，可预防感染，加速创面愈合。

（秦国政）

第三章 无 菌 术

第一节 概 述

人体皮肤和周围环境普遍存在微生物，微生物可通过直接接触、飞沫和空气沾染伤口，称为外源性沾染。微生物也可通过内源性沾染而污染伤口，最常来源于肠道。被沾染的伤口是否发生感染，一方面取决于细菌的数量和毒性，另一方面取决于机体抗感染能力与免疫系统功能、原有的疾病、创伤性质等因素。

无菌术（asepsis）即是针对这些感染来源所采取的一种预防措施，由灭菌法、抗菌法和一定的操作规则及管理制度所组成。

灭菌指杀灭一切活的微生物，而消毒指杀灭病原微生物和其他有害微生物，并不要求清除或杀灭所有微生物（如芽孢等）。灭菌法一般是指预先用物理的方法彻底消灭掉与手术区或伤口接触的物品上所附带的微生物。有的化学品如甲醛、戊二醛、环氧乙烷等可以杀灭一切微生物，故也可以在灭菌法中应用。消毒法又称抗菌法，常指应用化学的方法来消灭微生物，例如器械的消毒、手术室空气的消毒、手术人员手臂的消毒以及病人的皮肤消毒等。有关的操作规则和管理制度则是防止已经灭菌和消毒的物品、已行无菌准备的手术人员或手术区不再被污染，以免引起伤口感染的办法。

外科的无菌术是以预防手术伤口感染为主，是各种手术、穿刺、注射、插管、换药等过程中所必须遵守的原则与应用方法。无菌术应贯穿于术前、术中和术后的各项有关处理中，对无感染的外科病人起到预防感染作用，对已有感染者则是为了防止感染扩散或发生交叉感染，故无菌技术的重要性是显而易见的。

清毒、灭菌方法可分为机械的、物理的和化学的方法。

一、机械的方法

如剃除手术区或伤口皮肤周围的毛发，用肥皂和清水或其他洗涤剂清除物品和皮肤上的油脂污垢和细菌，冲净伤口等。虽然达不到灭菌的目的，但都是不可缺少的先行步骤，为随后采用的具体措施提供必备的条件，如手术区域皮肤的准备。

二、物理的方法

如热力、紫外线、红外线、超声波、高频电场、高压蒸气、真空及微波等，医院常用热力及紫外线。

三、化学的方法

用各种具有消灭微生物能力的化学药物进行消毒、灭菌。常用的有酒精、碘剂、汞剂、酚剂、环氧乙烷、戊二醛、甲醛、过氧乙酸、季胺盐类和洗必泰等。医院里常用粉剂直接喷洒、气体熏蒸以及溶液浸泡、喷洒或擦拭等方式，但常不及热力灭菌可靠。对不能用热力或不具备热力灭菌条件的，应采用化学消毒。

第二节　手术器械、物品、敷料的消毒和灭菌

一、化学消毒法

（一）药物浸泡消毒法

适用于刀、剪、缝针等锐利器械、内窥镜、塑胶制品等不宜用热力灭菌的器械。常用化学消毒剂及使用方法见表 3－1。

表 3－1　常用化学消毒剂及使用方法

药品	常用浓度	浸泡时间（min）	消毒物品
酒　精	70%（重量比）	30	锐利器械、羊肠线、橡皮片
新洁尔灭	0.1%	30	锐利器械、内窥镜、塑胶制品
40%甲醛（福尔马林）	10%	30	导尿管、塑胶制品、内窥镜
洗必泰	0.1%	30	锐利器械、塑胶制品
来苏儿（煤酚皂）	2.0%	30	锐利器械
过氧乙酸	0.2%～0.5%	10	玻璃、塑胶制品
器械消毒液（见注）	（见注）	20	锐利器械、塑胶制品
氧氰化高汞	0.1%	30	膀胱镜、导尿管
消毒净	0.1%	30	锐利器械、塑胶制品
碱性戊二醛	2%	30	锐利器械、内窥镜、橡胶和塑胶导管
消毒宁	0.5%～1%	30	（同新洁尔灭）

注：上海配方：石炭酸 20g，甘油 266ml，95%酒精 20ml，碳酸氢钠 10g，加蒸馏水至 1000ml

北京配方：石炭酸 200ml，甲醛 200ml，碳酸氢钠 200g，加蒸馏水至 20000ml

注意事项：

1. 根据物品的性能及不同的细菌，选用有效的消毒剂；
2. 严格掌握药剂的浓度、消毒时间及使用方法；

3．浸泡前应先将物品洗净脂垢、擦干；
4．器械物品必须全部浸入药液内；
5．有轴节的器械应将其张开，空腔物品应将气体排除；
6．使用前需用无菌等渗盐水将药液冲洗干净；
7．70%酒精每周核对浓度（重量比）后校正1次；
8．0.1%新洁尔灭或洗必泰每1000ml中应加入亚硝酸钠5g，可以防止金属生锈；
9．器械消毒液应每周更换1次。

（二）甲醛气体熏蒸法

适用于不能浸泡且不耐高热的器械和物品的消毒。如丝线、纤维内窥镜、精密仪器、手术野照明灯、电线等。将需要灭菌的物品放在密闭的玻璃、搪瓷或铝制容器内，此容器分为两层，上层放置要消毒的物品，下层为盛放40%甲醛的器皿（量杯），两层间有蒸格孔道相通。甲醛用量按容器体积计算，一般为40～80ml/m^3，加高锰酸钾晶粉20～40g/m^3，40%甲醛与高锰酸钾之比为2:1（常用24cm铝锅，需用40%甲醛5ml、高锰酸钾2.5g），使其自然产生气体，熏蒸1小时以上才可达消毒目的。灭菌时间为6～12小时。

（三）环氧乙烷（过氧乙烯）熏蒸法

环氧乙烷为无色液体，超过沸点（10.8℃）蒸发为气体，穿透力强，灭菌可靠，低温时不损坏物品，是一种优良广谱的气体消毒剂。常用于各种导管、仪器及器械的消毒。使用方法是：将需消毒的物品放入密闭特制的耐压容器内，按0.5～0.7kg/m^3通入环氧乙烷，使其蒸发，相对湿度在30%以上，温度在15℃以上，消毒时间需根据要消毒的物品而定，一般为12～48小时。因其蒸气具有中等毒性和刺激作用，在空气中浓度达3%时能引起燃烧爆炸，使用时应防止吸入中毒，应有防毒、防火、防爆设备。

二、物理灭菌法

（一）高压蒸气灭菌法

是目前应用最普遍且效果可靠的灭菌方法。常用的有手提式、卧式和立式三种。基本结构和作用原理相同，由一个具有两层壁的能耐高压的锅炉所构成（图3-1），蒸气进入消毒室内，积聚而产生压力，蒸气的压力增高，室内温度也随之升高。一般当蒸气压力达到102.97～137.2kPa（1.05～1.40kg/cm^2）时，温度能提高到121℃～126℃，持续30分钟即可杀死包括细菌芽孢在内的一切细菌，达到灭菌目的。

本法适用于一切能耐受高温的物品，如金属器械、玻璃、搪瓷器皿、敷料、橡胶、药液等。各类物品灭菌所需的压力、温度和时间见表3-2。

注意事项：

1．灭菌物品的包裹不要过紧、过大，一般应小于40cm×30cm×30cm，排列不要过密，以免妨碍蒸气透入内部，影响灭菌效果。

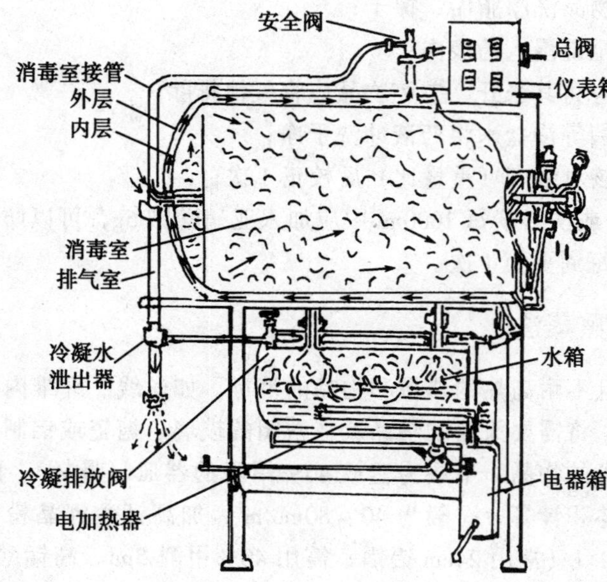

图 3-1 卧式高压蒸气灭菌器

表 3-2 各类物品灭菌所需压力、温度、时间关系

物品种类	所需蒸气压力 kPa（kg/cm²）	温度（℃）	时间（min）
金属、搪瓷、玻璃	103（1.05）	121.5	30
	137（1.40）	126.5	20
橡胶、药液	103（1.05）	121.5	20
	137（1.40）	126.5	15
敷料、布类（大包）	103（1.05）	121.5	45
	137（1.40）	126.5	30

* Pa（帕）　　$1kg/cm^2 = 98.0665kPa$

2. 预置专用的包内及包外灭菌指示纸带，在压力及温度达到灭菌标准条件并维持 15 分钟时，指示纸带即出现黑色条纹，表示已达到灭菌的要求。

3. 对易燃易爆物品，如碘仿、苯类等禁用此法灭菌；对光学窥镜、锐利金属器械如刀、剪及有机玻璃等特殊材料制品不宜使用。

4. 灭菌时应先排尽锅内冷空气，以免影响灭菌效果。检查安全阀的性能是否良好，灭菌完毕，应待压力降至零时方可启开，以防发生爆炸危险。

5. 灭菌后的物品应注明有效日期，一般可保存 2 周，若过期须重新灭菌。

高压真空蒸气灭菌器为目前先进的灭菌装置，是在高压蒸气灭菌器原理基础上增加真空泵改进的。先将锅内的空气用高性能真空泵抽到 2～2.67 kPa（15～20mmHg）呈负压时，再通入蒸气进行灭菌，只需 1 分钟即可达 115℃，随后很快升至 126℃。具有缩短灭菌时间、杀菌力强和对消毒物品损坏轻微等优点；但如发生漏气不易找出原因，且价格昂贵。

(二) 煮沸灭菌法

是一种较简便、可靠的常用灭菌方法。采用煮沸灭菌器，或将铝锅洗净去脂污后作煮沸灭菌用，适用于金属器械、玻璃、橡胶类物品。在正常压力下，在水中煮沸至100℃，持续15~20分钟能杀灭一般细菌，持续煮沸1小时以上可杀灭带芽孢细菌。若在水中加入碳酸氢钠，配成2%碱性溶液，可使沸点提高至105℃，灭菌时间缩短至10分钟，且可防止金属制品生锈。在海拔高的地区，大气压及沸点均降低，每增高300m高度，应延长灭菌时间2分钟。如应用普通压力锅代替，锅内蒸气压力一般为1.3kg/cm^2，温度可高达124℃，灭菌时间10分钟即可。

注意事项：

1. 需预先将物品洗净，去除油渍，完全浸没在水面以下。
2. 玻璃类器皿应放入冷水或温水中，以免骤热破裂。注射器要抽出内芯，用纱布分别包好。
3. 橡胶、丝线类应于水沸后放入，持续15分钟即可取出，以免煮沸过久影响物品性能。
4. 锐利器械如刀、剪不宜用此法，以免变钝。
5. 灭菌时间应从水沸后算起，如中途加入其他物品应重新计时。锅盖应严密关闭，以保持沸点。

(三) 干热灭菌法

是利用酒精火焰或使用干热灭菌器的热力进行灭菌的方法。可用于金属器械的灭菌，但有损于器械的质量，易使锐利器械变钝，不宜常用。在紧急情况下，可将金属器械放在搪瓷或钢精盆中，倒入95%酒精，点燃灭菌10分钟以上。使用干热空气灭菌器的效果与蛋白质含水量有关，蛋白质含水量越多，所需温度越低，含水量越少，则其变质所需温度越高。常用的干热温度为160℃，灭菌时间是1~2小时。

此外尚有γ射线灭菌法，可用于不耐热的某些药物，如抗生素、激素、维生素等，以及塑料制品如导管、注射器及缝线等物品的灭菌。超声波可通过介质破坏菌体，如手术人员洗手消毒时用带有超声波装置的洗必泰或新洁尔灭浸泡，可提高效率，还可辅助器械和物品的消毒，但其冲击作用不易达到物品深部。

第三节 手术人员和病人手术区域的准备

一、手术人员的准备

(一) 一般准备

进手术室前，先在更衣室更换手术室专用的清洁鞋、衣、裤，戴好口罩、帽子。帽子要遮住全部头发，口罩遮盖口、鼻，剪短指甲，脱去袜子，穿无袖内衣。手臂皮肤有破损或化脓性感染者不能参加手术。

（二）手臂消毒法

参加手术人员的手臂皮肤消毒方法很多，其主要步骤是先用肥皂水刷洗，然后使用化学消毒溶液浸泡手臂，可以清除皮肤表面的细菌，但不可能完全消灭位于皮肤深层如毛囊、皮脂腺等处的细菌。在手术过程中，这些细菌自然逐渐移到皮肤表面，故在手臂消毒后还应戴上消毒手套和穿手术衣，以防止细菌污染。常用洗手方法有以下几种：

1．肥皂刷手法

先用肥皂及清水将手臂按普通洗手方法清洗一遍，再用消毒过的毛刷蘸肥皂水（或肥皂），顺序交替刷洗双手及手臂，范围从手指尖至肘上 10cm 处，特别注意甲缘、甲沟、指蹼、手掌侧等部位。每次洗刷 3 分钟后，手指向上，肘部屈曲朝下，使清水顺上而下冲净手臂上的肥皂水。如此反复刷洗 3 遍，共约 10 分钟。用无菌毛巾从手向肘部顺序拭干，然后将双手、前臂至肘上 6cm 处浸泡于 70%酒精或 0.1%新洁尔灭溶液中 5 分钟，浸泡时用泡手桶内的小毛巾反复轻轻擦拭手及前臂，最后屈肘将手举于胸前（以双手勿低于肘、勿高于肩为度），晾干。洗手消毒后，若手臂不慎碰触未经消毒的物品时，应重新洗手。

2．氨水洗手法

用 2 个无菌面盆，各盛 40℃左右温开水 2000～4000ml，分别加入 10%氨水 10～20ml，配制成 0.05%氨水溶液。氨水必须临用前配制。先用肥皂洗手法刷洗手及前臂 2～3 分钟，清水冲净。然后浸泡在第一盆氨水中，用小毛巾自手指尖到肘上 10cm 处反复擦洗约 3 分钟，再在第二盆氨水中擦洗 3 分钟，勿再超过肘关节。为节约起见，如 3 人洗手，可用 4 盆氨水。第一人用过的第二盆氨水可作为第二人的第一盆用，余类推。用无菌毛巾从手到肘部依次拭干。双手和手臂浸泡于 70%酒精或 0.1%新洁尔灭溶液内 5 分钟，晾干。

3．紧急手术简易洗手法

当情况紧急，手术人员来不及作常规洗手消毒时，宜先用普通肥皂洗去手和前臂的污垢，继用 2.5%～3%碘酊涂擦双手及前臂，再用 70%酒精拭净脱碘。戴无菌手套、穿手术衣后，再戴第二副无菌手套。

4．聚烯吡酮碘手臂消毒法

聚烯吡酮碘是聚烯吡酮与碘的复合物，简称 PVP－I，为一种碘和表面活性剂的复合体，聚烯吡酮表面活性剂作为碘的载体和助溶剂，使碘易溶于水，逐渐释放出游离碘，能较长时间保持有效杀菌作用。先用含碘肥皂液擦洗手及前臂 15～30 秒钟，清水冲洗后拭干，再用 10%PVP－I（有效碘 1%）溶液擦双手及前臂 1～2 分钟，戴无菌手套。

5．洗必泰手臂消毒法

先用普通肥皂洗手臂，清水冲净一遍。取无菌毛刷蘸 4%洗必泰溶液，从指甲到肘部顺序刷洗 3 分钟，温水冲洗，用无菌小毛巾拭干。用手取 0.5%洗必泰乙醇（90%）溶液 10ml，从手指涂到腕部，直至搓干为止，约需 2 分钟，然后再取 5ml 擦手指、揉进甲沟使其自然干燥，即可穿无菌手术衣、戴手套。洗必泰化学成分为双氯苯双胍乙烷，其 1.8%（W/V）浓度者俗称灭菌王。手臂皮肤消毒时，先用清水洗手及前臂，取 3～5ml 灭菌王搓揉 3 分钟，无菌毛刷刷洗指甲，清水冲洗污沫，无菌巾拭干后再用少许灭菌王在手及前臂涂抹薄层，可持续灭菌 4～6 小时。

（三）穿无菌手术衣和戴手套的方法

手术人员手臂消毒后即需穿戴无菌手术衣、手套。根据所用灭菌方法的不同，戴手套与穿手术衣的顺序也不同。目前医院多采用经高压蒸气灭菌的干手套，偶有用消毒液浸泡的湿手套。如用干手套，应先穿手术衣，后戴手套；如用湿手套，则应先戴手套，后穿手术衣。

1. 穿无菌手术衣

取手术衣，双手抓住衣领两端内面，提起轻轻抖开，使有腰带的面朝外，将手术衣向上轻掷起，顺势将两手向前伸入衣袖内，让台下人员从身后协助拉好，使双手露出袖口，然后双臂交叉，稍弯腰使腰带悬空，提起腰带直身向后递带，仍由别人在身后将腰带及背部衣带系好。穿手术衣过程中注意勿将衣服的外面对向自己或触碰到其他物品及地面，未戴手套的手不得碰触衣服的外面（图 3－2）。

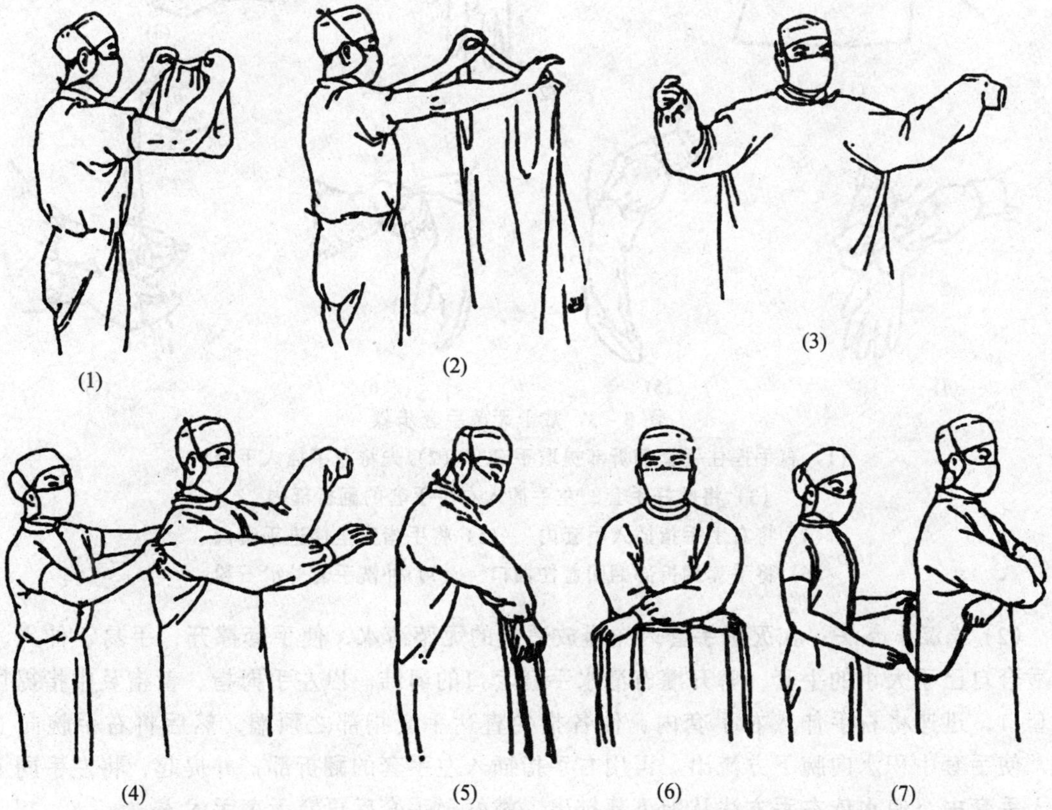

图 3－2　穿无菌手术衣步骤

（1）手提衣领两端　（2）抖开全衣　（3）两手伸入衣袖　（4）他人帮助穿好手术衣
（5）两手交叉提起衣带　（6）将衣带向后外送出　（7）他人从身后系好衣带

2．戴无菌手套

尚未戴无菌手套的手只允许接触手套套口向外翻折的部分，不可碰到手套的外面；已戴一只手套的手，不可接触另一手套的内面和未戴手套的手。无菌手套有干、湿两种，以干手套最为常用。

（1）*戴干手套法*：先穿无菌手术衣，用手套袋内无菌滑石粉包轻轻敷擦双手，使之滑润，用右手自手套袋内捏住两只手套的翻折部，提出手套，使两只手套拇指相对向。先用左手插入左手手套内，再将戴好手套的左手2~5指插入右手手套的翻折部内，让右手插入右手手套中，然后将手套翻折部翻回套压住手术衣袖口（图3－3）。用无菌盐水冲净手套外面的滑石粉。在手术开始前应将双手举于胸前，切勿任意下垂或高举。

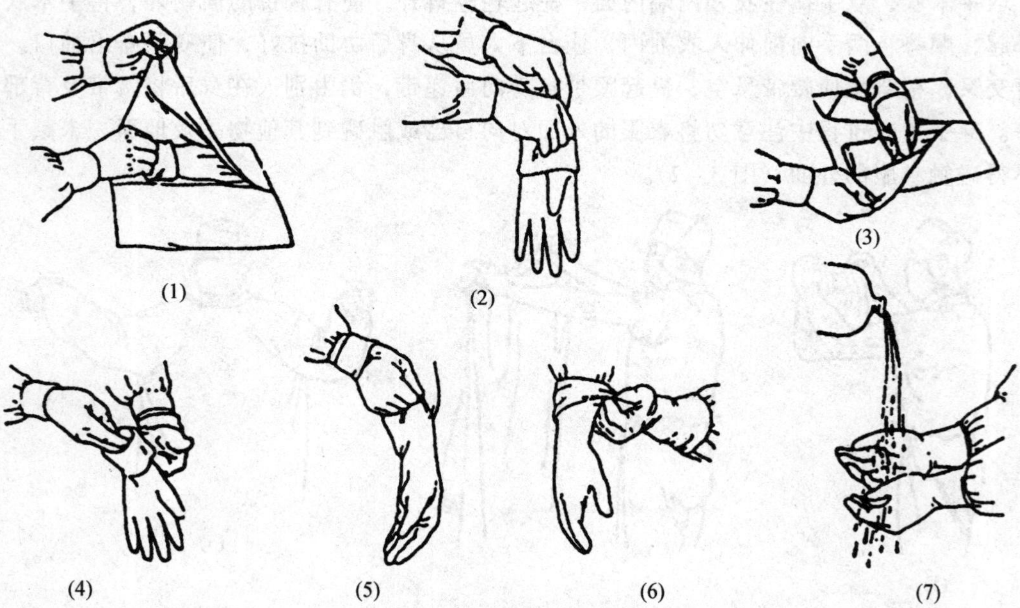

图3－3　戴干无菌手套步骤

（1）右手捏住手套翻折部提取手套　（2）先将左手插入手套内
（3）将戴好手套的左手插入右手手套的翻折部内
（4）将右手手指插入手套内　（5）将手指完全伸进手套内
（6）将手套翻折部翻回盖住袖口　（7）冲洗手套外滑石粉

（2）*戴湿手套法*：在灭菌手套内先盛放适量的无菌清水，使手套撑开，手易于伸入。选取适合自己手大小的手套，解开灌有清水手套套口的绳结。以左手拇指、食指及中指提住撑开套口，迅速将右手伸入右手套内，使各指尖直达手套指部之顶端，然后将右手腕向上背伸，使手套中积水向腕下方流出。再用右手指插入左手套的翻折部，并提起，将左手同上法插入手套中，使水依右手方法从腕下部排出。戴好湿手套后再穿无菌手术衣。

手术人员做完一台手术，需继续做另一台手术时，可按下列步骤更换手套和手术衣：①洗净手套上的血渍、污物，先脱手术衣，后脱手套，注意双手皮肤不得接触手套外部及其他物品，以免受污染；②在流动清水下冲洗双手，用无菌毛巾拭干；③在70%酒精或0.1%新洁尔灭等消毒溶液中浸泡双手、前臂5分钟，待干；④再按上述方法重新穿无菌手术衣及戴手套；⑤若刚完成的是感染手术或手套有破损，则须重新洗手进行手臂消毒。

二、病人手术区的准备

1. 手术前皮肤准备

目的是尽可能消灭或减少切口处及其周围皮肤上的细菌。应重视一般的清洁卫生，如择期手术前一日洗澡或床上擦澡，更换清洁的衣裤。手术区皮肤的毛发应剃除，用温肥皂水擦洗干净，注意清除脐、腋、会阴等处的污垢。皮肤上若有较多油脂或胶布粘贴的残迹，可先用汽油或乙醚拭去。剃毛时慎勿损伤皮肤。对小儿的乳毛及细汗毛可不必一律剃去。不宜在手术室内剃毛。如为无菌手术，须用2.5%碘酊和70%酒精涂擦，或用0.1%新洁尔灭溶液消毒，再用无菌毛巾等包裹。对外伤需施行清创术者，则应在手术室内于麻醉下进行。

2. 手术区皮肤消毒

病人手术区皮肤消毒与手术人员的手臂消毒基本上相同，区别是一般用涂擦法，仅在某些植入性手术用浸泡法。一般由第一助手洗手后执行，先用2.5%碘酊棉球或小纱布团以切口为中心向周围皮肤顺序涂擦2遍，待干后再用70%酒精涂擦2~3遍，以充分脱碘。消毒范围应包括手术切口周围15cm的区域，不同手术部位的皮肤重点消毒范围见图3-4。如为腹部手术，可先滴少许碘酊于脐孔，以延长消毒时间。消毒步骤应该自上而下，自切口中心向外周，涂擦时应稍用力，方向应一致，不可遗漏空白或自外周返回中心部位。对感染伤口或肛门等处手术，则应自手术区外周逐渐涂向感染伤口或会阴肛门处。对婴儿、口腔、肛门、外生殖器、面部皮肤等处不能使用碘酊消毒者，可选用0.1%新洁尔灭、0.1%洗必泰、0.1%硫柳汞酊、0.75%PVP-I等涂擦2~3遍，以免刺激皮肤或黏膜。

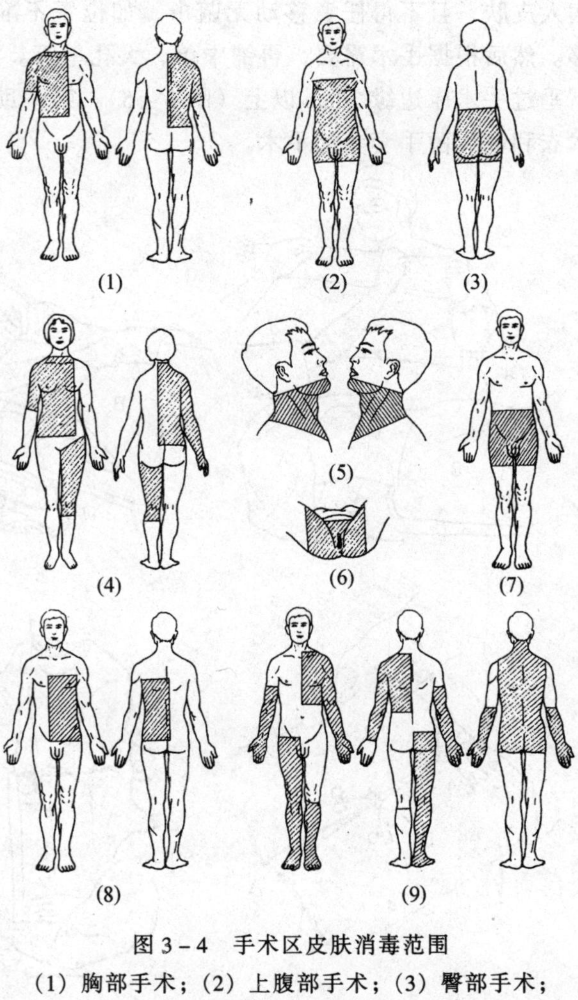

图3-4 手术区皮肤消毒范围

(1) 胸部手术；(2) 上腹部手术；(3) 臀部手术；
(4) 乳腺癌根治术及大腿取皮术；
(5) 颈部手术；(6) 会阴部手术；
(7) 下腹部手术；(8) 肾手术；(9) 四肢及脊柱手术

三、手术区铺无菌巾

皮肤消毒后，为隔离其他部位，仅显露手术切口所必需的皮肤区，减少切口污染机会，应铺置无菌巾单。小手术只覆盖一块中央部为2层的洞巾即可。对较大的手术，应根据手术部位及性质而异，原则上是除手术野外，至少要有2层无菌布单遮盖。如腹部手术用4块无菌巾，每块在长方形巾的长边双折约1/4～1/3宽，铺时靠切口侧，通常应先铺操作者对侧，或先铺相对不洁区，如靠近会阴部的下侧，此两块铺巾顺序有时允许颠倒，然后铺切口上侧，最后铺靠近操作者的一侧；因操作者此时尚未穿无菌手术衣，应避免自身触碰所铺的无菌巾；再用巾钳夹住无菌巾的各交角处，以防止移动。无菌巾铺置时，操作者的手切勿触碰病人皮肤，且不得任意移动无菌巾，如位置不准确，只允许由手术区向外移，而不应向内移。然后根据手术需要，再铺中单、大孔单等。大孔单的头端盖过麻醉架，两侧和足端部位下垂过手术床边缘30cm以上（图3－5）。第一助手消毒、铺单后重新泡手，然后穿无菌手术衣和戴无菌手套参加手术。

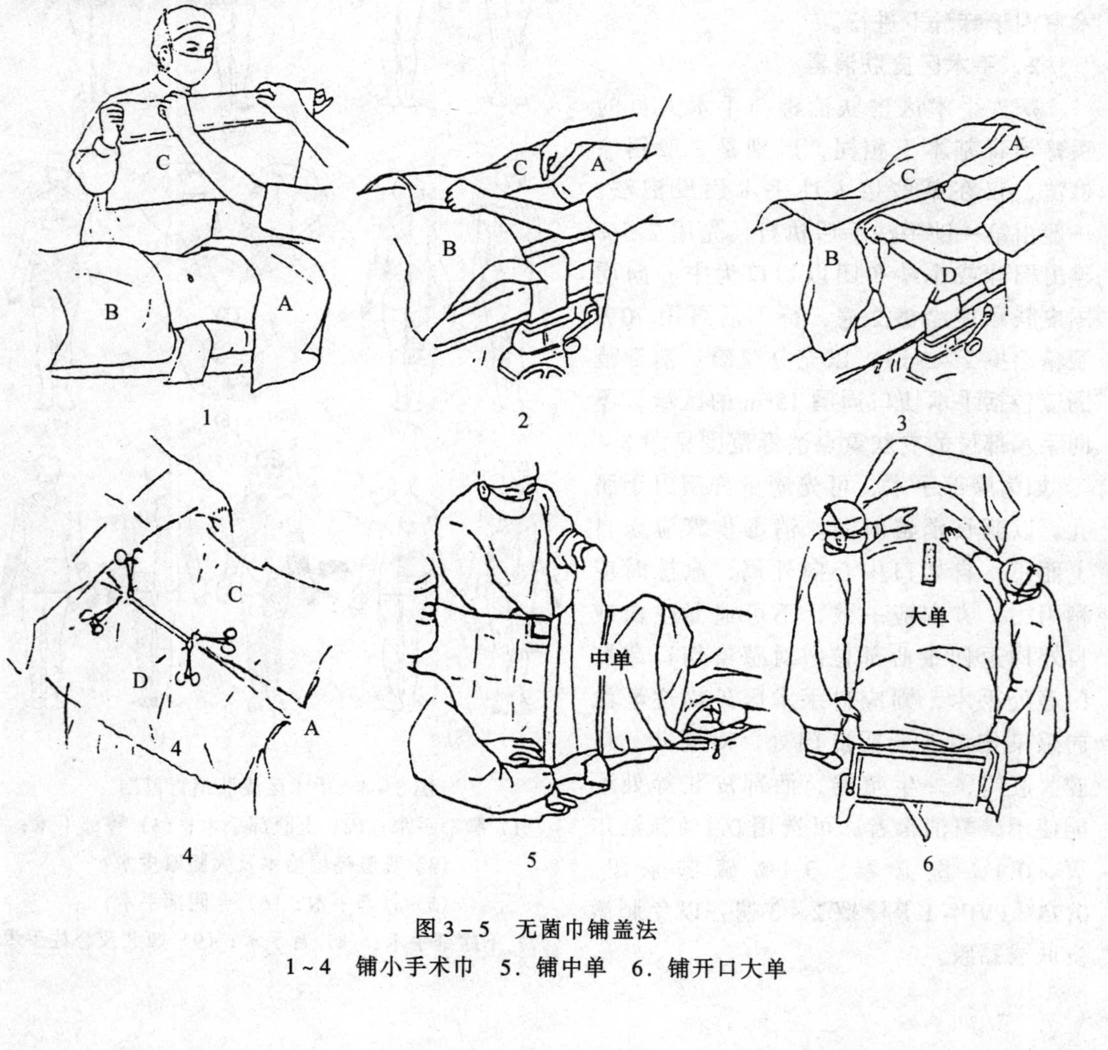

图3－5　无菌巾铺盖法

1～4　铺小手术巾　5．铺中单　6．铺开口大单传统的铺巾法能对已消毒手术区域内的切口与病人其他部位起一定的隔离作用，但目前常使用的布类、巾单存在透水性较强，一遇盐水或血液遂被浸透，较易通过细菌，且伤口并不能与周围皮肤严密隔离等不足之处。近年来，有采用无孔性防水粘布巾，或特制医用塑料粘胶薄膜保护，或用含碘伏（如 PVP－I）的无菌巾单者，后者可延长杀菌作用时间 2～4 小时。此类巾单制品为一次性使用。

第四节 手术进行中的无菌原则

手术前的各项准备工作为手术提供了一个无菌操作环境，如果在手术进行过程中未能继续保持这种无菌环境，则已经灭菌和消毒的物品或手术区域仍会受到污染，有引起伤口感染的可能，此种感染属医源性，有时可导致手术失败，甚至危及病人生命。所以，全体参加手术的人员，包括进入手术室的工作人员及参观人员，都必须严格执行认真遵守无菌操作规则，共同维护手术过程中的无菌环境，如发现有人违反时应立即纠正。

1．手术人员洗手后，手臂部不准再接触未经消毒的物品。穿无菌手术衣和戴无菌手套后，手术人员肩以上、腰以下、背部及手术台平面以下的无菌单均应视为是有菌地带，不可触碰。

2．不准在手术人员的肩以上、腰以下和背后传递手术器械、敷料和用品；坠落手术台边或无菌巾单以外的器械物品等不准拾回，若要再用需重新消毒。

3．术中如发现手套破损或接触到非无菌区，应及时更换；衣袖如碰触有菌物品，应加套无菌袖套或更换手术衣。

4．术中如无菌巾单等覆盖物已湿透或碰触有菌物品时，应加盖无菌巾单；如病人需更换体位另选切口做手术时，需重新消毒、铺单。

5．同侧手术人员如需调换位置时，应先退一步，侧过身，背对背地转身到另一位置，以防止污染。

6．做皮肤切口前及缝合皮肤的前后均需用 70%酒精或 0.1%新洁尔灭溶液再次消毒皮肤。

7．皮肤切口边缘应以大纱布垫或无菌巾遮盖，并用巾钳或缝线固定；切开空腔脏器前先用盐水纱布垫保护好周围组织，以防止或减少因内容物溢出而造成的污染。

8．手术进行过程中，手术人员除有关手术配合的必须联系外，禁止谈笑；避免向手术区咳嗽或打喷嚏；应随时警惕有无灰尘、小昆虫或汗珠落入手术区内。

9．参观手术人员不可贴近手术人员或站高于手术台平面，不得随意在室内来回走动；对患有上呼吸道感染或急性化脓性感染者，禁止进入手术室；进入手术室前应先更换手术室的参观衣、鞋，并戴好口罩、帽子，人员尽量少，并予限制。

10．手术室内工作人员必须严格执行并认真监督无菌原则的实施。

第五节　手术室的设置、消毒和管理

一、一般手术室的设置和要求

手术室应具有一定的设备和要求。宜设在环境比较安静、明亮而易于保持清洁的地方，靠近手术科室病房和急诊室。一般楼房可选在三楼朝北面，可以避开强烈阳光直接照射；如为高层建筑则可选在顶层，配有专用电梯接送病人。

手术室房间的数量、面积大小应根据医院的规模、性质及手术科室床位的数量及开展手术工作的需要而定，手术室房间大小宜适中、实用，一般为24～40m^2。无菌手术室与有菌手术室应区分开，可单独设立急诊清创、门诊小手术室，一般不宜在一室内分设几个手术台同时进行手术。

手术室的室内结构要牢固和便于清洁，故应选用牢固、耐洗刷、隔音好的材料。房顶、墙壁要平坦、光滑，墙角最好做成弧形，以免积灰尘。墙壁、地面最好用瓷砖或水磨石镶铺，并需有一定的倾斜度，在低处备有排水孔，以便冲洗。门窗应为双层，严密且易开闭，除采光良好的玻璃外，还应有纱门、纱窗，防止昆虫进入。

室内温度宜保持在18℃～20℃之间，湿度在48%左右，应用保暖防湿设备。室内空气应流通、干净，有条件可安装空调机或通风过滤装置，避免使用电风扇。对无菌手术室，为确保空气的净化，达到相对无菌的程度，可用超滤平层气流式滤过器等来实现，以保持必要的空气洁净度。不应在室内安放炉灶取暖或消毒。

室内设备宜简单、实用，只放置与手术相关必要的物品、用具和仪器。手术台位于室中，其上方屋顶悬挂无影灯，有条件时可配备摄影监护仪器，并备立式可移动的照明灯。室内应有器械台、麻醉台或麻醉机、药品橱、敷料橱、吸引器、氧气筒或输氧管道等，以及心、肺等监护仪器。墙上应安置时钟、阅片灯、温湿度计及有关预警信号装置。

手术室的附属房间应分别设置，并与手术室构成一个完整单位。一般应设有更衣室、洗手室、器械室、敷料室、消毒灭菌室、清洁杂物准备室、复苏监护室、办公室、洗澡间等。

二、手术室的消毒法

（一）紫外线照射灭菌

紫外线主要适用于空气的消毒，此外用于空调导管等物体表面的消毒。常用低压型汞灯，发射波长253.7nm的紫外线。消毒房间照射剂量（所需灯数及功率）应根据室内容积和距灯管的远近计算，平均照射剂量为1W/m^3，照射时间为30～60分钟，每日2～3次，如30m^3的房间可用一支30W的紫外线灯，距离光源60～100cm内灭菌效果较好。应定期对消毒装置进行检测，常用方法有：①$ZnSiO_3$荧光法：距紫外线20cm处放置荧光粉（$ZnSiO_3$），若呈亮苹果绿色为良好，不变色为无效；② 紫外线辐射仪测定：如不低于标准灯的60%可继续使用；③平皿培养对比法：照射 5 分钟，培养 24 小时（37℃），若杀菌率在 90%以上可以使用。照射环境要求室温以 10℃～25℃为宜，湿度在 40%～50%杀菌力最强。空气的洁净度及灯管表面的尘埃均可影响消毒效果。此外，紫外线照射可引起眼结膜炎、皮炎，照射时工作人员或病人应离开室内或采取防护措施。

（二）乳酸熏蒸消毒

消毒前地面喷洒少量清水，紧闭门窗。按每 $100m^3$ 空间用 80%乳酸 12ml，加等量水，倒入容器内，下置酒精灯加温，待药液蒸发完后将火熄灭，封闭 30～60 分钟，再打开通风。适用于普通手术后的消毒。

（三）甲醛、高锰酸钾消毒

按室内容积计算用量，40%甲醛（福尔马林）$12ml/m^3$、高锰酸钾 1g。房间相对湿度应在 60%以上，室温在 18℃以上。先将高锰酸钾置于容器内，再倒入甲醛溶液，即沸腾产生甲醛蒸气，封闭 6～12 小时，再开窗通风。适用于破伤风、气性坏疽等特殊感染手术后的消毒。

（四）过氧乙酸熏蒸法

20%过氧乙酸 $3.75ml/m^3$，置于耐热容器中，加热蒸发，室温应超过 18℃，密闭 1～2 小时。用于手术室空气消毒。

手术室墙壁、门窗、地面、手术台的消毒常用化学消毒剂，如用 2%～3%来苏儿（煤酚皂）溶液喷洒、擦洗，5%过氧乙酸 $2.5ml/m^3$ 喷雾，0.05%～0.1%新洁尔灭或洗必泰溶液喷雾、擦拭等。

三、手术室的管理

手术室需要一定的管理制度。在同一日内一个手术室需做数个手术时，应先做无菌手术，后做感染手术，最后再做特异性感染手术。每次手术完毕后和每日工作结束后都应彻底洗刷地面，清除污液、敷料和杂物等。每周应彻底大扫除 1 次。手术室内应定期进行空气消毒，通常采用乳酸消毒法。在一般清洁工作后打开窗户通风 1 小时，行乳酸熏蒸消毒。在绿脓杆菌感染手术后则先用乳酸进行空气消毒，1～2 小时后进行扫除，用 1:1000 新洁尔灭溶液揩洗室内物品后，开窗通风 1 小时。在破伤风、气性坏疽手术后，可用甲醛、高锰酸钾消毒，12 小时后开窗通风。在 HbsAg 阳性，尤其是 HbeAg 阳性的病人手术后，地面和手术台等可撒布 0.1%次氯酸钠水溶液，30 分钟后清扫和擦拭。也有采用紫外线消毒手术室空气的方法。通常按每 $1m^2$ 地面面积使用紫外线功率 1～2W 计算，照射 2 小时，照射距离不超过 2m。

凡进入手术室的人员，必须换上手术室的清洁鞋帽、衣裤和口罩。参观手术人员的数目不宜超过 2 人。患有急性上呼吸道感染者不得进入手术室。

第六节　医院感染及管理现状

一、医院感染（hospital infection）的概念

感染的定义是："病原微生物侵入机体，在组织中停留和繁殖引起的炎症反应"，即细菌或其他微生物在适宜条件下繁殖并产生有害的毒素对人体产生损害。而所谓"医院感染"，即"医源性感染"，或称为"获得性感染"，是指住院病人在医院内获得的感染，包括住院期间发生的感染和在医院内获得出院后发病的感染。但不包括入院前已开始或入院时已存在的感染，医院工作人员在医院内获得的感染也属医院感染。

根据2001年卫生部下发的《医院感染诊断标准》（试行），下列情况属于医院感染：

1. 无明确潜伏期的感染，规定入院48小时后发生的感染为医院感染；有明确潜伏期的感染；自入院时起超过平均潜伏期后发生的感染为医院感染。

2. 本次感染直接与上次住院有关。

3. 在原有感染基础上出现其他部位新的感染（除外脓毒血症迁徙灶），或在原感染已知病原体基础上又分离出新的病原体（排除污染和原来的混合感染）的感染。

4. 新生儿在分娩过程中和产后获得的感染。

5. 由于诊疗措施激活的潜在性感染，如疱疹病毒、结核杆菌等的感染。

6. 医务人员在医院工作期间获得的感染。

下列情况不属于医院感染：

1. 皮肤黏膜开放性伤口只有细菌定植而无炎症表现。

2. 由于创伤或非生物性因子刺激而产生的炎症表现。

3. 新生儿经胎盘获得（出生后48小时内发病）的感染，如单纯疱疹、弓形体病、水痘等。

4. 患者原有的慢性感染在医院内急性发作。

二、医院感染的现状

医院感染是当前医院管理中的难题，是当代临床医学、预防医学、医院管理学关注的一个热点。不论在国内、国外，虽然都对医院感染加强了预防控制措施，但感染率仍居高不下。据国外报道，医院感染率在3%～17%，美国5%、英国9%、西班牙9.9%、日本8%、瑞典5%、比利时为10.3%。我国住院病人医院感染率约在5%～18%之间，平均为9.7%。按此估计，我国每年就有500万病人发生医院感染。

近年来由于抗生素滥用、细菌变异、耐药菌株的增多，以及大量的老年人群和慢性病人的存在，加之医疗技术的迅速发展，如介入等有创治疗方法的广泛应用，还有化疗、放疗等手段对机体免疫功能的严重损伤，这一切都是造成医院感染日益剧增的因素。

国外报道手术后感染率较高。美国15658例术后感染率为7.5%～8.2%，加拿大3276

例术后感染率为4.8%～9.4%。总之，手术外伤是导致感染率上升的因素，外科的感染率通常高于其他医疗科室。

三、医院感染管理制度的健全

美国疾病控制预防中心（CDC）于20世纪70年代成立了世界上第一个由80所医院组成的全美医院感染监测系统，开展了卓有成效的医院感染监控工作，基本揭示了医院感染的规律和特征，使医院感染率明显下降，一直维持在5%的水平以下。1976年CDC对监控系统的经济效益进行了评估，即有名的医院感染监测效果评价研究（SENIC研究）。此研究发现用于医院监控的费用仅仅相当于把感染率从5%降到4.7%的费用，其经济效益十分可观。1986年我国疾病控制预防中心根据全国医院感染的状况修订了医院感染诊断标准，在全国综合性监测的基础上又制定了目标性监测，即成人和小儿ICU的监测、新生儿的监测和外科病人的监测，以满足不同水平的医院对监控工作的需要。1988年颁布了《关于建立健全医院感染管理组织的暂行办法》。2001年卫生部印发了《医院感染诊断标准（试行）》。卫生部成立了医院感染管理委员会，各省市也相继成立了自己的医院感染管理委员会，制定了相应的政策和法规，对所辖区域内的医院感染进行监督、检查和指导工作。

（赵建更）

第四章 麻　醉

第一节 概　　述

一、麻醉发展简史

麻醉（anesthesia）是人类在不断地与外伤和手术引起的疼痛进行斗争的实践中发展起来的，是随着外科、骨伤科、妇产科、五官科等学科向纵深发展而不断发展，并成为各临床学科发展的重要前提和支柱。麻醉在临床上的任务是消除病人手术疼痛，为手术提供良好条件和保证病人安全。为此，麻醉水平的优劣将直接关系到病人的安危和手术的成败，在临床医学发展中起着重要作用。

麻醉在我国已有2000多年的历史。在中医药学中有很多关于古代镇痛与麻醉记载的经典著作。春秋战国时期的《内经》中已有针刺治疗头痛、牙痛、耳痛、腰痛和关节痛的记载。公元2世纪《神农本草经》记载了莨菪子、大麻、乌头、附子、花椒、细辛、火麻花等300余种具有麻醉与镇痛作用的中草药。公元200年，后汉名医华佗认真总结了前人的实践经验，用酒送服“麻沸散”进行全身麻醉，实施剖腹等许多较大手术。《后汉书·华佗传》载：“疾发结于内，针药所不能及者，乃令先以酒服麻沸散，既醉无所觉，因刳破腹背，抽割积聚。若在肠胃，则断截湔洗，除去疾秽，既而缝合，傅以神膏，四五日创愈，一月之间皆平复。”这是中外医学史上在全身麻醉下行外科手术较早的记载。

在唐、宋两代随着外科和伤科的不断发展，麻醉亦随之发展起来。许多医籍记载了多种用来镇痛和麻醉的中草药，并组合了不少中草药麻醉方剂，孙思邈的《千金方》及王焘的《外台秘要》均有大麻镇痛的记载。蔺道人所著《仙授理伤续断秘方》中记载了用酒调服草乌、细辛等作为麻药整复固定骨折。1146年宋代窦材著《扁鹊新书》中即有以山茄花、火麻花等组成的“睡圣散”麻醉方剂。1267年许国祯编著《御药院方》中记载了“乾蝎天麻散”，详细地记载了曼陀罗花的镇静、镇痛、麻醉等作用。

元代（公元1337年）危亦林著《世医得效方》载：“草乌散，治损伤骨节不归窠者，用此麻之，然后用于整顿。”此方所用药物有半夏、乌药、川乌、曼陀罗花等麻醉药物，对后人有很大影响。公元1381年明代朱橚著《普济方》、公元1465～1487年明代方贤著《奇效良方》都记载了“草乌散”的制作和用法。公元1602年明代王肯堂著《证治准绳》中记有“整骨麻药”方，以川乌、草乌、闹羊花、白芷为主药，在清代《外科大成》等医籍中多次记载。公元1759年清代赵学敏著《串雅内编》中介绍了由草乌、川乌、天南星、蟾酥、番木鳖等组成的“开刀麻药方”和以羊踯躅、茉莉花根、当归、菖蒲等组成的“换皮麻药方”。综上所述，我国古代医家早已认识了许多具有麻醉作用的中草药，经过长期临床实践和研究，组成了许多可用于外科手术的内服麻醉药方，由此说明我国在麻醉的发展上有着很大的贡献。

在古代的印度、巴比伦、希腊等国，也曾采用大麻、曼陀罗、阿片等进行镇痛与麻醉。此外还采用了冷冻、放血等方法来辅助实施手术，但这些方法极不安全，手术死亡率很高。1846年10月16日，美国康涅狄格州福德市牙医 Willian T G Morton 在麻省总医院使用乙醚进行吸入麻醉取得成功，这种安全、可靠的麻醉方法很快得以推广，从此开创了现代麻醉的新纪元。麻醉学的进展大大促进了外科的发展，而外科的发展又推动了麻醉学的发展。特别是近代药理学和生理学的发展，更为麻醉学的发展打下了坚实的基础。就吸入性全身麻醉药物来讲，据现有统计已有百余种，其麻醉效果越来越可靠，副作用越来越小。1934年硫喷妥钠首次应用于临床，成为静脉麻醉的首选药物。现在静脉用全身麻醉药已有几十种，大大丰富了全身麻醉的用药选择。1942年 Griffith 和 Johnson 将箭毒作为肌肉松弛剂用于临床麻醉，解决了过去长期未能解决的麻醉过深、肌肉不松弛的问题，对全身麻醉起到了很大的推进作用。

在这一时期其他麻醉方法也在相应地发展。1884年 Koller 用可卡因进行局部麻醉，次年 Halstead 用以做神经阻滞麻醉，Corning 提出了硬脊膜外麻醉，1898年 Bier 实施了蛛网膜下腔麻醉，但因可卡因毒性较大，直到1905年 Einborn 合成了毒性低而作用确切的普鲁卡因以后，局部麻醉才得到普遍应用。随着局部浸润麻醉操作技术的改进和更多种新型局麻药物的出现，局部麻醉的应用范围也不断扩大。1943年 Lofgren 合成了酰胺类局麻药利多卡因，从此增加了另一类局麻药的临床应用。目前，各种神经阻滞麻醉，包括椎管内麻醉，已成为应用很广的麻醉方法之一。近年来，利用麻醉镇痛已成为麻醉学科不可分割的一个分支，使用局麻药进行神经干阻滞及椎管内阻滞已是临床镇痛的主要手段。

回顾中西医结合的发展史，在麻醉学领域中也取得了很大成绩。1958年我国医务和科技工作者尝试用针刺镇痛代替药物麻醉施行手术并获得成功。这一麻醉方法的问世立即引起国内外很大的反响。1966年召开的全国针刺麻醉工作会议将针刺麻醉镇痛的课题列为国家重大科研项目，为深入开展针麻研究打下了基础。1973年召开的全国针麻研究会议制定了研究方针，组织了协作课题，成立了颅脑、颜面、口腔、甲状腺、肺切除、胃切除、输卵管结扎、剖腹产、子宫切除、阑尾切除、肾修补术等针麻协作组，会议上还制定了针麻疗效的评定标准，为全国范围内针麻工作的开展铺平了道路。随着针麻的普及推广和深入研究，其操作方法的不断改进，以及结合镇静镇痛和肌松药物的辅助应用，临床效果也在不断提高。20世纪80年代以来，针麻进入了基础理论高层次的研究，针刺镇痛原理的研究深入到分子生物学的水平，这对经络实质的研究起到了极大的推进作用。在此基础上针刺的临床应用将会进入一个新的发展阶段。

1970年徐州医学院研究人员经过反复实验，成功地应用中药辅以镇静镇痛药物进行了全身麻醉，使埋没多年的中药麻醉重新用于外科手术。这是我国继针刺麻醉后在麻醉领域中又一中西医结合的典范。根据多年来的临床应用和观察，中药麻醉尚有一些问题仍未解决，因此中药麻醉工作还有待进一步总结经验，以提高临床效果。

随着现代医学的不断发展，麻醉的范畴也在不断地更新变化，现已远远超出单纯手术镇痛的范围，已成为一个研究麻醉、镇痛、复苏及危重医学监测的综合性专业学科。它不仅要麻醉镇痛，而且涉及到麻醉前后整个围手术期的准备与治疗，为手术提供保障。此外，麻醉工作者担负着危重病人的复苏与急救、呼吸治疗、休克救治、疼痛治疗等任务。现在麻醉已具备较完整的、具有专业特色的理论，并有广泛的临床知识和特有的操作技术，已形成一门临床独立的学科。

二、麻醉方法的分类

目前，麻醉方法的进步及术中心脏、呼吸功能的监测已成为医学重大进展之一。随着麻醉药品、器材、仪器的不断进步，新的理论技术的不断应用，麻醉方法也在不断地充实提高。根据麻醉作用的范围与性质，目前大致将麻醉方法简单分类如下。

（一）针刺镇痛与辅助麻醉

是根据中医针刺腧穴止痛的经验发展起来的一种特殊麻醉方法。按针刺部位可分为体针、耳针、唇针、面针、鼻针、头针、足针和手针麻醉等，目前最常用的是体针和耳针麻醉。

（二）局部麻醉

应用局部麻醉药作用于机体的某一部位使感觉神经传导功能暂时被阻断，从而达到麻醉镇痛的效果。

1．表面麻醉 将渗透性强的局麻药与局部黏膜接触所产生的无痛状态称为表面麻醉。

2．局部浸润麻醉 沿手术切口分层注射局麻药阻滞组织中的神经末梢称为局部浸润麻醉。

3．神经阻滞 将局麻药注射于支配某一区域的神经干周围，使此部位产生局限性麻醉。

4．区域阻滞 在手术区的周围和基底部注射麻醉药物，阻滞进入手术区的神经末梢，称为区域阻滞麻醉。

（三）椎管内麻醉

将局麻药物注入椎管内，使部分脊神经被阻滞，从而产生躯干某些部位的麻醉。根据注射间隙不同，可分为蛛网膜下腔阻滞麻醉和硬脊膜外腔阻滞麻醉。

（四）全身麻醉

1．吸入麻醉 麻醉药经口鼻进入，通过呼吸道到达肺泡内，再进入血循环，最终使中枢神经系统受到抑制而产生麻醉状态。

2．非吸入性麻醉 麻醉药由静脉、肌肉或直肠灌注等方法进入体内，从而使中枢神经系统受到抑制。目前临床上主要采用静脉麻醉。

（五）复合麻醉

单一的麻醉方法各有优缺点，同时使用多种麻醉药物或多种麻醉方法，使其相互配合，取长补短，从而取得较单一麻醉方法更好的效果，称为复合麻醉，临床亦称平衡麻醉。

三、麻醉方法的选择

麻醉方法的选择原则有以下四点：

（一）充分估计病人的病情和一般情况

1．对病情重、一般情况差的病人，应选择对全身影响小、合并症少的麻醉方法。如针刺麻醉、局部麻醉等。

2．对精神紧张不能自控的病人，最好采用全麻或在基础麻醉下行局部或部位麻醉。

3．对老人、小儿、孕产妇，因有生理性改变，麻醉方法的选择应与一般病人有所不同。

4．对合并慢性疾病者，选择麻醉方法时应根据具体情况酌定。

（二）根据手术需要

1．根据手术部位选择麻醉。

2．根据手术是否需要肌肉松弛进行选择。

3．根据手术创伤或刺激大小以及出血的多少进行选择。

4．根据手术时间的长短合理选择。

5．根据病人的体位是否影响呼吸和循环进行具体选择。

6．根据手术可能发生的意外进行相应选择。

（三）按麻醉药和麻醉方法本身的特点进行选择

各种麻醉药和麻醉方法都有各自的特点和适应证、禁忌证，选用前要结合病情及手术加以全面考虑，原则上简单的手术不宜采用复杂的麻醉方法。

（四）麻醉者的技术和经验

原则上应先采用安全性较大的和比较容易操作的麻醉方法。如遇危重病人或较大手术，最好采用麻醉者最熟悉而有把握的麻醉方法。

在考虑上述原则的情况下，应尽量满足病人的愿望和要求。

第二节 麻醉前准备与用药

为保证病人的安全，增强麻醉效果，减少或避免麻醉后并发症，要认真做好麻醉前准备工作，这是手术治疗的重要环节之一，也是麻醉医师工作的重要内容。

一、麻醉前准备

麻醉前1～2天应访视病人，详细阅读病历，熟悉现病史和过去史，以及既往手术史和麻醉史，有无药物过敏史，有无烟酒嗜好，和以往使用的特殊药物治疗等。进行重点的体检复查，了解血压、脉搏、呼吸、体温等生命体征。了解血红蛋白、红细胞、白细胞、体重以及心、肺、肝、肾等重要脏器的主要状况，仔细复习X线、ECG、CT、B超、MRI、呼吸功能、基础代谢等各种实验室及辅助检查结果。掌握病人精神状态。根据具体病情、病理生理特点、手术性质和要求，对病人耐受麻醉和手术的程度作出客观判断，并可运用美国麻醉医师学会（ASA）分级标准（表4－1），确定麻醉前的病情分级，以供分析病情、选择麻醉方式及制定麻醉计划之用。

表4－1 手术病人病情及体格情况分级

ASA分级	评级依据
Ⅰ	全身情况良好，发育营养良好，各器官功能正常，对麻醉与手术耐受性强，风险性小
Ⅱ	除外科疾病外，有轻度并存病，功能代偿健全，对麻醉与手术耐受良好，风险性较小
Ⅲ	并存病较严重，重要器官有功能受损，在代偿范围内；体力活动受限，尚能应付日常活动，对麻醉和手术的耐受能力减弱，风险性较大
Ⅳ	并存病严重，器官功能代偿不全；丧失日常活动能力，经常面临生命威胁，麻醉和手术风险很大
Ⅴ	无论手术与否，生命难以维持24小时的濒死病人。麻醉和手术都异常危险，不宜择期手术

注：这种分类法也适用于急症手术。在评定的类别旁加“E”或“急”，表示风险较择期手术增加

二、麻醉前用药

为减少病人精神紧张，使麻醉过程平稳，增强麻醉效果，麻醉前给予适当药物，称为麻醉前用药（premedication），这是麻醉前不可缺少的准备工作之一，应予以重视。

（一）麻醉前用药目的

1．解除精神紧张和恐惧心理，达到术前安睡或嗜睡状态。

2．控制不良反应，降低基础代谢，减少氧耗量，减少呼吸道腺体分泌，利于麻醉顺利诱导。

3．提高痛阈，增强麻醉效果，减少麻醉药用量，利于麻醉维持。

4．拮抗麻醉药的副作用，降低麻醉药的毒性。

（二）麻醉前用药

1．镇静安定药

此类药是麻醉前常规用药，可减少病人的紧张、焦虑甚至恐惧等反应，并具有催眠、中

枢性肌肉松弛、顺行性遗忘作用，对局麻药的毒性反应有一定的预防和治疗效果。常用药物有苯二氮䓬类药，如地西泮、咪达唑仑、氯羟地西泮等；丁酰氨类如氟哌利多、氟哌啶醇等；吩噻嗪类如异丙嗪等。

2. 催眠药

主要为巴比妥类药，这类药有镇静、催眠、抗惊厥的作用。常用于预防局麻药的毒性反应。常用的有苯巴比妥、戊巴比妥（现已少用）、司可巴比妥等。

3. 麻醉性镇痛药

具有提高痛阈，增强麻醉药镇痛效果，缓解术前各种疼痛，以及稳定情绪，减轻恐惧和镇静入睡等功效。常用药有吗啡、哌替啶、芬太尼和镇痛新等。

4. 抗胆碱类药

具有抑制呼吸道腺体分泌，保持呼吸道通畅，削弱迷走神经不良反应和维持呼吸、循环正常功能等功效。此外还有对抗吗啡类药抑制呼吸和恶心、呕吐副效应的作用。常用药有阿托品、东莨菪碱、格隆溴胺等。

5. 稳定血流动力学药

稳定血流动力学是手术中重要的麻醉管理之一。麻醉前给药有助于血流动力学稳定。目前最常用的是 α_2 受体激动剂，麻醉前使用此类药物可稳定手术期间血流动力学，并可有镇静、缓解焦虑、减少麻醉药用量等作用。常用药物有可乐定、右美托咪啶等。

6. 防治恶心、呕吐药

恶心、呕吐是围手术期常见的并发症之一，积极防治是十分必要的。防治恶心、呕吐用药很多，如丁酰苯类药氟哌利多、胃动力药甲氧氯普胺、抗胆碱药阿托品、东莨菪碱等。近年来 5－羟色胺受体拮抗剂用于围手术期恶心、呕吐的防治取得较好的效果。常用的有奥丹西隆、托比西隆、格雷西隆等。

7. 预防误吸及其危害的药物

误吸是术中危害性极大的并发症之一，可引起严重的吸入性肺炎综合征，其严重程度决定于误吸的量及胃液的酸度。因此术前应用药物降低胃液酸度和量对降低误吸危害是十分重要的。常用药物有 H_2 受体阻滞剂，如西咪替丁、雷尼替丁、法莫替丁等；胃动力药有甲氧氯普胺等；抗酸剂有枸橼酸钠和碳酸氢钠等。

8. 特殊药物

根据术前不同的病情需要使用相应的药物。如合并支气管哮喘者，或有过敏史者，可加用抗组胺药；合并糖尿病者应用胰岛素；高热者用解热药等。

第三节　针刺镇痛与辅助麻醉

针刺镇痛与辅助麻醉是在人体某些穴位或特定部位进行刺激，辅以一定量的镇静、镇痛药物，产生提高痛阈和调节人体生理生化等功效，在此基础上可施行某些手术的一种麻醉方法。

针刺镇痛与辅助麻醉是在我国针灸止痛的基础上发展起来的。经过大量的临床实践和基础理论实验研究，已经掌握了它的一些规律，可单独或复合应用于某些特殊部位的手术。针刺镇痛与辅助麻醉的成功开辟了麻醉镇痛学的一个新领域。

一、针刺镇痛与辅助麻醉的特点

针刺镇痛与辅助麻醉中，针刺穴位可调节机体的内环境，保持病人神志清醒，除痛觉迟钝或消失外，各种感觉均正常。其具体特点如下：

1. 临床上可用于多种手术，如拔牙术、剖腹产术、腹式输卵管结扎术、甲状腺切除术、颅前窝颅内手术、颈椎前路手术等。

2. 使用较安全。针麻下无须担心麻醉药过量或过敏等并发症，对组织器官功能干扰小，适用于合并肺部疾病、肝肾功能不全、休克、危重及年老体弱的病人。

3. 操作简便，易于掌握。目前穴位配方已不断精炼，并可用电刺激代替手法运针，使针麻技术更为简便易行。

4. 针麻手术过程中病人保持清醒，能发挥其主观能动性，能与手术人员密切配合，以判断手术效果。例如在甲状腺次全切除术中，可嘱病人发音，以判断是否误伤喉返神经。

5. 术后反应小，身体康复快。通过针刺穴位调整人体机能活动，可增加机体抵抗力，稳定术中病人血压、脉搏，并发症较少。

6. 患者经济负担小，整个过程仅需几根毫针和（或）电针仪，无需任何复杂的麻醉设施，药物应用也仅限于一定量。

但此种麻醉方法仍存在“三关”问题，即镇痛不全、肌肉不够松弛和不能抑制内脏神经牵拉反射，对很多手术尤其是深部手术效果不佳。使用中个体差异很大，使针刺镇痛在临床麻醉中的应用受到一定限制，故目前仍处于研究阶段。临床上大多主张“针药复合麻醉”，即在针刺镇痛的同时，辅以麻醉性镇痛药或复合应用其他麻醉药，可相应减少麻醉药物的用量而达到相同的麻醉效果，对病人生理功能的干扰比单用药物轻，以保证病人在麻醉期间的安全，满足手术的需要。

目前，在针刺镇痛与辅助麻醉的研究中，仍以镇痛为目标。中医的经络学说与现代生理学相比较，显然是不够明确的，因此才出现了对针刺原理和经络实质的各种设想和认识。经络学说和现代神经－体液学说都是关于人体（和动物体）功能联系调节的理论，各有自己的特点，是在不同历史条件下的产物。人体是一个统一的整体，在完整统一的有机体内，当然不会存在两套互不相干的调节体系。目前对经络的本质存在不同的看法，对它的探索也还仅仅是个开始。无论最后的结论如何，即使经络具有某种独特的结构，它也必然会与神经－体液调节活动有着密切关系。直到今天，我们对人体的结构和功能的了解仍然很不够，神经生理学在发展，经络学说在广泛的临床实践中同样在发展。根据临床应用和实验研究针刺镇痛效应、穴位得气实质、循经传感和经络阻滞现象等，目前我们至少可以认为，在人体内机能调节过程中，确实存在着“循经”这样一个特征，它反映了经络调节的内在规律。只要进一步坚持走中西医结合的道路，经络系统所阐述的人体机能调节过程一定会使人们对人体结构和生理的认识提高到一个新的水平。

二、麻醉前准备

1. 为保证手术顺利进行，麻醉、手术及护理人员要根据病情和精神状况，认真制定麻醉和手术方案，估计可能出现的术中困难，并准备相应措施。

2. 术前应对病人介绍此种麻醉的特点，并进行试针，以解除其思想顾虑，让病人了解针刺穴位和手术各阶段的感觉和反应，以争取病人的充分配合。

3. 为配合手术的需要，术前指导病人做某些必要的训练，例如剖胸手术可引起呼吸功能紊乱和呼吸困难，术前应指导病人锻炼膈肌呼吸，进行缓慢而均匀的腹式深呼吸，以克服术中呼吸困难。

4. 麻醉前用药常用鲁米那钠和阿托品以稳定病人情绪和减少呼吸道分泌。切皮前用哌替啶25～50mg静注或穴位注射，或用芬太尼0.2mg与氟哌利多10mg以加强镇痛效果，用药量以能保持病人清醒合作为准，不宜再加大。

三、穴位选择

针灸疗法以经络学为基础，针麻的穴位选择也以经络学说为依据，根据手术部位和术中要求，选定某些穴位组成针麻穴位处方。

针麻初期有体针、耳针、头针、面针、鼻针、手针和足针等多种，临床上常用体针和耳针麻醉。体针主要根据脏腑经络理论选取穴位（循经取穴）；耳针则仅选用耳廓上的穴位。具体有下列几种不同的选穴原则。

（一）体针的选穴原则

1. 根据脏腑经络选穴

穴位是经络在体表气血流注的集点，针刺穴位可使脏腑经络气血通畅运行，产生镇痛和控制生理紊乱的效果。因此可根据手术所涉及的脏腑以及脏腑间或经络间的相互关系选穴。

（1）循经取穴：根据“经脉所过，主治所及”的原理，在手术切口部位通过的经脉及手术涉及脏器所属的经络上取穴。如胃手术可取足阳明胃经的足三里等；头颈部手术可选取手阳明大肠经的合谷等。

（2）辨证取穴：运用脏腑经络辨证法，先辨别与手术有关的疼痛等各种反应与脏腑经络之间的联系，再选取有关的经络穴位。如大肠手术可用手阳明大肠经的穴位及其表里相关的手太阴肺经穴位。眼科手术可运用“肝开窍于目”而肝胆又互为表里的原理，选用足少阳胆经的络穴——光明穴。

（3）邻近取穴：运用“以痛为俞”的针刺止痛经验，在手术部位的邻近取穴，用以配合循经取穴和辨证取穴，可加强手术局部的镇痛效果。

2. 根据神经解剖生理取穴

神经解剖发现，大多数的穴位局部存在神经末梢或神经感受器，这是针刺穴位的物质基础，因此可根据神经解剖选定穴位。

（1）近神经节段取穴：选用与手术部位属于同一或邻近脊髓节段支配的穴位。如甲状腺手术取扶突穴，因其邻近有颈浅神经丛通过；胸部手术取合谷、内关两穴，因接近手术部位所属邻近脊髓节段支配。

(2) 远神经节段取穴：针刺穴位需保持“得气”才有效果。得气是针刺穴位下的感受器所产生，得气感强的穴位镇痛效果一般比较好。因此，可选用得气感强的穴位组成穴位处方。因这些穴位与手术部位多不属于同一或邻近脊髓节段支配，因此称为远神经节段取穴。如合谷、内关两穴的得气感都很强，用这两个穴位组成的处方可适用于全身不同部位的手术，对头面部、颈部和胸部手术的镇痛效果尤其满意。

(3) 刺激神经干：针刺与支配手术区神经干相符合的穴位，可阻断来自手术区的冲动传入，由此产生镇痛功效。

(二) 耳针的选穴原则

耳廓上有近百个穴位，针刺这些穴位可治疗临床各种疾病，也可产生镇痛功效，由此发展成耳针麻醉。耳针麻醉选穴可分为基本穴、对应穴和配穴三类。

1. 基本穴

任何手术都可选用的穴位，具有镇痛、镇静和抗交感兴奋的功效，如神门、交感、皮质下、内分泌等。

2. 对应穴

取与手术切口部位及手术脏器相对应的耳廓穴位。如阑尾切除术选用腹、阑尾；甲状腺手术选用咽喉、颈。另外，临床上的某些疾病都可在耳廓的相应穴位上出现压痛、变色或电阻变小等反应点，如胃、十二指肠溃疡可在耳廓的消化道区找到反应点；前臂、桡骨骨折可在腕区找到反应点。这些反应点都可选作对应穴。

3. 配穴

根据手术部位，按脏腑学说选用配穴，如根据“肺主皮毛”的论点，肺穴可列为切皮的配穴；根据“肾主骨”的论点，肾穴可列为骨科手术的配穴。

(三) 选穴注意事项

1. 不论体针或耳针麻醉，一般可只选患侧或单侧穴位。
2. 选穴数不宜多，以2~6个为宜。
3. 根据需要，可同时选体穴或耳穴以组成综合穴位处方，可以相互协同增强功效。
4. 避免选用易出血或痛感强的穴位。
5. 选择的穴位要不妨碍手术操作和无菌技术。

四、麻醉方法与管理

根据手术需要安置体位，保持体位适宜，肌肉放松，标定穴位的准确位置，这些都是保证针麻效果的重要因素。

（一）刺激方法

穴位进针后，要手法运针以求得气，然后再在穴位上施行特定的刺激，以保证持续得气，常用的刺激方法有三类。

1. 手法运针

手法运针的镇痛效果较好，不需仪器，可根据病人的反应和手术各阶段的需要灵活变换运针的频率、幅度，可酌情运用捻转或提插等“补”与“泻”手法。缺点是操作者易疲劳，捻针不当可致针眼疼痛、出血或滞针，偶尔可影响手术操作。

2. 脉冲电刺激

为针麻最常用的刺激方法。通过电麻仪与针干联接，用微弱脉冲电流代替手法运针，根据手术各阶段的需要，调节电流强度和刺激频率。电流强度需逐渐加强，避免突然过强刺激。亦有用银片或铝片制成电极板，固定在穴位的皮肤以代替扎针，通电刺激后也能获得与针刺相同的镇痛效果。

3. 穴位注射法

在选定的穴位上注射少量药液，如将少量维生素 B_1、哌替啶、当归注射液、10%葡萄糖注射液或东莨菪碱等药物中的一种注射于穴位，也能产生刺激穴位的作用。

（二）麻醉处理

针刺镇痛与辅助麻醉虽安全，亦无麻醉药过量或毒性反应的顾虑，但存在不同程度的镇痛不全、肌肉不松弛和内脏牵拉反应，因此要求有全面的麻醉处理。

1. 诱导时间

针刺穴位到产生镇痛效应称针麻诱导，一般需 20 分钟左右。在诱导时间内可使病人逐渐适应较强的穴位得气感和稳定情绪。足够长的诱导时间是保证针麻成功的关键之一，故时间不宜太短。

2. 辅助用药

针麻效果的个体差异较大，有时需用恰当的辅助药以增强针麻效果。

（1）镇痛不全：可考虑结合局部浸润和神经阻滞。情绪紧张者可辅用哌替啶 25～50mg 静注。为更好地发挥针麻的优点并克服针麻镇痛不全和其他不足，在临床上提倡用辅助药物和采取其他麻醉相结合的针药复合麻醉方法，常用的有针刺－局麻复合麻醉、针刺－硬膜外阻滞复合麻醉、针刺－小剂量全麻药复合麻醉。

（2）肌肉松弛不佳：常并存镇痛不全，可辅用镇痛药。因肌肉紧张而妨碍手术操作时，可在清醒气管内插管呼吸管理的保证下，使用肌肉松弛药物。

（3）内脏牵拉反应：于牵拉内脏之前，先在相应的系膜或韧带部位注射局麻药，能克服牵拉反应。

3. 术者的配合

由于针麻病人处于清醒状态和保持痛觉以外的全部感觉，因此需要手术者切实掌握稳、准、轻、快、巧的操作手法，切割力求快速，钳夹止血力求准确，尽量采取锐性方法分离组织，尽量缩短手术时间，机动灵活地变更手术步骤和改进手术操作方法。这些都是提高针麻效果的关键。

第四节 局部麻醉

应用局麻药暂时阻滞机体某区域的神经传导，使该神经支配的部位丧失痛觉和肌张力，称局部麻醉（简称局麻）。

局部麻醉的优点在于简便易行、安全、并发症少，对病人生理功能影响最小。不仅能有效地阻断痛觉，而且可完善地阻断各种不良神经反射，对预防手术创伤所引起的超应激反应有一定的作用。

局部麻醉主要适用于各种较小型手术，以及全身情况差或伴有其他严重病变而不宜采用其他麻醉方法的病例，局部麻醉也可以作为其他麻醉的辅助手段，增强麻醉效果，减少全麻药的应用量，从而减轻麻醉对机体生理功能的干扰。对于小儿、精神病或神志不清的病人，不宜单独使用局部麻醉完成手术，必须辅助以基础麻醉或浅全麻。对局麻药过敏的病人应视为局部麻醉的禁忌证。

一、常用局麻药

中医学历史文献中有利用中草药进行局部麻醉的记载，主要有蟾酥、乌头、生半夏、生南星、生细辛等，因多为复方，且副作用较多，故尚未能用于临床。

现在局麻药的品种很多。局麻药依其分子结构的不同分为酯类局麻药和酰胺类局麻药。常用酯类局麻药有普鲁卡因、丁卡因等，酰胺类局麻药有利多卡因、布比卡因、罗哌卡因等。临床上常依据局麻药的作用时间长短分为短效、中效和长效局麻药。短效者有普鲁卡因等，中效者有利多卡因等，长效者有丁卡因、罗哌卡因和布比卡因等，常用局麻药的剂量、浓度和用法见表4-2。

表4-2 常用局麻药的剂量、浓度和用法

局麻药	普鲁卡因	丁卡因	利多卡因	布比卡因	罗哌卡因
作用效能	弱	强	中等	强	强
毒　性	低	强	中等	高	中等
常用浓度（%）					
①脊麻	2~5	0.1~0.5	2~5	0.5~0.75	0.5~0.75
②硬膜外	1~2	0.25~0.33	1~2	0.5~0.75	0.75
③局部浸润	0.5~1	0.1（少用）	0.25~0.5	0.2~0.25	0.2~0.25
④神经干阻滞	1~2	0.1~0.3	1~2	0.25~0.5	0.25~0.5
⑤表面麻醉					
持续时间（小时）	0.75~1	2~3	1~2	5~6	4~6
一次最大量*（mg）	1000	40（表面麻醉） 80（神经阻滞）	100（表面麻醉） 400（神经阻滞）	150	150

*此系成人剂量，使用时还应根据具体病人、具体部位决定

一般情况下，局麻药中应加入1:20万～1:40万浓度的肾上腺素，其作用为延缓局麻药吸收，延长阻滞时间；减少局麻药的毒性反应；消除局麻药引起的血管扩张作用，减少创面渗血。但在末梢动脉部位，如手指、足趾、阴茎等处手术使用局麻药时不可使用。对老年病人、高血压、甲状腺功能亢进、糖尿病以及周围血管痉挛性疾病的病人，局麻药中不加或少加肾上腺素。

二、局部麻醉方法和临床应用

（一）表面麻醉

用渗透性强的局麻药与黏膜接触，产生黏膜痛觉消失的方法称为黏膜表面麻醉，亦称黏膜麻醉。常用于眼、鼻腔、咽喉、气管及尿道等部位的表浅手术或内窥镜检查术。

常用的表面局麻药有0.5%～2%丁卡因、2%～4%利多卡因或0.5%～1%达克罗宁。将以上药物制成溶液、软膏或栓剂等备用，给药方法可根据手术部位选择，如眼科手术用滴入法；鼻内手术用棉片填敷法；咽喉或气管内手术用喷雾法；尿道手术用灌入法；直肠手术用栓剂塞入法。表面局麻药用于黏膜面积大的手术部位时，宜用低浓度溶液，以防吸收过快而出现局麻药中毒，如气管内喷雾用0.5%丁卡因；尿道内灌入用0.1%～0.5%丁卡因。黏膜面积小或黏膜层厚者宜用较高浓度溶液，咽喉、气管用1%～2%丁卡因。

（二）局部浸润麻醉

沿手术切口线分层注射局麻药，以阻滞组织中的神经末梢，称局部浸润麻醉。

局部浸润麻醉适用于各类中小型手术；亦适用于各种封闭治疗和特殊穿刺（如胸腔、腹腔、关节、骨髓穿刺等）的局部止痛；其操作要点是“一针技术、分层注射、水压作用、边抽吸边注射、广泛浸润和重复浸润”。“一针技术”是指在皮内浸润时首先用5～6号细针在手术切口一端皮内注射，针尖紧贴皮肤刺入皮内，然后注射局麻药，使皮肤呈白色橘皮样，根据范围大小，沿切口走向在皮内做连续线状皮丘（图4-1）。“分层注射”指依解剖层次，由表及里逐层注射局麻药，如皮内、皮下组织、筋膜、肌膜、肌肉和腹膜等。也可采用注射一层局麻药切开一层组织的方法。“水压作用”为注射局麻药时应适当用力加压，使药液在组织内形成张力性浸润，使之与神经末梢广泛接触，以增强麻醉效果。“边抽吸边注射”的目的在于防止

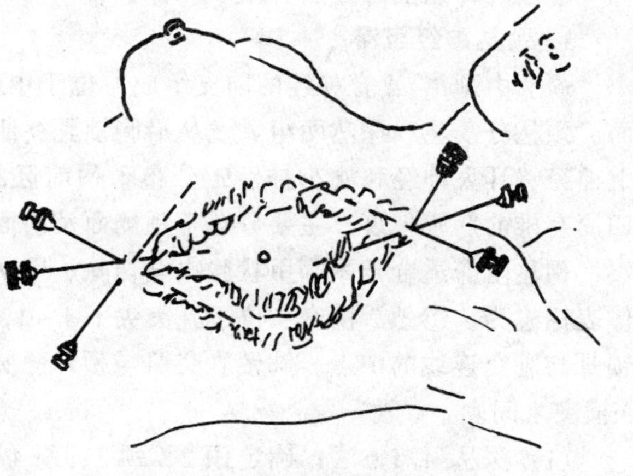

图4-1 沿切口做线状皮丘及皮下浸润

注意事项：（1）局麻药逐层浸润；（2）穿刺进针应缓慢，避免弯针及折断；（3）注药前应回抽以免药液注入血管；（4）每次注药量不要超过极量；（5）感染及脓肿部位不宜局部浸润麻醉，以防炎症扩散

局麻药误注入血管而发生意外。

最常用于浸润麻醉的局麻药为普鲁卡因，一般用0.5%溶液，浸润范围小者可用0.75%～1%溶液，一次最大剂量为1g，宜加用1:20万的肾上腺素，作用可维持45～60分钟；利多卡因常用0.25%～0.5%溶液，成人一次总量不超过0.4g，宜加用1:20万肾上腺素，作用可持续120分钟。

（三）区域阻滞麻醉

在手术区的周围或底部浸润局麻药，以阻滞进入手术区的神经支和神经末梢，称区域阻滞麻醉。区域阻滞麻醉的操作要点与局部浸润麻醉相同，其区别在于将局麻药注射于待切除组织的周围、基底或根部，形成局麻药包围圈（图4－2）。本法最适用于皮下小囊肿摘除，浅表小肿块活检，舌、阴茎、带蒂肿瘤等的手术和乳腺手术。常用的局麻药与浸润麻醉相同。

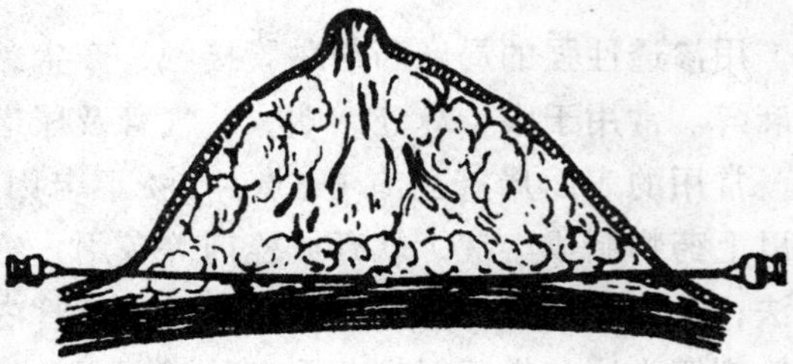

图4－2 区域阻滞麻醉

（四）神经阻滞麻醉

将局麻药注射于神经干的周围，使该神经所支配的区域产生麻醉，称神经阻滞麻醉。

神经阻滞麻醉的操作较为盲目，成功的关键在于熟悉局部解剖，正确运用体表、骨质和血管等标志，正确确定穿刺径路、方向和深度。神经阻滞前应使用适当的麻醉前用药，可用哌替啶50mg、地西泮10mg或苯巴比妥钠0.1g肌肉注射。

常用的神经阻滞方法有以下几种：

1. 颈丛神经阻滞

颈丛由颈1～4脊神经的前支组成，位于中斜角肌和肩胛提肌的前面，胸锁乳突肌的后面。颈丛分浅丛和深丛两组。浅丛沿胸锁乳突肌后缘的中点穿出筋膜，分出颈横神经、锁骨上神经、耳大神经和枕小神经，分布于颈前区的皮肤和浅表组织。深丛位于2～4颈椎旁，四周有椎前筋膜包裹，主要分布于颈侧面及前面的肌肉和其他深部组织。

颈丛阻滞适合于颈部甲状腺次全切除、甲状腺腺瘤摘除和气管、喉等手术。颈丛神经的体表标志为：①颈2横突：位于乳突尖下1～1.5cm处；②颈4横突：位于胸锁乳突肌后缘，锁骨与乳突连线的中点，胸锁乳突肌与颈外静脉交叉点的附近；③颈3横突：位于颈2与颈4横突之间。

（1）深丛阻滞方法：确定颈2、颈3、颈4横突后，分别对准横突进针，遇骨质感提示已触及横突，深度约2～3cm，各注射局麻药3～4ml。

（2）浅丛阻滞方法：在胸锁乳突肌后缘的中点进针，于皮下与颈阔肌之间注射1%普鲁卡因10ml。

颈深、浅丛阻滞亦可采用一针法阻滞完成，其操作方法是：以甲状软骨上缘水平线与胸锁乳突肌后缘的交界点为穿刺点，在前斜角肌与中斜角肌之间的间隙进针，穿破椎前筋膜后遇到骨质感，回抽无血即可注射局麻药10～15ml。要防止过深，应以不超过横突长度为准。

注药时在穿刺点的下方施压，可防止药液向臂丛神经扩散。颈丛阻滞穿刺过深有可能导致全脊髓麻醉危险，此外可能阻滞喉返神经而出现声音嘶哑、失音或呼吸困难等并发症。

2. 臂丛神经阻滞

臂丛神经是由颈5~8及胸1脊神经的前支组成，支配整个上肢的感觉和运动。臂丛神经阻滞的方法有三种。（图4-3）。

(1) 肌间沟径路：病人仰卧，头转向对侧，尽量使病人肩下垂，显露颈侧部，在胸锁乳突肌锁骨头的后缘摸到的长条肌肉即为前斜角肌，前斜角肌外缘还可摸到一条几乎与之相平行的肌肉，即为中斜角肌，两肌间形成一上稍窄下稍宽的肌间隙，即为肌间沟。在该处向颈椎方向重压时有异样感向前臂放射，即为穿刺点。穿刺针指向对侧腋窝顶缓慢进针，当病人主诉有异样感时，回抽无血即可注射2%利多卡因15~20ml。本法的阻滞范围较广，包括肩关节到手。

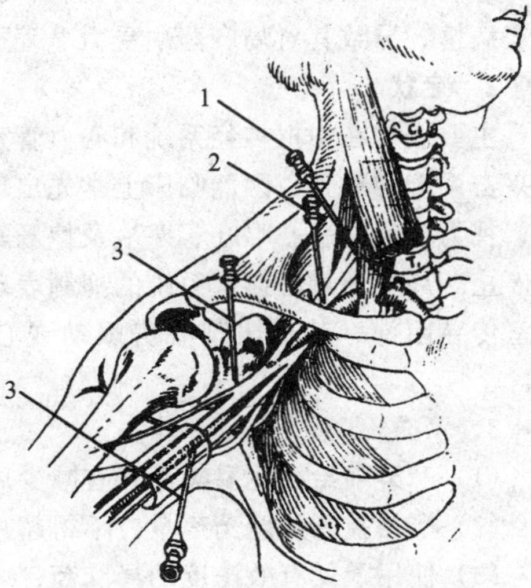

图4-3 臂丛神经阻滞方法
1. 肌间沟径路
2. 锁骨上径路 3. 腋径路

(2) 锁骨上径路：病人仰卧，头转向对侧，在锁骨的中点上缘1.5cm处摸清锁骨下动脉搏动点，在此点的外侧0.5cm处即为穿刺点。穿刺针向内、下及后方缓缓刺入，当出现异样感，回抽无血和无气后即可注入局麻药。若未出现异样感而触及骨质时，亦可注入局麻药，此骨质为第一肋骨，可作为注药的标志。本法的阻滞范围主要在上臂、前臂和手。

(3) 腋径路：病人取仰卧位，患肢外展90°并外旋，前臂屈曲90°，在胸大肌肱骨端止点的下缘触及腋动脉搏动，沿搏动向头方向触摸，找出搏动的最高点，即为穿刺点。垂直进入穿刺针，当针尖穿过动脉鞘时可有明显的突破感，同时可见针头随腋动脉搏动而明显摆动。固定针头，回抽无血后即可注入1.33%利多卡因30ml（成人量）。

三、局麻药的不良反应与防治

局麻药虽注射于局部组织，但吸收进入血液后同样会出现某些全身的不良反应，甚至可达到极严重的程度。不良反应的发生率取决于药物本身的毒性强度、用药是否恰当合理以及机体对药物的耐受程度。主要包括中毒反应、过敏反应和特异质反应三类。

（一）中毒反应

指血液中的局麻药浓度超过一定阈值时发生的毒性反应，占全部局麻药不良反应的98%。其发生机理是局麻药被吸收入血循环的速度超过机体的处理速度（包括分布、结合、分解和排泄）。高浓度局麻药常见的中毒原因是透过血脑屏障，出现中枢抑制作用，同时亦抑制心肌和心传导系统并引起周围血管扩张。局麻药在血内浓度越高，中毒反应的程度就越重。其具体原因可分为以下几类。

（1）一次用药超过极量；

（2）局麻药浓度过高，或未加血管收缩剂，致吸收过快；

（3）在血管丰富区注射高浓度局麻药，致吸收过快；

（4）局麻药被误注入血管内；

（5）病人因体质衰弱、严重贫血、低蛋白血症、维生素C缺乏、肝功能减退或电解质紊乱等病情，导致其对局麻药耐受力显著下降。

2．症状

主要表现在中枢神经系统和心血管系统。局麻药对中枢神经下行抑制系统神经元阻滞先于兴奋系统神经元，因此临床上常先出现过度兴奋，如恐惧不安、狂躁、话多胡语、头晕目眩、视力模糊、恶心呕吐、寒战及惊厥等，而后则迅速进入严重抑制阶段，出现昏迷甚至呼吸停止。局麻药对心血管系统的抑制表现为心肌收缩无力，心排血量减少，动脉血压下降，房室传导阻滞，甚至出现心房颤动或心搏停止，其发作突然，且演变迅速，故需紧急处理。

3．预防

（1）麻醉前给巴比妥类药，有减少局麻药中毒的功效；

（2）严格控制局麻药剂量，不得超过使用极量；

（3）使用最低有效浓度的局麻药；

（4）采取边注射边抽吸的用药法严防注入血管；

（5）局麻药中加用1∶20万的肾上腺素；

（6）全身情况不良或在血运丰富区注药，应酌情减量。

4．治疗

（1）出现中枢兴奋或惊厥时，用苯巴比妥钠0.1g肌注，或安定10mg静注，或用2.5%硫喷妥钠3～5ml缓慢静注，可重复注射直到惊厥解除。必要时可考虑用肌松药以控制惊厥，同时施行气管内插管控制呼吸。

（2）呼吸抑制者用面罩吸高浓度氧或气管内插管人工呼吸供氧。

（3）心血管抑制者应用血管活性药和静脉补液维持有效循环，加强血压、脉搏、心电图监测，做好心、肺、脑复苏的准备工作，一旦呼吸心跳骤停，需及时抢救。

（二）过敏反应

局麻药本身不含蛋白质，故不会成为抗原，但其代谢产物可能与蛋白结合而形成特殊抗原。当再次应用该局麻药，就可能产生抗原抗体反应而出现过敏。过敏反应的发生率很低，只占不良反应的1%以下。一般认为酯类局麻药的发生机会较多。由于酯类局麻药都含氨苯甲酸基结构，因此可能出现交叉过敏反应，如果对普鲁卡因过敏，对丁卡因也可能过敏。

1．症状

皮肤黏膜出现皮疹和荨麻疹，并有结膜充血和脸面浮肿等；血管神经性水肿表现为喉头、支气管黏膜水肿和痉挛，可出现支气管哮喘和呼吸困难；严重时可出现过敏性休克。

2. 预防

(1) 术前明确病人有无局麻药应用史和过敏史;

(2) 采用酯类局麻药者,术前应常规做普鲁卡因皮试。

3. 治疗

(1) 病情急剧者,先用肾上腺素 0.5~1mg 皮下或肌注。

(2) 应用肾上腺皮质激素,以改善血管通透性;发作较轻者可用苯海拉明 10~50mg 肌注。

(3) 支气管哮喘发作时,应用氨茶碱 250~300mg 静脉缓注。

(4) 喉头水肿时应吸氧,呼吸困难时应及时作气管切开。

(5) 过敏性休克时应紧急综合治疗。

(三) 特异质反应

当用小剂量局麻药而出现严重中毒征象时称特异质反应,亦称高敏反应。该反应后果严重,发生原因尚不明确。一旦发生应按中毒反应处理。

第五节 椎管内麻醉

椎管内麻醉是一种常用的神经阻滞麻醉方法,通过局麻药注射于椎管内,阻滞脊神经的传导功能,产生相应区域的痛觉和运动功能消失,称为椎管内麻醉。

椎管内麻醉可分为蛛网膜下腔脊神经根阻滞麻醉(简称脊麻、腰麻)和硬脊膜外腔脊神经根阻滞麻醉(简称硬膜外麻)。其穿刺的技术操作,脊神经根阻滞范围的测定和局麻药在管内扩散的主动调节,都必须熟悉脊柱及其周围组织的解剖生理才能顺利完成。

一、椎管内麻醉的有关解剖生理

(一) 椎管解剖

1. 骨性结构

脊椎由 7 节颈椎、12 节胸椎、5 节腰椎、5 节骶椎(融合为骶骨)及 3~4 节尾椎(融合为尾骨)所组成。

成人脊柱有 4 个生理弯曲(图 4-4),即前凸的颈曲和腰曲,后凸的胸曲和骶曲。脊柱的生理弯曲对局麻药在脑脊液中的弥散有明显影响。

椎骨的前部为椎体,起支撑身体的作用;后部为椎弓,起保护脊髓的作用。椎弓由两侧的椎弓根和椎板所组成,在后部融合成棘突。椎板的两侧各与横突相连。椎体和椎弓的中心部为椎孔,各个椎骨的椎孔上下连贯构成椎管。椎弓根的上、下缘都有一个切迹,相邻的切迹构成椎间孔,脊神经通过此孔穿过椎管。棘突位于椎弓后正中位,突向后方,呈矢状位,有韧带、肌肉附着。上、下两个棘突构成棘间隙,此即为椎管内穿刺的解剖位置。在病

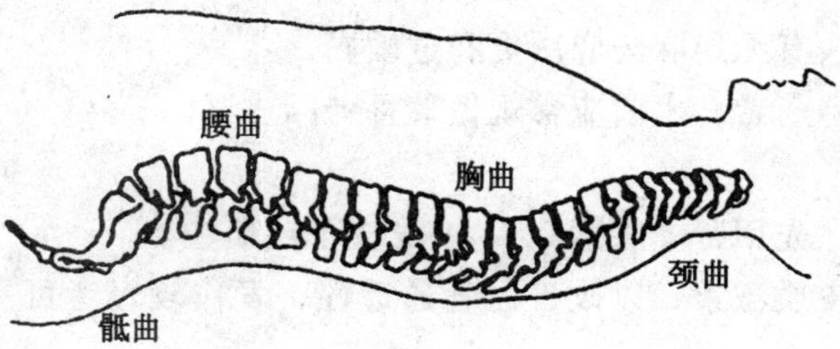

图 4-4　脊柱的四个生理性弯曲

人背部的脊柱后正中线上，可辨别各个椎骨的棘突和棘间隙。

骶骨呈扁平三角形，有突向后的弯曲度，两侧与髋骨相连。骶骨后面为椎板棘突融合而成的骶中嵴，在其末端已不存在椎板，留下的间隙即为骶裂孔。骶中嵴的两侧有 4 对骶后孔，在骶骨前面有与骶后孔相对应的 4 对骶前孔。骶裂孔部位为硬膜外腔的终末点，位置在尾骨尖的上方 4～5cm 处。经骶裂孔穿刺注药即为骶管麻醉。

2．脊椎的连接韧带

各个脊椎由 5 条纵行的韧带连接成脊柱。椎体部位由前纵韧带和后纵韧带连接，椎弓、椎板部位由黄韧带、棘间韧带和棘上韧带连接。黄韧带与相邻的椎板韧带呈垂直连接，由致密的弹力纤维构成，厚度由上而下递增，以腰部最坚韧厚实。椎管穿刺时，当穿刺针在比较薄弱的棘间韧带通过时，无明显阻力感，但当针尖遇到阻力由增加到骤然消失时，即标志着针尖已经穿透黄韧带而抵达硬膜外腔。

棘上韧带附着于第七颈椎至骶骨的棘突尖上，为圆柱形、质地较坚实的纤维束，穿刺针刺透皮下所感到的第一个阻力即为棘上韧带。老年人的棘上韧带可发生钙化而易造成穿刺困难，此时可改用旁正中穿刺法。

3．脊髓的被膜与间隙腔

围绕脊髓有 3 层被膜，即软脊膜、蛛网膜和硬脊膜，同时分隔为 2 个间隙，即蛛网膜下腔和硬脊膜外腔。

软脊膜紧贴于脊髓，构成蛛网膜下腔的内面。蛛网膜在软脊膜和硬脊膜之间，软脊膜与蛛网膜之间的腔隙即为蛛网膜下腔。脊柱部位的蛛网膜下腔与颅内蛛网膜下腔和脑室相互沟通。脊髓的前、后神经根由齿状韧带和蛛网膜小梁固定。蛛网膜在椎间孔处增厚并闭塞椎间孔，同时与软脊膜融合构成脊神经束膜而移行于脊神经干。

硬脊膜位于脊髓的最外层，质地坚厚，可分为内、外两层。外层与椎管内壁骨膜紧贴不能分离。内层的上端在枕骨大孔处与大孔边缘的骨膜相融合，下行则围绕脊髓。在硬脊膜的内、外两层之间即为硬脊膜外腔。

硬脊膜由致密的结缔组织构成，包绕于整个脊髓，并随脊神经穿出椎间孔，构成根硬膜和脊硬膜，在两者交界处略增厚，呈环状狭窄。根硬膜处可随脑脊液压力升高而膨胀出呈盲囊状，其中含有许多蛛网膜绒毛，并突出穿过硬膜。若将墨汁注入蛛网膜下腔，可见墨汁颗粒会聚在脊神经根的蛛网膜下腔盲囊内。据此，将脊神经根膨出的蛛网膜下腔称为“墨水套囊”。

硬膜外间隙内有疏松的结缔组织和脂肪、淋巴及静脉丛。从颈部至骶部，硬膜外腔的间隙有不同的宽窄度，其中以腰部最宽，成年男性可达5~6mm。

（二）蛛网膜下腔麻醉的生理

脊髓的蛛网膜下腔与脑室相通，内含脑脊液。成人的脑脊液量约为100~150ml，其中约60~70ml分布在脑室，35~40ml在颅蛛网膜下腔，25~30ml在脊蛛网膜下腔。从第二骶椎算起，每增高1个椎体脑脊液量约增加1ml，这对估计不同平面蛛网膜下腔的脑脊液容积及确定麻醉药容积有参考意义。

脑脊液主要由脉络丛血管渗漏的血浆生成。正常人脑脊液压力在侧卧位时为0.69~1.67kPa；坐位时为1.96~2.94kPa。此压可因静脉压升高而增高；老年和脱水病人则偏低；血液渗透压改变、$PaCO_2$增高、脑脊膜感染或受化学物质刺激时则随之变化。

脑脊液为无色透明液体，pH值为7.35，比重1.003~1.009。每100ml脑脊液中含葡萄糖45~ 80mg；蛋白20~30mg，氯化物720~750mg。将局麻药注射到蛛网膜下腔，可直接作用于脊神经根及脊髓，从而产生传导阻滞作用。鉴于神经纤维的粗细各不相同，可出现不同的阻滞程序和阻滞平面。交感神经纤维的最细，首先被阻滞，次为感觉神经纤维阻滞，最后为较粗的运动神经纤维被阻滞。交感神经阻滞的平面为最高，可高出痛觉阻滞平面2~4个脊神经节段；运动神经阻滞平面常比痛觉消失平面低1~4个节段。临床所指的麻醉阻滞平面均以痛觉减退或消失平面为准。

根据脊神经阻滞平面的高低，可将脊麻分为：超过胸4脊神经水平者称高平面脊麻；胸6脊神经水平者称中平面脊麻；低于胸10脊神经水平者称低平面脊麻。仅阻滞骶尾神经者称鞍区麻醉。如全部脊神经被阻滞称全脊髓麻醉，属严重并发症，可迅速危及生命。

各个脊神经在体表有一定的分布规律，如图4-5所示。甲状软骨平面的皮肤为颈2脊神经支配；胸骨柄上缘平面是胸2脊神经支配，乳头连线平面是胸4脊神经支配；剑突平面由胸6脊神经支配；季肋缘平面由胸8脊神经支配；脐平面由胸10脊神经支配；耻骨联合平面由腰1~2脊神经支配。

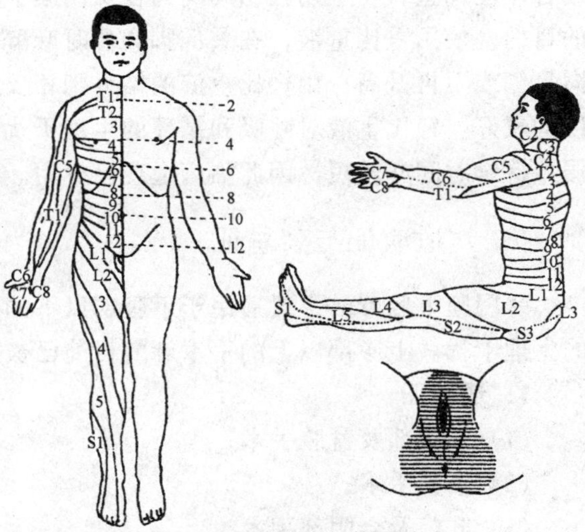

图4-5 脊神经的体表分布

C=颈 T=胸 L=腰 S=髓

（三）硬膜外麻醉的生理

硬膜外麻醉与蛛网膜下腔麻醉的作用机理有所不同，前者的局麻药不能直接作用于裸露的脊神经根，必须通过脊神经鞘膜才能抵达脊神经组织，其中的机理还不完全清楚，多数认为注入硬膜外腔的局麻药需通过多种途径才产生阻滞作用。

因注入硬膜外腔的局麻药不与脑脊液混合，故可用较蛛网膜下腔麻醉浓度高的局麻药，并且其阻滞范围主要取决于药液容积的大小。因其阻滞范围较易主动控制，故对呼吸和循环的干扰亦较轻。

根据节段性脊神经阻滞平面的高低，可将硬膜外麻醉分为：①高位硬膜外麻醉：指颈段或上胸段脊神经阻滞；②中位硬膜外麻醉：指中胸段脊神经阻滞；③低位硬膜外麻醉：指下胸段和腰段脊神经阻滞；④骶管麻醉：指骶神经阻滞。

二、蛛网膜下腔麻醉的实施

注入蛛网膜下腔的局麻药作用于裸露的脊神经根，使脊神经所支配的相应区域产生阻滞麻醉，称蛛网膜下腔麻醉。为避免穿刺损伤脊髓，一般都选择腰段脊椎进行穿刺注药，所以俗称腰麻。

（一）常用局麻药的药理

脊麻常用普鲁卡因、丁卡因、丁哌卡因或利多卡因等局麻药，注入蛛网膜下腔的局麻药通过脑脊液而不断扩散，故其阻滞范围取决于局麻药的剂量大小。临床上必须严格控制剂量，以防麻醉平面过高过广。脊麻持续时间则取决于药物的种类、剂量和浓度，增高浓度固然可延长作用持续时间，麻醉效果亦较确切可靠，但有可能损害神经而出现永久性麻痹，因此临床上只能使用规定的最低有效浓度。

为主动调节和控制脊麻阻滞平面，利用地心引力原理，可将局麻药预先配制成重比重、等比重和轻比重溶液（与脑脊液比重相对而言）。利用重比重液下沉、轻比重液上浮的原则，结合体位调整，可主动控制局麻药在蛛网膜下腔内的移动范围，从而达到主动控制麻醉范围的目的。使用重比重液，在头低脚高位时麻醉平面可移向头侧，头高脚低位时麻醉平面可移向足侧或不再升高；用轻比重液的结果则相反。重比重液较易配制，麻醉效果、肌肉松弛程度均较好。轻比重液对呼吸和循环的生理干扰小，但肌肉松弛效果较差，克服内脏牵拉效应弱，持续时间亦较短，因此临床上现已少用。

（二）适应证与禁忌证

蛛网膜下腔麻醉主要适用于下腹部以下的手术，常利用重比重液以防阻滞平面过高引起的生理干扰。上腹部以上的手术麻醉目前已被连续硬膜外麻醉所替代。

1．适应证

（1）下腹部及盆腔手术；

（2）下肢手术；

（3）肛门及会阴部手术。

2．禁忌证

（1）中枢神经系统进行性疾病，如多发性脊髓硬化症、脑膜炎、进行期脊髓前角灰白质炎、脊髓转移癌等；

（2）全身性严重感染或穿刺部位有炎症感染，为防止将炎症导入蛛网膜下腔引起急性脑脊髓膜炎，所以应禁用；

（3）老年人、消瘦、体弱、高血压症或严重贫血等，因循环代偿功能显著减弱，容易出现血压急剧下降，应慎用或禁用；

（4）妊娠、腹部巨大肿瘤、严重腹水等，因腹内压增高及腹腔内血管扩张，容易出现循环骤变；且阻滞平面难以有效控制，应禁用；

（5）低血容量休克，在血容量未补足的情况下应禁用；

（6）脊柱畸形或严重腰背痛者应禁用。

（三）麻醉前准备

1．术前探视病人

（1）根据全身情况和手术要求，确定有无脊麻的适应证与禁忌证

（2）根据病人身高、性别、体重等因素，确定脊麻的用药种类、剂量和浓度；

（3）对肥胖、脊柱轻度侧弯或弯腰困难的病人，要认真估计是否有穿刺操作困难。

2．蛛网膜下腔麻醉常用局麻药的准备

（1）腰麻常用局麻药的种类和剂量见表4－3。临床上可根据手术种类和手术时间长短酌情选择。

表4－3　腰麻常用局麻药的剂量

药名	高平面（mg）	中平面（mg）	低平面（mg）	鞍区（mg）	常用浓度	诱导时间（min）	持续时间（min）
普鲁卡因	125～180	100～150	75～125	50～100	5%	1～3	45～60
丁卡因	10～12	8～10	6～8	4～6	0.33%	5～10	120～180
布比卡因	12～15	10～12	8～10	8	0.75%	5～10	120～240

（2）临床应用主要为重比重液，配制方法常有以下几种：①普鲁卡因重比重液：普鲁卡因150mg（晶体）、脑脊液2.7ml、肾上腺素0.3mg（也可用生理盐水代替脑脊液溶解普鲁卡因）。②丁卡因重比重液（也称1:1:1液，或D.G.E溶液）：1%丁卡因1ml、10%葡萄糖液1ml、3%麻黄素1ml。③布比卡因重比重液：0.75布比卡因2ml、10%葡萄糖液1ml、3%麻黄素0.3ml。

3．麻醉前用药

常规肌注苯巴比妥钠0.1～0.2g，取其镇静和提高局麻药耐受性的效应。同时应用阿托品，但在低位脊麻时因阻滞范围小，交感神经干扰轻，可考虑省略抗胆碱药，以免口干不适。

（四）蛛网膜下腔穿刺技术

1．体位（图4－6）

（1）侧卧位：最常用，如选用重比重液，手术侧应置于下位。病人侧卧后，利用手术床

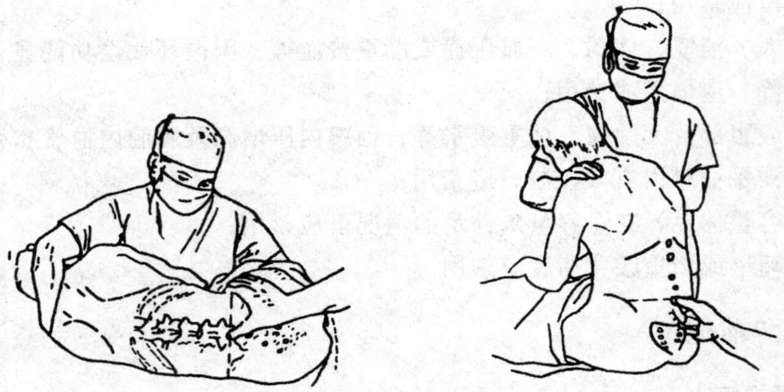

图 4－6　脊麻的穿刺点和体位

的头、尾、侧倾斜性能，调节脊柱的水平面。男性因肩宽而骨盆窄，脊柱水平易向尾侧倾斜，女性因肩窄而骨盆宽，脊柱水平易向头侧倾斜，应予合理调整妥当。此外，如拟行低平面麻醉且采用重比重液时，一般可取脊柱水平的头高脚低 10°～15°位。此后嘱病人双手抱膝，头胸部屈曲，大腿屈向腹壁，使脊柱后凸如弧形，以增宽棘突间隙。为方便穿刺操作，肩与背应在一平面，背与手术台面垂直，背平面齐于手术台边缘。

（2）坐位：施行鞍区麻醉时采用坐位穿刺。由助手扶持病人坐于手术台，两足蹬凳，双手扶膝，头下垂，使腰背部后弓突出，保持体位不动。

2．皮肤消毒范围

消毒范围原则应宽，上至肩胛下角，下至尾骨，两侧至腋后线，然后以穿刺点为中心铺孔巾。

3．穿刺方法

脊麻的穿刺点不应超过腰 1～2 间隙。取两侧髂嵴最高点作连线，与脊柱相交处即为腰 4 棘突或腰 3～4 间隙。依此为据可任选腰 2～3、腰 3～4 或腰 4～5 间隙作穿刺点。常用的穿刺方法有以下两种。

（1）直入穿刺法：沿棘突的正中线作直入穿刺，为最常用的穿刺方法。以 0.5%～1% 普鲁卡因于穿刺点作皮丘，并在皮下组织和棘间韧带逐层浸润。左手固定穿刺点皮肤，右手持穿刺针。针与背部呈垂直，在间隙的正中线缓缓进针，体会通过各组织层次的阻力变化，针突破韧带有阻力消失的“落空感”。再稍进针有突破“薄纸”的感觉，提示已穿过硬脊膜而抵达蛛网膜下腔。

（2）侧入穿刺法：一般仅适用于老年韧带钙化、腰部弯曲度小或过度肥胖的病人，侧入法穿刺较易成功。穿刺点在棘突正中线的外侧一横指处，针尖指向中线，与皮肤平面约呈 75°～80°角。侧入法可避免棘上韧带阻挡，而突破黄韧带及硬脊膜的感觉仍如直入法。

4．穿刺成功的标志与注药

穿刺针到达蛛网膜下腔后，拔出针芯，脑脊液畅流是穿刺成功的唯一标志。若无脑脊液流出，可稍旋转针体，或稍拔出或推进针头以调节穿刺深度，进行试探性纠正，直至脑脊液畅流。老年或脱水病人有可能因脑压过低而出现脑脊液不易畅流的现象，此时可试用压迫颈静脉血管以促使脑压暂时性增加的措施来证实脑脊液畅流。证实脑脊液畅流后，连接注射器，可回抽脑脊液配制局麻药，或直接将配好的局麻药缓慢推注，然后拔针，用纱布覆盖针眼。在全程操作中要防止脑脊液流失过多或过急，可插入针芯加以控制。

（五）麻醉管理

1. 麻醉平面的调节

注药后要立即根据针刺测痛结果，及时调节所需要的麻醉平面，以尽量避免麻醉平面过高。利用改变体位的操作是调控麻醉平面的最主要方法。如施行下肢手术，当测试的麻醉平面已够高时，可将手术台调成头高脚低位；若平面不够高，可将手术台调为头低脚高位。以普鲁卡因为例，这种操作必须在注药5分钟内完成，否则不易做到主动调控。

2. 循环、呼吸的监测与处理

血压下降的发生率与麻醉阻滞平面的高低成正比。若出现血压降低，应立即加快输液，以扩充血容量，同时考虑应用血管收缩剂，首选麻黄素30mg肌注或10～15mg静注，如升压效果不佳，可用间羟胺5～10mg静脉滴注。麻醉阻滞平面超过胸2时，可出现明显的呼吸抑制表现，说话无力或出现紫绀，应及时用面罩加压吸氧，一般可在10分钟内恢复正常。

（六）术后并发症及处理

1. 术后头痛

为常见并发症，原因尚不完全清楚，可能与脑脊液由针眼不断外渗到硬膜外腔有关；有人认为系穿刺时带入致热原引起；也有人认为与穿刺时出血而带入过多的血性液体，后者刺激脉络丛释出过多的脑脊液而引起颅内压增高有关。采用细针穿刺可减少头痛的发生。一旦发生头痛，要绝对平卧，以降低脑脊液压力，减少脑脊液外渗；头痛者也可针刺治疗，并服用止痛药。

2. 腰背痛

原因不甚明确，且不是脊麻后的特有并发症，病人长时间仰卧于较硬的手术床或手术采取腰脊肌肉紧张的体位，如截石位等，都可能引起腰背痛。穿刺时针尖擦伤骨膜，割断韧带或肌肉纤维，可引起局部无菌性炎症而出现腰背痛。偶尔因穿刺时损伤椎间盘引起。原有腰背痛的病人脊麻后可疼痛加重，应尽可能避免用脊麻。术中安置病人体位应尽量以腰肌放松为原则。一旦出现腰背痛，可行红外线照射物理治疗，再配以推拿和药物治疗。

3. 尿潴留

较为常见，其原因有：①支配膀胱排尿功能的神经恢复最慢；②会阴、肛门、直肠、泌尿生殖系及下腹壁手术的切口疼痛，可致膀胱括约肌反射性痉挛。处理方法：解除病人顾虑，消除紧张情绪，鼓励自行排尿；针刺中极、关元、气海、三阴交等穴；1%普鲁卡因长强穴封闭；严重尿潴留者可行导尿术。

4. 下肢瘫痪

很少见，但属严重并发症，原因尚不明确，可能系药物的化学刺激引起粘连性蛛网膜炎所致。因此要重视局麻药浓度和渗透压的选择，并注意药物纯度。一旦发生要积极治疗，如使用维生素 B 族药物、针灸、推拿等，但预后不佳。

三、硬膜外麻醉的实施

局麻药注入硬脊膜外腔后，在椎间孔处阻滞脊神经根，使脊神经根的支配区域的感觉或（和）运动功能消失的麻醉方法，称硬脊膜外脊神经根阻滞麻醉，简称硬膜外麻醉。

硬膜外麻醉可分单次法和连续法两种。单次法是指一次注毕预定量局麻药的方法，此法有阻滞平面不易控制和容易发生全脊髓麻醉等并发症的缺点，目前除用于骶管阻滞外已罕用。连续硬膜外阻滞法是在穿刺成功后往硬膜外腔置入特制硬膜外导管而分次注药的方法。此法具有容易调节阻滞范围，任意延长麻醉时间，提高麻醉效果和安全性，并可行术后病人硬膜外自控镇痛（PCEA）等优点，为临床最常用的麻醉方法之一。

局麻药在硬膜外腔的扩散具有阶段性特点，一般以穿刺点为中心，向头、尾两侧方向扩散。因此要重视穿刺点和置管方向的选择。高位硬膜外麻醉穿刺点选在颈 5 至胸 6 之间；中位硬膜外麻醉穿刺点在胸 6 至胸 12 之间；低位硬膜外麻醉穿刺点在腰 1 至腰 5 之间；骶管麻醉在骶裂孔进行穿刺。

（一）常用局麻药

硬膜外阻滞所需局麻药要求麻醉效果可靠，诱导期短，弥散性能强，毒性微弱。临床常用的药物详见表 4－4。

表 4－4　成人硬膜外阻滞常用药物

局麻药	浓度（%）	一次最大量（mg）	起效时间（min）	作用时间（min）
利多卡因	1.0～2.0	400	5～8	60
丁卡因	0.25～0.33	75～100	10～20	90～180
布比卡因	0.5～0.75	150	7～10	120～210
罗哌卡因	0.75	150	16～18	120～210

注：为延缓局麻药的吸收，延长其作用时间，可在局麻药中加入 1:20 万肾上腺素

（二）适应证与禁忌证

1. 适应证

适用于胸壁、上肢、下肢、腹部和肛门会阴区各部位的手术。亦适用于颈椎病、腰背痛及腿痛等急、慢性疼痛的治疗。

2. 禁忌证

（1）严重休克或出血未能纠正者。

（2）穿刺部位有感染或全身严重感染者。

（3）有中枢神经系统疾病者。

（4）有血液凝固障碍性疾病或应用抗凝治疗者。

（5）有低血压或严重高血压者。

(6) 有慢性腰背痛或手术前头痛者。

(7) 伴有脊柱畸形或脊柱类风湿性关节炎者。

(8) 精神病而不能合作者。

(三) 麻醉前准备和用药

1. 术前探视

详细了解以往手术麻醉史、药物过敏史；根据病人全身情况及手术部位选择穿刺点及局麻药的种类、浓度和剂量；检查穿刺部位是否有感染。

2. 麻醉用品准备

(1) *硬膜外麻醉穿刺包*：包括 16G 和 18G 杜赫氏硬膜外穿刺针各 1 支，切皮针 1 支，硬膜外导管 1 条，5ml 注射器和 7 号针头 1 个，1ml 注射器和 5 号针头 1 个，20ml 注射器 1 副，细输液玻璃接管 1 支，50ml 药杯 2 只，无菌巾 2 块，消毒钳 1 把，纱布数块。用双层包布包妥，高压蒸气灭菌。现临床多用一次性穿刺包。

(2) *急救用具准备*：硬膜外麻醉操作失误易导致全脊髓麻醉意外，可致呼吸心跳骤停，因此必须常规准备气管插管、人工呼吸器械、氧源及急救药品，以备急用。

3. 麻醉前用药

常规使用苯巴比妥钠 0.1 ~ 0.2g、阿托品 0.5mg 肌注；精神过分紧张者可加用安定 5 ~ 10mg 肌注；剧痛者可用适量麻醉性镇痛药。

(四) 硬膜外穿刺技术

1. 体位

常取侧卧位，具体要求与脊麻相同。

2. 穿刺点

根据手术部位选择穿刺点。上肢手术选颈 6 至胸 1 棘突间隙；乳腺手术选胸 3 ~ 4 间隙；上腹部手术选胸 8 ~ 10 间隙；中腹部手术选胸 9 ~ 11 间隙；下腹部手术选胸 12 至腰 2 间隙；下肢手术选腰 2 ~ 4 间隙；会阴部手术选腰 4 ~ 5 间隙或骶裂孔。手术范围广者可选择高、低两个穿刺点置管。

棘突间隙可根据体表骨性标志确定，颈根部最突出的棘突为颈 7 棘突；两侧肩胛下角连线与脊柱相交于胸 7 棘突；两侧髂嵴最高点连线与脊柱交于腰 4 棘突或腰 3 ~ 4 棘突间隙。

3. 穿刺方法

分直入法和侧入法两种。

(1) *直入法*：确定穿刺点后消毒铺巾，在上、下棘突间的正中线作皮内和棘间韧带局部浸润麻醉。用切皮针刺透皮肤及棘上韧带，沿针眼将穿刺针插入，在棘间韧带中缓缓推进穿刺针，直至遇黄韧带阻力，拔出针芯，接含水柱的细玻璃接管，继续稍用力推进针，当阻力突然消失、玻璃管内水柱内移时，可初步断定针尖已进入硬膜外腔（图 4 – 7）。随后可做以下各试验：①水柱波动阳性；②注气无阻力；③注水无阻力；④回抽无脑脊液和血液；⑤置管无阻挡；⑥试验性注入局麻药 3 ~ 5ml，5 分钟内无脊麻征象。经上述试验后可确定导管在硬膜外腔，可分次注入全量局麻药。

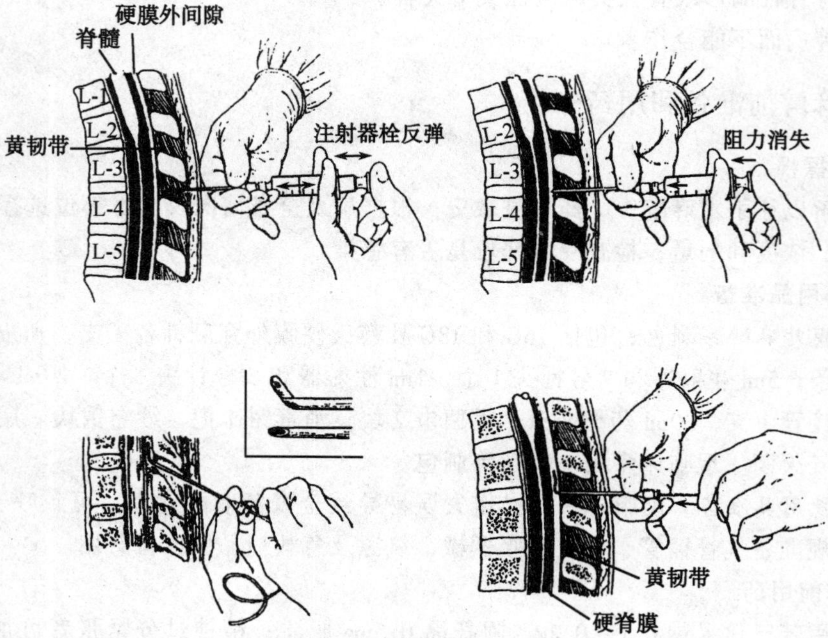

图 4－7　硬膜外负压实验及置管

(2) **侧入法：**常用于直入法穿刺有困难时。在棘突正中线旁开 0.5～1cm 处作局部浸润麻醉，将硬膜外穿刺针垂直刺入，直达椎板，然后退针至肌层，调整针尖指向正中线方向刺入，突破黄韧带后进入硬膜外腔。其余操作和试验同直入法。

4. 骶管穿刺方法

经骶骨裂孔穿刺注入局麻药达到骶神经阻滞的方法，称骶管阻滞。适用于肛门、直肠、会阴部手术。穿刺时病人取侧卧或俯卧位，侧卧位时双腿向腹部屈曲，俯卧位时骨盆部位垫厚枕，以突出骶部。确定穿刺点，用中指触摸尾骨尖，用拇指沿尾骨的正中线向头侧滑动，触及菱状或倒三角形的凹陷时，即为骶尾韧带覆盖的骶裂孔。骶裂孔的两端可触到豆大的结节，为骶角。消毒铺巾后，在骶裂孔正中线作皮内和皮下浸润麻醉，用 7 号 4～5cm 长的穿刺针呈垂直或 75°角刺入皮肤，当针尖穿过骶尾韧带时可出现阻力骤失感，然后再将针杆向尾侧倾斜至 20°～30°角，继续缓缓推进 1～3cm，经回抽无血、无脑脊液，注气、注水无阻力后，注入试验量局麻药 5ml，观察 5 分钟，确认不在血管内或蛛网膜下腔中，缓缓注入全量局麻药。注药过快易出现眩晕、头痛或烦躁不安等副反应。也可用较粗的切皮针或硬膜外穿刺针穿刺，成功后置入硬膜外导管分次用药，由此可减少不良反应的发生，提高麻醉效果和安全性，并可行术后病人硬膜外自控镇痛（PCEA）。

（五）硬膜外麻醉管理

1. 生命体征监测

硬膜外腔注药 20 分钟内用针刺皮肤测痛法测定阻滞平面和范围，同时要密切观察循环和呼吸的变化，进行针对处理。

2. 血压下降

常发生于麻醉范围过广或高部位阻滞，多在用药后20～30分钟内出现。因此，注药后随即开放静脉，并输注适量液体以扩充血容量。一旦血压下降可静脉注入麻黄素15mg或50%高渗葡萄糖80～100ml，务必使血压迅速回升。

3. 呼吸抑制

多见于高位硬膜外阻滞，系广泛肋间肌和膈肌不同程度麻痹所致，表现为呼吸抑制甚至呼吸困难。因此，应常规使用面罩或鼻导管吸氧。一旦出现呼吸困难，则行紧闭面罩吸氧辅助呼吸，多数经20分钟左右即可恢复。若呼吸完全抑制，必须快速气管内插管行人工呼吸。

4. 恶心呕吐

多发生于老年病人，由于血压骤降或手术牵拉胃肠、胆囊、阑尾、子宫等内脏常引起恶心呕吐反应。应针对病因及时处理，首先提升血压，并可静注哌替啶、异丙嗪、氟哌啶或安定等辅助药控制。效果不佳者可行肠系膜、韧带附着部位封闭或腹腔神经丛阻滞。

四、椎管内复合麻醉

将硬膜外阻滞麻醉与蛛网膜下腔阻滞麻醉结合在一起，称为椎管内复合麻醉，亦称为硬－腰联合麻醉（combined spinal epidural anesthesia，CSEA）。CSEA综合了脊麻起效快、阻滞完全、肌松良好、毒副作用小和硬膜外阻滞的时间可控性、可出现较广范围阻滞与能进行术后镇痛等优点，同时减少了传统硬膜外阻滞和蛛网膜下腔阻滞单独使用时可能出现的危险，就此更好地发挥了椎管内麻醉的优越性。临床上最适用于要求阻滞范围较广、肌肉松弛良好的下腹部的普外和泌尿外科手术、髋关节手术、下肢手术、妇科手术、剖腹产手术和分娩止痛。硬－腰联合麻醉已成功地用于儿童及老年等各年龄组的病人。

（一）操作方法

目前国内外有12个国家生产硬膜外－蛛网膜下腔联合穿刺包。脊麻针比硬膜外针长12mm。用于CSEA的硬膜外针尚有带背孔的Touhy。先做硬膜外穿刺，达到硬膜外间隙后，将脊麻针缓慢通过硬膜外针内腔，刺穿蛛网膜至蛛网膜下腔，见脑脊液回流通畅后，注入重比重局麻液（通常用0.5%布比卡因或0.33%丁卡因），退出脊麻针后，根据手术需要向头或者向尾端置入硬膜外导管。退针后固定好硬膜外导管，平卧后调整阻滞平面达到手术要求。如果平面未能达到要求时，可经硬膜外导管给予局麻药2～5ml，至平面升至要求为止。

（二）注意事项

1. 试验剂量

使用硬－腰联合麻醉时，先完成蛛网膜下腔注药，若阻滞平面达到手术的要求，即可不必硬膜外用药，待阻滞平面开始消退或手术结束施行硬膜外腔术后镇痛时，才经硬膜外导管注药，此时已不能再常规给予试验剂量。因此，注药时应严密观察病人的反应，防止药物误入静脉内或进入蛛网膜下腔，造成严重的致命性并发症。

2. 用药方法

蛛网膜下腔注药后，再经硬膜外腔导管注药，注药量通常比单纯硬膜外阻滞时要少，意味着 CSEA 比硬膜外腔注药后阻滞平面易于扩散。这可能与局麻药经硬膜－蛛网膜的穿刺孔进入蛛网膜下腔以及硬膜外腔压力改变后加速了局麻药在蛛网膜下腔的扩散有关。因此，为防止 CSEA 的阻滞平面过广而导致呼吸循环严重抑制，蛛网膜下腔注药后再经硬膜外导管注药的剂量应仔细确定，分次注入所需剂量或者采用持续输注（4~6ml）的方法可能更好。

第六节 全身麻醉

应用全身麻醉药，有控制地使病人暂时丧失意识和全部感觉的方法，称全身麻醉（简称全麻）。停用全麻药后，病人能在短时间内恢复正常。全麻药主要作用于中枢神经系统，首先抑制大脑皮层，其次抑制中脑及小脑，然后抑制脊髓，最后抑制延髓生命中枢。这种抑制是可逆的，并且易于控制。

根据全麻药进入人体的途径不同，全麻可分为吸入麻醉和非吸入麻醉两大类。非吸入麻醉中包括静脉麻醉、肌肉注射麻醉和直肠灌注麻醉等，临床上主要施用静脉麻醉。

一、全身麻醉深度的监测

在全身麻醉过程中，随全身麻醉药抑制中枢神经系统的程度不同，临床上出现不同的麻醉深度。为了满足手术的需要和保证病人的安全，判断麻醉的深度是一个重要课题。1937 年 Guedcl 根据乙醚吸入麻醉的临床体征，提出全麻可分四期、第三期又分四级的方法，这种分类方法当时对麻醉深度的判断起了很大的作用。但是随着乙醚在临床麻醉中应用的减少，现在的麻醉方法主要使用静脉麻醉药、强效吸入麻醉药和肌肉松弛药复合实施麻醉，这种分期方法难以判断麻醉的深浅。现代医学认为，全身麻醉是包括催眠、记忆缺失、疼痛应急抑制和肌肉松弛等多方面因素的非常复杂状态，是经历了从诱导致苏醒的一种特殊过程。虽然现代全身麻醉的检测方法很多，但至今尚无一种方法能直观、准确、动态地反映麻醉深度。现就目前有关的一些判断方法简介如下。

（一）临床体征的观察

结合现代麻醉实施状况，大多数临床麻醉仍以病人体征来判断麻醉深度。但是，由于全麻下病人体征受多种因素的干扰，具有多变性，所以只能作为参考。一般可根据病人的呼吸、循环、眼征、皮肤体征、骨骼肌张力变化等体征来监测。粗略地划分为浅麻醉期、手术麻醉期和深麻醉期三期（表 4－5）。

（二）仪器监测

目前仍没有一种仪器能够全面、正确地反映麻醉状态的每种成分的变化程度。以往有用原始脑电信号、肌电图、食管收缩能力变化、瞳孔对光反射以及采用多种变异综合分析。近

表 4－5 全身麻醉深度的临床体征判断分期标准

麻醉深度	呼吸	循环	眼征	其他
浅麻醉期	不规律 呛咳 正压通气阻力过高 喉痉挛	血压增高 脉率增快（手术刺激强时尤甚）	睫毛反射（－） 眼睑反射（＋） 偏视、流泪 眼球运动（＋）	吞咽反射（＋） 出汗（＋） 分泌物增加 手术刺激体动（＋）
手术麻醉期	呼吸规律 正压通气阻力减小 黏膜分泌物少	血压稍降 脉搏正常	眼睑反射（－） 眼球固定中央	手术刺激体动（－） 分泌物减少 腭鸣音（－）
深麻醉期	膈肋呼吸 呼吸次数增加 点头呼吸	血压下降 脉搏减慢	对光反射（－） 瞳孔散大	

年来，随着计算机的应用和脑电分析技术的发展，脑电技术在临床麻醉学中的应用再度受到关注，演变出不同的脑电参数，能更准确、及时地反映大脑生理功能的变化。

脑电图（EEG）频率随麻醉加深或变浅呈顺序变化，与麻醉药浓度呈函数关系，因此能被用来反映麻醉深度。常用的监测中枢神经系统的麻醉深度的数量化的脑电图参数为双频指数（BIS）、边缘频率（SEF）、中间频率（MF）。另外，脑的电活动有自发脑电活动和诱发脑电活动。若在外周神经或脑神经受到外界刺激后，在神经传导通路上所记录到的电位变化，即为诱发电位。多种吸入和静脉麻醉药对躯体感觉诱发电位、听觉诱发电位和视觉诱发电位都有剂量相关的影响。听觉诱发电位（AER）是感觉诱发电位的一种，效果最好，研究最多，可用计算机从脑电中提取。可以通过病人的心率（HR）、心率变异性（HRV）来监测麻醉深度。其他的麻醉深度监测还有额肌电（EMGF）、手指动脉压、皮肤电阻、视网膜电流图、食管下段收缩性（LEC）等方法。

二、吸入麻醉

吸入挥发性麻醉药、蒸气或气体全麻药，经肺泡进入血循环，作用于中枢神经系统而发挥全麻作用的方法称吸入麻醉。其麻醉深度可通过增减吸入气体中的麻醉药浓度得到随意调整，停吸麻醉药后，麻醉药可从血循环迅速排入肺泡，再经呼吸道排出体外，病人即可苏醒。因此吸入麻醉具有可控性强、较为安全的优点。

1．吸入麻醉药的摄入与分布

（1）吸入麻醉药经肺泡摄入血循环，分布到脑组织达一定分压时，即可出现全麻状态，维持脑组织吸入麻醉药的分压就可持续全麻状态。脑内全麻药浓度的维持则直接取决于动脉全麻药分压，间接取决于肺泡内全麻药的分压，当脑、血和肺泡内的全麻药分压接近平衡时，肺泡内全麻药分压接近脑组织内的分压，此时只要调节肺泡内全麻药的浓度，即可灵活控制所需的麻醉深度。

影响肺泡内全麻药浓度的因素有：

①吸入气体全麻药浓度增高时，肺泡内全麻药分压随之增高，也就提高了血和脑组织全麻药分布。

②在吸入气体全麻药浓度恒定的条件下，肺泡通气量越大，全麻药分压在肺泡内和动脉血之间达到平衡的速度越快。

③血液摄取肺泡内的全麻药可使后者的分压降低。血液摄取全麻药的量主要取决于全麻药气体在血液中的溶解度，通常用血/气分布系数表示。血/气分布系数越大，提示药物在血液中的溶解度越高，肺泡内全麻药越易被血液摄取，可使肺泡内、血液和脑组织全麻药的分压上升较慢，因此麻醉诱导较慢。血/气分布系数越小，提示药物在血液中溶解度越低，肺泡内全麻药越不易被血液摄取，肺泡内、血液和脑组织全麻药分压上升越快，因此麻醉诱导快。常用的吸入麻醉药按其血/气分布系数的大小，依次为甲氧氟烷、乙醚、氟烷、安氟醚、异氟醚和氧化亚氮。心排血量和肺血流量亦影响血液摄取全麻药，心排血量越大，肺泡内全麻药气体进入肺血流越迅速，血液摄取全麻药亦越快。

（2）全麻药在体内的分布与各组织器官的摄取能力有关，后者取决于组织的局部血流量及全麻药的组织/血分布系数。例如在静息时，按每100g组织计算，每分钟血流量在脑组织为54ml，肌肉为3～4ml，脂肪则更小。因此脑组织能迅速摄取全麻药，脑和血之间的药物分压达到平衡的速度远较血流量小的组织为快。

（3）停吸全麻药后，全麻药在体内的弥散方向与诱导时相反。全麻药气体主要通过肺排出体外，其排出过程也受肺泡通气量、组织局部血流量以及药物的血液和组织溶解度等因素所影响。肺泡通气量越大，药物排出越快；脑血流最丰富，脑组织的全麻药排出亦快；脑/血和血/气分布系数低的药物，如氧化亚氮，容易经血流通过肺泡而迅速排出，因此病人苏醒快。

2．吸入麻醉的方法

（1）*开放点滴法*：将挥发性全麻药滴在扣于病人口鼻部的纱布覆盖的金属丝麻醉面罩上，借呼出气蒸发麻醉药，靠吸气吸入麻醉药蒸气以达到全身麻醉的目的，称开放点滴法全麻。通常多用乙醚。

①优点：器械简单，呼吸阻力及器械死腔均小；只要合理控制滴速，即可顺利调节麻醉深度；无麻醉气体和二氧化碳重复吸入。

②缺点：麻醉深度不易保持平稳；无辅助或控制呼吸手段；麻醉药浪费大。

（2）*"T"型管吹入法*：是另一种开放法，常用于小儿麻醉。应用一个"T"型接管，竖管接麻醉药、氧混合气体，横管的一端接气管内插管，另一端开放于大气。病人吸气时，麻醉气、氧和空气同时进入肺泡，由此维持全麻状态。本法的呼吸阻力极小，死腔亦小，但需高流量氧、麻醉药混合气体，因此药物耗量大。长时间维持麻醉易致气道干燥，体热大量丧失。

（3）*半密闭法*：利用呼出活瓣装置，让病人吸入氧、麻醉药混合气以维持全麻状态，呼出的气体大部分通过活瓣排入大气，极小部分则被复吸。本法的优点是较易维持恒定的麻醉深度，体热和水分丢失较少，但通气道阻力增高，麻醉药耗量大。

（4）密闭法：是最常用的吸入麻醉方法。病人的吸气与呼气与大气完全隔绝，只呼吸由麻醉机提供的氧和麻醉气体，呼出的气则由钠石灰完全吸除，剩余的氧和麻醉气体可全部复吸，由此维持全麻状态。密闭法按其气流运行的不同，有来回吸收和循环密闭两种装置。本法的优点在于麻醉深度极易主动控制，体热和水分丧失少，麻醉药耗量极少，可按需施行辅助呼吸或控制呼吸，麻醉气体对环境污染小。但气道阻力稍增高，钠石灰失效时易致 CO_2 蓄积。

3．常用的吸入麻醉药

（1）乙醚（Diethylether）：乙醚为无色挥发性液体，有刺激性气味，易为空气、光、热分解破坏。乙醚因对呼吸、循环功能抑制较小，安全性大，所以占据主要麻醉药地位百余年。但由于其又有易燃烧爆炸、刺激气道等缺点，今已罕用。其优点是：麻醉征象易于辨认，麻醉深度易于调节，安全范围广；对呼吸和循环抑制较轻；肌松作用良好；镇痛作用强；使用设备简单，适用于任何年龄的各型手术。其缺点是：诱导和苏醒迟缓；气味不佳，对呼吸道黏膜有刺激，使分泌物增多；使血糖值增高；术后恶心、呕吐发生率高；易燃烧爆炸。患有急性呼吸道疾病、糖尿病、肝肾功能严重损伤、颅内压增高的病人禁用。

（2）氟烷（fluothone）：氟烷为无色透明的挥发性液体，蒸气略带水果香味，无刺激性，无燃烧爆炸性。其优点是：麻醉效果好，用药量小，诱导和苏醒均较乙醚快，麻醉深浅易于调节，对呼吸道无刺激，恶心呕吐发生率低。缺点是：安全范围小，需有精确的挥发器；麻醉稍深会直接抑制心肌，使心排血量减小，并易出现室性心律失常，甚至心室颤动；对呼吸抑制强；较浅麻醉下肌肉松弛作用不满意，镇痛作用弱，常需配伍用肌肉松弛剂；抑制子宫肌张力，减弱麦角新碱或催产素对子宫的作用；对肝脏有损害；苏醒期偶可出现寒战。为此心功能不全、休克及中毒性心肌损伤病人，急、慢性肝病及剖腹产病人禁用。

（3）甲氧氟烷（methoxyflurane）：甲氧氟烷是无色透明带水果香味的液体麻醉药，无燃烧爆炸性，麻醉与镇痛效能较强，用药量小。其优点是：麻醉效能强，安全界宽，肌肉松弛作用强，对循环影响较氟烷轻，诱导和苏醒均较乙醚快。其缺点是：高浓度长时间使用有肾脏毒性反应。因此肾功能不良、术中需用肾毒性药物者禁用。

（4）安氟醚（enflurane）：为无色透明带水果香味的挥发性液体麻醉药，化学性能稳定，不受光线影响，对金属及橡胶无腐蚀作用。其优点是：麻醉效能极高，诱导及苏醒快，对呼吸道无刺激，不增加分泌物，肌肉松弛作用好；在适量剂量下，心血管系统稳定，心律正常；对消化道无刺激，术后恶心呕吐发生率低；对肝肾影响小；不燃烧爆炸。其缺点是：麻醉稍深则抑制心肌，血压易下降，诱导时偶尔可出现抽搐；深麻醉或 $PaCO_2$ 降低时可出现下颌及颈部抽搐或四肢搐搦，脑电图可出现癫痫波形，苏醒期有时出现寒战或强直反应。因此严重心、肝、肾疾病与癫痫病人及颅内压过高病人禁用。

（5）异氟醚（isoflurane）：异氟醚为无色透明、稳定性和挥发性强的液体麻醉药。它与安氟醚属化学同分异构体。不引起安氟醚样的中枢性抽搐现象，脑电图不出现癫痫样波形。其优点是：麻醉效能极强，诱导和苏醒均迅速；对呼吸道无刺激，不增加分泌物；肌松作用极为良好；适宜麻醉深度下，血压、心率非常稳定；术后恶心呕吐较少；对肝、肾影响轻微；不燃烧爆炸。缺点是：稍深麻醉也有抑制循环现象，可出现血压骤降；苏醒期可能出现寒战；价格昂贵。目前尚未发现肯定性的禁忌证。

(6) 氧化亚氮 (nitrous oxide, N_2O): 俗称笑气，为无色、有甜味、无刺激性的无机气体麻醉药，在体内不被分解破坏。其优点是：镇痛效果极好；诱导和苏醒迅速；只要不缺氧，N_2O 并无毒性；对呼吸道黏膜无刺激；对呼吸无抑制作用；在不缺氧前提下，对心肌无直接抑制作用；对肝、肾及代谢均无影响；不燃烧。缺点是：麻醉作用弱，使用高浓度时易产生缺氧，因此不能独立作为麻醉药使用，常用作其他全麻药的协同药；使用时必须与一定比例的氧混合吸入；无肌肉松弛作用。麻醉装置的 N_2O 流量计和 O_2 流量计不准确时禁用。

三、静脉麻醉

将全麻药注入静脉内，经血循环作用于中枢神经系统，由此产生麻醉的方法称静脉麻醉。

静脉麻醉的优点在于用药简单方便，对呼吸道无刺激，诱导迅速平稳，病人舒适，对周围环境无污染及不燃烧爆炸等；但麻醉深度不易控制，剂量个体差异大，麻醉征象不易辨别以及易导致呼吸和循环功能抑制。此外，目前尚没有一种较为理想的静脉全麻药。单一药物麻醉多仅用于基础、诱导和短小手术。在较长时间手术中，为维持麻醉平稳，常采用连续点滴法。几种药物联合使用，以达到相互取长补短的目的，这种用药方法称为静脉复合麻醉，由此可选择性做到镇静、催眠、肌肉松弛和抑制不良反应的麻醉基本要求。静脉复合麻醉是当前广为选用的全麻方法之一。

(一) 硫喷妥钠静脉麻醉

硫喷妥钠 (thiopental sodium) 为短效的巴比妥类药物，镇静、催眠作用较强，但无镇痛效果，肌肉松弛效果也不佳，注射过快或剂量过大易致呼吸、心血管系统严重抑制，故不符合大中型手术的要求。

1. 适应证与禁忌证

(1) 适应证：①全麻诱导，具有舒适快速的特点；②小儿基础麻醉；③短小浅表手术，如脓肿切开、脱臼复位等；④辅助其他麻醉；⑤控制痉挛、惊厥。

(2) 禁忌证：①严重心功能不全、周围循环衰竭、休克、低血容量者；②严重呼吸功能不全、支气管哮喘、呼吸道梗阻者；③严重肝肾功能障碍者；④临产分娩或剖腹产术；⑤营养不良、慢性贫血、严重脱水、低蛋白血症及老年体弱者；⑥口咽部、盆腔、肛门、尿道手术和气管镜、食管镜检查者；⑦有巴比妥类药过敏史者。

2. 麻醉方法

主要用于成年或年长儿童的诱导插管。用2.5%硫喷妥钠，按每千克体重 4～6mg 计算，以每分钟 4ml 的速度静脉注射，直至病人睫毛反射消失；进入睡眠后再继续注射 2～3ml，继以静注琥珀酰胆碱，即可施行明视气管内插管。另外，适用于静脉复合麻醉转浅时，追加静注剂量为每次 2～3ml，累计总量不宜超过 0.5g，最大剂量 1g。

3. 注意事项与意外处理

(1) 注意事项

① 严格掌握注射速度，否则容易发生呼吸停止和血压骤降。

② 密切观察呼吸的幅度和频率，如出现呼吸抑制，应立即面罩吸氧。

③ 严禁漏注静脉外，否则易引起组织坏死。

④ 密切观察血压、脉搏变化，对高血压、心脏病或衰竭病人尤为重要。

⑤ 严格掌握适应证与禁忌证。

(2) 并发症处理

① 喉痉挛：用面罩加压吸氧，必要时行环甲膜穿刺吸氧，严重时可静注琥珀酰胆碱 50～100mg 后施行气管内插管。

② 呼吸停止：用麻醉机面罩给氧人工呼吸，若呼吸仍不恢复，应施行紧急气管内插管。一旦继发心跳停止，立即心肺复苏。

③ 血压下降：吸氧，保持呼吸道通畅，在此基础上用麻黄素 15～30mg 静注或肌注升压，或 50%葡萄糖 80～100ml 静注，并适当加快输液。

（二）氯胺酮静脉麻醉

氯胺酮（ketamine）为非麻醉性镇痛药类的静脉全麻药，具有较强的镇痛作用，给药后常呈现表情淡漠、意识消失、眼睛睁开、深度镇痛和肌张力增强的现象。可使脉搏增快、血压升高、颅内压和脑脊液压及眼压升高。剂量稍大时可抑制呼吸，使用时要注意。

1．适应证与禁忌证

(1) 适应证：各类短小手术、体表手术或诊断性检查；各类创伤手术，适用于休克或低血压病人；用作全麻诱导，适用于全身情况较差的病人；神经阻滞、脊麻或硬膜外麻醉的作用不全时，用作辅助麻醉；小儿基础或辅助麻醉；与其他静脉麻醉药复合使用，施行全身各种手术。

(2) 禁忌证：严重高血压；颅内压升高；眼压增高；心脏代偿功能不全；口腔、咽喉、食管或气管手术；癫痫或精神分裂症；甲状腺机能亢进。

2．麻醉方法

(1) 单独注射法：婴幼儿、学龄前儿童用肌肉注射给药，其余一般用静脉注射给药。肌注剂量为 4～6mg/kg，可维持 15～25 分钟作用。静注剂量为 1～2mg/kg，可维持 5～15 分钟作用。追加剂量为首次量的 1/3～1/2。用药后镇痛效应十分可靠，可出现脉搏增快，血压上升，并有无意识肢体小活动，肌张力增强，但不妨碍手术。

(2) 连续静滴法：单次注入诱导后，可用 0.1%氯胺酮溶液静滴维持，开始可为 40～60 滴/分，后酌情逐渐减慢滴速；术中若有变浅现象，可加快滴速或单次追注少量氯胺酮。手术结束前 10～15 分钟停止用药，以利于苏醒。

(3) 氯胺酮复合麻醉：为充分发挥氯胺酮的镇痛作用，延长其麻醉有效时间，减少其并发症，临床上常将氯胺酮与其他麻醉药复合使用，常用的复合法有：氯胺酮－安定静脉复合麻醉；氯胺酮－普鲁卡因复合麻醉；氯胺酮－羟基丁酸钠静脉复合麻醉。必要时可复合使用肌肉松弛药。

3．注意事项

(1) 麻醉期间必须加强呼吸管理，保持呼吸道通畅。

(2) 苏醒期可能出现精神异常，表现为兴奋，甚至幻觉、恶梦、狂喊、躁动等，可用安定类控制。

(3) 术中可能出现肢体不自主活动、睁眼或肌肉紧张，若不妨碍手术，一般不用处理。活动加重可加用安定类药。

(三) γ－羟丁酸钠静脉麻醉

γ－羟丁酸钠（sodium－hydroxybutyrate，γ－OH）为一种催眠性静脉全麻辅助药。此药无镇痛作用，对疼痛刺激仍有反应，注射后血压常升高。呼吸频率略减慢，但呼吸加深，潮气量稍增加。肌肉不松弛。对肝肾功能无影响。注射过快或剂量过大易出现锥体外系兴奋的副作用。时效较长，是目前静脉全麻药中作用时间最长的。

1．适应证与禁忌证

(1) 适应证：气管内插管诱导麻醉；胸腔心脏直视手术、颅脑手术、头面或五官手术各种静脉复合麻醉的辅助用药；与冬眠合剂或氯胺酮同用于小儿基础麻醉。

(2) 禁忌证：严重高血压；严重心传导阻滞或左束支传导阻滞；心动过缓；有癫痫或惊厥史；短小手术。

2．麻醉方法

(1) 麻醉诱导时一般采用静脉单次注射用药，成人 50～80mg/kg，小儿 80～100mg/kg，年老、体弱、脱水和休克病人酌情减量。注射速度要慢，以每分钟 1g 为度。

(2) 一般常与其他药物复合应用，常用复合方法有：①与麻醉性镇痛药如芬太尼、哌替啶合用；② 与氯胺酮复合；③与神经安定类药复合，如冬眠合剂、安定、氟哌啶等；④在静脉复合麻醉中作为辅助用药，如普鲁卡因复合麻醉；⑤与肌肉松弛药复合。

3．注意事项

(1) 静脉注射时应注意速度和剂量，避免出现锥体外系兴奋症状。

(2) 有时可发生呼吸抑制，需施行控制呼吸给氧。

(3) 低血钾症病人使用时应进行血钾监测。

(四) 乙咪酯静脉麻醉

乙咪酯（etomidate）是一种催眠性静脉全麻药，无镇痛作用，催眠性能较强，起效很快，诱导安静、舒适，无兴奋挣扎，有遗忘现象。对循环功能无影响，并能轻度扩张冠状血管。临床剂量范围内对呼吸系统无明显影响，较大剂量时偶可使呼吸暂停。麻醉诱导后常出现咳嗽与呃逆。术后恶心、呕吐发生率较高，有眼球震颤的副作用。

1．适应证与禁忌证

(1) 适应证：诱导麻醉，对心功能受损的病人更适宜；门诊病人施行简短的手术或操作；全身复合麻醉的辅助用药。

(2) 禁忌证：脓毒血症和有免疫功能抑制者；进行器官移植者；眼部手术；呼吸功能不全。

2．麻醉方法

(1) 诱导麻醉：一般采用静脉单次注射用药，成人 0.2～0.6mg/kg，常用量为 0.3mg/

kg，10岁以下小儿酌情减量。注射速度为30～60秒注射完。

(2) 复合麻醉维持：一般每小时为0.2～0.3mg/kg，10岁以下小儿酌减。

3. 注意事项

(1) 静脉注射部位疼痛发生率高，可在注药前1～2分钟先静注芬太尼，或于药液中加少量利多卡因。

(2) 可发生肌震颤或阵挛，其程度与用药总量和注射速度有关。

(3) 可引起局部静脉炎，发生率随用量增大而增高。

(4) 术后恶心呕吐发生率高，应注意护理。

（五）异丙酚静脉麻醉

异丙酚（Propofol）是一种新型特效、短作用时间的静脉麻醉药。其诱导迅速、平稳、苏醒快。苏醒后病人头脑清晰，很少嗜睡眩晕。有明显的呼吸抑制作用，但不引起喉痉挛。因其有抑制心肌及血管扩张作用，诱导剂量常可引起明显的血压下降。它有抗惊厥作用，能明显降低脑血流量、脑氧耗量和颅内压，可降低眼压。对肝肾功能无影响，具有抗呕吐作用。

1. 适应证与禁忌证

(1) 适应证：门诊病人施行短小手术或操作；辅助其他麻醉以达镇静、催眠、抗焦虑作用；用于神经外科麻醉可有保护脑的作用；小儿麻醉。术后清醒快，术中恶心呕吐发生率低。

(2) 禁忌证：严重心脏病患者；休克、严重低血容量等循环功能不良者；严重呼吸功能不全、呼吸道梗阻者；手术时间较长者。

2. 麻醉方法

(1) 诱导麻醉：临床常用剂量为1.5～2.5mg/kg，再给芬太尼和肌肉松弛药，完成气管内插管。

(2) 麻醉维持：该药用作麻醉维持时需同时用镇痛药和肌肉松弛药，可按50μg/kg·min的速度静脉滴注。

3. 注意事项

(1) 静脉注射时可引起局部疼痛，宜先静注1%利多卡因减轻疼痛。

(2) 应用异丙酚前病人应补足血容量。

(3) 诱导时快速负荷量输注时间应大于30～60秒，或在维持镇静催眠时采用不同速度注入，以减轻异丙酚快速注射引起的心血管和呼吸抑制作用。

(4) 与安定类或麻醉镇痛药联合应用时，诱导剂量要减少。

(5) 对年老体弱病人，诱导和维持剂量都要降低25%～50%。

(6) 由于脂肪乳剂无抗微生物作用，反而能使微生物快速生长，在使用中应始终保持严格的无菌操作。

（六）咪达唑仑静脉麻醉

咪达唑仑（midazolam）选择性作用于中枢神经系统的苯二氮䓬受体，产生镇静、催眠、抗焦虑、肌松和抗惊厥作用。其特点为起效快、代谢快、持续时间短。是静脉麻醉药中颇有前途的药物。

1. 适应证和禁忌证

（1）适应证：心血管手术；颅内手术；门诊小手术或各种诊治性操作，如消化道内窥镜检查、心导管检查、心血管造影、心脏电复律等。

（2）禁忌证：严重呼吸功能不全、呼吸道梗阻者；器质性脑损伤者；妊娠妇女。

2. 麻醉方法

（1）诱导麻醉：主要适用于不宜做硫喷妥钠诱导的全麻病人，用量为0.1～0.4mg/kg。

（2）麻醉维持：咪达唑仑可作为静脉全麻或静－吸复合全麻的组成部分以维持麻醉，通常与镇痛药（如芬太尼）、N_2O-O_2、氟烷、安氟醚、氯胺酮等复合应用。咪达唑仑的使用可持续静滴或分次注射，分次注射常用剂量是诱导量的1/3～1/2，一般出现麻醉变浅的征象时使用。为维持血药稳态浓度，以持续静滴较为合理，开始剂量为每小时0.68mg/kg，滴注15分钟后改为每小时0.125mg/kg维持。

3. 注意事项

（1）高龄体弱、禁用镇痛药者用量应酌减。

（2）注射速度或用量过大可导致呼吸抑制，在使用时应注意。

（3）出现苯二氮䓬类药物中毒者可用氟马泽尼（flumazenil）拮抗。

（六）普鲁卡因静脉复合麻醉

普鲁卡因静脉复合麻醉是临床广泛采用的全麻方法之一。单纯静滴普鲁卡因溶液麻醉效果很差，并且使用也不安全，因此常与肌肉松弛药、镇痛药、神经安定药或多种非巴比妥类静脉全麻药复合使用，麻醉效果良好，安全性也随之提高。

1. 适应证与禁忌证

（1）适应证：各种大、中手术，更适用于较长时间手术；吸入麻醉禁忌的病人。

（2）禁忌证：严重心功能不全；严重肝肾功能不全；普鲁卡因过敏；输液量有限制的心力衰竭、颅内压高、肾功能减损的病人；重症肌无力，因新斯的明可延缓普鲁卡因水解；休克或恶液质病人。

2. 麻醉方法

先静脉注射硫喷妥钠和肌肉松弛药，再行快速气管内插管，同时静脉滴入哌替啶、异丙嗪合剂2ml。继以1%普鲁卡因溶液静滴，初速为40～80滴/分。若手术需肌肉松弛，在普鲁卡因溶液中加入0.1%琥珀酰胆碱，并持续施行控制呼吸。术中逐渐减慢普鲁卡因滴速。若出现麻醉转浅，追加哌替啶、异丙嗪合剂，或静注少量硫喷妥钠。手术结束前20～30分钟停止用药，继续呼吸管理，直至呼吸功能完全恢复正常。

3．注意事项

（1）普鲁卡因严禁单独静脉滴注，只能在充分的硫喷妥钠全身麻醉下使用。

（2）术中需保持静脉滴注通畅，随时控制滴速。

（3）麻醉变浅时绝不能用加快普鲁卡因滴速来加深麻醉，必须用其他麻醉药加深麻醉，否则容易发生惊厥并发症。

（4）手术全程及术毕后必须始终保持满意的呼吸交换量，避免缺氧和 CO_2 蓄积。

（七）神经安定镇痛麻醉

用神经安定药氟哌啶和镇痛药芬太尼按照 50:1 的比例配制成氟芬合剂（英诺佛），施行静脉复合麻醉，称神经安定镇痛麻醉。

1．适应证与禁忌证

（1）适应证：手术时间长，病人情况较差的颅脑、心脏、胸腔、腹腔等大手术。在合理扩容的基础上，适用于年老体弱、低血容量、低血压及休克病人；颅脑、脊椎或耳鼻喉科手术中需病人答话配合的手术；局部麻醉、针刺麻醉、中药麻醉及硬膜外麻醉中的辅助麻醉，尤其适用于精神紧张或甲亢病人；严重烧伤的清创、切痂、植皮手术，剂量要适中；内窥镜检查。

（2）禁忌证：婴幼儿对芬太尼异常敏感；剖腹产手术；时间短的中、小手术；严重呼吸功能不全或支气管哮喘；震颤麻痹或癫痫病人，氟哌啶易引起锥体外系兴奋。

2．麻醉方法

将氟哌啶 10mg、芬太尼 0.2mg 用注射用水稀释至 10ml，作分次分量静脉注射，成人每次 3ml，小儿每次 1ml，间隔 5～8 分钟一次。根据病人的用药反应及手术时间长短决定总用量，成人一般用 6～10ml。起效时间 2～7 分钟，可在表面麻醉下行气管内插管。然后复合其他低浓度全麻药施行维持麻醉，如氧化亚氮－氧吸入，间期吸入甲氧氟烷、氟烷、安氟醚或异氟醚等；或静脉滴注普鲁卡因，或氯胺酮分次静注。手术时间超过 4 小时者可补注氟芬合剂或单独用芬太尼，根据手术需要可复合肌肉松弛药，同时施行控制呼吸。

3．注意事项

（1）芬太尼注入过快易致呼吸抑制，应予防止。

（2）氟哌啶用量大可能出现锥体外系兴奋反应，可静注安定或异丙嗪解除。

（3）术中、术后要加强呼吸管理，避免缺氧及 CO_2 蓄积。

（八）中药麻醉

1．适应证与禁忌证

（1）适应证：临床各科各年龄组的手术；因其具有扩张微循环的作用，适用于断肢再植或其他显微外科手术；休克病人。

（2）禁忌证：高血压、心动过速、心功能不全；肝、肾功能严重损害；青光眼或眼压升高；高热病人或室温过高；重症甲状腺功能亢进。

2．麻醉方法

目前临床应用的中药麻醉静脉注射液制剂有洋金花总碱注射液（中麻Ⅰ号）和东莨菪碱注射液（中麻Ⅱ号）。

（1）*与冬眠合剂复合麻醉*：用冬眠合剂1号（哌替啶100mg、氯丙嗪50mg、异丙嗪50mg）或冬眠4号（哌替啶100mg、非那根50mg）半量静滴诱导，滴完后静脉滴注中麻Ⅰ号0.08～0.1mg/kg或中麻Ⅱ号0.04～0.06mg/kg，2～3分钟后进入全麻状态。20分钟后再注入冬眠合剂1/4量，一般无需气管插管即可进行手术；需气管插管者可在诱导前应用表面麻醉清醒插管。术中麻醉变浅者可酌情追加冬眠合剂或芬太尼；需肌肉松弛者可复合使用肌肉松弛药，并施行控制呼吸。

（2）*与神经安定镇痛合剂复合麻醉*：先静脉注射东莨菪碱0.02～0.03mg/kg，而后静注氟哌啶与芬太尼混合液（50:1），一般成人用氟哌啶10～15mg，最大量20mg，芬太尼0.1～0.2mg，最大量0.4mg。气管插管前加肌松药，而后进行手术；术中肌松的维持可持续滴入或分次静注肌肉松弛药。麻醉转浅时则可分次追加芬太尼。

3．麻醉管理

（1）*麻醉深度的控制*：在麻醉诱导时若感麻醉不深，可在短时间内同时追加小量冬眠合剂和中药麻醉药物。术中麻醉变浅或需要一时的麻醉加深，可根据手术过程需要间断吸入少量笑气、安氟醚或异氟醚，或静脉缓注硫喷妥钠、γ－OH或异丙酚等；也可辅以局麻以助肌肉松弛，必要时同时使用肌肉松弛剂。

（2）*术中监测和管理*：①麻醉中要注意呼吸管理，避免缺氧及二氧化碳蓄积。对于呼吸抑制病例，除个别发生呼吸次数明显减少、呼吸浅表甚至发生呼吸暂停者需立即给予人工呼吸或辅助呼吸外，一般无需药物处理。②中药麻醉可使心率不同程度增快。成人心率保持在100～120次/分者无需特殊处理，若在160次/分以上者静脉注射50%葡萄糖60～100ml；或静注心得安3～5mg，稀释于5%～10%葡萄糖溶液100ml中，约10～15分钟滴完。③中药麻醉期间病人凝血时间、血小板计数及凝血酶原时间均无明显改变，但由于洋金花和氯丙嗪均可能使毛细血管扩张，组织灌流量加大，造成手术区有渗血倾向；另外，麻醉过浅、血压升高、呼吸道不通畅、屏气咳嗽或病人肝功能不全也可使刀口渗血增加。因此，术中尽量保持麻醉平稳，及时针对不同渗血原因加以处理；若渗血过多，可使用局部止血药如凝血酶、施必止、云南白药等。④由于洋金花抑制汗腺分泌，影响皮肤散热，故可有少数病人，特别是小儿可产生高热。因此术中应随时进行体温监测。当体温在38.5℃以下时，可使用物理降温，如冰袋、酒精或冷水擦浴等，尤其是头部。若体温超过38.5℃时，除上述措施应更积极外，必要时给氧，并使用解热药物。如出现高热惊厥，需及早使用甘露醇，以预防脑水肿。

3．催醒

手术结束后病人未醒可用催醒药物，一般成人用毒扁豆碱3～4mg（儿童0.08～0.1mg/kg）静脉缓注。多数病人在注药后10分钟左右即可清醒；若30分钟后仍未醒者，可追加毒扁豆碱1～2mg。在催醒前后应注意心率、血压情况。如病人有心律失常，脉搏低于60次/分或收缩压低于12kPa（90mmHg），不应催醒。催醒中若出现心动过缓或血压下降者，静注阿托品可以改善。

第七节 气管内插管与拔管术

将一根特制的导管。经口腔或者鼻腔插入病人的气管内，称为气管内插管术。它既是一项操作技术，又是一项治疗措施。施行气管内麻醉时需要通过导管吸入麻醉气体和氧气，进行呼吸道管理。心肺复苏和抢救其他危重病人时也需要进行气管内插管，进行呼吸治疗。

气管内插管的方法有经口腔和经鼻腔两种途径，经口明视插管法是利用喉镜显露声门，在明视下将气管导管插入气管内，是最确切、迅速而普遍应用的方法。

一、经口明视插管法

（一）插管前准备

1．检查麻醉机和供氧条件

（1）供氧设备（中心供氧或氧气瓶）是否正常，能否充分供氧。

（2）钠石灰有无失效。

（3）麻醉机及回路有无漏气。

（4）麻醉面罩是否良好合适。

2．插管用具的准备

（1）喉镜：注意镜片的大小，电源接触及亮度。

（2）气管导管及管芯：选择管径合适的导管，并备用比选用导管大及小一号的导管各一根。

（3）喷雾器：应注明麻药名称及浓度。

（4）牙垫或固定器、衔接管、插管钳等。

3．检查吸引器、吸引导管、吸痰瓶，注意吸力是否足够大。

（二）插管步骤

插管前应先置好正确的头位，头部抬高极度后仰，使上呼吸道三轴线尽量重叠成一条直线（图4－8）。行麻醉快速诱导，待病人咀嚼肌松弛、咽喉与气管反射消失后插管。右手拇指、食指将上、下唇分开，用左手持喉镜从右口角轻轻将喉镜置入口腔，用喉镜片边将舌体推向左侧，使喉镜片位于口中线，稍挑后即可显露悬雍垂，沿舌背面继续向深推入使喉镜片的顶端抵达舌根，稍上提喉镜即可看到会厌。如用直喉镜片，稍微继续推进，越过会厌的喉侧面，然后再提喉镜，以挑起会厌而暴露声门。若用弯喉镜片，推进喉镜片抵达会厌与舌根交界处，上提喉镜，即可显露声门。右手以执笔式持气管导管对准声门裂，轻柔插入气管内，如使用导管芯，在导管斜面进入声门约1cm时及时拔出。导管再继续进入，在气管内的长度成人为4～5cm，小儿为2～3cm。置好管后立即塞入牙垫，退出喉镜后将牙垫与导管一起妥善固定，吸入麻醉时立即接好麻醉机以加深麻醉。套囊注气，其压力以刚能使正压通气时不漏气为度，充气量因人而异，一般可充气 5~10ml。

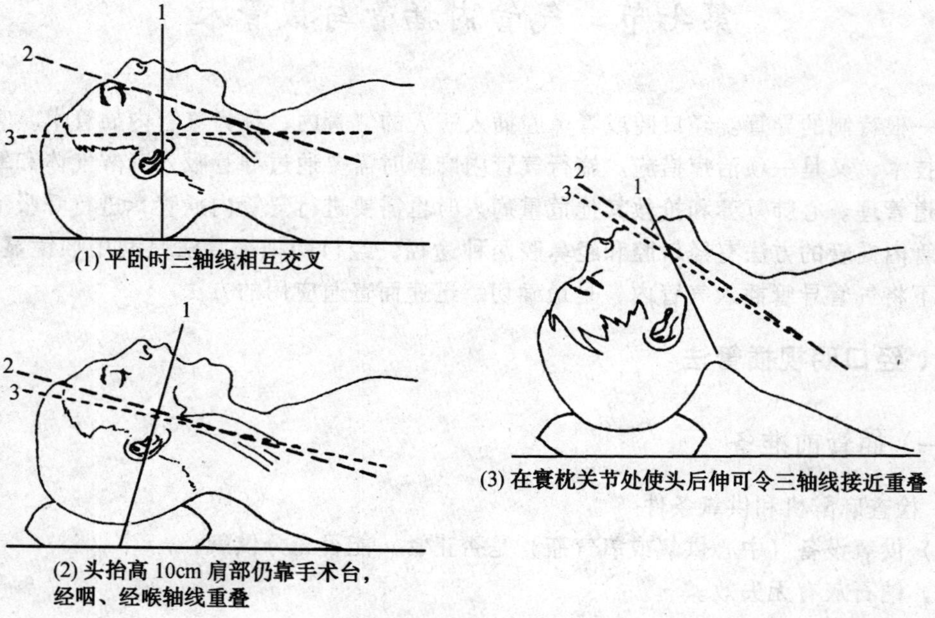

图 4-8 头位改变对三轴线重叠模式影响图

1. 口轴线 2. 经咽轴线 3. 经喉轴线

（三）注意事项

1. 经口明视气管内插管的关键在于显露声门，无论使用何种麻醉方法，必须使口腔肌肉尽量松弛，便于喉镜片在口腔内根据明显的解剖标志逐步进入而完成插管。

2. 静脉快速诱导时，插管动作必须要迅速准确。如在 2 分钟之内仍未插入气管或麻醉已转浅时，应立即放弃插管操作，用面罩加压吸氧，待 1~2 分钟后再行第二次快速诱导麻醉气管内插管，不应勉强插管而造成组织损伤。

3. 在置入喉镜暴露声门过程中，应将喉镜着力点放在喉镜片的顶端，向上提喉镜，切不可以上门牙为支点而上撬，否则极易撬落门牙。

4. 导管插入声门时动作必须轻柔，最好旋转气管推进，如遇阻力，可能为声门狭窄或导管过粗所致，应更换小一号的导管试插，切不可以暴力插入。

5. 体胖、颈短或喉头过高等特殊病人显露声门较困难，无法看到声门，可请他人协助按压喉结部位，可能有助于看清声门；也可在尽量挑起会厌的情况下，根据气流吹动液体情况进行有目的的盲插，也可成功。

6. 插管完成后应立即判定导管是否在气管内，并查对导管的深度，其方法有：

（1）用手试探导管口气流呼出。

（2）观察胸廓左右呼吸动度一致，无上腹部膨胀现象。

（3）用听诊器认真听两肺呼吸音上下左右均匀一致。否则表示导管进入食管或由于插入过深而进入一侧支气管，必须立即调整或重插。

二、其他插管方法

（一）经鼻腔明视插管法

1. 适应证

（1）口腔、颌面、咽腔手术。

（2）经口插管有困难者，如张口困难、门齿松动并必须避免损伤者。

2. 方法

本法基本上与经口腔明视插管法相同，但有以下不同之处：

（1）插管前鼻腔内先滴入液体石蜡或加用1%麻黄素，再以0.5%～1%丁卡因鼻腔内喷雾行表面麻醉。导管前端涂含1%丁卡因的润滑剂。

（2）右手持导管从垂直方向插入鼻孔，沿鼻底部捻转推进。导管出后鼻孔到达咽喉时有阻力减低感，并在导管口可听到呼吸音。

（3）左手持喉镜暴露声门，右手持导管轻握进入声门。如有困难，可用插管钳持导管前端送入声门。

（4）鼻腔内插管的前端均无气囊，为进行辅助呼吸或防止误吸，可在咽喉部周围填塞纱布条。

（二）经鼻盲探插管法

1. 适应证

本法主要用于张口确实困难，喉镜难以置入口腔并需呼吸道管理的病人。

2. 方法

与鼻腔明视插管法基本相同，不同之处在于：

（1）导管出后鼻孔后，导管再进的方向主要依靠导管内呼吸气流声的强弱判定，导管前端斜口越接近声门时呼吸气流声越响，正对声门时气流最响。若声音变弱或消失时可将导管左右旋转移动，或用左手轻转调节头的位置，使头前倾、后仰并略向高移动，待呼吸气流声最明显时缓缓推进导管，插管多可成功。

（2）向内送管时气流声若突然中断，导管前端可能触及梨状窝或误入食管，应将导管拔出少许，待气流声重新出现，再调整头的位置或旋转导管，重新探插。必须根据呼吸气流声进行试探，切不可盲目从事。

（3）为有充分时间探试，应保持病人的自主呼吸，一般采用清醒插管法。

（三）经口盲探气管内插管法

1. 适应证

（1）部分张口困难但能容下导管和牙垫者。

（2）呼吸道部分梗阻。

(3) 颈部强直、颈椎骨折脱臼等颈部活动受限者。

(4) 颈前瘢痕挛缩严重影响抬头活动者。

(5) 喉结过高、颈部粗短、下颌退缩等特殊病人。

2. 方法

(1) 鱼钩状导管盲探插管法：用导管芯将导管弯成鱼钩状，慢慢置入口腔内，侧耳认真听导管内呼吸气流声，待声音最大时将导管轻轻滑人，拔出导管芯，再推进5~6cm，测得有气流冲出，即可置入牙垫固定。在插管每进一步时都要认真辨别呼吸气流音强弱，切不可盲目硬插。

(2) 手指探触引导法：以左手食指插入口腔内，认真触探会厌位置，探清后用指面将其轻轻挑起，再将钩状导管顺手的引导方向轻轻插入声门。此法也应结合呼吸气流声加以辨别。

(四) 清醒气管内插管法

1. 适应证

(1) 估计快速诱导插管有一定困难者。

(2) 消化道梗阻或饱食者，以避免麻醉引起胃反流而误吸。

(3) 不能耐受较深麻醉，但必须要控制呼吸或人工呼吸者。

(4) 颅脑、开胸等针麻手术。

2. 方法

清醒气管内插管可分为经口或经鼻腔两种方法，除需全面完善地进行口、鼻、咽喉和气管内表面麻醉外，插管基本操作如同快速诱导明视插管法。因病人处于清醒状态，先对病人做好适当解释工作，讲明配合事项，争取病人充分合作。

(五) 双腔支气管导管 (DLT) 插管术

1. 适应证

(1) "湿肺"病人全麻手术，如肺脓肿、支气管扩张等。

(2) 开放性肺结核其分泌物有扩散感染能力者。

(3) 支气管胸膜瘘，外伤性支气管断裂者，以健侧肺维持有效通气量和麻醉深度。

(4) 近期有大咯血者。

2. 方法

双腔支气管导管插管有4种类型，即CarlenDLT和WhiteDLT、Bryce - SmithDLT、RbertshawDLT和Broncho - CathDLT。

CarlenDLT和WhiteDLT双腔导管常用号为F35~39，男性常用F37~39，女性常用F35~37。其插管方法与经口气管内插管基本相同，首先在导管表面涂抹好润滑剂。左侧支气管用CarlenDLT，插管时采用旋转法使舌状隆突小钩通过声门。先将左支气管通路管送进声门，然后把导管旋转180°，使舌状小钩位于上方，继续推进导管，当舌状小钩通过声门后再依顺时针方向旋转90°，左通路管顶端沿着气管左侧壁滑行进入左支气管，若遇到阻力，即舌状小钩正骑跨在隆突上。先将左侧支气管套囊充气，再将总气管套囊充气，用听诊器进行肺部听诊，分别左右肺呼吸音，证明双腔插管的位置和插入深度无误后用胶布或气管插管固定器固定。吸痰需用涂有无菌润滑剂且弹性好的硬塑长管，吸痰动作要轻柔迅速。用于右侧的为WhiteKLT。该种导管因有隆突钩，从而增加了插管的困难，不便于普及推广。

目前广为应用的是Broncho－CathKLT。由透明塑料制成，供一次性使用。和CarlenDLT比较，它有以下优点：①管腔宽大，可以通过较大的吸痰管，并可减小呼吸道阻力。②没有隆突钩，容易经喉插管。③右侧导管支气管套囊经改进后，右肺上叶通气大为改善，右肺隔离效果也大为改进。④导管曲线更加顺应口咽与支气管特点，减少折断危险。此种导管的规格有28、35、37、39和41号共5种。

三、拔管术

（一）拔管指征

1．病人完全清醒，呼之有明确反应。

2．呼吸道通气量正常，肌张力完全恢复。

3．吞咽反射、咳嗽反射恢复。

4．循环功能良好，血氧饱和度正常。

（二）注意事项

1．拔管前必须先将存留在口、鼻、咽喉及气管内的分泌物吸尽，注意呼吸通气量是否正常。气管内吸引时间每次不要超过10秒钟。

2．拔管后应继续将口、鼻、咽腔内的分泌物吸尽，鼓励病人咳嗽，将头转向一侧以防呕吐后误吸，如有舌根后坠可放置咽通气道。

3．拔管后要密切观察呼吸道是否通畅，通气量是否足够，血氧饱和度是否正常，若低于正常值应立即面罩吸氧，直到正常。

4．颅脑外伤术后仍昏迷不醒的病人，可将导管带回病房以后再拔出。

5．颌面、口腔、鼻腔手术，待完全清醒后才能慎重拔管。

6．颈部手术有喉返神经损伤或气管萎陷可能者，待呼吸交换量良好，病情稳定后试探拔管，但仍应作好重新插管的准备。

（三）气管内插管术的并发症

气管内插管术可因术前准备欠妥、术中处理不当或操作技术不熟练而造成一些并发症。

1．机械性损伤

气管内插管技术操作不熟练，动作过于粗暴，常可造成机械性损伤。喉镜片所置部位不当，将病人口唇或舌尖挤压于牙齿与镜片之间，可造成口唇出血或形成血肿；喉镜用力过猛或插入过深可损伤会厌和声带，造成术后喉水肿；还可损伤咽喉壁致黏膜出血；暴露声门时没有上提喉镜而误以门齿为支点上撬，可使门齿松动或脱落；声门暴露不清时强力插管可损伤声带而引起声音嘶哑，较严重者可引起杓状软骨或下颌关节脱臼。

2．呼吸道梗阻

（1）气管导管位置不当：盲探插管或声门暴露不清时，可能把气管导管插入食管内。可通过观察胸部活动或是否有上腹部膨胀，并以听诊器行肺部听诊，诊断明确应立即重新插管。导管插入过深进入一侧主支气管可造成对侧通气障碍，若未及时发现处理，亦可造成严重缺氧和二氧化碳蓄积的不良后果。

（2）导管阻塞：导管过细，气管导管内有分泌物硬痂积存或异物，均可导致严重呼吸道梗阻。导管过软，病人体位不当可使气管导管发生扭曲或扭折。气管套囊壁厚薄不均时，如充气过多，在薄弱处套囊可因过度膨胀而阻塞导管。

（3）导管受压：颈部包块、胸腔内肿瘤均可压迫气管使之移位变形，气管内插管后若导管末端仍在气管变形部位以上，可能因气管壁阻塞导管开口致呼吸道梗阻。

（4）导管滑脱：牙垫固定不牢而滑出口外，病人咬住导管造成梗阻；导管插入过浅，在头部过度前屈或翻身改变体位时导管可以滑出；麻醉器械衔接管过重，病人体位不当时，因重力作用可使导管滑脱。遇有导管滑脱应立即重新插管。

3．神经反射并发症

（1）插管时可因刺激会厌、舌根、喉部、气管及气管隆突而引起迷走神经兴奋性增强，可导致心动过缓、房室传导阻滞，甚者可致心跳停止。

（2）气管插管困难时可引起喉痉挛，若导管插入过深刺激隆突可引起反射性支气管痉挛。

（3）拔管刺激亦可引起心律失常或循环骤停，若术中应用过副交感神经兴奋药更易发生此种反射；浅麻醉下拔管容易引起屏气或喉痉挛。

4．缺氧和二氧化碳蓄积

静脉快速诱导时，自主呼吸消失，若插管操作不熟练，插管困难或误入食管未能及时发现可致缺氧，严重时可造成死亡。插管期间引起气管导管阻塞的任何因素都会造成病人缺氧和二氧化碳蓄积。拔管后喉部自卫反射尚未建立，这一阶段容易出现窒息和误吸意外，尤其是虚弱、出血和胃肠道梗阻病人，可能出现缺氧和二氧化碳蓄积，应切实加强监护。

（张济东）

第五章 体液与营养代谢

第一节 体液代谢与酸碱平衡

外科重危病人时常伴有不同类型、不同程度的水、电解质或酸碱平衡失调，且有其特殊性。在临床诊治过程中，对各种失调的正确判断和积极有效处理直接关系到病人的安危。因此，重视体液平衡的监控和调整十分重要。

人体内的液体称为体液（body water），是由水和溶解在水中的电解质和有机物质组成。机体在神经－内分泌的调节下保持着体液的含量、分布和组成等方面的动态平衡，以维持细胞内环境的稳定（homeostasis）。这是机体物质代谢、各器官功能正常进行的基础和维持生命的必要条件。许多外科疾病、创伤或手术均可导致体液平衡失调，应充分理解和掌握这些有关的基本问题。

一、体液的含量和分布

体液含量因性别、年龄、胖瘦不同而有差异。肌肉组织含水量较多（75%～80%），而脂肪组织含水量较少（10%～30%）。通常成年男性体脂量少于女性而含水量较女性为多（成年男性体液总量占体重的60%，女性为55%，两者均有±15%的变化幅度），年龄越小含水量越多（新生儿为80%，婴儿约占70%，12岁时约占65%，14岁以后其体液量所占比例即与成人相仿），这与体内脂肪含量有关。

体液包括细胞内液和细胞外液两大部分。细胞内液（intracellular fluid，ICF）绝大部分存在于骨骼肌中，男性约占体重的40%，女性的肌肉不如男性发达，故女性的细胞内液约为体重的35%。细胞外液（extracellular fluid，ECF）则男、女性均占体重的20%。细胞外液又分为血浆及组织间液两部分，其中血浆占体重的5%，组织间液占体重的15%，以上各部分液体比例相对恒定，它们之间又不断地进行交流，保持着动态平衡，对维持机体水和电解质平衡起着重要作用，故又称“功能性细胞外液”。另有一小部分组织间液存在于颅腔、胸腔、腹腔、眼球、关节腔及消化道中的“第三间隙”，占体重的1%～2%（占组织间液的10%左右），仅有缓慢地交换和取得平衡的能力，对体液平衡的作用甚小，故称为“无功能性细胞外液”。胃肠消化液虽属无功能性细胞外液，但其变化仍会导致机体水、电解质及酸碱平衡的明显失调，这种病理变化在外科常见。水的生理功能有：①调节体温；②作为溶剂（维持体内物理、化学环境的稳定状态）；③运输作用（运送养分到细胞中并将其中的代谢产物带走）；④润滑作用。

二、水的平衡

正常成人 24 小时水的出入量 2000～2500ml。入水量包括饮水 1000～1500ml，食物含水 700ml，内生水 300ml；出水量包括呼吸带出水 350ml，皮肤蒸发 500ml，尿液 1000～1500ml，粪带出水 150ml。出现异常情况时，失水量可有很大变化，熟知这些变化有助于预防体液平衡紊乱的发生。

1. 无形失水

即皮肤与呼吸蒸发的水分，每天达 850ml。即使在高度缺水或静息状态下，也必然有这么多水分丢失。在估计病人的液体消耗量时，不可忘记无形失水。在异常情况下，失水量更多。

2. 尿

肾脏是调节水排出的主要器官，肾脏每日排泄体内固体代谢产物 30～40g，每溶解 1g 溶质需 15ml 水分，故正常成人每日尿量 800～1300ml（平均比重 1.012）；即使肾脏发挥最大浓缩功能，每日尿量至少需要有 500～600ml（比重 1.030），否则就有代谢产物积聚的危险。尿比重高则肾脏负担重；尿比重低则肾脏负担轻。

3. 粪

消化道每天分泌消化液共约 8200ml，其中含有大量水分和电解质。这些消化液在完成消化的过程中，绝大部分在空、回肠和近端结肠被重吸收，仅有 150ml 左右的水分从粪便排出。消化道的正常分泌、吸收功能和结构完整是维持体液平衡的重要因素。呕吐、胃肠减压吸引、肠瘘和腹泻均会丧失消化液。呕吐丧失 Cl^- 过多，可产生低氯性碱中毒；而腹泻或胆瘘、胰瘘丧失 HCO_3^- 过多又会产生代谢性酸中毒。所以大量消化液的丧失常导致水、电解质及酸碱平衡失调。若因某种原因如肠管病变发生梗阻，影响重吸收而致大量消化液停留在肠腔中，无异于被隔离于循环之外，可引起有效循环血量下降。在病理情况下，体液从血管内转移到组织间隙或体腔，引起水分在局部大量潴留，如腹水、烧烫伤及软组织损伤时的局部水肿、肠梗阻时肠腔大量积液等，称为第三间隙异常（积液）。由于机体不能利用这部分“扣押液”，故可导致血容量减少。第三间隙的变化可分为两期，第一期是液体渗出，应注意继发性血容量减少；第二期是液体回收，要防止因大量补液而造成体液容量过多。

4. 内生水

是新陈代谢过程中物质氧化到最终生成的水，故亦称代谢水。人体每日可产生内生水约 300ml。平常由于数量不多，故对整体影响不大。但如发生急性肾功能衰竭，需要严格限制入水量时，就必须估计进去。

5. 细胞内、外液的平衡

主要受到晶体渗透压的影响，通过半透膜不断交流。细胞内 K^+ 因其浓度差的存在常有向外渗出的趋势。这样就形成一个电位差，沿细胞外缘呈阳离子排列，内缘呈阴离子排列，就抗拒了 Cl^- 渗入，即细胞膜的离子交换仅限于阳离子，“Na^+-K^+泵”机制是把因浓度差不断渗入的 Na^+ 排出细胞外，而把渗出的 K^+ 拉回细胞内，水随着离子有规律地进进出出，保持着细胞内、外液成分的稳定。

6．血管内、外液的平衡

主要是指胶体渗透压和毛细血管内静水压的平衡。毛细血管内血浆蛋白产生的胶体渗透压为3.3kPa，明显高于间质液的胶体渗透压（0.66kPa）。毛细血管动脉侧的静水压为6kPa，高于胶体渗透压差，水就通过毛细血管壁流向细胞间隙；在毛细血管静脉侧，胶体渗透压差不变而静水压降至2kPa，水即从组织间隙进入毛细血管内。这种关于液体的不断流动并保持平衡的理论又称为Starlimg平衡学说。

水的平衡规律一般是“多进多排，少进少排，不进也排”。如果停止进水，机体仍继续从肺、皮肤和肾排出水，因此若禁食数日又未补液，将可导致严重缺水。

三、电解质含量和代谢

体液的主要阳离子有Na^+、K^+、Ca^{2+}、Mg^{2+}，阴离子有Cl^-、HCO_3^-、HPO_4^{2-}和蛋白质。它们的正、负总电荷数相等而保持电中性，其半透膜两侧分子数亦基本相等，故渗透压基本相等，一般为290～310mmol/L。

电解质在细胞内液和细胞外液中的分布差异很大：①细胞内液中的阳离子以K^+为主，阴离子有蛋白质、磷酸根等；细胞外液中的阳离子以Na^+为主，阴离子有Cl^-和HCO_3^-等。这是因为细胞膜上“钠泵”的作用，使细胞储钾排钠而造成的（这是一个耗能的过程）。②细胞内液电解质总量大于组织间液及血浆，因细胞内液中蛋白质2价离子渗透压较低，故细胞内、外渗透压仍然相等。③在细胞外液中，组织间液和血浆中的电解质组成与浓度基本相同，但血浆中蛋白质浓度远远高于组织间液，这对维持血容量与两者间水分交流有重要作用。由于电解质能自由出入毛细血管壁，所以只要检验血浆中的电解质成分，就可反映整个细胞外液的电解质情况（表5－1）。

表5－1　细胞内、外液中主要电解质的含量（mmol/L，mEq/L＊）

		细胞外液		细胞内液	
阳离子	Na^+	142	(142)	15	(15)
	K^+	5	(5)	150	(150)
	Ca^{2+}	2.5	(5)	1	(2)
	Mg^{2+}	1	(2)	13.5	(27)
	阳离子总量	150.5mmol/L	155mEq/L	179.5mmol/L	194mEq/L
阴离子	Cl^-	103	(103)	1	1
	HCO_3^-	27	(27)	10	10
	HPO_4^{2-}	1	(2)	50	100
	SO_4^{2-}	0.5	(1)	10	20
	有机酸	66	—	—	
	蛋白质	16	(16)	63	63
	阴离子总量	153.5mmol/L	155mEq/L	134mmol/L	194mEq/L

＊为体现阴阳离子等电，本表以mEq/L为单位，若以mmol/L为单位，则阴阳离子颗粒数不相等

这些电解质具有很重要的生理功能：①维持体液的晶体渗透压、水分恒定和酸碱平衡；②维持神经、肌肉、心肌细胞的静息电位，并参与其动作电位的形成，其中K^+、Na^+、Ca^{2+}都分别起着重要作用；③参与新陈代谢，是一系列酶的激活剂或辅助因子；④构成组织的成分，Ca^{2+}、Mg^{2+}是骨骼和牙齿的组成成分。

氯离子（Cl^-）和碳酸氢根（HCO_3^-）均是细胞外液中的主要阴离子，与钠离子共同维持其晶体渗透压、稳定含水量。为了保持血中阴离子总量的相对恒定，HCO_3^-常对Cl^-的增减起代偿作用，即Cl^-减少时HCO_3^-则代偿性增加。HCO_3^-为体内的“碱储备”，故其增减可影响酸碱平衡。如剧烈呕吐时可因Cl^-大量丢失，HCO_3^-代偿性增加而引起低氯性碱中毒；如连续输入大量等渗盐水，因Cl^-增加过多而HCO_3^-减少，可引起高氯性酸中毒。正常血浆Cl^-浓度为103mmol/L，血浆HCO_3^-浓度为27mmol/L。通常以二氧化碳结合力（CO_2CP）来表示，CO_2CP是指血浆HCO_3^-中的CO_2含量，正常范围为23～31mmol/L（50～70vol%）。

四、体液平衡的调节

体液和渗透压的稳定是由神经－内分泌系统调节的。体液的正常渗透压通过下丘脑－垂体后叶－抗利尿激素系统来恢复和维持，血容量的恢复和维持则是通过肾素－醛固酮系统调节。此两系统共同作用于肾，调节水与电解质的吸收及排泄，以达到维持体液平衡之目的。血容量与渗透压相比，前者对机体更为重要，当血容量锐减又兼有血浆渗透压降低时，前者对抗利尿激素分泌的促进作用大大强于低渗透压对抗利尿激素分泌的抑制作用，机体才得以优先保持和恢复血容量，保证重要器官的灌流和氧供，维护生命安全。在临床上，常以观察尿量来估计缺水程度，借尿量与比重的关系来了解肾脏的功能。

1．渴感作用

机体缺水时，细胞外液的渗透压增高，可使下丘脑视上核侧面口渴中枢的神经细胞脱水而引起口渴感；此外，有效循环血量的减少和血管紧张素的增多也可引起渴感。饮水后血浆渗透压回降，渴感即消失。

2．抗利尿激素（antidiuretic hormone，ADH）

ADH产生于下丘脑视上核，储存于神经垂体后叶内，ADH可提高肾远曲小管、集合管对水分的重吸收，使尿量减少，而对电解质影响甚小，即保水以维持正常渗透压。当体液晶体渗透压升高和循环血量减少时，刺激其分泌增加，血浆渗透压可因肾重吸收水分增多而有所下降；反之，血浆渗透压降低时，ADH释放减少，肾排水增多，使血浆渗透压回升。此外，动脉血压升高通过刺激颈动脉窦压力感受器而反射性地抑制ADH的释放；强烈刺激、情绪紧张和麻醉剂等可使ADH释放增多；血管紧张素Ⅱ增多也可刺激ADH的分泌。

3．醛固酮（aldosterone）

主要作用于肾远曲小管、集合管，促进它们对Na^+的主动重吸收，同时通过Na^+-K^+和Na^+-H^+交换促进K^+和H^+的排泌，具储钠（水）排钾之功。随着Na^+主动重吸收增加，水的重吸收也增多，从而使血容量增加。其分泌主要受有效循环血量增减的影响，受肾素－血管紧张素和血浆Na^+、K^+浓度的调节。当血容量减少时，血管内压力下降，由此导致入球小动脉管壁的压力感受器受刺激；肾小球滤过率下降，流经肾曲小管的 Na^+ 减少，刺激了位于致密斑的钠感受器，以及交感神经的兴奋均使肾小球旁的细胞增加肾素的分泌。肾素是一种蛋白水解酶，能催化血浆中的血管紧张素原转变为血管紧张素Ⅰ，后者在转换酶的作用下转变为活性较强的血管紧张素Ⅱ，引起小动脉收缩和刺激肾上腺皮质球状带，增加醛固酮的分泌。反之，当血容量增多时，肾素－血管紧张素－醛固酮系统则受到抑制。

4．心房利钠多肽（atrial natriuretic polypoptide，ANP）

存在于哺乳动物包括人的心房肌细胞的细胞浆中，其释放与血容量的增减及对右心房的压力有关。当血容量增加、右心房压力增大时，心房肌释放 ANP，提高了血内水平，抑制肾髓质集合管对 Na^+ 的重吸收，或改变肾内血流分布，增加肾小球滤过率而发挥强大的利钠利尿作用，以减少血容量。反之，如摄入钠、水不足，则 ANP 释放减少。ANP 可拮抗肾素－醛固酮的作用。ANP 还能显著减轻失水或失血后血浆中 ADH 水平增高的程度。

5．利钠激素（natriuretic hormone）

在用犬做的实验中观察到，当细胞外液容量增加时，血浆中出现一种抑制肾小管重吸收 Na^+、性质未明的物质，称为“利钠激素”或“第三因子”。它能使尿内 Na^+ 的排出增多，也使水的排出增加，从而减少细胞外液量，重新达到平衡。

6．甲状旁腺素（parathyroid hormone，PTH）

是甲状旁腺分泌的激素，它能促进远球小管对磷酸盐的重吸收，抑制近球小管对 Na^+、K^+ 和 HCO_3^- 的重吸收，甲状旁腺素还能促进肾小管对 Mg^{2+} 的重吸收。甲状旁腺素的分泌主要受血浆 Ca^{2+} 浓度的调节，Ca^{2+} 浓度下降可使甲状旁腺素的分泌增加；反之则分泌减少。

五、酸碱平衡的维持

体液环境适宜的酸碱度是机体进行正常生理活动和代谢过程的需要。通常人体的体液保持着一定的 H^+ 浓度，正常人体动脉血 pH 值维持在 7.35～7.45 之间，这一 pH 值最适合细胞代谢和整个机体的生存。尽管机体代谢过程中不断生成和摄取酸性或碱性物质，但血液的 pH 值不致发生显著变化，有赖于体内血液缓冲系统、肺的呼吸、肾的排泄和组织细胞的缓冲池作用对酸碱平衡的调节，稳定着机体内环境。

血液缓冲系统最重要的是碳酸氢盐－碳酸（$B·HCO_3/H_2CO_3$）。碳酸氢盐（$B·HCO_3$）在细胞内为 $KHCO_3$，在血浆中为 $NaHCO_3$。正常静脉血中 HCO_3^- 含量平均值为 24mmol/L，H_2CO_3 为 1.2mmol/L，两者比值维持在 $HCO_3^-/H_2CO_3 = 24/1.2 = 20:1$，此值是决定血液 pH 值的重要因素。即使 HCO_3^- 和 H_2CO_3 的绝对值有高低变化，血浆的 pH 值仍然能保持为 7.40。从酸碱平衡的角度来看，肺对酸碱平衡的调节作用主要是通过呼吸将碳酸的分解产物 CO_2 排出，可使 $PaCO_2$ 下降，即调节了血中的 H_2CO_3。如果机体的呼吸功能失常，本身就可引起酸碱平衡紊乱，也会影响其对酸碱平衡紊乱的代偿能力。肾脏在酸碱平衡的调节中起到最重要的作用，肾脏通过改变排出固定酸和保留碱性物质的量来维持正常血浆 pH 值不变。肾脏调节酸碱平衡的机制是：肾小管细胞中的碳酸酰酶能催化 CO_2 和 H_2O 化合为 H_2CO_3；H_2CO_3 离解为 H^+ 和 HCO_3^-，并将 H^+ 排出体外；Na^+ － H^+ 交换，排 H^+；重吸收 HCO_3^-；分泌 NH_3

与 H^+ 结合为铵离子（NH_4^+）排出，使排 H^+ 作用更为加强，尿酸化，排 H^+。总之，肾脏具有强大的排酸能力。如果肾功能有异常，则不仅会影响其对酸碱平衡的正常调节，而且其本身也可引起酸碱平衡紊乱。机体组织细胞也是酸碱平衡的缓冲池。在酸、碱中毒时，H^+ 向细胞内、外的转移也有利于酸碱平衡。由于全身细胞总量很大，故有相当程度的缓冲作用。但要保持体液中离子平衡，H^+ 进出细胞时必然会引起其他离子相应转移。

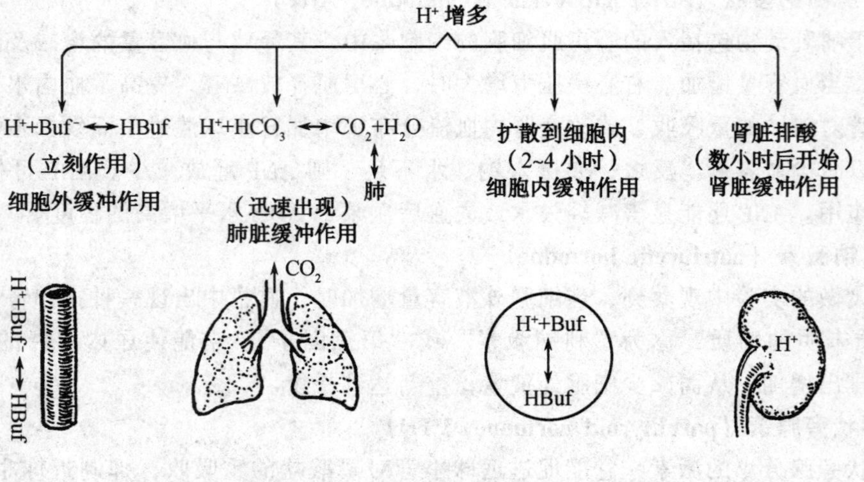

图 5-1　机体调节酸中毒或 H^+ 增多时的四种方式（Buf^- 为缓冲碱）

以上四方面的调节因素共同维持体内的酸碱平衡，但在强度和作用时间上有差异。血液缓冲系统反应迅速且作用最强，但持续时间不长；肺的调节作用到 30 分钟后达最高峰，但仅对 CO_2 有调节作用；细胞的缓冲作用虽强，约于 3～4 小时后发挥作用，但常会导致钾的分布异常；肾脏的调节作用比较缓慢，常在数小时之后起作用，但维持时间较长，特别是对保留 HCO_3^- 和排出固定酸具有重要作用。

六、水、电解质及酸碱平衡在外科的重要性

在日常外科临床的诊疗过程中都会遇到不同性质、不同程度的水、电解质及酸碱平衡失调的问题。随时需要我们能作出正确的判断和及时处理。尤其是急、重病症，如严重创伤、大面积烧伤、消化道瘘、肠梗阻或严重腹膜炎，都可直接导致脱水、血容量减少、低钾血症及酸中毒等严重内环境紊乱现象。及时识别和积极纠正这些异常是治疗该类疾病的首要任务之一，因为任何一种水、电解质及酸碱平衡失调均可导致患者死亡。从外科手术角度来说，病人内环境相对稳定是手术成功的基本保证。体液平衡失调的患者手术危险性增加的几率是明显的。即使是手术很成功，但若忽视了术后对机体内环境的维持，终会导致治疗失败。因此，术前如何纠正已存在的水、电解质及酸碱平衡失调，术中和术后又怎样维持体液的平衡状态，是外科医师必须娴熟掌握的基本功。

临床上发生水、电解质及酸碱平衡失调的表现形式是多种多样的，可以只发生单一的异常，如低钾血症。但最常见的是同时存在多种异常现象，例如既有水、电解质紊乱，又有酸碱平衡失调。这时就要全面纠正，不要疏漏。此外，外科病人伴有内科疾病是很常见的，如

合并糖尿病、肝硬化或心功能不全等，这更会增加治疗的复杂性。

第二节　体液代谢的失调

体内水、电解质因疾病、创伤等因素的影响而发生改变，一旦这些变化超过机体的代偿调节能力，便会产生体液平衡失调。体液平衡失调可分为三类。①容量失调：为细胞外液中等渗性体液的减少或增加（无渗透压改变）。其中分布性变化是容量失调的表现另一特殊类型，即细胞外液在体内被“扣押”于无功能间隙，引起功能细胞间隙的缩减。②浓度失调：指细胞外液中水的减少或增加，导致渗透微粒的浓度即渗透压发生变化。由于 Na^+ 占细胞外液渗透微粒的90%，故浓度失调就表现为低钠血症或高钠血症。③成分失调：细胞外液中的其他离子浓度改变虽有各自的病理生理影响，但不致引起渗透活性颗粒总数的显著变化，对细胞外液渗透压影响不明显。如低钾血症或高钾血症，低钙血症或高钙血症，低镁血症或高镁血症，酸中毒或碱中毒等。

一、水和钠的代谢紊乱

正常人的血清钠浓度约为136～145mmol/L。成人一般每天摄入5～10g氯化钠，日需要量4～5g，多余的从尿中排出。细胞外液中钠是最主要的电解质，其平衡规律是“多进多排，少进少排，不进不排”。由于水和钠的关系非常密切，故细胞外液缺水时必然和失钠同时存在。引起水和钠异常的原因不同，缺水和失钠的程度也不同。这些不同缺失的形式所引起的病理生理变化及临床表现也就不同。根据它们在细胞外液中缺失的比例，临床将其分为等渗、高渗和低渗性缺水三种类型。

1．等渗性缺水

等渗性缺水（isotonic dehydration）又称急性缺水或混合性缺水，是外科临床中最常见的类型。即血钠浓度正常的细胞外液容量减少。其特征是：水和钠按其在血液中的正常比例丢失，无钠盐及渗透压的明显改变。以细胞外液（包括循环血量）迅速减少为突出表现。

【病因】

（1）消化液的急性丢失。如大量呕吐、腹泻、肠瘘等。

（2）体液在所谓“第三间隙”中“扣押”。如肠梗阻、急性弥漫性腹膜炎、腹膜后感染等大量体液聚积于肠腔、腹腔或软组织间隙。

（3）大面积烧伤早期大量渗液。

【病理生理】

因体液水、钠等渗地急剧丧失，主要是损失血浆区和组织间液区的液体。造成细胞外液（包括循环血量）迅速减少，肾脏血流量减少，肾入球小动脉壁的压力感受器受到管内压力下降的刺激，引起肾素－醛固酮系统兴奋，醛固酮分泌增加，导致肾远曲小管对钠的重吸收增加，伴随对水的重吸收（少尿），使细胞外液代偿性地回升。因血浆渗透压变化不大，初期细胞内液容量变化不大；但当细胞外液大量丢失时，细胞内液逐渐转移到细胞外，以维持血容量，乃至引起细胞内缺水；同时，细胞外液容量明显减少可引起血压下降、休克乃至急性肾功能衰竭。

【临床表现】

根据缺水缺钠的程度，将等渗性缺水分为三度。

(1) 轻度：缺水症状为口渴、少尿；缺钠症状有厌食、恶心、软弱无力。体液丧失量约占体重的2%~4%。

(2) 中度：当体液大量迅速丧失达体重的5%（相当于细胞外液的25%）时，可出现血容量不足，表现脉搏细快，肢端湿冷，“三陷一低”即眼窝下陷、浅表静脉瘪陷、皮肤干陷（弹性差）、血压下降或不稳。

(3) 重度：体液继续丢失达体重的6%~7%（相当于细胞外液的30%~35%）时，即可出现休克。常伴有代谢性酸中毒。若患者主要丢失胃液，大量地丢失 H^+ 和 Cl^- 则可伴发低氯低钾性碱中毒（表5-2）。

表5-2　液体丧失量与休克程度的关系

细胞外液丧失量（占体重%）	休克程度	脉搏（次/分）	收缩压（mmHg）	脉压差（mmHg）	相当于丧失细胞外液（%）
<4%	轻度	<100	正常或稍高	轻微缩小	<20%
4%~6%	中度	100~120	70~90	中等缩小	20%~30%
>6%	重度	>120	0~70	明显缩小	>30%

【实验室检查】

(1) 血常规检查红细胞计数、血红蛋白及红细胞比容增高，提示血液浓缩。

(2) 尿液检查尿钠减少或正常，尿比重升高。

(3) 血清 Na^+、Cl^- 及血浆渗透压在正常范围。

(4) 测定二氧化碳结合力、血气分析可区别有无代谢性酸中毒或碱中毒。

【治疗】

(1) 积极治疗原发病，以减少水和钠的继续丧失。

(2) 补液补钠

①按临床表现估计：例如体重60kg，有脉搏细速、血压下降等症状，表示细胞外液丧失量占体重的5%，则补液量为3000ml等渗盐水或平衡液。

②按红细胞比容计算：补等渗盐水量（L）=红细胞比容上升值/红细胞比容正常值×体重（kg）×0.25（细胞外液占体重的20%）

③补液补钠方法：一般临床上先补给计算量的1/2~2/3，再加上每日NaCl需要量4.5g及水2000ml。

(3) 注意事项

①生理盐水中含 Cl^- 量为154mmol/L，明显高于血 Cl^- 含量103mmol/L，正常情况下可通过肾脏保 HCO_3^- 排 Cl^- 来调节。但在重度脱水和休克时，肾血流量减少，以致排氯减少，大

量输入盐水有导致高氯性酸中毒的危险，因此输液量大时宜选用平衡液。目前常用的有：a. 乳酸钠平衡液：1.86%乳酸钠1份、林格氏液2份（肝功能不全时不用此配方）。b. 碳酸氢钠平衡液：1.25%碳酸氢钠1份、生理盐水2份（临床亦有用林格氏液者）。平衡液的优点为：为等渗液，其电解质浓度与细胞外液接近；能降低血液黏稠度，改善微循环灌流；可纠正低血钠和酸中毒；扩充血容量可代替部分输血，对一般失血量为血容量10%～15%的病人全部可用平衡液来补偿。一般每失血100ml用平衡液300ml。

②尿量达40ml/h应予补钾。

③对已有周围循环衰竭者，除快速补充等渗盐水或平衡液外，还需补充胶体溶液。

2. 高渗性缺水

高渗性缺水（hypertonic dyhydration）又称原发性缺水。即为伴有细胞外液减少的高钠血症。其特征为：水钠同时损失，但失水多于失钠；细胞外液减少且渗透压升高，细胞内液缺水程度超过细胞外缺水。临床以口渴为特征性表现。

【病因】

（1）水摄入不足：主要见于口腔、咽、食管疾患伴吞咽困难、昏迷及其他危重病人给水不足者。

（2）水分丢失过多：高热或高温环境大量出汗或烧伤暴露疗法均可从汗液丢失大量水分。

（3）鼻饲要素饮食、静脉高营养：不恰当地输入过多高渗溶液。

【病理生理】

高渗性缺水的基本病理生理改变是细胞外液呈高渗状态，导致：

（1）下丘脑口渴中枢受刺激，患者出现口渴感。

（2）刺激下丘脑垂体后叶分泌和释放抗利尿激素，使肾小管对水的重吸收增加，尿量减少且比重增加。

（3）细胞内液中的水分转移至细胞外，造成细胞内缺水程度超过细胞外缺水，脑细胞脱水可引起脑功能障碍。

（4）因脱水脑体积显著缩小，颅骨与脑皮质之间的血管张力增大而导致静脉破裂，出现局部脑内出血和蛛网膜下腔出血。

【临床表现】

根据失水程度，将高渗性缺水分为三度：

（1）轻度缺水：失水量占体重的2%～4%。除口渴外无其他症状。

（2）中度缺水：失水量占体重的4%～6%。极度口渴，乏力，眼窝明显凹陷，唇舌干燥，皮肤弹性差，心率加速，尿少，尿比重增高。

（3）重度缺水：失水量占体重的6%以上。除有上述症状外，可出现烦躁、谵妄、昏迷等脑功能障碍症状、血压下降乃至休克、少尿乃至无尿、氮质血症等。

【实验室检查】

（1）血常规：红细胞计数、血红蛋白、红细胞比容轻度增高。

（2）尿比重升高（>1.025）。

（3）血钠 > 150mmol/L，血浆渗透压 > 320mmol/L。

【治疗】

（1）积极治疗原发病，尽早解除缺水或失液的原因。

（2）补液量根据失水程度，可按体重百分比的丧失量来估计，成人每丧失体重的1%补液400~500ml；

也可根据血钠浓度计算。

补液量（ml）=［血钠测定值（mmol/L）-142］×体重（kg）×4（女性为3，儿童为5）

（3）注意事项：①轻度失水者，口服补液；若病人不能口服或中、重度缺水者，宜静脉补液。②初期补充5%葡萄糖溶液或0.45%氯化钠溶液，待血钠、尿比重降低后，可补充5%葡萄糖生理盐水，补液速度原则上先快后慢，第1日补给计算量的1/2或1/3，其余量第2日补完，同时应加上每日生理需要及额外丢失量。③高渗性缺水者也缺钠，只因缺水更多才致缺钠浓度升高。所以，纠正缺水时宜适当补钠，防止纠正了缺水反而出现低钠血症。④若同时有缺钾需纠正时，应在尿量超过40ml/h后方可补钾。⑤经过补液治疗酸中毒仍未纠正时，可补给碳酸氢钠溶液。

3．低渗性缺水

低渗性缺水（hypotonic dehyration）又称慢性缺水或继发性缺水。即为伴有细胞外液减少的低钠血症。其特征为：水、钠同时丧失，但失钠多于失水。主要为细胞外液减少。

【病因】

（1）胃肠道消化液长期丧失，如反复呕吐、腹泻、胆胰瘘、胃肠道长期吸引或慢性肠梗阻，钠随消化液大量丧失，补液不足或仅补充水分。

（2）大创面慢性渗液。

（3）大量应用排钠性利尿剂（如噻嗪类、利尿酸等）时，未注意补给适量钠盐。

（4）急性肾功能衰竭多尿期、失盐性肾炎、肾小管性酸中毒、Addison病等导致肾脏排钠增多，又补充了水分。

【病理生理】

低渗性缺水的基本病理生理改变是细胞外液呈低渗状态，导致：

（1）抗利尿激素分泌和释放减少，尿量增加，一方面使细胞外液的低渗状态得到一定程度的恢复；另一方面使细胞外液容量减少，组织间液缺少程度大于血浆缺少程度。

（2）若细胞外液低渗状态得不到纠正，则细胞外液向细胞内转移，使细胞外液容量进一步减少。当细胞外液减少到一定程度时可导致循环血量减少，患者易出现休克（低钠性休克）。

（3）血容量减少刺激容量感受器，抗利尿激素分泌增加，使肾小管对水的重吸收增多，此时由多尿转为少尿；同时肾素-醛固酮系统被激活，使肾小管对钠重吸收增加，并伴有氯和水重吸收增加，故尿中钠、氯含量减少，以至缺如。

【临床表现】

根据缺钠程度，临床上可把低渗性缺水分为三度：

（1）轻度缺钠：每千克体重缺钠相当于氯化钠0.5g，血清钠 < 135mmol/L。患者感乏力、

头昏、手足麻木，但无口渴感，尿量正常或稍多，尿中钠、氯减少，尿比重低。

(2) 中度缺钠：每千克体重缺钠相当于氯化钠0.5~0.75g，血钠<130mmol/L，病人除上述症状外，尚有厌食、恶心、呕吐，脉搏细速，血压不稳定或下降，脉压变小，浅静脉萎陷，视力模糊，站立性晕倒。尿少，尿中几乎不含钠和氯。

(3) 重度缺钠：每千克体重缺钠相当于氯化钠0.75~1.25g，血钠<120mmol/L。除有上述中度缺钠症状外，还有肌痉挛性抽痛、腱反射减弱或消失，病人神志不清、木僵乃至昏迷。常伴有严重休克、少尿或无尿，尿素氮升高。

【实验室检查】

(1) 红细胞计数、血红蛋白、红细胞压积明显增高。

(2) 尿 Na^+、Cl^- 明显减少乃至缺如，尿比重<1.010。

(3) 血钠<135mmol/L，血浆渗透压<280mmol/L，血非蛋白氮、血尿素氮可增高。

【治疗】

(1) 积极处理致病原因。

(2) 补液量估算方法

①按临床缺钠程度计算：例如体重60kg病人有中度缺钠，估计每千克体重丧失氯化钠0.5g，则宜补氯化钠30g。

②按血钠浓度计算：补钠（NaCl）量（g）=［142－血钠测定值（mmol/L）］÷17×体重（kg）×0.6（女性为0.5），按钠盐1g=17mmol Na^+ 计算氯化钠的量。

(3) 补液补钠的方法

一般临床上先补给计算量的一半，再加上每日氯化钠需要量4.5g，其余一半的钠可在次日补给。

轻度和中度缺钠者可选用等渗盐水或5%葡萄糖生理盐水。例如缺钠30g，先补一半15g，再加生理需要量4.5g，当日共需补给氯化钠19.5g，则可用5%葡萄糖盐水2000ml补充。

重度缺钠者已出现休克时，应快速补充晶体溶液和胶体溶液，补充血容量，改善血循环，提高血压（晶体液用量为胶体液的2~3倍）。接着静脉给予高渗（5%）氯化钠溶液200~300ml，尽快纠正血钠过低，以提高血浆渗透压；然后根据计算所得的补钠量再给予调整，结合病情决定是否需要继续补充高渗盐水或改用等渗盐水。

(4) 注意事项

①补液时应加上每日生理需要量2000ml。

②缺钠伴有酸中毒时，宜在补充血容量和钠盐的基础上予以纠正。

③缺钠常常伴有缺钾，在尿量达40ml/h后，应予补充钾盐。

4. 水中毒

水中毒（water intoxication）又称水过多或稀释性低钠。系指在病理和（或）人为治疗因素的作用下，水的总摄入量超过总排出量，以致水在体内潴留，循环血容量增多及细胞内水过多。

【病因病理】

通常只有在抗利尿激素（ADH）过多、肾功能不全或肾上腺皮质功能减退等使水分排出受阻的情况下，摄水过多或补液过量时，才会发生水过多。在外科也可发生在心、肾、肝功能正常，膀胱低张液（蒸馏水）灌洗的患者；尤其年龄较小的儿童可因输液过多、过快，大量清水洗胃或灌肠导致水中毒。

由于水在体内潴留，细胞外液量增大，浓度被稀释而呈低渗状态，水分子向相对高渗的细胞内转移，结果是细胞内、外液均增多，渗透压降低。细胞外液量增大则抑制醛固酮的分泌，使远曲小管对 Na^+ 的重吸收减少，经尿排钠增多，导致血钠浓度更低。细胞内水分增多，细胞内水肿，甚至细胞膜破裂，细胞内外代谢失常，严重威胁生命。

【临床表现】

可分为两类。

(1) 急性水中毒：起病急。由于脑水肿和颅内压增高，故神经症状出现最早且突出，如头痛、呕吐、失语、精神失常、定向障碍、嗜睡、抽搐、惊厥、谵妄、昏迷等；严重时可因脑疝形成而致呼吸、心跳停止。

(2) 慢性水中毒：可有软弱无力、恶心、嗜睡等症状，但往往被原发疾病的症状所掩盖；另外因细胞外液量增加，可出现多尿、水肿、气急、心悸、血压升高、体重增加，严重时可发生急性左心衰竭、肺水肿。一般无凹陷性水肿。

【实验室检查】

(1) 血液检查：红细胞计数、血红蛋白和红细胞压积、平均血红蛋白浓度（MCHC）降低，红细胞平均容积（MCV）增加。

(2) 尿液检查：尿比重低，尿钠增多。

(3) 血浆渗透压：血 Na^+ 明显降低，血 K^+、血 Cl^- 亦降低。

【治疗】

(1) 预防重于治疗。对有导致水过多病理因素者，应严格控制入水量，并积极治疗原发病。

(2) 立即停止水的摄入。

(3) 应用速效利尿剂：宜选用袢利尿剂如速尿，有肾功能不全者可加大剂量。渗透性利尿剂 20% 甘露醇溶液或 25% 山梨醇溶液 250ml 静脉快速滴注。

(4) 纠正细胞内、外液的低渗状态：常用 5% 氯化钠溶液，一般剂量为 5～10ml/kg，先给予 100ml，于 1 小时内缓慢静脉滴注。以后根据病情再决定继续用量。

(5) 处理并发症：合并脑水肿者除上述处理外，惊厥者可予 10% 葡萄糖酸钙溶液 10～20ml，缓慢静脉推注。低钾者酌情补钾。

(6) 透析治疗：适用于病情急而严重的患者。

此外，为抑制 ADH 分泌或 ADH 对肾小管的作用，可用无水酒精 20～50ml 加入 5% 葡萄糖溶液中静滴；或用去甲金霉素 0.9～1.2g/d，分 3 次口服，可造成可逆性肾性尿崩症，促使水分排出。亦可以山梨醇口服导泻，或以中药导泻（峻下逐水）以降低血容量。

二、钾的异常

血清钾正常值为 3.5～5.5mmol/L，98% 的钾存在于细胞内，是细胞内液中的主要阳离子。虽然细胞外液中的钾含量仅占总钾量的2%，但有极为重要的生理作用。钾能增加神经-肌肉的兴奋性；参与维持正常心肌的舒缩；参与细胞的正常代谢如糖原、肌蛋白的合成等；维持细胞内的渗透压和酸碱平衡。钾的来源全靠食物摄入。钾的平衡规律是“多进多排，少进少排，不进也排”。钾的异常有低钾血症和高钾血症，前者在外科常见。

1. 低钾血症

血清钾＜3.5mmol/L为低钾血症（hypokalemia）。

【病因】

（1）钾摄入不足：见于长期禁食而补钾不足或未补钾者。

（2）钾丢失后排出过多：呕吐、腹泻、长期胃肠引流或消化道外瘘失钾；使用排钾性利尿剂、失钾性肾病（急性肾衰多尿期、肾小管酸中毒等）；原发性或继发性醛固酮增多症和皮质醇增多症等尿钾排出过多者。

（3）钾在体内分布异常：全身总钾量未减少，而是血清钾向细胞内转移，见于家族性低钾性周期性麻痹、应用大剂量胰岛素及葡萄糖静脉滴注、急性碱中毒、棉酚中毒等。

【临床表现】

轻度低钾可无任何症状，当血清钾＜3mmol/L时即可出现症状。

（1）神经肌肉症状：表情淡漠，倦怠嗜睡或烦躁不安；四肢肌肉软弱无力，腱反射迟钝或消失，眼睑下垂，后延及躯干和呼吸肌；当血清钾＜2.5mmol/L时，可出现软瘫、呼吸无力、吞咽困难。

（2）消化系统症状：食欲不振，纳差，口苦，恶心，呕吐，腹胀，重则肠麻痹。

（3）循环系统症状：因低钾引起心肌兴奋性，自律性增高，传导性降低。表现为心动过速、心律失常、传导阻滞，严重时出现室颤，停跳于收缩状态。

（4）泌尿系统症状：慢性失钾可影响肾小管功能，对抗利尿激素不敏感，导致肾脏浓缩功能障碍，出现多饮、多尿、夜尿增多，严重时出现蛋白尿和颗粒管型。膀胱收缩无力而排尿困难。

（5）对酸碱平衡的影响：低钾时细胞内 K^+ 移至细胞外，细胞外 H^+ 移入细胞内，细胞内液 H^+ 浓度增加，而细胞外 H^+ 浓度降低，出现细胞内酸中毒和细胞外碱中毒并存。此外，因肾小管上皮细胞内缺钾，故排 K^+ 减少而排 H^+ 增多，出现代谢性碱中毒，同时排出反常性酸性尿。

【实验室检查】

（1）血清钾＜3.5mmol/L。

（2）尿钾＜20mmol/L，多提示胃肠道失钾；尿钾＞20mmol/L，多提示肾脏失钾。

（3）心电图：早期T波低平、双相倒置，继之S-T段下降、Q-T间期延长和U波出现，或T、U波融合（图5-2）。

【治疗】

（1）治疗原发病，以终止和减轻继续失钾。

（2）重在预防，对长期禁食、慢性消耗和体液丧失较多者注意补钾，每日预防性补钾40~50mmol（氯化钾3~4g）。

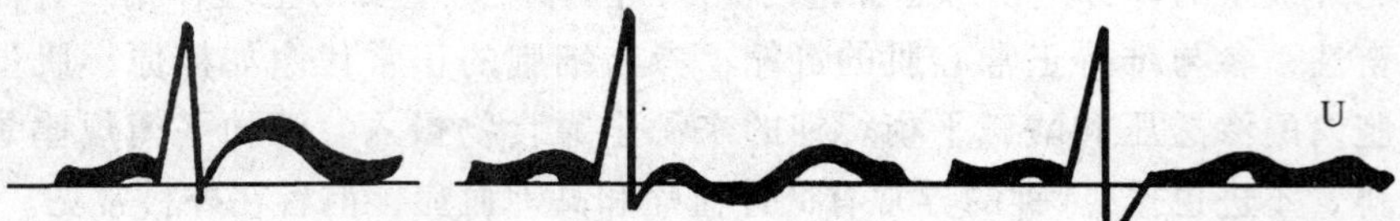

图 5-2 低钾血症的心电图变化

(3) 补钾原则与方法

①尿多补钾：休克、脱水、缺氧、酸中毒、肾功能衰竭等未纠正前，尿量 < 40ml/h，或 24 小时尿量少于 500ml，暂不补钾。

②尽量口服：轻度低钾且能口服者，口服氯化钾每次 1~2g，每日 3 次；或服用氯化钾肠溶片以减少胃部不适。亦可进食含钾食物，如香蕉、榨菜、菠菜、紫菜、海带等。口服者 90% 可被吸收，且最为安全，因为人体对钾吸收的特点是"需多少吸收多少"。不能口服或严重缺钾者则需静脉补给。

③低浓度、慢速度：静脉输给的液体中氯化钾浓度不能高于 3‰（即 < 40mmol/L），每分钟应少于 80 滴（即 < 20mmol/h）的速度补给，严禁以 10% 氯化钾溶液直接静推、静滴，以免一过性高钾血症危及生命。

④分阶段补给：正常情况下，注射后的钾约 15 小时后才能与细胞中钾平衡，全身缺钾状况需较长时间才能纠正，一般需要 4~6 天或更长时间。因此，所需钾量不强求一次性补足，宜分阶段按计划补给，一般性缺钾每日补充氯化钾 3~6g 即可。特殊情况的严重缺钾虽日补钾量可高达 8~12g 或更多，也必须在心电图、尿钾测定的监护下，严格控制单位时间内的浓度、速度补给。不可操之过急，以防高钾血症的危险及钾从尿中大量排出，达不到补钾的目的。

2. 高钾血症

血清钾浓度 > 5.5mmol/L 称高钾血症（hyperkalemia）。

【病因】

(1) 钾摄入过多：见于补钾过量、输大量库存血、应用大量含钾药物等。

(2) 肾脏排钾减少：①急、慢性肾功能衰竭伴少尿或无尿，为临床最常见且最重要的原因。②长期应用保钾利尿剂及血管紧张素转换酶抑制剂。③导致盐皮质激素减少而使钾潴留于血清内的疾病，如肾上腺皮质机能减退症、双侧肾上腺切除等。

(3) 细胞内钾释出或外移：见于重症溶血、大面积烧伤、创伤、中毒性感染、缺氧、休克、急性酸中毒、高钾性周期性麻痹、输注精氨酸等。

【临床表现】

(1) 神经肌肉传导阻碍：血钾轻度增高时，仅有四肢乏力、手足感觉异常（麻木）、肌肉酸痛。当血清钾 > 7.0mmol/L 时，可出现软瘫，先累及躯干，后波及四肢，最后累及呼吸肌，出现呼吸困难。

（2）心血管症状：有心肌应激性降低的表现，即血压波动（早期增高、后期下降），心率缓慢，心音遥远而弱，重者心跳骤停于舒张期，其症状常与肾功能衰竭症状同时存在。有引起高钾血症原因的患者出现一些不能用原发病来解释的临床表现时，即应警惕有高钾血症的可能，应立即检查血钾浓度，并作心电图检查，以明确诊断。

【实验室检查】

（1）血清钾 > 5.5mmol/L。

（2）心电图早期改变为 T 波高尖，基底变窄；当血清钾 > 8.0mmol/L 时，P 波消失，QRS 波增宽，QT 间期延长（图 5－3）。严重时出现房室传导阻滞、心室颤动。但碱中毒常掩盖高钾血症心电图改变；高镁血症可产生类似高钾血症的心电图改变，判断时要予以注意。

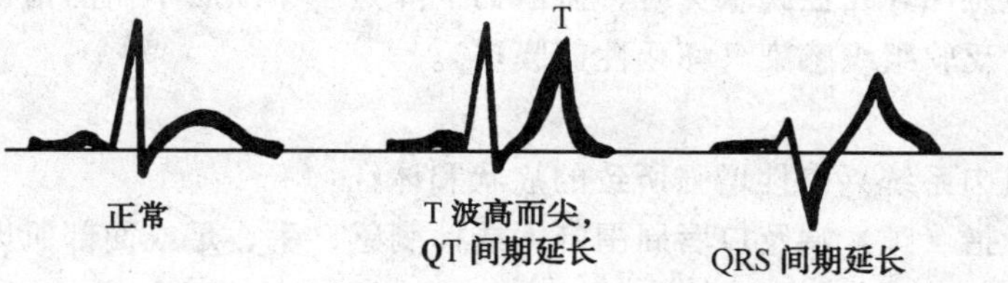

图 5－3 高钾血症的心电图变化

【治疗】

高钾血症病情危急，应作紧急处理。

（1）立即停止钾（包括药物和食物）摄入，积极治疗原发病，切断钾的来源。

（2）对抗心律失常，应用钙剂拮抗钾对心肌的抑制作用。立即静脉推注葡萄糖酸钙 1～2g，半小时后可重复使用一次，以后以 10% 葡萄糖溶液 500ml 加葡萄糖酸钙 2～4g 静滴维持。

（3）降低血钾浓度，使 K^+ 暂时转入细胞内。①静脉注射 5% 碳酸氢钠溶液 60～100ml，再继续静脉滴注 100～200ml，以提高血钠浓度并扩容，促使 $Na^+ - K^+$ 交换使 K^+ 转入细胞内，使血清 K^+ 浓度得以稀释或从尿中排出。②使用高渗糖溶液加胰岛素静脉滴注，当葡萄糖转化为糖原时将 K^+ 带入细胞内，暂时降低血 K^+ 浓度，用 25%～50% 葡萄糖溶液 100～200ml 或 10% 葡萄糖溶液 500ml，按每 4～5g 葡萄糖加 1U 胰岛素比例静脉滴注，3～4 小时后可重复用药。

（3）促使排钾

①阳离子交换树脂 15～20g，饭前口服，3～4 次/日；或加入温水或 25% 山梨醇溶液 100ml 中，保留灌肠 0.5～1 小时，每日 3～6 次。

②给予高钠饮食及排钾利尿剂。

③病情严重且血钾进行性增高，尤其肾功能不全者，予腹膜透析或血液透析。

三、钙的异常

体内 99% 的钙以磷酸钙和碳酸钙的形式贮存于骨骼中，细胞外液中的钙仅是总钙量的

0.1%。血清钙浓度为2.25~2.75mmol/L，相当恒定。其中45%为离子化钙，起着维持神经、肌肉稳定性的作用；约50%为蛋白结合钙，5%为与有机酸结合钙。钙的离子化与非离子化的比率受pH值的影响，pH值降低可使离子化钙增加，pH值上升可使离子化钙减少。

1. 低钙血症

血清钙<2.25mmol/L为低钙血症（hypocalcemia）。

【病因】

（1）可见于维生素D缺乏、甲状旁腺机能减退、慢性肾功能衰竭、肠瘘、慢性腹泻和小肠吸收不良综合征。

（2）在外科临床工作中，低钙血症是甲状腺手术时损伤或切除甲状旁腺的一个严重并发症。

（3）患急性出血性坏死性胰腺炎时，血清钙下降是一项预后不良的指标。

（4）亦见于广泛软组织感染（坏死性筋膜炎）。

【临床表现】

主要由神经肌肉系统兴奋性增强所致的症状和体征：

（1）易激动，指（趾）端及口唇周围麻木或针刺感，手、足或面部肌肉痉挛，腱反射亢进。

（2）当血钙低于2mmol/L时，出现手足抽搐、肌肉和腹部绞痛。

（3）Trousseau征（束臂试验：以血压计袖带束于上臂，充气超过收缩压2分钟，发生前臂、手肌痉挛，示有隐性手足搦搐症）阳性和Chvostek征（耳前叩击试验：叩击耳前出现下唇肌肉抽动，或上唇、鼻唇肌肉抽动，或面神经支配的肌肉都抽动）阳性。

无症状的血钙过低可发生于低蛋白血症时（正常离子化部分降低）；而重度碱中毒病人血清钙在水平正常时可发生症状，是因为总血清钙的生理活动或离子化部分减少而发生。

【实验室检查】

（1）血清钙<2.25mmol/L。

（2）心电图QT间期延长。

【治疗】

（1）治疗原发病。

（2）以10%葡萄糖酸钙20ml或5%氯化钙10ml缓慢静脉注射，以缓解症状。

（3）纠正碱中毒，以提高血内钙离子化浓度。

（4）对长期治疗的患者亦可口服维生素D及钙剂。

2. 高钙血症

血清钙>2.75mmol/L时，为高钙血症（hypercalcemia）。

【病因】

（1）甲状旁腺机能亢进。

（2）某些恶性肿瘤如乳腺癌、肾癌、肺癌、骨转移性癌、多发性骨髓瘤等可分泌甲状旁腺素相关多肽，促进血钙升高。

【临床表现】

(1) 早期：疲倦、乏力、纳差、恶心、呕吐和腹胀、体重下降。

(2) 重者：严重头痛，背部和四肢疼痛，幻觉，狂躁，昏迷；血钙达4~5mmol/L可危及生命。

(3) 长期高血钙症可引起血管钙化、肾实质钙化、肾结石，同时影响肾小管浓缩功能，出现多尿、夜尿 、口渴。

【治疗】

(1) 积极治疗原发病。甲状旁腺功能亢进者手术治疗。

(2) 重度高钙血症伴缺水者，宜静脉给予大量生理盐水，同时予速尿20~40mg静脉推注，促进尿钙排出。

(3) 对维生素D中毒、肾上腺皮质功能减退症、结节病、多发性骨髓瘤并发高钙血症者，可用大剂量肾上腺皮质激素治疗，减少钙自骨向外移；或予乙二胺四乙酸（EDTA）和硫酸钠暂时降低血钙。

(4) 伴严重肾功能衰竭者应作透析治疗。

四、镁的异常

镁是体内含量占第四位的阳离子。正常成人体内镁的总量约为1000mmol，约合镁23.5g。镁约有一半存在于骨骼中，其余几乎都存在于细胞内，仅有1%存在于细胞外液中。镁为酶的激活剂，能维持离子泵的运转，维持心肌的正常结构与功能，影响心肌的电生理，能扩张血管，可降低肌肉的应激性，阻滞神经冲动和抑制周围神经的功能，是机体存活的必要元素之一。血清镁浓度的正常值为0.70~1.10mmol/L。每天均需要0.15mmol/kg。镁大部分从粪便排出，其余的经肾排出，肾有很好的保镁作用。镁广泛存在于绿色蔬菜和肉类、乳类中，经小肠吸收，一般不致缺乏，但慢性肠瘘和长期禁食的病人则可能发生缺镁。镁的异常主要是指细胞外液中镁浓度的变化，包括低镁血症和高镁血症。

1. 低镁血症

血清镁<0.70mmol/L为低镁血症（hypomagnesemia），常伴有低钙血症和低钾血症。

【病因】

(1) 摄入不足：长期禁食、厌食及长期静脉营养未注意镁的补充；慢性腹泻、大部分小肠切除术后“短肠综合征”，导致吸收不良。

(2) 镁丢失过多。

①肠瘘、胆瘘、长期胃肠引流丢失镁。

②某些肾脏疾患如慢性肾盂肾炎、慢性肾小球肾炎影响肾小管对镁的重吸收，使肾脏失镁。

③长期应用呋噻类、噻嗪类、洋地黄及胰岛素等药物引起镁从肾脏排出过多。

④甲状旁腺机能亢进、甲状腺机能亢进、醛固酮增多症及糖尿病酸中毒等均可引起镁排出增多。

【临床表现】

低镁血症引起肌肉系统及心血管系统应激性增强。常出现精神紧张、记忆力下降，肌肉震颤、手足抽搐和反射亢进，严重时出现谵妄、精神错乱、定向力失常、惊厥、癫痫样发作乃至昏迷，多有心律失常。

镁缺乏病人常伴有缺钾和缺钙，故很难确定哪些症状由缺镁引起，故在某些低钾、低钙病人中，经补钾、补钙后症状仍无改善，应怀疑本症，必要时做镁负荷试验。

【实验室检查】

（1）血清镁＜0.70mmol/L。

（2）尿镁排出量＜2.1mmol/24h。

（3）镁负荷试验：正常人静脉输注氯化镁或硫酸镁0.25mmol/kg后，其90%很快从尿中排出；而镁缺乏病人注入相同量后，其40%～80%可保留在体内，甚至每日仅从尿中排出1mmol。

【治疗】

用25%硫酸镁5～10ml加入5%～10%葡萄糖溶液500ml中缓慢静滴；出现抽搐时，可加大硫酸镁剂量至10～20ml，同法静滴，完全纠正缺镁需时较长。

有肾功能受损时补镁要谨慎，并定期测定血清镁浓度。应避免输镁过多过快引起急性镁中毒而致心跳骤停。如果发生镁中毒应立即以钙剂拮抗。

2．高镁血症

血清镁＞1.10mmol/L为高镁血症（hypermagnesemia）。

【病因】

（1）急性或慢性肾功能衰竭伴少尿或无尿时补镁不当；注射硫酸镁过快或剂量过大。

（2）大面积烧伤，外科应激状态，严重脱水，糖尿病酮症酸中毒等。

（3）甲状腺功能减退、肾上腺皮质功减退时，肾小管对镁重吸收增加。

【临床表现】

疲倦、嗜睡、肌力减退，继之软瘫、反射消失和血压下降等；血清镁＞3mmol/L时，心脏传导功能发生障碍，出现房室传导阻滞；血清镁＞5mmol/L时出现昏迷、呼吸抑制乃至心跳骤停。心电图类似于高钾血症的心电图改变。

根据有肾功能不全及补镁过多病史，结合临床症状及血镁升高可确立诊断。

【治疗】

（1）停止补镁，同时纠正缺水和酸中毒。

（2）用10%葡萄糖酸钙溶液10～20ml缓慢静推以拮抗镁对心脏和肌肉的抑制作用。

（3）血镁升高明显，伴有严重肾功能衰竭者宜及早行透析治疗。

五、磷的异常

成人体内含磷总量约700～800g，其中85%存在于骨骼中。其余以有机磷酸酯形式存在于软组织中。细胞外液中含磷仅2g，血清无机磷浓度的正常值为0.96～1.62mmol/L。磷是核酸、磷脂等的基本成分；参与蛋白质的磷酸化过程；是高能磷酸键的成分之一；又是某些凝血因子的成分；磷酸盐参与酸碱平衡等。

1．低磷血症

血清无机磷浓度 < 0.96mmol/L 时称为低磷血症（hypophosphatemia）。

【病因】

（1）肠道吸收障碍和丢失过多：见于维生素 D 缺乏、佝偻病；或应用能与磷结合的药物，如氢氧化铝凝胶、碳酸铝凝胶等而丢失。

（2）摄入不足：长期胃肠外营养支持忽略了磷的补给。

（3）肾小管重吸收磷减少：原发性甲状旁腺机能亢进、成人 Fanconi 综合征（获得性，如重金属、氨基糖苷类抗生素中毒，抗癌药 6 - MP 等）、肾移植后、使用噻嗪类利尿剂、快速输入糖皮质激素等使尿中排磷增加。

（4）磷从细胞外转入细胞内：大剂量输注葡萄糖和胰岛素可引起。

【临床表现】

低磷血症临床发病并不少见，但因其临床表现缺乏特异性而常被忽视。低磷血症呈现神经肌肉症状，如头晕、厌食、肌无力等；重症可有抽搐、神经错乱、昏迷，甚至呼吸肌无力而危及生命。

【治疗】

（1）首先治疗原发病。

（2）对长期依赖静脉补液者，应每天补充甘油磷酸钠 10ml（相当于磷 10mmol），防止低磷血症发生。

（3）严重低磷血症者可酌情增加剂量，并密切监测血清磷水平，以指导用药。

2．高磷血症

血清无机磷浓度 > 1.62mmol/L 时称为高磷血症（hyperphosphatemia）。临床上很少见。

【病因】

可见于急性肾功能衰竭、甲状旁腺机能低下时从尿中排磷障碍；酸中毒及淋巴瘤化疗时可使磷从细胞内逸出，导致血磷升高。

【临床表现】

高磷血症由于继发低钙血症发生，可出现一系列低钙血症的症状。因异位化钙可有肾功能受损表现。

【治疗】

除对原发病进行防治外，主要针对低钙血症进行治疗。急性肾功能衰竭伴明显高磷血症者可作透析治疗。

第三节　酸碱平衡失调

体液酸碱度适宜是机体组织、细胞进行正常生命活动的重要保证。一旦体内酸性或碱性物质产生或摄入过多，超过了机体的调节能力，或肺、肾调节酸碱平衡功能发生障碍，即会引起机体的酸碱平衡失调。另外，电解质代谢紊乱的同时也常伴有酸碱平衡失调。任何一种酸碱平衡失调发生之后，机体即会通过代偿机制以减轻酸碱紊乱，使体液 pH 值尽量恢复至正常范围。根据机体代偿纠正程度的不同，分为部分代偿、代偿和过度代偿，事实上机体是难以做到完全代偿的。临床上常根据酸碱平衡失调的原因来划分不同类型：由 HCO_3^- 原发性减少或增加所引起的酸碱平衡失调称为代谢性酸中毒或碱中毒；由于呼吸功能异常导致 H_2CO_3 含量的原发性增加或减少而引起的酸碱平衡失调，则称为呼吸性酸或碱中毒。上述四种类型又称为单纯性或原发性酸碱平衡失调。如同时存在 2 种或 2 种以上的酸碱平衡失调者，称为混合型酸碱平衡失调。

按照酸碱平衡的汉 - 哈（Henderson - Hasselbach）方程式，正常动脉血的 pH 值为：

$$pH = 6.1 + \log \frac{[HCO_3^-]}{(0.03 \times PaCO_2)} = 6.1 + \log \frac{20}{1.2} = 7.4$$

由此可见，pH 值、HCO_3^- 及 $PaCO_2$ 是反映机体酸碱平衡的三大基本要素。其中，HCO_3^- 反映代谢性因素，HCO_3^- 的原发性减少或增加可引起代谢性酸中毒或代谢性碱中毒；$PaCO_2$ 反映呼吸性因素，$PaCO_2$ 的原发性增加或减少可引起呼吸性酸中毒或呼吸性碱中毒。

一、代谢性酸中毒（代酸）

代谢性酸中毒（metabolic acidosis）是由于非挥发性酸生成过多和排出障碍，或因体内失碱过多，使血浆 HCO_3^- 原发性减少所致，是临床上酸碱平衡紊乱中最常见的一种类型。根据阴离子间隙（AG）增大与否，可将代谢性酸中毒分为 AG 正常型和 AG 增大型两类，这两类酸中毒的病因各不相同。所谓阴离子间隙是指血浆中未被检出的阴离子的量，其简单的测量方法是将血浆 Na^+ 浓度减去 HCO_3^- 与 Cl^- 浓度之和，正常值为 12～15mmol/L。由此可知，AG 的真正含义是反映了残余的未测定的阴离子。阴离子间隙的主要组成是磷酸、乳酸及其他有机酸。如果是由于 HCO_3^- 丢失或盐酸（HCl）增加引起的酸中毒，其阴离子间隙为正常。反之，如果是由于盐酸以外的有机酸增加或硫酸、磷酸等的潴留而引起的酸中毒，其阴离子间隙即会增加（图 5 - 4）。

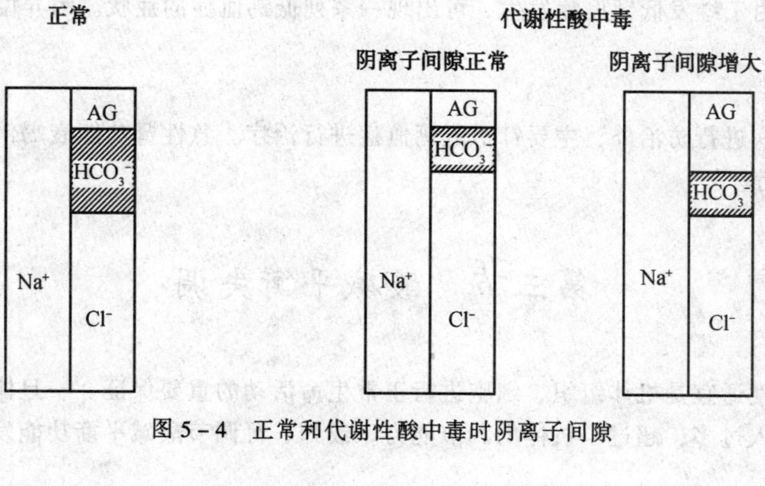

图 5 - 4　正常和代谢性酸中毒时阴离子间隙

【分类与病因】

1. AG 正常的代谢性酸中毒

AG 值正常，HCO_3^- 从消化道或肾丢失，引起血浆 HCO_3^- 原发性减少并伴血氯代偿性增高，又称高血氯性代谢性酸中毒。

（1）HCO_3^- 丢失过多：主要见于肠、胆和胰瘘，严重腹泻，输尿管乙状结肠吻合术；偶见于回肠代膀胱术，尿液在肠道潴留时间较长后发生 Cl^- 和 HCO_3^- 的交换，Cl^- 被吸收而 HCO_3^- 被排出；长期应用碳酸酐酶抑制剂（乙酰唑胺）使 H_2CO_3 生成减少，导致 H^+ 排泌和 HCO_3^- 重吸收减少而丢失。

（2）肾小管性酸中毒：包括远曲肾小管性酸中毒、近曲肾小管性酸中毒，前者泌 H^+ 功能障碍，后者对 HCO_3^- 的重吸收障碍。

（3）输入含 Cl^- 液体过多：如某些疾病因治疗需要给予氯化铵、盐酸精氨酸、盐酸赖氨酸、盐酸或大量生理盐水。

2. AG 增大的代谢性酸中毒

体内固定酸产生增加或肾排泄固定酸减少，而固定酸阴离子在血浆中堆积则引起 AG 增大，血氯浓度无明显变化。血浆中的固定酸可解离出 H^+ 和固定酸阴离子，HCO_3^- 因中和过多的 H^+ 而减少，导致代谢性酸中毒。导致机体内产酸过多的原因有：

（1）酮症酸中毒：因糖尿病、乙醇中毒、饥饿时大量酮体堆积，产生酮症酸中毒。

（2）乳酸性酸中毒如休克、肺水肿、心跳骤停、抽搐、严重贫血、氰化物中毒、剧烈运动时引起组织缺氧、糖酵解增加等，导致乳酸产生过多，为乳酸性酸中毒。此外，还可见于严重肝病（乳酸利用障碍）和糖尿病。

（3）肾功能不全： 急、慢性肾衰竭时因肾脏排酸保碱功能障碍，引起代谢性酸中毒，常持久而严重。

【病理生理】

代谢性酸中毒时因血浆 H^+ 升高，细胞外液缓冲系统立即启动，HCO_3^- 与 H^+ 结合成 H_2CO_3，后者离解释放出 CO_2，使 $PaCO_2$ 增高。机体很快出现呼吸代偿，增高的 $PaCO_2$ 刺激呼吸中枢，引起呼吸加深加快，CO_2 呼出增多，使 $PaCO_2$ 降低。同时肾脏亦发挥代偿作用，肾小管上皮细胞碳酸酐酶及谷氨酰酶活性增强，增加 H^+ 和 NH_3 的分泌，H^+ 和 Na^+ 交换和 H^+ 和 NH_3 结合形成 NH_4^+，使 H^+ 排出增加，$NaHCO_3$ 重吸收增加。当上述代偿机制不堪重负而失代偿时形成代谢性酸中毒。H^+ 增加竞争性地使心肌内 Ca^{2+} 浓度及作用降低，使心肌收缩减弱，H^+ 将 K^+ 自细胞内“挤出”，加之肾小管泌 H^+ 增加而排 K^+ 减少，引起高钾血症，可致心律失常；代谢性酸中毒能降低血管系统对儿茶酚胺的反应性，使周围血管扩张，血管容积增大，血压下降。由于体液 pH 值下降，使 γ-氨基丁酸生成增多，抑制中枢神经递质，也使生物氧化酶类活性受抑制，ATP 生成减少，脑组织能量供应不足，共同使中枢神经系统受到抑制。呼吸功能代偿性显著增强。

【临床表现】

轻者因机体代偿，可无症状。重者早期有疲乏、头晕、嗜睡，最突出的表现为呼吸深而快，呼吸频率有时可达 40～50 次/分。呼出气带有酮味。病人出现面颊潮红、口唇樱桃红色、心率加快、心律失常、对称性肌张力减退、腱反射减弱或消失等。病人常伴有缺水的症状和体征。病情严重者出现恶心、呕吐、昏迷、血压下降乃至休克。

【实验室检查】

1. 血气分析 pH 值、［HCO_3^-］明显下降、$PaCO_2$ 在正常范围或有所降低，AB、SB、BB 均降低，BE 负值增大。

2. CO_2CP 低于正常值 22～31mmol/L。轻度酸中毒 CO_2CP 为 15～22mmol/L；中度酸中毒 CO_2CP 为 8～15mmol/L；重度酸中毒 CO_2CP 为 <8mmol/L。

3. 电解质 血钾、钠、氯离子浓度测定有助于判断病情，且可据此大致计算阴离子间隙；酸中毒时常伴血钾升高。

4. 阴离子间隙（AG） 正常值 $Na^+ - (Cl^- + HCO_3^-) = 10～15$mmol。AG >15mmol/L 者揭示代谢性酸中毒常为尿毒症、糖尿病酮症、乳酸性酸中毒所致；AG 正常者提示代谢性酸中毒常为 HCO_3^- 丢失或摄入含 Cl^- 的酸性物质所致。

5. 血糖、血酮、尿糖、尿酮 有助于排除糖尿病酮症酸中毒。

6. 血乳酸 乳酸性酸中毒时血乳酸 >3mmol/L。

7. 血尿素氮、肌酐 因肾功能不全引起酸中毒时，血尿素氮、肌酐升高。

【治疗】

治疗原则：去除病因，纠正缺水，恢复肾、肺功能，输入碱性药。

1. 轻度：HCO_3^- 16～18mmol/L 以上，病因治疗应放在首位，机体可通过肺部通气量以排出更多 CO_2，纠正脱水和电解质（Na^+），恢复肾功能，排出 H^+、保留 Na^+ 和 HCO_3^- 等自行矫正，一般不需用碱剂治疗，尿量增多即可恢复。

2. 重度：血浆 HCO_3^- <10mmol/L 时，应立即静脉给予碱性溶液，常用碱性药有：

（1）碳酸氢钠（$NaHCO_3$）：其效果迅速、直接、确切，临床上最为常用。碳酸氢钠进入人体后即离解为 Na^+ 和 HCO_3^-，HCO_3^- 与体液中的 H^+ 结合成 H_2CO_3，再离解为 H_2O 和 CO_2，CO_2 自肺排出，体内 H^+ 减少可改善酸中毒；Na^+ 留于体内，可提高细胞外液渗透压和扩充血容量，伴休克脱水时尤为适用。5%碳酸氢钠 100ml 含有 Na^+ 和 HCO_3^- 各 60mmol。用量按下列公式计算：

①公式一：根据 HCO_3^- 值（mmol/L）计算：

需补 HCO_3^- 量（mmol）=［27（HCO_3^- 正常值）－血 HCO_3^- 测得值（mmol/L）］×体重（kg）×0.4

②公式二：根据 CO_2CP（mmol/L）计算：

需补5%碳酸氢钠量（ml）=［CO_2CP下降值（mmol/L）÷2.24］×体重（kg）×0.6

③公式三：根据BE（mmol/L）计算：

需补碳酸氢钠量（mmol）=［BE测得值（mmol）-（-3）］×体重（kg）×0.4

（注：5%碳酸氢钠1ml=0.6mmol）

5%碳酸氢钠为高渗液体（1.25%碳酸氢钠为等渗溶液），输入过快可致高钠血症，血渗透压升高，应注意避免。

(2) 乳酸钠：乳酸钠在体内离解成Na^+和乳酸根，后者与H^+结合成乳酸，进而在肝内代谢，氧化为CO_2和H_2O，并释放出热量。由于乳酸必须在有氧条件下才能转化为CO_2，所以在肝功能不全、婴幼儿酸中毒、休克组织缺氧等情况，尤其是乳酸性酸中毒时不可采用。补给量按下列公式计算：

11.2%乳酸钠（ml）=CO_2CP下降值（mmol/L）×体重（kg）×0.3

具体应用时须将11.2%乳酸钠溶液每支20ml加入5%葡萄糖溶液100ml配成1.9%（1/6M）的等渗液。

(3) 三羟甲基氨基甲烷（THAM）：在体液中能与CO_2结合或与H_2CO_3起反应生成HCO_3^-，提高体液的pH值。它是一种不含钠的强力碱缓冲剂，作用较一般碳酸氢钠为强。而且可透过细胞膜，能在细胞内、外液中同时起作用，既能纠正代谢性酸中毒，也能纠正呼吸性酸中毒。药物进入人体后很快从尿中排出，有利尿作用，有利于排出酸性物质。但大剂量快速滴注会迅速降低血浆H^+和$PaCO_2$，并对呼吸中枢有直接抑制作用，还会产生低血压、低血糖、低血钙及低血钾等不良反应。用量按下列公式计算：

3.6%THAM（ml）=CO_2CP下降值（mmol/L）×体重（kg）×2

THAM常用浓度为3.6%的等渗溶液，每升约含300mmol。市售多为7.2%溶液，应用时需稀释一倍。本品呈强碱性（pH=10），对组织刺激性大，可引起血栓性静脉炎，如有外溢会引起组织坏死。

纠正代谢性酸中毒时应考虑人体的代偿能力，一般先予计算量的1/2~1/3，然后根据临床症状改善情况及实验室检查结果决定是否输给剩余量的全部或部分。若无条件或来不及测定CO_2CP或HCO_3^-时，也可按每千克体重经静脉输入5%碳酸氢钠溶液0.5ml或11.2%乳酸钠溶液0.3ml或3.6%THAM1ml可提高CO_2CP 1Vol%（mmol×2.24=容积%），先提高10Vol%来计算，一次滴入。然后依病情再决定。

纠正酸中毒的速度不宜过快，不可使血浆HCO_3^-超过14~16mmol/L，以免诱发低钙、低钾症状（手足抽搐、神志改变、惊厥等）；同时用量不宜过大，以免导致血浆渗透压过高及心脏负荷加重。

纠正代谢性酸中毒后，K^+重回到细胞内，K^+从尿中排出及细胞外液K^+被稀释，血清钾明显降低，应注意及时补钾；离子化的钙减少，可能出现低血钙症状，也应注意补钙。

二、代谢性碱中毒（代碱）

代谢性碱中毒（metabolic alkalosis）是由于酸丢失过多或碱摄入过多，使血浆HCO_3^-相对或绝对增高所致。

【病因】

1. 胃液丢失过多 常见于严重呕吐、幽门梗阻、长期胃肠减压等，酸性胃液的大量丧失即是 H^+、Cl^- 丢失，同时也丧失了 Na^+ 和细胞外液。胃液的丧失使肠液中的 HCO_3^- 不能被中和而被吸收入血，导致血中 HCO_3^- 增高；胃液中 Cl^- 的丢失使肾近曲小管的 Cl^- 吸收减少，代偿性地对 HCO_3^- 重吸收增加；Na^+ 的丢失也使肾脏 K^+ 和 Na^+ 及 H^+ 和 Na^+ 的交换增加，导致 H^+ 和 K^+ 丧失过多，造成低钾血症和碱中毒。

2. 缺钾 血钾浓度低时，细胞内的 K^+ 代偿性地转移至细胞外，每 3 个 K^+ 从细胞内释出，即有 2 个 Na^+ 和 1 个 H^+ 进入细胞内，故而细胞外液 H^+ 浓度降低，引起细胞内酸中毒和细胞外碱中毒。同时肾小管上皮因 K^+ 缺乏导致泌 H^+ 增多，H^+ 与 Na^+ 的交换增加，HCO_3^- 重吸收增加，更加重了细胞外液碱中毒，但尿液呈酸性。

3. 碱性物质摄入过多 消化性溃疡长期服用碱性药，胃酸被中和而减少，进入肠道后不能充分中和肠液中的 HCO_3^-，以致 HCO_3^- 被重吸收入血；纠正代谢性酸中毒时用碱性药物过量，或大量输注库存血，抗凝剂入血后可转化为 HCO_3^-，引起碱中毒。

4. 某些利尿剂的作用 如速尿和利尿酸可抑制近曲小管对 Na^+ 和 Cl^- 的重吸收，而不影响 Na^+-H^+ 交换，使排 Cl^- 多于排 Na^+，同时 K^+ 排出增多引起低氯性碱中毒。

5. 某些疾病 甲状腺机能减退常可使肾小管过多重吸收，原发性醛固酮增多症、肾素瘤亦会引起代谢性碱中毒。

【病理生理】

代谢性碱中毒时血浆中 HCO_3^- 增高，H_2CO_3 相对地降低，$HCO_3^-/H_2CO_3>20:1$，血浆 pH 值升高。H^+ 浓度的降低使呼吸中枢受抑制，呼吸变慢变浅，肺泡通气减少，CO_2 潴留使 PCO_2 升高，从而起到一定的代偿作用。同时肾小管上皮细胞中碳酸酐酶和谷氨酰酶活性降低，H^+ 和 NH_3 分泌减少，$NaHCO_3$ 重吸收减少，HCO_3^- 从尿液排出增加，尿液呈碱性，从而亦起一定的代偿作用。若 HCO_3^-/H_2CO_3 的比值接近 20:1 而维持在正常范围，称为代偿性代谢性碱中毒，如经过代偿调节后 HCO_3^-/H_2CO_3 的比值仍然 $>20:1$，则血浆 pH 值升高，称为失代偿性代谢性碱中毒。碱中毒时氧合血红蛋白解离曲线左移，氧合血红蛋白不易释出，即使患者的血氧含量及饱和度仍正常，却仍可发生组织缺氧。低钾血症时 K^+ 从细胞内释出，进行 K^+-H^+ 和 H^+-Na^+ 交换，造成细胞内酸中毒和细胞外碱中毒；K^+ 在肾小管重吸收，H^+ 从尿中排出，结果出现低钾性碱中毒时的反常性酸性尿。

【临床表现】

呼吸浅慢，口周、手足麻木，面部及四肢肌肉小抽动，出现嗜睡、烦躁、精神错乱和谵妄等精神症状。伴低钾时可有四肢软瘫、腹胀，严重时因脑组织缺氧可发生昏迷。

【实验室检查】

1. 血气分析 pH 值及 HCO_3^- 明显增高；$PaCO_2$ 正常；SB、BB 增大，BE 值增大。

2. CO_2CP 增高。

3. 血 Na^+ 增高，K^+、Cl^- 减少；尿 Cl^- 减少，呈碱性，但低钾性碱中毒时可出现反常酸性尿。

【治疗】

1. 积极治疗原发病，输注等渗盐水或葡萄糖盐水。盐水中 Na^+ 和 Cl^- 含量相等，但 Cl^- 含量较血清 Cl^- 含量多 1/3，故可恢复细胞外液量及纠正低氯性碱中毒。

2. 代谢性碱中毒几乎都有低钾血症，需同时补充氯化钾才能加速碱中毒的纠正。但应注意在尿量每小时达 40ml 以上方能补钾。

3. 重症（pH 值 > 7.65，血浆［HCO_3^-］45 ~ 50mmol/L）者除上述措施外，能口服氯化铵者可予 1 ~ 2g，分 3 ~ 4 次口服。不能口服者可采用 0.1mol/L 的盐酸溶液（取新开瓶 37% 盐酸 10ml 加蒸馏水 1200ml 即成）静脉滴注。以细胞外液为纠正对象，所需盐酸的量可按下列公式计算：

（1）公式一：根据血清 HCO_3^- 的测定值来计算：

需补酸量（mmol/L）=［测得 HCO_3^-（mmol/L）－希望达到的 HCO_3^-（mmol/L）］×体重（kg）×0.4

（2）公式二：根据血清 Cl^- 的测定值来计算：

所需 0.1mmol/L 盐酸量（ml）=［血氯正常值－血氯测定值（mmol/L）］×体重（kg）×0.6×0.2

一般在第一日给予计算值的一半，以后根据血 Cl^-、Na^+ 及 CO_2CP 等确定余量的需要与否。

亦可采用氯化铵，按每千克体重用 2% 氯化铵溶液 1ml 能降低 CO_2CP 约 0.45mmol/L 计算，得出应给予的氯化铵量，以 5% 葡萄糖溶液稀释成 0.9% 等渗溶液，分 2 ~ 3 次静脉滴入；肝功能不良者禁用。

4. 碱中毒合并低钙血症而出现手足抽搐者可予钙剂。

5. 纠正碱中毒不宜过速，一般也不要求完全纠正。

三、呼吸性酸中毒（呼酸）

呼吸性酸中毒（respiratory acidosis）是由于肺通气、弥散及肺循环功能障碍，不能充分排出体内生成的 CO_2，使血液 $PaCO_2$ 增加而形成高碳酸血症。

【病因】

1. 急性或暂时性高碳酸血症　全身麻醉过深、镇静过量、心跳骤停、气胸、急性肺水肿、气管痉挛、喉痉挛和呼吸机使用不当等，引起通气量不足，造成 CO_2 在体内潴留。

2. 持久性高碳酸血症　肺组织广泛纤维化、重度肺气肿等慢性阻塞性肺部疾病使换气功能障碍或肺泡通气与血流比例失调，致 CO_2 在体内潴留。

【病理生理】

机体对呼吸性酸中毒的代偿能力有限。呼吸性酸中毒系血浆 H_2CO_3 浓度原发性增高，$PaCO_2$ 升高，血 pH 值下降。机体的代偿调节是通过血液的缓冲系统进行的，血液中的 H_2CO_3 与 Na_2HPO_4 结合，形成 $NaHCO_3$ 和 NaH_2PO_4，后者从尿中排出，使 H_2CO_3 减少、HCO_3^- 增多，但这种代偿作用较弱；此外，还可通过肾脏代偿，肾小管上皮细胞中的碳酸酐酶和谷氨酐酶活性增高，H^+ 和 NH_3 生成增加，H^+ 与 Na^+ 交换和 H^+ 与 NH_3 形成 NH_4^+ 使 H^+ 排出增加，$NaHCO_3$ 的重吸收增加，但这种代偿过程很慢；另外，细胞外液 H_2CO_3 增多会使 K^+ 从细胞内移出，Na^+ 和 H^+ 转入细胞内，使酸中毒得到减轻。

【临床表现】

呼吸性酸中毒的症状是非特异性的，常为缺氧、高 PCO_2 和酸中毒三者合并的结果，可见乏力、头痛、呼吸急促、呼吸困难、发绀及明显的神经系统症状，如视物模糊、烦躁不安；严重时出现呼吸不规则、血压下降、脑水肿、脑疝，甚至呼吸停止；或因酸中毒、高钾血症引起心跳骤停。

【实验室检查】

1. 急性呼吸性酸中毒 pH 值明显降低，可低于 7.0；$PaCO_2$ 增高，大于 6.0kPa；血浆［HCO_3^-］正常。

2. 慢性呼吸性酸中毒：pH 值下降不明显；$PaCO_2$ 增高，常大于 6.0kPa；血浆［HCO_3^-］有所增加，AB > SB。

根据 $PaCO_2$、PaO_2、SaO_2（血氧饱和度）可判断呼吸性酸中毒的严重程度（表 5－3）。通常 PaO_2 大于 60mmHg 为安全界限（正常值 80～100mmHg），低于 40mmHg 为危险界限，低于 20mmHg 为死亡界限。

表 5－3 根据血气分析对呼吸性酸中毒严重程度的判断

项目	轻度	中度	重度
$PaCO_2$（mmHg）	>50	>70	>90
PaO_2（mmHg）	>55	40～55	<40
SaO_2（%）	>80	60～80	<60

【治疗】

1. 急性呼吸性酸中毒 尽快去除病因，保持呼吸道通畅，改善通气功能，必要时行气管插管或气管切开，或使用呼吸机。适当低流量给氧，呼吸中枢抑制者予呼吸兴奋剂。呼吸机使用不当者应重新调整。

2. 慢性呼吸性酸中毒 关键在于积极治疗原发病，包括控制感染、扩张小支气管、促进咯痰等措施，改善肺泡的通气功能。

四、呼吸性碱中毒（呼碱）

呼吸性碱中毒（respiratory alkalkalosis）是由于肺通气过度，排出过多的 CO_2，使血液 PCO_2 下降而导致低碳酸血症。

【病因】

多见于高温下劳动、癔病、颅脑损伤等中枢神经系统疾病，低氧血症，高热或手术后过度呼吸换气，水杨酸制剂中毒，或人工辅助呼吸持续时间过长致呼吸过频、过深。

【病因病理】

呼吸性碱中毒是血浆 H_2CO_3 浓度原发性减少，$PaCO_2$ 降低，血 pH 值升高。病初虽可抑制呼吸中枢，使呼吸减慢变浅，CO_2 排出减少，血中 H_2CO_3 代偿性增高，但这种代偿很难持久。由于肾脏逐渐发挥代偿作用，肾小管上皮细胞生成 H^+ 和 NH_3 减少，H^+ 与 Na^+ 交换，H^+ 和 NH_3 形成 NH_4^+ 及 HCO_3^- 的重吸收都减少。通过机体调节，如能维持 HCO_3^-/H_2CO_3 的比值为 20∶1，则血浆 pH 值在正常范围内，称为代偿性呼吸性碱中毒；若经代偿调节 HCO_3^-/H_2CO_3 的比值仍然 $>20:1$，血浆 pH 值上升，则为失代偿性呼吸性碱中毒。

【临床表现】

1. 头晕、胸闷，呼吸快而深，后转浅而短促，间有叹息样呼吸。
2. 有钙离子化程度减低、血钙下降的症状，如手足和面唇麻木，或伴针刺样感觉异常，有时出现肌肉震颤甚至手足抽搐等神经肌肉兴奋亢进的表现；出现眩晕、胸闷、胁痛以至意识障碍和昏厥。

【实验室检查】

血 pH 值增高，$PaCO_2$ 低于 4.67kPa。CO_2CP 降低，HCO_3^- 降低（高氯性代谢性酸中毒虽也有 HCO_3^- 轻度下降和高氯血症，但血 pH 值 <7.4，可资区别），SB > AB。

【治疗】

1. 轻度呼吸性碱中毒常见于手术后病人，一般无需治疗。
2. 严重的要处理原发病因，可用纸袋罩住口鼻以增加呼吸道死腔，减少 CO_2 的呼出，或吸含 5% CO_2 的氧气，以提高血 $PaCO_2$。
3. 有手足抽搐者可注射钙剂。
4. 严重者（pH 值 >7.65）可行气管插管和控制呼吸，使 pH 值迅速下降。

几种单纯性酸碱平衡失调血气分析与生化指标的变化见表 5-4。

表 5-4　　单纯性酸碱失衡时指标变化

名称		正常范围	平均值	代谢性酸中毒	代谢性碱中毒	呼吸性酸中毒	呼吸性碱中毒
酸碱度（pH 值）		7.35～7.45	7.40	↓	↑	↓	↑
代谢性指标	缓冲碱（B B）	45～55	50mmol/L	↓↓	↑↑	↑	↓
	标准碳酸氢根（S B）	22～27	24mmol/L	↓↓	↑↑	↑	↓
	剩余碱（B E）	-3～+3	0mmol/L	负值	正值↑	正值↑	负值↑
	阴离子间隙（AG）	10～14	12mmol/L	↑↑或正常①			
	K^+	3.5～5.5	4.5mmol/L	↑，—	↓，—	↑，—	↓，—
呼吸性指标	二氧化碳分压（$PaCO_2$）	4.39～6.25 33～46	5.32kPa 40mmHg	↓③	↑③	↑②	↓②
HCO_3^-		23～31	27mmol/L	↓②	↑②	↑③	↓③

注：①酮症酸中毒、乳酸性酸中毒、肾功能不全排酸保碱障碍时增大；②原发性变化；③继发性变化

五、复合的酸碱失衡

临床上除上述 4 种单纯型酸碱失衡外，还存在 2 种甚至 2 种以上的混合型酸碱失衡，称为混合性酸碱平衡失调。混合性酸碱平衡失调在临床上并不少见，其原发疾病多为一些危急重症，如严重创伤、败血症、感染性休克，以及心跳和呼吸骤停，重症慢性阻塞性肺疾病，肝、肾功能衰竭等。单纯性酸碱平衡失调因代偿调节引起的继发性改变若未超过正常范围，不属于混合性酸碱平衡失调。

混合性酸碱平衡失调不论怎样复杂，其结果只有两种可能，即酸血症（acidemia）和碱血症（alkalemia），前者血 pH 值低于正常，后者则高于正常。但是血 pH 值正常并不说明没有酸碱平衡失调。了解这些失衡的客观存在，掌握这些特征，才能避免片面观点导致的诊治上的失误。

1．相加性酸碱平衡紊乱

（1）混合型酸中毒：既有缺氧所致代谢性酸中毒，又有 CO_2 在体内潴留所致的呼吸性酸中毒。最典型的例子见于不同原因引起心跳骤停，此时细胞产生的乳酸不能继续氧化，[HCO_3^-] 被消耗而减少，又因呼吸停止不能排出 CO_2，$PaCO_2$ 升高。可见抢救心跳骤停时纠正酸中毒是何等重要。

（2）混合型碱中毒：既有固定碱大量丧失的代谢性碱中毒，又有过度换气所致 CO_2 减少、$PaCO_2$ 降低的呼吸性碱中毒。如幽门梗阻的病人持续呕吐导致 H^+ 大量丧失，[HCO_3^-] 增多，如同时发生感染性休克、高热可致呼吸加深、加快而排出大量 CO_2，导致 $PaCO_2$ 下降，pH 值显著增高。

2．相消性酸碱平衡紊乱

（1）代谢性碱中毒合并呼吸性酸中毒：外科临床可见于幽门梗阻合并肺源性疾病如肺心

病、肺炎或肺不张的患者，前者因固定酸大量丧失发生碱中毒，后者因 CO_2 在肺排出受阻而导致呼吸性酸中毒。

（2）代谢性酸中毒合并呼吸性碱中毒：已经存在代谢性酸中毒的病人在手术麻醉过程中采用人工呼吸机辅助呼吸，因管理不当，造成呼吸过快、过深，CO_2 丢失过多而致呼吸性碱中毒。

3. 三重性混合型酸碱平衡紊乱

呼吸性酸中毒合并代谢性碱中毒及代谢性酸中毒等。临床上根据病史、体征和病程经过，可初步找到混合性酸碱平衡失调的原发病因，再结合实验室检查结果包括血清 K^+、Na^+、Cl^-、HCO_3^-、血清 pH 值、$PaCO_2$、PaO_2 计算出 AG 的高低，认真分析，一般可以明确酸碱平衡紊乱的类型。

单纯酸碱平衡失调时，机体的代偿调节除慢性呼吸性碱中毒外，不会使血 pH 值恢复正常，也不可能超过其代偿预期范围；$PaCO_2$ 为诊断呼吸性酸碱平衡失调的重要指标；HCO_3^- 为诊断代谢性酸碱平衡失调的重要指标之一；AG 为诊断代谢性酸中毒的另一指标，当 AG 增加时则为代谢性酸中毒（也不要忽视 AG 值正常的代谢性酸中毒）。临床上会出现 AG 增加性代谢性酸中毒与增加性代谢性碱中毒的混合型酸碱平衡紊乱。当确定了原发性酸碱平衡失调类型之后，血中 HCO_3^- 或 $PaCO_2$ 的实测值超过了代偿预计值时，即表明有混合型酸碱平衡失调存在。

混合型酸碱平衡失调治疗的关键是治疗原发病，其次是正确处理原发性酸碱平衡失调，并注意防止因治疗措施失当造成医源性混合型酸碱平衡失调。

第四节　外科补液

一、临床处理的基本原则

体液平衡失调虽不是独立的疾病，却是疾病的伴发现象，是临床上很常见的病理生理改变。其任何一种平衡的失调均会造成机体的代谢紊乱，影响疾病的治愈，进一步恶化则可导致器官衰竭，乃至死亡。及时地作出判断和进行积极的治疗十分重要。临床处理应按以下步骤进行：

1. 详细了解病史，仔细检查病人，从病史、症状及体征中获得有价值的信息，得出初步诊断。及时作有关的实验室检查，尤其是血清电解质和动脉血气分析，必要时还需作血、尿渗透压测定。综合病史和相关实验室资料，则可确定病人存在的水、电解质和酸碱平衡失调的类型和程度。

2. 找出并积极治疗引起代谢失调的原发病。

3. 制订纠正水、电解质和酸碱平衡失调的治疗方案时应根据其轻重缓急，依次予以调整纠正。对于威胁生命的几种危险的电解质和酸碱平衡失调应首先予以纠正，包括：①积极恢复患者血容量，确保良好的循环状态；②积极纠正缺氧；③纠正严重的酸中毒或碱中毒；

④处理重度离子失衡。

临床上水、电解质和酸碱平衡失调的表现常较复杂，有时危重病人常同时或先后存在多种平衡失调。可以同时有几种体液代谢失调，或是体液代谢失调伴有酸碱平衡失调。如肠梗阻可有缺水、缺钠、缺钾和代谢性酸中毒；由幽门梗阻导致频繁呕吐的病人可有低渗性缺水、低钠血症、低钾血症和代谢性酸中毒；有慢性肺梗塞性病变的老年病人在患有严重感染性疾病时可同时存在代谢性酸中毒和呼吸性酸中毒（并伴有低氧血症）等。这种混合型的平衡失调必然使病情复杂化，增加处理难度。此时则应按其轻重缓急逐个予以处理。

纠正任何一种失调不可能一步到位，也没有理想的公式作为用药量的依据。应密切观察病情变化和治疗反应，采取边治疗边调整方案的做法，经过几小时乃至几天时间，才可能将其完全纠正。切不可操之过急，因为用药量大就很容易引起不良反应。这是在处理水、电解质，和酸碱平衡失调时要切记的重要原则。最理想的治疗效果往往是在原发病被基本控制后方可达到。

总之，维持水、电解质和酸碱平衡的原则是：预防潜在的不平衡；矫正现存的体液失衡；预防或减轻因治疗引起的合并症。措施是：解除病因，补充血容量和电解质，纠正酸碱平衡失调。

二、外科补液的目的、特点和总要求

1．外科补液的目的　①防止或纠正体液平衡失调，以维持内环境的相对稳定。②补充营养和提供给药途径。③用于重危病人（如休克、大出血）的抢救。④对于严重感染的病人，补液可稀释毒素、加速其排出。

2．外科补液的特点　补液量大，种类较多，牵涉面广，补液应根据具体情况，从增强机体调节代偿能力入手。

3．外科补液的总要求　缺什么补什么，需多少补多少；边治疗，边观察，边调整。在补液过程中着重解决好补什么、补多少、如何补这三个基本问题。

三、补液量计算及液体选择

1．补液量计算　当天的补液量可用下述公式表述：

当天的补液量 = 生理需要量 + 1/2 累积损失量 + 继续损失量

（1）生理需要量：为正常人每日所需要的量，又称日需量。不能进食的病人每日仍有体液排出、热量消耗，可导致缺水、缺钠、缺钾和饥饿性酮症酸中毒。为防止体液代谢失调，每日应补充当日的需要量（包括水、电解质）。成人日需水量 2000～2500ml，氯化钠 4.5g，氯化钾 3～4g。小儿需水量按千克体重计算：第一个 10 千克 100ml/kg；第二个 10 千克 50ml/kg；第三个 10 千克 20ml/kg。如体重 25 千克小儿日需水量：$10 \times 100 + 10 \times 50 + 5 \times 20 = 1600$（ml）。

（2）累积损失量：是指病人入院或就诊前累积丧失的水及电解质量，又称已经丧失量、失衡量或丢失量。一般当日只补充一半，余下的一半待第二天酌情补充。补液量的计算方法有两种，即从临床表现、体征来估计，或根据实验室检查结果按公式计算。

如脱水伴有代谢性酸中毒，需用碳酸氢钠溶液来纠酸，此时其钠量应从当日补钠总量中减去。

(3) 继续丧失量：病人入院后仍有体液丢失，为继续丧失量又称额外损失量。一般当天补充前一天的额外损失量。

2. 特殊情况失液量估算和补充液体的选择

(1) 发热、出汗失液：发热时水分丢失增加。如高热（38℃以上或室温 32℃以上时），每增高 1℃要增加日需水量的 10%～12%。汗液为低渗液，对显性出汗的病人如中度出汗时，丧时液体量约 500～1000ml，其中含 NaCl 1.25～2.5g；大量出汗时（如大汗湿透一身衬衫衣裤）丧失量约为 1000～1500ml，含 NaCl 2.5～3.75g。可用 5%葡萄糖溶液和 0.9%氯化钠液按 2:1 比例补给。

(2) 气管切开者：每日随呼吸蒸发的水分为正常时的 2～3 倍，相当于 800～1200ml，可用 5%葡萄糖溶液补充。

(3) 大面积烧伤肉芽创面：其水分损失尤为惊人，每日可达 3～5L。

(4) 内在性失水：即第三间隙异常，丧失量较难估计，因不引起体重减轻，只能根据病情粗略估计。但应注意一旦原发病纠正它们会被重吸收，引起血容量增加，如果此时存在肾功能不全，尤其是输液量过多、过快，易导致体液超载。

(5) 休克病人：病人如有休克，还应补充丧失的血容量，正常血容量占体重的 7%，丧失血容量根据休克的程度来计算：轻度丧失 20%；中度丧失 30%；重度丧失 40%。补充丧失血容量常用平衡液及胶体液（血浆、血浆代用品）。例如：体重 50kg 的男性病人中度休克，其丧失血容量为 5000×7%×30%＝1050（ml）。

(6) 胃肠道的损失液：如呕吐、腹泻、胃肠减压、肠瘘、胆瘘、胰瘘等所致的胃肠液丧失，这些可按前 24 小时丢失量用等渗盐水补充。最好是根据不同部位的消化液有不同的电解质含量而选用不同的液体来补充（表 5－5）。

表 5－5　消化液丧失时等量补液配制比例（%）

液体选择		5%葡萄糖盐水	5%葡萄糖溶液	1.25%碳酸氢钠液
胃液	一般病人	67	33	
	十二指肠溃疡病人	100		
	低胃酸病人	50	50	
小肠液		70	20	10
胆汁（包括胰液）		67		33
胰　液		50		50

各种补液计算公式不能视为绝对法则，而只能作为补液种类和量的参考。在治疗过程中应密切观察病情变化，及时调整补液的种类、总量及速度。

四、如何补充液体

1．补液的程序和内容

先扩容，继而适当纠酸，再酌情纠正 K^+、Ca^{2+}、Mg^{2+} 等的紊乱。即“先快后慢，先盐后糖，盐糖交换，先晶后胶，适当纠酸，尿多补钾，随时调整”。

(1) *先补充血容量*：如血容量不足，不仅组织缺氧无法纠正，且肾因缺血不能恢复功能，代谢产物无法排出，酸中毒无法纠正，体液代谢失调也无从调节。因此，补充血容量是突破这一互相影响、互为因果状况的关键。补充血容量应根据不同病情区别对待，常选用全血、血浆、血浆代用品或平衡液来补充。

(2) *恢复和维持血浆的渗透压*：主要是恢复和维持 Na^+ 的正常；适当补充胶体液，以恢复和维持正常的血浆渗透压，维持体液容量的正常，保持内环境的相对稳定。

(3) *纠正酸碱平衡失调*：当循环改善后，如仍有酸碱平衡失调，应予纠正。常见的是代谢性酸中毒，可适当使用碱性药物。

(4) *纠正重要离子失衡*：如有钾、钙、镁离子缺乏时，应适当补充。有低钾血症时，须待尿量恢复至 40ml/h 后方可补钾。如有手足抽搐出现，多示缺钙，应补充钙剂，通常输血后亦应予钙剂。若补钙后症状未改善，则应适当补镁。如有高钾、高钙、高镁血症也应及时处理。

(5) *补充能量*：正常人每日需要的能量为 1800kcal，由食物供给。禁食时，机体的代谢率虽有降低，但仍有能量消耗；疾病时能量消耗量增加。此时机体只能动用自身的营养储备，但体内碳水化合物的储备极为有限，肝糖原约 200g、肌糖原约 300g。禁食 24 小时后肝糖原即被耗尽，而肌糖原仅够肌肉本身利用。于是，体内的能量来源只有靠蛋白质糖原异生和脂肪代谢氧化酮体所供给。体内蛋白质消耗将对机体的功能结构带来影响，出现体重下降、抵抗力减弱和肌肉无力等。在禁食早期，如能每日静滴葡萄糖 100g，虽供给的热量有限（375kcal），但能明显地减少蛋白质的糖原异生，也可减少脂肪代谢所产生的酮症。因此，必须每日补充足够的能量，葡萄糖的供给量每日应在 100～150g 以上。

2．补液的速度

宜先快后慢。即最初 8 小时输入总量的 1/2，余下的 1/2 在后 16 小时内缓慢输入，并严密观察，必要时作速度及输入内容的调整。

同时应积极治疗原发病，以有效地控制体液丧失。

五、手术前后补液

1．手术前是否补液应根据患者的具体情况而定

如患者全身情况差，存在水、电解质或酸碱平衡失调，术前即应充分补液，尽可能予以纠正，术中再作进一步调整。如遇大出血等急诊手术，就应边手术边纠正体液代谢失衡。

2．术后早期补 Na^+ 宜偏少，要重视补 K^+

择期手术的患者术前可不存在体液平衡失调，但在手术后一个阶段内，不论是否发生休克，都会产生一系列神经内分泌系统的反应及全身代谢变化。加之禁食、胃肠减压、呼吸因

疼痛而改变等，总有轻重不一的体液平衡紊乱。其最突出的是机体对手术创伤和麻醉的应激反应：肾上腺皮质功能活跃，抗利尿激素（ADH）和醛固酮的分泌增加，保钠保水，可以补偿手术或创伤后减少的血容量；排出 K^+ 增加，是为了不让损伤细胞所释放的 K^+ 潴留在体内而引起高钾的危险。这些都是机体的保护性反应。正常代谢情况下，成人每分钟尿量约为 1ml，手术或麻醉后则降为每分钟 0.4～0.6ml。这种水、钠排出障碍以第一个 24 小时为高峰，此后是渐进性排出增加。即使是正常肾脏，也将维持较长时间，大手术后可长达 10 天方能恢复，不因为增加水、钠补入量而增加尿量，相反，既加重机体负荷，又会加重切口局部水肿而影响愈合过程。术后经尿排 K^+ 增加，可持续 2～3 天，也以第一个 24 小时为多，以后逐渐恢复，是细胞释出 K^+ 及肾脏保钠排钾的应激反应。大手术或大量输入库存血的当日补钾是危险的。但一般病人术后禁饮食即应补钾，每日补钾盐 3～4g。大多数病人 2～3 日后可恢复进食，钾的平衡可逐渐恢复。当有异常钾盐丧失、摄钾不足或恢复期较长，要重视钾的补给，避免低钾血症引发的并发症。低钾血症的纠正宜每日适当“超量”补给，逐渐完成，不能操之过急。

3．禁饮食时应确保生理需要量

术后补液的总量不是依据手术的大小来决定，一旦禁饮食即应确保病人基本生理需要量。并根据手术创伤和麻醉对机体影响而引起体液代谢变化的特点，结合病情（心、肺、肾功能以及引流、渗出、发热、高温等继续丧失体液情况）综合分析，拟定输液计划。还应该注意术后第三天开始出现的“脱复苏（deresusitation）”，即隔绝于第三间隙的体液逐渐返回到细胞外液及血管腔。为避免其所致高血容量对循环的不良影响，在术后第三天根据病人循环呼吸情况及恢复进饮食情况，适当限制补液总量，以策安全。

六、安全补液的注意事项及监护指标

1．补液的注意事项

（1）水、电解质与酸碱平衡失调的纠正要果断、及时，但又切忌操之过急：一般有效循环血量的调整应在 3～6 小时内完成，酸碱平衡失调可在 12～36 小时内逐步纠正。细胞内缺水和缺钾可在 3～4 天内予以解决。

（2）避免输液并发症发生：应防止输液过多、过快、成分不当而发生心衰、肺水肿或水中毒等并发症。尤其是大量、快速输液时应严密观察、监护，以确保病人安全。

（3）注意输入液体、药物之间的配伍禁忌：输液的同时静脉给药宜尽量简捷，不可“大杂烩”。一般情况下，影响液体 pH 值改变的药物不宜和抗生素配伍，否则会影响后者的效价和引起毒副反应；止血芳酸与氢化考的松配伍会产生难以观察到的微粒，影响各自的作用。因此应严格按照药物使用要求科学配伍。

2．观察与监测

（1）病人生命体征及神志的变化：经补液后，患者生命体征平稳、口渴减轻、精神状态好转，表示体液代谢紊乱已逐渐纠正。反之，生命体征不平稳、烦躁不安、口渴等则表示体液严重缺乏或心脏负担过重，应及时调整输液速度与补液量。

（2）颈静脉的充盈程度：平卧时颈静脉瘪陷，说明血容量不足，可安全输液；反之，颈静脉若有膨胀或怒张，提示输液过多或心功能不全，应减慢或停止输液。

（3）尿量、比重：如尿量达 30～40ml/h，尿比重在 1.010～1.020 之间，说明输液量及速度均较恰当。

（4）心肺情况：有无心音改变和双肺湿啰音。如输液后肺部出现湿啰音，下肢发生凹陷性水肿，则提示细胞外液明显超量，应暂停输液，并以西地兰强心、速尿等利尿。

（5）肾功能测定：除尿量、尿比重测定外，还可测定 BUN 水平，以了解肾功能情况。

（6）血 K^+、Na^+、Cl^- 等电解质测定：以了解电解质代谢情况，以便及时调整或补充。

（7）血气分析：以了解酸碱平衡情况，确定酸碱平衡失调的类型，及时纠正。

（8）测定中心静脉压（CVP）：其水平取决于右心室收缩力及血容量等因素，正常值为 0.49～0.89kPa，如果静脉压较低，CVP＜0.49kPa，说明血容量不足，应加快输液；当 CVP＞1.47kPa，则表示补液过量或心功能不全，应控制输液。

外科补液是外科临床中最常用及重要的治疗手段，也是临床基本功之一，只有掌握好有关体液平衡的知识和技能，才能将其正确应用于临床治疗。

附：外科补液常用数据（表 5－6、5－7、5－8）

表 5－6　常用溶液含电解质与血浆的主要离子量的比较（单位：mmol/L）

溶液	Na^+	K^+	Ca^{2+}	Mg^{2+}	Cl^-	HCO_3^-	乳酸	HPO_4^-
血浆	142	5	2.5	0.75	103	27	5	1
等渗氯化钠溶液（0.9%）	154				154			
高渗氯化钠溶液（5%%）	850				850			
低渗氯化钠溶液（0.45%）	77				77			
复方氯化钠溶液	147	4	3		155			
碳酸氢钠溶液（1.25%）	150					150		
1/6M 乳酸钠（1.9%）	170						170	
10%氯化钾		1340			1340			

注：表中有关血浆中的阴离子尚有蛋白质、SO_4^{2-} 等未列入

表 5－7　常见电解质的原子量、原子价和化合物的分子量、化合价

名称	原子量	原子价	化合物名称	分子量	化合价
Na^+	23.0	1	NaCl	58.5	1
K^+	39.0	1	KCl	74.5	1
Cl^-	35.5	1	$NaHCO_3$	84.0	1
Ca^{2+}	40.0	2	$NaC_3H_5O_3$（乳酸钠）	112.0	1

表 5-8　常见盐类溶液电解质含量的换算

1g 盐类	电解质含量的换算	1g 盐类	电解质含量的换算
氯化钠	17mmol Na^{+}	枸橼酸钾	8.3mmol K^{+}
碳酸氢钠	12mmol Na^{+}	氯化钙	10mmol Ca^{2+}（20mEq Ca^{2+}）
乳酸钠	9mmol Na^{+}	葡萄糖酸钙	2.5mmol Ca^{2+}（5mEq Ca^{2+}）
氯化钾	13.4mmol K^{+}	硫酸镁	4.1mmol Mg^{2+}（8.2mEq Mg^{2+}）
醋酸钾	10mmol K^{+}		

第五节　外科营养支持概述

一、临床营养进展

近代概念的临床营养包括肠外营养（parenteral nutrition，PN）和肠内营养（enteral nutrition，EN），是指病人所需要的合理配比的营养素由肠外或肠内供给。

营养的重要性早为人们所熟知，无论在传统医学与现代医学中都很强调营养的作用，但住院病人中仍有 30%～50%属营养不良。在 20 世纪 70 年代以前，当胃肠功能有障碍时，常因无有效的方法提供必需的营养而出现许多病人在富裕中饥饿。近 30 年来，临床营养支持的方法（包括肠内与肠外途径）有了迅速的发展，有关机体正常或疾病状态时代谢的研究也逐渐地增多，研究得更为深入，有的已达分子生物学水平。营养支持的概念也不再停留在“维持机体的氮平衡，保持病人的瘦体物质（lean body mass）”，而是要维持细胞的代谢，保持组织器官的结构与功能，进而调控免疫、内分泌等功能与修复组织，促使病人康复。临床营养支持已参与或成为一种主要治疗方法，有些还具有药理学的作用，有学者称之为药理学营养，临床的应用已显示了它的效果，不但是肠瘘、短肠综合征、肠道炎性疾病等的重要治疗措施，也是重症胰腺炎、器官移植、肿瘤及危重病人不可少的主要治疗措施，改变了许多疾病的预后，许多病人因而得益。营养不良病人术后易有感染、胃肠吻合口破裂成瘘、伤口愈合不良等并发症，营养支持可改善这些情况，直接或间接地降低了术后并发症的发生率与病死率，提高了手术成功率。营养支持、抗生素的发展、麻醉学的进步、重症监护与器官移植等为 20 世纪外科领域中的重大进展。

既然营养的重要性在以往的医学中已被认识，为何在近 30 年又有一次认识上的飞跃。简单地说是由于营养支持从缺少有效的方法进入到临床可以满意实施的阶段。1967 年 Dudrick 等创用全肠外营养，经腔静脉置管输入水解蛋白液、高渗葡萄糖、维生素等高渗溶液，解决了经周围静脉不能耐受高渗、低 pH 值液的问题，从而达到肠外可供给病人所需的营养物质。同期 Randell 引进宇航员用的太空饮食，即化学组成饮食，现称之为要素膳（elemental diet，ED），应用于临床的 ED 在体外处理后使其易于消化吸收。某些病人胃肠功能虽有部分障碍，但仍能从胃肠道获得所需要的营养，形成了现代营养支持的肠外与肠内两大途径。从此，不论病人的胃肠道有无障碍，消化、吸收功能是否存在，营养支持都可实施。1959 年 Frandis Moore 提出为保证输入的氮能被用以合成蛋白质，每输入 1g 氮需要同时提供 628kJ 的热量成为标准营养混合制剂中的热氮比。其后，又认识到各种营养物质同时进入体内能得到最佳的利用、最优的同化，有如人平时进餐一般，膳食含有各种营养物质。配方肠内营养与全营养混合（TNA）肠外营养含有各种营养物质，配比合适，可提供机体需要的推荐量。30 年来的临床实践使营养支持的理论与方法更趋完善。

20 世纪 80 年代以后，从免疫学、分子生物学水平认识到机体对外来的侵害产生的急性炎症反应综合征（SIRS）到神经、内分泌系统以及多器官的功能障碍，也发现肠道黏膜屏障在应激条件下将出现功能障碍，细菌及内毒素可透过黏膜屏障而进入体内，再一次地导致机体发生 SIRS 等一系列改变，造成机体的机能更为紊乱。如何维持与改善肠黏膜功能也就成为治疗措施的一个重点。实验研究证实肠内营养可改善肠黏膜屏障功能，提供谷氨酰胺等肠黏膜细胞所需要的组织特需营养。除此，肠内营养尚有促进肠蠕动功能的恢复，加速门静脉系统的血液循环，促进胃肠道激素的分泌，营养物质中的营养因子直接进入肝脏等特点，较肠外营养更具优势。因此，肠内营养不但有提供营养的作用，且能改善肠黏膜的屏障功能，这是单纯肠外营养所不具备的作用。相反，长期应用肠外营养后肠黏膜将萎缩。于是，肠外营养与肠内营养的应用比例从 20 世纪 70 年代肠外营养多于肠内营养逐渐转向肠内营养多于肠外营养。当然，肠外营养也有其优点，肠功能严重障碍时它仍然是有效的途径，是不可废去的途径。

二、正常营养需要

为了维持生命和身体各个器官的正常活动，每个人都必须从外界摄取食物。食物中能产生能量的营养素有蛋白质、脂肪、碳水化合物，经过氧化转变为能量。有了能量和各种营养素的补充，才能保证人体正常的生长发育和新陈代谢，以适应各类生理状况及各种环境条件下的机能需要。

（一）能量的单位

一般以千卡（kcal）表示，国际法定单位是用焦耳（J）表示。1kcal = 4.18kJ，1kJ = 0.239kcal。若将食物直接燃烧，则 1g 蛋白质可产生热量为 23.6kJ（5.64kcal），1g 脂肪可产生热量为 39.54kJ（9.45kcal），1g 碳水化合物可产生热量为 17.15kJ（4.1kcal）。但在体内蛋白质不能完全燃烧，其代谢产物尿素、肌酐等不再分解而直接排出体外，将这些含氮的有机物在测热器中氧化可生热 5.44kJ（1.3kcal），故在计算蛋白质的产热时应将这一部分除去，脂肪及碳水化合物则可完全氧化。此外，食物中的三大营养素在消化吸收过程中有不同程度的损失，蛋白质的损失率为 8%，脂肪为 5%，碳水化合物为 2%，因而它们的实际产热量（能量系数）分别是：

蛋白质：16.7kJ/g（4kcal/g）。计算公式为：〔（5.65 − 1.3）×（100 − 8）%〕= 4kcal

脂肪：37.68kJ/g（9kcal/g）。计算公式为：〔9.45 ×（100 − 5）%〕= 9kcal

碳水化合物：16.7kJ/g（4kcal/g）。计算公式为：〔4.1 ×（100 − 2）%〕= 4kcal

（二）基础代谢和基础代谢率

在空腹、清醒、安静的非应激状态下，适宜的气温（18℃～25℃）环境中人体维持基本的生命活动，进行新陈代谢消耗的热能称为基础能量消耗（basal energy expenditure，BEE）。单位时间内人体每 $1m^2$ 体表面积所消耗的维持基础代谢的热能称为基础代谢率。通常成年男性每千克体重每小时约消耗 4.2kJ（1kcal），即日需能量 1500～1800kcal；成年女性的基础代谢率比男性约低 2%～12%；老人比中年人约低 10%～15%；儿童比成人约高 10%～12%。

BEE 值的测定可采用 Harris－Benedict 公式计算，此公式较临床上间接热仪所测值高出约 10%：

男性 BEE＝66.5＋13.7×体重（kg）＋5.0×身高（cm）－6.8×年龄（岁）

女性 BEE＝65.1＋9.6×体重（kg）＋1.8×身高（cm）－4.7×年龄（岁）

（三）机体活动消耗的热能

不同的劳动强度、不同年龄、不同的环境气候条件、不同的生理状态如妊娠、哺乳，人体能量的消耗均不相同。影响人体能量消耗的因素主要有：

1．年龄 年龄反映了生理活动状态。如以 20～39 岁为基数，40～49 岁能量消耗减少 5%，50～59 岁减少 10%，60～69 岁减少 20%。

2．气温 以 10℃作为基数，每升高 10℃，能量供给就减少 5%；相反，每下降 10℃则增加约 3%。

3．劳动（或活动）强度 除上述生理或环境情况外，劳动（或活动）强度是影响热能需要量的最主要因素。强度和持续时间作为计算的指标，劳动（或活动）强度不同，其消耗能量的数值显著不同。重体力劳动每小时消耗的能量可达 0.628～1.255kJ（150～300kcal），而轻体力劳动每小时则为 0.313kJ（75kcal）。年龄、性别相当的成年人，重体力劳动者在单位时间内热能消耗为轻体力劳动者的 2～5 倍。

（四）应激时能量需要

为基础能量消耗（BEE）×校正系数

校正系数：择期大、中手术约为 1.2；多发性骨折为 1.3；严重感染为 1.5；大面积烧伤为 2.0。严重感染时体温每升高 1℃，对热量需要相对增加 5%～8%。一般每千克体重不超过 146.3kJ（35kcal）。

三、营养基质代谢及创伤、感染后的代谢改变

（一）营养基质的代谢

机体所需的营养基质有三类：①供应能量的物质主要是碳水化合物和脂肪；②蛋白质是构成身体的主要成分，是生命的物质基础；③机体内的各种元素如维生素、电解质（含微量元素）和水。从食物摄取的营养素转变为能量，以化学能的形式发挥作用，ATP 是其主要中

间贮能物质。

1. 碳水化合物的代谢

碳水化合物是人体最主要的供能物质，是碳、氢、氧元素的化合物，又称糖。它是我国膳食的主要成分，热量的主要来源。碳水化合物经口进入肠道后，在小肠上段受水解酶的作用，以单糖的形式被吸收，一半以上是葡萄糖，其余是果糖和乳糖。其后代谢有三条途径：①直接用于能源：葡萄糖被吸收后很快被氧化以血糖形式随血液循环分布全身，体内的一些组织如中枢神经系统、红细胞、骨髓、肾上腺髓质等只能利用葡萄糖供能；②以糖原形式贮存：小部分葡萄糖经胰岛素的调节转化为糖原贮存；③转化为脂肪：糖原贮存是十分有限的，总量约500g，其中200g是肝糖原，可以转化成葡萄糖为身体所利用；其余300g是肌糖原，仅能被肌肉本身利用，饥饿状态持续24小时即可把肝糖原耗尽。如无外源性碳水化合物后续补充，则体内蛋白质将经糖原异生途径转化成葡萄糖供应能量。体内无储备的蛋白质，均是各器官、组织的组成成分，若蛋白质作为能源而被消耗，必然会损害器官功能。在禁食早期，如能每天经静脉补给葡萄糖100g，虽然提供的热量有限，但确能明显地减少蛋白质的糖原异生。

2. 蛋白质代谢

蛋白质是最重要的营养物质，是生命存在的方式，是所有器官功能活动的物质基础，以其多种多样的结构具有各种生物学功能，是器官的效应因子，如酶促反应、激素调节、肌肉收缩和免疫应答等，在生命活动中起着极其重要的作用。蛋白质占人体体重的15%左右，成人平均每天需蛋白质1g/kg体重，用于身体的生长，组织的修复更新，维持血液循环中蛋白质的含量和制造酶等。摄入的蛋白质经肠道中的蛋白酶水解，最终产物为氨基酸，吸收后经由门静脉进入肝脏。

氨基酸是蛋白质的基本单位，氨基酸的核心结构是α碳原子上都有1个氨基（$-NH_3^+$），1个羧基（$-COO^-$）和不同长度的侧链。分为必需氨基酸（essential amino acids，EAA）和非必需氨基酸（nonessential amino acids，NEAA）两类。EAA不能在体内合成，只能由食物提供。NEAA可在体内合成，但有些合成速度不足以维持机体的正常需要，尚需从体外获得，称为半必需氨基酸；有些则在机体生长或疾病等需要量增加时才需要补充，属条件必需氨基酸。在疾病状态下，加之摄入量不足，EAA来源不足，NEAA的合成会受到影响。所以从营养支持的角度来看，两者的外源性补充是不可忽视的。

氨基酸的代谢去路有三条：①合成蛋白质；②自身分解，氮转变为尿素，氮链氧化供能生成二氧化碳和/或以糖或脂肪的形式储存起来；③合成非必需氨基酸和其他小分子物质，如嘌呤和嘧啶。

当人体处于创伤、饥饿、感染等状态时，分解代谢占优势，能量摄入不足，肌肉蛋白质就会首先分解为氨基酸，经转氨和脱氨作用进行代谢，脱氨后经乙酰辅酶A转化为酮体。肌蛋白分解产生的氨基酸是唯一能在肝外代谢的支链氨基酸（branched－chain amino acids，BCAA），属EAA范围。其中缬氨酸可生成糖原，亮氨酸可生成酮体，异亮氨酸两者兼有之。在创伤、饥饿、感染、缺氧状态下，摄入能源匮乏，其他氨基酸利用障碍，则肌蛋白大量分解产生的支链氨基酸成为主要供能氨基酸而被大量消耗，如输入BCAA，可使肌蛋白分解减少，从而起到节省体内蛋白质的作用；同时也能纠正支链氨基酸与其他氨基酸的比例失调，有利于蛋白质的合成代谢；此外，体内蛋白质的分解减少，其终末产物之一的氨也随之减少，这是一种可以通过血脑屏障的有害物质，所以输注 BCAA 对肝性脑病有防治作用。

3．脂肪代谢

脂肪是人体能量的主要储存形式。脂肪释放的能量为等量的糖和蛋白质的 2 倍多。皮下脂肪和其他部位贮存的脂肪在饥饿时可动用作为主要的供能来源，脂类还是机体重要的构成成分，它以多种形式存在于人体的各种组织中。食物中的脂肪摄入后，在小肠内受胆汁及脂肪酸的作用被水解为甘油和脂肪酸。其中长链脂肪酸被乳化为乳糜小球的脂蛋白复合物，由小肠吸收，经淋巴系统、胸导管入血；游离的中长链脂肪酸以非酯化的形式直接吸收入门静脉。脂蛋白可在肝内或直接在脂肪中水解，释放脂肪酸，重新酯化成甘油三酯贮存起来。

脂肪组织中 90%是贮存的甘油三酯，脂肪的主要生理功能是氧化供能，每克脂肪氧化可供 37.68kJ（9kcal）。空腹时，体内脂肪氧化可提供 50%以上的能量需要，禁食 1～3 天后，85%的能量来自脂肪。当碳水化合物摄入不足时，甘油三酯被动员，分解成甘油和脂肪酸，部分甘油经糖生成作用转化为葡萄糖，游离脂肪酸则氧化生成乙酰辅酶 A，经三羧酸循环释出能量。如果乙酰辅酶 A 多于三羧酸循环可能氧化的能力时可转化为酮体。酮体也是能量来源，能被心、肝、肺、肾、肌肉及睾丸组织利用，但大量酮体可消耗体内碱储备导致酸中毒。体脂是体内最大的能源仓库，饥饿时消耗脂肪以供能，对组织器官的功能影响不大，但在消耗脂肪的同时，也有一定量的蛋白质被氧化供能。

有些不饱和脂肪酸如亚油酸、亚麻酸和二十碳四烯酸不能由体内合成，必须摄入，称为必需脂肪酸，正常饮食情况下不易缺乏。但长期胃肠外营养未补充这种成分，可出现脂类转运异常和皮肤容易感染等。

（二）创伤、感染后的代谢改变

创伤和感染时表现为高代谢和分解，且与创伤的严重程度相关。

1．能量代谢增高及蛋白质分解代谢加强

创伤或感染时机体的代谢特点是蛋白质持续分解、丢失增加。负氮平衡是创伤及手术后病人重要的代谢改变，患者均有肌肉组织分解并有糖原异生，部分氨基酸分解后转变为糖，尿中氮排出增加，血糖升高，血浆组氨酸、精氨酸减少，BCAA 增高。蛋白质的丧失可能是蛋白质的合成受到抑制或分解增加或两者共同的结果，即使摄入蛋白质较多，仍可出现负氮平衡。此种反应的程度及时间随创伤的类型和程度而异，一般持续 2～3 天，复杂的大手术后可持续数周。对外科患者采取积极措施改善氮平衡已得到普遍公认，为不使患者处于长期负氮平衡状态，手术创伤后的营养支持能是十分重要的。

2．糖代谢紊乱

创伤、感染后糖代谢紊乱与内分泌变化有明显关系。主要是垂体－肾上腺轴对创伤的应激反应，表现为肾上腺皮质分泌增多和胰岛素功能受到抑制，处理葡萄糖能力下降而出现高血糖。采用 PN 支持时，要充分考虑这样的患者对糖的利用能力比非创伤、感染患者差得多。

3．体重下降

创伤、手术后体重下降很明显，是由于肌肉组织和脂肪的消耗增加（脂肪消耗每天可达200g以上）所致，如中等创伤的胃大部切除术，术后1周体重下降3kg左右。如果创伤、感染后病情趋于平稳，营养基质得到适当补充，体重下降可以逆转。表现为尿排氮量减少，血糖趋向正常，蛋白质合成大于分解，体重增加，氮代谢趋向平衡或正平衡。为储存脂肪的需要，必须供给足够的热量。此期可持续数周、数月。

（三）饥饿时的代谢变化

单纯饥饿时机体的代谢率降低，机体对整个代谢活动进行调整，一些不太重要的代谢逐步减缓或停止，仅维持与生命有密切关联的代谢，这是机体自我保护的适应性反应。身体将消耗其本身的组成部分，以提供生命过程所必需的能量。禁食之初，作为能源储备的糖原在24小时内即被耗尽，脂肪组织的甘油三酯提供了机体所需的绝大部分热能；蛋白质虽也是可动用能源，但其是维持身体组织结构与功能的重要成分，蛋白质过分消耗常是长时期饥饿致死的原因。机体对饥饿的代谢反应是降低基础代谢率，以调节机体减少对能量的需要。其代谢改变虽与严重创伤和感染有所不同，但也存在不少相似之处。

在饥饿期间，糖原代谢主要为循环中激素水平所控制。胰岛素分泌减少以解除对糖原分解的抑制，胰高血糖素、生长激素、儿茶酚胺分泌增加，以使血糖下降，维持糖代谢恒定。此期间出现如下代谢反应：①加速糖原分解，使葡萄糖生成增加；②蛋白质分解，糖原异生随饥饿的时间延长而增加；③脂肪逐步成为主要能源，以尽量减少蛋白质的分解。表现为尿氮排出量开始时增高（约8.5g/d），以后逐渐降低（2～4g/d）；血浆中脂肪酸、酮酸、酮体逐渐升高，导致代谢性酸中毒及酮尿症；血糖水平轻度下降；尿钠及钾排出增加。

饥饿状态下由于水分丢失，大量脂肪及部分蛋白质分解，导致体重减轻，器官功能下降。这些变化可涉及所有器官而出现多器官功能不全（MODS），最终可导致多器官功能衰竭（MSOF）而死亡。

第六节　营养状态的评定与监测

临床上对外科患者的营养状态评定十分重要，既可判断其营养不良的程度，又是营养支持治疗的客观指标。所谓营养不良主要是指能量－蛋白质缺乏所致的营养状态不佳。在外科住院病人中营养不良的发生率较高，统计表明在普通外科其发生率可高达25%～65%。营养不良常致患者感染发病率高，切口愈合延迟，甚至出现吻合口瘘等严重并发症。蛋白质缺乏的患者肝解毒功能明显降低，对肺功能及通气量也有严重不良影响。营养不良会大大影响患者的康复过程和临床治疗效果。

一、营养状态的评定指标

评定患者的营养状态是营养支持的第一步，它有助于了解病人应激时的代谢变化，掌握营养不良的程度和类型，为制订营养支持方案及监测营养治疗效果提供依据。营养状态的评定应包括：临床评价，直接身体测量和必要的生化或免疫测定等。

1．临床评价

(1) 既往情况：病史中尤其要注意5个方面的因素：食物摄入不足；营养吸收不足；营养利用减少；营养丢失增加；营养需要增加。

(2) 现在状况：如体重丢失，肌肉消耗，功能性水肿，皮疹和神经系统疾患等。

2．身体测量指数

(1) 体重：直接反映营养状态，但要排除脱水或水肿等影响因素。体重低于标准体重10%～20%为轻度营养不良；低于20%～40%为中度营养不良；低于40%以上为重度营养不良。

(2) 上臂肌周（AMC）：取尺骨鹰嘴至肩峰连线中点处测定其周径。反映全身肌肉及脂肪储备状况。

(3) 肱三头肌皮皱厚度（TSF）：测试点同AMC取上臂中点，以两手指紧捏该点后侧的皮肤与皮下脂肪往外拉，使脂肪与肌肉分开，用一种特制的夹子测定其厚度。代表机体脂肪储备情况。

3．三甲基组氨酸测定

三甲基组氨酸是肌纤维蛋白和肌球蛋白的最终分解产物，不再被合成利用。测定尿中三甲基组氨酸排出量可反映机体蛋白质分解量。其值越大，反映体内蛋白质分解越多，负氮平衡越明显。

4．内脏蛋白测定

包括血清白蛋白和转铁蛋白浓度测定，是营养评定的重要指标。

(1) 白蛋白：半衰期较长，约为20天，可代表体内较恒定的蛋白质情况。饥饿可使肝脏白蛋白合成速度迅速降低，在严重创伤、感染等应激情况下，分解代谢增强，白蛋白合成缓慢或继续丢失而减少。

(2) 转铁蛋白：半衰期较短，约为8天，能较迅速地反映营养状况，是一个比较敏感的指标。但是影响转铁蛋白代谢的因素较多，缺铁、肝功能受损也会影响其测定结果。

5．免疫功能测定

(1) 总淋巴细胞计数：正常值为2×10^9/L（2000/mm^3），低于1.5×10^9/L（1500/mm^3）提示营养不良。

(2) 延迟型超敏皮肤试验：将结核菌素（PPD）、白色念珠菌、双球菌、腮腺炎病毒、植物血凝素等各0.1ml分别行皮内注射，24～48小时后观察，局部红肿区大于5mm为阳性。有两项阳性反应者表示细胞免疫有反应性。

6．氮平衡测定

是蛋白质代谢变化的动态观察指标，反映了机体分解代谢情况。正平衡表示蛋白质合成占优势，负平衡表示蛋白质消耗多于摄入，也可用于估算营养支持的效果。

氮平衡＝24小时摄入氮量（g）－24小时总氮丧失量

24小时摄入氮量（g）＝蛋白质摄入量（g）÷6.25

结果为负数表示氮负平衡。

食物中的蛋白质每6.25g含氮1g，在TPN治疗时，氨基酸制品均标明含氮量，根据输入氨基酸液量计算即可。

24小时总氮丧失量（g）=24小尿内尿素氮量（g）+3g

常数3g表示非尿素氮形式排出的含氮物质和经粪便、皮肤等排出的氮。在大面积烧伤或消化道瘘等有额外的蛋白质丢失的情况下，氮平衡测定将不够准确，在分析测定结果时要考虑到这一点。

营养状态评定见表5-9。

表5-9　简易营养状态评定法（含正常值）

检查项目	正常值	轻度营养不良	中度营养不良	重度营养不良
体重		下降10%~20%	下降20%~39%	下降超过40%
上臂肌周（AMC）	男>20.2cm；女>18.6cm	下降<30%	下降30%~39%	下降40%~50%
肱三头肌皮皱厚度（TSF）	男>10mm；女>13mm	下降<30%	下降30%~39%	下降40%~50%
血清白蛋白	35g/L	28~34g/L	21~27g/L	<21g/L
转铁蛋白	2.0~4.0g/L	1.8~2.0g/L	1.6~1.8g/L	<1.6g/L
总淋巴细胞计数	>2000	1200~2000	900~1200	<900
皮肤过敏试验	对抗原反应>2种	对抗原反应仅1种	对抗原反应仅1种	对抗原无反应
氮平衡（氮g/24h）	0±1	-5~-10	-10~-15	<-15

二、营养支持的适应证

在外科病人中，尽管由于一些疾病本身的原因，加之麻醉、手术创伤及禁食等，会使有的患者存在不同程度的营养问题，但是，这一情况并不意味所有病人都需要进行营养支持。一般来说，对非消化道手术而营养情况较好的病人，往往通过病因治疗和补充液体与电解质等，以及在较短时间内恢复进食，即可使病人顺利恢复，营养状况也能逐渐改善，并不需要特殊的营养支持。只有严重营养不良的病人和一些严重创伤、感染或术后发生严重并发症，估计在较长一段时间内不能很好进食的病人才需要采取营养支持治疗。

1．胃肠道梗阻

如贲门癌、幽门梗阻、高位肠梗阻等导致营养物质不能进入肠道，难以建立充足的肠内营养者，采用PN支持可降低手术并发症及死亡率。

2．胃肠道外瘘及短肠综合征

肠外瘘者食物仅经过一段肠道即从瘘口逸出，肠道实际吸收面积不足，且有大量消化液丢失，严重影响营养物质的消化吸收，常伴的腹内感染又会引起高分解代谢，因而营养不良的状况迅速产生，日趋严重。采取禁食和营养支持治疗不仅使患者能获得充分的能量和氮源，以利于代谢正常进行，还可以使消化道完全处于安静状态，极大限度地减少消化液的分泌，有利于瘘口的愈合，或为再次手术创造条件。因某种疾病而切除大量小肠所致的短肠综合征也因肠道实际吸收面积减少，在代偿期以前需 PN 支持。

3．消化道广泛炎症性疾病

炎性黏连性肠梗阻、坏死性胰腺炎、Crohn 病、溃疡性结肠炎等在急性发作或术前准备时，适当的 PN 支持可使肠道休息，减少胰液分泌，有利于减轻炎症病理损害和控制症状。

4．高代谢状态

严重创伤、大面积烧伤、严重感染和复杂大手术后，机体处于高分解代谢状态，患者进食不足，长期处于负氮平衡，采取营养支持对渡过危险期、促使正常愈合及抵抗感染等有积极作用。

5．肿瘤患者接受化疗和大面积放疗

癌肿病人在手术前后接受化疗或大面积放疗，尤其是化疗期间，由于药物的毒性和胃肠道黏膜上皮细胞对化学药物的易感性或不耐受性，患者常出现恶心、厌食、腹泻等反应，此时如无营养支持，常因体质下降而不能完成全程化疗，又由于抵抗力降低而致肿瘤发展。PN 可改善患者营养状态，提高免疫力，既利于支持患者完成化疗，也可减少并发症。

6．肝、肾功能衰竭

晚期肾病患者因肠黏膜水肿而吸收不良，并常有恶心、厌食等症状；因肝功能衰竭时蛋白质合成功能低下，均需 PN 治疗，只是不能采用一般 PN 支持，常需调整特殊的营养溶液的成分组成进行治疗。

7．大手术围手术期营养

一些已造成营养状况极差的疾病需手术治疗，如食管切除、全胃切除等手术术前、术后用 PN 支持，可提高患者对手术打击的承受能力，减少并发症和死亡率。

第七节　肠外营养和肠内营养

外科营养支持的基本原则是：只要肠道有功能，尽量采用肠内营养。应根据患者的具体情况而定，要求是：①EN 与 PN 两者之间首先选用 EN；②需较长时间营养支持应设法应用 EN；③EN 不能满足病人营养需要时可用 PN 补充；④经中心静脉肠外营养支持（CPN）与经外周静脉营养支持（PPN）之间应优先选用 PPN；⑤营养需要的要求较高或希望短期内改善营养状况时可选用 CPN。

一、肠外营养

肠外营养（PN）也称人工胃肠，指通过静脉途径提供患者所需的全部营养要素的营养支持方式，包括热量（碳水化合物）、必需和非必需氨基酸（蛋白质）、脂肪、电解质、维生素和微量元素，使病人在不进食的情况下维持良好营养状态的一种治疗方法。它可提供足够的各种必需的营养物质和维护正氮平衡，防止或减少体内蛋白质的消耗，重建和恢复机体的无脂细胞群，促进康复，还可使机体得到正常的生长发育，伤口愈合和体重增加。与一般静脉输液的根本区别在于后者仅能供给患者所需的部分热量及电解质。

1. PN方法

肠外营养支持方法有两种：对于一般用量不大、PN支持不超过2周的患者，可采用周围静脉输注；对于需长期支持的，则采用经中心静脉导管输入为宜。常采用经锁骨下静脉或颈内静脉途径置入导管至上腔静脉，尤以右颈内静脉穿刺插管并发症少、成功率高。全营养混合液常在12~16小时内输完，也可以24小时连续滴注。一般情况下，置入的导管可保留3个月以上。

2. 肠外营养的要求和制剂

（1）营养液的基本要求

其中含有七大营养物质：碳水化合物、脂肪乳剂、氨基酸、电解质、维生素、微量元素和水。提供足够的能量、保持机体正氮平衡是PN支持的关键。一般要求：①每日应能供给氮0.2~0.24g/kg，热量167~188kJ/kg（40~45kcal/kg），氮和热量之比为1g:（628~837）kJ［1g:（150~200kcal）］；②含有适量的电解质、维生素和微量元素；③钾与氮的比例为5mmol:1g，镁与氮的比例为1mmol:1g，磷量为每4184kJ（1000kcal）供磷5~8mmol；④氨基酸和葡萄糖应同时滴注，以保证氨基酸能为机体所充分利用，不致作为热量被浪费掉。⑤在较长时间的不用脂肪乳剂的肠外营养治疗的过程中，应定期补充脂肪乳剂，以防发生必需脂肪酸的缺乏；⑥补充胰岛素以防应用高浓度的葡萄糖后发生高血糖。

（2）肠外营养制剂

①葡萄糖：葡萄糖是肠外营养的主要能源物质，来源丰富，价格低廉，机体所有的组织、器官都能利用葡萄糖能量。但机体利用葡萄糖的能力有限，为5mg/min·kg。如单纯用其作为热量来源，主要的代谢产物是丙酮酸和乳酸，而且血清中胰岛素水平可以是正常人饭后的4倍，游离脂肪酸和酮体减少。所以如过量或过快输入可能导致高血糖、糖尿，甚至出现高渗性非酮性昏迷；葡萄糖如与脂肪乳剂共同作为热量来源，则上述情况可避免。此外，应激状态下机体利用葡萄糖的能力下降，多余的糖将转化为脂肪沉积在器官内，形成脂肪肝。高浓度（25%或50%）的葡萄糖液输注时对静脉壁的刺激很大，不宜经周围静脉补给，故目前PN不用单一的葡萄糖能源。

②脂肪乳剂：是PN的一种重要能源。脂肪乳剂按其脂肪酸碳链长度分为长链甘油三酯（LCT）及中链甘油三酯（MCT）两种，LCT内含有人体必需脂肪酸（EAA）；MCT内不含EAA，其在体内代谢较LCT快，极少沉积在组织、器官内，但大量输入后可发生毒性反应。临床应用时，常由其提供30%~50%的热量，10%脂肪乳剂溶液含热量4.18kJ（1kcal）/ml，且为等渗，可经由周围静脉输入。脂肪乳剂安全无毒，在应激状态时其氧化率不变，甚至加快。单独输注时须注意速度要慢，开始时每分钟1ml，500ml需5~6小时输完。输注速度太快可致胸闷、心悸或发热反应。通常比较普遍使用的是LCT。对于特殊患者（如肝功能不良）临床上常将MCT与LCT合用，重量比为1:1。

③复方氨基酸溶液：是肠外营养的唯一氮源，分平衡型和非平衡型两类。平衡型氨基酸溶液含EAA 8种、NEAA 8~12种，其组成符合人体合成代谢的需要，适用于大多数患者。特殊氨基酸溶液配方成分不同，专用于不同的疾病。例如适用于肝病的制剂中含BCAA较多，含芳香氨基酸较少；用于肾病的制剂主要是8种EAA，NEAA仅含精氨酸、组氨酸；用

于严重创伤或危重病人的制剂含更多的 BCAA 或含谷氨酰胺二肽等。

④维生素：常用的复合维生素制剂含有 9～13 种维生素，每支注射液的含量即是正常人每日的基本需要量。

⑤微量元素：也是复方注射液，每支含锌、铜、铁、锰、铬、碘等多种微量元素，每日 1 支即可。如果缺铬可引起糖尿病、神经病变及抗感染能力下降；锌缺乏可发生皮炎。

⑥水和电解质：每天水的入量以 2000ml、尿量以 1000ml 为基础计算。成人主要需要的电解质有钠、钾、氯、钙、镁、磷。镁的补充用 25%硫酸镁。磷在合成代谢及能量代谢中发挥重要作用，磷的补充常用有机磷制剂甘油磷酸钠，含磷 10mmol；其他电解质按常规补给。

3．全营养混合液

将肠外营养所需的营养素按照一定的比例在无菌条件下混合、配制，盛放于 3L 的塑料袋内，供静脉输注，即为全营养混合液（total nutrient admixture，TNA）。其优点是：①混合后高浓度葡萄糖被稀释，使经周围静脉输注成为可能；②由于脂肪乳剂被稀释，避免了其单独输注容易造成输入过快的不良反应；③全封闭的输注系统大大减少了污染的机会，使用更安全。

TNA 的配制原则：①氨基酸、葡萄糖、脂肪乳剂的容量之比为 2:1:1，或 1:1:1，或 2:1:0.5；②总容量应大于 1.5L；③混合液中葡萄糖的最终浓度为 10%～20%，以利于混合液的稳定。

TNA 的配制程序：①将所有一价、二价、三价电解质及微量元素、水溶性维生素、胰岛素加入氨基酸或葡萄糖液中；②磷酸盐加入另一瓶氨基酸液中；③脂溶性维生素加入脂肪乳剂中；④将含有添加物的氨基酸、葡萄糖、脂肪乳剂分别经 3L 袋的 3 个输入口同时注入；⑤配制应不间断地一次完成，并不断加以摇动使之均匀混合。也可采用先加入葡萄糖液，继而加入电解质、微量元素、维生素，最后加入脂肪乳剂混合的方法。

以 60kg 体重为例，全营养混合液中的基本组成见表 5－10。

表 5－10　全营养混合液的基本组成

成　分	ml	kJ（kcal）	N（g）
全量配方			
25%葡萄糖	1000	4180（1000）	
20%脂肪乳	250	2090（500）	
10%葡萄糖	500	836（200）	
5%糖盐水	500	418（100）	
复方氨基酸	1000		9.4
合计	3250	7524（1800）	9.4
部分量配方			
25%葡萄糖	500	2090（500）	
20%脂肪乳	250	2090（500）	
5%糖盐水	1000	836（200）	
复方氨基酸	500		4.7
合计	2250	5016（1200）	4.7

注：复方氨基酸溶液的产品很多，其含氮量各不相同

在临床实际应用中，应根据病情及血、尿生化检查，在基本溶液中酌情添加各种电解质溶液。由于人体无水溶性维生素的储备，故每日均需补给复方水溶性维生素。短期禁食不会产生脂溶性维生素或微量元素缺乏，只有禁食超过 2～3 周才予补充。溶液中可加正规胰岛素，以胰岛素∶葡萄糖 = 1U∶（8～10）g 比例补给，以避免发生高血糖。

对不同特殊患者的营养液补给，其组成应有所改变：①糖尿病患者应限制葡萄糖用量，充分补给外源性胰岛素，以控制血糖；增加脂肪乳剂用量，以弥补供能不足。②代偿期肝硬化肝功能基本正常者，可以使用表中所列的基本营养液；而肝功能异常的肝硬化患者，由于肝合成及代谢各种营养物质的能力锐减，所以肠外营养液的用量应减少 1/2 左右。在营养制剂中宜用 BCAA 含量高的氨基酸溶液，并改用兼含 MCT 和 LCT 的脂肪乳剂；肝硬化伴有明显低蛋白血症的患者由于肝脏合成白蛋白的能力下降，需适量补充人血白蛋白。③肾功能衰竭患者应严格限制水的入量，氨基酸选用以 EAA 为主的肾病氨基酸溶液，葡萄糖和脂肪乳剂用量一般不受限制。④对脂肪代谢紊乱的患者不宜使用脂肪乳剂，必要时需作“廓清”检查，以了解机体脂肪的利用情况。

4．PN 的输注技术

（1）PN 的输注途径：①经中心静脉：因其管径粗，血流速度快，血流量大，输入的液体很快被血液稀释而对血管壁的刺激小。此法不受液体浓度与 pH 值的限制，也不受输液速度与输液量的限制，可连续 24 小时输注，能最大限度地根据机体需要输入营养液量。留置的管道在良好的管理下，尤其适应于需长时期接受 PN 支持的患者（如短肠综合征者）。但其技术难度较大，要求高，并发症也多。②经外周静脉：技术要求较低，适应证与中心静脉路径者相同，但因输入溶液的低 pH 值、高渗透压，以及导管刺激和损伤性穿刺等，常诱发静脉炎而限制了外周静脉的使用，适应于接受 PN 支持需时不长的患者。技术的熟练、器材的改进已扩大了使用面。

（2）PN 的输注两种方式：①持续输注法：将一天的营养液在 24 小时内均匀输入。优点是体内胰岛素的分泌及血糖值比较稳定，波动小。缺点是由于血清胰岛素持续处于高水平状态，阻止了脂肪分解，促进了脂肪合成，并使葡萄糖以糖原形式储存于肝脏，因此常出现脂肪肝和肝肿大，有时还会有转氨酶及胆红素的异常升高。②循环输注法：使用较广泛，是将营养液放在夜间 12～16 小时内输注。此法尤其适用于需长期接受 PN 支持的患者，白天可以恢复正常活动，有利于改善患者的生活质量。为避免血糖有较大的波动，输液速度应采取递增或递减的方式，并密切监测血糖。必要时增加脂肪供能的百分比，或适量使用胰岛素，以控制血糖。

对免疫功能低下及全身衰竭的患者，为了预防菌血症的发生，宜应用“终端过滤器”（1.2μm 微孔过滤器）。为了既方便病人下床活动，又能防止输入空气，最好再加用带报警装置的输液泵。

PN 治疗所需费用较大，技术要求高，有并发败血症的危险，而其适应证又和 EN 基本相同。因此，凡尚有部分消化道可被利用时，应试用 EN 来代替 PN。

二、肠内营养

肠内营养是将营养物质经胃肠道途径供给病人的营养支持方式。当肠功能存在（完好或部分功能）且能安全使用时，就应尽量选用经胃肠营养支持。肠内营养（EN）具有节省费用、使用方便、容易监护、并发症少等优点。膳食的直接刺激有助于促进胃肠运动及消化道激素和酶的分泌，维护肠黏膜屏障功能；EN 能使营养物质经肠道吸收入肝，在肝内合成机体所需的各种成分，且可发挥肝脏的解毒作用，符合生理状态。长期 PN 的患者可给予逐渐增量的 EN 作为过渡，有助于早日恢复正常膳食。

1．要素饮食

要素饮食（elemental diet）是指包括自然食物的各种营养素，含有氨基酸、葡萄糖、脂肪、多种维生素和矿物质（含微量元素）的治疗饮食。要素饮食的配方均为化学组成明确的膳食，是根据病理生理和生物化学知识，采用现代食品技术和制药技术人工配成，含有人体必需的各种营养素，加水后形成溶液或较稳定的混悬液。

(1) 常用制剂：有粉剂和溶剂两种制剂，粉剂需加水后使用，它们的浓度均为 24%，可供能 4.18kJ（1kcal）/ml。EN 制剂大致分为两类：

① 以蛋白水解产物或氨基酸为主的制剂：其蛋白质源为乳清蛋白水解产物、肽类或氨基酸，碳水化合物源为低聚糖、糊精，脂肪源为大豆油及中链甘油三酯。不含乳糖。溶液渗透压较高，适用于胃肠道消化吸收不良者。

② 以整蛋白为主的制剂：其蛋白质源为酪蛋白或大豆蛋白，碳水化合物源为麦芽糖、糊精，脂肪源为玉米油或大豆油。不含乳糖。溶液渗透压较低，适用于胃肠道功能正常者。

有的制剂中还含有谷氨酰胺、膳食纤维（可溶性果胶）。前者可直接被肠黏膜利用；后者有调整肠动力的作用，而且在结肠内可被细菌分解为短链脂肪酸（SCFA），被吸收而供能。

以上两种制剂内均含有生理需要的电解质、维生素及微量元素。

(2) 特殊制剂

① 创伤后用制剂：外科常用。其热量分配、热量密度和支链氨基酸的含量均高，维生素 C、E、B 复合物及钙、磷、铜与锌含量较多。适用于大手术后、烧伤、多发性创伤和脓毒血症等高分解代谢患者。

② 肝功能衰竭要素膳：其氮源为 14 种纯氨基酸，支链氨基酸含量较高，占 35.6%，而芳香氨基酸较少，仅 3.3%，可减轻肝性脑病的症状。

③ 肾功能衰竭要素膳：其氮源为 8 种必需氨基酸，目的在于重新利用体内分解的尿素氮以合成非必需氨基酸，既减轻了氮质血症又合成了蛋白质。

2．EN 的输入途径与输注方法

(1) 输入途径：可以用口服的方式，但由于营养制剂有特殊气味，患者常不愿接受，故多需经导管输入。常用的方式有经鼻胃管、鼻十二指肠管和鼻空肠管，也常采用经胃、空肠造瘘管途径。

(2) 输注方法：营养液的输入应缓慢、均匀，常需输液泵控制输注速度。通常为使肠道适应，初用时可稀释成 12%浓度，速度控制为 50ml/h，每 8～12 小时后逐次增加浓度和速度，经3～4天后达到全量，即浓度24%，速度为100ml/h，总量2000ml/d。

3. EN特殊情况处理

（1）年龄小于3个月的婴儿不能耐受高张力膳的喂养，宜采用等张的婴儿膳，使用时要注意可能产生的电解质紊乱，并补充足够的水分。

（2）小肠广泛切除后宜采用PN 4～6周，以后才能采取逐步增量的EN。

（3）胃部分切除后不能耐受高渗糖的膳食，易产生倾倒综合征，有些病人仅能耐受缓慢的滴注。

（4）空肠瘘的病人不论在瘘的上端或下端喂养均有困难，因为缺少足够的小肠吸收面积，不能贸然进行管饲，以免加重病情。

（5）处于严重应激状态，如麻痹性肠梗阻、上消化道出血、顽固性呕吐、腹膜炎或腹泻的急性期，均不宜予肠内营养。

（6）严重吸收不良综合征和衰弱的病人在EN以前应予一段时间PN，以改善小肠酶的活力及黏膜细胞的状态。

（7）症状明显的糖尿病、接受大剂量类固醇药物治疗及糖代谢异常的病人都不耐受膳食的高糖负荷。

（8）先天性氨基酸代谢缺陷病的儿童不能采用一般的EN膳。

第八节　外科营养支持的并发症及防治

PN与EN支持虽然是救治营养不足的强有力措施，但也有可能发生并发症，如处理不当，后果十分严重。尤以PN的并发症为多。

一、营养支持并发症

（一）技术性并发症

1. 插管的并发症

（1）肺与胸膜的损伤：在采用深静脉插管的过程中，气胸是常见的并发症之一，偶可发生张力性气胸或血胸。插管后常规胸部X线检查，可及时发现处理。

（2）动脉与静脉损伤：锁骨下动脉损伤及锁骨下静脉撕裂伤可致穿刺局部出血，应立即拔出导针或导管，局部加压5～15分钟。如导管质地较硬可穿破静脉及胸膜导致血胸或水胸，如发现导管头端进入胸腔并输进了液体，应立即终止，拔出导管，并视胸腔积液量采取必要的胸腔引流术。

（3）神经损伤、胸导管损伤、纵隔损伤：均应立即退出导针或导管。

（4）栓塞：导管栓子一般需在透视定位下由带金属圈的专用器械取出。

（5）导管位置异常：应在透视下重新调整，如不能纠正，应予拔出。

（6）心脏并发症：应避免导管插入过深。

2．导管留置期并发症

静脉血栓形成和空气栓塞一旦出现，应立即拔出导管并行溶栓治疗。

（二）感染性并发症

在长时期的 PN 中可产生感染（细菌或真菌性败血症），应特别注意防止和及时处理。感染的原因主要是插管时无菌操作不严，插管后局部伤口处理欠妥和高价营养液在配制过程中受到污染。导管性败血症的发病率一般为 4%～7%。如不及时处理，可导致病人死亡。因此，遇到病人突然发热而又无明确原因者，应首先考虑到插管感染的可能。应立即更换输液器和营养液，并分别抽血或取营养液作细菌培养。数小时后仍有发热，则应拔去导管，改用经周围静脉输注营养液或经胃肠道补给营养。剪下原来在静脉内的导管一小段作细菌和真菌培养，以便在选用抗菌药物时作参考。如仍保留导管而依靠抗菌药物的应用，则很难控制此种感染。体弱病人过多地应用抗生素或激素治疗，PN 时易招致霉菌感染，应予警惕。

（三）与代谢有关的并发症

1．糖代谢紊乱

（1）高血糖与低血糖：葡萄糖溶液输注过快，机体尚不适应；严重创伤、感染者或糖尿病患者机体胰岛素分泌不足，糖利用率下降，均可致体内血糖过高而出现高渗性利尿、脱水乃至程度严重。预防在于调节好输注速度，进行临床及实验室检查，如血糖、尿糖的监测等。对原有胰岛功能低下或处于应激状态下者，输注液应加入胰岛素。若要停止 PN，要逐渐撤除或从外周静脉输入等渗葡萄糖液，以防止低血糖发生。

（2）高渗性非酮性昏迷：当血糖浓度超过 40mmol/L 时，可产生高渗性非酮性昏迷。是由于输入大量高浓度的葡萄糖，而内生胰岛素一时不能相应增加，不能调节血糖水平所致，高渗导致细胞内脱水，进行性细胞内脱水可使细胞严重受损，首当其冲的是中枢神经系统受累而功能失常，病人出现昏迷甚至死亡，但尿内无酮体，与糖尿病昏迷不同。一旦发生应立即停用葡萄糖液，用 0.45%低渗盐水以 250ml/h 的速度输入，降低血渗透压，并输入胰岛素 10～12U/h 以降低血糖水平。伴有低钾血症者应同时纠正。为了预防高渗性非酮性昏迷的发生，一般可先应用浓度较低的葡萄糖溶液（15%～20%），在数天内逐渐增加浓度，使人体有一个适应的过程，以分泌足够的胰岛素。也可按每 8～10g 葡萄糖加胰岛素 1U，以后改为 12～15g 葡萄糖加胰岛素 1U，来防止血糖过度升高和促进机体对葡萄糖的利用。在 5～7 日内可逐渐减量，直至完全不用胰岛素。

（3）肝脂肪变性：易发生于长期输入葡萄糖而又缺乏脂肪酸时。要减少这种并发症，宜用双能源，以脂肪乳剂替代部分能源，减少葡萄糖的用量。

2．氨基酸性并发症

（1）高血氨、高氯性代谢性酸中毒：是蛋白质（氨基酸）代谢异常所致，目前采用氨基酸的醋酸盐和含游离氨低的氨基酸溶液后，这种并发症已较少发生。精氨酸在氨转换为尿素的过程中起到重要作用，能预防及纠正高血氨症。

（2）肝酶谱升高：有的患者在 PN 治疗后不久（2 周左右）出现转氨酶、碱性磷酸酶和血清胆红素升高。引起这些改变有多方面原因；如长期应用高糖营养，病人对氨基酸的耐受性不良；体内大量谷氨酰胺被消耗；色氨酸的分解产物、溶液中的抗氧化剂重硫酸钠对肝都有毒性作用等。也因PN时肠屏障功能减退，肠内细菌和内毒素移位会使肝功能受损。这些异常改变通常是可逆的，PN减量或停用可使肝功能恢复。

(3) 肝功能异常的患者若输入色氨酸含量高的溶液，会改变血浆氨基酸谱而引起脑病，对这种患者应输支链氨基酸含量高的溶液。

3. 营养物质缺乏

(1) 血清电解质紊乱：在PN时，低钾血症和低磷血症比较常见，治疗中未规范补给是其主要原因。严重低磷血症表现为昏睡、肌肉软弱、口周或四肢刺痛感、呼吸困难，甚至发生昏迷、抽搐。每日补足需要量是可以预防的。

(2) 微量元素缺乏：锌缺乏较多见，常发生于高分解状态并伴有明显腹泻者。锌是许多重要酶的必需元素，锌缺乏可产生口周或肛周红疹、出血性皮疹、皮肤色素沉着、神经炎、脱发、腹泻、腹痛或伤口愈合不良等，测得血清值下降可确诊。铬缺乏可致难以控制的高血糖；铜缺乏可产生小细胞性贫血。在肠外营养液中常规加入微量元素可预防由于PN为时较长所产生的这些缺乏症。

(3) 必需脂肪酸缺乏：长期PN时如未补充脂肪乳剂，可发生必需脂肪酸缺乏症。表现为皮肤干燥、鳞状脱屑、脱发或伤口愈合延迟等。要预防其发生，每周须补充脂肪乳剂1次。

4. 其他并发症

(1) 胆汁淤积：由于长期不经口进食，十二指肠黏膜缺乏刺激而处于休眠状态，缩胆囊素（CCK）分泌减少，导致胆囊弛张胀大，胆汁淤积，胆泥生成，乃至形成胆石。胆汁滞留也损害肝功能。

(2) 肠屏障功能受损：PN长期禁食，肠道缺少食物刺激和体内谷氨酰胺缺乏，使肠道屏障结构受损，引发的严重后果是肠内细菌、内毒素移位，损害肝和其他脏器功能，引起肠源性感染，甚至导致多器官功能衰竭。应力争尽可能早地改用EN，在PN期间补充肠黏膜细胞的主要能量物质谷氨酰胺，均为保护肠屏障功能的有效措施。

(3) EN的并发症：EN很少产生严重的并发症，如应用得当，它远比PN安全。可能产生的反应为胃肠道症状，如恶心、呕吐、腹痛、腹胀、腹泻，大多因滴注过速或短期内浓度增加过速所致，故强调缓慢输入。为了排除腹腔压力的影响，可使用输液泵以保持恒速输入。从冰箱内取出的营养液使用时应适当加温。昏迷、年老体弱或有胃潴留的患者，经鼻胃管输入营养液时会因呃逆而误吸，导致吸入性肺炎。预防方法是患者取30°半卧位，不在夜间灌注，输入营养液后30分钟若回抽液量大于150ml，则提示存在胃潴留，应暂停鼻胃管输入，改用鼻空肠管灌注。

二、外科营养支持的监测

多学科的密切配合，良好的组织管理和认真细致的临床监测，是确保外科营养支持取得良好疗效、避免诸多并发症发生的重要条件。

（一）PN 的管理

营养支持应由营养主治医师全面负责，决定患者使用营养支持的时机和方式，负责中心静脉导管和肠内营养管的放置，每天查房、开医嘱、监督指导各项工作的完成。护士则承担从观察患者生命体征到输液运转系统等多方面工作，定时进行各项营养状态评定指标的测定和记录，了解并消除患者及亲属对营养支持的心理疑虑等。药剂师要为各位医师提供有关药物配伍禁忌、溶解度及各种营养物质之间相容性的知识等，以确保 PN 支持安全有效。

要有负责配制营养液的专门人员。营养液应在洁净的环境里和严格的无菌操作下配制，如有层流罩装置则更为理想。取样作热原和细菌学检查后，储存于 4℃冰箱内（防止细菌孳生）备用。

（二）PN 支持的监测

1．中心静脉插管监测

中心静脉插管可通过上、下腔静脉分支的多种径路插入，要求导管尖端应达到上、下腔静脉的根部。

2．对导管有关感染的监测

穿刺插管的进皮处每天须用碘伏灭菌 2 次，严格避免微生物进入导管。应用 1.2μm 的过滤器，定期对滤膜进行微生物培养检查。营养液在应用前、后也需定期作微生物培养检查。

3．输液系统的监护

包括进空气的除尘滤器、泵的选择、滤器使用及各联系点的可靠性检查，以免发生各种事故。深静脉插管只用来输给营养液，专管专用。给药、输血、输血浆或抽血化验应另选周围静脉进行。

4．代谢平衡监测

严密对临床水、电解质和氮平衡监测，最初数日每 6 小时检查血糖和尿糖。糖和胰岛素供量趋于稳定后突然出现对糖的不耐受，常表示有新的应激情况出现，如败血症等，要及时处理。每日须记录出入量，测定尿比重、尿糖、尿丙酮、尿电解质、血清电解质、血糖和体重等，专用的“代谢平衡监测记录”应逐日填写。要经常对病人营养状况进行评估，以便衡量所作的营养支持能否提供给病人足够的热量和营养素，随时调整。

（黄明祥）

第六章 输血

第一节 概 述

人们很早就发现血液是人体的一种重要营养物质，半个多世纪以来，输血（blood transfusion）已被作为治疗外伤、失血、感染等多种疾病引起的血液成分丢失、破坏、血容量降低和抢救危重病人的重要措施之一。

1901年，侨居美国的奥地利生物学家卡尔·兰德斯坦奈（Karl Landsteiner）发现了人的红细胞与血清可以发生凝集现象，以后又发现了人的ABO血型，才正式揭开了由于输血而引起死亡之谜，从而使输血在临床上的开展和应用向前迈进了一大步。开始用输血来补偿手术时的失血，其间初期输血采用直接输血法，但操作复杂，输血量不易控制。1915年德国Lewisohm提出了混加枸橼酸钠溶液使血不凝固的间接输血法。后来美国20世纪30年代首次建立了专门血库以进行血液的保存，从此才使输血简便易行。血型的发现被公认为20世纪20项重大科学成果之一。

输血是医疗和急救的重要处理措施之一，从本质上讲输血亦属于细胞移植的范畴。输血治疗刚开始应用于临床时，几乎都是采用全血输注，随后又发展了血浆及血细胞输注。随着科学技术的进步和发展，特别是血液免疫学的发展和血液分离技术的完善与提高，不仅使输血更安全有效，而且可以做到临床需要什么就补什么，即所谓成分输血。同时自体输血也有新的发展。目前认为输血包括输入全血、成分血和血浆增量剂。输血作为一种替代性治疗，不但可直接挽救病人的生命，输入的多种血液成分还能改善机体的循环、增加红细胞携氧能力、提高血浆蛋白、增强免疫力和凝血功能，并可刺激网状内皮系统和骨髓造血机能等。根据病人的实际需要采用的成分输血不但因输入的血液成分纯度大、浓度高而且效果更好，还避免了同时输入不需要成分引起的副作用，因此比输全血更节省血源、科学合理和安全有效。输血虽有治疗作用，但应当注意血液制品也有潜在的危险性，外科医生应当严格掌握输血的适应证和正确选用各种血液制品。

第二节 血型、血源及血液的保存

一、血型

血型是指红细胞血型。它是人体的一种遗传性状，实质上是指红细胞表面各种抗原的差异。血型抗原是由多种氨基酸和糖类组成的糖蛋白，它不仅存在于红细胞表面，也存在于白细胞和血小板表面，而且也能以溶解于水的形式存在于人体大多数组织和分泌液中，如唾液、血清、汗液、泪液、尿液、精液、胆汁、胃液、腹水、乳汁、卵巢囊肿液和羊水中，统称为血型物质。自从发现红细胞的 ABO 血型以后，迄今已陆续发现了 26 个血型系统和 400 多种红细胞抗原，如 MN 血型、P 血型、Rh 血型、Kell 血型等。与输血关系密切的血型是 ABO 血型系统和 Rh 血型系统。

（一）ABO 血型

1. ABO 血型鉴定

红细胞含有不同的凝集原（抗原），血清中有不同的凝集素（抗体）。通常按红细胞所含凝集原和血清中所含凝集素的不同确定血型，即 A、B、AB 及 O 四型。A 型血红细胞含 A 凝集原而血清中含抗 B 凝集素，B 型血红细胞含 B 凝集原而血清中含抗 A 凝集素，AB 型血红细胞含 A 和 B 凝集原而血清中不含凝集素，O 型血红细胞不含 A 和 B 凝集原而血清中含抗 A 和抗 B 凝集素（表 6-1）。

临床上鉴定血型通常即依据 A 型血标准血清（抗 B 血清）和 B 型血标准血清（抗 A 血清）来测定（表 6-2）。

表 6-1 各类血型凝集原与凝集素的关系

血 型	凝集原（红细胞）	凝集素（血清）
A	A	抗 B
B	B	抗 A
AB	A 和 B	无
O	无	抗 A 和抗 B

表 6-2 血型鉴定

A 型血标准血清（抗 B）	B 型血标准血清（抗 A）	血型鉴定结果
-	+	A
+	-	B
+	+	AB
-	-	O

注：+ 表示凝集，- 表示无凝集

我国人口中的 ABO 血型分布大致如下：O 型占 32.1%，B 型占 29.6%，A 型占 29.3%，AB 型占 9%。以 O 型血最多，AB 型血最少，但血型分布可因地区和民族不同而有很大的差异。

在 ABO 血型中 A 型血和 B 型血还可有亚型存在。所谓亚型是指虽然属于同一种血型抗原，但在结构上还有一定的差异，性能也不尽相同。其中 A 亚型比 B 亚型更为常见。亚型的凝集原很弱，在输血时一般没有太大意义，故一般不作常规检测。但在作血型鉴定和作交叉配血时往往可能出现凝集，特别是当所用血清试剂不够强时，可能把 A_2 型或 A_2B 型错误地判定为 O 型或 B 型。

2. 交叉配血试验

输血时应以输同型血为原则，因此在输全血或输红细胞之前，虽然已证明供血者与受血者的 ABO 血型相同，还必须常规作交叉配血试验。

配血原则分为主侧（直接）试验和次侧（间接）试验，二组须同时进行。主侧（直接）

试验是指把供血者的红细胞混悬液与受血者的血清相混合，次侧（间接）试验是指把供血者的血清与受血者的红细胞混悬液相混合，两者必须都没有凝集现象或溶血现象时才能输血。任何一侧出现凝集现象或溶血现象时，都表示血型鉴定错误或有不规则抗体存在，为不配合血，输血便不可施行（表6-3）。

表6-3 交叉配血试验

	直接（主侧）试验	间接（次侧）试验
红细胞混悬液	供血者	受血者
血　清	受血者	供血者

但ABO血型同型红细胞输血，如浓缩红细胞、少白细胞的红细胞、洗涤红细胞、冰冻红细胞等，可只作直接配血试验，若出现凝集或溶血，即表示不配合，输血亦不可施行。

必须指出的是：交叉配血试验有一定的局限性，对弱性抗原、半抗原均不能检出。遇有血液污染，则ABO血型的判定亦受干扰。

交叉配血试验最好用试管离心法，并应放在37℃条件下孵育，以便检出临床上重要的凝集性抗体或溶血性抗体。现代交叉配血试验还应该包括抗球蛋白试验在内。

（二）Rh血型（即Rh因子）

1940年Karl Landsteiner和另一位美国生物学家Narbert Wiener共同发现了一种血型抗原，此抗原与恒河猴（Hacaca Rhesurs）红细胞上的抗原是相同的，故取Rhesurs的字头将其称之为Rh血型抗原。

凡是红细胞上有这种抗原者（即含Rh凝集原）则称为Rh阳性，凡是红细胞上没有这种抗原者（即不含Rh凝集原）则称为Rh阴性。目前认为Rh血型抗原是由3对（6种类型）遗传因子构成的，即C、c、D、d、E、e。其中绝大多数Rh阳性红细胞均含有D抗原（或称RhD），故临床上通常只以D抗原的存在与否来表示Rh阳性或阴性。即红细胞表面含D抗原者称为Rh阳性，红细胞表面缺少D抗原者称为Rh阴性。Rh也有亚型，但极少见。Rh血型在临床上的重要性包括两个方面：

（1）Rh阴性病人如输入Rh阳性的血液，第一次输血不发生反应，但输血后2~3周可产生Rh抗体，下次再输入Rh阳性的血液即可产生溶血性反应。故Rh阴性的病人应输Rh阴性的血液。

（2）如母亲为Rh阴性，父亲是Rh阳性，则胎儿可能是Rh阳性。Rh阳性胎儿的红细胞进入母体循环后，可刺激母亲产生Rh抗体，这种Rh抗体进入胎儿血循环后将大量地破坏胎儿的红细胞，使胎儿发生先天性溶血性黄疸，造成死胎或流产。如娩出后新生儿仍存活，可用换血疗法挽救。

目前为了慎重一般医院均常规鉴定Rh血型。

二、血源及血液的保存

（一）血源

外科输血的血液来源有几个方面。首先是库存血，这是外科输血的主要来源。库存血有新鲜库存血和一般库存血的区别，新鲜库存血是指采血6～24小时以内的全血，主要优点是血小板含量较高，其他成分和一般库存血相差无几。因此，在大量快速输入一般库存血时，应考虑血小板减少的问题。其次是患者自身的血液。自身血有两种情况，一种情况是预计手术时可能会有较大量的失血，在术前一段时间内预先采集若干自身血液，储存于血库，待手术时再回输自身。另一种情况是将符合条件的术中失血回收，经处理后回输给本人。

目前还没有一种能够代替全血所有生理功能的液体。现有的血浆代用品虽有良好的扩充血容量的作用，但无法满足携氧和止血的需要。如右旋糖酐、羟乙基淀粉等。全氟碳化物之类血液代用品可适当地满足扩充血容量和携氧的需要，但止血问题却不能解决。

（二）血液的保存

血液到体外必须与抗凝剂混合才能使血液不凝固，并且能够保存。由于血液由细胞成分及血浆组成，且红细胞的结构和功能各不相同，用同一种保存液来保存血液显然不合适。目前所用保存液大多数是针对红细胞设计的，并没有考虑血小板、白细胞和凝血因子等成分。常用的抗凝剂（或保存液）有以下几种：

1．ACD液（枸橼酸—枸橼酸钠－葡萄糖保存液）

从1943年开始用于保存血液。所含葡萄糖是正常红细胞糖酵解过程中的必需底物，它的主要生理功能是氧化供能，可防止红细胞的溶解和延长红细胞的保存期限。加入枸橼酸可防止葡萄糖在高压消毒时焦化，并可延缓保存中红细胞脆性增加。目前国内各血站大多采用ACD保存液。此保存液每25ml可保存血液100ml，放置于血库4℃冰箱中。用ACD保存液保存血液最长不超过21天。

2．CPD（枸橼酸—磷酸二氢钠—葡萄糖保存液）

在2℃～8℃下可储存21天。CPD保存1周的血液相当于ACD保存1～2天的血液，输后24小时的存活率为98%。国外大多已放弃ACD而推广使用CPD。

3．ACD－A（ACD－腺嘌呤）或CPD－A（CPD－腺嘌呤）

ACD－A或CPD－A能使红细胞活力显著延长，有效期为35天。

4．ADSOL液

含腺嘌呤、葡萄糖、甘露醇、钠盐等，全血可保存49天。

5．单纯枸橼酸钠

由于不含葡萄糖，保存期只有5天。

6．肝素

是一种酸性黏多糖，具有较强的抗凝作用，因其不涉及钙离子，故血中钙离子浓度正常。用于体外循环，可避免钙离子浓度降低。又因其抗凝能力有一定的时间限制，故不能长期保存，必须在48小时内输注。

第三节　外科输血的适应证、禁忌证及输血方法

一、外科输血的适应证

外科输血的目的有两个方面：一是纠正低血容量，二是纠正血液成分的缺乏。正确的输血可以治疗疾病，挽救生命。滥用输血反而产生不良作用或并发症。因此，我们必须严格掌握输血的适应证。

（一）急性出血

各种原因引起的急性出血，包括创伤和病理性的出血是外科输血的主要适应证，其目的是补充血容量，用于治疗低血容量性休克。补充的血量、血制品的种类应根据失血的多少、速度和病人的临床表现确定。凡一次失血量低于总血容量的10%（500ml）者，机体可通过自身组织间液向血液循环转移而得到代偿，临床上常无血容量不足的表现，故无需输血。当失血量达总血容量的10%～20%（500～1000ml）时，应根据有无血容量不足的临床症状及其严重程度，同时参照血红蛋白和血细胞比容（HCT）的变化选择治疗方案。病人可出现活动时心率增快、体位性低血压，但HCT常无改变。此时可输入晶体液、胶体液或少量血浆代用品。失血量超过总血容量的20%（>1000ml）时，有较明显的血容量不足的临床表现，血压不稳定，还可出现HCT下降。通常以HCT 30%～35%作为出现缺氧的临界值。此时除输入晶体液或胶体液外，还应输入浓缩红细胞（CRBC）以提高携氧能力。原则上失血量在30%以下时不输全血；超过30%时可输全血与CRBC各半，再输入晶体液、胶体液及血浆以补充血容量。当失血超过50%时还应注意白蛋白、血小板及凝血因子的缺乏，缺乏时给予补充。

（二）贫血或低蛋白血症

常因慢性失血、红细胞破坏增加或白蛋白合成不足所致。贫血使病人常难以经受创伤及疾病的侵害，低蛋白血症使病人对麻醉及手术创伤的耐受力降低，术后容易出现组织愈合不良及感染等并发症。因此必须在术前给予纠正。贫血患者应输CRBC，使血红蛋白提高至90～100g/L（9～10g%）；低蛋白血症患者可输血浆或白蛋白液，使血浆总蛋白升至60g/L（6g%），至少不低于50g/L（5g%），白蛋白不低于30g/L（3g%），以提高患者对手术的耐受力。

（三）凝血机制异常和出血性疾病

血友病、血小板减少性紫癜、放射病等常有出血倾向，此类病变者若行手术，则术中往往失血较多，应根据引起病人凝血功能紊乱的原发病，选用相关的血液成分加以矫治。

（四）重症感染

严重感染的病人若白细胞明显低于正常，感染不能控制，可考虑输注浓缩白细胞以帮助控制感染。由于输白细胞有可能引起巨细胞病毒感染及肺部合并症等副作用，使其应用受到限制。

二、输血的禁忌证

严格地讲，输血并无绝对禁忌证，患者需要输血时则可输血。但如有以下情况出现，则输血应慎重：脑溢血、恶性高血压、充血性心力衰竭、急性肾衰伴明显氮质血症者、急性肺水肿、肺栓塞、肝功能衰竭及各种黄疸。

三、输血的方法

1. 输血的途径

输血的主要途径有2条，即静脉输血和动脉输血。

（1）静脉输血：是最常使用的输血途径。较大的表浅静脉均可用作输血，小儿则可选用头皮静脉。尽量采用粗针头穿刺（18号针头），以保证输血通畅。如病人处于休克状态或过于肥胖而静脉不易穿刺者，可作中心静脉置管或静脉切开输血。

静脉输血有间接输血法和直接输血法两种。

①间接输血法：即通过密闭式输血器输血，是最常用的输血方法，通常采用重力点滴输入。

②直接输血法：很少使用，用50～100ml注射器先抽好一定量的枸橼酸钠溶液（每100ml血液内需加2.5%～3.8%的枸橼酸钠溶液10ml），从供血者的肘前静脉抽取所需要的血量，轻轻转动注射器，使血液与抗凝剂混合均匀后即直接输入病人的静脉内。此法多用于小儿或无专门的输血器材时。

（2）动脉输血：临床应用不多，当大量快速的静脉输血仍然无效，心脏因缺血而出现功能不全时，可考虑经动脉输血。动脉输血常选用肱动脉、桡动脉、股动脉穿刺或桡动脉切开。操作方法以动脉输血器最为便捷，必要时也可用普通注射器直接推注，血液需先经输血滤网滤过。桡动脉输血有时可引起手部坏死的并发症。这可能是尺、桡动脉吻合支有畸形或输入微血栓导致动脉痉挛所致。

动脉输血的作用为：①严重失血性休克的患者动脉压力下降，将血液直接注入动脉可以直接补充动脉血容量，使血压迅速上升。②可以直接兴奋动脉血管壁的压力感受器，反射性地调节中枢神经和血管舒缩中枢，增加冠状动脉的血流量，改善心脏排血功能。③对于心脏收缩无力或停跳的病人，无法将静脉系统内的血液通过肺循环送至动脉内以灌注组织时，及时地采用动脉输血可直接增加冠状动脉和其他动脉的灌注量，当冠状动脉内压力上升至4～5.33kPa（30～40mmHg）时，可使停跳的心脏恢复跳动，保证心脏和脑血流的灌注。

总之，动脉输血对休克濒死的患者是一种很有效的复苏措施。在进行动脉加压输血时要随时观察病情变化，当收缩压上升超过10.67kPa（80mmHg）时，可停止动脉输血，继续由静脉输血。

2. 血液过滤

所有的血液制品均应经过带过滤器的输血器输入，便于滤出细胞聚集物和纤维蛋白块。常用的标准过滤器孔径为170μm。大量输血时过滤器网孔的孔径最好能小于150μm。

3. 输血的速度

输血的速度应根据病人的具体情况决定。大量出血、失血性休克抢救或动脉输血时速度要快，动脉输血的输入速度一般为2～7分钟内100～200ml，总量以400ml左右为宜，其余的失血量由静脉输血补足。静脉输血在一般情况下开始应慢（每分钟10～20滴），并密切观察30分钟，如无不良反应，可根据病情加快或保持原来的速度。如果应用的输血器是塑料袋，只需加压即可达到快速输血的目的，也可用特制的加压输血器加速输血。正常的输血速度成人一般为每分钟40～50滴，小儿每分钟5～10滴，老年人、贫血或心功能不全者每分钟15～20滴，以防循环负荷过重而引起心力衰竭、肺水肿。

4. 输血的温度

输血时的温度不宜过低，特别是动脉输血时血温过低可使心跳骤然降温而引起心律失常或心跳骤停。一般情况下动脉输血应加温至35℃～37℃。一般速度下输入1～2L冷藏血可不需要预热。但当快速大量输血、新生儿输血或输入物含有很强的冷凝集素时，应在血袋外加保护袋预热（＜32℃）后输入。

5. 不加药物

输血前后可用生理盐水冲洗输血管道，但除生理盐水外，不应向血液中加入任何药物，以免发生凝血或溶血。

四、输血注意事项

1. 严密查对 输血前详细核对受血者和供血者的姓名、血型、血瓶号、交叉配血试验的结果及受血者的住院号、床号等，完全符合无误后方能输血。

2. 认真检查 应检查血袋有无破损，标签是否完整清晰，袋口密封是否严密，血浆是否透明，如有混浊、絮状物、变色、气泡者，表示已有污染，不能使用。正常库存血的血浆与红细胞之间应有明显界限，如血浆呈淡红色，表明已有溶血现象，则不能使用。输注前应轻柔地转动血瓶或血包，使血浆与红细胞充分混匀，切忌用力猛摇、猛晃，以防止血细胞破坏而发生溶血。

3. 保存时间 用CPD、ACD保存的库存血超过3周者不应使用。

4. 放置时间 从血库取出的血液应在短时间内输完，不宜在室温下放置过久，一般不得超过4小时，以免溶血或污染。用开放法采集的血液应在3～4小时内输完。

5. 无菌操作 在输血的整个过程中，均应严格执行无菌操作技术。

6. 加强观察 在输血的过程中应认真、密切观察病人有无输血反应，尤其应注意体温、脉率、血压及尿色。有严重反应时则应立即停止输血并及时进行以下处理：①取血样重新鉴定血型和交叉配血；②取血袋内血作细菌学检查；③采集病人尿液检查有无游离血红蛋白；④保留剩余血液以备核查。

7. 保留血袋 输血完毕后血袋应保留2小时，以备核查。

第四节 输血不良反应及并发症

输血是急救和防治疾病的重要措施，但也可能引起不良反应，严重者可危及生命。其发生率在3%~12%之间，与输血有关的死亡率约为1/3万~1/15万。只要严格掌握输血指征，遵守输血操作规程，大多数输血并发症是可以预防的。

一、发热反应

是最常见的早期输血并发症之一。多发生于输血开始后15分钟~2小时内。其发生率约为2%~10%。

1. 原因

主要有两方面：一为致热原。致热原是高分子的多糖体，多为细菌的代谢产物，致热原主要存在于不洁的制剂如抗凝剂、保存液或采血及输血的用品中。目前此类反应已少见。另一个是免疫反应。多发生在反复输血的患者或经产妇中，因多次输血后可在患者血清中逐渐产生白细胞抗体或血小板抗体，再次输血时对输入的白细胞或血小板（抗原）即可发生抗原抗体反应而引起发热。此外，早期或轻症的细菌污染和溶血可仅表现为发热。

2. 症状

一般表现为畏寒或寒战，高热，体温可达39℃~41℃，出汗。可伴有恶心、呕吐、皮肤潮红、心悸、心动过速、头痛。反应持续30分钟至2小时后逐渐缓解。

3. 处理

应首先分析可能的病因，对于症状较轻的发热反应可先减慢输血速度，病情严重者应停止输血，要保持静脉通路畅通；再对症处理，保暖，给予退热剂、镇静剂，如热可平、扑热息痛、鲁米那、安定等。伴有寒战者可肌注异丙嗪25mg或哌替啶25~50mg。高热者可配以物理降温，或针刺曲池、内关、合谷、安眠、足三里等穴。抗组胺药对退热无作用，但可用于抑制伴发的荨麻疹或过敏反应。

4. 预防

应强调输血器具严格消毒、控制致热原。对于多次输血或经产妇病人应输注不含白细胞和血小板的成分血，如洗涤红细胞。

二、过敏反应

也是比较常见的输血反应，其发生率约为2%~3%。过敏反应的原因尚不清楚。目前认为与下列因素有关：①病人系过敏体质，对血中蛋白类物质过敏，或过敏体质的供血者随血将其体内的某种抗体转移给病人，当病人再次接触该过敏源时，即可触发过敏反应。此类反应的抗体常为IgE型。②多次受血者体内产生多种抗血清免疫球蛋白抗体，以IgA抗体为主。此外，某些病人免疫功能低下，体内IgA低下或缺乏，当输血时便对其中的IgA发生过敏反应。

1．症状

多发生在输血数分钟后，也可在输血中或输血后发生。症状轻者仅有皮肤局限性或全身性瘙痒、皮肤红斑、荨麻疹。严重者只输入几毫升血制品即可出现支气管痉挛、血管神经性水肿、会厌水肿，表现为咳嗽、喘鸣、呼吸困难以及腹痛、腹泻、喉头水肿，甚至窒息、过敏性休克、昏迷、死亡。

2．处理

轻症者一般可不停止输血，但要放慢输血速度，严密观察，可用抗组胺药或糖皮质激素，如苯海拉明 20mg 肌注、异丙嗪 25mg 肌注或地塞米松 5mg 肌注。重者应立即停止输血，保持输液通路的通畅，立即皮下或肌注 1∶1000 肾上腺素 0.5～1ml 和/或氢化可的松 100mg 加入 500ml 葡萄糖盐水中静脉滴注，还可根据情况使用镇静剂以及升压药等。如喉头水肿严重，应尽早行气管插管或气管切开，以防窒息。

3．预防

对既往有过敏史的病人，输血前半小时口服或肌注异丙嗪或少量地塞米松。对 IgA 水平低下或检出 IgA 抗体的病人，应输不含 IgA 的血液、血浆及血制品。如果必须输红细胞时，选用洗涤红细胞。有过敏史者不应献血，献血者献血前 4 小时应禁食。

三、溶血反应

输入的红细胞（少数情况下为受血者的红细胞）在受血者体内发生异常破坏引起的不良反应称溶血性输血反应，是最严重的输血并发症，临床上很少发生，一旦发生后果严重，死亡率高。

1．原因

绝大多数是因误输 ABO 血型不合的血液引起，是由补体介导，以红细胞破坏为主的免疫反应。其次，A 亚型不合或 Rh 系统血型不合时也可发生。少数是非免疫性的，在输入有缺陷的红细胞后可引起溶血，如输入低渗液体、冰冻或过热破坏红细胞等。

2．症状和体征

溶血反应可分为急性溶血反应和迟发性溶血反应，病人的临床表现差异很大，症状的轻重取决于所输入的异型血的多少、速度以及所发生溶血的程度。

急性溶血反应的症状常在输血 10 余毫升后即可发生。病人突然感到头痛、腰痛背痛、心前区紧迫感、呼吸急促、小便颜色酱油样（血红蛋白尿），严重时伴寒战、高热、黄疸、黏膜及皮下出血、少尿或无尿、休克等。检查可见面色潮红、皮肤湿冷、沿输血静脉红肿疼痛、脉搏细弱、血压下降等。

麻醉中的病人早期征象是不明原因的低血压或心动过速、手术区渗血突然增加等。

迟发性溶血反应发生在输血后 7～14 天，主要是由于输入未被发现的抗体所引起。症状是不明原因的发热和贫血，也可见黄疸、血红蛋白尿等。一般并不严重，经处理后可治愈。

3．处理

在输血过程中发现可疑症状时，应立即停止输血并抽静脉血化验，若离心后血浆为粉红色即可确诊为溶血，尿潜血阳性及血红蛋白尿也有诊断意义。收集供血者血袋内血和受血者输血前后血样本，重新作血型鉴定、交叉配血实验及细菌涂片和培养，以查明溶血原因。

对病人的治疗包括：①抗休克：应用晶体液、胶体液及血浆扩容，纠正低血容量性休克；②保护肾功能：溶血反应严重者可因免疫复合物在肾小球沉积，或因发生 DIC 及低血压引起肾血流减少而继发急性肾功能衰竭。可给予 5%碳酸氢钠 250ml 静脉滴注，碱化尿液。当血容量已基本补足，尿量基本正常时，应使用甘露醇等药物利尿以加速游离血红蛋白排出。若有尿少、无尿或肌酐、尿素氮明显升高及高钾血症，则应行腹膜透析、血液透析。③若 DIC 明显，则使用肝素。因肝素本身可能引起出血，故不适用于手术病人。④必要时行血浆交换治疗，以彻底清除病人体内的异型红细胞及有害的抗原抗体复合物。⑤若血压低，则使用多巴胺、间羟胺升压，不要使用去甲肾上腺素、血管升压素等明显减少肾脏血流量的药物。

4．预防

为了防止溶血反应的发生，应严格按照输血操作规程进行，加强配血、输血过程中的核查，每次输血前试验所用血样本只能在输血前 48 小时内抽取，不输保存时间过长、保存不当的血液，严格控制血液预热的温度，尽量输同型血。

四、循环超负荷

如输血速度过快或输血量过多，则可引起循环超负荷。此种情况多发生在老人、小儿或心功能不全的病人。可因急性充血性心力衰竭和肺水肿而致病人死亡。

1．症状与体征

最初症状为突然剧烈头胀痛、胸紧、呼吸困难、发绀、咳嗽、吐血性泡沫痰，继而全身水肿、颈静脉怒张，肺部可闻及大量湿啰音，胸片有肺水肿表现，可出现在输血过程中和输血后。

2．处理

立即停止输液、输血，取半卧位，吸氧，使用速效毛地黄制剂及利尿剂改善心功能、改善肺水肿，四肢轮流上止血带，以减少回心血量。

3．预防

对于老年人或心功能不全者，严格控制输血速度及输血量，一般情况下以每小时每千克体重 1ml 为宜。严重贫血患者以输浓缩红细胞为宜。

五、细菌污染反应

此种反应在临床上并不多见，但一旦发生则后果严重。其原因可能与采血、贮血及输血等环节的无菌技术出现漏洞有关。以革兰染色阴性杆菌为常见。

1．症状与体征

依细菌污染的种类、毒力大小和输入的数量而异。轻者可仅有发热，重者可出现败血症和中毒性休克。症见寒战高热、面红、结膜充血、呼吸困难、紫绀、呕吐、腹泻、血压下降，甚至发生休克。血液化验见白细胞明显升高，也可以出现血红蛋白尿及肾功能衰竭、肺水肿，致病人死亡。最简捷的诊断方法是立刻取容器内剩余血的血浆作直接或涂片染色检查，如见细菌便是污染的证明。同时须取容器内剩余血、病人血和所用静脉液作细菌培养。

2．处理

立即终止输血，将血袋内的血液离心，取血浆底层及细胞层分别行涂片染色细菌检查及细菌培养检查。采取有效的抗休克、抗感染治疗。包括使用广谱抗生素、补液、利尿、降温、纠酸等。若未检出细菌，但又不能排除细菌污染的可能时，按有污染情况处理。

3．预防

为了防止细菌污染反应的发生，应加强无菌观念、严格执行无菌操作规章。库存血取出后不宜在室温下保存，天热时输血在4小时内输完为宜。输血前按不同血液或制品的外观标准检查，如有可疑则不予使用。

六、枸橼酸盐中毒

以ACD或CPD采集的血液每袋（450ml）中含有1.4～1.6g枸橼酸盐。当大量输血或换血时，在血浆中的枸橼酸盐很容易达到中毒水平（约1g/L）。其原因为过量的枸橼酸盐与血钙结合，引起低钙血症。

1．症状和体征

成人输血速率若为每10分钟1L或1L以上时，或输血量在6L以上并在2小时内输完时，受血者可发生不自主的肌震颤。首先出现手足抽搐，继之可出现出血、血压下降，重者出现心律失常和心室纤维颤动，直至心跳停止、病人死亡。心电图可见S－T段延长、T波或P波低平。

2．处理

如发现肌肉震颤，或输血速率超过500ml/10min，或成人输血5L以上（儿童换血1个容量）时，由另一静脉给予10%葡萄糖酸钙10ml，重要的是观察血浆钙离子水平和心电图。

七、疾病传播

输血可以传播疾病，除人们所熟知的肝炎、梅毒、疟疾、艾滋病外，丝虫病、回归热、黑热病、人T细胞白血病病毒Ⅰ型、巨细胞病毒等也可以通过输血传播。

1．艾滋病

输血和血液制品均可传播艾滋病病毒。与输血相关的艾滋病的发病率约占艾滋病病例的2%～3%。

（1）症状与体征：HIV感染可分为三个临床期，即潜伏期、相关综合征期和活动期。在感染后2个月左右，血清HIV抗体检测阳性，这一期可持续数年，一般为1～3年，但也有短至6个月、长至十几年者。到相关综合征期时，病人有持续淋巴结病、发热、疲乏、盗汗、持续腹泻、体重减轻、淋巴结肿大、皮肤黏膜疾病及过敏性反应迟缓等。HIV抗体检测阳性，T_4细胞数下降。活动期则表现为条件性感染和少见的肿瘤，其中卡氏肺囊虫肺炎与卡波济肉瘤最常见。患者出现发热，肺部、神经系统、胃肠道和皮肤黏膜均可受到侵害并出现相关症状。病人多在数月至2年内死亡。

(2) 处理：艾滋病至今尚无特效治疗药物。鉴于输注全血及成分制品均可能被传染，只有严格地对献血者和血液制品进行抗 HIV 抗体检测，才可能避免艾滋病病毒通过输血传播。

2. 病毒性肝炎

输血后肝炎是通过输全血或输注血液成分以及血浆蛋白制品传播，发病率约为 5%～10%或更高。目前已明确将病毒性肝炎分为 7 型，其中乙肝、丙肝和丁肝均可通过血液传播。

(1) 症状：输血后肝炎的症状与其他途径传染的病毒性肝炎症状相同，但大多数症状较轻，表现为乏力、倦怠、纳差、恶心、皮肤瘙痒、腹胀、腹泻、上腹部不适或肝区痛等。有部分患者可出现黄疸和发热，肝脏大多肿大，有轻度压痛，血清谷丙转氨酶升高。

(2) 治疗：与传染性肝炎相同。

(3) 预防

① 严格掌握输血的适应证，非必要时应避免输血或血液制品。

② 对献血员要作有关肝炎的全面检查，包括乙肝五项及抗 HBcIgM，凡有一项阳性或转氨酶异常者，均不能献血。

③ 尽量采用成分输血，如输入洗涤红细胞患传染性肝炎的可能性小得多，尽量采用血浆代用品以代替血浆。

④ 输血后可给患者内服溶菌酶，每日 60～170mg，连服 4～24 周，对预防输血后肝炎有明显效果。

3. 梅毒

可由输入二期梅毒患者的血液而直接传播，但极少发生。

4. 疟疾

疟疾流行目前已得到控制。在疟疾高发区，输血后出现寒战、高热，或输血后数周至数月后出现原因不明的发热时，应想到感染疟疾的可能，尤其是在疫区或输了疫区献血员的血。

八、其他

大量输血后（24 小时内用库存血细胞置换病人全部血容量或数小时内输入血量 2500ml 以上）容易引起凝血机制紊乱、高钾血症、高血氨、体温下降以及酸碱平衡失调。如输血操作不当，可能引发空气栓塞、微聚物和肺微栓塞，输血后可能出现紫癜、非心源性肺水肿。

第五节 血浆及血浆增量剂

一、血浆

血浆是血液的液体部分，主要成分是血浆蛋白，不含红细胞，无携氧能力，可用于抗休克、免疫、止血和解毒等。临床使用血浆有 60 多年的历史，用量仅次于全血。

现代输血浆的主要目的是补充不稳定和（或）稳定的凝血因子，或同时补充凝血因子和血容量，与以前对全血浆的使用概念发生了根本性变化。多年来，人们习惯于用血浆来补充血容量和补充营养，但这是不合理的，因为血浆不能灭活病毒，现用的筛检法不能完全防止输血浆后乙肝、丙肝及艾滋病的传染。血浆内含有易致荨麻疹及过敏反应的多种物质，或使病人产生相应的抗体。对老年体弱及幼儿或心功能不全的病人有引起循环超负荷的危险。就补充血容量而言，可用安全有效的晶体液、胶体液和白蛋白，补充营养可用胃肠外营养疗法。

对年老体弱、慢性严重贫血、心功能不全而血容量正常的病人，最好不用血浆。对输血浆发生过一次以上原因不明的过敏者及已产生抗－IgA 的病人，禁输血浆。

1．普通血浆

分新鲜血浆和保存血浆两种。新鲜血浆是全血采集后 6 小时内分离出来的血浆，应当天使用，否则影响效能，该制品含全部凝血因子。保存血浆是保存期内的全血分离而来，在 4℃条件下可保存 4 周，除血浆蛋白外，其他成分都已逐渐被破坏，当烧伤、外伤休克等引起血液浓缩与循环血容量急剧减少时，可考虑使用。

2．冰冻血浆

将普通血浆置于－20℃～－30℃的低温下保存，称之为冰冻血浆。冰冻血浆可分为新鲜冰冻血浆、普通冰冻血浆和冷沉淀等。

（1）新鲜冰冻血浆（FFP）：采血后立即分出并在 3 小时内迅速使之冰冻者为新鲜冰冻血浆。该新鲜冰冻血浆应用效果最好，外科最常使用，其内含血浆蛋白、各种凝血因子，特别是不稳定的Ⅴ和Ⅷ因子、白蛋白和球蛋白、纤维蛋白原（每毫升含纤维蛋白原 1.6g）。适用于各种凝血因子缺乏、免疫球蛋白缺乏、肝肾疾病引起的蛋白缺乏、DIC、输入多量库血后引起的出血倾向、创伤引起的休克、感染性疾病、血浆置换等。一般不直接作为扩容使用。其主要凝血因子可保存 6 个月以上至 1 年左右，以后可转化为普通冰冻血浆并可继续保存至 5 年，使用时在 37℃～39℃的温水中溶化即可。

（2）普通冰冻血浆（FP）：采血后 3 小时以上冰冻者为普通冰冻血浆，两种冰冻血浆的主要区别是 FP 中Ⅷ因子（FⅧ）和Ⅴ因子（FV）及部分纤维蛋白原的含量较 FFP 低，其他全部凝血因子和各种血浆蛋白成分含量则与 FFP 相同。因此 FP 和 FFP 二者的适应证是相同的，而 FP 多适用于补充血容量和血浆蛋白，主要用于除凝血因子Ⅷ和Ⅴ以外的凝血因子缺乏的病人的治疗。如在休克、烧伤和手术等情况中应用，一次输入量不宜超过 1000ml，否则需加用新鲜冰冻血浆。

（3）冷沉淀（Cryo）：是 FFP 置于 1℃～5℃条件下融化后，再在 4℃无菌条件下经每分钟 2000 转离心沉淀，18 分钟后分出上层血浆，取出留下的部分（15ml 血浆及沉淀物质）即为冷沉淀。每袋 20～30ml 内含纤维蛋白原（至少 150mg）和 FⅧ（80～120U 以上）及血管性假血友病因子（vW 因子）。冷沉淀可以立即输用，也可在－30℃～－80℃的低温下保存 1 年，使用时用 37℃水浴融化后立即输液。适用于特定凝血因子缺乏所引起的疾病，如甲种血友病（先天性第Ⅷ因子缺乏）患者出血期，先天性或获得性纤维蛋白缺乏症，von Willebrand 病，出血病人以及手术患者出血的预防和治疗等。

二、血浆蛋白

血浆蛋白成分包括人血清蛋白、免疫球蛋白及浓缩凝血因子等。是通过物理、化学方法从血浆中制备而来。

人血清蛋白亦称白蛋白，是临床上常用的血浆容量扩充剂之一。常用的有2种制剂。一种是血浆蛋白液，含蛋白5%，其中85%是白蛋白，其余是球蛋白，但丙种球蛋白少。用于出血性休克、烧伤所致低血容量休克。另一种是白蛋白，国内临床上常用的主要是这种制剂，其白蛋白纯度在95%以上。1g白蛋白可保留循环内水分18ml，25g白蛋白的膨胀压相当于500ml血浆的膨胀压。因而除能补充白蛋白之外，还有扩充血容量及维持胶体渗透压的作用，并间接促进利尿，消散水肿和渗出液，起脱水作用。可用于低血容量性休克、营养不良、低蛋白血症、成人呼吸窘迫综合征、脑水肿、烧伤、肝功能衰竭及作为体外循环的填充灌注液和器官保存液。白蛋白制品不宜与氨基酸混合输注，也不宜与红细胞混合使用。偶有发生荨麻疹、发冷发热等，但比血浆少。

免疫球蛋白是人血浆丙种球蛋白水溶液，分为正常人免疫球蛋白和特异性免疫球蛋白。正常人免疫球蛋白主要用于预防甲型肝炎、麻疹、脊髓灰质炎、流感、水痘及低免疫球蛋白血症者。正常人IgG只能作肌肉注射，副作用有注射局部刺激和偶见过敏反应。特异性免疫球蛋白有抗牛痘、抗乙型肝炎、抗破伤风、抗Rho（D）免疫球蛋白等。主要用于乙型肝炎、流脑、狂犬病、天花、风疹、破伤风、水痘、百日咳、腮腺炎等病的防治。肌注免疫球蛋白最常见的反应是注射部位的疼痛和硬结，也可有荨麻疹、发红、头痛和发热等。

浓缩凝血因子有多种制剂，如抗血友病因子、凝血酶原复合物（Ⅸ因子复合物），浓缩Ⅷ、Ⅺ因子及ⅩⅢ因子复合物、抗凝血酶Ⅲ、纤维蛋白原、蛋白C、纤维蛋白胶等。用于治疗血友病及各种凝血因子缺乏症。

三、血浆增量剂

血浆增量剂简称代血浆，是具有类似血浆胶体特性的人工胶体液，其分子量和胶体渗透压近似血浆蛋白，无毒性，无热源和无抗原性，能较长时间在循环中保持适当浓度，暂时起到血浆容量替代和扩血管的作用，在治疗失血性休克时可节约部分全血。临床常用者为右旋糖酐、羟乙基淀粉以及明胶制剂。

（一）右旋糖酐

是一种由葡萄糖基聚合成的多糖高分子物。临床应用的右旋糖酐制剂有三种，即中分子右旋糖酐、低分子右旋糖酐和小分子右旋糖酐。有扩充血容量、利尿消肿、血液稀释及改善微循环等作用，故适用于临床各科。

中分子右旋糖酐的平均分子量为7.5万，常用溶液浓度为6%或10%。其胶体渗透压高，能从组织中吸收水分保持于循环内，因而有增加血容量的作用。注射中分子右旋糖酐1g大约增加血浆容量15ml。中分子右旋糖酐能在体内维持6～12小时，一般不超过24小时。

因为血小板和血管壁可能被右旋糖酐所覆盖而引起出血倾向，本身又不含凝血因子，故24小时内用量不宜超过1500ml。又因其有促进红细胞凝集的作用、干扰血型交配，因此输注前应检查血型。临床常用于低血容量性休克，输血准备阶段以代替血浆。使用时偶有过敏反应。

低分子右旋糖酐平均分子量为4万左右。常用的溶液浓度为6%和10%。具有降低血黏滞度和凝固功能，因而有降低末梢循环阻力、改善循环和防止血栓形成的作用。此外，尚有渗透性利尿作用。输注后3小时从肾脏排出可达50%。临床用于某些血管性疾病，如心肌梗死、脉管炎、中毒性休克、DIC、脂肪栓塞、输血或休克后的少尿、肝肾综合征、开颅手术等。对血小板减少或有出血倾向的病人最好避免应用。10%低分子右旋糖酐24小时内用量以500～1000ml为宜。

小分子右旋糖酐平均分子量为2万，常用浓度为5%，为三种制剂中体内存留期最短者。有改善微循环的作用，多作为微循环灌注之辅助治疗。

（二）羟乙基淀粉

我国生产的羟乙基淀粉亦称706代血浆，1970年6月由我国医科院血液研究所试制成功，故亦名706，由玉米淀粉制备而来，为6%羟乙基淀粉等渗氯化钠溶液。它的主要优点为原料丰富，易于取材，价廉，生产工艺简便，制剂较稳定，副作用少，用途广。其理化性质与生理效应基本与右旋糖酐相似，但维持时间比较长。6%羟乙基淀粉输入人体后，在血中存留率4小时为80%，24小时为60%，以后逐渐降低，并很快从尿中排出。羟乙基淀粉无毒性，无抗原性和无过敏反应，对凝血无影响。目前应用较多的是6%羟乙基淀粉的电解质平衡代血浆（6%贺斯，HES）。该制品电解质含量与血浆相近，含有钠、钾、氯和镁离子，并含有碳酸氢根，能提供碱储备。它不仅具有补充血容量、维持胶体渗透压的作用，还能补充功能性细胞外液的电解质成分，预防及纠正大量失血和血液稀释后可能产生的酸中毒。此外，由于其pH值接近中性，相对黏度低于血浆，因此有利于血液稀释和疏通微循环。临床多用于急性失血后各种手术的血液稀释疗法和微循环障碍性疾病。如低血容量性休克、心肌梗死、肠系膜血管硬化症、动静脉血栓等。本品应避免与氨基酸、抗生素合并输注，也应避免与油性混悬液混合注射。

（三）明胶代血浆

明胶代血浆是由各种明胶与电解质配成的血浆代用品。明胶分子量约3.5万，相对黏度与血浆近似，血液内半衰期约2.5小时。有增加血浆容量、防止组织水肿、稀释血液、改善微循环、加快血流流速的功效。适用于手术、创伤引起的失血性血容量降低和血液稀释。在体外循环时可用作胶体性血浆增量剂。因明胶代血浆含有钙离子，可能加重钾离子逸出细胞外，因而高血钾患者及肾功能障碍者慎用。目前有两种明胶代血浆供临床使用，即尿联明胶（血代，聚明胶肽，海脉素，Haemaccel）和琥珀明胶（血定安，佳乐施，Gelofusine），其平均分子量在3万～5万之间。

除上述几种代血浆外，临床上应用的还有缩合葡萄糖代血浆、聚乙烯吡咯酮代血浆等，主要作用为扩充血容量，用于手术或创伤等引起的血容量降低。

第六节 成分输血

所谓成分输血就是将血液中的各种有效成分用物理或化学方法加以分离提纯，分别精制成高浓度的血液成分，然后再根据临床需要输给病人。

自从20世纪70年代初开始成分输血以来，世界各国的输血工作者和临床医师在临床实践中认识到输注全血的缺点以及成分输血的优越性，成分输血已广泛开展。目前，成分输血已成为衡量一个国家或地区输血技术是否先进的重要标志，也是衡量临床医师水平的标志之一。

一、成分输血的优点

1. 提高疗效

成分输血是患者缺什么血液成分就补充什么血液成分。特别是可以将血液成分提纯，得到高浓度、高效价、制剂容量小、使用方便、便于保存与运输的血液制品，把多个献血者的同一血液成分混合在一起，成为一个有效的治疗剂量，输注后显著提高疗效。

2. 减少反应

采用成分输血可避免不必要的血液成分所致的输血反应及疾病的传播，使用安全。

3. 合理使用

成分输血是将一个单位的全血或血浆制成不同成分，输给不同患者，供不同用途。针对性强，使用合理。

4. 经济

成分输血可一血多用，既节省血源，又减轻社会、个人的经济负担，也对供血者的健康有利。

目前，发达国家成分输血的比例早已超过90%，而我国虽然某些大中城市成分输血的比例已达70%以上，但大部分城市还不到30%，个别地区还停留在输全血的阶段。为此，应大力提倡成分输血。

二、成分输血的种类

目前临床上能应用的血液成分制品已有30多种，血液成分制品主要可以分为血细胞成分、血浆成分和血浆蛋白成分三大类。血细胞成分包括浓缩红细胞、添加剂红细胞、洗涤红细胞、少白细胞红细胞、浓缩白（粒）细胞及浓缩血小板等。本节介绍血细胞成分。血浆成分和血浆蛋白成分的有关情况见本章第五节。

（一）少浆全血

用250ml新鲜全血，其中含50ml ACD保养液，于4℃条件下进行每分钟2500转离心，

18分钟后在无菌条件下分离出100ml血浆，其余部分即为少浆全血。最大优点是含有携氧能力的红细胞和维持膨胀压的白蛋白。

适应证：①大出血（如大手术或严重创伤、产后出血等）；②体外循环；③换血，特别是新生儿溶血病；④无成分血供应或来不及制备成分血且病情不允许等待的情况。

不宜用少浆全血的情况有：①血容量正常的慢性贫血病人；②低血容量已被纠正的急性贫血病人；③心功能不全或心力衰竭的贫血病人；④年老体弱及婴幼儿的慢性贫血病人；⑤需要长期和反复输血的病人；⑥由于以往输血或多次妊娠已产生白细胞抗体的病人；⑦因血浆蛋白致敏引起荨麻疹甚至重度过敏反应的病人；⑧可能施行骨髓移植或其他器官移植的病人；⑨单是凝血因子严重缺乏的病人。

（二）红细胞成分

1．浓缩红细胞（CRBC）

由全血经离心或沉淀后去除血浆而成。红细胞比容可达60%～80%。是使用最普遍的一种红细胞。该制品具有和全血同样的携氧能力，但容量几乎只有全血的一半，使循环超负荷危险少，抗凝剂、乳酸、钾、氨等比全血少，使之用于心、肝、肾功能不全的病人及老年病人更为安全。由于去除了血浆及其内蛋白，可减少由抗原或抗体所引起的非溶血性发热反应、变态反应或过敏反应，且输血前可以只作直接配血试验。此外，由于红细胞浓度高，疗效快而好（1单位浓缩红细胞可以提高血红蛋白10g/L）。其缺点主要由于比全血黏稠，输注时流速慢（流畅性约为全血的60%），和全血一样有白膜（白细胞、血小板和纤维蛋白凝聚物），加盐水后需尽快输注，不能保存。

适应证：① 各种血容量正常的贫血病人；② 急性出血或手术失血低于1500ml者；③ 心、肝、肾功能不全及小儿和老人需要输血者；④ 妊娠后期伴贫血需要输血者；⑤ 一氧化碳中毒者。

2．添加剂（液）红细胞

也称红细胞悬液或混悬红细胞。这是一种从全血中尽量移除血浆后的高浓缩红细胞，其红细胞压积可高达90%。由于原抗凝保存液大部分被移除，所含葡萄糖量很少，故不能保存，加之红细胞稠密，输注速度慢，所以必须加入适量添加剂才能克服这些缺点。添加剂的配方有多种，都是特别设计的红细胞保存液。

它是应用最多的一种红细胞成分。与浓缩红细胞相比，它还有如下优点：可以最大量地分出血浆，既显著减少了输血的不良反应，又可更充分地利用血浆。红细胞被添加剂稀释，输注更流畅。贮存质量可与CPDA全血相媲美。其主要缺点是仍然含有白细胞。

添加剂红细胞的使用指征与浓缩红细胞类似。

3．少白细胞的红细胞

由浓缩红细胞去除粒细胞、单核细胞和大部分血小板后制成。因移除白细胞的方法有多种，其中以用特殊滤器过滤法为简便且效果好，但价格昂贵。

由于去除白细胞和血小板，使HLA的抗原性降低，适用于准备作器官移植者、需要反复输血者，以及由于多次妊娠或反复输血已产生白细胞或血小板抗体引起输血反应的病人。

这种制品不能保存，制备后应于24小时内输注。

4. 洗涤红细胞

由浓缩红细胞加生理盐水洗涤3～6次而成。经洗涤后能除去大部分血浆、白细胞及血小板，同时去除了细胞碎屑、代谢产物及抗凝剂等。

其适应证为：① 输入全血或血浆后发生荨麻疹或过敏反应或发热者；②自身免疫性溶血性贫血要输血者（供血者血浆中的某些物质可能激活补体而加重溶血）；③ 高钾血症及肝肾功能障碍但需要输血者；④ IgA缺乏者，并已因输血或妊娠而体内有IgA抗体者；⑤ 有粒细胞或血小板抗体的病人。

应于24小时内输注。洗涤红细胞不能防止乙型肝炎、丙型肝炎、艾滋病的传播，也不能防止输血相关的移植物抗宿主病。

5. 冰冻红细胞

亦即低温保存的红细胞液。红细胞液内加入冰冻保护剂（甘油），在低温（-80℃～-196℃）下可以保存多年（3～10年）。应用时将低温的红细胞在37℃～40℃水浴中复温后洗净甘油再输注。这种红细胞液含有的白细胞、血小板及血浆减少，因此可以减少免疫反应。国内只有少数几个血液中心能供应这种红细胞。此种制品是开放法制备，故须于24小时内使用。

冰冻红细胞的适应证是：① 自身输血者的血液保存；② 稀有血型的血液保存；③ 器官移植病人的输血，可降低HLA的免疫反应。

6. 浓缩白（粒）细胞

利用离心、过滤、沉降等法将血液中的白细胞提取并浓缩而成。由于输注后并发症多，现已少用。

输注浓缩白细胞适用于各种原因所致的白细胞缺乏症病人，特别是伴有感染而经抗生素治疗无效者。适应证要从严掌握。一般认为，使用时要同时具备以下3个条件，且充分权衡利弊后才考虑输注：①中性粒细胞绝对值低于$0.5\times10^9/L$；②有明显的细菌感染；③强有力的抗生素治疗48小时无效。此外，还可以用于骨髓移植病例。

7. 浓缩血小板

有手工和机制两种制剂。一般认为机制的优于手工制备的。一份制备得好的血小板浓集悬液可浓集全血中60%的血小板。血小板具有抗原性，受血者与供血者ABO血型必须相同，其中所含红细胞越少越好。由于血小板系统的HLA抗原的关系，输血或血小板输注的次数愈多，抗血小板抗体产生的可能性愈大。因此，有时需选择HLA相容的血小板输注。一次血小板输注所输入的血小板数要在$70\times10^9\sim80\times10^9/L\cdot kg$才能奏效。

浓缩血小板适用于有严重血小板减少或功能异常，并有严重出血的病例。如由疾病、化疗或放疗引起的骨髓抑制或衰竭病人，血小板数低于$20\times10^9/L$伴自发性出血者；血小板无力症、尿毒症、严重肝病、某些药物引起的血小板功能异常伴有出血者；大量输血所致稀释性血小板减少、血小板数低于$50\times10^9/L$者；心肺旁路手术、血小板数低于$50\times10^9/L$且有伤口渗血不止者；特发性血小板减少性紫癜、血小板数在$20\times10^9/L$以下，伴有无法控制的出血，或用脾切除治疗本病的术前或术中有严重出血者；再生障碍性贫血；骨髓移植病例等。

血液成分制剂的特性及临床适应证见表6-4。

表 6-4　　血液成分制剂的特性及临床适应证

成分制剂	内容物及特性	适应证
浓缩红细胞	含全血中全部红细胞及部分白细胞、血小板和血浆，血比积为70%～80%，具有携氧能力	各种贫血，特别适用于心、肝、肾疾患又需输血的病人，手术输血
少白细胞的红细胞	除去了全血中70%以上的白细胞，保留了全血中70%以上的红细胞，稍有血浆，有携氧能力	反复多次出血，体内产生白细胞抗体又需输血的贫血患者
洗涤红细胞	用生理盐水洗涤3次，去除大部分白细胞、血小板，移除了99%的血浆，具携氧能力	阵发性睡眠性血红蛋白尿，自身免疫性溶血性贫血，多次反复输血有不良反应者
冰冻红细胞	加-80℃～-196℃甘油冷冻保存，输用前解冻洗涤，基本上无白细胞、血小板、血浆，有携氧能力	适应证同洗涤红细胞，多用于稀有血型输血、自身输血
浓缩白细胞	主要含白细胞和少量红细胞、血小板和血浆，400ml全血可分得白细胞（1～1.2）×10^9个，具抗感染能力	粒细胞减少症导致的感染、放疗、化疗所引起的粒细胞减少症
浓缩血小板	主要含血小板，含少量白细胞和血浆，400ml全血可分出血小板0.48×10^{11}个，有止血作用	血小板减少症及血小板功能异常引起的出血
新鲜冰冻血浆	内含血浆蛋白成分及各种凝血因子，无活性血小板，具扩充血容量、补充凝血因子作用	创伤、烧伤等引起的休克，肝肾疾患引起的蛋白缺乏，血浆置换术
新鲜液体血浆	同上	同上
普通冰冻血浆	内含血浆蛋白及稳定凝血因子，缺乏不稳定凝血因子，具扩充血容量功能	创伤、烧伤等引起的休克，血浆置换术，肝肾疾患引起的蛋白缺乏
冰冻干燥血浆	同上	同上
冷沉淀	含FⅧ、FⅫ和Willebrand因子及纤维蛋白原，有止血作用	甲型血友病、von Willebrand病、FⅧ因子缺乏和纤维蛋白原缺乏引起的出血
白蛋白注射液	主要含白蛋白，少盐，纯度在95%以上，具提高血浆胶体渗透压、维持有效循环血容量作用	创伤、烧伤等引起的休克，肝肾疾患引起的腹水，新生儿溶血性黄疸
免疫球蛋白	主要含免疫球蛋白，纯度在90%以上，只供肌肉注射，可增强机体免疫机能	预防麻疹和甲型肝炎，免疫球蛋白缺乏症
静脉免疫球蛋白	成分同上，可供静脉注射用，可增强机体免疫功能	除同免疫球蛋白外还可治疗原发性血小板减少性紫癜，可与抗生素配合治疗严重感染
纤维蛋白原注射液	主要含纤维蛋白原，有止血作用	胎盘早剥、羊水栓塞等引起的大出血，DIC，纤维蛋白缺乏症
凝血酶原复合物	主要含凝血因子Ⅱ、Ⅶ、Ⅸ、Ⅹ，有止血功效	治疗Ⅱ、Ⅶ、Ⅸ、Ⅹ因子缺乏症，甲型血友病用Ⅷ因子制剂已产生抗体的病人

第七节 自体输血

自体输血是指收集病人自身的血液或术中失血，然后再回输给患者本人的方法，已有100多年的历史。早在1818年James Bludell开始做动物自体试验，1874年Highmore首次在患者身上实施，以后虽经不断改进和发展，但始终未能普及。自从1981年AIDS病流行以来，才逐渐受到外科医生和患者的重视和欢迎，并开始推广和应用。

自体输血有许多优点，由于是采集自身的血液回输给自己，输血时无需检测血型及进行交叉配血试验，可以不感染其他输血相关疾病，避免同种异体输血产生的同种免疫反应及差错事故；反复放血可刺激红细胞再生，使病人术后造血速度比术前加快；血的再利用可大大减少血库血的利用，缓解血源紧张的矛盾，在无供血条件的边远地区，自身血采集可为外科手术提供血源。但其有严格的标准和适应证，不是所有患者都能采用。

一、自体输血的适应证与禁忌证

1．适应证

（1）有大出血的手术和创伤，如胸部创伤、脾破裂及异位妊娠破裂及神经外科、骨科、心血管外科、胸腹部手术等。

（2）估计出血量在1000ml以上的择期手术，如主动脉瘤切除、肝叶切除等。

（3）血型特殊者（无相应供血者，输血困难）。

（4）体外循环或低温下的心内直视手术以及其他较大的择期手术与急诊手术，可考虑采用血液稀释法。

2．禁忌证

（1）血液受胃肠道内容物或尿液等污染，如消化道穿孔者。

（2）血液可能有癌细胞的污染，如恶性肿瘤患者。

（3）心、肺、肝、肾功能不全者。

（4）贫血或凝血因子缺乏者。

（5）血液内可能有感染者。

（6）胸腹开放性损伤超过4小时以上者。

二、自体输血的方式

1．预存式自体输血

即在手术前预先采集自身血液（全血或分离成分）保存，以备手术时使用。这种输血方法在国外发展很快。具体做法是：选择符合条件的择期手术病人，于手术前若干天内定期采血贮存。将血液以液态全血或浓缩红细胞形式低温保存。待手术或需要时再回输给自己。采血期间可视情况给予适量晶体液，口服硫酸亚铁，对恢复血容量及促进红细胞再生、防止贫血有一定作用。

预存式自体输血适用于下列情况：①身体状况好，无心血管、肝、肺和肾功能不全，准备择期手术，而预期术中出血多（1000～2000ml）而需要输血者；②有严重输血反应者；③稀有血型或曾经配血发生困难者。此外，也可用于孕妇或计划怀孕者，避免生孩子或剖腹产时输异体血；家庭成员血型相符，备血以供家人使用；边远地区供血困难而可能需要输血者，健康人也可以预存血以备遇紧急情况时使用。

预存血禁用于有充血性心力衰竭、严重高血压、主动脉瓣狭窄、窦性心律不齐者，以及服用抑制代偿性心血管反应的药物者，如β-阻滞剂等；贫血、出血及血压偏低者以及可能患有菌血症或正在使用抗生素者（细菌可在血袋中生长，输后可发生败血症）。

2. 稀释式自体输血

是自体输血的主要形式。在麻醉前从自身一静脉采血，将血置于加有抗凝剂的血瓶中，抽血速度为200ml/5min，取血总量不超过全身血量的20%～30%，一般以血细胞比容不低于25%、白蛋白30g/L以上、血红蛋白100g/L左右为限。同时，从另一静脉补充晶体液和血浆增量剂，以置换被采集的血量。抽出血量：代血浆：晶体液＝1:1:0.5。抽出的血液可在室温下保存4小时。当术中或术后需要输血时，后采的血先输，由于先采的血红细胞和凝血因子多，宜在最后输。回输时应及时给予利尿剂。

稀释式自体输血适用于下列情况：①体外循环或深低温下进行心内手术；②术前估计术中失血量在400ml以上，因血容量丧失、休克、血液浓缩、血液高黏滞性所致微循环损害；③某些难治之症的治疗，如肝昏迷、误输大量不合格血等。有时也作为术中失血没有输入等量血液的补充治疗。

此法不宜用于急性大出血、贫血、心功能不全或心衰、脑血管疾病和肺、肝、肾功能不全、脓毒血症及凝血因子缺乏的病人。

3. 回收式自体输血

按回收时间的不同，可分为外伤回收式自体输血、术中回收式自体输血和术后回收式自体输血。

外伤回收式自体输血是在病人外伤导致肝脾破裂、宫外孕破裂或大血管破裂的情况下有大量血液溢入腹腔时使用。若血液流入腹腔不超过16小时，又无明显污染及溶血现象，可将流入腹腔的血液收集起来，添加适量的抗凝剂（也可不加），经过滤、洗涤或浓缩后，重新回输给病人。

术中回收式自体输血是脾肿大病人在行脾切除时，切下的脾脏内有大量的血液，弃之可惜，可进行脾血的收集与回输。收集时应让脾内的血液自然流出至加有抗凝剂的容器内，过滤后回输给病人。回收时切忌用力挤压，防止脾内破碎组织或微小血栓进入回收血内。

术后回收式自体输血主要是收集术后引流血，经处理后回输。

回收式自体输血适用于外科或妇产科手术中失血较多者、突然大量出血者。

回收式自体输血不宜用于恶性肿瘤、内脏穿孔、肝功能障碍者；胸、腹开放性损伤；血液已受污染（脓、菌、尿、胆汁、羊水等）或可能混有癌细胞。

自体失血回输总量应限制在3500ml内，最好在3～4小时内输完。此外，应补充适量新鲜冷冻血浆以提供凝血因子。

三、输血治疗的发展趋向

现代输血已进入成分输血的时代。成分输血既能提高疗效，减少输血的不良反应，又能一血多用，节约血源，使一人献血多人受益。因此，成分输血是将来发展的方向，也是输血现代化的重要标志之一。

成分血中红细胞制品的种类较多，各有其用途及优点和缺点。浓缩红细胞是当今世界上使用最多的一种成分血。但不久有被洗涤红细胞取代的趋势。

鉴于输血有不良反应和传播传染病的危险，人们一直在寻找血液替代品方面进行研究，且在这方面有重要进展。例如人造血氟溶液在临床上的成功运用；又如美国学者 J. Goldstelin 率先成功地做到血型改造，使 B 型血红细胞抗原活性消失，使之成为通用型（O 型）血细胞的结构和功能。之后，科学家们采用酶解法和色衰法，在体外将 B 型（酶解法）或 AB 型（色衰法）红细胞表面抗原加以改造、修理，将它们改造成 O 型血。这对安全输血、特殊情况下大量用血（战伤、地震、重大工伤或交通事故等）无疑具有重大意义。

（张有根）

第七章 休 克

第一节 概 述

休克（shock）是机体遭到强烈的损害性刺激后产生的一种以有效循环血容量减少、组织灌注不足、细胞代谢紊乱和器官功能受损为主要病理生理改变的综合征。

休克的发生、发展呈序贯性的过程。在休克的早期，及时采取措施恢复有效的组织灌注，可限制细胞损害的程度和范围；相反，若已发生的代谢紊乱无限制地加重，细胞损害广泛扩展，可导致多器官功能不全（MODS）或衰竭（MOF）而发展成不可逆性休克。因此，认识休克不同阶段的病理生理特点，及时采取措施防治是十分重要的。

休克的临床表现以血压下降、脉细数、脉压差小、皮肤湿冷、呼吸浅快、尿量减少、面色苍白、发绀、神志恍惚、烦躁不安、反应迟钝或昏迷等为特征。属中医“厥证、脱证”范畴，并认为“厥”为急证，“脱”为危证。又根据致邪病因分为气厥（过敏性休克）、心厥（心源性休克）、血脱（失血性休克）、液脱（失液性休克）。

一、休克的分类

休克的分类至今尚无统一意见，临床上大多按病因分为五类，即低血容量性、感染性、心源性、神经源性和过敏性休克。把创伤和失血引起的休克划入低血容量性休克。其中低血容量性和感染性休克在外科最常见。

1. 失血失液性休克

常见病因有上消化道出血、宫外孕破裂出血、动脉瘤破裂以及肝、脾和大动脉破裂出血。一次急性失血量超过全身血容量的20%时，即可引起休克；超过50%时，可因休克而死亡。此外，水和电解质严重紊乱也可引起休克。

2. 创伤性休克

常见病因有严重烧伤、骨折、内脏损伤、软组织挤压伤，可因大手术、创伤引起的剧烈疼痛、血浆的渗出或全血丧失以及组织破坏后毒素吸收所致。

3. 感染性休克

又称脓毒性休克，系因外科脓毒血症（如膈下、腹腔、盆腔和肝等部位的脓肿）和败血症（如重症胆道感染、急性腹膜炎等）引起的休克。

其他类型的休克多见于内科或麻醉病例。如心源性休克常见于大面积心肌梗死、室壁瘤形成、严重心律紊乱、急性心肌炎和心包填塞；过敏性休克多发生于对青霉素、普鲁卡因、血清制剂和疫苗过敏者；神经源性休克则见于腰椎麻醉、高位脊髓损害或因剧烈疼痛而引起者。

二、中医病因病机

（一）病因

本病原因以热毒炽盛或阴阳虚极两者为多见。

1. 外感火热毒邪，或脏腑蕴热，火毒结聚，伤阴耗气，气血两燔，上扰神明。
2. 因久病真阴耗损，阳气衰微。
3. 外伤失血，大吐大泻，禁食日久，导致阴阳俱虚，发为本病。

（二）病机

有关“厥”、“脱”的记载，中医不仅论述甚多，而且涉及的范围十分广泛。下面归纳为四方面论述。

1. 阴厥

久病阳气衰微或暴病伤阳耗气致阳气大衰，气化失司，阴血化生无权，五脏六腑失之濡养；气机逆乱，升降失调，气血瘀滞，阳虚不温，故有四肢厥逆，终由阳气衰微，阴不附阳而危及生命。如《素问·厥论》曰：“阳气衰于下，则为寒厥。”《灵枢·厥病》篇曰：“真心痛，手足青至节，心痛甚，旦发夕死，夕发旦死。”类似现代心源性休克。

2. 阳厥

久病真阴亏耗或因失血、大吐大泻所致阴血大伤，脏腑失之濡养，阴不制阳，阳无以附而虚阳升越，阳无阴而不生，故阴损及阳致阴竭阳脱，发为阳厥，亦属于古籍医书中所说“血厥”、“脱阴厥”等范畴。如《景岳全书·厥逆》曰：“血厥之证有二，似血脱血逆皆能厥也……”

3. 热厥

外感六淫之邪入里化热，热毒炽盛，伤津耗气，致阴亏阳损，脏腑失养，阳气不能温煦而致热深厥深。

4. 脱证

由于久病耗损或暴病大伤，阴血及阳气有亡失之险，此为中医之脱证。阳脱一般由于邪气旺盛，正不胜邪，阳气突然脱失，或久病阳气严重耗散，真阳耗损，虚阳外越致使脱失。阴脱由于吐泻不止或大汗淋漓或失血过多或大病禁食水谷，阴液耗竭，真阴欲脱。阴阳互根互存，阴脱最终导致阳随阴脱；阳脱也因固摄失权，津液随之大泄，终致阴阳离绝。

三、病理生理

有效循环血容量锐减及组织灌注不足是各类休克共同的病理生理基础，其他与休克有关的病理生理过程还包括微循环改变、代谢变化和重要器官的功能变化。

（一）微循环的变化

在有效循环血容量不足而引起休克的过程中，占总循环量20%的微循环也相应地发生不同阶段的变化。

1. 休克早期（缺血缺氧期或反应代偿期）

由于有效循环血容量显著减少，引起组织灌注不足和细胞缺氧，同时因循环容量降低引起动脉血压下降，此时机体通过一系列代偿机制调节和矫正所发生的病理变化，包括：通过主动脉弓和颈动脉窦压力感受器引起血管舒缩中枢加压反射，交感－肾上腺轴兴奋导致大量儿茶酚胺释放以及肾素－血管紧张素分泌增加等环节，可引起心跳加快、心排出量增加，以维持循环血容量相对稳定；又通过选择性收缩外周（皮肤、骨骼肌）和内脏（如肝、脾、胃肠）的小血管使循环血量重新分布，保证心、脑等重要器官的有效灌注。由于内脏小动、静脉血管平滑肌及毛细血管前括约肌受儿茶酚胺等激素的影响发生强烈收缩，动、静脉间短路开放，结果外周血管阻力和回心血量均有所增加；毛细血管前括约肌收缩和后括约肌相对开放有助于组织液回吸收和血容量得到部分补偿。但微循环内因前括约肌收缩而致“只出不进”，血量减少，组织仍处于低灌注、缺氧状态。若能在此时去除病因积极复苏，休克常较容易得到纠正。

2. 休克中期（淤血缺氧期或失代偿期）

若休克继续进展，微循环将进一步因动静脉短路和直捷通道大量开放，使原有的组织灌注不足更为加重，细胞因严重缺氧处于无氧代谢状况，并出现能量不足、乳酸类产物蓄积和舒血管的介质如组胺、缓激肽等释放，这些物质可直接引起毛细血管前括约肌舒张，而后括约肌则因对其敏感性低仍处于收缩状态。结果微循环内“只进不出”，血液滞留、毛细血管网内静水压升高、通透性增强致血浆外渗、血液浓缩和血液黏稠度增加又进一步降低回心血量，致心排出量继续下降，心、脑器官灌注不足，休克加重而进入抑制期。此时微循环的特点是广泛扩张。临床上病人表现为血压进行性下降，意识模糊，发绀和酸中毒。

3. 休克后期（弥漫性血管内凝血期，DIC）

若病情继续发展，便进入不可逆性休克。淤滞在微循环内的黏稠血液在酸性环境中处于高凝状态，红细胞和血小板容易发生聚集并在血管内形成微血栓，甚至引起弥漫性血管内凝血。此时由于组织缺少血液灌注，细胞处于严重缺氧和缺乏能量的状况，细胞内的溶酶体膜破裂，溶酶体内多种酸性水解酶溢出，引起细胞自溶并损害周围其他的细胞，最终引起大片组织、器官乃至多个脏器功能受损。

（二）代谢变化

在微循环失常、灌注不足和细胞缺氧情况下，体内出现无氧代谢下的糖酵解过程以提供维持生命活动所必需的能量。原来葡萄糖有氧代谢的开始阶段要经糖酵解过程，1分子葡萄糖产生2分子丙酮酸，生成的丙酮酸在脱氢酶作用下，先氧化脱羟成为乙酰辅酶A，然后进入三羧酸循环，进一步氧化成二氧化碳和水，并产生38个ATP分子，约可提供2870kJ的热量。而无氧条件下丙酮酸只能还原成乳酸盐，产生 2 个 ATP 分子，仅提供 197kJ 热量，约相当于有氧代谢所供能量的 6.9%。随着无氧代谢的加重，乳酸盐不断增加，丙酮酸盐减少。因此，在没有其他原因造成高乳酸血症的情况下，乳酸盐的含量和乳酸盐/丙酮酸盐（L/P）比值可以反映病人细胞缺氧的情况（正常比值 < 10，比值 > 15 ~ 20 作为缺氧的参考阈值）。

休克加重时，除因微循环障碍不能及时清除酸性产物外，还因肝对乳酸代谢的能力下降，导致乳酸盐不断堆积呈明显酸中毒。当轻度酸中毒（pH 值 > 7.2）时，机体仍可受儿茶酚胺的刺激，引起心率加快、心排出量增加和血管收缩。当发展至重度酸中毒（pH 值 < 7.2）时，则出现心率减慢、血管扩张和心排出量降低以及呼吸加深、加快等。此外，酸中毒还可降低心室纤颤的阈值，使氧合血红蛋白的解离曲线右移，降低血红蛋白与氧的亲和力。

代谢性酸中毒和能量不足还影响细胞各种膜的屏障功能。除了前面提到的溶酶体膜外，还影响细胞膜、核膜、线粒体膜、内质网膜、高尔基体膜等质膜的稳定及跨膜传导、运输和细胞吞饮及吞噬等功能。细胞膜受损后除通透性增加外，还出现细胞膜上离子泵的功能障碍，如 $Na^{+}-K^{+}$ 泵、钙泵。表现为细胞内、外离子及体液分布异常，如钠、钙离子进入细胞内不能排出，钾离子则在细胞外无法进入细胞内，导致血钠降低、血钾升高，细胞外液随钠离子进入细胞内，引起细胞外液减少和细胞肿胀、死亡。而大量钙离子进入细胞内除激活溶酶体外，还导致线粒体内钙离子浓度升高，并从多方面破坏线粒体。溶酶体膜破裂后除前面提到的释放出许多引起细胞自溶和组织损伤的水解酶外，还可产生心肌抑制因子（MDF）、缓激肽等毒性因子。线粒体膜发生损伤后，引起膜脂降解产生血栓素、白三烯等毒性产物，呈现线粒体肿胀、线粒体嵴消失，细胞氧化磷酸化障碍而影响能量生成。能量产生不足时，影响细胞某些受体的生成，如肾上腺皮质激素受体显著减少，导致激素的功能明显减弱，使休克的病程更加复杂。

（三）重要器官的功能变化

休克时由于小动脉痉挛、微循环障碍和弥漫性血管内凝血造成的微小栓塞，使器官的部分组织因严重的缺血、缺氧而发生细胞的变性、坏死和出血，从而导致许多内脏器官的功能障碍。在移缓济急的血液重新分布过程中，循环血量越少的器官受到的损害也越严重。因此，肾脏和胃肠道受休克缺血缺氧的损伤是首当其冲的。但休克严重时脑、肺、心、肝等均可发生损害，从而引起各器官的功能障碍。

第二节 休克对主要脏器的影响

在休克的演变过程中，因组织血液灌注锐减，机体内主要脏器均可呈现不同程度的病理变化。休克时内脏器官功能的改变除代偿效应以维护机体自身稳定外，就是组织细胞受损的结果，即所谓的临床“衰竭”。代偿效应在致病因素的持续损害下，可转为失代偿而形成衰竭。机体各脏器互相关联，当一个重要脏器发生衰竭，可影响到其他脏器。因此，休克后期常可出现多器官功能不全或衰竭，导致死亡率的显著升高。

一、休克对肺的影响

休克引起的急性呼吸功能障碍又称“休克肺”、急性呼吸窘迫综合征（ARDS）等，较多见于脓毒性休克，也见于创伤性休克。休克过程中影响肺的因素主要有：①创伤、失血及感染等直接影响；②输血过程中的小凝血块输入，脂肪和蛋白质颗粒等造成肺循环发生栓塞；③严重肺部感染；④液体输入过多。

肺在休克状态下所发生的病理生理变化主要包括：① 休克缺氧首先刺激呼吸频率，使之加快，形成通气过度；② 由于肺内各种病理生理改变造成肺容量尤其是功能残气量减少，肺泡毛细血管流量减少，肺动静脉短路分流，肺间质水肿，小气道闭陷，肺不张和肺局灶性出血，肺泡透明膜形成，顺应性下降，肺通气/灌流比例失调（<0.8），弥散距离增大，气体交换时间延长，造成严重缺氧和二氧化碳蓄积；③ 心输出量减少和周围循环阻力增高；④ 呼吸肌功能衰竭。

二、休克对肾的影响

休克可影响肾脏而造成急性肾功能衰竭，又称作“休克肾”。休克状态下影响肾的主要因素包括：①全身动脉压过低，肾血流量不足；②入球动脉收缩，肾皮质缺血，滤过率进一步降低；③持续缺血使肾小管严重缺血而坏死。

由于上述因素的作用，休克过程中肾脏所发生的病理生理变化主要有：①血压过低，促使肾素－血管紧张素大量产生。交感神经兴奋，儿茶酚胺增多；②休克使抗利尿激素分泌增多，导致少尿；③ 肾内合成的前列腺素 E_2 在休克晚期下降，使肾血管持续痉挛；④ 肾小球毛细血管通透性降低，尿滤液减少；⑤肾小管发生坏死，管腔填塞，肾小管内压升高，尿液渗漏到间质；⑥ 肾小球毛细血管内纤维素沉着，发生弥漫性血管内凝血。

三、休克对心脏的影响

休克早期由于机体的移缓济急调节机制，血液重新分布，心肌缺血不明显，心搏快而有力，但因静脉血回流减少和（或）血管阻力的增高，心输出量常降低；当休克不断进展恶化，则可因心动过速、血浆中心肌抑制因子的大量积聚、严重酸中毒以及平均动脉压过低，使冠状血管灌流不足，加重心肌缺氧，造成心功能进一步减退。倘若患者原有冠心病或其他心脏疾病，或有高血钾、低血钾、低血钙等，以及输液输血过多过快，容易发生心力衰竭。

四、休克对脑的影响

大脑的生理活动需要较高的能量供应，主要利用葡萄糖，还能利用一部分酮体，但均需有充分的氧供。在休克状态下，脑内的微循环亦发生障碍。脑血流量降低、氧分压和氧饱和度的下降、二氧化碳分压升高、脑水肿和颅内高压以及药物对脑的抑制、发生脑疝等，均可造成脑功能的损害。

休克时脑功能损害的病理生理学变化特点有：① 动脉压过低或颅内压过高，使脑血管灌注压和脑血流量降低；② 由于脑组织缺乏能量储备，当休克造成脑缺氧时，脑的功能很快受损，两侧脑半球和脑干的缺氧均可引起昏迷，脑严重缺血缺氧 5～10 秒钟可造成几分钟昏迷，缺氧 3 分钟以上可造成数月昏迷；③ 脑缺氧产生的代谢产物和因能量消耗引起的细胞膜钠泵作用丧失，使钠离子进入细胞内，导致细胞水肿，进一步压迫血管，减少脑血管的灌注量；同时血管通透性改变，水分渗出血管，形成脑水肿和颅内高压，造成恶性循环；④脑血管对儿茶酚胺等不甚敏感，但对血 pH 值改变特别敏感，酸中毒和碱中毒都可引起脑血管灌流的失常。

由于休克对脑组织的影响，临床病人常出现意识障碍，还可有异常呼吸、瞳孔变化、神经反射异常、肌张力改变等。

五、休克对肝和腹腔其他内脏的影响

休克时腹腔内脏血流量降低，对保持心、脑的血液灌流起一定的代偿作用，但低灌流时间过长，腹腔内脏功能会因此受到损害。休克对肝的损害可因肝缺血缺氧、血流淤滞和肠源性内毒素的作用而引起，长时间休克可造成急性肝功能衰竭。肝为重要代谢器官，其功能降低涉及蛋白质与糖的代谢、解毒、凝血因子生成及胆汁代谢等，对机体影响较大。因此，当休克造成肝损害时，临床可出现：①淤胆性黄疸，血清胆红素大于 34.2μmol/L，碱性磷酸酶升高，酚磺酞钠排泄功能下降；②血清谷草转氨酶和乳酸脱氢酶大于正常值 2 倍以上，血中酸性磷酸酶、β－葡萄糖醛酸酶和组织蛋白酶上升；③血浆白蛋白和血糖浓度降低；④内毒素血症；⑤高乳酸血症；⑥凝血酶原时间延长，有出血倾向；⑦氨基酸脱氨障碍，血中氨基酸升高，其中支链氨基酸下降，芳香氨基酸增加。

此外，休克时胃肠道功能会受到抑制，胃和十二指肠可因缺血等出现黏膜上皮受损，进而发生应激性溃疡。血压下降引起内脏血管收缩，其中尤以小肠血流减少为甚，其黏膜细胞内 ATP 的生物合成和氧化磷酸化发生障碍，影响了依赖能量的保护机制，导致肠黏膜的绒毛减少乃至消失；黏液细胞中的蛋白合成停止，使黏膜上皮细胞易被肠腔中的蛋白酶溶解或受肠腔内细菌、毒素损害而引起肠黏膜出血性坏死，当病变由节段发展到全胃肠道时，称出血性胃肠病。小肠黏膜坏死还可有伪膜的形成（所谓伪膜性肠炎）。当弥散性血管内凝血发生后，可产生栓塞性溃疡与大量出血。休克还可抑制胰腺的分泌。

六、休克对单核巨噬细胞系统的影响

单核巨噬细胞系统具有多种免疫功能。正常情况下，单核巨噬细胞系统负责清除血液中的纤维蛋白，由肠道侵入血液的细菌和毒素也基本由肝内的单核巨噬细胞所清除。当机体发生严重感染时，最初单核巨噬细胞系统尚可呈现旺盛的机能，但当血容量绝对或相对不足（如内毒素作用导致血管扩张）时，由于血液供应减少，组织缺氧，单核巨噬细胞的功能渐趋减弱，甚至呈现严重的抑制状态而不能发挥其解毒作用。休克状态下，又因肠道屏障功能受到损害，来自肠道的细菌与毒素进入血液循环，使循环系统和组织器官进一步受到损害，机体的免疫力进一步减弱，形成恶性循环。

缺血情况下，内脏可产生网状内皮抑制物质，使单核巨噬细胞的作用处于抑制状态，血中纤维蛋白不能被清除而积聚，造成静脉内血栓形成；同时，蛋白水解作用增强；肝内的Kupffer细胞及其他单核巨噬细胞受到损害；清除作用进一步削弱。另外，正常人血中有一种调理素，能增强白细胞的吞噬功能，它可与细菌及异物等结合形成复合体，使之易于被吞噬清除。单核巨噬细胞系统清除细菌的能力与调理素之浓度相关，在休克状态下调理素被消耗，单核巨噬细胞系统功能也降低。

第三节　休克的临床表现和监测

休克的早期诊断极为重要，早期如能确诊并及时治疗，休克往往能很快得到纠正，否则病人将迅速进入失代偿期，预后较差。诊断休克的主要依据是临床表现及病史，但需结合血流动力学和实验室检查等结果进行综合分析。

一、休克的临床表现

按照休克的发病过程可分为休克代偿期和休克抑制期，或称休克早期和休克期。

1. 休克代偿期　由于机体对有效循环血容量的减少早期有相应的代偿能力，病人的中枢神经系统兴奋性提高，交感－肾上腺轴兴奋。表现为精神紧张、兴奋或烦躁不安、皮肤苍白、四肢厥冷、心率加快、脉压差小、呼吸加快、尿量减少等。此时，如处理及时、得当，休克可较快得到纠正，否则病情继续发展，进入休克抑制期。

2. 休克抑制期　病人表现为神情淡漠、反应迟钝，甚至可出现意识模糊或昏迷；出冷汗、口唇肢端发绀；脉搏细速，血压进行性下降。严重时全身皮肤、黏膜明显发绀，四肢厥冷，脉搏摸不清，血压测不出，尿少甚至无尿。若皮肤、黏膜出现淤斑或消化道出血，提示病情已发展至弥漫性血管内凝血阶段。若出现进行性呼吸困难、脉速、烦躁、发绀，给予一般的吸氧而不能改善呼吸状态，应考虑并发呼吸窘迫综合征。表7－1列出了休克的临床表现要点。

二、休克的监测

通过监测不但可了解病人病情变化和治疗反应，并可为调整治疗方案提供客观依据。

（一）一般监测

1. 精神状态　是脑组织血液灌流和全身循环状况的反映。如病人神志清楚，对外界的刺激能正常反应，说明病人循环血量已基本足够；相反，若病人表情淡漠、不安、谵妄或嗜睡、昏迷，反映脑组织因血液灌流不良而发生障碍。

2. 皮肤温度、色泽　是体表灌流情况的标志。如病人的四肢温暖，皮肤干燥，轻压指甲或口唇时局部暂时缺血呈苍白，松压后色泽迅速转为正常，表明末梢循环已恢复，休克好转；反之则说明休克情况仍存在。

3. 血压　维持稳定的血压在休克治疗中十分重要。但是，血压并不是反映休克程度最

表 7-1 休克的临床表现和程度

分期	程度	神志	口渴	皮肤黏膜		脉搏	血压	体表血管	尿量	*估计失血量
				色泽	温度					
休克代偿期	轻度	神志清楚 痛苦表情 精神紧张	口渴	开始苍白	正常或发凉	<100 次/分，尚有力	收缩压正常 舒张压增高 脉压差缩小	正常	正常	20% 以下（800ml 以下）
休克抑制期	中度	神志尚清 表情淡漠	严重口渴	苍白	发冷	100～120 次/分	收缩压为 12～9.33kPa 脉压差小	表浅静脉塌陷，毛细血管充盈迟缓	尿少	20%～40%（800～1600ml）
	重度	意识模糊，甚至昏迷	非常口渴，可能无主诉	显著苍白 肢端青紫	厥冷（肢端明显）	速而细弱或摸不清	收缩压在 9.33kPa 以下或测不到	毛细血管充盈非常迟缓，表浅静脉塌陷	尿少或无尿	40% 以上（1600ml 以上）

* 成人的低血容量性休克

敏感的指标。例如心排出量已有明显下降时，血压的下降常滞后约 40 分钟；当心排出量尚未完全恢复时，血压可已趋正常。因此，在判断病情时还应兼顾其他的参数进行综合分析。在观察血压情况时，还要强调应定时测量、比较。通常认为收缩压 < 90mmHg、脉压 < 20mmHg 是休克存在的表现；血压回升、脉压差增大则是休克好转的征象。

4．脉率 脉率的变化多出现在血压变化之前。当血压还较低，但脉率已恢复且肢体温暖者，常表示休克趋向好转。常用脉率/收缩压（mmHg）计算休克指数，帮助判定休克的有无及轻重。指数为 0.5 多表示无休克；1.0～1.5 为有休克；>2.0 为严重休克。

5．尿量 是反映肾血液灌注情况的有用指标。尿少通常是早期休克和休克复苏不完全的表现。对疑有休克或已确诊者，应观察每小时尿量，必要时留置导尿管。尿量 < 25ml/h、比重增加者表明仍存在肾血管收缩和肾血液灌注不足；血压正常但尿量仍少且比重偏低者，提示有急性肾衰竭可能。当尿量维持在 30ml/h 以上时，则休克已纠正。此外，创伤危重病人复苏时使用高渗溶液者可能产生明显的利尿作用；涉及垂体后叶的颅脑损伤可出现尿崩现象；尿路损伤可导致少尿与无尿。判断病情时应予注意。

（二）特殊监测

1．中心静脉压（CVP） 中心静脉压代表了右心房或者胸腔段腔静脉内压力的变化，在反映全身血容量及心功能状况方面一般比动脉压要早。CVP 的正常值为 0.49～0.98kPa（5～10cmH_2O）。当 CVP < 0.49kPa 时，表示血容量不足；高于 1.47kPa（15cmH_2O）时，提示心功能不全、静脉血管床过度收缩或肺循环阻力增高；若 CVP 超过 1.96kPa（20cmH_2O）时，

表示存在充血性心力衰竭。临床实践中通常进行连续测定，动态观察其变化趋势，以准确反映右心前负荷的情况。

2．肺毛细血管楔压（PCWP） 应用 Swan - Ganz 飘浮导管可测得肺动脉压（PAP）和肺毛细血管楔压（PCWP），可反映肺静脉、左心房和左心室压。PAP 的正常值为 1.3～2.9kPa（10～22mmHg）；PCWP 的正常值为 0.8～2kPa（6～15mmHg），与左心房内压接近。PCWP 低于正常值反映血容量不足（较 CVP 敏感）；PCWP 增高常见于肺循环阻力增高，如肺水肿时。因此，临床上当发现 PCWP 增高时，即使 CVP 尚属正常，也应限制输液量，以免发生或加重肺水肿。此外，还可在测 PCWP 时获得血标本进行混合静脉血气分析，了解肺内动静脉分流或肺内通气/灌流比的变化情况。但必须指出，肺动脉导管技术是一项有创性检查，有发生严重并发症的可能（发生率约 3%～5%），故应当严格掌握适应证。

3．心排出量（CO）和心脏指数（CI） CO 是心率和每搏排出量的乘积，可经 Swan - Ganz 导管应用热稀释法测出。成人 CO 的正常值为 4～6L/min；单位体表面积上的心排出量称为心脏指数（CI），正常值为 2.5～3.5L/（min·m^2）。此外，还可按下列公式计算出总外周血管阻力（SVR）：

$$SVR = \frac{\text{平均动脉压} - \text{中心静脉压}}{\text{心排出量}} \times 80$$

正常值为 100～130kPa·s/L

了解和检测上述各参数对于抢救休克中及时发现和调整异常的血液动力学有重要意义。通常在休克时，CO 值均较正常值有所降低；有的感染性休克时却可能高于正常值。因此在临床实践中，测定病人的 CO 值并结合正常值进行调整固然必要，但更重要的是结合具体病情确定一个在病理情况下既满足代谢需要，又不增加心血管负荷，对每个具体病人最适宜的 CO 值。这对治疗心源性休克尤其重要。

4．动脉血气分析 动脉血氧分压（PaO_2）正常值为 10.7～13kPa（80～100mmHg）；当降至 4kPa 时，组织已处于无氧状态。动脉血二氧化碳分压（$PaCO_2$）正常值为 4.8～5.8kPa（36～44mmHg）。休克时可因肺换气不足，出现体内二氧化碳聚积致 $PaCO_2$ 明显升高；相反，如病人原来并无肺部疾病，因过度换气可致 $PaCO_2$ 较低；若病人通气良好，但 $PaCO_2$ 仍超过 5.9～6.6kPa（45～50mmHg）时，常提示严重的肺泡功能不全；$PaCO_2$ 高于 8.0kPa（60mmHg），吸入纯氧仍无改善者则可能是 ARDS 的先兆。动脉血 pH 值正常为 7.35～7.45。通过监测 pH 值、碱剩余（BE）、缓冲碱（BB）和标准重碳酸盐（SB）的动态变化有助于了解休克时酸碱平衡的情况。

5．动脉血乳酸盐测定 休克病人组织灌注不足可引起无氧代谢和高乳酸血症，监测有助于估计休克及复苏的变化趋势。正常值为 1～1.5mmol/L，危重病人允许到 2mmol/L。此外，还可结合其他参数判断病情，如乳酸盐/丙酮酸盐（L/P）比值在无氧代谢时明显升高，正常比值约为 10:1，高乳酸血症时 L/P 比值升高。

6．DIC 的检测 对疑有 DIC 的病人，应测定其血小板的数量和质量、凝血因子的消耗程度及反映纤溶活性的多项指标。当下列 5 项检查中出现 3 项以上异常，结合临床上有休克及微血管栓塞症状和出血倾向时，便可诊断 DIC：①血小板计数低于 80×10^9/L，②凝血酶原时间比对照组延长3秒以上，③血浆纤维蛋白原低于1.5g/L或进行性降低，④3P（血浆鱼精蛋白副凝）试验阳性，⑤血涂片中破碎红细胞超过2%。

7．胃肠黏膜内pH（intramucosal Ph，pHi）值监测 根据休克时胃肠道较早便处于缺血、缺氧状态，因而易于引起细菌移位，诱发脓毒血症和MODS；而全身血液动力学检测常不能反映缺血严重器官组织的实际情况。测量胃黏膜pHi不但能反映该组织局部灌注和供氧的情况，也可能发现隐匿性休克。pHi测定是用间接方法：首先经鼻向胃内插入带半透膜囊腔的胃管，向囊腔注入4ml生理盐水，30～90分钟后测定该盐水的$PaCO_2$；同时取动脉血，用血气机测出HCO_3^-和$PaCO_2$；然后将胃管内的盐水$PaCO_2$与动脉血HCO_3^-代入下列公式算出pHi值：

$$pHi = 6.1 + \log（动脉\ HCO_3^- / 0.33 \times 胃囊生理盐水\ PaCO_2）$$

pHi的正常范围为7.35～7.45。

第四节 休克的预防和治疗

一、休克的预防

外科病人遇有以下情况，应采取积极措施，以防止休克的发生：

1．严重外伤所致剧烈疼痛，要及时止痛（但对严重颅脑外伤、胸部外伤伴呼吸困难者应慎用镇痛药物），骨折要固定。

2．较重损伤或进行大手术的病人有可能发生休克者，针对各种因素采取相应对策，如及时补充血容量、术前准备足够的血液、选择适当的麻醉方法等。

3．对患有严重心血管、肺、肝和肾脏病变的病人，如施行大手术（尤其对幼儿和年老的病人），术前术后均应作适当处理，术中保持呼吸道通畅，充分给氧。

4．胃肠道梗阻和其他严重水、电解质、酸碱平衡失调的病人以及慢性消耗和低血容量的病人，应尽快纠正。

5．对有严重感染、中毒症状明显者，应积极找出感染病灶，并及时采取相应的措施加以控制。

6．对出血病人应及早采取有效的止血措施，包括局部压迫、肢体用止血带等。对胸以下部位的创伤性失血，可临时采用抗休克裤止血；对内脏的出血应采取紧急手术止血，以减少血容量的继续丢失。需注意正确使用止血带和抗休克裤，防止肢体缺血和坏死。

7．大手术前应建立1～2条通畅的静脉通道。必要时作大隐静脉穿刺、切开或锁骨下静脉穿刺，安置中心静脉插管。

8．对暂无输血条件者，可先输入平衡液（每出血1ml输入平衡液3ml）。

9．重症病人需转院治疗时，力求平稳轻快，避免沿途颠簸，冬天注意防寒保暖，夏天注意防暑散热。

二、休克的治疗

对于休克这个由不同原因引起、但有共同临床表现的综合征，应当针对引起休克的原因和休克不同发展阶段的病理生理情况采取下列相应的治疗。

（一）一般紧急治疗

包括积极处理引起休克的原发伤、病。如创伤制动、大出血止血、保持呼吸道通畅等。采取头和躯干抬高20°～30°、下肢抬高15°～20°体位，以增加回心血量。及早建立静脉通路。并用药维持血压。早期予以鼻管或面罩吸氧。注意保温。

（二）补充血容量

是纠正休克引起的组织低灌注和缺氧的关键。应在连续监测动脉血压、尿量和CVP的基础上，结合病人皮肤温度、末梢循环、脉搏幅度及毛细血管充盈时间等微循环情况，判断补充血容量的效果。通常首先采用晶体液，但由于其维持扩容作用的时间仅1小时左右，故还应准备全血、血浆、压缩红细胞、白蛋白或血浆增量剂等胶体液输注。也有用3%～7.5%高渗盐溶液行休克复苏治疗。通过高渗液的渗透压作用，能吸出组织间隙和肿胀细胞内的水分，起到扩容的效果；高钠还有增加碱储备和纠正酸中毒的作用。

（三）积极处理原发病

外科疾病引起的休克多存在需手术处理的原发病变，如内脏大出血的控制、坏死肠袢切除、消化道穿孔修补和脓液引流等。应在尽快恢复有效循环血量后，及时施行手术处理原发病变，才能有效地治疗休克。有的情况下应在积极抗休克的同时进行手术，以免延误抢救时机。

（四）纠正酸碱平衡失调

休克病人由于组织灌注不足和细胞缺氧，常有不同程度的酸中毒，而酸性内环境对心肌、血管平滑肌和肾功能均有抑制作用。在休克早期又可能因过度换气而引起低碳酸血症、呼吸性碱中毒。按照血红蛋白氧合解离曲线的规律，碱中毒使血红蛋白氧离曲线左移，氧不易从血红蛋白中释出，可使组织缺氧加重。故不主张早期使用碱性药物。而酸性环境有利于氧与血红蛋白解离，从而增加组织供氧。机体在获得充足血容量和微循环改善后，轻度酸中毒常可缓解而不需再用碱性药物。但重度休克合并酸中毒经扩容治疗不满意时，仍需使用碱性药物。用药前需保证呼吸功能正常，以免引起CO_2潴留和继发呼吸性酸中毒。给药后应按血气分析的结果调整剂量。

（五）血管活性药物的应用

严重休克时，单用扩容治疗不易迅速改善循环和升高血压。若血容量已基本补足但循环状态仍未好转，表现为发绀、皮肤湿冷时，则应选用下列血管活性药物：

1．血管收缩剂

（1）去甲肾上腺素：是以兴奋α受体为主、轻度兴奋β受体的血管收缩剂，能兴奋心肌，收缩血管，升高血压及增加冠状动脉血流量，作用时间短。常用量为0.5～2mg加入5%葡萄糖溶液100ml内静脉滴注。

（2）间羟胺（阿拉明）：间接兴奋α、β受体，对心脏和血管的作用同去甲肾上腺素，但作用弱，维持时间约30分钟。常用量2～10mg肌注或2～5mg静脉注射；也可用10～20mg加入5%葡萄糖溶液100ml内静脉滴注。

（3）多巴胺：是最常用的血管收缩剂，具有兴奋α、β_1和多巴胺受体作用，其药理作用与剂量有关。小剂量〔＜10μg/（min·kg）〕时，主要是β_1和多巴胺受体作用，增强心肌收缩力和增加CO，并扩张肾和胃肠道等内脏器官血管；大剂量〔＞15μg/（min·kg）〕时则为α受体作用，增加外周血管阻力。抗休克时主要取其强心和扩张内脏血管的作用，宜采取小剂量。为提升血压，可将小剂量多巴胺与其他缩血管药物合用，而不增加多巴胺的剂量。

（4）多巴酚丁胺：对心肌的正性肌力作用较多巴胺强，能增加CO，降低PCWP，改善心泵功能。常用量为2.5～10μg/（kg·min）。小剂量有轻度缩血管作用。

异丙肾上腺素是能增强心肌收缩力和提高心率的β受体兴奋剂，0.1～0.2mg溶于100ml输液中。因对心肌有强大收缩作用和容易发生心律紊乱，不能用于心源性休克。

2．血管扩张剂

有α受体阻滞剂和抗胆碱能药两类。前者包括酚妥拉明、酚苄明等，能解除去甲肾上腺素所引起的小血管收缩和微循环淤滞并增强左心室收缩力。其中酚妥拉明作用快，持续时间短，剂量为0.1～0.5mg/kg加于100ml静脉输液中。酚苄明是一种α受体阻滞剂，兼有间接反射性兴奋β-受体的作用。能轻度增加心肌收缩力、心排出量和心率，同时能增加冠状动脉血流量，降低周围循环阻力和血压。作用可维持3～4天。用量为0.5～1.0mg/kg，加入5%葡萄糖溶液或0.9%氯化钠溶液内，1～2小时滴完。

抗胆碱能药物包括阿托品、山莨菪碱和东莨菪碱。临床上较多用于休克治疗的是山莨菪碱（人工合成品为654-2），可对抗乙酰胆碱所致平滑肌痉挛而使血管舒张，从而改善微循环；还可通过抑制花生四烯酸代谢，降低白三烯、前列腺素的释放而保护细胞，是良好的细胞膜稳定剂。尤其是在外周血管痉挛时，对提高血压、改善微循环、稳定病情方面，效果较明显。用法是每次10mg，每15分钟一次，静注，或者40～80mg/h持续泵入，直到临床症状改善。

硝普钠也是一种血管扩张剂，作用于血管平滑肌，能同时扩张小动脉和小静脉，但对心脏无直接作用。静脉用药后可降低前负荷。剂量为100ml液体中加入5～10mg静脉滴注。滴速应控制在20～100μg/min。用药超过3天者应每日检测血硫氰酸盐浓度，超过12mg/dl时即应停药，以免引起神经系统的不良反应。

3．强心药

包括兴奋α和β肾上腺素能受体兼有强心功能的药物，如多巴胺和多巴酚丁胺等，其他还有强心苷如西地兰，可增强心肌收缩力，减慢心率。当在中心静脉压监测下，输液量已充分但动脉压仍低而其中心静脉压显示已达15cmH_2O以上时，可经静脉注射西地兰行快速洋地黄化（0.8mg/d），首次剂量 0.4mg 缓慢静脉注射，有效时可再给维持量。

休克时血管活性药物的选择应结合当时的主要病情，如休克早期主要病情与毛细血管前微血管痉挛有关；后期则与微静脉和小静脉痉挛有关。因此，应采用血管扩张剂配合扩容治疗。在扩容尚未完成时，如果有必要，也可适量使用血管收缩剂，但剂量不宜太大、时间不能太长，应抓紧时间扩容。

为了兼顾各重要脏器的灌注水平，常将血管收缩剂与扩张剂联合应用，例如：去甲肾上腺素 0.1～0.5μg/（kg·min）和硝普钠 1.0～10μg /（kg·min）联合静脉滴注，可增加心脏指数 30%，减少外周阻力 45%，使血压提高到 10.7kPa（80mmHg）以上，尿量维持在 40ml/h 以上。

（六）治疗 DIC 改善微循环

对诊断明确的 DIC，可用肝素抗凝，一般 1.0mg/kg，6 小时一次，成人首次可用 10 000U（1mg 相当于 125U 左右）。有时还使用抗纤溶药如氨甲苯酸、氨基己酸，抗血小板黏附和聚集的阿司匹林、潘生丁和低分子右旋糖酐。

（七）皮质类固醇和其他药物的应用

皮质类固醇可用于感染性休克和其他较严重的休克。其作用主要有：①阻断 α 受体兴奋作用，使血管扩张，降低外周血管阻力，改善微循环；②保护细胞内溶酶体，防止溶酶体破裂；③增强心肌收缩力，增加心排出量；④增进线粒体功能和防止白细胞凝集；⑤促进糖原异生，使乳酸转化为葡萄糖，减轻酸中毒。一般主张应用大剂量静脉滴注，一次滴完。为了防止多用皮质类固醇后可能产生的副作用，一般只用 1～2 次。

此外，休克时细胞线粒体内 ATP 合成明显下降、能量生成减少，细胞缺乏能量。外源性 ATP 能够通过正常骨骼肌细胞膜，尤以缺血、缺氧致细胞膜通透性增强时药物进入更容易。应用三磷酸腺苷－氯化镁（ATP－$MgCl_2$）疗法具有增加细胞内能量、恢复细胞膜钠－钾泵的作用及防治细胞肿胀和恢复细胞功能的效果。

其他类药物包括：①钙通道阻断剂：如维拉帕米、硝苯地平等，具有防止钙离子内流、保护细胞结构与功能的作用。②吗啡类拮抗剂：如纳络酮，可改善组织血液灌流和防止细胞功能失常。③氧自由基清除剂：如超氧化物歧化酶（SOD），能减轻缺血再灌注损伤中氧自由基对组织的破坏作用。④调节体内前列腺素（PGS）的药物：如输注前列环素（PGI_2）以改善微循环。

三、中医中药的应用

（一）辨证论治

1．热伤气阴证

证候：患者神志淡漠，反应迟钝，身热汗出，口干喜饮，四肢逆冷，小便短赤，大便秘结；舌质红，苔黄少津，脉细数。

治则：益气固脱，清热解毒养阴。

方药：生脉饮加清热解毒养阴之品。

2. 热伤营血证

证候：精神恍惚，语声低微，唇甲紫绀，四肢厥冷，发斑出血；舌质暗紫有瘀点，脉数。

治则：气血两清，益气补阴。

方药：清营汤加减。

3. 阴厥证

证候：烦躁不安，汗出，唇舌干燥，口渴欲饮，唇甲灰白或紫暗，皮肤干皱，软弱无力，尿少或无尿；舌红少津，脉细无力。

治则：益气固脱，养血育阴。

方药：人参养营汤加减。

4. 寒厥证

证候：精神萎靡，反应迟钝，大汗淋漓，身冷畏寒，口淡不渴，心悸胸闷，四肢厥冷，尿少或无尿；舌淡苔白，脉微欲绝。

治则：回阳救逆。

方药：四味回阳饮加减。

5. 厥逆证

证候：面色灰白，精神恍惚或神昏，汗出身冷，口燥咽干，肌肤干皱，四肢厥冷，尿少或无尿；舌淡光滑无苔，脉微欲绝。

治则：益气固脱，阴阳双补。

方药：保元汤合固阳汤加减。

6. 阴脱证

证候：大汗淋漓，烦躁不安，口燥咽干，皮干，静脉萎陷，尿少或无尿；舌质红而干，脉微细数。

治则：益气固脱，养血育阴。

方药：独参汤合四逆汤加减。

7. 阳脱证

证候：神志模糊，语声低微，冷汗大出，身凉畏冷，四肢不温，尿少或无尿；舌质淡白或淡暗，脉微欲绝。

治则：益气固脱。

方药：独参汤合四逆汤频服。

（二）针灸治疗

针刺人中、素髎有升血压、兴奋呼吸作用；刺内关有强心升压作用；灸神阙、关元、百会、足三里、涌泉穴可回阳救逆。

（三）中药注射液的应用

1．参麦针注射液：10～40ml 加入 10%葡萄糖注射液 20ml 静推，每隔 15～30 分钟静推 1 次，连续 3～5 次，待血压回升稳定后再以参麦针注射液 50～100ml 加入 5%葡萄糖注射液 250ml 中静滴直至脱离休克状态。本法适用于气阴耗伤型。

2．生脉注射液：用法用量同上。本法适用于真阴耗脱型。

3．参附注射液：10～20ml 加入 10%葡萄糖注射液 250ml 静滴，直至脱离休克状态。本法适用于阳气暴脱型。

4．参芪扶正注射液：用于气虚阳脱的患者，可用参芪扶正注射液 250ml 静滴，病情好转可再次静滴 250ml。

此外，黄芪注射液应用于各类休克的抢救，有良好的稳定血压的作用。

第五节　外科常见的休克

一、失血性休克

失血性休克（hemorrhagic shock）在外科休克中很常见。多见于大血管破裂，腹部损伤引起的肝、脾破裂，胃、十二指肠出血，门静脉高压症所致食管、胃底静脉曲张破裂出血等。通常在迅速失血超过全身总血量的 20%时，即出现休克。严重的体液丢失可造成大量的细胞外液和血浆的丧失，以致有效循环血量减少，也能引起休克。中医称之为“血脱”、“脱血”。

（一）病理生理

失血性休克的初期由于大量血容量的丢失，引起静脉回流障碍和心排出量减少，继续发展加重，毛细血管前括约肌失去收缩力，而毛细血管后静脉仍处于收缩状态，毛细血管静水压升高，蛋白和液体渗入间质，血容量继续丢失，细胞膜电位受损，钠、氯和水移入细胞内，不但造成细胞肿胀，还使数升细胞外液因此而不能纳入有效循环范畴，进一步减少了静脉回流，加上血管收缩，增加后负荷，使心脏功能遭受损害，出现微循环障碍、组织血流灌流不足以及心脏抑制因子生成等病理生理变化过程。失血性休克容易导致机体外源性和内源性的感染，主要源于创伤和细菌移位。而一旦并发感染，就增加了治疗难度和死亡率。

（二）治疗

失血性休克的治疗着重于补充血容量和止血两方面。

1．补充血容量

（1）失血量的估计：①轻度休克：脉搏在 100 次/分以下，收缩压在正常范围，脉压差略小，尿量接近正常，估计失血量占全身血容量的 20%（800ml）；②中度休克：脉搏在 100

~120次/分，收缩压9.33~12kPa（70~90mmHg），脉压差小，尿少，估计失血量占全身血容量的20%~40%（800~1600ml）；③重度休克：脉搏120次/分以上，细而弱或难以触及，收缩压低于9.33kPa（70mmHg）或测不到，尿量更少或无尿，估计失血量占全身血容量的40%（1600ml）以上。

（2）立即快速输注平衡液或等渗盐水，可在45分钟内输入1000~2000ml。若血压恢复正常并能维持稳定，表明出血量少且不再继续出血，只要红细胞压积可维持在30%以上则仍可继续输入上述溶液（补充量可达估计失血量的3倍），不必输血；若血压不能回升或短暂回升后又复下降，则表明失血量较多或还在继续出血，应输入新鲜全血。全血有携氧能力，可改善贫血和组织缺氧。但仍应补给部分晶体液，可补充因水和钠进入细胞内引起的功能性细胞外液减少，降低红细胞压积和纤维蛋白含量，以降低毛细血管内血液黏稠度和改善微循环的血液灌流。临床上常以血压结合中心静脉压的测定指导补液，见表7-2。

表7-2 中心静脉压与补液的关系

中心静脉压	血压	原 因	处理原则
低	低	血容量严重不足	充分补液
低	正常	血容量不足	适当补液
高	低	心功能不全或血容量相对过多	给强心药，纠酸、扩张血管
高	正常	容量血管过度收缩	舒张血管
正常	低	心功能不全或血容量不足	补液试验，酌情给药

（3）对烧伤、腹膜炎等以血浆丧失为主的休克，应以血浆来代替部分全血的输入。

2．止血

（1）迅速控制明显的外出血。待休克初步纠正后再进行根治性的止血。

（2）对肝、脾破裂及大血管损伤等所致的内出血应一面补充血容量一面尽快手术止血。

（3）对消化道大出血应针对病因采取紧急止血措施，包括药物、非手术及手术治疗。

（4）对已处于休克状态下的患者，应在快速输液、输血补充血容量的同时，作好手术准备，尽早施行手术止血，决不能因病人血压过低、情况不好而犹豫不决，以致失去救治机会。

3．中医治疗

（1）阴厥型

证候：烦躁不安，汗出咽干，口渴欲饮，唇甲紫暗，皮肤皱瘪，四肢乏力，尿少或无尿；舌红少津，脉细无力。

治则：益气固脱，养血生津。

方药：①人参养营汤加减。

②生脉注射液20ml加入5%葡萄糖250ml中静点，1~2次/日。

（2）寒厥型

证候：精神萎靡，反应迟钝，大汗淋漓，身冷畏寒，口淡不渴，心悸胸闷，四肢厥冷，尿少或无，舌淡苔白，脉微欲绝。

治则：回阳救逆

方药：①四味回阳汤加减，或四逆汤加减。

②参芪扶正注射液 250ml 静点，1～2 次/日。

(3) 厥逆型

证候：面色灰白，精神恍惚，汗出身冷，口燥咽干，肌肤干皱，四肢厥冷，尿少或无；舌淡无苔，脉细欲绝。

治则：阴阳双补，救逆固脱。

方药：①保元饮和固阴煎加减。

②生脉注射液 20ml 加 5% 葡萄糖 250ml，静点，1 次/日。

③参芪扶正注射液 250ml 静点，1～2 次/日。

二、创伤性休克

创伤性休克（traumatic shock）多见于严重创伤如多发伤、骨折、挤压伤、大手术等。

（一）病理生理

创伤性休克的病理生理变化较单纯的失血性休克为复杂，主要为：全血或血浆丢失，其中创伤以全血丢失为主，烧伤以血浆丢失为主，损伤部位内的出血、水肿致血容量大减。损伤组织可产生组织胺、蛋白酶等血管活性物质，引起微血管扩张和管壁通透性增加，使有效循环血量进一步减少。创伤、剧痛及精神打击的“应激反应”引起神经内分泌和代谢改变，导致高血糖和蛋白质分解代谢，氨基酸被动员于糖异生，机体不能利用酮体和游离脂肪酸，需靠肌肉和内脏蛋白供能。严重的创伤易致感染，细菌及内毒素又可加重休克。发生多脏器功能障碍的几率较单纯低血容量休克为高。

（二）诊断

主要依据创伤病史及休克的临床表现。注意反复仔细检查，以避免不易发现的复合性损伤的遗漏，及时发现感染及多脏器功能损害等并发症。

（三）治疗

补充血容量的方法和步骤同失血性休克，应注意损伤部位组织间隙渗液量的补充。根据创伤的性质及种类，适时手术，以控制出血及清创，注意创伤伴发症的处理。应用大剂量抗生素预防与控制感染。

三、感染性休克

感染性休克（septic shock）多见于腹腔内感染、烧伤脓毒血症、泌尿系统感染等并发的毒血症或败血症；有时由污染手术、导管置入或输液等引起。病原菌 2/3 为革兰阴性菌，1/3 为革兰阳性菌。

本病属中医“热厥”的范畴。

(一) 病理生理

感染性休克中细菌的毒素在发病机制中占重要地位，除了毒素本身外，相应的抗原抗体复合物也可引起休克。早期即可有较广泛的细胞损害，血液分布失常、呈高凝状态。由于感染和细菌毒素的作用导致组织细胞损害，不能有效利用氧，以致动－静脉氧差缩小，微循环变化的不同阶段常同时存在，所导致的内脏损害更为严重。

(二) 临床表现

病程中体温急剧变化（骤升或骤降），全身毒血症表现加重，如烦躁不安、脉搏细速，血细胞计数异常升高，可出现核左移、毒性颗粒、毒性空泡和（或）异形淋巴细胞等。感染性休克的临床表现见表7－3。

表7－3 感染性休克的临床表现

临床表现	冷休克（高阻力型）	暖休克（低阻力型）
神志	躁动、淡漠或嗜睡	清醒
皮肤色泽	苍白、紫绀或花斑样紫绀	淡红或潮红
皮肤温度	湿冷或冷汗	比较温暖、干燥
毛细血管充盈时间	延长	<2秒
脉搏	细速	慢，搏动清楚
脉压（kPa）	<4	>4
尿量（每小时）	<25ml	>30ml

(三) 治疗

1. 控制感染

(1) 处理原发病灶：有手术指征者应紧急手术。如急性梗阻化脓性胆管炎的胆道减压引流，腹腔内坏死组织（肠坏死、胰腺坏死）及积脓的清除、引流，深部脓肿的切开引流等。

(2) 应用抗生素：一般可先按可能感染的细菌种类选择抗生素，严重者可经验性选用广谱抗生素。一旦获得细菌培养及药敏试验结果，立即换用有效抗生素。

(3) 加强支持、营养治疗。

2. 抗休克

(1) 补充血容量：一般可先输低分子右旋糖酐500ml及平衡液1000ml，先快后慢。注意血压是否回升、心率是否减慢、皮肤是否转暖。必要时输给适量血浆或白蛋白。输液总量视病情而定，最好以中心静脉压、肺动脉楔压监测输液。

(2) 纠正酸中毒：感染性休克中代谢性酸中毒发生早而重。可在补充血容量的同时经另一静脉通路输注5%碳酸氢钠溶液200ml，以后再根据血气分析结果补充。

(3) 血管活性药物的应用：对于冷休克，在补足血容量、纠正酸中毒的基础上适当选用山莨菪碱或东莨菪碱、阿托品等对感染性休克的微循环改善更为安全有效。山莨菪碱 0.01～0.03mg/kg，每 10～30 分钟注射 1 次，直至病情好转，一般用 6～8 次。多巴胺或多巴酚丁胺 20～40mg 加入 250ml 输液中静脉滴注，能增加心排出量及降低外周血管阻力。

(4) 维护心功能：既要保持冠状动脉血管灌流，又应注意心肌的负荷及氧耗。心功能有损害者可用葡萄糖－胰岛素－钾盐（G－I－K）液缓慢滴注或应用西地兰治疗。心脏负荷过重者则用利尿剂。

(5) 皮质激素的应用：皮质类固醇能保护细胞膜和线粒体，稳定溶酶体，减轻毒素对脏器的损害。在有效抗生素控制感染的情况下使用，剂量宜大，疗程宜短。可用氢化可的松 200～300mg 或地塞米松 30～40mg 加入 5%葡萄糖液中静滴，为首剂，以后 4～6 小时取半量滴注，3～4 次已足。

3. 中医中药治疗

(1) 热伤气阴型

证候：神志淡漠，反应迟钝，身热汗出，口干喜饮，四肢厥冷，唇甲紫绀，小便短赤，大便秘结，舌红苔黄，脉细而沉。

治则：益气养阴，清热固脱。

方药：①生脉饮加清热解毒之品。

②生脉注射液 10～20ml 加入 5%葡萄糖 250ml 中静点。

(2) 热伤营血型

证候：精神恍惚，语声低微，唇甲紫绀，四肢厥冷，发斑出血；舌暗紫有瘀点，脉细数。

治则：气血两清，益气养阴。

方药：①清营汤加减。

②清开灵注射液 20ml 加入 0.9%盐水 250ml 中静点，1 次/日。

（金文银）

第八章 围手术期处理

第一节 概 述

一、围手术期的概念

围手术期（perioperative period）即以往所惯称的“手术前准备、手术后处理”。围手术期处理（perioperative management）的概念是从上世纪70年代在西方国家开始逐渐形成的，现在越来越成为医学界的共识。它不同于以往的手术前准备与手术后处理的概念，是将术前处理、术中处理与术后处理有机地结合起来，形成一个整体来认识和处理，而不是人为地、机械地整体分割，其目的是使病人能最大限度地获得最佳的手术治疗结果。

围手术期的时间定义是指“病人因需手术治疗住院时起到出院时止的期限”。我国的情况不尽相同，目前我国对围手术期的时间定义为：“从确定手术治疗时起，到与此次手术有关的治疗结束时止”这段时间。

在外科实践中常可遇到以下一些情况，其围手术期则各有不同的含义：

1. 对于诊断已明确，入院接受选择性手术，而无需入院后再作特殊准备的病人，其围手术期为从住院日至出院日，如甲状腺腺瘤摘除术、乳腺肿块切除术、单纯胆囊切除术等。

2. 对于诊断虽明确，但须先行非手术治疗的，则围手术期应从非手术治疗结束、决定外科治疗时开始。如慢性胃溃疡病人先在内科治疗，后因治疗效果不佳，决定改行手术治疗，其围手术期从病人入住外科开始。

3. 诊断已明确，也决定外科手术，但术前需进行一些特殊准备，其围手术期则从药物准备开始之日起算。如甲状腺机能亢进病人，术前先服复方碘溶液或心得安药物。

4. 诊断明确，且已进行了外科手术，伤口已拆线，愈合良好，但仍有一些问题需继续住院治疗，如门脉高压、食道静脉曲张破裂或入院行脾切除加断流术等，需对原有的肝硬化继续治疗，围手术期则以切口愈合、病人离床时为止。

5. 对于入院时诊断不明确，需住院作进一步检查的，则围手术期从明确诊断并决定手术开始。

二、围手术期处理的重要性

手术是治疗外科疾病的一种重要手段。手术要获得满意的成功，既要有完善的围手术期处理，也要有满意的麻醉与优良的手术操作，三者缺一不可。围手术期处理考虑的是手术病人的整体因素，并将其贯穿于治疗的全过程。它包括了病人的体质与精神状态的准备，手术方案的选择，术中发生困难与意外等特殊情况的对策，麻醉方法的选择，手术后并发症的预防与处理等等。因此，对大多数的外科病人来说，完善的围手术期处理重要性并不亚于单纯的手术技巧。有了这些措施的保障，才能确保手术的成功。否则很可能造成手术成功而治疗失败的不良后果。作为一名优秀的外科医师，不但要具备熟练而精湛的手术操作技能，还应具备系统的围手术期处理的知识与技能。

三、围手术期处理的目的与内容

（一）手术前处理

其目的是使病人和手术人员以最佳状态投入手术。手术前处理主要包括以下 8 个方面：

1. 尽快明确诊断，确定手术治疗前必须进行的诊疗措施。
2. 手术方案的制订与讨论，以及围手术期处理预案的制订。
3. 病人及手术有关人员的心理准备，包括相应的治疗和解释工作、术前谈话与签字。
4. 病人机体包括并存疾病的检查与处理。
5. 加强临床营养支持，维持较好的营养状态和体液内环境。
6. 手术所需器械、材料、药物和输血的准备。
7. 预防或治疗感染所需药物的准备与其他治疗措施。
8. 麻醉的选择与麻醉前用药的准备等。

（二）手术中处理

目的是使病人能安全地耐受手术打击过程，并确保手术获得最佳效果。手术中处理主要包括以下 5 个方面：

1. 麻醉的安全实施与管理。
2. 手术的顺利实施。
3. 术中的监测、治疗与护理。
4. 术中意外情况的预防、发现与处理对策。
5. 术中抗感染药物、化疗药物及其他特殊药物的应用。

（三）手术后处理

目的在于使病人尽早顺利康复。手术后处理包括以下 8 个方面：

1. 生命体征与重要脏器功能的监测与异常情况的处理。
2. 维持体液内环境的平衡与良好的临床营养支持。
3. 并发症的防治。
4. 术后抗感染药物的应用和不良反应的监测与应对措施。
5. 病人体腔内引流物及其他安置物的管理及手术创口、瘘口的处理。
6. 术后所需的特殊治疗与护理。

7. 并存疾病的必要处理。

8. 病人的心理护理。

由于个体性差异，每个病人的围手术期处理不尽相同。因此，各种手术、各个病人都应各有自己的围手术期处理的具体内容。

四、围手术期研究进展

（一）现代外科手术前后处理的研究进展

近年来随着临床外科医疗技术水平的提高、诊疗设备的进步和各种基础实验研究的广泛开展，国内外在术前准备和术后处理方面也进行了大量的研究，并取得了很大的成绩。归纳起来有以下几个方面的变化。

1. 各种先进监测仪器越来越多地被应用于围手术期处理和危重病人的抢救

用于大型手术前后处理的抢救组织已向人员和设备的专业化方面发展，如麻醉恢复室、术后监护病房、专科病房和康复病房已成为各种类型手术后病人得到最合理医疗和护理的场所。重症监测与救治是20世纪医学重大进展之一。

2. 强调手术前后病人的身心治疗

心理学治疗已形成独立的医疗学科，它对手术的顺利进行和术后的早日康复有重要意义。

3. 手术前后的临床营养支持

这是20世纪医学的重大进展之一，已成为独立的研究学科，大大地减少了因严重营养障碍、胃肠道广泛切除病人的死亡率和手术并发症的发生率。

4. 合并休克、多脏器功能衰竭病人的手术时机和适应证的研究

术前组织快速有效的综合抗休克措施、平衡液的广泛使用、准确的病因定位和祛除病源的简易手术、中晚期严重休克病人的扩张血管药物的应用等等，为降低危重病人手术的危险性，提高抢救成活率提供了有益的经验。

5. 抗生素的合理应用

大多数临床实验研究结果对于手术前后长期、大量地预防性使用抗生素的问题均持否定的态度。Ⅰ类无菌切口使用抗生素不能降低切口感染率；Ⅱ、Ⅲ类切口使用预防性抗生素则多主张自术前4～6小时开始，提倡一次性大剂量静脉输入；预防性给药超过3天则不能降低切口感染率。阑尾切除术和择期性结肠、直肠手术应用抗厌氧菌药物（如甲硝唑），近年来被大力提倡。术前肠道内容物的有效排空被认为是比单纯应用肠道抗生素更有效的措施，应该引起临床外科工作者的重视。

6. 微量元素锌与外科手术的关系是近年来才引起重视的一个新课题

临床和动物实验已经观察到大型手术病人于术后6小时血内锌含量开始降低，直到第6天开始又逐渐恢复正常。低锌血症可削弱病人抗感染的免疫功能，导致创伤和切口的延期愈合，因此是否对大型手术后病人进行防治性补锌已成为新的研究课题。

7. 因手术难度的增加、术中操作的失误等医源性损伤问题，已成为学术界越来越关注的问题。

8．器官移植术围手术期处理中的脏器保存、抗排异反应的防治问题。

（二）围手术期中西医研究进展

我国广大中西医结合临床外科工作者在腹部手术前后处理的研究中也做了大量的工作，把中医学的丰富诊疗经验和手术疗法的不断改进结合起来，取得了一些成就，综合起来有以下几个方面：

1．四诊客观化的研究

利用整体辨证分析的优势，将望、闻、问、切四诊广泛应用于危重病人的抢救；通过观察病人神、色、气、血的变化对其预后进行及时的、客观的评估；应用近年来成功研制的脉象仪、舌象分析仪等现代化微观分析仪器，结合现代医学的重症监测系统，使大型手术围手术期的处理更加完善而准确，新形成的中西医结合的诊疗系统为提高术后抢救成功率创造了有利条件。

2．术前中医药的应用

在中西医结合治疗急腹症和外科感染性疾病中，利用中医中药的临床疗效优势，可以缓解急性症状，提高病人的抵抗能力，变急诊手术为择期手术，从而大大地降低了术后并发症和手术死亡率。

3．腹部手术后减少应用“二管一禁”（胃管、输液管、禁食）的临床观察和实验研究。

4．“通里攻下”治则的应用

开展结肠和直肠手术前肠道准备的临床研究，其将取代传统的抗生素肠道准备方法，从而避免长期应用抗生素带来的不良反应。

5．术后应用中医药预防并发症

应用中医辨证论治的原则，在预防和治疗手术前后的并发症、防止术后肠粘连方面已经开始进行临床和实验研究工作。其他如应用中医中药调节全身功能，加速术后病人康复的临床研究等方面，均已取得了可喜的进展。总之，中西医结合工作在腹部外科围手术期的研究虽然刚刚起步，但是已经显示出重要研究价值。

第二节　手术前准备

手术前期是指病人入院至决定实施手术这一时段。手术既是外科治疗的重要手段，又是一个创伤过程，任何手术都会造成病人心理和生理上的额外负担。因此手术前准备包括：尽快明确诊断，全面检测病人的各重要脏器的功能状态，采取措施使接受手术病人的生理功能达到或接近正常水平，提高手术耐受力，并达到减少术后并发症从而尽快康复的目的，同时使病人和手术人员以最佳状态投入手术。

一、尽快明确诊断

除入院时已明确诊断者外，对诊断尚未确定者，应尽快采用一切措施明确诊断。必要时可采用术前活检、穿刺等诊疗技术。对于手术创伤大、切除器官将对生理和生活造成重大影响者，应等待病理诊断明确后再拟订手术方案。

入院后应对病人的全身情况作全面评估，不仅是外科疾病本身，更要关心可能影响病人手术治疗及术后恢复的各种因素，包括：①心血管系统；②肺功能；③营养和代谢状态；④肝、肾功能；⑤内分泌功能；⑥血液系统；⑦免疫状态等。除了必要的实验室检查项目外，要注意全面地收集病史，对一些特殊检查更应严格选择。常规术前检查包括：①血常规检查：包括红细胞及血红蛋白、白细胞及其分类，必要时加作血小板计数及出凝血时间和凝血酶原时间。②尿常规检查：包括 pH 值、比重、尿糖、尿酮、蛋白等。③胸片。④肝肾功能：包括电解质、二氧化碳结合力、尿素氮和血糖等。⑤心电图检查。⑥呼吸功能测定。

三、手术耐受力判断

对诊断已明确，具有手术指征的病人，应对其手术耐受力加以判断。影响手术耐受力的因素包括病人的年龄、全身情况、重要脏器功能的状态、手术的大小以及麻醉、手术创伤对机体的潜在影响等等。值得注意的是，随着我国逐渐步入老龄社会，接受手术病人的平均年龄比以往已有明显的提高，对这一群体病人的手术耐受力判断尤需重视。通过对手术耐受力的判断，可以对手术危险性作出正确评估，力求降低手术风险。

手术耐受力可归纳为以下两类：

1. 耐受力良好者

指全身状况良好或较好，外科疾病局限或对全身只有轻微影响，重要脏器无器质性病变，或虽有早期部分器质性病变，但功能处于代偿状态。

2. 耐受力不良者

指全身情况较差或很差，外科疾病已经对全身造成明显影响，或重要脏器有器质性病变，功能处于失代偿状态，或属于高龄老年、低龄婴幼儿。对这些耐受力不良的患者需作积极和细致的术前准备。

四、拟订手术方案，进行术前病例讨论

根据疾病性质，制订周密、完善的手术方案。包括施行手术的时间、拟施行手术的名称、麻醉的方式、参加手术的人员；并对手术中可能遭遇的困难、意外拟采取的相应措施等。对中等以上手术，手术组、病区或科室必须对拟定手术方案进行讨论。

五、完成手术前与患者或其代理人的谈话、签字

由于手术本身可能带来的创伤打击，以及存在某些不确定因素的影响，手术具有高度的风险性；同时病人又有知情权及选择手术的权力。因此施行任何手术事先都必须征得患者本人或其授权代理人的同意。手术前必须完成与病人或其代理人的谈话与签字。对重大手术或涉及到重要脏器的切除等，常需向医院有关部门汇报、备案。

六、术前准备与手术分类的关系

通常按手术时机可分为三类：

1. 急症手术

急症手术中又可分为紧急手术与一般急诊手术。前者如肝脾破裂出血、外伤性血管破裂、外伤性血气胸等，为了抢救病人的生命，必须在最短的时间内迅速手术，紧急情况下可由急诊直接送入手术室，在急诊室开始术前准备。后者如常见的肠梗阻、急性阑尾炎、胆囊炎、胆石症等，术前准备应根据病情而定，务必做到及时，突出重点，以免延误抢救病人生命或延误急症手术时机。

2. 限期手术

对于诊断已明确的恶性肿瘤病人的根治术，以及已服用碘剂作术前准备的甲状腺机能亢进病人的双侧甲状腺大部分切除术等。手术时间一般可选择在入院后2周以内，不宜过久延迟，否则可能影响手术成功率和手术效果，它们的术前准备应抓紧时间，尽可能在较短时间内做好充分准备。

3. 择期手术

大多数的手术属于择期手术。手术的迟早并不影响治疗效果。如甲状腺腺瘤的手术、疝修补术、胃十二指肠溃疡手术、非急症的胆囊切除术等等。此类病人即使手术耐受力不良，但可经过一段时间细致、精心的准备，使原先的重要脏器功能得到改善，提高手术耐受力，提高手术安全性。

七、术前一般准备

（一）心理准备

既包括病人，也包括手术组人员的心理准备。手术病人不但关心自己疾病的严重程度、手术方法、手术效果，而且对手术后的康复以及手术后的生活和工作能力也十分关注。因此病人入院后，医务人员就应及时把疾病的诊断及可能施行的手术如实地告诉病人。如果确实需要保密病情，应与亲属协商后逐渐、延时透露病情。医务人员要在言谈中消除病人和家属的顾虑，让病人对治疗自己的疾病充满信心，同时主动配合医生做好各方面的准备。随着病人入院、手术、术后康复，各个阶段病人的心理反应重点不同，医务人员应根据病人不同的心理变化做好工作。

1. 入院后至手术前

病人面对住院后生活环境的改变可有不同反应，部分病人处于焦虑或对手术有恐惧感；部分病人则泰然处之，能很快适应环境，并能正确面对手术；对于已得知或怀疑自己患上恶性肿瘤的病人，他们对手术的效果及术后康复情况更为关注。针对病人的不同情况，医务人员应该采取不同的方法，使病人能较快适应环境，并正确面对手术。

2. 手术前至手术

病人手术前被送入手术室，对手术室的环境和气氛均感陌生，一时难以适应，恐惧感也随之而来。如部分原有高血压已得到控制的病人血压又复上升，甚至个别病人用药物难以控制，以至不得已推迟手术。施行局部或椎管内麻醉后，部分病人对麻醉效果持怀疑态度。

针对上述特点，要求在病人进入手术室后应有护士或麻醉师陪伴在旁，通过各种方法尽量消除病人顾虑，并坚定其对麻醉与手术的信心。除全身麻醉外，手术中病人始终是清醒的，在手术过程中，手术组人员的言谈应十分谨慎，以免谈话对病人不利，甚至引起不必要的猜疑和误会，产生不愉快的结局。

3．手术后至出院

手术后初期病人处于心理抑制或术后忧郁期。对于术后正常的机体反应（如发热、疼痛、腹胀等）认识不足，不敢翻身，不敢早期床上活动，也由于伤口疼痛或惧怕伤口裂开不敢咳嗽。在此期间，医务人员除了加强术后观察外，还应该有针对性地说明上述活动对避免术后并发症的好处，劝说病人在病床上多翻身，早期下床活动，鼓励病人早期咳嗽。对于身患恶性肿瘤切除某些器官造成形体缺陷的病人，如做了乳房、子宫切除的女性患者，以及做了截肢手术的病人，因患直肠癌做了人造肛门的病人，其心理变化更加复杂。针对这类病人，医务人员更应多加关心和鼓励，让病人正确面对手术后的现状，并进行针对性的指导和帮助。

（二）生理准备

主要指维护生理状态的准备，使病人在较好的生理状态下安全渡过手术期。

1．适应性训练

大多数病人不习惯在床上大小便，需要在术前做卧床排尿、排便的训练；行颈部手术的病人术前应做颈后仰的训练，以适应大约1～2小时手术的后仰姿势；手术后病人因伤口疼痛不愿咳嗽、排便，应做针对性适应训练；对有吸烟习惯的病人，术前2周应停止吸烟，并做好口腔卫生。

2．输血补液，改善全身营养及体液状态

施行大手术前应做好血型鉴定和交叉配血试验，备好一定量的全血；有水、电解质代谢及酸碱平衡失调和贫血者，术前尽可能加以纠正；术前营养不良的患者需提供高热量、高维生素饮食，必要时可补充血浆或蛋白，以促进术后组织修复和创口愈合。

3．预防感染

对因感染性疾病而行手术者，或术前有轻度感染的病人，术前与术中可给予适当的抗生素。对于切口接近感染区的手术、预计手术时间长的大手术以及血管手术，术前与术中均提倡预防性应用抗生素。

4．肠道准备

一般手术在手术前晚8时起禁食、禁水；对于胃肠道手术病人则在术前3天开始作肠道准备，包括进半流质、服用肠道不吸收抗生素及轻泻剂，术前1天晚间及手术当日清晨作清洁灌肠或结肠灌洗。

5．皮肤准备

一般在术前1天病人应洗澡、理发、修剪指甲、更换内衣，手术区皮肤剃毛，剃毛后要用消毒药液清洗皮肤。对于骨科手术或整形手术，则应在术前3天开始皮肤准备；拟作皮肤植皮者应对取皮区进行消毒，并加以包扎保护。腹部手术前还应清洗脐孔的污垢。

6．其他

手术前晚上应酌情给予镇静剂，保证患者充分的休息。对所有准备工作进行全面检查，若有遗漏，则可抓紧补做。若行择期手术，术前发现有体温升高、咳嗽、腹泻，手术区域发生感染的，女性患者有月经来潮的应当推迟手术日期。送手术室前，病人应尽量排尽尿液，预防膀胱损伤和术后尿潴留。病人镶有活动义齿的应取下，以免在麻醉或手术过程中脱落人气管而导致患者窒息。

八、术前特殊准备

对手术耐受力不良的病人，或并存有重要脏器功能濒于失代偿或已失代偿的病人，除了做好上述一般准备工作外，还需根据病人的具体情况做好特殊准备，必要时可请专科会诊。

1．高血压

病人血压维持在160/100mmHg（21.3/13.3kPa）以下不必作特殊准备；对血压过高者，诱导麻醉和手术应激可能诱发脑溢血意外和充血性心力衰竭等，术前应适当用降血压药物使血压稳定在一定水平，但并非要求血压降至正常才做手术。

2．心脏病

心脏病人施行手术的死亡率是无心脏病者的2～3倍。心脏病的类型较多，其中非紫绀性先天性心脏病和风湿性心脏病如果心律正常又无心力衰竭者手术耐受力良好。而冠心病、房室传导阻滞、急性心肌炎患者手术耐受力较差，除了急症抢救手术，其他手术均应推迟。对有心力衰竭者除非急症手术，否则都必须病情控制3～4周后方可手术，并在术中严密监护心脏功能。急性心肌梗死患者手术耐受力极差，6个月内不宜施行择期手术；6个月以上没有心绞痛发作，可在心电监护下施行手术。其他心脏病人的术前准备应注意：①长期使用利尿药物或低钠饮食及水、电解质失调者，手术前需予以纠正。②贫血病人携氧能力差，对心脏供氧有影响，术前应少量多次输血纠正。⑧心律失常者，如偶发的室性期外收缩，一般不必特别处理；如有房颤伴心室率100次/分以上者，用西地兰或口服心得安，尽可能使心率控制在正常范围。老年冠心病、心动过缓、心室率在50次/分以下者，术前可皮下注射阿托品以增加心率。

3．糖尿病

糖尿病的发病率很高，许多手术病人伴有糖尿病，这些病人手术耐受力差，易并发化脓性感染而影响切口愈合，并可发生酮症酸中毒和昏迷。术前、术中和术后都应使用适当的抗生素。施行大手术者要求血糖稳定在9mmol/L左右，尿糖（－）；术前一般停用口服降糖药或长效胰岛素，改用正规胰岛素，每4小时皮下注射一次。手术应当在当日尽早施行，以缩短手术前禁食时间，避免发生酮症酸中毒。如估计手术时间较长，可在输液中加胰岛素，按5:1给予胰岛素。

术后根据尿糖测定结果决定胰岛素使用与否及胰岛素的应用量，通常如尿糖为（＋＋＋＋）用12U，（＋＋＋）给予8U，（＋＋）给予4U，（＋）不用胰岛素。如酮体阳性则每一个

(+) 增加 4U 胰岛素。

4. 呼吸功能障碍

呼吸功能不全的主要表现是稍作运动即发生呼吸困难。哮喘和肺气肿是两大常见的严重慢性病，均属于阻塞性肺通气功能不足。凡是呼吸功能不全者，术前都应做血气分析和肺功能检查（表 8-1)。肺功能差者手术并发症的发生率和死亡率都很高。凡肺功能不全同时并发感染者，必须采取措施，控制感染，改善肺功能，否则不能施行手术。

表 8-1　肺功能检查

	正　常	轻度不全	重度不全
氧分压（kPa）	9.3 以上	8.0	6.6 以下
氧饱和度（%）	90 以上	90	84 以下
二氧化碳分压（kPa）	5.2 以下	6.4	7.1 以上
最大通气量（%）	70 以上	60~70	60 以下

对呼吸功能障碍者，手术前准备包括：①术前 2 周停止吸烟；②鼓励病人练习深呼吸和咳嗽；③应用麻黄素、氨茶碱等支气管扩张剂以及异丙肾上腺素雾化吸入等；④术前 3~5 天使用抗生素；⑤经常哮喘发作者口服地塞米松，以减轻气管黏膜水肿；⑥麻醉前用药量要少，以避免呼吸抑制和咯痰困难。

5. 肝脏疾病

常见的是肝炎和肝硬化。凡是肝损害病人，术前都应作各项肝功能检查。

肝轻度损害者，不影响手术耐受力；肝损害较严重或濒于失代偿者，手术耐受力显著下降，须经长时间严格准备，方可行择期手术；肝损害重度者表现有明显营养不良、腹水或黄疸，一般不宜行任何手术。急性肝炎病人除抢救手术外，不宜施行手术。由于大多数肝损害病人经过保肝治疗后多能得到明显改善，可待肝功能恢复或改善后再行择期手术。

6. 肾脏疾病

肾脏疾病者均应进行肾功能检查。肾功能损害的程度可以根据 24 小时内生肌酐清除率和血尿素测定结果判断。肾功能损害程度越重，手术耐受力也越差。对轻、中度肾功损害者，经过适当的内科处理，都能较好地耐受手术；对重度损害者，经过有效的透析疗法的处理，仍然能比较安全地耐受手术。

7. 肾上腺皮质功能不全

除慢性肾上腺皮质功能不全者外，凡是以往 6~12 个月内曾经应用激素治疗超过 1~2 周或正在接受激素治疗者，肾上腺皮质功能就可能受到不同程度的抑制，被视作肾上腺皮质功能不全。可从术前 2 天开始给予适量的激素，以提高对手术的耐受力。

第三节　手术后监测与处理

手术后病人需要一个安静舒适并能及时得到监测和治疗的环境。大型手术或年老病人等一般都直接送往重症监护病房（ICU 或 SICU），中等手术病人即使不送往 ICU，也应该被安置在术后病房或单人病房。对于无需特殊护理者，也应加强观察，这是因为麻醉尚未完全消退，加之病人的神志和反射尚未完全恢复，缺乏有力的自身调节功能。

一、一般监测

术后监测的目的在于随时了解术后病情变化动向和严重程度以及对治疗的反应，以保证术后病人顺利康复。对于有心脏病和其他重危病人或施行较大复杂手术的病人术后监测应成为必需。

监测项目可根据病情需要以及临床医师的经验决定。简单手术或病人健康情况良好者，可以不用或少用复杂的、创伤性的监测；对于重大疑难手术，或心、肺、肝、肾功能减退的病人，术后应加强监测。

1．心电监测

任何术前有心功能不全的病人，术后都应用床旁心电监测仪作连续 24 小时的监测。警惕任何心率、心律或传导的异常。病情稳定后可改用间歇性的监测与记录。对于监测中出现的心率、心律、传导失常及可能发生的心肌缺血、心梗以及心搏骤停应立即诊断并采取紧急治疗措施。

2．动、静脉压监测

如术中已作直接动脉插管行动脉压测定，术后可继续用以监测。病情稳定后改用间接测压法，其他病人可用间接测压法。有心肺疾患或有心肌梗死的病人应予无创或有创中心静脉压（central venous pressure，CVP）、肺动脉楔压（pulmonary artery wedge pressure，PAWP）检测。

3．呼吸功能监测

包括呼吸监测、呼吸机使用与血气分析三项。呼吸监测主要是监测呼吸频率、幅度、呼吸状态，进行肺部听诊及胸部 X 线检查等。呼吸机使用的监测包括潮气量、气道压力、吸入气氧分压等。采用经皮氧饱和度监测仪动态观察动脉血氧饱和度，采用动脉血气分析以直接测定 PaO_2 和 $PaCO_2$。前者反映动脉血氧合程度，后者直接反映肺泡通气状态。同时监测血液 pH 值（血酸碱度）、BE（剩余碱）等项目，并以此作参考调整呼吸机的各项参数，了解体内酸碱失衡状态。

4．肾功能监测

包括尿量、比重与 pH 值的测定以及血液肌酐和尿素氮的测定。尿量的多少决定于肾小球滤过压、肾血流量及肾小管重吸收的能力。任何影响以上三个方面的因素均可改变尿量。因此尿量又与有效血容量、动脉收缩压、体液平衡状态、药物的作用、肾功能、抗利尿激素的水平等有关。尿量又可反映体内微循环的状况，是临床补液与补充电解质的重要依据，也是术后抢救病人的关键性指标。通过留置导尿管每小时测定尿量，可了解肾脏情况，并可间接反映脏器的灌注情况。

尿量过多临床意义不大，但需注意电解质紊乱。尿量少于 30ml/h 时，应注意查明原因，包括肾前因素和肾性因素，前者大多为血容量不足、血液浓缩、心功能不全、脱水、高热、多汗等；而后者常提示急性肾衰或肾功能不全。尿比重反映尿渗透压的高低、可溶性物质与水的比率。尿少、高比重常提示肾功能正常，液体摄入过少的可能性较大。尿少、低比重常提示肾实质损害严重，丧失浓缩与稀释功能。尿量持续性减少或无尿，呈等渗状态，提示发生急性肾功能衰竭。

尿 pH 值决定于肾小管分泌 H^+ 的量，纠正代谢性酸中毒时，可用作碱性药物应用量的监测指标，但不能替代血液 pH 值的测定。血肌酐和尿素氮每日或隔日定期测定，是监测肾功能的重要指标。

5．体温监测

术后 24 小时应 4～6 小时测温一次，次日每 8 小时测温一次，直至体温正常。1 周后改为每天 2 次测定。术后 3～5 天内体温高视为术后反应。体温正常后复升高，则提示有感染或其他不良反应存在。对此应抓紧查明原因，对症处理。

二、术后止痛

术后病人均会产生不同程度的创口疼痛，各人的阈值与耐受度亦不尽相同，应采取不同方法，尽量减轻病人的疼痛。

1．镇痛泵止痛

目前镇痛泵止痛已在大中城市手术后普遍应用。它可以持续均匀地将镇痛药注入静脉，常得到较为满意的止痛效果而无严重的副作用。

2．镇痛剂止痛

术后 1～2 天常用镇痛药止痛，此类镇痛药用吗啡、哌替啶、芬太尼等。若无禁忌，可间隔 6～8 小时给药。短期应用镇痛药可不必顾虑成瘾的危险性。

3．神经阻滞止痛

对于呼吸功能不全的患者，全身应用镇痛药可抑制呼吸，常用局部给药止痛，即用长效局麻药作局部浸润、疼痛点靶区封闭、肢体套式封闭及肾周或骶前封闭等。上肢手术后常用持续臂丛阻滞，特别是断肢再植术后，除止痛外，也有利于保持血管扩张，增强肢体循环。开胸术后常用肋间神经阻滞止痛，常用局麻药为 0.5% 普鲁卡因、0.1%～0.15% 的丁卡因等。

4．椎管内给药

即从蛛网膜下腔或硬膜外间隙给药。目前大多是从硬膜外间隙给药。它具有镇痛效果好、持续时间长、给药剂量小的优点。术后留置硬膜外导管以便连续注药，可消除术后疼痛。但采取硬膜外注射小剂量阿片类药易发生尿潴留、皮肤瘙痒，严重时可发生延迟性呼吸抑制等后果，因此应选择性使用椎管内给药镇痛。

三、恶心呕吐、腹胀、呃逆的处理

1．恶心呕吐

常见原因是麻醉反应，麻醉作用消失后即可停止。但不能忽视其他原因也可出现恶心、呕吐，如颅内压增高、糖尿病酸中毒、尿毒症、低钾、低钠；腹部手术后反复呕吐，有可能是急性胃扩张或肠梗阻。

处理：予以持续胃肠减压，并可辅以止吐药。

2．腹胀

一般是胃肠功能受抑制，腹腔内积气积液过多所致。随着手术创伤反应的消失，胃肠道蠕动恢复，肛门排气后可自行缓解。如手术后数日仍未排气，并有腹胀，肠鸣音消失，则可能是腹膜炎或其他原因所致的肠麻痹。如腹胀伴有阵发性绞痛，肠鸣音亢进，甚至听诊出现气过水声或金属音，则要考虑粘连性肠梗阻或其他原因引起的机械性肠梗阻。严重腹胀可使横膈抬高，影响呼吸功能，也可使下腔静脉受压，影响血液回流；此外，腹胀对胃肠吻合口或腹壁伤口也会产生影响，需及时处理。

处理：持续胃肠减压，放置肛管，高渗液低压灌肠等；有时尚需手术；使用新斯的明0.5mg作足三里封闭；也可经胃管注入大承气汤，对非胃肠道吻合手术也可6小时后口服，可以减轻腹胀、促使胃肠蠕动的恢复。近来有人提倡应用芒硝腹部外敷，也可起到相当疗效。

3．呃逆

术后发生呃逆并不少见，多为暂时性，但少数可为顽固性。呃逆的原因可能是神经中枢或膈肌直接受刺激而引起。

处理：术后早期发生呃逆可采用压迫眶上缘，短时间吸入二氧化碳，抽吸胃内积气、积液，给予安眠药或镇静药或解痉剂，针刺内关、足三里、天突、鸠尾等穴位。施行上腹部手术后发生顽固性呃逆，应当警惕吻合口或十二指肠残端瘘导致膈下感染所致，对顽固性呃逆可用利他林静脉滴注或采用颈部膈神经封闭。

四、常用导管与引流物的处理

1．鼻胃管

施行腹部手术前应插置鼻胃管，以减轻由于手术、麻醉、术后胃肠运动抑制所引起的胃肠胀气，以便于暴露手术野，利于手术操作，并增加手术安全性。术后应保持胃管通畅，促使术后胃肠蠕动的恢复。除引流作用外，留置胃管后，通过观察引流液的质和量，可早期发现吻合口出血、急性胃黏膜病变等。引流量的多少可作为制订补充水、电解质的依据之一。通常在补充每日需要量的基础上，对丢失的胃肠液以同等量的平衡液予以补充。胃管一般在术后2~3天拔除。胃肠功能恢复、肛门有排气、胃肠引流液逐渐减少、经夹管后无恶心呕吐、无腹胀是拔除胃管的指征。若考虑到较长时间放置胃管，有人提倡以胃造口插管替代鼻胃管。

2．导尿管

泌尿系手术及其他大中型手术和下腹部手术应在术前留置导尿管，其作用有3：①便于术中暴露手术野，利于手术操作；②术中观察尿量以监测肾功能，并可反映全身微循环灌注状况；③观察有无血尿，了解判断有无输尿管、膀胱损伤。导尿管分为普通导尿管与气囊导尿管，普通导尿管中又有用于前列腺增生的尖头导尿管。留置导尿一般选用气囊导尿管，易于固定。导尿管与无菌瓶、带容量刻度的量杯或集尿袋连接。长期留置导尿管者，每日用消毒液清洗尿道口及导管下端，并用0.02%呋喃西林液冲洗膀胱并每周更换导尿管，以保持导尿管通畅。对留置时间较长者或永久性导尿者，可采用耻骨上膀胱穿刺，以硅胶管置入替代尿道导尿。其优点是：①创伤小；②尿道无异物及刺痛感；③不会引起尿道炎症感染。在拔管前先行夹管，观察病人能自行排尿，即可拔除。

3．胸腔闭式引流管

胸腔手术或处理胸部创伤所致血胸、气胸，应常规放置胸腔闭式引流管。其目的是使气体、液体从胸腔内排出，以减轻胸腔内压力，重建胸膜腔的负压，使肺扩张；平衡张力，预防纵隔移位及心脏受压。带有胸腔闭式引流管的病人，在术后取半卧位，使引流管保持低位引流；所连接的水封瓶或引流袋一般置放在病人胸部以下60~100cm处，绝对不能高于病人胸部。每天更换引流袋（瓶），注意无菌操作，防止引流管脱落和拔出，因此固定应可靠。定时观察引流液的质与量。一般在置管48小时后水封瓶（袋）内无气泡、液体的排出，无呼吸困难，X线胸片检查证实肺已完全膨出，用CT或B超证实胸腔无积液时可考虑拔管。但拔管后仍需注意观察有无气胸、积液、呼吸困难、皮下气肿等情况的发生。

4．气管导管

气管内插管的病人术后返回病房尚未完全清醒，或者病情危重，病人不能自行咳痰需进行辅助呼吸，可以短时间应用气管导管，若估计较长时间（>48小时）需气管内插管的，则可考虑改用气管切开置管。病人完全清醒后，反射开始恢复，并对气管插管极难耐受，可给予镇静剂。对气管导管留置病人应加强呼吸监测，给氧及定期测定动脉血 PaO_2 和 $PaCO_2$，及时清除口腔内分泌液，同时应用抗生素防止肺部感染。通气导管的主要用途是保持上呼吸道通畅，主要用于昏迷或全身麻醉未清醒的病人，一般有咽导管和鼻咽导管两种。如为气管切开的，对气管造口套管要着重保持导管处于通畅状态，在无菌操作基础上，及时清除导管内及呼吸道的痰液，并定期清洗内套管，尤其是气管切开早期，套管脱出气管将会造成窒息、心跳骤停的严重后果，须引起医务人员的高度重视。

5．腹腔引流管

在腹部手术中被普遍应用，临床上具有非常重要的实用价值。根据作用机理，引流可分为被动引流与主动引流两类。引流的目的可分为治疗性与预防性两种。临床常用的引流物有橡皮片引流、“烟卷”引流、双套管引流、橡胶管引流等等。橡皮片引流局限于体表较小的手术。“烟卷”引流在近年已逐渐被淘汰；目前临床上较常用的是双套管引流与橡胶管引流。橡皮片、“烟卷”、纱布条与普通橡胶管引流均属于被动引流，当引流部位的液体积蓄至一定量、产生一定压力时，才能被动引流出来，适用于引流量少、液体易流出的体位，一般放置2~4天。

双套管负压引流属于主动引流，效果好，多应用于腹部手术后，适用于引流量较多，需要较长时间持续吸引的伤口以及胃肠道瘘等。双套管的内管为负压吸引，外管为通气管，接上电动吸引后可以产生持续负压，使引流持续。目前已有三腔导管，第三根导管用于液体冲洗，临床应用效果好。

6．各种造口管

临床上常用的有胃、空肠造口管，“T”管，膀胱、输尿管导管等，主要用于引流腔内物，以达到减压目的。对这些造口管，术后均应一一接上引流袋（瓶），并妥善固定，防止导管脱出；保持导管通畅，保持导管周围皮肤干燥、清洁，观察并记录引流物的量与性质。

7．静脉导管

目前对大型手术，术前均应在手术室作静脉插管，常用的是经锁骨下静脉、颈内静脉或股静脉插入导管，抵达上、下腔静脉。经过静脉导管可以输血、输入液体或营养液，也可用作测定中心静脉压，因此尤其适用于重危病人或大手术后病人的监测。但是静脉插管长期置管及应用肠外营养可产生一些并发症，如血胸、气胸，大血管、神经损伤，静脉炎，静脉血栓、气栓以及导管炎症、发热等。应严格护理静脉导管，保持管腔通畅，定时以肝素冲洗，导管的连接点应妥善固定，使其不致漏气或脱落。

8．敷料处理与拆线

手术后伤口以无菌敷料覆盖，注意保护，防止外界水浸渍或受大小便污染，保持敷料干燥完整。对张力大、作张力缝合的伤口要采取适当的体位，以保持最小张力。应教会陪同人员用双手保护腹部伤口后用力咳嗽，以防止缝线崩断、切口裂开。一般伤口在术后3～4天更换敷料，感染伤口在术后24～48小时更换。一旦外敷料湿透应随时予以更换。更换敷料时要检查伤口有无感染、积液、积脓及血肿等情况，若发现上述情况要及时处理。伤口缝线的拆线应根据切口部位与病人的年龄、营养状况以及局部血供和手术种类而定。一般头、面、颈部切口在术后4～5天拆线；下腹部、会阴部切口7天左右拆线；胸部、上腹部、背部、臀部切口在9天左右拆线；四肢切口在手术12天左右拆线；关节或有减张缝合的切口在术后14天拆线，也可采用间隔拆线。对年老、体衰、营养不良或伴有糖尿病者可酌情延缓2～3天拆线。

9．切口分类和愈合级别

手术切口可分为三类：①一类切口：为无菌切口，以“Ⅰ”表示，如甲状腺、疝修补术；②二类切口：为可能污染切口，以“Ⅱ”表示，如胃肠道手术、胆道手术；③三类切口：为感染切口，以“Ⅲ”表示，如消化道穿孔、阑尾穿孔等。

切口愈合的级别也分三种：①甲级愈合：指愈合良好，没有不良反应，用“甲”表示；②乙级愈合：是指愈合欠佳，局部有炎症反应，如红肿、硬结、积液等，但未化脓，用“乙”表示；③丙级愈合：是指切口化脓，需切开引流者，用“丙”表示。

切口愈合的记录方法：如甲状腺术后切口愈合良好，记为“Ⅰ/甲”；如胃穿孔修补术后，切口愈合欠佳，记为“Ⅲ/乙”；胃癌根治术后，切口愈合良好，但切口局部发生血肿，记为“Ⅱ/乙”。

第四节　手术后常见并发症的预防与处理

随着医学的发展、手术难度的增加，以及手术种类及范围的逐渐扩大，手术对机体造成的损害也越来越大，对重要脏器功能的干扰也越来越明显，因此加强手术后危重病情的监测及常见并发症的预防尤为重要。

一、术后大出血或弥漫性血管内出血

所有手术病人均可能发生大出血。若术后早期发生，病人可出现低血容量性休克的临床表现；如果有大量呕血或便血，引流管中有持续的多量血性液体，尿量小于25ml/h，中心静脉压<5cmH$_2$O（0.49kPa），往往提示发生了术后大出血。

手术后早期出血的原因有：① 血管结扎不牢固，术后结扎线脱落；② 手术创面大，止血不完善，术后发生较大面积渗血；③ 手术中小动脉破裂，处于痉挛状态，术后血管逐渐扩张，造成出血；④ 术前病人存在潜在的凝血障碍或出血因素，术后发生明显的渗血、出血。术后24~48小时的出血常是由于结扎线远端组织坏死，结扎线脱落，或者由手术中炎症组织水肿，术后消退，血管结扎线松弛脱落所致；另一种可能是血管原已栓塞，尔后脱落，大多发生在胃肠吻合口部位。

一旦发生术后大出血，应尽快补液、输血，补充血容量，提高病人血压，改善病人全身情况。若估计出血量不大，可先采用非手术治疗；但估计出血量较大，且多数为动力性出血时，应果断地再次进行手术止血，不宜把希望过多地寄托在非手术治疗能获得成功。对于胃肠吻合口出血，当病人全身条件允许时，可先作选择性动脉造影并注射血管收缩剂或栓塞剂，以达到止血目的。

弥漫性血管内凝血（简称DIC）的特征是微循环发生广泛的微血栓，而微血栓的形成消耗了血小板和凝血因子，导致继发性纤维蛋白溶解加速，最终形成严重的出血。微血栓又可使受累脏器功能障碍。DIC大多发生在术后数小时至2天以内。由于病情凶险，进展迅猛，临床表现可见呼吸困难、紫绀及中重度休克症状，严重者可以发生血尿、昏迷、抽搐以及低凝与溶血表现。肝素是治疗DIC的首选药物，一般需用药3~7天。需用抗生素控制感染、纠正代谢性酸中毒和缺氧、抗休克治疗以改善脏器血流灌注等综合治疗。

二、呼吸系统疾病

术后并发呼吸系统疾病非常常见，占手术后并发症的1/3。常见疾病包括急性肺水肿、成人呼吸窘迫综合征（ARDS）、呼吸功能衰竭、肺部感染、肺不张和肺栓塞等。

（一）急性肺水肿

由于老年手术病人的增多，手术范围的扩大，近年术后急性肺水肿的发生率有所增加。发生急性肺水肿的原因包括：

1. 心源性因素 心脏病病人术后任何原因使心动过速和静脉回流增加，均可使肺毛细血管内压急剧升高，当平均毛细血管压>35mmHg（4.66kPa）或者平均肺静脉压>30mmHg（4.0kPa），就可导致肺水肿。术后血压过高，一旦使左心功能恶化或外周血管阻力突然升高，均可诱发肺水肿。

2. 输入液体负荷过重 术后输血补液速度过快或过量，可使右心负荷加重。大量输入晶体液可迅速透过血管壁，聚集至肺组织间隙，导致肺水肿。

3. 呼吸道梗阻 呼吸道梗阻时可引起缺氧，缺氧导致肺小动脉痉挛性收缩，肺小静脉收缩，使肺毛细血管壁通透性增高。此外，呼吸阻力增加、胸腔负压加大使肺毛细血管内、外压力差增加，肺毛细血管内液体渗出加快，除非解除呼吸道梗阻，否则将形成恶性循环，加重肺水肿的发展。

4．其他 术后病人可因呕吐或胃内容物反流，引起吸入性肺炎；低蛋白血症时血浆胶体渗透压下降，也是导致肺水肿的重要因素；③近脑干部手术，术后局部组织水肿或受损，引起交感神经兴奋，导致外周血管收缩，肺毛细血管压上升，导致神经源性肺水肿的发生。

急性肺水肿的诊断可根据临床表现、肺部听诊和胸部 X 线检查综合而定。发病初期多先表现为肺间质性水肿，若不及时发现和治疗，则可继续发展成肺泡性肺水肿，呼吸困难加重，可渗出大量粉红色泡沫痰，听诊双肺满布湿啰音；X 线检查表现早期为肺上部血管扩张和淤血，肺纹理显著增加，当发展到间质性肺水肿时，肺纹理增加显著，并变粗，边缘模糊不清。至肺泡性肺水肿时，出现密度均匀的致密阴影，可融合成片状。

急性肺水肿的治疗除了针对原发疾病外。还须根据发病机理积极纠正病理生理改变，包括：①纠正低氧血症；②快速利尿；③降低循环前、后负荷，一般选用血管平滑肌扩张药物；④增强心肌收缩力药物的应用。

（二）成人呼吸窘迫综合征（ARDS）

目前对 ARDS 的定义为：非心源性（非静水压性）肺水肿和急性呼吸功能障碍的弥漫性损伤。它除了血管内皮细胞及肺间质的病理改变外，尚累及肺泡上皮细胞。常发生于创伤及大手术后，表现为进行性呼吸困难、低氧血症、肺顺应性降低，X 线片显示弥漫性间质性肺水肿。

发生 ARDS 的原因可归纳为两大类：①肺直接受损害；②肺间质受损害。值得一提的是 ARDS 病人约有 1/3 以上同时存在感染，且细菌培养常与腹腔内感染的细菌一致。

ARDS 通常按其病程分为四期：第一期为损伤或初期。此时常无明显的临床表现，胸片亦可正常，但呼吸增快，并出现呼吸性碱中毒，血中乳酸含量增高，也可出现代谢性酸中毒，此期一般持续 6 小时左右。第二期为相对稳定期，出现呼吸困难，过度通气增加，胸部出现异常体征，但胸部 X 线片改变尚不明显。第三期为呼吸功能不全期，呼吸已十分困难，血中乳酸含量增多，两肺有弥漫性肺水肿。常发生在术后 24～48 小时内。第四期为临终期，表现为持续严重的低氧血症和 CO_2 蓄积。PaO_2 在 40mmHg（5.3kPa）以下，血中乳酸含量急剧增加，血 pH 值明显下降，PaO_2 升高，肺部体征加重。病人常死于心动过缓或心跳停止。

ARDS 的诊断标准：①有明确的创伤病因；②呼吸窘迫，并已除外急、慢性肺部疾患和左心衰竭；③有确切的实验室检查指标，即使吸入 60% O_2，PaO_2 仍低于 50mmHg（6.7kPa）以下；④胸片显示间质性（早期）或肺泡性（晚期）肺水肿；⑤肺的顺应性 $< 50ml/cmH_2O$；⑥无效腔量/潮气量值（VD/VT）增高；⑦PaO_2 持久低落，伴有进行性缺氧。

ARDS 的预防包括：①术前病人应戒烟 1 周以上；对有感染灶的病人应予抗感染治疗；②全麻病人要防止误吸；③防止输血错误，输大量血后应警惕可能出现的并发症；④及时纠正水、电解质及酸碱平衡失调；⑤保持气道通畅，以及避免长时间吸入高浓度的氧。

ARDS 的治疗包括：①积极治疗和控制感染性疾病；②积极纠正缺氧，必要时用机械通气，并作血气监测；③维持循环稳定，密切监测血压和中心静脉压；④尽快消除肺间质水肿，输液量应控制在2000ml/d左右。⑤早期大量肾上腺皮质激素的应用，以防止溶酶体的破坏，减少肺损伤介质的产生，减少中性粒细胞聚集以防止肺的纤维化；⑥ 其他：可用利尿剂以减轻水肿；用白蛋白可提高血浆胶体渗透压；肝素有抗凝作用，并可清除血中脂肪，对脂肪栓塞引起的ARDS有利；应用支气管扩张药可使气道阻力降低；尿激酶的应用可抑制肺的纤维化等。

（三）呼吸功能衰竭

原有慢性肺阻塞性疾病患者、老年病人在施行胸部和腹部大手术后，很可能发生呼吸功能障碍，甚至衰竭，是造成手术死亡的重要疾病之一，应积极加以预防和处理。

发生呼吸功能衰竭的机制主要是由于局部和总通气不足或由于肺不张、间质肺水肿、肺栓塞或支气管阻塞等所引起。其诱发因素为：①由于麻醉药残留，或深度镇痛、镇静所致总通气不足；②由于腹部手术、胸部手术所引起的局部通气不足和肺不张；③ 慢性阻塞性肺部疾患，分泌物潴留所致支气管阻塞；④由矫形手术、老年或肥胖病人手术所引起的肺栓塞，以及间质肺水肿等等。其他因素包括：术前患有慢性阻塞性肺部疾患，术后存在同期储备不足、无力咳嗽、深呼吸及清除支气管内增多的分泌物；气管插管和某些麻醉药可增加呼吸道的黏液分泌；麻醉药或干燥的气体可降低正常纤毛的运动；麻醉或者术后免疫功能低下，使感染发生的可能性增加等。

治疗的主要目的在于恢复和维持功能残气量。鼓励病人深呼吸、咳痰，应用化痰药物、气雾剂吸入药物以及体位引流和支气管扩张药等。对呼吸系统有感染者应用抗生素，并纠正心力衰竭，纠正水、电解质及酸碱平衡失调。

（四）肺栓塞

由空气、脂肪或血栓等物质经静脉至右心，再进入肺动脉，使其完全或部分阻塞，从而导致呼吸和循环障碍，即为肺栓塞。栓子的来源主要是下肢深静脉的血栓。

肺栓塞的临床表现主要是三大症状和三大体征。三大症状是呼吸困难、胸痛和咳嗽、咯血。三大体征是肺部啰音、肺动脉瓣区第二心音亢进和奔马律。肺栓塞因阻塞部位不同又可分为小型和大型、有休克和无休克，即两型四类。

当临床怀疑发生肺栓塞时，需作如下检查，以明确诊断：

1．血气分析　当肺栓塞达到中度以上程度，必有低氧血症。

2．生化测定　常有三联反应，即乳酸脱氢酶和血清胆红素升高而血清谷草转氨酶正常。

3．心电图检查　大型肺栓塞时可有急性肺心病和心肌缺血的征象；小型栓塞可无任何异常。

4．胸部X线检查　小型栓塞X线片显示可正常；大型栓塞表现为浸润阴影或楔形阴影，以右肺及两下肺叶为多见。

5．肺动脉造影　是最准确、最有价值的诊断方法。如存在肺栓塞，可显示栓塞大小和栓塞部位。

诊断肺栓塞时，须与心肌梗死及大叶性肺炎相鉴别。

肺栓塞的治疗方法有抗凝、溶栓、手术取栓和导管吸栓等，只有对大型栓塞且又有休克时才考虑在体外循环下切开肺动脉取栓。

（五）肺部并发症

主要有肺不张和肺炎。容易发生在长期吸烟、高龄及有急、慢性呼吸道感染的病人。治疗最基本的方法是鼓励并协助患者咳嗽排痰，同时使用足量、有效的抗生素。严重痰阻时，可考虑作气管切开吸痰。

三、循环系统疾病

主要包括心搏骤停、严重心律失常和高血压。

（一）心搏骤停

是极其严重的并发症，死亡率极高。危重病人和实行心血管手术后的发生率较高。导致心搏骤停的常见因素为：①呼吸道梗阻：由昏迷、误吸、气管内分泌物阻塞或颈部血肿压迫等引起；②呼吸抑制：最常见的原因是通气不足或呼吸道通气不畅，导致缺氧和 CO_2 的蓄积；③水、电解质紊乱：尤其是低钾血症，而术后又有过度通气，使低钾更为严重，最终引起室性早搏、室性心动过速，甚至室颤；④心脏疾病：如冠心病患者可因室性心律失常而发展至心室颤动；⑤术后出血或渗血：严重的渗血和大出血最终造成低血容量性休克，甚至引起心搏骤停。上述诸因素可相互影响、互为因果，形成恶性循环，最终均可导致心搏停止。

心搏骤停是临床上最为紧急的情况，一旦发生应即时进行复苏处理。凡术后危重病人出现血压偏低、心律失常、喘息样呼吸、神志不清、意识消失、脸色灰青，应立即怀疑心搏骤停或即将停搏，即时进行复苏。

（二）心律失常

心律失常应对症治疗。频发室性早搏或室性心动过速者可用利多卡因静脉滴注；心房颤动或心房扑动致心室率过快者可用洋地黄药物，控制心率在 80 次/分左右；对重度房室传导阻滞者可先用阿托品或异丙肾上腺素提高心室率。

（三）高血压

高血压的危险性主要在术后容易引起心力衰竭、心肌梗死、脑出血和脑梗塞等。术前对高血压的治疗至关重要。收缩压高于 180mmHg、舒张压高于 110mmHg 则必须纠正到正常血压水平方可进行手术，要合理选择降压药物。利血平和降压灵的作用机理是耗竭交感递质，为防止停药后激发高血压危象，目前主张术前、术中不停药；较重的高血压可用胍乙啶，作用机理同利血平，但效价较强；肼苯哒嗪的降压作用迅速，但容易引起心率增快，脑血流增加，有心脑血管病的患者忌用。高血压患者如需急诊手术，则可用硝普钠静脉滴注，直接作用于血管平滑肌，使血管扩张。术前也可用硝酸甘油滴鼻或含化，术前应用镇静剂也很重要，要做好术中、术后血压和心率的监测。

四、急性肝功能障碍

术后发生急性肝功能障碍是因创伤、手术、休克、感染所引起的肝细胞大量坏死和肝功能严重损害，主要临床表现有黄疸、神志改变，甚至肝昏迷。

肝脏缺血、胆红素负荷增加、感染是引发急性肝功能障碍的主要病因。此外，如施行门体静脉分流术，以及发生其他器官功能的障碍如ARDS后，也是引发急性肝功能障碍的重要因素。

目前对急性肝功能障碍尚无特殊治疗。现有的一些治疗措施可以赢得时间，使受损的肝细胞可能获得再生机会。

治疗措施包括：

1．一般处理包括补充足够热量和维生素以及辅酶A和ATP等；补充大量液体，以维持血容量和足够的尿量，尤其是注意纠正低钾血症。输新鲜全血、血浆、白蛋白以补充多种凝血因子，并纠正低蛋白血症。

2．针对肝昏迷的治疗主要包括针对氨中毒的治疗和针对氨基酸代谢紊乱的治疗以及针对假神经递质的治疗。具体包括：①限制氨的来源；②应用降氨药物；③应用高浓度支链氨基酸和低浓度芳香族氨基酸以改善血液氨基酸谱；④应用左旋多巴提供正常神经递质的原料；⑤应用溴隐亭有助于门体分流性脑病的恢复。

3．控制感染选用抗生素时应避免肝毒性较大的药物，如四环素、红霉素等。

4．积极防治其他脏器功能障碍。

5．对出血倾向的处理与抗凝治疗。

6．保肝、护肝治疗。

五、急性肾功能障碍

麻醉、手术创伤、术中出血、持续低血压以及原有的心、肾功能障碍等均可在术后引发急性肾功能障碍。

诊断急性肾功能障碍并不难，每小时尿量低于17ml或24小时内尿量少于400ml，低血压经抗休克治疗，补充血容量后3小时，尿量每小时仍低于17ml或24小时内仍少于400ml，即考虑诊断成立。急性肾功能障碍的死亡率很高，因此必须以预防为主。一旦发生急性肾功能障碍，尤其是少尿期，应严格限制摄入液体量，并注意液体输入的速度；对存在的高钾血症即氮质血症根据具体情况可选择血液和腹膜透析治疗；多尿期开始后常因大量水和电解质的丢失出现一系列的并发症，尤其是低血钾和脱水，严格调节补液量和电解质十分必要。

以上急性肝、肾功能障碍在多器官功能衰竭章节中有详述，此处不再重复。

六、应激性溃疡

是病人在大手术和严重疾病的应激情况下，特别是并发休克、感染和多器官功能衰竭时，胃、十二指肠黏膜出现的糜烂及浅表性溃疡病变。其主要临床表现是上消化道出血。急性应激性溃疡的发病机理主要是胃黏膜缺血与 H^+ 返流，胃酸增高与胃黏液成分的减少使胃黏膜的屏障功能破坏，从而发生黏膜的糜烂与溃疡。

本病最突出的症状是无痛性上消化道出血，表现为呕血和黑便。胃镜检查不但可明确诊断，而且可查明出血的部位和范围。

大部分病人适合非手术治疗，治疗原则是：

1．病因治疗，补充血容量，控制感染。

2．置胃管，抽去胃内容物后以冰盐水加去甲肾上腺素液灌注或局部灌注凝血药。

3．全身或局部应用抗酸剂，西咪替丁的抗酸作用和预防应激性溃疡的作用比较肯定。

4．输血和止血药物的应用。

5．胃镜检查或经胃镜治疗。

约有10%～20%的病人需要手术治疗，手术方式应根据出血部位等情况而定，小的、局限的出血点可考虑出血点缝扎、部分胃切除；对出血点多、范围广的可采用胃大部切除术，甚至全胃切除术；目前临床上多倾向于用迷走神经干切断加胃大部切除术治疗。

七、切口并发症

（一）切口裂开

切口裂开多发生在腹部手术后，尤其是纵形切口，腹壁切口裂开发生率为0.5%～3%。

切口裂开的主要原因有病人营养不良，组织愈合能力差；术后呃逆、呕吐、咳嗽以及用力排便等使腹内压突然升高；长期激素治疗以及化疗、放疗等妨碍组织修复；以及手术中缝合不当，以及术后切口感染、拆线过早等。

切口裂开大多发生在术后5～7天，按裂开程度可分为部分裂开与完全裂开。部分裂开又可分为内部裂开（腹膜肌层裂开而皮肤完好，日后发展为切口疝）与外层裂开，即仅为皮肤与皮下组织裂开；完全裂开又称全层裂开，除切口的大部分或一部分自皮肤至腹膜全层裂开，有肠襻与大网膜等脱出。

对部分裂开者可以采用敷料及绷带包扎、胶布固定等方法。对于全层裂开者要立即用无菌敷料包括无菌容器覆盖伤口，并即刻送手术室，在无菌条件下用可靠粗缝线、尼龙线或金属线腹壁全层间断缝合。术后以腹带加压包扎伤口，并增加营养供应，防治感染，再次拆线时间应适度延迟数日。

预防切口裂开的措施包括：①术前积极纠正贫血和低蛋白血症；②术中缝合用减张缝合；③术后病人咳嗽时应有家属或医务人员用双手扶持伤口协助，既可减轻疼痛又可预防切口裂开；④术后伤口常规用腹带包扎；⑤保持排便通畅，及时处理可引起腹内压增高的各种因素。

（二）切口感染

切口感染是常见的术后并发症，表现为术后伤口疼痛，或一度减轻后再次加重；体温一度下降，又呈上升趋势，呈“V”形上升。更换敷料时要仔细检查切口有无红肿、浸润发硬、压痛或缝线感染。由于目前大多数的手术切口是用电刀切开的，由此而引起的术后皮下脂肪液化所造成的切口感染日益增多，因此切口切开时使用电刀的强度应适当，切开持续时间不宜过长，以免使脂肪受热时间过长而造成脂肪的液化。

预防切口感染的关键在于：术前及术后要改善病人的全身营养状况，手术中严格遵守无菌技术，止血彻底，缝合组织时不留残腔，缝线选择要适当，线结不宜留得过长。关腹后用生理盐水冲洗，明显污染伤口用消毒液冲洗后再用生理盐水冲洗，必要时放置皮下引流，术后注意纠正高血糖，补充足量的维生素和蛋白质等。

对早期的切口感染，除使用抗生素外，还可选用70%酒精或0.1%利凡诺覆盖伤口，也可作局部理疗。对于缝线针眼的感染，可用碘伏涂抹，一般拆除缝线后便会好转。对于切口深部的感染，其特点是表皮仅轻度发红，但局部压痛及肿胀较显著。对于确定者可在触痛最明显处拆除1～2针缝线，用血管钳略撑开便可见脓液流出，适时可以扩大切口，清除坏死组织及异物，并予敞开引流。一般切口感染经正确处理可在2周左右完全愈合；对经久不愈者可不定期地刮去坏死组织，以利创面健康生长，也可用贝复济等促进伤口愈合的药物表面喷涂。

八、泌尿系感染

主要是指尿潴留和尿路感染。

术后尿潴留的发生率相当高，尤其是手术病人的平均年龄逐年上升，发生率也相应增高。尿潴留大多数是由于麻醉、术后应用镇痛药、术后疼痛、卧床后排尿姿势的改变以致无力排尿，以及原有的潜在的前列腺增生等所引起。如直肠癌行腹会阴联合手术后由于失去直肠支撑而使膀胱后倾，再加上术中切断了有关神经，膀胱排尿功能受到影响，一般需经2周左右时间逐渐恢复。对于尿潴留者应留置导尿，或直接作耻骨上膀胱穿刺导尿。

尿潴留、留置导尿管等均是引起尿路感染的诱因。尿路感染主要包括膀胱炎和肾盂肾炎，主要表现为尿频、尿急、尿痛、发热、肾区疼痛、血白细胞计数增高；尿常规检查可发现红、白细胞，以白细胞为主；尿培养可检出致病菌。

预防和治疗泌尿系感染的关键在于防止和及时处理尿潴留，并选择有效的抗生素。此外，对术前有前列腺增生，排尿虽无障碍，但已有排尿不畅征兆者，可在术前、术后及时服用有关药物。对于不习惯卧床排尿者，应在术前加强排尿训练。

第五节　中医中药在围手术期的应用

一、“虚则补之”为手术创造良好的条件

腹部外科疾病除急腹症等发病急、变化快、以“邪实”为主的疾病外，多数腹部疾病由于发病时间长、食欲不佳、食量锐减，且多合并出血、梗阻或肿瘤等病症，直接影响机体正常的消化吸收功能，造成代谢负氮平衡、贫血及低蛋白血症，因而对这些病人的术前准备必

须予以重视。西医学采用的胃肠外营养及输血等治疗虽然可以有效地改善术前病人的全身营养状况，但往往由于血源供应紧张、治疗代价昂贵和血源污染等不安全因素，难于普遍推广和长期坚持。另外，完全的胃肠营养疗法（PN）需要较复杂的设备和技术条件，更难避免某些严重并发症的发生，因而在普遍推行应用上存在着一定的局限性。近年来我国中西医结合工作者在大量的临床实践中，应用中医辨证论治的基本理论，强调整体观念，分析这些准备手术治疗病人存在的各种“虚象”，采取“虚则补之”的治疗法则，以补法为主进行术前准备，为改善机体全身状况取得了良好的疗效。现将常用治则、方药介绍如下：

1. 补气健脾法 本法多应用于慢性胃肠道疾病，如慢性胃、十二指肠溃疡的并发症或各种消化道肿瘤、溃疡性结肠炎、克隆病等病程较长的疾病。症见：面色苍白无华，少气无力，食欲不振，腹胀或便溏，舌淡苔白、脉沉细。常用的重要方剂有四君子汤、香砂六君子汤、黄芪建中汤、补中益气汤、参芪扶正注射液等，可根据病人的具体情况随症加减。

2. 气血双补法 本法在腹部外科多用于创伤、出血、肿瘤等消耗性疾病。病人表现为不同程度的贫血或低蛋白血症。从中医辨证来看，主要为脾虚见证，可有面色㿠白，精神萎靡，唇舌淡白无华，苔少或白，脉沉细或见芤脉。主要治疗方药为八珍丸加减，酌情加生黄芪、太子参之类益气而不燥、补血而不腻的药味。

3. 益肾温阳法 此类病人多属于重病日久、热病伤阴或脾胃虚弱、脾伤及肾而致脾肾阳虚或阴阳两虚之证，常见于肝硬变、食管静脉曲张破裂或肾功能不良等慢性外科疾病。症见：喜暖怕冷，四肢不温，腰膝酸软无力，大便溏泻，浮肿，腹水等，舌淡胖或暗，脉沉细无力或浮大无根。治疗多用黄芪、当归、党参、附子、肉桂等性味甘温的温补药，方中黄芪、党参一类补气药物经现代药理研究证明，具有增强机体免疫功能的作用，而附子、肉桂则有恢复肾上腺皮质功能的作用，可以增强吞噬细胞的功能。同时根据阴阳互根的理论，在着重补肾阳的前提下可加用生地、知母、女贞子、旱莲草等滋补肾阴药物。

二、“通里攻下”法在肠道准备中的应用

结肠、直肠癌术前必须作好肠道准备，由于抗生素的肠道准备存在诸多问题，如果没有同步进行肠道机械性排空，那么抗生素作为肠道准备并不可靠。有人比较机械性洗肠和口服抗生素的肠道准备，结果发现机械性洗肠较口服抗生素肠道准备术后感染率更低，这就足以说明肠道排空对手术准备的重要意义。

“通里攻下”类中药具有明显增加胃肠道推进性运动、荡涤肠胃或推陈出新的作用。其中单味大黄制剂、番泻叶浸泡液、巴黄丸、三物备急散等简易剂型已有用于肠道准备的不少报道，均取得明显的效果。

三、危重病人术前的中医辨证论治

腹部外科和急腹症病人由于感染中毒、失血脱水、酸碱平衡紊乱，常可导致病情迅速恶化和合并休克，贸然施行手术往往加速患者死亡。因此，应在采用输血、输液、抗感染和抗休克治疗措施的同时，配合中医辨证论治，为手术创造良好的条件。危重症抢救的术前准备最常用的治则如下：

1. 清营救逆法　本法多用于各种外科感染疾病所致之中毒性休克。症见高热谵语或体温弛张，唇干烦渴，小便短赤，大便秘结，舌质红绛，苔多黄燥，脉细无力。中医辨证属于毒热内陷、燔灼营血。治以解毒凉血、清营救逆之法。常用清营汤加减治之，可以使病情迅速好转，转危为安。

常用基本方为：犀角（现用牛角代替）10g，银花炭 30g，连翘 30g，栀子 15g，公英 30g，黄连 10g，板蓝根 15g，紫草 12g，丹皮 10g，石菖蒲 10g，安宫牛黄丸 1 丸（兑服），另加白人参 6g，单煎频服。

2. 升阳救逆法　本法适用于创伤性休克和过敏性休克，症见：面色苍白，口唇紫绀，烦躁不安，胸闷，气憋，汗出口张，四肢厥冷，舌淡，脉微欲绝。中医辨证属于神陷气脱、心脾逆乱之证。治疗采用益气固脱、升阳救逆之法。方用独参汤加味治之。基本方药包括：人参 10g，黄芪 30g，炙甘草 10g，水煎频服，再辅以输血、输液等综合抗休克措施，使血压迅速回升。

3. 益气救阴法　本方适用于中毒性休克中的高排低阻型休克、脱水或出血性休克。证见：心烦身热，口干思饮，手足尚温，汗咸不黏，呼吸气粗，舌质红绛干瘪，脉细数或虚大无力。中医辨证属于热盛耗津、气虚亡阴。治疗法则为益气补津、增液养阴。方用生脉散加减。本方已制成口服液及静脉针剂，在感染中毒性休克或出血性休克的抢救过程中可一次性静脉滴入 30～50ml，配合其他综合性抗休克措施，常可以在许多危重休克病人的抢救治疗中使病情得以逆转。

4. 回阳固脱法　本法适用于中毒性休克中的低排高阻型休克、心源性休克。症见：神情淡漠，畏寒身凉，四肢厥冷，冷汗淋漓，呼吸微弱，舌淡润，脉微欲绝。辨证为元气大伤，阴损亡阳。治以益气敛阴、回阳固脱之法。基本方为参附汤。本方亦属休克治疗中的必备用药。临床工作中发现，许多休克抢救时间较长、对升压药有依赖性的患者，经使用本方治疗后，往往可以很快减少或停用升压药物，使病情转危为安。

5. 休克病人的针刺治疗　主穴：素髎、内关；配穴：人中、中冲、涌泉、足三里。针法要点：先刺主穴以中强刺激，持续运针或电针，可加备穴留针或脉冲电刺激。在休克病人抢救工作中必要时加耳针：肾上腺升压点、皮质下、心、内分泌、神门、交感等穴，或加用艾条灸百会、气海、关元、膻中，不计壮数，以脉回汗止为度。

6. 解毒通脏法　近年来在急性梗阻性化脓性胆管炎和出血性胰腺炎合并休克病人的术前准备阶段，改变了仓促进行急诊手术的观点。大量的资料证明，对于此类中毒性休克病人，在中西医结合处理下可以较快地改善休克状态，争取了较好的手术条件和时机，增加了手术疗法的安全性，大大降低了手术死亡率。

国内许多单位应用清热解毒、通里攻下法则，分别组成不同组方的“清胆汤”、“清胰汤”，治疗重症胆道感染和重症胰腺炎合并休克的病人，使中西医结合非手术治疗成功率达到 80%～90%以上，死亡率降至 5%～10%以下。

（薛志祥）

第九章 重症救治与监测

重症救治与监护是抢救危重患者的重要措施，不仅外科医生必须掌握，其他临床各科也应结合本科的特点加强这方面的工作。主要包括心肺脑复苏及多器官功能衰竭、重症监护与治疗等内容。

第一节　心肺脑复苏

一、概述

心跳骤停（也称心脏停搏）是指心脏的有效收缩和排血功能突然衰竭，全身血液循环停止，血液供应中断，并伴有呼吸停顿，从而导致组织缺血、缺氧和代谢障碍，表现为临床死亡状态。早年复苏主要指“心肺复苏”（cardiopulmonary resuscitation，CPR），即针对呼吸和循环骤停所采取的抢救措施，以人工呼吸替代人的自主呼吸，以心脏按压形成暂时的人工循环并诱发心脏的自主搏动。但是，心肺复苏成功的关键不仅是自主呼吸和心跳的恢复，更重要的是中枢神经系统功能的恢复。从心脏停搏到细胞坏死的时间以脑细胞最短，因此，维持脑组织的灌流是心肺复苏的重点，一开始就应该积极防治脑细胞的损伤，力争脑功能的完全恢复。故将“心肺复苏”扩展为“心肺脑复苏”（cardiopulmonary cerebral resuscitation，CPCR）。

心肺脑复苏成功的关键是时间。在心脏停搏后4分钟内开始初期复苏、8分钟内开始后期复苏者的恢复出院率最高。因此早期开始复苏是提高成活率和脑功能完全恢复率的基础。有效复苏开始的时间虽仅有分秒之差，却可显著影响复苏的效果。

（一）心跳骤停的类型

根据心电图（ECG）、触诊或肉眼观察，心跳骤停可分为3种类型：

1. 心跳停止（心室停顿）　心脏完全处于静止状态，ECG呈现为一条直线。

2. 心室纤维颤动（心室颤动）　心室呈不规则蠕动而无排血功能，蠕动幅度小的为“细颤”，蠕动幅度大的为“粗颤”，ECG振幅、波形和节律无规律。

3. 心电机械分离　尽管ECG仍有低幅波图形（心室复合波），但心脏无机械收缩及排血功能。

无论是何种类型的心跳骤停，其复苏原则是一致的，应尽快争取CPR的时机。

（二）心跳骤停的原因

1．意外事件 如触电、溺水、雷击、严重创伤、窒息、中毒等。

2．电解质及酸碱平衡紊乱 如急性高钾血症或低钾血症、严重的酸中毒等。

3．药物中毒反应或过敏 如锑剂、洋地黄、奎尼丁、局部麻醉药等中毒反应或过敏。

4．器质性心脏病 如各种类型的心脏病、心肌炎、心肌病等。

5．休克 如心源性休克、感染性休克等。

6．对心脏的直接刺激 如心导管检查或治疗。

7．手术因素 某些特殊部位如颅内、胸腔和腹腔内手术较其他部位的手术更容易发生心跳骤停；突发的急剧的大量失血极易导致心跳骤停；复杂的大手术也易导致心跳骤停。

8．麻醉因素 麻醉的选择、实施、管理等不当也会招致心跳骤停。

（三）心跳骤停的病理

主要有以下几方面的改变：

1．迷走神经张力增高 迷走神经兴奋可抑制窦房结起搏点，抑制传导，严重者可导致心跳骤停。机械刺激、缺氧、二氧化碳蓄积、中毒等都可能是迷走神经张力增高的原因。

2．心肌凝固或断裂 多由电流的直接损伤所致。

3．血流动力学的急剧变化 这种变化对于高血压冠心病患者可造成心肌急剧的供氧与需氧的比例平衡失调，导致心肌缺血、缺氧而出现心跳骤停。

（四）缺血后再灌注损伤与 CPCR

1．心肌缺血再灌注损伤 可使心脏发生心肌超微结构损伤，钙离子超载，心肌酶漏出，心律失常。

2．脑组织再灌注损伤 可致脑细胞内水肿，导致神经系统后遗症。

缺血后再灌注不一定能使缺血细胞恢复功能，相反，在一定条件下它可加重已有的细胞损伤，甚至使损伤变为不可逆。

（五）心跳骤停的安全时限

CPCR 的成功与否主要取决于复苏开始的时间。确切的心跳骤停的安全复苏时限尚难确定。在常温下心脏停止活动 3 秒，患者出现头晕，10～20 秒出现晕厥，40 秒发生惊厥，30～45 秒瞳孔散大，60 秒呼吸停止，大小便失禁；4～6 分钟后脑细胞即出现不可逆性损害，10 分钟后脑细胞死亡。一般而言，5～8 分钟被认为是复苏安全时限。

（六）心跳骤停的诊断

准确及时地作出诊断是复苏成功的关键。要求尽可能在 30 秒内确定诊断。正在接受心电图或直接测动脉血压者，其心跳骤停可即刻发现。但在大多数情况下，须凭借以下征象确定：①意识突然消失，呼之不应；②大动脉搏动消失，颈动脉或股动脉搏动摸不到，血压测不到，心音听不到；③自主呼吸在挣扎一两次后停止，但在全身麻醉过程中应用骨骼肌松弛药后无挣扎表现；④组织缺氧后会出现瞳孔散大，对光反射消失，可作为间接判断心跳骤停的指征。在听不到心音或测不到血压时特别有参考价值；⑤突然出现皮肤、黏膜苍白，手术视野血色变暗发紫，应高度警惕心脏停搏。

（七）心肺脑复苏（CPCR）的基本过程

CPCR 是一个多环节的连续过程。目前国际上通行的办法是把 CPCR 划分为 3 个阶段共 9 个步骤，每一阶段各有 3 个步骤，并且按英文字母 A～I 的顺序排列。实际上各步骤并非机械地按字母排序进行，常视病情需要交叉实施。

1. 基础生命支持阶段

基础生命支持（basic life support. BLS）阶段亦称初期复苏，是呼吸、心跳骤停时的现场急救措施，主要任务是建立人工呼吸和循环以迅速有效地恢复生命器官（特别是心脏和脑）血液灌流和供氧。主要措施可归纳为 A B C 程序，即：A（airway）指保持呼吸道通畅，B（breathing）指进行有效的人工呼吸，C（circulation）指建立有效的人工循环。这一方法是必须熟练掌握的基本技能之一。

2. 进一步生命支持

进一步生命支持（advanced life support，ALS）又称后续复苏，是初期复苏的延续，其目的是通过更为有效的呼吸和循环支持，争取心脏恢复搏动，自主呼吸恢复，保持循环和呼吸功能稳定，为脑功能的恢复创造基础。采取的步骤为：D（drugs）药物治疗；E（ECG）心电监测及其他监测；F（fibrillation）处理心室颤动。

3. 延续生命支持

延续生命支持（prolonged life support，PLS）也称复苏后处理，包括 G（gauge）病情判断，H（human mentation）神志恢复，I（intensive care）重症监护治疗。这三个步骤是在心肺复苏成功的基础上围绕脑功能恢复进行的。

二、心肺复苏

（一）初期复苏

一旦疑有呼吸或心跳停止，应立即确定患者的神志是否消失，同时开始现场复苏。

1. 开放气道

心脏停搏后的患者约 90% 可发生呼吸道梗阻，常见的原因是舌后坠和呼吸道内分泌物、误吸的呕吐物或其他异物阻塞气道，因此施行人工通气的前提条件是开放呼吸通道并维持其通畅。

（1）*清除呼吸道异物或分泌物*：通过各种物理的、机械的方法取出气道内异物。①手指取异物：当异物位于口咽部时，可先将患者下颌提起，使舌根脱离后壁和异物，再用示指深入咽部达会厌背侧，屈指掏出异物。②背部拍击法：当人工通气气体不能进入肺部，怀疑异物位于气管内时可将患者侧转，用手掌用力快速拍击患者背部（肩胛骨之间部位），反复多次以诱发呼吸，让气流带出气道内异物。③推压法：抢救者一只手置于患者上腹部，或从背部双手抱住患者上腹部，向膈肌方向快速猛力持续推压，使肺部气道压力急剧上升，于呼气时排出异物，但此法有可能造成肋骨骨折和肾破裂。④器械取物：有条件时可借助纤维咽喉镜或纤维支气管镜或吸引器清除异物。

(2) 处理舌后坠：①仰头托下颌：术者在患者头侧，用双手示指置于患者下颌角处，将下颌前推，使头后仰，同时用拇指推开下唇，即可使舌后坠解除。但当疑有颈椎损伤时禁用此法。②仰头抬颌：术者在患者头一侧，一手四指置于患者颌下，将颌向上、向前托起，同时使头后仰，拇指轻拉下唇，使口微张；另一手置于前额帮助头后仰。

(3) 维持呼吸道通畅：应尽可能使用口咽导气管、喉罩、气管内插管等特殊的器械保持气道通畅。

2．人工通气

一旦发现呼吸停止，首先进行徒手人工呼吸。人工通气法大致可分两类：一类是无需借助器械或仪器的徒手人工呼吸法，其中以口对口（鼻）人工呼吸最适合于现场复苏。另一类是利用器械或特殊呼吸装置的机械通气法，主要用于医院内和后期复苏。

(1) 口对口人工呼吸：口对口人工呼吸是进行人工呼吸最简便有效的方法，与胸外按压共同组成 CPR 的最初急救措施。正常人呼出气的氧浓度为 16%～18%，二氧化碳浓度为 2%～4%。若以 2 倍正常潮气量的通气量向人口（鼻）吹入呼出气，患者的 PaO_2 达 10～11.3kPa，而 $PaCO_2$ 为 4～5.3kPa。口对口人工通气要求抢救者每次吹气量能使患者双肺获得足够的充气，大多数成人一次吹气应不少于 800ml，最多不超过 1200ml。

具体操作方法：①抢救者站在一侧，一手按压患者前额，一手托住颈部，将患者的下颌向上后方翘起使其头后仰。②吸气后对准患者口部（若为儿童则将口、鼻都包括在内）用力吹入呼出气；儿童只宜轻吹。③开始时宜连续吹入 3～4 次，然后以每 5 秒 1 次的频率吹入。④为防止吹入气经鼻腔逸出，可用按前额的手捏住患者鼻孔或在吹气时用面颊紧贴患者鼻孔。⑤有效的吹气应使胸廓扩张。吹气后放开口鼻，任胸廓回缩呼气，同时观察胸廓起伏，听呼吸音。⑥若吹气无效，多因颈部和头部的位置不当，可调整头位。如调整头位后仍不能通气，则考虑有气道内异物。⑦人工呼吸通常与胸外心脏按压配合进行（图 9－1）。

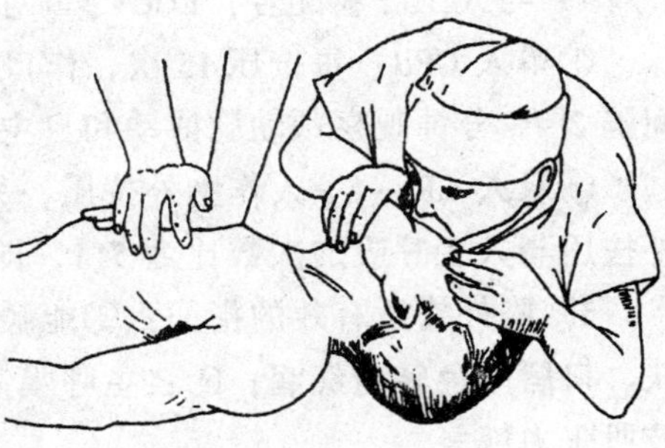

图 9－1　口对口人工呼吸

(2) 口对鼻吹气：对某些特殊病例如牙关紧闭、口腔严重外伤等，宜进行口对鼻吹气。术者一手放在患者前额，另一手托起下颌，使头部后仰并使口闭合。术者深吸气后双唇包紧患者鼻部，从鼻孔吹进气体，直到胸部充分膨胀为止。将口移开，让患者凭其胸、肺的弹性被动自行完成呼气。

(3) 简易人工呼吸器：便携式人工呼吸器是最简便的现场急救用具，由呼吸囊、单向活瓣和面罩三部分组成，操作十分简便。一手将面罩紧扣于患者口鼻部，另一手将呼吸囊握于掌中挤捏，将囊内气体吹入患者肺内；然后松开气囊使呼出气体经活瓣排入大气，同时呼吸囊的自动膨起能自动从另一活瓣吸入新鲜空气。呼吸囊上还附供氧侧管，可与氧源连接以提高吸入气的氧浓度。呼吸器接口还可与气管导管或喉罩等相接。

3．建立人工循环

人工循环建立的迟早与效果对患者预后有重要影响。主要方法是按压心脏，维持心脏的充盈和搏动，有效时可诱发心脏的自律搏动。

（1）胸外心脏按压（external chest compression，ECC）：是于胸骨上施加压力使心脏（或胸腔）的容积改变，从而推动血液循环的方法。正确的胸外按压可产生相当可靠的效果，动脉压可达 10.7～13.1kPa（80～100mmHg），可以防止脑细胞的不可逆性损害。

1）体位：患者仰卧在硬板上或将患者移至地面；去枕以使头部不要高于心脏平面，否则因重力因素会使脑血流减少；抬高双下肢 15°。

2）按压部位：按压部位位于胸骨中、下 1/3 交界处，手掌与患者胸骨纵轴平行以避免直接按压肋骨，另一手平行按在该手背上（图 9－2）。

3）按压力度及频率：肘关节伸直，上身前倾，操作者借自身重力和双手臂及手掌垂直下压的力使胸骨下降 3～5cm，然后立即放松，使胸骨自行回复原位，按压与放松的时间比为 1∶1，按压频率一般成人为 80～100 次/分，对儿童可用单手按压，按压胸骨的幅度为 2.5～4cm。婴儿因心脏位置高、胸廓小，只宜用两指指尖按压胸骨中部，按压幅度为 1～2cm，频率 100～120 次/分。

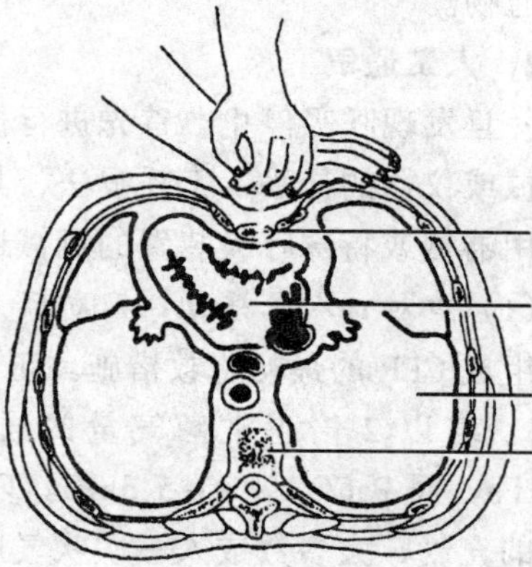

图 9－2　胸外心脏按压方法

4）与人工呼吸配合：ECC 与口对口人工呼吸合为一体，被视为“标准 CPR”。

①单人 CPR：每按压 15 次，作口对口人工呼吸 2 次（15∶2），频率为 80～100 次/分；每间隔 2～3 分钟观察颈动脉搏动和自主呼吸动作 1 次，以判断心跳、呼吸是否恢复。

②双人 CPR：一人作胸外按压，另一人作口对口（鼻）人工呼吸并监测颈动脉搏动，胸外按压与人工呼吸的次数比为 5∶1，即每 5 次 ECC 停顿 1～1.5 秒后作人工呼吸 1 次。

5）胸外按压有效的指征：①能触摸到颈动脉及其他大动脉搏动；②可测到血压；③皮肤、口唇颜色转为红润；④自主呼吸恢复；⑤瞳孔逐渐缩小；⑥眼睑反射恢复；⑦下颌、四肢肌张力恢复。

6）胸外按压常见的并发症：①肋骨骨折、胸骨骨折以及由此损伤内脏致肝破裂、脾破裂、气胸、心包积血等。②胃内容物返流和误吸。老年人和婴幼儿更易发生，应倍加小心。

此外还可采用心前区叩击法，即用拳头的小鱼际部在患者的胸骨中点上方 2～3cm 处迅速有力地捶击，可连续叩击 3～5 次，这种叩击可使心脏产生一个小的电刺激，使因传导阻滞引起的心室停搏恢复心跳。此法简便易行快捷，在现场可首先试用。

（2）胸内按压术（open chest compression，OCC）：指开胸后直接用手挤压心脏，重建血液循环，其 CPR 效果明显优于 ECC。但由于它对场所、技术的特殊要求以及难以避免的损伤和极易发生感染等不利因素，不适合现场复苏，因此应慎重选择。

适于 OCC 的情况有：①胸廓严重畸形或伴心脏移位者；②胸外伤引起的肋骨骨折、胸部穿透伤、胸部挤压伤、张力性气胸、心包填塞等；③ECC 持续 10 分钟而 CPR 效果不佳；④术中发生心跳骤停，特别是已开胸者。

OCC 操作方法：①快速消毒皮肤，同时立即行气管插管和机械通气。②自胸骨旁左侧 2.5cm 至左腋前线，沿第四或者第五肋间隙作弧形切口。如若出血应立即停止开胸，因提示可能循环未停。③进入胸腔后，切开心包膜，右手挤捏心脏，拇指及大鱼际在前，余四指在后，将心脏托于手心，有节律地向室间隔挤压心室。也可用双手，一手在前，一手在后。小儿由于切口小，宜用单手，四指合拢置于心脏后壁向胸骨挤压心脏，拇指放在胸骨前。④挤压频率为 60～80 次/分，挤压用力应均匀，切忌指尖用力，以免损伤心肌。⑤注意观察心肌的颜色、张力。必要时可经无血管区直接心内注药，或行电除颤。⑥心脏复搏后要仔细止血，观察心肌，待心律、血压稳定，用生理盐水反复冲洗胸腔，胸腔内置抗生素，关闭胸腔，并予胸腔闭式引流。⑦打开心包时应避免损伤膈神经。

（二）后续复苏

后续复苏（ALS）是初期复苏的延续。首先应检查患者的自主呼吸和循环功能是否恢复，以便决定是否继续初期复苏。

1．进一步呼吸支持

（1）确保气道通畅：可实施气管插管和气管切开。

气管插管能真正做到长时间呼吸支持及防止返流误吸。其作用还有：①建立开放的通气道；②预防误吸，并可作气管内吸引；③可给予高浓度氧；④可长时间地实施人工通气；⑤提供给药途径；⑥气管内导管留置的时间不宜超过 48～72 小时。

气管切开是创伤性开放气道的方法，在上呼吸道阻塞无法解除或气管内插管已达 72 小时以及气管内、支气管内分泌物不能排出时可考虑采用。

（2）机械通气和氧疗：长时间口对口（鼻）人工通气，操作者易疲劳，而且吹入气中氧浓度偏低，易致患者低氧血症。因此应尽早使用机械通气以提高通气效率，改善缺氧和二碳蓄积，同时吸入高浓度氧。

①简易呼吸器：既可用于无氧情况的现场救护，也可接上输氧管给高浓度氧。

②呼吸机：可实现自动通气，根据病情调节气道压、通气量、通气时间、通气频率和通气方式等，适用于较长时间的人工呼吸。

③吸氧：以纯氧进行通气。可以提高动脉血的氧张力和血红蛋白的氧饱和度，改善组织的缺氧，是 CPR 后续复苏过程中必不可少的治疗方法。

2．药物治疗

心脏停搏后，机体不可避免地存在缺氧、酸中毒、电解质紊乱，并由此导致心脏起搏困难或心室除颤困难，需借助药物治疗以激发心脏复跳，增加心肌收缩力；提高血压，增加心脏和脑血流量；降低除颤阈值，抑制心室异位节律，防止室颤复发；纠正酸碱、电解质失衡；防治脑水肿及减轻脑细胞损害。

（1）给药途径：CPR 过程中给药途径有 3 种，即静脉通路、气管内给药和心内注射。①

静脉通路：CPR 宜尽早建立畅通的静脉给药和输注通路，可选用周围静脉或中心静脉。中心静脉给药是最佳选择，因为从周围静脉给药即使 ECC 十分有效，所给药物到达中心静脉也需 1~2 分钟，且到达心脏的药物浓度也较从中心静脉给予的低。一般在 ECC 时肘前静脉是首选穿刺部位，放置的中心静脉测压（CVP）导管可起到中心静脉的多种作用。经中心静脉途径所给的药物迅速抵达心脏，因而起效快，可作为快速输注通道，也可测 CVP 以指导输液速度和输液量。②气管内给药：适用于已作气管内插管者，药物注入气管内，经气管和支气管黏膜的毛细血管吸收直接进入左心，不经体循环，迅速达到高浓度，肾上腺素、阿托品和利多卡因都可经气管内给药。气管内给药的剂量应比静脉用药通常大 2~3 倍。由于黏膜不断吸收，故药物起效时间虽略晚于静脉给药，但维持时间较长。须注意高渗碳酸氢钠及去甲肾上腺素可强烈收缩小血管，均可对气管黏膜造成损伤，故不适于气管内给药。③心内注射：心内注射药物并发症多且严重，如损伤左肺下叶、冠状动脉而致张力性气胸、心包填塞，故目前仅在静脉途径或气管内途径无法进行，或正在胸内按压时才采用此法。

(2) 常用药物

①肾上腺素：是 CPR 时最常用、最有效的药物。通过兴奋 α 受体和 β 受体，使心肌血流量、脑血流量增加，加快心率，增强自律性，增加心肌收缩力；使心室颤动由细颤转为粗颤，使电除颤易于生效。其用量为 0.5~1 mg，静脉给药，5 分钟后可重复 1 次。也有人建议其首次剂量可增至 2~5mg；气管内给药则为 1~2mg。

②多巴胺：既兴奋 α 受体和 β 受体，也作用于多巴胺受体。较大剂量可使周围血管收缩，肺动脉楔压升高，心率增快。多巴胺每次用量为 20~40mg，且只能静脉给药。小剂量多巴胺主要作用于多巴胺受体，扩张肾及内脏血管。

③阿托品：为抗副交感神经药，可降低心肌迷走神经张力，加快窦房结发出冲动的频率，促进房室传导。适用于窦性心动过缓伴血流动力学障碍（如低血压、低组织灌注）或合并频发室性早搏；房室传导阻滞和室性停搏；心动过缓严重时，由于异位心电活动亢进可能诱发的心室颤动。若用阿托品将心率增快至 60~80 次/分，不仅可防止心室颤动的发生，而且还能增加心输出量。

心跳骤停时阿托品用量为 1mg 静脉注射，必要时 5 分钟后重复用药；心动过缓时的首次量为 0.5~1mg 静脉注射，每隔 5 分钟 1 次，直至心率达 60 次/分以上。也可经气管内给药。伴急性心肌缺血或心肌梗死时，阿托品宜慎用。

④利多卡因：是治疗室性异位搏动如室性早搏、阵发性室性心动过速以及心室颤动的首选药物，利多卡因显效快，作用维持时间短，毒性低，治疗的安全范围大。首次剂量 1 mg/kg 静脉注射，必要时以 1~4mg/min 的速度注射。如室性异位节律依然存在，可在 10 分钟后再静脉注射 0.5mg/kg，也可气管内给药，剂量增加 2~3 倍。

⑤钙剂：在 CPR 中仅用于高钾血症或低钙血症（如钙通道阻滞剂引起的心跳骤停），静脉注射氯化钙 2~4mg/kg（10%氯化钙 2.5~5ml）或 10%葡萄糖酸钙 5~8ml 能取得良好复苏效果。注意应缓慢静脉注射。在其他类型的心脏停搏时不宜用钙剂。

⑥碳酸氢钠：循环和呼吸停止可引起代谢性酸中毒和呼吸性酸中毒，碳酸氢钠是用于纠正急性代谢性酸中毒的主要药物，但是超大剂量使用碳酸氢钠可能造成医源性碱血症，可引

起代谢性碱中毒致低钾血症，因此碳酸氢钠的使用应谨慎。

在复苏早期，主要依靠适量的过度通气充分排出二氧化碳，使 $PaCO_2$ 降低和 pH 值升高来纠正呼吸性酸中毒。若心脏停搏时间仅 1~2 分钟，则无需使用碳酸氢钠。只有当各种复苏措施如心脏按压、呼吸维持、除颤和药物治疗等实施以后，才考虑碱性药物的使用。

碳酸氢钠的应用最好根据动脉血气分析结果来指导用药。

一般当碱剩余（SBE）达 -10mmol/L 以上时才用碳酸氢钠。

碳酸氢钠用量可按以下公式计算：

碳酸氢钠（mmol）=SBE×体重（kg）/4

或碳酸氢钠（mmol）=循环停止时间×体重（kg）×0.1

若 CPR 中未能测知血气分析，首剂为 1mmol/kg，约相当于 5%碳酸氢钠溶液 1.66ml/kg 或碳酸氢钠 84μg/kg，继以每 10 分钟 0.5mmol/kg 给予。

静脉注射碳酸氢钠时速度不宜过快，最好能匀速输注，成人静脉注射 5%碳酸氢钠以 15ml/min 为宜，若快速输入可能引起致死性的高钠血症和高渗综合征，因此一次静脉用量不应超过 75ml。

在应用碳酸氢钠时必须加强通气，保持 $PaCO_2$ 在 4.0~4.7kPa，以避免二氧化碳蓄积，同时碳酸氢钠的用量应适当，宁可 pH 值略低于正常而不要矫枉过正。

⑦肾上腺皮质激素：目前倾向于在脑复苏和吸入性肺炎时使用。

⑧其他：去甲肾上腺素适用于严重低血压和全身血管阻力降低的患者，可静脉给予 0.5~1mg。异丙肾上腺素适用于心肌松弛的心脏停搏者，用量为每次 1mg 静脉注射，或 2~20μg/（kg·min），用于治疗房室传导阻滞。

3．监测

最基本的监测项目包括触摸大动脉、观察皮肤黏膜色泽、毛细血管充盈时间、瞳孔大小、对光反应、脉率、血压、ECG、心音、呼吸音、CVP、Swan-Ganz 漂浮导管、留置导尿等。但这些参数有一定局限性，并不能完整、定量地反映 CPR 效果及呼吸循环功能的恢复程度，有条件时应争取更全面的监测。

4．电除颤

心室颤动可分为细颤和粗颤。细颤的心电图显示为不规则的心室颤动波，波幅低，频率低。粗颤的心电图为较高电压的室颤波，波幅宽大且频率高。细颤时电击除颤鲜有成功者。必须设法将细颤转变为粗颤。一般情况下注射肾上腺素多能使细颤转为粗颤。电除颤可分为直流电除颤和交流电除颤两种。目前以直流电除颤应用最广泛，其特点是除颤时间极短，体内产热少，对心肌损伤小，可反复电击除颤；其次，直流电主要兴奋副交感神经，电击后很少出现心动过速等心律失常，但有可能出现心动过缓或传导阻滞；再者直流电可行同步电复律；且除颤器便于携带；多能同时进行 ECG 监测。

（1）*胸外直流电除颤*：在心电图监视下突发的心室颤动应在 30 秒至 2 分钟内行胸外电除颤。心室颤动宜先行 CPR 中的 A、B、C 步骤至少 2 分钟，使心肌氧合良好后再行电除颤。操作步骤如下：①打开电源，成人为 200~300J，小儿为 2J/kg。②接通电极板，直径选择成人为 10cm，儿童为 8cm，婴儿为 4cm。电极板的大小与电阻成反比，但太大会影响除颤效果。③放置电极板，阴极板置于右胸骨旁第二肋间，阳极板置于左乳头下胸壁，电极下应涂满导电糊。双电极要紧压胸壁（压力约每个电极 1078N）。④再次检查 ECG、电极位置，令所有人员与患者分离，并使患者脱离金属物。⑤暂停胸外按压，在人工呼气末按放电钮，完成一次除颤。⑥观察 ECG，若 5 秒内未复跳，仍摸不到脉搏则继续行 CPR 之 A、B、C。⑦充电，准备再除颤。适当加大电能至 300～360J，同时辅助给予利多卡因、溴苄胺以帮助除颤。必要时连续除颤 3 次。若除颤成功，可持续静脉输注利多卡因以防复发，并持续 ECG 监测。

（2）胸内直流电除颤：已开胸的患者可直接行胸内电除颤，步骤为：①剪开心包，暴露心脏。②作好除颤器充电准备。电能成人为 25～80J，但应从小电量 25J 开始，小儿从 1～10J 用最低电能开始，以免损伤心肌。③电极板置于心脏前、后，电极板应以浸透生理盐水的棉巾包裹。④按压放电钮。若电除颤失败，不应无限制地增加电能而应积极辅用肾上腺素、利多卡因，再行纠正心肌缺血、低钾血症、低温、酸中毒等。

（3）影响电除颤的因素：直流电除颤成功与否不仅与所选电能大小有关，而且与其他影响心肌状态的因素密切相关。①心室颤动时间：心室颤动时间越长，所需电能越高而成功率越低。②心肌状况：心肌缺血越重除颤效果越差。③电解质：低钾血症可提高除颤阈值，高钾血症可降低心室颤动阈值、抑制心肌收缩，均不利于除颤。④药物：利多卡因、溴苄胺可影响心室颤动阈值，对除颤效果无直接影响。⑤电极板的位置：电阻决定通过心脏电流的大小，直接影响除颤的成功率。

5．人工心脏起搏

是以人工电刺激去激发心肌收缩，是治疗严重心动过缓、房室传导阻滞的重要手段。对于历经 CPR 仍未能复搏者，人工起搏并无作用。在 CPR 中起搏器仅用于已知患者既往存在完全型房室传导阻滞或复苏后心跳已恢复但难以维持心率者。

（三）复苏后处理

心肺复苏过程中，心跳的恢复或循环功能的初步稳定并非复苏的终结，因为缺血、缺氧所致的机体生理改变并未随心跳的恢复而立即好转。复苏后处理的重点和主要的内容是防治多器官功能衰竭和减轻脑损害，争取脑功能的全面复苏。

1．维护循环功能

心跳恢复后，心血管功能处于不稳定状态，主要表现为低血压和组织器官灌注不足。此时应进一步通过监测，了解有无休克、心律失常、血容量不足、酸碱失衡和电解质紊乱，判断有无心包填塞（可由心内注射引起）、肺水肿、张力性气胸等。

（1）纠正低血压：通常造成血压不稳定或持续低血压状态的原因主要有：①有效循环血量不足；②心肌收缩无力；③酸碱失衡及电解质紊乱；④CPR 中的并发症。

因此纠正低血压的主要措施是保持充足的血容量、改善心肌收缩力和纠正酸碱平衡失调与电解质紊乱。

（2）处理高血压：心肺复苏后也可突然出现高血压，通常是由于 CPR 时注入的肾上腺素或其他儿茶酚胺类药物的持续作用所致，表现为一过性血压增高，可用硝普钠或硝酸甘油降压。

(3) 处理心律失常：心跳恢复后亦可发生心律失常，对于频发的室性心律失常可用利多卡因静脉输注；若为严重的心律失常或房室传导阻滞，则可应用阿托品或异丙肾上腺素。

(4) 应常规留置导尿管观察尿量，进行尿液分析以了解肾功能。

2. 维持呼吸功能

心跳恢复后，如果呼吸中枢未受损，自主呼吸一般在0.5~2小时恢复。但是，自主呼吸的恢复并不意味着呼吸支持的终止。绝大多数情况下呼吸支持须延续，并要进一步检查呼吸系统，判断有无胸骨或肋骨骨折以及有无通气障碍等。

(1) 保持呼吸道通畅：气管插管应保留足够长的时间，以确保呼吸道通畅和有足够的通气量。在持续的人工呼吸过程中要充分给氧，随时根据血气分析结果调整呼吸参数，保证大脑皮层和心肌对氧的需求。如要长时间保留插管，则需行气管切开，以便进行较长期的呼吸治疗。为防止和减少返流、误吸，宜早作胃肠减压。

(2) 呼吸恢复延迟的处理：心跳恢复后，呼吸的复苏有赖于呼吸中枢的兴奋以诱发自主呼吸。如经1~2小时的各种支持治疗，呼吸仍未恢复，可谨慎地试用呼吸兴奋剂如洛贝林3~6mg、回苏灵8mg、利他林20mg等。呼吸长期不恢复，则应高度怀疑脑水肿已波及延髓呼吸中枢或脑细胞发生缺氧性器质性损害，使呼吸难以恢复，尽早使用脱水药物以减轻脑水肿，同时积极进行其他脑保护治疗。

(3) 呼吸系统并发症：最常见的是肺炎、肺水肿和急性呼吸窘迫综合征（acute respiratory distress syndrome，ARDS）。ARDS的诱因有：①ECC时间较长，在动脉压增高时，肺动脉压也升高，肺毛细血管压持续增高致肺水肿；②心脏停搏后的缺氧和酸中毒使肺血管阻力增大，毛细血管通透性增大，促发弥漫性血管内凝血；③气管内异物、分泌物致肺不张；④返流、误吸致吸入性肺炎；⑤心脏停搏时内源性儿茶酚胺的释放和外源性儿茶酚胺的使用；⑥ECC过程中肋骨、胸骨骨折导致脂肪栓塞；⑦合并有颅脑损伤、严重胸部损伤、严重休克等。

在针对原因进行处理的同时，主要采用机械通气治疗。

(4) 机械通气：机械通气是CPR中维持呼吸功能的主要手段。通气方式可选择间歇性正压通气（IP~PV）、呼气末正压通气（PEEP）、间歇指令通气（IMV）等，应根据病情和治疗效果加以选择和变换。

3. 保护肾功能

复苏后常规监测肾功能，包括每小时尿量、尿比重，并采血测定尿素氮、非蛋白氮。如尿量少于30ml/h，24小时尿量少于400ml，尿比重固定在1.010，且非蛋白氮持续升高，则提示急性肾功能衰竭，应进一步检查血和尿的渗透压、尿素氮、肌酐浓度、电解质及血红蛋白。一旦确诊为急性肾功能衰竭应立即用利尿药，如用速尿0.5mg/kg静脉注射，若观察30分钟后仍无尿，可重复注射。同时要维持有效循环功能，合理使用血管活性药物（如小剂量多巴胺），纠正酸中毒等。这是保护肾功能的重要措施。

4. 防治多器官功能衰竭

因为心脏停搏造成的缺血、缺氧是全身性的，所以复苏后不仅要对一些主要生命器官的功能加以维护，而且对于肝、胃肠道、血液等其他脏器组织的功能状态也应注意观察。通过对多器官、多系统的监护，避免出现多器官功能衰竭，为进一步脑复苏创造条件。

三、脑复苏

心跳骤停后，随着循环的停止，脑血流中断，脑细胞缺血、缺氧，脑功能和代谢迅速受损甚至停止。由于脑细胞是人体对缺氧最敏感的细胞，因此 CPR 后心跳、呼吸恢复并不意味着脑功能也迅速恢复，而是需要采取各种措施维持脑细胞内外环境（颅内和颅外）稳定以改善和解除缺血所致的脑损害。

（一）脑缺血的病理生理改变

脑是人体对氧的需求量最大的器官，其重量仅占体重的 2%，但其血流量却占心输出量的 15%，静息氧耗量则占氧摄入总量的 20%。脑细胞代谢的主要能量来源是葡萄糖氧化生成的三磷酸腺苷（ATP），但脑内葡萄糖和 ATP 的储存很少，且脑的无氧代谢能力非常有限，故极易出现能量代谢障碍。整个脑组织呈现为“低储备、高供应、高消耗”的特点，远较其他脏器更易遭受缺血、缺氧的打击。

（二）脑复苏的治疗措施

1．低温－脱水疗法 低温－脱水疗法对于脑细胞具有保护作用，可阻止脑细胞进一步受损。其实施要点为：①及早降温：CPR 后心脏复跳稳定，即可开始用冰帽进行头部降温，6 小时内逐渐降至预定水平。②足够降温：在监测鼻咽部（脑温）、食管下部（心温）和直肠（全身温）温度的前提下，3～6 小时使头温逐渐降至 28℃，其他部位温度降至 28℃～30℃，并维持 12～24 小时，随后视病情维持体温在 32℃上下。③降温到底：降温以恢复听觉为“底”，当患者能听从指令如睁眼、抬头、牵手而表明大脑皮层功能恢复时才能终止降温。复温过程中应严格做到逐步升温，切忌体温反跳。④及早进行脱水疗法：心脏复跳后循环稳定即静脉注射 20%甘露醇或山梨醇 0.5～1g/kg。必要时 4～8 小时重复 1 次，每天不超过 3 次，以降低颅内压；也可间断静脉注射速尿 0.5～1mg/kg。24 小时尿量应超过静脉输入量 800～1000ml，使脑脊液压力降低在正常水平以下。

2．高压氧治疗 高压氧治疗可使 PaO_2、血氧含量和氧弥散力明显升高，同时也使脑血管收缩、脑积液容积和脑血流量减少，从而减轻脑水肿。早期应用作用明显。

3．巴比妥类药物治疗 巴比妥类药物可抑制脑代谢，控制抽搐，防止颅内压增高，目前仅用于抗惊厥。硫喷妥钠首次剂量为 30mg/kg，随后可用 2～5mg/kg 维持，但须注意其呼吸抑制作用。

4．钙离子拮抗药治疗 细胞内 Ca^{2+} 超载在再灌注损伤中占重要地位。尼莫地平、利多氟嗪均可改善脑缺血后的脑血流和神经功能，不宜单独使用，可作为综合治疗的一部分。

5．其他药物治疗 皮质激素、自由基清除剂、催醒药、脑细胞营养药等可根据病情而选用。

（三）神经功能评定

多用 Glasgow 昏迷评分法来评估患者神经功能状态，其分值高低可表示脑功能的恢复情况（见表 9－1）。

表 9－1　Glasgow 昏迷评分法

睁眼反应	记分	言语反应	记分	肢体运动	记分
自然睁眼	4	对答清楚	5	按指令动作	6
声音反应睁眼	3	词语混乱	4	痛刺激定位	5
疼痛刺激睁眼	2	词语无序	3	痛刺激躲避	4
不睁眼	1	仅能发声	2	强刺激屈曲	3
		无言语反应	1	强刺激过伸	2
				无肢体活动	1

注：满分为 15 分，最低为 3 分。评分越低，病情越重，预后越差，<8 分者为重症

（四）脑复苏结局

根据患者脑损伤程度和 CPCR 的成效，脑复苏结局可能有 4 种：

1．经过若干天昏迷之后逐渐清醒且恢复正常智力和工作能力。

2．清醒后可能后遗一定的精神行为障碍，导致某种程度的残废。

3．植物状态或皮质下存活，可延续数年，最后因并发症而死亡。

4．脑死亡，无呼吸、无反射、无循环功能，短期内死亡。

因此，脑保护措施宜全程进行，不可轻易放弃，若脑复苏失败，应适时终止治疗。

（许　斌）

第二节　多器官功能障碍综合征

一、概述

多器官功能障碍综合征（multiple organ dysfunction syndrome，MODS）是指急性疾病过程中 2 个或 2 个以上的重要器官或系统的急性功能障碍综合征。MODS 是随着医学科学不断发展进步，延长了危重患者生存时间之后，于 20 世纪 70 年代提出的新问题。

早在 20 世纪 40 年代，在第一、二次世界大战中有许多伤员因休克后出现急性肾功能衰竭而致死。50 年代，由于对肾功能衰竭的病理过程和机制进行了深入的研究，以及随着血液透析的进展使这种状况得以改善，而急性呼吸衰竭即所谓“休克肺”或急性呼吸窘迫综合征（acute respiratory distress syndrome，ARDS）则成为急性危重患者死亡的主要原因。60 年代，

由于急性呼吸窘迫综合征的深入研究和人工机械通气的不断发展，急性呼吸衰竭的治疗也有了很大的进展。Tilney 等于 1973 年首次提出了“多器官功能衰竭综合征”（multiple organ failure syndrome，MOFS）这一名称。1991 年，Bone 等提出用“多器官功能障碍综合征”更为妥当，因为器官功能障碍是动态性生理功能紊乱过程，而“衰竭”则趋向于静态观念。近年来，随着分子生物学研究的进展，对组织损伤、炎症及免疫系统在 MODS 发病中的作用有了新的认识，发现危重患者在发病过程中能激活细胞因子（cytokins）或介质（mediators）而引起全身炎症反应的表现。1991 年美国胸内科医师学会（ACCP）与危重病医学会（SCCM）联席会议委员会提出“全身炎症反应综合征”（systemic inflammatory response syndrome，SIRS）的新术语，受到广泛关注。

MODS 病死率依据受累脏器的数目而不同，任何单一器官系统持续衰竭 24 小时以上的死亡率约为 40%；2 个器官系统衰竭者死亡率为 50%～60%；若涉及 3 个器官系统衰竭并超过 72 小时以上者，死亡率高达 100%。

（一）病因与发病机制

1．病因

（1）严重创伤：如大面积烧伤、多发性创伤、大手术等引起肺、心、肾、肝、消化道和造血系统等多脏器的功能失常并发展到衰竭。

（2）休克：为最常见的原因。尤其是创伤、出血和感染性休克，常因各脏器血流灌注不足造成组织缺血、缺氧，引起 MODS。

（3）严重感染：败血症及局部严重感染，尤其是腹腔内感染（胆道感染、胰腺感染、消化道穿孔及腹部手术后感染等）。引起败血症的主要细菌有大肠杆菌、假单胞菌、变形杆菌、克雷伯菌、肠杆菌、沙雷菌及某些革兰阳性菌。

（4）心跳、呼吸骤停：骤停后造成各脏器缺血、缺氧，而复苏后又可引起再灌注的损伤。

（5）诊疗的失误：高浓度吸氧致肺泡表面活性物质破坏、肺血管内皮细胞损伤，正压呼吸、呼气末正压通气（PEEP）等使用不当造成心肺功能障碍，血液透析造成血小板减少和出血等。大量输液输血及药物使用不当也可以导致 MODS 的发生，输血过多可使左心负荷增加，从而导致左心衰竭、肺水肿，大量输血可有微小血凝块致使肺功能障碍、凝血因子缺乏而出现出血倾向，长期大量使用抗生素可引起肝、肾功能损害，激素的大量应用容易造成免疫功能抑制、应激性溃疡出血、继发性感染等。

临床上，以下病人容易发生 MODS：在 ICU 内发生脓毒症或感染者；全身性脓毒症者；存在坏死或损伤病灶者；严重创伤或重大手术患者；肝功能衰竭末期的患者。

2．发病机制

MODS 的发病机制非常复杂，尚不完全清楚。严重感染、严重创伤、缺血及再灌注损伤等不同的因素除了直接引起细胞损伤外，更重要的是通过激活内源性炎症介质，使之过度地释放，引起全身性反应。原发病因或引起器官损伤的原因可不相同，但炎性介质和免疫系统改变却可相同或相似，在全身炎症反应持续存在的进程中，二次打击对导致 MODS 发生有重要的临床意义。

MODS的发病机制有两种学说。

（1）同源性发病机制：MODS的若干共同病因同时或者先后发生。

①微循环障碍：由于各脏器血流灌注减少，组织缺氧，ATP生成不足，致使细胞膜Na^+泵失控，细胞内NaCl增加，导致细胞水肿并出现线粒体、溶酶体破坏。在缺氧状态下，细胞内pH值下降，多种酶的功能障碍，膜通透性进一步改变，Ca^{2+}内流，内膜结构膨胀变形，细胞解体，导致脏器功能低下。此外，MODS时各实质性器官微血管内皮细胞损伤，白细胞黏附造成广泛的微血栓形成，造成微循环扩张障碍。

②再灌注损伤：当严重创伤、严重感染、休克等病因控制后，血流动力学有所改善时，血流对组织出现再灌流现象，已经受损的细胞线粒体呼吸功能发生了改变，细胞色素氧化酶和超氧化物歧化酶的活性下降，不能有效地清除“再灌流”后产生的氧自由基（氧自由基对组织损伤主要表现为细胞膜磷脂过氧化物被降解，膜的结构受破坏，细胞酶蛋白和核酸损伤，使蛋白变性失活），引起血管内皮细胞肿胀，导致血管管腔狭窄或闭塞，出现组织少灌流或无灌流状态，继而发生更严重的细胞变性坏死，这就是细胞再次受到打击的“再灌流”综合征。

③中性粒细胞激活：创伤感染时，中性粒细胞（多形核白细胞、单核细胞、巨噬细胞、内皮细胞）被补体所激活，黏附在微血管壁上，形成微血栓，释放各种介质和氧自由基，从而进一步地损伤毛细血管内皮细胞，使血管壁通透性增加，血管内成分外溢，致使组织发生水肿。

④炎症刺激物及反应递质的产生：微生物及其产生的内、外毒素及异物、肿瘤细胞等均可导致炎性反应，在炎性反应中产生的反应递质有肿瘤坏死因子（TNF）、花生四烯酸、白介素（IL1～10）、前列腺素（PG）、被激活的补体系统、内啡肽、儿茶酚胺、组胺、胰高血糖素等物质，通过以下几个方面介导炎性反应：扩张毛细血管，增加血管壁通透性，吸引白细胞，引起组织损伤坏死，免疫机制破坏，体内激素平衡失调，支链氨基酸加速氧化。同时可促使氧自由基、溶蛋白酶、促凝血因子（血小板活化因子）大量产生，导致血小板凝集、毛细血管内凝血、微血栓形成等。

⑤肠道在MODS的作用：胃肠道屏障损伤、肠道细菌移位与MODS的发生有密切的关系。多器官功能衰竭可致胃肠道黏膜水肿、肠麻痹、消化功能减退、应激性溃疡、出血等，使得胃肠道黏膜的屏障受损，肠道内细菌和毒素漏出到腹膜腔，经门脉系统到达体循环中，从而可导致致命的“无细菌性临床败血症”。而且，肠源性内毒素血症可刺激和加重机体高代谢状态和炎性反应，也可导致MODS。

（2）序贯性发病机制：MODS常以某一脏器开始，而后其他脏器序贯地相继发生，呈多米诺效应，互相影响，形成恶性循环。临床上，肺常为首先受累的敏感器官。一般发病顺序为：肺-肾-肝-消化道-中枢神经-心脏。

3．MODS时各器官病理生理特点

（1）肺：是在MODS进展中最容易受到损害的器官，常是MODS早期的表现，症状明显，肺功能障碍可严重地影响全身的功能，因而会加速MODS的发展。①当毒素或失血等因素引起休克时，可导致肺循环障碍，出现出血、缺氧及酸中毒，并导致肺泡细胞代谢障碍，肺泡表面活性物质减少或缺乏，从而出现肺泡塌陷，肺不张，造成气体交换障碍。②缺氧、酸中毒及细菌内毒素的刺激可使组织释放血管活性物质，中性粒细胞被激活，产生大量氧自由基和介质，使肺毛细血管通透性增加，血浆蛋白及血液有形成分外漏，导致肺间质水肿、肺泡水肿及透明膜形成，进一步损害肺泡气体交换功能。③微循环缺血期间可出现凝血机制障碍及血管内小血栓形成，致使肺广泛性的微血栓栓塞而造成肺动脉高压，出现压力性肺间质水肿。由于肺水肿和肺不张，使得肺通气障碍和动静脉分流增加，出现低氧血症性呼吸功能衰竭。

(2) 肾：是在 MODS 进展过程中最早受到影响的重要器官。是由于肾血流灌注不足以及毒素与活化的炎性细胞和介质所直接引起的组织损伤。①各种因素引起的有效循环血量不足使肾脏处于低灌流状态，交感神经系统兴奋使肾素－血管紧张素分泌增加，肾血管收缩（肾小球输入小动脉收缩、输出小动脉舒张)，从而使肾小球毛细血管静水压降低，肾小球滤过率明显降低，尿量减少。②肾灌流不足，导致肾小管上皮细胞损伤，使滤过液在肾小管内回吸收增加，尿量减少。

(3) 肝：是在 MODS 中容易忽略的器官，也是易受到损害的器官，发生率较高。肝脏不仅在代谢方面占有重要的地位，而且也是重要的免疫器官，一旦肝脏受到损害，必然累及其他器官。如临床上所说的“肝肺综合征”、“肝肾综合征”等。①细菌毒素、代谢产物、有害物质由肠道进入门静脉时，肝脏即出现病理性损伤。②肝库普弗细胞（ Kupffer cell）过度激活，对内毒素、细菌和毒性产物的摄取和消除产生障碍，并影响肝细胞对炎性介质的清除，从而使肝细胞受到损伤。③肝细胞缺血缺氧和代谢障碍，其分泌、合成、转化功能降低，导致胆汁淤积，转氨酶升高，血浆氨基酸谱改变。随着肝功能障碍的逐渐加重，临床上可发生肝性脑病。

(4) 胃肠道：既是 MODS 的原发部位，也是主要的靶器官之一。①休克、应激反应、内毒素均可导致胃肠黏膜血流量降低和通透性增加，肠黏膜上皮缺血、脱落，出现片状坏死，形成肠壁多发性表浅溃疡。②小肠绒毛缩短、锐减，使得吸收区减小，选择性吸收和防御屏障功能发生障碍，可出现肠麻痹、消化道出血。③肠道内菌群紊乱，外源性致病菌在肠道内繁殖，并由肝门静脉和肠系膜淋巴结扩散到体循环，释放细菌及毒素，使得病情加重。临床上常表现为不能进食、腹胀、肠麻痹和消化道出血等。

(5) 心：心脏功能障碍多发生于 MODS 的终末阶段，实际上早期即已出现损伤。患者多可在 24 小时之内出现心脏指数升高，或者心动过速，约经 5～10 天后心功能可恢复正常。造成心功能障碍的主要因素有以下几方面。①心脏作功增加，处于持续高动力状态，使得新陈代谢加快。②感染、创伤和缺血等使冠状动脉阻力增加，造成心肌供血不足。③心肌细胞线粒体肿胀致使心肌细胞结构破坏。④由于心肌缺血缺氧，心肌抑制因子增加，释放出大量的组织胺，心肌细胞内 Na^+ 和 K^+ 分布失调，胞浆网摄入 Ca^{2+} 减少，使酶的活性降低，碱性磷酸酶减少，导致心肌收缩力降低，心输出量减少，心肌传导性发生障碍。

4．SIRS 与 MODS 的关系

SIRS 是由于内源性及外源性多种炎症物质引起全身炎症反应的一种临床过程，炎症反应可产生一系列的连锁反应，称之为“瀑布效应”（cascade effects，CE）。当CE越来越严重以至于逐渐失控时，微循环灌注不良和缺氧也更为恶化，可发生MODS。

（二）诊断标准及严重程度评分标准

MODS的早期诊断由于症状和体征不明显，难以发现，属于器官功能不全。随着病情发展，临床表现也趋于恶化。所以提高对MODS的病因、临床表现、各种检查指标和诊断标准的认识，早期是诊断的关键。但MODS的诊断标准目前尚不完全统一，有的以积分法，有的则按实验室检查结果来确定。1995年10月，在全国危重急救医学学术会议上讨论通过了多器官功能障碍病情分期诊断及严重程度评分标准，便于早期治疗。由于MODS患者都为多脏器受累，病情程度有轻有重、有早有晚，并非是同步进行，为了统一标准，故以病情严重程度评分：①功能受损期为1分，早衰期2分，衰竭期3分。②若2个或2个以上脏器均评1分，为MODS脏器功能受损期；若2个或2个以上脏器均评2分，其他脏器为1分时，为MODS脏器功能早衰期；③若2个或2个以上脏器均为3分，其他脏器为2分，为MODS脏器功能衰竭期。功能受损期是发生MODS的先兆，应予重视，这是降低死亡率的关键时期。具体诊断及评分标准见表9-2。

表9-2　1995年MODS病情分期诊断及严重程度评分标准

项目	诊断依据	评分
外周循环	①无血容量不足；MAP（平均动脉压）≈7.89kPa（60mmHg）；尿量≈40ml/h	1
	②低血压时间持续4小时以上，无血容量不足：MAP＜7.89kPa（60mmHg），＞6.65kPa（50mmHg），尿量＜40ml/h、＞20ml/h；肢端冷或暖	2
	③无意识障碍，无血容量不足：MAP＜6.65kPa（50mmHg）；尿量＜20ml/h；肢端湿冷或暖；多有意识恍惚	3
心	①心动过速：心率升高15～20次/分；心肌酶正常	1
	②心动过速：心肌酶（CPK，GOT，LDH）异常	2
	③室性心动过速：室颤Ⅱ°～Ⅲ°，A～V导联传导阻滞；心跳骤停	3
肺	①呼吸频率20～30次/分；吸空气 PaO_2＜9.31kPa（70mmHg）、＞7.89kPa（60mmHg）；PaO_2/FiO_2＞39.9kPa（300mmHg）；P（A～a）DO_2（$FiO_2$1.0）3.33～6.65kPa（25～50mmHg）；X线胸片正常（具备5项中的3项即可确诊）	1
	②呼吸频率＞28次/分；吸空气 PaO_2/7.89kPa（60mmHg），＞6.6kPa（50mmHg）；$PaCO_2$＜4.465kPa（35mmHg）；PaO_2/FiO_2＞13.3kPa（100mmHg）、＜26.6kPa（200mmHg）；X线胸片示肺泡无实变或实变＜1/2肺野（具备5项中的3项即可诊断）	2
	③呼吸窘迫，呼吸频率＞28次/分；吸空气 PaO_2＜6.6kPa（50mmHg）；$PaCO_2$＞5.98kPa（45mmHg）；PaO_2/FiO_2＜26.6kPa（200mmHg）；P（A－a）DO_2（$FiO_2$1.0）＞26.6kPa（200mmHg）；X线胸片示肺泡实变＞1/2肺野（具备6项中的3项即可诊断）	3

续表

项目	诊断依据	评分
肾	①无血容量不足，尿量≈40ml/h；尿 Na^+、血肌酐正常	1
	②无血容量不足，尿量<40ml/h，>20ml/h，利尿药冲击后可增多；尿 Na^+ 20~30mmol/L（20~30mEq/L）；血肌酐≈176.8μmol/L（2.0mg/dl）	2
	③无血容量不足，无尿或少尿（<20ml/h 持续 6 小时以上），利尿药冲击后尿量不增加；尿 Na^+ >40mmol/L（40mEq/L）；血肌酐>176.8μmol/L（2.0mEq/L），非少尿肾衰者；尿量>600ml/24h，但血肌酐>176.8μmol/L（2.0mEq/L），尿比重<1.012	3
肝脏	①SGPT>正常值 2 倍以上；血清总胆红素>17.1μmol/L（1.0mg/dl），<34.2μmol/L（2.0mg/dl）	1
	②SGPT>正常值 2 倍以上；血清总胆红素>34.2μmol/L（2.0mg/dl），肝性脑病	2
胃肠道	①腹部胀气；肠鸣音减弱	1
	②高度腹部胀气；肠鸣音近于消失	2
	③麻痹性肠梗阻，应激性溃疡出血（具备 2 项中 1 项即可确诊）	3
凝血功能	①血小板计数<100×10^9/L；纤维蛋白原正常；PT 及 TT 正常	1
	②血小板计数<100×10^9/L；纤维蛋白原>2.0~4.0g/L；PT 及 TT 比正常值延长≈3 秒；优球蛋白溶解试验>2 小时；全身性出血不明显	2
	③血小板计数<50×10^9；纤维蛋白原 2.0g/L；PT 及 TT 比正常值延长≈3 秒；优球蛋白溶解试验<2 小时；全身性出血表现明显	3
脑	①兴奋及嗜睡；语言呼唤能睁眼；能交谈；有定向障碍；能听从指令	1
	②疼痛刺激能睁眼；不能交谈，语无伦次；疼痛刺激有屈曲或伸展反应	2
	③对语言无反应；对疼痛刺激无反应	3
代谢	①血糖<3.9mmol/L 或>5.6mmol/L；血 Na^+<135mmol/L 或>145mmol/L；pH<7.35 或>7.45；	1
	②血糖<3.5mmol/L 或>6.5mmol/L；血 Na^+<130mmol/L 或>150 mmol/L；pH<7.20 或>7.50	2
	③血糖<2.5mmol/L 或>7.5mmol/L；血 Na^+<125mmol/L 或>155 mmol/L；pH<7.10 或>7.55	3

注（以上标准均需持续 12 小时以上）

（三）预防与治疗

1．预防

MODS 的发生不仅治疗复杂困难，经济负担很大，且死亡率很高，因此应重在预防，以期早期发现、早期治疗。

（1）*积极治疗原发病*：原发病病情的发展恶化是病程进展为 MODS 的根本原因。因此，及时、正确、彻底地治疗原发病才能有效地防止病程进展到 MODS。

（2）防治感染：感染常是 MODS 的主要因素，一部分 MODS 直接起源于感染，如急性腹膜炎、急性胆管炎等；另一部分发生于多发性创伤、大面积烧伤等，并常与合并感染有关。因此，对创伤或术后感染者应进行彻底的清创和充分引流，及时清除坏死组织，防治感染扩散。

（3）维持循环功能：对创伤、低血容量性休克的患者要及早地纠正低血容量、组织低灌流和缺氧，增加供氧。

（4）营养支持：MODS 患者均可产生营养不良，应尽可能地及早进食进水，以保持肠道屏障的完整，也可提供充分的营养支持以满足高代谢的需要。

（5）提高机体的免疫功能：危重患者抢救时应及时采取一系列治疗措施，合理使用抗生素，尽量减少侵入性操作，安全、有效、适量地用药，避免过量的输液、输血及其他的不良操作，以防止医源性疾病的发生。

2．治疗措施

（1）控制感染：积极有效地控制感染对于制止 MODS 的发生和发展是至关重要的。

①预防感染：治疗中应避免可能产生感染的因素，避免医源性感染，防止经各种导管（静脉导管、心脏导管、尿管、气管内插管等）及各种操作（吸痰、换药等）所致的交叉感染。

②胃肠道的处理：抗生素的应用以及机体免疫功能的低下常可导致肠道菌群失调，肠道屏障功能破坏可导致肠源性感染，若处理不当，则可成为一个隐匿的、经久不愈的 MODS 感染病原体的来源。目前主张用多黏菌素 B、妥布霉素、两性霉素 B、头孢噻肟等来处理危重患者的胃肠道。

③其他：对于怀疑有感染者应通过各种检查（如腹部 CT、B 超、胸部 X 线片、痰、尿、血的检查、细菌培养及涂片等）尽早作出诊断和进行有效治疗，如引流、切除坏死组织、应用抗生素等。

（2）维持氧的供需平衡：目前多主张使循环维持在高动力状态，心脏指数（CI）> 4L/min，肺动脉楔压（PAWP）在 1.87～2.1kPa（14～16mmHg），使氧供和氧耗提高到正常水平的 1.5 倍，这样有利于改善缺氧。其方法主要是选用合适的血管活性药物，常用的有多巴胺、多巴酚丁胺等；为降低心脏后负荷，可适当使用扩张血管药如硝普钠等，防止组织灌流不足；对严重低氧血症、ARDS 和急性肺损伤等患者应及时进行机械性通气，以充分供氧，并有利于 CO_2 排出。

（3）保护肝肾功能：治疗中应保持器官血流的充分供应，避免使用对肝肾功能有害的药物，为肝脏提供必要的能量、维生素和氨基酸等。

（4）免疫学治疗：肿瘤坏死因子（TNF）被认为是炎症反应的关键性传递物质，可能是败血症和 MODS 的主要病源之一。用内毒素抗体及 TNF 抗体治疗败血症可能有一定作用。

（5）营养：创伤及感染后患者的代谢增高，应特别注意营养补充，尤其是蛋白质和氨基酸的补充。最好经肠道补充，可以避免静脉高营养产生的并发症，更重要的是肠道营养可预防肠黏膜萎缩。

(6) 其他：①中和氧自由基药物：主要的有过氧化氢酶（CAT）、超氧化物歧化酶（SOD）、谷胱甘肽过氧化物酶（GSH－PX）、核酸、维生素 C、胡萝卜素酶、维生素 E 等。②抗溶蛋白酶的药物。③抑制炎性反应的药物：如激素、非激素类抗炎药、前列腺素等。

二、急性肾功能衰竭

临床各种危重疾病均可引起肾脏急性缺血及中毒，使肾实质损害，肾单位调节功能丧失，表现为急性少尿（Isuria，指成人 24 小时总尿量少于 400ml，或每小时尿量少于 17ml），或无尿（Anuria，24 小时尿量少于 100ml），含氮的代谢废物排出急剧减少，迅速出现氮质血症，水、电解质和酸碱平衡紊乱，并由此发生一系列的循环、呼吸、神经、消化、内分泌代谢等功能变化的临床综合征，称为急性肾功能衰竭。近年来发现有一部分病例表现为尿量正常或较多，24 小时尿量超过 800ml，血尿素氮、肌酐呈进行性增高，称为非少尿型急性肾功能衰竭（acute renal failure，ARF）。

（一）病因

1．肾前性肾功能衰竭

系指肾脏本身无器质性病变，由肾前因素引起循环衰竭，肾血流灌注量减少，如不及时纠正，则可由缺血性功能障碍发展到肾实质性损害而出现 ARF。较常见的因素有：

(1) 有效血容量减少：如缺水、呕吐、腹泻；手术、外伤等大出血，大量出汗；第三间隙失液；烧伤、腹膜炎及胰腺炎；过度利尿等。

(2) 心脏及血管疾患：如心衰、心肌梗死、心包填塞、心律紊乱；肾动脉血栓形成及栓塞；末梢血管扩张，如革兰阴性杆菌败血症，过量使用降压药等。

(3) 肾血管阻力增加：大手术及麻醉引起血压急剧下降至 11kPa 以下，肝肾综合征，使用前列腺素抑制剂如阿司匹林、消炎痛及布洛芬等。

2．肾性肾功能衰竭

即肾实质性肾功能衰竭，如能及时去除病因，合理治疗，则受损的肾单位可再生、代偿而得到恢复，仅有少数发展为不可逆的慢性肾功能衰竭。病因可分为急性肾小管坏死、各型急性肾小球肾炎及血管炎、急性间质性肾炎、急性肾实质坏死、肾血管病变等五类。

3．肾后性肾功能衰竭

系由肾脏以下尿路梗阻性病变所致肾功能衰竭。可分为机械性梗阻及功能性梗阻。常见病因有：双侧上尿路结石、盆腔肿瘤压迫双侧输尿管，前列腺增生症、腹膜后纤维化致双肾输尿管积水，药物结晶、血块阻塞尿路，输尿管损伤、手术后炎性水肿或狭窄、盆腔肿瘤术后放射治疗和各种原因引起神经原性膀胱炎或尿潴留等。由于尿路梗阻引起肾盂积水、肾间质压力增高、尿液形成减少，同时因梗阻致反射性肾血管收缩，肾发生缺血性损害，同时梗阻常伴有感染，加重肾功能衰竭。

4．去肾性氮质血症

先天性孤独肾或获得性功能性孤独肾，由于某些原因使该孤独肾功能丧失或手术切除术后出现无尿及氮质血症等类似肾衰表现。

（二）发病机制

急性肾功能衰竭的发病机制仍未十分明确，肾血管收缩缺血和肾小管上皮细胞变性坏死两者可能是其主要的发病机制。

（三）临床表现

典型的临床表现可分为少尿早期、少尿期、多尿期和恢复期四个阶段。

1．少尿早期

主要为原发病表现和少尿。原发病处理不当或病情加重后数天出现少尿，尿液浓缩（高比重、高渗尿），尿钠降低，尿沉渣检查早期可无明显异常。

2．少尿期

少尿是指24小时尿量少于400ml或每小时尿量少于17ml；24小时尿量少于100ml则称为无尿。约20%～30%的病例每日尿量大于800ml，即非少尿型肾衰，高血钾及酸中毒较轻，预后较好。少尿期一般为7～14天，短则2～3天，长者可达3个月；中毒引起者时间较短，平均5～6天；肾缺血所致者多数在1周以上。少尿期超过1个月常提示有广泛的肾皮质坏死，预后不良。少尿期主要临床表现为：

（1）水中毒：表现为全身软组织水肿、急性肺水肿、脑水肿、充血性心力衰竭、高血压等，是死亡的主要原因之一。水、钠潴留的原因为肾脏排尿减少，输入大量液体，患者饮食摄水过多以及机体每日内生水超过400ml等综合原因所致。

（2）电解质紊乱

1）高钾血症：血K^+浓度大于5.5mmol/L，是ARF最严重的并发症，也是主要死因之一。

高血钾的主要原因有：①尿钾排出减少；②组织损伤细胞内钾大量释放到细胞外液；③酸中毒、低血钠、低血钙及细胞分解代谢增强使K^+从细胞内外逸；④服用含钾食物及药物；⑤输入大量库存血。

高钾血症的临床表现为心音弱、心动过缓、心律不齐、传导阻滞乃至心室颤动或心跳骤停等循环系统症状，以及烦躁恍惚、反应迟钝、感觉异常、口唇及肢体麻木等神经系统症状。一般血K^+浓度超过7mmol/L时，心电图检查可出现异常，典型的心电图改变如T波高尖、P波消失、QRS增宽、甚至心室纤颤等。但有些患者血钾已增高至8mmol/L，心电图却无改变。因此判断高血钾症应综合血钾、心电图及临床症状进行分析，不能有所偏废。

2）高血镁：镁与钾相似，主要从尿中排出，因而高血钾常并发高血镁，当血镁升至3mmol/L时可产生神经症状，如嗜睡、肌肉软弱无力，甚至昏迷；在心血管方面表现为心律失常，传导阻滞，心电图Q－T间期延长。

3）低钠血症：血钠浓度低于135mmol/L。主要病因为：①呕吐、腹泻、大量出汗丢失钠；②输入无钠、少钠液体或内生水过多，形成稀释性低钠血症；③由于代谢障碍使“钠泵”效应下降，细胞内钠不能泵出，细胞外钠含量下降；④肾小管功能障碍，钠的重吸收减少。低钠血症临床特点有厌食、体重减轻、脱水、血压下降、脉压差小，严重时可发生脑水肿，导致低渗性昏迷。

4）低氯血症：低钠血症常伴低氯血症（因为氯和钠是在相同的比例下丢失）。如有频繁呕吐、大量胃液丧失时，氯化钠丢失更多。

5）高磷血症和低钙血症：60%～80%的磷转向肠道排泄时，与钙结合成不溶解的磷酸钙，影响了钙的吸收而出现低钙血症。同时酸中毒使血钙游离度增加，因而临床上很少出现低钙症状。若在纠正酸中毒之前不补充钙，则可发生低钙性抽搐，并加重高血钾对心肌的毒性作用。

(3) 代谢性酸中毒

患者常因缺氧而使无氧代谢增加，而酸性代谢产物如硫酸盐、磷酸盐等不能排出；再加上肾小管功能损害，丢失碱基和钠盐，加之高血钾，造成代谢性酸中毒。这种酸中毒常为进行性，不易彻底纠正。临床上表现为肌肉软弱、嗜睡、昏迷。另外，由于心肌及周围血管对儿茶酚胺反应性降低，引起血压下降、心律失常，甚至发生心跳骤停。

(4) 氮质血症

由于创伤、感染、发热和营养支持不足，使分解代谢亢进；肾功能障碍则使代谢产物如酚、胍类、磷酸根及某些中分子物质潴留，迅速出现尿毒症症状。临床表现为：①消化系统：食欲减退、恶心、呕吐、呃逆、腹胀、腹泻、消化道出血；②神经系统：烦躁不安、传导障碍或嗜睡、昏迷；③血液系统：造血、凝血功能障碍及出血倾向等。氮质血症的分级标准见表9-3。

表 9-3　氮质血症的分级标准

肾功能	正常值	轻度	中度	重度
血清肌酐（μmol/L）	88.4～130.6	<265	265～422	>422
肌酐清除率（ml/min）	90～125	50～80	10～50	<10
血尿素氮（mmol/L）	6.42～12.14	<28.54	<42.84	>42.84
尿素氮日增率（mmol/L/d）	-	<5.35	5.35～10.71	>10.71
尿素日增率（mmol/L/d）	-	4～8	8～12	>12

3. 多尿期

尿量增多是多尿期的重要标志。尿量达到400ml/24h以上，即可认为多尿期的开始，一般尿量逐日增多，多尿期历时约14天。其原因是再生的肾小管缺乏浓缩尿液的能力，潴留于血中的高浓度尿素有渗透性利尿作用，体内潴留的水分、电解质和代谢产物的利尿作用。多尿期尿量增加有3种形式：①突然增加：常在少尿或无尿4～7天后，尿量突然增加到每日1500ml，一般每日可达到3000ml以上；②逐步增加：多于7～14天开始多尿，尿量每日可增加200～500ml；③缓慢增加：尿量逐步增加至500～700ml时又停滞不增，如过一段时间尿量仍不增加，则表示肾脏有难以恢复的损害，预后不良。

多尿早期由于肾脏尚不足以清除蓄积在体内的代谢产物，尚有部分含氮代谢产物由肾小管回渗，因此，血中尿素氮仍可不断上升及发生水、电解质失衡，一般在5～7天后开始下降，尿毒症逐渐改善。由于身体虚弱，容易并发感染及低血钾。约25%的患者死于多尿期处理不当，其中严重感染是多尿期患者的主要死亡原因。

4. 恢复期

此期的患者因经过少尿期及多尿期后，体力消耗大，故出现消瘦、易疲劳、肌肉软弱无力等，有时还有周围神经炎的表现。患者常需3~6个月方能恢复，肾脏功能可能有不同程度的损伤，少尿期越长则损伤越严重。而氮质血症的严重程度不一定和肾脏损伤残留程度密切相关。此期尚有部分患者并发高血压、肾盂肾炎，有的可发展为慢性肾功能衰竭。

（四）诊断

1. 详细询问病史及系统的体格检查

通过病史和体检，可以大致明确肾前性、肾内性、肾后性等各型肾功能衰竭。

2. 尿液分析

（1）尿量变化：急性肾衰患者应立即放置并保留尿管，完全无尿的患者较为少见，可见于尿路梗阻、肾皮质坏死、双肾动脉栓塞和急性肾小球肾炎。少尿见于各种原因所致ARF，无尿与突然尿量增多交替是尿路梗阻的典型表现。尿量>800ml/24h则为非少尿型急性肾衰。

（2）尿常规：尿液中有蛋白质、红细胞、血红蛋白、肌红蛋白管型，如发现宽大的棕色肾衰管型则意义更大。尿沉渣中出现较多嗜酸性粒细胞，伴有细胞管型及蛋白常提示药物诱发的急性间质性肾炎。

（3）尿比重：低而固定，常低于1.020，并固定在1.008~1.014，但尿比重常受尿蛋白或葡萄糖等影响，因此其诊断价值不及尿渗透压。

（4）尿渗透压：急性肾功能衰竭时常小于400mOsm/kg·H_2O，肾前性ARF或肾小球肾炎时常大于500mOsm/kg·H_2O。

（5）尿钠浓度：肾前性氮质血症时尿钠<20mmol/L；ARF时尿钠>40mmol/L。

（6）滤过钠排泄分数（FE_{Na}）：FE_{Na} = （尿钠/血钠）/（尿肌酐/血肌酐）×100。肾前性氮质血症$FE_{Na}<1$，ARF时$FE_{Na}>3$。

（7）尿中尿素氮：ARF时常低于0.36mmol/L。

3. 血浆检查

血浆尿素氮及肌酐浓度升高，血钾增高而血钠和血氯及二氧化碳结合力降低。①血浆尿素氮/血肌酐<10；②尿尿素氮/血尿素氮<10；③尿肌酐/血肌酐<20；④尿渗透压/血渗透压<1.1；⑤内生肌酐清除率<5ml/min；⑥ARF时血尿酸浓度增加（<713.8μmol/L），如尿尿酸/尿肌酐>1，则可能为急性尿酸性肾病所致ARF；比值<1，属正常人或为其他原因引起的ARF；⑦ARF时血和尿的β_2-微球蛋白水平升高。

4. 特殊检查

（1）肾穿刺活体组织检查：凡病因不明、临床表现不典型者，可进行肾穿刺活体组织检查，以便了解肾脏病变的严重程度。

（2）X线检查：静脉肾盂造影（IVU）一般为ARF之禁忌。但目前认为如无脱水及过敏，可广泛用于ARF。主要用以排除梗阻，并可观察两肾体积、轮廓及显影速度和密度。逆行肾盂造影除用于怀疑梗阻病例外，一般不用，以免导致感染及反射性尿闭。肾血管造影如DSA对于因肾血管病变引起的ARF患者有诊断价值。

(3) B型超声及CT检查：可以了解肾脏形状、大小及有无肾积水等，有助于鉴别诊断。

(4) 同位素检查：肾图对ARF的肾前性少尿、梗阻性少尿有鉴别诊断意义。

5. 补液试验

有助于对血容量不足与肾功能衰竭少尿期所引起的少尿作鉴别，有心肺功能不全者不宜做此试验。用5%葡萄糖盐水250～500ml，于30～60分钟内静脉输入，观察尿量及进行实验室检查。

（五）鉴别诊断

1. 急性肾衰与功能性肾衰少尿的鉴别（表9－4）

表9－4　急性肾衰与功能性肾衰鉴别

指　标	功能性肾衰	急性肾衰
尿常规	比重＞1.2，轻度变化	比重＜1.015，蛋白、管型
渗透压	＞500mOsm/kg·H_2O	＜400mOsm/kg·H_2O
尿　钠	＜20mmol/L	＞40mmol/L
尿/血渗比	＞2	＜1.1
血尿素氮/肌酐	＞20	＜10
尿肌酐/血肌酐	＞40	＜20
自由水清除率	＜－20ml/h	＞＋15ml/h
钠排泄分数	＜1%	＞3%
肾衰指数	＜1	＞2
$β_2$－MG	＜1mg/L	＞50mg/L
补液试验	尿量增加	尿量不增加

2. 急性肾衰与肾后性尿闭的鉴别

肾后性尿闭有以下特征可资鉴别：

(1) 有导致尿路梗阻的原发病史，如盆腔肿瘤、结石史等，而无休克、创伤、溶血。

(2) 体格检查：肾脏增大、压叩痛、膀胱尿潴留、前列腺增生等。

(3) B超检查：显示肾脏肿大并伴有积水。

(4) 肾图显示梗阻型曲线。

(5) 尿常规大多正常。

(6) 突然尿闭与解除梗阻后尿量增多交替出现。解除梗阻后氮质血症缓解和肾功能立即恢复。

（六）防治措施

1．病因治疗

（1）预防肾缺血、改善肾循环：少尿早期决不可一开始即作为肾衰而限制补液，如中心静脉压及血压降低，说明有效循环血量不足，可作补液试验。补液后尿量增加至每小时30ml，则继续补液。若中心静脉压增高至490～981Pa（5～10cmH_2O），则停止或减慢补液速度。抗休克治疗时禁用易导致肾血管收缩的药物如去甲肾上腺素、升压素等，而用不易引起肾血管收缩的多巴胺类药物。多巴胺能提高心排血量，扩张肾血管。也可以使用大剂量654－2治疗各类型休克，654－2具有解除微血管痉挛、抗血小板凝聚作用。

（2）积极防治肾中毒：感染及创伤是ARF常见原因，因此，清创及有效的抗感染治疗可以减轻内源性毒素吸收。误服或误用了某些外源性肾毒性物质，应立即按急性中毒处理，用相应有效解毒剂治疗，如汞中毒者可用二巯基丙磺酸钠或二巯基丁酸钠；误型输血致溶血可用低分子右旋糖酐改善微循环，减少红细胞的破坏，碱化尿液，减少血红蛋白的聚集。如确认中毒，应充分补液、利尿，配合血液灌流，促进毒物排出体外，防止肾毒性肾衰的发生。

2．利尿剂的应用

如果休克纠正后仍然少尿，则表示肾脏已有某种程度的器质性损害，可使用20%甘露醇100～250ml静点，但每日量不能超过100g。该药有溶质性利尿作用，可减轻肾间质水肿及肾小管梗阻，对抗氧自由基对肾小管基底膜的损伤。增加肾内PGI_2合成，抑制肾素释放，扩张肾小管。速尿可以单独使用或与甘露醇合用，有利尿及利钠效果，常用剂量200～800mg静点。

3．其他

对急性肾功能衰竭的防治还可采取下列方法：①血管活性药物：血管扩张剂（PGE_2、PGI_2、缓激肽）及血管紧张素Ⅰ转化酶抑制剂（如captopril）、血管紧张素Ⅱ受体拮抗剂（如losartan）；②肾素分泌抑制剂（如心得安）以保护缺血的肾脏；③应用钙拮抗剂（如异搏定）阻抑钙内流及应用氧自由基清除剂（二甲基硫脲）以减轻肾细胞在缺血时的损伤；④输入含ATP及$MgCl_2$的溶液，以促进损伤细胞的功能和代谢过程的恢复。

（七）治疗

急性肾衰的治疗原则：①保持体液平衡；③纠正电解质平衡紊乱；③纠正代谢性酸中毒；④防治感染；⑤营养疗法；⑥透析疗法。

1．少尿期治疗

（1）严格控制入液量：根据“量出为入，宁少勿多，调整平衡”的原则，准确记录出入液量，每日称患者体重，如每日下降0.2～0.5kg，则表示补液适量。每日补液量等于前一日液体丧失（尿、大便、呕吐物等）量加400ml。有发热者体温每升高1℃可增加入水量60～80ml。

（2）营养问题：少尿期既要限制入液量，又要适当补充营养，一般应给予低蛋白、高热量饮食，每日至少供给热量1200～1500kcal。在发病最初2～3日蛋白质代谢呈负氮平衡，可多给糖类以减少蛋白质的消耗，正常时进食100g糖即有减少蛋白质消耗的作用。能进食时可给予蛋白质0.5～0.8g/kg，选择高质量蛋白质（如蛋类、乳类等），占总摄入量的50%～60%。少尿期蛋白质应控制在每日0.5g/kg，透析开始后增加到1g/kg，其中1/3～1/2供给高生物效价的蛋白质。一般患者总热量应达25～30kcal/kg，高分解代谢患者可增至40～50kcal/kg，最好由消化道摄入（口服或鼻饲），否则可采取静脉高营养疗法。

（3）高血钾处理

预防：①积极控制感染和酸中毒；②供给足够的热量，减少分解代谢；③适当使用蛋白合成激素；④不用库存血；⑤不吃含钾多的食物及药物。

治疗：如血钾高于6.5mmol/L或心电图出现高钾表现时，需紧急处理，可选用：①5%碳酸氢钠溶液200ml静滴，或1/6M乳酸钠60～100ml静注；②3%氯化钠40～60ml静注或100～200ml静滴；③出现心律失常时可用10%葡萄糖酸钙10～20ml静注，钙能拮抗对心脏毒性作用，危急时应首选，但正在使用洋地黄的患者不宜用，因Ca^{2+}可加强洋地黄的毒性；④25%葡萄糖500ml加普通胰岛素15U（4～10g葡萄糖加胰岛素1U）静滴，能加快细胞外液中的磷酸及钾离子转移到细胞内，以合成糖原；⑤口服钠型阳离子交换树脂30g或加20%～25%山梨醇液（或甘露醇）50ml口服，每日2～4次，不能口服者加到山梨醇100～200ml中高位灌肠，每日约可降血钾0.5～1mmol/L；⑥透析疗法：腹膜透析及血液透析是清除高血钾的有效方法，严重高血钾应首选血透。

（4）低血钠：少尿期的低血钠多是稀释性低钠，易引起体内组织液过多。应限制水分摄入，促使多余水分排出，必要时可行透析。只有在缺钠性低血钠症，血清钠低于120mmol/L，同时伴有高血钾及代谢性酸中毒时才考虑补钠。按下式计算给予：

补钠量（mmol）=［132－测得血钠（mmol/L）］×体重（kg）×0.6

代谢性酸中毒补充碳酸氢钠，缺钠性低血钠补充5%氯化钠溶液。

（5）低血钙和高磷血症：口服氢氧化铝凝胶液10～20ml，每日3～4次，阻止肠道磷的吸收；少食高磷食物，以减轻高磷血症。低血钙为自限性过程，一般无症状，可不予补钙。

（6）高血镁：钙离子具有对抗镁离子的作用，故在危急时可用钙剂治疗。

（7）纠正代谢性酸中毒：重度酸中毒，二氧化碳结合力＜13mmol/L（30Vol/dl）或血pH值＜7.15时，需补碱，一般用5%碳酸氢钠溶液200～300ml静脉输入，同时补钙以防低钙抽搐。

（8）氮质血症治疗：甘露醇250ml，每日2次。应用同化激素丙酸睾酮25～50mg，每日或隔日1次，肌注；或苯丙酸诺龙25mg，每周2次，肌注。同时可给辅酶A 100U，ATP 20mg，每日1次，肌注或静注。对不可逆性ARF及去肾性氮质血症，应作肾脏替代疗法，即维持性腹膜透析或血液透析，等待肾移植治疗。

（9）防治感染：ARF常并发肺及尿路感染，约10%～15%的感染并发败血症。患者感染时可不发热，血中白细胞不增高，如出现不可解释的窦性心动过速、呼吸急促、低血压，血中性粒细胞出现中毒颗粒，应考虑感染的诊断。由于大多数的抗生素半衰期延长，使用时应选择对肾脏无毒性或毒性小的抗生素。氯霉素、红霉素、林可霉素主要在肝脏灭活，使用剂量不受影响，青霉素类和先锋类主要从肾脏排泄，可以正常量的1/2~1/4使用，并可根据肌酐清除率调节剂量，氨基苷类尽量不用。

(10) 透析疗法：详见后附。

2. 多尿期治疗

多尿期治疗重点仍应十分注意维持水、电解质和酸碱平衡，积极防治各种并发症。由于肾小管功能尚未恢复，故有失钾、失钠现象。若尿量超过3000~4000ml/d，输液量以每日排出水量的1/3~1/2补充生理盐水，每日补给氯化钠5~10g，氯化钾3~6g。多尿7~14天后不见减少，可口服氢氯噻嗪25~ 50mg，每日3次。

3. 恢复期治疗

此期主要是补充营养，促进肾功能的恢复，避免使用肾毒性药物。肾脏浓缩功能恢复可能需要6个月~2年。个别患者因少尿期长，肾损害严重，肾功能不能完全恢复而进入慢性肾功能不全阶段。

(八) 预后

急性肾衰是一种病死率极高的严重疾病，在透析疗法开展之前，死亡率可高达90%。近年来由于采取积极的预防性透析治疗，死亡率明显降低。

预后与患者年龄、病因、严重程度、少尿期长短、是否合并多器官功能衰竭等有关。发病3周以上、透析治疗较晚者预后较差；高代谢性ARF较非代谢性ARF的预后为差；少尿性较非少尿性ARF顶后差。

附：透析疗法

透析疗法又称血液净化疗法（hemopurification therapy)，是指通过各种不同的血液技术，以祛除外源性及内源性毒性物质，纠正酸中毒，平衡电解质，排出体内多余的水分，从而达到血液净化之目的的一种治疗方法。常用的方法有：血液透析（hemodialysis，HD)、血液滤过（hemofiltration，HF)、血液灌流（hemoperfusion，HP)、血浆置换（Plasma exchange，PE）和腹膜透析（Peritoneal dialysis，PD）等。

(一) 血液透析（HD)

HD是利用半透膜两侧溶液中的溶质被动弥散、水分的渗透和超滤作用，将人体血液引入到透析器（人工肾)，与透析液进行血液净化，将净化后的血液回输到体内，从而达到治疗目的。

1. 透析指征

(1) 急性肾功能衰竭：①尿少、尿闭2~3天；②明显水、钠潴留，如急性左心衰、肺水肿、脑水肿；③BUN ≥28.7mmol/L，Cr≥530.4μmol/L；④血钾≥6.5mmol/L；⑤严重的代谢性酸中毒，CO_2CP<12mmol/L；⑥存在高分解代谢的ARF，即每日BUN递增≥10.7mmol/ L或Cr>88μmol/L；钾>6.5mmol/L，CO_2CP<13mmol/L，Cr>1326μmol/L或血磷>2.6mmol/L。

(2) 慢性肾功能衰竭：达到上述生化指标，具有明显尿毒症或神经系统并发症，如少尿、肾性贫血、较重高血压、体液潴留。

（3）急性药物及毒物中毒：能透出体外的药物及毒物有巴比妥类、眠尔通、副醛、利眠宁、水合氯醛、海洛因、甲醇、乙醇、乙酰水杨酸、非那西汀、扑热息痛、奎宁、环磷酰胺、异烟肼、砷、锕、铅、汞、氯化物、溴化物、氨、内毒素、硼酸、毒草碱、四氯化碳、三氯乙烯以及氨基苷类抗生素等。

（4）配合肾移植：等待肾移植，常需 HD 来改善内环境平衡和维持其健康状态，以等待供肾。肾移植术后发生 ARF 和急、慢性排斥反应或肾功能丧失，可用 HD 维持生存。

（5）其他：肝脏疾患如肝昏迷、肝肾综合征，阻塞性黄疸术前准备，水、电解质失调，牛皮癣，精神分裂症，中暑、高热等。

2．血透相对禁忌证

（1）大手术后 3 天。

（2）明显出血倾向。

（3）显著心脏扩大，心律失常伴心功能不全。

（4）脑溢血、严重糖尿病、晚期恶性肿瘤及极度衰弱患者。

3．透析并发症及防治

（1）低血压：常见原因是超滤脱水过多、过快，使用低钠透析液、醋酸盐透析液及某些心源性因素等。使用碳酸盐透析可减少低血压的发生。

（2）肌肉痉挛：常见原因为低血压、低钠血症。预防及处理可在血透前口服含钠液 50～100ml，或口服奎宁 300mg、安定 5～10mg，血透中如低血压和肌肉痉挛同时发生，可输入生理盐水 100ml 并调整超滤量和速度。

（3）发热寒颤：原因分感染性及非感染性两大类。非感染性常由于透析器及血路管道福尔马林残留、纤维蛋白变性、透析温度过高或过敏反应引起，常无需特殊处理，部分患者可口服小剂量地塞米松。由感染所引起的则需加用抗生素。

（4）透析失衡综合征：发生于透析开始或结束时，表现为恶心、呕吐、不安、头痛，严重者出现惊厥、意识障碍、昏迷。见于高分解代谢 ARF，使用高效率透析器，在短期内快速消除了外周血浆内的代谢产物，但由于血脑屏障的作用，脑实质、脑脊液中代谢产物浓度相对血浆为高，因而形成血浆与脑脊液间渗透浓度差，使水分进入脑组织，导致脑水肿和脑脊液压力增高。另外，脑脊液 pH 值改变也是引起失衡的原因。尿毒症时，血红蛋白与氧的亲和力降低，容易离解，透析后由于酸中毒的纠正，血红蛋白对氧的亲和力增加，导致血缺氧可能引起失衡。可提高透析液的渗透压，适当提高钠及葡萄糖浓度；使用低通透性的透析器等。

（5）急性溶血：透析中溶血几乎总是由透析液所引起。如使用低渗透析液、透析液温度过高及透析液被福尔马林等污染；有时由于血泵损伤红细胞造成溶血，或误型输血所致，表现为全身不适、胸闷、呕吐、抽搐、黄疸及血红蛋白尿。透析液循环之水呈粉红色，取血化验有溶血现象时应立即停止血透；溶血不回输体内；静脉滴入 5%碳酸氢钠 250ml；预防高血钾。

（6）空气栓塞：是血透威胁生命的严重并发症，多由于动脉端血路与血泵之间形成的负压引起，空气进入破裂之血路管可造成空气栓塞；透析结束时用空气驱血回血，如不注意即有空气栓塞的危险。目前，先进的透析机已具有超声空气探测器，对细小的泡沫也能起反应，从而自动切断电源及关闭静脉端血路管，防止空气进入体内。少量空气进入右心室常出现胸闷、刺激性咳嗽、呼吸困难、心前区不适、心绞痛和晕厥。大量空气进入，特别是取坐位时易导致急性脑部气栓，出现惊厥、神志不清、昏迷，甚至猝死，复苏很少成功。一旦发现空气进入体内，立即阻断静脉端血管路，吸纯氧，取左侧卧、头胸部低位，使空气进入右心房，缓慢进入肺部，或作右心房穿刺抽气。

（7）血液系统并发症：如贫血、出血、凝血等。尿毒症患者均有贫血，有效的血透可使部分患者贫血得到改善。但长期血透过程中失血、凝血、溶血、出血和抽血过多亦可加重贫血，可补充铁剂、叶酸、促红细胞生成素、维生素 B_6、维生素 B_{12}等，尽量减少血透失血。出血倾向在尿毒症也是常见并发症，肝功能异常或血透中肝素使用过量可加重出血，常见皮下出血、消化道出血、伤口渗血、眼结合膜出血，严重时颅内出血或心包出血常危及生命。治疗主要是少量多次输新鲜血，补充凝血因子，肝素用量过多可用鱼精蛋白对抗。透析器及血路管凝血常见原因有肝素用量不够、血流缓慢及某些急性肾衰患者血液高凝状态。血透器部分凝血可使血透效率下降，应酌情增加肝素剂量，静脉输入低分子右旋糖酐。血透器全部凝血时应及时更换。

（8）心血管并发症：除低血压外，部分肾素依赖性高血压患者血透后血压更加增高，甚至产生高血压危象。其他尚有心律失常、心绞痛、心肌梗死、左心衰等，应根据病史及诱因对症处理。

（9）血透晚期并发症：如透析性骨质病变、透析性脑病（痴呆）、周围神经炎、皮肤瘙痒、腕管综合征、淀粉样变等。由于上述病变不能耐受长期血透者，可改腹透或等待肾移植。

（二）腹膜透析（PD）

腹膜透析疗法于 1923 年由 Ganter 首先用于临床。PD 是抢救 ARF、某些药物及毒物中毒的有效措施，也可帮助慢性尿毒症患者缓解症状，维持较好的健康状态以等待肾移植。

1．透析的原理

腹膜是一种生物膜，是由单层上皮细胞、毛细血管及其支持组织构成的半透膜，面积大约相当于人体体表面积，约 $2 \sim 2.2m^2$。利用弥散、渗透和超滤作用，在半透膜两侧的溶质浓度不等时，浓度高的一侧的溶质顺着浓度差，通过半透膜向浓度低的一侧弥散，而水分向渗透浓度高的一侧渗透，最后达到半透膜两侧的平衡。根据这一原理，定期向腹腔内灌注一定量透析液，血浆中的小分子物质（尿素氮、肌酐、肌酸等）如高于透析液，就会弥散入透析液内，透析液中浓度高的物质（如葡萄糖）则可进入组织液和血浆内；若提高透析液渗透压，则血浆中过多的水分便渗透到透析液内。腹膜透析就是利用腹膜的生理特性，达到消除体内有毒物质以及脱水、纠正酸中毒、平衡电解质的目的。

2．适应证

同血液透析。有下列情况更宜腹透：血透有不可耐受的并发症；血透动静脉瘘未成熟前；老年、儿童、上肢残缺及急性广泛性腹膜炎和急性出血性胰腺炎，在炎症局限前即可腹透。

3．相对禁忌证

(1) 腹部大手术3日内。如病情需要进行透析，也必须在腹部手术严密缝合各层切口后方可进行PD。

(2) 腹壁广泛感染，无法插管者，控制感染后方可进行PD。

(3) 横膈膜撕裂伤未修复前不宜进行PD。

(4) 全身性血管疾病，如多发性血管炎、全身性硬皮病、严重的动脉硬化症，均会降低PD效能。

(5) 凡由于种种原因不能摄入足够的蛋白质和热量者，不宜长期作PD。

(6) 晚期妊娠或腹腔内巨大肿瘤，因腹腔容积减少，且影响呼吸，PD效果不好，但多囊肾并不是禁忌证。

(7) 高位肠梗阻，插植透析管困难，且易发生透析管引流不畅，不宜作PD。

(8) 肠道憩室病、结肠切除及修补术后作PD应谨慎。

(9) 严重创伤所致高代谢，如挤压综合征、流行性出血热，PD常不能适应高代谢要求，此时宜选择HD。

4．透析方法

一次透析循环所需要的时间称为透析周期。包括：①入液期：即透析液流入腹腔的时间，透析袋高1m，灌注2000ml透析液，约需10分钟。②停留弥散期：即入液后至引流前透析液在腹腔内停留的时间，通常为30～40分钟。③排液期：为透析液排出时间，约需15～20分钟。

(1) 间歇性腹膜透析（intermittent peritoneal dialysis，IPD）：每个透析周期为1小时。每周4～5个透析日，每周透析时间为36～42小时，每次输入透析液量为2000ml，停留40分钟。每一透析周期结束要准确记录出液量。出液量减少见于第一个透析周期，也见于使用等渗透析液时，将葡萄糖量提高至4.5%以上，可获得超滤脱水效果。

(2) 持续性非卧床腹膜透析（continnuous ambulatory peritoneal dialysis，CAPD）：1976年Popovicn首先应用于临床治疗慢性肾功能衰竭。CAPD对清除中分子物质比IPD和HD更好，一般先作IPD 1～2周再作CAPD。CAPD每个透析周期为4小时，每日透3～5个周期，晚上10时半输入最后一次透析液，次日早晨才放出，实际上24小时均在透析。每周透析6天，共144小时。CAPD的优点是：患者可自由活动，减少了交换次数及污染机会，清除中分子物质的能力较HD大5～8倍。

(3) 持续循环腹膜透析（continuous cycling peritoneal dialysis，CCPD）：利用自动腹膜透析机进行透析。夜间通过机器自动交换透析液3次，次日早晨1次，每次交换量为1500～2000ml，每个透析周期为3～4小时，每周6个透析日。适用于白天不便于透析的患者。

(4) 全自动化腹膜透析（automation penitoneal dialysis）：利用腹膜透析机进行透析。反渗水通过机器比例泵与浓缩的透析液混合后再经细菌滤过器（baeferial filter）主动泵入腹腔，定时器自动控制入液量与透析周期。每次交换量为2000ml，每个透析周期为30分钟。适用于白天不便透析的患者。

5．腹膜透析并发症

（1）腹膜炎：是PD的常见并发症，包括细菌性、霉菌性、结核性、化学性、嗜酸性细胞性腹膜炎。其中细菌性约占70%～95%，化学性占3%～30%，霉菌性、结核性各占3%。

（2）腹腔内积气：如操作不慎，让较大量的空气进入腹腔，则会引起腹部胀痛，以坐、站位时明显，疼痛在肩胛间区，可持续数小时至数日（如气体较多，一般需7天左右才能完全吸收）。如果疼痛剧烈，排除了其他原因，可令患者作胸膝位排液，则可将腹腔内气体排出。

（3）丢失综合征：CAPD特别是合并腹腔感染时，均有不同程度的蛋白质、氨基酸和维生素丢失。每个透析日丢失蛋白质约10g，合并腹膜炎可增加5～10倍，会发生丢失综合征。轻者表现为体重下降，疲倦乏力，消瘦，衰弱，食欲不振，低蛋白水肿；重则出现嗜睡、昏迷、抽搐。后期可出现周围神经炎。治疗应给予高蛋白饮食（>1g/kg·d），输入水解蛋白、白蛋白、氨基酸或输血，补充多种维生素。不能摄取足够营养者考虑改血透。

三、急性呼吸窘迫综合征

各种疾病和损伤累及呼吸系统而造成急性低氧血症，可统称为急性呼吸衰竭。例如气道阻塞引起通气障碍、肺不张使肺不能换气，高位脊髓损伤造成呼吸运动瘫痪，颅内压增高或药物作用抑制呼吸中枢等，均可导致急性呼吸衰竭。

急性呼吸窘迫综合征（acute respiratory distress syndrome，ARDS）是一种急性呼吸衰竭，可能在多种病症过程中发生。共同性病理有肺血管内皮和肺泡的损害，肺间质水肿以及其他病变。临床上患者虽能呼吸，但呼吸急迫或困难，并有一系列缺氧的表现，进而可危及患者生命。

ARDS又称成人型呼吸窘迫综合征（adult respiratory distress syndrome），曾有“休克肺”、“伤后肺功能不全”、“泵肺”（指体外循环术后）等多个名称。

（一）ARDS发病的诱因

1．损伤

（1）肺内损伤：如肺挫伤、呼吸道烧伤、侵蚀性烟气吸入、胃内容物误吸、溺水、肺冲击伤等；用呼吸机纯氧或高浓度氧吸入也可引起ARDS。

（2）肺外损伤：烧伤尤其是并发休克或感染者可发生ARDS；骨折后并发脂肪栓塞时也可出现。

（3）手术：如体外循环术后、大血管手术后或其他大手术后可发生ARDS。

2．感染

肺部感染、肺外感染并发严重毒血症者、急性梗阻性化脓性胆管炎、烧伤后脓毒症等均可引起ARDS。

3．肺外器官系统其他病变

如出血坏死性胰腺炎、急性肾功能衰竭、急性肝衰竭均可引起ARDS。

4．休克和弥散性血管内凝血（DIC）

以上各种损伤和疾病引起 ARDS 常先并发休克。其他病因所引起的休克也可出现 ARDS。

5．其他

颅内压增高症、癫痫、巴比妥类中毒等均可引起 ARDS。大量输血和过量输液也可诱发 ARDS。

（二）ARDS 的主要临床表现

1．初期

患者呼吸加快，有呼吸窘迫感，但未必出现明显的呼吸困难和发热。肺部听诊无啰音；X 线胸片一般无明显异常。呼吸窘迫感用一般的吸氧法不能缓解。

2．进展期

患者有明显的呼吸困难和发绀；呼吸道分泌物增多，肺部有啰音；X 线胸片有广泛性点片状阴影。可伴有意识障碍，如烦躁、谵妄或昏迷。体温可增高。白细胞计数增多。

3．末期

患者陷于深昏迷，心律失常，心跳变慢乃至停止。

（三）诊断

为了及时发现和诊断 ARDS，首先要熟悉前述的发病基础，在损伤、感染等过程中密切观察患者的呼吸状态，如发现呼吸频率超过 30 次/分、呼吸窘迫或烦躁不安等，应立即进行 X 线、心电图等检查。如果排除了气道阻塞、肺部感染、肺不张、急性心力衰竭等，就应考虑为 ARDS。试用面罩法高浓度氧吸入辅助呼吸，观察其效应。如果呼吸窘迫和发绀有所缓解，意识状态等也有改善，应进一步监测血气变化和呼吸功能等，以明确 ARDS 的诊断。

1．血气分析

对 ARDS 的诊断和病情判断有重要意义。动脉血氧分压（PaO_2）正常参考值为 12kPa（90mmHg）；ARDS 初期临床症状不严重时，PaO_2 就可降低至 8.0kPa（60mmHg）。

2．呼吸功能监测

包括肺泡－动脉血氧梯度（$A-aDO_2$），正常者为 0.6～1.3kPa（5～10mmHg）。如出现 ARDS 时则降低。

3．血动力学监测

置入肺动脉漂浮（Swan－Ganz）导管，监测肺动脉压（PAP）、肺动脉楔压（PAWP）、心排出量（CO）、混合静脉血氧分压（PO_2）等。可以了解 ARDS 的病理生理变化、心功能状态等。

（四）治疗

1．呼吸治疗

主要的方法是用呼吸机和氧气施行定容、定压的人工呼吸，以纠正低氧血症和改善肺泡换气功能。

(1) *初期*：患者呼吸加快而其他症状较轻时，可用戴面罩的持续气道正压通气（continuous positive airway pressure，CPAP）。保持其呼气相压 0.5～1.0kPa（5～10cmH_2O），使肺泡复张，增加换气面积；并增加吸入氧浓度（FiO_2）。因未用气管插管，可能发生胃内容物逆流后误吸；还可有二氧化碳潴留等并发症。

(2) *进展期*：需插入气管导管，多选用呼气终末正压通气（positive end－expiratory pressure，PEEP）和（或）间歇性强制通气（intermittent mandatory ventilation，IMV）。

为了迅速纠正低氧血症，使用呼吸机开始时可用较高的氧流量，甚至用纯氧吸入。

机械通气还可用其他方式的呼吸，如予以高频正压通气、高频射流通气、高频振荡通气等。

正压通气的并发症或不良作用有：①气胸，为肺泡破裂所致；②促使颅内压增高，尤其不利于已有脑水肿者。③高浓度氧吸入时间较长，尤其是 $FiO_2 \geqslant 0.8$ 可引起氧中毒，使 ARDS 加重。使用呼吸机的过程中应注意防治以上并发症。

2．维护循环

患者若有低血容量，必须及时输液以支持循环。为防止输液过量加重肺间质和肺泡水肿，应监测尿量、中心静脉压（或测肺动脉楔压等），以输入晶体液为主，适当给予清蛋白或血浆（输蛋白质过多反而有害），再酌情使用利尿剂。低氧血症和肺动脉高压会增加心的负荷。所以，除了要维持血容量，还应酌情选用多巴酚丁胺、多巴胺、酚妥拉明、西地兰、硝酸甘油等心血管药物以及能量合剂、极化液等。

3．治疗感染

脓毒症也是 ARDS 的常见病因，而且 ARDS 发生后又可并发肺部感染，因此抗感染疗法是必要的。

4．对 ARDS 的药物治疗

可选用肾上腺皮质激素如地塞米松、氢化可的松，可减轻炎症反应；但只宜短期使用避免抑制免疫。小分子右旋糖酐或加前列腺素 E 和布洛芬可改善肺的微循环。川芎嗪可减轻肺水肿。肺表面活性物质雾化吸入可能改善肺泡功能。此外还可使用超氧化物歧化酶(SOD)、肝素或尿激酶等。

四、应激性溃疡

应激性溃疡（stress ulcer）是继发于创伤、烧伤、休克和其他严重的全身病变如心肌梗死的一种胃与十二指肠黏膜病变，表现为黏膜急性炎症、糜烂或溃疡，可出现消化道大出血或穿孔。如继发于大烧伤后胃与十二指肠的急性溃疡称 Curling 溃疡，继发于脑外伤后胃与十二指肠的急性溃疡称 Cushing 溃疡。

（一）发病机制

1．胃黏膜缺血

黏膜血流量减少是应激性溃疡发病的主要原因。黏膜血流量降低，使细胞缺氧与营养减少，胃黏膜的 ATP 明显减少，能量的减少导致细胞分泌碱性黏液减少，造成胃蛋白酶对黏膜的分解，因而发生胃黏膜糜烂。

2. 胆汁反流

危重患者伴有肠麻痹时，胆汁逆流到胃中，胆盐对细胞膜有损害作用，破坏了胃黏膜的屏障作用。

3. 前列腺素 E

内源性前列腺素 E 对胃黏膜有保护作用，但不是直接的作用，而是间接地刺激黏液与 $NaHCO_3$ 的分泌，刺激细胞再生，抑制酸分泌，增加黏膜血流，增加黏膜的磷脂含量。

（二）临床表现

1. 危重患者出现呕血或柏油样便，或是术后胃肠减压中出现血性或咖啡样的胃液，同时发现胃液量增多，胃液 pH 值 <2，出血反复发生。

2. 患者很少有腹痛。

3. 出血严重者血压下降、心率加快。

（三）诊断

1. 有严重创伤、大出血、休克或感染的病史。

2. 重症监护的患者及创伤、严重感染的患者出现呕血时首先要考虑这一诊断。

3. 胃镜检查是最敏感的诊断方法，一般在发病 12～24 小时胃底部溃疡最明显，未治疗的溃疡在 2～5 日病变最广泛。临床若无症状，2 周即自行消退。若是原发病恶化，尤其是感染加重，溃疡继续扩大，深达肌层，可腐蚀血管而造成大出血。

（四）治疗

1. 预防性措施 治疗原发病，如控制感染，纠正酸碱平衡，补充血容量，维持充分的营养。

2. 留置胃肠减压 尽量吸尽胃液，避免胃扩张。

3. 抗酸治疗 应用 $NaHCO_3$ 或氢氧化铝与镁合剂由胃管注入，每次 60ml，关闭胃管 15 分钟，若胃液的 pH 值仍在 5 以下时，再注入 30ml，一直到 pH 值为 7。对高危患者应用甲罗咪哌 300mg，每 4～6 小时 1 次，每 30～60 分钟抽取胃液测定，保持胃液 pH 值在 4.0 以上。甲氰咪胍可抑制胃酸分泌，同时也抑制黏膜分泌 $NaHCO_3$，因此使黏膜失去缓冲能力，胃镜观察下未能证实可以减少应激性溃疡的发生。洛赛克 20mg 口服或 40mg 静脉小壶滴入，每日 1 次，24 小时内可完全抑制游离酸的分泌。

4. 冰盐水洗胃 由胃管注入冰盐水 60～100ml，降低胃的温度，减少胃的血流，有助于止血。

5. 内窥镜治疗 经内窥镜电灼或注射止血剂可以直接治疗出血点，但其止血效果尚无定论。

6. 选择性动脉内输入血管收缩剂 这需要成功地进行胃左动脉插管，需持续地输入血管收缩剂。

7. 手术治疗 经上述保守治疗有10%~20%的患者由于出血量很大，反复出血，往往需要手术治疗。手术治疗方式可从全胃切除到胃幽门窦切除加迷走神经切除，常用的手术方式有：

(1) 全胃切除：术后再出血的机会很少，但全胃切除术后的并发症较多。

(2) 胃部分切除：术后再出血的机会在50%以上。

(3) 幽门窦切除加迷走神经切断术：术后再出血者约25%。迷走神经切断可以降低胃液分泌，有利于黏膜溃疡的愈合。

(4) 幽门成形加迷走神经切断术：此种手术适用于不能耐受大手术的老年患者或体质弱的患者。

五、急性肝功能衰竭

急性肝功能衰竭（acute hepatic failure，AHF）可在急性或慢性肝病、肝肿瘤、外伤、肝脏手术后、中毒症及其他系统器官衰竭等疾病过程中发生。

（一）发病机制

1. 低血压可导致内脏缺血。肝脏缺血缺氧可造成肝细胞ATP水平降低，分泌功能障碍，肝细胞内线粒体肿胀，LDH、SGOT升高，胆红素升高，产生氧自由基增多，损害细胞膜，造成肝细胞的进一步损害。

2. 感染是最常见的手术后期与病程后期肝功能衰竭的原因，常见于腹腔感染、膈下感染与一些革兰阴性菌败血症，黄疸多出现在病后12日左右，伴有ALT、LDH、血清碱性磷酸酶升高，病死率在48%~67%左右。主要由于循环的毒素造成Kupffer细胞功能障碍，同时产生肝微血栓，网状内皮系统不能清除细菌与毒素，是肝衰的病因。

3. 创伤性肝损害导致淤胆、肝细胞内脂类增多，间质中有中等量的多形核细胞浸润，9~10日后出现胆管扩张，胆管内有胆色素管型。

（二）临床表现

大手术与创伤所引起的肝损害可能是由于胆红素负荷过重，或是由于术中低灌流而造成的肝细胞损害。

1. 术中输入大量的血液，若输入的血有11%的红细胞发生溶血则可以发生溶血反应。此外，组织中的大量血肿在吸收过程中也可引起黄疸，但此种黄疸一般在3~5日即可被正常的肝脏清除。

2. 低血压导致肝脏低灌流，肝细胞造成暂时的损伤，黄疸出现于术后第5天，此时胆红素可达170μmol/L（10mg/dl），LDH与ALT升高，2周左右血清胆红素与ALT开始下降。

（三）诊断

创伤、大手术与严重感染4~5日后出现黄疸，胆红素可升高至170μmol/L（10mg/dl），LDH、SGOT升高。

（四）鉴别诊断

肝前性黄疸多见于术中大量输血，胆红素低于 60μmol/L（3.5mg/dl）。肝硬化术后肝功能衰竭表现为黄疸伴有腹水。手术造成的胆道阻塞术后 24 小时开始出现进行性黄疸，胆红素明显升高，直接胆红素高于间接胆红素。

（五）治疗

1．增加肝血流，避免长时间的低血压。输入 ATP－$MgCl_2$，可以提高肝细胞的 ATP 水平。

2．超氧化物歧化酶的应用可清除氧自由基对细胞膜的损害。

3．肾上腺皮质激素可以稳定细胞膜。

第三节　重 症 监 护

一、概述

重症监护室（intensive care unit，ICU）是集中各有关专业的知识和技术、先进的监测和治疗设备，对重症病例的生理功能进行严密监测和及时有效治疗的专门单位。产生于第二次世界大战时期，自 20 世纪 50 年代以后，重症监护日渐受到人们的重视，60 年代初期发展起来的冠心病监护病房（CCU），大大降低了急性心肌梗死的死亡率。近 30 年来，重症监护室的迅速发展是病员分级护理、科学化管理的产物。对于急、危、重症及大手术后的病员进行严密监护和记录，为及时有效的治疗提供了科学的保证，明显提高了危重病人抢救成功率及病员今后的生活质量。它是一个临床多学科协同进行工作的场所，故 ICU 中的医护人员必须职责分明、组织有序、工作紧张、配合默契、技术熟练、操作规范，以确保 ICU 的工作的高效率和高成功率。

ICU 的建立使得危重患者术后得到了持续的监护和及时的治疗，增加了高危患者手术的安全性，降低了一系列严重并发症的发生率和死亡率。我国的危重监护专科建立于 20 世纪 70 年代后期至 80 年代初期，并迅速发展，到目前多数医院已先后建立了规模不一的 ICU。

二、监测与治疗设备

1．血压计　包括汞柱或弹簧血压计、电子测压仪及超声多普勒血压计。

2．心电图机及心电监护仪　是监测心电活动可靠而实用的方法，心电压力监护仪可连续监测心电波形、心率、动脉压、肺动脉压、左房压等。新型监护仪还可测定心搏出量。

3．呼吸监测仪　监测呼吸频率、潮气量、通气量等。

4．肺动脉漂浮导管（Swan－Ganz 导管）　用于监测肺动脉压（pulmonary artery pressure，PAP）、肺动脉楔压（PAWP）、中心静脉压（CVP）、心搏出量（cardiac output，CO）等。

5．简易血氧计（脉冲血氧饱和度仪） 夹在耳垂或手指上，持续监测血氧饱和度及脉搏。

6．床旁 X 线机。

7．小型化验室 包括血气分析仪、生化测定仪及测定血、尿常规、血细胞比容等的必要设备。

8．呼吸机 呼吸机的种类很多，功能也不完全相同，一般将呼吸机分为定压型和定容型两大类。现在已发展为定压型、定压定容型、定时型、间歇指令呼吸（IMV）型、持续气道正压（CPAP）型、定时限压恒流型（婴幼儿型）、负压型、高频通气型等多种类型的呼吸机。功能齐全的呼吸机应配有空气混合器（可精确调节氧浓度）、有效的湿化器、呼吸监测装置和可靠的报警装置，具有辅助呼吸、控制呼吸、间歇正压呼吸（intermittent positive pressure ventilation，IPPV）、间歇指令呼吸（IMV）、持续气道正压（CPAP）、呼吸末正压（positive end expiratory pressure，PEEP）等多种呼吸方式。

9．除颤器 是一种用高能电脉冲直接或经胸壁作用于心脏的机器，用于治疗多种快速心律失常使其转为窦性心率的治疗仪器。对快速心律失常可用同步电复律，对心室颤动可用非同步电复律。

10．起搏器 对心动过缓、Ⅲ度房室传导阻滞（ⅢAVB）等紧急情况，可经导管进行心房内起搏。心脏手术中安置心外膜电极的患者，可进行心室起搏或房室顺序起搏。

11．超声雾化吸入器。

12．输液泵及注射泵 可控制危重患者的液体及药物的输入速度，目前电动输液泵可精确调节输液速度在 1～900ml/h 范围内，并带有报警装置。

13．主动脉内气囊反搏泵（器） 用于治疗心源性休克及心脏手术后低心排综合征。

14．常用器械 如气管切开包、喉镜、气管内插管全套用具、静脉切开包、胸穿包及胃肠减压器等。

三、人员配备

1．ICU 医师的基本技术要求应包括以下几个方面：心肺脑复苏的能力；呼吸支持的能力（气管插管、机械通气等）；能进行心电监测并有识别处理心律失常及有创血流动力学监测的能力；紧急心脏临时起搏的能力；对各种化验结果作出快速反应并立即给予反馈的能力；多个脏器功能支持的能力；进行全肠道外营养的能力；微量输液的能力；掌握各种监测技术以及多种操作技术的能力；在输送患者过程中生命支持的能力（有吸氧、使用呼吸机、心电监测的能力）；有对各个医学专业疾病进行紧急处理的能力。

ICU 医生与患者之比为（1～2）:1。

2．ICU 护士不仅要有多专科医疗护理及急救基础知识，更要强调对病情系统认识的能力，还应掌握各种监护仪器的使用、管理、监测参数和图像的分析及其临床意义。ICU 护士与患者的数字比例为（2～3）:1。

ICU 病室可以设化验员 1 名，负责常规化验检查。技术员 1 名，负责贵重仪器的维修、保护及病室内部消毒工作。

四、循环系统的监护

心电图是危重病人的常规监测项目。监测心电图的临床意义主要是了解心率的快慢、心律失常类型的诊断、心肌缺血的诊断等。血液动力学监测，尤其是有创伤性监测，可以实时反映病人的循环状态，并可根据测定的心排出量和其他参数计算出血流动力学的全套数据（表9-5），为临床诊断、治疗和预后的评估提供可靠的依据。

（一）监测项目

1．心率与心律

可用听诊器听诊，同时注意心音及杂音的变化。用心电监护仪监测，以便对心律失常作出及时而准确的判断，心率应控制在120次/分以下，心率过快易致心输出量下降及心肌疲劳。

表9-5　血流动力学参数及计算方法

参　数	计算方法	正常值
收缩压		90~140mmHg
舒张压		60~90mmHg
平均动脉压		70~105mmHg
中心静脉压（CVP）		6（1~10）mmHg
肺毛细血管楔压（PCWP）		9（5~16）mmHg
心排出量（CO）		5~6L/min
心脏指数（CI）	CO/BSA（体表面积）	2.8~4.2L/（min·m^2）
心搏出量（SV）	CO/HR	60~90ml/brat
心搏指数（SI）	SV/BSA	40~60ml/（beat·m^2）
左室作功指数（LVSWI）	$\frac{SI\cdot(MAP-PCWP)\times1.36}{100}$	45~60g·m/m^2
右室作功指数（RVSWI）	$\frac{SI\cdot(MAP-CVP)\times1.36}{100}$	5~10g·m/m^2
外周血管总阻力（TPR）	$\frac{(MAP-CVP)\times80}{CO}$	90~150kPa·s/L（900~1500dyn·s·cm^{-5}）
肺血管阻力（PVR）	$\frac{(PAP-PCWP)\times80}{CO}$	15~25kPa·s/L（150~250dyn·s·cm^{-5}）

2．动脉血压

动脉血压是监测血流动力学的基本指标之一，一般可通过监测仪器进行监测，也可用袖带式血压计测定，其缺点是不能连续测压，且当有明显的外周血管收缩及低心输出量时，该法可能很不准确。必要时须行动脉置管直接测压法，可经桡动脉、股动脉或足背动脉置管测压，包括收缩压、舒张压及平均动脉压，压力波形在一定程度上反映了心排血量的高低。压力导管应接三通开关，以便用含肝素的生理盐水冲洗导管，防止血栓形成。该法属创伤性监测，可出现血栓、血肿、感染等并发症，需注意预防。

3．中心静脉压

通过穿刺置管，测定上、下腔静脉或右心房的压力，即中心静脉压。可监测血容量、血管张力和右室充盈压，有助于判断输血、输液量或心功能状态。一般 CVP 降低主要见于血容量不足，CAP 增高见于心力衰竭、心包填塞、肺栓塞、慢性阻塞性肺病及张力性气胸等。

4．房室压

可用心导管直接测得，是监测心功能最可靠的依据。右心衰时右室舒张末压力升高，左心衰时左室舒张末压力升高。

5．肺动脉导管监测

即将肺动脉漂浮导管自颈静脉或贵要静脉插入，经腔静脉、右心房、右心室、肺动脉至肺毛细血管楔入部位。可同时测得中心静脉压（CVP）、右房压（RAP）、肺动脉楔压（PAWP）、肺毛细血管压（AP）、心排血量（CO）、心脏指数（CI，即心搏出量/体表面积），从而全面判断左、右心功能。自肺小静脉抽取混合静脉血作血气分析，对评价肺功能有重要的意义。

6．血流量

常用指标有每搏输出量（SV）、每搏指数（SVI）、每分输出量（CO）和心脏指数（CI）等，是反映心脏血流动力学状态最常用、最有效的手段之一。既往主要采用染料稀释法、热法、同位素法等，现主要采用超声心动图、心阻抗图等间接方法，具有简单易行、无创伤、多次重复及连续观察等优点。

7．外周血管阻力

又称后负荷，后负荷增高表示外周血管痉挛，心脏负担增加，持续性后负荷增高将会导致心力衰竭，其计算公式为：总外周血管阻力（SVR）＝（BP－RAP）/CO，BP 为平均动脉压，RAP 为右房压，CO 为心输出量。

（二）急性循环功能不全的监护

外科危重患者多数伴有急性循环功能不全，如低血压休克、心律失常、低心排综合征等，处理不当死亡率极高。应严密监视，重点护理，及时而正确的诊治十分重要。

1．休克

休克是一种急性循环功能不全综合征，原因很多，在外科监护病房常见原因有：①低血容量性休克：见于大量出血、失水、高热患者；②感染性休克：见于胆系感染、腹膜炎、败血症；③心源性休克：常继发于术后心肌梗死、心律失常、心包填塞；④神经源性休克：常由外伤剧痛、严重脊髓损伤、麻醉意外等引起。

（1）休克的监护：休克患者除测量肢端皮肤温度、心率、血压、脉压外，准确的方法为通过 Swan－Ganz 导管测定中心静脉压（CVP）、右心房压（RAP）、肺动脉压（PA）、肺动脉楔压（PAWP）、肺动脉阻力（PAR），从而得出体循环阻力（SVR）、心输出量（CO）及心脏指数（CO）。一般低血容量性休克脉压下降明显，感染性休克脉压常无明显改变。根据血流动力学，休克可分为：①暖休克（高排低阻型）：其特点是体循环阻力低，中心静脉压高及心脏指数高；②冷休克（低排高阻型）：其特点是体循环阻力高，中心静脉压低及心脏指数低。

（2）休克的治疗原则：休克治疗的目的是改善全身组织的循环功能，恢复及维持机体的正常代谢，密切观察病情，特别注意心、脑、肾、肺的功能。给予氧气吸入，尽快建立静脉通道，积极寻找引起休克的原因并予以治疗。对不同类型的休克，针对其病理生理变化给予不同治疗。

2．心律失常

ICU 中心律失常患者比较常见，因此必须持续严密监测心电图。考虑心律失常对血流动力的严重影响，应立即采用药物、电击复律等方法及时纠正。心律失常的诊断依赖于心电图，常见有窦性心动过速、心动过缓、窦性停搏及窦房传导阻滞、室上性心动过速、房颤和房扑、房室传导阻滞、室性早搏、室性心动过速、室颤再灌注性心律失常等。治疗主要包括病因和对症治疗。

3．低心排综合征（LCOS）

低心排综合征是体外循环心脏手术后的严重并发症，也可见于心脏骤停复苏后的患者。表现为低血压、酸中毒、少尿或无尿、中心与周围温差增大等。治疗原则：①调整心脏前负荷，降低后负荷，前者需补充血容量，输入晶体、胶体和全血，应用利尿剂，以减少血容量，降低后负荷用硝普钠 0.3～0.4mol/min，用容积式输液泵静点维持（每 4～6 小时更换一次），使收缩压在 80mmHg 左右。酚妥拉明可降低体循环和肺循环血管的阻力，增加心排血量；②加强心肌收缩力，改善心功能，稳定心率和纠正心律失常。多巴胺和多巴酚丁胺同时应用可增加心排血量和升高血压，如心率 < 60 次/分或 > 130 次/分应用强心苷，如西地兰；③纠正酸中毒。碳酸氢钠静点，不宜多用，只要血 pH 值 > 7.20、HCO_3^- > 10mmol/L，就不必要快速大量地输用碳酸氢钠溶液，纠正低排状态后，酸中毒会随之好转。

五、呼吸系统的监护

呼吸功能监测是监测术后肺的通气功能和氧合功能。急性肺通气功能衰竭在术后病人较多见，术后肺部并发症是引起死亡的主要原因之一。手术前肺功能异常者较易发生术后肺部并发症，术前肺功能正常者的术后肺部并发症的发生率约为 3%，而异常者为 70%。因此正确认识和监测术后肺功能改变对于预测术后肺部并发症有着重要意义。主要监测肺通气功能、氧合功能和呼吸机械功能，以帮助判断肺功能的损害程度、治疗效果以及组织器官对氧的输送和利用状况。常用的呼吸功能监测参数见表 9－6。

表 9－6　常用呼吸功能监测参数

参　数	正常值	参　数	正常值
潮气量（VT，ml/kg）	5～7	血氧饱和度（SaO_2，%）	96～100
呼吸频率（RR，BPM，次/分）	12～20	肺内分流量（Qs/QT，%）	3～5
死腔量/潮气量（VD/VT）	0.25～0.40	肺活量（VC，ml/kg）	65～75
二氧化碳分压（$PaCO_2$，mmHg）	35～45	最大吸气力（MIF，cmH_2O）	75～100
氧分压（PaO_2，mmHg）	80～100		

（一）监测项目

1．体征

观察患者的胸、腹式呼吸幅度、频率，有无呼吸困难及缺氧表现，注意口唇、肢端颜色，双肺呼吸音听诊，观察有无皮下气肿等。

2．监测指标

（1）呼吸频率（RR）：RR正常为12~30次/分，成人一般为12~15次/分，婴幼儿较成人快。如呼吸过快，常见原因有伤口疼痛、呼吸道异常、吸痰时间过长或速度过快、呼吸器与自主呼吸不同步、血气胸压迫肺组织等；如呼吸过缓，则考虑患者有无神经系统的并发症、呼吸性碱中毒、应用吗啡等抑制呼吸的药物等。

（2）潮气量（VT）：是平静时每次呼出或吸入的气体量。自然呼吸时成人VT=7ml/kg，机械通气时VT=10~15ml/kg，可通过呼吸机上的流量传感器显示。

（3）每分通气量（MV）：是指每分钟平均吸入气量。MV=VT×RR。正常人静息时为5~8L，如通气不足表现为呼吸表浅，胸廓运动度变小，呼吸音减低，烦躁，大汗淋漓等。见于气道阻塞、胸腔积液及麻醉药、肌松药、镇静药等作用。

（4）气道阻力：主要用于监测呼吸道功能。气道阻力=气道内外压力差（cmH_2O）/流速（L/s），正常值为2~3（cmH_2O/L/s），如在同一机械通气条件下气道阻力逐渐减小，说明治疗有效，气道阻塞缓解或肺水肿减轻；如气道阻力增加，常见于气管导管内径太小或太长、气管狭窄、支气管痉挛、呼吸道分泌物增多。

（5）气道压力（PAW）：由潮气量和气道阻力所决定，此二者无论何者增高，气道压力均升高，反之亦然。一般成人吸气压为12~15cmH_2O。

（6）肺顺应性：反映肺和胸廓的弹性程度，是胸腔和肺扩张程度的指标。肺顺应性=容量改变/压力改变（L/cmH_2O），正常值为0.072~0.11 L/cmH_2O。降低见于肺水肿、肺实质炎症、肺泡表面活性物质减少等，呼吸衰竭患者恢复过程中肺顺应性增加，如减小示病情有改善。

3．血气监测

血气分析对危重患者是很有价值的监测手段，尤其是应用呼吸机的患者，更是不可缺少的监测项目。包括利用血气分析监测动脉血氧分压（PaO_2），动脉血氧饱和度（SaO_2），动脉血二氧化碳分压（$PaCO_2$）。

（1）PaO_2：在呼吸空气时正常值为10.7~13.3kPa（80~100mmHg），其随年龄增长而降低，公式为：PaO_2=（100-年龄/3）mmHg。当PaO_2<8kPa（60mmHg），提示有严重缺氧，应用面罩加大吸氧流量，如血气不能改善，应辅助呼吸。

（2）$PaCO_2$：是反映通气功能与酸碱平衡的重要指标，正常值为4.67~6.0kPa（35~45mmHg）。当$PaCO_2$<4.7kPa，提示通气过量与呼吸性碱中毒；$PaCO_2$>6.0kPa，提示通气不足与呼吸性酸中毒。

（3）SaO_2：正常值>95%，SaO_2<80%为低氧血症。SaO_2反映氧与血红蛋白结合的程度。目前多数监护仪都带有血氧饱和度仪，通过血氧传感器可持续监测SaO_2。

(4) 肺内分流量（QS/QT）：是指心排血量的分流部分与心排血量的百分比，即 QS/QT。正常人 < 5%，正常值（3.65 ± 1.69）%。分流量越大，低氧血症越明显，分流量的大小反映肺弥散功能障碍的程度。临床上此值若 < 20%，可不作特殊处理；若 > 20% 说明有慢性呼吸系统疾病；> 33% 提示预后严重，常见于动静脉瘘、肺不张、支气管炎、肺实变及 ARDS 等。

（二）呼吸功能不全的治疗

1. 保持呼吸道通畅

保持呼吸道通畅是改善肺通气功能、预防肺部并发症的重要措施，它关系到重要脏器的保护和患者能否顺利康复。必须积极去除病因，如抗感染、预防舌后坠。对麻醉未清醒的患者严密观察，必要时用钳牵拉患者舌头至口外或采取其他措施；一旦误吸应积极采取有效措施清除误吸物；加强呼吸道湿化，对大手术后清醒患者常规协助并鼓励其咳痰，并根据病情给予定时雾化吸入，以利痰液咳出；对支气管痉挛常规用地塞米松、喘定或氨茶碱等药物。

2. 氧疗

氧疗在 ICU 中是不可缺少的一个治疗环节，但必须根据缺氧程度确定给氧方法。轻度缺氧 $PaCO_2$ < 7.33kPa、循环稳定时不一定持续给氧治疗；中度缺氧 $PaCO_2$ < 5.3kPa 应用单侧鼻导管持续低流量吸氧；重度缺氧 $PaCO_2$ < 4.7kPa 宜给高流量吸氧，但必须无高碳酸血症。对Ⅰ型呼吸衰竭患者氧疗不能达到疗效或缺氧症状严重时，可用肺导管给氧，方法：在患者咳喘吸气时先将鼻导管插入气管，然后从鼻导管内再插入肺导管，尽可能深达肺内。如插鼻导管困难时，可用纤支镜引导送入鼻、肺导管，或用套针经环甲膜穿刺送入肺导管。给氧流量为 2L/min。能使动脉血氧分压达 13.3kPa 左右。对低氧血症并发Ⅰ型呼吸衰竭时应控制性给氧，以维持 $PaCO_2$ 在 6.7 ~ 8.0kPa 为宜。

氧疗的方法依据氧传送系统可分为高流量系统和低流量系统。

(1) 高流量系统：所谓高流量系统是指该装置供给的气体其流率超过病人吸气的峰流率。病人吸气的峰流率很难测定，又因吸气的峰流率相当于病人 4 倍的每分通气量，故传送的总流量需 4 倍于病人的每分通气量。常用的有文图里（Venturi）面罩、机械气雾系统等，为维持 FiO_2（吸入氧浓度）稳定，应调节氧与空气的比例，详见表 9 - 7。

表 9 - 7　高流量系统 FiO_2 的调节与流量关系

系统	FiO_2	氧/空气	氧流量（L/min）	总流量（L/min）
文图里面罩	0.24	1/25	4	104
	0.28	1/10	4	44
	0.31	1/7	6	48
	0.35	1/5	8	48
	0.40	1/3	8	32
	0.50	1/1.7	12	32
机械气雾	0.60	1/1	12	24
	0.70	1/0.6	12	19

(2) 低流量系统：所谓低流量系统是总的流量并非完全由供氧的装置供给，因而吸入一定量氧的同时还吸入一定量的空气。FiO_2 取决于氧的流量、病人的解剖无效腔、贮气装置以及病人的呼吸频率、潮气量、每分通气量。因此 FiO_2 不稳定也不易控制，适用于不需要精确控制 FiO_2 的病人。常用的方法有鼻导管吸氧、面罩吸氧、带贮气囊的面罩吸氧。其 FiO_2 由以下公式决定：

$$FiO_2 = 20 + 4 \times 氧流量\ (L/min)$$

低流量系统并非只能提供低浓度的氧治疗，事实上它可提供24%～99%的 FiO_2，因人们熟悉、操作简便、病人易于接受而普遍应用于临床，低流量系统中氧流量与 FiO_2 的关系见表9－8。

表9－8 低流量系统中氧流量与 FiO_2 的关系

吸氧方式	氧流量（L/min)	FiO_2	吸氧方式	氧流量（L/min)	FiO_2
鼻导管	1	24	贮氧装置面罩	6	60
	3	32		7	70
	5	40		8	80
面罩	5～6	40		9	>80
	6～7	50		10	>80
	7～8	60			

(3) 氧疗注意事项

①积极治疗病因。

②确保呼吸道通畅，要有足够的通气量。

③一定要持续给予，逐渐降低浓度，直至缺氧病因消除而终止，不可用“间歇给氧法”，尤其是对存在慢性肺疾患者。

④确保室内湿度在50%左右，吸入氧最好用恒温（45℃）湿化瓶，否则应给间歇雾化吸入。

⑤长期吸氧者应严防氧中毒，氧浓度一定要小于40%。

⑥用鼻导管或鼻塞吸氧者每12小时更换鼻导管或鼻塞，并经常清洁鼻孔；用面罩吸氧者用酒精球擦拭面罩，每日1次。

3．机械通气

机械通气的基本原理在于建立一个大气与肺泡压力差，达到肺的通气。其最突出的特点就是减少机体呼吸功耗，改善通气与换气。

(1) 机械通气的适应证与禁忌证

①适应证：急性呼吸衰竭、慢性呼吸衰竭、ARDS、肺水肿、哮喘持续状态、阻塞性睡眠呼吸暂停、外科手术后呼吸衰竭、体外循环术后、呼吸功能不全者、纤支镜检查、颈部和气管手术等。

②禁忌证：巨大肺大泡、高压气胸及纵隔气肿未行引流者、大咯血、急性心肌梗死、活动性肺结核（病变范围不大时可使用，若同时合并肺气肿或肺大泡或多次发生气胸，不宜使

用)、低血压休克未纠正者。

(2) 通气方式

①辅助/控制(A/C)通气:A/C 方式结合了控制通气与辅助通气的特点,预先设定一个可保证机体所需通气量的最低的呼吸频率,如患者自主呼吸频率大于或等于该频率,则控制部分不工作,如患者自主呼吸频率低于该频率,则呼吸自动转为控制通气方式。该方式能允许患者建立起自己的自发呼吸频率,也能在自主呼吸停止时保证必要的通气,因此这种方式既舒适又安全。

②同步间歇指令通气(SIMV):是自主呼吸与辅助通气的结合,即 SIMV = A/C + 自主呼吸。在 SIMV 状态下,如果患者的自主吸气能力达到预先设定的触发敏感度的阈值,则引发一次指令通气,然后在自主呼吸阶段患者可经呼吸机回路作完全自由的呼吸;如患者自主吸气消失或不足以启动机械送气,呼吸机将提供强制性通气。日前新型呼吸机设计中均选用此方式。

③呼气末正压通气(PEEP):是指人为地使呼气末气道及肺泡内压保持高于大气压的水平,其作用是恢复正常功能残气量,使肺血管阻力下降,扩张萎缩的肺泡,从而改善分流。用于重度弥散功能障碍的患者,如体外循环术后的灌注肺、ARDS 及肺水肿等。最佳 PEEP 压力为 0~15cmH_2O(0~1.47kPa)。

④间歇正压通气(IPPV):也称机械控制通气,主要用于无自主呼吸患者。选用潮气量 8~10ml/kg,频率 12~14 次/分,吸:呼为 1:2,气道压维持于 15~25cmH_2O(1.47~2.45kPa)。单纯低氧血症患者吸入氧浓度调至 60%~80%,高碳酸血症者氧浓度开始<40%。

⑤压力支持通气(PSV):是一种辅助通气方式。用于呼吸肌功能减弱者,可减少患者呼吸作功;或作为撤离呼吸机的一种手段;可与 SIMV、CPAP 合用,以保证患者通气量和氧合;对于有人机对抗者,应用 PSV 易于使呼吸协调,减少镇静剂和肌松剂的用量。

⑥持续气道正压通气(CPAP):是指在自主呼吸基础上人为施以一定程度的气道内压为辅助呼吸,可锻炼呼吸肌功能。CPAP 与 PEEP 的区别是:前者是在自主呼吸基础上,整个呼吸周期均施以一定程度的正压;后者则是在 IPPV 机械通气基础上,呼气末施以一定程度的正压,两者都是为了达到防止气道和肺泡萎缩、增加功能残气量、改善肺顺应性的作用。

⑦高频通气(HFV):是指成人频率>60 次/分的通气,潮气量约等于死腔量,机制尚不清楚。目前世界上使用的均为高频喷射通气(HFIV),一般频率为 60~120 次/分,潮气量 1.5~2.0ml/kg;气道压维持于 5cmH_2O(0.49kPa)。此方式对心排血量影响较小,适于心功能不良、血压低的患者。

(3) 呼吸机的参数设置和调节步骤

1) 确定通气方式:如 A/C 或 SIMV 等。

2) 设定通气参数:①FiO_2:根据病情定 FiO_2 大体数值,以后根据动脉血气结果调 FiO_2,通气时不超过 50%;②潮气量(VT):10~15ml/kg;③每分通气量(MV)= VT × RR(L/min);④呼吸频率(RR)为 12~15 次/分;⑤吸呼之比一般为 1:2;⑥PFFP 设为 4cmH_2O,但有的病人不需加用;⑦敏感度为 -2cmH_2O;⑧加温湿化罐内水的温度设在 33℃~35℃后确定报警上下限和气道压安全阀。各种呼吸机的报警参数不同，应根据说明书调节。气道压安全阀或压力上限一般调在维持正压通气之上 5～10cmH_2O。

(4) 气管插管和气管切开的护理

①气管插管的护理：a. 注意气管导管插入的深度，严防导管进入对侧气管或滑出；b. 头稍后仰，减轻导管对咽喉的压迫，并定时转动头部，以变换导管压迫点；c. 牢固固定气管插管，以防随呼吸运动而上下滑动，损伤气管黏膜；d. 加强口腔护理，定时清洁口腔；e. 每 2～3 小时放气囊内气体 1 次，每次 3～5 分钟，放气前应将口咽部分泌物吸净；f. 加强气管内及口腔吸痰：吸痰管要选择长短、粗细、硬度适宜的透明硅橡胶管，其内径为气管内径的 1/2，其长度比导管长 4～5cm。严格无菌操作，吸痰时戴无菌手套，无菌吸痰管只用 1 次，口鼻与气管内应绝对分开，一次吸痰时间应 < 15 秒。吸痰前用高浓度氧吸入 1～2 分钟，吸痰后用纯氧吸入 1～2 分钟，然后调 FiO_2 至吸痰前水平。吸痰动作轻柔，插管时保持管内无负压，插至所吸的深度后，放开负压，边旋转边吸引。吸痰前最好进行肺部超声雾化吸入。每次吸痰前先向气管内冲入 3～5ml 湿化液（0.9%NS 或 0.9%NS 与 5%碳酸氢钠对半液，两者均利于痰被吸出，后者可预防黏稠痰液结痂）；g. 准备拔管前先吸净气管及口鼻腔内分泌物，给气囊放气；h. 拔管后严密观察病情变化，注意有无呼吸困难、气喘、喉痉挛等情况，及时吸氧，雾化吸入。

②气管切开的护理：a. 固定好气管套管，严防翻身时脱出，系带松紧应适宜，能容一指为宜。b. 气管套管与呼吸机连接后适当固定支撑管道，防止套管被压或随呼吸机的运动而使套管滑动，刺激咳嗽或压迫黏膜导致血管破裂引起大出血。c. 定时清洗消毒内管，注意气管切口及周围皮肤有无感染、湿疹，观察颈部有无皮下气肿。切口处敷料每日更换 1 次，局部皮肤用 75%酒精消毒。加强气道湿化，雾化吸入每 6 小时 1 次，吸痰前气管内滴注无菌 NS 3～5ml，起冲洗、湿润、促进分泌物引流的作用。

(5) 撤呼吸机的指标：①患者神志清，一般情况好。②循环功能稳定，停机观察无缺氧表现。③行机械通气的病因已控制。④吸氧浓度 < 40%时，动脉血气结果正常。⑤自主呼吸时潮气量 > 8ml/kg，每分通气量为 6～8L，呼吸频率 < 20 次/分。

六、肾功能的监测与保护

目前常用的肾功能监测方法多为间断性，难以反映实时的生理状态。监测肾功能的动态变化不仅能评价肾脏本身的功能状态，而且在评估全身的组织灌注、体液平衡状态及心血管功能等方面都有重要价值。尤其在重危病人中，肾功能的监测更为重要。因为监测肾功能的动态改变可以及时发现肾功能不全的早期征兆，以便采取治疗或预防措施，避免发生急性肾功能衰竭。例如，在 ICU 抗生素的应用与肾功能之间常常发生矛盾，如能及早发现某些抗生素的肾毒性，则可及时更换。从目前的医疗能力来讲，急性肾衰是可以治疗的，但在发生多器官功能障碍或衰竭时，肾功能衰竭可严重影响对其他器官功能的治疗，死亡率也明显增加。

七、水、电解质和酸碱平衡的调控

体液和酸碱的动态平衡是维持人体内环境稳定和正常生理功能的必要条件。正常人对体液和电解质的需求或体内电解质含量及酸碱度的改变具有很强的自身调节功能，可以根据正常生理功能的反应及时补充所需体液和排泄生理代谢所产生的酸性物质。故一般不易发生失衡。但危重病人因某种病因或病理生理改变，使其自身调控能力受到限制或完全丧失，这不仅可使原发病加重或恶化，而且可引起相应器官的功能障碍，严重者可危及病人的生命。酸碱失衡还涉及到多系统的相互交叉影响，不仅可使生理功能发生障碍，而且可影响机体对药物治疗的反应。如在电解质紊乱时容易发生心律失常，在严重酸中毒时对血管活性药物很不敏感。维持人体水、电解质和酸碱平衡的主要任务是：根据生理和病态对体液和电解质的需求，以及临床监测所获得的实际参数，维持体液和电解质出入量的平衡；维持血管内液晶体和胶体渗透压的正常和稳定；维持酸碱平衡稳定，避免发生呼吸性或代谢性酸碱失衡。

八、营养支持

各种创伤、感染、器官功能障碍等使病人处于应激状态，因修复创伤和恢复器官功能所需能量明显增加，结果引起代谢亢进。但危重病人往往不能正常地摄取营养，如果不给予营养支持，势必引起营养状态的恶化，这对病情的恢复是十分不利的。营养支持的目的是有效供给病人能量和营养物质，促进病人对能量的利用。病人有效利用能量更为重要，因为只有病人能利用和消耗能量，才有可能修复创伤和恢复器官功能。但首先要供给病人足够的营养物质和代谢所必需的氧，这需要根据病人能量的储存情况、营养不良的程度、所处代谢状态及耐受能力方面来判断病人对能量的需求，同时根据治疗后的反应（即营养状态的评定）来调整。

九、病情的评估

ICU 主要收治那些经过严密监测和积极治疗后有可能恢复的各类危重病人。进一步说，就是所收病人是否需要 ICU 的监测、治疗和护理；在 ICU 中是否能够获得普通病房所不能达到的疗效。在临床工作中，对病情严重程度的评估及其转归的预测难度很大，目前还没有统一的方法。一般来说，根据病人生理功能紊乱的程度，可将病情粗略地分为四级：Ⅰ级病例为无需经常观察病情，也不需作任何有创性监测者。Ⅱ级病例指病人的生理功能尚未稳定，为了防止意外发生，需要严密监测者。Ⅲ级指目前病人的生理功能虽然基本稳定，但随时有可能发生突发性危险，必须进行有创性监测和加强护理者。Ⅳ级病例为病情严重程度已达到必须进行较复杂的监测和特殊治疗措施方能使病情改善者。Ⅲ～Ⅳ级病例都必须收入 ICU 治疗。但这种方法没有客观指标，容易受到经验和条件的影响。

治疗干预评分系统（therapeutic intervention scoring system，TISS）是根据病人所需要采取的监测、治疗、护理和诊断性措施进行评分的方法。病情越重，所采取的监测、治疗及检查的措施越多，TISS 评分越高。TISS 对于评价病情严重程度和治疗效果都具有一定价值，一般认为，积分为 40 分以上者都属于高危病人。TISS 简单易行，但未考虑到病人的年龄和既往健康状况，不同水平的医疗单位所采取的监测和治疗方法也不一致.

急性生理及慢性健康评估系统（acute physiology and chronic health evaluation，APACHE Ⅱ）（表 9－9）是目前比较广泛采用的评估方法。APACHE Ⅱ由急性生理改变和慢性健康状况两部分组成，包括12项常规监测的生理指标，加上年龄和既往健康等状况，而每项评分是根据入住ICU第一个24小时测定值进行评定。生理指标正常者为0分，高于或低于正常值都要加分，异常的程度不同，分值也有区别。因此，积分越高病情越重，预后也越差。APACHE Ⅱ评分大于24者的死亡率在90%以上，而小于10者的死亡率几乎接近0。但APACHE Ⅱ并未能考虑入住ICU之前的治疗情况，有的病人可能因入住ICU之前的治疗而使病情改善，积分降低，则不能反映病人真正的危险性。

表9-9 APACHEⅡ评分系统

生理指标	不正常值高限				0	不正常值低限			
	+4	+3	+2	+1		+1	+2	+3	+4
1. 体温（肛温）（℃）	≥41	39~40.9		38.5~38.9	36~38.4	34~35.9	32~33.9	30~31.9	≤29.9
2. 平均动脉压（mmHg）	≥160	130~159	110~129		70~109		50~69		≤49
3. 心室率（次/分）	≥180	140~179	110~139		70~109		55~69		≤39
4. 呼吸（次/分）	≥50	35~49		25~34	12~24	10~11	6~9		≤5
5. 氧合									
a：A-aDO$_2$（F$_i$O$_2$>0.5）	≥500	350~499	200~349		<200				
b：PaO$_2$（F$_i$O$_2$>0.5）					>70	61~70		55~60	<55
6. 动脉血pH值	≥7.7	7.6~7.69		7.5~7.59	7.33~7.49		7.25~7.32	7.15~7.24	≤7.15
7. 血浆钠（mmol/L）	≥180	160~179	155~159	150~154	130~149		120~129	111~119	≤110
8. 血浆钾（mmol/L）	≥7	6~6.9		5.5~5.9	3.5~5.4	3~3.4	2.5~2.9		<2.5
9. 血浆肌酐（mg/dl）（急性肾衰评分加倍）	≥3.5	2~3.4	1.5~1.9		0.6~1.4		<0.6		
10. HCT（%）	≥60		50~59.9	46~49.9	30~45.9		20~29.9		<20
11. 白细胞（$10^3/mm^3$）	≥40		20~39.9	15~19.9	3~14.9		1~2.9		<1
12. Glasgow评分（GCS）=15-实测GCS值									

A. 总急性生理评分（APS）=12项评分总和

B. 年龄评分

年龄（岁）	评分值
<44	0
45~54	2
55~64	3
65~74	5
≥75	6

C. 慢性健康状况评分；
器官功能严重不足或免疫力低下病人的评分*：
a. 不能手术或急诊手术者-5分
b. 择期手术者-2分

APACHEⅡ评分：
A+B+C的和
A：APS评分
B：年龄评分
C：慢性健康状况评分

APACHEⅡ总值评分

*器官功能严重不足指入院前按以下标准作出过诊断：

肝：证实有门脉高压及上消化道出血史；肝衰、脑病、昏迷史；活检证实有肝硬化。

心血管系统：纽约心脏学会分级标准Ⅳ级。

呼吸系统：慢性限制性、阻塞性或肺血管疾患导致的活动严重受限，如不能爬楼梯或进行一般家务劳动；有慢性缺氧，高碳酸血症，继发性红细胞增多症；严重的肺动脉高压（>40mmHg），或依赖呼吸机。

肾：长期接受血液透析。

免疫功能低下：接受抑制免疫治疗、化疗、放射治疗；近期或长期接受大剂量激素治疗；晚期白血病、淋巴瘤、艾滋病等抗感染能力低下。

（许 斌）

第十章 疼痛与治疗

第一节 概 述

根据国际疼痛研究会（international association for the study of pain，IASP）对疼痛的定义——“一种不愉快的感觉和实际的或潜在的组织损伤所引发的情感经历；或者就这一损伤所做的描述”，疼痛属于一种不愉快的生理体验。机体受到伤害性刺激时往往产生疼痛。疼痛（pain）是人体的一种感觉与体验，同时还伴有不愉快的感情改变。

疼痛是许多疾病常见的或主要的症状，它广泛出现于各种疾病的病程中，是临床最为常见的主诉之一。疼痛不仅给患者带来极大痛苦，而且对中枢神经、循环、呼吸、内分泌、消化和自主神经等系统造成不良影响。因此，解除疼痛是治疗疼痛性疾病的重要工作，也是病人的迫切要求。

疼痛治疗学是麻醉医学的重要组成部分，是研究和阐述疼痛及疼痛性疾病的诊断与治疗的学科，也是现代医学的重要组成部分。目前许多医院均开设了止痛门诊，有的还设有病房或成立疼痛治疗中心，专门对疼痛进行研究和治疗。

一、疼痛的分类

在临床上，疼痛可以按程度、病程和部位分类。

1．按疼痛的程度分类

（1）*轻度疼痛*：程度很轻或仅有隐痛。

（2）*中度疼痛*：较剧烈，如切割痛或烧灼感。

（3）*剧烈疼痛*：难以忍受，如绞痛。

2．按疼痛的病程长短分类

（1）*急性疼痛*：如发生在创伤、手术 、急性炎症、脏器穿孔等的即刻疼痛。

（2）*慢性疼痛*：如慢性腰腿痛、晚期癌症痛等。

3．按疼痛的深浅部位分类

（1）*浅表痛*：位于体表皮肤或黏膜，性质多为锐痛，比较局限，定位明确。

（2）*深部痛*：内脏、肌腱、关节、韧带、骨膜等部位的疼痛，性质一般为钝痛，不局限，病人常只能笼统地说明疼痛部位。

4．按疼痛在躯体的解剖部位分类

可分为头痛、颌面痛、颈项痛、肩周痛、上肢痛、胸痛、腹痛、腰背痛、盆腔痛、下肢痛、肛门痛、会阴痛等。

二、疼痛的机制

疼痛的发生机制尚不完全清楚。一般认为神经末梢（疼痛感受器）受到各种伤害性刺激（物理的或化学的）经过传导系统（脊髓）传至大脑而引起疼痛感觉。同时，中枢神经系统对疼痛的发生及发展具有调控作用。

1. 疼痛感受器

包括感觉神经的游离端、终末神经小体和无鞘的末梢轴索。根据身体分布的部位及接受刺激的不同，可将疼痛感受器分为皮肤、肌肉、关节和内脏伤害感受器。由这些感受器将收到的刺激传到脊髓，进而通过上行传导束传入大脑，形成疼痛感觉。

2. 疼痛在末梢的传导

疼痛通过细的有髓鞘的 A_{δ} 和无髓鞘的 C 传导神经纤维来完成。其中有髓鞘的 A_{δ} 纤维传导速度快，传导针尖刺痛觉；无髓鞘的 C 纤维传导速度慢，传导钝痛和灼热痛。疼痛通过 A_{δ} 纤维和 C 传导神经传导至脊髓后角的 T 细胞，兴奋后的 T 细胞再通过脊髓丘脑束将疼痛传导到脑。粗神经纤维不直接传导痛觉，但由其传入的冲动可通过"闸门"机制抑制痛觉向中枢的传导。另外，由脑干网状结构发出的与疼痛有关的下行抑制通路主要通过缝际核产生的 5－羟色胺，以及网状结构产生的脑啡肽和内啡肽，使脊髓后角的传入信号减弱。

3. 疼痛在中枢的传导

主要有两条途径。

(1) 脊髓丘脑束到丘脑再逐渐传至大脑皮层，使机体感知疼痛的有无和发生部位。

(2) 经脊髓丘脑网状系统传至脑干网状结构、丘脑下部及大脑边缘系统，引起机体对疼痛刺激的情绪反应和自主神经系统的反应。

4. 疼痛的感知识别

疼痛冲动传入中枢后，其感知和识别需要经过分析和综合。其中，中央回负责感知疼痛部位，网状结构、大脑边缘系统、额叶、顶叶、颞叶等广泛大脑皮质负责综合分析，并对疼痛产生情绪反应，发出反射性或意识性运动的冲动。

除了上述疼痛机制外，近年来的研究表明，外周敏化和中枢敏化过程在疼痛的发生机制中起着重要作用。

(1) 外周敏化（peripheral sensitization）：在组织损伤和炎症反应时，受损部位的细胞如肥大细胞、巨噬细胞和淋巴细胞等释放多种炎症介质。同时，伤害性刺激本身也可导致神经源性炎症反应，进一步促进炎症介质释放。这些因素使平时低强度的阈下刺激也可导致疼痛，这就是"外周敏化"过程。

外周敏化发生后可表现为：

①静息疼痛或自发性疼痛：在无外周伤害性刺激情况下所产生的痛觉，系由外周伤害性感受器自主激活所致。

②原发性痛觉过敏：尽管疼痛刺激轻微，但疼痛反应剧烈，系因感受器对伤害性刺激反应过强所致。

③异常疼痛：非伤害性刺激如轻压时即可引起疼痛。

（2）中枢敏化（central sensitization）：组织损伤后，不仅损伤区域对正常的无害性刺激反应增强，邻近部位未损伤区对机械刺激的反应也增强，即所谓“继发性痛觉过敏”。这是因疼痛发生后中枢神经系统发生可塑性变化，脊髓背角神经元兴奋性增强，呈现“上扬（wind－up）”效应，也即“中枢敏化”过程。

在疼痛传递过程中，有许多神经递质作用于脊髓的多种受体。其中，甲基－D－门冬氨酸（NMDA）受体与脊髓背角的“上扬”效应、中枢敏化的发生以及外周感受区域的扩大等现象密切相关。

三、疼痛对机体的影响

1．精神、情绪反应

短期急性疼痛可导致病人情绪处于兴奋焦虑状态，长期慢性疼痛可导致抑郁，对环境淡漠，反应迟钝。

2．神经、内分泌及代谢

疼痛刺激可引起应激反应，促使体内释放多种激素，如儿茶酚胺、促肾上腺皮质激素、皮质醇、醛固酮、抗利尿激素等。由于促进分解代谢的激素分泌增加，合成代谢激素分泌减少，使糖原分解和异生作用加强，从而导致水钠潴留，血糖水平升高，酮体和乳酸生成增加，机体呈负氮平衡。

3．心血管系统

疼痛可兴奋交感神经，使病人血压升高，心率加快，心律失常，增加心肌耗氧量。这些变化对伴有高血压、冠脉供血不足的病人极为不利。剧烈的深部疼痛有时可引起副交感神经兴奋，引起血压下降、心率减慢，甚至发生虚脱、休克。疼痛常限制病人活动，使血流缓慢，血液黏度增加，对于深静脉血栓的病人，可能进一步加重原发疾病。

4．呼吸系统

腹部或胸部手术后疼痛对呼吸功能影响较大。疼痛引起肌张力增加及膈肌功能降低，使肺顺应性下降；病人呼吸浅快，肺活量、潮气量、残气量和功能残气量均降低，通气/灌流比值下降，易产生低氧血症等。由于病人不敢用力呼吸和咳嗽，积聚于肺泡和支气管内的分泌物不易排出，易并发肺不张和肺炎。

5．消化系统

疼痛可导致恶心、呕吐等胃肠道症状。慢性疼痛常引起消化功能障碍，出现食欲不振。

6．泌尿系统

疼痛本身可引起膀胱或尿道排尿无力，同时由于反射性肾血管收缩，垂体抗利尿激素分泌增加，导致尿量减少。较长时间排尿不畅可引起尿路感染。

7．骨骼、肌肉系统

疼痛可诱发肌痉挛而进一步加重疼痛。同时，由于疼痛时交感神经活性增加，可进一步增加末梢伤害感受器的敏感性，形成痛觉过敏或异常疼痛。

8．免疫系统

疼痛可引起机体免疫力下降，对预防或控制感染以及控制肿瘤扩散不利。

9．凝血机制

对凝血系统的影响包括血小板黏附功能增强、纤溶功能减弱，使机体处于高凝状态。

四、疼痛的测定和评估

疼痛的程度很难找到客观指标来衡量，基本上是靠患者的主观感觉认识来决定，所以病人善于描述自身疼痛的前后对比，医生却很难掌握个体间疼痛程度的差别。疼痛受多种因素的影响，同一个病人在一天之中疼痛的程度也经常发生变化，所以准确的疼痛分级是不可能的，临床常采用强度量表来进行评估。

1．视觉模拟评分法（visual analogue scales，VAS）

在纸上画一长 10cm 的直线，每厘米注明标号顺序，两端分别表示“无痛”（0）和“想像中剧烈疼痛”（10）。被测者根据其感受程度，在直线上相应部位作记号，以“无痛”端至记号之间的距离即为痛觉评分分数。0 为无痛，4 以下为轻度疼痛，4～7 为中度疼痛，大于 7 为重度疼痛，10 为最痛或极度疼痛。此法简便易行，直观且易掌握，具有粗略的量化含义，是目前临床最常用的疼痛定量方法，也是比较敏感和可靠的方法。（图 10－1）

2．主诉分级法（verbal rating scale，VRS）

根据病人描述自我感受的疼痛状态，一般将疼痛分为五级，即无痛、轻微疼痛、中度疼痛、重度疼痛、极重度疼痛（不可忍受的痛），每级 1 分。此法虽简单，病人也容易理解，但不够精确。（图 10－1）

0 级：无痛。

1 级：轻度疼痛。虽有痛感但是仍然可以忍受，能正常生活及睡眠。

2 级：中度疼痛。疼痛不能耐受，需要用止痛剂，睡眠受干扰。

3 级：重度疼痛。疼痛剧烈，伴有植物神经功能紊乱，严重干扰睡眠，被动体位，必须依靠止痛治疗。

4 级：极重度疼痛。为不可忍受的疼痛。

1．视觉模拟评分法（VAS）

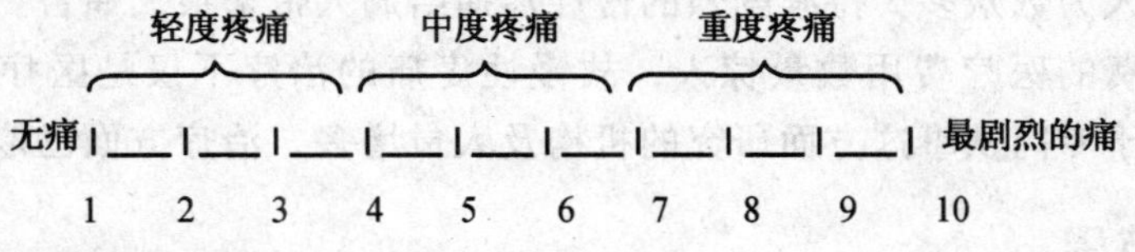

2．主诉分级法（VRS） 0 级：无 痛

1 级：轻微痛

2 级：中度痛

3 级：重度痛

4 级：极重度痛（不可忍受的痛）

3．数字分级法（NRS）

0 1 2 3 4 5 6 7 8 9 10

无痛 最剧烈的痛

图 10－1 几种疼痛评估方法

3．数字分级法（WHO的五级分法，NRS）

是将疼痛程度用0到10这11个数字表示。0表示无痛，10表示最痛，被测者根据个人疼痛感受在其中一个数作记号。（图10－1）

0度：无痛。

Ⅰ度（轻度）：间歇痛，可不用药。

Ⅱ度（中度）：持续痛，影响休息。

Ⅲ度（重度）：持续剧痛，必须用药才能缓解。

Ⅳ度（严重疼痛）：持续剧痛并伴有出汗、心率加快等植物神经症状。

4．程度积分法

（1）疼痛程度积分法

1分：轻痛，不影响睡眠及食欲。

2.5分：困扰痛，疼痛反复发作，有痛苦表情，痛时中断工作，并影响食欲和睡眠。

5分：疲惫痛，持续疼痛，表情痛苦。

7.5分：难忍痛，疼痛明显，勉强坚持，有显著的痛苦表情。

10分：剧烈痛，剧痛难忍，伴情绪、体位的变化，呻吟或喊叫，脉搏或呼吸加快，面色苍白，多汗，血压下降。

总分＝疼痛分×疼痛小时/日。

（2）疗效评定

显效：总分下降50%以上。

有效：总分下降50%或以下。

无效：总分无下降。

第二节　慢性疼痛的治疗

慢性疼痛病人为数众多，持续剧烈的慢性疼痛给病人带来很大痛苦，全世界每年因此丧失的工作日和耗费的医疗费用数量惊人，故慢性疼痛的治疗不仅是医疗问题，也是社会问题。近年来，由于专门从事这方面研究的机构及人员增多，治疗方面已取得很大进步。

一、诊治范围

慢性疼痛有以下几种：

1．头痛　偏头痛、紧张型头痛、丛集型头痛。

2．颈肩痛和腰腿痛　颈椎痛、颈肌筋膜炎、肩周炎、腰椎间盘突出症、腰椎骨质增生症、腰背肌筋膜炎、腰肌劳损。

3．神经痛　三叉神经痛、肋间神经痛、幻肢痛、带状疱疹。

4．周围血管疾病　血栓闭塞性脉管炎、雷诺综合征。

5．四肢慢性损伤性疾病　滑囊炎、腱鞘囊肿、肱骨外上髁炎（网球肘）。

6．癌症疼痛。

7．心理性疼痛。

二、常用的治疗方法

1．药物治疗

药物治疗是疼痛治疗最基本、最常用的方法。一般慢性疼痛的病人需较长时间用药，为了维持治疗水平的血浆药物浓度，以采取定时定量服用为好；如待疼痛发作时使用，往往需要较大的剂量，而且维持时间较短，效果不够理想。

（1）*麻醉性镇痛药*：又称阿片类镇痛药，通过激动阿片受体产生强烈的镇痛作用，因这类药物很多有成瘾性，仅用于急性剧痛和生命有限的晚期癌症患者。常用的有吗啡、哌替啶、芬太尼、二氢埃托啡、可待因等。

（2）*解热镇痛抗炎药*：又称非甾体抗炎药，是解热镇痛药和抗炎镇痛药的统称。二者有所区别，前者特点是解热作用突出，后者则抗炎作用较强，它们的镇痛作用都是外周的，系通过抑制体内前列腺素的生物合成而发挥作用。这些药物对头痛、牙痛、神经痛、肌肉痛或关节痛效果较好，对创伤性剧痛或内脏痛无效。常用药有阿司匹林、吲哚美辛、布洛芬、芬必得、双氯芬酸钠、保泰松等。

（3）*催眠镇静药*：以苯二氮䓬类最常用，如地西泮、硝基安定和艾司唑仑等。巴比妥类药物多用苯巴比妥、异戊巴比妥、戊巴比妥等。此类药反复应用后可引起药物依赖性和耐药性，故不宜使用过滥。

（4）*抗癫痫药*：苯妥英钠和卡马西平治疗三叉神经痛有效。

（5）*抗忧郁药*：病人因长期受慢性疼痛折磨，可出现精神忧郁、情绪低落、言语减少、行动迟缓等，需用抗忧郁药，常用的有丙米嗪、阿米替林、多塞平（多虑平）等。它们还可以治疗幻肢痛和带状疱疹后遗神经痛。

2．神经阻滞

神经阻滞是指在末梢的脑脊髓神经、脑脊髓神经节、交感神经节等神经内或附近注入局麻药，从而阻断神经传导功能，通过神经阻滞达到解除疼痛、改善血液循环、治疗疼痛性疾病的目的。

用于疼痛治疗的神经阻滞疗法虽然操作方法与手术的局部麻醉大致相同，但使用的局麻药因不要求肌肉松弛，只阻滞感觉神经或交感神经，故可使用低浓度局麻药。此外，常在局麻药中加入糖皮质激素、B族维生素等药物。

神经阻滞疗法除用局麻药物外，还包括使用神经破坏药物，如用无水乙醇、酚甘油阻滞，或用射频热凝术、冷冻术以及用阻滞针刺压神经的机械损伤性神经阻滞等。

常用的交感神经阻滞法有星状神经节阻滞和腰神经节阻滞。

（1）*星状神经节阻滞*（stellate ganglion block）：星状神经节由第6、7颈部神经节构成的颈部节和第1胸神经节融合而成，有时也包括第2胸神经节和颈中神经节，位于第7颈椎和第1胸椎之间前外侧，支配头、颈和上肢。阻滞时病人平卧，肩下垫薄枕，取颈极度后仰位，在环状软骨平面摸清第6颈椎横突，阻滞右侧者术者位于病人右侧，阻滞左侧者术者立于病人头侧，用左手食指或食、中指尖端在胸锁乳突肌前缘处将胸锁乳突肌及颈总动脉、颈内静脉压向外侧，这样使横突根部距离缩至最小，用22G 3.4～4cm长穿刺针（7号针）在环状软骨外侧进针，触及横突，将针后退0.3～0.5cm回抽无血，注入0.25%布比卡因或1%利多卡因（均含有肾上腺素）10ml，即可阻滞星状神经节。注药后出现霍纳综合征，面、颈、手掌温度升高，说明阻滞有效。并发症有喉返神经阻滞、膈神经阻滞、气胸及药物误入血管引起中毒反应，药物误注入椎管内引起呼吸停止。

（2）腰交感神经节阻滞（lumbar sympathetic ganglion block）：腰交感神经节位于腰椎椎体的前侧面，左、右各有4～5对神经节，支配下肢。阻滞时病人取侧卧位或俯卧位，侧卧位时阻滞侧在上，俯卧位时在下腹部垫一枕头，使背部突出，在L3棘突上缘旁开4cm处作皮丘，取22G 10cm长的穿刺针经皮丘垂直插入，直至针尖触及L3横突，测得皮肤至横突的距离，将针退至皮下，使针向内向头侧均呈30°倾斜，再刺入而触及椎体，然后调整针的方向，沿椎体旁滑过再进入1～2cm，抵达椎体前外侧缘，深度离横突不超过4cm，回抽无血、无脑脊液后注入0.25%布比卡因或1%利多卡因（均含肾上腺素）10ml，即可阻滞L2交感神经节。阻滞后下肢温度升高，血管扩张。并发症有药物误入血管引起中毒反应，损伤邻近血管引起局部血肿，误入蛛网膜下腔引起血压下降、呼吸困难。

3．椎管内注药

（1）蛛网膜下腔注药：把局麻药、镇痛药或神经破坏药注入蛛网膜下腔，阻滞其神经传导，从而达到止痛目的。以神经破坏药常用，常用无水乙醇或酚甘油注入蛛网膜下腔，破坏后根神经，使之产生脱髓鞘作用而达到止痛目的。

①酚甘油：常用浓度为5%～7%，是重比重液。穿刺点应选择在拟麻痹脊神经根的中间点。病人卧向痛侧，穿刺针进入蛛网膜下腔后，将病人体位变换向背后倾斜45°（即侧向操作者侧），使酚甘油集中于一侧感觉神经，然后缓慢注入酚甘油0.5ml，最多不超过1ml。注药后维持原体位不变20分钟。

②无水乙醇：为轻比重溶液。病人应采用病侧向上并前倾45°体位，使拟被麻痹的后根处于最高点，穿刺点的确定同上，穿刺成功后注药0.5ml，总量不超过2ml，注药后维持原体位30分钟。

（2）硬脊膜外腔注药：硬脊膜外腔阻滞疗法是以止痛及血管扩张为目的，使用低浓度少量局麻药及加入糖皮质激素等治疗用药，还需考虑与镇痛和治疗相适应的穿刺部位，常常需要较长时间留置导管，故应注意导管的管理。

①类固醇：主要用于治疗颈椎病和腰椎间盘突出症，每周注射1次，3次为1个疗程，如病情虽有好转，但仍未康复，可隔1～2个月后再注射1个疗程，常用药为泼尼松龙混悬液，也可用地塞米松、利美沙、曲安奈德等（确炎舒松－A）。

颈椎病一般选择$C_{6、7}$或C_7、T_1间隙穿刺，成功后注入泼尼松龙1.5ml（37.5mg），地塞米松1ml（5mg），再加2%利多卡因4ml。腰椎间盘突出症一般选椎间盘突出的上或下一个间隙进行穿刺，成功后注入泼尼松龙2ml（50mg）、地塞米松1ml（5mg），加2%利多卡因4ml。以上药均应充分混匀后再注入。

②阿片类：常用吗啡。从硬膜外导管内注入含吗啡2～3mg约5～10ml的生理盐水，可

用微量注射泵给药。因有成瘾问题，仅限于癌症疼痛。

③局麻药：除单独使用外，常与类固醇或阿片类药物合用。

4．痛点注射

许多慢性疼痛疾病如腱鞘炎、肩周炎、肱骨外上髁炎、腰肌劳损等均在疼痛处有明显的压痛点，比较固定集中。治疗可在痛点注射1%利多卡因或0.25%布比卡因1～4ml，加泼尼松龙0.5ml（12.5μg），每周1～2次，3～5次为1个疗程，可取得良好效果。

5．针灸疗法

针灸疗法在我国已有悠久的历史，而针刺疗法又较灸法常用。针刺有确切的止痛作用，对慢性疼痛有很好的治疗作用，针刺方法根据取穴之部位不同，分为体针和耳针疗法两种，以体针疗法常用。根据刺激方法不同，又分为手法治疗和电针疗法两种。手法刺激还有补法和泻法之分。

体针疗法选穴原则有以下几方面。

（1）近取法：在疼痛部位及其附近取穴，如颈肌筋膜炎取阿是穴。

（2）远取法：根据循经取穴原则，选取与痛处相距较远的腧穴，如腰背痛取委中穴。

（3）远取与近取相结合：如偏头痛取合谷、攒竹、印堂等穴位。

（4）随证取穴：是根据某些腧穴具有主治一些特殊病症的特点而进行选穴，如内关、郄门治心口痛等。

6．按摩疗法

按摩又称推拿，是中医药宝库的一个重要组成部分。治疗时医生在病人身体特定的部位或穴位，沿经络运行线路或气血运行方向，施以各种手法而达到治疗目的。它能治疗多种慢性疼痛，如颈椎病、肩周炎、肱骨外上髁炎、腰肌劳损和腰间盘突出症等。医生根据病情运用相应手法，矫正骨与关节解剖位置异常，改善神经肌肉功能，调整脏器的功能状态。

7．物理疗法

是应用物理因素治疗慢性疼痛的方法，简称理疗。它主要是通过神经和体液的调节作用，促进血液循环，降低神经兴奋性，改善组织代谢，加速致痛物质排泄，缓解肌肉痉挛，起到去除病因、消炎、止痛、消肿、解痉、镇痛的作用。一般应用各种物理治疗机（仪）进行治疗。主要有电疗法、光疗法、超声波疗法、磁疗法、蜡疗法等。电疗法常用直流、低中频脉冲、高频和超高频等；光疗法常用红外线、紫外线、激光等。

8．心理疗法

心理疗法是运用心理学的原则和方法，通过语言、表情、姿势、行为以及周围环境来影响及改变患者原来不健康的认识、情绪及行为等，从而达到改善其心理状态，端正对疾病的认识，解除顾虑，增强战胜疾病的信心，消除或缓解患者现有症状的目的。具体方法分为行为疗法、心理动力学疗法（精神分析法）、支持疗法、催眠暗示疗法等。

在慢性疼痛时，心理表现尤其突出。因此在疼痛治疗时，在排除器质性疾病的前提下，心理治疗起着十分重要的作用。

第三节 手术后的镇痛

术后急性疼痛是指机体对手术造成的组织损伤的一种复杂的生理反应，它表现为心理和行为上一种不愉快的经历。既往对术后疼痛的处理未能引起外科医师和麻醉医师足够的重视，患者往往也将术后切口疼痛视为手术后不可避免的经历。随着对术后疼痛病理生理认识的提高，人们已将术后镇痛视为提高病人安全性、促进病人术后早日康复的重要环节，因而也越来越引起人们的重视。

一、镇痛药物

术后镇痛最常用的药物是阿片类药如吗啡、哌替啶和芬太尼等。解热抗炎镇痛药因对锐痛和内脏痛效果较差，故在术后镇痛中应用较少。局麻药常选用布比卡因，用于硬膜外镇痛，其作用时间较长，如浓度在0.2%以下不会阻滞运动神经，比较安全。

二、镇痛方法

术后镇痛是设法减轻或消除因手术创伤引起的病人急性疼痛，它与麻醉的区别在于此时病人的感觉意识仍然存在。镇痛方式包括经不同途径给予某些镇痛药物，及采用机械、电刺激及心理治疗等技术。

1. 口服给药

对术后中、重度急性疼痛的病人不宜采用口服镇痛药，因口服给药难以筛选给药剂量、起效慢、作用时间长，并需病人胃肠功能正常才能奏效。习惯上一般采用全身给药，然后酌情经口服追加。

2. 椎管内镇痛

(1) 蛛网膜下腔镇痛：单次蛛网膜下腔注射阿片类镇痛药可提供长时间的镇痛作用，单次注射的缺点是药物剂量难以筛选，需反复给药，增加了感染的危险，同时需较长时间的监测；而且蛛网膜下腔注射阿片类药易引起并发症，包括呼吸抑制、皮肤瘙痒、恶心呕吐、尿潴留等，故临床目前少用。

(2) 硬膜外腔镇痛：经硬膜外腔给药镇痛优点是：副作用少，作用确切。先置入硬膜外腔导管，通过导管给药，最常用的药为吗啡，成人剂量 2～3mg，用生理盐水 10ml 稀释后注入。起效较慢，约在 30 分钟，持续时间长，约 6～24 小时，一般为 12 小时，当病人再度出现疼痛时可重复给药。也可选用利多卡因、布比卡因等局部麻醉药物，也可采用局麻药与镇痛药合用。

常见的不良反应有恶心、呕吐、皮肤疼痒、尿潴留和呼吸抑制。

3. 胃肠外给药

在治疗处理术后中、重度疼痛时，胃肠外给予镇痛药仍是最重要的方法之一。

(1) 肌肉注射：与口服给药相比，肌肉注射镇痛药物起效快，易于迅速产生峰浓度。许多阿片类镇痛药可以通过肌肉注射给药。肌肉注射的缺点在于注射部位的疼痛，血药浓度的波动可能引起病人的呼吸抑制，并可影响临床镇痛效果。

（2）静脉注射：单次间断静脉注射镇痛药物时，血浆药物浓度易于维持恒定，起效迅速。然而，由于药物在体内快速重新分布，单次静脉注射作用时间较短，所以需反复给药。

（3）其他途径：近年来新的给药途径有经皮贴剂给药，如芬太尼、可乐定、东莨菪碱等，这种给药方法可产生和维持稳定的血药浓度。此外，经口腔黏膜吸收用药的镇痛药和苯二氮䓬类口含制剂也已用于镇痛治疗。

4．病人自控镇痛（patient controlled analgesia，PCA）

病人自控镇痛需要专门设备即 PCA 仪，由三部分构成：①注药泵；②自动控制装置，一般用微电脑控制；③输注管道和防止反流的单向活瓣等。PCA 可经静脉途径给药，即病人自控静脉镇痛（PCIA）；也可通过硬膜外腔途径给药，即病人自控硬膜外镇痛（PCEA）；还可经皮下给药，即病人自控皮下镇痛（PCSA）。

PCA 实施时先由医生确定三个基本数据：①持续剂量：即每分钟持续注入的药量，一般为 2～5ml/min；②自控剂量：即按压按钮以启动药泵所输出的药量；③锁定时间：在此期间内无论按多少次按钮均无药液输出，目的在于防止用药过量，这是 PCA 安全用药的重要环节。

在将按钮交给病人使用前，应先向其说明 PCA 的目的和按钮的正确用法，以便病人能按照自己的意愿注药镇痛，医生则根据用药效果调整预定的自控剂量和锁定时间，以获得最佳止痛效果。PCA 开始启动时，常先给一负荷剂量作为基础。采用 PCEA 或 PCIA 时，为了能使血药浓度始终处于亚镇痛水平，常用持续少量注药的方式给予维持剂量，以提高镇痛质量。

PCA 的药液配方可以多种多样。PCIA 主要以麻醉性镇痛药为主，常用药为吗啡或哌替啶。而 PCEA 常以局麻药和麻醉性镇痛药复合应用，常用药为低浓度布比卡因（0.1%～0.25%）加少量芬太尼或吗啡。注意哌替啶有组织刺激性，不宜用于 PCSA。表 10－1 可见常用 PCA 的分类及主要特征。

表 10－1　常用 PCA 的分类及主要特征

不同类型的 PCA	单次给药量（ml）	锁定时间（分钟）	常用药物
静脉 PCA（PCIA）	0.5	5～8	阿片类药、非甾体抗炎药等
硬脉外 PCA（PCEA）	4.0	1～5	局麻药和（或）阿片类药
皮下 PCA（PCSA）	0.5	20	阿片类药

由于 PCA 具有良好的镇痛效果，临床应用范围和适应证较为广泛，对病人术后恢复十分有利，故深受病人和医生的喜爱，是目前最受欢迎的术后镇痛方法。

第四节　癌症疼痛与治疗

在疼痛患者中，癌症病人占很大的比例，尤其是晚期癌症患者疼痛发生率高，且随着癌肿扩散，疼痛进行性加重，不仅本人遭受疼痛的折磨，而且家属也不得安宁。当前我国每年癌症发展人数约160万，每年死于癌症人数已由70万上升到约130万。为满足我国临床疼痛患者的正当需求，实现世界卫生组织（WHO）提出的"让癌症病人不痛，并提高其生活质量"的战略目标，在此简单介绍一下WHO推荐的镇痛药三阶梯用药方案和用药原则。

癌性疼痛是临床常见的一种症状。疼痛，特别是剧烈的或持久性的疼痛常使患者遭受种种痛苦，如紧张不安、焦虑、失眠，严重者还可以导致生理功能紊乱，引发疼痛性休克。医疗实践说明止痛药物是治疗癌症疼痛的主要手段。正确使用止痛药物（即正确的药物、正确的剂量、正确的给药方式和间隔）可使90%以上病人的疼痛得以缓解。WHO疼痛治疗专家委员会提出了简便易行、具有广泛指导意义的镇痛药临床应用五项基本原则，即按阶梯、按时、个体化给药、尽可能口服给药和其他注意的问题。

一、按阶梯口服用药

1. 按阶梯用药原则

即三阶梯用药。

所谓癌痛治疗的三阶梯方法就是在对癌痛的性质和原因作出正确的评估后，根据病人的疼痛程度和原因适当地选择相应的镇痛剂。即对于轻度疼痛的患者应主要选用解热镇痛剂类的止痛剂；对于中度疼痛应选用弱阿片类药物；对于重度疼痛应选用强阿片类药物。三阶梯方法的标准止痛药是阿司匹林、可待因及吗啡（图10-2）。

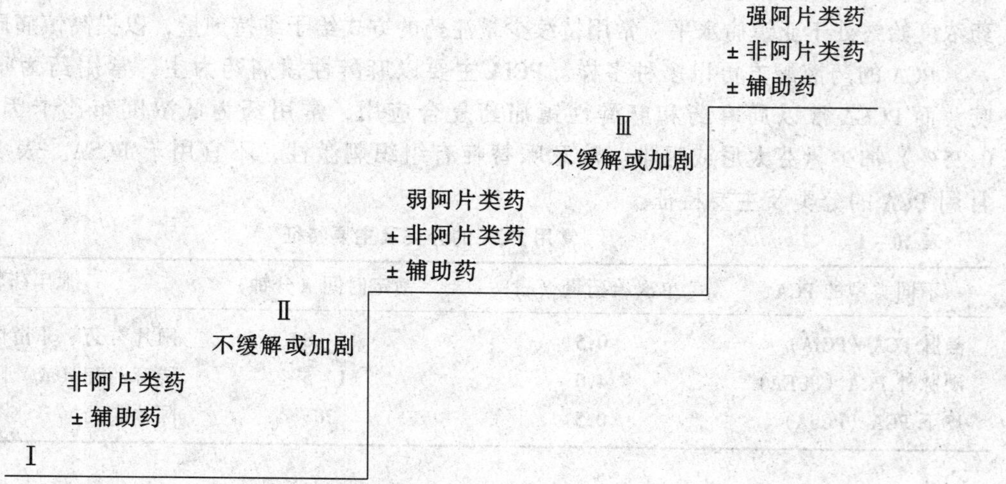

图10-2 WHO推荐的三阶梯疗法

（1）第一阶梯用药：为解热镇痛药。代表药物为阿司匹林，替代药物有消炎痛、扑热息痛、布洛芬、双氯芬酸、萘普生等。此类药物还可依镇痛需要作第二、三阶梯药物的辅助用药。由于此类药物多有胃肠道不良反应，且剂量增加其毒性加重，所以用一段时间后疼痛仍持续存在时应加用或改用第二阶梯药物。

（2）第二阶梯用药：为弱阿片类镇痛药。代表药物为可待因，替代药物有强痛定、羟考酮、曲吗多、右丙氧芬等，主要适用于第一阶梯用药后仍有疼痛的患者，可待因、右丙氧芬与解热镇痛抗炎药组成的复方制剂如氨芬待因、安度芬、丙氧胺酚等可单独用于中度疼痛患者的止痛。

(3) 第三阶梯用药：为强效阿片类镇痛药。代表药物为吗啡，替代药物有氢吗啡酮、羟吗啡酮、左马喃、美沙酮、芬太尼贴剂和丁丙诺啡等。这类药物主要适用于重度疼痛和应用了第二阶梯药物后疼痛仍持续存在的患者。

三阶梯用药是镇痛药临床应用中应遵循的重要原则，它符合科学的合理用药基本要求。由于强调从非阿片类用起，逐渐升级，不仅增加了用药的选择机会，还能最大限度地减少药物依赖的发生。

2．按时用药

按时用药就是按药物的有效作用时间定时给药，在此基础上有疼痛出现可临时追加。不能因为患者不痛就停服，这样便于患者维持恒定有效的体内药物浓度，对于做到让癌痛病人不痛十分重要。

3．个体化用药

个体化用药是指用药剂量应以使患者达到有效镇痛为标准来调整。不同的人群、不同的性别、年龄、敏感性存在着个体差异，用药剂量不应受推荐剂量标准的限制。另外，长期使用阿片类药物多形成耐受性，每个人耐受性形成的速度不一，剂量也会不断提高，应以能有效镇痛为标准来调整，而不受药典规范介绍的“极量”的限制。

4．尽可能口服给药

绝大部分癌症疼痛可以通过口服止痛药物得到良好的控制。对于阿片类药物口服途径较注射途径给药不容易产生依赖性。因此 WHO 疼痛治疗专家委员会提倡大力发展各种口服剂型，将口服途径给药作为癌痛治疗原则向全世界推荐。对于确实不能口服药物的癌痛病人可考虑直肠给药、透皮或鼻饲给药，如不行再选用皮下或静脉注射。除此之外尚有极少数病人需要椎管内麻醉或局部麻醉才能解除疼痛，应当慎重选择这种给药途径，护理时需特别谨慎。

5．注意事项

(1) 吗啡对神经损伤性疼痛疗效较差，神经损伤性疼痛主要见于神经干损伤后，肿瘤本身及各种治疗方法均可引起这种疼痛。由于麻醉剂对这类疼痛疗效不佳，增加剂量只会加重副作用而没有相应的疗效增加。此时可应用抗抑郁、抗焦虑或镇静催眠药治疗，对有脏器痉挛性疼痛者应加用解痉止痛药。在应用有中枢抑制作用的辅助药物时，如安定、氟哌啶醇、氯丙嗪等，它们与阿片类镇痛药的中枢抑制作用有协同作用，既可增强镇痛效应，但也能增加毒性，应注意观察。

(2) 镇痛药应用中都有不同程度的不良反应发生，如解热镇痛药有胃肠刺激，宜采用肠溶型或饭后服用，且加用抗酸药、有保护胃黏膜作用的药物，避免大剂量长期服用，以防产生肝、肾毒性。阿片类药物的主要副作用是便秘、恶心、呕吐等，宜相应地给予缓泻剂、多纤维膳食及预防呕吐的药物。

(3) WHO 推荐吗啡作为治疗重度癌痛的代表药物，它已经成为癌痛治疗中应用最普遍的强阿片类镇痛药，迄今尚无最大限制剂量报道。临床工作中应当贯彻“吗啡无极量”的原则，使癌痛患者的疼痛完全缓解。

（4）癌痛病人由于癌肿折磨，慢性消耗，体质一般较差，可用一些支持疗法，必要时用些皮质类固醇激素来改善病人的一般状况，提高患者的情绪、心境和食欲。

应加强教育，强化对镇痛药合理应用，特别是对癌痛治疗问题重要性的认识，把它与国家的声誉、与人道主义的职业道德联系起来，认识到生产阿片类镇痛药的目的是满足临床疼痛治疗的需要，严格管理是保障合理应用、防止流弊的一种手段。

二、其他用药方法

1. 椎管内注药

（1）硬膜外腔注入吗啡：可以选择与疼痛部位相应的间隙进行穿刺，成功后置入导管以便反复注药。每次吗啡剂量为1～2mg，用生理盐水10ml稀释后注入，每日1次。

（2）蛛网膜下腔内注入神经破坏药物：用苯酚或无水乙醇注入蛛网膜下腔，破坏后根神经，使之产生脱髓鞘作用而达到止痛目的。

2. 放疗、化疗和激素疗法

它们都是治疗癌肿的方法，同时也可用作晚期癌症止痛的一种手段。放疗或化疗用于对其敏感的癌瘤可使肿块缩小，减少由于压迫和侵犯神经组织引起的疼痛。激素疗法则用于一些对激素依赖性肿瘤，例如雄激素用于晚期乳癌，雌激素用于前列腺癌，都能起到止痛的作用。

3. 神经外科手术镇痛

神经外科手术镇痛包括的范围很广，从外周脊神经乃至大脑额叶。但神经手术镇痛与其他神经损伤性镇痛方法一样，虽然短时间内能达到良好的镇痛效果，但一段时间后疼痛仍会出现。因此只有对存活期很短的病人才建议使用这种镇痛方法。

三、几种临床止痛新药

1. 吗啡控释片

世界卫生组织认为一个国家的吗啡用量是衡量该国癌痛改善状况的重要标志，而我国的用量却极少；吗啡控释片的问世是癌痛治疗的一大进展。该药以口服和缓释为特点，药物在消化道内缓慢释放，稳定吸收，无峰谷现象，有效血药浓度达到12小时之久。推荐用量为30mg及60mg两种，每12小时用药1次。该药确定维持量后可长时间不用增加药量。

2. 骨膦

骨膦是氯甲双磷酸盐的简称，应用较久，治疗骨转移癌和高血钙有较好的疗效，特别是治疗乳癌骨转移的疗效可高达90%左右。推荐用量为骨膦300mg加入500ml生理盐水内，3～4小时静脉滴毕，每日1次，连用3～5天后改口服用药，骨膦胶囊120mg（3粒），每日2次，饭前1小时服用。

3. 甲孕酮

甲孕酮（MPA）是肿瘤内分泌治疗的重要组成部分，尤其对激素依赖性肿瘤，如乳腺癌、子宫内膜癌、前列腺癌、肾癌等疗效明显。可改善患者的生存质量，延长生存期。有报道该药对晚期转移癌疗效可达 89%，对非激素依赖性肿瘤有转移者止痛疗效达 43%。推荐用量为 500mg，每日 1～2 次口服，疗程一般为 3 个月。

4．皮下输液泵技术的应用

输液泵技术近年在国内外发展迅速。泵可长期置于皮下，另一端可根据需要连于静脉、硬膜外或蛛网膜下腔，可连续输注阿片类止痛药。定时、均匀、定量、可控等是输液泵技术的优势，因其血药浓度稳定，维持时间较长，应用方便，深受临床医生和患者的欢迎。

（许　斌）

第十一章 内镜、腔镜及显微、移植技术

第一节 内镜外科技术

一、概述

内镜外科（endoscopic surgery）技术是指将内镜通过人体正常通道或人工建立的通道送到或接近体内病灶处，在内镜直视下或 X 线透视或 B 超辅助下，对局部病灶进行观察、止血、切除、清除结石、引流和重建通道等手术，以达到明确诊断、治愈疾病或缓解症状的目的。

根据内镜的结构特点，内镜可分为刚性硬质内镜和软性纤维内镜两种。按学科分类，有消化内镜、胸腔镜、腹腔镜、呼吸内镜、膀胱镜、输尿管镜、肾盂镜、宫腔镜、关节镜、脑室镜、鼻咽镜、血管镜以及心镜等。其中消化内镜应用较广泛，按其功能和技术难度又分为胃肠道内镜（食管镜、胃镜、结肠镜等）、胰－胆管内镜（十二指肠镜、胆道镜、胰管镜等）。虽然如此，不同专业学科的内镜在操作方法、手术技巧和器械应用等方面却具有共同性。

内镜手术有别于传统外科手术，它是使内镜前端抵达病人体内的病灶部位，在内镜直视下进行治疗操作，完成全部手术过程。内镜治疗可以主动而有效地解决内科保守治疗难以解决的问题，如急性食管胃底静脉破裂出血；可以简化复杂而危险的治疗方法或替代某些手术，如急性化脓性胆管炎、肝内胆管结石等。它可在明确诊断的同时进行治疗，具有简便、快速、高效、安全、不需要麻醉、对病人损伤小、并发症少、死亡率低和总耗费低等特点，为广大病人，特别是急诊危重、高龄多病者所接受。内镜外科手术对于良性疾病具有治愈性作用；对于恶性肿瘤病人可以有效地解除或减少痛苦，提高病人生存期间的生活质量。

二、设备及器械

内镜外科的基本工具包括三部分：内镜系统、手术设备和手术器械。

（一）内镜系统

该系统包括内镜、主机－光源和内镜监视器。在结构上，内镜主要有光学和机械两部分。光学部分用以照明，内镜光源内发出冷光，经过镜身传至镜端，由镜端物镜或微型摄像镜头进行取“景”，术者即可通过目镜（光导内镜）或经主机处理摄影图像（电子内镜）使

之显示在荧光屏上。机械部分包括插入部和手控操作部。插入部为软性物，可以弧形弯曲，其外径因内镜类型和功能而有不同（3～5mm），前段（约10cm长，不同类型内镜可有所不同）称之为蛇骨管段，可以调节完成各种方向运动。手控操作部有左、右和上、下两个旋钮以及充水、充气和吸引两个接头，用以调节内镜前端方向和冲洗清洁与显露视野。电子内镜还具有调节光亮度、色彩、对比度、图像大小和锁定图像的按钮。内镜具有1个或2个工作通道进入人体内。不同用途内镜的通道内径有所不同，如诊断胃镜为2.8mm，治疗胃镜为3.7mm，十二指肠治疗镜为4.2mm，超声内镜的镜端安装有一微型超声探头，既具有内镜的基本结构和功能，还能同时进行局部超声检查，由此可观察到表面（内镜直视）和深部管壁及临近结构（超声扫描）。超声内镜不仅可以进行诊断，同时也可以在超声引导下完成内镜治疗。

（二）手术设备

不同内镜手术所用的设备可以不同，基本的设备是高频电发生器。其他设备有氩气刀、液电碎石器、微波机、激光器、热凝器和内镜冷冻机及其辅助探头等。

（三）手术器械

主要有各种类型的活检钳、注射针、息肉圈套器、抓钳、多连发曲张静脉结扎器、狭窄扩张器（有气囊扩张器和探条扩张器两种，最常用的探条扩张器是Savary－Gilliard扩张器）、导线、囊肿穿刺器、内镜穿刺针、机械碎石器等。用于治疗的支架和导管有食管支架、胆道内引流支架、胰管内引流支架、鼻－胆（胰、囊肿）外引流管及呼吸道支架等。

三、基本操作技术

内镜外科手术的基本操作技术包括：

1．注射术　使用内镜注射针，在内镜直视下对准病灶，如出血点、病灶基底、肿瘤瘤体等，穿刺注射药物以达到止血、托起病灶、使肿瘤坏死或局部封闭等目的。

2．钳夹术　使用内镜止血夹，对准出血点、息肉基底或裂开的黏膜边缘钳夹，起到止血、预防出血或闭合创面等作用。

3．切除术　使用内镜圈套器，直接或剖开病灶表面的黏膜后将病灶套住，接通高频电流，以切除病灶。

4．导线置入和扩张术　在内镜直视下将导线前端对准狭窄的腔道口，捻动导线，依据阻力感觉盲视下或在X线透视监视下使导线通过狭窄段。然后经导线引导下用探条扩张器或气囊扩张器在内镜直视下或X线监视下对狭窄段进行逐渐扩张，以重建通道。

5．支架置放术　在单独内镜或内镜联合X线监视下，对狭窄的通道置入塑料或金属支架以维持腔道的通畅性。

6．氩气刀凝切术　使用APC探头，在内镜下对准目标物（肿瘤、狭窄环、出血点及异物等）行凝切，使得目标物凝固、坏死和气化。

7．超声内镜穿刺术　使用内镜穿刺针，在超声内镜下确定目标物，在单独超声内镜或联合 X 线监视下对目标物进行穿刺，以针吸组织、注射药物或建立通道。

四、内镜在临床上的应用

(一) 纤维胃镜

通常所说的胃镜检查包括食管、胃、十二指肠内镜检查。

1. 适应证

(1) 凡有上腹部不适，疑有食管、胃、十二指肠疾病者，需胃镜明确诊断。

(2) X 线检查发现食管、胃、十二指肠病变，但性质未明者，需病理诊断。

(3) 食管、胃、十二指肠疾病治疗或手术后的随访。

(4) 治疗某些食管、胃、十二指肠疾病，如上消化道出血的止血、异物取出、息肉切除、狭窄的扩张等。止血方法有：硬化止血术、栓塞止血术、套扎止血术、电刀止血术等方法。

(5) 晚期胃肠道肿瘤的治疗，如硬化剂注射坏死术、热凝坏死术、狭窄扩张术、支架置放术等。

2. 禁忌证

(1) 精神病、意识不清等检查不能合作者。

(2) 严重心肺功能不全者。

(3) 疑有上消化道穿孔者。

(4) 急性咽炎、腐蚀性食管炎患者。

(5) 内镜插入困难或易发生危险者。

3. 术前准备

(1) 向病人解释检查的目的和方法，告知可能发生的各种意外。

(2) 了解病史、体检和 X 线检查结果，排除禁忌证。

(3) 检查前至少禁食 6 小时，幽门梗阻者需先洗胃。检查前 15 ~ 30 分钟肌肉注射苯巴比妥钠 0.1g 或安定 10mg。

(4) 予少量消泡剂，减少胃内泡沫形成；咽喉部予以充分的表面麻醉，儿童可予基础麻醉。

(5) 取出义齿，松开领扣和腰带，取左侧卧位，双腿屈曲。

4. 操作要点

(1) 检查者面对病人，嘱病人轻咬牙垫，将胃镜通过牙垫轻轻插入咽部并让病人做吞咽动作，胃镜即可徐徐进入食管。

(2) 边置镜边观察，调节镜头角度，观察食管各壁至贲门；通过贲门后，调节镜管角度观察胃底穹隆部，再寻找胃角，到幽门，然后进入十二指肠；最后边退镜边观察十二指肠降部、球部、幽门、胃窦、胃角、胃底、贲门和食管。

(3) 观察中对病灶和可疑病变的黏膜进行照相、活检或刮取标本作细胞学检查。

(4) 检查中对发现的病变可进行内镜治疗。如上消化道出血，可用局部注射药物、电凝、微波、激光、冷冻、压迫、曲张血管套扎等方法治疗；对食管狭窄者，可行内镜下食管扩张术、食管置管术等；尚可通过内镜取出异物，进行经皮内镜胃造口术等治疗。

(5) 检查完毕后，退出胃镜，冲洗和消毒器械。

5. 注意事项

(1) 检查过程中须细心操作，在直视下进镜，严禁粗暴或强行进镜，以免发生损伤或穿孔。

(2) 活检后出血较多者，可适当应用止血药。

(3) 检查结束2小时后，待咽部麻醉作用消失后，再进温软饮食。

(4) 咽部不适和声音嘶哑者，可予以药物含漱。

(5) 常见并发症有穿孔、出血、心肺意外、药物反应和感染。一旦发生，应予以相应的处理。

(二) 纤维支气管镜

1. 适应证

(1) *诊断方面*：①原因不明的咯血或血痰，需明确诊断及出血部位。②原因不明的顽固性咳嗽、气道阻塞、声带麻痹、呼吸困难需查明原因者。③ 胸部X线检查发现块影、阻塞性肺炎及肺不张，或痰癌细胞阳性而胸片未见异常需进一步明确诊断者。④肺弥漫性病变或支气管病变需进行活检者。⑤需作叶、段支气管选择性碘造影者。⑥ 肺叶切除前后检查，确定切除范围及判断手术效果者。⑦长期气管切开留置导管者，可通过纤维支气管镜定期观察气管黏膜情况。⑧对结节病、肺蛋白沉积症等疾病需作肺泡灌洗检查者。

(2) *治疗方面*：①对支气管有大量分泌物而无力咳嗽或引起肺不张者，可用纤维支气管镜进行深部吸痰，改善通气，利于肺复张。②镜下对病变局部注药，对肺癌患者进行局部激光照射治疗。③清除支气管内小异物。④对咯血不止者可通过纤维支气管镜送入气囊导管填塞止血。

2. 禁忌证

(1) *绝对禁忌证*：①极度衰弱不能耐受者。②严重心脏病、心律失常、主动脉瘤及血压高于160/100mmHg者。③严重呼吸功能不全、PaO_2低于6.65kPa者。④有严重出血倾向和凝血机能障碍者。⑤肺动脉高压症、肺部病变疑为动静脉瘘及肺化脓症者。⑥精神不正常不能配合检查者。

(2) *相对禁忌证*：①近期有支气管、肺急性感染者，待炎症控制后再作检查。②近期有支气管哮喘或正在大咯血者，宜缓解2周后再行检查。③肺大泡患者宜慎行检查，避免发生气胸。④上腔静脉阻塞、静脉压甚高、呼吸困难明显者。⑤气管异物较大，纤维支气管镜难以取出者。

3. 术前准备

(1) 详细了解病史、体征和X线检查情况，初步明确病变部位；需活检者应根据正、侧位胸片定位。

(2) 了解病人口腔、鼻腔有无病变，鼻中隔有无偏曲等。

(3) 向病人充分说明检查的意义，取得其配合，检查前取下义齿。

(4) 禁食 4 小时以上，检查前 30 分钟肌注阿托品 0.5mg 和安定 10mg。

(5) 准备器械和必要的急救药物。

4. 操作要点

(1) 麻醉：用 1% 地卡因液行咽喉及气管黏膜麻醉，身体情况较差和精神紧张者可选用全麻。

(2) 体位：患者取仰卧位或坐位，纤维支气管镜可经鼻或口插入。

(3) 根据病灶部位选用合适的镜管。外径 6mm 者可达到肺段，5mm 者可达亚肺段，4mm 以下者可进入亚亚肺段。

(4) 注意观察气管和支气管有无黏膜充血、肿胀、萎缩、瘢痕、肥厚、溃疡、出血、肉芽组织和肿瘤等，管腔有无狭窄、闭塞、扩张、受压。注意分泌物的性质，有无血液、结石、异物，以及观察支气管的舒缩运动等。

5. 术后处理

(1) 术后禁食 2~3 小时，试饮水无呛咳时才可进食。

(2) 适当使用抗生素。

(3) 注意术后有无出血，如有少许血痰可不必处理。

(4) 肺活检后需行胸部 X 线透视或摄片片以观察有无气胸。

(三) 纤维胆道镜

纤维胆道镜在临床上常用于进行内镜逆行胰胆管造影（endoscopic retrograde cholangio pancreatography，ERCP）、内镜括约肌切开术（endoscopic sphinc terotomy，EST），目前已制出小直径胆道镜，使无创的经口胰胆管镜检查（peroral cholangio pancreatoscope，PCPS）成为可能。纤维胆道镜也常用在胆道手术中，通过胆总管切口检查胆管（尤其是肝内胆管），或在术后经 T 管引流瘘管进行检查。

1. 适应证

(1) 手术中如出现以下情况，需行术中纤维胆道镜（Intraoperative cholangioscopy；IOCS）检查：①胆总管切开后胆汁混浊或呈泥沙样胆汁，或有不明原因的肝内胆管出血；②肝胆管内触及结石或硬结；③需对胆管内病变组织进行活检；④胆道取石前后检查结石的位置以及结石是否取尽。

(2) 术后胆道镜（Postoperative cholangioscopy；POCS）用于胆道残余结石的治疗。

(3) ERCP 的适应证：X 线胆系造影。

(4) 有以下情况者可行 EST 治疗：①十二指肠乳头狭窄。②胆总管结石和化脓性胆管炎。③急性胆源性胰腺炎和胰腺结石。

(5) PCPS 的适应证：①疑有胆道和胰腺疾病者。②需鉴别胆胰管疾病的良、恶性者。

2. 禁忌症

(1) 严重的肝、胆、胰系感染。

(2) 严重胆管狭窄者。

3．术前准备

（1）向病人详细介绍检查过程、必要性及可能出现的意外，取得病人的合作。

（2）检查前禁食，肌注安定和654－2，咽喉部黏膜麻醉。

（3）器械准备：准备合适的内镜、导管、造影剂和X线装置。

4．操作要点

（1）术中检查：由胆总管切口置入胆道镜，检查胆总管远端、近端，以及肝总管和肝内胆管。

（2）术后检查：先拔除T管，常规消毒、铺巾，将胆道镜从瘘管口插入至胆总管。

（3）无创检查：病人取左侧卧位，如胃镜检查一般从牙垫中插入胆道镜，常规行胃、十二指肠球部检查后，进入十二指肠降部，找到乳头。经乳头插入胆道镜或导管，直接观察或行逆行造影检查。如乳头狭窄，尚可用内镜专用电刀行EST治疗；如有胆道梗阻，可经内镜行鼻胆管引流术（endoscopic nosal biliary drainage，ENBD）。

（4）详细观察胆总管、肝管等胆系情况，同时持续滴入生理盐水，以扩张胆道，冲洗结石碎屑。

（5）如发现结石，可用取石网经胆道镜取石。对可疑病变处可取活检标本。

5．术后处理

（1）常规开放引流管24小时。酌情使用抗生素。

（2）如出现出血、胰腺炎、胆管炎、感染等并发症应及时处理。

（3）如发生十二指肠穿孔等严重并发症时应及时手术修补。

五、应用现状及展望

1805年德国医生Bozzini最早提出有关内镜的设想。早期内镜仅用于诊断，经过近200年的发展，内镜系统已经相当完善，并已成为临床医学的重要诊断和治疗方法。内镜技术将不同程度地改变着医生诊断和治疗的思维方法。同时也为治疗提供了一种新的选择。内镜外科将随现代高新技术的发展而不断发展，在荧光屏监视下可完成疾病诊断、治疗全过程的特点，可以使内镜下远程会诊成为现实；可以通过计算机模拟器如同训练飞行员一样训练内镜医生；可以使内镜手术由“只可意会不能言传”的个人技术发展成为标准化、系统化手术操作；甚至可能实现应用遥控操作技术使机器人（计算机辅助）完成内镜手术。

第二节　腔镜外科技术

一、概述

（一）腔镜外科简史

腹腔镜外科（laparoscopic surgery）技术并非是一项新技术，早在1901年德国的Kelling就采用膀胱镜用于观察狗的腹腔和内脏，开创了腹腔镜应用的先河。1910年瑞典的Jacobaeus

首次将腹腔镜用于观察人的腹腔，接着 Ott 用头部反光镜作光源，陷凹镜作观察镜，为一怀孕的妇女检查腹腔。1938 年匈牙利的 Veress 发明了弹簧安全气腹针并一直沿用至今。1928 年德国的 Kalk 率先用腹腔镜作了肝穿刺活检。随后的 20 年由于二次世界大战的影响，以及政治信仰不同、信息不畅和语言交流困难等原因，腹腔镜技术的发展步履缓慢。直到 20 世纪 50 年代，英国物理学家 Hopking 发明了柱状透镜使光传导损失减小，腹腔镜的图像更为清晰，极大地促进了腹腔镜在妇科、消化内科疾病诊断和治疗中的应用。在 20 世纪 60 至 70 年代，德国的 Semm 使用自己设计的自动气腹机、冷光源、内镜热凝装置及许多腹腔镜的专用器械施行了大量的妇科腹腔镜手术。1988 年法国的 Dubois 相继做了 36 例腹腔镜胆囊切除术，并于 1989 年 4 月在美国消化内镜医师协会年会上播放了手术录像带，从而轰动了世界。1990 年以后，腹腔镜技术广泛地应用在普外科、胸外科、妇产科、泌尿外科、小儿外科等各个领域，成为 20 世纪外科手术发展史上的一个里程碑。

（二）腔镜技术与微创外科发展前景

1983 年英国泌尿外科医生 Wickham 首次提出微创外科（minimally invasive surgery，MIS）概念。直至 1987 年腹腔镜胆囊切除术成功开展以后，微创外科的概念才逐渐被广泛接受。一般来说，微创外科是指腔镜外科、内镜外科以及各种影像学（X 线、B 超和 CT）介导下的治疗技术；广义上说，它也包括各种小切口手术，如小切口胆囊切除术。微创外科的兴起亦得益于 20 世纪 70 年代以来出现的整体治疗概念，即认为病人治疗后心理和生理上最大限度的康复应成为外科治疗的终极目标。任何在不低于甚至高于传统治疗效果的前提下，尽可能地减少病人近期和远期因手术带来的痛苦，已成为广大外科医生们日益关心的现实问题，这也是近年来迅猛发展的微创外科学基础之一。电脑机器人手术无疑将成为微创外科发展的另一重要阶段，它主要是通过手术者操纵电脑来遥控机器人进行手术，使手术变得更精确。1998 年 5 月电脑遥控机器人辅助心脏手术首次在巴黎获得成功，标志着微创外科进入一个新的时代。新一代的宽频因特网使远程诊断迈向远程手术成为可能，人们可以为远在千里之外的病人进行手术。模拟技术将成为微创外科医生临床培训的一个重要手段，利用新一代高性能的计算机和图像软件，人们正在积极研制微创手术的电脑模拟器，外科医生在培训中可对手术操作技术进行无限次数的练习，这可使他们在进行真正的手术前就积累丰富的经验。

二、设备与器械

（一）腹腔镜系统

该系统有腹腔镜、高清晰度微型摄像头、数模转换器、高分辨率显示器、全自动冷光源和图像存储系统等。

1. 腹腔镜

腹腔镜是用 Hopking 技术制造的光学系统，光线通过组合的石英玻璃柱束传导并经空气透镜组折射而产生极其明亮清晰的图像，几乎不出现失真。临床上常用直径 10mm、镜面视角 0°和 30°的腹腔镜。20 世纪 90 年代随着腹腔镜外科及光纤技术的发展，又出现了由光纤制成直径仅2mm的微型腹腔镜，其特点是在2mm直径的横截面上聚集了10万甚至50万根光纤，而每根光纤代表了1个像素，这样就大大提高了图像的清晰度与光亮度。

2．微型摄像头及数模转换器

腹腔镜接上摄像头，其图像通过光电耦合器（CCD）将光信号转换成数字信号，再通过数模转换器将信号输送到显示器上将图像显示出来。目前还有三晶片（3－CCD）制成的摄像头，将光线的三原色通过透镜的折射分开传输后再合成，这样可使图像色彩的还原更加逼真，并可使图像的清晰度达到800线以上水平。

3．显示器

目前已有全数字显示器，光信号通过CCD转换成数字信号经逐行扫描直接在显示器上显示出来，其图像的水平解析度可达1250线，但由于价格昂贵，尚不能普及。目前应用最普遍的是模拟显示器，图像通过CCD处理后的数字信号再通过数模转换器转换成模拟信号后在显示器上显示出来，其图像的水平解析度达800线以上。

4．冷光源

冷光源通过光导纤维与腹腔镜相连以照亮手术野，它可以自动控制或手动控制，它所使用的灯泡有氙灯、金属卤素灯、氩灯、金属弧光灯等。灯泡的热量通过机器内的强力排风扇排出及光导纤维的传导散热，以防烫伤腹腔内器官。

5．录像机与图像存储系统

高质量的录像机有β－录像机和S－VHS录像机，亦可用画质较低的家用VHS录像机。手术图像的存储可用专业用的图像捕捉卡及相应的软件，将手术录像实时捕捉并存储在电脑硬盘上，可进行录像或图像的编辑与处理，并可刻录成光盘保存。手术过程可用MPEG制式实时捕捉制成VCD，并可将手术过程在因特网上作实况转播。

（二）气腹系统

建立CO_2气腹目的是为手术提供足够的空间和视野，是避免意外损伤其他脏器的必要条件。整个系统由全自动大流量气腹机、二氧化碳钢瓶、带保护装置的空穿刺套管鞘、弹簧安全气腹针组成。

（三）手术设备

设备主要有高频电凝装置、激光器、超声刀、腹腔镜B超、冲洗吸引器等。手术器械主要有电钩、分离钳、抓钳、持钳、肠钳、吸引管、穿刺针、扇形牵拉钳、持针钳、术中胆道造影钳、打结器、施夹器、各类腔内切割缝合与吻合器等。

三、基本操作技术

（一）建立气腹

1．闭合法

在脐下缘作弧形或纵形切口，长约10mm，深达皮下，在切口两侧用布巾钳提起腹壁，将气腹针经切口垂直或向盆腔斜行刺入腹腔，针头穿过盘膜和腹膜时有两次突破感，穿刺进腹后可采用抽吸试验、负压试验或容量试验证实气腹针已进入腹腔。将含有生理盐水的注射器连接上气腹针，先抽吸看有无肠液或血液，再看注射器内的生理盐水，如缓慢下降，则证实气腹针头位于腹腔，即可向腹腔内注入二氧化碳气体，至预设压力15mmHg。待腹部呈对称性膨隆，叩诊鼓音，气腹建立即告完成。

2. 开放法

在脐下缘作弧形或纵形切口，长约10mm，达深筋膜，在直视下打开腹膜，用手指明确进入腹腔及腹壁下没有粘连后，置入套管连接充气管，建立气腹。

（二）腹腔镜下止血

电凝止血是腹腔镜手术中的主要止血方式，有单极和双极电凝两种。其他有钛夹、超声刀、自动切割吻合器、闭合器、热凝固、内套圈结扎及缝合等。

（三）腔镜下组织分离与切开

组织分离是腹腔镜手术中重要的步骤，分离得好，解剖结构就清楚，手术中出血就少。腹腔镜手术分离组织结构时不像开腹手术那样，可以用手触摸感觉组织的致密与疏松，只能借助于手术器械，一旦操作不当，容易造成组织损伤。组织分离与切开的方法主要有电凝切割、剪刀锐性剪开、超声刀凝固切割、分离钳钝性分离、高压水柱分离等。

（四）腔镜下缝合

腹腔镜下缝合是腹腔镜手术中难度较高的操作技术，是手术者必须掌握的手术技巧，需经过一定时间的体外训练和手术实践才能掌握。传统手术的缝合技术同样可以在腹腔镜下应用。几乎所有的缝合针、线均可用于腹腔镜手术，腹腔镜专用的缝合针、线为无损伤缝合针、线，呈雪橇形状。缝针通过穿刺套管鞘进入腹腔后，用持针器夹住缝针，分离钳提起组织，同常规方法一样进行缝合。缝线打结方法有腔内打结与腔外打结两种。

（五）标本取出

腹腔镜手术切除标本的取出也是一个重要的步骤，操作不当可导致手术时间延长，若是肿瘤标本，它可能引起在腹腔内、腹壁上的种植和播散。切除的组织巨大，又是良性病变，可借助器械或组织粉碎机将组织缩小、“粉碎”后从套管鞘内取出，亦可作一小切口取组织。有条件的最好使用塑料标本袋，将标本放入袋中，再用上述方法取出标本，恶性肿瘤标本取出必须使用标本袋，以免造成肿瘤的播散。

四、手术适应证

腹腔镜技术在外科疾病诊治中，特别是对恶性肿瘤治疗的价值仍是目前争议的焦点。腹腔镜手术作为一种微创技术已被广泛地应用在外科手术中。

1．目前普遍开展的手术

胆囊切除术、腹腔镜诊断术、结肠切除术（良性肿瘤）、阑尾切除术、食管反流手术（Nissen 手术）、小肠切除术、疝修补术、脾切除术、肾上腺切除术、淋巴结清扫术、肝楔形切除术（良性肿瘤）等。

2．将来可能普遍开展的手术

结直肠切除术（恶性肿瘤）、胰腺尾部切除术、胃空肠吻合术、胆囊空肠吻合术、胃十二指肠溃疡手术、胃切除术、直肠脱垂的手术治疗、腹部创伤的探查（血液动力学稳定）、诊疗室的腹腔镜急腹症探查与手术等。

3．目前仍在探索的手术

Whipple 手术、解剖性肝切除术、血管动脉切除或转流术等。

五、手术并发症

腹腔镜手术的创伤微小并不等于它的手术危险也是微小的，腹腔镜手术除了可能发生与传统开腹手术同样的并发症以外，还可发生腹腔镜技术所导致的特有并发症。

（一）CO_2 气腹相关的并发症与不良反应

腹腔镜手术一般用 CO_2 气体作为膨腹气体来建立气腹，如有心肺功能不全，也可选用氦气（He）、笑气（NO_2）等。气腹的建立必将对心肺功能产生一定程度的影响，如膈肌上抬、肺顺应性降低、有效通气量减少、氧输出量减少、下肢静脉淤血和内脏血流减少等，并由此产生一系列并发症，包括皮下气肿、气胸、心包积气、气体栓塞、高碳酸血症与酸中毒、心律紊乱、下肢静脉淤血和血栓形成、腹腔内缺血、体温下降等。

（二）血管损伤

术中血管损伤可发生于各种腹腔镜手术中，暴力穿刺是损伤腹膜大血管的主要原因，其他则发生在手术操作过程中。根据损伤血管的部位，大致可分为以下三类：①腹膜后大血管：包括腹主动脉、下腔静脉及髂动、静脉、门静脉等大血管，虽然这类损伤发生率较低，但死亡率很高；②腹壁、肠系膜和网膜血管等；③手术区血管：如在行 LC 时损伤肝蒂血管，包括肝动脉、门静脉和胆囊动脉及其分支等。

（三）内脏损伤

腹腔镜术中内脏损伤并不少见，常因术中未能得到发现所致。如术后发生腹膜炎等严重并发症而又未能及时确诊，可造成严重后果。根据损伤脏器的不同可分为两类：①空腔脏器损伤：包括肝外胆管、小肠、结肠、胃、输尿管和膀胱等；②实质性脏器损伤：包括肝、脾、膈肌、肾、子宫等。

（四）腹壁并发症

腹腔镜手术的腹壁并发症主要是与戳孔有关，有戳孔出血与腹壁血肿、戳孔感染、腹壁坏死性筋膜炎和戳孔疝等。

六、腹腔镜应用现状

（一）腹腔镜诊断作用

诊断性腹腔镜技术（diagnostic laparoscopy）在临床应用已有百余年历史，早期受器械的限制，未能广泛开展，随着B超、CT、MRI、血管造影及核素扫描等现代诊疗技术的发展，该技术一度受到冷落。20世纪80年代末腹腔镜技术在外科领域中得到广泛应用，腹腔镜的手术器械亦得到相应的开发与完善，各种3mm以下的微型腹腔镜与微型手术器械的出现极大地扩展了腹腔镜技术在外科诊治中的应用。腹腔镜诊断可以弥补一些实验室与影像学检查的不足，避免因诊断不明而导致的病情延误。

同时，我们也应该看到腹腔镜在诊断方面的局限性与不足。首先，腹腔镜诊断术是创伤性检查，需进行麻醉，不论是局麻或全麻都可能出现麻醉方面的一些并发症；其次，腹腔镜诊断术对腹腔深部的病变发现率低，而这正是B超、CT、MRI、内镜超声等检查的优势所在，将两者有机地结合则可大大提高诊断的准确性与特异性。

（二）腹腔镜的治疗作用

腹腔镜在完成诊断的同时，还可以完成一定范围的外科治疗，如腹腔镜下的粘连松解术、脓肿切开引流术、阑尾切除术、胆囊切除术、穿孔修补术、胰周引流术、腹腔冲洗术等。腹腔镜胆囊切除术（laparoscopic cholecystectomy，LC）是目前腹腔镜技术在外科手术中应用最广泛、效果最显著的手术。LC的手术指征与开腹手术相同；禁忌证为严重的肝硬化、凝血障碍、胰腺炎、妊娠、病理性肥胖、严重的心肺功能不全。手术的安全性取决于手术者的经验和处理可能发生问题的能力。以下简单介绍LC的过程。

1. 手术操作

病人采用头高脚低位，右侧略抬高，手术者可站在病人的左侧或两腿之间，助手站在病人的右侧。脐下做一10mm纵形切口，可用闭合或开放的技术来建立气腹，预设压力15mmHg，伸入腹腔镜探查腹腔。在腹腔镜的直视下于剑突下穿刺入10mm套管作为主操作孔，用于置入分离钳、电钩、施夹器等。于右锁骨中线肋下缘及右腋前线肋下水平分别作5mm切口，刺入套管后置入器械。用抓钳将胆囊底部向头部牵拉，另一抓钳将胆囊颈向右下方牵拉，使胆囊管有张力并与胆总管呈垂直角度，以显露Calot三角［图11－1（1）］。先用分离钳或电钩解剖Calot三角后部分，再通过Calot三角前部分解剖出胆囊管与胆囊动脉［图11－1（2）］。分别用钛夹夹闭两端并用剪刀剪断［图11－1（3）］。顺行或逆行将胆囊从胆囊床上剥离下来［图11－1（4）］，将胆囊装入标本袋中从剑突下或脐孔下戳孔处取出，胆囊床如有渗血，可用氩气刀或普通电刀止血。最后用生理盐水冲洗腹腔，观察有无渗血和胆汁渗出。

为避免产生手术并发症，腹腔镜胆囊切除术操作应遵循以下原则：气腹的建立可用闭合或开放的技术；腹壁穿刺应轻柔，显露需良好；胆囊管应在近胆囊交界处解剖，胆囊颈应向侧面牵拉而不是向头部，仔细地解剖胆囊管和胆囊动脉；所有的热源均会导致不易被察觉的

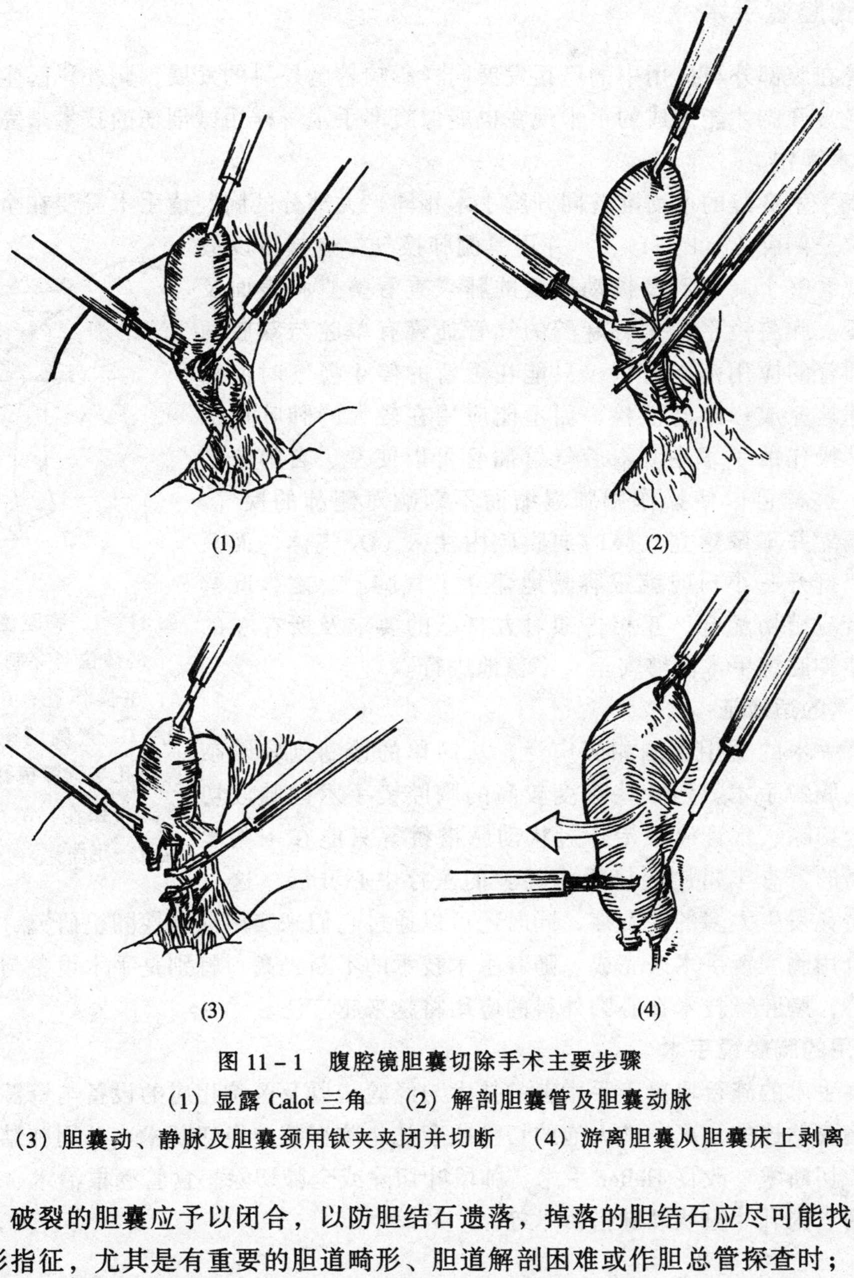

(1)　(2)　(3)　(4)

图 11－1　腹腔镜胆囊切除手术主要步骤

(1) 显露 Calot 三角　(2) 解剖胆囊管及胆囊动脉

(3) 胆囊动、静脉及胆囊颈用钛夹夹闭并切断　(4) 游离胆囊从胆囊床上剥离

胆管损伤；破裂的胆囊应予以闭合，以防胆结石遗落，掉落的胆结石应尽可能找回；放宽术中胆道造影指征，尤其是有重要的胆道畸形、胆道解剖困难或作胆总管探查时；手术者在技术困难、解剖不清或解剖异常（特别是在急性胆囊炎时）应及时中转开腹手术。

2．术后处理

LC 是一个较大的腹部手术，一般在全麻下进行，术后病人应在麻醉苏醒室密切观察，数小时后即可下床活动，并可开始恢复流质饮食。如果病人在 24～48 小时恢复不满意应怀疑有无出血、胆漏、胆管损伤或其他并发症，及时的辅助检查通常是必须的，如 B 超、CT、ERCP 等。

附：胸腔镜手术

腹腔镜在腹部外科应用中的迅猛发展同样影响着胸外科的发展，胸外科医生认识到许多过去只能通过开胸才能完成的手术现在也能像腹部手术一样用微创伤的技术来完成。

1．手术操作

胸腔镜手术麻醉的术前准备同开胸手术相同，大部分的胸腔镜手术需要在全身麻醉下进行，其体位是侧卧位（图 11－2）并用单侧肺换气，这样可以最大限度地观看整个胸膜腔及拨动塌缩的肺来查看整修肺表面及纵隔的病变。胸腔镜手术全身麻醉的气管插管有单腔与双腔两种，单腔插管的应用范围有限，只能在短暂的停止换气时使肺塌缩，快速地完成诊断与活检，而不能应用在较大的肺叶切除或需要较多操作的手术中。双腔气管插管可以使左、右肺分别独立换气，这样可以使操作侧肺塌缩而不影响对侧肺的换气。操作侧的塌缩并不像建立气腹时向腹腔内注入 CO_2 气体，而只需在胸壁上打开一小口时就很容易地建立了气胸。总之，麻醉师与手术者应密切配合，互相告知对方自己的要求及所存在的问题，以使胸腔镜手术能够安全、平稳地进行。

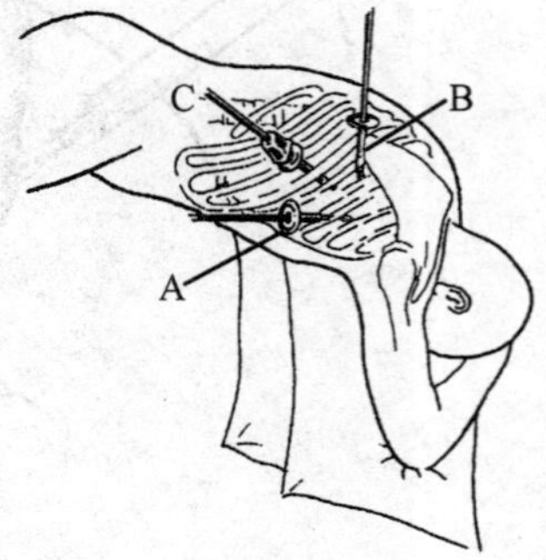

图 11－2　胸腔镜手术时病人的体位与穿刺孔的位置

A．主操作孔；B．辅助操作孔；C．置胸腔镜孔。为防止操作孔与胸腔镜孔太近而影响视野与操作，A、B 孔与 C 孔应有一定距离

2．手术的适应证

胸腔镜手术的适用范围相当广泛，从简单的诊断到较复杂的治疗性胸腔镜手术。但一些难度较高的胸腔镜手术如肺段切除、肺叶全切除、食管癌根治、冠状动脉搭桥等只能在一些学术水平较高的、有丰富胸腔镜手术经验的医疗中心开展，这一方面可以避免发生太多的并发症，同时还可以通过它们来实施前瞻性随机研究，以明确哪些疾病更适合用胸腔镜手术来完成。随着手术技术的不断提高，特别是手术设备与器械的不断发展与完善，胸腔镜技术在心胸外科的应用将越来越广泛。

3．常用的胸腔镜手术

胸腔镜手术的施行取决于手术者的技术与经验，以及医院相应的设备与资源。主要有胸膜活检、胸膜粘连的分离、肺大泡的切除或套扎、胸交感神经切断术、外周肺结节的减容手术、迷走干切断术、改良 Heller 手术、肺段叶切除或全肺切除、食管癌根治术、自发性或外伤性血气胸、内乳－冠状动脉搭桥术等。

第三节　显微外科技术

一、概述

显微外科（microsurgery）是指在光学放大设备（手术放大镜或手术显微镜）下，应用精细的手术器械和材料进行的一项外科技术。在手术野放大的情况下进行外科手术操作可以超越人类原来视力的自然限制，从宏观走入微观，从而使手术更加精确细致，降低了组织创伤，有利于组织愈合，大大提高了手术的质量。同时亦扩大了外科手术的治疗范围，使过去无法在肉眼下进行的手术，通过手术放大而得以进行清晰的辨认和精确的操作。

显微外科是现代外科一项新型技术，它使外科发生了划时代的变化。显微外科经历了近40年的发展历程，大体上分为四个时期：①起始期（20世纪60年代）：此时显微外科涉及手术不多、范围不大，多为断肢（指）再植术，极少数条件较好的单位开展了足趾移植再造拇指术。②发展期（20世纪70年代）：此期手术种类、范围不断扩大，已涉及到多个学科。包括断肢（指）再植、皮瓣移植、肌肉或肌皮瓣移植、足趾移植再造拇指术、神经移植、骨或骨膜移植、小关节移植等，显微外科技术得到了一定程度的应用。③成熟期（20世纪80年代）：显微外科的发展达到了高潮，显微外科技术得到了广泛的推广应用，从基层乡镇医院、边远地区医院到城市大医院均可开展不同种类的显微外科手术。手术范围已涉及到所有手术学科，方法与技术达成共识、走向成熟。在此期我国的显微外科工作者取得了多项领先于世界的成就，如前臂皮瓣、小隐静脉动脉化、腓肠神经移植、手再造、十指离断再植等在国际上均有较大的影响。④提高期（20世纪90年代）：此期显微外科得到了进一步稳定、持续的发展。健侧颈7神经移位治疗臂丛根性撕脱伤、异体手及异体双前臂移植等均在国际上产生了巨大的影响。同时多学科、多领域与显微外科相交叉，又赋予了显微外科新的内涵，生物材料、组织工程、基因技术等在显微外科的应用，使显微外科又跃上了一个新的台阶。

二、显微外科的常用器械

（一）光学放大设备

包括手术显微镜和手术放大镜（图11－3、图11－4）。供显微外科手术使用的手术显微镜与一般显微镜不同，应具备以下几点要求：

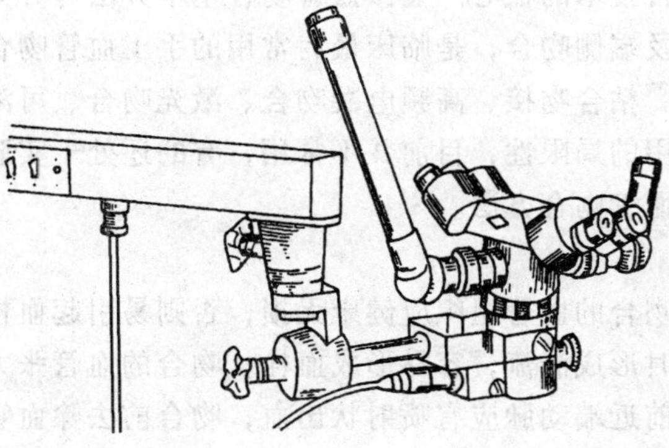

图11－3　双人双目手术显微镜

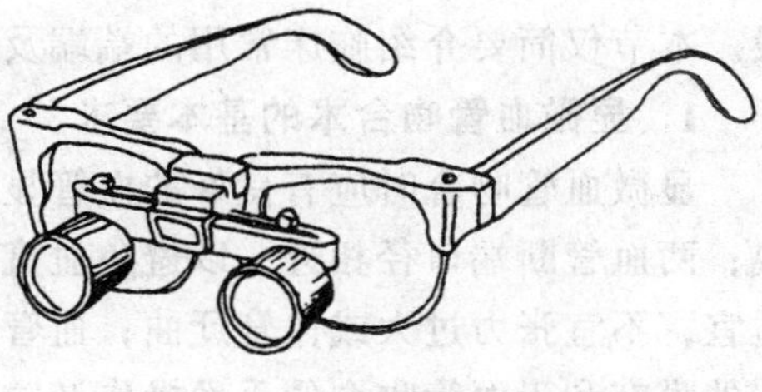

图11－4　镜组式手术放大镜

1．放大倍数在6~15倍，个别情况要求25~30倍，可随意变换倍数，用手及脚踏控制变倍、变焦距和位置。

2．工作距离在20cm左右，有时要调到30cm，以适应深部手术操作的需要。

3．有主、副两套双筒双目镜，能各自调节屈光度和瞳孔间距，视野较大。

4．镜内有同轴照明的冷光源，光亮度大，可调节光度。

5．图像清晰，机械部分灵活，电动系统稳定。

6．最好有参观镜、照相机、电视及录像等，以供示教和参观手术用。

显微镜使用时要选择适当的放大镜目镜和接物镜，要根据手术精细程度调整放大倍数。还应调节好瞳孔和两眼在同一水平上，使两眼视物清晰，有立体感。双人双目手术显微镜因为每个人的视力和瞳孔间距不同，使用时除了单人调节以外，还必须两人调节到同一视点上，同时看清楚才便于配合操作。

手术放大镜常用于一般粗大血管、神经及一般不十分精细的显微手术的操作。手术镜常用的为额带式放大镜及望远镜式放大镜。可放大1~6倍，使用方便，可大大节省手术时间。但手术野稍小，头部需要固定姿势不动为其不足。

（二）显微外科手术器械和显微缝合针线

主要包括显微镊子、剪刀、持针器、止血夹、缝合针线及双极电凝等（图11-5）。这些器械的特点是小型、尖细、不反光、无磁性。由于比较容易损坏，要求在使用时特别注意保护，最好放置在一个特制的盒子里，以防碰坏。

三、基本技术操作

显微外科基本缝合技术包括显微血管吻合技术、显微神经缝合技术、显微肌腱缝合技术、显微淋巴管吻合技术。本节仅简要介绍较为常用的前两项。

（一）显微血管吻合技术

是显微外科最基本的技术，也是显微外科技术的核心。显微血管吻合基本方法可分为两大类：①基本吻合方法：主要包括端端吻合及端侧吻合，是临床最为常用的手工血管吻合方法。②其他吻合方法：机械吻合、套管吻合、粘合吻接、高频电凝吻合、激光吻合、可溶性材料支撑下吻合。此类吻合方法由于各自使用的局限性，目前并不常用，有的还处于实验阶段。本节仅简要介绍临床常用的端端及端侧血管吻合方法。

1．显微血管吻合术的基本要求

显微血管吻合时应有良好的血管显露；吻合的血管组织应健康无损，否则易引起血栓形成；两血管断端口径相近，以避免血流通过时形成湍流，容易形成血栓；吻合的血管张力要适宜，不宜张力过大或血管迂曲；血管吻合前近端动脉应有喷射状出血；吻合前去除血管断端外膜有利于血管吻合的手术操作及防止血管吻合时将外膜带入管腔内；血管吻合时应保持血管断面的湿润；吻合时应准确进针及保持针距、边距均匀；强调稳、准、巧的无创显微外科操作技术。

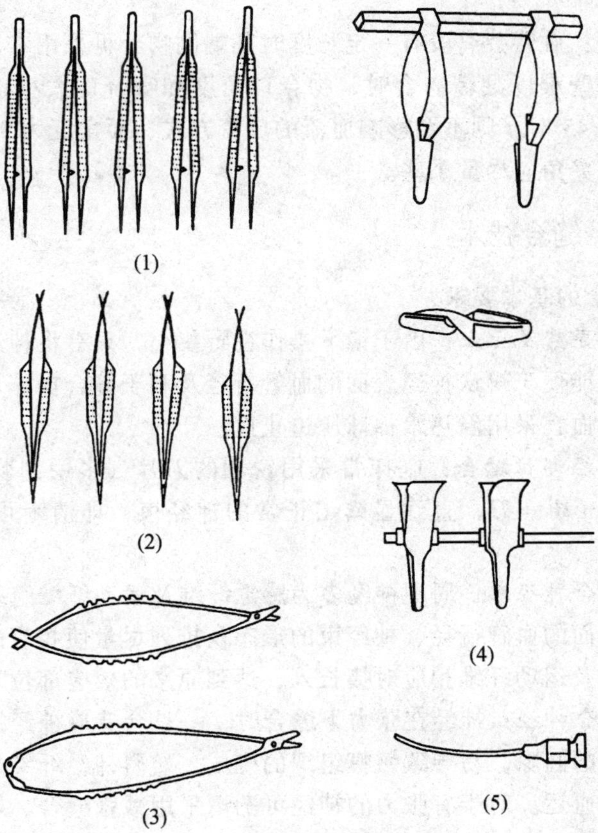

图 11-5　显微手术器械

(1) 显微镊子　(2) 显微持针器　(3) 显微剪刀　(4) 显微血管夹及合拢器　(5) 冲洗平头针

2. 显微血管吻合的基本方法

(1) 端端吻合法：即血管两断端的端对端直接吻合，是最常用的一种血管吻合方法。血管端对端吻合符合生理血流方向，能保持血液的最大流速和流量。

具体方法包括一些派生的类同方法，若单从端对端这一吻合方式计算，目前不少于 10 种，其中二定点端端吻合法较为常用。方法是：第 1、2 针分别于 0°、180°方位定点吻合，将此二线作牵引，以利于其余几针的吻合。在第 1、2 针之间的中点吻合第 3 针，再在第 3 针两侧对等加针吻合完一侧。然后牵引第 1 和第 2 针的牵引线，使血管翻转 160°～180°，再以同样方法吻合对侧壁。此吻合方法显露较清楚，但缺点是提起两针牵引线时管腔变细，管壁贴合较紧，尤其是静脉，很容易缝到对侧壁；此外，术野狭小时操作很不方便。

(2) 端侧吻合法：在两端血管直径相差悬殊或受区血管不宜被切断作端端吻合时，宜采用端侧吻合法。

①血管侧口的制备：用显微镊提起血管壁，在剪除外膜后用显微剪刀在侧壁上剪去一小片血管壁，形成椭圆形侧口。也可采用无损伤缝针在侧壁上缝合一针作为牵引提起血管壁，再用显微剪刀在侧壁上剪出椭圆形侧口。侧口应稍大于与其相吻合的血管口径，以防吻合口

狭窄。

②端侧吻合方法：血管游离段有一定长度时其端侧吻合可采用二定点吻合法。如果血管游离段较短，血管后壁难以翻转吻合时，吻合口角度和吻合口大小、形状均会影响血流状态。当侧支与主干呈45°时，则不会影响血流的层流方式，而角度为90°时则可发生湍流。因此，端侧吻合的血管夹角应尽量小些。

（二）显微神经缝合技术

1．显微神经缝合的基本要求

（1）*术野良好的显露及止血*：由于镜下操作视野狭小，只有将神经作适当游离及充分牵开术野的软组织，方能便于辨认神经表面的血管行径及利于缝合操作。创面可采用双极电凝止血，镜下术野的渗血宜采用温热水棉球压迫止血。

（2）*于正常的神经部位缝合*：临床常采用锐利的刀片（多用刮脸刀片）分别从伤端向近、远侧每隔1～2mm切一刀，直到显露出正常的神经束，即清晰可见膨出的神经乳头为止。

（3）*尽量准确对合神经束*：周围神经多为感觉纤维及运动纤维组织的混合神经，在神经缝合时应根据神经表面的血管行径、神经束的形态及排列尽量使相应的神经束或束组对合整齐，以利于感觉纤维及运动纤维相应对接长入，达到原来的效应部位。

（4）*无张力下缝合神经*：神经在张力下缝合时，一是会造成神经缝合处的撕裂，二是两神经断端间会有一定的间隙，易导致瘢痕组织的生成，妨碍神经纤维通过。另外，神经张力过大亦会影响神经的血运。对于有张力的神经可酌情采用减张缝合、屈曲关节改变神经位置及神经移植的方法予以缝合。

（5）*选择适宜的神经缝合方法*：神经缝合时不应片面追求束与束的良好对合，因在神经干中过多地缝合必然会增加对神经的损伤和缝合线的异物反应。选择几个大的神经束行束组膜的缝合即可。注意缝合的针数不宜过多。缝合的针数过多、缝线过粗会形成较重的异物反应及较多的瘢痕形成，影响神经的功能。

（6）*修复后的神经应有良好的血供*：血供不良可致神经吻合部及周围软组织瘢痕形成，影响神经的功能恢复。为此，在修复神经时应注意：①神经解剖游离不宜过长，超过10cm时即可影响血供；②对供应神经的血管分支尽量予以保留，不要损伤；③将缝合后的神经置于血液循环良好的软组织中，必要时可采用转移邻近肌肉、筋膜的方法衬垫或包绕于移植后的神经处，以提供血运良好的组织床。

2．显微神经缝合方法

（1）*神经外膜缝合*：根据神经表面的营养血管行径、神经系膜的位置及神经断面神经束分布、形态等情况进行对位，然后在神经断面对称缝合2针外膜行固定牵引，再间断缝合周边神经外膜。缝线打结松紧度以两端神经束松松对接为准，过紧易导致神经束迂曲、重叠。过松又易形成间隙。缝合针数以神经乳头不外露为原则。

（2）*神经束膜缝合*：神经束是由众多的神经纤维组成，部分神经束又常组合在一起形成一个神经束组，若干个神经束及神经束组共同构成神经干。所谓神经束膜缝合亦包括神经束组膜缝合方法。

将神经两断端的外膜适当去除数毫米，根据神经干中神经束的自然分布、形态确立两断面相对应的神经束或束组。一般仅缝合四周表面或较粗大的神经束或束组，使其准确对合。较小的或中间的神经束不必缝合亦能自然对齐，这样可以避免过多的缝合而增加损伤及异物反应。每根神经束一般缝合1~3针，神经束组可缝合3~5针。

(3) 神经外膜束膜联合缝合：这是一种很常用的神经缝合方法。神经缝合时外膜不作环形切除，仅在断面修剪整齐即可。这种缝合方法的具体使用有两种情况：一是先将神经干周边较粗大的神经束组行束组膜缝合，再行四周神经外膜缝合；二是将神经外膜与紧邻的神经束组膜一起穿针联合缝合。

其他尚有神经黏合术、神经激光吻合术等，在临床较少应用。

四、术后处理

显微外科手术，尤其是显微血管吻合手术（如断指再植术）成功的关键是血管吻合的质量，手术顺利完成仅是取得成功的第一步。如果忽视了术后处理，病人全身和局部随时都可发生变化，出现各种并发症以及血管危象，可导致手术失败。因此术后保护和监测吻合血管的通畅与手术操作同等重要。重点在于显微血管吻合术后抗感染、抗血栓、抗痉挛的三抗治疗。

（一）显微外科术后一般处理

病人接受显微外科手术之后需要安置在安静、舒适和空气新鲜的病房。室温应保持在23℃~25℃之间。病人及陪护者均严禁吸烟。一般情况下显微外科术后病人应卧床1周以上，伤肢以略高于心脏水平为宜。禁止侧卧。术后当日应给予镇静及止痛剂。及时处理腹胀及恶心，避免便秘，可进易消化食物。

（二）术后局部血循环的监护

临床常用的血循环监护指标包括皮肤温度、皮肤颜色、组织肿胀程度和毛细血管充盈反应等四项，必要时可行针刺或小切口放血试验。

1．皮肤颜色

血液循环正常时皮肤红润略带微黄。皮肤颜色是显微外科术后最容易观察，也是最可靠的客观指标。指体或皮瓣由红润变苍白，说明指动脉痉挛或栓塞造成再植指或移植皮瓣缺血。指体或皮瓣由红润变为暗红，继而转为青紫色，甚至出现皮下水疱，说明有静脉血流受阻。指体或皮瓣呈浅灰色，有花斑状淤血，轻压处呈苍白状，表示静脉血淤滞，毛细血管床缺乏动脉血的灌注。

2．皮肤温度

皮肤温度测定对于断肢（指）再植术后监测具有特定的价值，再植指皮肤温度的高低可直接反映手指血液循环情况。在患指和健指各定一个相同部位的测试点，用皮肤温度监测计定时测试，并作对照。测试时要移开照射的灯泡。皮温计敏感性较高，探测头的触皮压力要均匀，以免发生误差。患指血运正常时，温度与健指几乎相等，高低只相差1℃～2℃。若指温低于健指3℃～4℃，则有可能再植指血供障碍，应立即采取相应措施。皮肤温度测定对于移植皮瓣早期的血液循环障碍不太敏感。

3．毛细血管充盈试验

正常时压迫指甲或皮肤呈苍白色，去除压迫后立即恢复原来的红润为毛细血管充盈试验阳性。如动脉供血不足，其毛细血管充盈缓慢或不充盈；静脉回流不畅时，毛细血管床淤血，指体或皮瓣呈暗紫色，压迫出现苍白区，去除压迫后迅速充盈。

4．张力试验

血循环正常时指腹或皮瓣饱满而富有弹性。供血不足时指腹或皮瓣萎瘪，缺乏张力；血液回流障碍则皮肤青紫、张力增高。

5．指端或皮瓣边缘小切口放血试验

用小尖刀于再植后的指腹侧方或移植的皮瓣边缘作一小切口，一则观察其血运情况，二则在静脉回流不畅时放血可起到治疗作用。观察小切口出血了解再植指或移植的血运情况是一个可靠的指标。

（三）术后“三抗治疗”

1．抗痉挛

血管痉挛是显微外科术后最为常见且严重的一个问题。术后的抗痉挛措施有：①病人安放于温暖舒适的房间内，室内温度应维持在23℃～25℃左右，室内禁烟。②患肢给予石膏托制动，减少对患肢的刺激。③补充血容量，适当地补液或输血。④解痉药物的应用：常用的抗血管痉挛药物有罂粟碱，肌肉或静脉注射30～60mg，每6小时1次；妥拉苏林25mg，每6小时肌肉注射1次。⑤手术探查：对顽固的血管痉挛，有时不易与血管血栓鉴别，则应及时手术探查，以免贻误治疗时机。术中探查若系血管痉挛，则可用2%利多卡因、罂粟碱液在吻合口处湿敷，或以罂粟碱液行血管外膜下封闭。若经过以上处理血管痉挛仍得不到缓解，亦可考虑切除痉挛段血管，行血管移植术。

2．抗感染

显微外科血管手术时间一般较长，这就增加了术后感染的机会。若发生感染不仅伤口不能一期愈合，更严重的是炎症可以刺激血管壁引起血管痉挛甚至血管栓塞而造成手术失败。因此，在整个治疗过程中均应注意抗感染。术后可常规使用抗生素预防感染。若有感染发生，则应尽快引流清除坏死组织，同时进行创面分泌物细菌培养及药物敏感试验，以便有效地更换抗生素。

3．抗血栓

血栓形成是血管手术失败的最重要原因。促使血栓形成的原因有血管因素、血流因素及血液因素，应注意预防。常用抗凝、扩容药物有：肠溶阿司匹林0.3g口服，每日1～2次；低分子右旋糖酐500mg静脉滴注，每日1次。近两年来临床已开始应用低分子肝素类药物如速避凝，既具有肝素的抗凝作用，又无肝素的副作用，使用较为安全可靠。

五、显微外科技术应用现状

（一）在骨科及整形外科的应用

1. 断肢（指）再植术

断肢（指）再植技术的成功开展，避免了无数肢体离断病人的伤残，较完整地恢复了肢体的外观与功能。自1963年10月报道断肢再植成功，1966年断指再植成功以来，断肢（指）再植这一重大技术得到了快速的发展和广泛的推广应用。目前，我国已成功施行了十指离断再植、四肢同时离断再植及肢体多平面离断再植术。

2. 移植再造手、拇指或手指

吻合血管的第二足趾移植再造手、拇指或手指，是采取自体的第二足趾应用显微外科技术缝接血管和神经，一期移植到手、拇指或手指缺损处，基本恢复手的外观与功能及原有拇指或五指的外形与功能。这一技术为无数手、拇指或手指缺失病人带来了福音，也在临床得到了广泛的应用。

3. 周围神经损伤修复

长期以来周围神经损伤的修复都是在肉眼下进行简单的神经外膜缝接，因未能进行神经束的精确对合，结果往往造成轴突外逸，产生胶质瘤或神经瘤，神经的再生效果差。在显微镜下可对神经进行精确的神经束膜、外膜缝接术，大大提高了周围神经损伤修复的效果。

4. 皮瓣移植术和肌肉或肌皮瓣移植术

5. 神经移植术

以供应神经营养的主要动脉或小静脉（与受区动脉吻合，使其静脉动脉化）为血管带切取神经移植，用于软组织床瘢痕形成、血循环差或长距离（10cm以上）的神经缺损的修复。

6. 骨移植或骨膜移植术

采用带血管的骨或骨膜移植用于骨缺损或骨不连的修复，由于具有良好的血液循环，骨细胞保持存活，使过去传统骨移植的“爬行替代”骨愈合过程转化为一般骨折的愈合过程，大大缩短了骨愈合的时间，提高了骨的修复质量，使骨移植术进入了一个新阶段。

7. 吻合血管的关节移植术

吻合血管的关节移植系采用自体足趾的跖趾关节或趾间关节进行移植，用于掌指关节、指间关节的重建，均取得了满意的关节活动度。

（二）在其他外科领域的应用

随着显微外科技术的发展使其应用范围日趋广泛，目前所有外科学科均已采用显微外科技术。如神经外科的颅内－颅外动脉搭桥、颅内肿瘤及脑血管畸形手术等；眼科的角膜、眼内异物、眼内肿瘤等手术；耳鼻喉科的耳聋、电子耳蜗植入等手术；口腔颌面外科的组织缺损畸形修复等手术；心胸外科的冠状动脉旁路移植、肠段移植修复食管缺损等手术；泌尿外科的肾血管、输尿管、膀胱、睾丸移植及阴茎离断再植等手术；妇产科的输卵管复通、卵巢修复及卵巢移植等手术。显微外科技术的应用使这些学科扩大了手术范围，提高了手术质量，有力地促进了学科的发展。

第四节　器 官 移 植

一、概述

（一）器官移植发展概况

器官移植（organ transplantation）是20世纪医学发展中最引人瞩目的成果之一。经过半个世纪的临床实践，现在已经成为治疗各种器官衰竭有效的治疗手段。1954年Murray等在同卵孪生兄弟之间进行肾移植并获成功，随后其他各种临床器官移植陆续开展起来，如同种原位肝移植（Starzl，1963年）、肺移植（Hardy，1963年）、胰肾联合移植（Kelly等，1966年）、原位心脏移植（Barnard，1967年）、心肺联合移植（Cooley，1968年）、小肠移植（Derrerling，1968年）等。在早期阶段，虽然有部分受者移植物获得长期存活，但总的效果并不令人满意。直到20世纪70年代末、80年代初，由于新型免疫抑制剂环孢素A的问世，特别是与器官移植相关的一些学科，如免疫学、外科学、药理学、病理学和分子生物学等学科的进展，推动了器官移植的全面发展。到了20世纪90年代，各种不同类型的器官移植取得了巨大的成绩。据不完全统计，截止到1999年底全世界已有72万多人次接受了各种不同类型的器官移植，而且仍以每年5~6万人的速度增加，移植的效果不断提高。移植后部分病人恢复了健康，提高了生活质量，甚至恢复了工作能力。我国肾移植始于20世纪60年代，70年代末各种器官移植逐渐开展起来，80年代形成一定规模，到了90年代已能开展国外施行的各种不同类型的器官移植。近年来全国每年约有3000余人接受器官移植，累计已有3万余人接受了各种器官移植。

20世纪器官移植得到了飞速发展，但器官移植仍有许多问题亟待今后研究解决，如研制开发可利用于移植的器官来源；进一步延长器官保存的时限；研制特异性高、价廉、毒副作用低的免疫抑制剂；探索临床诱导免疫耐受的措施等。

（二）器官移植的概念和分类

移植术是指将某一个体的有活力的细胞、组织、器官即移植物，用手术或其他的方法移到自体或另一个体（异体）的体表上或体内的某一部位，使之继续发挥原有功能。移植术并不包括那些能用在体内或固定在体表而不含有人或动物的组织和细胞的物质，如应用假体、人工合成物质或人工器官。

供给移植物的个体称供者，接受移植物的个体称受者。移植物的供者和受者不属同一个体，称异体移植术；供者和受者是同一个体称自体移植术；自体移植物重新移植到原来的解剖位置称再植术，如断手再植术、断脚再植术。

1. 根据供者和受者遗传基因的差异程度分类

(1) 同质移植术：即供者与受者虽非同一个体，但二者遗传型完全相同，受者接受来自同系（同基因）供者移植物后不发生排斥反应。如动物实验中纯种同系动物之间的移植；临床应用中的同卵孪生之间的移植。

(2) 同种移植术：即供、受者属同一种属遗传不相同的个体间的移植，如人与人、狗与狗之间的移植。同种异体移植为临床最常见的移植类型。因供、受者遗传学上的差异，术后即使采用了免疫抑制措施，受者对同种移植物不可避免地会发生程度不等的排斥反应。

(3) 异种移植术：即不同种属如猪与人之间的移植。术后如不采用合适的抑制免疫反应的措施，受者对异种移植物将发生强烈的异种排斥反应。此型移植尚未正式应用于临床。

2. 根据移植物植入部位分类

(1) 原位移植术：即移植物植入到该器官原来的正常解剖部位，如心脏移植、肝移植，移植前需将受者原来的器官切除。

(2) 异位移植术：即移植物植入的部位与该器官原有位置不同，如肾移植、胰腺移植等。一般情况下，异位移植术不必切除受者原来器官。

(3) 旁原位移植术：即移植物植入到贴近受者同名器官的位置，不切除原来器官，如旁原位胰腺移植。

3. 根据不同的移植技术分类

(1) 吻合血管移植术：或称血管重建移植术，即移植物供者切取下来时血管已完全离断，移植时将移植物血管与受者的血管予以吻合，建立有效血液循环，移植物即刻恢复血供。临床上大部分器官移植如心脏移植、肝移植、肾移植、胰腺移植等都属此类。

(2) 带蒂的移植术：即移植物与供者始终带有主要血管以及淋巴或神经的相连，其余部分均已分离，以便转移到其他需要的部位，移植过程中始终保持有效血供，移植物在移植的部位建立了新的血液循环后，再切断该蒂。这类移植都是自体移植，如各种皮瓣移植。

(3) 游离的移植术：即移植物与供者完全分离，移植时不进行血管吻合，移植后移植物血供的建立依靠受者周缘的组织形成新生血管并逐渐长入移植物。游离皮片的皮肤移植即属此类。

(4) 输注移植术：即将移植物制备成有活力的细胞和组织悬液，通过各种途径输入到受者体内，例如输血、骨髓移植、胰岛细胞移植等。

4. 其他分类法

(1) 根据移植物供者来源分类：有胚胎、新生儿、成人或尸体及活体供者。

尸体又分为有心跳的脑死亡尸体和无心跳的尸体。所谓脑死亡是指不可逆转的脑干生命中枢功能完全丧失的状态，脑电图等辅助检查确定脑功能丧失，虽然暂时仍有心跳，但呼吸必须不间断地依赖呼吸机。无心跳尸体供者必须是心跳停止很短时间内死亡者。

活体又分为活体亲属（指有血缘关系者，如双亲与子女或兄弟姊妹）和活体非亲属（如配偶或其他人）。活体供者在一定程度上可以缓解供者器官短缺的矛盾，获取的器官缺血时间短，有血缘关系的亲属供者还具有一定的免疫学优势。近年来，活体供者的移植明显增加，包括肝、肾、胰、肺、肠等多种脏器均可取自活体供者，但供者的安全问题以及医学伦理学等问题和移植物的质与量的保证都非常重要。

(2) 根据移植物性质分类：可分为细胞、组织和器官移植。

为了准确描述某种移植术时往往综合使用上述分类，如同种尸体原位肝移植术、活体亲属异位肾移植术、吻合血管的胎儿甲状旁腺异位移植术等。

(三) 器官移植的特点和主要问题

器官移植术与其他外科手术不同，它包括四个步骤：①术前供、受者的选择：即必须遵循不同移植物的各种免疫学和非免疫学的原则，必须首先认识到术后发生免疫排斥反应的强弱与供、受者的配型选择有关；②器官切取和保存：人移植物切取前后直到移植手术完成，始终要确保移植物有活力；③器官移植技术和术式：使移植物在受者体内能获得充分的血液供应以及存活必须的其他条件，并重建相关的结构，使其发挥所需的生理功能；④尽可能使移植物在受者体内长期存活并维持移植物功能：应长期使用免疫抑制剂预防和控制受者排斥移植物，以及避免使移植物缓慢丧失功能的其他因素。上述问题迄今并未完全解决，还需不断研究和改进，特别是如何进一步提高移植物长期存活的问题。

二、移植免疫

移植免疫学（transplantation immunology）是免疫学理论在移植领域中应用的一门科学，其对移植免疫机制的认识和有效免疫抑制剂的开发及应用是非常重要的。

免疫系统对外来物质入侵所作出的总体协调性反应称为免疫应答，可分为天然免疫应答和获得性免疫应答。获得性免疫应答又称特异性免疫应答，是机体出生后在抗原刺激下获得的针对该抗原的应答形式。移植免疫反应是一个特异性免疫应答过程，包括T淋巴细胞介导的细胞免疫反应和抗体类物质介导的体液免疫反应。机体对外来移植物的免疫应答是一个非常复杂的生物学过程，主要包括三个阶段：①识别相：淋巴细胞通过其表面的受体识别并结合抗原；②活化相：识别抗原的淋巴细胞发生活化、增殖和分化，产生效应细胞、效应分子和记忆性细胞；③效应相：效应细胞和分子发挥作用，清除外来抗原。

(一) 移植抗原

1. 主要组织相容性抗原

组织相容性是指不同的个体间进行组织器官移植时，供者和受者双方相互接受的程度。编码最强移植抗原的基因座位即为主要组织相容性复合体（MHC），其编码的抗原即为主要组织相容性抗原。主要组织相容性抗原主要表达在细胞膜表面，是引发同种移植排斥反应的最主要的抗原。在人类，编码主要组织相容性抗原的MHC位于6号染色体短臂，其产物为MHC分子，又称人类白细胞抗原（HLA），包括MHC－Ⅰ类和Ⅱ类分子。

MHC－Ⅰ类分子（HLA－A、B、C）表达于所有的有核细胞表面，而MHC－Ⅱ类分子（HLA－DR、DQ、DP）通常只表达于专职抗原递呈细胞，如树突状细胞、巨噬细胞、Kupffer细胞及活化的B细胞和T细胞表面，在人类亦表达于某些内皮细胞表面。MHC具有广泛的多态性，这就使得HLA分子能够结合无数的抗原肽，并引起移植免疫反应。

由于 HLA－Ⅰ、Ⅱ类分子抗原结合沟空间结构上的差异，其结合的抗原类型也是不同的。Ⅰ类分子通常结合细胞自身合成的抗原，即内源性抗原；HLA－Ⅱ类分子主要结合外来抗原。HLA －Ⅰ类分子主要将内源性抗原肽和病毒抗原递呈给 CD^{8+} 细胞毒性 T 细胞（CTL），而 HLA－Ⅱ类分子主要递呈外来抗原肽给 CD^{4+} 辅助性 T 细胞（TH）。

2．其他移植抗原

如次要组织相容性抗原、ABO 血型抗原、组织特异性抗原等，在同种移植免疫反应中亦起着一定的作用。

（二）临床排斥反应的机制和分类

根据排斥反应免疫病理机制的不同，临床排斥反应主要分为超急性排斥反应、急性排斥反应和慢性排斥反应。

1．超急性排斥反应（hyperacute rejection，HAR）

超急性排斥反应通常是由于受者体内存在针对供者特异性抗原的预存抗体。受者由于妊娠、输血或曾接受过器官移植而致敏，或 ABO 血型不符，移植物再灌注后数分钟或数小时以内，预存抗体迅速与移植物抗原结合，激活补体导致溶解反应，同时导致移植物微血管系统内广泛的血栓形成，移植物迅速被破坏。往往在术中就可以看到恢复血供后移植物颜色由正常迅速转变为暗红色，出现肿胀。随后血流量减少，移植物质地变松软，失去弹性，同时移植物功能丧失。病理组织学可见毛细血管与小血管壁多形核粒细胞浸润、血栓形成、管壁纤维素样坏死，实质内明显出血、水肿及大片出血性坏死。超急性排斥反应无法治疗，只能切除移植物，进行再次移植。但它可通过术前严格的 ABO 血型配合及淋巴毒细胞试验而有效地预防。

加速性排斥反应（accelerated rejection）亦名血管性排斥反应或延迟性超急性排斥反应。表现为术后 3～5 天发生的剧烈排斥反应，病程进展快，并伴移植物功能逐渐恶化并最终发生衰竭。病理形态学改变以小血管炎症和管壁的纤维素样坏死为主要病变，实质出血或梗死。大多数学者认为是受者体内已预存有抗供者 HLA 或血管内皮细胞的低浓度、难以检测的抗体，发生机制基本与超急性排斥反应类似，而仅免疫攻击的强度和损害程度较弱。激素冲击治疗结合血浆置换去除循环中的抗体，有可能逆转加速性排斥反应。

2．急性排斥反应（acute rejection，AR）

急性排斥反应是临床器官移植排斥反应中最常见的类型，细胞免疫反应起主要作用，尤其 T 细胞的参入使移植物术后 5 天到 6 个月内发生很大的病理变化。急性排斥反应临床上一般无特征性表现，诊断时需与原发性移植物功能不全、免疫抑制药物的副作用及移植术后感染等病因进行鉴别。目前并无非常可靠的生化或免疫学指标可以早期诊断急性排斥反应，移植物组织病理学仍是移植排斥反应的“金标准”。一般采用细针穿刺活检，病理形态学特征为明显的炎性细胞浸润。浸润的细胞有淋巴细胞、单核细胞、浆细胞，也时常可见中性粒细胞和嗜酸性粒细胞。急性排斥反应一旦诊断明确，应尽早治疗。大剂量皮质类固醇激素冲击治疗或高速免疫抑制药物及方案对急性排斥反应通常有效，约 90%～95% 的急性排斥反应可以逆转。

3. 慢性排斥反应（chronic rejection，CR）

慢性排斥反应表现为移植术数月或数年后逐渐出现的同种移植物功能减退直至衰竭。其确切机制尚不清楚，Morris 最近提出的观点已逐渐被认可，即慢性排斥反应的发生是一个多因素、多步骤的过程，是许多免疫学和非免疫学因素共同作用的结果。慢性排斥反应的标志为血管周围炎症、纤维化和动脉粥样硬化，其病理学表现为弥漫的向心性动脉内膜增厚、中层平滑肌增生，导致移植物主干动脉及小动脉管腔狭窄并最终闭塞，移植物慢性缺血并发生纤维化萎缩。慢性排斥反应用现有的免疫抑制剂治疗一般无效，往往需要再移植。

（三）排斥反应的治疗

1. 常用免疫抑制剂

临床器官移植的免疫抑制治疗可分为基础治疗和挽救治疗。基础治疗即应用免疫抑制剂有效预防排斥反应的发生。由于移植物血流开通后即开始了免疫应答过程，故在术后早期免疫抑制剂用量较大，这一阶段称为诱导阶段。随后可逐渐减量，最终达到维持量以预防急性排斥反应的发生，此即维持阶段，多数情况下免疫抑制治疗需终身维持。当急性排斥反应发生时，需加大免疫抑制剂用量或调整免疫抑制方案，以逆转排斥反应，此即挽救治疗。

（1）*皮质类固醇激素*：皮质类固醇激素始终是预防和治疗同种异体移植排斥反应的一线药物，通常需与其他免疫抑制剂联合应用。虽然此类药物在抗排斥治疗中已应用 30 余年，但对其免疫抑制机制尚未完全阐明。皮质类固醇激素主要用于免疫抑制治疗的诱导和维持阶段，大剂量激素的冲击治疗可在发生急性排斥反应时挽救移植物。长期应用皮质类固醇激素的副作用亦十分常见，如药物性 Cushing 综合征、感染、高血压、糖尿病、白内障及骨无菌性坏死等。自从采用联合用药，尤其是环孢素 A（cyclosporine A，CsA）、普乐可复（prograf，FK506）作为预防排斥反应的主要药物后，激素用量可以减少，甚至经一段时间后可以停药，其副作用也随之减轻。

（2）*增殖抑制药物*：①硫唑嘌呤（azathioprine，Aza）：硫唑嘌呤也是免疫抑制治疗的一种经典药物，主要作用为抑制细胞 DNA 的合成。它对所有分裂活跃细胞均有抑制作用，对 T 细胞增殖的抑制作用较为突出。硫唑嘌呤常与环孢素 A 及激素组成三联免疫抑制方案，以维持免疫抑制状态，但在挽救治疗中无效。主要的毒副作用为骨髓抑制、肝毒性及胃肠道反应等。②霉酚酸酯（mycophenolate mofetil，MMF）：MMF 是霉酚酸的乙烷酯，可相对特异地抑制 T、B 淋巴细胞的增殖。与 Aza 相比，MMF 很少产生肝毒性，其骨髓抑制作用亦较轻微，因而目前备受青睐，已有取代 Aza 与 CsA 和皮质类固醇激素组成新三联用药方案的趋势。另外，MMF 除维持治疗外，亦可用于发生排斥反应时的挽救治疗。

（3）*钙神经素抑制剂*：①环孢素 A（CsA）：CsA 应用于临床是当代器官移植史上的一个里程碑，极大地提高了移植成功率和预后。CsA 是由 11 个氨基酸组成的环状多肽。它可与 T 细胞胞浆中的环孢亲合素结合，该复合物与钙神经素 - 钙调蛋白复合物紧密结合，进而抑制钙依赖的磷酸化和转录调节因子 NF - AT 的激活，从而阻碍了 IL - 2 和其他 T 细胞激活所必需的细胞因子的表达，抑制了 T 细胞的活化、增殖。②普乐可复（prograf）：又名 tacrolimus（FK506），它与细胞浆内的配体 FK 结合蛋白结合后，通过与 CsA 相同的作用途径抑制 T 细胞的活化、增殖。除用于基础治疗外，亦可取代 CsA 试用于抗排斥反应的挽救治疗。副作用方面 FK506 的肾毒性、肝毒性与 CsA 相似，神经毒性、致糖尿病作用可能较 CsA 稍多，但高血压发生较少，罕见牙龈增生、多毛症等药物不良反应。

(4) 抗淋巴细胞制剂：主要是一些免疫球蛋白制剂，包括多克隆抗体及单克隆抗体。①抗淋巴细胞球蛋白（antilymphocyte globulin，ALG）和抗胸腺细胞球蛋白（antithymocyte globulin，ATG）：为多克隆抗血清，可直接对 T 淋巴细胞产生毒性作用，使之溶解。临床上多用于免疫抑制的诱导阶段，与 CsA、激素或 Aza 等组成三联或四联用药。其副反应较多，故目前在诱导治疗中不作为一线药物。②单克隆抗体（monoclonal antibody，Mcab）：主要是 OKT_3，为抗人淋巴细胞表面分子 CD_3 的单克隆抗体，其作用特异性较强。OKT_3 可与皮质类固醇激素和硫唑嘌呤合用，以推迟 CsA 的应用，避免其肾毒性，这在临床肾移植中有重要意义。应用 OKT_3 后可出现一个全身性的细胞因子释放综合征，巨细胞病毒、EB 病毒和单纯疱疹病毒感染在应用 OKT_3 后亦很常见。

2. 免疫抑制治疗的基本原则和常用方案

理想的免疫抑制治疗应该既保证移植物不被排斥，同时对受者免疫系统影响尽可能小，而且药物的毒副作用也要尽量少。应用免疫抑制剂的剂量、时间以及选择何种免疫抑制剂因不同的器官移植而异，因个体对药物的吸收和反应不同，应制定个体化的治疗方案，且各移植中心均有自己的经验。目前一般以 CsA 或 FK506 加上皮质类固醇激素；或者 CsA 或 FK506 加上 Aza 或 MMF 作为免疫抑制的基本药物，即所谓的二联用药方案；在此基础上前者增加一个增殖抑制药物（Aza 或 MMF）或抗淋巴细胞抗体，后者增加皮质类固醇激素或抗淋巴细胞抗体组成三联用药方案；或同时使用 CsA 或 FK506、Aza 或 MMF、皮质类固醇激素和抗淋巴细胞抗体组成四联用药方案。一般诱导阶段采用三联或四联用药，且剂量较大，然后逐渐减量并减少药物种类，至维持阶段多为二联或三联用药。发生急性细胞性排斥反应时，可用大剂量皮质类固醇激素冲击治疗，无效者可改用抗淋巴细胞制剂如 ALG 或 OKT_3。一般免疫抑制治疗需终身维持，但在临床上的确发现少数病人移植术后较长时间完全停用免疫抑制剂，然而并未发生急性或慢性排斥反应，即产生了所谓的“临床耐受”或“几乎耐受”状态，但目前尚无检测受者是否获得耐受的临床指标。

三、供者器官的切除和保存

（一）器官切取的基本要求

器官切取（organ procurement）主要分切取与灌洗等步骤，器官灌洗是指在原位或离体状态下，通过重力或压力将冷灌洗液经器官的血管系统进行灌注，并外加冰块等，使供者器官迅速而均匀地降温，同时通过灌洗将器官内供者的血尽可能地排出。供者器官切取时应尽量减少供者器官的热缺血时间，所谓热缺血时间是指从供者器官血液供应停止到冷灌洗开始所间隔的时间。这一期间的常温下缺血对器官的损害最为严重，一般不应超过 10 分钟。冷缺血时间是指从供者器官冷灌洗到移植后血供开放前所间隔的时间，其中包括器官保存阶段。虽然有效的保存方法可以使器官较长时间处于离体状态，但过长的冷缺血时间对器官的长期存活率还是有一定的影响。器官切取过程中应尽量减少移植器官的机械损伤及重要结构的破坏。

目前移植器官多来源于脑死亡供者或无心跳供者。脑死亡供者因为仍存在有效的血液循环，一般短时间内不会出现供者器官的缺血，因此可有步骤地实施切取；对于无心跳尸体供者，由于循环与呼吸已停止，器官处于热缺血状态，因此一般采取多器官快速原位联合灌洗、整块切取，以尽量减少热缺血时间，保证器官质量；单独切取肾时，也可切取后离体灌洗。

（二）器官保存的原则

器官保存（organ preservation）必须遵循三个原则：

1. 器官低温保存。低温的保护作用在于降低细胞新陈代谢而保存器官活性，延长保存时限。温度过低可致器官“冻”伤。实践表明 0℃～4℃对于大多数脏器是最适合的保存温度。

2. 选择合适的器官保存液也非常关键。一种理想的保存液必须能够提供给保存器官足够的能量和维持其活力的必需物质，具备适合的渗透压，以防止保存器官细胞出现肿胀等变化。

3. 尽可能缓减移植器官的缺血再灌注损伤，移植物的缺血再灌注损伤是指器官在获取和保存期间经过一段时间的缺血状态，当血供恢复之后，由于一系列的变化导致器官和组织的损伤进一步加重。其主要机制是由于再灌注后大量自由基、缩血管物质的产生、炎性细胞的聚集、细胞内钙超负荷等。

四、常见器官移植概况

（一）肾移植

肾移植（renal transplantation）愈来愈广泛地用来治疗不可逆的慢性肾功能衰竭，肾移植与透析疗法相结合已成为目前对不可逆的慢性肾功能衰竭的有效治疗措施。在临床各种器官移植中，肾移植开展得最早、最多，效果也最好。至 1999 年全球已有 47 万余人接受了肾移植，最长活体亲属肾移植有功能存活已达 40 年，尸体肾移植达 34 年。我国肾移植始于 1960 年，20 世纪 70 年代后形成规模，目前每年全国施行 5000 余例肾移植，最长尸体肾移植移植肾有功能存活已 24 年。在国内外先进的移植中心，尸体肾移植 1 年移植肾和病人存活率已分别超过 85%和 95%；5 年移植肾存活率超过 60%。移植肾存活 10 年以上者越来越多。同时，肾移植研究中所面临的移植免疫问题与其他组织和器官移植有其共性，大量的肾移植的经验对其他器官移植的开展起到了推动作用，所以肾移植在同种移植中具有特殊的重要地位，肾移植成为开展其他器官移植的基础。

各种终末期肾病都是肾移植的适应证。最常见的是肾小球肾炎占 70%～90%，其次是再生慢性肾盂肾炎和代谢性疾病如糖尿病性肾病，其他如遗传性肾炎、囊性肾炎、血管性肾病（如肾硬化症等）均各占 1%左右，但这些原发病病人移植后的存活率均较低。

受者年龄与肾移植的效果有密切的关系。一般认为以 12～50 岁者较好。但近年来受者年龄范围较以往有所扩大，并无绝对的年龄限制。但对老年病人应严格选择，术前应排除冠心病、脑血管病等疾病。

合并恶性肿瘤或艾滋病者系肾移植禁忌证。如患过肝炎、溃疡病、经过免疫抑制治疗可能引起全身情况恶化的疾病，应视为肾移植的相对禁忌证。如曾患过其他脏器疾病，如糖尿病、肺结核、红斑狼疮、弥漫性血管炎和其他器官疾病，移植前应先得到控制。

（二）原位肝移植

原位肝移植（orthotopic liver transplantation）是目前治疗终末期肝病的最有效方法，其疗效仅次于肾移植。至 1999 年底全球已施行 8 万余例，术后 1 年存活率达 90%，5 年存活率超过 70%，最长存活者已达 30 年。我国原位肝移植始于 1977 年，目前最长存活者已 7 年。

1．适应证

所有终末期肝病用其他各种疗法不能治愈，预计在短期内无法避免死亡者，都是原位肝移植的适应证。具体可分为：

（1）肝实质性疾病：如终末期肝硬化、肝功能衰竭、难复性肝外伤等。

（2）先天性肝代谢障碍性疾病：如 α－抗胰蛋白酶缺乏症、铜蓄积症、酪氨酸血症等。

（3）胆汁淤滞性疾病：如先天性胆道闭锁等。

（4）良性或原发性恶性肝肿瘤不能手术切除者。

（5）再次肝移植，各种原因所致的移植肝功能衰竭。

2．禁忌证

（1）恶性肿瘤有肝外转移或侵犯。

（2）全身性感染。

（3）脑、心、肾等重要器官功能衰竭以及严重精神呆滞、不可控制的心理变态等。

相对禁忌证包括门静脉血栓或栓塞、胆道感染所致的败血症以及年龄 60 岁以上者。

选择适当的手术时机、做好充分术前准备对提高手术成功率至关重要。除常规手术前准备外，应检测各种病毒性肝炎标志物以及 CMV、HIV、EB 病毒、单纯疱疹病毒感染，应在移植术前进行有效的抗病毒治疗。加强营养支持治疗，停用影响术后治疗的一切药物，避免不必要的手术如门腔分流术等。

（三）心脏移植

现已公认心脏移植（cardiac transplantation）是治疗终末期心脏病的唯一有效手段。临床首例心移植始于 1967 年，至 1999 年底全球已行 5 万余例心移植，1 年、3 年、5 年和 10 年生存率分别为 79.4%、71.9%、65.2%和 45.8%，最长存活 23 年。我国心移植始于 1978 年，至今已施行了 40 余例，最长存活已 9 年余。

冠心病、扩张性心肌病成为心移植的两大主要疾病。但心脏移植的具体适应证和手术时机主要根据病情的发展和对预后的估计，却无明确的、固定的判定和预测标准。最基本的原则是：①确认其他方法治疗无效；②根据病情判断，预计病人能存活的时间比移植后可能存活时间短，预计病人的寿命不足0.5～1年者，但是要作出这种判断有时很困难；③其他主要脏器功能良好，不影响病人术后的存活或生活质量；④病人对于术后的继续治疗和积极的生活方式具有充分的信心。所以，心脏移植的病人既因心脏病变严重而需要手术，又要有足够的获得效果好的其他身体条件。手术时机是在分析病情、排除恶性肿瘤和活动性感染等禁忌证的综合判断后才能作出的最后抉择。

（四）胰腺及胰肾联合移植

胰腺移植（pancreas transplantation）是为胰岛素依赖型糖尿病病人提供正常胰腺，术后能生理性调节胰岛素的分泌，维持血糖正常，且防止、稳定或逆转糖尿病并发症。胰肾联合移植（pancreas－kidney transplantation）始于1966年，到1999年底，全球共行胰腺移植3070例次及胰肾联合移植10145例次。我国胰腺移植和胰肾联合移植分别始于1982年和1989年。近年来，在先进的移植中心，胰肾联合移植1年病人和移植胰腺存活率已分别达到95%和85%，其效果已接近肾、肝和心脏移植的水平，进入了临床应用阶段。

从理论上讲，胰岛素依赖型糖尿病都适宜施行胰腺移植。但糖尿病可使用胰岛素进行一定程度的替代治疗；此外，由于移植手术的并发症以及移植后免疫抑制剂的毒副作用会造成一定的危险性，因此在选择受者时应权衡利弊，综合考虑。当合并肾功能衰竭时，易于作出决定，施行胰肾联合移植。事实上，目前绝大多数胰腺移植的受者是这类病人。如果合并严重的视网膜病、高度不稳定性糖尿病，胰岛素治疗和处理困难时，才考虑单纯胰腺移植。一般来说，只有在胰腺移植手术和术后应用免疫抑制剂的危险小于糖尿病造成的损害时，单纯胰腺移植才是合理的。

第五节　介入治疗

一、概述

介入治疗以现代影像学技术为基础，是微创外科的重要组成部分。其特点是经血管或非血管途径，在影像学技术监视下将小口径的导管或装置引导至病变或接近病变的部位，然后对各种外科疾病进行相应的治疗。主要方法有：

1．经血管途径的介入治疗技术有：①经导管动脉内药物灌注术（transcatheter intraarterial infusion，TII）；②经导管动脉栓塞术（transcatheter arterial embolization，TAE）；③经皮血管腔内成形术（percutaneous transluminal angioplasty，PTA）；④经皮血管内导管药盒系统植入术（percutaneous intravascular port－catheter system implantation）；⑤经颈静脉肝内门－体静脉分流术（transjugular intrahepatic portosystemic stent shunt，TIPS）；⑥经皮血管内支架置放术（percutaneous stent placement in vessel）；⑦经皮血管内异物和血栓取出术，⑧心血管瓣膜成形术等。

2．经非血管途径的介入治疗技术有：在B超或CT引导下进行操作，方法有：①经皮穿刺胆道外引流术（percutaneous biliary drainage，PBD）；②经皮胆管球囊扩张术（ballon catheter technique)；③经皮肝穿刺胆道内支架置入术（percutaneous biliary stent placement)；④微波组织凝固术（microwave tissue coagulation，MTC)；⑤冷冻外科消融术（cryo surgical ablation，CSA)；⑥射频消融术（radio frequency ablation，RFA)；⑦经皮乙醇注射疗法（percutaneous ethanol injection，PEI)；⑧恶性肿瘤的电化学治疗（electrochemical treatment of cancer)；⑨腹腔内积液经皮穿刺外引流术（inraperitoneal drainage）等。

介入技术的应用丰富了许多疾病的临床诊断和治疗方法，它虽不能取代外科技术，但却是一种补充手段。

二、经血管途径的介入治疗的基本操作技术

对于经血管途径的介入治疗，血管造影是其影像检查的基本技术，采用改良 Seldinger 方法，用 18 号股动脉穿刺针穿刺，方法简单、安全。若腹主动脉、髂动脉有阻塞性疾病，也可经肱动脉途径。将一根尖端柔软的导丝（直径 8.89～9.65mm，0.035～0.038 英寸）随针头插入所选择的穿刺血管内，在荧光屏监视下将其送到腹主动脉内，然后拔出针头，沿导丝送入造影导管行血管造影。要选择直径较细的导管，如 4F 和 5F 的较软的导管，易于随导丝进入靶血管。使用超滑导管和导丝可进行超选择性插管，最好选择前端有 15°弯头的导管，有利于进入迂曲的血管。在导管难以跟进时可采用前端柔软的超硬导丝。遇到超选择插管有困难和行脑血管插管时可使用同轴导管系统。

目前多使用已塑形的适用于不同部位动脉的导管，其中 Cobra 导管适用范围最广，Yashiro 螺旋导管适用于纤细的肝动脉插管，Simmons 导管适于腹腔干过长者，也有采用术中导管塑形的方法。

导管跟进技术是最常用的超选技术，当导管进入一级血管分支后难以继续前进时，可使用超滑导丝插入动脉。由助手拉直导丝，术者推进导管沿导丝进入。成功的关键是要将导丝较深地插入靶动脉，形成一定的支撑力，必要时用超硬导丝支持，送导管时导丝切勿跟进。撤导丝时缓慢回撤，过快可能将导管带回弹出。当导丝已经进入靶动脉而导管由于其硬度和固有的角度不能跟进时，可更换柔软的聚氨酯静脉留置管。

在常规方法不易超选择和导管型号较少时，可使用导管成襻技术。此技术主要用于动脉主支过于向上或水平开口和向上走行较长并向上折返者。成襻技术常用 Cobra 和猎头 H1 型导管。方法是先将导管选择性插入肾动脉、肠系膜上动脉或对侧髂动脉，当管端进入超过 5cm 以上时，继续旋转并推送导管，使之成襻状并由原插入的动脉退回腹主动脉内。如此形成的导管襻逆时针方向为左襻，顺时针方向为右襻。左襻利于肝动脉等向右侧的血管分支插管，右襻则利于脾动脉等向左侧的血管分支插管。

同轴导管技术利用同轴导管系统实施，主要用于脑动脉超选择性插管或选择性肝段血管栓塞术。将导管插至靶动脉口，内导管插入导丝一并送入，到位后抽出导丝注入造影剂观察局部血管分布走行。

血管造影的影像是通过传统的摄片或数字化处理获得的。影像的数字化处理可以是减影或不减影。摄片参数（如速度和时间）根据能在以下过程获取的部位而设置：①造影剂充盈的动脉相；②毛细血管和实质充盈相；③后期或静脉充盈相。若要使门静脉显影更清晰，可

用有效的局部血管扩张以加速静脉血液的转运。在造影剂注入肠系膜上动脉之前，应经血管导管注射25mg妥拉苏林。

治疗完成后拔出导管，动脉穿刺部位加压止血最少10～15分钟；病人应卧床保持肢体静止约6～8小时。

三、并发症及处理

（一）穿刺部位的并发症

常见的有出血和假性动脉瘤形成，其中穿刺股动脉的发生率（0.47%）明显低于穿刺腋动脉（1.7%）。易致穿刺部位出血和形成假性动脉瘤的因素有：高血压、凝血障碍性疾病（包括抗凝疗法时）、使用大口径导管、动脉壁脆弱、穿刺点位于腹股沟韧带的头侧、不适当的动脉压迫技术及病人过早活动等。预防措施有：控制血压、改善凝血功能、仔细选取股动脉穿刺部位（要便于压迫止血）、使用适宜的小口径导管、要求病人卧床、不要过早活动肢体、严密观察穿刺部位有无出血及血肿形成。

（二）局部动脉内并发症

有动脉内膜剥离致动脉腔狭窄、局部动脉血栓形成（0.1%）和血管远端纤维蛋白血小板凝块或胆固醇结晶栓塞（0.1%）等。与并发症发生有关的因素有导管直径、手术操作时间、导丝和导管的硬度、动脉弯曲性、动脉瘤形成或进行性阻塞性血管疾病、导管选择性进入周围更小管径的血管及操作者缺乏经验等。

（三）造影剂引起的肾毒性

主要影响肾小管，发生率约1%，最初临床表现为少尿，多在48小时内发生。肾功能异常在4～5天达高峰，10～14天降到血管造影前的水平。高危因素有：既往有肾功能不全、糖尿病（特别是出现过氮质血症者）、先天性心脏病和多发性骨髓瘤等病史。可能的危险因素有：脱水、高龄、造影剂剂量大和氮质血症。预防措施有：检查有无隐匿型肾功能不全、充分补液和改善心功能。最新研究认为CO_2血管造影技术可避免所有造影剂引起的肾毒性。数字减影造影剂的用量少，可减少发生此并发症。

（四）造影剂的全身反应

为特异性的，发生迅速（94%发生于注射造影剂后20分钟以内）。如程度较轻，勿需治疗（如荨麻疹）。威胁生命的反应较少见，如喉头水肿或过敏性休克，发生率为1/1000；造影剂引起的死亡率约为1/15000。危险因素有：特异反应或有造影剂过敏反应史、年龄>50岁、有心脏病等。术前应作碘过敏试验，阳性者不可进行造影和介入治疗；可预防应用甾体类药物（至少在造影剂注射前2小时）和H_1、H_2抗组胺药物。

四、介入技术的临床应用

（一）创伤性大出血的介入治疗

1．肝脾破裂

肝脾破裂在腹部闭合性损伤中较为常见，往往危及患者的生命。当有内出血征象，损伤脏器的鉴别有困难时，可先行腹腔动脉造影，了解损伤血管的部位和范围。损伤血管在造影中可见造影剂外溢、血管断裂闭塞等表现。如破裂的血管在肝脾之中，即可进行栓塞治疗。常用的栓塞剂是医用明胶海绵，剪成1～2mm的小块与造影剂混合，经导管缓慢注入损伤的动脉，较大的动脉损伤或动静脉瘘者可选用钢丝圈进行栓塞。

栓塞术与传统手术比较，在急诊情况下止血的成功率大致相同。但由于介入治疗操作简便、止血及时、损伤小，可避免开腹手术及其并发症。即使是大出血，也可减少出血量，为手术创造有利条件。但动脉栓塞术对腹内外的合并伤往往不能同时处理，这类病人最好还是手术治疗。

2．骨盆骨折

严重骨盆骨折常有大血管的损伤，出血量惊人，死亡率可达40%。以往多采取手术探查和动脉结扎进行抢救，但常因盆腔和后腹膜巨大血肿而难以找到损伤的血管。血管造影是找出血管损伤的最可靠的方法，一旦明确出血部位，即可用明胶海绵或钢圈进行栓塞治疗。通常对伤侧髂内动脉进行栓塞，必要时也可行双侧髂内动脉栓塞，因髂内动脉有丰富的侧支循环，即使双侧主干栓塞也不会引起严重并发症。

（二）恶性肿瘤的介入治疗

介入治疗几乎可用于各期的恶性肿瘤。由于导管技术和介入放射学的迅速发展，经动脉灌注抗肿瘤药物并栓塞治疗肿瘤几乎可用于各个部位的实体瘤，如肺癌、肾癌、消化道和盆腔的癌肿，临床应用最多的是肝癌。

原发性肝癌发展迅速，被发现时往往已到了中晚期，失去最佳的手术时机，而全身化疗和放疗疗效欠佳，介入治疗是较理想的治疗方法。

介入治疗是经股动脉穿刺，超选择性地将插管送至肿瘤供血动脉主干，先作血管造影了解肿瘤的类型、大小和范围，再超选择性地将插管送至肿瘤靶动脉进行药物灌注（THAI）和栓塞治疗（TAE）。

治疗方法主要有：

1．动脉内药物灌注（transcatheter arterial infusion，TAI） 单纯的药物灌注疗效并不理想，平均生存期约半年。

2．动脉内药物灌注与栓塞的复合治疗（transcatheter arterial chemoembolization，TACE） 方法是先灌注少量碘化油与抗癌药的混合物，再灌注大量的抗癌药，最后用明胶海绵栓塞。

3．其他辅助疗法 方法多种多样，可进一步提高疗效。如含药物微球的化疗性栓塞、肝动脉－门静脉双介入治疗、无水乙醇肿瘤内注射等。

介入疗法还可用于肝血管瘤的治疗。

（三）血管狭窄的介入治疗

各部位的血管腔狭窄几乎都可用介入治疗。方法是将导管引入血管腔，在血管造影的基础上，根据血管病变的性质、部位和范围，超选择性地将插管送至病变部位进行介入治疗。常用的方法有：血管腔球囊扩张成形术、血管内支架置放术、激光血管成形术、动脉粥样斑块切除术、超声血管成形术、血栓剥除术、溶栓术等，其中球囊扩张成形术的疗效已得到公认。目前应用得最多的是冠状动脉、肾动脉和主动脉的病变。此外，介入疗法还可用于动脉导管未闭的栓塞、房间隔缺损的修补等。

（四）胆道术后的介入治疗

原发性肝胆管结石的病人在胆道术后往往有较高的结石残余率，以往多采用再次手术取石。随着内镜技术和介入治疗的发展，目前经术后T管瘘道用器械清除胆道残余结石的方法也取得较大的进展。具体方法有利用纤维胆道镜取石，但往往只能清除较小的结石；应用介入放射学的方法，在X线监视下使用取石钳、取石篮等器械取石，甚至可清除更细的肝内胆管的结石。

另外，PTC、PTCD和经皮下盲袢介入也是在B超或X线引导下进行，属于介入疗法的范畴。

（五）胆道狭窄的介入治疗

胆道狭窄以炎性狭窄多见，从20世纪70年代后期已开展了经皮肝穿刺胆道狭窄扩张术，目前用介入的方法治疗各种良恶性胆道狭窄已取得很大的进展，除球囊扩张成形术外，还有各种内支架的置入术。

胆道狭窄的病人先行PTC明确狭窄的部位和性质，接着进行PTCD引流，待黄疸消退后再行球囊扩张成形术。如狭窄较为严重，可经胆道镜或经皮肝穿置入合适的内支架引流。

介入性的球囊扩张术还可用于上消化道狭窄的治疗。

（六）门静脉高压的介入治疗

门静脉高压是肝内或肝外病变引起门静脉或肝静脉受阻的结果，临床表现为胃底－食管静脉曲张和脾功能亢进。

对胃底－食管静脉曲张出血的病人，治疗应首选药物、三腔二囊管压迫和内镜下注射硬化剂或激光疗法，在以上治疗有困难时可进行介入治疗。方法是进行胃底食管静脉栓塞术、经颈静脉插管胃冠状静脉栓塞术、经腹肠系膜静脉插管胃冠状静脉栓塞术等。

对脾功能亢进者，可经股动脉穿刺作选择性脾动脉插管，行部分性脾栓塞术治疗。

还可利用穿刺针、球囊导管和金属内支架在肝内建立人工门－腔静脉通道，治疗门静脉高压，即经颈静脉肝内门－体静脉分流术（TIPS）。

（七）恶性阻塞性黄疸的双介入治疗

双介入治疗是指对同一部位的病变采用两种不同的介入治疗方法。恶性阻塞性黄疸是由肝、胆道或胰头部的恶性肿瘤引起，可在经皮肝穿胆道减压引流术（PTCD）进行姑息治疗的基础上，对引起阻塞的肿瘤病灶行选择性动脉插管，进行抗癌药动脉内灌注（TAI）或动脉内药物灌注与栓塞复合治疗（TACE），达到抑制或缩小肿瘤、复通胆道的目的。

（辛　明）

第十二章 外科感染

第一节 概 述

外科感染（surgical infection）一般是指需外科治疗的感染，包括创伤、手术、烧伤等并发的感染。这类感染在临床上极为常见，约占所有外科疾病的1/3～1/2。

【外科感染的特点】

外科感染一般具有以下一些特点：①多为混合感染。大多数外科感染由几种致病菌引起，即使有些外科感染开始是由一种致病菌引起，但随着病程演变发展，常发展为几种致病菌的混合感染；②局部症状明显而突出，在局部病变基础上可引起全身反应，有的发展为全身性感染；③由于感染的病变比较集中在某个局部或器官，被感染的组织常发生坏死、化脓等，使组织结构遭到破坏，愈合后形成瘢痕组织并影响功能。

【分类】

外科感染可分为非特异性感染和特异性感染两大类。

1．非特异性感染（nonspecific infection）

又称化脓性感染或一般性感染，如疖、痈、脓肿、丹毒、阑尾炎等。特点是：①同一种致病菌能引起多种化脓性感染疾病。如金黄色葡萄球菌能引起疖、痈、脓肿、伤口感染等；②不同的致病菌又可引起同一种化脓性感染疾病，如金黄色葡萄球菌、链球菌、大肠杆菌都能引起急性蜂窝织炎、软组织脓肿、伤口感染等；③具有化脓性感染的共同表现，局部都有红、肿、热、痛和功能障碍等，它们的病程演变、治疗原则都相同。

2．特异性感染（specific infection）

如结核病、破伤风、气性坏疽等。其特点是：①一种特异性感染疾病只能由特定的专一致病菌所引起；②它们的病程变化、临床表现、防治方法都各不相同。

还有其他的分类方法，如按病程分为急性、亚急性和慢性感染；还可按感染发生的情况分为原发性感染和继发性感染、条件感染（opportunistic infection）、医院内感染（nosocomial infection）、二重感染（super infection）等。

【病因】

1．西医病因

(1) 致病菌侵入：是外科感染的主要原因。致病菌靠黏附因子附着于人体细胞，靠荚膜或微荚膜抗拒吞噬细胞的吞噬和杀菌成分而在组织内生存繁殖。其致病作用在于所产生的胞外酶、外毒素或内毒素对组织细胞的直接破坏，或通过其神经血液毒性对机体造成损害。如多种细菌可释出蛋白酶、磷脂酶、胶原酶等胞外酶，可侵蚀组织细胞；玻璃质酸酶分解组织内的玻璃质酸，使感染容易扩散。多种病菌产生的外毒素如溶血素可破坏血细胞，肠毒素可损害肠黏膜，痉挛毒素（破伤风杆菌释放）可作用于神经引起肌痉挛。病菌细胞壁的脂多糖成分组成的内毒素则可引起发热、白细胞增多或减少、休克等全身反应。此外，侵入人体内细菌的数量、种类和繁殖速度也与感染是否发生及感染的程度有关系。

(2) 人体抗病力下降：人体的皮肤和黏膜具有屏障作用，阻止微生物侵入体内，偶尔少数微生物进入组织内即被功能良好的白细胞免疫成分等消灭。若机体的屏障功能障碍或免疫功能低下将使感染易于发生。影响人体抗病力的因素分局部及全身两类。

①局部因素：如创伤等造成的皮肤黏膜缺损、局部血循环障碍，或有组织坏死、异物、血肿等；管道阻塞使内容物淤积导致其中细菌繁殖、侵袭组织。

②全身因素：包括营养不良，过度疲劳，患有糖尿病、尿毒症、恶性肿瘤，使用皮质激素、化疗、放疗等使机体全身抗病力下降；以及获得性免疫缺陷综合征（ARDS）时发生的条件感染。

(3) 医源性因素：忽视无菌操作，违反外科原则，过分依赖抗生素使用、滥用抗生素也是引起感染的原因。

2．中医病因病机

(1) 外感六淫邪毒：六淫邪毒均可导致感染。由于六淫皆可化火，一切化脓性感染全表现为热毒、火毒的证候。外感六淫有一定的季节性，春季多风温、风热，发病快并多为阳证，如颈痈、丹毒等；夏季多暑热夹湿，患病多表现为焮热肿胀、流脓渗水，如暑疖等；秋季多干燥，燥邪易致皮肤干燥皲裂，受邪生痈，如手足疔疮等；冬季多寒，寒致血凝气滞，易生冻疮、脱疽等。总之，火邪属热，热为火之轻，火为热之重，起病急，发展快，红、肿、热、痛皆有，如疔、痈、丹毒等。

(2) 正气虚衰："正气存内，邪不可干；邪之所凑，其气必虚"。正气内伤，不足以抗邪，易导致感染发生。其中包括情志内伤、饮食不节、劳伤过度等严重致病因素。

【发病机理】

1．病理

人体皮肤、黏膜、肠道普遍存在微生物而不发生感染，是因为机体具有局部和全身的防御机能，有阻止病菌侵入和消灭致病菌的作用。只有人体防御机能不足或遭破坏，或细菌数量过多、毒力过大才会发生感染。致病菌侵入机体后，该处即发生炎症反应，将细菌限制在局部，并通过吞噬等作用很快将入侵的细菌消灭，炎症则停止发展，可无明显的临床感染出现。若入侵的细菌数量大、毒力强，则炎症反应强烈，会出现红、肿、热、痛等感染的临床表现。

2．感染的转归

（1）*局限吸收或形成脓肿*：当人体抵抗力占优势时，一旦发生感染容易局限并且吸收，或形成脓肿。小的脓肿经治疗可自行吸收，较大的脓肿可经及时切开、引流而痊愈。

（2）*转为慢性感染*：人体抗病力与细菌毒力处于相持状态，感染灶虽能被局限，但不能很快被吸收消散。可形成溃疡、窦道、硬结，由瘢痕纤维组织包裹而不易愈合，形成慢性感染灶。当抵抗力再度下降时，又可急性发作。

（3）*感染扩散*：当致病菌毒力超过机体抗病力时，感染不易局限，可迅速向周围组织或脏器扩散，并可经淋巴管蔓延，引起淋巴管炎、淋巴结炎；或侵入血液循环，发生全身化脓性感染。严重者发生感染性休克、重要器官功能衰竭。

【临床表现】

1．局部表现

红、肿、热、痛及功能障碍。这些局部表现不一定全部出现，随病程早晚、病变范围和深浅而异。局部感染组织发生坏死时，可在局部形成脓肿。

2．全身表现

感染轻者可没有全身症状。感染较重者常有畏寒、发热、头痛、全身不适、乏力、食欲减退、脉快、白细胞计数增高及核左移；严重者可伴有酸中毒及水、电解质紊乱。细菌入血可引起败血症、脓毒血症。重危病人可出现表情淡漠、血压下降、体温不升、白细胞计数下降。病程长者可有贫血和营养不良。

【诊断】

外科感染的诊断一般并不难，根据局部症状和全身表现大都可明确诊断。诊断浅表脓肿主要依靠波动感试验阳性；深部脓肿波动感不明显，脓肿表面组织常有水肿、压痛，穿刺可帮助诊断。有些深部脓肿如位于腹膜后间隙、肠间隙、膈下等处则诊断较困难，可进一步通过超声波、X线等检查明确诊断。疑有全身性感染时应作血培养。

【治疗】

1．外科感染的治疗原则

①消除感染病因，合理使用抗生素；②清除坏死组织和脓液等毒性物质；③增强抗病和修复能力。④对症处理：如退热、镇痛，减轻病人的痛苦。

2．局部治疗

（1）*患部抬高或制动*：可减轻疼痛，有利于炎症局限和消退。不可用外力挤压，以防止感染扩散。

（2）*药物外敷*：用于浅部感染未成脓阶段。可使用金黄膏、鱼石脂膏、芙蓉花、蒲公英等中药或硫酸镁外敷，可改善局部循环，消除肿胀，促进感染局限，有利于炎症消散或局限成脓。

(3) *物理疗法*：可采用湿热敷、红外线或超短波等，以改善局部循环，促进炎症吸收和消散、局限。

(4) *手术治疗*：包括脓肿切开引流和切除坏死发炎的器官、坏疽的肢体等。

3．全身治疗

(1) *支持治疗*：① 注意充分休息，必要时使用镇静止痛药物；② 供给易消化、高蛋白质、高热能、高维生素饮食。摄入不足时应从静脉补充，并注意纠正水、电解质代谢紊乱和酸碱平衡失调；③ 严重感染、贫血、低蛋白血症者应少量多次输新鲜血。必要时可输胎盘球蛋白、康复血清，以提高免疫机能；④ 感染严重而引起全身严重中毒症状时，可在大量使用抗生素的同时使用肾上腺皮质激素，以改善病人一般情况，减轻中毒症状。

(2) *对症处理*：高热者应用物理或药物降温，疼痛者给予镇静止痛。

(3) *抗生素使用*：有针对性地使用抗生素，防止滥用而引起耐药性。不能单纯以抗生素的使用取代外科无菌技术和外科感染。应用要点为：① 合理用药：一般较轻的局限性感染可不用抗生素；能用单一抗生素控制感染的就不联合使用抗生素；能用窄谱抗生素的不用广谱抗生素。只有严重感染或病原菌不明，对所用抗生素产生耐药性者，才考虑使用广谱抗生素及联合用药。联合用药时不宜选择抑菌剂和杀菌剂同用。② 选药的原则：一般以临床表现、脓液性状、感染来源初步判断致病菌种，以药物的抗菌谱为依据，选择敏感的抗生素。若应用2～3天无明显效果，则应调整更换。有条件时应根据细菌培养结果用药。③ 给药的途径：一般感染可口服或肌注，严重感染或全身性感染必须静脉给药。以静脉分次注射效果最好，可迅速提高单位时间血药浓度。

(4) *中药治疗*：应根据感染病程辨证施治，采取消、托、补的原则进行治疗。

第二节　局部化脓性感染

一、疖和疖病

疖（furuncle）是指一个毛囊及其所属皮脂腺的急性化脓性感染。多个疖同时或反复发生于身体各部位，则称为疖病。中医学亦称之为“疖”。

【病因病理】

1．西医病因病理

局部皮肤擦伤、不清洁，经常受到摩擦和刺激，可导致疖的发生。常发生于毛囊和皮脂腺丰富的部位，如颈、头面部、背部、腋窝、腹股沟及会阴等处。常见致病菌为金黄色葡萄球菌。

疖病常见于营养不良的小儿和糖尿病患者。

2．中医病因病机

本病主要因火热之毒为病，其毒或因气候炎热，感受暑热，汗泄不畅，暑湿热毒蕴蒸肌肤所引起；或由恣食膏粱厚味及醇酒辛辣，脏腑蕴热，火毒结聚所致；或经抓破染毒，以致气血凝滞而成。上述病因皆可导致气滞血瘀，经络阻塞，营气不从，毒邪壅遏，使局部发生红、肿、热、痛等症状。

【临床表现】

1．局部症状

初起毛囊处有红、肿、热、痛的小结节，逐渐肿大并隆起，数天后中央部组织坏死，出现脓栓，红、肿、热、痛随之加重，中心部位变软，随后脓栓脱落，脓液排出，炎症随之消退而愈。

2．全身症状

一般无全身症状；若发生于循环丰富部位时，可出现全身不适、畏寒、发热、头痛、厌食等。尤其是面部“危险三角区”的疖，如被挤压、碰撞等，感染容易扩散，沿眼内眦静脉和眼静脉感染到颅内，引起化脓性海绵状静脉窦炎，出现延及眼部周围的红肿、硬块、疼痛，并有全身寒战高热、头痛、昏迷，甚至死亡，危险性很大。

【治疗】

1．西医治疗

以局部治疗为主。初起可热敷、理疗、药物外敷，促其吸收消散。脓栓出现时，在其顶部涂石炭酸或2.5%碘酒，促进坏死脱落。如成脓有波动感变软时，可切开引流。面部疖应避免切开、挤压，并给予流食，少说话，以防感染扩散。面部疖和有全身症状的疖和疖病应给予抗生素治疗，并增加营养。患有糖尿病者应同时治疗糖尿病。

2．中医治疗

(1) 暑疖

证候：初起局部皮肤潮红，次日发生肿痛，根角很浅，范围局限，直径多在3cm左右。有头疖先有黄白色脓头，随后疼痛剧增，自行破溃，流出黄白色脓液，肿痛即逐渐减轻。无头疖红肿疼痛，肿势高突，3～5天成脓，切开脓出黄稠。若迁延1周以上，则脓水稀薄，或夹血水，再经2～3天收口；舌苔黄，脉数。

治法：清热利湿解毒。

方药：清暑汤加减。热毒盛者加黄连、黄芩、生山栀；小便短赤者加茯苓、生苡仁；大便秘结者加生大黄。

(2) 蝼蛄疖

证候：多生于小儿头皮部，疮形肿势虽小，但根脚坚硬，未破如蟮拱头。溃破虽出脓水而坚硬不退，易复发，往往一处未愈他处又生；或疮大如梅李，相连三五枚，溃破脓出后其口不敛，日久头皮串空，如蝼蛄串穴之状。

治法：补益气血，托毒生肌。

方药：托里消毒散加减。

(3) 疖病

证候：好发于项后、背部、臀部等处，疖数个到数十个，反复发作，缠绵经年不愈。也有在全身各处散发，一处将愈，他处又起，或间隔周余、月余而发。阴虚者兼有口渴唇燥，舌红，苔薄，脉细数；脾虚者兼有面色萎黄，纳少便溏；舌淡或有齿痕，苔薄，脉濡。

治法：祛风清热利湿。

方药：防风通圣散加减。阴虚内热者加生地、玄参、天门冬；脾虚便溏者加党参、白术、黄芪。

二、痈

痈（carbuncle）是多个相邻毛囊及其皮脂腺或汗腺的急性化脓性感染。好发于皮肤韧厚的项部和背部。中医学称为“有头疽”。

【病因病理】

1．西医病因病理

致病菌多为金黄色葡萄球菌。感染常由一个毛囊底部开始，因患部皮肤韧厚，感染不易向皮肤表面穿破而容易向阻力较弱的皮下脂肪柱蔓延至皮下组织，并沿深筋膜向周围扩散，侵犯到四周的许多脂肪柱，再向上侵及周围相邻毛囊而形成多个脓头（图 12－1）。糖尿病患者易患痈。

2．中医病因病机

多因外感风温、湿热，内有脏腑蕴毒，凝聚肌表，以致经络阻隔、营卫不和、气血凝滞而成。消渴患者气阴两虚，正气不足，易于伴发本病。

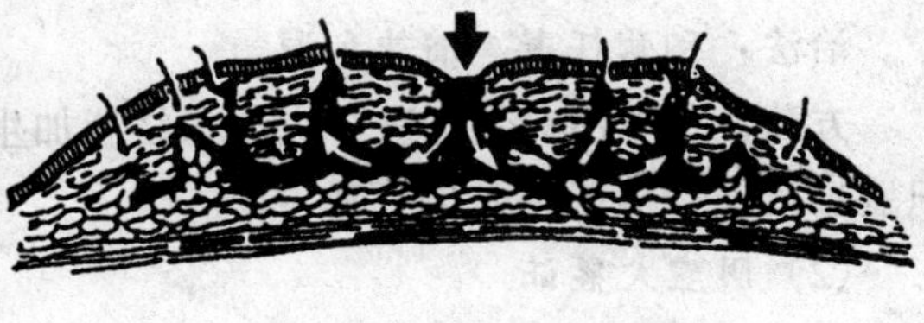

图 12－1　痈的切面

【临床表现】

1．局部症状

早期在局部呈片状稍隆起的紫红色浸润区，质地坚韧，界限不清。随后中央形成多个脓栓，破溃后呈蜂窝眼状。中央部逐渐坏死、溶解，可见大量脓液和坏死组织。痈易向四周及深部浸润发展，周围有浸润性水肿，常有局部淋巴结肿大、疼痛。

2．全身症状

大多数病人有畏寒发热、食欲不振、白细胞计数增高等全身表现。唇痈也有感染扩散到颅内的危险。

【治疗】

1．西医治疗

(1) 全身治疗：应注意休息，加强营养支持，镇静止痛，静脉使用抗生素。糖尿病患者应控制血糖。

(2) 局部治疗：初起可用热敷、理疗、药物外敷。成脓后切开引流。切开时行“十”字或双“十”字切口才能使引流通畅彻底（图 12-2）。切开后应尽量彻底清除脓液和切除坏死组织，每日换药。如创面过大，待肉芽生长良好时及时植皮，可缩短疗程。

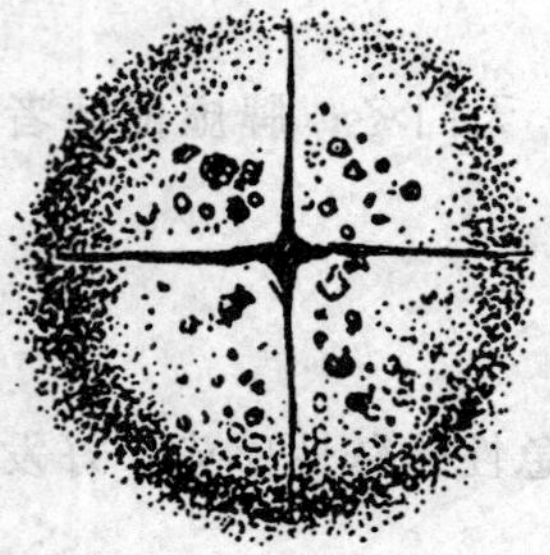
(1) 十字切口

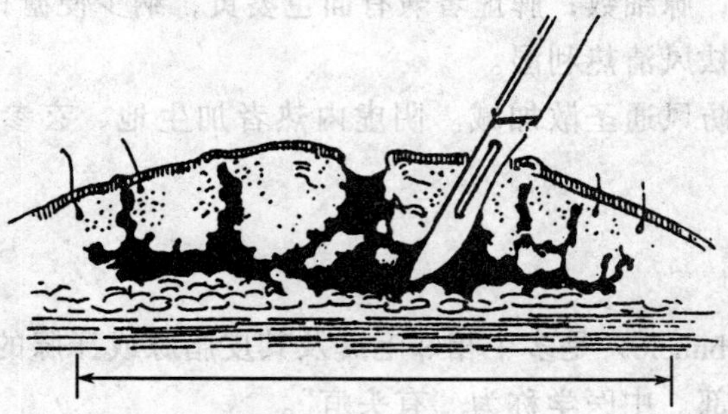
(2) 切口长度要超过炎症周围少许，深达筋膜

图 12-2 痈的切开引流

2．中医治疗

(1) 热毒蕴结证

证候：初起局部起一肿块，上有粟粒状脓头，肿块渐向周围扩大，脓头增多，色红灼热疼痛；进而疮面多处溃破，形似蜂窝，肿块范围常超过 10cm；最后脓液畅泄，脓腐渐尽，新肉生长，疮面愈合；可兼有恶寒，发热，纳呆；舌红，苔黄，脉滑数。

治法：和营托毒，清热利湿。

方药：仙方活命饮加减。大便秘结者加生大黄、枳实；小便短赤加车前子、萆薢；热毒炽盛加黄连、板蓝根、生石膏。

(2) 阴虚火盛证

证候：局部疮形平塌、根盘散漫，疮色紫滞，不易化脓腐脱，溃出脓水稀少或带血水，疼痛剧烈；伴有高热，唇燥咽干，纳呆，大便秘结，小便短赤；舌红，苔黄，脉细数。

治法：滋阴生津，清热托毒。

方药：竹叶黄芪汤加减。

(3) 气血两虚证

证候：局部疮形平塌散漫，疮色晦黯，化脓迟缓，腐肉难脱，脓水清稀，闷肿胀痛，疮口易成空壳；兼有发热，精神不振，面色苍白；舌淡，苔白腻，脉数无力。

治法：调补气血。

方药：十全大补汤加减。

三、急性蜂窝组织炎

急性蜂窝组织炎（acute cellulitis）是发生于皮下、筋膜下、肌间隙或深部蜂窝组织的急性弥漫性化脓性感染。中医学称之为“发”，但“锁喉痈”、“臀痈”虽命名为痈，其实属“发”的范畴。

【病因病理】

1. 西医病因病理

致病菌主要是溶血性链球菌，其次是金黄色葡萄球菌，亦可以是厌氧菌感染。其特点是感染不易局限，扩散迅速，与正常组织无明显界限。感染可由皮肤或组织损伤引起，亦可由邻近化脓性感染直接扩散或经淋巴、血行感染而成。

2. 中医病因病机

多由风火湿热结聚，气血凝结而成；或因劳伤经脉、外伤瘀血感染毒邪所致；亦可由疖、痈、有头疽向四周蔓延而成。

【临床表现】

常因病菌种类、发病部位、深浅不同而异。由溶血性链球菌引起的急性蜂窝组织炎因链激酶和透明质酸酶的作用，病变扩展迅速，不易局限，有时引起脓毒血症；由金黄色葡萄球菌感染引起的急性蜂窝组织炎则易局限形成脓肿；由厌氧菌感染引起的急性蜂窝组织炎可出现捻发音，常见于被肠道、泌尿道内容物污染的会阴部、腹部伤口，脓液恶臭，全身症状重。

发生部位浅者红、肿、热、痛等局部症状明显，范围扩大迅速，进而中心坏死、化脓，出现波动感。部位深者局部红肿不明显，但局部水肿、压痛明显，并伴有全身症状。

发生于口底、颌下、颈部的急性蜂窝组织炎可因炎症水肿扩展引起喉头水肿，出现呼吸困难，有发生窒息的危险。

【治疗】

1. 西医治疗

(1) 局部治疗：初起应休息，局部理疗，药物外敷。一旦脓肿形成，应及时切开引流。位于口底、颌下的急性蜂窝组织炎，有时虽未形成脓肿，但为了减轻组织水肿、气管压迫，防止喉头水肿或窒息，应早期切开减压引流。而由厌氧菌感染引起的捻发音性蜂窝组织炎应作广泛切开引流，切除坏死组织，并用3%双氧水冲洗，湿敷伤口。

(2) 全身治疗：应加强营养支持、止痛，应用抗生素治疗。

2. 中医治疗

(1) 锁喉痈

证候：初起喉结处红肿绕喉，根脚散漫，坚硬灼热疼痛；经2~3天后，肿势可延及腮颊，下至前胸；伴有壮热口渴，头痛项强，大便燥结，小便短赤；苔黄腻，舌红绛，脉弦滑数或洪数。经治疗后根脚渐收，酿脓外出，热退肿消而愈。

治法：散风清热，化痰解毒。

方药：普济消毒饮加减。壮热口渴加鲜生地、天花粉、生石膏；便秘加生大黄、元明粉；气喘痰壅加鲜竹沥、天竺黄、莱菔子；脓成加炙山甲、皂角刺。

(2) 腓腨发

证候：见于下肢，患部初起胀痛不舒，活动受限，继而皮肤焮红，边界不清，中间略紫，高肿疼痛；伴有恶寒发热，纳呆，便干，溲赤；舌红，苔黄腻，脉滑数。1周后局部跳痛如锥刺，按之有波动感，为脓已成。

治法：清热解毒，和营利湿。

方药：五神汤合萆薢渗湿汤加减。

(3) 手发背

证候：初起手背漫肿，边界不清，胀痛不舒；或有怕冷、发热；舌红，苔黄，脉数。经7～10天化脓。化脓时中间肿胀高突，色红紫，灼热，疼痛如鸟啄，全身症状加重。溃破时皮肤湿烂，脓水色白或黄，或夹有血水，全身症状随之减轻。

治法：清热解毒和营。

方药：仙方活命饮加减。

(4) 足发背

证候：初起足背红肿灼热疼痛，肿势弥漫，边界不清，影响活动；一般5～7天迅速增大化脓，同时伴有全身症状；舌红，苔黄腻，脉弦数。

治法：清热解毒，和营利湿。

方药：仙方活命饮合萆薢渗湿汤加减。

四、丹毒

丹毒（erysipelas）是皮肤和黏膜网状淋巴管的急性炎症。

【病因病理】

1. 西医病因病理

致病菌为β－溶血性链球菌，为细菌从皮肤或黏膜的细小伤口处侵入皮内网状淋巴管所致，很少扩散到真皮下。其特点是蔓延很快，很少发生组织坏死和化脓，全身反应剧烈，容易复发。

2. 中医病因病机

因素体血分有热，郁于肌肤而成；或由皮肤黏膜破损，毒邪乘隙入侵所致；外感天行邪热疫毒之气或风热之气，郁阻经络，营卫失调，郁而化为火毒引起。

【临床表现】

好发部位为下肢和头面部。起病急，病人常有头痛、畏寒、发热等全身症状。局部表现呈片状红疹，颜色鲜红，中间较淡，边缘清楚，略为隆起。手指轻压可使红色消退，松压后很快又恢复鲜红色。红肿向四周扩展时，中央红色逐渐消退、脱屑，转为棕黄色。红肿区有时有水疱形成，局部有烧灼样疼痛。常伴有附近淋巴结肿大、疼痛。病人常有头痛、畏寒、发热等全身症状。

【治疗】

1．西医治疗

注意休息，抬高患肢。局部及周围皮肤用50%硫酸镁湿热敷。全身应用青霉素或磺胺药，并在全身和局部症状控制3～5日后再停药，防止再发。对下肢丹毒伴有足癣者，应积极治疗足癣，以减少丹毒复发。还应注意隔离，防止接触传染。

2．中医治疗

(1) 内治

① 风热化火证

证候：发生于头面部者多由鼻部破损引起。先发于鼻额部，红肿如云片，渐延及颜面，焮赤肿痛；如延及双目则眼睑肿胀，不能睁眼；延及头部则肿大如斗，口唇外翻；局部先起小片红斑，很快蔓延成大片鲜红皮损，稍高出皮肤，境界清楚，压之色退，放手又显，表面紧张光亮，摸之灼手，肿胀触痛。

凡从鼻部开始波及头部者，症见壮热气急，口干舌燥，咽喉不利；凡从耳项两侧延及头面者，症见寒热往来，口苦咽干，舌红苔黄腻；抱头火丹症见头面红肿，发热恶寒，舌红，苔薄黄，脉滑数。

治则：散风清火解毒。

方药：普济消毒饮。大便干结者加生大黄、元明粉；咽痛加玄参、生地。

②肝胆湿热证

证候：发于腰胯胁下，大片鲜红，红肿蔓延，摸之灼手，肿胀触痛；舌红，苔黄腻，脉弦滑数。

治则：清肝泻热利湿。

方药：龙胆泻肝汤或柴胡清肝汤加减。

③ 湿热化火

证候：下肢小腿处焮热肿胀，痛如火燎，表面光亮；舌红，苔黄腻，脉滑数。

治法：利湿清热解毒。

方药：五神汤合萆薢渗湿汤加减。

④胎火胎毒证

证候：多发生于初生儿。脐腹部开始皮肤鲜红，压之皮肤红色减退，放手又显，表面紧张光亮，摸之灼手，肿胀触痛，向外游走遍体；兼有发热；舌红，苔黄，脉数。

治法：凉营清热解毒。

方药：犀角地黄汤加减。热毒炽盛加黄连、黄柏、栀子、双花。

⑤毒邪内攻证

证候：红肿迅速蔓延；伴壮热神昏，谵语烦躁，头痛，恶心呕吐，便秘溲赤；舌红绛，苔黄，脉洪数。

治法：凉营泻火解毒。

方药：清瘟败毒饮合犀角地黄汤加减。若神志昏迷加清心开窍之安宫牛黄丸或紫雪丹；

阴虚舌绛苔光者加玄参、麦冬、石斛等。

(2) 外治

①外敷：红肿初起者可用金黄散外敷。

②砭镰法：患处消毒后用三棱针浅砭皮肤放血，以泻热毒，亦可配合火罐，在针刺后拔罐。适用于下肢丹毒，发于头面部者禁用。

五、急性淋巴管炎和淋巴结炎

急性淋巴管炎（acute lymphangitis）在中医学称为“红丝疔”，急性淋巴结炎（acute lymphadenitis）则属“外痈”范畴。

【病因病理】

1. 西医病因病理

致病菌从破损的皮肤或黏膜侵入，或从其他感染灶蔓延到邻近淋巴管，引起淋巴管及周围组织的炎症称急性淋巴管炎。如急性淋巴管炎继续蔓延到局部淋巴结，或化脓性病灶感染经淋巴管蔓延到所属区域淋巴结，就可引起急性淋巴结炎。头面、口腔、颈部和肩部感染可引起颈部和颌下淋巴结炎；上肢、乳腺、胸壁、背部、脐以上腹壁感染常引起腋窝淋巴结炎；脐以下腹壁、下肢、会阴、臀部感染常引起腹股沟淋巴结炎。致病菌常为金黄色葡萄球菌和溶血性链球菌。

2. 中医病因病机

(1) 红丝疔：因内有火毒凝聚，外有手足部生疔、足癣糜烂或皮肤破损，感染毒邪，以致毒流经络，向上走窜而发。

(2) 外痈：多由于外感六淫及过食膏粱厚味，内郁湿热火毒或外来伤害感染毒气等引起，致使营卫不和，邪热壅聚，经络壅遏不通，气血凝滞而成。

【临床表现】

急性淋巴管炎分为网状淋巴管炎和管状淋巴管炎。丹毒即为网状淋巴管炎。管状淋巴管炎常见于四肢，尤以下肢多见，常合并有手足癣感染。

管状淋巴管炎又分为深、浅两种。浅部淋巴管受累常在伤口或感染灶肢体近侧出现一条或数条“红线”，硬且明显压痛。深部淋巴管炎看不到红线，但肢体明显肿胀和压痛，特别是淋巴管走行部位压痛更明显。伴有全身不适、畏寒发热、头痛、乏力、食欲不振等。

急性淋巴结炎早期有局部淋巴结肿大和压痛，病情发展则有局部红肿热痛加剧。炎症继续向淋巴结周围蔓延，几个淋巴结可粘连成团，也可发展形成脓肿，呈外痈表现。

【治疗】

1. 西医治疗

首先要及时处理原发病灶，如损伤、手足癣、感染灶等。同时抬高患肢，局部休息。急性淋巴结炎形成脓肿应切开引流。早期应全身使用抗生素，局部和全身症状消失后继续用药5～7天。

2. 中医治疗

(1) 内治

①红丝疔

证候：多发于下肢小腿部，先有足部疔或足癣感染，或下肢皮肤丹毒，上延红丝，常伴有发热，头痛，行动不便；局部肿胀、压痛；重者畏寒，纳呆；舌红，苔黄腻，脉数。

治法：清热解毒。

方药：五味消毒饮合黄连解毒汤加减。恶寒发热加蟾酥丸；毒盛肿甚加黄连、大青叶；壮热口渴加竹叶、生石膏、生山栀；不易出脓加皂角刺。

②颈痈

证候：多发于项部两侧的颌下，但耳后、项后、颏下也可发生。初起结块形如鸡卵，皮色不变，肿胀、灼热、疼痛。逐渐漫肿坚实，焮热疼痛；伴有寒热、头痛、项强；舌红，苔黄腻，脉滑数。或若7～10日后发热不退，皮色渐红，肿热高突，疼痛加剧如鸡啄，为欲成脓之势。

治法：散风清热，化痰消肿。

方药：牛蒡解肌汤加减。热甚加黄芩、山栀、生石膏；脓成加炙山甲、皂角刺。

③腋痈

证候：初起腋下可触及肿块，皮色不变，灼热疼痛，同时上肢活动不利；伴有恶寒发热，纳呆；舌红，苔薄白，脉滑数。

治法：清肝解郁，消肿化毒。

方药：柴胡清肝汤加减。

④胯腹痈

证候：初起腹股沟部结块，形如鸡卵，肿胀发热，皮色不变，疼痛明显，患侧步行困难；伴有畏寒发热；舌红，苔黄腻，脉滑数。若有肿块增大，皮色转红，持续跳痛，为化脓之象。

治法：清热利湿解毒。

方药：五神汤合萆薢渗湿汤加减。

⑤委中毒（湿热瘀滞）

证候：初起委中穴处木硬疼痛，皮色如常或微红，形成肿块则患肢小腿屈伸困难，行动不便；伴有寒热，纳呆。舌红，苔黄腻，脉滑数。若肿痛加剧，身热不退，约2～3周后成脓。

治法：和营祛瘀，清热利湿。

方药：活血散瘀汤加减。湿热重者加萆薢、生苡仁、黄柏；屈伸不利加伸筋草、桑枝；成脓期加炙山甲、皂角刺。

(2) 外治：初起可敷金黄散；脓成则切开排脓；溃后敷八二丹加药线引流；脓净可用生肌玉红膏收口。

六、脓肿

在感染过程中，组织或器官内组织坏死、液化后，形成局限性脓液积聚，周围有脓腔壁形成，称为脓肿（abscess）。中医学中发于浅部的脓肿属“外痈”范畴，发于深部的属“流注”的范畴。

【病因病理】

1．西医病因病理

脓肿常继发于各种化脓性感染，如急性蜂窝组织炎、急性淋巴结炎等；也可由于局部损伤后血肿、异物存留、组织坏死继发感染而成；或由远处感染灶经血液循环转移而来，形成转移性脓肿。

2．中医病因病机

多由于外感六淫及过食膏粱厚味，内郁湿热火毒或外来伤害感染毒气等引起，正气无力托毒外出，以致毒邪深入，致使营卫不和，经络壅遏不通，气血凝滞，郁而化热，热盛肉腐而成。甚者腐筋蚀骨，内窜脏腑。

【临床表现】

浅表脓肿可见局部隆起，红肿热痛明显，压之剧痛，有波动感。深部脓肿则红肿和波动感不明显，但局部疼痛、水肿、有压痛，患处可发生功能障碍。在压痛或水肿最明显处用粗针穿刺，抽得脓液即可确诊。浅表小脓肿多无全身症状，大的或深部脓肿常有明显的全身症状。

【诊断及鉴别诊断】

脓肿诊断并不难，浅表脓肿根据局部表现和波动感试验阳性即可确诊。深部脓肿则必须穿刺抽得脓液或借助B超等检查协助确诊。

须与结核杆菌引起的寒性脓肿和动脉瘤相鉴别。

1．结核杆菌引起的脓肿病程长，发展慢，无红肿热痛，常继发于骨结核和淋巴结核。

2．动脉瘤形成的肿块触诊有搏动，听诊有杂音，阻断动脉近侧则搏动和杂音消失。

【治疗】

1．西医治疗

有全身症状者应用敏感抗生素治疗并对症处理。脓肿已经形成，一经诊断即应切开引流。脓肿切开的方法和注意事项如下：

（1）*应在麻醉下施行脓肿切开*：大的脓肿切开应防止休克发生，必要时补液、输血。

（2）*切口部位*：应选在脓肿最低位，以利引流。浅部脓肿在波动感最明显处切开，深部脓肿应在穿刺抽得脓液后，保留穿刺针头，先切开皮肤，用血管钳沿穿刺针指引方向钝性进入脓腔，引导切开或置引流管。

（3）切口长度：要有足够的切口长度以保证引流通畅，应与脓腔大小相当，但不超过脓腔壁。对巨大脓肿必要时可作对口切开引流。

（4）切口的方向：一般应与皮肤纹理一致，以减少瘢痕；与血管、重要神经平行，以防损伤；关节部位不作纵切口。

（5）引流充分：除要有相应长度的切口外，脓肿切开后应探测脓腔，如有间隔应予分开，并尽量清除坏死组织和脓液。

2．中医治疗

（1）内治

①余毒流注证

证候：起病急，初起一处或数处肌肉疼痛，漫肿色白，逐渐肿胀、焮热疼痛，可触及肿物；兼有恶寒发热，口渴，大便秘结，小便短赤；舌红，苔黄腻，脉滑数。

治法：清热解毒，凉血通络。

方药：黄连解毒汤合犀角地黄汤加减。

②火毒结聚证

证候：多见于体表感染，患部肿势高突，焮热灼痛，有波动感；舌红，苔黄，脉数。

治法：清火解毒透脓。

方药：五味消毒饮合透脓散加减。

③瘀血流注证

证候：患部肿痛，皮色微红或呈青紫，皮温略高，溃后脓液中夹有瘀血块；舌红或边有瘀点，或色紫，苔薄黄或黄腻，脉数或涩。

治法：和营祛瘀通滞，清热化湿。

方药：活血散瘀汤加减。

④暑湿流注证

证候：局部症状同“余毒流注”；兼有恶寒发热，头痛，纳呆，胸闷呕恶；舌红，苔白腻，脉滑数。

治法：清热解毒化湿。

方药：清暑汤加减。

⑤正虚邪恋证

证候：一处肿块渐退，他处肿块又起；兼有壮热不退，身体消瘦，面色无华；舌红，苔薄腻，脉虚数。

治法：益气补血，清热托毒。

方药：托里透毒散加减。

（2）外治

初起肿而无块用玉露膏、金黄散等外敷，肿而有块用太乙膏掺红灵膏外贴；成脓者宜切开引流；溃后先用八二丹药线引流，脓尽改用生肌散外敷。

第三节　手部急性化脓性感染

手部急性化脓性感染比较常见。小的损伤有时亦可引起严重感染，如果处理不当，可影响手的功能。

手部感染与解剖有密切关系：①手掌面皮层厚，皮下脓肿很难自行破溃而易形成哑铃状脓肿；②掌面皮下有许多纤维组织索，与皮肤垂直，一端连接真皮层，一端固定在骨膜、腱鞘或掌筋膜，形成许多坚韧密闭的小腔，感染化脓后难于向四周扩散，而向深部蔓延，引起腱鞘炎。手指末节感染易延及末节指骨而形成骨髓炎。感染后组织内张力大，神经血管受压产生剧烈肿胀和疼痛；③手背组织比手掌面疏松，且淋巴引流自手掌流至手背，因而手掌面发生感染时手背肿胀反比掌面明显，易误诊为手背感染；④腱鞘、滑液囊、筋膜间隙相通，发生感染后可延及全手，甚至累及前臂。

因此，手部急性化脓性感染在炎症不能消散吸收而继续发展时，应及早切开减压、引流，以防深部组织坏死和骨髓炎。切开时一般应采用指神经阻滞麻醉或臂丛麻醉。切开后脓液一般比较少，脓腔比较小，引流切口一般用乳胶片引流。尽早开始患部附近关节功能锻炼，以尽快恢复功能。

一、甲沟炎及甲下脓肿

甲沟炎（paronychia）是甲沟及周围组织的化脓性感染。甲床下的感染化脓称为甲下脓肿。中医学称之为“蛇眼疔”。

【病因病理】

1. 西医病因病理

常因竹、木刺伤、倒刺或修剪指甲引起。致病菌为金黄色葡萄球菌。

2. 中医病因病机

多由湿热火毒凝结或外伤感染毒气，阻于皮肉之间，留于经络之中，化火酿脓而成。

【临床表现】

初起指甲一侧的皮下发生红肿疼痛，多数发生组织迅速坏死化脓，不易穿破，可沿甲沟蔓延至根部，甚至对侧甲沟。亦可向甲床下蔓延形成甲下脓肿。甲下脓肿亦可因甲下刺伤、外伤血肿引起（图 12－3）。

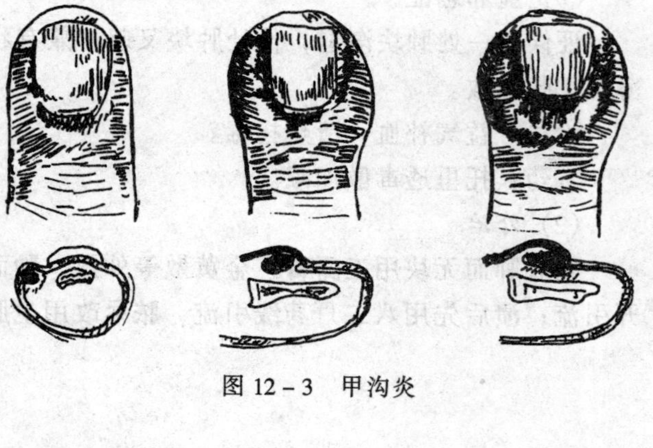

图 12－3　甲沟炎

【治疗】

1．西医治疗

初期可用热敷、理疗，外敷鱼石脂软膏，并使用抗生素。少数可自行消退。已化脓时应切开引流，如甲下积脓时应拔甲。

2．中医治疗

一般无需内治，可用金黄散等外敷。

二、脓性指头炎

脓性指头炎（felon）是手指末节掌面皮下组织的化脓性感染。中医学称之为“蛇头疔”。

【病因病理】

1．西医病因病理

多由刺伤引起。致病菌多为金黄色葡萄球菌。

2．中医病因病机

多由轻微外伤染毒，导致气血凝滞，火毒郁结，化火酿脓而成。

【临床表现】

感染时脓液不易向四周扩散，肿胀并不显著，但可形成压力很高的脓腔，因而引起非常剧烈的疼痛，并且压迫末节指骨滋养血管，容易引起末节指骨缺血坏死。初起时指端有针刺样疼痛，以后随组织肿胀，压力增高，迅速产生剧痛。当指动脉被压时疼痛转为搏动性疼痛，彻夜难眠。指头红肿并不明显，或反呈黄白色。轻触指头即产生剧烈疼痛。多伴有发热，全身不适，白细胞计数增高等。晚期大部分组织因缺血坏死、神经末梢受压和营养障碍而麻痹，疼痛反而减轻。如不及时治疗，常因指骨缺血坏死，形成慢性骨髓炎。

【治疗】

1．西医治疗

初起指端肿胀、疼痛并不明显时可采用热敷，并酌情使用抗生素或内服中药治疗。经上述处理如炎症不能消退，一旦出现跳痛，指头张力显著增高时即应及早切开减压、引流，不能等到波动感出现才手术。切开后脓液可能很少，或没有脓液，但可有效降低密闭腔内压力，减轻疼痛和防止指骨坏死。切开时在患指末节侧面作纵切口，不可超过指关节（图 12－4）。如脓腔较大，亦可作对口引流。

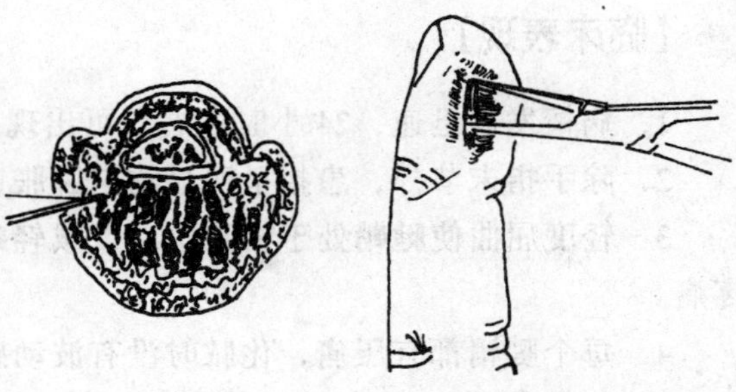

(1)　　(2)

图 12－4　指头炎切开引流

（1）刺入指端间隙　（2）撑开切口

2．中医治疗

（1）内治

①热毒结聚证

证候：指端隐痛，继而刺痛，焮热肿胀，发红不明显，指末节呈蛇头状；舌红，苔黄，脉数。

治法：清热解毒。

方药：五味消毒饮加减。

②热盛肉腐证

证候：指端剧烈跳痛，触之痛甚；兼有畏寒、发热、头痛，全身不适，纳呆，失眠；舌红，苔黄，脉数。

治法：泻火解毒，透脓止痛。

方药：黄连解毒汤合五味消毒饮加减。

（2）外治法：早期可用金黄散等外敷；成脓则切开引流，切开后用八二丹药线引流，脓尽改用生肌散外敷。

三、急性化脓性腱鞘炎及滑液囊炎

手掌侧化脓性腱鞘炎（suppurative tenosynovitis）及滑液囊炎（bursitis）中医学称之为“蛇肚疔”。

【病因病理】

1．西医病因

手掌面屈指肌腱鞘炎多见，背面伸指肌腱鞘感染机会少。常因深部刺伤引起，亦可由附近组织感染蔓延而来。致病菌多为金黄色葡萄球菌。

2．中医病因病机

多因火毒凝结或外伤染毒而致局部气血凝滞，经络阻塞，营卫不和，郁而不解，化热化火酿脓而成。

【临床表现】

1．病情发展迅速，24小时左右即可出现剧烈疼痛和明显炎症。

2．除手指末节外，患指呈明显均匀肿胀，皮肤高度紧张。

3．轻度屈曲使腱鞘处于松弛位，以减轻疼痛。任何轻微的被动伸指动作均能引起剧烈疼痛。

4．每个腱鞘都有压痛，化脓时没有波动感。

5．伴有全身不适、发热症状。

化脓性腱鞘炎若不及时切开减压引流，腱鞘内脓液积聚，压力迅速增高，可致肌腱坏死而丧失患指功能。感染亦可向近侧蔓延到手掌深部间隙和滑液囊，甚至经滑液囊扩散到腕部和前臂（图12－5）。

小指腱鞘炎可蔓延到尺侧滑液囊，拇指腱鞘炎可蔓延到桡侧滑液囊而引起滑液囊炎。此时，同时还有小鱼际或大鱼际处的剧烈肿胀、疼痛和压痛。

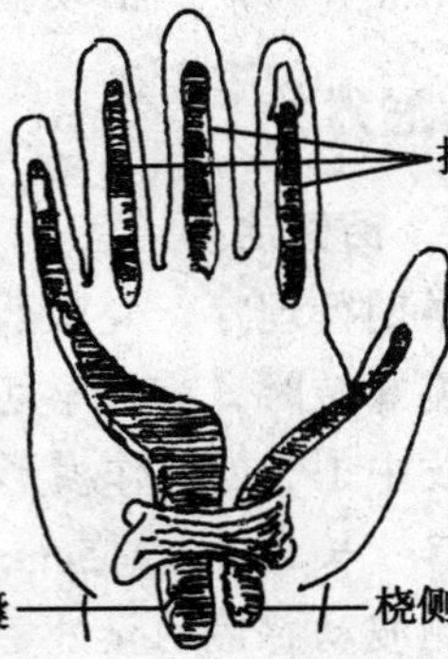

图 12-5 手掌侧的腱鞘滑液囊和深间隙

【治疗】

1. 西医治疗 早期治疗与脓性指头炎相同。如治疗无好转，应及早切开减压引流，以防止肌腱受压坏死。腱鞘炎切口应选在手指侧面，切口不能超过指关节，不能损伤指神经、血管。滑液囊感染切口分别选择在小鱼际和大鱼际处（图12-6）。

2. 中医治疗 参照“脓性指头炎”。

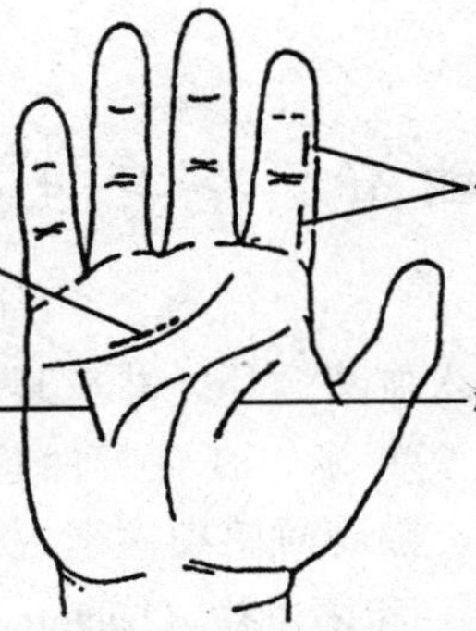

图 12-6 掌间隙感染切开引流切口部位

四、掌深部间隙感染

中医学称之为“托盘疔”。

【病因病理】

1. 西医病因病理

掌中间隙感染多由中指和无名指的腱鞘炎向近侧蔓延引起；鱼际间隙感染则因示指腱鞘炎感染蔓延引起。也可因掌面深部刺伤引起。致病菌多为金黄色葡萄球菌。

2. 中医病因病机

多因手少阴心经、手厥阴心包经火毒炽盛所致；或由外伤染毒，气血凝滞，郁而化热而成。

【临床表现】

手掌深部间隙感染时，掌心凹陷消失，隆起，皮肤紧张发白，压痛明显。中指、无名指、小指半屈位。手背肿胀严重。伴有高热、头痛、脉快等全身症状，白细胞计数增高。

鱼际间隙感染时，大鱼际处和拇指指蹼肿胀，压痛显著。掌中凹陷存在，示指半屈位，拇指半屈并外展，活动受限，不能对掌。同时伴有全身症状。

【治疗】

1．西医治疗

早期行理疗、外敷药物，并使用大剂量抗生素。短期内无好转时，应及早切开引流。掌中间隙感染切口在掌横纹中1/3处，作横形切口，或在中、无名指蹼间作纵切口，长约1～1.5cm；鱼际间隙感染时，在大鱼际偏尺侧波动感最明显处，或在拇指、示指指蹼虎口处作切口（图12－7）。

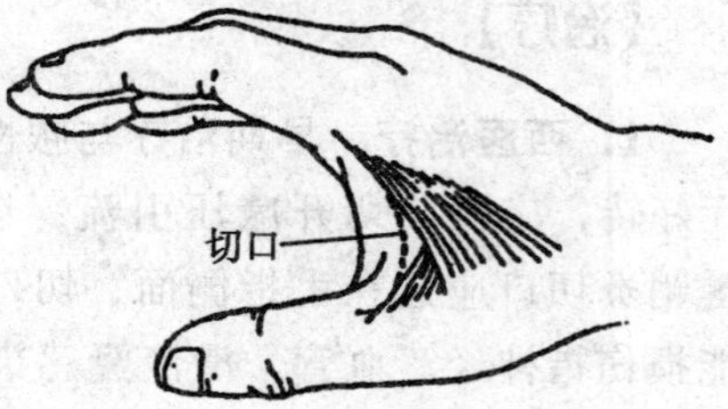

图12－7 鱼际间隙脓肿切口

2．中医治疗

参照“脓性指头炎”。

第四节 全身性感染

当致病微生物经局部感染灶进入血液循环，并在其内生长繁殖和产生毒素，引起严重的全身性反应者，称为全身性感染。多年来，在全身性感染中习惯的几个用词是“毒血症”、“菌血症”、“脓血症”和“败血症”。随着对感染病理生理的进一步认识，医学界的用词已有变化，当前常用的是脓毒症（sepsis）和菌血症（bacteremia）。

脓毒症为有全身性炎症反应表现，如体温、循环、呼吸等明显改变的外科感染的统称。

菌血症是脓毒症的一种，即血培养检出病原菌者。但其不限于以往多偏向于一过性菌血症的概念，如拔牙、内镜检查时血液在短时间出现细菌，目前多指临床有明显感染症状的菌血症。

全身性感染不仅由于病原菌，还因其产物内毒素、外毒素和它们介导的多种炎症介质对机体的损害。在感染过程中，细菌繁殖和裂解游离、释放毒素，毒素除其本身的毒性外，能刺激机体产生多种炎症介质，包括如肿瘤坏死因子、白细胞介素－1、白细胞介素－6、白细胞介素－8等，以及氧自由基、一氧化氮等等，这些炎症介质适量时可起防御作用，过量时就可造成组织损害。感染如得不到控制，可因炎症介质失控，并可互相介导，发生级联或网络反应，导致因感染所致的全身性炎症反应综合征（systemic inflammatory response syndrome，SIRS），脏器受损和功能障碍，严重者可致感染性休克、多器官功能不全综合征（multiple organ dysfunction syndrome，MODS）。

全身性感染属中医学“走黄”、“内陷”范畴。

【病因病理】

1．西医病因病理

导致全身性外科感染的原因是致病菌数量多、毒力强和（或）机体抗感染能力低下。它常继发于严重创伤后的感染和各种化脓性感染，如大面积烧伤创面感染、开放性骨折合并感染、急性弥漫性腹膜炎、急性梗阻性化脓性胆管炎等。但还有一些潜在的感染途径值得注意，如中心静脉置管，护理不慎或留置时间过长而污染，易成为病原菌直接侵入血液的途径；在严重创伤等危重的病人，肠黏膜屏障功能受损或衰竭时，肠内致病菌和内毒素可经肠道移位而导致肠源性感染（gut derived infection）。原有抗感染能力降低的病人，如糖尿病、尿毒症、长期或大量应用糖皮质激素或抗癌药等的病人，患化脓性感染后较易导致全身性感染。全身性感染的常见致病菌有：

（1）革兰染色阴性杆菌

当代外科感染中革兰阴性杆菌感染已超过革兰阳性杆菌，常见为大肠杆菌、拟杆菌、绿脓杆菌、变形杆菌，其次为克雷伯菌、肠杆菌等。这一方面是由于抗生素筛选的结果，另外由于创伤所致的坏死组织利于此类细菌繁殖生长。而且肠道内常驻此类细菌，腹腔、泌尿生殖系统与会阴等邻近部位感染常难避免受其污染。此类细菌的主要毒性在于内毒素，有些抗生素虽能杀菌，但对内毒素及其介导的炎症介质是无能为力的，因此，由革兰阴性杆菌所致的脓毒症一般比较严重，可出现三低现象（低温、低白细胞、低血压），发生感染性休克者也较多见。

（2）革兰染色阳性球菌

较常见的有三种：①金黄色葡萄球菌感染常年不减，是因其出现多重耐药性的菌株，包括对β内酰胺类、氨基糖苷类均耐药，这类菌株还倾向于血液播散，可在体内形成转移性脓肿。有些菌株局部感染也可引起高热、皮疹，甚至休克。②表皮葡萄球菌曾多年被划归“非致病菌”，由于其易黏附在医用塑料制品如静脉导管等中，细菌包埋于黏质中，可逃避机体的防御能力与抗生素的作用。近年的感染率明显增加。③肠球菌是人体肠道中的常驻菌，可参与各部位的多菌感染，有的肠球菌脓毒症不易找到原发灶。

（3）无芽孢厌氧菌

无芽孢厌氧菌普通细菌培养无法检出，因此易被忽略。近年来由于厌氧培养技术的提高，发现腹腔脓肿、阑尾脓肿、肛周脓肿、脓胸、脑脓肿、吸入性肺炎、口腔颌面部坏死性炎症、会阴部感染等多含有厌氧菌。厌氧菌感染有2/3同时有需氧菌感染。两类细菌有协同作用，能使坏死组织增多，易于形成脓肿。脓液可有粪臭样恶臭。常见的无芽孢厌氧菌是拟杆菌、梭状杆菌、厌氧葡萄球菌和厌氧链球菌。

（4）真菌

外科真菌感染（fungal infection）中应特别注意白色念珠菌、曲霉菌、毛霉菌、新型隐球菌等，属于条件性感染。其发生原因有：①在持续应用抗生素的情况下，特别是应用广谱抗生素，真菌得以过度生长，成为一般细菌感染后的二重感染；②基础疾病重，加上应用免疫抑制剂、激素等，使免疫功能进一步削弱；③长期留置静脉导管。

真菌可经血行播散，一般血液培养不易发现，但在多个内脏可形成肉芽肿或坏死灶，特别是曲霉素、毛霉菌有嗜血管性，易导致血管栓塞、组织进行性坏死。深部血行播散性真菌病常继发于细菌感染之后，或与细菌感染混合存在，临床不易区别，容易漏诊、误诊。

2．中医病因病机

中医学认为全身性感染是正邪相争的结果。由于疔疮毒邪炽盛，疔毒走散，毒入血分，内攻脏腑而成走黄。或因正气虚弱，火毒炽盛，正不胜邪，反陷于内，内攻脏腑而成内陷。临床上内陷又可分为火陷、干陷、虚陷三个类型。

【临床表现】

1．主要症状

骤起寒战，继以高热可达40℃～41℃；或低温，起病急，病情重，发展迅速；头痛、头晕、恶心、呕吐、腹胀，面色苍白或潮红、出冷汗；神志淡漠或烦躁、谵妄和昏迷；心率加快，脉搏细速，呼吸急促或困难；肝、脾可肿大，严重者出现黄疸或皮下出血淤斑等。

如病情发展，感染未能控制，可出现感染性休克或急剧发展为多器官功能障碍乃至衰竭。

2．脓毒症的临床表现

脓毒症的临床表现尚因感染致病菌种的不同而存在某些差别，根据临床上常见的致病菌可分为三大类型。

(1) 革兰染色阳性细菌脓毒症

主要致病菌是金黄色葡萄球菌，它们的毒素能使周围血管扩张，阻力降低。多见于严重的痈、急性蜂窝组织炎、骨与关节化脓性感染等。临床特点是：可有或无寒战，发热呈稽留热或弛张热。病人面色潮红，四肢温暖、干燥，多呈谵妄和昏迷。常有皮疹、腹泻、呕吐，可出现转移性脓肿，易并发心肌炎。发生休克的时间较晚，血压下降也较缓慢。

(2) 革兰染色阴性杆菌脓毒症

常为大肠杆菌、绿脓杆菌、变形杆菌所引起，多见于胆道、尿路、肠道和大面积烧伤感染等。它们的毒素可以引起外周血管收缩，管壁通透性增加，微循环淤滞，并形成微血栓，细胞缺血、缺氧。临床特点是：一般以突然寒战开始，发热可呈间歇热，严重时体温不升或低于正常。病人四肢厥冷、发绀、少尿或无尿。有时白细胞计数增加不明显或反见减少。休克发生早，持续时间长。

(3) 真菌性脓毒症

常见致病菌是白色念珠菌。多发生在原有细菌感染经广谱抗生素治疗的基础上。总的说来，其临床表现酷似革兰染色阴性杆菌脓毒症。病人突然发生寒战、高热（39.5℃～40℃），一般情况迅速恶化，出现神志淡漠、嗜睡、血压下降和休克，少数病人尚有消化道出血。周围血象常可呈白血病样反应，出现晚幼粒细胞和中幼粒细胞，白细胞计数可达$25\times10^9/L$。

【实验室检查】

1．白细胞计数明显增高，一般常可达（20～30）$\times10^9/L$以上，或降低、左移、幼稚型增多，出现毒性颗粒。

2．可有不同程度的酸中毒、氮质血症、溶血，尿中出现蛋白、血细胞、酮体等，出现代谢失衡和肝、肾受损征象。

3. 寒战发热时抽血进行细菌培养，较易发现细菌。

【诊断】

根据在原发感染灶的基础上出现寒战、发热、脉搏细速、低血压、腹胀、黏膜皮肤淤斑或神志改变等临床表现，一般不难作出脓毒症的初步诊断。并可根据原发感染灶的性质及其脓液性状，结合一些特征性的临床表现和实验室检查结果综合分析，可大致区分致病菌为革兰染色阳性或阴性杆菌。但对原发感染病灶比较隐蔽或临床表现不典型的病人，有时诊断可发生困难，此时应提高警惕，应密切观察和进一步检查，以免误诊和漏诊。

确定致病菌应作血和脓液的细菌培养，但由于在发生脓毒症前多数病人已经接受抗菌药物治疗，以致血液培养常得不到阳性结果，故应多次或一天内连续多次、最好在预计将发生寒战、发热前抽血作细菌培养，可提高阳性率。对多次血液细菌培养阴性者，应考虑厌氧菌或真菌性脓毒症，可作血厌氧菌培养，或作尿和血液真菌检查和培养。全身炎性反应综合征(SIRS)、菌血症、脓毒症、脓毒症综合征的诊断依据见表 12－1。

表 12－1　SIRS、菌血症、脓毒症、脓毒症综合征的诊断依据

疾病	诊断依据
全身炎性反应综合征	T > 38℃或 < 36℃；P > 90 次/分；R > 20 次/分或 $PaCO_2$ < 32mmHg；白细胞计数 > 12 × 10^9/L或 < 4 × 10^9/L，或未成熟粒细胞 > 10%。出现上述 2 项或 2 项以上即可诊断
菌血症	血培养阳性
脓毒症	临床有感染的证据、全身炎性反应综合征的表现
脓毒症综合征	血培养可为阳性，临床有脓毒症的依据，合并器官灌注不足的任一表现；低氧血症，血乳酸水平超过正常上限；少尿，尿量 < 25ml/h；精神、神志改变等

【治疗】

1. 西医治疗

全身性感染应采用综合性治疗，主要是处理原发感染灶应抑制和杀灭致病菌及全身支持疗法。

(1) *原发感染灶的处理*：对明确的原发感染灶应作及时彻底的处理，包括清除坏死组织和异物、消灭死腔、脓肿引流等，还要解除相关的病因，如血流障碍、梗阻等因素。如原发灶不明确，应进行全面的检查，特别应注意一些潜在的感染源和感染途径，并予以解决，如拔除可能发生感染的导管。对疑为肠源性感染的患者应及时纠正休克，尽快恢复肠黏膜的血流灌注，并通过早期肠道营养促使肠黏膜的尽快修复，口服肠道生态制剂以维护肠道正常菌群等。

(2) *抗菌药物的应用*：可先根据原发感染灶的性质及早联合、足量应用估计有效的 2 种抗生素。再根据细菌培养及抗生素敏感试验结果，指导选用抗菌药物。一般应在体温正常，症状消失，局部感染控制，血培养阴性后 1～2 周左右停药。对真菌性脓毒症应尽量停用广谱抗生素，改用对原来感染有效的窄谱抗生素，并全身应用抗真菌药物。

(3) 支持疗法：补充血容量，纠正电解质紊乱和维持酸碱平衡，输注新鲜血，纠正低蛋白血症等。

(4) 对症治疗：如控制高热，四肢厥冷者应注意保暖等。

(5) 减轻中毒症状和防治休克：病情严重时可在大剂量使用抗生素的同时应用肾上腺皮质激素，可以减轻全身炎性反应和中毒症状，并注意防治休克及重要器官功能衰竭。

2. 中医治疗

(1) 内治

① 疔疮走黄证

证候：在原发病灶的基础上突然疮顶陷黑无脓，肿势软漫，迅速向周围扩散，皮色暗红；并伴有寒战高热，头痛，烦躁不安；舌质红绛，苔多黄燥，脉多洪数。

治法：凉血清热解毒。

方药：五味消毒饮合黄连解毒汤加减。若神昏谵语者，加安宫牛黄丸或紫雪丹；大便秘结加大黄、玄明粉；呕吐口渴加竹叶、生石膏。

② 火陷证

证候：多见于疮疡、痈疽初起1~2周的毒盛期。局部疮顶不高，根盘散漫，疮色紫滞，疮口干枯无脓，灼热疼痛；伴有全身症状，如壮热口渴，便秘溲赤，烦躁不安，甚者神昏谵语、发痉；舌质红绛，苔黄燥或黄腻，脉洪数或滑数、弦数。

治法：凉血解毒，泄热养阴，清心开窍。

方药：清营汤加减。阴液损伤者加鲜石斛、麦冬；惊厥者加羚羊角、钩藤、龙骨；神昏谵语者加安宫牛黄丸或紫雪丹。

③ 干陷证

证候：多见于疮疡、痈疽2~3周左右的溃脓期。局部脓腐不透，疮口中央糜烂，脓少而薄，疮色灰暗，肿势平塌，散漫不聚，胀闷或微痛不甚；全身出现发热或恶寒，神疲纳少，自汗，胁痛，神昏谵语，气息短促；舌质淡红，脉象虚数；或体温反而不高，肢冷，大便溏薄，小便频数；舌质淡，苔灰腻，脉沉细。

治法：补养气血，托毒透邪，佐以清心安神。

方药：托里消毒散加减。

④ 虚陷证

证候：多见于疮疡、痈疽第4周的收口期。局部肿势已退，疮口腐肉已尽，而脓水稀薄色灰，或偶带绿色，新肉不生，状如镜面，光白板亮，不知疼痛；全身出现虚热不退，形神萎顿，纳食日减，或有腹痛便泻，自汗肢冷，气息短促；舌淡，苔薄白或无苔，脉沉细或虚大无力。

治法：温补脾肾。

方药：附子理中汤加减。自汗肢冷者加肉桂；昏迷厥脱者加人参、龙骨、牡蛎；纳呆加炒麦芽、茯苓。

(2) 针灸疗法

① 针法：火陷型高热时可用梅花针叩刺大椎穴，配以拔火罐以清热泻火；针刺曲池、

合谷，强刺激或透天凉手法，至针下有凉感出针。若神昏谵语，加水沟、劳宫、十宣穴点刺放血；接近愈合者针刺足三里、气海用补法，留针 30～60 分钟。

② 灸法：收口期属脾肾阳虚者可用灸法。取足三里、脾俞、肾俞、关元穴，温和灸，每次 30 分钟。

第五节 特异性感染

一、破伤风

破伤风（tetanus）是由破伤风杆菌侵入人体伤口，在缺氧环境下生长繁殖，产生毒素所引起的一种特异性感染。它以局部或全身肌肉持续性收缩和阵发性痉挛为特征性表现，是一种危重的外科疾病。破伤风的病因早已清楚，是一种完全可以预防的疾病，但由于人们的忽视或医疗水平不高，目前仍有一定的发生率，主要是在偏僻的农村。

中医学早在隋唐时代对本病就有详细的记载，宋代《太平圣惠方》就已定名为“破伤风”。

【病因病理】

1．西医病因病理

破伤风杆菌是一种革兰染色阳性厌氧性芽孢杆菌，广泛存在于泥土和人畜粪便中。它的菌体易被消灭，但芽孢的抵抗力极强。破伤风杆菌及其毒素不能侵入人体正常皮肤和黏膜。破伤风发病必须具备两个条件：①皮肤或黏膜有伤口时，破伤风杆菌即有机会侵入。故常发生在开放性损伤，也可发生在不洁的接生和人工流产，偶尔发生在胃肠手术后或摘除留在体内多年的异物后。②局部伤口缺氧的环境有利于破伤风杆菌生长繁殖，是发病的另一重要因素。因此当伤口窄而深、局部缺血、坏死组织多、异物存留、死腔引流不畅或并存有其他需氧菌感染时，破伤风更容易发生。被带有泥土的木刺、铁钉刺伤时，虽然伤口不大，也容易引起破伤风。

破伤风杆菌只在伤口生长繁殖，并且产生毒素，即痉挛毒素和溶血素。痉挛毒素是引起破伤风的主要毒素，它对神经有特殊的亲和力，经血循环或淋巴系统，并附在血清球蛋白上，到达脊髓前角灰质或脑干的运动神经核，与灰质中突触小体膜的神经节苷脂结合，使其不能释放抑制性递质，以致 α 运动神经系统失去中枢的抑制而增强了兴奋性，从而引起全身横纹肌持续性收缩或阵发性痉挛。溶血素使局部组织产生破坏，吸收后可损害心肌。

2．中医病因病机

中医学认为破伤风先有破伤，而后风邪由创口侵入而发生。创伤后或溃疡尚未愈合，若失于调护，流血过多，饮食未复，机体营卫虚弱，风邪乘虚袭入人体，由外入里而发生病变。风为阳邪，善行而数变，阳邪从阳，其袭于人必伤卫气。肺主卫，胃为卫之本，故风邪先伤肺胃，化燥化热则伤阴津，因而有阳明燥热、肺金受燥之实热内结病情。肝具有调节血液的功能，主全身筋脉，风邪入里传肝，肝失条达，筋脉失养而发痉。如不及时控制，使脏腑之间不和，影响脏腑功能活动，甚至危及生命。

【临床表现】

1．潜伏期

通常为6～12天，亦有短至24小时、长至数月者。甚至还有受伤数年后因清除病灶或异物而发病。潜伏期越短，症状越重，死亡率越高。

2．前驱症状

在出现典型症状之前多先有头昏头痛、失眠、乏力、烦躁不安，伤口局部疼痛，附近肌肉有牵拉感，咀嚼肌酸胀，反射亢进。一般持续10～24小时，常不易引起重视。

3．典型症状

经短暂前驱症状后，很快出现典型表现：

（1）肌肉持续性收缩：全身肌肉呈持续性强烈收缩，距中枢越近、循环越丰富的肌肉群越早发生。先是咀嚼肌，以后顺序为面肌、颈肌、背腹肌，最后是膈肌和肋间肌。开始时感到咀嚼不便、张口困难，随后则出现牙关紧闭。面部表情肌收缩时出现蹙眉、口角缩向下方，呈苦笑面容。颈项肌收缩时颈项强直，头部后仰，不能点头；腹背肌收缩时使腰部前突、头足后屈，呈角弓反张状。四肢肌肉收缩时呈屈膝弯肘、半握拳状。呼吸肌收缩痉挛则可发生呼吸困难。

（2）肌肉阵发性痉挛和抽搐：任何轻微的刺激如声音、光线、疼痛、碰撞都会在肌肉持续性收缩基础上发生阵发性痉挛和抽搐。每次发作数秒至数分钟不等。发作时病人面色紫绀，呼吸急促，口吐白沫，全身大汗，四肢抽搐不止，但病人神志始终非常清楚。每次发作数秒至数分钟不等。发作间歇期肌肉仍不能完全松弛。

4．并发症

① 呼吸困难、窒息，是破伤风病人死亡的主要原因。② 肺部感染。③ 水、电解质紊乱和酸中毒。④ 肌肉撕裂、骨折。

破伤风病程一般为3～4周，从第二周后症状逐渐减轻，但在痊愈后较长时间内某些肌群仍有紧张感。偶尔可见局限型破伤风，仅受伤部位肌肉持续性收缩，预后较佳。

【诊断与鉴别诊断】

1．诊断

根据在受伤之后出现上述典型表现，一般都能及时作出诊断。但在前驱症状出现而就诊的病人容易导致延误诊断，应提高警惕。

2．鉴别诊断

（1）化脓性脑膜炎：有角弓反张和颈项强直表现，但不出现阵发性痉挛抽搐。病人都有剧烈头痛、喷射性呕吐、高热，甚至神志不清。脑脊液检查有大量白细胞。

（2）狂犬病：有猫、犬咬伤史，可有吞咽困难、流涎，尤其是看见水和听见水声咽肌立即发生痉挛，即“恐水症”，不会发生全身肌肉抽搐痉挛。但必须指出，猫、犬咬伤后也可能发生破伤风。

【治疗】

破伤风是一种危急重病，一经诊断明确即应采取综合治疗措施积极治疗。治疗原则是消除毒素来源，中和游离毒素，控制和解除痉挛，保持呼吸道通畅，防止并发症发生，采取严格隔离制度。

1．西医治疗

(1) 消除毒素来源：应在控制痉挛的情况下，对伤口进行彻底扩创，消除伤口内坏死组织、脓液，用3%双氧水或1‰高锰酸钾溶液冲洗并湿敷伤口，敞开伤口以利引流。

(2) 中和游离毒素：破伤风抗毒素可以中和游离毒素，但不能中和已经和神经结合的毒素。应尽早应用，避免其进一步和神经结合。使用前先做皮肤过敏试验，阴性者可用2~5万U破伤风抗毒素加入5%葡萄糖溶液500~1000ml中静脉缓慢滴注，无需连续使用。

(3) 控制和解除痉挛：控制和解除痉挛是破伤风治疗的重要环节之一，可以减轻病人痛苦，降低体能消耗，防止窒息和并发症发生。

① 保持环境安静：最好住单人间，避免声音和光线刺激，打针、治疗等要有计划地安排集中在一段时间内进行，以免频繁刺激而产生痉挛抽搐。

② 镇静、解痉：病情较轻者可应用镇静和催眠药物，如安定5mg口服或10mg肌注，或用10%水合氯醛15ml口服或30ml灌肠。重者可用人工冬眠疗法，常用冬眠Ⅰ号加入5%葡萄糖液500ml中缓慢滴注，但低血容量者忌用。频繁抽搐不止者可用硫喷妥钠0.5g肌肉或静脉缓慢注射，使用时必须严密观察，警惕发生喉痉挛和呼吸抑制。上述措施仍不能控制抽搐时，可应用肌肉松弛剂，如氯化琥珀酰胆碱。肌肉松弛剂必须在气管切开和控制呼吸的情况下使用。

(4) 应用抗生素：大剂量青霉素能抑制破伤风杆菌生长，同时还能防止其他细菌感染。用80~100万U肌注，4~6小时一次，或1000万U/日静脉滴注。甲硝唑的疗效优于青霉素，可用0.4g口服，每日3次，或1g分2次静脉滴注。

(5) 支持治疗：由于病人剧烈痉挛抽搐，大量出汗，应注意水、电解质的补充，纠正酸中毒，加强营养供给。病情轻者可在痉挛发作间歇期进食高营养易消化饮食。症状严重、不能进食者可行静脉高营养或在控制痉挛后放置鼻胃管进行鼻饲供给营养。

(6) 保持呼吸道通畅：病情严重者要早期行气管切开，以便于排出呼吸道分泌物，减少肺部并发症，防止窒息，是降低死亡率的关键措施。频繁痉挛抽搐有引起呼吸肌痉挛而窒息的可能，应进行机械人工呼吸，以渡过最危险时期。

2．中医治疗

(1) 辨证论治

① 风毒入络证（轻证）

证候：肌肤外伤数日后渐感四肢乏力，头昏头痛，微有寒热，项背拘急，张口不便，咀嚼乏力；舌苔白腻，脉浮微数。

治法：疏风解表，解毒镇痉。

方药：玉真散加减。

②风毒入经证（较重型）

证候：全身肌肉强直，牙关紧闭，张口及吞咽困难，苦笑面容，头缩颈仰，四肢时有抽搐，轻度角弓反张；舌苔白腻或微黄，脉弦紧。

治法：驱风镇痉，化痰通络。

方药：五虎追风散加减。

③ 风毒入脏证（重证）

证候：病势发展快，发热汗多，牙关紧闭，角弓反张，抽搐频作，四肢挺直，腹硬如板，痰涎壅盛，大便秘结，小便短赤；舌质淡红，苔黄腻，脉弦或沉紧。

治法：祛风化痰，解毒镇痉。

方药：存命汤加减。

④风毒深陷证（极重证）

证候：发病迅猛，角弓反张，抽搐频繁；面色紫绀，气微欲绝，汗出如油，高热昏迷；脉浮数或散乱。

治法：扶正救脱，回阳固阴。

方药：生脉散加附子。

(2) 外治：在控制痉挛下进行彻底清创术，将创口开放，外敷玉真散。至创口出脓后，改用七三丹、红油膏；脓尽新生则用生肌散、白玉膏。

【预防与调护】

1．预防

破伤风是可以预防的，积极开展劳动保护，减少创伤，正确处理新鲜开放伤口和预防注射是有效的预防措施。

(1) 正确处理伤口：对所有的新鲜开放伤口都要及时彻底清创，清除坏死组织、异物、血肿，使有可能侵入的破伤风杆菌清除，并消除其生长的条件，就可达到预防的目的。尤其是污染重的伤口和战伤，彻底清创后伤口予以敞开，不予缝合，并用3%双氧水湿敷伤口。

(2) 自动免疫法：即注射破伤风类毒素，是预防注射最可靠的方法。破伤风类毒素刺激机体产生抗体，在体内较长时间保持一定浓度，可以中和进入体内的破伤风毒素而不致发病，从而获得自动免疫。方法是：前后共皮下注射 3 次，每次 0.5ml，第一次注射后间隔 4～8 周再进行第二次注射，即获得“基础免疫力”；在 0.5～1 年后进行第三次注射，就可获得较稳定的免疫力。这种免疫力可保持 10 年，以后 5 年再强化注射 0.5ml，可使机体获得足够的免疫力，但负伤后仍需再注射 0.5ml，便可迅速强化机体免疫力，无需使用破伤风抗毒素。

(3) 被动免疫法：对于过去未行自动免疫而有开放性伤口时，在伤后 24 小时内肌肉注射破伤风抗毒血清（TAT），成人和儿童剂量为 1500U，严重污染或伤后超过 12 小时才得到伤口处理的可加倍剂量。注射后血液中抗体浓度迅速增高，可预防破伤风的发生。破伤风抗毒素在体内仅能维持 7 日左右，伤口污染严重的病人可在此期间内重复注射一次。注射前须作过敏试验，过敏试验阴性者才能一次肌注；过敏试验阳性者必须采用脱敏注射法。

脱敏注射法仍然不能完全避免过敏反应发生。有条件时可用人体破伤风免疫球蛋白250~500U肌肉注射。破伤风免疫球蛋白无过敏反应，可以在血液中存留4~5周，其效能为破伤风抗毒素的10倍，但制备工艺复杂、费用高、药源少，目前逐渐应用于临床。

2．调护

(1) 病员应住单人暗室，避免因光线、声音等外来刺激而诱发痉挛。

(2) 专人护理，密切注意有无喉头痉挛、呼吸困难，保护患者避免因强烈痉挛、体位变动而外伤；防止并发感染；防治褥疮。监测血压、脉搏、呼吸，记录出入水量。

(3) 创口严格隔离，用过的敷料及其他用具要彻底灭菌，敷料最好烧掉。

(4) 增强抗毒免疫力：注射破伤风类毒素，增强自动免疫；尽早注射破伤风抗毒素(TAT)，使机体产生被动免疫。

二、气性坏疽

气性坏疽（gas gangrene）是厌氧菌感染所致疾病的一种，即梭状芽孢杆菌所致的肌坏死或肌炎。此类感染发展急剧，预后严重。中医学称之为“烂疔”。

【病因病理】

1．西医病因病理

目前已知的梭状芽孢杆菌有多种，引起本病主要的有产气荚膜梭菌、水肿杆菌、腐败杆菌等。感染发生时往往不是单一细菌，而是几种细菌的混合。各种细菌又有其生物学的特性。根据细菌组合的主次，临床表现有所差别，有的以产气显著，有的以水肿显著。这类细菌在人畜粪便与周围环境中（特别是泥土中）广泛存在。故伤后污染此菌的机会很多，但发生感染者不多。因为这类细菌在人体内生长繁殖需具备缺氧环境，如开放性骨折伴有血管损伤、挤压伤伴有深部肌肉损伤、上止血带时间过长或石膏包扎过紧及邻近肛周、会阴部位的严重创伤，继发此类感染的几率较高。

这类细菌可产生多种有害于人体的外毒素与酶。有的酶是通过脱氮、脱氨、发酵的作用而产生大量不溶性气体如硫化氢、氮等，积聚在组织间；有的酶能溶解组织蛋白，使组织细胞坏死、渗出、产生恶性水肿。由于气、水夹杂，急剧膨胀，局部张力迅速增加，皮肤表面可变得如“木板样”硬，筋膜下张力急剧增加，从而压迫微血管，进一步加重组织的缺血、缺氧与失活，更有利于细菌繁殖生长，形成恶性循环。这类细菌还可产生卵磷脂酶、透明质酸酶等，使细菌易于穿透组织间隙，快速扩散。病变一旦开始，可沿肌束或肌群向上、下扩展，肌肉转为砖红色，外观如熟肉，失去弹性。如侵犯皮下组织，气肿、水肿与组织坏死可迅速沿筋膜扩散。活体组织检查可发现肌纤维间有大量气泡和大量革兰阳性粗短杆菌。

大量毒素进入血循环可引起严重的毒血症状。细胞外液的丢失以及毒素对心血管系统的作用可引起休克肾功能不全等。

2．中医病因病机

本病大多由于皮肉受损，接触到潮湿泥土、脏衣、脏物等，感染毒气，加之湿热火毒内蕴，以致毒聚肌肤，气血凝滞，热盛肉腐而成。其毒邪入营血则易造成走黄。

【临床表现】

1．全身表现

创伤后并发此症的时间最早为伤后8～10小时，最迟为5～6日，通常在伤后1～4日。临床特点是病情突然恶化，烦躁不安，有恐惧或欣快感；皮肤、口唇变白，大量出汗，脉搏快速，体温逐步上升。随着病情的发展，可发生溶血性贫血、黄疸、血红蛋白尿、酸中毒，全身情况可在12～24小时内全面迅速恶化。

2．局部表现

伤肢沉重或疼痛，持续加重，有如胀裂，程度常超过创伤伤口所能引起者，止痛剂不能奏效；局部肿胀与创伤所能引起的程度不成比例，并迅速向上、下蔓延，每小时都可见到加重。伤口中有大量浆液性或浆液血性渗出物，可浸湿厚层敷料，当移除敷料时有时可见气泡从伤口中冒出。皮下如有积气，由于气、水混杂，可触及捻发音。由于局部张力大，皮肤受压而发白，浅部静脉回流发生障碍，故皮肤表面可出现如大理石样斑纹。因组织分解、液化、腐败和大量产气（硫化氢等），伤口可有恶臭。局部探查时，如属筋膜上型，可发现皮下脂肪变性、肿胀；如为筋膜下型，筋膜张力增高，肌肉切面不出血。

【实验室检查】

1．红细胞计数、血红蛋白下降显著，白细胞计数通常不超过（12～15）$\times 10^9$/L。

2．肌坏死时，血中肌酸磷酸激酶（CPK）水平升高，部分病人可出现肌红蛋白尿。

3．渗出物涂片染色可发现革兰阳性染色粗大杆菌，但白细胞很少。

4．X线平片、CT、MRI检查常显示软组织间有积气。

【诊断与鉴别诊断】

1．诊断

因病情发展急剧，重在早期诊断。早期诊断的重要依据是局部表现，如在伤后、术后伤口、伤肢剧烈疼痛，检查时局部肿胀及皮肤张力增高区超过皮肤红斑范围，而周围淋巴结无明显肿大，病情进展迅速，出现心动过速、神志改变等全身中毒症状均应考虑气性坏疽的可能。伤口周围皮肤捻发音、伤口分泌物涂片检查有革兰染色阳性粗大杆菌、X线检查显示患处软组织间积气是诊断的重要依据。

2．鉴别诊断

（1）组织间积气并不限于梭状芽孢杆菌的感染。某些脏器如食管、气管因手术、损伤或病变导致破裂溢气，体检也可出现皮下气肿、捻发音等，但不同之处是不伴有全身中毒症状；局部的水肿、疼痛、皮肤改变均不明显，而且随着时间的推移，气体常逐渐吸收。

（2）一些兼性需氧菌感染如大肠杆菌、克雷白菌的感染也可产生一定的气体，但主要是CO_2，属可溶性气体，不易在组织间大量积聚，而且无特殊臭味。

（3）厌氧性链球菌也可产气，但其所造成的损害如链球菌蜂窝织炎、链球菌肌炎等，病情发展较慢，全身中毒症状较轻，发展较缓。处理及时，切开减张，充分引流，加用抗生素等治疗，预后较好。

【治疗】

1. 西医治疗

早期认识和紧急手术是处理气性坏疽的关键。一经诊断需立即开始积极治疗。治疗越早越好，可以挽救病人的生命，减少组织的坏死或截肢率。主要措施有三：

（1）急症清创：术前准备应包括静脉滴注大剂量青霉素、输血等。准备时间应尽量缩短。深部病变往往超过表面显示的范围，故病变区应作广泛、多处切开，包括伤口周围水肿或皮下气肿区，术中应充分显露探查，彻底清除变色、不收缩、不出血的肌肉。因细菌扩散的范围常超过肉眼病变的范围，所以应整块切除肌肉，包括肌肉的起止点。如感染限于某一筋膜腔，应切除该筋膜腔的肌群。如整个肢体已广泛感染，应果断进行截肢以挽救生命。如感染部分已超过关节截肢平面，其上的筋膜腔应充分敞开，术后用氧化剂冲洗、湿敷，经常更换敷料，必要时还要再次清创。

（2）应用抗生素：对这类感染首选青霉素，常见产气荚膜梭菌对青霉素大多敏感，但剂量需大，每天应在1000万U以上。大环内酯类（如琥乙红霉素、麦迪霉素等）和硝咪唑类（如甲硝唑、替硝唑）也有一定疗效。氨基糖苷类抗生素（如卡那霉素、庆大霉素等）对此类细菌已证实无效。

（3）高压氧治疗：提高组织间的含氧量，造成不适合细菌生长繁殖的环境，可提高治愈率，减轻伤残率。

（4）全身支持疗法：包括输血、纠正水与电解质失调、营养支持与对症处理等。

2. 中医治疗

（1）内治

① 湿热火盛，燔灼营血证

证候：起病急骤，患肢沉重、灼热、肿胀、剧痛，皮色暗红，按之凹陷，良久不起；皮肤可见水疱，中央皮肉大部分腐烂，四周皮肤转为紫黑色，迅速腐烂，范围甚大，疮形略带凹陷，溃后流出脓液稀薄如水、恶臭，并混以气泡，轻压周围组织有捻发音；全身伴有高热、烦渴、纳差、呕恶、神昏、溲赤；舌红绛，苔黄燥，脉洪数。

治法：清火利湿，凉血解毒。

方药：黄连解毒汤、犀角地黄汤合三妙丸。

② 气血不足，心脾两虚证

证候：腐肉大片脱落，疮口日见扩大，疮面色淡，收口缓慢；伴神疲乏力，纳差；舌淡脉细。

治法：益气补血，养心健脾。

方药：八珍汤合归脾汤。

（2）外治：初起用玉露膏外敷；如皮色紫黑，加掺蟾酥合剂。腐肉与正常皮肉分界明显，改掺5%～10%蟾酥合剂或五五丹。腐肉脱落者掺生肌散，红油膏盖贴。

【预防】

1. 特别注意容易发生此类感染的创伤　如开放性骨折合并大腿、臀部广泛肌肉损伤或挤压伤者，有重要血管损伤或继发血管栓塞者，用止血带时间过长、石膏包扎太紧者。挫伤、挤压伤的软组织在早期较难判定其活力，24～36 小时后界限才趋明显，这段时间内要密切观察。对腹腔穿透性损伤，特别是结肠、直肠、会阴部创伤，也应警惕此类感染的发生。

2. 预防的关键是及时彻底清创　包括清除失活、缺血的组织，去除异物特别是非金属性异物，对深而不规则的伤口充分敞开引流。筋膜下张力增加者应早期进行筋膜切开减张等。对疑有气性坏疽的伤口，可用 3%过氧化氢或 1∶1000 高锰酸钾等溶液冲洗、湿敷。

3. 早期使用大剂量的青霉素和甲硝唑，可抑制梭状杆菌的繁殖，但不能代替清创术。

4. 注意隔离，防止交叉感染

应将病人隔离；病人用过的衣物、敷料、器械应单独收集、消毒。煮沸消毒时间应在 1 小时以上，最好采用高压蒸气灭菌。

第六节　抗菌药物在外科临床中的应用

在外科领域，抗生素和磺胺类药物的应用不仅提高了许多外科感染疾病的防治效果，而且在增加手术安全性，减少术后并发症，扩大手术范围和提高治愈率等方面，都起着较大的作用。但是，随着各种新抗菌药物的应用，也出现了一些滥用药物作为弥补无菌术或手术上缺陷的一种手段。事实上，抗菌药物并不能代替外科治疗中的基本原则，如严格的无菌操作、彻底的清创、脓肿的及时切开引流和提高病人全身抵抗力的各种措施。而且，不加选择地应用抗菌药物还可增加致病菌对药物的耐药性，发生过敏性反应和造血系统、神经系统、肾损害等副作用，并能引起二重感染，甚至危及生命。抗菌药物不能取代外科处理，更不可依赖药物而忽视无菌操作，这是一条必须遵循的原则。

【适应证】

应用抗菌药物治疗外科感染须有一定的适应证，即较严重的感染，无局限化倾向的感染和配合手术治疗，如急性蜂窝组织炎、丹毒、急性骨髓炎、急性腹膜炎、败血症、手部感染等。凡一些轻微而局限的感染如毛囊炎、疖或表浅伤口化脓等，则无需应用抗菌药物。

预防性应用抗菌药物应有一定的适应证，随意应用并不能减少感染的发生，有时反有促进耐药菌株生长和导致二重感染的危险，甚至掩盖症状和延误诊断及治疗的时机。预防性应用抗菌药物的主要适应证有：①严重创伤、开放性骨折、火器伤、腹内空腔脏器破裂、有严重污染和软组织破坏的创伤等；②大面积烧伤；③结肠手术前肠道准备；④急症手术病人的身体其他部位有化脓性感染；⑤营养不良、全身情况差或接受激素、抗癌药等治疗的病人需做手术治疗时；⑥进行人造物留置手术；⑦有心脏瓣膜病或已植有人工心脏瓣膜者，因病需做手术时。

【抗菌药物的选择】

一般应根据临床诊断、致病菌种类和药物的抗菌谱来选择有效的抗菌药物，但还应该考虑到抗菌药物的吸收、体内分布和排泄的特点、副作用和病人的全身情况。通常可先根据各种致病菌引起感染的一般规律（如痈主要由金黄色葡萄球菌引起、急性蜂窝组织炎主要由链球菌引起）、临床表现特点、脓液性状（有时可作脓液涂片检查），来估计致病菌种类，选择合适的抗菌药物。如2～3日后疗效仍不明显，则应更换药物种类。如有条件，对感染严重的病人应在使用抗菌药物前作脓液或血液细菌培养和药物敏感试验，以便根据结果换用有效药物。

对广谱抗生素治疗过程中的真菌感染的治疗，除尽可能停用广谱抗生素或换用窄谱抗生素外，对消化道真菌感染一般可选用制霉菌素、克霉唑。对真菌性败血症，可选用氟胞嘧啶、二性霉素B或酮康唑。

在选用治疗外科感染的抗菌药物时，除首先考虑适应证和有效性外，还应考虑药物的副作用、药源和费用等。其原则是：①可以应用一种抗生素控制的感染即不联合应用抗生素；可用窄谱抗生素治疗感染时即不用广谱的；②有数种同样有效的抗菌药物可供选用时，应选用药源充足、价格较廉和副作用较小的；③在全身情况不良的病人中应尽量使用杀菌性抗生素来治疗感染，以达到较快地控制感染的目的。

【给药方法】

对较轻和较局限的感染，一般可用口服或肌肉注射法给药。但对严重的感染，能静脉应用的抗菌药物应从静脉途径给药。一般来说，除个别的抗菌药物外分次静脉注射给药的方法较好，与静脉滴注相比，它产生的血清内和组织内的药物浓度较高。

常用剂量在血清内可产生超过敏感细菌的敏感度数倍至十数倍的抗菌药物浓度，能满足一般的治疗要求，故通常无需应用过大的剂量来治疗外科感染，以免造成浪费或增加副作用发生的机会。除红霉素、氯霉素、新生霉素、利福平、二性霉素B等主要在肝脏代谢，一般不受肾功能的影响外，大多数抗生素都在代谢后通过肾脏排出，故肾功能有损害时，在血中的半衰期（血中浓度为高峰浓度的50%时）即有延长。应适当减小剂量或延长两次用药的间隔时间。

关于停药时间，一般认为在体温恢复正常，全身情况和局部感染灶好转后3～4日，即可停药。但严重感染如败血症等停药不能过早，而应在1～2周后停药，避免感染复发。至于某些特殊感染，如急性骨髓炎，则需在感染控制后3～4周才能停药。

在抗菌药物应用过程中，应注意防止严重过敏和毒性反应的发生，如过敏性休克、剥脱性皮炎、神经系统毒性反应、造血系统毒性反应或肝肾毒性反应等。用药前须询问以往有无药物过敏史或其他过敏性疾病，认真做好皮肤试验（如青霉素）。用药过程中要严密观察各种反应，并作及时处理。必要时换用其他抗菌药物，继续治疗感染。

如拟应用抗菌药物来预防手术后感染时，一般应在术前和术中给抗菌药物各1次，术后继续用 1~2 日。因为术前和术中应用抗菌药物后，在手术过程中病人血内便能始终保持一定的抗菌药物浓度，可防止术后感染的发生，还可避免术后长期应用抗感染药物可能发生的一些副作用和不良结果，如二重感染等。术后才应用抗感染药物对预防感染的效果较差。

【联合应用抗菌药物】

联合应用抗菌药物的目的是获得协同作用，提高抗菌效能，降低个别药物的剂量，减少毒性反应，以及防止或延迟细菌产生耐药性。主要用于：①金黄色葡萄球菌败血症或革兰染色阴性杆菌败血症；②混合感染，如腹膜炎、创伤感染、肺部感染等；③尚未确定是何种致病菌引起的严重感染或败血症；④在较长期用药中防止耐药菌株的产生，如结核病、尿路感染等。

联合应用抗菌药物一般应限于 2 种药物的联合，并根据联合敏感试验结果来选择药物。任何一种组合都同时对革兰染色阳性和阴性菌有作用。较好的组合是第三代头孢菌素加氨基糖苷类抗生素，必要时加用抗厌氧菌的甲硝唑。以后再根据临床疗效或敏感试验结果来调整药物的种类，但应避免调换药物过频，一般可隔 3~4 日调换。

抗菌药物的联合应用宜采用静脉内分次、分别给药的方法，以免两种以上药液混合影响抗菌力，降低疗效。如采用静脉内滴注时，应注意药物间有无配伍禁忌（包括有无影响抗菌活力的可能）。抗菌药物的选用见表 12－2。

表 12－2　　抗菌药物的选用

病原菌	常见外科感染	首选药物	首先替代药物	可选择药物
金黄色葡萄球菌	疖、痈、败血症、急性乳腺炎、骨髓炎	青霉素 G	大环内酯类（红霉素、白霉素、螺旋霉素）、磺胺＋TMP	头孢菌素类、克林霉素（林可霉素）
耐青霉素 G 的金黄色葡萄球菌	同上	半合成青霉素（苯唑青霉素、邻氯青霉素、双氯青霉素）	大环内酯类、庆大霉素	头孢菌素类、克林霉素、利福平
溶血性链球菌	急性蜂窝组织炎、败血症	青霉素 G	大环内酯类（红霉素、白霉素、螺旋霉素）、磺胺＋TMP	头孢菌素类、喹诺酮类、氨苄青霉素＋克拉维酸
非溶血性链球菌	尿路感染、败血症	青霉素＋链霉素		氨苄青霉素＋氨基糖苷类、头孢硫咪＋氨基糖苷类、氨基糖苷类
梭状芽孢杆菌	气性坏疽	青霉素 G	红霉素、替硝唑	头孢菌素类（头孢甲氧噻吩、头孢唑啉等）

续表

病原菌	常见外科感染	首选药物	首先替代药物	可选择药物
炭疽杆菌	炭疽	青霉素G	红霉素	头孢菌素类、庆大霉素
大肠杆菌	胆道感染、腹膜炎、尿路感染、败血症	庆大霉素	半合成青霉素（氨苄青霉素、羧苄青霉素、磺苄青霉素）、磺胺+TMP	头孢菌素类（头孢羟苄四唑、头孢甲氧噻吩、头孢唑啉等）、喹诺酮类（环丙沙星、左氟沙星、洛美沙星、氟罗沙星）
产气杆菌	尿路感染、伤口感染、腹膜炎、败血症	庆大霉素	氨基糖苷类（妥布霉素、丁胺卡那、链霉素）、磺胺+TMP	头孢菌素类、多黏菌素、喹诺酮类
奇异变形杆菌（吲哚阴性）	尿路感染	青霉素G、氨苄青霉素	氨基糖苷类、羧苄青霉素	氧哌嗪青霉素、头孢菌素类（头孢三嗪、头孢赛曲）
绿脓杆菌	烧伤感染、尿路感染、败血症	庆大霉素、羧苄青霉素、呋苄青霉素	多黏菌素、妥布霉素	喹诺酮类（环丙沙星）、头孢菌素类（头孢噻甲羧肟、头孢氧哌羟苄唑、头孢噻肟）
克雷白菌、肠球菌、沙雷菌	败血症、腹膜炎、烧伤感染	庆大霉素	氨基糖苷类	头孢菌素类（头孢三嗪、头孢唑肟等）
脆弱拟杆菌	腹膜炎、静脉炎、败血症	甲硝唑	克林霉素、氯林可霉素、替硝唑	头孢菌素类（头孢噻肟、头孢甲氧噻吩）、氯霉素（甲砜霉素）
其他类杆菌	同上	青霉素G.	替硝唑	同上

第七节 中医药在外科感染中的应用

外科感染的中医治疗方法分内治和外治两大类。内治之法基本与中医内科相同，从整体观念出发进行辨证施治。但其中透脓、托毒等法以及结合疾病应用某些方药，则有显著区别，也为外科的特点。而外治中的外用药物、手术疗法和其他疗法中的药线、垫棉等法，则为外科所独有。在临床上，轻浅小恙如疖等可以单用外治获效，但大部分外科疾病必须内、外合治。在具体应用时必须根据患者体质和不同的致病因素，辨别阴阳及经络部位，确定疾病的性质，然后立出内治和外治的法则，运用不同方药，才能获得满意的治疗效果。

【内治法】

内治法除从整体观念、辨证施治着手外，还要依据外科感染的发展过程，首先确定总的治疗原则。在外科感染发展过程中，一般可以分为初起、成脓、溃后三个阶段，因此按照这三个不同阶段，确立消、托、补三个总的治疗原则。然后循此治则运用具体的治疗方法，如解毒、清热、和营和透脓托毒、补益养胃等诸法。

1．消法

消法是用消散的药物，使初起的肿疡得以消散。如清热解毒、活血化瘀、软坚散结、祛风燥湿、理气祛痰、解表、通里、和营等法则，皆属于消法之列。疮疡初起、外伤感染等都是消法的适应证。其中清热解毒法为治疗外科感染最常用的法则，代表方剂如五味消毒饮、黄连解毒汤、五神汤等。

2．托法

是用适当补益药物扶助患者正气，托毒外出，以防毒邪内陷。多用于疮疡中期（成脓期）。又有透托与补托之别，透托法适用于疮疡酿脓尚未成熟，毒盛而正气不虚者，常用方剂为透脓散（当归、生黄芪、炒山甲、皂刺、川芎）。补托法适用于肿疡毒势方盛，正气已虚，不能托毒外达，疮形平塌，肿势散漫，难溃难腐的虚中夹实之证，常用方剂为托里消毒散。

3．补法

多用于疮疡后期，毒邪已尽，正气未复，疮口难收者。是用补虚扶正的药物使体内气血充足，助养新肉生长，促疮疡早日愈合。应根据其全身表现进行调理，如补气血、调脾胃、益肝肾等。但如毒邪未尽时则应慎用补法，以免留邪为患。常用方剂有四君子汤、四物汤、八珍汤等。

【外治法】

外治法是运用药物和手术或配合一定的器械等，直接作用于患者体表某部或病变部位以达到治疗目的的一种治疗方法。

外治法是与内治法相对而言的法则，《理瀹骈文》指出："外治之理即内治之理，外治之药即内治之药，所异者法耳。医理药性无二，而法则神奇变幻。"指明了外治法与内治法是在给药途径上的不同，没有本质上的差别。外治法使药物直接作用于皮肤和黏膜，使之吸收，从而达到治疗作用，这也是外科所独具的治疗方法。

外治法的运用同内治法一样，要进行辨证施治，根据疾病不同的发展过程，选用不同的治疗方法，对不同的证候采用不同的处方。兹将常用的方法归纳为药物疗法、手术疗法和其他疗法三大类。

1．药物疗法

药物疗法就是用药物制成不同的剂型，施用于患处，并赖药物的性能使其直达病所，产生作用，从而达到治疗目的。本疗法分有膏药、油膏、箍围药、掺药、草药等。

（1）膏药：因其富有黏性，敷贴患处能固定患部，使患部减少活动；保护溃疡疮面，可以避免外来刺激和细菌感染。其具体的功用则依据所选药物的功用而不同，可使肿疡消肿定痛，溃疡提脓祛腐、生肌收口。一切疮疡初起、已成、溃后各个阶段均可应用。

（2）油膏：其优点有柔软、滑润、无板硬黏着不舒的感觉，尤其对病灶凹陷折缝之外，或大面积的溃疡，使用油膏更为适宜，故近代医者常习用油膏来代替膏药。具有消肿止痛，解毒生肌、润肤收口等功用。适用于肿疡、溃疡。

（3）箍围药：它是借药粉具有箍集围聚、收束疮毒的作用，从而促使肿疡初起轻的可以消散；即使毒已结聚，也能促使疮形缩小，趋于限局，早日成脓和破溃；破溃后余肿未消者，也可用它来消余肿、截其余毒。由于箍围药的药性有寒、热的不同，所以在应用时也应分别使用，方能收到预期效果。如金黄散、玉露散药性寒凉，功能清热消肿、散瘀化痰，适用于红、肿、热、痛的一切阳证。回阳玉龙膏药性温热，功能温经活血、散寒化痰，适用于不红不热的一切阴证。

（4）掺药：将各种不同的药物研成粉末，根据制方规律，并按其不同的作用，配伍成方，同时掺布于膏药或油膏上或直接掺布于病变部位，故谓之掺药。掺药的种类很多，用来治疗的外科感染范围很广，不论溃疡和肿疡，消散、提脓、收口等均可应用。具有消肿散毒、提脓祛腐、腐蚀平胬、生肌收口、定痛止血、收涩止痒、清热解毒等功效。

2．手术疗法

是运用各种器械和手法操作来进行治疗的方法，它在外科感染治疗中也占有十分重要的位置。由于疾病不同，方法各异，常用的方法有切开法、烙法、砭镰法、挂线法、结扎法等，手术操作时必须严格消毒、局部麻醉，并注意出血、刀晕等。

（1）切开法：其方法、作用、适应证、注意事项同西医脓肿切开引流术。

（2）烙法：是应用针和烙器在火上加热后进行手术操作的一种方法。烙法分两种，一种是火针烙法，另一种是烙铁烙法。在外科感染的治疗中主要用火针烙法。适用于附骨疽、流痰等肉厚脓深的阴证；脓成未溃，或虽溃而疮口过小、脓出不畅者，均可使用。

（3）砭镰法：俗称飞针，它是用三棱针或刀锋在疮疡患处浅刺皮肤或黏膜的方法，从而放出少量血液，促使内蕴热毒随血外泄。

适用于急性的阳证，如丹毒、红丝疔等。

（4）挂线法：是采用普通丝线或药制丝线或纸裹药线或橡皮筋线等来挂断瘘管或窦道的治疗方法。使用之后利用线的紧力，促使气血阻绝、肌肉坏死，达到切开的目的。凡疮疡溃后脓水不净，虽经内服、外敷等治疗无效而形成瘘管或窦道者，或疮口过深，或生于血络丛处而不宜采用切开手术者均可使用。

（5）结扎法：又名缠扎法。它是利用线的紧力，通过结扎，促使患部经络阻塞，气血不通，结扎上部的病变组织失去营养而致逐渐坏死脱落，从而达到治疗的目的。同时对较大脉络断裂而引起的活动性出血，利用本法结扎血管可以制止出血。适用于脱疽等病。

3．其他疗法

有引流法、垫棉法、药筒拔法、针灸法、熏法、熨法、热烘疗法、滚刺疗法、洗涤法等。

（王绍明）

第十三章 损 伤

第一节 概 述

损伤（trauma）是指外界各类致伤因素作用于人体，造成组织器官解剖结构的破坏和生理功能紊乱，并引起机体局部与全身的反应。损伤不论在平时还是在战时都极为常见，手术也是一种人为的损伤。现代外科学是在处理损伤的基础上成长和发展而形成的，所以损伤是外科学的重要内容之一。本病属中医“外伤”、“内伤”等范畴。

【病因】

根据引起损伤的外界因素，一般可分为四类：

1．机械性因素 如棍棒打击、重物压砸、刀刺切割、枪炮火器伤等。

2．物理性因素 如高温、寒冷、电流、放射线、冲击波或激光辐射伤等。

3．化学性因素 如强酸、强碱、毒气等。

4．生物性因素 如毒蛇、狂犬、昆虫咬螫等。

【分类原则】

为简要、全面地表达伤情，临床上常综合运用以下分类，提出诊断和评估，有利于迅速进行伤员分类并组织正规有序的救治。

1．按致伤因素分类（简称伤因）

利于伤后的病理变化评估。如机械性损伤有刺伤、切伤、挤压伤、火器伤等；物理性损伤，有烧伤、放射伤；化学性和生物性损伤平时较少见。

两种以上不同致伤因素作用于同一机体所致的损伤称为复合性损伤，战时多见。

2．按损伤部位与组织器官分类（简称伤部）

利于判断伤处重要脏器的损害和功能紊乱。如面部、手部、胸部、颅脑损伤、骨折、脱位、脾破裂等。多个部位或器官同时发生的损伤称为多发性损伤，在灾害事故中常见。

3．按损伤部位的皮肤黏膜是否完整分类（简称伤型）

(1) 闭合性损伤（closed injury）：由钝性暴力引起，损伤局部皮肤或黏膜尚保持完整的，表面无伤口，这种损伤一般没有外源性细菌侵入，但深部的组织器官可受损伤，如腹部闭合性损伤合并胃、肠等空腔脏器破裂则会引起严重的腹膜炎。常见的有以下几种类型：

①挫伤（contusion）：因钝性暴力或重物打击、碰撞所致的皮下组织、肌肉或体内组织器

官的损伤。表现为伤部肿胀、疼痛、皮肤青紫、皮下淤血或血肿、压痛以及功能障碍。严重者可致深部血肿、内脏器官损伤，如脑挫伤、肾挫伤等。

②扭伤（sprain）：又称捩伤，是指关节在外力作用下超过了正常的活动范围而造成的损伤。如关节过度屈伸或扭转造成关节囊、韧带、肌腱的部分撕裂。表现为局部疼痛、肿胀、皮肤青紫和关节活动障碍等。

③挤压伤（crush injury）：肌肉丰富的肢体或躯干被重物挤压所致。伤处有较广泛的组织破坏、出血或坏死。表现为受伤肢体迅速发生肿胀变硬，皮肤出现张力性水泡、皮下淤斑、肢体麻木、运动障碍等。严重者可因挤压外力大、作用时间长而出现休克、急性肾功能衰竭。临床上称为挤压综合征。

④冲击伤（blast injury）：又称爆震伤，是由强烈爆炸物产生高压气浪形成的冲击波所致的损伤。其特点是体表无明显损伤，而体腔内脏器却遭受严重而广泛的损伤，如肺破裂、胃肠破裂或耳鼓膜破裂等，战时多见。

（2）开放性损伤（open injury）：多由锐性物体或高速运动的物体打击所致。伤部皮肤或黏膜破裂，深部组织与皮肤表面伤口相通，常有外出血、细菌污染及异物存留，常见的有以下几种：

①擦伤（abrsion）：皮肤被粗糙物擦过所导致的表层损伤。

②刺伤（punctured wound）：多为尖细锐利的物体刺入软组织所致的损伤。伤口一般较细小，并且较深，可合并深部血管、神经或内脏器官的损伤。刺伤物可折断而遗留在组织内，易发生感染，特别是厌氧菌感染。

③切伤（incised wound）：或称割伤，为锐利物品切割所致的损伤。创缘整齐，多呈直线状，可深可浅，出血较多，周围组织损伤较轻，深者可使神经、血管、肌腱、脏器断裂。

④裂伤（laceration）：为钝器打击所引起的皮肤及深层软组织裂开，创缘不整齐，周围组织破坏严重，并且较为广泛，容易出现受损组织的坏死或感染。

⑤撕脱伤（avulsion）：多为头发、肢体被卷入高速转动的机器或皮带内，将大片头皮或大面积皮肤撕脱下来，造成大片皮肤剥脱，重者合并肌肉、神经、血管撕裂。撕脱组织易失去活力，广泛出血，进而继发感染。撕脱伤又分为撕脱型和碾压型两种类型。

⑥火器伤（firearn injury）：为高速弹片、枪弹所致的损伤。常伴有深部组织、器官的损伤。有入口和出口者称为贯通伤；有入口无出口者称为盲管伤，致伤物必留于体内。常表现为复合伤或多发伤。

4．按伤情严重程度分类

目的在于区分组织器官遭受破坏的程度及其对全身状况影响的大小。

（1）轻伤：指一般轻微的扭伤、小撕裂伤等，不影响生命、无需住院治疗者。

（2）中等伤：如四肢骨折和广泛软组织损伤，常需住院治疗者。

（3）重伤：有下列伤情之一者即为重伤：① 有活动性大出血的损伤；② 合并有休克的损伤；③ 颅脑损伤昏迷或颅内压增高者；④ 胸腹部内脏损伤；⑤ 有呼吸道阻塞或呼吸功能障碍的损伤；⑥ 合并急性肾功能不全的损伤；⑦ 断肢、断指等丧失肢体功能的损伤；⑧ 合并有特殊致伤因素的损伤，如放射伤、大面积烧伤、强碱或强酸灼伤、毒气伤者。

有多种伤情者可按创伤指数（表13－1）评定。

表13－1　创伤指数表

指数分	1	3	4	6
部位	四肢	背部	胸部	头、颈、腹部
创伤类型	撕裂伤	挫伤	穿刺伤	钝性打击伤、枪弹伤
心血管情况	外出血	血压13.3/8.0kPa，脉搏100～140次/分	血压<13.3/8.0 kPa，脉搏>140次/分	血压消失，脉搏<55次/分
呼吸情况	胸痛	呼吸困难	面色青紫	窒息
神志	嗜睡	眩晕	浅昏迷	深昏迷

说明：①轻伤：指数分在2～9分，不需住院，在急诊室观察即可。②重伤：指数分在10～16分，可住院治疗，一般无生命危险。③严重伤：指数分在17～21分，必须住院，死亡率高。④危重伤：指数分在21分以上，死亡率极高。指数分在17分以上者大多数为多发性创伤

【病理生理】

损伤的病理变化有局部与全身反应两方面。

1．局部反应

损伤造成局部组织的病理改变有损伤性炎症、变性、坏死和坏疽。损伤性炎症是在多种炎性介质的作用下引起的损伤局部组织充血、毛细血管通透性增高、白细胞及血浆自血管内渗出到细胞或组织间隙，使局部产生红、肿、热、痛；变性是组织细胞因代谢障碍而产生功能和形态上的变异，随着致伤因素的消除，可以恢复正常。坏死是指细胞、组织的死亡，可直接发生于严重损伤后，亦可因局部血液循环障碍所致，是不可以恢复的。坏疽是指血运受阻而致使大块组织死亡，常伴有不同程度的感染。

2．全身反应

是指致伤因素作用于人体后引起的一系列神经内分泌活动增强，并由此而引发的各种功能和代谢改变的过程，是一种非特异性应激反应。

（1）体温反应：发热为炎性介质，如白细胞介素（IL）、破裂细胞释出的肿瘤坏死因子（NTF）等作用于下视丘体温中枢所致。体温一般不超过38℃，并发感染时体温变化更为明显。创伤性休克如体温过低，是炎性反应抑制的表现。

（2）神经－内分泌反应：伤后的疼痛、精神紧张、失血失液等刺激可引起神经－内分泌激素的代偿性调整，导致重要器官功能及代谢方面的变化和损害。如促肾上腺皮质激素（ACTH）、抗利尿激素（ADH）、儿茶酚胺等增加，以维持重要器官的微循环灌注。然而，这种自我代偿能力极为有限，若创伤过重、失血过多、抢救不及时等，伤员就会失去短暂的代偿时机而进入休克期，并可发展为多系统器官功能不全综合征，乃至死亡。

（3）重要器官功能改变

① 心血管：伤后心血管系统可表现为心率加快、心肌收缩加强，皮肤、肾、胃肠、骨骼肌等血管收缩。如果损伤严重或失血、失液过多，可导致休克。

② 肾：由于失血、失液或水分摄入不足等致使肾血流量明显减少，临床上常出现尿量减少、尿比重增高、尿 pH 值降低，严重时可引起肾小管坏死，造成急性肾功能衰竭。

③ 肺：伤后机体能量需要和代谢率增加，再加上失血、感染等原因，耗氧量增加，故呼吸加深加快。

④ 脑：损伤后脑组织缺氧，临床上可出现头晕、烦躁不安、惊厥或谵妄等。

⑤ 胃肠和肝：较重的损伤可发生腹胀、恶心、呕吐，甚至急性胃扩张。若伤后肝的血液灌流明显减少，则可出现血清胆红素或转氨酶增高等肝功能不全现象。

(4) 代谢反应：重伤后，机体静息能消耗大增，在肾上腺皮质激素、胰高血糖素、甲状腺素等多种内分泌激素调节下，分解代谢加速，以维持基础代谢需要；然后，体内蛋白质进一步分解，以提供伤口修复所需的各种氨基酸重组蛋白质。体内糖、脂肪、蛋白质三大要素分解，也可使人体细胞减缩，导致体重下降、乏力、免疫力降低等。因此，对伤员良好的营养支持是十分重要的。随着创伤后炎性反应急性期的消退，负氮平衡逐渐纠正，进入创伤修复期。

【损伤修复】

损伤修复（wound repair）是创伤病理过程的最后阶段。局部组织通过再生、修复、重建等方式主动修复或通过人工干预影响创面修复，这种自身的组织修复功能是创伤愈合的基础。它是一系列比较复杂的组织学、生理学和生物化学的动态过程，主要有上皮细胞再生、胶原合成和纤维性结缔组织的形成，出现一系列神经、内分泌、代谢、循环反应以及器官功能的变化。这些反应直接或间接影响局部炎症和组织修复。理想的修复是创伤组织由原层次的同种细胞来修复，复原其原有的结构和功能。人体不同组织细胞的增生能力各有差异，如表皮、黏膜、血管内皮细胞等能力较强，骨骼肌、脂肪等能力弱，所以修复过程也不同。有时不能以原有的形态来修复，而只能以纤维细胞增生来替代，以达到结构和功能的稳定。

1. 损伤修复的过程

大致分为以下几个阶段，但各阶段之间不能截然分开，是一个连续过程。

(1) 渗出期：又称炎性反应期。伤口早期由血凝块充填，渗出的血浆被酶转化成血浆纤维蛋白，取代血块充填伤口并构成网架将两侧创缘粘合。渗出的白细胞、吞噬细胞、抗体等有吞噬、移除和吸收作用，以清除坏死组织和杀灭细菌。这些细胞、体液的渗出在伤后 72 小时达到高峰，在此期的功能是止血和封闭创面。

(2) 纤维组织形成期：即增生期。伤后 6 小时，成纤维细胞即沿网架增殖；伤后 24~48 小时，内皮细胞亦增殖，随后又形成新生毛细血管，三者共同构成肉芽组织。伤后 5~6 天起，成纤维细胞合成的胶原纤维开始增多并呈有序排列，伤口强度随之增加；伤后 10 天，成纤维细胞构成伤口内主要组织。缝合的伤口创缘 2~3 天即可被增生的上皮覆盖，1 周左右达到一期愈合，肉芽创面至少需 1~2 周；新生上皮是由创缘向中心生长，逐渐覆盖全部以达临床愈合。随着胶原纤维的增多，伤后 3~5 周伤口强度增加迅速；3 个月趋于稳定，为瘢痕愈合。

(3) 伤口收缩期：开放性创伤 3~4 日后开始出现伤口收缩现象，皮肤缺损愈大收缩愈明显。目前认为，伤口收缩的机制是：起初由伤缘上皮细胞微纤维收缩所致，因伤缘上皮呈梭形，其长轴与伤缘平行，胞浆中微纤维与细胞长轴平行，收缩时类似于钱包口收拢，故称“钱包收拢”效应（purse string effect）；最后为位于伤口中央的肌成纤维细胞发生收缩，即“牵拉效应”（pull effect）。伤口一般在 1～2 周收缩较快，腹部和颈部伤口收缩较显著。

（4）*瘢痕形成期*：即组织塑形期。为适应伤处功能的代偿，瘢痕愈合的基质——胶原纤维又被转化和吸收并改变排列顺序，使瘢痕得以软化。尚有一种肌成纤维细胞能使伤口收缩，进而使伤口外观和对功能的影响得以改善。少数病人可因胶原纤维过度增生而形成瘢痕疙瘩。

2. 伤口愈合类型

临床上根据伤口愈合的形式，可分为两种类型。

（1）*一期愈合*：仅限于无菌手术切口和经过清创缝合的伤口。应具备的条件是创缘整齐，组织有活力，缝合后创缘对合好且无张力，伤口内腔隙很小，少量结缔组织即可充满。愈合后局部仅留有一线形瘢痕，功能良好。

（2）*二期愈合*：创口较大或不规则，创缘分离远而难于对合，或污染严重不能进行缝合的创口，需待大量肉芽组织生长和大片上皮覆盖才能愈合。愈合后瘢痕组织多，并可能影响功能。

3. 影响伤口愈合的因素

（1）*年龄*：老年人因长期受紫外线照射，皮肤萎缩，血液灌注减少，组织内巨噬细胞系统功能减退，蛋白合成代谢减弱，影响愈合；儿童及青年的代谢尤其是蛋白质合成代谢旺盛，伤口愈合迅速，合并感染的机会亦少。

（2）*全身因素*：营养状况是影响伤口愈合的基本因素。①贫血、糖尿病、结核病、肝硬化、艾滋病、恶性肿瘤等慢性消耗性疾病引起的低蛋白血症、免疫力低下可影响伤口愈合。②维生素有促进伤口愈合的作用，其中维生素 C 是参与合成胶原的物质，缺乏时可阻碍胶原纤维的形成；维生素 A 缺乏可以影响上皮生长；维生素 B 族缺乏则影响细胞酶的作用。③铁、锌等元素缺乏可影响其参与蛋白合成与细胞呼吸的能力，致使愈合延迟。④肥胖患者脂肪组织血液灌注差，易受缺氧影响，伤口愈合较慢而且强度低。⑤皮质激素抑制炎性渗出，抑制血浆成纤维细胞和胶原蛋白合成，甚至还能分解转化胶原纤维，妨碍伤口愈合。应用维生素 A 可以拮抗其不良作用，但不能消除其已引发的感染。在修复塑形期，皮质激素可使瘢痕停止增殖并软化。

（3）*局部因素*：①感染：是不利于创伤修复最常见的原因，细菌产生的毒素和酶可破坏伤处的新生组织，甚至形成化脓灶，感染又使病人全身情况变差。②伤口内留存血肿、异物、失活组织过多和死腔过大都可阻碍新生的细胞和基质连接，会影响伤口愈合。③伤处血液循环不良、组织缺氧：组织的血液灌注不良，修复过程将会延迟；术中广泛地剥离，过密或张力过大的缝合，或过紧的包扎，都会造成局部血运障碍，妨碍伤口内毛细血管的新生，减少局部营养的供应，局部组织缺氧，也不利于伤口愈合。

【临床表现】

1．局部症状

(1) 疼痛：因局部神经末梢受到损伤物刺激和炎症反应所引起。疼痛多在伤后2～3日逐渐减轻，如疼痛持续或加重，可能并发感染。

(2) 肿胀及淤斑：局部出血或炎性渗出可引起肿胀和出现淤斑，表现为伤部发红、青紫、淤斑或波动感。

(3) 功能障碍：主要是局部或器官的破坏以及疼痛引起的保护性反应所致。若为骨折、脱位或神经损伤，则肢体功能障碍更为显著。

(4) 伤口和出血：为开放性损伤所共有。不同类型的损伤其伤口形状、大小、深度和损伤的程度各异。刺伤的伤口较小，但有时可达深部组织血管或内脏，因此不能单凭伤口的大小来判断伤情。出血的速度取决于受伤血管、脏器的性质和数量。闭合性损伤时血液流至体腔或组织间隙，称为内出血。

2．全身症状

(1) 体温升高：由于局部出血或组织坏死分解的产物被吸收所致，故称为吸收热（应激性低热）。体温一般38℃左右。若有继发感染，则体温更高。脑损伤可引起持续性中枢性高热。

(2) 休克：创伤性休克是严重损伤常见的并发症。主要是由于组织严重损害，大量出血、失液所致。表现为面色苍白、四肢湿冷、脉搏细弱、血压下降、脉压差缩小等。为损伤急性期死亡的主要原因之一。

(3) 尿量减少：多见于严重挤压伤、大面积烧伤和创伤性休克。其发生原因往往是兼有肾缺血和肾中毒，因抗利尿激素、醛固酮分泌增多，肾血流量减少所致。

(4) 并发症：重度创伤并发感染、休克后，可诱发多系统器官功能不全综合征(MODS)，如急性肾功能衰竭、成人呼吸窘迫综合征、应激性溃疡等严重并发症等。

【诊断】

无论战时还是平时的损伤，多具有群体性和复合性的特点，病情大都危急而严重，有的直接危及生命，故在接待和诊治时应尽快分清伤类，辨别轻重，要贯彻“保存生命第一”的原则，以此来安排救治的先后，甚至“边急救，边诊断”。这就要求医护人员在平时应有良好的急救训练，医院有明确的组织分工、齐全的抢救设备，还应具备多学科的协作能力，即医护人员要“招之即来，来之能战，战之能胜”。

1．详细询问病史

了解是否有受伤史及其全过程。包括致伤因素、受伤部位、受伤后出现的症状及初步的处理。

2．全面系统的检查

诊断上应重视局部与整体的关系。严重损伤可能造成多部位、多脏器的损伤或合并多种致伤因素的损害。如从高处坠落，足跟或臀部先着地，可造成脊椎骨折、脱位；塌方所致的挤压伤不但可造成肢体损伤，而且能引起内脏破裂等；火器伤时子弹由臀部穿入，可能伤及腹部和胸部的重要脏器。只有进行全面、仔细的检查和分析，才能避免漏诊或误诊。

3．恰当运用辅助检查

在确保伤员安全的前提下，有目的地、恰当地选择必需的辅助检查，有助于确诊和伤情的判断。包括化验、穿刺和导管检查、影像学检查（X线、B超、CT）等。

4．严密观察病情

首先应密切观察病人的神志、脉搏、血压、呼吸、体温等生命体征。注意有无窒息、休克等表现。对未明确诊断及伤情严重者，更需进行认真的动态观察，以便掌握病情的变化，及时发现问题，及早明确诊断。

5．确定伤情

通过全面检查、严密观察、判断分析后，基本上可以确定损伤的性质、部位、范围和程度。

【治疗】

损伤的治疗目的应是首先抢救病人生命，并在保护生命安全的前提下，最大限度地保全器官、组织的完整性，并促进其修复和功能恢复。治疗中要有整体观念，既要注意对损伤局部的处理，更要针对全身危急病症采取积极有效的抢救措施。

1．急救与转运

(1) 较重和重症创伤的急救应从现场开始，首先尽快解除危及病人生命的情况，然后再作后续处理。病人呼吸、心跳停止应就地立即进行复苏术。方法上应分清缓急，先处理窒息和活动性大出血，继而抗休克和固定骨折等。多处损伤者应及时处理威胁生命的严重损伤(表13－2)。

表13－2　重症创伤的急救

	初步处理	急诊室处理
气道	头部侧向，抬起下颌，口咽吸引，用口咽通气管	经口/鼻气管插管，或环甲膜切开
呼吸	口对口呼吸，呼吸面罩及手法加压给氧	气管插管接呼吸机支持呼吸
循环	制止外出血，抬高下肢，抗休克裤使用；胸外心脏按压，静脉利多卡因/肾上腺素注射	输液、输血，强心剂注射，心电图监测下电除颤，开胸心脏按压，药物除颤
颅脑伤	口咽通气管，给氧	气管插管，给氧，脱水剂注射
颈椎伤	颈部长短夹板/硬领	颅骨牵引
胸部伤	开放性气胸伤口予以闭塞；张力性气胸穿刺排气；连枷型肋骨骨折胸壁固定；心包填塞穿刺抽血	胸腔闭式引流；心包切开缝合心肌伤口；连枷型肋骨骨折使用骨牵引、气管插管接呼吸机
腹部伤	内脏脱出者不能将脱出物即刻放回，应伤口覆盖碗、盆后包扎	腹腔大出血开腹止血（钳夹、堵塞），胃肠减压，输液，输血
骨折	临时外固定	治疗性固定

急救注意事项：

①抢救积极，忙而不乱，工作有序。

②现场有多个伤员时，不可忽略沉默的伤员，或许其病情更重。

③止血带只能作为最后的手段，应注明上止血带时间，每半小时开放一次。

(2) 伤员转送原则

①迅速：伤员现场处理后，应抓紧时间向联系好的医院（或急救中心）转送，并通知将要到达的时间。

②安全：在搬动和转运过程中应避免再次创伤或医源性损伤，如制动不正确，使骨折端损伤原未损伤的血管神经；输液过快引起肺水肿、脑水肿；输入血制品引起溶血反应；对有呕吐和意识不清的伤者管理不善，因误吸而窒息。应持续监护，随时抢救生命危象。

③平稳：伤员在救护车内一般保持足朝车头、头向车尾平卧。行车要稳，刹车要缓。为使伤员情绪稳定，途中须镇痛，并记录药名、剂量及用药时间。颅脑伤、腹部伤等慎用麻醉止痛剂。

2．一般处理

(1) 体位与局部制动：较重的伤员应卧床休息，采取体位应有利于呼吸和保持伤处静脉回流以减轻水肿。半卧位利于呼吸，垫高下肢可减轻肿胀。受伤的局部应适当制动，可缓解疼痛，也利于组织修复。对骨折、血管损伤、神经损伤、肌腱损伤，制动尤为重要，制动可选用绷带、夹板、石膏、支架等。

(2) 预防和抗感染：凡开放性损伤都要重视感染的防治。伤口的清洁、清创术和闭合伤的手术处理应及早进行。沾染较多或组织破坏较重者需选用抗生素，并常规应用破伤风抗毒素。胸、腹、腔及泌尿系统的闭合性损伤也需防治感染。

(3) 支持治疗：维持体液平衡和营养代谢。进食不佳或不能进食者，应选用要素饮食或静脉营养，以防治因创伤造成机体静息耗能增加和分解加速，导致的体质消耗、组织修复迟滞、免疫力降低引起的并发症。

3．闭合性损伤的处理

(1) 软组织的挫伤早期可局部冷敷，以减少组织内出血，适当制动或固定，抬高伤肢。内服、外敷活血化瘀中药或中成药。数日后以局部热敷或理疗促进损伤修复。

(2) 有增大趋势的血肿应予加压包扎以防继续出血。

(3) 伤肢一旦出现肌筋膜间隙综合征征象，应局部切开减压，以改善血循环，避免组织缺血、缺氧、坏死和毒素吸收。

(4) 严重广泛的挤压伤应积极防治休克和急性肾功能衰竭。

(5) 闭合性损伤必须注意有无内脏损伤，如颅内出血、血气胸、腹部内脏破裂等，应采取紧急的相应处理。

(6) 伴骨、关节损伤者，按骨伤科要求处理。

4．开放性损伤的处理

开放性损伤的主要特点是有伤口和细菌污染。要求正确处理伤口，促进伤口愈合，防治伤口感染。

(1) 清洁伤口（cleaning wound）的处理：清洁伤口是指无细菌污染，创缘整齐，周围组织损伤轻的伤口，无菌手术切口属于此。在无菌操作下进行冲洗、消毒、止血和正确缝合，多可达一期愈合。

(2) 污染伤口（contaminated wound）的处理：污染伤口是指伤口表面已有细菌污染，因受伤时间短（伤后6~8小时以内），细菌尚未深入组织中生长繁殖。其处理是通过彻底清创，力争一期缝合，使伤口获得一期愈合。清创缝合的伤口仍有发生感染的可能，必须严密观察，遇有感染征象时及时处理。大面积皮肤缺损的伤口应在彻底清创后行植皮术。

(3) 感染伤口（infected wound）的处理：感染伤口是指受伤时间较长，细菌已侵入组织并生长繁殖引起感染和化脓的伤口。处理原则是控制感染和伤口换药，促进伤口早日愈合。

附：清创术

清创术（debridement）是一种在细菌繁殖和形成感染之前处理新鲜伤口的方法，包括清除伤口内的污物和异物，切除失去活力的组织，彻底止血，并作一期缝合。

1．清创缝合术的时限

创口暴露时间越长，引起感染的机会越大，因此，创口越早处理越好。清创缝合术应争取在伤后6~8小时内进行。随着抗生素的发展和应用，清创缝合的时限可根据伤口污染情况，适当延长至伤后12~24小时；但一般超过12小时或污染严重者，均应按感染伤口处理或仅清创而暂不予缝合，待3~4天后伤口无明显感染，再行延期缝合。头皮、面颊部伤口血运丰富，即使超过24小时仍可考虑缝合。

2．清创程序和操作步骤（图13-1）

(1) 清创前的准备：根据伤口的部位、估计深度、伤口的多少、大小、范围，选择安全性大、效果良好的麻醉方法。一般单个或少数几个未进入体腔的软组织伤口均可在局麻下进行。如采用全麻、硬膜外麻醉可先行麻醉；如采用局麻则应待伤口周围消毒后进行。

(2) 清洗去污：医师戴无菌手套，用无菌纱布填塞伤口，以免增加污染。剃除伤口周围毛发，用汽油或乙醚擦去油污。用软毛刷蘸灭菌肥皂水刷洗伤口周围皮肤，以生理盐水冲去皂液，如此2~3遍。取出填塞伤口的纱布，用灭菌生理盐水冲洗伤口内部，并用钳夹棉球轻拭，协助清除伤口内的血块、异物等。如污染较重，可用双氧水浸泡创腔。无菌纱布拭干皮肤。活动性出血一般用纱布填压止血，必要时用止血钳暂时钳夹止血（注意防止重要组织损伤）。

(3) 清理伤口：伤口周围皮肤常规消毒铺巾。手术医师洗手后穿戴灭菌衣和手套（如为表浅小伤口可不洗手穿衣，只戴灭菌手套即可）。切除伤口周围1~2mm挫伤的皮缘，头、面、手部的皮肤要尽量保存，作适当修整即可。彻底清除创口内的血凝块、异物及一切失活的组织，与异物黏附紧密的组织可将其连同异物作薄层切除。在清理过程中如有小的活动性出血，随时结扎止血。仔细、彻底地探查伤道，深的、斜行的伤道应适当扩大伤口，直至能看清整个伤道。如伤道通入体腔并有内脏伤的可能，可经扩大的伤口或另作切口探查其中的内脏，作相应的处理。重要的血管断裂应力争修补、吻合或移植重建。重要的神经断裂或肌腱断裂也应争取一期缝合；如条件不允许，可用黑丝线将其断端缝合固定于附近的肌肉上，

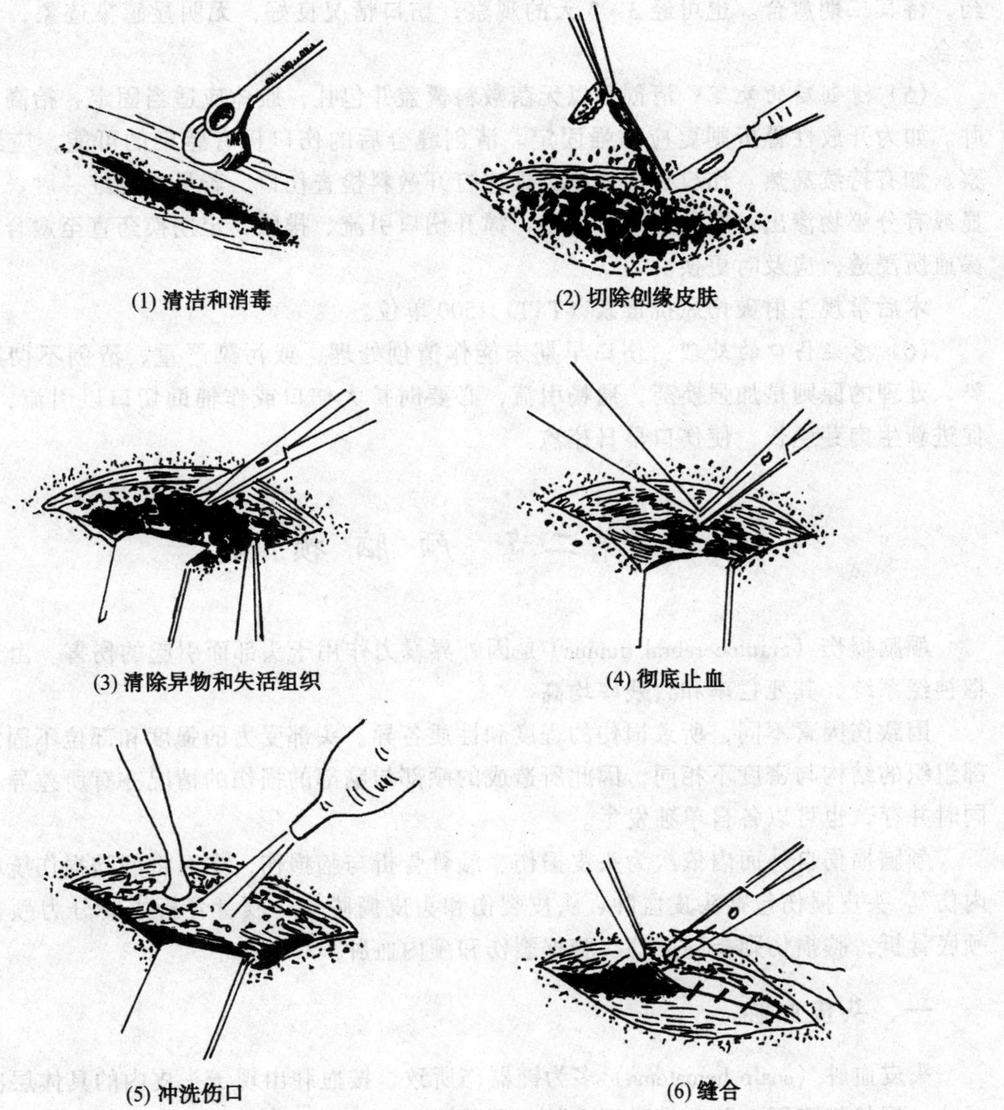

(1) 清洁和消毒　(2) 切除创缘皮肤

(3) 清除异物和失活组织　(4) 彻底止血

(5) 冲洗伤口　(6) 缝合

图 13－1　清创术步骤

以便在二期修复时寻找。开放性骨折如污染较轻、清创及时、彻底，感染的可能性较小，可立即整复后内固定，否则不宜内固定。大块游离骨碎片应尽量保留，清洗后放回原位。以上各种组织修复后均应有良好的软组织覆盖，使之有良好的血供及保护。清创、止血、探查、修复完毕，再次用灭菌生理盐水或双氧水冲洗创腔。

（4）缝合伤口：清创后伤口是否立即缝合，要根据损伤性质、伤口部位、污染程度及受伤后时间等条件来确定。如清创在 8～12 小时内进行，而且清创满意，均可一期缝合伤口。缝合时应按解剖层次逐层对合，勿留死腔。皮肤缺损也应争取一期植皮覆盖。如污染较重，清创不够满意或创口渗血较多，可安置乳胶片或软胶管引流后再作一期缝合。超过此时间的伤口或为战伤，一般均不作一期缝合，于伤口内疏松填以凡士林纱布，外覆敷料，定期换药，待其二期愈合。也可经3~5天的观察，伤口情况良好，无明显感染迹象，再给予二期缝合。

（5）清创后的处理：清创后以无菌敷料覆盖并包扎，肢体应适当固定、抬高，以减轻水肿。如为开放性骨折则更应加强固定。清创缝合后的伤口仍有感染的可能，应继续严密观察。如有持续高热、伤口疼痛加剧，即应打开敷料检查伤口，若见局部红、肿、热、压痛明显或有分泌物渗出，应及时拆去缝线，撑开伤口引流、排脓，定期换药直至愈合。敷料如为渗血所浸透，应及时更换。

术后常规注射破伤风抗毒素（TAT）1500单位。

（6）感染伤口的处理：伤口早期未能作清创处理，或污染严重、清创不彻底，已经感染，处理的原则是加强换药，通畅引流，必要时扩大伤口或作辅助切口以引流，剪除腐肉，促进新生肉芽生长，使伤口早日痊愈。

第二节　颅脑损伤

颅脑损伤（craniocerebral trauma）是因外界暴力作用于头部而引起的伤害。由于易伤及中枢神经系统，其死亡率和致残率均高。

因致伤因素不同，所致损伤的程度和性质各异。头部受力的强度和部位不固定，颅脑各部组织的结构与密度不相同，因此所造成的颅部与脑部的损伤的情况亦有所差异。它们可以同时并存，也可以各自单独发生。

颅脑损伤自外而内依次为头皮损伤、颅骨骨折与脑损伤，中医将颅脑损伤统称为“头部内伤”。头皮损伤包括头皮血肿、头皮裂伤和头皮撕脱伤；颅骨骨折主要分为颅盖骨骨折和颅底骨折；脑损伤则指脑震荡、脑挫裂伤和颅内血肿。

一、头皮血肿

头皮血肿（scalp hematoma）多为钝器伤所致，按血肿出现于头皮内的具体层次分为皮下血肿、帽状腱膜下血肿和骨膜下血肿（图13-2）。

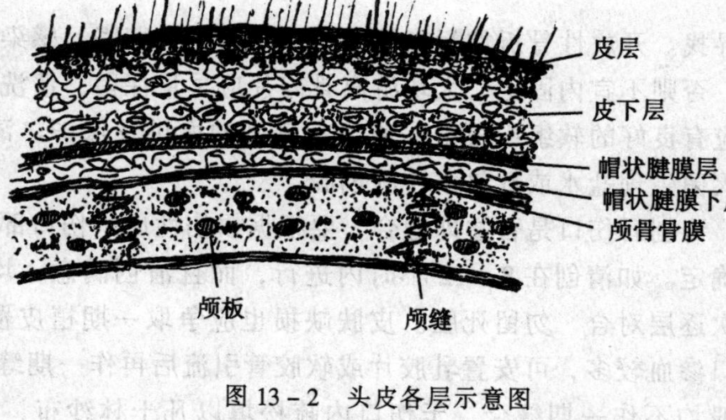

图13-2　头皮各层示意图

【病因病理】

1．西医病因病理

头部受钝性物体撞击造成小的血管破裂而形成血肿。皮下血肿位于头皮表层和帽状腱膜之间，因皮下组织结构紧密，血管神经丰富，故伤后出血较局限，血肿较小但疼痛重；帽状腱膜下血肿因该层组织疏松，血肿易扩展蔓延，故血肿较大，波动感明显，疼痛较轻；骨膜下血肿的出血聚集在骨膜与颅骨表面之间，一般血肿不会超过颅骨骨缝。

2．中医病因病机

硬性物体打击头部或头皮撞击于钝性物体上而致局部皮挫络损，气滞血瘀，离经之血积于头部肌肤筋膜而发本病。

【临床表现】

有明显的外伤史，伤后头部肿痛。根据部位的不同体征有所区别，皮下血肿局限且易于发现，疼痛较重，扪诊时有凹陷感，易误认为是凹陷性颅骨骨折；帽状腱膜下血肿范围较大，严重时充满整个帽状腱膜下层，造成头部显著畸形，波动感明显，小儿及体弱者可致休克或贫血；骨膜下血肿局限于某一颅骨范围之内，以骨缝为界，质地较硬，常见于新生儿产伤。

【实验室及其他检查】

头颅 X 线检查主要是排除有无骨折。

【诊断与鉴别诊断】

1．诊断

有钝器撞伤头部史；局部皮肤挫伤、肿胀，可伴疼痛；触诊于局部可扪及或大或小的肿块；X 线片颅骨无明显异常。

2．鉴别诊断

颅骨凹陷性骨折：本病好发于额骨及顶骨，成人凹陷性骨折多为粉碎性骨折，婴幼儿可呈“乒乓球凹陷样骨折”；骨折部位的切线位 X 线片可显示骨折陷入颅内的深度；CT 扫描不仅可了解骨折情况，还可了解有无合并脑损伤。

【治疗】

较小的头皮血肿一般多能自行吸收，无需特殊处理。较大的血肿可行穿刺抽吸、加压包扎或外敷药物等治疗，并配合内服止血、止痛、活血祛瘀的中药。处理头皮血肿时要考虑到有无颅骨损伤及脑损伤。

1．西医治疗

(1) 较大血肿应在无菌条件下抽出积血，然后加压包扎；2~3 天检查一次，若血肿未消散可再次抽吸。

(2) 如果抽吸后血肿在短时间内又很快出现，则需考虑是否有较大的血管破裂，必要时应切开彻底止血。忌用强力加压包扎，以防血液经骨折缝流向颅内，引起硬膜外血肿。

2. 中医治疗

(1) 内治

本病主要是瘀血内聚证。

证候：伤后头痛，痛处固定，痛如锥刺；舌质紫暗，脉细涩。

治法：活血化瘀，行气消肿。

方药：通窍活血汤加减。若肿胀甚者，加苏木、陈皮行气消肿；若疼痛甚者，加全蝎、乳香、没药祛瘀止痛。

(2) 外治：局部剪去头发，外敷双柏散或元冰散即可。

【预防与调护】

1. 未排除颅骨骨折的头皮血肿，最好不要急于行头部加压包扎。
2. 为避免感染，采用穿刺抽吸时必须严格无菌操作。

二、头皮裂伤

头皮裂伤（scalp laceration）系外力引起头皮破裂者。其中因锐器引起者，称为割裂伤；由钝物挫伤引起者，称为挫裂伤。

【病因病理】

1. 西医病因病理

头皮因锐器（刀、玻璃等）或钝器（铁锤、石块等）伤而致全层裂开，损伤头皮血管而导致出血。如伤及主要血管，出血量多势猛，可引起失血性休克而危及生命。

2. 中医病因病机

本病因利器砍伤头部或钝器打击、高处堕坠致头部肌肤震裂，导致局部经脉破损，血溢脉外；血溢过多可致津血耗损，气随血脱，终致昏厥。

【临床表现】

头皮裂伤多累及全层，裂口形状、大小不一，出血量较多，有的创缘呈不规则碎裂，有时伤口内可夹杂头发、异物等。

【诊断与鉴别诊断】

1. 诊断

头部有锐器割伤或钝器打砸病史，伤后局部皮肤裂开伴明显出血症状，严重者可出现休克。

2. 鉴别诊断

颅骨开放性骨折：属颅脑损伤的重症，除头皮有裂伤外，颅骨亦存在骨折，导致外界与大脑相通。头颅 X 线片可显示骨折的类型；CT 扫描不仅可了解骨折情况，还可了解有无合并脑损伤。

【治疗】

治疗原则是压迫止血、清创缝合、预防感染、促进创口愈合。

1．西医治疗

（1）对新鲜创口应及早做清创缝合术。

（2）注射破伤风抗毒素以预防破伤风的发生。

（3）选用抗生素防治伤口感染。

（4）严重者行抗失血性休克治疗。

2．中医治疗

（1）外伤出血证

证候：头部皮肤局限性裂开，出血，来势或急或慢，出血量或多或少；伴疼痛、心悸气短；脉微细数。

治法：益气止血，祛瘀宁心。

方药：当归补血汤加减。

外治法：予十灰散、云南白药等外撒于创面，达到止血的目的；或直接行创面压迫包扎止血。

（2）气血双脱证

证候：面色苍白，四肢厥冷，头晕目眩，心悸，唇干淡白，呼吸微弱；脉细数无力。

治法：益气固脱，回阳救逆。

方药：独参汤合参附龙牡汤加减。

【预防与调护】

1．对创口包扎止血时应尽量用清洁敷料或无菌敷料，以免加重伤口污染。

2．头皮血运丰富，其清创缝合的时限允许放宽至 24 小时，清创时须检查伤口深处有无骨折或碎骨片，一旦发现有脑组织或脑脊液外溢，须按开放性脑损伤处理。

三、头皮撕脱伤

头皮撕脱伤（scalp avulsion）系指大块头皮自帽状腱膜下层或连同颅骨骨膜撕脱的一类头皮损伤性疾病。伤员常因伤口大量出血和剧痛而发生休克。

【病因病理】

1．西医病因病理

大多为斜向或直向的暴力作用在头皮上所致。由于头部皮肤、皮下组织、帽状腱膜三层之间连接十分紧密，故被撕脱的组织多自帽状腱膜下层一并撕脱，严重时可连同颅骨骨膜撕脱，常因大量的出血和疼痛而休克。

2．中医病因病机

强力拉扯头部皮肤或发辫致肌肤与头骨分离，局部经脉受损，脉络破裂，血溢脉外；血凝则瘀，阻碍气机运行，故致气滞络阻不通而出现疼痛。失血过多，血虚不能养心，心神失养或气无所附，随气而脱，均可致昏厥重症。

【临床表现】

常发生于妇女，往往是发辫被卷入转动的机器内所致。其创口出血较多，疼痛较甚，大片的头皮组织被撕脱，容易发生失血性或疼痛性休克。

【诊断与鉴别诊断】

1．诊断

头部有被强力牵拉损伤病史，局部大片头皮被撕脱，鲜血淋漓，疼痛不止。

2．鉴别诊断

颅骨开放性骨折不但头皮有伤口，颅骨亦发生骨折，头颅 X 线片可显示骨折的类型；CT 扫描可了解骨折情况及有无合并脑损伤。

【治疗】

本病的治疗重在及时止血、镇痛、防治休克，在此基础上积极修复创面。

1．西医治疗

(1) 防治失血性或疼痛性休克。

(2) 若撕脱的头皮有蒂连接时，可直接清创缝合；若头皮有缺损，可做皮下松解术或转移皮瓣术。完全撕脱的头皮，可将撕脱的头皮剪去头发，消毒后缝回原处，条件许可者最好将断端较粗的动静脉进行吻合；或将撕脱头皮做成中厚皮片植回。头皮挫伤严重或骨膜缺损较大者，可在颅骨上间隙密集钻孔，直达板障，待从板障骨松质长出的肉芽覆盖全部裸露颅骨后，再在肉芽表面全层植皮。对于颅骨板裸露较大者，也可用大网膜移植暂时覆盖创面，待肉芽组织长出后再行植皮术。

(3) 早期应用抗生素防治感染。

(4) 注射破伤风抗毒素预防伤后破伤风。

2．中医治疗

(1) 气虚血脱证

证候：头皮撕脱，出血量较多；伴心悸气短，肢冷汗出，神昏；脉微欲绝。

治法：益气摄血，回阳固脱。

方药：益气摄血汤加减。

(2) 气滞血瘀证

证候：头皮撕脱，头部胀痛或刺痛不移，甚者不能俯仰转侧，咳嗽、呼吸、排便等屏气时疼痛加剧；脉弦涩。

治法：养血活血，理气止痛。

方药：和营止痛汤加减。

(3) 气血虚亏证

证候：头皮撕脱，头晕头痛，动则加剧；面色无华，心悸失眠，神疲倦怠，纳差；脉细弱。

治法：补气养血。

方药：归脾汤加减。

【预防与调护】

1. 加强劳动保护，防止意外受伤。

2. 完全撕脱的头皮应用无菌敷料或清洁布巾包好，随同伤员一并送交医院处理。

3. 创面争取在12小时内清创。如损伤时间较长，创面污染严重或已感染，则按感染创面处理。

四、颅骨骨折

颅骨骨折（skull fracture）指颅骨受暴力作用导致的颅骨结构改变。颅骨骨折的存在提示伤者受暴力较重，合并脑损伤的几率较高。

【病因病理】

直接暴力是颅骨骨折最常见的致伤方式。头部处于相对静止的状态，突然被运动的物体打击，或头部运动突然撞击在坚硬的物体上，或头部受到挤压，或活动的头部被物体反复撞击致伤等均可能导致颅骨骨折；少数可由间接暴力引起，如高处坠落等。颅骨骨折按骨折部位分为颅盖与颅底骨折；按骨折的形态分为线形骨折与凹陷性骨折；按骨折与外界是否相通分为开放性骨折和闭合性骨折。

【临床表现】

常有头部外伤史。局部肿痛、压痛。如骨折线跨越脑膜血管沟或静脉窦时，有发生硬膜外血肿的可能，凹陷性骨折可直接损伤脑组织而出现相应的症状，颅底骨折者还可出现眼、耳、鼻、咽等处淤血或流血。

【实验室及其他检查】

头颅X线摄片一般可明确骨折的部位及类型，对凹陷性骨折应加拍切线位X线片，以测量凹陷的深度。CT检查可在明确骨折的部位及类型的同时，排除是否有脑损伤或颅内血肿。

【诊断与鉴别诊断】

1. 诊断

(1) 颅盖骨骨折：有头部外伤史，伤后局部肿痛、压痛，头颅X线片可明确骨折的部位及类型。

（2）颅底骨折：根据骨折的部位不同，表现有区别。

①颅前窝骨折有鼻出血、眶周广泛淤血斑（“熊猫眼”征）以及广泛球结膜下淤血斑等表现，甚至出现脑脊液鼻漏及嗅神经或视神经损伤；②颅中窝骨折有鼻出血或合并脑脊液鼻漏或耳漏，可能损伤第Ⅱ、Ⅲ、Ⅳ、Ⅴ、Ⅵ、Ⅶ、Ⅷ脑神经；若骨折伤及颈动脉海绵窦段，可因动静脉瘘的形成而出现搏动性突眼及颅内杂音；破裂孔或颈内动脉管处的破裂可发生致命性的鼻出血或耳出血；③颅后窝骨折出现乳突部皮下淤血斑（Battle 征）或枕下部肿胀及皮下淤血斑，可合并第Ⅸ～Ⅻ脑神经损伤。

2．鉴别诊断

头皮血肿：有头部外伤史，伤后亦出现局部肿痛、压痛，甚至可扪及凹陷，但头颅 X 线片或 CT 检查无骨折。

【治疗】

单纯线形骨折及颅底骨折本身无需特别治疗，重点在于观察有无脑损伤及颅内血肿。颅底骨折及线形骨折线通过气窦者属开放性骨折，要注意预防颅内感染。

1．西医治疗

颅底骨折及线形骨折线通过气窦者应用广谱抗生素预防感染，注射破伤风抗毒素预防破伤风。

对开放性颅骨骨折者应及时采取手术清创，凹陷性骨折超过 1cm 者应进行手术撬拨复位。

2．中医治疗

（1）内治：按骨折三期辨证用药。

（2）针灸治疗：有脑神经损伤者，病情稳定后可进行针灸治疗，帮助神经功能的恢复。

【预防与调护】

注意休息，严密观察有无颅内继发性损伤。颅底骨折应尽量采取半坐位，制止咳嗽或打喷嚏；对其鼻腔及外耳道出血，严禁堵塞和冲洗，防止漏出的脑脊液逆流入颅内。

五、脑震荡

脑损伤后立即出现短暂的意识障碍或昏迷，但短时间即清醒，称为脑震荡（cerebral concussion），俗称“脑气伤”或“脑气震动”。中医学对脑震荡的发生、病情及预后早已有明确的认识，《医宗金鉴·正骨心法要旨》云：“如被坠堕打伤，震动盖顶骨缝，以致脑筋转拧疼痛，昏迷不省人事，少时或明者，其人可治。”

【病因病理】

1．西医病因病理

头部外伤后产生短暂性脑功能障碍，脑组织无肉眼可见的器质性损害及神经病理改变，仅在显微镜下才能见到神经组织结构紊乱。具体机制尚未明了，可能与惯性力所致弥散性脑损伤有关。

2．中医病因病机

头部直接受到打击，脑气受损，扰乱静宁之府，出现神不守舍，心乱气越，清阳不升，浊阴不降，气机逆乱，神明昏蒙。脑震荡后期主要病机为气血虚弱（脑气虚）或肝肾亏虚不能生髓，清窍失养。

【临床表现】

1．一过性昏迷　受伤后立即出现短暂的昏迷，常为数分钟，一般不超过半小时。

2．近事遗忘症　清醒后不能回忆受伤之时或受伤前后的情况，但对往事却能清楚回忆，故又称“逆行性遗忘症”。

3．较重者在昏迷期间可有皮肤苍白、出汗、血压下降、心动徐缓、呼吸浅慢等表现，但随着意识的恢复很快趋于正常。清醒后可有头痛、头晕、恶心、呕吐等症状。

4．神经系统检查无阳性体征。

【实验室及其他检查】

1．脑脊液检查无红细胞。

2．CT 检查颅内无异常发现。

【诊断与鉴别诊断】

1．诊断

有头部外伤史，伤后有一过性昏迷，近事遗忘，神经系统检查及有关辅助检查均无阳性体征。

2．鉴别诊断

脑挫裂伤：伤后昏迷在半小时以上，并即刻出现局灶症状与体征，脑脊液呈血性改变，CT 检查可见脑挫伤区有点片状高密度或高低混杂密度影像。

【治疗】

轻型脑震荡大多可自愈，无需特殊处理。对症状较重者，药物治疗以缩短昏迷时间和对症治疗为主。

1．一般治疗

卧床休息 1～2 周，伤后 24～48 小时内密切观察神志、瞳孔、肢体运动和神经系统体征的变化，定时测量脉搏、呼吸和血压。

2．西医治疗

对症治疗，输液、吸氧，适量给予镇静止痛剂和调节血管药物。如恶心呕吐较重者，服用小剂量的冬眠灵、灭吐灵等，并静脉应用脱水药。

3．中医治疗

（1）内治

①昏迷期

证候：脑部受外力震击后昏迷不醒，持续时间一般不超过30分钟。

治法：开窍通闭。

方药：苏合香丸或至宝丹急灌服。

②苏醒期

证候：清醒后见头痛、头晕、恶心、时有呕吐、夜寐不宁等症状。

治法：疏肝活血安神。

方药：柴胡细辛汤加减。若头痛较剧者加藁本、蔓荆子祛风止痛；头晕较甚者加白蒺藜、钩藤、天麻柔肝潜阳；恶心呕吐者加姜竹茹、姜半夏和胃止呕；夜寐不宁者加夜交藤、炒枣仁、炙远志养心安神。

③恢复期

证候：7~10天以后仍感头微晕，肢倦乏力，精神不振；舌质淡，苔薄白，脉细弱。

治法：益气补肾，养血健脑。

方药：可服保立苏汤、归脾丸等。

（2）针刺疗法

昏迷期针刺人中、十宣、涌泉，必要时加百会，强刺激，用泻法。苏醒后头晕时，可针内关透外关；呕吐者针刺内关，配天突、足三里、中脘。

【预防与调护】

1．对于脑震荡的患者需警惕颅内血肿的存在，最好能留院给予短期观察。

2．进行心理治疗，增强康复信心。对症状消失较慢者，有人主张不宜轻易作“脑震荡”的诊断，而改称“脑外伤反应综合征”，以免增加其思想负担，影响工作和生活。

六、脑挫裂伤

脑挫裂伤（cerebral contusion and laceration）是一种严重的脑组织、神经和血管的器质性损伤。其中脑组织遭受破坏较轻，软脑膜尚完整者为脑挫伤；而软脑膜、血管和脑组织同时有破裂，并伴有外伤性蛛网膜下腔出血者为脑裂伤。因二者常同时存在，临床上又不易区别，故常合称为脑挫裂伤。

【病因病理】

1．西医病因病理

头部外伤后造成脑组织器质性损伤，在脑表面或深层有散在或聚集的出血点、淤斑或大片出血，甚至脑组织碎裂。还可出现脑水肿，一般3~7天内水肿发展到高峰，在此期间易发生颅内压增高甚至脑疝。伤情较轻者脑水肿可逐渐消退。病灶处日后可形成瘢痕、囊肿或与硬脑膜粘连，成为癫痫的原因之一。广泛的脑挫裂伤可造成脑组织坏死，数周以后形成外伤性脑萎缩。

脑挫裂伤发生的部位常在头部直接受伤处，也可发生在着力点对侧，后者称为对冲性脑损伤。如当枕部着地受伤时，可使对冲部位的额极、颞极、脑底面发生广泛的对冲性脑挫裂伤。脑挫裂伤常并发出血现象，形成颅内血肿。

2. 中医病因病机

外力损伤头部，使脑髓损伤，脑气受扰，心乱气越，脉络受损，血溢脉外，脑海气滞血瘀，经络闭塞，清窍受阻，神明皆蒙；或出血过多，伤及神明，则可出现危症或导致死亡。故《医宗金鉴·正骨心法要旨》云："若伤重，内连脑髓及伤灵明，必昏沉不省人事。"

【临床表现】

1. 昏迷

受伤当时立即出现，昏迷的程度和持续时间与脑挫裂伤的程度、范围直接相关，绝大多数在半小时以上，重症者可长期昏迷。

2. 局灶症状和体征

随脑受损的部位、范围和程度不同而异，对诊断和判定脑伤的部位很有意义。若大脑功能区受损可立即呈现相应的神经功能障碍或体征，如运动区损伤出现锥体束征、肢体抽搐或偏瘫；语言中枢损伤出现失语等。发生于"哑区"的损伤则无局灶症状或体征出现。

3. 颅内压增高与脑疝

为继发脑水肿或颅内血肿所致，使昏迷或瘫痪程度加重，或意识好转，清醒后又变为模糊，同时有血压升高、心率减慢、呼吸加深、瞳孔不等大及锥体束征等表现。

4. 其他表现

常合并蛛网膜下腔出血，因而出现脑膜刺激征，如颈项强直、克氏征阳性并有血性脑脊液；若合并颅底骨折则引起附近软组织出血征象和脑脊液漏。

【实验室及其他检查】

1. 脑脊液常规检查

脑挫裂伤伤员的脑脊液常带血性，故脑脊液常规检查可发现红细胞。

2. CT 检查

可了解脑挫裂伤的具体部位、范围（伤灶表现为低密度区有散在的点状或片状高密度出血灶影）及周围脑水肿的程度（低密度影范围），还可了解脑室受压及中线结构移位等情况。

【诊断与鉴别诊断】

1. 诊断

头部有外伤史，伤后昏迷在半小时以上，出现局灶症状与体征，脑脊液呈血性改变，CT 检查可见脑挫伤区有点片状高密度或高低混杂密度影像。

2. 鉴别诊断

（1）脑震荡：脑震荡伤后昏迷时间多在 30 分钟以内，有明显的近事遗忘症，且无定位症状及脑内器质性损害；脑脊液检查多无异常。

（2）颅内血肿：开始时意识障碍可能较轻，但常呈进行性加重或有中间清醒期的昏迷；定位症状为迟发性，后期常并发脑疝。

(3) 原发性脑干损伤 (primary brain - stem injury)：是特殊类型的脑损伤，伤后即刻出现显著的生命功能紊乱，眼球固定，瞳孔多变，高热不退，昏迷深且持久；若为中脑损伤则出现去大脑强直，表现为两上肢伸直、内收并内旋，两下肢挺直，头后仰，呈角弓反张状。

【治疗】

轻者治疗基本与脑震荡相同，严重者昏迷期以抢救生命为先，以西医对症治疗为主，配合中药开窍醒神；苏醒期和恢复期以中药调理和针刺治疗为主。除非颅内继发性血肿或有难以遏制的颅内高压外，一般无需外科处理。

1. 一般治疗

(1) 密切观察病情变化，每 1 ~ 2 小时观察 1 次并作好记录，以便早期发现颅内血肿，并作好术前准备。

(2) 一般保持床头抬高 15° ~ 30°，保持呼吸道通畅，必要时行气管切开术，充分给氧。

(3) 伤后暂禁食，3 ~ 4 日后进流食或鼻饲以维持营养。

(4) 维持水、电解质平衡，对躁动者查明原因（如疼痛、尿潴留、体位不适、颅内压增高等），并作相应处理，可用一般镇静剂（苯二氮䓬、苯巴比妥类等），禁用吗啡类药物，以免掩盖病情和抑制呼吸；伴高热者给予物理降温或冬眠低温疗法；合并脑脊液漏者用抗生素预防颅内感染。

2. 西医治疗

(1) 脱水疗法：是防治脑水肿、降低颅内压的有效措施。一般用渗透性脱水剂（如甘露醇）或利尿脱水剂（如速尿、利尿酸钠等）。脱水治疗期间应注意血容量不足、低血压及电解质紊乱、低钾血症。

(2) 肾上腺皮质激素的运用：肾上腺皮质激素能改善血脑屏障，降低脑血管的通透性，并可维持脑细胞内溶酶体稳定，对防治脑水肿有效。常用药物如地塞米松、氢化可的松。治疗期间应注意预防消化道出血。

(3) 神经营养剂和促醒药物：神经营养剂可供给能量，改善脑组织代谢和恢复脑组织功能。常用药物有三磷酸腺苷（ATP）、辅酶 A、细胞色素 C（用前作过敏试验）。促醒药适用于昏迷时间久者，如克脑迷、胞二磷胆碱及安宫牛黄丸、苏合香丸等。

(4) 高压氧疗法：高血氧可提高血氧张力，直接纠正脑缺氧，阻断脑缺氧—脑水肿的恶性循环，在与低温、脱水等综合治疗下，可促使脑细胞功能恢复。

(5) 低温疗法：降低组织温度可使组织细胞氧需求量降低，减少脑耗氧量，从而保护脑组织。实践证明，降温与脱水疗法联合应用可有效地控制缺氧性脑损害的恶性循环。降温疗法要求：①头部重点降温，采用冰帽、冰水槽等。②尽早使用，持续时间要足够，通常保持直肠温度在 32℃ ~ 34℃，一般疗程为 3 ~ 5 日。③低温期间要制止寒颤及抽搐，以免增加全身耗氧量。④根据病人循环功能选用冬眠合剂Ⅰ、Ⅱ、Ⅳ号。

(6) 防治并发症：积极防治消化道出血、肺炎、癫痫等并发症。对严重消化道出血可在胃镜监测引导下用激光或微波行出血点止血，不能控制者应行胃大部分切除术或迷走神经切断加胃窦部切除术。

3．中医治疗

（1）内治

① 昏聩期

证候：昏聩深着，两手握固，牙关紧闭；脉沉迟。

治法：辛香开窍，通闭醒神。

方药：苏合香丸或黎洞丸1粒（研末），胃管灌服。若伴高热、神昏窍闭、抽搐等症者，改用安宫牛黄丸研末灌服，以清心开窍；若痰热阻窍所致昏迷，用至宝丹清热豁痰开窍。

② 苏醒期

证候：神志恍惚不清，头痛头晕，呕吐恶心，夜寐不宁，或醒后不省人事，昏沉嗜卧；脉细无力。

治法：镇心安神，升清降浊。

方药：琥珀安神汤加减。若眩晕不止，或夜寐烦躁不宁甚者，用天麻钩藤饮加减以平肝熄风、升清降浊；若痰气上逆，神志迷蒙，不能自主者，改用癫狂梦醒汤加减以祛瘀开窍、化痰醒神。

③ 恢复期

证候：神情痴呆，或失语，或语言謇涩，或错语健忘，或半身不遂，四肢麻木；舌干红无苔，脉弦细数。

治法：益气养阴，祛瘀开窍。

方药：补阳还五汤合收呆至神汤加减。若视物模糊，或复视，加决明子、枸杞子、玉竹、紫丹参补益肝肾；若失聪，或耳鸣，有阻塞感，加灵磁石、蔓荆子、灯心草补肾聪耳；若头痛失眠，烦躁不宁，胸闷心悸，甚者癫狂，则加琥珀、龙齿、远志镇静安神；若筋脉不利，爪甲不荣，则加熟地、木瓜养肝舒筋。

（2）针灸治疗

① 昏迷不省人事者针人中、十宣、涌泉、合谷等穴；呃逆者针天突，配内关、中脘；呕吐者针内关，配足三里、天突。

② 恢复期症见眩晕者，针内关、百会、足三里，配风池、三阴交等穴；失眠者针足三里、哑门或神门，配内关、三阴交；癫痫者针哑门、后溪，配人中、内关；半身不遂者针曲池透少海，阳陵泉透阴陵泉，配外关透内关，合谷透后溪，悬钟透三阴交，地仓透颊车，环跳和养老；头痛者针印堂、哑门，配足三里、合谷。

【预防与调护】

1．保持呼吸道通畅，及时清除呼吸道内分泌物。

2．排尿困难者在无菌操作下放置并保留导尿管，并每日冲洗膀胱。

3．定时翻身，防止褥疮的发生。

4．对于恢复期出现瘫痪、失语及智力障碍的患者，应充分调动其积极性，加强锻炼，积极采取综合治疗措施，以促进功能的恢复。

七、颅内血肿

颅脑损伤时常引起颅内出血，当血液积聚形成血肿，造成脑压迫时，称为颅内血肿（intracranial hematoma）。这是颅脑损伤的严重继发性病变。按血肿的来源和部位可分为硬脑膜外血肿（epidural hematoma）、硬脑膜下血肿（subdural hematoma）及脑内血肿（intracerebral hematoma）等；按血肿引起颅内压增高或早期脑疝症状所需时间，将其分为三型：72 小时以内者为急性型，3 日以上至 3 周以内为亚急性型，超过 3 周为慢性型。血肿常与原发性脑损伤相伴发生，也可在没有明显原发性脑损伤情况下单独发生。

【病因病理】

1．西医病因病理

颅内血肿形成的初期人体有一定的代偿能力，早期表现为颅内血管的收缩，脑血流量减少，脑脊液产生的速度减慢，脑室排空，脑脊液经脑池、蛛网膜下腔的吸收速度加快，使脑的体积相应缩小，此时颅内压可无显著升高。若血肿进一步发展，出现代偿性功能失调，颅内压增高，脑静脉回流阻滞，严重时脑脊液循环通路梗阻，脑组织受压移位进入颅脑的裂隙，形成脑疝，压迫脑干，形成颅内压进一步增高的恶性循环。脑疝压迫脑干较久后，终致生命中枢衰竭而死亡。

2．中医病因病机

外力损伤头部，致头部顶骨塌陷、震裂，脉络受损，血离经隧则渗溢留瘀，阻于清窍，压迫脑髓，使脑气逆乱，神明昏蒙，神无所守。相对来说，轻者或可来复，重者则神已散失，难以为就。

中医中药在重症脑损伤的治疗中不占主导地位，历史文献上往往标之不治。如《伤科补要》记载："如外皮未破而骨已碎，内膜已穿，血向内流，声哑不语，面青唇黑者，不治。"

【临床表现】

1．意识障碍的变化

意识障碍有嗜睡、朦胧、浅昏迷、深昏迷几个级别。近 20 年来，采用格拉斯哥昏迷评分法，检查病人睁眼、语言和运动三项反应的情况并予以评分，总分最高 15 分，最低 3 分。总分越低则病情越重。总分在 8 分以下者表明昏迷（表 13－3）。

表 13－3　　Glasgow 昏迷评分法

睁眼反应	评分	言语反应	评分	运动反应	评分
能自行睁眼	4	能答对，*定向正确	5	能按吩咐完成动作	6
呼之能睁眼	3	能答对，*定向有误	4	刺痛时能定位，手举向疼痛部位	5
刺痛能睁眼	2	胡言乱语，不能对答	3	刺痛时肢体能回缩	4
不能睁眼	1	仅能发音，无语言	2	刺痛时双上肢呈过度屈曲	3
		不能发音	1	刺痛时四肢呈过度伸展	2
				刺痛时肢体松弛，无动作	1

＊定向指对人物、时间和地点的辨别

(1) 昏迷－清醒－再昏迷：常是颅内血肿，尤其是硬脑膜外血肿的典型症状。

(2) 持续昏迷并呈进行性加重：伤情严重，颅内压增高较快，易发生脑疝。

(3) 清醒－昏迷：伤后无原发性昏迷若干时间后出现昏迷并进行性加重，多见于小儿颅内血肿。

2. 瞳孔改变

瞳孔改变多发生在患侧，可先缩小，对光反应迟钝，继之瞳孔进行性扩大，对光反应消失，提示已发生小脑幕切迹疝。如病情进行性加重，则对侧瞳孔亦可随之扩大，发生枕骨大孔疝。

3. 锥体束征

早期出现的一侧肢体肌力减退，如无进行性加重表现，可能是脑挫裂伤的局灶体征；如果是稍晚出现或早期出现而有进行性加重，则应考虑为血肿引起脑疝或血肿压迫运动区所致；去大脑强直为脑疝晚期表现。

4. 生命体征

常为进行性的血压升高、心率减慢和呼吸深慢（“两慢一高”）。由于颞区的血肿大都先经历小脑幕切迹疝，然后合并枕骨大孔疝，故严重的呼吸循环障碍常在经过一段时间的意识障碍和瞳孔改变后才发生；额区或枕区的血肿则可不经历小脑幕切迹疝而直接发生枕骨大孔疝，可表现为一旦有了意识障碍，瞳孔变化和呼吸骤停几乎是同时发生。

【实验室及其他检查】

1. 颅骨X线平片

观察有无骨折，若骨折线横过脑膜中动脉沟或静脉窦时，应高度警惕硬脑膜外血肿的发生。

2. CT检查

有决定性诊断意义，尤其是动态观察，对确定血肿位置、大小、数量、变化等具有重要意义，血肿区在扫描图像上呈高密度表现（图13－3）。

【诊断与鉴别诊断】

1. 诊断

(1) 硬脑膜外血肿

血肿积聚于颅骨与硬脑膜之间，称为硬脑膜外血肿。多见于头部直接暴力损伤及各种类型的颅骨骨折，多数血肿部位与外伤时的着力点相一致，而血肿就在骨折线附近。常见于颞部、顶部、额极和各颅凹部位。出血来源于脑膜中动脉及其分支、矢状窦、横窦、板障静脉。诊断要点为：①原发性昏迷时间短并有中间清醒期；②伴有头痛、呕吐等颅内压增高症状；③出现神经定位体征，偏瘫并进行性加重，可有锥体束征；④一侧瞳孔扩大，对光反应迟钝渐至消失；⑤随着血肿增大及脑疝的加重，生命体征变化明显；⑥头颅X线平片有骨折线；⑦头颅CT扫描在病变区有高密度阴影，中线结构移位。

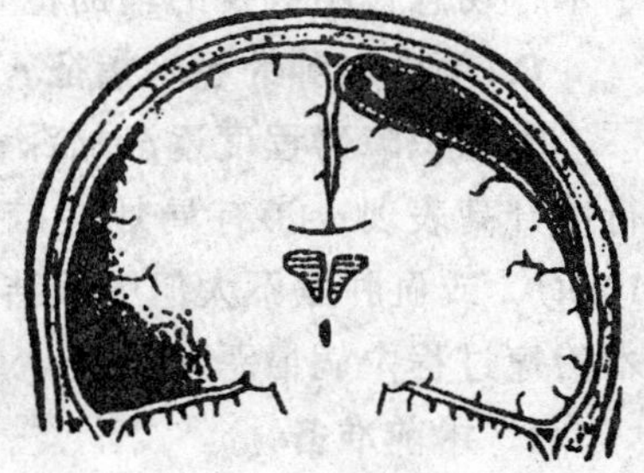

图13－3 两种硬膜下血肿
（注意血肿四周有包膜包围）
（左侧为急性型，右侧为慢性型）

(2) 硬脑膜下血肿

血肿聚集于硬脑膜与蛛网膜之间，称硬脑膜下血肿。是颅内血肿中最常见者。临床可分为急性硬脑膜下血肿、亚急性硬脑膜下血肿和慢性硬脑膜下血肿三种类型。加速性脑损伤时血肿多发生于着力侧；减速性脑损伤时血肿可发生于着力侧或对冲部位。多见于额极、颞极部和矢状窦两侧部位。出血来源常为大脑浅层的静脉破裂及脑挫裂伤，也可来源于静脉窦和桥静脉损伤。诊断要点为：①急性硬脑膜下血肿常因脑挫裂伤和静脉窦损伤引起，血肿可能发生于两侧，因而缺乏典型的“中间清醒期”；病情常呈急骤发展，昏迷较深并进行性加重，脑水肿严重，肢体运动障碍多出现在血肿对侧，且瞳孔扩大多见，可有小便失禁、血性脑脊液，易发生呼吸循环功能紊乱。②亚急性硬脑膜下血肿症状较轻，进展较慢。③慢性硬脑膜下血肿常发生于额顶颞部，伤力多不直接；早期出血量少，有阵发性头痛，渐至持续性头痛；晚期有呕吐、视乳头水肿，并可发生癫痫、一侧肢体轻瘫或锥体束征。④头颅 X 线摄片常无骨折可见。⑤头颅 CT 扫描可见病变区有半月形的高密度影像、侧脑室受压、中线结构移位。

(3) 脑内血肿

血肿在脑组织内称脑内血肿。常见部位为额叶、颞叶、顶叶或枕叶。诊断要点为：①以进行性意识障碍加重为主。②颅内压增高症状明显。③出现相应性局灶性症状。④CT 检查于脑实质内可见到圆形或不规则高密度血肿影，侧脑室明显受压，中线移位明显；同时可见血肿周围的低密度水肿区。

2. 鉴别诊断

脑挫裂伤：脑挫裂伤定位症状在伤后出现，而且比较稳定，无清醒期；颅内血肿的定位症状需隔一定时间出现，呈进行性加重，多有清醒期。

【治疗】

颅内血肿诊断一经确立，即应争分夺秒立即进行手术抢救，力求在脑疝形成前施行急诊手术，切忌作不必要的辅助检查。术后治疗基本同脑挫裂伤。

1. 颅内血肿的手术指征

①意识障碍程度逐渐加深；②颅内压的监测压力在 2.7kPa（270mmH_2O）以上，并呈进行性升高表现；③有局灶性脑损害体征；④CT 检查血肿较大（幕上者 > 40ml；幕下者 > 10ml），或血肿虽不大但中线结构移位明显（移位 > 1cm）、脑室或脑池受压明显；⑤在非手术治疗过程中病情恶化。

2. 术前准备

快速为伤员剃光头，备血和留置导尿。已发生脑疝者快速静滴脱水剂，同时作术前准备。对难以判定血肿位置者，也应快速静脉给予脱水剂，尔后观察瞳孔变化，如一侧瞳孔缩小，一侧仍散大，则散大侧有颅内血肿。对已濒危患者，也应在征得家属或单位同意后积极手术治疗。

3. 常用的手术方式

(1) 开颅血肿清除术

术前 CT 检查血肿部位明确者，可直接开颅清除血肿。对硬脑膜外血肿，骨瓣应大于血肿范围，以便于止血和清除血肿。遇到脑膜中动脉主干出血，止血有困难时，可向颅中凹底寻找棘孔，用明胶海绵堵塞止血。术前已有明显脑疝征象或CT检查中线结构有明显移位者，尽管血肿清除后当时脑未膨起，也应将硬脑膜敞开并去骨瓣减压，以减轻术后脑水肿引起的颅内压增高。对硬脑膜下血肿，在打开硬脑膜后，可在脑压板协助下用生理盐水将血块冲出，由于硬脑膜下血肿常合并脑挫裂伤和脑水肿，所以清除血肿后也不缝合硬脑膜并去骨瓣减压。对脑内血肿，因多合并脑挫裂伤与脑水肿，穿刺或切开皮质达血肿腔清除血肿后，以不缝合硬脑膜并去骨瓣减压为宜。

（2）钻孔探查术

已具备伤后意识障碍进行性加重或出现再昏迷等手术指征，因条件限制术前未能作CT检查，或就诊时脑疝已十分明显，已无时间作CT检查，钻孔探查术是有效的诊断和抢救措施。其主要目的在于确定有无血肿，适用于怀疑血肿而不能肯定者，应正确选择钻孔部位和钻孔顺序。钻孔在瞳孔首先扩大的一侧开始，或根据神经系体征、头皮伤痕、颅骨骨折的部位来选择；多数钻孔探查需在两侧多处进行。发现血肿后切割较大的骨瓣或扩大骨孔以便清除血肿和止血；在大多数情况下，需敞开硬脑膜并去骨瓣减压，以减轻术后脑水肿引起的颅内压增高。

（3）脑室引流术

脑室内出血或血肿应行脑室引流术。脑室内主要为未凝固的血液时，可行颅骨钻孔穿刺脑室置管引流；如主要为血凝块时，则行开颅术切开皮质进入脑室清除血肿后置管引流。

（4）钻孔引流术

对慢性硬脑膜下血肿主要采取颅骨钻孔，切开硬脑膜到达血肿腔，置管冲洗以清除血肿液。术后引流48～72小时，病人取头低卧位，并给予较大量的生理盐水和等渗溶液静脉滴注，以促使原受压脑组织膨起复位，消除死腔。

（5）去骨瓣减压术

重度脑挫裂伤合并脑水肿开颅时敞开硬膜并去骨瓣减压，同时还可清除挫裂糜烂及血循环不良的脑组织，作为内减压术。对于病情较重的广泛性脑挫裂伤或脑疝晚期者，可考虑行两侧去骨瓣减压术。

【预防与调护】

1．在进行脱水、激素等保守治疗的同时，须严密观察及监测，并作好随时手术的准备，一旦有手术指征，即可尽早手术。

2．宜静卧休息，避免精神刺激；早期严禁甜食、烟酒刺激之品及油腻不化之物，并防止用脑过度，不宜过早阅读等。

3．定时翻身，防止褥疮发生。

4．保持呼吸道通畅，及时清除呼吸道内分泌物，防止气体交换不足。必要时宜尽早行气管插管或气管切开。

第三节 胸部损伤

胸部损伤（chest trauma，thoracic trauma）一般根据是否穿破全层胸壁包括胸膜，造成胸膜腔与外界沟通，可分为闭合性和开放性损伤两大类。

闭合性损伤多由于暴力挤压、冲撞或钝器碰击胸部所引起。轻者只有胸壁软组织挫伤或（和）单纯肋骨骨折，重者多伴有胸膜腔内器官或血管损伤，导致气胸、血胸，有时还造成心脏挫伤、裂伤而产生心包腔内出血。

开放性损伤平时多因利器刀锥，战时则由火器弹片等穿破胸壁所造成。如进入胸膜腔，可导致开放性气胸或（和）血胸，影响呼吸和循环功能，伤情多较严重。

闭合性或开放性胸部损伤不论膈肌是否穿破，都可能同时伤及腹部脏器。这类胸和腹连接部同时累及的多发性损伤统称为胸腹联合伤。

一、肋骨骨折

肋骨古称“胸肋”、“胁肋”。肋骨共12对，呈弓形，分左右对称排列，借胸椎和胸骨的相连构成胸廓，有支持和保护内脏的作用。肋骨靠肋软骨与胸骨相连，肋软骨俗称“软肋”，具有缓冲外力作用。第1～3肋骨较短，且有锁骨、肩胛骨和肌肉的保护，少发生骨折；第4～7肋骨较长且固定，最易折断；第8～10肋骨虽较长，但前端与胸骨连成肋弓，有弹性，不易折断；第11～12肋骨前端游离不固定，故也不易折断；儿童的肋骨富有弹性，承受暴力的能力较强，不易折断；成年和老年人的肋骨骨质疏松，脆性较大，容易发生骨折。

在胸部损伤中，肋骨骨折（rib fracture）最为常见，可为单根或多根肋骨骨折，同一肋骨又可在一处或多处折断。

【病因病理】

1．西医病因病理

因直接暴力、跌倒或钝器撞击胸部，直接施压于肋骨，使承受打击处肋骨猛力向内弯曲而折断。胸部前后受挤压的间接暴力则可使肋骨向外过度弯曲处折断。

肋骨骨折时，如尖锐的肋骨断端向内移位，可刺破壁层胸膜和肺组织，产生气胸、血胸、皮下气肿或引起血痰、咯血等。断端亦可刺破肋间血管而引起出血。如撕破动脉并发喷射性出血，伤情往往迅速恶化。多根多处肋骨骨折后，尤其前侧局部胸壁可因失去完整肋骨的支撑而软化，出现反常呼吸运动，即吸气时软化区的胸壁内陷而不随同其余胸廓向外扩展；呼气时则相反，软化区向外鼓出（图13－4）。这类胸廓又称连枷胸（flail Chest）。如果软化区范围较广泛，在呼吸时由于两侧胸膜腔内压力不平衡，使纵隔左右扑动，影响气道的换气，引起体内缺氧和二氧化碳滞留，并影响静脉血液回流，严重的可发生呼吸和循环衰竭。

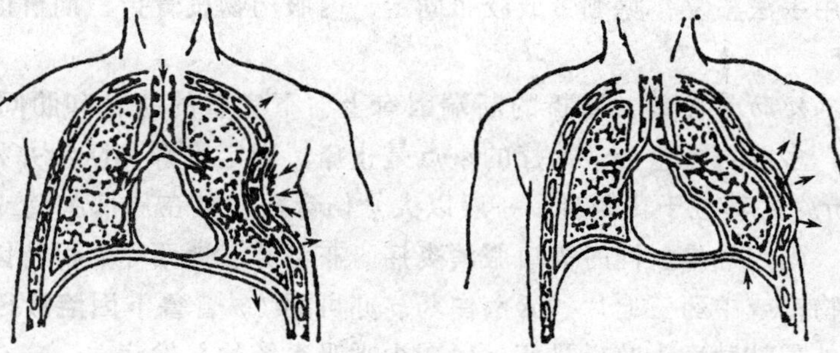

(1) 吸气　　　　(2) 呼气

图 13－4　胸壁软化区的反常呼吸运动

2．中医病因病机

肋骨骨折必然累及气血伤于内，因脉络受损，血瘀气滞为肿为痛。因气机逆乱、升降失调而引起呼吸困难，甚至引起气血两伤、气随血脱之重症。若累及肝肾精气，则影响骨折的愈合，故本病与气血、肝肾关系密切。

【临床表现】

1．局部疼痛，尤其在深呼吸、咳嗽或转动体位时加剧。尚可出现不同程度的呼吸困难和循环障碍。

2．体格检查受伤的局部胸壁有时肿胀，按之有压痛，甚至可有骨摩擦感。用手挤压前后胸部，局部疼痛加重甚至产生骨摩擦音，即可判断肋骨骨折而可与软组织挫伤鉴别。多根多处肋骨骨折时伤侧胸壁可有反常呼吸运动。伴有皮下气肿、气胸、血胸并发症的病人还有相应的体征。

【实验室及其他检查】

胸部 X 线摄片显示肋骨骨折断裂线、断端错位，X 线摄片还有助于判断有无气胸、血胸的存在，但前胸肋软骨折断并不显示 X 线征象。

【诊断与鉴别诊断】

1．诊断

根据明确的外伤史及相应的临床症状、体格检查，结合 X 线检查即可明确诊断。

2．鉴别诊断

肋骨骨折诊断比较容易。鉴别主要在于看是否存在“浮动胸壁”或存在肺裂伤。前者由于反常呼吸，患者可出现气短、紫绀或呼吸困难，后者则可出现咯血、气胸、血胸或皮下气肿。拍 X 线胸片可资鉴别。

【治疗】

中西医结合治疗肋骨骨折已取得了很好疗效，并在临床上推广使用。对单根闭合性肋骨骨折临床上多采用手法整复，宽绷带或胶布固定，内服药物按骨折三期辨证用药。

1．西医治疗

(1) 闭合性单处肋骨骨折：骨折的断端因有上、下完整的肋骨和肋间肌支撑而较少错位、活动和重叠，多能自行愈合。治疗的重点是止痛、固定胸廓和防治并发症。单根或2～3根肋骨单处骨折，尤其位于背侧者，一般以大号伤膏药贴敷在局部胸壁或用胶布条固定胸廓，可收到止痛、固定效果，同时需口服消炎痛、布洛芬、地西泮、可待因、曲马朵、吗啡等镇痛、镇静药物，或中药三七片、云南白药。亦可用1%普鲁卡因溶液行肋间神经阻滞或封闭骨折处。此外需鼓励病人咳嗽排痰，以减少呼吸系统的并发症。

(2) 闭合性多根多处肋骨骨折：若胸壁软化范围较小，除止痛外尚需局部压迫包扎。大块胸壁软化或两侧胸壁有多根多处肋骨骨折时，因反常呼吸运动、呼吸道分泌物增多或血痰阻塞气道，病情危笃，需采取紧急措施，清除呼吸道分泌物，以保证呼吸道通畅；对咳嗽无力、不能有效排痰或呼吸衰竭者，要作气管插管或气管切开，以利抽吸痰液、给氧和施行辅助呼吸。

(3) 胸壁反常呼吸运动的局部处理：①包扎固定法：适用于现场或较小范围的胸壁软化。用厚敷料、沙袋压盖于胸壁软化区，再粘贴胶布固定，或用多带条胸布包扎胸廓；②牵引固定法：适用于大块胸壁软化或包扎固定不能奏效者。在局部麻醉下，消毒胸壁软化区，用无菌巾钳经胸壁夹住中央处游离段肋骨，再用绳带吊起，通过滑轮进行重力牵引，重量约2～3kg，使浮动的胸壁复位。固定时间为1～2周。此法不利于病人活动。另一种方法是在伤侧胸壁放置牵引支架，把巾钳固定在铁丝支架上，病人可起床活动；③内固定法：适用于错位较大、病情严重的病人。切开胸壁，在肋骨两断端分别钻洞，贯穿不锈钢丝固定。

(4) 开放性肋骨骨折：对单根肋骨骨折病人的胸壁伤口需彻底清创，修齐骨折端，分层缝合后固定包扎。如胸膜已穿破，尚需做胸膜腔引流术。多根多处肋骨骨折者于清创后用不锈钢丝做内固定术。手术后应用抗生素，以防感染。

2．中医治疗

肋骨骨折中医内治是按早期、中期、后期而设祛瘀、接骨、补虚三法。具体有活血祛瘀、理气止痛、续筋接骨、调补肝肾、强筋壮骨、益气养血等法。临床常见以下证型：

(1) 气滞血瘀证

证候：伤后胁肋刺痛，痛处固定，局部可见瘀斑瘀点，呼吸及咳嗽时疼痛加重；舌质紫暗，脉象沉涩。

治法：活血化瘀，理气止痛。

方药：复元活血汤加减。痛甚加三七；兼气逆喘咳加瓜蒌皮、杏仁、枳壳；咯血者可加白及、仙鹤草、血余炭、藕节。

(2) 肺络损伤证

证候：伤后胁肋刺痛，痛处固定，伴见咳嗽、咯血或痰中带血，甚则呼吸短促，胸部胀闷；舌质紫，脉沉涩。

治法：宁络止血，止咳平喘。

方药：十灰散合止嗽散加减。若胁肋疼痛明显，可加旋覆花、郁金、桃仁以理气活血止痛；咯血较多时可加三七粉冲服。

(3) 筋骨不续证

证候：伤处肿痛减轻，骨折处尚未愈合；舌质暗红，脉弦。

治法：续筋接骨，理气活血。

方药：接骨紫金丹加减。胁肋疼痛加郁金、桃仁、柴胡；咳嗽痰多者加紫菀、款冬花。

(4) 肝肾不足证

证候：损伤后期症见胁肋隐痛，悠悠不休，口干咽燥，心中烦热，头晕目眩，腰膝酸软，遗精；舌红少苔，脉弦细。

治法：调补肝肾，强筋壮骨。

方药：六味地黄丸加减。心中烦热加炒栀子、酸枣仁以清热安神；头晕目眩加黄精、女贞子、菊花以益肾清肝；精关不固，腰酸遗精者加牡蛎、金樱子、芡实、莲须固肾涩精。

(5) 气血亏虚证

证候：伤后症见少气乏力，失眠多梦，心悸怔忡，纳食减少；舌质淡，苔薄白，脉沉细。

治法：益气养血。

方药：八珍汤加减。心悸怔忡、失眠多梦可加柏子仁、酸枣仁、远志养血安神；兼食积停滞者加神曲、麦芽、山楂、鸡内金消食健胃。

二、气胸与血胸

胸部损伤引起胸膜腔内积气或胸膜腔积血，称为气胸（pneumothorax）或血胸（hemothorax）。在胸部损伤中，气胸和血胸的发生率仅次于肋骨骨折。二者常合并存在，称为血气胸。气胸的形成多由于肺组织、支气管破裂，空气逸入胸膜腔；或因胸壁伤口穿破胸膜，胸膜腔与外界沟通，外界空气进入所致。一般分为闭合性、开放性和张力性气胸三类。气胸、血胸在中医属于“气血两伤”、“损伤咳喘”、“胸胁内伤”范畴。

【病因病理】

1. 西医病因病理

正常胸膜腔内为一潜在间隙，不含气体。在静止状态下，胸膜腔内压力低于大气压（负压）。吸气时胸廓向上向外伸展，膈肌下降，胸廓扩大，因肺的弹性回缩力的作用，故吸气时胸膜腔的负压升高，约为 $-8 \sim -10$ cmH_2O（$-784.5 \sim -980.7$Pa）。呼气时胸廓向下向内回缩，膈肌松弛上升，胸膜腔负压降低，约为 $-2 \sim -4$$cmH_2O$（$-294.2 \sim -490.3$Pa）。胸膜腔负压对维持肺的扩张与通气功能十分重要，对促进静脉血液向心回流也有重要作用。任何损伤造成胸廓或胸膜腔完整性被破坏，导致空气进入胸膜腔，使负压消失，即成气胸。

胸部损伤后造成胸膜腔积血者，称创伤性血胸。凡伤及胸壁或胸内器官而伤口和胸膜腔沟通者均可产生血胸。

临床病理分类及表现有以下四方面：

(1) 闭合性气胸（closed pneumothorax）：闭合性气胸多为肋骨骨折的并发症，因肋骨断

端刺破肺表面，空气漏入胸膜腔所造成。气胸形成后，胸膜腔内积气压迫肺裂口使之封闭，或者破口自动闭合，不再继续漏气。此类气胸抵消胸膜腔内负压，使伤侧肺部分萎陷。小量气胸，肺萎陷在30%以下者，对呼吸和循环功能影响较小，多无明显症状。大量气胸时病人出现胸闷、胸痛和气促症状，气管向健侧移位，伤侧胸部叩诊呈鼓音，听诊呼吸音减弱或消失。胸部X线检查可显示不同程度的肺萎陷和胸膜腔积气，有时尚伴有少量积液。

（2）开放性气胸（open pneumothorax）：刀刃锐器或弹片火器所致的胸壁伤口可成为胸膜腔与外界相通的开口，以致空气可随呼吸而自由出入胸膜腔内，形成开放性气胸。空气出入量与裂口大小有密切关系。一般来说，裂口小于气管口径时，空气出入量尚少，伤侧肺还有部分呼吸活动功能；裂口大于气管口径时，空气出入量多，伤侧肺将完全萎陷，丧失呼吸功能。开放性气胸的病理生理为：①伤侧胸膜腔负压消失：肺被压缩而萎陷，两侧胸膜腔压力不等而使纵隔移位，健侧肺扩张因而受限；②纵隔扑动与胸膜肺休克：吸气时健侧胸膜腔负压升高，与伤侧压力差增大，纵隔向健侧进一步移位；呼气时两侧胸膜腔压力差减小，纵隔移回伤侧，这种反常运动称为纵隔扑动（mediastinal flutter）（图13-5）。纵隔扑动能影响静脉血流回心脏，引起循环功能严重障碍；纵隔的左右摆动会刺激纵隔和肺门神经，引发休克。③有效呼吸量减少：吸气时健侧肺扩张，吸进的气体不仅有来自气管进入的外界空气，也有来自伤侧肺排出的含氧量低的气体；呼气时健侧肺呼出的气体不仅从上呼吸道排出体外，同时也有部分进入伤侧肺。含氧量低的气体在两侧肺内重复交换将造成严重缺氧。

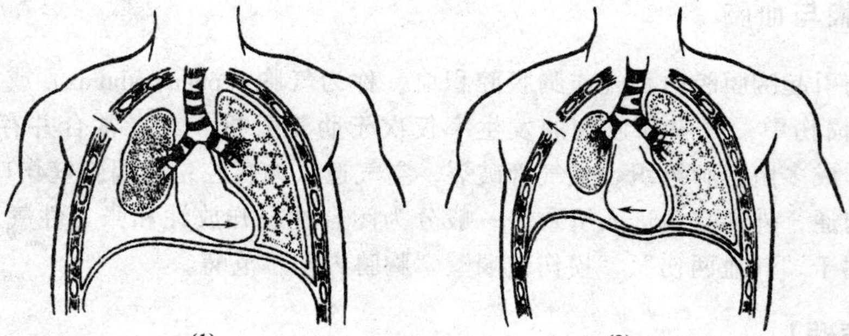

(1)　　(2)

图13-5　开放性气胸的纵隔扑动

临床上病人出现气促、呼吸困难和发绀、循环障碍以至休克。胸壁伤口开放者，呼吸时能听到空气出入胸膜腔的吸吮样声音。除伤侧胸部叩诊呈鼓音，听诊呼吸音减弱或消失外，还有气管、心脏明显向健侧移位的体征。胸部X线检查示伤侧肺明显萎陷、气胸、气管和心脏等纵隔器官偏移。

（3）张力性气胸（tension pneumothorax）：又称高压性气胸（high pressure pneumothorax），常见于肺大泡破裂、较大支气管破裂、较深的肺裂伤或胸壁穿透伤，其裂口形成活瓣。吸气时空气可从裂口进入胸膜腔内，而呼气时活瓣关闭，气体不能排出，只进不出（图13-6）。由此，胸膜腔内积气不断增多，压力不断升高，压迫伤侧肺使之逐渐萎陷，并将纵隔推向健侧，挤压健侧肺，产生呼吸和循环功能的严重障碍。有时胸膜腔内的高压积气经支气管、气管周围疏松结缔组织或胸壁裂伤处被挤入纵隔，扩散至皮下组织，形成颈部、面部、胸部等处皮下气肿。严重者可见发绀、烦躁不安、昏迷，甚至窒息。体格检查见伤侧胸部饱胀，肋间隙增宽，呼吸幅度降低，可有皮下气肿；叩诊呈高度鼓音；听诊呼吸音消失；胸部 X 线检查显示胸膜腔大量积气，肺可完全萎陷，气管和心影偏移至健侧。胸膜腔穿刺有高压气体向外冲出。抽气后症状好转，但不久又见加重，如此表现亦有助于诊断。严重胸部损伤如张力性气胸征象出现迅猛，须疑有支气管断裂，应迅速抢救，甚至剖胸探查。

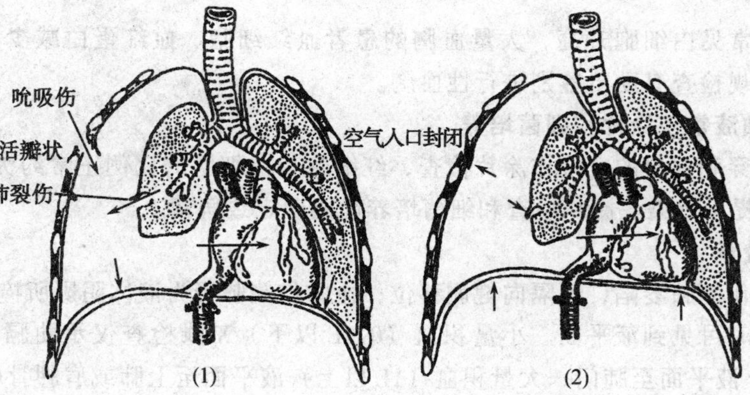

图 13－6 张力性气胸

（1）吸气期；（2）呼气期

（4）创伤性血胸

胸部损伤后胸膜腔积血来自：①肺组织裂伤出血。由于肺循环压力较低，一般出血量少而缓慢，多可自行停止；②肋间血管或胸廓内血管破损出血。如果累及压力较高的动脉，出血量多，不易自行停止，常需手术止血；③心脏和大血管受损破裂。出血量多而急，如不及早救治，往往于短期内导致失血性休克而死亡。

血胸发生后，不仅因丢失血容量而出现内出血征象，并且随着胸膜腔内血液的积聚和压力的增高，迫使肺萎陷，并将纵隔推向健侧，因而严重地影响呼吸和循环功能。胸膜腔内的积血由于肺、心和膈肌运动起着去纤维蛋白作用，多不凝固；如短期内大量积血，去纤维蛋白作用不完善，即可凝固成血块。血块机化后形成纤维组织束缚肺和胸廓，限制呼吸运动，损害呼吸功能。血液是细菌的良好培养基，从伤口或肺破裂处进入的细菌在积血中很快滋生繁殖。故胸膜腔积血如不及时排出，容易并发感染而形成脓胸。临床症状根据出血量、出血速度和病人的体质而有所不同。小量血胸可无明显症状；中量血胸和大量血胸，尤其是急性失血，可出现脉搏快弱、血压下降、气促等低血容量休克症状，以及胸膜腔积液征象，如肋间隙饱满、气管向健侧移位、伤侧胸部叩诊呈浊音、心界移向健侧、呼吸音减弱或消失，胸部 X 线检查示伤侧胸膜腔有大片积液阴影，纵隔可向健侧移位；如合并气胸则显示液平面。血胸并发感染时，可出现高热、寒战、疲乏、出汗、白细胞计数升高。

2．中医病因病机

血胸与气胸多属气血两伤，按其证候有伤气为主与伤血为主之不同。其病机为损伤气血，肺气不利，上逆而致气短；气滞胸胁而见胀痛；瘀血停着，痹阻脉络，故胸胁刺痛不移；面青息促、唇舌紫暗、脉沉涩乃血瘀气滞之征。重伤气血，气少不足以息，故呼吸表浅；气血不能上荣则面色苍白；气随血脱，难以固外则大汗淋漓，不能温养肢体则四肢厥冷；脉道不充则脉微欲绝。此乃血虚气滞之证。

【实验室及其他检查】

1．血常规

出血早期常见白细胞升高，大量血胸的患者血红细胞、血红蛋白减少，红细胞压积下降。反复血常规检查有助于鉴别进行性血胸。

2．胸穿抽液常规涂片和细菌培养

将胸膜腔穿刺抽出的血液作涂片检查，红细胞与白细胞的比例正常约为500∶1，如比例达到100∶1则提示感染。涂片检查和细菌培养尚能确定致病菌。

3．X线检查

气胸可见伤侧肺萎陷，纵隔向健侧移位；血胸伤侧肺野为液体阴影所掩盖，纵隔被推向健侧；血气胸时可见到液平面。小量积血（0.5L以下）X线检查仅示肋膈窦消失；中量积血（0.5～1L）液平面至肺门；大量积血（1L以上）液平面至上肺或肩胛骨中部以上。

【诊断与鉴别诊断】

1．诊断

根据胸部受伤史、症状、体征及X线检查和胸膜腔穿刺结果，气胸及血胸的诊断并不困难。血胸诊断较易，但早期胸部损伤发现有血胸，需进一步判断出血是否已停止或还在进行。下列征象提示进行性出血：①脉搏逐渐增快，血压持续下降；②经输血补液后血压不回升或升高后又迅速下降；③血红蛋白、红细胞计数和红细胞比容等重复测定持续降低；④胸膜腔穿刺因血凝固抽不出血液，但连续胸部X线检查显示胸膜腔阴影继续增大；⑤闭式胸膜腔引流后，引流血量连续3小时每小时超过200ml。

2．鉴别诊断

大量血胸应与张力性气胸相鉴别。因二者均可有极度呼吸困难、紫绀，也均可有循环障碍而发生休克，检查气管均可向健侧移位。但叩诊张力性气胸有鼓音而大量血胸呈实音。X线检查可资鉴别。但有时病人情况不允许，应紧急试行穿刺，前者抽出气体而后者抽出血液即可明确诊断。诊断穿刺时应注意选择合适的穿刺部位。

【治疗】

西医治疗主要是排出胸膜腔内积血、积气，恢复肺功能；中医治疗以治气治血为主。

1．西医治疗

（1）闭合性气胸

小量气胸无需治疗，可于1～2周内自行吸收。大量气胸需进行胸膜腔穿刺，抽尽积气，或行胸膜腔引流术，促使肺及早膨胀，同时应用抗生素预防感染。

(2) 开放性气胸

开放性气胸的急救处理是用无菌敷料如凡士林纱布加棉垫封盖伤口，再用胶布或绷带包扎固定，使开放性气胸转变为闭合性气胸，然后穿刺胸膜腔，抽气减压，暂时解除呼吸困难。病人送至医院后进一步的处理是：给氧和输血补液，纠正休克，清创、缝合胸壁伤口，并作闭式胸膜腔引流术。如疑有胸腔内脏器损伤或活动性出血，则需剖胸探查，止血，修复损伤或摘除异物。术后应用抗生素预防感染；鼓励病人咳嗽排痰和早期活动。

闭式胸膜腔引流术的适应证：①气胸、血胸或脓胸需要持续排气、排血或排脓者；②切开胸膜腔者。

闭式胸膜腔引流的穿刺部位：根据体征和胸部 X 线检查，明确胸膜腔内空气、液体的部位，选定插管的肋间隙。液体处于低位，一般选在腋中线和腋后线之间的第 6～8 肋间插管引流。气体多向上积聚，以在前方上部胸膜腔引流为宜，常选锁骨中线第 2 肋。

(3) 张力性气胸

张力性气胸的急救处理是立即排气，降低胸腔内压力。在危急状况下可用一粗针头在伤侧第 2 肋间锁骨中线处刺入胸膜腔，有气体喷射出即能收到排气减压效果。在病人转送过程中，于插入针的接头处缚扎一橡胶手指套，将指套顶端剪一 1cm 开口，可起活瓣作用，即在呼气时能张开裂口排气，吸气时闭合，防止空气进入；或用一长橡胶管或塑料管将一端连接插入的针接头，另一端置于无菌水封瓶水面下，以保持持续排气。张力性气胸的正规处理是在积气最高部位放置胸腔引流管（通常是第 2 肋间锁骨中线），连接水封瓶。有时尚需用负压吸引装置，以利排净气体，促使肺膨胀。同时应用抗生素预防感染。经闭式引流后，一般肺小裂口多可在 3～7 日内闭合。待漏气停止 24 小时后，经 X 线检查证实肺已膨胀，方可拔除插管。长时间漏气者应进行剖胸修补术。如胸膜腔插管后漏气仍严重，病人呼吸困难未见好转，往往提示肺、支气管的裂伤较大或断裂，应及早剖胸探查，修补裂口，或做肺段、肺叶切除术。

(4) 血胸

①非进行性血胸：小量血胸可自然吸收，无需穿刺抽吸。若积血量较多，应早期进行胸膜腔穿刺，抽除积血，促使肺膨胀，以改善呼吸功能。在抽血完毕拔针前，于胸膜腔内注入抗生素，如阿米卡星 0.2g、庆大霉素 16 万 U，以预防感染。早期施行闭式胸膜腔引流术有助于观察有无进行性出血。

②进行性血胸：首先输入足量血液，以防治低血容量性休克。须及时剖胸探查，寻找出血部位。如为肋间血管或胸廓内血管破裂，予以缝扎止血。肺破裂出血一般只需缝合止血。如肺组织严重损伤，则需做部分肺切除术或肺叶切除术。大血管破裂往往修补裂口困难，多需做人造血管移植术。

③凝固性血胸：最好在出血停止后数日内剖胸，清除积血和血块，以防感染或机化。对机化血块亦以在伤情稳定后早期进行血块和纤维组织剥除术为宜。至于血胸并发感染，应按脓胸处理。

2. 中医治疗

(1) 内治

中医治疗血胸、气胸以理气、活血、养血、固脱为主。临床运用又有开胸顺气、理气活血、逐瘀通络、益气养血固脱等治法。常见以下证型。

①气滞证

证候：呼吸急促，甚则不能平卧，胸部胀闷；舌质淡红，脉弦。

治法：开胸顺气。

方药：理气止痛汤加减。若瘀血症状明显，见胸胁疼痛、舌紫暗，可加桃仁、红花以活血祛瘀。

②气脱证

证候：呼吸困难，呼吸音低微，紫绀，大汗淋漓，四肢厥冷；舌淡苔白，脉微弱。

治法：益气固脱。

方药：参附汤加减。若兼气滞者，加枳壳、制香附以理气；兼瘀血内停加制乳香、制没药、丹参以活血祛瘀；若汗出不止可加龙骨、牡蛎以固涩止汗。

③血瘀气滞证

证候：呼吸气短，胸胁胀痛或刺痛，固定不移，面青；舌紫暗，脉沉涩。

治法：理气活血，逐瘀通络。

方药：复元活血汤加减。气滞为主可加厚朴、香附等理气之品；血瘀较重者可加三棱、莪术，以增强破瘀消坚之力；兼见大便秘结者可加芒硝、厚朴以通利大便。

④血虚气脱证

证候：呼吸表浅，面色苍白，甚则大汗淋漓，四肢厥冷；脉微欲绝。

治法：益气养血固脱。

方药：四君子汤合生脉散加减。若喘促转剧可加苏子、杏仁肃肺平喘；若汗出不止可加龙骨、牡蛎固涩止汗；若心悸不宁者可加远志、酸枣仁等以养心安神。

(2) *针灸治疗*：取定喘穴、肺俞穴、膻中穴，据证之虚实施补泻之法，留针 20～30 分钟。

(3) *其他治疗*：开胸顺气丸，每次 3g，每日 2～3 次，口服，可理气宽胸，用于气滞胸中引起的胸闷、喘促诸病。

第四节　腹 部 损 伤

腹腔是人体最大的体腔，含有许多空腔脏器（胃、肠等）和实质脏器（肝、胆、胰、脾），外力侵袭可引起腹部损伤（abdominal injury），包括腹壁及腹腔脏器的损伤。多数腹部损伤因涉及内脏损伤而伤情严重，死亡率可高达 10%～20%。早期正确的诊断和及时合理的处理是降低腹部创伤死亡的关键。

腹部损伤可分为开放性和闭合性两大类。开放性损伤时，腹壁伤口穿破腹膜者为穿透伤（多伴内脏损伤），无腹膜穿破者为非穿透伤（有时伴内脏损伤）；其中投射物有入口、出口者为贯通伤，有入口无出口者为盲管伤。根据致伤源的性质不同，也有将腹部损伤分为锐器伤和钝性伤。锐器伤引起的腹部损伤均为开放性的，钝性伤一般为闭合性损伤。此外，临床上行穿刺、内镜检查、钡灌肠检查、刮宫或腹部手术等诊治措施引起的腹部损伤称医源性损伤。腹部损伤属中医“腹部内伤”、“腹部外伤”、“损伤昏厥”、“损伤腹痛”等范畴。

【病因病理】

1. 西医病因病理

腹部损伤的范围及严重程度、是否涉及内脏、涉及什么内脏等情况，在很大程度上取决于暴力的强度（主要是单位面积受力大小）、速度、硬度、着力部位和作用力方向等因素。此外，内脏的解剖特点、功能状态以及是否有病理改变等内在因素对上述情况也有影响。

锐器可穿过腹壁直接损伤腹内脏器。钝性暴力造成的腹部闭合性损伤则由于腹部实质脏器（肝、脾、胰、肾）组织脆弱，血运丰富，受伤后易发生破裂并引起内出血。空腔脏器（胃、肠、胆囊等）在充盈状态下损伤容易发生破裂并引起腹膜炎。暴力冲击前腹壁时将胃肠向脊柱强烈挤压易致破裂。空肠上段和回肠末段系膜短而固定，受暴力冲击时不能退让，易受损伤。有些脏器与骨组织毗邻，当发生骨折时，骨折断端可刺破附近的脏器，如下胸部肋骨骨折可并发肝、脾破裂。

2. 中医病因病机

腹部遭受外力作用（冲击、挤压、坠跌、碰撞、踢踏等）或利器（刀刃、火器伤）刺入，致腹部气血、经络、脏腑受伤。轻则气血阻滞，络脉破损，营血溢于肌肤之间；重者内动脏腑，甚至内脏破裂，腑伤肠漏，气血暴脱，阴阳离绝而危及生命，出现血脱、厥脱之证。

【临床表现】

1. 全身状况

单纯性腹壁损伤全身情况变化不大，无发热及内出血征象，短期内症状逐渐缓解。内脏损伤者多出现休克征。脏器破裂的早期，由于胃酸、胆汁等消化液外溢，引起强烈的化学性腹膜刺激和剧烈疼痛，可出现疼痛性休克，晚期由于细菌感染可继发感染性休克。

2. 局部症状

腹痛是腹部损伤的主要症状，疼痛最早出现、最明显的部位一般即是损伤所在。还可出现恶心、呕吐、腹胀、呕血、便血或血尿。

3. 体征

(1) 伤口与淤斑。

(2) 腹膜刺激征是腹内空腔脏器破裂引起急性腹膜炎的主要表现。压痛和腹肌紧张较明显的部位也往往是损伤脏器所在的部位。

(3) 腹腔内积血或渗液超过500ml时，可诊查到腹部移动性浊音。

(4) 胃肠破裂后其内气体溢至腹腔，可致肝浊音界缩小或消失。肝脾破裂时因其周围有凝血块积存，故肝浊音界可增宽。

(5) 肠鸣音减弱或消失。

【实验室及其他检查】

1．实验室检查

（1）血常规：红细胞计数、血红蛋白、红细胞比积进行性下降，提示有内出血；白细胞计数、中性粒细胞比例增加多因腹内出血所致，或为空腔脏器破裂继发腹膜炎引起。

（2）淀粉酶：血、尿淀粉酶升高提示有胰腺损伤；但胃肠道破裂，尤其是腹膜后十二指肠破裂，血清淀粉酶也会升高。

2．X线检查

若伤情允许，有选择地进行X线检查，有时能提供很有价值的资料。最常用的是胸片、平卧位和侧卧位腹平片。立位腹平片虽然更有意义，但不适用于重病人。必要时拍骨盆片，因为骨折的存在可能提示有关脏器的损伤。

（1）气腹：腹腔游离气体为胃肠道（主要是胃、十二指肠和结肠）破裂的证据，可见膈下"新月形"阴影，或侧卧位时的"穹隆征"和"镰状韧带征"，或仰卧位时的"双肠壁征"。通常有50ml以上的游离气体时即可显示。腹膜后积气可有典型的"花斑状"阴影，提示腹膜后十二指肠或结、直肠破裂。

（2）积血或积液：当腹腔内有大量积血（>800ml），在仰卧位时X线平片可显示肠曲间分离征象，立位片可见肠间液平。腹膜后血肿时，腰大肌影模糊或消失。

（3）内脏变形与移位：胃右移、横结肠下移、胃大弯有锯齿样压迹是脾破裂的征象；右膈抬高、肝正常外形消失及右下胸肋骨骨折，提示有肝破裂的可能。

（4）口服水溶性造影剂：可以显示十二指肠破裂的部位，尤其是对腹膜后十二指肠破裂的病人可以早期作出诊断。

3．诊断性腹腔穿刺（DPP）

适用于闭合性损伤怀疑有腹腔内出血或空腔脏器穿孔者。抽到液体后应观察其性状（血液、胃肠内容物、混浊腹水、胆汁），借以推断哪类脏器受损。阴性结果则不能完全排除内脏损伤，必要时可变换部位再行穿刺。对于严重腹胀、晚期妊娠、广泛性肠粘连及躁动不能合作者，不宜做腹腔穿刺。

4．诊断性腹腔灌洗（DPL）

适用于腹穿阴性而又怀疑腹内脏器损伤者。检查结果符合以下任何一项，即属阳性：①灌洗液含有肉眼可见的血液、胆汁、胃肠内容物；②显微镜下红细胞计数超过$100\times10^9/L$或白细胞计数超过$0.5\times10^9/L$；③淀粉酶超过100 Somogyi单位；④灌洗液中发现细菌。

5．B超、计算机断层摄影（CT）和磁共振（MRI）

主要能对实质性脏器损伤作出定位诊断，尤其对实质性脏器损伤尚无腹腔内出血的早期诊断优于腹腔穿刺，可作动态观察。对于胰腺损伤伤及腹膜后间隙，CT优于B超检查。MRI比CT有更高的诊断准确性。

6．腹腔镜检查

对早期诊断及鉴别诊断或治疗有较高价值。

7．血管造影

腹腔动脉选择性造影能帮助确定脏器损伤、血管出血的部位。数字减影血管造影最适合血管损伤的诊断。

【诊断】

1．在腹部损伤的诊断中，应详细了解受伤的时间，暴力的性质、大小、方向、速度、作用部位和着力点的面积，病人伤前是空腹还是饱餐后，伤后腹痛出现的部位、时间、性质和程度，受伤后到就诊时病情发展经过和就诊前的处理方法、时间等。除了需要确定有无内脏损伤外，还应分析鉴别哪一类脏器受损伤，进而考虑是什么脏器损伤，以及是否有多发性损伤。

2．动态观察全身情况。

3．检查腹部，尤其是有无腹膜刺激征、移动性浊音等体征。此外，应作直肠指诊。

4．注意其他部位的合并伤。

5．选择进行相关的辅助检查。

6．分析判断

(1) 单纯性腹壁损伤或腹膜后血肿

①单纯性腹壁损伤：未穿透腹壁的开放性损伤和单纯的腹壁挫伤疼痛局限，无休克，无恶心、呕吐等胃肠道症状。其程度和范围不随时间推移而加重或扩大，却常逐渐缓解或缩小范围。

②腹膜后血肿：脊椎压缩性骨折所致的腹膜后血肿也可引起腹痛，但腹部柔软，有压痛，无反跳痛和肌紧张。骨盆骨折腹膜后血肿所致腹痛仅局限于下腹部，多无胃肠道症状。

(2) 腹内脏器损伤的判断

腹部开放性损伤创口有网膜膨出，确认为腹壁穿透伤毋需质疑；但有时腹壁伤口有"欺骗性"，有些小的伤口，尤其是不同层次组织收缩后"错位"，阻碍探入，易被误认为伤道未入腹，实际上已造成了严重的腹内脏器损伤；胸、臀、会阴、四肢火器伤亦有损伤腹腔内脏器的可能，检查时应特别注意。

腹部闭合性损伤有腹壁的挫伤，常能引起重视；但严重的邻近部位如胸、骨盆的挤压伤，往往会转移人们的注意力，遗漏对腹部的检查。

根据损伤机理，综合体检、辅助检查所得，如发现下列情况之一者，应考虑有腹内脏器损伤：①早期出现休克征象者，尤其是出血性休克；②有持续性甚至进行性加重的腹部剧痛，同时伴恶心、呕吐等消化道症状者；③有明显腹膜刺激征者；④有气腹表现者；⑤腹部出现移动性浊音者；⑥有便血、呕血者；⑦直肠指诊发现前壁有压痛或波动感，或指套染血者；⑧腹腔穿刺、B超、X线、CT等检查有明显阳性证据者。

(3) 腹内脏器损伤的类别判断

①实质脏器损伤：主要表现为腹腔内出血所致的休克症状和相继出现的腹膜刺激征。伤后休克进展很快，1～2小时内可进入重度休克，说明有严重的实质性器官破裂；伤后2～3

小时方出现轻度休克，经补液后血压回升稳定，说明实质性脏器破裂较轻。

血性腹膜炎引起的腹痛较轻。脾破裂少量出血时，腹痛可不明显；肝脏破裂如合并有较大胆管破裂或胰腺断裂，外溢的胆汁和胰液可引起明显腹痛，但均较胃肠道破裂大量胃液外溢所致化学性腹膜炎引起的腹痛为轻。肝脾出血积聚在膈下，刺激膈肌引起的疼痛可放射到肩部；胰腺出血引起的疼痛可放射到腰部。

腹部压痛、反跳痛不如空腔脏器破裂时严重，体征最明显处一般即是损伤所在。移动性浊音是内出血的有力证据，但多在出血量较大时方可检出。

②空腔脏器损伤：主要表现为腹膜炎征象。伤后出现明显的腹痛，常为持续性剧烈疼痛，恶心呕吐较常见。有明显的腹部压痛、肌紧张和反跳痛，腹式呼吸受限或消失。胃肠破裂者肝浊音界可缩小或消失。细菌性腹膜炎引起肠麻痹时则腹胀明显，出现肠鸣音消失和肛门停止排气等。腹腔感染及肠内容物的吸收可引起中毒症状，表现为体温升高、面部潮红、脉率加快等。

(4) 损伤脏器的判别

判断具体是哪一个脏器受伤，单个或多个脏器损伤，对救治方案的拟定、术前准备及手术入路的确定至关重要。可依据以下几个方面加以全面分析和判断。

①依据各个脏器的解剖生理特点以及损伤后表现的特征来分析。以胃肠损伤为例，鉴于胃肠道内的化学性刺激物（胃酸、胆汁、胰液）自上而下递减，细菌密度由上而下递增，故上消化道破裂后，腹膜立即受到化学刺激物的强烈刺激而马上出现剧烈腹痛和明显的腹膜刺激征；下消化道破裂后化学性刺激轻，细菌污染重，腹痛及腹膜刺激征相对轻而迟，但全身中毒症状严重。

②腹痛和腹部压痛、肌紧张最显著的部位常是受伤脏器所在的部位。

③多数情况下，受伤脏器部位与暴力直接作用的部位相一致。如暴力直接作用于上腹或下胸部，应首先考虑肝、脾、胰、胃、十二指肠及横结肠损伤；作用于脐部则小肠损伤的可能性较大；作用于侧腹或腰部，肾与升、降结肠损伤的可能性较大；作用于下腹及骨盆，应考虑膀胱、回肠、乙状结肠、直肠的损伤。

(5) 多发性损伤

临床表现复杂。各种多发性损伤可能有如下若干种情况：①腹腔内某一脏器有多处伤；②腹腔内有一个以上脏器受损伤；③除腹部损伤外，尚有腹部以外的合并损伤；④腹部以外的损伤累及腹内脏器。不论哪一种情况，在诊断和治疗中均应避免漏诊漏治，否则后果不堪设想。

【治疗】

1. 西医治疗

(1) 紧急治疗

①对有威胁生命的合并性损伤，应迅速优先给予治疗；②清除呼吸道受压异物与阻塞，以保持呼吸道通畅；③建立静脉液体通道，快速输入平衡盐液或者低分子右旋糖酐，同时作好输血准备；④插入胃管及留置导尿管；⑤根据患者全身状况进行必要的辅助检查。

(2) 休克病人的治疗

对出血性休克患者，经积极抗休克治疗后病情不见好转，应考虑腹腔内有进行性大出血，在抗休克的同时迅速剖腹止血。空腔器官破裂者休克发生较晚，多数属失液性休克，故应在纠正休克的前提下进行手术。

(3) 非手术治疗

适应证：①通过上述各项检查一时不能确定有无内脏损伤者。在进行非手术治疗的同时，应进行严密的病情观察。观察期间要反复检查伤情的变化，并根据这些变化不断综合分析，以便尽早作出结论性诊断，及时抓住手术治疗的时机。②诊断已明确为轻度的单纯实质性脏器损伤，生命体征稳定或仅轻度变化。

观察期间需要特别注意的是：①不要随便搬动伤者，以免加重伤情；②不注射止痛剂，以免掩盖伤情。

治疗措施包括：①输血补液，防治休克；②应用广谱抗生素；③禁食，胃肠减压；④营养支持。

(4) 手术治疗

已确定腹腔内脏器破裂者，应及时进行手术治疗。对于非手术治疗者，经观察仍不能排除腹腔内脏器损伤或症状加重时，应终止观察，进行剖腹手术。应注意以下几个方面：

①由于腹部创伤病人往往处于休克状态，应选择气管内麻醉。穿透性损伤若伴腹腔内脏器或组织自腹壁伤口突出，可用消毒碗覆盖保护，麻醉后经清洗消毒将其回纳。切勿在非麻醉状态下强行回纳，这样不仅达不到回纳的目的，反可加重腹腔污染。

②根据受伤脏器的位置就近选择切口进腹。如不能确定受伤的器官时，应选用右侧经腹直肌切口。腹部有开放性损伤时，不可通过扩大伤口去探查腹腔，以免发生伤口愈合不良、裂开和内脏脱出。

③切开腹膜后应吸去腹内积液，开始有步骤的全面探查。探查次序原则上应先探肝、脾等实质性器官，同时探查膈肌有无破损。接着从胃开始，逐段探查十二指肠第一段、空肠、回肠、大肠以及它们的系膜。然后探查盆腔器官。再后则切开胃结肠韧带显露网膜囊，检查胃后壁和胰腺。如属必要，最后还应切开后腹膜探查十二指肠二、三、四段。原则上是先处理出血性损伤，后处理穿通性损伤；对于穿通性损伤，应先处理污染重（如下消化道）的损伤，后处理污染轻的损伤。

④腹腔内损伤处理完后，须彻底清除腹内残留的异物、组织碎块等。应用大量生理盐水冲洗腹腔，根据需要放置引流管。腹壁切口污染不重者可予分层缝合；污染较重者皮下应留置引流物。

2. 中医治疗

治疗原则：①对于已明确为腹部空腔脏器损伤者，术前禁用内服药物；②对于疑诊为腹部空腔脏器损伤者，不宜中药内服治疗；③对非手术治疗的轻症患者，在病情稳定后可予中药内服。

一、脾损伤

脾脏遭受暴力损伤而发生破裂称脾破裂（splenic rupture）。脾脏是腹腔内较大的实质性脏器，血运丰富，组织脆弱，易损伤破裂。尤其是在腹部闭合性损伤中，脾破裂居于首位。有慢性病理改变的脾更易破裂。

【病因病理】

1．西医病因病理

外力直接打击脾脏，或高处坠跌，都可致使脾脏破裂。此外，病理性脾脏肿大时更容易在外力作用下发生破裂。脾破裂可分为三种类型：中央型脾破裂（破损在脾实质深部）、包膜下脾破裂（破损在脾实质周边部分）和真性脾破裂（破损累及包膜）。脾蒂撕裂病人因出血量大，可迅速发生休克，甚至未及抢救已致死亡。

2．中医病因病机

脾有统血之职能。当暴力致使脾脏受到直接或间接损伤，其脉络、筋膜、气血运行随之受伤，致统血失司，血溢脉外，甚则大脉络暴裂，出血汹涌，致血脱而亡。

【临床表现】

真性脾破裂表现为急性失血性休克和血性腹膜炎的症状。首先患者出现口渴、尿少、心慌、烦躁不安，进一步发展到面色苍白，身出冷汗，四肢不温，心慌心悸，神志模糊，脉搏微弱，血压较低或测不到。查体：心率较快，有结代脉，听诊心音低钝较弱；整腹有压痛、反跳痛，腹肌轻度抵抗感，叩诊有振水感。腹穿有血性液体。

中央型和包膜下脾破裂由于受包膜的限制，出血局限，所以临床表现不明显，早期诊断不易。如果血肿继续增大，可发生“延迟性脾破裂”。

【实验室及其他检查】

1．血常规

血红蛋白、红细胞压积下降，有确诊意义，并可判断出血程度；但早期应排除由于血液浓缩造成的假象。

2．B超检查

可显示脾破裂的部位、程度及出血量。有重要的临床价值，应首先选择。

3．腹部穿刺

可抽出不凝血液，对确诊有较大意义。

【诊断】

1．左上腹及左季肋区有外伤病史。

2．因出血量的不同，病人可有不同程度的休克、恶心、呕吐、腹胀及左肩部放射性疼痛（kehr 氏征）；叩诊脾区可有固定的扩大的实音区，腹膜刺激征以左上腹为甚。

3. 血常规检查红细胞计数、血红蛋白、红细胞压积可出现进行性下降。

4. X线腹部平片可见脾区阴影扩大，腰大肌阴影不清楚及左膈肌抬高。

5. 诊断性腹腔穿刺或腹腔灌洗为血性液。

6. B超与CT检查可见脾区积血及脾脏破损。

【治疗】

1. 西医治疗

对已确认有脾脏损伤或疑有损伤病人，除无明显腹膜刺激征、病情较轻者可暂行保守治疗观察外，一般均需积极手术治疗。

脾裂伤、创面较整齐者可行脾脏修补术。对于不可修补的损伤脾脏，可行脾切除术。对于5岁以下儿童不宜行全脾切除术，以免日后招致严重的全身感染；应保留副脾或脾组织自体移植；但病理脾或脾脏内有污染时，则不宜施行保脾手术及脾组织自体移植。

2. 中医治疗

如为不甚严重的脾包膜下破裂和中央破裂，其循环状况稳定，腹部症状无继续加重，亦无其他腹内脏器合并伤时，可在严密监护下行中西医结合保守治疗。分型论治可参见肝破裂内容。

【预防与调护】

1. 术后加强随访，告诫病人有感染后立即治疗。

2. 增强体质，提高机体免疫能力。

3. 对于行保守治疗的脾破裂病人，应要求病人绝对卧床2周。

二、肝破裂

肝脏遭受强大暴力损伤而破裂，称为肝破裂（liver rupture）。在各种腹部损伤中占15%～20%，肝硬化、肝脏病变性肿大时其发病率较高。肝脏因其体积大，重量大，质地脆弱，血运丰富，结构和功能复杂，故伤情往往较重，死亡率和并发症发生率都极高。肝外胆管、胆囊损伤极为少见；胆囊损伤约占腹部损伤的2.0%，而胆管损伤大多为手术损伤。

【病因病理】

1. 西医病因病理

按照肝脏损伤程度不同，可分为三种病理类型。①中心型肝裂伤（假性破裂）；②包膜下肝表浅裂伤（包膜下血肿）；③肝实质及包膜裂伤（真性破裂）。肝破裂的主要病理改变是出血、胆汁外溢和肝组织坏死。

2. 中医病因病机

肝脏受到直接暴力或间接暴力损伤后，内部气血、经络及肝、胆随之受伤。轻者气机阻滞，络脉破损，血溢脉外，滞留脏腑与筋膜之间；重者内动脏腑，甚至肝脏破裂，藏血失司，血涌于外，胆汁外溢，危及生命。

【临床表现】

肝破裂的临床表现取决于损伤的程度与病理类型。大多数肝破裂为真性破裂，主要病象是腹腔内出血和腹膜刺激征，常引起出血性休克，右肩部放射性疼痛。腹部有腹膜刺激征，出现移动性浊音；指检在直肠膀胱陷凹内有饱满隆起的感觉。胆囊及胆总管损伤者可出现陶土样便、黄疸、胆红素尿、皮肤发痒。

中心型肝裂伤与包膜下血肿可无腹膜刺激征，仅右季肋部有疼痛与压痛。严重的中心型肝裂伤可因肝细胞坏死而出现肝细胞性黄疸、创伤性胆道出血，或继发感染，形成脓肿。胆管创伤后胆汁外溢，可造成胆瘘及胆汁性腹膜炎。

【实验室及其他检查】

1. 实验室检查

血红蛋白、红细胞压积、红细胞计数均有下降。血清 GPT、GOT 值在创伤后几小时可升高。

2. X 线检查

膈肌抬高，肝脏阴影增大或不规则。对可疑胆囊及胆总管损伤的病人可行静脉胆道造影或胆胰管造影，以帮助确诊。

3. B 超检查

可发现血腹、肝脏包膜下血肿或肝中央型血肿，可作出定位与定性判断。

4. 腹腔穿刺

可抽出大量不凝固血液和胆汁。腹腔灌洗为血性液并含有胆汁。

【诊断】

1. 有右侧胸腹部外伤病史。

2. 右上腹部疼痛，有时向右肩部放射，口渴、恶心、呕吐，心慌、气促、面色苍白；触诊时右上腹有明显压痛、反跳痛、肌紧张及肝区叩击痛。若肝损伤出血较多，可出现休克，腹部有移动性浊音。

3. 腹腔穿刺于右下腹可抽出不凝血液。

4. X 线摄片可见右膈肌升高；B 超或 CT 检查可发现液性暗区、肝脏移位等。

【治疗】

应严密观察病情，积极进行中西医结合治疗。中医以辨证施治及外治法为主，西医以补液、止血、输血为主。上述措施如仍不能改善病情，或已明确诊断，则应早期施行手术治疗。

1. 西医治疗

迅速建立 2 条以上静脉输液通道，快速静脉输注平衡液，积极配血，尽快输入全血，以纠正休克。应注意防止肺水肿、输血反应、低血浆蛋白血症及凝血机制障碍的发生，并做好急诊手术的各项准备。

肝破裂原则上均应手术治疗，手术治疗的原则为：确切止血、防止胆瘘、彻底清创、清除失活的肝组织、充分引流和处理其他合并伤。多数情况需要的是清创性切除；清除血块及无活力的肝组织，用大网膜覆盖创面后作间断或褥式缝合；严重损伤无法修补者，可作肝部分切除术。对术中汹涌的大出血，限于设备及技术条件无法施行手术者，可先在伤部填入网膜或止血海绵后，再有计划地填纱布压迫止血，使其不与创面直接接触，尚不失为挽救生命、争取时间的应急手段。无论何种手术均需腹腔引流，防治感染。

2．中医治疗

中医辨证施治时应注意，在致伤早期未明确诊断之前，不宜内服中药治疗。

(1) 内治

① 气滞血瘀证

证候：跌打损伤，血积胁下，右胁肋部肿痛剧烈，压痛明显；脉弦。

治法：疏肝理气，活血逐瘀。

方药：复元活血汤加减。

② 血脱证

证候：伤后出血过多，突然出现面色爪甲苍白，大汗淋漓，四肢厥冷，口渴，气急烦躁，或倦卧气微，二便失禁；舌淡，唇干或青紫，脉芤或细数。

治法：益气生血，回阳固脱。

方药：当归补血汤合参附汤。

③ 气血两虚证

证候：损伤后期，面色皖白，头晕目眩，视物不清，短气无力，纳少；舌淡，脉细无力。

治法：补气养血。

方药：四物汤加减。

④ 肝郁气滞证

证候：损伤后期，胁肋隐痛不适，咳吐、大便等屏气时疼痛加剧；胸闷，喜太息，情志抑郁易怒，纳少；舌苔薄白，脉弦。

治法：疏肝解郁，理气止痛。

方药：柴胡疏肝散加减。

(2) 外治

轻型肝损伤可用消瘀止痛膏、消痛散等外敷、外搽。

【预防与调护】

1．严密观察病情变化，以期尽早明确诊断。

2．保持引流通畅，注意观察引流物的性质及量的变化，必要时收集送检。

3．术后应大量补充维生素 K、B、C 及每天至少 200～250g 葡萄糖。另据病情适量补充血浆蛋白与止血剂。

4．对于手术后病人出现长期的谷丙转氨酶及谷草转氨酶持续升高，中医辨证施治是很有必要的。

三、胰腺损伤

胰腺损伤（pancreatic injury）约占腹部损伤的1%～2%，胰腺损伤后常并发胰液漏或胰瘘。胰液的侵蚀性强，又影响消化功能，故胰腺损伤的死亡率高达20%左右。

【病因病理】

1．西医病因病理

胰腺损伤多为挤压伤所引起。胰腺遭受损伤而破坏后，胰岛素分泌减少，血糖升高，同时胰液外流至腹腔，消化周围邻近组织，腹膜受刺激，出现腹膜炎及休克的症状。根据其损伤程度，其病理变化可分为：①轻度胰腺挫伤；②严重胰腺挫伤；③部分胰腺断裂；④胰腺完全断裂。

2．中医病因病机

外在暴力性挤压伤及胰腺，引起胰腺周围组织、气血、筋膜及本身脏器轻重不同地损伤，气机阻滞，络脉破损，血溢脉外，滞留脏腑与筋膜之间；或内动脏腑，血涌于外，胰液外溢而危及生命。

【临床表现】

轻症的临床症状常不典型。较重的胰腺损伤表现为上腹部剧烈疼痛及弥漫性腹膜炎征象；刺激膈肌而出现肩背部疼痛，伴恶心、呕吐、腹胀；可因疼痛与大量体液丢失而出现休克。脐周皮肤可呈青紫色。

【实验室及其他检查】

1．实验室检查

血白细胞计数增高，红细胞和血红蛋白值下降；血清淀粉酶、尿淀粉酶升高。

2．腹腔穿刺与腹腔灌洗

若穿刺抽出液或灌洗液淀粉酶含量增高，即可确定为胰腺损伤。

【诊断】

1．有上腹部穿透伤或严重挤压伤史。

2．轻度胰腺损伤早期多无特殊临床症状与体征。较重胰腺损伤者伤后即出现上腹部剧烈疼痛、呕吐，甚至休克。

3．较重的胰腺损伤腹膜刺激征为阳性，肠鸣音减弱或消失。

4．血清淀粉酶增高，腹腔穿刺液或灌洗液淀粉酶升高，若高于100U/dl，更具有早期诊断意义。

【治疗】

胰腺损伤原则上以手术治疗为主。中医治疗多适用于轻度挫伤的患者。同时，均应配合禁食、胃肠减压等一般治疗。

1．西医治疗

（1）*治疗原则*：减少一切可能的胰腺刺激，抑制胰酶分泌，防治胰酶对机体的损伤，抗感染，防治多器官功能不全综合征。

（2）*治疗措施*：①控制饮食和胃肠减压；②支持治疗；③抗感染；④抗休克；⑤抗胰酶疗法；⑥对症治疗。

（3）*手术治疗*：原则是彻底清创，完全止血，制止胰液外漏及处理合并伤。

胰体部分破裂而主胰管未断者，可用丝线作褥式缝合修补。对于严重的胰腺断裂伤，可施行大部分胰腺切除并胰腺空肠吻合术，甚至行全胰切除。

如发生胰瘘，除加强引流外，应禁食并给予全肠外营养支持。应用生长抑素可明显减少胰液分泌量，有利于胰瘘的愈合。

2．中医治疗

（1）*内治*

①气郁血瘀证

证候：上腹部疼痛，向腰背部放射，腹胀，恶心呕吐，上腹部压痛较剧；舌质红，苔黄，脉弦紧。

治法：行气止痛，活血祛瘀。

方药：越鞠丸合复元活血汤加减。

②热毒内蕴证

证候：持续性腹部剧痛，腹胀拒按，局部或全腹压痛、反跳痛，腹肌紧张，肠鸣音减弱或消失；伴发热，恶心呕吐，大便秘结，小便短赤；舌质红，苔黄腻或黄糙，脉洪数。

治法：清热解毒，顺气通腑。

方药：黄连解毒汤合大承气汤加减。

③气血瘀结证

证候：伤后数周或数年上腹部出现包块，隐痛不适，或出现肩背部放射痛，俯仰转侧则疼痛加重；纳呆便秘，低热；舌偏红，苔黄干，脉细数或弦涩。

治法：行气活血，化瘀散结。

方药：膈下逐瘀汤加味。

④热厥证

证候：腹部膨胀，全腹压痛、反跳痛，腹肌紧张明显；精神萎靡或烦躁不安，神昏谵语，口干唇燥，手足不温，甚则四肢厥冷，呼吸浅促，或斑疹衄血，呕血便血，少尿或无尿；舌质红绛，苔黄干而厚，脉沉细而数或微细欲绝。

治法：清营泄热，解毒养阴。

方药：清营汤加减。

(2) 外治

参照肝破裂相关内容。

【预防与调护】

1. 密切注意病情变化，防止漏诊。

2. 胰腺术后腹内应留置引流物，要求引流通畅，注意防治术后胰瘘的发生。

3. 胰瘘明显者除加强引流外，宜禁食并给予全胃肠外静脉高营养治疗。

4. 长期胰瘘不愈者可通过手术将瘘管植入消化道，将外引流转为内引流。

四、十二指肠及小肠损伤

因钝性外力的直接或间接打击以及锐器伤导致小肠破裂者称为小肠损伤（small intestine injury)。小肠是人体腹腔内占位最广的器官，因腹前壁、侧壁均为软组织，不能充分保护小肠，故受伤的机会较多。十二指肠损伤（duodenal injury）较为少见，多为上腹部穿透伤所引起，约占腹部外伤的3%～5%。

【病因病理】

1. 西医病因病理

直接暴力作用于腹部，将肠管挤压在坚硬的脊柱或骶岬上，直接砸伤肠管或系膜，也可以使一段肠腔内压力突然剧增而爆裂；或间接暴力作用过程中充盈的肠管由于惯性作用发生位置改变，造成肠管或其系膜的断裂和撕裂。此外，腹肌强力收缩或吞服锐利异物亦可致小肠损伤。小肠损伤后的病理改变多是肠壁破裂。有时因肠系膜血管损伤而发生肠壁缺血性坏死穿孔，肠内容物外溢至腹腔，造成急性弥漫性腹膜炎。肠系膜血管断裂时可致内出血。

2. 中医病因病机

腹部损伤累及小肠，致肠壁破损，肠液外溢，污染腹腔，致腹腔气血运行不畅，经络阻滞，热毒壅遏，或肠络受损，血溢脉外，产生热厥、血脱之危急证候。

【临床表现】

主要表现为腹痛、腹胀、恶心呕吐、腹部压痛及反跳痛、腹肌紧张、肠鸣音减弱或消失、移动性浊音、肝浊音界缩小或消失等腹膜刺激症状与体征。如损害严重或出血过多，患者可出现休克。

【实验室及其他检查】

1. 实验室检查血白细胞数上升。出血较多时血红细胞、血红蛋白值下降。十二指肠损伤者血清淀粉酶升高。

2. X线检查小肠损伤者发现膈下游离气体。十二指肠损伤者腹部平片见右肾及腰大肌轮廓模糊，有时可见腹膜后呈花斑状改变（积气）并逐渐扩展。

3. 腹腔穿刺可抽出肠内容物。

4. 直肠指检可发现直肠膀胱陷窝（女性为直肠子宫隐窝）充盈及触痛，指套可粘有血便等。

5. 胃管内注入水溶性碘液见外溢，应考虑有十二指肠破裂的可能。

【诊断】

1. 有钝性或锐性暴力损伤史。

2. 损伤后即有腹痛，并很快呈全腹性剧烈疼痛，伴恶心、呕吐。

3. 损伤早期既可产生腹膜炎体征，也可叩出移动性浊音。

4. X线检查可发现膈下游离气体。腹穿可抽出肠内容物。

【治疗】

一旦诊断明确，即应尽快施行手术治疗。

1. 西医治疗

(1) 术前注射破伤风抗毒素。

(2) 输血补液，纠正水、电解质及酸碱平衡紊乱。

(3) 禁食，持续胃肠减压。禁食期间给予全静脉营养。

(4) 使用广谱抗生素防治腹腔内感染。

(5) 手术治疗

对十二指肠损伤可做单纯缝合修补加高位空肠造瘘术；如修补困难或不可靠，应考虑做改道术（胃窦部离断、胃空肠吻合术）。各种修补方法应注意安置充分有效的十二指肠减压管及腹腔引流管。

小肠单纯穿孔者行修补术；小肠部分断裂或完全离断者行清创缝合术；对于不宜单纯缝合、小肠某段广泛性挫伤、血液循环不良、大范围肠系膜横向断裂、沿肠管纵轴方向较长的纵裂伤者，宜行小肠部分切除吻合术。

2. 中医治疗

对疑似或已确定诊断为小肠损伤，不宜中药内服治疗。对术后病人或酌情进行辨证施治，可参考肝、脾损伤的中医治疗。

【预防与调护】

1. 解除禁食后，先予流质或半流质饮食。

2. 注意预防感染和菌群失调症。

3. 及时处理术后腹胀症状，如持续胃肠减压、放置肛管等。

4. 早期起床活动，防止术后肠粘连。

五、结肠与直肠损伤

在腹部脏器损伤中，结肠损伤（colon injury）居第二位；而直肠损伤（rectal injury）则较少见，仅占腹部脏器损伤的2.4%～12.9%。

【病因病理】

1．西医病因病理

结肠与直肠的损伤绝大多数为开放性。在钝性伤中，由于外力直接撞击、碾挫引起的破裂，以位置较为表浅的横结肠和乙状结肠居多；因挤压后造成肠腔内压突然上升所致的胀裂，最容易发生在内径最大的盲肠段；骨盆严重骨折则可引起直肠损伤。

2．中医病因病机

腹部损伤累及大肠，致肠壁破损，肠液外溢，污染腹腔，致腹腔气血运行不畅，经络阻滞，热毒壅遏，或肠络受损，血溢脉外，肠中糟粕溢出大肠，糟粕与血气互结，产生热厥、血脱之危急证候。

【临床表现及诊断】

其主要表现为细菌性腹膜炎。开放性损伤引起的结肠损伤一般在探查时可以确诊。闭合性结肠损伤由于肠内容物呈半流体甚至呈固体形态，流动性小，化学刺激性也小，因而症状体征发展缓慢，为早期诊断带来一定困难。

【实验室及其他检查】

1．X线检查 腹腔内有游离气体，但腹膜外位结肠、直肠中下段破裂除外。

2．腹腔穿刺与腹腔灌洗 如从腹腔抽出有粪臭味的脓性液体将有助于诊断。

【治疗】

结肠与直肠损伤一经确诊，均应立即手术治疗，对诊断尚未明确而高度怀疑的病例亦应施行手术探查。

手术方法：根据不同部位的损伤分别处理，大多数情况下结肠损伤均宜行拉出式结肠造口术；对于盲肠、升结肠及横结肠的单纯性损伤，如裂口小且其他条件好，可考虑做一期修补。直肠损伤中腹膜返折之上的直肠损伤处理同结肠损伤；腹膜反折之下的直肠损伤视损伤部位高低，可分别经腹剪开腹膜返折或经尾骨旁进入直肠后间隙修补，乙状结肠转流造口及直肠旁充分引流是创伤修复的必要条件。

（唐乾利）

第五节　泌尿系损伤

泌尿系损伤最多见的是男性尿道损伤，其次是肾脏损伤和膀胱损伤，在胸、腹、腰部和骨盆严重损伤时应注意有无泌尿系损伤。输尿管损伤多为医源性，少见。泌尿系损伤属于中医“腰痛”、“腹痛”、“血淋”等范畴。

一、肾损伤

肾脏位置较深，受到腰肌、椎体、肋骨及前面的腹壁及腹腔脏器保护，且肾在脂肪囊内有一定活动度，因而不易受到损伤；但肾实质脆弱，包膜薄，受暴力打击或牵拉会发生破裂或肾蒂损伤。肾血循环丰富，在挫伤或轻度裂伤时容易愈合。肾损伤（renal trauma）多见于成年男性。

【病因病理】

1．西医病因病理

（1）病因与分类

1）闭合性损伤：体表皮肤完整，肾损伤与外界不相通，受伤的主要原因有：

①直接暴力：肾区直接受到暴力的打击，挤压或撞击。

②间接暴力：受伤者自高处坠落，双脚或臀部着地，剧烈震动传递至肾脏而发生破裂。

③自发破裂：肾脏原有病变，如肾积水、结石和肿瘤，在轻微压力下，如肌肉收缩、身躯扭摆而发生破裂。

④医源性损伤：如果输尿管导管出入过深或肾盂逆行造影术注入过量造影剂可发生肾损伤。近年来还有体外冲击波碎石造成肾损伤的报道。

2）开放性损伤：由火器和刀刃伤引起，多见于战时。肾和皮肤均受到损伤，肾损伤与外界相通，常合并腹、胸部脏器损伤。

（2）病理类型（图 13－7）

①肾挫伤：最多见，肾实质内小破裂，肾包膜和肾盂黏膜完整，可以自行愈合。

②肾部分裂伤：肾实质破裂，如肾包膜尚完整，只形成包膜下血肿；如肾包膜破裂则形成肾周围血肿。肾实质、包膜及肾盂黏膜破裂时，导致肾周围血肿伴尿外渗或肉眼血尿。由于尿外渗，会引起肾周围组织蜂窝织炎或肾周围脓肿。

③肾全层裂伤：肾实质、包膜、肾盂或肾盂黏膜破裂，甚至破碎成多块，导致大量血、尿外渗，病人处于失血性休克状态。

④肾蒂损伤：肾蒂血管破裂，血尿不明显或无血尿，常因大出血、休克短期内抢救不及而死亡。

肾损伤晚期病理改变包括长期尿外渗，形成尿囊肿；血肿、尿外渗引起组织纤维化，压迫肾盂、输尿管交界处导致肾积水；肾蒂周围纤维化压迫肾动脉，引起肾血管性高血压等。

2．中医病因病机

跌打损伤，腰肾受挫，血络瘀阻，血溢脉外，故见腰腹痛、血尿。瘀血、邪浊入于血分，流走于经脉，停滞于腰府肾周，气血凝滞，经络阻隔，热盛肉腐则可成脓。

【临床表现】

1．主要症状

（1）休克：呈创伤出血性休克表现，多见于粉碎肾或肾蒂伤病人。

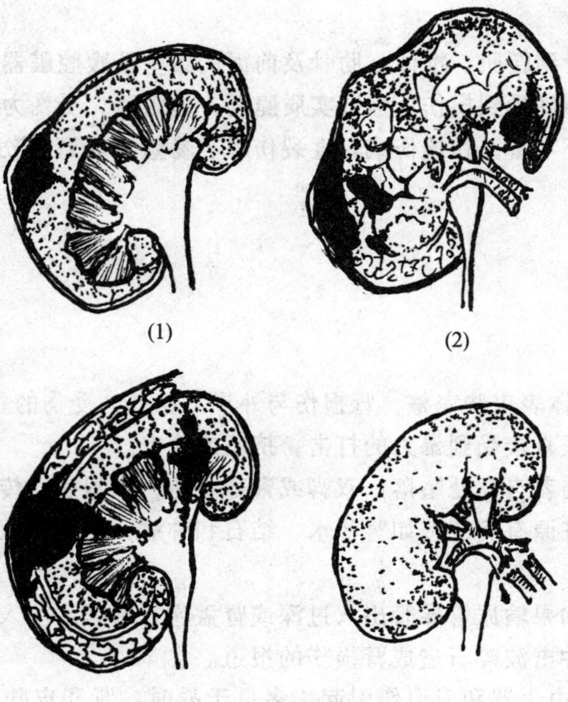

(1) (2) (3) (4)

13－7 肾损伤病理类型

（1）肾挫伤 （2）肾部分裂伤 （3）肾全层裂伤 （4）肾蒂损伤

（2）*血尿*：绝大多数肾损伤病人均可出现血尿，轻者为镜下血尿，重者出现肉眼血尿，可伴有条状血凝块和肾绞痛，血尿与损伤程度不一定成比例，肾蒂伤或血块、肾组织碎片阻塞输尿管时，血尿可不明显或无血尿。

（3）*疼痛*：肾包膜张力增加，肾周围软组织损伤引起患侧腰、腹部疼痛，血块通过输尿管时可发生肾绞痛。

（4）*发热*：血肿和尿外渗可继发感染，甚至出现全身中毒症状。

2．主要体征

腰腹部肿块和触痛。肾周围血肿和尿外渗使局部形成肿块，腰部可有压痛和叩击痛，严重时腰肌紧张和强直。合并腹腔脏器损伤时可出现腹膜刺激征。

【实验室及其他检查】

1．实验室检查

（1）*尿常规*：尿中会有大量红细胞。

（2）*血常规*：血红蛋白与红细胞压积持续降低说明有活动性出血，白细胞数增加应注意继发感染的可能。

2．其他特殊检查

目的在于发现损伤部位、程度，有无尿外渗或肾血管损伤。B型超声检查可了解有无包膜下和肾周围血肿及尿外渗情况；CT检查可清晰显示肾实质裂伤、尿外渗及血肿范围等；排泄性尿路造影可显示肾功能、上尿路形态及有无造影剂外渗；肾动脉造影可了解肾动脉和肾实质损伤情况，同时可发现有无肾动脉血栓形成。

【诊断】

根据损伤病史及体征一般可确诊，但有时因严重的胸、腹器官损伤症状可掩盖泌尿系统症状，必须加以注意，必要时进行导尿检查和相应的理化检查，以免贻误诊断。

【治疗】

方法的选择要根据病人伤后的一般情况、受伤的范围和程度以及有无其他器官的损伤而确定。

1. 急救治疗

对大出血而休克的病人应采取抗休克、复苏等急救措施，严密观察生命体征变化，同时明确有无合并伤，并积极作好手术探查准备。

2. 非手术治疗

(1) 绝对卧床休息2～4周，症状完全消失后2～3个月方可参加体育活动。

(2) 镇静、止痛及止血药的应用。

(3) 应用抗生素防治感染。

(4) 加强支持疗法，保持足够尿量。

(5) 动态检测血红蛋白和血细胞比容。

(6) 定时监测生命指征及局部体征的变化。

3. 手术治疗

一旦确定为严重肾裂伤、粉碎肾或肾蒂伤应立即手术探查，如保守治疗发现下列情况时应施行手术。

(1) 经积极抗休克治疗后症状不见改善，提示有内出血者。

(2) 血尿加重，血红蛋白和血细胞比容继续下降。

(3) 腰腹部肿块明显增大并怀疑有腹腔脏器损伤。

手术时可根据肾损伤的程度和范围，选择肾周围引流、肾修补或肾部分切除、肾切除、肾血管修复等术式。

4. 中医治疗

(1) 肾络损伤证

证候：多属肾挫伤和肾挫裂伤的初期。外伤后腰痛，活动时加重，肾区叩痛，镜下血尿或肉眼血尿，面色苍白；舌质淡紫或有瘀斑，苔薄白，脉弦细数。

治法：止血益肾，通络止痛。

方药：小蓟饮子加川断、杜仲、元胡、车前子治疗。

(2) 瘀血内阻证

证候：多属肾挫伤或肾挫裂伤的中期。腰痛，活动不利，或可触到腰部或腹部肿块，血尿或夹有血块，小便涩痛不爽，面色无华；舌紫或有瘀斑，脉弦涩。

治法：活血祛瘀止痛。

方药：活血散瘀汤加减。

(3) 气阴两虚证

证候：多属肾挫伤或肾挫裂伤后期或严重肾损伤术后。肿痛减轻，仍有尿血，神疲乏力，腰酸软，食少纳呆，或自汗、盗汗；舌淡苔薄，脉细弱。

治法：益气养阴。

方药：补中益气汤合知柏地黄丸加减。如为严重肾损伤术后，可合八珍汤加减。

二、膀胱损伤

膀胱损伤（bladder trauma）分为开放性损伤和闭合性损伤。膀胱开放性损伤常见于战时，往往合并其他脏器损伤；闭合性损伤偶见于下腹部受足踢、挤压等直接暴力损伤或并发于骨盆骨折。

【病因病理】

1．西医病因病理

(1) 闭合性损伤：最为常见。

①膀胱充盈时（>300ml），因直接或间接暴力使膀胱内压急剧升高，或身体受到强烈冲撞震动而破裂。儿童由于膀胱位置较高，故膀胱损伤较成人多见。

②骨盆骨折的断端可刺伤膀胱，此时即使是空虚的膀胱也难幸免。

③膀胱自发性破裂，如膀胱有结核、溃疡、憩室、肿瘤等病变，当膀胱内压力增至一定程度，这些不耐膨胀部分就容易发生破裂。

(2) 开放性损伤：多见于战时火器、弹片、刀刃等锐器直接损伤。

(3) 医源性损伤：常见于膀胱镜检查和治疗，还可见于盆腔手术、腹股沟疝修补手术及阴道手术等。

(4) 分类

①膀胱挫伤：只伤及膀胱黏膜及肌层，膀胱壁未破裂，无尿外渗。

②膀胱破裂：由于受伤时膀胱充盈程度和损伤部位不同分为腹膜内、腹膜外破裂两型。膀胱充盈时，破裂多位于膀胱顶后壁，尿液流入腹腔；膀胱空虚时，骨盆骨折断端多损伤膀胱颈部或前壁，尿液渗入膀胱周围引起盆腔蜂窝织炎（图 13-8）。

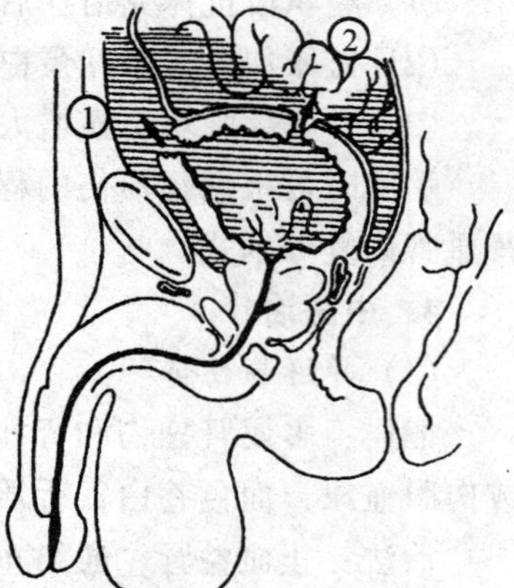

图 13-8 膀胱破裂

①腹膜外破裂 ②腹膜内破裂

③膀胱损伤与皮肤相通形成外瘘，与邻近器官相通形成内瘘，如膀胱阴道瘘、膀胱直肠瘘。

2．中医病因病机

各种外伤因素致膀胱脉络受损，络破血溢而出现血尿；瘀血内阻，膀胱气化不利，故有疼痛及排尿不畅，日久造成气阴两伤。

【临床表现】

轻微的膀胱挫伤仅有下腹部的疼痛和少量终末血尿或镜下血尿，短期可愈合。膀胱破裂可因损伤的程度不同而产生休克、腹痛、排尿困难和血尿等。

1. 主要症状

(1) 休克：多为创伤和出血所致。如大量尿液进入腹腔刺激腹膜引起剧烈腹痛，可导致休克。如合并其他脏器大量出血可发生失血性休克。

(2) 腹痛：多表现为下腹和耻骨后的疼痛，有骨盆骨折时症状会更加明显，并可放射至会阴、直肠及下肢。尿液进入腹腔可出现全腹痛。

(3) 排尿困难和血尿：可有尿急和排尿感，但仅排出少量的血尿。如有血块堵塞，尿液外渗至膀胱周围或腹腔，尿道可无尿液排出。开放性损伤可有体表伤口漏尿；如与直肠、阴道相通可经肛门、阴道漏尿。

2. 主要体征

耻骨上区有压痛，直肠指诊触到直肠前壁有饱满感，提示腹膜外膀胱破裂；全腹压痛、反跳痛、肌紧张，并有移动性浊音，提示腹膜内膀胱破裂。

【实验室及其他检查】

1. 实验室检查

(1) 尿常规：可有镜下血尿或肉眼血尿。

(2) 导尿试验：怀疑有膀胱破裂的病人常需导尿，但有尿道流血者提示尿道损伤，导尿宜慎重。膀胱破裂时导尿管可顺利插入膀胱，可流出少量血尿。从导尿管注入灭菌生理盐水200ml，片刻后吸出。液体外漏时吸出量会减少，腹腔液体回流时吸出量会增多。若液体进出量差异很大，提示膀胱破裂。

2. 其他特殊检查

X线检查可为膀胱损伤的诊断提供客观依据。腹部平片可以发现骨盆和其他骨折；经导尿管注入15%泛影葡胺300ml后摄片，抽出造影剂后再摄片可发现膀胱外有造影剂残留。如经导尿管注入气体后摄片发现膈下游离气体，则表明为腹腔内膀胱破裂。

【诊断与鉴别诊断】

1. 诊断

结合外伤病史和典型的临床表现多可确定膀胱损伤的诊断。

2. 鉴别诊断

尿道损伤：尿道损伤后常有尿道口流血，立即出现排尿困难，可有阴囊或会阴部肿胀等。

【治疗】

1. 西医治疗

(1) 非手术治疗：膀胱挫伤一般不需要特殊的处理，只需卧床休息、多饮水。必要时予以止血、预防感染等治疗。

(2) 手术治疗：膀胱破裂出现休克时应行抗休克治疗，尽早使用广谱抗生素预防感染，同时手术探查膀胱，直视下止血。如腹膜外膀胱破裂，无活跃出血情况，可留置尿管保守治疗；如腹膜内膀胱破裂，应剖腹探查，同时处理其他脏器损伤。

2. 中医治疗

(1) 络伤血瘀证

证候：下腹部疼痛，或剧痛难忍，或放射至会阴及下肢，膀胱区压痛明显，小便窘迫，或有血尿；舌淡或紫，苔薄白，脉弦细。

治则：活血祛瘀。

方药：小蓟饮子加减。

(2) 气阴两虚证

证候：损伤后期腹痛明显减轻，但神疲乏力，少气懒言，或潮热盗汗，面赤咽干，心烦少寐，小便无力，或尿频，面色无华；舌淡苔薄或少苔，脉细数无力。

治则：补气养阴。

方药：补中益气汤合知柏地黄汤加减。

三、尿道损伤

尿道损伤（urethral trauma）在泌尿系损伤中最为常见，多发于男性。如处理不当，常产生尿道狭窄、尿瘘，不但影响排尿功能，还可导致尿路感染及肾功能受损或阴茎勃起功能障碍等。

【病因病理】

1. 西医病因病理

(1) 病因

①尿道内损伤：尿道注入腐蚀性化学药品；尿道器械操作如尿道探通术或膀胱镜检查；尿道排除结石，尿道异物损伤。

②尿道外损伤：多为骑跨伤、会阴部踢伤或骨盆骨折损伤。

③开放性损伤：枪弹、弹片、锐器引起的贯通伤、切割伤。

前尿道损伤多见于骑跨伤，损伤在尿道球部。

后尿道损伤多见于骨盆骨折造成尿道断裂，可有膀胱损伤同时发生。

(2) 病理

尿道损伤病理变化较复杂，了解其特点和变化规律，对诊断和治疗十分重要。

①损伤程度

尿道挫伤：仅为尿道黏膜和/或尿道海绵体部分损伤，而阴茎筋膜完整。

尿道破裂：尿道部分全层断裂，尚有部分尿道壁完整，以此保持连续性。

尿道断裂：伤处完全断裂，尿道的连续性丧失。

②病理分期：按损伤后不同时期的病理变化分为三期：

损伤期：系指闭合性尿道损伤后72小时内，主要的局部病变为出血、组织破坏及缺损。

炎症期：指闭合性尿道损伤已超过72小时；或开放性损伤虽未超过72小时，但已有感染迹象者。

狭窄期：尿道损伤3周后，炎症逐渐消退，代之以纤维组织增生，形成瘢痕而导致尿道狭窄。此期是损伤后不可避免的病理变化。

③尿外渗及血肿：尿道破裂或断裂后，损伤部位可形成血肿。尿液及血液经破裂尿道渗至周围组织形成尿外渗。临床上分为三种类型（图13－9、图13－10）：

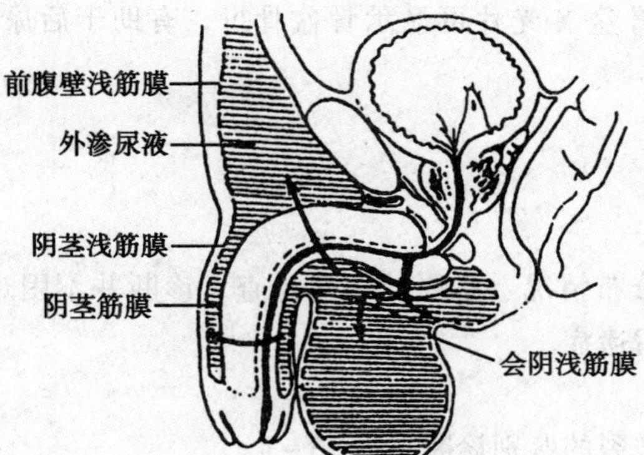

图13－9　尿道球部损伤尿外渗

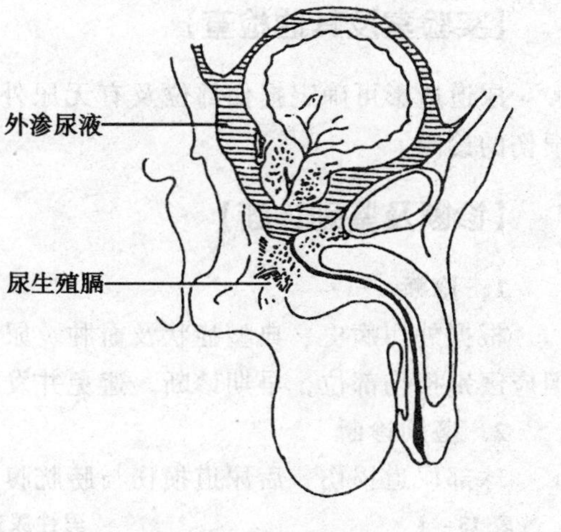

图13－10　后尿道断裂尿外渗

当尿道破裂位于前尿道部、在尿生殖膈之前时，如阴茎固有筋膜尚完整则尿外渗仅限于阴茎。

前尿道损伤时，如阴茎固有筋膜也有破裂，则尿液沿阴茎、阴囊、腹壁下浅筋膜外渗到阴茎、会阴浅层和腹壁。

当尿道破裂在后尿道即生殖膈两层之间或此膈之后，则尿液沿前列腺和膀胱而外渗至耻骨后间隙和膀胱周围。

2．中医病因病机

骑跨伤或机械性损伤都可导致尿道血络损伤，或络破血溢，或瘀血阻窍，故可见尿道流血、排尿受阻等。

【临床表现】

1．主要症状

（1）休克：严重损伤时，如骨盆骨折所致后尿道损伤，常合并大出血，引起损伤失血性休克。

（2）尿道出血：可见肉眼血尿，即使不排尿时也可见尿道滴血。尿道损伤时尿道可有少量流血，尿道完全断离时可无血液流出。

（3）疼痛：前尿道损伤有会阴部疼痛，并可放射至尿道外口；后尿道损伤可出现下腹部疼痛。

(4) 排尿困难：常因疼痛而出现排尿困难，尿道完全断裂时可出现尿潴留。

2. 主要体征

尿道骑跨伤常发生会阴部、阴囊处淤斑、肿胀。尿道球部损伤时，尿外渗使会阴、阴囊、阴茎肿胀，有时可向上蔓延至腹壁。后尿道损伤尿外渗在尿生殖膈以上，直肠指诊可发现前方有波动感及压痛，有时还可能触到浮动的前列腺尖端；若指套染血，应考虑合并直肠损伤。

【实验室及其他检查】

尿道造影可确定损伤部位及有无尿外渗。骨盆X光片可显示骨盆骨折，有助于后尿道损伤的诊断。

【诊断及鉴别诊断】

1. 诊断

根据外伤病史、典型症状及血肿、尿外渗分布情况、必要的理化检查，诊断并不困难，但应区别损伤部位，早期诊断，避免并发症或后遗症。

2. 鉴别诊断

球部尿道损伤、后尿道损伤与膀胱腹膜外破裂的鉴别诊断见表13－4。

表13－4 **男性尿道损伤鉴别诊断表**

鉴别项目	后尿道损伤	球部尿道损伤	膀胱腹膜外破裂
受伤方式	骨盆骨折	骑跨伤	挤压伤，多有骨盆骨折
伤后膀胱情况	充盈、尿潴留	充盈、尿潴留	空虚
尿外渗区域	耻骨后间隙、膀胱周围	阴茎、阴囊、下腹部皮下	耻骨后间隙、膀胱周围
导尿	于后尿道受阻	于球部受阻	顺利插入膀胱
直肠指诊	直肠前方有柔软、压痛的血肿	正常	直肠前壁压痛、肿胀
前列腺位置	上升	正常	正常

【治疗】

治疗原则是：①防治休克和感染；②恢复尿道连续性；③引流膀胱尿液（暂时尿流改道）；④彻底引流尿外渗；⑤防治并发症如尿道狭窄、尿瘘。⑥注意合并伤的处理。

1. 紧急处理

尿道球海绵体严重出血或骨盆骨折可致休克，应尽早采取抗休克措施。前者应积极采取手术止血，后者勿随意搬动，以防加重出血和损伤。尿潴留未能立即手术者，可进行耻骨上膀胱穿刺造瘘引流尿液。尿道损伤或轻度裂伤者排尿有困难时，予以保留导尿1周，并用抗生素预防感染。

2．手术治疗

（1）前尿道横断或严重撕裂：经会阴切口，有血肿时应予清除，再做尿道断端吻合术，留置导尿2～3周，同时做引流和耻骨上膀胱造瘘术。

（2）后尿道损伤：早期做耻骨上高位膀胱造瘘。如为尿道不完全撕裂，一般在3周内愈合并恢复排尿。早期部分病人可行尿道会师复位术。尿道复位术后留置导尿管3～4周，若经过顺利，排尿通畅，可避免第二期尿道吻合术。

（3）并发症处理

①尿外渗：应切开引流，防止感染。阴茎、会阴、下腹壁等表浅尿外渗区宜作多个切口引流。膀胱及腹后壁深部的尿外渗需在耻骨上充分引流或作负压吸引。尿道狭窄应定期施行尿道扩张术，无效者可用尿道镜行狭窄尿道切开或于伤后3个月切除尿道瘢痕组织及行尿道端端吻合术。合并直肠损伤时应早期立即修补，并行暂时性结肠造瘘。尿道直肠瘘时一般3～6个月后再施行修补手术。

②尿道狭窄：定期行尿道扩张术，以扩大并保持尿道通畅。严重者可行腔内经尿道狭窄部瘢痕组织切开术，或行延期尿道瘢痕切除端端吻合术；也可先做会阴部造口术、二期尿道成形术。

3．中医治疗

（1）络伤溢血证

证候：尿道疼痛，尿道滴血，颜色鲜红，为损伤早期表现，或小便困难，排出不畅；舌淡苔白，脉弦。

治法：止血镇痛。

方药：活血止痛散加减。

（2）瘀血阻窍证

证候：尿道疼痛，尿道出血，带有血块，损伤部位皮肤青紫、肿胀，排尿不畅；舌淡紫或有瘀斑，脉弦涩。

治法：活血化瘀。

方药：活血散瘀汤加减。

（韩万峰）

第六节 多发性创伤与挤压综合征

一、多发性创伤

多发性创伤（multiple injures）是指同一致伤因素同时或相继造成2处以上解剖部位或脏器严重损伤。其发病率较高，临床特点是：①生理紊乱严重，伤情变化快及死亡率高；②伤势重，休克发生率高；③可发生严重的低氧血症；④容易漏诊；⑤多发伤处理顺序上常有矛盾；（6）伤后并发症和感染发生率高。

【病因病理】

1．西医病因病理

多发性创伤多是因为严重的工业、交通事故或重型战伤所致。由于致伤的外力大，损伤重，引起组织的断裂、坏死、出血、渗漏和功能障碍或脏器的破裂引起出血、休克和感染等，导致受伤器官的生理功能明显紊乱，全身血容量改变，呼吸、循环等系统的衰竭。

2．中医病因病机

多发性创伤引起气血瘀阻、经络阻塞、津血亏损或瘀血邪毒由表及里，导致脏腑不和，阴阳离绝，出现诸多变证。

【临床表现】

1．局部表现

典型症状是疼痛、肿胀青紫或破裂出血、功能障碍。由于损伤的部位不同，可出现不同的特殊症状。如颅底骨折可见鼻孔出血和外耳道出血以及脑脊液外溢，眼周围迟发性淤斑，即“熊猫眼”。硬膜外血肿常有中间清醒期。多根肋骨骨折可见连枷胸，出现反常呼吸。胸部内伤导致血气胸，出现气逆、喘促、咯血，甚至鼻翼扇动、紫绀，严重者出现休克。腹腔内脏破裂时常见固定性压痛、反跳痛、腹肌紧张。肾脏损伤时可见血尿等。

2．全身表现

如体温升高，面色苍白，四肢厥冷，出冷汗，呼吸急促，血压下降，脉细欲绝，甚至昏迷。

【实验室及其他检查】

1．血液检查 可出现白细胞计数和中性粒细胞比例增加、电解质紊乱、代谢性酸中毒等。

2．尿液检查 出现血红蛋白尿，尿比重增加（晨尿比重 >1.020）。

3．X线检查 可观察到各种骨折情况或空腔脏器破裂的积液、积气以及血肿、血凝块引起的脏器大小和外形的改变，以及实质性脏器的移位、损伤情况。

4．B超 可观察到实质性器官的大小、外形、位置及血肿大小、变化和胸、腹有无积液。

5．CT、MRI 伤情允许时可以作，对颅内血肿、脑挫伤、脑出血及脑水肿可以作出明确诊断。

【诊断】

1．外伤史和临床表现。
2．创伤性休克等全身循环衰竭的表现。
3．全身各系统的检查结果。
4．辅助检查结果。

【治疗】

进行迅速有效的现场急救、输送、复苏、抗休克，按照伤势的轻重缓急，合理而及时地安排手术。

1．西医治疗

(1) 现场、运输途中的急救

重点是清理呼吸道、复苏、给氧、补液、输血、止血，以及紧急闭合开放性胸部伤或固定多发性肋骨骨折等。

(2) 创伤性休克的处理

① 建立静脉通路、输血输液是治疗休克的首选措施。在紧急情况下可先给予平衡盐溶液、血浆代用品等，但其总量不宜超过1500～2000ml（小儿70ml/kg），维持红细胞比容在30%左右以保证有足够的携氧能力，然后根据生理需要量和失血量补液。

② 止痛是防治休克必不可少的措施。神经阻滞麻醉和局麻对四肢和胸壁伤的止痛效果好。吗啡、杜冷丁等药物镇痛效果虽好，但对颅脑和腹部伤可掩盖症状，影响诊断，应在确诊后或手术前方可使用。

③ 休克伤员不要一律用头低脚高位，有时可将四肢向心性压迫抱起，以减少四肢和内脏系统的贮藏血量，增加循环血量。

(3) 多发性创伤的处理

① 立即威胁生命安全的严重伤，如开放性胸部伤、大出血和颈部伤、阻塞呼吸道的颌面部伤等，应在抢救休克的同时立即准备手术。

② 发生不致立即威胁生命的严重伤，如休克不严重的闭合性胸腹部伤、四肢开放伤等，可在抢救休克的同时进行必要的检查和手术前准备，待休克缓解后处理。

③ 一般外伤，如闭合性骨折的手术复位，可待伤情稳定后进行有计划的治疗。

(4) 多部位伤的手术后处理

① 急性呼吸功能衰竭：注意控制输液量，限制静脉晶体液入量，避免输入过多的库存血，控制升压药物的使用，可以降低创伤后肺功能衰竭的发生率。

② 右心室衰竭：创伤后如果发生肺功能障碍、呼吸衰竭、肺动脉压力增高以及输液过量等，均可以诱发右心室衰竭，因此要加强对心泵功能的检测。

③ 肝功能损害：创伤出现血浆蛋白合成障碍，血浆蛋白降低和肺脏脂肪聚积，以及黄疸、血清碱性磷酸酶、转氨酶升高等肝功能障碍症状。除静脉供给营养葡萄糖外，应同时输入白蛋白或氨基酸以保护肝功能。

④ 肾功能衰竭：自抢救休克开始即应注意保护肾脏。尽快提高血压，避免使用升压药物，适当使用利尿剂，尽早清除坏死组织。

⑤ 感染：在抢救早期即应静脉注射大量广谱抗生素。

2．中医治疗

待患者生命体征平稳后，可辅助中医辨证施治。

(1) 内治

①气滞血瘀证

证候：损伤初期，昏睡，二便秘结；舌红，苔黄，脉数。

治法：逐瘀生新。

方药：大成汤加减。

②热毒炽盛证

证候：损伤引起高热，寒战，昏睡谵语，尿少便秘；苔黄，脉数。

治法：清热凉血。

方药：五味消毒饮加减。

③热闭证

证候：头部损伤致脑震荡昏迷或感染致身热、烦躁不安等症。

治法：清热解毒，通窍安神。

方药：至宝丹。

④脾虚湿盛证

证候：四肢乏力，形体虚羸，肌肉萎缩；脉虚弱无力。

治法：补养脾胃。

方药：参苓白术散加减。

（2）针灸治疗

对昏迷不醒者，可针刺人中、中冲、十宣、涌泉、百会、劳宫、内关、中脘、足三里、合谷等穴，也可灸百会、关元、神阙、足三里、中脘、气海等穴。

【预防与调护】

保持适宜的环境温度，注意保暖，防止环境温度过低，导致伤员能量消耗。加强营养，积极纠正贫血，做好褥疮护理等，对促进伤员康复均有重要意义。

二、挤压综合征

人体软组织广泛较长时间受外力挤压或躯体“自压”（长期固定体位的自压），导致缺血性坏死，出现以软组织肿胀、持续的肌红蛋白尿、少尿或无尿、高血钾、代谢性酸中毒、氮质血症、休克为特点的急性肾功能衰竭甚至 MODS，称之为挤压综合征（crush syndrome）。这是创伤的一种严重并发症，如发生急性肾功能衰竭则死亡率高达 40%～50%。

【病因病理】

1. 西医病因病理

本病多见于地震、战争、工程塌方、车祸、高位断肢再植手术后，以及患者长时间被动体位造成“自压”等。

挤压综合征的发病机理中有两个中心环节，即肌肉缺血性坏死和肾缺血。

（1）肌肉缺血性坏死：随着肌肉挤压坏死，肌红蛋白、钾、磷、镁离子、酸性代谢产物、血管活性物质以及组织毒素等有害物质大量释放。这些物质在伤肢解除外界压力后，通过局部一度循环再建或侧支循环释入血流，进入体循环，必然加重创伤后机体的周身反应，促使急性肾功能衰竭的发生。

（2）肾缺血：肾缺血时，近端肾小管功能受损，影响钠的再吸收，使远端肾小管内钠离子浓度增高，导致近球细胞释放肾素，通过肾素－血管紧张素系统作用于肾小球的入球动脉和出球动脉引起血管收缩，一方面使肾小球滤过率下降，同时又使肾缺血加重。由于体液与尿液酸度增加，在此条件下肌红蛋白更易在肾小管内沉积，造成阻塞和毒性作用，形成少尿甚至无尿，加速急性肾衰竭的发生。

2. 中医病因病机

肢体或躯干受挤压后造成气滞血瘀，气不行则血不行，津液停留而不能四布，水湿外溢于肌肤之间乃发生肢体肿胀，水湿停留则小便不通。

【临床表现】

1. 局部表现

主要是受压肢体肿胀，局部有压痕、皮肤变硬、皮下淤血，皮肤张力增大，受压皮肤周围有水疱形成。

2. 全身反应

出现肾衰后，其症状及经过与一般急性肾衰相似，主要临床特点有：

(1) 休克及血压变化：一部分伤员早期可以不出现休克，一部分伤员则因大量血液成分进入组织间隙，或伤口失血较多，在解除外部压力后数小时内即出现低血压甚至休克。若出现明显高血压而无其他引起高血压的因素，则预示肾脏病变严重。

(2) 肌红蛋白尿：是诊断挤压综合征的一个重要条件。伤员在伤肢解除压力后 24 小时内出现红棕色、深褐色尿，或自述"血尿"，就应考虑是肌红蛋白尿。

(3) 高血钾及心脏损害者：由于大量肌肉坏死，向血中释放出大量的钾，加之肾功能衰竭，排钾困难，导致高钾血症。在透析疗法未能有效应用时，伤员多死于高血钾所致的严重心律紊乱和心肌中毒。

(4) 酸中毒及氮质血症：肌肉缺血坏死后，大量的磷酸根、硫酸根等酸性物质释出，使体液 pH 值降低，导致代谢性酸中毒。严重创伤后组织分解代谢旺盛，大量中间代谢产物积聚体内，非蛋白氮、尿素氮迅速升高；伤员肾功能不全，出现酸中毒、尿毒症（氮质血症）的临床表现。

【实验室及其他检查】

1. 血液检查　血红蛋白、血细胞比容增加，白细胞计数增加，电解质紊乱、代谢性酸中毒等。

2. 尿液检查　呈酸性，尿钠、尿素氮和尿肌酐上升，尿比重降低。

3. 影像学检查有助于诊断。

【诊断】

1. 挤压伤病史和临床表现。

2. 脱水、创伤性休克等全身循环衰竭的表现。

3. 严重肌红蛋白尿、少尿、无尿，尿常规、比重、渗透压的改变。

4．氮质血症、高血钾等表现。

5．筋膜腔内组织压测定示筋膜腔内组织压大于4.0kPa（30mmHg）。

【治疗】

妥善处理局部挤压伤，缩短受压、缺血、缺氧时间，有效防治休克和急性肾功能衰竭。

1．西医治疗

（1）现场急救与早期处理：尽早解除外部挤压，将伤员送至安全地带。如无禁忌适量给予镇静、止痛药物和碱性饮料。包扎伤口，伤肢制动，伤肢严禁抬高、按摩、热敷。

（2）抗休克治疗：有休克表现者应及时补充液体，扩充血容量，纠正休克，保证肾的血液供应。输液量可根据创伤的范围、严重程度、休克的严重程度和尿量等拟定。

（3）挤压伤的局部处理：挤压局部伤轻、肿胀不明显者，暂将肢体制动，密切观察。如肢体迅速肿胀，影响血液循环，应尽早切开筋膜腔，充分减压，以改善循环，减轻肿胀，减少组织的变性、坏死及分解产物的产生和吸收。

（4）伤肢处理

① 截肢：适用于受长时间严重挤压，患肢已无血液循环或血液循环严重障碍，估计即使保留肢体也无功能者；患肢毒素释放所致的全身中毒症状经处理仍不能缓解，并有逐渐加重趋势，危及生命者；伤肢合并气性坏疽等特异性感染者。

② 筋膜间隔区早期减张术：是伤肢处理的重要措施。适用于有明显致伤原因，尿潜血或肌红蛋白试验阳性；不论受伤时间长短和伤肢远端有无脉搏，凡有1个以上筋膜间区受累，局部有明显肿胀、张力高或发生水疱，有相应运动、感觉障碍者。

（5）急性肾功能衰竭及高血钾的治疗

① 潜伏期的处理要点：及时纠正休克及脱水，可输入新鲜血、血浆，适当补充晶体液。应用碱性药物，以碳酸氢钠为首选。尽早采取利尿措施，用20%甘露醇125～250ml静脉滴入，6小时后可重复使用，每日总量不宜超过500ml，也可用利尿合剂。

② 少尿期或无尿期的处理：维持体液平衡，控制高血钾，使用透析疗法，注意抗生素的用法。少尿期低钠血症一般都是稀释性的，故无需补充钠盐。

③ 多尿期的处理：要继续做透析疗法。输液只能适量补充每日尿量的1/3～1/2；此期还可能出现低钾血症，可适量补充钾盐。

④ 恢复期的处理：一般在病后5周开始，临床情况逐步恢复正常，但肾组织病变完全恢复需半年到2年。此期的处理原则是加强营养，避免一切损害肾功能的因素。

（6）保护心脏：严格控制液体出入量以免加重心脏负担。胶体与晶体的输入以（1～1.5）:1为宜。静脉输入高渗葡萄糖液及较大量的维生素C，也可给予促进代谢药如ATP、辅酶A等，有心肌缺氧改变时给予血管扩张剂。

2．中医治疗

（1）气滞血瘀证

证候：损伤后肢体出现青紫、肿胀、疼痛，皮肤潮红，身热，口干；舌红苔黄，脉数。

治法：活血化瘀，清热解毒。

方药：四物汤与五味消毒饮加减。

(2) 实热证

证候：伤后二便不通，腹胀水肿，面色潮红，口干呕逆，烦躁不安；舌质红，苔黄厚，脉洪大。

治法：通里攻下，化湿利水。

方药：大承气汤加减。

(3) 气阴两虚证

证候：损伤后期出现尿量多，面色苍白，出汗；舌质红，无苔或少苔，脉弦无力或细数无力。

治法：益气，养阴，固肾。

方药：八珍汤加减。

【预防与调护】

1. 凡受压超过 45～60 分钟的伤员可服用碱性饮料（碳酸氢钠 8g 溶于 1000～2000ml 水中，加适量糖及食盐），可利尿和碱化尿液。不能进食者可用 5%碳酸氢钠 150ml 静脉滴注。

2. 纠正血容量丢失，防止休克。

3. 伤肢早期切开减张，对防止和减轻挤压综合征以及伤肢功能的恢复有很大的帮助。

第七节 烧 伤

烧伤（burn）是热力直接作用于人体所造成的组织损伤的统称，也是一种常见的损伤性疾病。主要致伤因素有火焰、热液、热蒸汽、发（蓄）热物体等。由于电、化学物、放射线等所致的损伤特点与烧伤相似，故也归属于烧伤范畴。烧伤病损虽在体表或开放性黏膜，其病理变化常常波及全身，甚至出现严重的全身性并发症。

【病因病理】

1. 西医病因病理

随着伤后时间的推移，烧伤的病理生理特点也在逐步发生变化。大致分为以下三期：

(1) 渗出期（休克期）：烧伤后的立即反应为体液渗出，一般持续 36～48 小时。小面积浅度烧伤体液的渗出量有限，通过自身代偿不致影响全身有效循环血容量。大面积深度烧伤因体液的大量渗出和血流动力学的影响，机体会发生急剧病理变化，首先发生的是早期休克。烧伤休克由心源性休克和低血容量性休克双重因素而发生，但又不完全相同于急性失血性休克，主要不同点在于丢失的血容量为血浆样液体，病程的发生与发展呈渐进性，伤后 2～3 小时体液渗出最为急剧，8 小时达高峰，心肌抑制因子产生，随后逐渐减缓，至 48 小时渐趋恢复。此后，渗出于组织间隙的水肿液开始回吸收，临床表现为血压趋向稳定，尿液开始增多。临床上常根据上述规律进行液体复苏治疗，补液速度先快后慢。

休克是伤后48小时内威胁病人生命的主要病理因素，临床习惯称之为休克期。若休克得不到及时纠正，不仅影响休克的救治和易并发早期全身性感染和多器官功能不全综合征，也影响着创面的愈合。因而，强心、护肾、补充血容量是烧伤早期处理最重要的措施。随着烧伤治疗学的进步，多数病人可顺利渡过休克期，为后期治疗创造有利条件。

（2）感染期：临床实践证实，烧伤水肿液回收之时，感染上升为烧伤的主要矛盾。浅度烧伤创面如早期处理不当，可出现创周炎症（如蜂窝织炎）。严重烧伤由于经历休克的打击，全身免疫功能低下，对病原菌的易感性增加，早期暴发全身性感染的几率也高，预后也严重。我国救治烧伤的主要经验之一是及时纠正休克，其本身已包括了抗感染的含义。

由于生理屏障广泛遭到损害，加之广泛的组织坏死和体液渗出，为微生物生长提供了良好的生存条件。故感染造成的威胁常持续到创面愈合。“有腐必有菌”，坏死组织未清除前要求创面完全无菌是不现实的。热力损伤组织的变化过程为先发生凝固性坏死，随之为溶解，故在伤后2~3周，坏死组织广泛溶解阶段是全身性感染的另一个高峰期。与此同时，与健康组织交界处的肉芽组织也逐渐形成，坏死组织如能及时被清除或彻底引流，肉芽组织屏障多在2周左右形成，可限制病原菌的侵入。如处理不当，病原菌可侵入邻近的非烧伤组织，创面呈晦暗、糟烂、凹陷状，或出现坏死斑，即使细菌未侵入血液也可致组织坏死。为此，西医学一直沿用早期切痂或削痂手术及皮肤移植方法修复创面。创面一旦修复，并发症会明显减少。

（3）修复期：烧伤组织发生炎症反应的同时，组织修复也已开始。一般认为，浅度烧伤多能自行修复，深Ⅱ°创面可依靠残存的潜能再生细胞转化为干细胞并在原位再生形成“上皮岛”融合修复；Ⅲ°浅烧伤创面在生理湿润环境中也可以依靠原位干细胞再生修复创面，Ⅲ°深烧伤创面需靠皮肤移植修复。

凡是深度烧伤创面均可产生由表入里的三个凹面向上的同心半圆形区带（图13-11）。皮肤表层组织烧伤，由于直接受热源损伤而导致不能复活的坏死，称为坏死带。坏死带下层及其周围皮肤组织因间接受热损伤及热化学损伤，病理特点是微循环有进行性血栓形成改变，并引发组织淤滞和变性，组织细胞呈濒死状态，称淤滞带。淤滞带下层及其周围的皮肤组织局部因受热损伤和自身化学物质的损伤而发生炎性反应，特点是组织水肿、充血、缺氧、渗出，因组织细胞为可复性病理变化，故称为充血带。由于皮肤各层组织结构之间相互交织，故烧伤后出现的三个损伤区带之间没有明显的界限。

皮肤烧伤后所出现的三个病理损伤区带是烧伤病程中最复杂的局部病理学变化，它对临床治疗方法的选择有重要意义。因为三个区带之间的变化规律除随自身自然变化外，还与所使用的医疗技术密切相关，尤其是对淤滞带组织的转归。淤滞带组织在受以上间接因素影响的同时，还受直接因素的影响，包括促使干燥脱水和蛋白质凝固的结痂疗法与浸渍疗法等，因为这些疗法可加速微循环的进行性血栓坏死。故目前主张使用皮肤细胞的保护性或治疗性技术，使之在生理状态下实现组织自我恢复。

2．中医病因病机

体表为卫气护卫，营气循行其下脉内。热力直接作用于肌表，损伤皮肤，导致局部气血凝滞、经络阻塞，卫气受损，营卫不和，营失镇守，营阴外渗而为水疱或渗出。水疱液量与

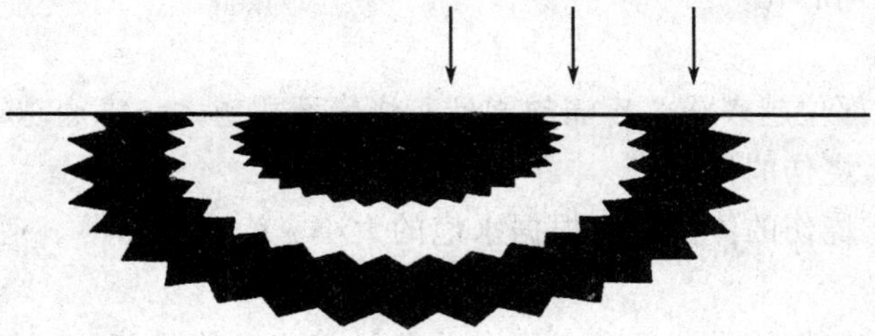

图 13－11 烧伤损伤病理学的三个区带示意图

渗出液量过多，加之热邪的灼伤，耗伤阴津，阴伤阳脱而致脱证；火毒内陷，内攻脏腑而致陷证。病久必致脾胃虚和气血虚。根据中医辨证法则，营卫失和、阴津耗伤、阴伤阳脱、火毒内陷、脾胃虚和气血虚是烧伤的几个主要病理环节，常在烧伤初期、中期和后期出现。烧伤始终伴随着正邪交争、气血凝滞、经络阻塞、营卫失和、脏腑功能失调及渗出、腐、毒、虚等的变化。中医及中西医结合医学对烧伤各期的病理生理均有较深入的研究。

（1）早期（休克期）：主要病机为热伤营卫，营卫不和，营失镇守，营阴外渗，甚则阴伤阳脱。

（2）中期（感染期）：主要病机为火毒炽盛，甚者火毒内陷。创面的腐、毒是最根本的病因。

（3）后期（修复期）：主要病机为脾胃虚弱或气血虚弱，对创面而言则是生新。

【临床表现】

临床表现是人体因烧伤刺激而产生的一系列防御反应的表现，是伴随烧伤及伤后所发生的一系列病理生理变化的临床反应。

1．全身表现

（1）生命体征变化：由于体液的大量渗出和心功能、血流动力学因素、创伤后炎症介质、疼痛及精神紧张等诸因素的综合影响，可导致生命体征发生变化，最常见的是引起脉搏和心率加快，呼吸动度加深、频率加快等。最初血压可稍有升高，而严重烧伤常因渗出增多而出现血压下降，甚至发生休克。

（2）发热：发热的常见原因是烧伤创面中的坏死组织持续不断地发生水解、酶解、酸败皂化、酯化反应，分解与合成代谢反应中产生致热物质，这些物质被吸收而发生“吸收热”。这种发热的体温多在38℃左右，若体温过高，应考虑有并发感染的可能。

（3）其他：口渴、尿少、纳差、便秘等，后期可出现营养不良表现。

（4）舌与脉变化：轻度烧伤一般无明显的舌象与脉象变化，但中度以上的严重烧伤其舌象与脉象可反映以下病情变化：①舌象：初期舌质多淡红，或有浮浊苔；火毒内攻则舌红苔黄而干；阴津损耗则舌多光绛，甚而起芒刺。病情好转则舌苔渐生，舌红转淡；体力渐复时，正常舌苔也渐出现。故舌苔变化对观察病情转变和判断预后有很大的帮助。②脉象：烧伤病人的脉象一般为洪大弦数，尤以数脉居多，即使在治愈后往往还可持续一段时间，随着气阴恢复才逐渐缓和。如合并全身化脓性感染时，脉数更甚，如由数疾之脉转为沉迟时，提示脉症不符，病情趋向恶化。

2．局部表现

（1）疼痛：烧伤部位越表浅，疼痛越剧烈；烧伤面积越大，疼痛越重。

（2）红斑：是Ⅰ°烧伤的体征。

（3）水疱：是Ⅱ°烧伤的体征，可根据水疱的大小、疱皮的厚薄、疱液的性状鉴别浅Ⅱ°烧伤和深Ⅱ°烧伤。

（4）渗出：是Ⅱ°烧伤的早期征象，可分为显性渗出和隐性渗出。隐性渗出指组织间的渗出，严重时造成组织肿胀。显性渗出指创面上的渗出和水疱液，早期为浆液性，合并感染可出现炎性甚至脓性渗出。

（5）焦痂：是Ⅲ°烧伤的体征。临床上要注意焦痂下易发生感染和积脓，还要注意对烧伤部位、面积的大小、有无合并伤等项进行检查。中医对烧伤局部表现的观察和描述可用神（光泽）、色、形、态四字概括。

3．并发症

（1）烧伤休克：烧伤休克的发生时间与烧伤严重程度关系密切，烧伤面积越大，深度越深者，发生休克越早越重。休克的主要病因为心功能不全、血容量下降，强心和及时而正确的液体治疗有利于休克复苏。休克期渡过不顺利的主要原因是长途转送、液体复苏延迟，或因气道不通畅未予解除等。休克期渡过不顺利会导致较长时间的组织缺血、缺氧，既能引发感染，又会广泛损害多个内脏，从而影响全病程的有效救治，甚至危及生命。

烧伤休克的主要表现为：心率增快，脉搏细弱，心音低弱；早期脉压差变小，随后血压下降；呼吸浅、快；尿量减少。监测尿量是判断低血容量性休克的一个重要标志，成人每小时尿量低于20ml常提示血容量不足；口渴难忍在小儿患者中表现得特别明显；烦躁不安是脑组织缺血、缺氧的一种表现；周围静脉充盈不良、肢端发凉，病人诉畏冷。

（2）烧伤全身性感染：感染是烧伤救治中的突出问题。据我国几所军医大学9329例烧伤病例分析，烧伤死亡原因中感染居首位（占51.8%）。如感染未能控制，会接连发生内脏并发症，有些病人常因感染性休克、多器官功能衰竭而死亡。烧伤感染病情之所以严重，除广泛的皮肤屏障作用遭到破坏、大量坏死组织和渗出液形成了微生物良好的培养基外，肠源性感染也是一个重要因素。严重烧伤虽伤在体表，但肠黏膜屏障有明显的应激性损害，肠道微生物及内毒素等均可发生移位或继发他处感染，故肠道是一个重要的内源性感染源。对于严重烧伤伴有严重休克而未能及时实施液体复苏的病人，应特别警惕感染的发生。

烧伤并发全身性感染时，临床常有一些骤然变化的迹象，只要连续坚持床边观察，这些迹象不难发现。如病人性格的改变，初始有些兴奋、多语、定向力障碍，继而出现幻觉、迫害妄想，甚至大喊大叫，或对周围反应淡漠；体温骤升或骤降，波动幅度在1℃～2℃之间；体温骤升者起病时常伴有寒战，体温不升者常提示为革兰阴性杆菌感染；心率加快（成人常在140次/分以上）；呼吸急促；创面表现骤变，如一夜之间出现创面生长停滞、创缘变钝、浸渍糟烂、干枯、出血、坏死斑等。

（3）应激性溃疡：为烧伤最常见的消化系统并发症。临床上多有腹痛、饱胀、嗳气、呕血、黑便等，大出血者常发生出血性休克。

(4) 肝功能衰竭：烧伤并发肝功能衰竭的发生率报道不一，国内报道严重烧伤病人合并肝功能衰竭者为25.6%，主要诱因为重度休克、创面脓毒症、全身侵袭性感染或败血症。

(5) 心力衰竭：占烧伤死因的6%。主要病因为：休克期补液过量，内毒素对心肌的直接损害，尤其易在无尿型急性肾功能衰竭患者中发生；严重吸入性损伤，因气道梗阻、肺水肿、肺部感染和肺不张，或诱发了ARDS，进一步促使心肌缺血缺氧；并发严重脓毒症或感染性休克，发病突然，常出现昏厥、心源性休克、肺水肿和呼吸困难（左心衰竭所致）、紫绀、全身水肿（右心衰竭所致）、心律紊乱（低血钾所致）等。X线摄片有助于诊断。

(6) 急性肾功能不全：发生率在0.77%～15%不等，多见于大面积深度烧伤、高压电烧伤或合并挤压伤延迟复苏者。主要与血容量不足、缺血缺氧、烧伤后的血红蛋白尿和肾脏以外的因素或毒素物质有关。休克（脱水）引起的肾衰分少尿（或无尿）型和非少尿型。少尿型的早期表现为少尿或无尿、尿比重降低、氮质血症、高钾血症、低钙血症、水潴留和酸中毒等；非少尿型主要为氮质血症、尿比重降低且有管型。因烧伤败血症或肾病综合征引起者，实验室检查非蛋白氮在71～143mmol/L之间，肾小管对钾、钠、氯等电解质的调节功能一般保持正常，尿量正常或偏多。

(7) 成人呼吸窘迫综合征（ARDS）：严重烧伤休克病程经过不平稳者、重度吸入性损伤和严重脓毒症是ARDS的最主要原因，其病死率高达50%。

(8) 多系统器官功能障碍综合征（MODS）：烧伤继发MODS的病因复杂，但与伤情关系密切。烧伤伤情越重并发MODS的机会愈多，因为这类病人易发生低血容量性休克、全身性感染、炎症反应和免疫功能紊乱等。液体复苏欠佳会诱发循环状态异常，最终出现循环衰竭。烧伤后的持续高代谢状态和异常耗能途径都不利于肌蛋白的合成与创面修复，可能是导致MODS的间接因素，治疗和处理不及时可导致多系统脏器功能衰竭（MSOF）而死亡。

【实验室及其他检查】

因为烧伤的病理生理特点随伤后时间逐步发生变化，同时也表现在实验室检查项目上，有些检查项目可作为评估烧伤病情的监测指标。

1. 血、尿常规检查

烧伤后常出现白细胞计数上升和中性粒细胞比例增高并出现中毒颗粒；大面积或中等程度以上烧伤早期可出现血液浓缩（血细胞比积升高）象；血浆中游离血红蛋白升高，常出现血红蛋白尿。

2. 血液生化检查

可出现低血钠、低蛋白、酸中毒，尤其在烧伤休克时。

3. 创面分泌物及血培养加药物敏感试验

可明确感染病原菌及敏感药物。

4. 肝功能与肾功能检查

肝、肾功能出现继发损害时可出现异常。

5．其他

血气分析、心电图及多功能监测仪监护等也应作为烧伤的监测指标。

【诊断与鉴别诊断】

1．诊断

根据以下条件一般都能对烧伤作出正确诊断：

（1）烧伤病史：应注意烧伤时间及环境。①烧伤时间：烧伤时间越长伤情越重；②烧伤环境：如火焰伤，在密闭环境下易引起吸入性损伤。高空电击伤可能引起复合伤，如骨折、血气胸、脑外伤等。

（2）明确受伤原因：①热力伤：如沸水、蒸气、热油、钢水、日光、炽热金属、火焰等；②化学伤：如酸、碱、磷、氨水、有害气体等；③电力伤：触电（高压及低压电流）、电弧烧伤、闪电伤；④放射能烧伤：深度X线、原子能等；⑤低温热源烧伤。

（3）明确伤情：根据烧伤面积、深度、部位、年龄、原因、有无复合伤等综合判断。

2．伤情诊断

（1）烧伤面积的估计

伤情判断最基本的要求是烧伤面积和深度，烧伤面积的评估是烧伤的基本诊断标准，常用以下三种方法：

①中国新九分法：按体表面积划分为11个9%的等份，另加1%，构成100%的体表面积，即头颈部：1×9%；躯干：3×9%；两上肢：2×9%；双下肢：5×9%+1%，共为11×9%+1%（表13-5、图13-12）。

表13-5　中国新九分法

部位		占成人体表%		占儿童体表%
头颈	发部	3	9	9+（12-年龄）
	面部	3		
	颈部	3		
双上肢	双上臂	7	9×2	9×2
	双前臂	6		
	双手	5		
躯干	躯干前	13	9×3	9×3
	躯干后	13		
	会阴	1		
双下肢	双臀	5*	9×5+1	9×5+1-（12-年龄）
	双大腿	21		
	双小腿	13		
	双足	7*		

注：成人女性的臀部和双足各占6%

②手掌法：不论性别、年龄，病人并指的掌面约占体表面积的1%。如医者的手掌大小与病人相近，可用医者手掌估算，作为九分法的辅助评估方法。（图13－13）

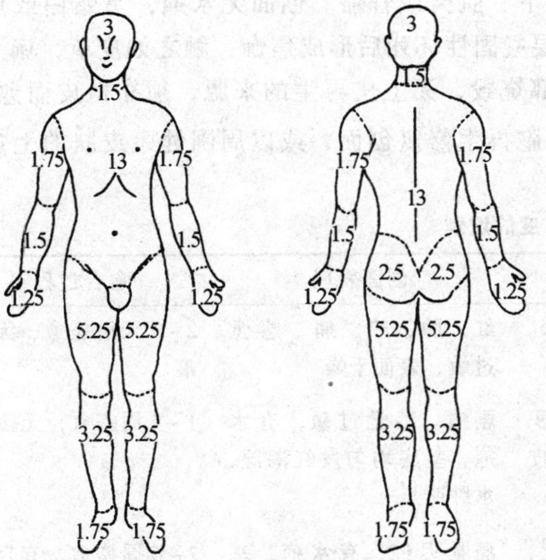

(1) 前面　　(2) 后面

图13－12　中国新九分法

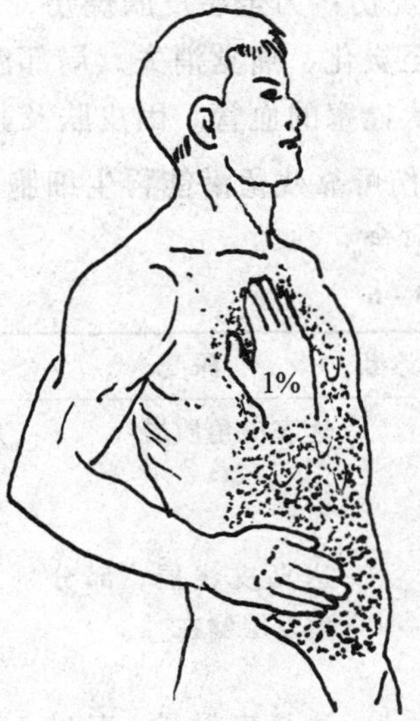

图13－13　手掌法

③儿童烧伤面积计算：12岁以下儿童年龄越小头越大而下肢越小，可按下法计算：头颈部面积：〔9＋（12－年龄）〕%；双下肢面积：〔46－（12－年龄）〕%。

（2）烧伤深度的鉴别

① 三度四分法：普遍采用，分为Ⅰ°、浅Ⅱ°、深Ⅱ°、Ⅲ°。一般认为Ⅰ°、浅Ⅱ°烧伤属于浅度烧伤；深Ⅱ°和Ⅲ°烧伤属于深度烧伤。组织损害层次见图13－14、表13－6。

Ⅰ°烧伤：仅伤及表皮浅层，生发层健在，再生能力强。表面呈红斑状，干燥无渗出，有烧灼感，3～7天痊愈，短期内可有色素沉着。

浅Ⅱ°烧伤：伤及表皮的生发层、真皮乳头层。局部红肿明显，有薄壁大水疱形成，内含淡黄色澄清液体，水疱皮如被剥脱，创面红润、潮湿，疼痛明显。上皮再生靠残存的表皮生发层和皮肤附件（汗腺、毛囊）的上皮增生，如不发生感染，1～2周内愈合，一般不留瘢痕，多数有色素沉着。

深Ⅱ°烧伤：伤及皮肤的真皮层，介于浅Ⅱ°和Ⅲ°之间，深浅不尽一致，也可有水疱，但去疱皮后创面微湿，红白相间，痛觉较迟钝。由于真皮层内有残存的皮肤附件，应用烧伤湿性医疗技术可激活潜能再生细胞，

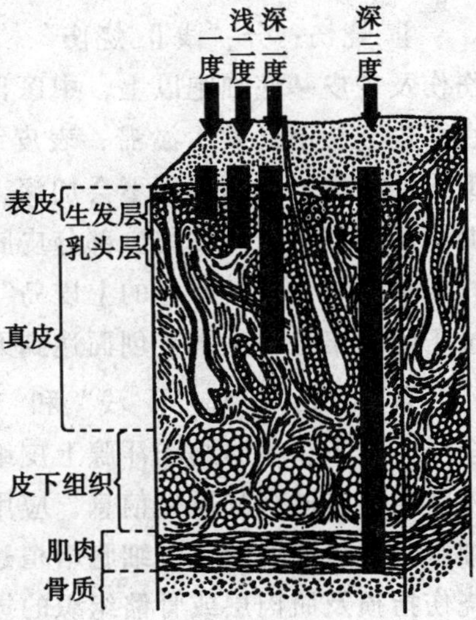

图13－14　烧伤深度分度示意图

依靠原位干细胞再生形成上皮小岛；如不发生感染，可融合修复，无瘢痕愈合，需时3～4周。

Ⅲ°烧伤：为全层皮肤烧伤，甚至达到皮下、肌肉或骨骼。创面无水疱，呈蜡白或焦黄色，甚至炭化，痛觉消失，局部温度低，皮层凝固性坏死后形成焦痂，触之如皮革，痂下可见树枝状栓塞的血管。因皮肤及其附件已全部烧毁，无上皮再生的来源，须靠植皮而愈合。Ⅲ°浅烧伤可靠残留潜能再生细胞和原位干细胞再生修复创面，或以周围健康皮肤的上皮爬行收缩愈合。

表13－6　烧伤深度的识别

烧伤深度诊断	深度	病理	创面表现	愈合过程
Ⅰ°（红斑）	达表皮角质层	局部血管扩张、充血、渗出	红、肿、热、痛、感觉过敏、表面干燥	2～3天后痊愈，无瘢痕
浅Ⅱ°	达真皮浅层，部分生发层健在	血浆渗出，积于表皮与真皮之间	剧痛，感觉过敏，有水疱，基底均匀发红潮湿，水肿明显	1～2周痊愈，无瘢痕
深Ⅱ°	达真皮深层，有皮肤附件残留	局部组织坏死，皮下层渗出明显	痛觉迟钝，有水疱，基底苍白，间有红色斑点，潮湿	3～6周痊愈，有轻度瘢痕
Ⅲ°（焦痂）	达皮肤全层，甚至深达皮下组织、肌肉、骨骼	皮肤坏死，蛋白质凝固，形成焦痂	痛觉消失，无弹性，干燥，无水疱，如皮革状，蜡白、焦黄或炭化	2～4周焦痂脱落，须植皮才能愈合，可形成瘢痕和瘢痕挛缩

②三度六分法：是根据烧伤湿性医疗技术皮肤再生修复机制而提出的一种分度方法。

Ⅰ°烧伤：伤及表皮颗粒层及其以上的细胞，中医谓之血瘀型。

Ⅱ°烧伤：分“浅Ⅱ°烧伤”、“深Ⅱ°浅型烧伤”和“深Ⅱ°深型烧伤”三种类型。浅Ⅱ°烧伤伤及表皮基底细胞以上，中医谓之瘀滞型；深Ⅱ°浅型烧伤伤及真皮乳头层，皮肤微循环在真皮乳头层已发生淤滞，表皮结构已消失，但大部分皮肤附件保留，中医谓之血瘀热毒型，治疗得当烧伤创面不会加深，可以无瘢痕愈合；深Ⅱ°深型烧伤伤及真皮网状层，有微循环淤滞损伤，尚残留少部分皮肤附件，中医谓之气瘀热毒型。该种类型烧伤应用湿性医疗技术治疗能促进“残存的上皮岛”生长融合和启动皮肤再生信息组织转化为干细胞，通过原位干细胞培植再生修复创面达到无瘢痕愈合。

Ⅲ°烧伤：分为“Ⅲ°浅”和“Ⅲ°深”两种类型，中医谓之腐败型。Ⅲ°浅烧伤伤及皮肤全层，皮下少量脂肪和汗腺上皮组织部分健存，并有成活能力，因为汗腺上皮与皮肤同源于外胚层，有同样的再生信息，应用烧伤湿性医疗技术治疗可促使皮肤再生信息组织转化为干细胞，也可通过原位干细胞培植达到无瘢痕或表浅瘢痕愈合，中医谓之腐肉热毒型。Ⅲ°深烧伤指损及肌肉层或骨骼组织的损伤，目前单纯依靠原位干细胞培植皮肤方法难以愈合，最终仍需通过植皮愈合。

3. 烧伤严重程度的判断

根据烧伤面积、深度、部位、患病年龄、致伤原因、有无复合伤等综合判断。但为了对烧伤严重程度有一基本估计，作为设计治疗方案的参考，我国常用下列分度方法：

（1）轻度烧伤：Ⅱ°烧伤面积在9%以下。

（2）中度烧伤：Ⅱ°烧伤面积在10%～29%，或Ⅲ°烧伤面积不足10%。

（3）重度烧伤：烧伤总面积在30%～49%；或Ⅲ°烧伤面积在10%～19%；或Ⅱ°、Ⅲ°烧伤面积虽不到上述百分比，但已发生休克等并发症、呼吸道烧伤或有较重的复合伤。

（4）特重烧伤：烧伤总面积在50%以上；或Ⅲ°烧伤面积在20%以上；或已有严重并发症。

4. 吸入性损伤

吸入性损伤也称呼吸道烧伤，但严格来讲两者不完全相同。呼吸道烧伤主要指热力对呼吸道的损伤，一般无全身中毒症状；吸入性损伤指伴有毒性物质或气体吸收损伤，不单纯指热力引起者。单纯烟雾吸入也可窒息死亡，是严重的损伤，这可能是改称“吸入性损伤”的主要原因。热力可通过气道急剧下降，燃烧时的烟雾含有大量的化学物质，可被吸入深达肺泡，这些化学物质有局部腐蚀和全身中毒的作用，如CO、氰化物中毒等等。所以在火灾现场死于吸入性窒息者甚至多于烧伤，即使救出现场，合并严重吸入性损伤者仍为烧伤救治中的突出难题。合并吸入性损伤者从急救开始就应密切关注呼吸道的通畅。吸入性损伤的诊断依据是燃烧现场相对密闭，呼吸道刺激，咳出炭沫痰，呼吸困难，肺部可能有哮鸣音及面、颈、口鼻周常有深度烧伤，鼻毛烧伤和声音嘶哑。

【治疗】

1. 治疗原则

（1）保护烧伤创面，防止和清除外源性污染。

（2）强心、护肾、防治低血容量性休克。

（3）预防局部和全身性感染：对大面积严重烧伤，特别是休克期经过不平稳者，早期暴发全身性感染的机会较高，足量应用兼顾革兰染色阴性杆菌和革兰染色阳性球菌的广谱，抗生素具有防治作用，但5～7天的危险期过后应考虑停药。

（4）非手术和手术方法：据情选用，目的是促使创面早日愈合，尽量减少瘢痕增生所造成的功能障碍和畸形。

（5）防治并发症：轻度烧伤对全身影响较小，治疗重点是处理创面和防止局部感染，酌情使用少量镇静药和口服“烧伤饮料”补充失液量。中度以上烧伤对全身影响较大，并发症也较多，应局部治疗和全身治疗并重，包括积极防治低血容量休克，防治局部和全身感染，使创面早日愈合。

中西医在烧伤治疗上各有其特点和优势。西医的优势在于对早期休克的有效复苏，有较多可供选择的抗感染药物；中医的优势在于对创面的处理。20世纪30年代，将外科医疗技术用于烧伤的治疗，创立了先使创面干燥成痂，后切除焦痂及痂下部分或全部皮肤组织，再移植自体皮封闭创面的方法，并沿用至今。尽管外科手术方法挽救了不少患者的生命，但破坏性较大，手术疗法的技术核心不是解决皮肤再生和皮肤功能重建，而是尽可能消除或减少瘢痕，恢复烧伤患者愈后生活质量等问题。半个世纪之后，我国学者徐荣祥在中医理论和医学思维观的基础上创立并发展了“烧伤湿性医疗技术”，改变了“干燥无菌”治疗的传统理论。将烧伤组织置于生理湿润环境下，以由表入里的无损伤性液化方式排除创面坏死组织，保留皮肤再生信息组织，通过创面干细胞培植皮肤组织，实现皮肤组织原位再生修复。该项技术有效地解决了创面疼痛、创面感染、创面进行性坏死及深Ⅱ°创面瘢痕愈合等烧伤临床治疗的难题。

2．现场急救

烧伤急救的目的是尽快消除致伤因素，脱离现场，积极实施危及生命损伤的救治，保护受伤部位，缓解症状。

(1) 迅速脱离现场和消除热源：火焰烧伤应尽快扑灭身上的火，灭火时切忌用双手扑打火焰，以免造成双手烧伤，也切忌奔跑呼叫，以免风助火势，烧伤头面部和呼吸道。热液烫伤应尽快去除热液浸渍的衣物，在去除衣物时要注意保持疱皮完整，最好采取剪开衣物的方法。至于是否及时用冷水冲洗创面，外科界有所争议。赞同者认为及时冷水冲洗创面可止痛和带走余热；反对者认为烧伤后创面局部淤滞，冷热交替刺激可加重淤滞。但酸碱烧伤时必须及时用大量清水冲洗创面；生石灰和电石等遇水产热物质烧伤时，在冲洗前应去除创面上的颗粒和粉末，以免因加水产热；磷烧伤后应立即将患处浸于水中，目的在于隔绝空气、防止磷自燃损伤，在水下去除磷的颗粒。

(2) 危及生命损伤的救治：电烧伤合并心跳骤停者先行心肺复苏，抢救生命。误吸、误咽烧伤者常伴有呼吸道损伤，应特别注意保持呼吸道通畅和吸氧，有条件或必要时可行气管切开。同时应注意复合伤的判断和处理，对大出血、开放性气胸、骨折等应先实施相应的急救处理。

(3) 保护受伤部位：现场急救时创面只求不再污染，不再损伤。尤其要注意疱皮完整，不主张过于彻底清创。创面可立即涂抹湿润烧伤膏，无条件者可先以洁净柔软的布单保护，就近送入医院治疗。切忌采用不合理的民间偏方治疗。伤后患者情绪比较紧张，应注意通过交谈等方式缓解稳定患者的紧张情绪，必要时可应用镇静止痛药。

3．转送

大面积严重烧伤休克伤员早期应避免长途转送，应就近输液抗休克，必须转送者应建立静脉输液通道，途中继续输液，保证呼吸道通畅。严重口渴、烦躁不安者常提示休克严重，应加快输液，可酌情口服少量盐水。转送路程较远者应留置导尿管，观察尿量。用高速转运工具（如飞机）时头应朝向行进方向的后面，保证头部血供。

4．休克的防治

轻度烧伤一般不发生休克。烧伤病情越严重，休克出现就越早、越重。严重烧伤多在烧伤后6～12小时发生休克，特重度烧伤在伤后2小时即可发生。因烧伤早期发生的休克基本上是低血容量性休克，故处理原则是尽快恢复血容量。方法如下：

(1) 口服补液：轻度烧伤可进饮食，口服烧伤饮料（氯化钠3g，碳酸氢钠1.5g，糖10g，加水1000ml即成），或口服盐粥汤，但不能只饮开水，以免发生水中毒。

(2) 抗休克补液疗法：目前国内通常采用的输液量计算公式为：成年病人按照Ⅱ°、Ⅲ°深烧伤合计面积和体重计算，伤后第一个24小时胶体和晶体总量为：每1%烧伤面积、每千克体重1.5 ml（小儿2.0ml）。胶体（血浆）和电解质液（平衡盐液）的比例为0.5:1；广泛深度烧伤者其比例可改为0.75:1。另加每日需水量（5%葡萄糖溶液）2000 ml（小儿按年龄、体重计算）补充水分。第二个24小时胶体和电解质液量为第一个24小时实际输入量的一半，水分补充仍为2000ml。

举例：一烧伤面积60%、体重50kg病人，休克期如何补液？①第一个24小时补液总量：$60\times50\times1.5+2000=6500$（ml），其中胶体液为$60\times50\times0.5=1500$（ml）；电解质液为$60\times50\times1=3000$（ml）；水分为2000ml。②第二个24小时：胶体液减半，为750ml，电解质液减半为1500ml，水分2000ml。③输液量的分配原则：第一个24小时所需的晶体液和胶体液的一半在伤后8小时内输入，余下一半在后16小时内平均输入；葡萄糖液在24小时内平均输入。鉴于烧伤后毛细血管通透性急剧增加，为避免输入的血浆集聚于组织间隙，主张血浆在伤后16小时开始输入。晶体液以平衡盐液为主，胶体液以血浆为主，不足部分以右旋糖酐（不宜超过1000ml）和血浆扩容剂补充。在伤后24小时内是否输全血意见不一，国内学者认为，休克期适量输入全血（占24小时总输液量的10%）不会增加血液浓缩程度及其黏度，反而有利于纠正低蛋白血症和贫血，迅速恢复胶体渗透压和改善血氧含量，对微循环不会产生不良影响。此外，广泛深度烧伤常伴有较严重的酸中毒和血红蛋白尿，为纠正酸中毒和避免血红蛋白降解产物在肾小管的沉积，在输液成分中可增配1.25%的碳酸氢钠。

补液公式仅是一种估计方法，伤员个体对休克的耐受性和补液反应的差异很大，因此，在补液抗休克过程中要随时观察伤员的反应，包括精神状态、脉搏、血压、心搏强弱和末梢循环灌注情况，根据病人的反应，随时调整输液的量和成分。尿量是一个很重要的指标，成人每小时尿量应不低于20ml，以30～50ml为宜，伴有肌红蛋白尿时更要超过50ml/h，小儿每千克体重每小时不低于1ml，成人脉搏<120次/分，儿童<140次/分，脉搏和心跳要有力；收缩压应维持在11.97kPa（90mmHg）、脉压差在2.66kPa（20mmHg）以上；病人应安静，无烦躁不安；无明显口渴；呼吸平稳。有条件者实行中心静脉压测定，如出现血压低、尿量少、烦躁不安等现象，则应加快输液速度。

5．全身性感染的防治

烧伤全身性感染的成功防治关键在于对其感染发生和发展规律性的认识。要了解烧伤休克和感染的内在联系，及时积极地纠正休克，维护机体的防御功能。烧伤感染途径是多渠道的，包括外源性与内源性以及静脉导管感染等。防治措施如下：

(1) 及时而积极地纠正休克，维持机体的防御功能，保护肠黏膜的组织屏障对防止感染有重要意义。

(2) 正确处理创面：烧伤创面，特别是深度烧伤创面是主要感染途径，强调正确的外科处理。目前对深度烧伤的处理多沿用早期切（削）痂植皮方法，但应指出，规范地采用烧伤湿性医疗技术对深度烧伤的处理有着广阔的前景，尤其在深Ⅱ°和Ⅲ°浅创面方面已被证实能实现原位皮肤再生修复。

(3) 合理选择抗生素：选择抗生素依然是防治全身性感染不可或缺的手段，但不能乱用和滥用。正确应用抗生素要注意以下几个问题：①针对性：应根据细菌培养和药敏结果选择和调整抗生素，在没有获得细菌培养和药敏结果时，可针对烧伤感染的主要致病菌选择；②及早用药：对中、重度烧伤，病菌的侵入常发在烧伤发生之时，抗生素的应用宜早，治疗过程中应反复作细菌学检测，掌握创面的菌群动态和药敏情况，感染一旦明确，及早调整药物。③联合用药：烧伤创面常为多种细菌感染，耐药性也较高，因而对中、重度烧伤主张联合应用抗生素。④及时停药：感染症状控制后应及时停药，不能留待体温完全正常。因烧伤创面未修复前，一定程度的体温升高是不可避免的，若仅主张早期应用抗生素而不及时停药，有可能诱发体内菌群失调或二重感染（如真菌感染）；另外，部分抗生素影响蛋白质代谢，从而影响创面愈合。

据目前资料分析，烧伤感染的主要致病菌是革兰阴性杆菌，抗生素在杀（抑）细菌的同时，细菌外膜中的内毒素会大量释放，故抗生素在对细胞产生杀伤作用的同时，还可释放多种炎症介质，导致感染性休克和多器官功能损害，这也是当前抗感染的另一焦点。选用抗生素时还应注意病人的肝、肾功能状态，防止和避免大剂量用药产生的毒副作用。

（4）营养的支持、水与电解质紊乱的纠正、脏器功能的维护等综合措施均属重要。营养支持可经肠内或肠外营养，尽可能用肠内营养，因其接近生理，可促使肠黏膜屏障的修复，减少并发症的发生。

6．中医治疗

（1）内治

① 热伤营卫证：轻度烧伤，无全身症状，无需内治。

②火毒伤津证

证候：壮热烦躁，口干喜饮，便秘尿赤；舌红绛而干，苔黄或黄糙，或舌光无苔，脉洪数或弦细数。

治法：清热解毒，益气养阴。

方药：黄连解毒汤、银花甘草汤、犀角地黄汤或清营汤加减。口干甚者加鲜石斛、天花粉；便秘加生大黄；尿赤加白茅根、淡竹叶等。

③阴伤阳脱证

证候：神疲倦卧，面色苍白，呼吸气微，表情淡漠，嗜睡，自汗肢冷，体温不升反低，尿少；全身或局部水肿，创面大量液体渗出；舌淡暗苔灰黑，或舌淡嫩无苔，脉微欲绝或虚大无力等。

治法：回阳救逆，益气护阴。

方药：四逆汤、参附汤合生脉散加味。冷汗淋漓加煅龙骨、煅牡蛎、黄芪、白芍、炙甘草。

④ 火毒炽盛证

证候：壮热不退，口干唇燥，大便秘结，小便短赤；舌红而干，苔黄干或黄腻，脉洪数。

治法：清热解毒。

方药：黄连解毒汤。湿热重者加清热利湿之品。

⑤ 火毒内陷证

证候：壮热不退，口干唇燥，躁动不安，大便秘结，小便短赤；舌红绛而干，苔黄或黄糙或焦干起刺，脉弦数等；若火毒传心，可见烦躁不安，神昏谵语；火毒传肺，可见呼吸气粗，鼻翼扇动，咳嗽痰鸣，痰中带血；火毒传肝，可见黄疸，双目上视，痉挛抽搐；若火毒传脾，可见腹胀便结，便溏黏臭，恶心呕吐，不思饮食，或有呕血、便血；火毒传肾，可见浮肿，尿血或尿闭。

治法：清营凉血解毒。

方药：清营汤或黄连解毒汤合犀角地黄汤加减。神昏谵语者加服安宫牛黄丸或紫雪丹；气粗咳喘加生石膏、知母、贝母、桔梗、鱼腥草、桑白皮、鲜芦根；抽搐加羚羊角粉（冲）、钩藤、石决明；腹胀便秘、恶心呕吐加大黄、玄明粉、枳实、厚朴、大腹皮、木香；呕血、便血加地榆炭、侧柏炭、槐花炭、白及、三七、藕节炭；尿少或尿闭加白茅根、车前子、淡竹叶、泽泻；血尿加生地、大小蓟、黄柏炭、琥珀等。

⑥气血两虚证

证候：疾病后期，火毒渐退，低热或不发热，精神疲倦，气短懒言，形体消瘦，面色无华，食欲不振，自汗，盗汗；创面肉芽色淡，愈合迟缓；舌淡，苔薄白或薄黄，脉细弱。

治法：补气养血，兼清余毒。

方药：托里消毒散或八珍汤加金银花、黄芪。食欲不振加神曲、麦芽、鸡内金、薏苡仁、砂仁。

⑦脾虚阴伤证

证候：疾病后期，火毒已退，脾胃虚弱，阴津耗损；面色萎黄，纳呆食少，腹胀便溏，口干少津，或口舌生糜；舌暗红而干，苔花剥或光滑无苔，脉细数。

治法：补气健脾，益胃养阴。

方药：益胃汤合参苓白术散加减。

（2）外治：烧伤外治的中医方法、剂型、药物和单验方较多，如湿润烧伤膏、紫草油膏、黄连油膏等，适用于轻度表浅烧伤的处理，可视实际选用。如创面大、深度深，宜采用中西结合的方法处理。

7. 创面处理

对于浅度烧伤，现有的各种方法在治愈时间和效果上无明显差异，重点在防止感染。对深度烧伤，存在传统和烧伤湿性医疗技术两种治疗方法。

（1）传统疗法

20世纪30年代，人们将外科医疗技术用于烧伤治疗，创立了创面干燥成痂，后切除焦痂及深层软组织，再移植自体皮封闭创面的方法（图13-15）。这种烧伤医疗技术破坏性较大，无法解决皮肤再生及皮肤功能重建问题，也不能消除或减少瘢痕及恢复患者的生活质量。由于深度烧伤坏死组织多，组织液化，细菌繁殖很难避免，故主张应用外用抗菌药物。目前认为有效防治感染的外用药有1%磺胺嘧啶银霜剂、碘伏等，但不主张抗生素的局部应用。外用抗菌药物只能在一定程度上抑制细菌生长，而烧伤组织由开始的凝固性坏死经液化到与健康组织分离需要2~3周，在这一过程中，随时都有侵入性感染的威胁。为此，多采用所谓积极的手术疗法，包括早期切痂（切除深度烧伤组织达深筋膜平面）或削痂（削除坏死组织至健康平面），并立即实行皮肤移植，以求减少全身性感染的发病率，提高大面积烧伤的治愈率与缩短住院日。

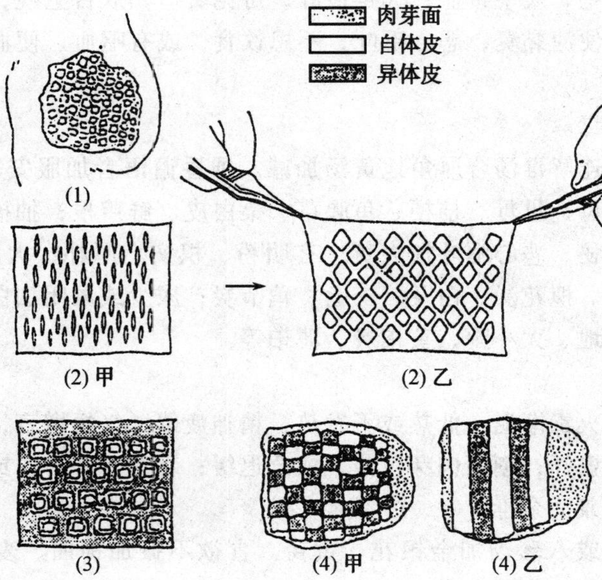

图 13－15　常用烧伤植皮法

（1）小片及邮票状自体植皮法　（2）网状自体植皮法

（3）异体皮开洞嵌植小片自体皮法　（4）自、异体皮相间混植法

大面积深度烧伤病人的健康皮肤所剩无几，需要皮肤移植的创面面积大，采用手术疗法的最大难题是自体皮“供”与“求”的矛盾。尽管我国学者先后采用了“大张异体皮开洞嵌植小块自体皮”和“异体皮下移植微粒自体皮”，以及充分利用头皮作为自体皮来源分期分批植皮等方法治疗，但仍有自体皮供应不足及自体皮成活欠佳，或瘢痕增生与功能障碍等问题。“人造皮肤”仅是一种生物敷料，在创面上保留的时间也较短；体外培养自体皮肤不仅周期太长，成活率也低；目前研究的“真皮复合皮”尚未广泛用于临床。故自体皮紧缺仍是当前大面积深度烧伤治疗的主要矛盾。

（2）烧伤湿性医疗技术

是以美宝湿润烧伤膏（MEBO）为治疗药物，以湿润暴露疗法（MEBT）为治则，以启动自身潜能再生细胞原位干细胞培植皮肤为技术核心的一项新技术，简称 MEBT/MEBO。该方法将烧伤组织置于生理湿润环境下，MEBO 与烧伤组织发生水解、酶解、酸败与皂化四大反应，无损伤性液化方式排除创面坏死组织，通过 MEBT/MEBO 激活皮肤自身潜能再生细胞（再生信息组织），实现原位培植皮肤组织。潜能再生细胞是具有干细胞增殖能力的细胞，它以普通形式存在于组织中，包括纤维组织、脂肪隔、骨骼、肌肉等。MEBT/MEBO 可启动潜伏于组织中的潜能再生细胞产生干细胞，并使之持续分裂、增殖，定向性地分化为机体和包括皮肤在内的功能组织器官的细胞。该项技术已逐步发展成为以原位干细胞培植皮肤技术为基础的独具特色的“中国烧伤医疗技术”。由于原位干细胞培植概念和模式的建立，揭示了深度烧伤创面能达到生理性愈合的原因，使深度烧伤治疗进入了生命科学的皮肤再生新阶段。

1）应用原则：①清创“三不原则”：不使病人疼痛、不出血、不损伤正常组织。②“三个及时”：及时清理液化物、及时清理坏死组织、及时供药。③“三不积留”目的：创面上不积留坏死组织、不积留液化物、不积留多余的MEBO。

2）创面各期的处理要点：①早期（伤后1～6天）：不宜使用任何消毒剂清创（化学烧伤除外）；水疱穿刺放液，保持疱皮完整，去除破损、脱落的腐皮；用压舌板将MEBO直接涂在创面上，也可以戴上消毒手套用手指涂药；涂药厚度0.5～1.0mm；每隔4～6小时换药一次。②液化期（伤后6～15天）：浅Ⅱ°烧伤创面已逐渐愈合，继续使用MEBO护肤2周，每日2次。用药1周左右，深Ⅱ°创面坏死组织开始液化，在坏死组织液化排除的同时，烧伤创面开始了再生修复，所以在操作中应特别严格掌握无创原则，避免损伤新生组织，尤其要保护好创面上所形成的脂蛋白透明膜，否则会使本应生理性愈合的创面变成病理性愈合。可用压舌板轻柔刮除创面液化物，用消毒纱布或纸巾按上述相同方法清洁创面，然后再涂用湿润烧伤膏外涂，厚度小于1mm。每隔4小时换药一次；或者当创面上覆盖物由棕黄色的药膏变成了白色的液化物时及时换药。在涂用新药膏之前必须先去除创面液化物。③修复期（伤后10～21天）：当绝大多数坏死组织排净之后，仍按上述方法用纱布或纸巾清理创面，然后涂湿润烧伤膏保护创面，但量要少，约0.5 mm厚。每6～8小时换药一次。注意操作要轻柔，不疼痛，不出血。不要用纱布往返擦拭创面。④康复期：是从创面愈合到完全上皮化的时期。用温水清洗创面，然后像擦护肤油一样涂用少量MEBO烧伤膏保护皮肤，厚度小于0.5 mm，每日早、晚各1次。注意不要过度擦洗刚愈合的创面皮肤，避免阳光直射。

3）特殊技术处理：①Ⅲ°烧伤创面的早期处理：MEBO可保护创面，促进坏死组织液化排除，有利于Ⅲ°浅烧伤创面再生修复，或为Ⅲ°深烧伤创面手术植皮作准备。若患者全身情况平稳，伤后早期即应使用特殊设计的“耕耘刀”纵横交错划开焦痂，然后立即涂用MEBO，以松解坏死组织对深部有生机组织的压迫，改善微循环，有利于药物渗入创面深部，促进坏死组织液化，充分发挥其功效。②包扎疗法：适用于治疗不合作的婴幼患儿、精神病患者、某些门诊病人或某些不方便暴露的小创面。方法：涂用稍多MEBO，厚度约2～3mm。也可用预制的MEBO药膏纱布。内敷1～2层纱布，外层敷料无张力包扎。每隔12小时换药一次。注意避免创面受压、干燥、疼痛。

【预防与调护】

1．加强劳动保护，开展防火宣传教育，注意安全操作。

2．在家庭或幼儿园，应将开水、热粥、热汤等放置于妥当处，以免烫伤小孩；教育小孩不要玩火。

3．大面积烧伤患者住院后实施无菌隔离1～2周，病室要定时通风，保持清洁，限制人员进出，接触患者的敷料、被单、物品等注意清洗消毒。

4．精心护理，勤翻身，防止创面长期受压。

5．鼓励患者进食，可以绿豆汤、西瓜汁、水果露、银花甘草汤等代茶频服；多食新鲜蔬菜、水果、禽蛋、瘦肉等。忌食辛辣、肥腻、鱼腥发物。

附：特殊类型烧伤

一、电烧伤

1．电烧伤的特点

因电引起的烧伤有两类：电火花引起的灼伤的性质和处理同火焰烧伤；电源直接接触所致的电烧伤（electric burn），其伤情取决于接触时间、电流的强度、性质和径路等。因电流＝电压/电阻，故电压越高电流强度越大。电流导入人体后，由于不同组织电阻不同（依大小顺序为骨、脂肪、皮肤、肌腱、肌肉、血管和神经），局部损害程度也有所不同。组织电阻越大，局部产生的热能也越大，故在骨骼周围常因高温的产生而发生“套袖式”坏死。体表的电阻又因皮肤的厚薄和干湿情况而异。手掌、足掌因角质层厚，电阻也高；皮肤潮湿、出汗时电阻低，电流易通过，迅速沿电阻低的血管传导，全身性损害重；反之，皮肤干燥者局部因电阻高，局部损害较重但全身性损害相对减轻。邻近“入口”处的血管易受损害，血管进行性栓塞常引起相关组织的进行性坏死和继发性血管破裂出血。电流通过肢体时可引发强烈挛缩，关节屈面常形成电流短路，所以在肘、腋、膝、股等处可出现“跳跃式”深度烧伤。此外，交流电对心脏损害较大，电流通过脑、心等重要器官时后果较严重。

2．临床表现

（1）*全身表现*：烧伤可出现全身性损害，轻者有恶心、心悸、头晕或短暂的意识障碍；重者昏迷，呼吸、心跳骤停。

（2）*局部损害*：入口处较出口处重。入口处常炭化，呈裂口或洞穴状，烧伤常深达骨周，损伤范围呈外小内大；浅层组织尚可，但深部组织可夹心坏死，无明显的坏死界面；局部渗出较普通烧伤重，筋膜腔内水肿；由于邻近血管的损害，经常出现进行性坏死，伤后坏死范围可扩大数倍。肘、腋或膝、股等屈面可出现“跳跃式”伤口。

3．处理原则

（1）*现场急救*：立即脱离电源；呼吸心跳骤停者立即进行心肺复苏；复苏后注意心电监护。

（2）*液体复苏*：补液量不能按表面烧伤面积计算，对深部组织损伤所致隐性渗出应充分估计。由于肌肉和红细胞的广泛损害，释放大量的血红蛋白和肌红蛋白，在酸血症的情况下很易沉积于肾小管，导致急性肾衰。为此，早期补液量应高于一般烧伤；应补充碳酸氢钠以碱化尿液；还可用甘露醇利尿，每小时尿量应高于普通烧伤的标准。

（3）*清创*：清创时应注意切开减张，包括筋膜切开减压。仍应尽早作较彻底的探查。应密切注意继发性出血。床旁常备止血带与止血包，如血管突然破裂，应找到破裂血管，在其近心端高位健康血管处结扎。

(4) 预防感染：早期应用较大剂量的抗生素。应特别警惕厌氧菌感染，局部应暴露。注射破伤风抗毒素是绝对指征。

二、化学烧伤

1. 烧伤特点

化学烧伤（chemical burn）除立即损伤局部外，还可继续侵入或被吸收，导致进行性局部损害或全身性中毒。损害程度与化学物质的性质有关，还取决于化学物的剂量、浓度和接触时间。可导致烧伤的化学物质有数千种，常见的有酸、碱及磷。

2. 处理原则

立即除去被化学物质浸渍的衣物，持续大量清水冲洗，时间应较长。应特别注意眼部及五官的冲洗。急救时不主张使用中和剂，除耽误时间外，还可因选择不当或中和反应产热而加重损害。早期输液量可稍多，加用利尿剂以排出毒性物质。深度烧伤应尽早清除坏死组织并植皮。已明确为化学毒物致伤者，应选用相应的解毒剂或对抗剂。

(1) 酸烧伤：其共同特点是使组织蛋白凝固而坏死，使组织脱水，不形成水疱，皮革样成痂，焦痂能防止酸向深部组织侵蚀，但脱痂时间延缓。急救时用大量清水冲洗伤处，随后按一般烧伤处理。有些腐蚀性酸烧伤，如石炭酸，其脱水作用不如普通强酸，但可吸收进入血循环而损害肾。石炭酸不易溶解于水，清水冲洗后可以70%酒精清洗。又如氢氟酸，其穿透性很强，能溶解脂质，继续向周围和深处侵入，使创面逐渐深化扩大。大量清水冲洗后应用5%～10%葡萄糖酸钙（$0.5ml/cm^2$）加入1%普鲁卡因创周浸润注射，使残存的氢氟酸化合成氟化钙，可阻止其继续扩散与侵入。

(2) 碱烧伤：其共同特点是对组织破坏力大，渗透性强，能溶解组织蛋白，使创面逐渐深化。急救时应以大量清水冲洗，冲洗时间更应延长。生石灰（氢氧化钙）和电石（C_2Ca）烧伤在清水冲洗前必须先去除伤处的颗粒或粉末，以免加水后产热。

(3) 磷烧伤：是特点突出的化学烧伤，附着在皮肤的磷颗粒与空气接触即自燃，磷氧化后产生P_2O_3和P_2O_5有脱水夺氧作用，造成较深烧伤；磷燃烧产生的白色烟雾（P_2O_5粉末）吸入呼吸道可引起肺水肿；无机磷是细胞浆毒物，从创面吸收可引起严重的肝、肾中毒，有时很小面积的无机磷烧伤也可致命。处理：①立即将烧伤区浸入清水中（或大量清水冲洗），使之与空气隔绝；②水下尽量移除磷颗粒，可用1%硫酸铜涂布，可形成无毒性的磷化铜，便于识别和移除，但必须控制硫酸铜的浓度小于1%；③创面宜采用湿敷包扎。

第八节 冷 伤

冷伤（cold injury）是由于寒冷低温作用于人体引起的损伤，可分为非冻结性冷伤和冻结性冷伤两类。非冻结性冷伤是指暴露于冰点以上至10℃以下的低温加潮湿条件所引起的局部损伤，如冻疮、战壕足、浸渍足等；而冻结性冷伤是指暴露于冰点以下的低温所引起的损伤，可分为局部冻伤和全身冻伤，大多发生于意外事故或战时。中医将冷伤分称为“冻疮”、“冻僵”、“冻裂”等。

【病因病理】

1．西医病因病理

（1）非冻结性冷伤：暴露于冰点以上低温的机体局部皮肤发生血管收缩和血流滞缓，影响细胞代谢。待局部得到常温后，血管扩张、充血且有渗出，在表皮下有积液（水疱），有的毛细血管甚至小动、静脉受损后发生血栓，然后引起部分组织坏死。

（2）冻结性冷伤：人体局部接触冰点以下的低温时，发生强烈的血管收缩反应，如果接触时间稍久或温度很低，则细胞外液甚至连同细胞内液可形成冰晶。冻伤损害主要发生在冻融后，局部血管扩张、充血、渗出，并可有微栓或血栓形成；组织内冰晶及其融化过程造成的组织破坏和细胞坏死可引起炎症反应；加以组织缺血后再灌注造成细胞凋亡，构成了冻伤的病变。若全身受低温侵袭，机体中心体温降低，可使血管、脑和其他器官均受损害，甚至死亡。

2．中医病因病机

致病因素主要有两个方面：一为寒冷之邪外袭是其直接因素；二为元气虚弱，不耐其寒。冬令之时，或因疲劳，或因饥饿，或静止不动，逾时过久，或创伤失血，或素体气血不足，寒冷之邪外袭，耗伤阳气，收束经脉，致肢体失于温煦，血脉失于通畅，气血凝滞，经络阻塞而成冻伤。若复感毒邪，郁久化热，热毒蕴结，肉腐成脓则溃烂成疮，损及筋骨；甚则因寒邪太盛，内中脏腑，阴闭于内，阳脱绝于外而死。

【临床表现】

冻疮的发生往往不自觉，直至手、耳、足等部位出现症状才察觉。局部冻伤按其损伤深度可分为4度，在冻融以前不易区分，复温后不同深度的创面表现不同。

1．Ⅰ°冻伤　伤及表皮层。局部红肿，有发热、痒、刺痛的感觉，数日后表皮干脱而愈，不留瘢痕。

2．Ⅱ°冻伤　损伤达真皮层。局部红肿较明显且有水疱形成，疱内为血清状液或稍带血栓，自觉疼痛，知觉迟钝。如无感染，局部可成痂，经2～3周痂脱而愈，很少有瘢痕。若并发感染，则创面形成溃疡，愈合后有瘢痕。

3．Ⅲ°冻伤　损伤皮肤全层或深至皮下组织。创面由白色变为黑褐色，试验知觉消失，其周围红肿疼痛，可出现血疱。若无感染，坏死组织干燥成痂，然后逐渐脱痂和形成肉芽创面，愈合甚慢而留有瘢痕。

4．Ⅳ°冻伤　损伤深达肌肉、骨骼等组织。局部表现类似Ⅲ°冻伤，即伤处发生坏死，其周围有炎症反应，常需在处理中确定其深度。容易并发感染而成湿性坏疽，治愈后可有功能障碍或致残。

全身性冻伤开始时有寒战、肤色苍白、发绀、疲乏无力、打呵欠等表现，继而出现肢体僵硬，幻觉或意识模糊甚至昏迷，心律失常，呼吸抑制，最终发生心跳、呼吸骤停。

【诊断】

1．诊断

（1）有低温环境下停留较长时间的受冻史。

（2）有局部性冻伤或全身性冻伤的临床表现。

2．鉴别诊断

坏疽期血栓闭塞性脉管炎：其局部表现与冻伤所致肢体末端坏疽溃疡虽有相似，但前者在肢体坏死脱落或溃疡形成之前有典型的间歇性跛行史，且伴剧烈疼痛，体查足背、胫后动脉搏动减弱或消失。

【治疗】

本病发病原因以寒冷刺激为主，主要病机为血脉不通，气血凝滞，温、通、补三法是本病论治的要旨，故中医治疗以温经散寒、活血通脉为主，临证时又须注意随证变化。Ⅰ°、Ⅱ°冻伤以外治为主，Ⅲ°、Ⅳ°要内外合治。全身性冻伤病情危急，较为少见，一旦发现应迅速复温，采取综合措施进行抢救。

1．西医治疗

（1）*急救和复温*：迅速使病人脱离低温环境和冰冻物体。衣服、鞋袜等连同肢体冻结者，不可勉强卸脱，应用温水（40℃左右）使冰冻融化后脱下或剪开。立即施行局部或全身的快速复温，但勿用火炉烘烤。用38℃～42℃温水浸泡伤肢或浸浴全身，使局部在20分钟、全身在半小时内复温。温水浸泡至肢端转红润、皮温达36℃左右为度。浸泡过久会增加组织代谢，反而不利于恢复。浸泡时可轻轻按摩未损伤的部分，帮助改善血循环。

（2）*Ⅲ°以上局部冻伤的治疗*：常需全身治疗：① 注射破伤风抗毒素；② 由于冻伤常继发肢体血管的改变，如内皮损伤、血栓形成、血管痉挛或狭窄等，严重时加重肢端损伤程度或延迟创面愈合时间，故选用改善血循环的药物。常用的有小分子右旋糖酐、托拉苏林、罂粟碱等；③ 使用抗生素；④ Ⅲ°、Ⅳ°冻伤病人需要高价营养，包括高热量、高蛋白和多种维生素等。

（3）*全身性冻伤的治疗*：复温后首先要防治休克和维护呼吸功能。防治休克主要是补液、应用血管活性药、除颤、纠正酸碱失衡和电解质失衡等，但须考虑到脑水肿和肾功能不全，故又需选用利尿剂。维持呼吸功能主要是保持呼吸道通畅，给予氧和呼吸兴奋剂，防治肺部感染等。全身性冻伤常合并局部冻伤，故不可忽视创面处理。

（4）*手术治疗*：局部冻伤严重者，待其坏死组织边界清楚时予以切除；若损伤面积大者，待坏死组织脱落干净，肉芽组织红润时予以植皮；若出现感染则应充分扩创引流；若出现肢体远端湿性或干性坏疽，与健康组织分界线已形成者，待其分界线清楚固定后可行截肢术。

2．中医治疗

（1）*内治*

轻症无需内治；重症宜温阳散寒、调和营卫；若见变证，当辨证施治。

① 阴盛阳衰证

证候：四肢厥逆，恶寒蜷卧，极度疲乏，昏昏欲睡，呼吸微弱；苔白，脉沉微细。

治法：回阳救逆，温通血脉。

方药：四逆加人参汤加减。

② 血虚寒凝证

证候：形寒肢冷，局部疼痛喜暖；舌淡而黯，苔白，脉沉细。

治法：补养气血，温经通脉。

方药：人参养荣汤加减。以黄酒调服，重者佐阳和汤内服。

③ 气血两虚证

证候：头晕目眩，少气懒言，四肢倦怠，面色苍白或萎黄，疮口不收；舌淡，苔白，脉沉细弱或虚大无力。

治法：益气养血，祛瘀通脉。

方药：人参养荣汤或八珍汤合桂枝汤加减。

④瘀滞化热证

证候：发热口干，患处暗红微肿，局部疼痛喜冷；或患处红肿灼热，溃烂腐臭，脓水淋漓，筋骨暴露；舌黯红，苔黄，脉数。

治法：清热解毒，活血止痛。

方药：四妙勇安汤加黄芪、紫花地丁、蒲公英等。痛甚者加延胡索、炙乳香、炙没药等。

(2) 外治

① 创面处理：轻症保持创面清洁干燥，数日后可治愈。红肿痛痒未溃破流水者，选用10%胡椒酒精浸液、红灵酒、姜汁、辣椒汁轻柔按摩，每日2~3次；有水疱者可挑破或用注射器抽吸，再以冻疮膏、湿润烧伤膏、红油膏、白玉膏或马勃外敷包扎；溃烂时用红油膏掺八二丹外敷；腐脱新生时用红油膏掺生肌散、生肌玉红膏或湿润烧伤膏外敷。

② 草药外洗：萝卜皮煎水，酌量加入硫黄熏洗。或鲜松针适量，煎水外洗。

【预防与调护】

1. 增强体质，加强耐寒锻炼，采用必要的防寒设备。

2. 在严寒环境中要适当活动，避免久站或蹲地不动。进入低温环境工作以前不宜饮酒，因为饮酒后常不注意防寒，而且可能增加散热。

第九节　咬　螫　伤

一、毒蛇咬伤

毒蛇咬伤（snake bite，toxicophidia bite）是指人体被毒蛇咬伤，其毒液由伤口进入人体内而引起的一种急性全身性中毒性疾病。本病发病急，演变快，若不及时救治，常可危及生命。我国每年被毒蛇咬伤者约 10 万人次左右，其发病率在我国南方地区较高。

【常见毒蛇生态习性】

蛇是一种爬行变温动物。据统计，现今世界上的蛇类约有 2500 种，分隶于 400 个属 11 科。我国是世界上产蛇种类较多的国家之一。已知的蛇类有 173 种，其中毒蛇 48 种，但对人体构成较大威胁的仅 10 种。它们是蝮蛇、五步蛇、竹叶青、烙铁头、眼镜蛇、眼镜王蛇、银环蛇、金环蛇、蝰蛇、海蛇。在地理分布上，蝮蛇除青藏高原及北纬 25°以南地区尚未见报道；蝰蛇多在闽、粤、台诸省；眼镜蛇类也多在南方；五步蛇、竹叶青等多在长江流域和浙、闽。神经毒者有银环蛇、金环蛇、海蛇；血液毒者有蝰蛇、尖吻蝮蛇、竹叶青和烙铁头；混合毒者有眼镜蛇、眼镜王蛇和蝮蛇（图 13－16）。

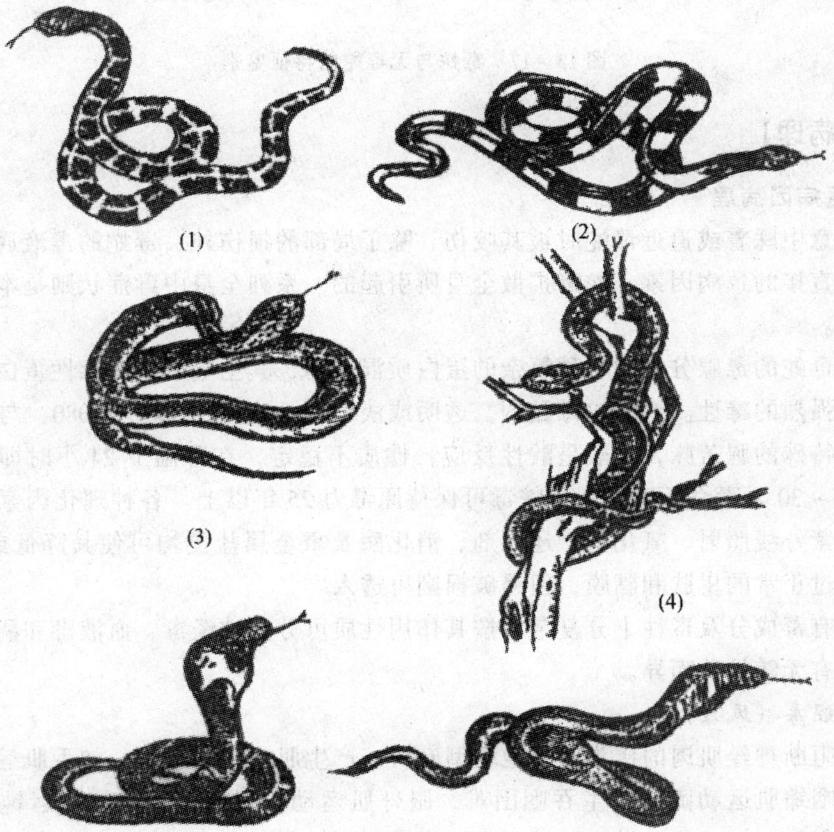

图 13－16 常见毒蛇

(1)银环蛇 (2)金环蛇 (3)蝰蛇 (4)竹叶青蛇 (5)眼镜蛇 (6)眼镜王蛇

毒蛇具有毒牙和毒腺。毒蛇根据牙的分类而分为管牙类、前沟牙类和后沟牙类三种。对人类危害最大的是管牙类和前沟牙类毒蛇。毒蛇的外观生态特征有某些共同点，如头呈三角形、尾短而钝、身体斑纹色泽鲜明、性较懒怠、行动蹒跚、栖息时常盘曲成团等，但也有例外。一般情况下毒蛇与无毒蛇的特征鉴别（图 13－17）实际上除了毒牙和毒腺外，要寻找某一种标志来区分毒蛇与无毒蛇几乎是很难的。

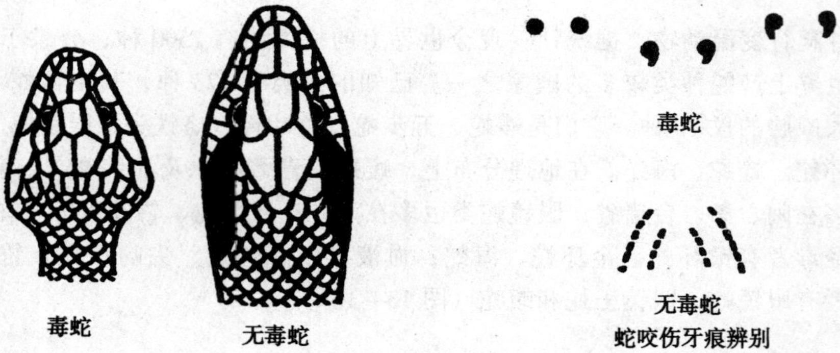

图 13－17　毒蛇与无毒蛇的特征鉴别

【病因病理】

1．西医病因病理

人在无意中踩着或逼近毒蛇时被其咬伤，除了局部的损伤外，毒蛇的毒液通过毒牙注入人体内才是直接的致病因素，蛇毒扩散全身所引起的一系列全身中毒症状则是本病病理变化的关键所在。

蛇毒是毒蛇的毒腺分泌的一种复杂的蛋白质混合物，其主要成分为毒性蛋白或多肽类物质，具有极强烈的毒性。新鲜蛇毒黏稠，透明或淡黄色，比重 1.030～1.080，与空气接触易起泡沫，有特殊的腥苦味，一般呈酸性反应，性质不稳定，在常温下 24 小时即变性，在冰箱内保存 15～30 天毒性不变，干燥蛇毒可保持原毒力 25 年以上。各种理化因素如强酸、强碱、加热、紫外线照射、氧化剂、还原剂、消化酶及重金属盐类均可使其降低或失去毒性。蛇毒不能透过正常的皮肤和黏膜，但遇破损则可透入。

蛇毒的有毒成分及毒性十分复杂，按其作用性质可分为神经毒、血液毒和酶类，各种成分的多少或有无随蛇种而异。

（1）神经毒（风毒）

主要是阻断神经肌肉的接头引起弛缓型麻痹，产生肌肉运动障碍，如舌肌运动障碍产生语言困难，咽缩肌运动障碍产生吞咽困难，眼外肌运动障碍产生眼球运动迟钝及复视，胸肌、肋间肌和膈肌运动障碍发生呼吸麻痹。终致周围性呼吸衰竭，引起缺氧性脑病、肺部感染及循环衰竭，若抢救不及时可导致死亡。这些症状从中医的角度看是属于风邪阻络症状，故中医将神经毒命名为“风毒”。

（2）血液毒（火毒）

具有强烈的溶组织、溶血和抗凝作用，对心血管和血液系统产生多方面的毒性作用。①心脏毒素：对哺乳动物心脏有极强的毒害作用，发生短暂兴奋后转入抑制，引起心脏搏动障碍，心室纤颤，心肌坏死，最后死于心力衰竭。②出血毒素：是一种血管毒，可以引起广泛性血液外渗，导致显著的全身出血，甚至多器官实质出血而死亡。③溶血毒素：有直接和间接溶血因子，二者有协同作用。近年来研究证明直接溶血因子与心脏毒素是同一物质。

(3) 酶的作用

蛇毒含有丰富的酶类。已查明的蛇酶有 20 多种，现仅将与毒性关系较大的介绍如下：①蛋白质水解酶：多种蛇毒均含有此种酶。由于溶解肌肉组织和损害血管壁，从而增加管壁的通透性，因而可导致蛇伤局部肌肉坏死、出血、水肿，甚至深部组织溃烂。此酶相当于中医的“火毒”。②磷酯酶 A：其毒性作用是间接溶血作用，可引起极为严重的溶血症；还可使毛细血管通透性增加而引起出血，间接干扰心血管系统及神经系统的功能。此酶相当于中医的“风火毒”。③透明质酸酶：多数蛇毒中含有此酶。它能溶解细胞与纤维间质，破坏结缔组织的完整性，促使蛇毒从咬伤局部向其周围迅速扩散、吸收。此酶亦相当于中医的“火毒”。④三磷酸腺苷酶：可以破坏三磷酸腺苷而减少体内能量供给，影响体内神经介质、蛋白质的合成，导致各系统的生理功能障碍。此酶相当于中医的“风火毒”。

2. 中医病因病机

蛇毒系风、火二毒。风者善行数变，火者生风动血，耗伤阴津。风毒偏盛，每多化火；火毒炽盛，极易生风。风火相煽，则邪毒鸱张，必客于营血或内陷厥阴，形成严重的全身性中毒症状。

毒蛇咬伤人体后，毒液经伤口而入，侵蚀肌肤，循经络或入营血，内攻脏腑而发生中毒，是本病的基本病因病机。神经毒属中医风毒范畴，易犯经络，轻则经气运行不利，气血流行不畅；重则经脉瘀阻，传导、联络功能受碍，经气不至而麻痹；甚则风毒闭肺致呼吸麻痹，或风毒传肝而引动肝风。血液毒属火毒范畴，初始侵扰气分或内结于六腑，表现为一派热毒症状；继则内陷营血，引起耗血、动血之变；甚者蛇毒攻心，耗伤心气，致心神蒙蔽，心气欲脱。混合毒属风火毒范畴，既具火之性，又具风之特征，但有所偏重，或以风毒为主，或以火毒为重，或风火毒并举，随蛇之所含毒性而定。

【临床表现】

1. 局部症状

被毒蛇咬伤后，患部一般都有较粗大而深的毒牙痕，而无毒蛇咬伤的牙痕则小而排列整齐。神经毒毒蛇咬伤后局部症状不显著，疼痛较轻或没有疼痛，仅感局部麻木或蚁行感，伤口出血很少或不出血，周围不红肿。血液毒毒蛇咬伤后局部疼痛剧烈，肿胀明显，且迅速向肢体近心端发展，伤口有血性液体渗出，或出血不止，伤口周围皮肤青紫、淤斑或血疱，有的伤口组织坏死形成溃疡，所属淋巴结、淋巴管红肿疼痛。混合毒毒蛇咬伤后伤口疼痛逐渐加重，并有麻木感，伤口周围皮肤迅速红肿，并有水疱、血疱，重者伤口坏死溃烂，区域淋巴结肿大压痛。

2. 全身症状

随毒蛇种类而异。神经毒毒蛇咬伤者潜伏期较长，多在伤后 1～6 小时出现症状，表现为头昏头痛、胸闷恶心、四肢乏力麻木、眼睑下垂，重者声音嘶哑、语言不利、呼吸困难、瞳孔散大、全身瘫痪、惊厥抽搐，终致呼吸麻痹而死亡。血液毒毒蛇咬伤者在短期内即出现全身中毒症状，恶寒发热、烦躁、口干、全身关节肌肉酸痛、腹痛、腹泻或大便秘结，重者可有广泛的皮下出血或淤斑，以及内脏出血，如咯血、呕血、便血、尿血等，最终因循环衰竭、休克而死亡。混合毒毒蛇咬伤者兼见上述两种表现，混合毒造成死亡的主要原因仍为神经毒。值得注意的是神经毒的吸收速度快，潜伏期较长，局部症状轻，常易被忽视，一旦发作就急骤发展，并难以控制，危险性较大。血液毒引起的局部症状重，全身症状亦出现早，一般治疗较早，故死亡率较神经毒低。

【诊断】

毒蛇咬伤属于急症，必须迅速作出蛇属哪种、毒属何类的诊断，否则将贻误病人的救治时机，造成严重的后果。

1. 诊断

(1) 病史：①咬伤的时间：询问病人被蛇咬伤的具体时间、治疗经过，以估计蛇毒侵入人体的深浅程度。②咬伤的地点及蛇之形态：根据不同蛇类活动的地点，结合患者所诉蛇之形态，协助判断蛇之所属。如能带蛇前来就诊，诊断依据则更为可靠。③咬伤的部位：注意准确分辨蛇咬伤部位并与其他原因所致的皮损区别开来，还应了解局部伤口在自救、互救过程中的处理方式。④宿因：应着重询问伤者是否有其他系统的慢性疾病史，特别应询问是否有肝炎、肾炎、高血压、心脏病等。若合并这类疾病，往往预后不好。

(2) 相应的局部症状和全身症状。

(3) 中毒程度及预后的估计：蛇毒对机体所造成的损害与其毒性强度和注入机体的毒量有着密切关系，即蛇毒毒性愈强或中毒量愈多，对机体所造成的损害愈严重。

2. 鉴别诊断

(1) 无毒蛇咬伤：一般无毒蛇咬伤处仅有多数细小呈弧形排列的牙痕，与毒牙痕完全不同；局部仅有轻微疼痛与肿胀，且为时短暂，不加重不扩大，亦无全身明显中毒症状；虽极少数无毒蛇如赤链蛇咬伤局部反应较显著，患者因恐惧而晕倒，或有头晕眼花，但短时间内症状多可缓解或消失。

(2) 蜈蚣咬伤：局部剧痛，炎症反应显著且可有组织坏死，与血液毒毒蛇咬伤相似，但无毒牙痕，其两点牙痕呈楔状排列，亦无下颏牙痕；全身症状轻微或无。

【治疗】

毒蛇咬伤是一种严重的疾患，能否及时有效地进行抢救和处理，其病情转归和预后差别很大。尤其是咬伤早期，内外并治、排毒解毒、防毒内陷扩散为本病治疗首要宗旨，也是蛇伤治疗成功的关键所在。若蛇毒内陷攻里，则宜护心解毒，中西医结合治疗。一旦明确毒蛇种类，则尽快使用相应的抗蛇毒血清，以中和蛇毒。

1. 急救治疗

(1) 伤后缓行，忌奔跑：患肢制动后放低，如有可能浸入凉水中，以减少毒素吸收。

(2) 早期结扎：被毒蛇咬伤后，就地立即在咬伤部位近心端 5～10cm 进行绑扎，绑扎紧度以能阻断淋巴液和静脉血液回流而不妨碍动脉血的供应为宜。绑扎后即可用凉水冲洗伤口，以洗去周围黏附的毒液。在运送途中仍用凉水湿敷伤口。每隔20分钟松开绑扎2～3分钟，以免肢体因缺血而坏死。在应用有效的蛇药30分钟后可去掉绑扎。如咬伤超过12小时则无需绑扎。

(3) 扩创排毒：常规消毒局麻后，沿牙痕纵行切开1.5cm，深达皮下，或作十家形切口，如有毒牙遗留应取出，同时以1:5000高锰酸钾溶液或双氧水反复多次冲洗，使伤口处蛇毒破坏，促进局部排毒，以减轻中毒；但尖吻蝮蛇、蝰蛇等咬伤后伤口流血不止，有全身出血现象，则不宜扩创，以免发生出血性休克。

(4) 破坏蛇毒：可选用下列方法：①火柴暴烧法：用火柴头5～7个堆于放伤口上，点燃烧灼，连续1～2次。适用于牙痕较浅的蛇伤，或伤口流血不止而不宜扩创者，如蝮蛇、银环蛇咬伤等。②铁钉烙法：取长约5cm的铁钉，烧至红透，从牙痕处垂直烙入，随即拔出，连续3～4次，烙入深度约0.5～1cm左右。适用于五步蛇咬伤，但运用时注意避开血管和神经，头面部咬伤禁用此法。③针刺排毒：出现肿胀时，可于手指蹼间（八邪穴）或足蹼间（八风穴），皮肤消毒后用三棱针或粗针头与皮肤平行刺入约1cm，迅速拔出后将患肢下垂，并由近心端向远心端挤压以排除毒液；但被蝰蛇、尖吻蝮蛇咬伤时应慎用，以防出血不止。④火罐排毒：民间常用拔火罐的方法吸除伤口内的血性分泌物，达到减轻局部肿胀和蛇毒的吸收作用。

(5) 封闭疗法：毒蛇咬伤后及早应用0.5%普鲁卡因溶液5～20ml加地塞米松或胰蛋白酶2000U，在牙痕周围注射，深达肌肉层，或于绑扎上端进行封闭。并根据情况12～24小时后重复注射1次。若发生荨麻疹反应者，可用非那根25mg肌肉注射。

(6) 局部用药：经排毒方法治疗后，可用1:5000呋喃西林溶液或高锰酸钾溶液湿敷伤口，保持湿润引流，以防创口闭合。同时可以用鲜草药外敷，外敷草药可分为两大类，一是引起发泡草药，借以拔毒外出，如生南星、鹅不食草等，但对创口已溃烂者不宜使用。另一类是清热解毒的草药，如半边莲、马齿苋、七叶一枝花、蒲公英、芙蓉叶等，适用于肿胀较重者。敷药时不可封住伤口，以防阻碍毒液流出，并保持药料新鲜与湿润，确保较长时间的疗效，避免局部感染。

(7) 破伤风抗毒素（TAT）：1500U常规注射。

2. 西医治疗

(1) 一般治疗：补充足够的营养物质和维生素，维持水、电解质平衡，防治脑水肿和心功能衰竭。毒蛇咬伤后常规进行破伤风抗毒素的治疗。咬伤数日内病情较重者按危重病症抢救处理。

(2) 抗蛇毒血清的应用：抗蛇毒血清特异性较高，效果确切，应用越早则疗效越好；但对脑、心、肾等实质性器官已发生器质性改变时，则难以奏效。临床一般多用蝮蛇抗毒血清，用量为10ml，稀释于生理盐水或25%～50%葡萄糖液中静脉注射，一次即可。使用前必须先做过敏试验，过敏试验阳性者可按脱敏疗法注射。同时可配合使用糖皮质激素。

(3) 危重病症的抢救：①呼吸衰竭的处理：一旦出现气促、呼吸困难、呼吸表浅而快等症状，应立即给氧，并可使用呼吸中枢兴奋药，常用尼可刹米、洛贝林、回苏灵等。如因缺氧引起脑水肿，可选用速尿、甘露醇或山梨醇脱水降颅内压，或肾上腺皮质激素减轻毛细血管通透性，减少血浆外渗，从而减轻脑水肿。必要时可行气管切开术。②中毒性休克的处理：休克的早期应适当予以补液，维持水、电解质平衡，给氧，保暖及镇静等支持疗法。部分患者由于休克时间较长而严重，可酌情配合血管活性药物的应用，以解除小动脉痉挛，使组织血液灌注量增加。必要时可将血管收缩药物与扩血管药物联合应用。③急性肾功能衰竭的处理：被含血液毒及混合毒的毒蛇咬伤后，引起急性肾功能损害较为多见，此种损害多为功能性障碍，如不及时纠正，则可发生肾小管坏死，形成急性肾功能衰竭。早期肾功能衰竭可选用甘露醇或速尿，当尿量增多时可重复使用。严重时可应用利尿合剂和肾上腺皮质激素。人工透析疗法是治疗急性肾功能衰竭的有效措施之一，一般常用血液透析法。④循环衰竭的处理：蛇毒血液毒作用于心血管和血液系统，发生溶血、出血、凝血。其心脏毒毒力最强。心脏毒的毒害一般从左心室开始，最后导致心脏功能失调。这类心衰应用洋地黄疗效不佳，应选用其他类的强心药物。

3. 中医治疗

(1) 草药

七叶一枝花、白花蛇舌草、半枝莲、鸭跖草、鬼针草、木防己、野菊花、蒲公英、大蓟根、马齿苋、商陆、茜草、徐长卿、青木香、万年青、八角莲、山梗菜、两面针、穿心莲等均有一定解蛇毒作用，可以根据不同地区情况选用一种以上，洗净捣烂外敷或煎服；或急服优质白醋 100ml 左右。

(2) 内治

根据中医学治疗蛇伤“治蛇不泄，蛇毒内结，二便不通，蛇毒内攻”的原则，采用祛风解毒、凉血止血、利尿通便的治法。可用蛇伤解毒汤［半边莲 15g、虎杖 12g、白花蛇舌草 30g、大黄 9g（后下）、万年青 12g、青木香 12g］，再根据不同证型加减治疗。

①风毒（神经毒）证

证候：局部伤口无红肿，疼痛轻微，感觉麻木；全身症状有头昏、眼花、嗜睡、气急，严重者呼吸困难，四肢麻痹，张口困难，口角流涎，双目直视，眼睑下垂，复视，表情肌麻痹，神志模糊甚至昏迷；舌质红，苔薄白，脉弦数或迟弱。

治法：活血通络，驱风解毒。

方药：活血驱风解毒汤（经验方）加减。药物有：当归、川芎、红花、威灵仙、白芷、防风、僵蚕、七叶一枝花、半边莲、地丁等。

②火毒（血液毒）证

证候：局部肿痛严重，常有水疱、血疱或瘀斑，严重者出现局部组织坏死；全身症状可见恶寒发热，烦躁，咽干口渴，胸闷心悸，胁胀胁痛，大便干结，小便短赤或尿血；或五官、内脏出血，斑疹隐隐；舌质红，苔黄，脉滑数或结代。

治法：泻火解毒，凉血活血。

方药：龙胆泻肝汤合五味消毒饮加减。或用鲜生地 30g，水牛角屑 15g，丹皮 12g，赤芍 9g，半枝莲 30g，七叶一枝花 30g，焦山栀 12g，生甘草 6g。

③风火毒证

证候：局部红肿较重，一般多有创口剧痛，或有水疱、血疱、瘀斑或伤处溃烂；全身症状有头晕头痛，眼花，寒战发热，胸闷心悸，大便秘结，小便短赤，严重者烦躁抽搐，甚至神志昏聩；舌质红，苔白黄相兼，脉弦数。

治法：清热解毒，凉血熄风。

方药：黄连解毒汤合五虎追风散加减。或用蒲公英30g，野菊花12g，七叶一枝花30g，白芷9g，蝉衣6g，丹皮12g，全蝎15g（研末分冲）。

④蛇毒内陷证

证候：毒蛇咬伤后失治、误治，出现高热、躁狂不安、痉厥抽搐或神昏谵语；局部伤口由红肿突然变为紫暗或紫黑，肿势反而消减；舌质红绛，脉细数。

治法：清营凉血解毒。

方药：清营汤加减。

(3) 成药：①南通（季德胜）蛇药片：伤后立即服20片，以后每6小时服10片，至病人中毒症状缓解。②广州（何晓生）蛇药：伤后每次服5g，每3小时1次，重者加倍。其他蛇药片亦可选用，这些药物都具有解毒、排毒、止血、强心、利尿、抗溶血之功。

(4) 外治

①局部降温：将伤肢浸于4℃～7℃的中草药煎液或冷水中，以降低毒素吸收的速度，降低毒素中酶的活力。

②以季德胜蛇药片研末醋调，或用内治草药加食盐少许捣烂敷疮周。

【预防与调护】

1. 宣传、普及毒蛇咬伤防治知识，让群众了解和掌握毒蛇的活动规律，特别是毒蛇咬伤后的自救方法。

2. 加强患肢护理，伤后头两天患肢要放低，要保持创口清洁与引流通畅；病情好转时患肢则应适当抬高以利消肿。外敷药物不要遮盖伤口。

二、兽咬伤

兽咬伤（animal bite）是犬、猫、猪等家畜或鼠、狼等野兽咬伤人体，以犬咬伤较多见。一般兽咬伤继发的感染病原菌多是金黄色葡萄球菌、溶血性链球菌、大肠杆菌、拟杆菌、破伤风梭菌等，仅需常规处理；严重的是狂犬病病毒感染，由病兽咬伤或抓伤带入人体引发狂犬病（rabies），其死亡率极高。其临床特征为恐水症，可因饮水、见水或闻流水声而引起咽喉痉挛，发出犬吠声，或全身肌肉痉挛，终致瘫痪而死亡。中医关于“狂犬病”的称谓始见于汉代，又称“疯狗咬伤”、“狂犬噬人”等。

【病因病理】

1. 西医病因病理

狂犬病是疯犬或其他家畜、野兽咬伤人体体表，使狂犬病毒自创口侵入引起发狂的急性病毒性脑炎，是一种急性危重的外伤性病毒性传染病。

狂犬病致病微生物是一种子弹状的RNA病毒，通过唾液传染，主要由病犬咬伤引起。病犬于发病前3～4天唾液就具有传染性，人被狂犬咬伤后，发病率约为25%左右。狂犬病毒对神经有强大的亲和力，沿末梢神经和神经周围间隙的体液向心性进入与咬伤部位相当的背根节和脊髓段，然后沿脊髓上行至脑，并在脑组织中繁殖，继而沿传导神经进入唾液腺，使唾液具有传染性。

2．中医病因病机

兽咬伤后其毒邪自伤口侵入；或皮肤本已破损，误触疯犬唾液；或患者汗液染传于人。毒邪深窜入里，入于营血，侵及脏腑，心受之则躁动不安、恐惧；肝受之则全身痉挛、颈项强直；肺受之则声音嘶哑、呼吸麻痹；脾受之则肌肉松弛，出现瘫痪、口流唾液。终致脏腑衰败而死。

【临床表现】

有伤口感染后相应的局部或全身症状，或狂犬病毒引起的恐水症等症状，如微热，头痛，乏力，畏光，恐惧不安，喉间梗塞，伤口痛痒麻木；甚则急躁骚动，恐惧不安，发热口渴而不敢饮水，对光、色、声很敏感，可引起抽搐，或作犬吠声，常有吞咽和呼吸困难。

【诊断与鉴别诊断】

1．诊断

（1）有疯犬或其他病兽咬、抓伤史。

（2）潜伏期：短则十余日，长则达数月，一般为3～8周。伤口深，部位离脑近，则潜伏期短。

（3）前驱期：微热，头痛，乏力，畏光恐惧不安，喉间梗塞，或腹部有紧缩感，伤口痛痒麻木；舌淡，苔薄白，脉浮数。

（4）毒发期（激动期）：急躁骚动，恐惧不安，发热口渴而不敢饮水，见水就怕，闻水则惊，或仅仅谈到水都可能引起咽喉痉挛；对光、色、声亦很敏感，可引起抽搐，常有吞咽和呼吸困难，或作犬吠声，每次痉挛后可伴有狂躁、大汗等；舌红、苔黄燥，脉弦数。

（5）麻痹期：由狂躁转为安静，恐惧消失，痉挛停止，全身瘫软，满口涎沫，神光散大，气息微弱，二便俱闭；脉微欲绝。

2．鉴别诊断

（1）破伤风：有体表创伤史，早期有张口不利和苦笑面容，常因声、光刺激引发全身肌肉阵发性痉挛和紧张性收缩，但无犬吠声或恐水症。

（2）癔病：多因情志抑郁或忿怒等诱发，有幻视、幻听、幻觉或抽搐，但一般刺激不引发痉挛，且无恐水表现。

（3）脑炎、脑膜炎：可有痉挛、抽搐、发热等症状，但无犬咬伤史及恐水症。

【治疗】

1．西医治疗

（1）咬伤后应立即处理伤口：先用等渗盐水反复冲洗，用干纱布蘸干净伤口，以70%酒精或碘伏消毒周围皮肤。较深的伤口需用3%过氧化氢冲洗，必要时稍扩大伤口，不予缝合，以利引流。

（2）免疫治疗：注射抗狂犬病免疫血清，于伤后3日内进行，预防剂量为每千克体重40IU，一般成人用量为10～20ml。可于伤口周围注射5～10ml，其余作肌肉注射。用前常规做过敏试验。免疫血清只延长潜伏期而不能预防狂犬病的发生。亦可采用人狂犬病免疫蛋白20IU/kg，半量注射于伤口，余下作肌肉注射。

（3）应用破伤风抗毒素、镇静剂、抗生素。

（4）患者应予隔离，安置于清静的单人病房内，由专人重点护理，避免各种外界刺激。

（5）全身支持疗法：包括呼吸支持、心脑功能维护、营养支持等。

2．中医治疗

（1）前驱期：治宜祛风解毒，方用人参败毒散加减。

（2）毒发期：治宜解毒开窍，方选玉真散加减。

（3）麻痹期：治宜益气回阳、解毒固脱，方用生脉饮合人参四逆汤加减。

【预防与调护】

1．加强对犬、猫的管理工作。

2．本病的关键在于预防，凡被野兽、被来历不明的犬或动物咬伤，被犬咬伤后病犬不久即死亡，或经捕获后证明为病犬（疯犬一般表现为颈软、头低、耳垂、斜视、张嘴、流涎、吞咽困难、走路晃动、身毛耸起、狂叫乱吐、吠声嘶哑、尾向下拖、直向前行、不能反顾，继而瘫痪），必须注射狂犬疫苗，以防毒发。于咬伤后当天及第3、7、14与30天各注射疫苗2ml，每次于肩胛与腹壁四处（右上、右下、左上、左下）交替皮下注射。

3．对婴儿接种破伤风、百日咳、脊髓灰质炎和狂犬病的联合疫苗。

三、诸虫螫咬伤

诸虫螫咬伤（each insect bite）包括蜂、蜈蚣、蝎、蜘蛛等螫咬，它们通过刺及毒毛螫或口器刺吮人体皮肤，毒液入里而表现出局部或全身中毒症状。

【病因病理】

1．西医病因病理

（1）蜂螫伤（bee sting）：蜜蜂和黄（胡）蜂的尾部有毒腺和刺，螫人时可将尾刺的蜂毒推入皮肤。蜂毒与蛇毒相似，包含具有抗原性质的蛋白质混合物、激肽、组胺和血清素。一般螫伤因注入毒液量少，仅有局部症状，但尾刺留在伤口内易引起感染；群蜂螫伤可出现全身症状，症状出现越早，其反应可能越严重。大多数死亡是由于严重的变态反应而不是毒液的直接作用所致。

(2) 毛虫螫伤 (caterpillar sting)：毛虫为蝶蛾类带毛刺的幼虫的统称。当毛虫接触人体后，有毛刺刺入皮肤，由于毛刺内带有毒液，可引起皮肤炎症或合并有其他症状。

(3) 蝎螫伤 (scorpin sting)：蝎尾端有一钩刺，刺人时有蝎毒进入皮肤。蝎子约有300余种，毒性大小不一。我国东北毒蝎毒力相当于眼镜蛇，可以致命。蝎子有一弯曲而尖锐的尾刺，与毒腺相通，刺人时毒液经此注入。蝎毒为无色毒蛋白，主要成分为神经毒素、溶血毒素和出血毒素，尚含有使心血管收缩及导致急性胰腺炎和高血糖症的毒素。南美洲的一种毒蝎可引起播散性血管内凝血。

(4) 蜈蚣咬伤 (centipede bite)：蜈蚣有一对中空的利爪，刺人时毒液经此注入皮下。毒液内有组胺样物质及溶血蛋白质，可引起局部和全身性反应。

(5) 水蛭咬伤 (leech bite)：水蛭（蚂蟥）的头、尾各有吸盘。前吸盘叮在人（也可叮牛、马等）的皮肤上，用吸盘内腭齿咬伤皮肤并分泌有抗凝作用的水蛭素，能顺利地吸血，直至吸饱后脱离人体，而人体伤口暂时还不能止血。

(6) 毒蜘蛛咬伤 (poisonous spider bite)：毒液主要为神经毒、细胞毒、溶血毒和透明质酸酶等，神经毒可致运动中枢麻痹而死亡。

2. 中医病因病机

诸虫螫咬伤后，由于其虫毒注入人体内而发病，轻则局限于皮肤，重则走散，循经脉而入营血脏腑，从而引起局部的反应和全身的中毒症状。虫毒属“特殊之毒”范围，其毒之性亦不外风毒、火毒及风火毒三种。

【临床表现】

轻者仅引起伤处的红肿疼痛，全身反应轻微。重者除了皮肤红肿，还有发热、头晕、恶心呕吐、烦躁不安等，甚至可能出现心律失常、血压降低、内出血、肺水肿、抽搐、昏迷等危重症状。

1. 蜂螫伤

一般只有局部红肿、疼痛，数小时后即自行消失，无全身症状。如蜂刺留在伤口内，尤其是黄蜂螫伤，伤口处可呈现脓毒性或坏疽性改变；如被群蜂螫伤可出现全身症状，如发热、头晕、恶心及呕吐等，严重者呼吸窘迫、心悸；过敏者有鼻炎、荨麻疹、黏膜水肿、气喘和过敏性休克，甚至昏迷或死亡。有的还可发生血红蛋白尿或急性肾功能衰竭。伤后10～14天甚至有发生类似血清病的迟发性过敏反应的可能。过敏体质病人即使被1只蜂1次螫伤，也可发生荨麻疹、水肿、哮喘或过敏性休克。

2. 毛虫螫伤

一般仅有局部症状，如痛痒、红肿和灼痛，少有全身症状者。

3. 蝎螫伤

伤后局部灼痛、红肿，数小时后缓解，数日后消失，多不影响生命。严重者流涎、恶心、呕吐、嗜睡、呼吸加快、全身疼痛、口及舌肌强直，累及心肌则发生低血压和肺水肿，有的可发生内出血，特别是幼童伤后可因心脏和呼吸肌麻痹而死亡。

4．蜈蚣刺伤

一般仅有局部症状，如痛痒、红肿和灼痛；严重者局部坏死，被咬的肢体出现淋巴管炎和淋巴结炎。全身症状有头痛、头晕、发热、恶心呕吐、抽搐、谵妄及昏迷等。

5．水蛭咬伤

一般局部症状轻微，以人体伤口暂时还不能止血为特征性表现。

6．毒蜘蛛咬伤

局部咬伤处有两个小红点，呈楔状，周围红肿、疼痛。全身出现痉挛性肌痛、胸部压痛感、腹肌强直和肠痉挛等，历时1～2天；同时有恶心、呕吐、大汗、呼吸窘迫、寒战、发热、白细胞计数增高；有的出现耳鸣、皮肤麻木感，以及血压下降和意识不清等。

【诊断】

1．曾经接触蜂或蝎或蜈蚣或水蛭或蜘蛛等及被其螫咬伤。

2．局部或全身出现相应的症状与体征。

【治疗】

一般轻者无需内治，只适用于有全身症状者。尽管诸虫之毒成分有异，但其大体划分类似蛇毒之性，故以解毒、排毒、中和其毒性为治则。

1．西医治疗

(1) *局部治疗*：如局部肿痛严重，可用2%普鲁卡因2～4ml加地塞米松5ml作局部封闭。

(2) *全身治疗*：有全身症状者，支持治疗尤为重要，主要给予镇静、静脉输液、葡萄糖酸钙以及抗生素等治疗。出现变态反应者，立即皮下注射1∶1000肾上腺素（成人）0.3～0.5ml，是治疗成功的关键，在15～20分钟后可重复此剂量，并给抗组胺药物。

应注意休克、血红蛋白尿、急性肾功能衰竭及呼吸功能衰竭的防治。

2．中医治疗

(1) 蜂螫伤与蜈蚣咬伤：治宜清热解毒、活血祛风。方用消风祛毒汤，或用经验配方：五灵脂15g，细辛3g，吴茱萸10g，防己15g，浙贝母10g，半边莲25g（鲜品100g）。

(2) 毒蜘蛛咬伤与蝎咬伤：治宜清热解毒、凉血，方选五味消毒饮合清营汤加减。

(3) 全身情况严重者参照“毒蛇咬伤”论治。

3．外治疗法

(1) 有毒刺者拔出毒刺；在伤处拔火罐排毒。

(2) 除黄蜂螫伤用醋或0.1%稀盐酸溶液中和外，多数虫螫伤伤口用3%氨水、3%小苏打液或淡石灰水冲洗湿敷，并用肥皂水和盐水洗净。而后以大青叶、蒲公英、马齿苋、紫花地丁、野菊花叶、半边莲、夏枯草、薄荷叶等鲜品1～2味各50～100g，洗净捣烂外敷伤口。亦可以明矾研末，以米醋调敷伤口。或用蛇药片研末，以醋调敷。

(3) 感染者予扩创引流、换药。

【预防与调护】

养蜂作业或于野外工作，估计有蜂群出没时，宜戴有网罩的防护帽及防卫衣着；在林区、树荫下工作或休息时，注意环境中有无毛虫、蝎、蜈蚣等，并尽量减少皮肤的裸露；在水田、池塘中使用裹腿、长统靴能防止水蛭咬伤。

（唐乾利）

第十四章 肿 瘤

第一节 概 述

肿瘤（tumor）是一种常见病和多发病，是当前危及人类健康的严重疾病。世界各国医疗卫生行政部门都把攻克肿瘤疾病作为卫生工作的重点。

由于传染病的逐渐控制，人类平均寿命延长，恶性肿瘤对人类的威胁日益显得突出，肿瘤已成为目前死亡的常见原因之一。全世界平均每年有900余万人患恶性肿瘤。恶性肿瘤为男性第二位死因、女性第三位死亡原因。我国每年新发病例约200万，死亡140万人，其中60%以上为消化系统肿瘤。我国最常见的恶性肿瘤在城市依次为肺癌、胃癌、肝癌、肠癌和乳癌；在农村依次为胃癌、肝癌、肺癌、食管癌和肠癌。

肿瘤是指人体器官组织细胞在某些内在因素影响的基础上，加上外来致病因素的长期作用，所产生的一种以细胞异常增殖为主要特点的新生物。肿瘤的生物行为特点有：①肿瘤细胞的增殖和分化处于失控状态，即持续性增殖和分化不良现象；②肿瘤组织呈浸润性生长和远处转移；③肿瘤细胞将上述特点传给它的子细胞。

随着现代科学技术的发展，生化技术、免疫学诊断、放射医学、超声检查、光敏技术、纤维光束内窥镜、核素医学及病理检查的广泛应用，使恶性肿瘤的早期诊断、早期治疗、早期预防得以实现，所以肿瘤的治愈率明显提高，生存期显著延长。例如乳腺癌、子宫颈癌、胃癌等只要早期治疗，五年生存率可达90%以上。

肿瘤的防治与预防医学、临床医学、康复医学紧密相关，防癌普查、癌前病变的防治、消除致癌的外界因素逐渐成为我们防癌工作的重点。世界各国相继成立了各自的抗癌预防中心，进行广泛的流行病学调查，对一些癌变率较高的癌前病变，诸如乳腺增生症、萎缩性胃炎、多发性肠道息肉病、食管上皮增生等都采取了相应的治疗措施和临床严密监测。肿瘤防治工作中的预防投资将会收到更好的社会效益。

目前，对多数恶性肿瘤尚无理想的根治方法，仍然采取综合治疗。常用的五大治疗方法是手术切除、化学药物治疗、放射疗法、免疫治疗以及中医中药治疗。目前探索中的冷热疗法也逐渐应用到临床上。在治疗方法的选择上，国内外一致主张首选手术治疗，术前术后选择性地配合化疗和放疗。如果无手术条件或术后复发的病例，则推崇化疗或放疗配合扶正固本中药，以消减放化疗的毒副作用。实践证明上述治疗原则是比较妥善和合理的，并成为中医中药的优势。

康复医学是一门新兴医学分支，有着广阔的前景。中医学在肿瘤的康复治疗中可发挥重要的作用。如情志扶正、补益中药、药膳食疗、气功疗法、针灸疗法、按摩手法、保健体操等已被广泛应用于肿瘤患者的康复治疗期，对提高患者的生存质量、延长生存期有着显著的效果。

【病因病理】

1. 西医病因

目前对肿瘤的发病原因还不十分清楚。病因是比较复杂的、多方面的。一方面有外部因素的作用，但另一方面人体内在因素对肿瘤的发生和发展具有重要影响，包括免疫缺陷、内分泌失调、遗传因素等。此外，各种肿瘤的发病率与年龄、性别、地区性有一定的关系。如中年以上者比青年人发病率高；胃癌、肝癌多见于男性；我国北方地区食管癌多见，南方鼻咽癌多见。致癌作用因素要有相当长时间方能致病，有一个量变到质变的过程。19 世纪以前认为肿瘤是一种局部病变，近年来由于生物化学、病毒免疫学的发展，认为肿瘤是一种全身疾病的局部表现。其发病原因可能与下列因素有一定关系。

(1) 外在因素

① 长期慢性刺激：某些致癌因子长期慢性刺激是造成癌变的重要因素。例如长期吃过热、过硬食物及饮酒、吸烟与食道癌、肺癌的发生有关；由于包皮垢的慢性刺激，易致阴茎癌；生长在易受摩擦部位的黑痣，经过长期反复刺激或摩擦可能发生癌变。

② 长期接触化学致癌物质：常见的有环碳氢化合物（如甲氨基偶氮苯）、亚硝胺化合物等。这些物质存在于煤焦油、煤烟、石蜡、矿物油、燃烧不全的废气中，与肺癌的发病有明显关系。因职业接触芳香胺及偶氮染料者易患膀胱癌。亚硝酸物质很可能是食管癌、胃癌的主要病因。被黄曲霉素污染的食物（如发霉的花生、玉米等）易诱发肝癌。

③ 生物致癌因素：血吸虫可引起结肠癌，华支睾吸虫可引起胆管癌。某些肿瘤与病毒有关，如鼻咽癌、白血病、肉瘤的癌细胞中皆发现有病毒颗粒，但病毒在病因学上的地位有待进一步研究。

(2) 内在因素

①神经功能紊乱：精神刺激、过度紧张或抑郁等多种精神创伤常诱发癌肿的发生。

②内分泌失调：临床上观察到激素对某些内分泌器官，如甲状腺和副性腺器官（前列腺、子宫、乳腺）肿瘤的发生、发展有密切关系。如甲状腺素治疗甲状腺癌，男性激素或切除卵巢治疗乳腺癌收到一定疗效，均说明某些肿瘤的发生和内分泌因素有关。

③免疫缺陷：免疫缺陷的人恶性肿瘤发生率较高。如胸腺发育不完全而淋巴细胞缺少时，细胞免疫功能消失可发生淋巴瘤。先天性丙种球蛋白缺乏者淋巴细胞性白血病发生率就高。器官移植后长期使用免疫抑制剂，肿瘤的发生率就高。

④遗传因素：临床上发现少数肿瘤有一定的家族性。例如肠息肉病癌变，以及乳癌、肝癌、胃癌、视网膜细胞的肿瘤、子宫颈癌等。但有的学者认为，有遗传易感恶性肿瘤的因素，还必须有各种复杂的致病因素的长期作用才会发生肿瘤。肿瘤的发生是由于体内细胞中基因改变积累的结果。癌症是多基因、多步骤发展的疾病，包括癌基因的激活、过速表达；抑癌基因的突变、丢失；微卫星不稳定，出现核苷酸异常的串联重复（1～6 个碱基重复序

列）分布于基因组；错配修复基因突变，导致细胞遗传不稳定或增加易感性。目前已知的癌基因较多，抑制基因则有10余个，错配修复基因有关的已有6个。

⑤胚胎残留因素：少数肿瘤的发生与胚胎残留组织有关。某些残留组织细胞在体内可能呈暂时静止状态，但在某些因素作用下可以发展成为肿瘤，如畸胎瘤、皮样囊肿、腮裂源性肿瘤等。

2. 西医病理

(1) 分类

1）良性肿瘤

细胞分化程度较高，和正常组织相近似，肿瘤呈膨胀性生长，发展较慢，肿瘤组织四周有结缔组织增生，形成包膜，因而与周围正常组织之间有明显界限。良性肿瘤一般对人体健康影响不大，但如位于重要器官（颅内、胸腔内）亦可危及生命。少数良性肿瘤亦可恶变。常见的良性肿瘤有纤维瘤、脂肪瘤、血管瘤、腺瘤等。

2）恶性肿瘤

细胞分化程度较低，分化愈低其恶性程度愈高。生长快，呈浸润性生长。其特点是具有进行性生长和侵犯周围组织的能力，故无包膜，分界不清，瘤细胞侵入淋巴及血管向远处转移扩散，对人体的危害极大。恶性肿瘤细胞浸润生长的原因是：① 恶性肿瘤细胞黏着力低；② 恶性肿瘤细胞有阿米巴样运动；③ 恶性肿瘤细胞分泌扩散因子——透明质酸酶。

恶性肿瘤在组织上分为两大类：源于上皮组织者称为癌；源于间叶组织者称为肉瘤，癌与肉瘤发病率之比约为9:1。同时有上皮及间叶组织的恶性肿瘤称为癌肉瘤。常见的恶性肿瘤有鼻咽癌、胃癌、肺癌、肝癌、食管癌、大肠癌、乳癌、子宫颈癌、恶性淋巴瘤、白血病、骨肉瘤等。

在恶性肿瘤中，肿瘤的恶性程度是有所不同的。低度恶性的肿瘤呈局部浸润生长，早期罕见转移，如基底细胞癌、造釉质细胞癌、分化好的纤维肉瘤等；高度恶性的肿瘤早期即有转移，如骨肉瘤、视神经母细胞瘤、神经母细胞瘤、精原细胞瘤、横纹肌母细胞瘤等。胚原性细胞的肿瘤大都恶性程度较高。

3）临界性肿瘤：肿瘤组织属良性，但其发展有恶变倾向，处于良性与恶性之间的过渡类型。如腮腺混合瘤、腹壁硬纤维瘤等。

(2) 恶性肿瘤的扩散方式

1）直接蔓延：肿瘤由原发部位从组织间隙侵入邻近的组织及器官，也称浸润生长。例如乳癌穿透肌肉和胸壁而侵入胸膜。

2）淋巴道转移：癌多由淋巴道转移。肿瘤细胞侵入淋巴管，随淋巴液流到区域淋巴结，继续生长繁殖，形成淋巴转移癌，最后经胸导管或大淋巴管进入静脉和血循环，随血道转移。

3）血道转移：肉瘤多由血道转移。肿瘤细胞进入静脉血流，随血循环转移至远处器官，常见的是肺、肝、脑等继发恶性肿瘤。

4）接种转移：内脏器官肿瘤侵犯浆膜面时，肿瘤细胞脱落，黏附于他处浆膜上发展为种植性癌。例如胃癌的癌细胞可种植在膀胱直肠窝。

(3) 肿瘤的病理形态和组织学特点

1) 肿瘤的外形特点：肿瘤的外形因受部位及周围组织的影响而多种多样。实体瘤可有球形、结节形、蕈伞形、息肉状、树枝状等。膨胀性生长的多为良性肿瘤，界限清楚或有包膜；恶性肿瘤多浸润性生长，其边缘不规则，基底部常呈树根状或盘状。肿瘤的大小与其性质、分期、部位有关。一般良性肿瘤多生长时间长，较巨大，而恶性肿瘤的原位癌、隐匿癌的体积均较小。但实际上任何肿瘤都有由小到大的过程，只是恶性肿瘤对人体的危害更大，较早期体积不大时就可能引起临床症状。

2) 肿瘤的组织学特点：肿瘤的构成分为实质和间质两部分。实质部分为瘤细胞，间质部分则为含有血管、淋巴管的结缔组织，起着支持和营养瘤细胞的作用。肿瘤的组织学类型与它的细胞分化程度和一些功能活性等多因素有关。一般来讲，瘤细胞分化越高，其形态与结构就越接近其来源的组织；反之，细胞分化越低，则越难以确定其组织来源，通常将其命名为未分化肿瘤。

3) 生物行为：恶性肿瘤细胞具有如下特性：

① 自主性生长：缺乏接触抑制，表现为持续不断地恶性增殖，且能在细胞高度密集的状态下生长，有丰富的血供。

② 浸润性生长：是通过肿瘤细胞黏连酶降解、移动、基质内增殖等一系列过程来完成的。

③ 转移：肿瘤的转移是指癌细胞脱离原发部位而独立生长的状态，它是肿瘤浸润进一步发展的结果。

④ 肿瘤的自发消退：肿瘤的消退多是在经一定治疗后发生的，但也确有极少数恶性肿瘤未经任何治疗而自发缓解、消退。一般认为与持续发热、严重感染、接触化学药品、接触电离辐射及遭受精神刺激等因素有关。

⑤ 肿瘤的逆转：一般是指恶性肿瘤在某些体内外分化诱导剂存在下，重新分化而向正常方向逆转的现象。目前已受到学术界的高度重视。

3. 中医病因

肿瘤的病因分为六淫致病、七情内伤和饮食劳损等，而这些因素往往不是单独致病，而是几种因素综合作用。

(1) 六淫致病：六淫是四时不正之气，是风、寒、暑、湿、燥、火六种外感病邪的总称。在正常情况下，风、寒、暑、湿、燥、火是自然界六种不同的气候变化，只有当气候发生急剧变化，或人体正气不足，抵抗力下降时，六气才能成为致病因素。在《灵枢·百病始生》及《诸病源候论》中都有关于六淫致病的阐述。

(2) 七情内伤：中医将人体的情志活动统称为七情，即喜、怒、忧、思、悲、恐、惊。七情一般属于正常的精神活动范围，并与脏腑、气血有着密切的关系。当七情太过，超出了生理活动的调节范围，就造成人体的阴、阳、气、血、脏腑、经络的功能紊乱，导致疾病的发生，有些肿瘤的发病就与七情内伤紧密相关。

(3) 饮食劳损：饮食是维持机体生命活动和保持身体健康的必要条件，但饮食要合理、节制，符合饮食卫生的要求，否则就会成为一种致病因素，引起肿瘤等疾病的发生。如脾主运化，主湿，为后天之本，而过食膏粱厚味、生冷瓜果等损伤脾胃，脾失健运，水湿内停，蕴久成痰，痰积则成肿物。

4. 中医病机

肿瘤在发生发展过程中主要表现为血瘀、痰湿、热毒、正虚四个方面。在临床辨证中通常将肿瘤的病机分为气滞血瘀、痰湿凝聚、热毒内结和脏腑失调，其中脏腑失调包括正虚邪实、阴阳失调。

(1) 气滞血瘀：气血是构成人体的基本物质，全身各脏腑组织器官都要靠气血的温煦和濡养。气血之间相互依存、相互化生、相互制约，即所谓的“气为血之帅，血为气之母”，就是说气能生血、行血、摄血，血能载气、行气。但在病理状态下，如情志不舒、肝气郁结等原因，可引起气血失调、气滞血瘀，瘀结日久则成癥瘕积聚。

(2) 痰湿凝聚：机体内津液的代谢主要与脾、肺、肾三脏的功能有关。当这些脏腑的功能紊乱，引起津液代谢障碍，就会造成水津停滞，痰湿凝聚，成为产生肿瘤的病理基础。

(3) 热毒内结：热毒是指火热温毒之邪。热多为外淫所致，火常内蕴而生。火热毒邪蕴结体内，伤津动血；耗气灼阴，客于血内，聚结不散，或成痈疡，或成肿瘤。

(4) 脏腑失调：脏腑组成人体的功能系统，其规律是一脏、一腑、一体、一窍构成一个功能系统，负责一方功能，如肝、胆、筋、目为“肝系统”，专司精微营养的加工和吸收；心、小肠、脉、舌为“心系统”，专司精微气血的输布和分配；还有“脾系统”、“肺系统”和“肾系统”。各系统结构严密，分工有序，靠阴阳、气血来维持平衡；如果发生功能失调，则一损皆损，彼此受累，轻者气血逆行受阻，痰湿内生；重者化热致毒，危及生命。

【临床表现和分期】

良性肿瘤除了发生在内分泌器官的，如胰岛细胞瘤，可引起机能亢进外，一般并无全身症状。位于特殊部位的良性肿瘤可由于瘤体过大压迫邻近器官而产生症状，如甲状腺腺瘤压迫气管产生呼吸困难，消化道的息肉可因表面擦损出血而发生血便等。位于体表的良性肿瘤与恶性肿瘤鉴别要点见表 14－1。

表 14－1 良性和恶性肿瘤临床表现的区别

	良性肿瘤	恶性肿瘤
生长速度	慢	快
生长方式	膨胀性生长	浸润性生长
与周围组织的关系	有包膜，不侵犯周围组织，界限清楚，活动度大	多无包膜，破坏周围组织，界限不清，活动受限
转移	不转移	易转移
全身影响	一般不影响全身情况，如体积巨大或发生于重要器官，亦可威胁生命	晚期严重影响全身，可出现恶病质，常导致死亡
治疗后	不易复发	容易复发

1. 恶性肿瘤的局部症状

(1) 肿块：位于体表的癌块容易触及，位于内脏的可能不易触及，例如食管癌、胃癌、肺癌等。但过大的瘤体可引起压迫和阻塞的症状，例如食管癌、胃癌、大肠癌等引起消化道梗阻；肺癌的压迫和阻塞产生呼吸困难、肺不张等。

（2）疼痛：恶性肿瘤晚期常引起疼痛，究其原因多数是肿瘤浸润或压迫神经而发生剧痛，或肿瘤迅速增大而引起牵引性胀痛。

（3）出血：是恶性肿瘤的常见症状。因恶性肿瘤增长迅速，其中央部分血液供应不足而发生坏死、溃疡及出血。例如子宫颈癌有阴道出血，肺癌有咳血，大肠癌有血便，膀胱癌有血尿等。

（4）体腔积液：体腔积液是恶性肿瘤较常见的并发症。其中胸腔恶性积液约占胸腔积液的25%，引起积液的肿瘤多为肺癌、乳腺癌、胸膜间皮瘤、恶性淋巴瘤和卵巢癌转移等。胸腔积液可引起呼吸功能障碍，能导致肺不张和肺部感染，严重者危及患者生命。腹腔恶性积液可随原发肿瘤有所不同，肝癌与卵巢癌形成腹水的机理可完全不同。恶性肿瘤如果累及心包或心脏，临床上主要表现为心包填塞征，与心包积液有关的恶性肿瘤常见的有肺癌、乳腺癌、淋巴瘤和白血病。

（5）破坏器官的功能：恶性肿瘤浸润生长可造成所在器官和邻近器官的功能障碍。如骨肿瘤破坏骨组织引起病理性骨折，甲状腺癌侵犯喉返神经而引起声音嘶哑等。

（6）转移：各种恶性肿瘤都有向近处和远处转移的特性。如癌细胞浸入淋巴管，转移到区域淋巴结；也可通过血行转移到肝、肺、骨和脑等器官。

2. 恶性肿瘤的全身症状

早期全身症状不明显。值得重视的是异位激素的作用。恶性肿瘤可以分泌多种异位激素，使机体产生某些特异的体征和症状。目前已知道肿瘤可分泌或产生的激素、胚胎激素及其他生物活性物质有30多种，如促肾上腺皮质激素、促性腺激素、促甲状腺激素、促钙素、甲状旁腺素、胰岛素、胰高血糖素、低血糖产生因子、胃泌素、肠分泌素、绒毛膜促性腺激素、促红细胞生成素、前列腺素、升压素、生长激素、激肽、5-羟色胺等。产生的原因是肿瘤细胞自身遗传的不稳定，使原来已经关闭的激素基因及胚胎激素基因又活跃起来。另外，在蛋白质降解过程中还可以引起机体内分泌代谢的紊乱，产生不同程度的全身症状和体征。

恶性肿瘤的晚期表现有消瘦、贫血、浮肿、食欲不振、疲倦、发热等恶病质的症状。

3. 恶性肿瘤的分期

恶性肿瘤临床分期对治疗方法的选择、预后的判断和疗效分析有重要意义，临床上根据癌的局部和转移情况分为四期。

（1）第一期（Ⅰ期）：癌的体积小，局限于原发组织，局部淋巴结没有转移。

（2）第二期（Ⅱ期）：癌肿较大，已侵及整个器官各层，但未超过器官之外，局部淋巴结单个转移，但可活动。

（3）第三期（Ⅲ期）：癌组织明显侵及周围组织及邻近器官，局部淋巴结有多个转移，聚集成团，活动受限。

（4）第四期（Ⅳ期）：癌肿侵犯范围甚广，有淋巴及血行的远处转移。

不同的肿瘤有不同的分期标准，目前大多采用国际抗癌协会指定的恶性肿瘤TNM分期标准。T为原发肿瘤，根据肿瘤的范围大小分为T_1、T_2、T_3、T_4四期，原发癌为Tis，未见原发肿瘤为T_0。N为局部淋巴结，根据临床检查所发现的播散范围分为N_0、N_1、N_2、N_3，无法估计者为N_x。按远处有无转移，确定为M_0（无远处转移）或M_1（有超越病变部位及其淋巴结范围的转移）。各种肿瘤的TNM分期标准是不同的，分别由各专业会议制订。

【诊断】

恶性肿瘤的早期诊断和早期治疗是提高疗效的关键。正确的诊断来自全面的询问病史，详细的体格检查，必要的化验以及其他特殊检查，并将所获得的材料进行综合分析，以期作出早期及正确的诊断。

1. 病史

应全面细致地询问病史，包括肿瘤家族史、致癌物质接触史等。要高度重视癌症病人警报信号，对某些进行性症状如肿块、疼痛、出血、发热、消瘦、咯血、黄疸、贫血、食欲减退等，应深入询问，并结合年龄、病程来全面考虑。癌多发生在中年以上者，肉瘤的发病年龄较轻。

2. 体格检查

应作系统的全身检查，特别是心、肺、肝、肾等重要器官的功能，然后结合病史进行重点系统的详细检查。对肿瘤的局部检查应注意：①肿瘤的大小、多少、形态、质地、表面光滑程度、有无压痛、活动度、与周围组织器官的关系等；②肿瘤所在部位器官的功能，对邻近器官有无引起压迫、阻塞及出血等；③区域淋巴结检查，特别是颈部、腋下和腹股沟等部位；④常见的远处转移部位的检查，如肺、肝、骨骼、脑、盆底等部位。

3. 实验室检查

血、尿、胃液、粪便、骨髓等检查都可作为不同肿瘤的辅助诊断方法。如多数恶性肿瘤可出现贫血；消化道肿瘤由于癌灶溃疡出血而粪便潜血阳性；胃癌可有胃液游离酸缺乏；癌发生骨转移时可有血钙增高；绒毛膜上皮癌病人妊娠试验阳性；多发性骨髓瘤病人的血浆球蛋白增高，尿中出现本-周（Bence-Jones）蛋白定性试验阳性反应。

酶学检查目前也多应用于临床，如肝癌病人可出现血清碱性磷酸酶和γ-谷氨酰转肽酶升高，酸性磷酸酶升高往往提示前列腺癌。

4. 免疫学诊断

由于发现某些胚胎抗原与肿瘤的关系，有些肿瘤可用极其简单的方法获得特异性很高的诊断效果。如原发性肝癌、卵巢癌、睾丸胚胎癌，病人血中可出现甲胎蛋白（AFP），国内用此法普查原发性肝癌阳性率可达80%以上。癌胚抗原（CEA）也是一种胚胎性肿瘤相关抗原，对于结肠癌、胰腺癌等肿瘤的诊断有一定参考价值。测定绒毛膜促性腺激素的水平可作为绒毛膜上皮癌和恶性葡萄胎的诊断依据。EB病毒抗体可作为鼻咽癌早期诊断较特异的方法。单克隆抗体（MeAb）是恶性肿瘤早期诊断最有希望的方法，国内外都在积极深入地进行研究，争取尽早应用于临床。

5. X线检查

可以帮助定位，了解肿瘤范围、性质以及其和邻近器官的关系，有助于进一步明确诊断。要根据病情选用适宜的检查方法。如肺、骨及关节肿瘤的平片检查，上消化道肿瘤可作钡餐检查，结肠肿瘤用钡剂灌肠检查，泌尿系统和胆道肿瘤用碘剂造影检查，腹膜后肿瘤用腹膜后充气造影等。

6. 光敏技术诊断

利用光敏物质进入身体后经特定波长的光激活之后产生光敏反应来诊断和治疗肿瘤。目前应用的光敏物质主要是血卟啉及其衍生物，其对肿瘤有较大的亲和力。现在北京、上海、江苏、河南等省市已有大批应用光敏技术诊断肿瘤的病例。

7. 内窥镜检查

是诊断肿瘤的重要方法。可直接观察空腔脏器内肿瘤的部位及表面病变情况，还可以通过窥镜钳取活组织作检查。近年来内窥镜的广泛应用使诊断水平得到很大的发展和提高。常用的内窥镜有支气管镜、食管镜、胃十二指肠镜、膀胱镜、结肠镜和胆道镜等。

8. 超声波检查

A 型超声波检查对于测定肿块的厚度、范围，确定物理性质有特异性。B 型超声波检查对于肿瘤的部位、性质、范围有较大的诊断价值。常用于肝、胆、胰、肾、膀胱、前列腺、子宫和卵巢等肿瘤的诊断和定位，对于鉴定囊肿与实质性肿块有特殊价值。

9. 电子计算机 X 线体层摄影（CT）

是一项常用诊断技术。它可以显示出软组织肿块，对脑、肝、胆、胰、肾、肾上腺、盆腔、膀胱等部位的肿瘤均可显示。

10. 磁共振成像术（MRI）诊断

磁共振成像术是继 CT 之后影像诊断领域的又一重大发展。它对肿块的辨别力优于 CT 摄影。MRI 的物理学基础是磁共振原理，可以直接横段面、冠状面、矢状面及斜面成像，且图像质量好，有利于显示肿瘤的范围及来源。

11. 放射性核素检查

通过测定某一脏器对放射性核素的吸收情况，对诊断某些器官的肿瘤有一定的帮助。目前常用于肿瘤诊断的放射性核素有^{99}锝、^{131}碘、^{198}金、^{32}磷、^{133}氙、^{67}镓、^{167}镱、^{113}铟等 10 余种。临床上甲状腺肿瘤、肝肿瘤、骨肿瘤、脑肿瘤及大肠癌等常用放射性核素检查，一般可显示直径 2cm 以上的病灶。骨肿瘤诊断的阳性率较高，且可以早于 X 线显影，可较早地发现骨转移肿瘤，但易有假阳性。

12. 肿瘤细胞学检查

用穿刺细胞或脱落细胞诊断肿瘤方法简单易行，对于肺癌、食管癌、胃癌、宫颈癌、乳腺癌以及其他体表肿瘤的早期诊断有帮助，适用于普查。宫颈刮片诊断子宫颈癌的阳性率高达 90%；食管拉网脱落细胞检查诊断食管癌的阳性率可达 95%；痰液脱落细胞检查已成为肺癌的常规检查方法。

13. 基因诊断

核酸中碱基排列具有极严格的特异序列，基因诊断即利用此特征，根据有无特定序列，以确定是否有肿瘤或癌变的特定基因存在，从而作出诊断。

基因的突变或缺失常表现为 DNA 序列的变异，故需了解基因的序列及突变的特异性改变，以此特异的序列制备成可以识别的探针，应用于聚合酶链反应（PCR）技术、凝胶电泳、核酸杂交技术，采用序列测定作出判断。基因检测敏感而特异，可早于临床症状出现之前，如早期发现尿液存在突变的P53基因，数年后始发现癌症。由于其敏感性强，可用于手术切缘癌组织的检测，如阳性者易局部复发，用于估计预后。

14．流式细胞分析术（flow cytometry，FCM）

FCM是用以了解细胞分化程度的一种方法，分析染色体DNA倍体类型、DNA指数等，结合肿瘤病程类型，用以判断肿瘤的恶性程度及推测预后。

15．病理组织学检查

有穿刺活检、切取（或钳取）活检等方法，对决定肿瘤的定性诊断及病理类型仍是目前准确性最高的方法，适用于一切用其他方法不能决定性质的肿瘤或已怀疑呈恶性变的良性肿瘤。但此方法有可能促进癌肿扩散，所以采取组织与手术时间的间期宜尽量缩短，或在手术中作冰冻切片检查，如明确诊断后，宜立即进行相应手术。

【治疗】

良性肿瘤一般采用手术治疗，并作病理检查，疗效良好。恶性肿瘤如能早期发现、早期诊断、早期治疗，是可能获得根治的。即使是晚期病人，在综合治疗下，也往往能缓解相当长的阶段，甚至可能带瘤生存和劳动。恶性肿瘤的治疗应从整体出发，全面考虑，采用综合治疗，以提高疗效。一般有手术疗法、化学疗法、放射疗法、免疫疗法和中医药疗法等。

恶性肿瘤第一次治疗的正确与否对预后有密切关系。恶性实体瘤Ⅰ期者以手术治疗为主；Ⅱ期者以局部治疗为主，原发肿瘤切除或放疗，包括可能转移灶的治疗，辅以有效的全身化疗；Ⅲ期者采用综合治疗，手术前、后及术中放疗或化疗；Ⅳ期以全身治疗为主，辅以局部对症治疗，中医药治疗对此期有较好的作用。

1．手术疗法

手术治疗是用手术的方法将肿瘤切除，这是最古老也是最有效的治疗方法之一，在一段时期里它是癌症的唯一治疗手段。当今，60%以上的癌症病人仍需外科治疗，90%以上的患者需手术协助确诊，是早期患者首选的治疗措施。近年来，随着人们对肿瘤生物学认识的逐渐深入，已知癌症是一种全身性疾病，血行播散是常见的，甚至在本病确诊之前许多病人已存在亚临床转移状态，所以手术不是彻底根治的唯一方法。一般认为手术后残存的癌细胞在 5×10^6 以下时，可通过机体的免疫功能予以控制。

良性肿瘤经完整手术切除后，可以得到根治痊愈。即便恶性肿瘤，只要癌细胞尚未扩散，手术治疗仍有较大的治愈机会。由于目前对癌瘤病因尚未完全了解，所以缺乏根本的防治措施，早期发现、早期诊断、早期手术对实体瘤仍是一种最有效的治疗方法。

外科治疗有很多优点：肿瘤对外科切除没有生物抵抗性；外科手术也没有潜在的致癌作用；治疗效果也不受肿瘤异质性的影响；能够提供准确的病理分类和组织学特征。但外科治疗也有缺点：外科治疗可能出现危及生命的并发症；切除术对肿瘤组织并无特异性，即正常组织和肿瘤组织同样受到破坏；如果肿瘤已超越局部及区域淋巴结则手术不能获得完全治愈。

(1) 肿瘤手术原则：实施肿瘤外科手术除应遵循外科学一般原则外，还应遵循肿瘤外科治疗的基本原则。这些原则自1694年Halsted发明了经典的乳癌根治术以来就已奠定，以后有人相继提出了"无瘤技术"的概念，使这些原则得到不断的发展和完善。

① 癌灶不切割原则：手术中不直接切割癌灶组织，由四周向中心解剖，一切操作均应在远离癌肿的正常组织中进行。

② 整块切除原则：将原发灶和所属区域淋巴结作连续性的整块切除，而不应将其分别切除。

③ 遵守"无瘤技术"原则：无瘤技术的目的是防止手术过程中肿瘤的种植和转移。其主要内容是手术中的任何操作均不接触肿瘤本身，包括局部的转移病灶。

(2) 根治性手术：主要适用于病变早期、对放射线敏感度不高的恶性肿瘤。手术应及早进行，尽量彻底，整块切除，注意切瘤技术，不能进入瘤体，防止术中血行播散。癌与肉瘤的手术方式略有不同，分述如下：

① 癌：施行联合根治术，即切除范围包括肿瘤所在器官的大部分或全部，并连同其周围正常区域组织和区域淋巴结作连续整块切除。对于恶性程度较低的癌瘤，如分化较好的皮肤癌则只需作病灶广泛切除即可。

② 肉瘤：对于软组织肉瘤应施行广泛切除术，即切除范围要有一定广度和深度。如体表的软组织肉瘤，手术切除应距肿瘤边缘3~5cm以上，深度至少包括其下方之肌膜；如果已侵犯肌肉，最好将受累的肌肉从起点到止点全部切除。对恶性程度较高，侵犯主要神经、血管、骨骼者，应考虑施行截肢或关节离断术。由于肉瘤很少经淋巴道转移，故一般不需要清扫附近区域淋巴结。

(3) 姑息性手术：适用于不能进行根治性手术的晚期肿瘤病人，如有转移到远处，但癌肿尚游离者，可施行姑息性切除，有利于提高综合性治疗效果。此外，手术也可解除并发症及缓解症状，如晚期胃癌引起幽门梗阻而施行胃空肠吻合术；甲状腺癌引起呼吸困难施行气管切开术等。

(4) 减瘤手术：当恶性肿瘤体积较大，单靠手术无法根治时，可行大部分切除后继以其他非手术治疗，诸如化疗、放疗、生物治疗及中医药治疗等方法。目的是控制残存的肿瘤细胞，称为减瘤手术（减量手术）。此时的手术只是其他疗法的补充，而不是治疗措施的主导。

2. 化学疗法

绝大多数的癌症病人就诊时病程已属中晚期，失去手术机会，药物治疗是主要手段。近30年来，国内外对寻找有效的抗肿瘤药物十分重视。

(1) 细胞增殖周期与化疗（chemotherapy）原则

近年来对已知的一些抗癌药的作用机理进行了深入的研究，对肿瘤的生长规律、生物学特性加深了认识，从细胞动力学的观点出发，制定了合理的用药方案。肿瘤细胞增殖周期大致可分为四个时期：① G_1 期：为去氧核糖核酸（DNA）合成前期。此期主要合成RNA以及蛋白质等，这为向下期过渡作准备。② S期：为DNA合成期。是进行DNA的复制时期，此期之末DNA含量增加一倍，也合成少量的RNA及蛋白质。抗代谢类化疗药物对此期有特异作用，可以干扰DNA的合成。其中羟基脲、阿糖胞苷的特异性较高。甲氨喋呤、巯嘌呤、氟尿嘧啶亦属此类。③ G_2 期：为 DNA 合成后期。此期 DNA 合成结束，正进入分裂的准备阶段，仅合成少量的 RNA 及蛋白质。④ M 期：有丝分裂期。又分前、中、后、末四个时期。经过此期后，每个细胞即分裂为 2 个细胞。此期生物活性最低，DNA 与 RNA 合成均停止，仅有微量蛋白质合成。植物类抗癌药作用于此期。烷化剂类与抗生素类抗癌药为广谱抗癌药，对增殖周期中各期细胞均有杀灭作用，这类药物多能与细胞中的 DNA 发生共价或非共价结合，阻碍其功能。

采用示踪胸肽（^3H-TdR）研究可以测出各期时间，G_1+S+G_2+M 总的时间为细胞周期时间（TC）。通常一个肿瘤细胞的增殖周期约为 5～10 天，从一个肿瘤细胞经过 30 次倍增分裂后，约含 10^9 个细胞，直径约 1cm。由于各时期的肿瘤细胞对不同的化学药物有不同敏感度，因此可采用不同作用的多种化学药物联合治疗，使处于增殖周期各个阶段的肿瘤细胞都受到杀伤，从而达到较好的疗效。

化疗应用的原则是“联合用药，多疗程使用”。只要用药适当，可以延长缓解期，甚至可获得治愈。

（2）常用抗癌药

① 烃化剂类：主要是氮芥类及其衍生物，它的作用是破坏去氧核糖核酸，抑制癌细胞的分裂及繁殖。常用的有：氮芥、氧化氮芥、环磷酰胺、噻替哌、卡氮芥、苯丁酸氮芥、马利兰、氯乙环己亚硝酸脲等。

② 抗代谢类：作用是阻止细胞代谢过程中的去氧核糖核酸和蛋白质生物合成。常用的有：5－氟尿嘧啶、氨苯喋啶、6－巯基嘌呤等。

③ 抗癌抗生素类：能干扰细胞的代谢。常用的有：丝裂霉素 c（mmc)、更生霉素（放射菌素 D)、自力霉素、争光霉素、阿霉素等。

④ 植物药类：从植物中提炼出来的生物碱，有抑制有丝分裂的作用。常用的有：长春新碱、长春花碱、羟基喜树碱、秋水仙碱等。

⑤ 激素类药：某些肿瘤的发生与内分泌有关系，可用激素来改变体内环境，使癌细胞繁殖减慢。常用的有：肾上腺皮质激素、丙酸睾丸酮、乙烯雌酚、黄体酮、甲状腺素等。

化学药物治疗的注意事项：抗肿瘤药物除作用于肿瘤组织外，也会损伤正常组织，产生副作用，常见的是胃肠道反应和骨髓抑制。在肿瘤期间每隔 5～7 天应检查白细胞和血小板计数，如白细胞计数低于 $3.0\times10^9/L$，血小板计数低于 $80\times10^9/L$，应暂停化疗。胃肠道反应有食欲不振、恶心呕吐，应配合针灸、中药对症治疗，以改善全身情况，减轻副作用。

（2）给药途径：抗癌药的用法一般是静脉点滴和注射，全身用药还包括口服用药。为了增高药物在肿瘤局部的浓度，有时药物可作肿瘤内注射、腔内注射、局部涂抹、动脉内注入或者局部灌注。

静脉给药的剂量与时间选择可有不同方法。大剂量冲击治疗量大，时间间隔较长（如 3～4 周 1 次），毒性较显著。中剂量间隔治疗为目前较常使用，每周 1～2 次，4～5 周为 1 个疗程。小剂量则维持每日或间日 1 次。联合用药为应用不同作用类别的药物，以提高疗效，减轻副作用，可同时投药或序贯给药。

（3）化疗方式：从理论上讲化疗药物只能杀灭一定百分比的肿瘤细胞，如晚期白血病有

10^{12}个的癌细胞，即使某一种药物能杀灭肿瘤细胞的99.99%，亦尚存留10^{8}个肿瘤细胞，仍可出现临床复发。多药物的联合应用是控制复发的可能途径。根据化疗在治疗中的地位和治疗对象的不同，化疗的临床应用主要有以下四种。

① 诱导化疗（induction chemotherapy）：常为静脉给药，用于可治愈肿瘤或晚期播散性肿瘤。此时化疗是首选的治疗或唯一可选的治疗。应用化疗希望达到治愈或使病情缓解或可再选用其他治疗。对全身诱导化疗疗效的评价指标为肿瘤的缓解率、缓解期和病人治疗后的生存率、生存期。全身诱导化疗的疗程通常不固定，根据肿瘤的缓解情况和病人耐受情况而定。

② 辅助化疗（adjuvant chemotherapy）：国内也有人称为保驾化疗。常为静脉给药，用于肿瘤已被局部满意控制后的治疗，如在癌根治术后或治愈性放疗后，针对可能残留的微小病灶进行治疗，以达到进一步提高局部治疗效果的目的。肿瘤切除后体内瘤负荷原则为早期足量，疗程不宜过长，6个月已足够。因对化疗药物敏感的肿瘤6个月足以将肿瘤杀死；若未能将肿瘤杀灭，则说明肿瘤对化疗不敏感或已产生耐药性，故延长疗程并不能提高疗效，而应更换化疗方案。全身辅助化疗的疗效评价指标为肿瘤的复发率和病人的无瘤生存率。全身辅助化疗通常有一个固定的疗程，除非病人有非常严重的毒副反应，否则不应轻易改变疗程。

③ 初始化疗（primary chemotherapy）：初始化疗也被称为新辅助化疗（neo - adjuvant chemotherapy）。用于尚可选用手术或放疗的局限性肿瘤，应用初始化疗后常可使肿瘤缩小，手术范围可缩小，可减少放疗剂量或提高局部治疗的疗效。术前化疗能有效地杀灭循环血液中的肿瘤细胞及亚临床转移灶，减少肿瘤细胞的播散机会。同时术前化疗还可避免体内潜伏的转移灶在原发病灶切除后因体内瘤负荷减小而在短期内迅速生长。其疗效评价指标为肿瘤的复发率和病人的无瘤生存率。通常是在局部治疗前给1~3个疗程的化疗。

④ 特殊途径化疗：抗癌药的用法一般是静脉点滴或注射、口服、肌肉注射，均属全身性用药。为了增高药物在肿瘤局部的浓度，有些药物可作腔内注射、动脉内注入、动脉隔离灌注或门静脉灌注。

(4) *化疗毒副反应*：因为抗癌对正常细胞也有一定的影响，尤其是生长增殖的正常细胞，所以用药后可能出现各种不良反应。常见的有：①白细胞、血小板减少；②消化道反应，如恶心、呕吐、腹泻、口腔溃疡等；③毛发脱落；④血尿；⑤免疫功能降低，容易并发细菌和真菌感染。

(5) *介入治疗*：近几年开展的介入治疗为经动脉定位插管单纯灌注（transcatheter arterial infusion，TAI），或栓塞+化疗（transcatheter arterial chemoembolization，TAE），亦可同时于皮下留置微泵。在肝癌、肺癌治疗中的应用较多。在经介入治疗后如果肿瘤缩小，也可采取手术切除，或多次反复治疗使肿瘤得以控制或缓解。

3. 放射疗法

放射疗法是利用各种放射性物质如X线、γ射线或高速电子、中子、质子照射肿瘤，使其生长受到抑制而致死亡。分化愈低的癌细胞对放射线愈敏感，疗效愈好，用于不宜手术的癌肿，或与手术前后配合使用，以提高疗效。常用的放射源有深部X线、镭和其他放射性核素如$^{60}C_O$、^{32}P、^{131}I、$^{198}A_U$等。放疗方法有：①外照射：常用的有深部X线、$^{60}C_O$，用于治疗深部恶性肿瘤，如鼻咽癌、食管癌、肺癌、宫颈癌等；中浅层X线治疗常用于治疗皮肤癌及皮肤毛细血管瘤等。②腔内照射：常用的有镭、$^{60}C_O$，放于体腔内肿瘤的表面，例如子宫颈癌、阴道癌、鼻咽癌等。③组织内插入：将镭或$^{60}C_O$针插入肿瘤组织内，如用于舌癌早期。④立体定向放射治疗：本治疗是指采用立体定向等中心技术，通过三维空间将高能放射线（X线或γ线）一次性大剂量聚照在病变部位，使病灶发生放射性坏死，而周围正常组织因等剂量曲线急剧陡降而免受损伤，从而在靶区边缘形成一个如同刀割样的损伤界，达到既摧毁病灶又不损伤正常组织和重要器官的目的，犹如外科手术刀切除的效果。放射源为X线者称为X刀，放射线为γ线者则称γ刀。适合治疗固定而体积较小的肿瘤。一般来讲X刀可用于直径在5cm以下的肿瘤，γ刀不宜用于直径大于3cm的病灶。

根据对放射线敏感程度，可将肿瘤分为三类：

(1) 对放射线敏感的肿瘤：如造血系统肿瘤、性腺肿瘤、淋巴肉瘤、何杰金病、多发性骨髓瘤、精原细胞瘤、卵巢无性细胞瘤等。

(2) 对放射线中度敏感的肿瘤：如鼻咽癌、子宫颈癌、乳癌、皮肤癌、食管癌、肺癌等。

(3) 对放射线低敏感的肿瘤：如胃癌、大肠癌、软组织肉瘤、黑色素瘤等。

放射线治疗可产生放射反应，如食欲不振、恶心呕吐、白细胞和血小板减少，并可以引起局部组织炎症反应和脱皮等。治疗中应定期检查血细胞，当白细胞低于$3.0\times10^9/L$、血小板降至$80\times10^9/L$以下时应停止放射治疗。

4．免疫治疗

通过人体内因，调动人体免疫力，达到治疗肿瘤的目的。肿瘤相关抗原的存在，细胞免疫学的发展为肿瘤免疫治疗打下了基础。目前免疫疗法还处于研究阶段，免疫疗法有下列三种：

(1) 非特异性刺激免疫疗法：将卡介苗、麻疹疫苗或百日咳疫苗注射于肿瘤病人身上，对人体的免疫系统进行非特异性刺激。

(2) 特异性刺激免疫疗法：可在同一类型的肿瘤病人中作血型配对，进行交叉移植肿瘤，然后再交叉输入白细胞和血浆；或用自身的肿瘤组织经过处理后再注入病人本身；亦可将人体的肿瘤组织注入马或羊体内，使其产生抗肿瘤血清。

(3) 补充宿主免疫能力：输入经组织培养及处理的自身淋巴细胞或相容性符合的异体淋巴细胞。

5．中西医结合治疗

由于这种疗法吸取中、西医学各自的优势，已成为恶性肿瘤综合疗法的有效手段之一。近年来，以中西医结合的方法所进行的治则研究、药物筛选、实验研究、临床新药应用等工作均取得较快发展，在国内外有很大的影响。可以预见，这种方法将在肿瘤的防治中发挥主要作用。现将近年来的研究成绩归纳如下。

(1) 治疗法则的研究

中医对肿瘤的治疗法则较多，如扶正固本法、活血化瘀法、软坚散结法、化痰祛湿法、清热解毒法、疏肝理气法、通经活络法、以毒攻毒法等，其中对扶正固本法、活血化瘀法有较深入的研究，证实这两大法则有多方面的治疗调节作用。

(2) 改善临床症状的疗效观察

肿瘤的治疗遵循着三结合原则，即辨证与辨病相结合，整体与局部相结合，扶正与祛邪相结合。在上述原则指导下进行临床疗效观察，在多年临床研究的基础上筛选了一批疗效较好的中药，有的已成为新药上市，如参芪扶正注射液、康莱特注射液、贞芪口服液、健脾益气冲剂、扶正生津汤等，在改善临床症状、延长患者生存期方面有显著疗效。

(3) 癌症患者的证型研究

尤其对气虚证、脾虚证、阴虚证和血虚证进行了系统研究。对临床常见的胃癌、食管癌、大肠癌、肝癌、肺癌、鼻咽癌、宫颈癌、白血病等都制定了证型、治则和方药，这些规范性措施为以后的新药研究和药物疗效观察打下了基础。

(4) 中药对化疗、放疗的增效减毒作用

大量的临床研究证明，中药的使用对化疗或放疗有增加缩瘤、抑瘤的效果；同时可以保护机体造血系统及免疫系统的功能，明显减轻化疗、放疗的毒副反应，如参芪扶正注射液、贞芪口服液、康莱特注射液、扶正冲剂等多有这方面的资料报道。

(5) 实验研究进入了一个高层次的阶段

大量的实验资料证明，中药的抗癌机理主要是通过直接杀伤癌细胞，增强机体的免疫能力，调整机体各系统的功能而取得疗效的。研究的深度在细胞学的基础上已经达到分子生物学水平。

【预防与随访】

1. 肿瘤的预防

恶性肿瘤是由环境、营养、饮食、遗传、病毒感染和生活方式等多种不同的因素相互作用而引起的，所以目前尚无可利用的单一预防措施。国际抗癌联盟认为 1/3 的癌症是可以预防的，1/3 的癌症如能早期诊断是可以治愈的，1/3 的癌症可以减轻痛苦、延长寿命。并据此提出了恶性肿瘤的三级预防概念。恶性肿瘤的预防概念与其他疾病预防概念不同，它不仅着眼于减少恶性肿瘤的发生，而且着眼于降低恶性肿瘤死亡率。恶性肿瘤的预防可分为：一级预防是消除或减少可能致癌的因素，防止癌症的发生；二级预防是指癌症一旦发生，如何在其早期阶段发现它并予以及时治疗；三级预防是治疗后的康复，提高生存质量及减轻痛苦、延长生命。

一级预防：约 80%以上的人类癌症与环境因素有关。改善生活习惯如戒烟，注意环境保护较为重要。与烟草有关的除肺癌、口腔癌外，食管、胃、膀胱、胰、肝的癌症也与之有关。约 25%～30%的癌症与饮食有关，应多食纤维素、新鲜蔬菜水果，忌食高盐、霉变食物。此外，职业性暴露于致癌物如石棉、苯及某些重金属等应尽量减少。

二级预防：早期诊断与早期治疗恶性肿瘤。对高发区及高危人群定期检查是较确切可行的方法，一方面从中发现癌前期病变并及时治疗，是二级预防中的一级预防效应。例如切除胃肠道腺瘤或息肉，及时治疗子宫颈慢性炎症伴不典型增生病变，治疗慢性胃溃疡或经久不愈的下肢溃疡等。另一方面尽可能发现较早期的恶性肿瘤并进行治疗，可获得较好的效果。

三级预防：对症治疗以改善生存质量或延长生存时间。对癌症的治疗世界卫生组织提出癌症三级止痛阶梯治疗方案，其基本原则为：① 最初用非吗啡类药，效果不明显时追用吗啡类药，仍不明显换强吗啡类药，或考虑药物以外的治疗；② 从小剂量开始，视止痛效果渐增量；③口服为主，无效时直肠给药，最后注射给药；④ 定期给药。

近几年正在开展化学预防及免疫预防，如用维胺酯和抗癌乙丸等中西药物对食管上皮重度增生病人进行阻断癌变的探索性治疗，乙型肝炎疫苗对大规模人群实施肝癌“免疫预防战略”，可望为癌症预防开拓新的领域。

2. 肿瘤的随访

肿瘤的治疗不能仅以病人治疗后近期恢复即告结束，如果出现复发或转移也需积极治疗。因此肿瘤治疗后还应定期对病人进行随访和复查。随访的目的为：

(1) 早期发现有无复发或转移病灶。

(2) 研究、评价、比较各种恶性肿瘤治疗方法的疗效。

(3) 随访对肿瘤病人有心理治疗和支持的作用。

随访应有一定的制度，在恶性肿瘤治疗后最初2年内，每3个月至少随访1次，以后每半年复查1次，超过5年后每年复查1次至终生。复查的内容视不同肿瘤而有所不同，主要包括：① 肿瘤切除后有无局部和区域淋巴结复发情况；②肿瘤有无全身转移情况；③ 肿瘤相关的标记物、激素和生化指标检查；④ 机体免疫功能测定。

（李乃卿）

第二节　常见的体表肿物

体表肿物一般是指来源于皮肤、皮肤附件、皮下组织等浅表软组织的肿物。其范围包括皮肤、肌肉、神经、结缔组织、骨骼、浅表淋巴结及其附属结构。体表良性肿物和局限性肿块肉眼均能看见或单纯触诊即可诊断。多数体表肿物为独立的疾病，如脂肪瘤、纤维瘤、皮脂腺囊肿等；也有一部分是全身疾病的局部表现，如炎性浅表淋巴结肿大、转移癌等。体表良性肿物因局限、边界清楚、手术切除可以根治，故治疗以手术疗法为主。

中医学将脂肪瘤和纤维瘤称为“肉瘤”，而皮脂腺囊肿称之为“脂瘤”，三者病因皆为思虑过度或过食肥甘，损伤脾气，脾失健运，痰湿内生，存于皮里膜外而成“瘤”；“血管瘤”和“黑痣”中、西医同名，前者为胎火、心火或肝火亢扬妄动，逼血入络，致脉管扩张成“瘤”；后者为风邪搏于血气，或肾中污浊留滞于卫分，阳气束结而成。

一、脂肪瘤（lipoma）

脂肪瘤是由分化良好的脂肪组织增生所形成的良性肿瘤。中间有纤维组织间隔形成分叶状，外有一层薄的结缔组织包膜，可发生于任何部位，但以皮下组织、后腹膜处多见。

脂肪瘤可以单发或多发。好发于肩、背、臀部。位于皮下的脂肪瘤大小不等，呈圆形、扁圆形或分叶状，边界清楚，基部较广泛，质软，有假性波动感，与周围组织无粘连，基底部可移动，但活动度不大。一般无自觉症状，发展缓慢，极少恶变。

常用肩劳动的人，肩及后背部可发生皮下脂肪增生。表现为局部的皮肤和皮下层增厚及隆起，无假性波动感和移动性。因其脂肪组织内纤维索较多，又称为脂肪纤维瘤或肩部脂肪垫。

另一种脂肪瘤常见于四肢、胸、腹皮下，为多发性圆形或椭圆形结节，较小，直径约1～2cm，质地较一般脂肪瘤略硬，界清，有触痛，称为痛性脂肪瘤或多发性脂肪瘤。

一般无需处理，较大者可以手术切除。多发性脂肪瘤若能明确诊断，不必逐一摘除。

二、纤维瘤（Fibroma）

纤维瘤由纤维结缔组织构成，可发于任何年龄和任何部位。

纤维瘤可分为软、硬两种。软者又称皮赘，通常有蒂，大小不等，柔软无弹性，多见于面、颈及胸背部。硬者具有包膜，是由增生纤维组织构成的硬性结节，切除后不易复发，不发生转移。其生长缓慢，大小不定，可由针尖至鸡蛋大小或更大，实性，圆形，质硬，光滑，界清，无粘连，活动度大，无压痛，很少引起压迫和功能障碍。

纤维瘤在乳房内可与腺体组织结合形成乳房纤维腺瘤。临床上还可以见到腹壁硬纤维瘤，为一种纤维组织多、细胞少、质地较硬的纤维瘤，比较少见，多发生于女性，好发于腹壁肌肉内，也可见于其他部位的骨骼肌肉。生长缓慢，无痛，坚硬，不活动，呈浸润性生长，无包膜，与周围组织界限不清，局部切除易复发，多次复发者可变为恶性纤维肉瘤，故属于"临界肿瘤"。

宜早期手术切除。由于临床上与早期低恶性的纤维肉瘤不易鉴别，故手术后须作病理检查。腹壁硬性纤维瘤有浸润性且易恶性变，应早期进行广泛切除。

三、神经纤维瘤和神经纤维瘤病

神经纤维瘤是皮肤及皮下组织的一种良性肿瘤，来自神经鞘组织。可单发或多发，以单发者常见，多发者临床上又称为神经纤维瘤病。

神经纤维瘤病是一种具有家族遗传倾向，多见于儿童期开始发病，进展缓慢，青春发育期可加重的先天性疾病。

本病有如下特点：①呈多发性，数目不定，几个甚至上千个不等。肿物大小不一，米粒至拳头大小，多凸出于皮肤表面，质地或软或硬，有的可下垂或有蒂，大者可达十数千克。②肿瘤沿神经干走向生长，多呈念珠状，或呈蚯蚓结节状。③皮肤出现咖啡斑，大小不定，可为雀斑小点状，或为大片状，其分布与神经瘤分布无关，是诊断本病的重要依据。

可行手术切除。目前对神经纤维瘤病尚无有效根治方法，手术仅限于引起疼痛，影响功能与外貌，或疑有恶变者。

四、皮脂腺囊肿

皮脂腺囊肿又称粉瘤，因皮脂腺腺管阻塞，皮脂淤积而形成，可发生于任何年龄，成年人较多见，好发于头面部、肩部及臀部。

囊肿可单发或多发。多呈圆形，直径多在1～3cm，略隆起。质软，界清，表面与皮肤粘连，稍可移动，肿物中央皮肤表面可见一小孔，此为腺体导管开口处，有时可见有一黑色粉样小栓，其内容物为灰白色、豆腐渣样物质，有臭味。一般无自觉症状，合并感染时，局部可出现红肿、疼痛、触痛、化脓甚至破溃。有报道认为本病约有2.2%～4%的恶变率。

治疗可手术摘除。手术时须将囊肿及紧连于皮肤的导管开口一并切除。否则，残留的囊壁组织可再形成囊肿。并发感染时应先以中、西药控制感染，波动感明显者可用中药外敷拔脓，或行切开引流术，待炎症消退或伤口愈合再行手术摘除。

五、皮样囊肿

皮样囊肿是由胚胎期上皮残留而产生，为先天性疾患。囊壁由皮肤及其附属器所组成。囊腔内有脱落的上皮细胞、毛发、皮脂等粥样物，偶有骨及软骨。

本病为先天性囊性肿物，出生时即存在，多在幼儿和青年期发现。好发于眼眶周围、鼻根、枕部和口底等处。圆形，位于皮下深层，单发，直径多为1～2cm，巨大者极少，质地较硬，不与皮肤粘连，但与基底组织粘连甚紧，不易推动。颅骨可因肿物长期压迫而有小凹陷，严重者可破坏颅骨入颅内，X线摄片可显示颅骨受压或局限性骨质缺损，缺损呈圆形或椭圆形，界限清楚，边缘骨质密度增加。皮样囊肿生长缓慢，少数有恶变可能。

治疗宜手术切除，囊肿部位较深者可嵌入眶骨组织，甚至与硬脑膜相连，术中应注意避免误伤。

六、表皮囊肿

又称表皮样囊肿，是一种真皮内有角质的囊肿。可因先天性上皮残留或外伤（尤其是刺伤）将表皮植入皮下而形成。后者又称为植入性或外伤性表皮囊肿。

表皮样囊肿可发生于任何年龄和任何部位，但头皮、颈、背部多见。外伤性囊肿则多见于掌、跖部。囊肿呈单个或多发，大小不等，直径数毫米至数厘米，增长缓慢，囊肿呈圆形，光滑，质较硬，有囊性感，与基底不粘连，可移动。可与表面皮肤粘连，但无皮脂腺囊肿的开口小孔，一般不痛，若发生于足底着力点处，可有压迫性疼痛。囊肿中可继发感染或恶变。

治疗宜手术切除，切除时应包括表皮和囊肿周围的皮下组织，对可疑恶变者，应做较大范围的切除。如有感染，则应先控制感染后再行手术。外伤性皮样囊肿术后较易复发，故手术应尽量彻底。对于所切除囊肿均应作病理检查。

七、血管瘤

血管瘤是由血管组织构成的一种良性肿瘤，生长缓慢，好发于头面、颈部，其次为四肢、躯干，亦可见于口腔、深部组织及器官内。可分为三种不同类型。

1．毛细血管瘤

由真皮内增生、扩张的毛细血管构成。好发于婴幼儿头、面、颈部或成人的胸腹部，年幼时有自行消退的可能，单发或多发，色鲜红或暗红，呈边缘不规则、不高出皮肤的斑片状，或高出皮肤，分叶，似草莓样。大小不一，小者可如针尖，大者可延及颜面一半。界限清楚，柔软可压缩，压之可退色。

2. 海绵状血管瘤

由内皮细胞增生造成血管迂曲、扩张并汇集一处而成。常见于头部、颈部，也可发生于其他部位及内脏。瘤体呈紫红或暗红色，柔软如海绵，大小不等，边界清楚，位于皮下或黏膜下组织内者可境界不清。指压柔软，有波动感，偶有少数呈柔韧或坚实感，无波动和杂音。X线摄片可能有钙化影。

3. 蔓状血管瘤

多在海绵状血管瘤的基础上发生，因血管窦与小动脉相连而成。多发于头皮，瘤体外观常见蚯蚓状蜿蜒迂曲的血管，有压缩性和膨胀性，紫红色，有搏动、震颤及血管杂音，局部温度稍高。肿瘤周围有交通的小动脉，如将其压迫，则搏动消失。血管瘤有时会突然破溃，可引起危及生命的大出血。

治疗可分以下几种：

(1) *手术治疗*：适用于各种类型的血管瘤。特别对局限性的血管瘤，疗效确切可靠；对蔓状血管瘤，手术是唯一可行的方法。手术并发症有难以控制的出血，故对较大或无法确定范围的血管瘤，术前应行X线血管造影，不可贸然手术，以免发生意外。

(2) *放射疗法*：婴儿和儿童的毛细血管瘤对放射线很敏感，放射疗法对表浅性毛细血管瘤治疗有效，但有一定副作用，应慎用。

(3) *硬化剂注射*：适用于中小型海绵状血管瘤。也可作为术前治疗的一种措施。常用药物有10%的鱼肝油酸钠。

(4) *冷冻、激光、电烙等*：可用于表浅的面积小的血管瘤。对婴幼儿肢体巨大血管瘤无法进行其他治疗时，可用弹力绷带加压包扎，能在一定程度上减缓瘤体的生长速度。

八、黑痣及黑色素瘤

黑痣是先天性的黑色素斑，极为常见。大小不一，数目不定。可见于身体各部，面颈为好发部位，少数发生在黏膜，如口腔、阴唇等处，生长缓慢。根据病理形态不同可分为皮内痣、交界痣和混合痣。

1. 皮内痣

痣细胞位于真皮层内。临床上皮内痣一般较局限，直径小于1cm，表面光滑，界限清楚。亦有成片或疣状者，常有毛发生长，颜色均匀较深，呈浅褐、深褐或墨黑色。一般不发生恶性变。

2. 交界痣

痣细胞集中于表皮与真皮交界处，临床上为淡棕、棕黑或蓝黑色的斑疹或丘疹。多见于手掌、足底、口唇及外生殖器。表面平坦或稍高出皮面，光滑，无毛发，直径约1～2cm，色素分布不均匀，有恶变倾向，可能发展为黑色素瘤。

3．混合痣

为上述两型混合而成，有发生恶变的可能，其恶变征象如下：①迅速增大；②色素突然不断加深；③发生疼痛、感染、溃疡或出血；④周围出现卫星状小瘤或色素环；⑤局部淋巴结肿大。

黑色素瘤是高度恶性的肿瘤，也称恶性黑色素瘤，为痣细胞或色素细胞的恶性细胞的恶性繁殖。多发生于中老年人，男性略多于女性。好发部位为下肢、足部，其次为头颅、上肢、眼、指甲下面和阴唇处，主要症状为迅速长大的肿块。呈黑色或淡蓝色，向四周和深部呈浸润性生长，边界不清，可有破溃、出血、结痂，周缘有时有炎症反应，可有痒感或微痛感，病变发展迅速，早期即可出现区域淋巴结转移，晚期可经血行转至肺、肝、骨、脑等器官。

对黑痣的治疗应采取慎重态度，如有下列情况可考虑行手术治疗。

(1) 位于手掌、足底、腰部等易受刺激或摩擦的部位。

(2) 初步确定为交界痣或有恶变征象者。

(3) 有碍面容，切除后可改善外貌者。

(4) 患有恶变恐怖症，经反复解释无效者。

非手术疗法有低温、冷冻、激光、药物烧灼等，多限于小而浅表的黑痣。因其无法作病理检查，必须先作出有把握的诊断后方可实施。

黑色素瘤恶性程度高，预后极差，一旦确诊应早期进行广泛根治性切除，包括区域淋巴结的清除。四肢黑色素瘤有时需行截肢术。术后配合化疗、放疗和免疫疗法。对高度怀疑恶变者，应尽量避免行部分切除活检，争取一次切除，以防止肿瘤扩散。

九、淋巴管瘤

淋巴管瘤是增生和扩张的淋巴管形成的一种良性肿瘤，其内部充满淋巴液，多由先天因素所致，多见于小儿。发展缓慢，自行消退者极少见。可分为毛细淋巴管瘤、海绵状淋巴管瘤和囊性淋巴管瘤。

1．毛细淋巴管瘤

又称单纯性淋巴管瘤，多发于皮肤，小米至豌豆大小，透明，淡黄色，穿刺有黏液样液体溢出，表面光滑柔软，部分有压缩性。

对于瘤体较小且无症状者不必治疗，有症状或瘤体较大者可以手术切除。

2．海绵状淋巴管瘤

海绵状淋巴管瘤由扩张迂曲的淋巴管组成，其中被较厚的淋巴样间质分隔成柔软的多房性囊肿，多发于皮肤、皮下组织、肌肉结缔组织间隙中，有压迫性。

对于范围小者可用硬化剂注射或放射疗法，较大或影响功能才须行手术治疗。

3．囊性淋巴管瘤

又称水瘤。为充满淋巴液的先天性囊肿，与周围淋巴管不相连，发于颈部为主，可蔓延至胸部，亦可见于其他部位。发生于婴幼儿颈部者即为囊状水瘤。一般为拳头大小，生长缓慢，柔软，囊性，呈分叶状，透光试验阳性。穿刺可抽出草黄色有胆固醇结晶的液体，透明，易凝固，性状与淋巴液完全相同。一般无症状，较大者可有压迫气管、食管症状，偶可继发感染而呈炎症表现。

治疗上可以施行手术切除，疗效满意。但如果切除不完整，囊壁残留则极易复发。

常见良性体表肿物的鉴别见表 14－2。

表 14－2　　常见良性体表肿物的鉴别诊断

项目＼种类	皮样囊肿	皮脂腺囊肿	表皮样囊肿	脂肪瘤	纤维瘤
生成	胚胎期上皮残留	皮脂腺管阻塞	外伤后表皮碎块植入皮下	皮下脂肪组织增生	纤维结缔组织增生
常见部位	眼眶周围、鼻根、枕部、口底	头部、背、臀部	手掌、足跖	皮下	皮下
形态	圆形、单个、质较硬	圆形、质软	圆形、质较硬、有囊性感	圆、扁圆或分叶状，质软，有假性波动感	圆形、质硬、边界清楚
活动度、与周围组织关系	与皮肤不粘连，与基底粘连，不易移动	与皮肤粘连，与基底不粘连，稍可移动，可见皮脂腺开口	与基底不粘连，可移动，可与皮肤粘连，但封锁皮脂腺开口	无粘连，但活动度不大	无粘连，活动度大
内容物	皮脂、毛发、脱落上皮细胞，呈粥样物	皮脂	脱落的表皮细胞，不含毛发	脂肪组织	纤维结缔组织
治疗	手术	手术	手术	单发可手术切除	手术

十、皮肤癌

皮肤癌常见的为基底细胞癌和鳞状细胞癌，多见于头面部和下肢。

1．皮肤基底细胞癌

来源于皮肤或附件基底细胞，发展缓慢，呈浸润性生长，很少有血道和淋巴道转移。亦可同时伴色素增多，呈黑色，称色素性基底细胞癌，临床上易误诊为恶性黑色素瘤。但质较硬，表面呈蜡状；破溃者呈鼠咬状溃疡边缘。好发于头面，如鼻梁旁、眼睫等处。对放射线敏感，故可行放疗；早期也可手术切除。

2．鳞状细胞癌

早期即可呈溃疡，又常继发于慢性溃疡或慢性窦道开口，或瘢痕部的溃疡经久不愈而癌变。表面呈菜花状，边缘隆起不规则，底部不平，易出血，常伴感染致恶臭。可通过局部浸润及区域淋巴结转移。在下肢者常伴骨髓炎或骨膜炎。手术治疗为主，区域淋巴结应清扫。放疗亦敏感，但不易根治。在下肢者严重时伴骨髓浸润，常需截肢。

（李乃卿）

第三节　原发性支气管肺癌

原发性肺癌（Lung cancer）多数起源于支气管黏膜上皮，因此也称为支气管肺癌（bronchopulmonary carcinoma）。肺癌发病率已居男性各种肿瘤的首位，男女之比约（3～5）:1，发病年龄大多在40岁以上。但近年来女性肺癌的发病率也在迅速上升，是威胁生命健康的一种主要疾病。

【病因病理】

1. 西医病因病理

（1）病因

肺癌的病因至今尚不十分清楚。根据流行病学的调查，提示本病的病因可能与以下因素有关。

① 吸烟：长期大量吸烟是肺癌的一个重要致病因素。吸烟者排出的烟雾中含有大量致癌的碳氢化合物，对不吸烟的人也有危害。吸烟与肺癌的发生有剂量效应关系，也就是说吸烟的历史越长，每天的吸烟量越多，肺癌的发生率也越高，死亡率就越高。

② 职业性因素：流行病学、病理学和实验证实职业性致癌的因素有无机砷、石棉、镍、铬和芳香族碳水化合物，长期接触者肺癌发病率较高。

③ 电离辐射：长期接触放射性尘埃的人员肺癌发病率特别高。体内和体外的放射线照射都可导致肺癌，内照射引起癌变的剂量较外照射小。

④ 慢性肺部疾病：肺部慢性感染时支气管上皮可能化生为鳞状上皮而癌变，如肺结核、支气管扩张症等疾病。但其因果关系尚不清楚。

⑤ 大气污染：随着工业的发展，许多致癌性工业原料和产品生产、使用量急速增加，使直接接触的工人肺癌发病增加，也使致癌物质污染大气的程度越来越严重。各种交通工具排出的气体和废气以及建筑物中的沥青等物质使大气受到了严重污染。这种污染物中确实含有某些致癌物质。

⑥ 生物学因子：随着分子生物学的发展，大量资料证实，肺组织的癌变与细胞遗传物质的多次改变有关，其中包括染色体丢失、重排以及突变等；同时细胞内某些靶基因的丢失和活化导致细胞生长失控或提供了发生癌变的有利环境，最终导致癌变。

近年来在肺癌分子生物学方面的研究表明，P53基因、转化生长因子BI基因、nm23－H_1基因表达的变化及基因突变与肺癌的发病有密切关系。

（2）病理

肺癌起源于支气管黏膜上皮。发生在肺段支气管口以上较大支气管的肺门肿瘤临床上称之为中央型肺癌；发生在肺段支气管以下较小支气管者称为周围型肺癌。中央型肺癌以鳞状细胞癌为多见，周围型以腺癌较多见。肺癌的分布情况是右肺多于左肺，上叶多于下叶，早期肺癌仅局限于黏膜基底膜内者称为原位癌。肺癌的组织学类型和分化程度不同，其增长速度和转移扩散的情况也不尽相同。

根据组织学分类，肺癌可分为四种主要病理类型：

① 鳞状细胞癌（简称鳞癌）：在肺癌中最常见，约占肺癌的50%左右，男性多于女性，大多数发生在50岁以上的男性患者，与吸烟的关系较为密切。多发生在较大的支气管，常为中央型肺癌。生长发展较为缓慢，主要沿淋巴途径转移到肺门淋巴结，晚期发生血行转移扩散。

② 小细胞癌（未分化小细胞癌）：一般起源于较大支气管，大多为中心型肺癌；少数起源于小支气管，表现为周围型肺癌。未分化癌又可分为大细胞癌和小细胞癌。组织学定义是无鳞癌、腺癌或小细胞癌特征的未分化性癌称之为大细胞癌，在肺癌中比较少见，扩散快，预后较差。小细胞癌的细胞学特征是略大于淋巴细胞的小细胞呈弥散生长，多为中心性，很快侵犯至肺门及纵隔淋巴结，较为多见，血行播散也较早，恶性程度高，预后最差。未分化癌对放疗、化疗均较敏感。

③腺癌：腺癌多见于女性患者，发病年龄较小。腺癌多起源于较小支气管，常呈周围型，可分为腺泡癌、乳头状癌、细支气管肺泡癌和有黏液形成的实体癌4个亚型。一般早期没有明显症状，生长缓慢，容易发生血行转移扩散和出现胸水，淋巴结转移也较多见。

细支气管肺泡细胞癌是腺癌的一种类型，发病率最低，女性较多见。多起源于肺泡前的细支气管上皮细胞，又称之为细支气管癌。癌细胞沿着细支气管向肺泡管和肺泡壁生长，但不侵犯肺泡间隔。癌细胞容易脱落随痰液咳出，可经支气管播散到其他肺叶内，形成癌灶；淋巴和血行转移都较晚发生。对放疗或化疗都不敏感，预后较差。

④大细胞癌：大细胞癌是无鳞形细胞、腺细胞和小细胞癌特征的未分化癌。癌细胞大，胞浆丰富，胞核形态多样，排列不规则。此型肺癌较少见。大细胞癌分化程度较低，恶性程度高，经淋巴或血行转移发生较早，有时在发现脑转移后才被发现，预后很差。

肺癌的病理组织学分类见表14－3。

表14－3　肺癌病理组织学分类（WHO 1998）

1．鳞状细胞癌	6．多型性，肉瘤样或含肉瘤成分癌
2．小细胞癌	7．类癌
3．腺癌	8．唾液腺型癌
4．大细胞癌	9．未分类癌
5．腺鳞癌	

（3）肺癌的转移

① 直接扩散：癌肿不断增长，可阻塞支气管管腔，同时向支气管外的肺内组织浸润、生长、扩展。靠近肺外围的肿瘤可侵犯胸膜和胸壁，中央型或靠近纵隔的肿瘤可侵犯其他器官。巨大的肿瘤可发生中心部分缺血坏死，形成癌性空洞。

② 淋巴转移：淋巴转移是鳞癌和未分化癌常见的转移途径。癌细胞经淋巴管道向支气管旁、隆突下、肺门、气管旁、锁骨上淋巴结转移，未分化癌可在原发肿瘤较小时即发生肺

门淋巴结转移。肺门、气管旁和锁骨上淋巴结转移可发生在肺癌的同侧，也可交叉转移到对侧。未分化癌转移到腋下或腹股沟淋巴结也不少见。

③ 血行转移：血行转移是肺癌的晚期表现。癌细胞随肺静脉回流到左心后，可转移到体内任何部位，常见转移部位为肝、脑、骨骼系统、肾上腺、肾和胰。

④ 支气管内播散：细支气管肺泡细胞癌者细支气管和肺泡壁上的癌细胞很容易脱落，癌细胞可以经支气管管道扩散到邻近的肺组织中，形成新的癌灶。

(4) 肺癌的 TNM 分期

肺癌的分期对临床治疗方案的选择具有重要指导意义。世界卫生组织按照肿瘤的大小(T)、淋巴结转移的情况（N）和有无远处转移（M）将肺癌加以分类，为目前世界各国所采用。

1997 年 UICC 新修订的肺癌 TNM 分期

原发肿瘤（T）

T_0：无原发肿瘤证据

T_{IS}：原位癌

T_1※：癌肿直径≤3cm；在叶支气管或以远；无局部侵犯，被肺、脏胸膜包绕

T_2：癌肿直径＞3cm；在主支气管（距隆凸≥2cm)；或有肺不张或阻塞性肺炎影响肺门，但未累及全肺；侵及脏胸膜

T_3：肿瘤可以任何大小；位于主支气管（距隆凸＜2cm)；或伴有累及全肺的肺不张或阻塞性肺炎；侵及脏胸膜（包括肺上沟癌)、膈肌、纵隔胸膜或心包

T_4：肿瘤可以任何大小；同侧原发肿瘤所在肺叶内出现散在肿瘤结节；侵及纵隔、心脏、大血管、气管、食管、椎体、隆凸或有恶性胸腔积液或心包积液

淋巴结（N）

N_X：不能确定局部淋巴结受累

N_0：无局部淋巴结转移

N_1：转移到同侧支气管旁和（或）同侧肺门淋巴结（包括直接侵入肺内的淋巴结）

N_2：转移到同侧纵隔和（或）隆凸下淋巴结

N_3：转移到对侧纵隔、对侧肺门、同侧或对侧斜角肌或锁骨上淋巴结

远处转移（M）

M_X：不能确定有远处转移

M_0：无远处转移

M_1：有远处转移（包括同侧非原发肿瘤所在肺叶内出现肿瘤结节）TNM 分期

0 期（$T_{is}N_0M_0$）

$Ⅰ_a$ 期（$T_1N_0M_0$）

$Ⅰ_b$ 期（$T_2N_0M_0$）

$Ⅱ_a$ 期（$T_1N_1M_0$）

$Ⅱ_b$ 期（$T_2N_1M_0$、$T_3N_0M_0$）

$Ⅲ_a$ 期（$T_3N_1M_0$、$T_{1-3}N_2M_0$）

$Ⅲ_b$ 期（T_4 任何 NM_0，任何 TN_3M_0）

Ⅳ期（任何 T，任何 NM_1）

※ 不多见的表浅肿瘤，不论其大小，局限于支气管壁，即使在主支气管仍属于 T_1

2. 中医病因病机

肺癌多属于中医"肺积"、"咳嗽"、"咯血"、"胸痛"等范畴，主要因外邪导致痰、湿、热，日久凝聚结块，其发病与正气虚损和邪毒入侵有较密切的关系。

（1）正气内虚："正气存内，邪不可干，邪之所凑，其气必虚"。正气内虚、脏腑阴阳失调是罹患肺癌的主要基础。年老体弱，患有慢性肺部疾病，肺气耗损而不足；七情所伤，气逆气滞，升降失调；肺阴亏损，外邪乘虚而入，致肺部血行瘀滞，结而成块。

（2）气滞血瘀：气血是人体生理功能的一种表现，也是维持人体生命活动的重要物质基础。某些因素引起气的功能失调，可出现气郁、气滞、气聚，日久气病及血，血瘀成疾。

（3）痰结湿聚：肺失宣肃，通调失司，脾失运化，湿浊内生，津液不化，与邪火熬灼，遂凝结为痰，随气升降，无处不到，壅塞于肺，久而形成肿块。

（4）邪毒郁热：外受毒邪入侵，日久均能化热化火；毒蕴于内，日久必发。癌瘤患者多见郁热之证，如邪热嚣张，发为实热之证，表示肺癌正在发展，属病进之象。肺为娇脏，主气、司呼吸，主宣发肃降、通调水道。肺癌是由于正气虚损，阴阳失调，邪毒乘虚而入肺，导致肺脏功能失调，引起肺气遏，宣降失司，气机不利，血行受阻，气滞血瘀，津液不布，津聚为痰，痰湿凝聚，日久胶结而发病。

《杂病源流犀烛·积聚癥瘕痃癖痞源流》中云："邪积胸中，阻塞气道，气不宣通，为痰、为食、为血，皆邪正相搏，邪既胜，正不得制之，遂结成形而有块。"。因此，肺癌是一种因虚而得，虚而致实，全身属虚，局部属实的疾病。肺癌的虚以阴虚、气阴两虚多见，甚至可出现阴阳两虚；实则不外乎气滞、血瘀、痰凝、毒聚之病理变化。

【临床表现】

1. 主要症状

（1）咳嗽：咳嗽为肺癌最常见的症状，约占80%，咳嗽为首发症状者占65%，症状表现可多种多样，与气管或支气管部分或完全梗阻、有无溃疡或癌瘤的破坏性有关。早期多为刺激性干咳，日久加重；胸膜病变常为疼痛性干咳；上纵隔受累在平卧时可出现阵咳，且常为抽搐状。

（2）血痰：痰中带血也是肺癌的首发症状之一，约占20%。其特征是持续性和间断性反复少量血痰，往往血多于痰，色泽较鲜，偶尔见大咯血。有时呈暗红色，提示有积留。血痰常来自肿瘤区，混有大量癌细胞，癌细胞检出率高。

（3）胸痛：有1/3的肺癌病人有胸痛，一般为闷痛、隐痛，与支气管阻塞、局限性肺不张或胸膜反射有关。是一个早期易被忽略的症状，不一定都有胸膜侵犯。如果出现难以控制的持续性剧痛，提示有广泛的胸膜或局部胸壁侵犯，预后较差。通常胸痛在未分化癌中出现较早，而在鳞状细胞癌中出现较迟，这是由于未分化癌早期就可出现纵隔淋巴结、骨等部位的转移所致。

（4）发热：约有20%的患者为首发症状。因肺癌而致的发热有两种：一种是由于支气管阻塞或管壁压迫后引起的炎性发热，另一种是所谓的"癌性热"。肺癌引起支气管阻塞合并肺部感染可引起炎症表现，早期经抗生素治疗后体温可恢复正常。梗阻远端发生肺脓肿时表现为持续性高热。晚期肿瘤病灶中心坏死、毒素吸收也可引起高热，应用抗生素治疗效果不佳，有的弛张热可达数月之久；但肿瘤切除后体温可降至正常。

(5) 气短及胸闷：约有10%的病人以此为第一症状。癌肿在大的支气管口生长时阻塞气道可产生此种症状，特别是呼吸功能较差的病人。在后期，淋巴结肿大压迫大支气管或隆突时，都可出现严重气急现象。大量胸腔积液和纵隔推移以及心包积液可发生气急，抽除积液后症状可缓解。

2. 主要体征

(1) 肿瘤引起的肺部体征：一般早期多无明显症状和体征。当肿瘤增大引起支气管狭窄时，病变部位可以听到“高音调金属音”。肿瘤位于胸膜附近时易产生不规则的钝痛，肋骨、脊柱受侵时可有持续性胸痛及定点压痛。

(2) 纵隔受累的体征：可因原发肿瘤直接侵犯或转移性肿瘤累及纵隔大血管、神经、食道等所产生。肿瘤侵犯或纵隔转移性肿块压迫喉返神经时，喉镜检查可见患侧声带麻痹。压迫膈神经可引起同侧横膈麻痹和上升，X线透视可见病侧横膈运动迟缓。压迫上腔静脉、奇静脉可致上腔静脉综合征，出现头部和上肢静脉回流受阻，产生头面部、前胸部淤血、静脉曲张和水肿。侵犯迷走神经可使心率加快。心肌和心包受到侵犯时可出现心包填塞症状及体征，如心动过速或房颤，叩诊心浊音界扩大，听诊心音低远，有心包摩擦音，X线片显示心界扩大。癌侵犯下颈交感神经链则产生Horners综合征，表现为上眼睑下垂，瞳孔缩小，眼球下陷和一侧面部皮肤发白，汗闭。

(3) 肿瘤转移引起的体征：肺癌可转移到全身任何部位的淋巴结，最常见的为锁骨上淋巴结，也可见腋下淋巴结肿大。各种细胞类型的肺癌都可转移到腹部而出现相应的体征。肺癌转移到骨和关节并非少见，当关节受累时常有邻近组织受累征象。肺癌转移到中枢神经系统可引起相应的病理体征。肺癌可引起异位激素综合征，如黑棘皮病、植物神经功能亢进、皮肤炎、肺原性骨关节增生、皮肤色素沉着、男性乳腺发育等，这些征象可随肿瘤的治疗而消退。

【实验室及其他检查】

1. 实验室检查

痰液细胞学检查是肺癌确诊的重要手段之一。痰液的细胞学检查简便易行且无损伤，可反复多次检查；但有一定的假阴性，特别是周围型肺癌，脱落细胞不易被排出。一般要求痰液细胞检查必须由有经验的病理医师进行，至少要2次阳性结果才能作出肺癌的诊断报告。为了提高阳性率，可多次送检，通过4～6次即可获得诊断。也可应用雾化引痰法，在雾粒排出的过程中可冲刷支气管树，带出肿瘤细胞。

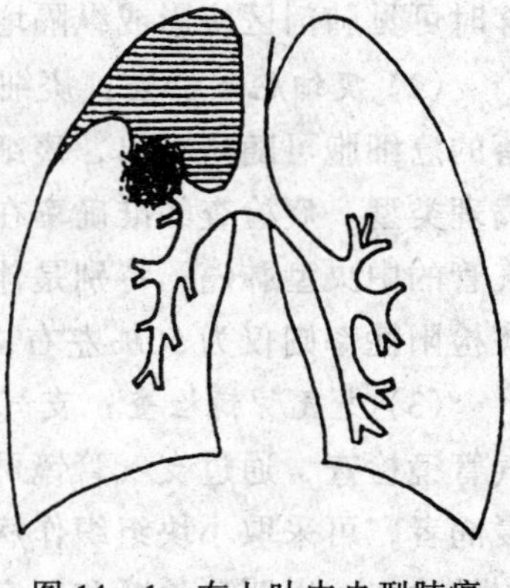

图14－1　右上叶中央型肺癌（肺不张）

2. 其他检查

X线摄片、CT、MRI、纤维支气管镜、经皮肺针吸、纵隔镜、淋巴结活检等检查都能提高肺癌的诊断率。

(1) 胸部X线摄片检查：这是诊断肺癌最常见的一个重要手段。肺癌的X线摄片检查所见包括：肿瘤本身引起的改变；肿瘤堵塞支气管远端引起的肺实质的改变，如肺不张或感染；肿瘤在胸内扩散引起的改变，如肺门和纵隔淋巴结、胸膜、胸壁及纵隔其他结构的改变等。

①中央型肺癌：早期癌肿局限在支气管内时，X线平片可无异常。当癌肿阻塞支气管时，远端肺组织可发生感染，受累的肺段或肺叶出现肺炎征象，治疗后吸收不完全，常反复发作。支气管腔被癌肿完全阻塞后，可产生相应的肺叶或一侧全肺不张。如癌肿与肺门转移淋巴结融合造成上叶不张时，可见不张肺叶的间裂呈“S”形的下缘改变（图14-1)。

②周围型肺癌：常表现为肺野周围孤立性圆形或椭圆形块影，直径从1~2cm到5~6cm或更大。块影轮廓不规则，常呈小的分叶或切迹，边缘模糊毛糙，常显示细短的毛刺影（图14-2)。周围型肺癌长大阻塞支气管管腔，可出现节段性肺炎或肺不张。癌肿中心部分坏死液化，可显示厚壁偏心性空洞，内壁凹凸不平，很少有明显的液平面（图14-3)。

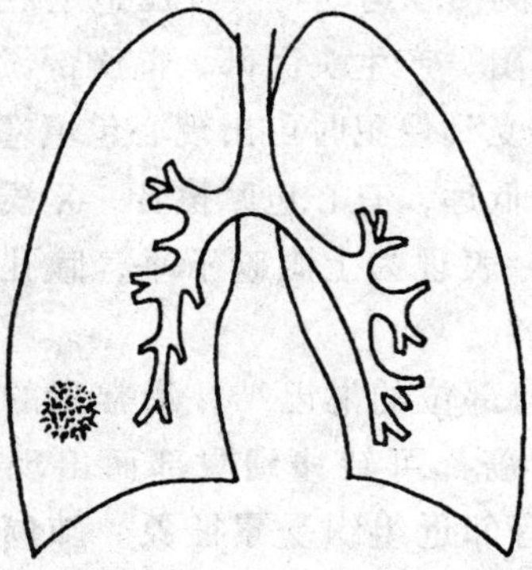

图14-2 右下叶周围型肺癌

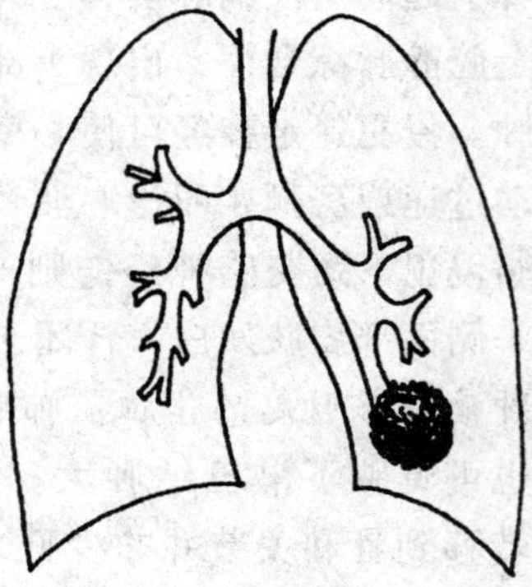

图14-3 右下叶癌性偏心性空洞

③弥漫型细支气管肺泡癌：X线片表现为浸润性病变，轮廓模糊，从小片到一个肺段或整个肺叶，类似肺炎。

癌肿侵犯胸膜时可见同侧胸腔积液征。侵犯肋骨时可见骨质破坏。肺门或纵隔淋巴结转移时可见肺门区块影或纵隔增宽，边缘不规则。

(2) 痰细胞学检查：痰细胞学检查是肺癌普查和诊断的一种简便有效方法。肺癌表面脱落的癌细胞可随痰咯出，痰细胞学检查找出癌细胞可以明确诊断，多数病例还可判别肺癌的病理类型。痰检查的准确率在80%以上，多次痰细胞学检查可提高阳性率。起源于较大支气管的中央型肺癌，特别是伴有血痰的病例，痰细胞学检查的阳性率会更高；但周围型肺癌痰检阳性率则仅为50%左右，因此痰细胞学检查阴性者不能排除肺癌的可能性。

(3) 支气管镜检查：支气管镜检查是诊断肺癌的一个重要手段。目前多采用光导纤维支气管镜检查，通过支气管镜可直接窥察支气管内膜及管腔的病理变化情况，窥见癌肿或癌性浸润者，可采取小块组织作病理切片检查，亦可刷取肿瘤表面组织或吸取支气管分泌物作细胞学检查，以明确诊断和判定组织学类型。

(4) 纵隔镜检查：纵隔镜检查主要用于判明中央型肺癌侵犯纵隔的范围。通过纵隔镜可直接观察气管前隆突下及两侧支气管区淋巴结情况，并可采取组织作病理切片检查，明确肺癌是否已转移到肺门和纵隔淋巴结。

(5) *经胸壁肺穿刺活检*：对紧靠胸壁的肺部肿块，在应用其他诊断方法未能明确病变性质时，可在X线透视定位下用特殊的穿刺针经皮肤、胸壁穿刺采取活组织作病理检查，确诊率可达80%～90%。目前采用CT导引定位下行肺穿刺活检，准确率更高。但肺穿刺活检可能会产生气胸、胸膜腔出血或感染，应严格掌握适应证。

(6) *电子计算机体层扫描*（CT）：CT扫描可显示薄层横断面结构图像，避免病变与正常组织互相重叠，密度分辨率很高，能显示肺内直径为1cm左右的肿块，并可发现一般X线检查隐藏区（如肺尖、膈上、心后、纵隔等处）的早期肺癌病变。CT扫描可明确病变侵犯的范围及其与邻近组织器官的关系，以及有无纵隔淋巴结与肺内转移等，对支气管肺癌的分期有较大价值。

(7) *磁共振成像*（MRI）：MRI是近年来发展起来的一项新的影像诊断技术。MRI在胸部检查的突出优点是可以进行横断面、冠状面和矢状面的成像，提供CT横断面不能提供的信息，显示病变范围与其邻近结构的关系。MRI不需造影剂即能鉴别出肿块与大血管。MRI对肺癌的检查主要用于肿瘤的分期，确定肿瘤有无向纵隔延伸，纵隔淋巴结、胸壁、膈肌、锁骨下动脉和臂丛神经是否受到侵犯，以评估手术治疗的可能性。

(8) *转移病灶活组织检查*：晚期肺癌病人已有锁骨上、颈部、腋下等处表浅淋巴结转移或出现皮下转移结节者，可切取转移病灶组织作病理切片检查，以明确诊断。

(9) *超声显像及多普勒技术*：由于常规X线检查很难鉴别肺周围性占位病变的性质，纤支镜检查难以达到周边部位而不易确诊，穿刺活检尚受一些条件限制，因此超声对肺周围占位病变的良恶性鉴别诊断即具有较高的临床价值，经食管超声和多普勒技术可避开骨、气体干扰，明显缩短超声探头与靶器官的距离，从而获得满意的超声窗。

(10) *剖胸探查术*：肺部肿块经多种方法检查和短期试探性治疗仍未能明确病变的性质，而肺癌的可能性又不能排除，如病人全身情况许可，应作剖胸探查术。术中根据病变情况或活检结果给予相应治疗，以免延误病情。近年来开展的电视胸腔镜技术可以代替剖胸探查术行病变窥视和活检，具有创伤小、病人恢复快等优点。

【诊断与鉴别诊断】

1. 诊断

早期诊断具有重要意义。只有在病变早期得到诊断，早期治疗，才能获得较好的疗效。为了防治肺癌应广泛开展宣传教育，劝阻吸烟，建立和健全肺癌防治网。对40岁以上的成人定期进行胸部X线普查，对中年以上久咳不愈或出现血痰，以及肺部X线检查发现性质未明的块影或炎症的病例，均应提高警惕，高度怀疑肺癌的可能性，及时进行周密检查。目前，80%的肺癌病例在明确诊断时已失去外科手术治疗的机会。因此，如何提高早期诊断率是一个十分迫切的问题。

2. 鉴别诊断

肺癌按肿瘤发生部位、病理类型和病程早晚等不同情况，在临床呈现的症状和X线征象也多种多样，极易与其他肺部疾病相混淆。

(1) 肺结核病

①肺结核球易与周围型肺癌相混淆。肺结核球多见于青年人，病变常位于上叶尖、后段或下叶背段，一般病程长，发展缓慢。在X线片上块影密度不均匀，可见到稀疏透光区，常有钙化点，边缘光滑，分界清楚，肺内常另有散在性结核病灶。

②粟粒性肺结核的X线征象与弥漫型细支气管肺泡癌相似。粟粒性肺结核常见于青年人，发热、盗汗等全身症状明显，抗结核药物治疗能改善症状，病灶逐渐吸收。

③肺门淋巴结结核在X线片上的肺门块影可能被误诊为中央型肺癌。肺门淋巴结结核多见于青少年，常有结核感染症状，很少有咯血，结核菌素试验常为阳性，抗结核药物治疗有效。值得指出的是少数肺癌可以与肺结核并存，由于临床上无特殊表现，X线征象又易被忽视，以致延误肺癌的早期诊断。因此，对于中年以上的肺结核病人，在肺结核病灶部位或其他肺野内呈现块状阴影，经抗结核药物治疗肺部病灶未见明显好转，块影反而增大或伴有肺段或肺叶不张、一侧肺门阴影增宽等情况时，都应引起结核与肺癌并存的高度怀疑，必须进一步作痰细胞学检查和支气管镜检查。

(2) 肺部炎症

① 支气管肺炎：早期肺癌产生的阻塞性肺炎易被误诊为支气管肺炎。支气管肺炎一般起病较急，发热、寒战等感染症状比较明显。X线片上表现为边缘模糊的片状或斑点状阴影，密度不均匀，且不局限于一个肺段或肺叶，经抗菌药物治疗后症状迅速消失，肺部病变也较快吸收。

② 肺脓肿：肺癌中央部分坏死液化形成癌性空洞时，X线片表现易与肺脓肿相混淆。肺脓肿病人常有吸入性肺炎病史，急性期有明显的感染症状，痰量多，呈脓性，有臭味。X线片上空洞壁较薄，内壁光滑，常有液平面，脓肿周围的肺组织或胸膜常有炎性病灶。

(3) 其他胸部肿瘤

① 肺部良性肿瘤：肺部良性肿瘤如错构瘤、纤维瘤、软骨瘤等有时需与周围型肺癌相鉴别。肺部良性肿瘤一般不呈现临床症状，生长缓慢，病程长。在X线片上显示接近圆形的块影，密度均匀，可有钙化点，轮廓整齐，边界清楚，多无分叶状。

② 肺部孤立性转移癌：肺部孤立性转移癌很难与原发性周围型肺癌相区别。鉴别诊断主要依靠详细病史和原发癌肿的症状和体征。肺转移性癌一般较少呈现呼吸道症状和痰血，痰细胞学检查不易找到癌细胞。

③ 纵隔淋巴肉瘤：纵隔淋巴肉瘤可与中央型肺癌相混淆。纵隔淋巴肉瘤生长迅速，临床上常有发热和其他部位表浅淋巴结肿大。在X线片上表现为两侧气管旁和肺门淋巴结肿大，对放射疗法高度敏感。纵隔镜检查亦有助于明确诊断。

【治疗】

肺癌的治疗有外科治疗、放射治疗、化学疗法、免疫疗法和中医中药治疗。早期肺癌应施行根治性肺切除术，在彻底切除原发肺肿瘤和清除肺门淋巴结的同时，尽可能保留健康的肺组织，争取长期存活。晚期肺癌则根据病理类型选用放射治疗或化学疗法、中医辨证治疗等方法来减轻病人痛苦，延长病人生命。

1. 西医治疗

(1) 外科手术治疗

外科手术治疗是将带肿瘤的病肺连同肺门淋巴结彻底切除，达到根治的目的。中央型肺癌常需施行全肺切除，有些中央型肺癌也可施行袖式肺叶切除术，以保证健康的肺组织和肺功能。对周围型肺癌，肺叶切除已被公认为合理的手术。肺切除术的疗效与肿瘤的病理类型、恶性程度、范围、位置和有无淋巴结转移有关。下列情况为外科手术的禁忌证：①远处有转移，如肝、脑、骨骼系统及锁骨上和腋下淋巴结转移；②广泛肺门和纵隔淋巴结转移，如临床上发生上腔静脉受压、喉返神经麻痹、膈神经麻痹等；③胸膜受到侵犯引起血性胸腔积液，并找到癌细胞，或癌肿侵入胸壁组织；④病人一般情况差，心、肺、肝、肾功能不佳，难以耐受手术者。

手术方式有全肺切除术、肺叶切除术、袖状肺叶切除术、胸腔镜下肺段或肺叶切除术，无论采用哪种手术方式，都应清除肺门及纵隔淋巴结。

(2) 放射治疗

在肺癌中，未分化癌对放射治疗最为敏感，鳞癌次之，腺癌不敏感。对放射治疗敏感的肺癌经治疗后肿瘤缩小，支气管阻塞的程度减轻或消失，可改善症状，但5年生存率仅有10%。纵隔淋巴结转移引起的上腔静脉压迫综合征，应用放射治疗后可能减轻症状。肺叶切除后发现支气管切端有癌细胞或纵隔残留有肿大的淋巴结时，应待病人手术创伤恢复后再继以放射治疗，这种综合治疗可提高病人生存率。

(3) 化学治疗

化学疗法常用的药物有环磷酰胺、长春新碱、5－氟尿嘧啶、阿霉素、甲氨喋呤、卡铂、顺铂、平阳霉素等。小细胞性肺癌对化疗药物的敏感性较好，缓解率高达60%～80%，而其他类型肺癌的敏感性相对较差，缓解率约在30%～45%左右，但鳞癌好于腺癌。小细胞肺癌的有效化疗方案有CAO（环磷酰胺、多柔比星、长春新碱）、EP（顺铂或卡铂、依托铂苷）等方案。非小细胞性肺癌的有效化疗方案有MVP（丝裂霉素、长春新碱、顺铂）、CAP（环磷酰胺、多柔比星、顺铂）、NP（诺维苯、顺铂）等方案。在手术前后进行化疗时，对于能手术或经化疗肿块缩小后有手术条件的病人，应尽可能将原发病灶切除，去除局部复发之可能性。化疗不可能完全清除癌细胞，通常用以治疗晚期肺癌病人或有广泛转移的病例，以缓解症状。抗肿瘤化学药物对造血系统有抑制作用，使用过程中可引起白细胞和血小板计数急剧下降，当病人白细胞计数下降到3×10^9/L以下时，应停止使用。化疗中常可引起胃肠道反应，如厌食、恶心、呕吐等症状。

(4) 免疫疗法

免疫疗法可分为特异性免疫和非特异性免疫疗法。特异性免疫疗法是用经过处理的自体肿瘤细胞制成针剂，作皮下注射。非特异性免疫疗法系用生物制品或左旋咪唑等药物来激发人体免疫功能。治疗效果有待积累更多的经验。

(5) 其他治疗

包括冷冻疗法、热疗、光敏治疗及选择性支气管动脉灌注栓塞化疗等。

2. 中医治疗

(1) 气滞血瘀证

证候：咳嗽，血痰，气促，胸胁胀痛或刺痛，大便干结；舌质紫暗或有瘀斑，苔薄黄，脉弦或涩。

治法：行气化瘀，软坚散结。

方药：血府逐瘀汤加减。咳血加白茅根、侧柏炭、仙鹤草等；气阴不足者加天冬、麦冬、太子参、黄芪等。

(2) 脾虚痰湿证

证候：咳嗽痰多，胸闷纳呆，神疲乏力，面色苍白，大便溏薄；舌质淡胖，苔白腻，脉濡缓或濡滑。

治法：健脾除湿，化痰散结。

方药：六君子汤合海藻玉壶丸加减。气短乏力者加黄芪；胸痛、舌质紫暗者加红花、桃仁、川芎。

(3) 阴虚内热证

证候：咳嗽，无痰或少痰或有泡沫痰，或痰黄难咯，痰中带血，胸痛气短，心烦失眠，口干便秘，发热；舌质红，苔花剥或光剥无苔，脉细数。

治法：养阴清热，软坚散结。

方药：百合固金汤加减。痰湿者加半夏、贝母；痰热者加鱼腥草、黄芩。

(4) 热毒炽盛证

证候：高热，气促，咳嗽，痰黄稠或有血痰，胸痛口苦，口渴欲饮，便秘，尿短赤；舌质红，苔黄而干，脉大而数。

治法：清热泻火，解毒散肿。

方药：白虎承气汤加减。

(5) 气阴两虚证

证候：胸背部隐隐作痛，咳声低弱，神疲乏力，五心烦热，自汗盗汗；舌质红，苔少，脉沉细数。

治法：益气养阴，清肺解毒。

方药：沙参麦门冬汤加减，或四君子汤合清燥救肺汤化裁。放疗时加养阴及活血药天冬、黄精、丹参、赤芍；化疗时加健脾和胃降逆药法半夏、扁豆。

（王治全）

第四节 食 管 癌

食管癌（esophageal carcinoma）是常见的一种消化道癌肿。全世界每年约有 30 万人死于食管癌。其发病率和死亡率各国差异很大。我国是世界上食管癌高发地区之一，每年平均病死约 15 万人。男性多于女性，发病年龄多在 40 岁以上。

【病因病理】

1. 西医病因病理

(1) 病因

食管癌的病因目前还不十分清楚，学者认为食管癌的发病与吸烟、饮酒等因素有关。目前认为食管癌的发病与下列因素有一定的关系。

① 物理因素：国内研究认为进食快、食物过热、经常吃粗硬食物、口腔卫生不佳等物理因素可引起食管黏膜上皮损伤，能促使肿瘤发生。长期大量吸烟和饮酒可能与食管癌的发生有关。大量饮酒对食管组织有脱水作用，可引起食管黏膜的损伤，导致维生素和微量元素缺乏，而且乙醇抑制肝脏对某些亚硝胺的代谢和灭活，故饮酒有促癌作用。

② 食管黏膜慢性炎症：食管黏膜慢性炎症可能导致上皮细胞增生和癌变。

③ 食管良性疾病：如贲门失弛缓症、食管憩室、食管化学灼伤后的瘢痕狭窄以及返流性食管炎均可能并发癌变。

④ 霉菌、真菌因素：霉菌与食管癌关系密切，我国对食管癌高发区和低发区调查资料表明，高发区粮食霉菌污染情况比低发区严重，故高发区比低发区人们食用的含霉菌食物多。一些肿瘤高发区的食物被真菌污染，真菌除产生毒素外，与亚硝胺的合成亦有密切关系。亚硝胺是致癌物质，食管长期接触亚硝胺，上皮细胞首先发生增生性改变，逐渐发展为癌。

⑤ 营养因素：食物中维生素和微量元素的缺乏是促使食管癌发生的因素之一，摄入动物蛋白、维生素 C、维生素 A、核黄素和新鲜蔬菜较少是食管癌高发区的主要特点。水和食物中缺乏钼、锌、硒、铁等微量元素能引起食管病变，直接或间接与食管癌的发生有关。

⑥ 亚硝胺类化合物：很多亚硝胺类化合物既能溶于水又能溶于脂肪，对多种动物的多脏器有致癌作用。

⑦ 遗传易感性：食管癌高发区有阳性家族史者为 25%～60%。家族中可追溯到三代或三代以上出现食管癌患者。食管癌高发区家族的染色体畸变，染色体单体交换，脆性部位、DNA 修复和染色体上基因的丢失，反映出食管癌高发区人群中有食管癌的遗传易感性。

(2) 病理分型

食管癌大多数为鳞状上皮癌，可发生在食管任何部位，但中段最多见，约占 50%；下段次之，占 30%；上段最少，占 20%。食管下段

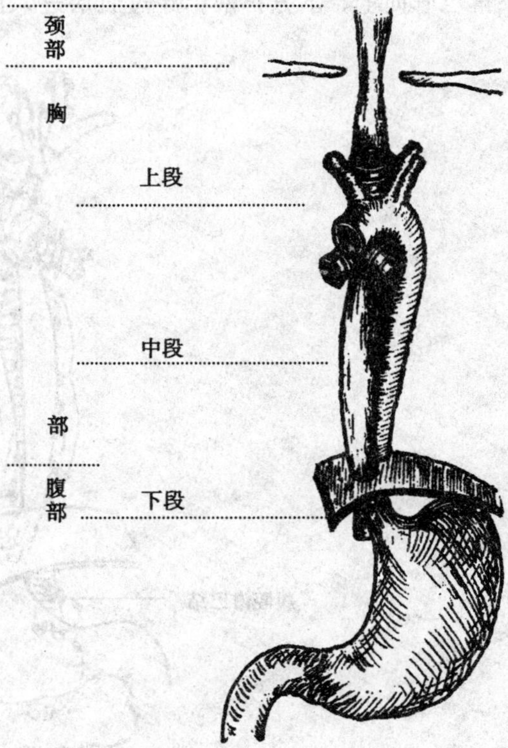

图 14－4 食管的分段

腺癌多来源于胃贲门部黏膜，起源于食管腺体或异位胃黏膜的食管腺癌较少见（图 14 - 4）。

根据食管癌的形态特点大致归纳为五型，经临床证明，这种分型方法对食管癌的诊断、治疗、预后估计有一定的参考意义。各型的临床病理特征如下：①髓质型：肿瘤累及食管壁的全层，向腔内外生长，伴有中、重度梗阻，食管造影显示明显充盈缺损，晚期可见肿瘤软组织阴影。②蕈伞型：肿瘤向腔内凸出，呈扁平状肿块，累及食管壁的一部分，梗阻症状轻，食管造影显示部分管壁呈不对称的蝶形充盈缺损。③溃疡型：肿瘤在管壁上呈大小不等的溃疡，梗阻症状轻，食管造影显示有较大的溃疡龛影。④缩窄型：肿瘤呈环形或短管形狭窄，食管造影显示对称性高度梗阻，梗阻以上的食管显著扩张。⑤腔内型：肿瘤呈息肉状，突入食管腔内，有短蒂，梗阻症状轻，食管造影显示病变段食管明显扩张，腔内可见椭圆形或腊肠状肿块阴影。

（3）扩散途径

食管癌的主要扩散方式包括以下四个方面：①食管壁内扩散：食管癌病变常向上向下侵犯，尤以上段更为明显。因此，食管切除长度要求切断端距肿瘤边缘至少 5cm 。由于切除长度不够或肿瘤本身浸润范围较广泛，术后病理检查食管上缘见到癌细胞者可达 10% ~ 20%。②直接浸润邻近器官：食管癌随着病变的进展，由黏膜侵入肌层，最后穿透肌层至管腔外，浸润邻近器官。最常见被直接侵犯的脏器按其发生率的高低次序为：主动脉、气管、支气管、肺、纵隔及心包。③淋巴转移：淋巴转移是食管癌的主要转移途径。癌细胞沿黏膜下淋巴管向上、下方扩散，穿过肌层进入淋巴结。上段食管癌主要转移至肺门及颈部淋巴

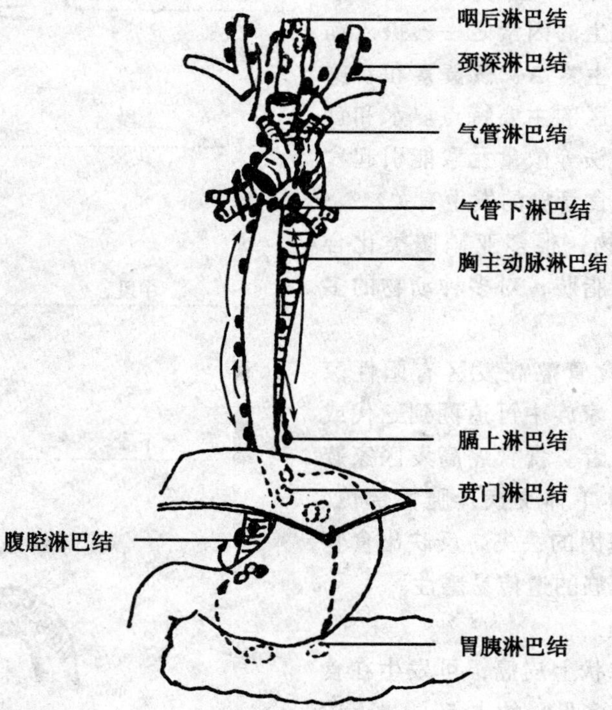

图 14 – 5 食管周围淋巴结

结，中段食管癌主要转移至肺门、主动脉旁及纵隔淋巴结，下段食管癌主要转移至食管、胃贲门旁及胃左动脉淋巴结。病情发展至晚期，各段食管癌均可向上转移至颈部淋巴结，向下转移至腹腔淋巴结（图 14－5）。④血行转移：食管癌的血行转移在临床上较少见。转移脏器主要为肺、肝、肾和骨。

(4) 临床病理分期

① 国内的临床病理分期：1976 年全国食管癌工作会议上提出了修订后的食管癌临床病理分期标准（表 14－4）。

② 食管癌 TNM 国际分期：1987 年抗癌联盟（UICC）对食管癌的 TNM 分期进行了修订（表 14－5）。

表 14－4　1976 年全国拟定的食管癌临床病理分期

分期		病变长度	病变范围	转移情况
早期	0	不规则	局限于黏膜层	(－)
	Ⅰ	< 3cm	只侵及黏膜下层	(－)
中期	Ⅱ	3～5cm	只侵及部分肌层	(－)
	Ⅲ	> 5cm	侵及肌层或有外侵	局部淋巴结（＋）
晚期	Ⅳ	> 5cm	有明显外侵	远处有淋巴结转移或脏器转移

表 14－5　国际抗癌联盟（UICC）食管癌 TNM 分期标准（与我国标准对照比较）

国际 TNM 分期	分期标准	我国分期
0 期	T_{is} N_0 M_0	0 期
Ⅰ期	T_1 N_0 M_0	Ⅰ期
$Ⅱ_a$ 期	T_2 N_0 M_0	Ⅱ期
	T_3 N_0 M_0	Ⅲ期
$Ⅱ_b$ 期	T_1 N_1 M_0	
	T_2 N_1 M_0	
Ⅲ期	T_3 N_1 M_0	
	T_4 任何 N M_0	Ⅳ期
Ⅳ期	任何 T 任何 N M_1	

注：T 原发肿瘤分期：

T_{is}原位癌

T_1 肿瘤浸润食管黏膜或黏膜下层

T_2 肿瘤浸润食管肌层

T_3 肿瘤浸润食管外层

T_4 肿瘤侵犯食管邻近结构（器官）

N 区域淋巴结分期：

N_0 区域淋巴结无转移

N_1 区域淋巴结有转移

M 远处转移分期：

M_0 无远处转移

M_1 有远处转移

两种分期标准有其不同之处：我国标准 T 级乃由肿瘤的长度所决定；国际新标准 T 级乃由肿瘤浸润的深度所决定。对区域和远处淋巴结的定义和区分，国际标准较为明确。

上述分期对临床治疗及估计预后具有一定意义。

2. 中医病因病机

食管癌在中医学中属于“噎膈”范畴。在对“噎膈”病因的研究方面，《内经》率先提出了与人体津液和精神因素有关。《素问》谓：“隔塞闭绝，上下不通，则暴忧之病也”。《景岳全书》曰：“噎膈一证，必以忧愁，思虑，积劳，积郁，或酒色过度损伤而成”。

(1) 忧思郁怒：《医宗必读》曰：“悲思忧恚，则脾胃受伤，津液渐耗，郁气生痰，痰塞不通，气则上而不下，妨碍道路，饮食难进，噎膈所由成也”。忧思损伤脾胃，脾失健运，痰湿内停，痰气互结，交阻于食道，上下不通，故成噎膈。又郁怒伤肝，肝气郁结，血流不畅，气滞久积而成瘀，瘀阻食道则成噎膈不通。

(2) 酒食所伤：《景岳全书》曰：“酒色过度则伤阴，阴伤则精血枯涸，气不行则噎膈病郁伤”。饮酒及恣食辛辣厚味最易津耗血燥，酿成痰浊，耗津血燥则咽喉食道干涩，酿成痰浊则食道窄阻，均致诱发噎膈。

(3) 气血亏虚：《丹溪心法》曰：“噎膈……多由气血虚弱而成”，说明气血亏虚、机体抵抗力低是食管癌发生的内在因素。

【临床表现】

1. 早期症状

(1) 吞咽食物梗噎感：食管癌早期症状常不明显，在吞咽粗硬食物时可有不同程度的不适，包括吞咽食物梗噎感，但不影响食物的吞咽。

(2) 胸骨后疼痛：闷胀不适或剑突下及上腹部疼痛，约 50% 以上的病人出现胸骨后烧灼样、针刺样或牵拉摩擦样疼痛。

(3) 食管内异物感：由于肿瘤对食管的侵犯，患者常感觉在吞咽食物时食管内有异物感，即使是在没有进食的情况下，仍觉有异物黏附在食管壁上，有吞咽不适的感觉。

(4) 咽喉部干燥与紧缩感：患者自觉咽喉部干燥，局部或颈部有紧缩感，吞咽不顺利。

(5) 食物吞咽缓慢并有滞留感：患者吞咽食物时自觉在食管内下行缓慢，有在某一部位滞留或梗塞感。

2. 中晚期症状

(1) 吞咽困难：是食管癌的典型症状。吞咽困难在开始时常呈间歇性，由于食物堵塞或局部炎症水肿而加重，也可以因肿瘤坏死脱落或炎症水肿消退而减轻。多数病人如果不及时治疗，可在梗阻症状出现后1年内死亡。吞咽困难的程度与病理类型有关，缩窄型和髓质型较为严重，其他类型较轻。吞咽困难的严重程度与肿瘤大小、手术切除率等并无一定的关系。

(2) 梗阻症状：严重者常伴有反流，持续吐黏液，这是由于食管癌的浸润和炎症反射性地引起食管腺体和唾液腺分泌增加所致。黏液积存于食管内可以反流，引起呛咳甚至吸入性肺炎。

(3) 疼痛：胸骨后或背部肩胛区持续性绞痛常提示食管癌已有外侵，引起食管周围炎、纵隔炎，但也可以是肿瘤引起食管深层溃疡所致。疼痛严重不能入睡或伴有发热者，不但手术切除的可能性较小，而且应注意肿瘤穿孔的可能。

(4) 出血：食管癌病人有时也会因呕血或黑便而来就诊。肿瘤可浸润大血管特别是胸主动脉而造成致死性出血。对于有穿透性溃疡的病例，特别是CT检查显示肿瘤侵犯胸主动脉者，应注意出血的可能。

(5) 声音嘶哑：常是喉返神经受到肿瘤直接侵犯或转移淋巴结压迫所引起的早期临床症状，但有时也可以是吸入性炎症引起的喉炎所致，间接喉镜检查有助于鉴别。

(6) 体重减轻和厌食：因梗阻进食减少，营养状况下降，消瘦、脱水常相继出现，但病人一般仍有食欲。病人在短期内体重明显减轻或出现厌食症状常提示肿瘤有广泛转移。

3. 晚期症状及并发症

(1) 恶病质、脱水、衰竭：常因食管梗阻后滴水难入和全身性消耗所致，患者在此期同时伴有水、电解质紊乱。

(2) 肿瘤浸润穿透食管侵犯纵隔、气管、支气管、肺门、心包、大血管等，引起纵隔炎、脓肿、肺炎、肺脓肿、气管食管瘘、致死性大出血等。

(3) 全身广泛转移引起的相应症状，如黄疸、腹水、气管压迫致呼吸困难、声带麻痹、昏迷等。

【实验室及其他检查】

1. 食管拉网细胞学检查

是诊断早期食管癌比较有效的方法。操作简便、安全、病人痛苦小，准确率在90%以上。方法：可根据病人食管阻塞情况，选择不同型号的细胞采集器。将细胞采集器放入食管，当管下至距门齿50~55cm时，气囊已通过贲门而进入胃，就可以充气，充气量随气囊大小而不同，然后将气囊缓缓拉出。气囊取出后立即涂片4张，送病理检查。对有心力衰竭、肝硬化、肺气肿、近期上消化道出血、急性咽喉炎、食道静脉曲张等禁忌作此项检查。

2. 食管镜检查

食管镜检查可以在直视下观察肿瘤大小、形态和部位，为临床提供治疗依据，同时也可对病变部位进行活检及镜刷检查。此检查的禁忌证为急性上呼吸道感染和严重咽喉炎、严重脊柱畸形、严重心肺疾病、主动脉瘤、高血压未控制正常、精神病不能配合操作者以及全身情况极度衰竭者。

3. X 线钡餐检查

食管癌 X 线钡餐造影检查可分为常规检查方法和腹部加压法、食管双重造影、奇静脉造影等特殊检查方法。典型的食管癌 X 线征象为食管黏膜皱襞增粗、中断、紊乱以至消失，龛影形成，管腔充盈缺损及狭窄改变，管腔僵硬，食管舒张度及蠕动度降低以至消失，软组织肿块阴影，钡剂流速减慢或排空障碍。X 线分型与临床病理分型相同。食管癌 X 线钡剂造影检查无禁忌证。

4. CT 检查

CT 扫描可以清楚地显示食管与邻近纵隔器官的关系，充分显示食管癌病灶大小、肿瘤侵犯范围及程度。CT 扫描食管壁正常厚度为 3mm，不超过 5mm。肿瘤外侵的改变为食管与周围器官之间的脂肪层密度增强或消失。侵犯气管或主支气管时，后壁呈锯齿状凹陷，且淋巴结大于 1～1.5cm。CT 扫描不能显示食管黏膜，故难以发现早期食管癌。

【诊断与鉴别诊断】

1. 诊断

根据患者的病史，长期生活在食管癌的高发区，有癌症家族史，年龄在 40 岁以上，吞咽食物梗噎感或吞咽困难，胸骨后疼痛等症状，结合 X 线钡餐检查、食管镜、食管 CT、组织病理学等检查结果，可以确定诊断。

2. 鉴别诊断

早期无咽下困难时，应与食管炎、食管憩室和食管静脉曲张相鉴别。已有咽下困难时，应与食管良性肿瘤、贲门失弛症和食管良性狭窄相鉴别。诊断方法主要依靠 X 线钡餐食管摄片、纤维食管镜及组织病理学等检查。

【治疗】

分外科治疗、放射治疗、化学治疗和综合治疗。两种以上疗法同时或先后应用称为综合治疗。结果显示综合治疗效果较好。

1. 西医治疗

(1) 手术治疗：手术是治疗食管癌的首选方法。对全身情况良好，有较好的心肺功能储备，无明显远处转移征象者，可考虑手术治疗。一般手术适应证：早期食管癌（0 期及 I 期）；颈段食管癌 < 3cm，胸上段食管癌长度 < 4cm，胸下段食管癌长度 < 5cm；放射治疗后复发，病变范围不大，无远处转移者；食管癌高度梗阻，无明显远处转移者手术切除的可能性较大。手术禁忌证：全身情况差，已呈现恶病质；有严重心、肺或肝、肾功能不全者；X 线造影及其他影像学检查发现病变侵犯范围大，已有明显外侵现象及穿孔征象或侵及邻近重要脏器者；已有远处转移者。

食管癌的手术切除主要根据病变的部位、长度、病人的具体情况及术者的习惯来选择决定。对于中、下段食管癌，多采取左胸后外侧切口；对中段食管癌，采取右胸后外侧切口及腹部切口；对上段食管癌，采取颈胸腹联合切口。对肿瘤的根治性切除应注意长度和广度，原则上应切除食管大部分。切除的长度应距肿瘤上、下切缘 5～8cm 以上；切除的广度应包括肿瘤周围的纤维组织及所有淋巴结的清除。食管癌手术切除不论病变部位高低，都要做胃或结肠移植重建食管。

① 经左胸食管癌切除行胸腔内食管胃吻合术：对腹段食管癌较适宜。吻合方法有食管胃包埋缝缩吻合法、胃腔内食管吻合法、用吻合器做食管胃吻合法、食管置入吻合法（图 14－6）。

② 经左胸食管癌切除行颈部食管胃吻合术：对中上段食管癌较适宜。

③ 经右胸及腹部食管癌切除行颈部食管胃吻合术：适宜于中上段食管癌，且病变在气管分叉平面以上（图 14－7、图 14－8）。

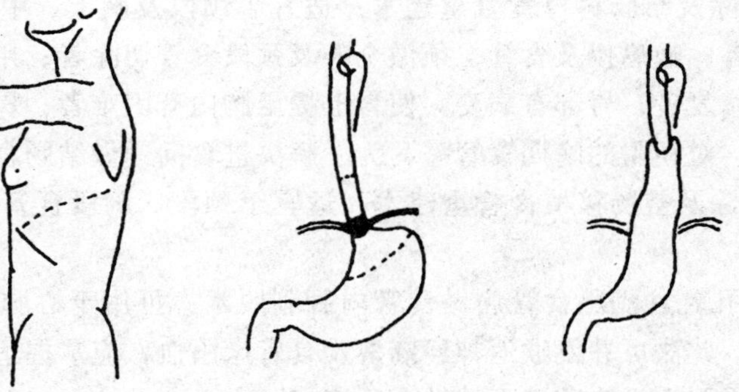

(1)　　(2)　　(3)

图 14－6　左侧剖胸切口行食管癌切除术（主动脉弓下吻合）

（1）左侧胸侧后切口　（2）食管、胃切除范围　（3）主动脉弓下吻合

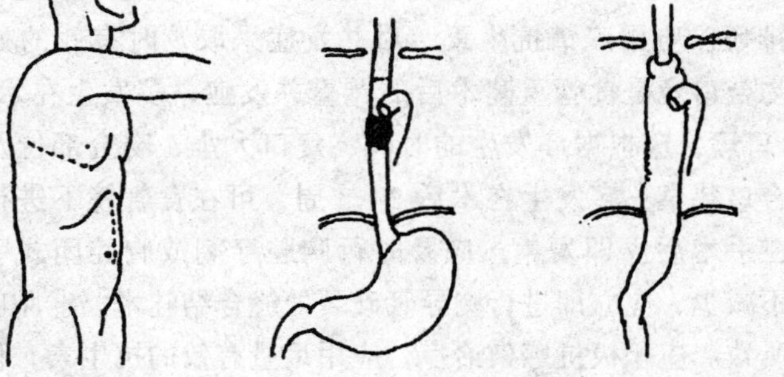

(1)　　(2)　　(3)

图 14－7　右胸及腹部切口行食管癌切除术（主动脉弓上吻合）

（1）右胸及腹部切口　（2）食管、胃切除范围　（3）主动脉弓上吻合

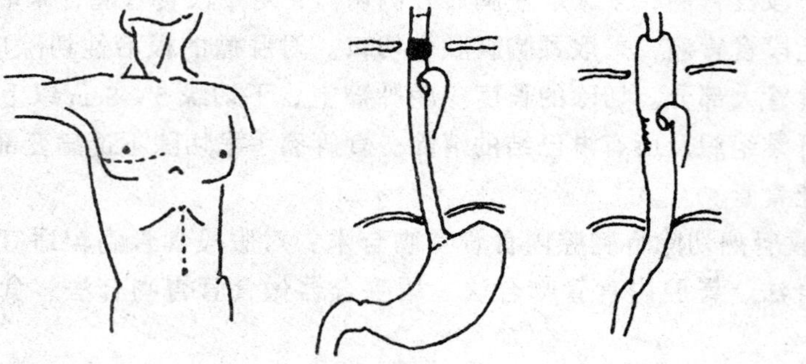

(1) (2) (3)

图 14－8 右胸、腹及颈部切口行食管癌切除术（颈部吻合）

（1）胸、腹、颈部切口 （2）食管、胃切除范围 （3）颈部食管吻合术

④ 食管癌切除及结肠移植食管重建术：适宜于颈段及胸上、中段食管癌，特别是以往做过胃大部切除者；喉癌侵及食管，须做全喉及颈段食管切除者；用胃代食管或空肠代食管手术失败需要再修复者；胃部有病变，使胃上提至胸内有困难者；胃或贲门癌做全胃切除用结肠段代替胃者；对梗阻的晚期食管癌，为了解决进食问题做结肠食管分流手术者。

⑤ 食管癌切除及空肠移植食管重建术：适宜于颈段、胸段食管癌而患者胃或结肠伴有器质性疾病者。

⑥ 经食管裂孔钝性剥除食管癌做食管内翻剥脱术：可用于心肺功能差、患早期癌而不宜做开胸手术者。此法可并发喉返神经麻痹及食管床出血，应掌握适应证及止血技巧。对心肺功能差者也可采用电视胸腔镜下辅助食管癌切除术。

⑦ 食管癌的姑息手术：对晚期食管癌，不能根治或放射治疗且进食有困难者，可做姑息性手术，如食管腔内置管术、食管胃转流吻合术、食管结肠转流吻合造瘘术等。这些手术有可能发生并发症，应严格掌握适应证和手术技术。

术后并发症及其处理：① 肺部并发症：以肺炎、肺不张、肺功能不全最常见。术前有慢性气管炎或不同程度的肺气肿等肺部疾病。其治疗关键在于促进呼吸道潴留痰液的排出，术后鼓励病人用力咳嗽排痰，应用广谱抗生素，对并发症采取及时有效的处理，预防比治疗更重要。②吻合口瘘：吻合口瘘是食管重建术后的严重并发症，多发生在术后4～6日，发生率约5%。一旦发生吻合口瘘，应根据瘘发生的时间，瘘口大小、吻合部位及病人的全身情况采取不同的处理。③吻合口狭窄：多发生在术后2～3周，可在食管镜下进行扩张术或腔内激光治疗。④乳糜胸：多在手术后立即发生，应及时行胸腔穿刺或胸腔闭式引流，观察2～3日后，如乳糜液的漏出量不减少，应立即进行胸导管破裂处缝合结扎术。⑤脓胸：为术后胸腔引流不畅，胸腔积液感染所致。应积极抗感染治疗，应用足量有效的抗生素，保证引流通畅。⑥伪膜性肠炎：应用对梭状芽孢杆菌作用强的抗生素，静脉补液，纠正水、电解质紊乱，给予激素治疗及对症处理。⑦其他并发症：如胃扭转、膈疝、喉返神经损伤等，较为少见。

（2）放射疗法：①放射和手术疗法综合治疗可增加手术切除率，也能提高远期生存率。术前放疗后休息2～3周再做手术较为合适。②单纯放射治疗多用于颈段、胸上段食管癌，因手术难度大，手术并发症多，疗效常不满意而常选用放疗；也可以用于有手术禁忌证而病变范围不大，病人尚可耐受放疗者。

(3) 化学药物治疗：采用化疗与手术治疗相结合，或与放疗、中医中药治疗相结合的综合治疗，有时可提高治疗效果，或使食管癌病人症状缓解，存活时间延长。但要定期检查血象，并注意药物反应。

常用的药物有：顺铂（DDP）、环磷酰胺（CTX）、长春花碱（VDS）、丝裂霉素（MMC）、5 – 氟尿嘧啶（5 – FU）、博莱霉素（BLM）、阿霉素（ADM）等。

常用的化疗方案有：CBP（环磷酰胺、博莱霉素、顺铂）、FP（5 – 氟尿嘧啶、顺铂）、FVP（5 – 氟尿嘧啶、长春花碱、顺铂）。

2. 中医治疗

(1) 内治

① 痰气交阻证

证候：有轻微的食管不适，或吞咽时稍有梗阻感，胸膈满闷，两胁胀痛，嗳气，口干；舌质偏红，苔薄腻，脉弦滑。

治法：开郁，化痰，润燥。

方药：启膈散合逍遥散加减。

② 痰湿内蕴证

证候：吞咽困难，或食入即吐，呕吐痰涎，或如豆汁，胸脘痞闷，大便溏薄，小便不利，头身困重；舌苔白腻或灰腻，脉象弦细而滑。

治法：除湿化痰，降逆止呕。

方药：二陈汤合旋覆代赭汤加减。

③ 瘀毒内结证

证候：吞咽困难，疼痛难忍，食饮难下，呕吐赤汁，食道中疼痛，痛及颈背；烦躁不安，面色晦暗，口渴咽干，大便干结，小便赤；舌质紫黑有瘀点，苔黄或粗糙无光泽，脉涩。

治法：活血化瘀，解毒祛邪。

方药：桃仁四物汤合犀角地黄汤加减。

④ 津亏热结证

证候：吞咽梗涩而痛，饮能入而食难下；形体逐渐消瘦，五心烦热，口干咽燥，大便干结；舌质红干或有裂纹，脉弦细。

治法：清热养阴。

方药：五汁安中饮加味。

⑤ 阴枯阳衰证

证候：长期饮食困难，近于梗阻；呕恶气逆，形体枯羸，目不识人，气短乏力，语声低微，面色晦暗或苍白，大便难下；舌质暗绛，舌体瘦小，少苔乏津或无苔，脉细数或沉细无力。

治法：滋阴壮阳，益气养血。

方药：大补元煎加减。

(2) 外治

① 体针：主穴为天鼎、天突、上脘、中脘、下脘、内关、足三里等。病灶在食管上段者加扶突、气舍；在中段加气户、俞府等；在下段者加期门、不容等。胸痛引背者加心俞及胸背阿是穴；进食困难者刺内关；胸脘痞闷加大陵。手法宜平补平泻，捻转行针 20~30 分钟，每日 1 次，10 次为 1 疗程。

② 耳针：取穴为肾、脾、胃、食道、神门、内分泌，留针 20~30 分钟，每日 1 次，10 次为 1 疗程。

③ 外敷用药：软坚散结膏贴于病灶对应处，也可贴于肿大淋巴结处，一周一换，有镇痛、消瘤作用。

（王治全）

第五节 胃　癌

胃癌（gastric carcinoma）是全世界最常见的恶性肿瘤，据我国部分医学院恶性肿瘤尸检资料的统计，其病例居消化道恶性肿瘤的第一位，居全身癌肿的第三位。我国胃癌男性多于女性，男女之比约为 3:1。发病年龄以 40~60 岁为多见，但 40 岁以下者仍占 15%~20%。我国胃癌平均死亡年龄为 61.9 岁，男性为 61.1 岁，女性为 62.2 岁。胃癌的发病情况在不同地区和国家差别很大，日本、智利、奥地利、芬兰、俄罗斯等国是胃癌高发区，而美国、新西兰、澳大利亚、马来西亚等国胃癌的发病率较低。我国胃癌的发病率有比较明显的地理分布特征。高发区比较集中在山东半岛、辽东半岛、华东沿海江苏、浙江、上海和福建以及内陆地区宁夏、甘肃、山西和陕西；而南方各省如广东、广西、湖南、四川和云南则发病率较低。

【病因病理】

1. 西医病因

(1) 饮食习惯

饮食习惯与胃癌发病的关系较为密切，是胃癌发生的最主要原因。摄入高浓度食盐可使胃黏膜屏障损伤，造成黏膜细胞水肿，在给予致癌性亚硝基化合物的同时摄入高盐饮食可增加胃癌诱发率，诱发时间也较短，有促进胃癌发生的作用。熏制食品有较严重的包括 3，4 苯并芘在内的多环芳烃化合物的污染，如在烤鱼中分析出多环芳烃化合物；蛋白、氨基酸高温下的分解物具有致突变作用，因此以上饮食习惯可增加胃癌的发病几率。

(2) 幽门螺杆菌

幽门螺杆菌为带有鞭毛的革兰阴性细菌，在胃黏膜生长，代谢中可产生氨，中和胃酸引起低胃酸，致分解硝酸盐的细菌在胃内滋生，所产生的亚硝酸盐以及 N－亚硝基化合物具有致胃黏膜癌的作用；幽门螺杆菌的代谢产物还包括一些酶和毒素，能够直接损害胃黏膜，导致 DNA 的损伤，诱发基因突变。因此认为幽门螺杆菌并非胃癌直接致癌物，而是通过对胃黏膜的损伤，促进病变发展的条件因素使胃癌危险性增高。

(3) 某些胃部慢性疾患

胃癌的发生，特别是肠型胃癌的发病模式为多因素作用下的多阶段过程。一些胃慢性疾患，如慢性萎缩性胃炎（CAG）、胃黏膜肠上皮化生（IM）和异型性增生（DYS）与胃癌有发病学的联系。胃息肉的癌变率为 7%~10%，特别多见于直径超过 2cm 者；患胃酸缺乏症或恶性贫血者胃癌发生率较一般人高 21.9 倍。

(4) 遗传

胃癌的发病在少数家庭中显示有聚集性，并在高发家族成员中发现壁细胞抗体水平较高，存在细胞介质的免疫缺陷。一级亲属患胃癌比例显著高于二级、三级亲属，相对危险度在 2.0~4.0 之间。如果将胃癌分为肠型和弥漫型，显示弥漫型胃癌亲属具有更高危险性，相对危险度为 7.0，而肠型则为 1.4，与对照组无显著性差别。血型与胃癌存在一定关系。A 型血的人的胃癌危险度高于其他血型 20%~30%，在 A 型血的人中患有肠上皮化生和异型性增生的比例高于其他血型，相对危险度分别增高 30%和 40%。

(5) 其他因素

某些职业如煤矿、石棉、橡胶行业工人中胃癌相对高发，可能与煤矿、石棉行业工人将带有较高粉尘、石棉的痰液吸入胃内有关，橡胶工人作业环境的空气中检出有亚硝基化合物，也可能与胃癌有关。土壤中铜与锌的含量比例也可能与胃癌的发病率有关。

在国际数项病例对照、前瞻性研究中大多数结果显示吸烟为胃癌的危险因素，相对危险度在 1.4~4.8 之间，并随吸烟量增加而有升高的趋势。在分析胃癌前病变与吸烟关系时发现，吸烟可使胃黏膜肠上皮化生危险度增高，在异型增生病变阶段其危险度更进一步增加。吸烟造成胃癌危险性增高的机制尚不清楚，可能与烟雾中含有多种致癌物，可溶于口腔唾液中进入胃内有关。此外，吸烟者口腔中硫氰酸含量高可使经血液进入口腔的硝酸盐还原成亚硝酸盐。

2. 大体形态

胃癌可发生在胃的任何部位，但以胃窦部最为多见，其次为胃小弯，再次为贲门。胃大弯和前壁较少发生。胃癌随病期不同而分为早期胃癌和进展期胃癌。胃癌的部位划分见表 14-6。

表 14-6 胃癌部位划分

胃部位	（日本）13 版
上 1/3	U（upper）
中 1/3	M（middle）
下 1/3	L（lower）

(1) 早期胃癌：目前国际上公认的早期胃癌分类方法是由日本内视镜学会提出的，指癌组织浸润深度仅限于黏膜层或黏膜下层，而不论有无淋巴结转移，也不论癌灶面积大小。若符合以上条件，癌灶直径为 5~10mm 者为小胃癌，小于 5mm 者为微小胃癌。原位癌系指癌灶仅限于腺管内，未突破腺管基底膜者。

内镜可将早期胃癌分为三型：

①Ⅰ型：为隆起型。癌块突出约 5mm 以上，明显突入腔内呈息肉状，高出黏膜相当于

黏膜厚度2倍以上，约超过5mm。表面凹凸不平，呈颗粒或结节状，有灰白色物覆盖，色泽鲜红或苍白，有出血斑或糜烂。肿物直径多大于1cm，基底为广基或亚蒂。

②Ⅱ型：为浅表型：癌块微隆与低陷在5mm以内，又分为三个亚型：即Ⅱa——浅表隆起型、Ⅱb——浅表平坦型、Ⅱc——浅表凹陷型。

③Ⅲ型：为凹陷型。深度超过5mm，癌灶有明显凹陷或溃疡，底部为坏死组织，形成白苔或污秽苔。由于反复破坏与再生，基底呈细小颗粒或小结节状，有岛状黏膜残存，易出血，边缘不规则呈锯齿或虫咬样，周围黏膜隆起，不规则结节，边缘黏膜改变如Ⅱc型。

④ 混合型：有以上两种形态共存于一个癌灶中者称混合型，其中以主要改变列在前面，如Ⅲ+Ⅱc型、Ⅱc+Ⅲ型、Ⅱa+Ⅱc等。

以上各型中，以Ⅱa+Ⅲ型及Ⅱc+Ⅲ型最多见，占早期胃癌的2/3以上，年龄越轻，凹陷型越多，年龄增长则隆起型增多。隆起型面积多比凹陷型大，微小癌灶多为Ⅱc型。

小胃癌与微小胃癌的肉眼分型分为隆起型、平坦型及凹陷型。据统计，小胃癌、微小胃癌占全部早期胃癌的24.1%。浅表广泛型胃癌又称胃炎样胃癌，是指癌灶面积大于4cm的浅表早期癌。在早期胃癌中部分为多发癌。

(2) 进展期胃癌：国内主要根据其生长方式不同分为三型。

① 块状型癌：小的如息肉样，大者可呈蕈状巨块，突入胃腔内，表面常破溃出血、坏死或继发感染。病变较局限，生长缓慢，转移相对较晚。

② 溃疡型癌：癌中心部因坏死呈溃疡状，溃疡基底较浅，四周边缘呈不规则隆起，质硬，溃疡直径一般大于2.5cm，周围有不同程度的浸润。此型发生穿孔及出血者较多见，细胞分化程度较低，早期亦可侵入浆膜层。

③ 弥漫型癌：癌细胞弥漫浸润于胃壁各层内，病变可累及胃的一部分或全部，病变部位胃壁增厚、僵硬、管腔狭窄，呈革袋状胃。若病变仅局限于幽门窦部，可形成极度的环状狭窄和胃扩张。此型胃癌细胞分化最低，恶性程度高，淋巴结转移发生较早。

国际上按Borrmann分型（图14-9），主要根据肿瘤的外生性和内生性部分的相对比例，将浸润至固有肌层以下的进展期胃癌划分为四型。该分类与预后及组织学类型的联系较为密切，应用比较广泛。

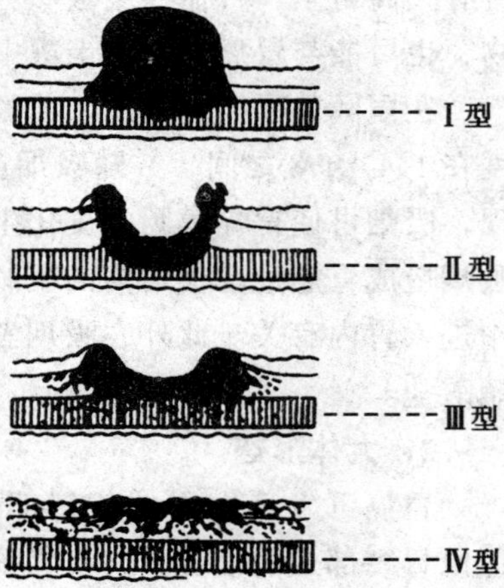

图14-9 进展期胃癌Bormann分型

①Ⅰ型：息肉样型或称结节型。肿瘤主要向胃腔内生长，隆起明显，呈息肉状，基底较宽，境界较清楚，溃疡少见，可有小的糜烂。此型较少见，约占3%~5%。

②Ⅱ型：局限溃疡型。肿瘤有较大溃疡形成，边缘隆起明显，境界较清楚，向周围浸润不明显。该型约占30%~40%。

③Ⅲ型：浸润溃疡型。肿瘤有较大溃疡形成，其边缘部分隆起，部分被浸润破坏，境界不清，向周围浸润明显，癌组织在黏膜下的浸润范围超过肉眼所见肿瘤边界。此型约占5%左右。

④Ⅳ型：弥漫浸润型。呈弥漫性浸润生长，边界不清，由于癌细胞的弥漫浸润及纤维组织增生，可导致胃壁增厚、僵硬，即“革袋胃”；若肿瘤局限于胃窦部，可形成极度环状狭窄。该型约占10%左右。

3．组织学分类

按世界卫生组织（WHO）提出的分类，将胃癌分为：①腺癌：包括乳头状、管状、高分化管状、中分化管状、低分化腺癌、黏液腺癌、印戒细胞癌；②腺鳞癌；③鳞癌；④未分化癌；⑤未分化类癌。此外，还有最近才被认识和报道的肝样腺癌、壁细胞样腺癌、绒毛膜上皮癌等。芬兰的Lauren根据胃癌的生物学特征，将胃癌分为肠型、弥漫型癌和其他型，其中肠型癌多属分化较高的管状或乳头状腺癌，呈局限性生长；弥漫型癌分化差，呈浸润性生长。该分型方法目前在世界上也得到了广泛应用。

4．扩散转移

胃癌大多系单中心发生，即由胃的一处黏膜上皮细胞发生癌变而来，少数可由多中心发生。当癌细胞侵破基底膜进入固有膜后，可在固有膜内蔓延扩散，之后随着癌肿的发展，可通过以下的途径扩散和转移。

（1）*直接浸润蔓延*：胃的远端癌可侵及十二指肠，其蔓延方式主要是在浆膜下浸润的癌细胞越过幽门环累及十二指肠，或黏膜下的癌细胞通过淋巴管蔓延至十二指肠，很少是沿黏膜直接连续性蔓延。近端癌则可直接扩展侵犯食管下端。也可直接蔓延至肝、胰、网膜、横结肠及腹膜等。

（2）*淋巴转移*：是胃癌的主要转移途径，癌细胞常侵犯胃的黏膜和黏膜下淋巴丛，由此转移至胃周淋巴结、主动脉旁淋巴结及腹腔动脉旁淋巴结。淋巴结转移的规律一般是由近及远，但恶性程度较高的癌肿可表现为所谓跳跃式转移，最常见的有两处：一是通过肝圆韧带淋巴管转移到脐周围，另外则是通过胸导管转移到左锁骨上淋巴结。

根据淋巴结转移的先后顺序可将胃的淋巴结分为十六组（图14－10）。

（3）*血行转移*：多发生在癌的晚期，最常见的受累器官为肝脏，其次是肺。癌细胞如果进入大循环，能在肝、肺、骨、脑、肾、肾上腺、脾、甲状腺及皮肤等处形成转移灶。

（4）*腹腔种植转移*：癌组织浸出胃浆膜后，癌细胞可由浆膜脱落到腹腔，或癌转移的淋巴结破裂在整个腹腔里广泛播散，常伴大量血性腹水，此时多是疾病的晚期。腹膜种植最易发生于上腹部，肠系膜之上，位于后壁的肿瘤可种植于小网膜囊。膀胱直肠处的种植是胃癌的晚期征象。

（5）*卵巢转移*：胃癌易发生卵巢转移，即所谓Krukenberg瘤，转移途径尚不完全清楚，一般认为多数是由腹腔种植转移，以右侧多见，或右侧先于左侧。胃癌细胞也可通过淋巴逆流或血行转移至卵巢。有时卵巢转移癌也可作为首发症状。因此临床上在诊断卵巢肿瘤时应考虑到胃癌转移的可能。

5．中医病因病机

胃癌属中医“胃脘痛”、“噎膈”、“反胃”和“伏梁”的范畴。胃癌的发生与长期饮食不节、情志失调、劳倦内伤和感受外邪相关。上述病因可引起机体阴阳平衡失调，脏腑功能失常，出现食滞、气虚、血瘀、痰结、邪毒内蕴等一系列病理性改变，最终导致积聚的形成。

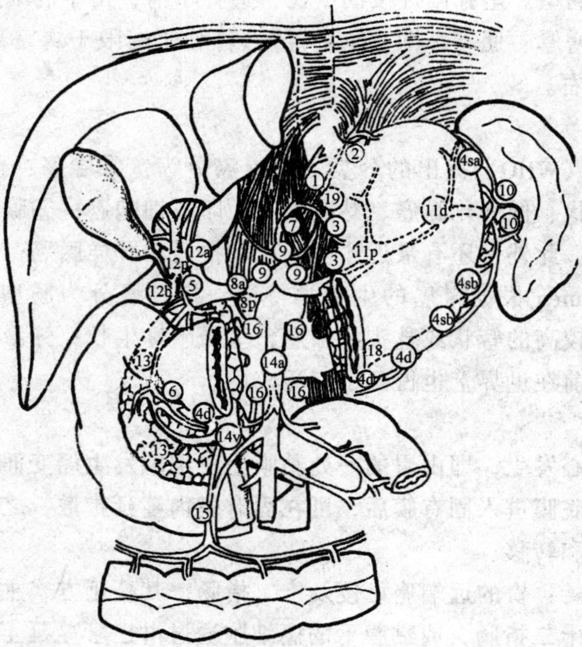

图 14-10　胃的淋巴结分组

①贲门右淋巴结；②贲门左淋巴结；③小弯淋巴结；④大弯淋巴结；⑤幽门上淋巴结；⑥幽门下淋巴结；⑦胃左动脉旁淋巴结；⑧肝总动脉淋巴结；⑨腹腔动脉周围淋巴结；⑩脾门淋巴结；⑪脾动脉淋巴结；⑫肝十二指肠韧带内淋巴结；⑬胰十二指肠后淋巴结；⑭肠系膜根部淋巴结；⑮结肠中动脉周围淋巴结；⑯腹主动脉旁淋巴结

中医学认为“壮人无积，虚人则有之”，所以“虚”是胃癌的病因，也是胃癌的病理结果。故一切引起机体虚损的因素都是胃癌发病的原因。

胃癌的病机可分为三个过程。早期多因情志不畅、肝气不舒、饮食不节而损伤脾胃，引起肝胃不和、脾胃气滞等病机变化；中期是在早期的基础上病情进一步发展，由肝郁气滞、气机失调发展到气结痰凝，血瘀阻络，痰瘀互结，日渐成积；如果此期失治误治，病情迁延，久则气阳耗损，瘀结加重，气血生化无源，导致机体进一步虚损，此时已属晚期阶段。临床多表现为本虚标实证，造成治疗中很多困难，攻邪又恐伤正，扶正又恐壅邪。

【临床病理分类】

准确的分期对制定合理的治疗方案、判断预后及评价疗效非常重要。目前通用的胃癌新分期法是 1988 年由国际抗癌联盟（IUCC）公布的新 TNM 分期，现已被各国广泛接纳并多次修改，作为统一的分期标准。

TNM 分期：择录《日本胃癌处理规约》（1999 年 13 版），日本胃癌学会继承既往规约精神，作了一些修改，力图简明、实用，见表 14－7。

1. 早期胃癌的记载

早期癌：Ⅰ，Ⅱa，Ⅱb，Ⅱc，Ⅲ，复合型（Ⅱc＋Ⅲ）

表 14－7　　新的胃癌 TNM 分期法

T \ N 分期	N_0	N_1	N_2	N_3
T_1	Ⅰ$_A$	Ⅰ$_B$	Ⅱ	
T_2	Ⅰ$_B$	Ⅱ	Ⅲ$_A$	
T_3	Ⅱ	Ⅲ$_A$	Ⅲ$_B$	
T_4	Ⅲ$_A$	Ⅲ$_B$		
H_1 P_1 CY_1 M_1			Ⅳ	

本表Ⅳ期胃癌注明：N_3（淋巴结转移），H_1（肝转移），P_1（腹膜转移），
CY_1（腹腔脱落细胞检查阳性），M_1（远隔转移）

Ⅰ型和Ⅱa 型的区别是：隆起高度小于正常黏膜 2 倍为 I 型，大于 2 倍为Ⅱa 型。

2．进展期癌的记载

进展期癌包括 Borrmann 1、2、3、4、5 型。

（1）T：癌浸润胃壁深度

T_1:癌限于黏膜（M）或黏膜下组织（SM）

T_2:癌越过 SM，但局限于固有肌层（MP）或浆膜下组织（SS）

T_3:癌越过 SS，达到浆膜或穿破 SS

T_4:癌直接侵及其他脏器，癌浸透浆膜，侵及横结肠系膜达系膜后者

T_X:癌浸润深度不明

（2）N：淋巴结转移

N 共分 17 组，胰头前为 17 组淋巴结。13 版基于肿瘤部位把区域淋巴结分为 3 组，即 N_1、N_2、N_3，相应地将淋巴结清除术分为 D_0、D_1、D_2、D_3 术式。

NO_0　　无改变

NO_{11}　　NO_{11}P 脾动脉干近侧 LN

　　NO_{11}d 脾动脉干远侧 LN

NO_{12}　　NO_{12}肝十二指肠韧带内 LN

　　NO_{12}a（沿肝动脉）

　　NO_{12}p（沿门静脉）

　　NO_{12}b（沿胆管）

NO_{13}　　胰头后 LN

NO_{14}　　NO_{14}V 沿肠系膜上静脉 LN

　　NO_{14}a 沿肠系膜上动脉 LN

NO_{15}，NO_{16}　无改变

NO_{17}　　　胰头前 LN

(3) M：远隔转移

M_0　肝转移、腹膜转移、腹腔脱落癌细胞阳性以外无远隔转移

M_1　肝转移、腹膜转移、腹腔脱落癌细胞阳性以外有远隔转移

M_x　有无远隔转移不明者

(4) H_1、P_1：肝转移、腹膜转移（13 版新增）

肝转移　　H_0　H_1　H_x

腹膜转移　　P_0　P_1　P_x

(5) CY：腹腔脱落癌细胞（13 版新增）

CY_0　未见癌细胞

CY_1　腹腔脱落癌细胞检查找到癌细胞

CY_x　未作腹腔脱落癌细胞检查

【临床表现】

1. 症状

胃癌早期往往无明显症状，但随着肿瘤的发展影响胃的功能，有时可由于形成溃疡或发生梗阻而出现不同症状。至于腹部扪及肿块或出现转移淋巴结时已属晚期症状。

(1) *胃部痛*：是胃癌最常见也最易被忽视的症状，即使是早期胃癌的病人大部分也均有胃部痛的症状。据北京市资料统计，胃癌出现此症状者可达 80%左右。初起时仅感上腹部不适，或心窝隐隐作痛，或时有膨胀或重压感，易被认为是胃炎、溃疡病等。胃窦部胃癌常可引起十二指肠的功能改变，出现节律性疼痛，类似溃疡的症状直到病情进一步发展，疼痛发作频繁，症状持续，疼痛加重，甚至出现黑便或发生呕吐时才引起重视，此时往往疾病已属中、晚期，治疗效果也较差。若疼痛持续加重且向腰背放射，常是胰腺受侵犯的晚期症状。肿瘤穿孔时也可引起剧烈腹痛的胃穿孔症状。

(2) *食欲减退、消瘦、乏力*：这些症状虽非胃癌所特有，但有时可作为胃癌的首发症状，约占 4%。多数患者出现食后饱胀、嗳气、胃部不适、食欲下降和厌食肉类食物。当癌瘤进展，食欲明显下降时，则出现日益消瘦、乏力及贫血等症状，甚至出现恶病质。

(3) *恶心、呕吐*：早期仅有食后饱胀及轻度恶心，常可因肿瘤增大引起梗阻或胃功能紊乱所致。贲门部肿瘤开始时可出现进食不顺利感，随着病情发展可出现食物反流及吞咽困难。胃窦部癌引起幽门梗阻时可呕吐有腐败臭味的隔夜食物。

(4) *出血和黑便*：早期胃癌一般有少量出血，有此症状者约占 20%。小量出血可仅有大便潜血阳性；但合并有溃疡或肿瘤侵及血管破溃时，可有较大量出血，鲜血被胃酸作用而成褐色。因此患者常可呕出咖啡样液及排出柏油样大便。也可能合并有急性穿孔。

(5) *其他症状*：患者有时可因缺乏胃酸或胃排空快而腹泻，有时可有便秘及下腹不适，易误诊为结肠疾患。也有表现为贫血、午后低热等症状者。有些病例甚至可以先出现转移灶的症状，如脐部或卵巢的肿块等。

2．体征

一般胃癌尤其是早期胃癌常无明显的体征，有些可出现上腹部深压痛，伴有轻度肌抵抗感。晚期胃癌可出现上腹部肿块、直肠前触及肿物、脐部肿块、锁骨上淋巴结肿大等体征。有些晚期病例还可出现血性腹水，主要是由于腹膜及肝的转移癌灶或门静脉被癌组织阻塞所致。

【实验室及其他检查】

1．胃癌的X线钡餐检查

利用硫酸钡与胃壁对比产生阴影进行诊断的传统胃检查法现已渐为胃双重对比造影所取代。胃钡剂造影胃癌的X线征象主要有龛影、充盈缺损、黏膜皱襞的改变、蠕动异常及梗阻性改变等。一般情况下癌性溃疡的龛影大而浅，边缘不规则，龛影周围环堤也不规则。胃癌的充盈缺损随病期早晚而大小不等，其表面不规则，基底较宽。胃癌可见黏膜破坏、皱襞消失，常在肿瘤隆起或溃疡处即充盈缺损或龛影周围见到突然中断的黏膜，有肿瘤浸润的黏膜呈紊乱改变或黏膜消失，肿瘤局部由于胃壁僵硬而蠕动消失。梗阻性改变常因胃癌发生在贲门或其附近、幽门或其附近，使胃入口贲门处产生阻塞致上方食道扩张，钡剂通过贲门困难。若肿瘤在胃窦部造成幽门梗阻可见胃内有滞留液，上部胃蠕动增强有时还可见逆蠕动。

2．胃癌内镜检查

目前应用的电子内镜直径较细，广角前视，具有高分辨率、高清晰度，包括内窥镜、电视显示和录像，还可摄像。近来用超声内镜检查胃癌可凭五层回声带的改变来辨别胃癌的浸润深度，甚至发现胃外淋巴结转移。

内镜下早期胃癌隆起型应与良性息肉鉴别：当息肉呈广基型小于0.5cm、亚蒂型小于1.0cm、有蒂型小于2cm多为良性，息肉表面光滑规则，色泽多与周围黏膜相同，如充血也多均匀一致。

凹陷型与良性溃疡鉴别、过去常以溃疡大小与经治疗后溃疡是否愈合作为良性鉴别要点，但近年检出1cm以下胃癌并不少见。癌性溃疡表面坏死组织脱落后可被新生癌上皮覆盖形成假性愈合。良性溃疡底部光滑、有白苔、无岛状黏膜残存，边缘黏膜无凹凸不齐、中断、杵状、融合等特点。最后确诊还要依靠在直视下活检，取材数目以4～6块为宜，应分散在病灶各处，凹陷病变应在其四周取材。

3．胃脱落细胞学检查及胃液分析

胃镜直视下作细胞学检查可与活检结果互相验证；也可采用胃刷刷拭法获取细胞，胃刷刷检时应注意接触病灶范围应大并适当加压才易于获得阳性结果；也可采用吸引法收集细胞，多点吸引表面液体涂片送检，或对准病灶部位用生理盐水或醋酸缓冲液冲洗病灶再吸出冲洗液，离心沉淀涂片检查；还可采用细胞印片法，将钳取的活组织放在玻片上印片，然后送检，也可获得阳性结果。胃癌细胞的形态学特征有癌细胞表面成簇、多种形态或重叠，出现印指环状细胞，细胞内核比例增大、核膜增厚、核仁增大，核染色质不规则和颗粒大等特征。

胃癌病人多显示胃游离酸缺乏或减少，即使注射组织胺后，游离酸的改变仍不明显。

4．胃癌的超声波检查

现代超声显像为一种无创伤、无痛苦的影像诊断方法。过去对胃癌的诊断因受胃腔内气体影响而限制了临床的应用。随着水充盈胃腔法及胃超声显像液的普及应用，超声对胃癌的诊断研究也受到了临床的高度重视。该检查法可实时显示胃壁蠕动状况，且在X线造影及内窥镜的定位下，不仅可显示肿瘤的大小、形态、内部结构、生长方式、癌变范围，同时还可显示肿瘤在壁内浸润的深度及壁外浸润、转移状况，从而弥补了X线及内窥镜的不足。

5．胃癌生化、免疫检查

由于胃癌细胞可产生不少物质，其中某些可在胃液或血清中被探及，可借助较为简单的生化、免疫技术，在血清中找到这些标记物，作为识别胃癌高危个体或早期发现胃癌的方法。一般常用的有CEA、CA19－9、CA－125、CA72－4等。据报道，当术前病人血清中CEA、CA19－9及CA－125的水平升高时，常已不能施行治愈性切除手术或预后不佳。当术后血清中此类标记物阳性则常意味着肿瘤的复发。约有70％的肿瘤切除的治疗病例血清中CEA或CA19－9水平的高低变化反映肿瘤对化疗是否有效。因此，目前普遍认为这些肿瘤标记物仅有助于判断肿瘤的预后及化疗的疗效，而对胃癌的诊断帮助不大。

近来也发现血清中胃蛋白酶（PG）的水平与胃癌的发生有一定关系。现已知道在胃癌中占大多数的肠型胃癌是由萎缩性胃炎逐步演变而来，尤其是有非典型增生的重度萎缩性胃炎常被视为胃癌癌前病变，而血清胃蛋白酶原的含量常可反映胃黏膜病变。PGⅠ主要由胃底腺主细胞分泌，PGⅡ则除上述腺体外还有胃窦和幽门腺分泌。当胃腺体萎缩，主细胞减少时，血清PGⅠ含量趋于下降；当萎缩性胃炎伴有肠化生，胃窦腺向胃体延伸时，PGⅡ含量也随着升高。因而PGⅠ的水平及PGⅠ/PGⅡ的比值能作为反映胃黏膜病变的指标。当胃底及胃窦部黏膜病变均较轻时，PGⅠ/PGⅡ的比值最高；当胃底病变较轻，胃窦发生萎缩肠化生时，PGⅠ/PGⅡ值呈中等程度降低；当病变累及范围较广泛时，由于PGⅠ含量下降，PGⅡ含量上升，PGⅠ/PGⅡ值则显著降低。

【诊断与鉴别诊断】

晚期胃癌可根据胃部疼痛、上腹部肿块、进行性贫血、消瘦等典型症状予以诊断，但治愈的可能性已很小，因此胃癌的早期诊断和及时治疗对预后影响很大。据北京市资料统计，各期胃癌的5年生存率分别为Ⅰ期83.3％、Ⅱ期59.3％、Ⅲ期22.1％、Ⅳ期1.8％。各期生存率有显著差异，病期愈早，预后愈好。

胃癌在临床上常须与胃良性肿瘤、肉瘤、慢性胃炎等鉴别。在胃癌患者上腹部发现肿块时，应与胰腺肿块或横结肠肿块区别；胃癌肝转移时应与原发性肝癌鉴别；胃癌晚期出现腹水时，还必须与结核性腹膜炎及门静脉高压症的腹水区别；尤其要注意胃癌与胃溃疡相鉴别（表14－8）。

【治疗】

1．手术治疗

外科手术是治疗胃癌的主要手段，也是目前能治愈胃癌的唯一方法。胃癌根治术应遵循以下三点要求：①充分切除原发癌灶；②彻底廓清胃周围淋巴结；③完全消灭腹腔游离癌细胞和微小转移灶。近年由于麻醉和手术前后处理的进步，使手术安全性已有相对提高，但因为目前尚缺乏能在术前正确判断胃癌切除可能性的诊断方法，因此除确已有远处转移或恶病质外，均应争取手术探查及切除。要作好充分术前准备，纠正蛋白质缺乏和贫血，纠正水电解质平衡紊乱。如术中发现有广泛转移（肝、腹膜、肠系膜等）、腹水或癌肿明显固定，应放弃根治性手术。若仅肝左叶或横结肠有局限性浸润，并非根治性手术切除的禁忌。

表 14-8　　胃癌与胃溃疡的鉴别

	胃癌	胃溃疡
病史和症状	病程短，发展快，呈进行性加重； 疼痛无规律性，持续性加重，抗酸剂常不能奏效； 常有食欲减退，伴有呕吐	病程缓慢，有反复发作史； 长期典型的溃疡疼痛，用抗酸剂能缓解； 一般无食欲减退
体征	短期内出现消瘦，体重减轻，贫血，恶病质； 可出现上腹部包块； 晚期可出现左锁骨上淋巴结肿大或直肠前凹肿块	如无出血、幽门梗阻等并发症，全身情况改变不大； 无腹部肿块 无淋巴结肿大
化验检查	胃液分析胃酸降低或缺乏，并可能查到癌细胞； 大便隐血试验常持续阳性	胃酸正常或偏高，查不到癌细胞； 合并出血时大便隐血试验为阳性，治疗后可转阴性
X线钡餐检查	肿瘤处胃壁僵硬，蠕动波中断或消失； 溃疡面直径大于2.5cm，龛影不规则，边缘不整齐；突出胃腔内肿块可呈充盈缺损	胃壁不僵硬，蠕动波可以通过； 溃疡面直径小于2.5cm，为圆形或椭圆形龛影，边缘平滑，也无充盈缺损
纤维胃镜检查	溃疡不规则，边界不平整，呈锯齿状，有高耸的竖式梯形凹陷，溃疡底凹凸不平，组织极脆、易出血，出血来自边缘；周围黏膜多见广泛糜烂，颜色苍白或淡红，皱襞中断	溃疡呈圆形或椭圆形，规则，边界清楚光滑，基底平坦，有白色或灰黄色苔覆盖，如有出血来自底部；周围黏膜水肿、充血，愈合者可显红晕，皱襞向溃疡集中

(1) 根据 TNM 分期指导外科手术的原则

按照国际胃癌 TNM 分期法对早、中、晚期病例手术范围归纳意见如下：

①早期胃癌（I_0，I_a）

D_1 术式：胃次全切除并清扫第一站淋巴结的标准术式。

若为黏膜内的小胃癌（直径≤1cm）或微小胃癌（直径≤5mm），手术范围还可相应缩小。

范围较大的黏膜内表浅扩散型癌或已侵及黏膜下层的早期胃癌，则考虑 D_2 手术。

②中期胃癌（Ⅱ、III_a 期）

强调首次切除的彻底性；

幽门窦癌采取远端近全胃切除术；

胃底、胃体区采取全胃切除术加 D_2 术；

怀疑有脾门或脾动脉淋巴结等多个淋巴结转移，以及肿瘤侵及胰体、尾时，应合并脾脏及胰体、尾切除术（D_3），也有的提倡 D_1 术式。

③晚期胃癌（Ⅲ$_b$、Ⅳ期）

对Ⅲ$_b$ 期胃癌，应力争按中期癌原则行根治手术。对Ⅳ期病例则应积极提倡姑息性切除术，同时辅以综合疗法。

（2）根治性切除手术：彻底切除胃癌原发灶、转移淋巴结及受浸润的组织是胃癌根治手术的基本原则，也是目前能达到治愈目的的主要手段。目前一般存在两种术式，即根治性胃次全切除及根治性全胃切除术。常见的胃窦癌根治手术切除范围是：小弯侧切除游离癌肿上缘 7~8cm，下缘达幽门下方 3~5cm，大弯侧切除点约位于脾门下，在腹腔动脉处结扎胃左动脉，从而整块地切除连同淋巴结在内的大、小网膜组织（图 14-11）。

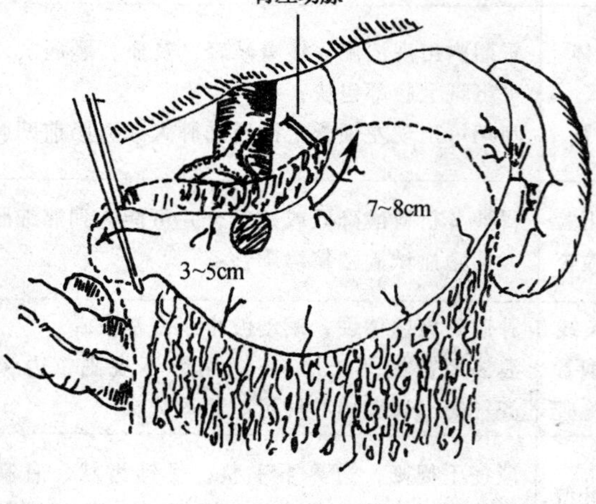

图 14-11　胃窦癌根治手术切除范围

全胃切除术虽有利于淋巴结的彻底切除及防止胃残端因切除不彻底而复发，但手术死亡率较高，且术后并发症与远期营养障碍等后遗症较多，因此，胃窦癌一般选用胃次全切除手术。对小弯侧需切除到贲门附近，大弯侧已结扎部分胃短血管又必须切除脾时，仍须设法保留部分胃底。小弯高位胃癌和贲门癌可根据切除标准施行下端食管和近端胃的胃大部分切除术。对于失去根治条件的晚期癌肿但伴有幽门梗阻者，可考虑胃空肠吻合术以解决进食问题。关于切除淋巴的范围，目前将 16 组淋巴结按常规转移的早晚顺序分为三站。沿胃小、大弯各组淋巴结为第一站，腹腔、胃左、肝总、脾动脉周围的各组淋巴结为第二站，其余为第三站。但精确分站要根据胃癌位置而定（表 14-9）。如常见的胃窦癌第一站淋巴结为③、④、⑤、⑥，第二站为①、⑦、⑧、⑨，其余为第三站。

表 14-9　胃癌部位与淋巴结组（站）的关系

胃癌部位	第一站（N1）	第二站（N2）	第三站（N3）
全胃	①②③④⑤⑥	⑦⑧⑨⑩⑪	⑫⑬⑭
胃窦部	③④⑤⑥	①⑦⑧⑨	②⑩⑪⑫⑬⑭
胃体	①③④⑤⑥	②⑦⑧⑨⑩⑪	⑫⑬⑭
贲门部	①②③④	⑤⑥⑦⑧⑨⑩⑪	⑫⑬⑭

根据淋巴结清扫的范围，可依次分为 4 种不同的清除术式：D_0（未完全清除第一站淋巴结）、D_1（清除了全部第一站淋巴结）、D_2（清除到全部第二站淋巴结）和 D_3（清除全部三站淋巴结）。现一般认为淋巴结切除应该清除到第二站，即 D_2 根治术式；对于早期未超出黏

膜内范围的胃癌，可施行 D_1 术式。

(3) 内镜黏膜切除术：将早期胃癌在内镜下完全切除是 20 世纪 80 年代内镜治疗技术的重要进展。该手术能否成功的关键取决于病变早期且无淋巴结转移，能在内镜下将病变完全切除。下列情况下的早期胃癌一般不会有淋巴结转移：① 直径 < 5mm 的早期胃癌；② 直径 < 2.5cm 的隆起型早期胃癌；③ 直径 < 2cm 的无溃疡凹陷型早期胃癌；④ 直径 < 1.5cm 的混合型早期胃癌。尤其是上述情况下分化较好、浸润较浅的更不易发生转移。目前内镜下早期胃癌黏膜切除的适应证尚未完全统一，一般认为下列情况可以考虑：①无瘢痕的黏膜内癌；②Ⅰ型、Ⅱ型早期胃癌；③直径小于 1.5cm 的早期胃癌。对于某些有手术禁忌证的早期胃癌或患者拒绝手术者也可考虑。

2. 化学治疗

胃癌的辅助性化疗目的主要是治疗术后存在的亚临床转移灶，以巩固手术疗效，减少术后复发。

(1) 常用化疗方案

1) 单一用药：呋喃氟尿嘧啶（FT - 20）、优福定（UFT）口服；氟尿嘧啶（5 - FU）+ 甲酰四氢叶酸钙（LV）静脉给药。

2) 联合化疗方案

①FMV 方案：由 5 - FU（5 - 氟尿嘧啶）、MMC（丝裂霉素 C）、VCR（长春新碱）三种药物组成。

5 - FU 500 mg/m^2，静滴；MMC 4mg/m^2，静注；VCR 2mg/m^2，静注。

每周 2 次，5 周为 1 个疗程。

②FAM 方案：由 5 - FU、ADM（阿霉素）和 MMC 三药组成。

5 - FU 500mg/m^2，静滴，第 1、8、29、36 日；ADM 30mg/m^2，静注，第 1、29 日；MMC 10mg/m^2，静注，第 1 日。

8 周为 1 个疗程。有效率为 21% ~ 42%。

③EAP 方案：由 VP - 16（足叶乙甙）、ADM 和 DDP 三种药组成。

ADM 20mg/ m^2，静注，第 1、7 日；DDP 40mg/m^2，静滴，第 2、8 日；VP - 16 120mg/m^2，静滴，第 4、5、6 日。

4 周为 1 个疗程，最多可用 6 个疗程。EAP 方案有效率可达 56% ~ 73%，完全缓解率可达 10%，但毒性较大。

3) 大剂量化疗：随着一些细胞因子、粒细胞集落刺激因子（G - CSF）、粒细胞巨噬细胞集落刺激因子（GM - CSF）的临床应用，特别是自体骨髓或外周血造血干细胞移植，开创了大剂量化疗治疗胃癌的先河，但效果究竟如何尚难以确定。

(2) 胃癌化疗方案的实施

① 术前化疗：对估计不能根治切除的进展期胃癌患者，可行术前给药，一般采用短期单一大剂量用药，如术前 1 周给 5 - Fu 750mg + LV 200mg 3 ~ 5 日。

② 术中化疗：对术中不能根治切除或估计切除不彻底时可采用一次大剂量用药，于局部动脉或静脉注入 5 - Fu 1000mg 或 MMC 10 ~ 20mg，也可于腹腔喷洒上述药或顺铂（CDDP）

80～100mg。

③ 根治术后辅助化疗：早期胃癌根治术后原则上不化疗，但病理类型恶性程度高、病灶面直径大于5cm、有淋巴结转移的年轻患者，术后可采用单一用药；进展期胃癌根治术可采用联合化疗，术后创口愈合良好者也可辅助化疗。于术后3～4周开始。

④ 晚期胃癌化疗：对于无法手术、非根治术或术后复发的晚期患者可采用以联合化疗为主的综合疗法，疗程间歇1～2个月，第一年化疗不少于3个疗程。

3. 胃癌的放射治疗

胃癌是一种对放射线敏感度低的肿瘤，而胃的邻近器官肝、胰、肾对放射线敏感，加之胃癌的腹腔淋巴结转移难以估计，因而给放射野的设计和照射剂量的预计带来一定困难。但作为综合治疗的手段之一，放射治疗可配合手术提高根治率，有助于消灭手术野中的亚临床转移灶，以及作为残留或复发胃癌的姑息治疗。术前放疗适用于胃窦或胃体部的Ⅱ、Ⅲ期胃癌，BorrmannⅠ、Ⅱ型也宜做术前放疗，对分化较差的未分化或低分化腺癌疗效也佳。一般从小剂量开始，总量DT 3500～4000CGY/4周。未分化癌DT 3000～3500CGY/3周。原则上放疗结束后2周进行手术。术中放疗可一次术中照射3000CGY。但要注意防止引起放射性肠炎、放射性胰腺炎及放射性横结肠炎等并发症。术后放疗常用于胃癌做姑息切除后有残余病灶或有未能切除的淋巴结，可在术中作标记后采用术后放疗。照射总量DT 5000～6000CGY/6周，一般可在术后3周开始照射。

4. 中医治疗

在中医学中虽未有胃癌之称，但分析其临床症状是属于“胃脘痛”、“反胃”或“心下痞”等范畴。

(1) 肝胃不和证

证候：多见于早、中期胃癌及胃癌术后患者。胃脘胀满疼痛，痛引两胁，情志不舒，善怒，喜太息；嗳腐吞酸，呃逆呕吐，吞咽不畅；脉弦。

治法：疏肝和胃，降逆止痛。

方药：逍遥散合旋覆代赭汤加减。

(2) 脾胃虚寒证

证候：见于中、晚期胃癌。胃脘隐痛，喜温喜按，大便溏薄，呕吐清稀；神疲乏力，食少腹胀，朝食暮吐；舌淡胖边有齿痕，脉沉缓无力。

治法：温中散寒，健脾和胃。

方药：附子理中汤加减。

(3) 胃热伤阴证

证候：多见于早、中期胃癌及放疗的患者。胃脘灼热、疼痛，食后痛剧，尿黄便秘；饥不欲食，胃中嘈杂，心烦口渴；舌干红绛，少苔或无苔，脉细数。

治法：养阴清热，和胃止痛。

方药：竹叶石膏汤合玉女煎加减。

(4) 气血双亏证

证候：晚期胃癌多见。心悸头晕，形瘦无华，疲乏气短；自汗盗汗，纳呆食少，虚烦不眠，胃脘隐痛；舌淡有齿痕或有瘀斑，脉虚细无力。

治法：补气养血，健脾补肾。

方药：十全大补汤加减。

(5) 脾虚痰湿证

证候：多见于中、晚期胃癌合并贲门或幽门梗阻者。头晕身重，呕吐痰涎，胃脘痞满疼痛；口淡少食，腹胀便溏，痰核累累；舌淡胖苔浊，脉濡滑。

治法：健脾化湿，软坚散结。

方药：参苓白术散合二陈汤加减。

(6) 瘀毒内阻证

证候：多见于进展期胃癌。胃脘刺痛拒按，呕血腥秽，或心下痞块坚硬，呕吐食少，大便黑干；舌紫或有瘀斑，苔浊腻，脉沉涩。

治法：活血祛瘀，解毒养阴。

方药：失笑散合膈下逐瘀汤加减。

5．中西医结合治疗

在胃癌化疗过程中配合应用中药可明显提高化疗药物的效果，减轻化疗药物的毒副作用，即所谓的“增效减毒”。这是近年来中西医结合治疗恶性肿瘤的辉煌成绩。中药的主要功效是扶助正气、培植本元，即在提高机体免疫功能的基础上保护各脏腑系统的功能。如消化系统的恶心、呕吐、厌食等脾胃不和证候，可应用健脾和胃治则，方用逍遥散或香砂六君子汤加减；化疗的骨髓抑制反应则应用补气养血治则，方用十全大补汤，或用参芪扶正注射液治疗；对于头晕、耳鸣、乏力、肢麻、失眠者，可辨证论治，选用不同的方药；气阴两虚者应补气养阴，肝肾两亏者则滋补肝肾。

胃癌的放射治疗也有较严重的毒性反应，若放疗中配合中药治疗，亦可减轻放疗的毒副反应，一般以益气滋阴、清热解毒、健脾益肾等法为主。

【预防与调护】

1．注意饮食卫生，应避免多食刺激性食物，节制饮酒，定时饮食，防止暴饮暴食。

2．食物的保存方法应从传统的盐腌或烟熏（含有致癌的苯并芘类化合物）等改为冷冻保鲜储存。

3．避免高盐饮食，每日的盐摄入量应控制在10g以下，以6g左右为宜。

4．经常食用富含维生素C的新鲜蔬菜及水果。

5．多食牛奶及奶制品。

6．增加食物中豆类、鱼类、肉类等蛋白质含量。

7．戒烟。

8．积极治疗胃溃疡及萎缩性胃炎，对多发性息肉或直径大于2cm的单发性息肉，可采取手术治疗。

9．积极开展胃癌的普查普治工作。

（李乃卿）

第六节　原发性肝癌

原发性肝癌（primary liver cancer）是我国和某些亚非地区常见的癌症。根据我国20世纪70年代的普查资料，肝癌的年死亡率为70/10万，仅次于胃癌、食管癌。近年来我国肝癌的发病率有上升趋势，据1995年卫生部统计，肝癌年发病率已达20.40/10万，升居第二位。地区分布特点是东南地区高于西北地区沿海高于内地，东南沿海各大河口及近陆岛屿和广东扶绥地区形成一个狭长的肝癌高发带。国外非洲的莫桑比克发病率高达103.8/10万，欧美及大洋洲少见。任何年龄都可发生肝癌，以30～50岁为高发组。男性多于女姓，男女之比为3:1。

【病因病理】

1．西医病因

原发性肝癌的病因迄今未完全清楚，倾向于多种致癌因素联合作用的结果，可能与以下因素有关。

（1）肝硬化：肝癌合并肝硬化的发生率比较高，日本约占70%，非洲在60%以上，我国为53.9%～85.0%，欧美比较低，约占10%～20%。肝癌中以肝细胞癌合并肝硬化的发生率最高，约占64.1%～94%；而胆管细胞癌很少或不合并肝硬化。

（2）肝炎病毒：肝癌病人常有急性肝炎→慢性肝炎→肝硬化→肝癌的发病过程。近年来研究与肝癌相关的病毒有乙型肝炎病毒（HBV），可能是肝癌的主要病因，75%～90%的肝癌同HBV感染相关。1993年我国肝病学会指出，丙型肝炎（HCV）和丁型肝炎（HDV）与肝癌的关系也很密切。

（3）黄曲霉毒素：主要是黄曲霉毒素B_1。研究认为黄曲霉毒素与HBV在肝癌发病中起协同作用。采集肝癌高发区居民常食用的含黄曲霉毒素的玉米、花生等饲养动物能诱发肝癌，诱发率最高达80%。

（4）水土因素：肝癌的分布与地区的关系密切，在肝癌高发地区的地理环境特点中显示出水土因素与肝癌的发病关系密切。高发区的居民以饮用死水、塘水为主，而非高发区的居民则以饮用井水、大河水为主。可能同水质污染而含有致癌物有关。

（5）遗传因素与相关基因：临床中发现有部分肝癌患者有家族史，如龚惠民等对江苏启东县1065户肝癌家庭进行调研，结果发现41.59%的家庭中出现2例以上的肝癌患者，有22户家族中祖孙三代连续出现肝癌病例，离开原住地20年以上的家族成员中，肝癌的发病率并无下降趋势。实验研究肝细胞癌的发生与癌基因的异常表达有密切关系，至今发现肝癌基因谱至少由7种癌基因及相关基因组成。

（6）其他：长期饮酒、营养不良及肝吸虫感染等许多因素均与肝癌的发生有关。

2．大体分型

（1）传统分法将肝癌分成巨块型、结节型和弥漫型。

(2) 我国肝癌病理协作组提出将肝癌分为：①块状型；②结节型；③小癌型；④弥漫型。

(3) 按肿瘤大小分为：①微小肝癌：直径≤2cm；②小肝癌：直径 2~5cm；③大肝癌：直径 5~10cm；④巨大肝癌：直径>10cm。

3. 组织学分型

(1) 肝细胞肝癌：此型最常见，约占 80%~90%，近 85%伴有肝硬化，此型癌细胞多少保留着肝细胞的特点，常排列成巢状或索状。

(2) 胆管细胞型肝癌：此型较少见，约占 7%，在女性中较多见，占女性肝癌的 30.8%。癌细胞多呈柱状排列，形成腺体，癌细胞多来自小胆管上皮，也有来自大胆管的。发展较慢，病程较长。

(3) 混合型肝癌：此型约占 7%~8%，在同一病例中有 2 种细胞成分。

4. 分化程度

分为四级：Ⅰ级为高分化，Ⅱ级、Ⅲ级为中分化，Ⅳ级为低分化。

5. 扩散途径

肝癌以肝内血行转移为多见，也可发生肝外转移，但很少直接浸润到邻近组织。肝细胞癌多发生肝内转移，而胆管细胞癌则常早期就发生广泛的肝外转移，多经淋巴道转移到局部淋巴结，向锁骨上淋巴结及纵隔淋巴结转移的较少见。在肝静脉内形成的癌栓可转移到肺，肝癌也可发生种植性转移，如转移到腹膜、大网膜、肠系膜和卵巢等部位。

6. 中医病因病机

原发性肝癌中医属“肥气”、“肝积”、“膨胀”、“癖黄”等范畴。《难经》曰：“肝之积，名曰肥气，在胁下如覆杯，有头足，久不愈，令人四肢不收，发黄疸，饮食不为”。中医学认为其病因主要是寒邪、湿热等侵袭人体，加之饮食不节，脾胃损伤，或情志抑郁，气血瘀，结而成积；脾虚湿困，湿郁化热，热蒸而成黄疸。总之，肝癌的病因是寒、湿、郁、瘀，继而化热化毒而成积，而气滞脾虚又是重要的病机变化。

【临床表现】

1. 症状

肝癌早期无明显症状，一旦出现症状多为中晚期。常见症状为肝区疼痛、腹胀、消瘦乏力、纳差、上腹肿块。为了能够做到肝癌的早期发现、及时诊断，应对平时不太注意的一些症状加以重视，如病人较长时间的不明原因的发热；偶然发现上腹部肿块；右上腹突然剧痛而未能证实为胆囊炎、胆结石等胆道疾病；右肩痛按关节炎治疗无效者；原患肝病的中年人出现不明原因的腹泻等，应怀疑患肝癌的可能，及时进行有关检查。

2. 体征

(1) 肝肿大：90%以上的病例典型而突出的体征是进行性肝肿大，肝质地坚硬，表面及边缘不规则，可触及大小不等的结节或巨块，大多伴有明显压痛。右上肝癌常可致肝上界浊音区明显上升，右下肝癌常可触及肿块，左叶肝癌常在剑突下扪及肿块。

(2) 黄疸：约 1/3 的病例在发病过程中出现黄疸，是由于肝细胞损害或由于癌块压迫或侵犯胆总管所致。一旦出现黄疸，表明病情已属晚期。

(3) 腹水：约占43%，为晚期表现。由于门静脉主干癌栓或肝癌结节破裂所致，腹水可呈草黄色或血性，积聚十分迅速，利尿剂难以控制。

3. 临床分型

(1) 单纯型：临床和化验无明显肝硬化表现者。

(2) 硬化型：有明显肝硬化的临床表现和血液学改变者。

(3) 炎症型：病情发展快，伴有持续性高热或谷丙转氨酶持续增高在1倍以上者。

4. 并发症

肝癌的并发症可由肝癌或肝硬化引起。

(1) 上消化道出血：可由肝硬化或门静脉癌栓引起的门静脉高压所致；也可由凝血功能障碍等原因所致。上消化道出血约占死亡原因的15%。

(2) 肝昏迷：出现严重肝功能衰竭的表现，常常由消化道出血、感染、大量放腹水、利尿剂的应用等原因诱发。肝昏迷约占肝癌死亡原因的35%。

(3) 肝癌结节破裂：因肿瘤坏死或偶然的外伤所致。

【实验室及其他检查】

1. 甲胎蛋白（AFP）检测 对原发性肝癌的诊断价值很大，特异性较高。

一般正常成年人血清中的AFP含量在25ng/L以下，如果AFP≥200 ng/L，且不伴有明显肝病活动证据者，应警惕是否患有肝癌；AFP≥500 ng/L，且持续1个月以上，排除妊娠、生殖腺胚胎癌，有肝病活动证据者，基本可诊断为原发性肝癌。

2. 肝功能及酶学检查 肝功能一般为正常，晚期肝癌或合并肝硬化者可有肝功能损害。大多有血清碱性磷酸酶、γ-GT增高。

3. 超声检查 是肝癌诊断中最常用而有效的方法。可显示肝内有包膜较完整的实质性占位性病变，仔细检查可查出直径1～2cm的肝癌。

4. X线检查 肝右叶的癌肿可发现右膈肌抬高，运动受限或局限隆起。肝左叶或巨大肝癌在行胃肠钡餐造影时可见胃及结肠肝曲被推压现象。也能显示有无食管静脉曲张和肺、骨等转移灶。

5. 电子计算机X线断层摄影（CT） CT是肝癌诊断的主要手段之一，对超声显示占位，特别是AFP阴性者应行CT检查。CT检查可以明确病灶的数目、位置、大小及与重要血管的关系，可检测出直径2cm左右的肝癌。

6. 核磁共振显像（MRI） 在肿瘤的定位诊断中与CT相仿或优于CT。

7. 肝血管造影 通常选用肝动脉造影，可显示肿瘤血管。

8. 肝穿刺活组织检查 对确诊困难者可以实施此项检查。如果不能排除血管瘤则禁用此法。

【诊断】

从20世纪30年代到现在，肝癌的诊断经历了“死后诊断”、“临床诊断”和“亚临床诊断”三个阶段。尤其是近年肝癌标记物的出现和影像技术的进步，大大提高了肝癌的诊断水平。在肝癌的临床诊断过程中，首先询问病史和体格检查，然后进一步作化验、超声、放射、CT、血管造影等检查。

1．肝癌诊断标准

在1997年我国肝癌诊断标准的基础上，近年修订的肝癌诊断标准如下：

(1) 病理诊断：组织学证实为原发性肝癌。

(2) 具备下列条件之一者：①无其他肝癌证据，甲胎蛋白对流法阳性或放射免疫法≥500 ng/L持续1个月以上，或≥200 ng/L持续2个月以上，并排除妊娠、活动性肝病（或SGPT、胆红质、凝血酶原时间等异常）、生殖腺胚胎性肿瘤等。②有肝癌临床表现，加上超声显像、CT、肝动脉造影、核素扫描、X线横膈征、酶学检查等有三项肯定阳性，并能排除继发性肝癌及肝良性肿瘤者。③有肝癌临床表现，加上肯定的远处转移灶（如肺、骨、锁骨上淋巴结等），或肉眼所见血性腹水中找到癌细胞者。

2．临床分期

(1) 我国1977年制定的分期标准

Ⅰ期：无明显肝癌症状和体征。

Ⅱ期：超过Ⅰ期标准而无Ⅲ期证据。

Ⅲ期：有明确恶病质、黄疸、腹水或远处转移者。

(2) 国际抗癌联盟1987年颁布的原发性肝癌的TNM分期（表14－10）

原发肿瘤（T）

T_X　无法评价的原发肿瘤

T_0　无原发肿瘤的依据

T_1　孤立肿瘤最大直径≤2cm，无血管浸润

T_2　孤立肿瘤最大直径≤2cm，伴血管浸润；或多发肿瘤限于一叶，最大直径无一超过2cm，无血管浸润；或孤立肿瘤最大直径大于2cm，无血管浸润

T_3　孤立肿瘤最大直径大于2cm，伴血管浸润；或多发肿瘤限于一叶，最大直径无一超过2cm，伴血管浸润；或多发肿瘤限于一叶，最大直径任一超过2cm，有或无血管浸润

T_4　多发肿瘤超出一叶，或一个或几个肿瘤侵犯门静脉或肝静脉的主要分支

局部淋巴结（N）

N_X　无法评价局部淋巴结

N_0　无局部淋巴结转移

N_1　局部淋巴结转移

远处转移（M）

表14－10　肝癌TNM分期

分期	T	N	M
Ⅰ期	T_1	N_0	M_0
Ⅱ期	T_2	N_0	M_0
Ⅲ期	T_1	N_1	M_0
	T_2	N_1	M_0
	T_3	N_0，N_1	M_0
$Ⅳ_a$期	T_4	AnyN	M_0
$Ⅳ_b$期	AnyT	AnyN	M_1

注：Any指任何级别

M_X 无法评价远处转移

M_0 无远处转移

M_1 远处转移

（3）组织病理学分级（G）

G_X 无法分级

G_1 分化好

G_2 中度分化

G_3 分化差

G_4 未分化

【治疗】

肝癌是全身性疾病，特别是在伴有肝硬化的情况下，治疗应从整体出发，注意局部与整体的关系。

1．手术治疗

癌肿局限于某一肝段或肝叶而未侵犯肝门、膈肌、腹膜或邻近器官，若肝功能基本正常，无心、肺、肾等重要脏器严重并发症，不属中、重度肝硬化者，可行肝癌切除术。手术

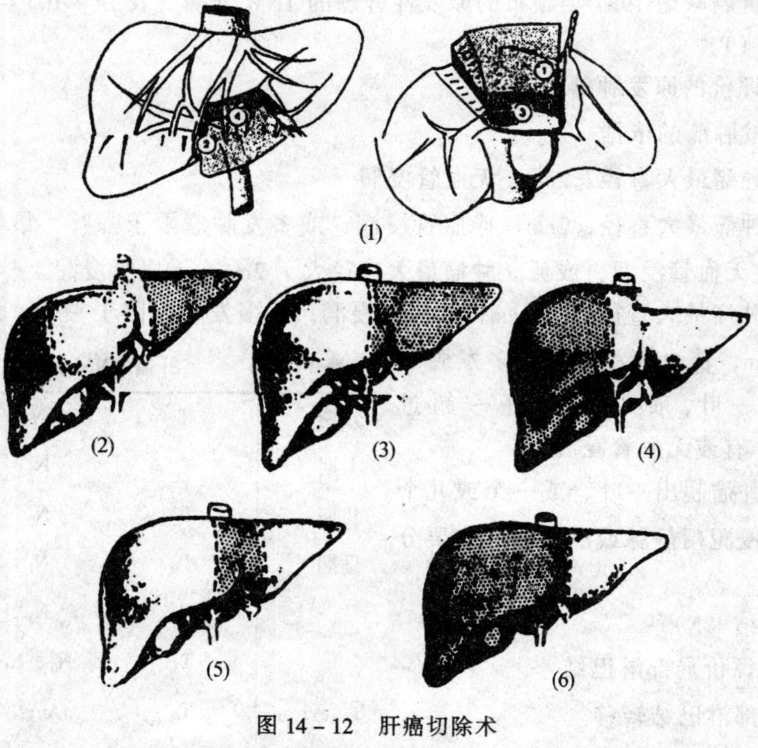

图 14－12　肝癌切除术

（1）肝Ⅳ$_6$区段切除术；（2）左外叶切除术；（3）左半肝切除术；（4）右半肝切除术；（5）右中叶切除术；（6）肝右三叶切除术

方式根据病变的部位决定，有下列几种手术方式：肝区段切除术，左、右半肝切除术，肝中叶切除术，左、右肝三叶切除术等（图 14－12）。

对于不能切除的肝癌可考虑行肝动脉结扎或肝动脉抗癌药灌注等疗法，待肿瘤缩小后行外科手术切除。

2．介入治疗

肝癌介入治疗包括肝动脉灌注化疗（TAI）、肝动脉栓塞术（TAE）、经皮肝穿瘤内无水酒精注射（PEI）和经皮射频治疗。

适用于中晚期肝癌，以及合并严重肝硬化不适合行肝切除者。

（1）肝动脉灌注 TAI＋TAE：因为肝癌血供的 90％以上来自于肝动脉，所以治疗效果较好。化疗药物常用丝裂霉素、阿霉素和顺铂等细胞周期非特异性药物；肝动脉栓塞剂常用碘化油。

（2）无水酒精瘤内注射：在超声或 CT 的引导下，经皮穿刺至肝组织内，注入无水酒精，使癌组织蛋白凝固变性、坏死，使肿瘤血管及癌旁组织脱水、固定。局部血管壁变性，血管内血栓形成，阻断瘤体供血。但下列情况应属禁忌：①有过敏史者；②有出血倾向者；③肝功能衰竭者；④肝癌晚期，有明显恶病质，或远处有转移者；⑤超过半肝的巨大肝癌。

（3）经皮射频治疗：目前已应用于临床，对癌细胞的灭活和肿块的消融效果较好。

3．生物治疗

生物治疗的目的在于解放并动员人体被抑制的免疫活性细胞（B 淋巴细胞、浆细胞、T 淋巴细胞、NK 细胞和巨噬细胞），清除免疫抑制因素，恢复并加强机体的免疫监视功能，从而使机体有可能战胜肿瘤。

4．放射治疗

放疗对原发性肝癌有一定的疗效，可缩小癌灶、缓解症状、延长患者的生存期。放射治疗的适应证是无黄疸、腹水和远处转移者。可用 Co 或深部 X 线进行全肝或肿块的局部照射。剂量为 2Gy，总量为 40～60Gy。

临床实践证明，生物治疗与手术、化疗和放疗配合，常能改善病人全身情况，延长生命。

5．中医治疗

中医治疗适合于原发性肝癌各期的患者。中医治疗肝癌的基本点为辨实祛邪不伤正、辨虚扶正以达邪，选方遣药须全面考虑。具体应用疏肝健脾、益气养阴、清热解毒、化痰软坚、理气活血等治则。

（1）辨证论治

① 气滞血瘀证

证候：相当于Ⅱ期的单纯型。症见两胁胀痛，腹部结块，推之不移，胸闷腹胀，纳呆乏力；舌淡红，苔薄白或薄黄，脉弦。

治法：疏肝理气，活血化瘀。

方药：小柴胡汤合大黄䗪虫丸加减。

② 脾虚湿困证

证候：相当于单纯型Ⅱ期或硬化型Ⅱ期伴有腹水。症见脘腹胀满，胁痛肢楚，神疲乏力，纳呆便溏，四肢肿胀；舌淡胖，苔白或腻，脉弦而滑。

治法：益气健脾，化湿祛痰。

方药：四君子汤合逍遥散加减。

③ 肝胆湿热证

证候：相当于炎症型Ⅲ期。症见胁下积块，腹大如鼓，黄疸日深，纳呆乏力，小便短赤，腹水肢肿；舌红或绛，苔黄或糙，脉弦滑数。

治法：清利湿热，活血化瘀。

方药：茵陈蒿汤合鳖甲煎丸加减。

④ 肝肾阴虚证

证候：相当于硬化型Ⅲ期。症见口干，低热盗汗，形体消瘦，腰痛酸软，小便短赤；舌红少苔，脉细数。

治法：滋阴柔肝，养血软坚。

方药：滋水清肝饮合兰豆枫楮汤加减。

(2) 常用中成药

① 肝复乐片：主要成分为党参、鳖甲、蚤休、沉香等，具有化瘀散结、理气健脾、清热解毒功效，可控制肝癌的快速增长，改善临床症状。

② 复方木鸡冲剂：为云芝、广豆根提取物，对甲胎蛋白持续低度阳性者有转阴的功效，对肝癌有一定的预防作用。用于慢性肝炎及原发性肝癌的中期。

③ 斑蝥制剂：斑蝥制剂对肝癌的治疗作用临床报道较多，剂型也多种多样，如斑蝥素片、羟基斑蝥胺片、复方斑蝥片、复方斑蝥素胶囊、羟基斑蝥胺注射液等，有效成品已提纯，广泛用于肝癌的治疗。

④莲花片：主要成分是蚤休、半枝莲、山慈菇、莪术、三七等。每片 0.5g，每次 6～8 片，可连服数月至 1 年，该药在各地应用较久，适用于肝热血瘀而正气未衰的肝癌患者。

【预后】

通常肝癌从发现到死亡不超过 6 个月，及早发现、及早治疗可使 5 年生存率明显提高，$T_1N_0M_0$ 患者 5 年生存率可达 93%以上。

附：转移性肝癌

转移性肝癌（metastatic cancer of liver）又称继发性肝癌，其发生率远远超过原发性肝癌。肝脏是各种恶性肿瘤最易发生转移的脏器之一。有统计显示，转移性肝癌平均发生率为 50%左右，转移性肝癌来自腹腔脏器原发性癌灶者最多见，而在腹腔脏器中又以结肠、直肠癌转移至肝脏者为最多见。

【临床表现】

转移初期多无明显症状及体征，一旦出现症状病情多属晚期。早期的症状主要是肝区不适、隐痛、食欲不振等；晚期则表现为肝肿大、腹水、黄疸等。

【诊断】

1. 原发癌病史

多数病人具有结肠癌、直肠癌、乳腺癌、肺癌、胰腺癌等癌瘤的病史。

2. 癌胚抗原（CEA）

对于原发灶位于大肠、胃等的消化道癌瘤，且影像学检查提示肝恶性占位者，CEA 阳性有助于转移性肝癌的诊断。

3. 影像学检查

(1) B 超显像：典型表现为肝内多发的圆形或类圆形实性结节，边界清楚，形态规整，直径多在 1～3cm 范围，各结节大小较为均一。但单个结节时难与原发性肝癌鉴别。

(2) 电子计算机 X 线断层摄影（CT）：平扫呈单个或多发圆形低密度灶，边界清楚，密度均匀。

(3) 核磁共振检查（MRI）：肝血管造影等亦可用于转移性肝癌的诊断及鉴别诊断。

【治疗】

1. 肝转移癌切除术

在无肝外转移的情况下，应尽可能切除所有可见的肝转移灶。如转移性肝癌病灶较小，病人一般情况较好，可同时切除原发肿瘤和肝脏转移灶。

2. 介入治疗

肝动脉灌注化疗和肝动脉栓塞术适用于不能切除的肝转移癌而无肝外病变或肝外病变较小的患者。肝肿瘤病变广泛，伴有黄疸、腹水或一般情况较差者应属禁忌证。

3. 其他

尚可应用射频消融治疗、瘤体无水酒精注射、冷冻疗法、全身生物治疗及中医治疗。

（李乃卿）

第七节 大 肠 癌

一、结肠癌

结肠癌（carcinoma of colon）是常见的肠道恶性肿瘤。由于生活水平的不断提高，生活习惯和饮食结构的改变，人均寿命延长，结肠癌的发病率明显增高，有超过直肠癌的趋势。在北美、西欧，结肠癌占内脏恶性肿瘤的第一或第二位，我国为第四到第六位。结肠癌属中医

"积聚"、"泄泻"、"肠蕈"、"脏毒"、"便血"等范畴。

【病因病理】

1．西医病因病理

（1）病因

结肠癌的病因尚未完全明确。某些诱发因素或与其相关的高危因素已被公认。① 癌前病变：如结肠腺瘤、溃疡性结肠炎、结肠血吸虫肉芽肿等与结肠癌的发生关系密切。② 遗传因素：结肠癌的发生与遗传易感性有关，如遗传性非息肉性结肠癌的发生。大肠癌从腺瘤到癌的演变过程中包括癌基因的激活、抑癌基因失活、错配修复基因突变以及危险修饰基因等发生的遗传突变，从正常细胞向癌演进约需 10～15 年。③ 饮食因素：过多的脂肪、蛋白质、胆固醇的摄入与大肠癌的发病有一定的关系。特别是脂肪对肠道内的胆汁酸、胆固醇的代谢和菌群组成、细菌酶活性有影响。胆汁酸能改变细胞通透性，可促进肠道致癌物吸收，具有致癌活性，并可对肠道上皮产生刺激，使肠道上皮细胞增生，促进癌肿形成；缺乏新鲜蔬菜及维生素 A、C 和纤维素食品的人群，以及高温烹调肉类、鱼类可产生多种诱变剂与致癌物，有导致结肠癌发生的危险。

（2）病理与分型（图 14－3）

1）按肿瘤大体形态分型

① 肿块型：多见于右半结肠，尤其是盲肠。

② 浸润型：多见于左半结肠，沿肠壁浸润，易引起肠腔狭窄形成肠梗阻。

③ 溃疡型：是最常见的类型，病变向肠腔深层发展，并向四周浸润。

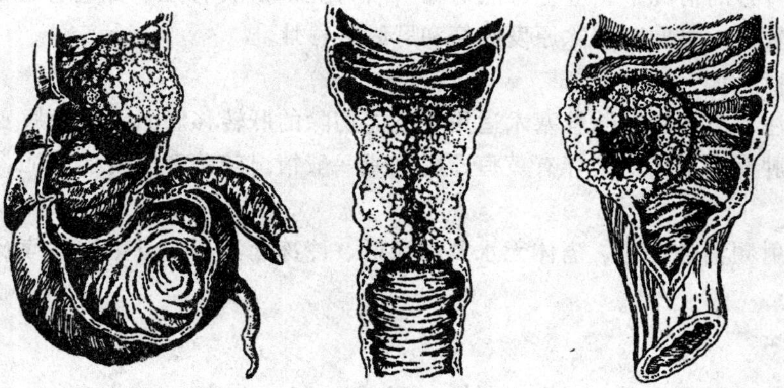

(1) 肿块型结肠癌　(2) 浸润型结肠癌　(3) 溃疡型结肠癌

图 14－13　结肠癌大体分型

2）按组织学进行分型

① 乳头状腺癌：约占 5%，癌细胞组呈粗细不等的乳头状，具有不同的分化程度。

② 管状腺癌：约占 67.22%，癌组织主要由腺管状结构组成，按其分化程度有高、中、低分化腺癌之分。

③ 黏液腺癌：约占 18.34%，癌组织中有大量黏液为其特征。

④ 印戒细胞癌：约占3.39%，为黏液腺癌中分化出来的一种类型，整个细胞呈印戒状，核偏一侧，呈圆形或卵圆形。

⑤ 鳞状细胞癌：约占0.351%～1%，癌组织呈典型的鳞状结构，其分化程度多为中到低度。

⑥ 腺鳞癌：约占0.6%，肿瘤内腺癌与鳞癌两种成分混合出现，腺癌部分分化好，鳞癌部分分化较差。

⑦ 未分化癌：约占0.2%，肿瘤内癌细胞弥漫成片，或呈团块状，癌细胞大小形态较一致。

2．中医病因病机

中医认为正气虚弱、脾肾不足是发病的内因；情志失调、饮食不节、感受外邪是发病的外因，二者结合则发生本病。正如《景岳全书·积聚》所说："凡脾肾不足及虚弱失调之人，多有积聚之病。盖脾虚中焦不运，肾虚则下焦不化，正气不利，则邪滞得以居之"。

(1)"百病生于气"，忧思郁怒，气机不畅，胃肠失和，运化失常，湿热内生，气滞血瘀，久则成块。

(2) 嗜食膏粱厚味，或饮酒无度，或进不洁之品，伤及脾胃，运化失司，酿湿生热，湿热下注，蕴毒日久，亦成积块。

(3) 久泻久痢，劳倦体虚，或年老体弱，肝肾不足，外邪乘虚而入，毒邪下注，浸淫肠道，气血运行不畅，邪毒瘀积成块。

【临床病理分期】

1．Dukes 分期法 根据肿瘤浸润深度和有无淋巴转移分为：

Dukes A 期：癌肿未穿出肌层（仅限于肠壁内），无淋巴转移。

Dukes B 期：癌肿已穿出深肌层，侵入浆膜、浆膜外或结肠周围组织，但无淋巴结转移。

Dukes C 期：癌肿已发生淋巴转移，若淋巴转移仅局限于癌肿附近，如结肠壁及结肠旁淋巴结，为 C_1 期；若淋巴转移至系膜和系膜根部淋巴结为 C_2 期。

Dukes D 期：已有腹腔或远处转移或广泛侵及邻近脏器无法切除者。

2．TNM 分期法（见表 14－11）

T 代表原发肿瘤：T_0 无原发证据；Tis 原位癌；T_1 肿瘤侵及黏膜下层；T_2 肿瘤侵及固有肌层；T_3 肿瘤穿透肌层至浆膜下；T_4 肿瘤穿透脏层腹膜，侵及其他脏器或组织。

N 代表区域淋巴结：N_0 无淋巴结转移；N_1 转移区域有 1～3 个淋巴结；N_2 转移区域有 4 个或 4 个以上淋巴结。

M 代表远处转移：M_0 无远处转移；M_1 有远处转移。

【转移途径】

结肠癌可以通过直接浸润、种植、淋巴及血行途径转移。

1．淋巴转移 为转移的主要途径，癌细胞经细胞外间隙渗入淋巴管，沿淋巴道转移至肠壁和结肠旁淋巴结、肠系膜血管周围及其根部淋巴结（图 14－14）。

表 14-11　　TNM 分期法与 Dukes 分期法比较

	TNM 分期法	Dukes 分期法
O	Tis	
Ⅰ	T_1 N_0 M_0	A
	T_2	
Ⅱ	T_3	B
	T_4	
Ⅲ	任何 T N_1	C C_1
	N_2	C_2
Ⅳ	任何 T N M	D

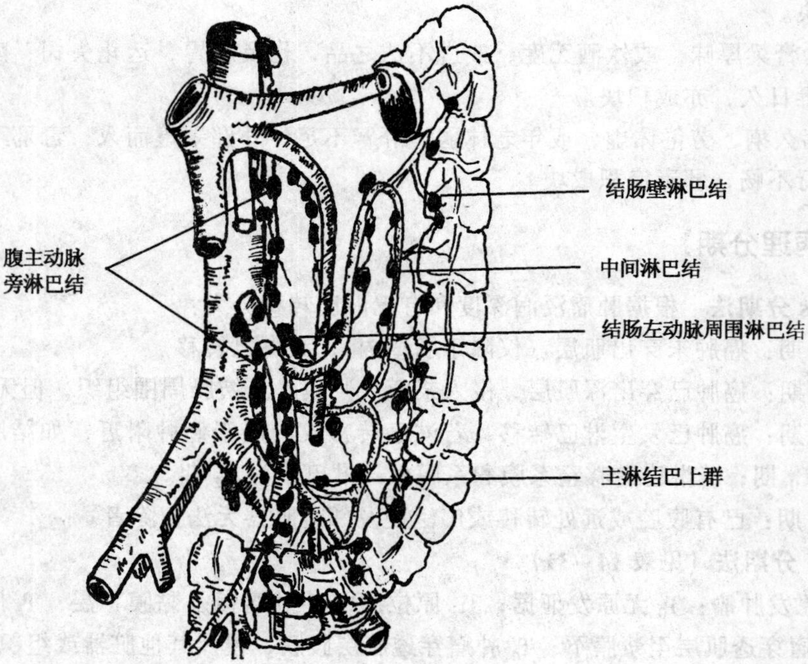

图 14-14　左结肠的淋巴结分布

2．血行转移　比较常见，相当多病人手术时发现已有肝转移，其次是肺、骨骼等。

3．浸润转移　当癌浸润穿破肠壁后可直接浸润到邻近肠壁或组织器官，如十二指肠、肝、胆囊、膀胱、输尿管，甚至侵犯胃形成内瘘。

4．种植转移　穿破浆膜的癌细胞可脱落进入游离的腹腔，在大网膜、肠系膜、内脏腹膜面、盆腹膜反折等处种植，也可在肠腔内种植播散或因医源性因素造成种植播散。

【临床表现】

结肠癌早期无特异性表现，中期以后的主要症状有排便习惯或粪便形状改变，腹痛，腹部肿块，肠梗阻及全身慢性中毒症状。右半结肠癌、左半结肠癌临床表现各有其特点。

1．右半结肠癌临床表现

（1）贫血：由于右半结肠内大便为稀糊状，盲肠、升结肠肠腔较大，蠕动又较频繁，癌肿出血和大便均匀混合，致使长期出血而肉眼不易发觉，故贫血成为突出表现。

（2）腹部肿块：为右半结肠癌常见症状，多因肿瘤本身或侵及邻近器官以及肠周炎性粘连造成，后期可因梗阻近侧肠内积粪引起。早期肿块可有一定活动度，晚期则固定、有压痛。病灶在阑尾周围时应注意与阑尾周围脓肿区别。

（3）腹痛：是早期症状之一，为持续性钝痛或仅有腹胀感。若造成梗阻则疼痛加重或呈阵发性绞痛。

2．左半结肠癌临床表现

（1）便血：粪便进入左半结肠后，由于水分的再吸收，大便逐渐变成固体状，摩擦病灶引起出血，远较右半结肠癌多见，故便血成为突出症状之一。

（2）黏液便：与肿瘤性质有关，腺瘤癌变者有大量黏液便，溃疡型结肠癌黏液便也常见。

（3）肠梗阻：与肿瘤性质有关，多表现为低位不全性梗阻，若肿瘤阻塞完全时梗阻症状加剧。左半结肠癌有时首先症状为急性完全性梗阻。

无论是左半或右半结肠癌，早期都可能有排便习惯和粪便性状的改变，后期可因慢性失血而出现消瘦、乏力、低热等症状。晚期则有肝大、黄疸、腹水、浮肿、直肠前凹包块、锁骨上淋巴结肿大及恶病质等表现。

【实验室检查及其他检查】

1．X线气钡双重对比造影 可发现肠腔狭窄或钡影残缺及肿瘤数目等。必要时作CT、核磁共振检查，或选择性肠系膜动脉造影。

2．纤维结肠镜或电子肠镜 不仅可以看到肠内病变的形态和范围，更重要的是取活组织病理检查以确诊。

3．血清癌胚抗原（CEA）检查 60%的结肠癌患者CEA升高，尤其是动态观察CEA对判定术后预后和复发有重要价值。

【诊断与鉴别诊断】

由于结肠癌早期多无特征性症状，容易被忽略。对40岁以上出现不明原因消瘦、无明显诱因大便习惯及粪便性状发生改变者，且是高危人群，如亲属有直肠癌病史、有癌症史、肠道腺瘤或息肉史者；大便带黏液脓血而无痢疾、溃疡性结肠炎病史者；近期有持续腹部不适、腹痛、胀气，经一般治疗贫血、体重减轻、结肠区出现包块等症状不缓解者，应作相应辅助检查，多可确诊。

在诊断结肠癌时应注意与大肠恶性淋巴瘤、大肠类癌、大肠脂肪瘤、平滑肌瘤、溃疡性结肠炎、阿米巴痢疾、局限性肠炎、肠结核、阑尾周围脓肿等相鉴别。

【治疗】

已确诊者的治疗原则是：① 早期采用以彻底手术切除为主的中西医综合疗法；② 术后有计划地进行化疗及配合中医治疗，最大限度地杀灭体内残留癌细胞；③ 晚期失去手术时机，采用综合非手术疗法（中药 + 化疗 + 放疗 + 免疫治疗）。

1．西医治疗

（1）*术前准备*：除注意纠正水、电解质紊乱和酸碱失衡外，可用口服肠道抗菌药、中药泻剂准备肠道。

①全肠道灌洗：灌洗液应不少于600ml，也可加入抗生素。但目前仍有争议，认为灌肠准备肠道会引起肿瘤扩散。

②术前2周进流质饮食，口服肠道抗菌药物（如甲硝唑等）和泻剂（如蓖麻油10~30ml或硫酸镁15g~20g，每日1次），或中药承气汤加减（厚朴、枳实、生大黄、黄连，可酌情使用芒硝冲服）。

③口服5%~10%甘露醇法：此法虽然简便，但有肠道细菌酵解甘露醇产生易爆炸气体之弊，故术中不宜使用电刀。

（2）*结肠癌根治术*：手术方式和范围应根据肿瘤部位、浸润深度和转移范围以及是否伴有肠梗阻而定。病变范围小或局限者应行彻底根治术，广泛浸润或有转移者只宜行减症或减量（姑息性）手术，以缓解病情、改善症状，为综合治疗创造条件。

① 右半结肠切除术：适用于盲肠、升结肠、结肠肝曲的癌肿。切除范围包括盲肠、升结肠、结肠肝曲、右半横结肠（图14－15）。

②横结肠切除术：适用于横结肠癌。切除范围包括大网膜、横结肠及其系膜和部分升、降结肠（图14－16）。

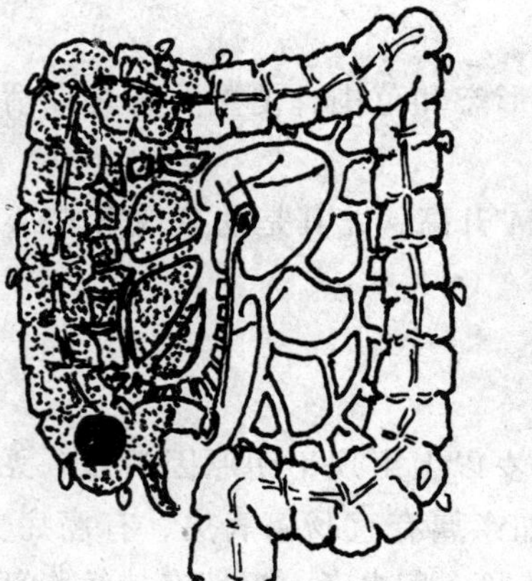

图14－15 右半结肠切除范围

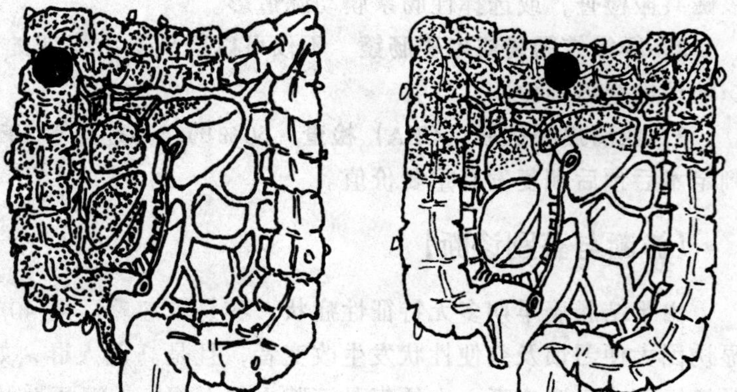

图14－16 横结肠切除范围

③左半结肠切除术：适用于结肠脾曲和降结肠癌。切除范围包括左半横结肠、降结肠及部分乙状结肠或全部乙状结肠，行结肠、直肠吻合术（图 14-17）。

④ 乙状结肠切除术：适用于乙状结肠癌。切除范围包括部分降结肠、乙状结肠及直肠上段（图 14-18）。

（3）药物治疗：基础药物为 5-FU，适用于根治术后 DukesB、C 期病人。方案有：

①单药 5-FU：450mg/m^2·d，连续 5 天，静脉注射，间歇 4 周后改用 450mg/m^2，每周 1 次，连续 48 周；并同时应用左旋咪唑 50mg，每日 3 次，每 2 周服 3 日，连续 1 年。

②CF、5-FU 方案：CF（亚叶酸钙）200mg/m^2·d，连续 5 日；5-FU 450mg 或 370mg/m^2·d，连续 5 日为 1 次，每 4 周重复一次，连续 6 次。

③口服 FT-207（呋氟尿嘧啶）100～150mg/m^2，1 日 3 次，连用 5 日，总量达 20～40g；氟铁龙（5-DFUR）400mg，每日 3 次，连续用 21 日，停 7 天，重复 3～6 次。

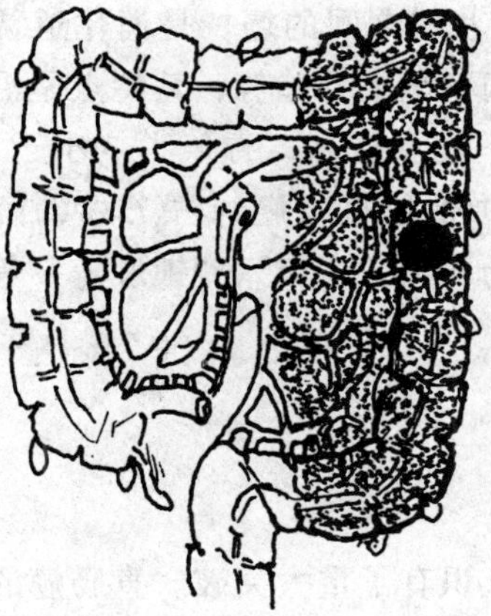

图 14-17 左半结肠切除范围

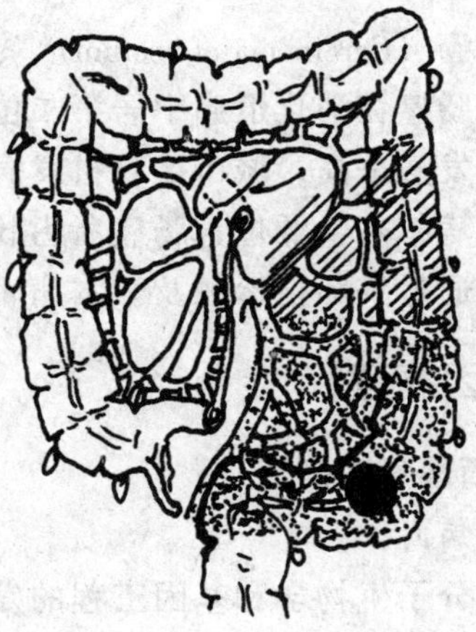

图 14-18 乙状结肠切除范围

在应用化疗药物期间，应注意化疗药物的毒副作用。已行根治术的患者应结合病情应用化疗药物并应用中医药手段辨证论治综合治疗，提高免疫力，减少副作用，增强疗效。

2. 中医治疗

（1）气滞血瘀证

证候：触及腹部肿块、结节；腹痛，腹胀，嗳气，恶心，呕吐，便血；舌紫暗或有瘀斑，脉弦涩或弦滑。

治法：祛瘀散结，理气降逆。

方药：桃红四物汤加减。

（2）湿热下注证

证候：便下脓血，里急后重，腹部灼痛，大便黏滞恶臭；舌质红，苔黄腻，津少，脉洪大或滑数。

治法：清热，解毒，利湿。

方药：槐角地榆汤加味。

(3) 正虚邪实证

证候：腹痛胀满，大便秘结不畅，时流臭水；消瘦，乏力，自汗，脓血便，扪及腹块；舌质淡，苔黄燥，脉细。

治法：补益气血，理气通腑。

方药：八珍汤合麻仁滋脾丸加减。

(4) 脾肾两虚证

证候：腹胀，腹泻，腰膝酸软，不思饮食，四肢无力，失眠倦怠，尿少；舌淡，脉细无力。

治法：健脾益肾，扶正固本。

方药：益气固本解毒汤加减。

二、直肠癌

直肠癌（Carcinoma of rectum）系指直肠起始部到齿状线之间的癌，是消化道常见的恶性肿瘤。直肠癌在消化道癌中居第二位。我国直肠癌发病率呈上升趋势，其特点是沿海地区比西部地区发病率高，城市比农村发病率高，男性发病率比女性高，青年人（小于30岁）直肠癌的发病率高，低位直肠癌所占比例高，在直肠癌中低位直肠癌约占75%，而且绝大多数癌肿可通过直肠指诊触及。本病属中医"脏毒"、"肠蕈"、"积聚"、"锁肛痔"等范畴。

【病因病理】

1. 西医病因病理

(1) 病因

随着分子生物学和基因工程的发展，对直肠癌的认识有了重大突破。直肠癌的发生是一个多基因多阶段的过程，癌基因突变、激活和抑癌基因失活起主要作用。目前认为直肠癌的发生可能与下列因素有关：

①饮食因素：高脂肪、高蛋白饮食可使粪便中的致癌物质3-甲基胆蒽及有致癌作用的氨基酸增多，从而诱发结肠、直肠癌。同时少纤维的食物导致肠道内粪便停留时间延长，导致致癌物质在肠内与肠黏膜接触时间增多。

②癌前病变：结、直肠腺瘤性息肉、腺瘤、绒毛状腺瘤、家族性腺瘤息肉病癌变率为25%~75%。

③直肠慢性炎症：如溃疡性结肠炎，因慢性炎性刺激，使肠道黏膜反复破坏与增生修复，可导致癌变。

④遗传因素：大量资料表明直肠癌多系遗传不稳定和抑癌基因突变而形成。直肠癌的易感人群中遗传因素表现为结肠、直肠癌家族成员中发病率较一般人高3~4倍。

(2) 大体分型

① 溃疡性：肿瘤表面形成较深的溃疡，边缘隆起，形状为圆形或椭圆形，向四周浸润，易出血。由于分化程度较低，恶性程度高，转移早，预后较差。

② 隆起型：又称肿块型、髓样癌或菜花型癌。肿瘤突出，呈结节状、息肉状或菜花状

隆起，边界不清，向四周浸润少，预后较好。

③ 狭窄型：又称硬癌或浸润型癌，癌组织向肠壁各层弥漫浸润，使局部肠壁增厚，表面无溃疡和隆起，肠腔变窄，分化程度低，转移早而预后差。

④ 胶样型：肿瘤外形各异，可呈隆起、溃疡或弥漫浸润，但外观及切面均呈透明胶冻状。

(3) 组织类型

① 腺癌：癌细胞排列呈腺泡状或腺管状，也可分化为乳头状腺癌和管状腺癌，约占75%～85%。

② 黏液腺癌：癌组织中有大量黏液为其特征，由分泌黏液的癌细胞组成。恶性程度高，约占10%～20%。

③ 未分化癌：癌细胞弥漫成片或巢状，不形成腺管或其他组织结构，癌细胞较小，形态一致，预后最差。

④ 印戒细胞癌：癌细胞为中、小圆形细胞，细胞浆内充满黏液成分，恶性程度较高。

⑤ 类癌：癌细胞大小、形态、染色较一致，呈多边形，胞浆中等，核圆，染色不深，常呈巢团状、缎带状、腺泡状和水纹状4种结构。

⑥其他：如鳞状细胞癌、恶性黑色素瘤、平滑肌肉瘤、恶性淋巴瘤，均少见。

2. 中医病因病机

忧思抑郁，脾胃不和，湿热蕴结，日久化毒，乘虚下注，浸润肠道，气滞血瘀，湿毒瘀滞凝结而成肿瘤；或饮食不洁，久泻久痢，损伤脾胃，运化失司，湿热内生，热毒蕴结，流注大肠，蕴毒积聚，结而为肿。总之，湿热下注，火毒内蕴，结而为肿是病之标；正气不足，脾肾两亏乃病之本。

【播散途径】

1. 直接浸润

直肠癌横轴蔓延比纵轴蔓延迅速。累及肠腔一周估计大约需要18～24个月；穿透肠壁全层需12～18个月。直接浸润可穿透浆膜累及邻近器官如子宫、膀胱等。下段直肠癌由于没有浆膜的屏障作用，容易直接侵入附近器官如前列腺、精囊腺、阴道、输尿管等。

2. 淋巴转移

直肠癌的主要转移途径是淋巴转移。它是决定直肠癌手术方式的依据，上段直肠癌首先向上沿直肠上动脉、肠系膜下动脉、腹主动脉旁淋巴结转移。然后向两侧经肛提肌上淋巴结、髂内淋巴结和闭孔淋巴结转移。发生逆行性转移的现象非常少见，通常在正常流向受阻时才逆行向下转移。下段直肠癌（以腹膜反折为界）仍以向上和向侧方转移为主。临床大量资料表明，大部分下段直肠癌只需切除全直肠系膜，仍可行保肛手术。齿状线周围的肿瘤可向上、下转移，向下方转移表现为腹股沟淋巴结肿大（图14－19）。

3. 血行转移

癌肿侵入静脉后沿门静脉转移至肝脏，或经髂静脉转移至肺、骨骼和脑等处。10%～15%的病例手术时已有肝转移；手术时挤压和癌性梗阻易造成血行转移。

4. 细胞种植转移

癌细胞通过新陈代谢过程脱落后进入肠腔，在一侧的粗糙黏膜面种植。穿过浆膜面的癌细胞可在腹膜脏层、壁层和网膜种植形成多发性粟粒样结节。

癌侵及神经周围可沿神经鞘扩展。晚期经闭孔神经周围转移至坐骨神经鞘引起疼痛。

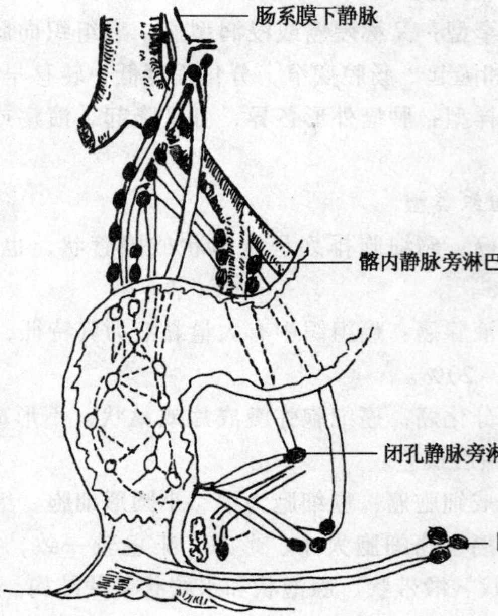

图 14－19　直肠淋巴结分布

【临床病理分期】

1935 年 Dukes 提出直肠癌分期至今，其基本原则仍为国际所公认。我国卫生部医政司 1991 年确定的《中国常见恶性肿瘤诊治规范》也建议采用 Dukes 临床病理分期法为大肠癌分期的诊断依据。

Dukes A 期：肿瘤浸润深度仅限于直肠壁内，未超出肌层，且无淋巴结转移。

Dukes B 期：癌肿超出肌层，亦可侵入浆膜外或直肠周围组织，但尚能整块切除，且无淋巴结转移。

Dukes C 期：癌肿侵犯肠壁全层，伴有淋巴结转移。

C_1 期：癌肿伴有癌灶附近肠壁及肠系膜淋巴结转移。

C_2 期：癌肿伴系膜根部淋巴结转移，尚能根治切除。

Dukes D 期：癌肿伴有远处器官转移，或因局部广泛浸润或淋巴结广泛转移而不能行根治性切除。

我国大肠癌协作组病理组于 1980 年制定的大肠癌临床病理分期方案与 Dukes 分期基本相同，不同之处是将 Dukes A 期分为 A_1 期（肿瘤局限于黏膜下）、A_2（肿瘤局限于浅肌层）、A_3 期（肿瘤局限于深肌层）；将 Dukes C_1 期、C_2 期合并为 C 期。

【临床表现】

直肠癌早期常无明显特异性症状，当癌肿溃烂形成溃疡或感染时才出现出血、黏液血便等症状，因而容易发生漏诊或误诊。

1. 排便习惯改变　是常见早期症状，次数增多或便意频数、里急后重、肛门下坠感或排便不尽感等直肠刺激症状，有时伴有轻微腹痛。

2. 出血　也是最常见的早期症状，癌表面黏膜被粪便或异物擦伤所引起，易误诊为痔疮出血。

3. 脓血便　当供应癌肿生长的血液不能满足肿瘤生长速度时，肿瘤发生出血坏死、溃烂，继发感染则出现脓血便或里急后重等直肠炎症状，易误诊为肠炎或痢疾。

4．大便变细或变形 是病至后期癌肿增大使肠腔狭窄引起的症状。当出现肠管部分内容物通过障碍时，则有腹痛、腹胀、肠鸣音亢进等不全性肠梗阻表现。

5．转移征象 当肿瘤侵犯膀胱、前列腺时，可有尿频、尿痛、血尿等表现。骶前神经受侵犯可出现骶尾部持续性剧烈疼痛。直肠癌晚期或有肝转移时可出现肝大、黄疸、腹水、贫血、消瘦、浮肿及恶病质等。

【实验室及其他检查】

1．大便潜血检查

为大规模普查或对高危人群结、直肠癌初筛的手段，阳性者再进一步作检查。无症状大便潜血阳性者癌肿发现率在1%以上。

2．内镜检查

根据需要可作直肠镜、乙状结肠镜、纤维结肠镜或电子肠镜检查。直肠镜或乙状结肠镜检查可在门诊常规进行，不必作肠道特殊准备，操作简单方便。由于直肠、结肠癌有5%～10%为多发癌，故诊断为直肠癌时尚需作纤维结肠镜或电子结肠镜检查，避免发生漏诊。内镜检查除可肉眼作出诊断外，还可取组织作病理学检查。

3．影像学检查

（1）钡剂或气钡灌肠X线检查：主要用于排除结肠、直肠多发癌或息肉病，对直肠癌诊断意义不大。

（2）腹部或腔内B超检查：直肠、结肠癌10%～15%左右可同时有肝转移，术前腹部B超应列为常规检查。腔内B超检查可检测出癌肿浸润肠壁的深度及有无邻近器官受累，便于术前对其严重程度进行评估。

（3）CT检查：是术前常规的检查方法，主要在于了解肝脏、腹腔、盆腔脏器状况，为手术方案提供依据。

（4）肿瘤标记物：肿瘤标记物癌胚抗原（CEA）主要用于预测直肠癌的预后和监测复发，对早期结肠、直肠癌诊断价值不大。结肠、直肠癌病人血清CEA水平与Dukes分期呈正相关，Dukes A期病人血清CEA阳性率可达25%，D期可达85%左右。

4．其他检查

根据需要作膀胱镜检查、阴道检查或腹股沟淋巴结检查。

【诊断】

直肠癌临床诊断不困难，通常根据病史、体检、直肠指诊、影像学及内镜检查，95%以上的病人可作出准确诊断。造成延误诊断的原因除对病人便血、脓血便、大便习惯改变等症状不够重视外，医生警惕性不高、未作直肠指诊等也是重要原因。直肠指诊是诊断直肠癌的最重要方法，对有便血、黏液便、大便习惯改变及大便变形者均应作直肠指诊。检查时应注意癌肿部位、大小、范围、固定程度、与周围器官关系、距肛缘的距离等。

【治疗】

直肠癌的主要治疗方法仍是手术切除、化疗辅以中药的综合疗法。手术时应充分考虑病人的生活质量，手术方式应权衡利弊，尽可能保留排便、排尿及性功能。从解剖学角度直肠分为上段直肠和下段直肠。临床上将距齿状线5cm以内的直肠癌称为低位直肠癌，距齿状线5～10cm者称为中位直肠癌，距齿状线10cm以上者称为高位直肠癌，这种分类方式对直肠癌手术方式的选择有重要价值。

1．手术治疗

无手术禁忌证、可以切除的直肠癌应尽可能早期实施根治术，切除范围应包括肿瘤病变、足够的肠管、被侵犯的邻近器官、四周可能被浸润的组织、全直肠系膜淋巴结。不能实施根治术者亦应做缓解症状的减症手术（姑息性切除），有肝转移者如能切除应同时切除肝转移癌。

术式选择应依具体情况决定，近年来大量资料表明，直肠癌向远端肠壁浸润的范围较结肠癌小，不到3%的直肠癌远端转移长度超过2cm，这为手术方式的选择提供了重要依据。

（1）*局部切除*：主要术式有：

①经肛门局部切除术。

②经骶后路径局部切除术：适用于早期体积小，仅局限于黏膜层或黏膜下层，分化程度高的直肠癌。

（2）*经腹会阴联合直肠癌根治术*（Miles*手术*）：切除范围包括乙状结肠远端、全部直肠、肠系膜下动脉旁及区域淋巴结、全部肠系膜、肛提肌、坐骨直肠窝内脂肪、肛管及肛周3～5cm皮肤、皮下组织和全部肛门括约肌（图14－20），同时做永久性乙状结肠单口造瘘。也有人用股薄肌或臀大肌代替括约肌做原位肛门成形术，效果尚无定论。该术式通常适宜于距离齿状线5cm以内的低位直肠癌。

（3）*经腹直肠癌切除术*（*直肠低位前切除术*，Dixon*手术*）：原则上必须以根治术为基础，远端肠管切除长度应距癌肿下3cm以上（图14－21）。该术式由于吻合口在齿状线附近，术后短期内可能出现大便次数增多、排便控制力较差。该术式病人乐于接受，目前应用最多，有不少改良术式，尤其是应用吻合器吻合不但简捷、方便，而且可增加切除远端肠管的长度。

（4）*经腹直肠癌切除、近端造口、远端封闭手术*（Hartmann*手术*）：适宜于全身情况差，不能耐受Miles手术或急性梗阻不宜行Dixon手术的直肠癌病人（图14－22）。

直肠癌根治术式多，其基本术式仍是Miles手术和Dixon手术，在此术式的基础上不少学者进行了改良。由于吻合器使用简单、安全方便，改良术式已逐渐被吻合器所取代。近年来开展在腹腔镜下实施Miles和Dixon手术有恢复快、创伤小的优点，但对淋巴结清除、周围被侵犯脏器的处理等方面尚有不同看法。至于后盆腔脏器清扫和全盆腔清扫应权衡利弊。

2．放射治疗

可在术前施行，作为提高疗效的辅助疗法，术前放疗可提高手术切除率。术后放疗用于手术不能达到目的、术后局部复发或晚期的病人。

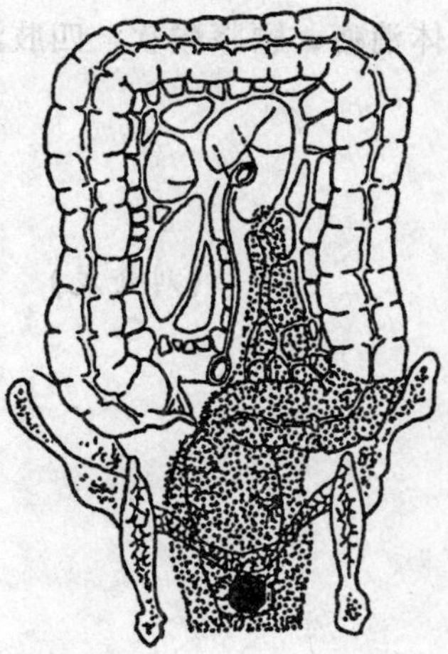

图 14-20 Miles 手术

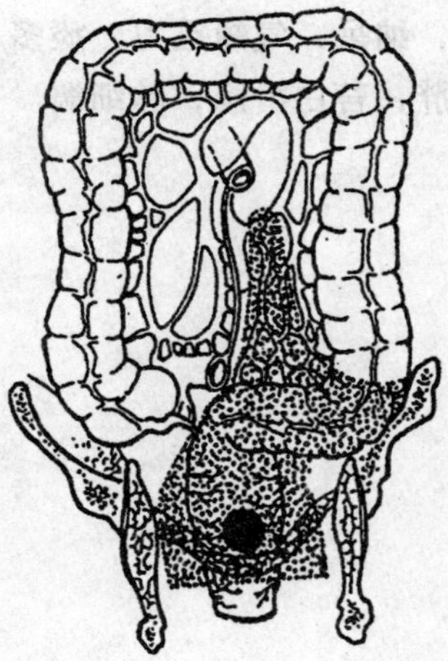

图 14-21 Dixon 手术

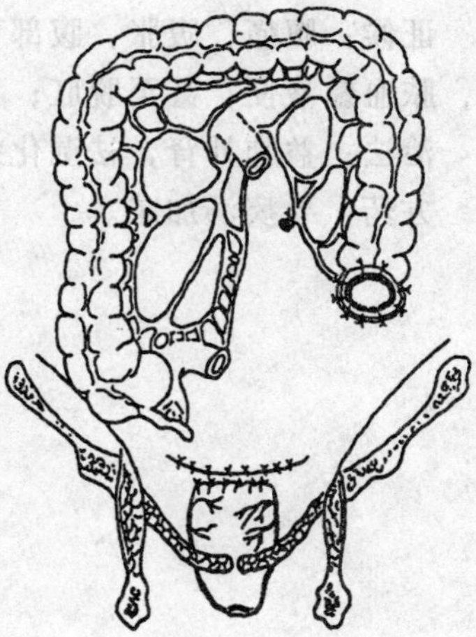

图 14-22 Hartmann 手术

3．化疗

可在术前、术中和术后应用。给药方式有动脉灌注、门静脉注入、术中肠腔灌注给药及温热灌注化疗等。化疗是手术后辅助治疗，有提高 5 年生存率的可能。化疗时机、剂量依人而定。常用方案为 5-FU 加左旋咪唑或亚叶酸钙或联合铂类。

4．中医治疗

根据辨证论治原则，在病情不同时期选用不同方药，在术后放疗、化疗期间辅以中药治疗较单一应用放疗、化疗效果好。以扶正祛邪、消瘤止痛、扶正固本为基本治则，用扶正祛法邪提高机体免疫功能，减轻化疗、放疗毒副作用，保护造血及脾胃功能，提高生存质量。

（1）脾虚湿热证

证候：腹胀，气短，乏力，食欲不振，腹痛拒按，面黄，便稀溏，或便下脓血，里急后重；舌胖嫩，苔黄腻，脉细数或滑数。

治法：清热利湿，理气健脾。

方药：四妙散和白头翁汤加减。

（2）湿热瘀毒证

证候：腹胀，腹痛或窜痛，拒按，矢气胀减，腹内包块，便下黏液脓血或里急后重，排便困难；舌质红有瘀斑，苔黄，脉弦数。

治法：清热解毒，通腑化瘀，攻积祛湿。

方药：木香分气丸加减。

（3）脾肾寒湿证

证候：黏液血便，形体消瘦，面色皖白，肠鸣腹泻，泻后痛减，腹痛喜热，形寒肢冷；舌淡、苔白，脉细冷。

治法：祛寒胜湿，健肺温肾。

方药：参苓白术散合吴茱萸汤。

(4) 肾阳不固、痰湿凝聚证

证候：腹痛，腹胀，腹部包块，纳呆，气短乏力，痰多，形体消瘦，腰膝酸软，四肢沉重，脓血黏液便，甚至脱肛；舌淡胖，苔白滑腻，脉细濡。

治法：益肺补肾，祛湿化痰。

方药：导痰汤加减。

（刘金龙）

第十五章 急 腹 症

第一节 概 述

急腹症（acute abdomen）是指以急性腹痛为突出表现，需要早期诊断和紧急处理的腹部疾病的总称。可分为外科急腹症、内科急腹症及妇科急腹症。

临床上凡是以急性腹痛为突出症状者，均可称为急腹症。除最常见的腹部外科病包括腹外伤疾病外，某些内科疾病如急性胃肠炎、少数大叶性肺炎、肠伤寒、铅中毒等，也常常以急性腹痛为突出的症状；小儿科的肠系膜淋巴结炎、肠寄生虫病，以及妇科的子宫外妊娠、黄体滤泡破裂、子宫内膜异位等，亦能以急性腹痛为突出的症状。除肠伤寒外的内科、儿科的急腹症，其病变一般不至于发生足以导致病变部位组织缺血坏死的病理改变；而外科急腹症则不同，如未能被控制的病变过程常可导致病变部位坏死，发生不可逆的病理改变，甚至危及生命。因此，外科急腹症除具有以腹痛为首先发生或是最突出的症状的特点外，还有在病程中某一阶段发现腹膜炎，以及发病急，病程变化快，病势重，病种繁杂，常常需要紧急手术治疗等特点。

常见的外科急腹症包括：① 炎症性疾病：如急性阑尾炎、急性胆囊炎、急性胰腺炎等；② 穿孔性疾病：溃疡病穿孔、肠肿瘤或肠伤寒继发肠穿孔；③ 梗阻性疾病：急性肠梗阻、胆石病等；④ 外伤性疾病：实质性器官破裂、空腔器官穿孔等。多数急腹症属于中医的腹痛、胁痛、肠痈、黄疸、关格、肠结、蛔厥等范畴。

我国采用中西医结合方法治疗外科急腹症已有40多年的历史，它是中西医结合医学的一个重要组成部分，是我国贡献于人类保健事业的一门崭新的、独特的医学体系，其广泛吸取了中西医两法之长，正确、合理地选择手术与非手术疗法，提高了临床疗效，是我国外科临床治疗急腹症的一个突出的特点，是急腹症治疗学上的一大进步。

【西医病因病理】

1. 病因

急腹症的发生与机体内各组织器官的机能、代谢、结构的特性以及遗传和体质等因素有关，同时也与导致急腹症发生的机体外部因素即致病因子有关。

（1）解剖结构的特点：如阑尾是一个内腔狭窄的盲管，易被粪石梗阻引起急性阑尾炎；小肠有旋转活动度大的特点，故小肠容易发生扭转；由于胰管和胆管有“共同通道”，使胰腺容易遭受胆汁逆流的损害；腹腔实质性器官血管丰富且质地较脆，受伤后易发生破裂及出血。

（2）生理功能失调：如胃酸降低可使原来寄居于小肠中下段的蛔虫迁居到上消化道，从而容易发生胆道蛔虫病；胆道收缩与胆总管括约肌的舒张功能发生紊乱可产生胆绞痛；肠管的运动障碍容易发生肠梗阻。

（3）代谢功能的紊乱：如胆石病的形成与胆汁成分的改变有关；含酶消化液的活化可引起胰腺的自身消化。

（4）免疫抗病机能的强弱：非特异性免疫机能的强弱与炎症性急腹症的发生、发展及预后有着密切的关系。

（5）精神状态和体质类型：如具有乐观的性格，神经类型较稳定及体质比较壮实的病人病情易于控制，相反则容易发展。

（6）机械性创伤：如外伤可致腹内脏器破裂或出血；某些机械刺激（如洗胃、内窥镜检查）可致胃、十二指肠、结肠穿孔等。

（7）饮食因素：由于饮食不节而诱发的急腹症比较常见。如暴饮暴食可成为溃疡病急性穿孔的诱发因素；饮酒和高脂肪饮食可诱发胆绞痛或急性胰腺炎；饱餐后从事过强的体力劳动可引起肠扭转等。

（8）病原感染：微生物、寄生虫的感染是急腹症较常见的致病因素。如炎症性急腹症常是致病细菌感染引起；胆道蛔虫、蛔虫性肠梗阻是蛔虫所致。

（9）寒温不适：如气候骤变可诱发胆绞痛、肠绞痛、溃疡病等。

（10）其他：如异物、结石、粪石、药物、精神刺激等都可成为急腹症的致病因素。

2．病理

常见急腹症的基本病理变化可归纳为五类，即机能障碍、炎症、梗阻、穿孔与出血。

（1）机能障碍：是神经－体液调节失常而出现的脏器功能紊乱，临床上表现为急性腹痛，但往往查不到形态学的改变，且病程发展可以转化为器质性病变。临床上常因精神刺激、寒温不适、饮食不调等引起调节机能的障碍，致胆道运动及胃肠道收缩与舒张功能失调，出现胆绞痛、肠绞痛、腹胀、呕吐、腹泻、消化不良等症状。

（2）炎症：当腹内脏器受到细菌感染而发生炎症时，除有红、肿、热、痛及功能障碍外，全身还可出现发热、白细胞计数增加以及随之而来的系统机能的变化。炎症按渗出物的特性和累及组织的深浅可分为三类：黏液性炎症、化脓性炎症、坏疽性炎症。

（3）穿孔：常是空腔脏器原有病变恶化的结果，也可由于受到外界致病因子的刺激而诱发，或受到强大的外力作用而发生。穿孔发生后机体通常有抗御穿孔和进行修复的内在功能，如大网膜的覆盖、周围组织的粘连、创面肉芽组织生长等。穿孔对机体的影响不仅与机体的抗病力强弱有关，还与原发病的性质、穿孔的大小、流出物的量与化学性质以及病原微生物的毒力等因素有关。部分可自愈，有的需手术修补穿孔，有的可形成脓肿、内瘘，或导致严重的弥漫性腹膜炎。

（4）梗阻：是指空腔器官及管道系统阻塞不通。急腹症中以梗阻为主要病理变化的疾病有肠梗阻、阑尾炎、胆道梗阻、胰管梗阻和尿路梗阻等。梗阻发生时，梗阻以上的管腔平滑肌收缩明显加强，故肠梗阻病人可有阵发性的肠蠕动加强而伴有肠鸣音亢进及肠绞痛；胆道梗阻的病人由于胆管收缩加强而出现胆绞痛。当梗阻迅速发展，梗阻以上管腔的压力增高，肠梗阻时会出现腹胀、呕吐；胆道梗阻时会出现黄疸。进而可导致血运障碍，管壁坏死、穿孔。如梗阻为慢性持续发展，则可使梗阻以上的管腔扩大，管壁肥厚；实质脏器因长期受压，细胞变性坏死，结缔组织增生，发生硬化或萎缩（如肝、肾的硬化及萎缩）。梗阻对代谢功能也有影响，可引起胃肠道的消化吸收功能障碍，水、电解质及酸碱平衡的失调。

（5）出血：如胃、十二指肠溃疡出血、胆道出血及肝、脾等实质脏器破裂出血等，这一类疾病出血的机理主要是血管破裂。另一类是由于毛细血管损伤而发生的渗血，见于绞窄性肠梗阻、出血性胰腺炎等。出血时机体会出现一系列代偿性反应，如心率加快、血管收缩、组织间液向血管内渗入、肾滤过率下降等。出血的后果决定于出血的数量及速度，如失血量达全身血液总量的1/4时，可发生休克，若不及时抢救则可危及生命。

【中医病因病机】

急腹症多为六腑之疾。六腑者，泻而不藏，实而不满，动而不静，降而不升，以通为用，以气血流畅为其正常。凡气滞、血瘀、寒凝、热蕴、湿阻、食滞、食积、虫聚等，影响其通降下行，均可导致急腹症的发生，其病机演变的一般规律是郁－结－瘀－厥，或郁－热－瘀－厥。前者多见于以梗阻性为主的急腹症，后者多见于以炎症性为主的急腹症。郁者，气机郁滞；结者，实邪结滞，实热或湿热内盛；瘀者，血行瘀滞；厥者，气血逆乱，亡阴亡阳，阴阳不相顺接。（表15－1）

表15－1　急腹症的主要病因病机

疾　病	病　位	主要病机
急性腹膜炎	脾、胃、大肠、小肠	气滞、血瘀、实热
胃、十二指肠溃疡急性穿孔	胃、脾	气血厥闭、实热（湿热）蕴结
急性肠梗阻	大肠、小肠	气滞、血瘀、热结、寒凝、湿阻、虫闭、食积
急性阑尾炎	大肠、小肠	气滞、血瘀、热毒
胆道感染及胆石病	肝、胆	气滞、血瘀、湿热、火毒
胆道蛔虫病	肝、胆	脏寒、虫积、气滞、湿热
急性胰腺炎	脾、胃、肝、胆	气滞、血瘀、湿热（实热）
尿石症	肾、膀胱	气滞、血瘀、湿热、肾虚

急腹症可分初、中、后三期，反映了正邪斗争的消长过程。它们之间既可逐期演变，又可越期发展；既可暂时稳定在某一阶段，又可互相转化；每一期时间有长有短，转化有快有慢。

1．初期

正盛邪轻。致病因素所造成的病理损伤较轻，机体的机能没有受到明显损伤，见于某些机能障碍、炎症性急腹症的早期或无并发症的单纯性肠梗阻等。中医多属气滞血瘀或兼有实（湿）热之象。

2．中期

正盛邪实。病理损害较初期加重，人体也充分调动抗病机制与病邪抗争，其势剧烈，因而局部病变和全身反应都很明显。如炎症类急腹症可表现为炎性反应加剧；梗阻、穿孔及出血类急腹症其病势已达高峰，甚至伴有继发感染等。中医病机多属实热或湿热。

3．后期

邪却正复，正虚邪恋，正虚邪陷。后期急腹症的转归一是经治疗后正复邪退，疾病趋向好转，有的病人表现为邪去正衰，留下一派病后虚弱的征象；二是有的病人残留病变未能完全恢复，正虚邪恋而转为慢性病，多感染，导致毒血症、败血症。如绞窄性肠梗阻继发坏死、穿孔，以致发生中毒性休克、大失血或水、电解质与酸碱平衡失调等，多属毒热炽盛，热入营血，甚至亡阴、亡阳而危及生命。

【诊断与鉴别诊断】

1．诊断

能否及时准确地作出诊断，及早给予有效的治疗，直接影响到疾病的预后。由于急腹症具有发病急骤、病情复杂多变的特点，所以急腹症的诊断应以安全、准确、迅速为原则，以询问病史、体格检查为主，结合其他辅助检查尽早作出诊断。

(1) 病史

应全面、详细、客观地采集病史，将腹痛作为重点，包括腹痛的诱因、始发部位、性质、转变等。

① 年龄与性别：婴幼儿以先天性消化道畸形、肠套叠、绞窄性疝为多见；儿童以蛔虫性肠梗阻、嵌顿性疝常见；青壮年人以急性阑尾炎、胃十二指肠溃疡穿孔、急性胆囊炎、胆石病为多见；老年人以消化道癌肿穿孔或梗阻、乙状结肠扭转、胆道感染为多见。胃、十二指肠溃疡穿孔以男性居多，急性胰腺炎又以女性略多。

② 腹痛情况：腹痛是急腹症共有的症状，对腹痛的详细了解和分析是诊断急腹症的关键。

腹痛发生的诱因：腹痛的发生常与饮食有关，如暴饮暴食后引发胃、十二指肠溃疡病穿孔、急性胰腺炎；油腻食物可诱发胆囊炎、胆石病，剧烈运动后可发生肠扭转。

腹痛的部位：一般规律是腹痛开始部位或疼痛最明显部位即为病变所在部位。如胃、十二指肠溃疡穿孔，疼痛始于上腹部，而后波及全腹。

但对以下情况应予注意：a．牵涉痛或放射痛：如胆囊炎、胆石病出现右上腹或剑突下的疼痛，但同时可有右肩或右肩胛下角处痛。急性胰腺炎的上腹痛可同时伴左肩痛或左右肋缘至背部疼痛等。腹腔以外的疾病由于病变刺激肋间神经和腰神经而引起腹部的反射性疼痛，如肺炎、胸膜炎等；b．转移性腹痛：如阑尾炎的腹痛可始于上腹部或脐周，再转移至右下腹。c．异位内脏病变：如左下腹阑尾、全内脏转位等。

腹痛发生的缓急：腹痛开始时轻，随后逐渐加重，多为炎症性病变；腹痛突然发生，迅速恶化，多见于实质性脏器破裂、空腔脏器穿孔和急性梗阻等。

腹痛的性质：腹痛的性质反映了腹腔内脏器病变的性质。持续性腹痛一般是腹腔内炎症或出血，如阑尾炎、腹内实质脏器破裂出血等；阵发性腹痛多为空腔脏器梗阻或痉挛所致，如胆道蛔虫症、机械性肠梗阻、胆石病等；持续性腹痛阵发性加重多因炎症和梗阻同时存在，如胆总管结石合并感染等。不同性质的疾病又可引起不同特点的腹痛，常可分为隐痛、钝痛、绞痛、刺痛、刀割样痛、钻顶样痛等。

腹痛的程度：腹痛的程度一般反映腹内病变的轻重，但因个体对疼痛敏感程度不同而有差异，且缺少客观的指标，应予注意。功能性疾病的疼痛可以比较剧烈，但当病变组织坏死时，腹痛表现反而可以不严重。

③ 消化道症状：急腹症常常有不同程度的恶心、呕吐和排便异常等消化道症状。

恶心、呕吐：急腹症常先出现腹痛，继而出现恶心、呕吐，其原因是由于胃肠道疾病所致。早期多为反射性呕吐；晚期多为逆流性呕吐，是因肠梗阻所致。呕吐物的颜色、内容及呕吐的量与梗阻的部位密切相关，上消化道出血时呕出鲜血或咖啡样物；低位肠梗阻呕吐物为粪水样；高位小肠梗阻呕吐物为胆汁样。

排便情况：腹痛病人应注意有无排便、排气、便秘或腹泻、大便颜色和性状、有无腹胀等。腹痛伴有停止排气排便，可能是肠梗阻所致；腹腔炎性病变可引起腹胀、便秘；肠道炎症可致腹泻伴里急后重；排柏油样便则为上消化道出血；排果酱样血便是小儿肠套叠的特征。

④ 其他伴随症状：腹腔内感染性疾病均可出现不同程度的发热，发热程度与感染严重程度有关。严重感染可出现寒战、高热；急腹症往往是先腹痛后发热，而内科疾病多先发热后腹痛。腹痛伴有尿频、尿急、尿痛、血尿或排尿困难，应考虑到泌尿系疾患；腹痛伴有阴道异常出血应考虑妇科疾病。

⑤ 既往史：不少急腹症是慢性病的急性发作。如疑为溃疡病急性穿孔，应询问有无溃疡病史；阑尾炎、胆道疾病、泌尿系结石等常有过去类似发作史；粘连性肠梗阻病人常有腹部手术、炎症或外伤史；月经史对诊断与鉴别诊断也十分重要。

(2) 体格检查

① 全身检查：首先应对病人全身状况作一个全面的了解。包括体位、表情、神志、肤色、重要器官的功能状态，还要检查体温、脉搏、呼吸、血压，观察有无脱水、酸碱平衡失调和休克征象。如胆道病人可有巩膜及皮肤黄染；心率快伴低血压，说明存在低血容量；高热则考虑感染性疾病。

②腹部检查：急腹症的病人应重点作腹部检查，范围包括上至乳头、下至腹股沟区。

视诊：观察有无手术瘢痕，腹部轮廓是否对称，腹式呼吸的强弱，有无胃肠型、肠蠕动波、包块、静脉曲张等。注意两侧腹股沟区有无肿物或疝。如急性腹膜炎病人的腹式呼吸可减弱或消失；全腹膨隆多表示有气腹、腹水、低位肠梗阻；有肠型、蠕动波提示机械性肠梗阻。

触诊：腹部触诊在急腹症的诊断中尤为重要。检查时病人取仰卧屈膝位，使腹部处于松弛状态，应先从无痛区开始，后查病变部位，一般先让病人自己用一手指点出腹部疼痛最明显的部位。重点检查有无压痛、肌紧张和反跳痛等腹膜刺激症状，以及波及的范围、程度。腹膜刺激征的存在表示炎症已波及腹膜。如胃、十二指肠溃疡穿孔、胆囊穿孔，腹膜受到胃液、胰液、胆汁等强酸强碱的强烈刺激，会出现腹壁高度肌紧张而呈“板样强直”。老年人、幼儿、经产妇、肥胖的病人腹膜刺激征常较实际病情为轻，不能如实反映病变的轻重，应加以注意。另外，还要检查有无包块，确定其位置、大小、形状、质地、活动度和有无压痛。如急性胆囊炎可触及肿大压痛的胆囊；胃肠道的晚期癌肿可扪及质硬的腹部肿块；肠套叠可触及“腊肠样”肿块。

叩诊：先从无痛区开始，用力要均匀。叩诊时重点检查肝浊音界是否消失、有无移动性浊音或叩诊最明显的部位。肠梗阻时叩诊呈鼓音；肝浊音界缩小或消失提示胃肠道穿孔引起气腹；移动性浊音表示腹腔内有炎性渗出液、内出血、消化道穿孔等。

听诊：腹部听诊有助于对胃肠蠕动功能作出判断。肠鸣音亢进为急性肠炎、机械性肠梗阻的表现；有气过水声、金属音是肠梗阻特有的体征，音调越高亢说明梗阻越完全；肠鸣音减弱或消失为麻痹性肠梗阻的表现；幽门梗阻、急性胃扩张可出现震水音。

② 直肠、阴道指诊：对急腹症病人的该项检查应给予足够重视。检查时注意有无肿块、触痛、波动感及指套染血。已婚妇女怀疑有妇科疾病时，需作腹壁阴道双合诊，以协助诊断。

(3) 辅助检查

通过详细收集病史和仔细的体格检查，大多数急腹症可以得出正确或基本正确的诊断，但有时为了进一步确定疾病的部位、性质、程度以及作鉴别诊断，往往需要选择应用一些有关的辅助检查。

① 实验室检查：白细胞计数检查可提示有无炎症；红细胞计数、血红蛋白和红细胞压积的动态观察如出现进行性下降则提示有内脏活动性出血。检查尿中的红细胞、白细胞、蛋白、糖、酶等对诊断泌尿系统疾病、急性胰腺炎有重要意义。粪便检查对急腹症的诊断有较大的意义，上消化道出血可出现柏油样便或潜血试验阳性；肠道炎症时可见大便中白细胞增多；大便时排出鲜红色血性液体应考虑结肠溃疡、肿瘤出血等。急性胰腺炎时血、尿或腹腔穿刺液淀粉酶均可升高；肝、胆道疾病应作血清胆红素、肝肾功能测定；肠梗阻的病人应了解血清钾、钠、氯、二氧化碳结合力等；中老年病人应常规检查血糖。

② X线检查：平片检查可排除胸部疾病引起的腹痛，有助于诊断胃肠道穿孔、肠梗阻、腹腔内积液及脓肿、胆道和尿路结石；X线造影检查对胆道疾病、泌尿系疾病、胃肠道疾病亦有重大价值，如可以诊断肠梗阻、肠套叠、消化道肿瘤、胆道结石、泌尿系结石等。钡灌肠透视在低位结肠梗阻中具有诊断价值。

③ B型超声波检查：特别是对肝、胆、脾、胰、肾的疾病有较大的诊断意义，对了解腹腔脓肿、膈下脓肿的部位、大小及定位穿刺引流也较为常用。

④ 内窥镜检查：消化道出血病人可通过胃镜、十二指肠镜、结肠镜等检查了解出血部位及原因；胆管、胰腺疾病可通过十二指肠镜作逆行胰胆管造影（ERCP）；结肠的疾病常使用纤维结肠镜进行检查。

⑤ CT、MRI检查：常用于肝、胆、脾、肾、腹膜后、盆腔等疾病及实质性脏器破裂的

诊断。目前其在急腹症诊断及鉴别诊断中的应用迅速增加。

⑥ 选择性动脉造影：对部分消化道出血或肝破裂出血等有一定的诊断价值，部分病变还可同时行栓塞止血。

⑦ 腹腔穿刺及腹腔灌洗：对诊断不确切的急腹症具有重要价值。

2. 鉴别诊断

(1) *胃十二指肠溃疡急性穿孔*：根据既往溃疡病史，突然发生持续性上腹部刀割样疼痛，并很快扩散到全腹。体检发现有明显腹膜刺激征，肝浊音界缩小或消失。X线检查膈下有游离气体，即能确诊。

(2) *急性胆囊炎*：常有进食油腻食物史，右上腹部剧烈绞痛，体检时右上腹部压痛，Murphy征阳性。B超示胆囊增大，壁增厚，可见或未见结石，即能诊断。

(3) *急性胰腺炎*：多有暴饮暴食史，持续性左上中腹疼痛，可向肩部放射，可伴有腹胀；血、尿淀粉酶明显升高；CT示胰腺弥漫性肿大，密度不均，胰腺坏死时呈皂泡征，胰周积液，可确诊。

(4) *急性阑尾炎*：转移性右下腹痛是其特征，体检示右下腹麦氏点压痛。血常规示血象升高。

(5) *肠梗阻*：其特点是腹痛、腹胀、呕吐、停止肛门排气排便。

【治疗】

1. 治疗原则

(1) 尽快明确诊断，选择恰当的治疗措施；尚未明确诊断的病人应严密观察病情变化，抓紧时机作必要的检查，争取尽早作出诊断，同时给予必要的处理。

(2) 熟练掌握非手术疗法与手术疗法的适应证，合理采用中西医结合的治疗方法，以便取得较好的疗效，减少并发症的发生。

(3) 急腹症的临床表现最常见的是里实证，“气滞”、“气逆”是我们治疗的主要方面，合理地应用“下法”是临床疗效的关键。

2. 非手术治疗与手术治疗的选择

手术是治疗急腹症的一种重要手段，但并非是唯一的或最合理的治疗方法。随着医学科学的发展和中西医结合治疗经验的积累，手术疗法与非手术疗法的适应证在不断地发生变化，应根据病人和急腹症的具体情况，合理地选择治疗方法。

(1) *采用非手术疗法*：病理损害较轻、炎症较局限、全身状况较好、临床症状不剧烈者，可使用中西医结合的非手术疗法，只有在个别情况下才考虑手术治疗。如急性单纯性及轻度化脓性阑尾炎、部分单纯性胃十二指肠溃疡穿孔、急性胆囊炎、急性水肿性胰腺炎、单纯性肠梗阻等。

(2) *在作好手术准备的情况下采用非手术疗法*：疾病所致的功能变化和结构损害较重，或病情比较复杂、变化较快而全身情况尚好者，可在作好手术准备及严密观察的情况下采用非手术疗法，观察一段时间，如病情不见好转或有恶化趋势，则需及时转为手术治疗。如化脓性阑尾炎、阑尾周围脓肿、化脓性胆囊炎、有绞窄趋势的肠梗阻、复杂性胆道蛔虫病、胆道结石并感染等。

(3) 采用手术疗法：病理损害较重、病情复杂、症状严重者需尽快施行手术治疗。如坏疽性阑尾炎、坏疽性胆囊炎、绞窄性肠梗阻、重症胰腺炎、肿瘤及嵌顿疝引起的肠梗阻等。

3．中西医结合治疗急腹症的常用方法

(1) 体位：常采用半卧位，可使腹腔液体局限，减少毒素吸收，便于引流，又利于改善心肺功能。

(2) 禁食与胃肠减压：重症感染、呕吐频繁或胃肠梗阻者应禁食，也可为中转手术作好准备。使用胃肠减压抽出胃内容物，有利于胃肠穿孔的修复及降低胃肠道的压力，利于消除腹胀、腹痛及梗阻，恢复胃肠道的正常功能。

(3) 抗生素的应用：对预防和治疗细菌感染性疾病有重要作用。根据病情，选择广谱的抗生素或联合用药，必要时可作细菌培养和药物敏感试验，合理选用有效的抗生素。

(4) 输液输血：维持水、电解质与酸碱平衡，维持有效的循环血量，可防治休克及重要器官的功能衰竭，对出血性疾病、严重创伤、严重感染等应及时给予输血。

(5) 解痉止痛：常使用阿托品、东莨菪碱缓解由于腹腔内脏平滑肌痉挛而引起的腹痛。诊断明确的病人出现难忍的剧烈疼痛，可使用吗啡、杜冷丁等麻醉镇痛药；但诊断未明的急腹症禁用麻醉镇痛药物，以免掩盖病情，延误诊治。

(6) 针刺疗法：在急腹症的治疗中应用广泛，具有简单、疗效迅速、副作用少等优点，常用的有体针、耳针、电针、穴位注射等疗法，具有解痉止痛、抗炎消肿、促进胃肠蠕动及穿孔的闭合等作用。可根据不同的病证辨证取穴。

(7) 抗休克疗法：在急腹症中，以感染中毒性休克及出血性休克为多见，应积极治疗，抢救病人生命。要根据病情，采用抗感染、止血、血管活性药物及肾上腺皮质激素，纠正酸中毒、失血及水、电解质的平衡失调。

4．手术疗法

是急腹症重要的治疗方法，主要包括：

(1) 病灶切除：如阑尾切除、坏死肠段切除、胃大部分切除、胆囊切除等。

(2) 修补病变：如肠穿孔修补术、嵌顿疝的修补术等。

(3) 减压造瘘：如胆囊造瘘、胆总管T管引流、胃造瘘、肠造瘘等。

(4) 腹腔引流：在腹腔放置各种不同的引流管引出腹腔积液、积血或脓液，消除腹腔内炎症，有利于胃肠功能恢复，常用于腹膜炎、胃肠穿孔、腹腔脓肿等。

5．中医治法

中医学是通过辨证来了解急腹症的病因、病位、性质，并以此为依据制定出治疗法则。给药方式可采用中药内服或从胃管注入、中药外敷、中药保留灌肠等方法。常用主要的治法有：

(1) 通里攻下法

通里攻下法具有调整和加强消化器官的功能、抑菌抗炎、促进炎症消退及改善血液循环等多方面的药理作用，广泛地应用于炎症性、梗阻性及血运障碍性外科急腹症。具有荡涤肠胃、攻实祛瘀、泻热逐邪的多种作用，凡寒热、痰饮、瘀血、宿食等邪实郁滞六腑者皆可应用。本法体现了“六腑以通为用”的理论，是治疗外科急腹症的重要治法。通里攻下法主要可分为寒下法、温下法、润下法、逐水法。

① 寒下法：代表方为大承气汤。因为急腹症多属实证、热证，故临床上大多采用寒下法，其中以大黄应用最广。

② 温下法：代表方为三物备急汤。适用于寒证的腑气郁闭者，如无热象的肠麻痹，腹腔结核引起的不全性肠梗阻，无并发症的胆道蛔虫症、胆绞痛等。

③ 润下法：代表方为麻子仁丸。适用于肠燥津乏、气血虚弱的腑气涩滞者。

④ 逐水法：代表方为大陷胸汤、甘遂通结汤等。通过逐水而达到攻下目的，其中以甘遂为最常用。

(2) 清热解毒法

热是致病因素不能排解，郁久而蕴生，也是急腹症病程发展的必经阶段，热盛才能肉腐，肉腐方能成脓。致病因素或病理产物对机体的损害称为毒。热可生毒，毒又可使热加重。急腹症在病因的权重与疾病阶段的性质归属上都与热关系密切，故清热解毒法也是急腹症的重要治则。清热解毒法临床上可分为泻火解毒、清营凉血及燥湿清热。

① 泻火解毒：代表方为黄连解毒汤、五味消毒饮。

② 清营凉血：代表方为犀角地黄汤、清营汤。

③ 燥湿清热：代表方为龙胆泻肝汤。

(3) 活血化瘀法

急腹症的病理过程中，脏腑气滞是急腹症的主要病机，如气滞不通导致严重的血瘀，瘀久就会向热、脓发展。“瘀”也是急腹症发展过程中的重要环节。血瘀可能导致“瘀血作痛”、“瘀聚成块”的证候。活血化瘀是针对血瘀而设的治则。活血祛瘀法临床上可分为行气活血、清热消瘀与破血消瘀。

① 行气活血：代表方为金铃子散加味。适用于急腹症早期功能性疾患，如肝、胆道疾患或肝功异常等病变。

② 清热消瘀：代表方为黄连解毒汤合桃红四物汤。适用于出血性倾向、多脏器功能损害、感染性休克等病变。

③ 破血消瘀：代表方为大黄䗪虫丸。适用于孤立性肿块和多发性硬结等病变。

准确及时地应用活血化瘀法是治疗外科急腹症中重症、难症的关键，也可能是降低复发率的重要环节。因此活血化瘀法是急腹症治法研究中的热点问题。

(4) 理气开郁法

“气郁”是急腹症的常见病因或病理，理气开郁法是针对气郁而采取的治疗方法。在急腹症治疗中，理气开郁法有广泛的应用范围，如疏肝理气、降逆止呕等都属此类。常用药味有莱菔子、枳实、厚朴、木香、乌药、川楝子、半夏等。代表方剂有四逆散、金铃子散、半夏厚朴汤、旋覆代赭汤、肠粘连松解汤等。

(5) 补气养血法

适用于急腹症后期的脾胃虚弱、气血两虚证。常用方药有参苓白术散、补中益气汤、八珍汤等。

（陈　铭）

第二节　急性腹膜炎

急性腹膜炎（acute peritonitis）是外科常见的一种严重疾病，按发病机理可分为原发性腹膜炎与继发性腹膜炎；按病因可分为细菌性腹膜炎与非细菌性腹膜炎；按病变范围可分为弥漫性腹膜炎与局限性腹膜炎。临床上所称的急性腹膜炎多为继发性细菌性腹膜炎，约占总发病的98%。

中医关于腹膜炎的记载散见于肠痈、腹痛、胃脘痛、结胸等病。《诸病源候论》曰："凡腹急痛，此里之有病"，"由脏腹虚寒冷气客于肠胃膜原之间，结聚不散，正气与邪气交争，相击故痛。"

本病以持续性腹痛、恶心呕吐及高热、大汗、脉快为主要特点。

【解剖生理】

腹膜（图15-1）是一层很薄的浆膜，面积几乎与全身的皮肤面积相等。可分为相互连续的壁层腹膜和脏层腹膜。脏层腹膜覆盖在脏器表面，并形成韧带、系膜和网膜；壁层腹膜贴附于腹壁内壁。壁层腹膜与脏层腹膜之间的潜在间隙称腹膜腔，此腔男性是密闭的，只有

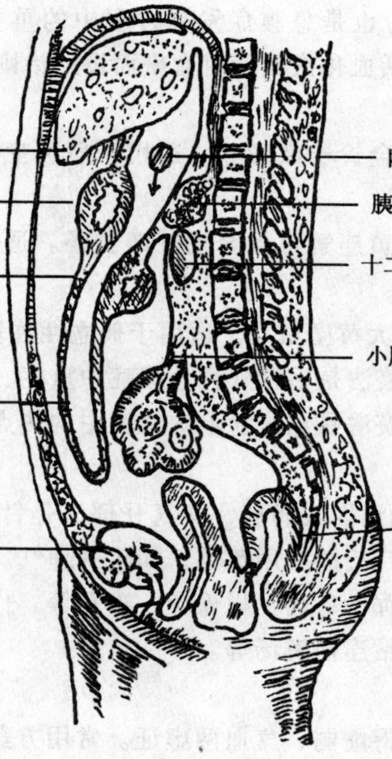

图15-1　腹膜解剖图（女性）

女性经输卵管、子宫、阴道与外界相通。腹腔可分为大腹腔和小腹腔两部分，小腹腔位于腹部上后方、胃和小网膜之后，经网膜孔与大腹腔相通。因此腹膜炎时应采取半卧位，避免脓液流入小腹腔造成治疗上的困难，以及利于小腹腔脓液流入大腹腔的盆腔部而减少毒性吸收，便于处理。

壁层腹膜与脏层腹膜的神经来源并不相同。壁层腹膜主要受肋间神经和腰神经支配，痛觉敏感，定位准确，当壁层腹膜受刺激时可引起反射性的腹肌紧张，是诊断腹膜炎主要的临床依据。膈肌受到刺激，由膈神经的反射作用可引起肩部放射性疼痛或打嗝。脏层腹膜则受内脏神经支配，痛觉定位差，但对膨胀、牵拉、压迫等刺激较为敏感，腹痛常表现为钝痛。

腹膜的生理机能有：①减少摩擦：正常情况下腹腔含有少量草黄色澄清液体，起润滑作用；②防御作用：腹膜有很多皱襞，具有高度渗透性，同时也可分泌渗出液，以稀释毒素和减少对腹膜的刺激；③吸收作用：腹膜具有强大的吸收能力，可吸收腹腔内积液、血液、空气和毒素等；④修复作用：腹膜分泌液中所含的纤维蛋白沉积在病变周围产生粘连，以防止感染扩散并修复受损组织。

【病因病理】

1. 西医病因病理

(1) 病因

① 原发性腹膜炎：指腹腔内无原发病灶的腹膜炎。临床上较少见，病原菌多为溶血性链球菌或肺炎双球菌，常由血源性引起感染，多见于儿童。多数是在上呼吸道感染、丹毒等感染性疾病的过程中，因抗病能力低下，病菌经血行途径而达腹腔。女性病人可经输卵管途径而感染。肝硬化并发腹水的病人可因肠道细菌自肠壁渗出而引起腹膜炎。

② 继发性腹膜炎：由腹腔内脏器病灶的病原菌感染腹膜而造成的腹膜炎。临床上非常常见（图 15－2）。继发性腹膜炎的病原菌多以肠道细菌为主，常见的是以大肠杆菌为主的混合感染，毒性剧烈，其次为链球菌、葡萄球菌、厌氧菌、产气荚膜杆菌等。其病因为腹腔

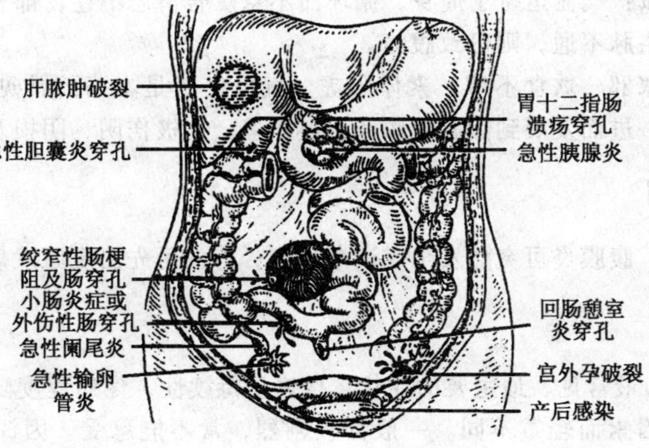

图 15－2 急性腹膜炎的常见原因

内脏器穿孔、损伤破裂，最常见的是急性阑尾炎穿孔和胃十二指肠溃疡的穿孔。

急性阑尾炎等腹腔内脏器感染性疾病使含有细菌的渗出液进入腹腔，可引起腹膜炎；绞窄性肠梗阻因血运障碍引起肠坏死，细菌通过肠壁进入腹腔可导致腹膜炎。

腹部手术，尤其是化脓性疾病手术中腹腔的污染，胃肠道、胆管手术后吻合口瘘的发生是急性腹膜炎产生的另一常见原因。

(2) 病理

胃肠内容物或致病细菌进入腹腔后，刺激腹膜发生炎性反应，渗出液中含有大量的吞噬细胞，并有纤维蛋白沉积在病灶周围防止感染扩散，修复组织。其后，由于大量白细胞的出现，坏死组织、细菌和凝固的纤维蛋白的存在，使渗出液变成混浊的脓液。

腹膜炎形成后，根据病人的抗病能力和感染的严重程度，以及治疗的效果，可产生不同的后果。年轻体壮者抗病能力强，感染较轻，如治疗及时，病变附近的肠管与大网膜互相粘连融合，可把感染局限于腹腔内的一个部位，成为局限性腹膜炎。之后，渗出物可逐渐被吸收，炎症完全消散而痊愈；或可能未被完全吸收而聚积于膈下、肠袢间、髂窝、盆腔等处，形成局限性脓肿。反之，感染则不能局限并迅速扩散而形成弥漫性腹膜炎。

腹膜炎治愈后，腹腔内所形成的粘连大多无不良后果，一部分可能会造成肠管粘连成角或扭曲而发生机械性肠梗阻。

2．中医病因病机

本病属中医“腹痛”范畴，多因外感六淫邪毒、内伤情志、饮食不节等所致。

(1) 感受寒邪：外感风冷寒邪，侵袭中焦，或寒冷积滞阻结胃肠，或恣食生冷，中阳受伐，使肠道气机升降失常，阴寒内盛而作痛。

(2) 饮食不节：暴饮暴食或多食肥甘辛辣刺激之品，致湿热食滞交阻，使肠胃气机失其疏利，传导失职而痛。

(3) 素体阳虚：脾肾不足，脏腑虚寒，寒湿停滞，脏腑失其温养，致肠道传化失利而痛。

(4) 气血瘀滞：气血运行于周身，循环而不息。若情志不遂，郁怒伤肝，气机逆乱，致脏腑功能失调，络脉不通，则可致腹痛。

总之，感受寒邪、饮食不节、素体阳虚、气血瘀滞是本病的常见原因。随着病情的发展，可迅速化热，进而发展到热腐成脓和毒热炽盛，热极伤阴，阴损及阳，甚至亡阴亡阳。

【临床表现】

因病因不同，腹膜炎可突然发生或渐渐出现，有的可先出现原发病的征象，以后才逐渐出现腹膜炎表现。

1．症状

(1) 腹痛：为最常见、最主要的症状。疼痛呈持续性，疼痛程度随病因、炎症程度、年龄和患者体质等因素而轻重不同。一般都较剧烈，常不能忍受。因深呼吸、转动身体而加剧，疼痛的范围多自原发病变部位开始，进而延及全腹或局限于一定范围，但疼痛最明显的区域常为原发病灶所在部位。

(2) 呕吐：为较早出现的症状。初期多是腹膜受刺激引起的反射性呕吐，呕出物为胃内容物；后期多因麻痹性肠梗阻而呕出黄绿色的胆汁，甚至为棕褐色粪样内容物，且呕吐更频繁而量多。

(3) 发热与感染中毒：由腹腔脏器炎症扩散所致者（如急性阑尾炎或胆囊炎），体温原已升高，腹膜炎发生后则更高；因腹内脏器穿孔所致者（如溃疡病穿孔等），开始时体温正常，以后即渐渐升高。正常情况下，脉搏随体温升高而加快，如脉搏增快而体温反而下降，多为病情恶化的征象。

2．体征

(1) 全身状况：病人多呈急性病容，表情痛苦，焦虑，多喜蜷曲或平卧位。重症后期则出现面色萎黄、眼窝凹陷、口干唇燥、四肢湿冷、呼吸急促、脉细数、血压下降等重度脱水、代谢性酸中毒及中毒性休克的表现。

(2) 舌苔、脉象：早期舌苔薄白，随着病情发展，热盛伤津则舌红绛、苔黄燥；湿热瘀阻则舌黯红、苔黄腻；热毒炽盛则舌绛紫。脉象早期弦数，热毒炽盛则脉洪数或滑数；晚期热极伤阴，阴伤阳脱则脉沉细而弱。

(3) 腹部体征

① 视诊：早期腹式呼吸减弱或消失；后期出现明显腹胀。腹胀加重是病情发展的一项重要标志。

② 触诊：腹部压痛、反跳痛及肌紧张是腹膜炎最重要的体征，称腹膜刺激征，可呈局限性，也可遍及全腹，但以原发病灶部位最为明显。腹肌紧张的程度因病因、个体情况及发病时间不同而异。上消化道溃疡穿孔因胃酸、胆汁刺激引起的化学性腹膜炎会导致强烈的腹肌紧张，呈现“板状腹”；幼儿、老人和极度虚弱者腹肌紧张常不明显。

③ 叩诊：由于胃肠道内胀气，全腹叩诊呈鼓音；胃肠道穿孔后如有大量的气体进入腹腔，肝浊音界可缩小或消失；腹腔内积液及血液较多时，可有移动性浊音；局限性明显叩击痛的存在常提示原发病灶所在部位。

④ 听诊：肠鸣音多减弱或消失。

(4) 直肠指检：直肠前窝有触痛、饱满或波动感，为盆腔感染或脓肿形成的征象。

【实验室及其他检查】

1．实验室检查

白细胞计数及中性粒细胞比例一般均增高。若白细胞计数不高，但出现明显的核左移或有中毒颗粒，说明抵抗力低下，病情危重，预后不良。

2．腹腔穿刺

腹腔穿刺对腹膜炎的确诊及病因诊断均有重要价值。如穿刺液中含有食物残渣、胆液，提示上消化道穿孔；穿刺液有粪臭味表示下段肠道穿孔或炎症；抽出脓性液说明有化脓病灶；血性渗出液常见于重症胰腺炎、绞窄性肠梗阻、晚期肿瘤等；抽出不凝固血液，提示有腹内脏器出血，如肝脾破裂、宫外孕破裂等。腹水淀粉酶的测定有助于胰腺炎的诊断；腹腔穿刺液的涂片、细菌培养及药物敏感试验可确定病原菌，为选择抗菌药物提供依据。

3. X线、B超、CT检查

腹部X线检查可见小肠、大肠广泛胀气，甚至出现多个小液平面的肠麻痹征象；胃肠穿孔时多数可见到膈下有游离气体。B超及CT检查对于腹内实质性脏器病变的诊断，了解病灶位置、大小和腹腔渗液的估计有较大意义。

【诊断与鉴别诊断】

1. 诊断

根据持续性腹痛，腹部明显的压痛、反跳痛、肌紧张等腹膜刺激征以及肠鸣音的减弱或消失，白细胞计数及中性粒细胞比例增高，必要时借助诊断性腹腔穿刺和腹部X线等检查，急性腹膜炎的诊断一般不困难。

但在诊断中要区别是局限性或弥漫性腹膜炎，是继发性或原发性腹膜炎，明确其原发病，才能进行有针对性的治疗。常见的继发性腹膜炎的早期诊断和及时的中西医结合治疗对于提高治疗效果有重要的意义。对于部分短期未能作出明确诊断的病人，应在积极的非手术治疗下密切观察其症状、体征及各种检查的动态变化，争取尽早明确诊断。但对病因实在难以肯定，腹膜刺激征明显，无局限趋势，且有明确手术探查指征的病人，则应及早施行剖腹探查，以免贻误治疗时机。此外，还应及时了解有无腹膜炎各种常见并发症的发生，以便及时治疗。

2. 鉴别诊断

(1) *内科疾病*：有不少内科疾病具有与腹膜炎相似的临床表现。大叶性肺炎、胸膜炎、心绞痛等都可引起反射性腹痛和上腹腹肌紧张，通过追问疼痛的情况，细致地检查胸部体征，且又无明确腹部体征，再借助心电图及胸部X线检查即可鉴别。急性胃肠炎、痢疾、急性肾盂肾炎、糖尿病酮症酸中毒等常有急性腹痛伴恶心呕吐等症状，但均无腹膜刺激征，不难做出鉴别。

(2) *急性肠梗阻*：多数急性肠梗阻初期具有典型的"痛、胀、呕、闭"的临床表现及肠鸣音亢进，无固定压痛点与肌紧张等特征，易与腹膜炎鉴别。但如梗阻不解除，疼痛从间歇性发展成持续性；无发热或低热发展成高热；肠鸣音亢进或有气过水声发展成肠鸣音消失，腹胀渐加重，全腹出现压痛、反跳痛、腹肌紧张，应考虑为绞窄性肠梗阻所致。可通过腹腔诊断性穿刺和腹部X线检查予以区别，必要时做剖腹探查进行明确诊断。

(3) *化脓性阑尾炎穿孔*：有急性阑尾炎的病史，腹痛呈持续性且逐渐加重，以右下腹为主的腹痛突然范围扩大，甚至波及全腹，伴有反跳痛、肌紧张，体温持续性升高，白细胞增高。盆腔阑尾炎可经直肠指检触及右前腹壁处有明显触痛，腹腔穿刺有脓液。

(4) *胃十二指肠溃疡穿孔*：常有溃疡病病史，突然发生上腹部刀割样疼痛，以上腹部为主的全腹腹肌紧张，呈"板状腹"，反跳痛明显。腹部X线检查常可见膈下游离气体，诊断并不困难。

(5) *急性胆道感染、胆石病*：既往多有反复发作的腹痛史，腹痛以右上腹为主，向右肩部放射，可出现腹痛、寒战、高热、黄疸并存的夏科综合征。腹膜刺激征可累及全腹，但以右上腹为最明显，胆囊肿大时可触及胆囊，莫菲征阳性。肝、胆、胰B超可有助于确诊。

(6) 宫外孕破裂：多有明显停经史，常有下腹剧烈疼痛，阴道流血，有明显内出血表现，甚至出现休克。腹膜刺激征以下腹部为主，血色素下降，尿妊娠试验阳性，腹部或阴道后穹隆穿刺可抽出不凝固的血液。

【治疗】

急性腹膜炎的治疗取决于引起腹膜炎的原因与性质，要结合病人的具体情况选择治疗方法。其目的是要消除引起腹膜炎的病因，控制腹腔感染。

1．非手术治疗

(1) 适应证

①急性腹膜炎有局限化趋势或已形成局限性腹腔脓肿者。

②某些腹膜炎病因明确，腹胀不明显，腹腔内积液少，一般情况好，全身中毒症状轻，无休克表现者。

③原发性腹膜炎或大多数盆腔器官感染所致的腹膜炎。

(2) 方法

① 半卧体位：病人无休克时，宜取半卧位，使腹内渗出液下流到盆腔，利于局限及引流，减轻毒素吸收，并可减轻因腹胀压迫而引起的呼吸和循环障碍。

② 禁食、胃肠减压：可减少胃肠内容物外溢，减轻胃肠积气，有利于炎症的局限和吸收，促进穿孔的闭合及胃肠道功能的恢复。

③ 输液、输血：由于禁食，腹腔大量渗液及胃肠减压抽出大量消化道液体，应及时酌情补充足够的液体及电解质，纠正水、电解质和酸碱平衡的失调；严重感染、失血等病情危重的病人应补充血容量，纠正贫血和低蛋白血症；补充热量和营养，以提高机体抗病能力，防止休克。

④ 休克的防治：要密切观察病人的意识状态、皮肤颜色和温度、脉搏、血压、呼吸、中心静脉压及血气分析等变化，详细记录尿量。一旦发生休克，在针对病因进行治疗的同时，应迅速采用补充血容量、纠正酸中毒、酌情应用血管收缩剂或扩张剂，保护重要器官的功能等积极的抗休克措施，并合理地使用肾上腺皮质激素，高热不退者应考虑使用人工冬眠疗法。

⑤ 抗生素治疗：根据腹膜炎和中毒症状的严重程度，以及病原菌的不同，必要时参考细菌培养和药物敏感试验的结果，选用有效的抗生素药物以控制感染。急性腹膜炎常为混合性感染，临床上多采用2种抗生素联合应用。

2．手术疗法

对于病情严重或经非手术疗法无效的急性腹膜炎病人，常采用以手术为主的综合治疗。

(1) 适应证

① 腹腔内严重病变所致的腹膜炎，中毒症状严重，甚至有休克表现，如坏疽性穿孔性阑尾炎、胆囊炎穿孔、消化道溃疡穿孔、重症胰腺炎、外伤性内脏破裂、术后吻合口瘘等。

② 病情严重，一时难以查明原因的弥漫性腹膜炎，且腹膜刺激征明显或腹腔穿刺有阳性所见者。

③ 弥漫性腹膜炎经8~12小时非手术疗法，病情不见好转或加重者。

(2) 方法

① 处理原发病灶：手术的重要目的在于切除病灶或缝闭穿孔，如切除坏疽的阑尾、胆囊和坏死的肠段等。胃十二指肠溃疡穿孔则应根据病情施行胃大部分切除或单纯穿孔修补术。

② 腹腔引流：坏死器官未能切除（如重症胰腺炎），或有较多坏死组织无法清除，腹腔内有继续渗血、渗液或有吻合口瘘发生的可能，以及局限性脓肿形成者，应在适当的位置放置单管或多管引流，可酌情选用烟卷引流或乳胶管等引流，必要时放2条以上引流管，并做腹腔灌洗。

③ 清理腹腔：腹腔内的脓液、渗液、食物残渣、粪便、异物等应该清除干净。

3. 中医治疗

(1) 内治

① 气血骤闭证

证候：骤然剧烈腹痛，有如刀割，迅速累及全腹；全腹压痛，反跳痛明显，拒按，腹硬如板，肝浊音界缩小或消失；伴恶心呕吐，大便秘结，小便短少；舌质淡红，苔薄白，脉弦细数。

治法：活血祛瘀，行气止痛。

方药：血府逐瘀汤加减。

② 胃肠实热证

证候：持续性腹部剧痛，腹胀拒按，局部或全腹压痛，反跳痛，腹肌紧张明显，肠鸣音减弱或消失，伴发热、恶寒、恶心呕吐、胸腹满闷、大便秘结、小便黄赤；舌质红或绛，苔黄腻或黄燥，脉洪数。

治法：通里攻下，泻火解毒。

方药：大承气汤加减。

③ 厥脱证

证候：腹部膨胀，全腹压痛，反跳痛，腹肌紧张明显，精神萎靡或神昏谵语，手足不温，甚至四肢厥冷，呼吸浅促，或见斑疹衄血、呕血、便血、小便不利，甚至无尿；舌质光敛红绛，苔黄干而厚，脉沉细疾数或伏微欲绝。

治法：清营解毒，泄热养阴。

方药：清瘟败毒饮合清营汤加减。

(2) 针灸治疗：具有缓急止痛、行气消胀、促进胃肠蠕动、增强腹膜的修复及消炎能力、促使穿孔脏器的闭合等作用。常用的穴位有：足三里、中脘、梁门、内关、曲池、胃俞、胆俞等，应根据病情进行辨证取穴。

【预防与调护】

1. 避免暴饮暴食、饮酒过度。

2. 要心情愉快，避免暴怒、忧郁等精神刺激。

3．宜劳逸结合，防止受凉劳累。

4．积极治疗原发病。

（陈 铭）

第三节 急性阑尾炎

急性阑尾炎（acute appendicitis）是外科最常见的疾病之一，居各种急腹症发病的首位。可发生于任何年龄，多见于青壮年，男性发病率高于女性。中医关于阑尾炎的记载归于肠痈范畴，在历代医学著作中有着详尽的描述，肠痈病名最早见于《素问·厥论》：“少阳厥逆……发肠痈不可治，惊者死”。《金匮要略》总结了肠痈辨证论治的基本规律，推出了大黄牡丹汤等有效方剂，至今仍为临床所应用。

本病的特点是：转移性右下腹疼痛，伴恶心、呕吐、发热、右下腹压痛等。

【解剖生理】

阑尾是位于盲肠内后方的一个蚯蚓状盲管，可分为基底、体、尖端三部分。长短、粗细变异很大，平均长约 5～9cm，直径约 0.5cm。基底与盲肠相通，两者交界处有阑尾瓣。但其尖端可指向任何方向，常见有回肠后位、盲肠后位、盆腔位、盲肠内侧位等（图 15－3）。阑尾系膜短于阑尾本身，故使阑尾呈弧形或袢状改变，并容易扭曲。

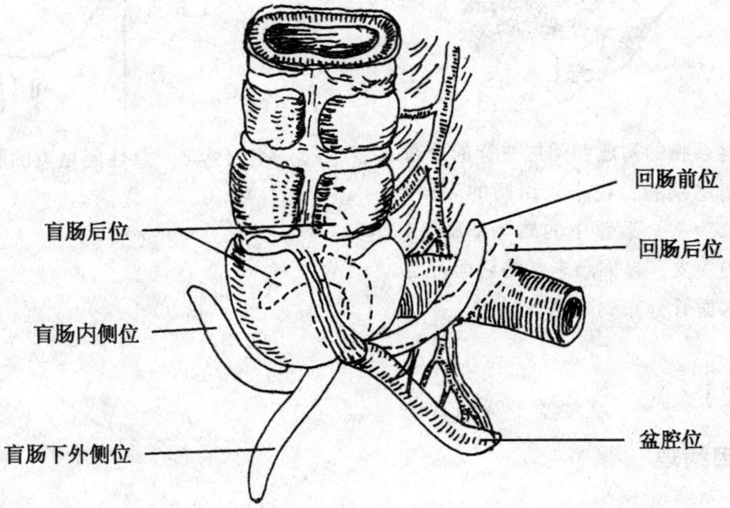

图 15－3 阑尾的不同位置

阑尾壁的组织结构与结肠相同，分为黏膜层、黏膜下层、环肌层、纵肌层及浆膜层。阑尾系膜内有阑尾动脉、静脉、淋巴和神经。阑尾动脉多起自回结肠动脉，主干只有一条，无交通支，沿系膜达阑尾尖端，故血运障碍时阑尾容易坏死（图 15－4）。阑尾静脉经回结肠静脉流入肠系膜上静脉，最后汇合入门静脉进入肝脏，因此阑尾化脓性炎症时，细菌栓子可进入门静脉、肝脏，引起门静脉炎和肝脓肿。

阑尾的淋巴相当丰富，在黏膜下层有较多集合淋巴滤泡，壁内有丰富的淋巴网，淋巴液沿阑尾系膜血管方向回流到回结肠淋巴结，故阑尾壁不但有蠕动功能，而且有分泌功能。童年和青年时期的阑尾，其发达的淋巴组织能转输具有免疫活性的淋巴细胞，所以在机体的免疫功能上能起一定的作用。但到成年后，这种免疫功能被全身淋巴结和脾脏所代替，故阑尾切除后对人体并无明显影响。

阑尾在腹壁上的投影是在右侧髂前上棘与脐部连线的中、外 1/3 交点处，临床上称之为阑尾点或麦氏（McBurney）点（图 15-5）。

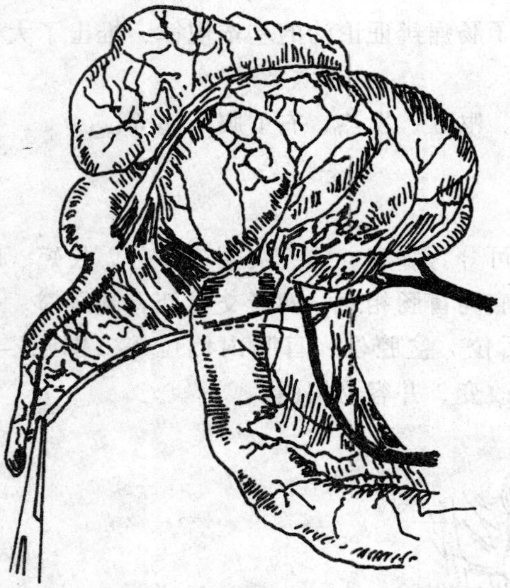

图 15-4　阑尾系膜的构成和阑尾血管的分布
三角形的阑尾系膜，在末段回肠的后面与回肠系膜合二为一，系膜中的阑尾动脉是回肠结肠动脉的一支，自回肠末端的后面行走，分出几条终末血管分布到阑尾

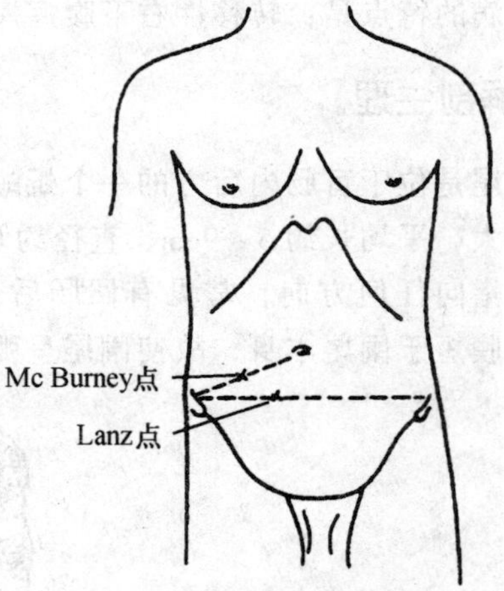

图 15-5　急性阑尾炎的腹部压痛点

【病因病理】

1. 西医病因病理

(1) 病因

急性阑尾炎的发病过程往往是复杂的，其发病有三种学说：

① 阑尾腔梗阻学说：该机制在阑尾炎的发病机理中占重要地位。阑尾管腔细长，开口狭小，因种种原因极易造成阑尾腔的梗阻。常见的原因有：淋巴滤泡增生压迫；粪石与粪块；阑尾扭曲；管腔狭窄；寄生虫及虫卵堵塞管腔。一旦梗阻，腔内压力增高，血运障碍，有利于细菌的繁殖及炎症的发生，导致阑尾炎。手术发现，在化脓和坏疽性阑尾炎中，80%

~90%以上可发现阑尾腔梗阻。

② 细菌感染学说：阑尾炎的病理改变为细菌感染性炎症，致病菌多为各种革兰阴性杆菌和厌氧菌。当机体抵抗能力低下，阑尾腔内的细菌直接侵入损伤黏膜或细菌经血循到达阑尾而产生炎症。

③ 神经反射学说：该学说认为阑尾炎的发病和神经系统的活动有着密切的关系。神经调节失调导致消化道功能障碍，包括运动机能障碍和血液供应障碍，可使管腔梗阻加重，组织抵抗力减弱，给细菌感染创造条件。

上述三种因素在急性阑尾炎的发病过程中可相继出现，且互相影响，互为因果。

(2) 病理

急性阑尾炎在不同的发展阶段可出现不同的病理变化，可归纳为四种临床类型：

① 急性单纯性阑尾炎：炎症局限于阑尾黏膜及黏膜下层，逐渐扩展至肌层、浆膜层。阑尾轻度肿胀，浆膜充血，有少量纤维素性渗出物。阑尾壁各层均有水肿和中性粒细胞浸润，黏膜上有小溃疡形成。

② 化脓性阑尾炎：炎症发展到阑尾壁全层，阑尾显著肿胀，浆膜充血严重，附着纤维素渗出物，并与周围组织或大网膜粘连，腹腔内有脓性渗出物。此时阑尾壁各层均有大量中性粒细胞浸润，壁内形成脓肿，黏膜坏死脱落或形成溃疡，腔内充满脓液。此型亦称蜂窝组织炎性阑尾炎。

③ 坏疽或穿孔性阑尾炎：病程进一步发展，阑尾壁出现全层坏死，变薄而失去组织弹性，局部呈暗紫色或黑色，可局限在一部分或累及整个阑尾，极易破溃穿孔，阑尾腔内脓液黑褐色而带有明显臭味，阑尾周围有脓性渗出。穿孔后感染扩散可引起弥漫性腹膜炎或门静脉炎、败血症等。

④ 阑尾周围脓肿：化脓或坏疽的阑尾被大网膜或周围肠管粘连包裹，脓液局限于右下腹而形成阑尾周围脓肿或炎性肿块。

以上各型阑尾炎如能得到及时治疗，阑尾炎能在不同阶段上得到控制，趋向好转或痊愈。根据炎症的程度和范围不同，大致有如下转归：轻者痊愈后阑尾可不留解剖上的改变；重者阑尾病理程度变化较大，痊愈后可遗留无腔阑尾和阑尾被完全破坏吸收而自截；部分病人急性炎症消退后，可因阑尾腔狭窄、部分梗阻，或阑尾周围粘连、扭曲而管腔引流不畅，成为再发的基础。

2．中医病因病机

(1) 饮食不节：由于暴饮暴食，嗜食膏粱厚味，或恣食生冷，致脾胃功能受损，导致肠道功能失调，传导失司，糟粕积滞，生湿生热，遂致气血瘀滞，积于肠道而成痈。

(2) 寒温不适：由于外感六淫之邪，外邪侵入肠中，导致经络阻塞，气血凝滞，郁久化热而成。

(3) 情志不畅：由于郁闷不舒，致肝气郁结，气机不畅，肠道传化失职，易生食积，痰凝瘀积壅塞而发病。

(4) 暴急奔走或跌仆损伤：由于劳累过度，或饱食后暴急奔走、跌仆损伤，致气血违常，败血浊气壅遏肠中而成痈。(图 15－6)

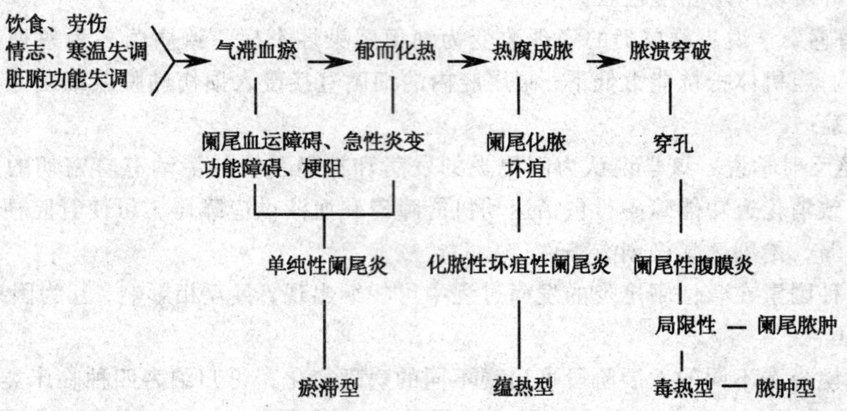

图 15-6 急性阑尾炎病机图

中医学认为急性阑尾炎病在肠腑，属里、热、实证。因饮食不节、过食油腻生冷或寒温不适、情志失调等，致肠道传化失司，气机痞塞，瘀血停聚，湿热内阻，血肉腐败而成肠痈。其总的病机为气滞、血瘀、湿阻、热蕴，进而热毒炽盛，结于阳明或侵入营血，严重者可致阴竭阳脱之危候。

【临床表现】

1．主要症状

(1) *转移性右下腹疼痛*：约有70%～80%的急性阑尾炎病人具有这种典型的腹痛，腹痛多起始于上腹部或脐周围，呈阵发性疼痛并逐渐加重，数小时甚至1～2天后疼痛转移至右下腹部。这种特点主要是由于早期炎症只侵犯阑尾黏膜及黏膜下层，刺激内脏神经而反射性引起脐上或脐周疼痛。当炎症波及阑尾浆膜时，刺激体神经所支配的壁层腹膜而出现定位痛，引起阑尾所在的右下腹呈持续性疼痛，可阵发性加剧并逐渐加重。

腹痛的性质和程度与阑尾炎病理类型有一定的关系。单纯性阑尾炎多呈隐痛或钝痛，程度较轻；梗阻化脓性阑尾炎一般为阵发性剧痛或胀痛；坏疽性阑尾炎开始多为持续性跳痛，程度较重，而当阑尾坏疽后即变为持续性剧痛。

(2) *胃肠道症状*：发病初期常伴有恶心、呕吐，呕吐物多为食物，并多数伴有便秘、食欲减退。盆腔位阑尾炎刺激直肠可有腹泻和里急后重感。弥漫性腹膜炎时可出现麻痹性腹胀。

(3) *全身症状*：早期一般并不明显，体温正常或轻度升高，可有头晕、头痛、乏力、汗出、口干、尿黄、脉数等症状。当体温升高至38℃～39℃，应注意到阑尾有化脓、坏疽穿孔的可能性。少数坏疽性阑尾炎或导致门静脉炎时，可有寒战高热，体温高达40℃以上。

2．主要体征

(1) *压痛*：右下腹局限性显著压痛是阑尾炎最重要的特征。压痛点通常在麦氏点，但可随阑尾位置和阑尾尖端的部位而改变，即使在早期，疼痛尚在反射痛阶段，阑尾处也可有局限性压痛。炎症逐渐加重，压痛范围也随之扩大。

(2) 反跳痛（Blumberg 征）：为炎症波及壁层腹膜时的表现，在化脓性阑尾炎时即可出现，随炎症的加剧而加重。将手指放在右下腹阑尾部位或腹部其他象限，并逐渐缓慢地压迫至深部，然后迅速抬手放松，若患者感到该区腹内剧痛为阳性。

(3) 腹肌紧张：腹膜壁层受到刺激后可出现防御性腹肌紧张，其程度及范围大小是区别各型阑尾炎的重要依据。急性单纯性阑尾炎多无腹肌紧张，轻型化脓性阑尾炎可有轻度腹肌紧张，严重化脓、坏疽穿孔性阑尾炎腹肌紧张显著。但需注意，衰竭病人、老人、小儿、孕妇、肥胖及盲肠后位阑尾炎时，腹肌紧张可不明显；对触觉敏感的病人往往容易出现假性腹肌紧张，临床上需反复作细致轻柔的检查，方能作出准确的判断。

(4) 右下腹包块：若阑尾周围脓肿形成，右下腹可扪及痛性包块，边界不清且固定。

(5) 下列检查方法可协助阑尾炎的定性、定位诊断：

① 结肠充气试验（Rovsing 征）：一手按压左下腹降结肠，另一手沿结肠逆行挤压，如出现右下腹疼痛为阳性，可提示阑尾炎的存在。

② 腰大肌试验（Psoas 征）：患者左侧卧位，医生用左手扶住患者右髋部，右手将右下肢向后过伸，引起右下腹疼痛者为阳性，提示炎性阑尾贴近腰大肌，多见于盲肠后位阑尾炎。

③ 闭孔内肌试验（Obturator 征）：患者平卧，将右髋和右膝屈曲 90°，并内旋髋关节，以拉紧右侧闭孔内肌，如右下腹疼痛者为阳性，提示炎性阑尾位置较低，贴近闭孔内肌，为盆腔位阑尾炎。

④ 直肠指诊：直肠右侧前上方有触痛，提示炎性阑尾位置较低。如有灼热、压痛、饱满或波动感，提示有盆腔脓肿。

⑤ 经穴触诊：在急性阑尾炎的病人中，约 60%～80%会出现足三里与上巨虚穴之间的阑尾穴有压痛，尤以右侧明显而多见。

【实验室及其他检查】

1. 血常规 多数病人白细胞升高，中性粒细胞比例也有不同程度的升高。白细胞计数常在 10×10^9/L ～15×10^9/L 之间，当出现阑尾穿孔合并腹膜炎或门静脉炎时，白细胞计数可高达 20×10^9/L 以上。

2. 尿常规 由于阑尾炎刺激输尿管、膀胱，部分患者可在尿中出现少量红细胞与白细胞，但应与泌尿系疾病相鉴别。

3. 其他辅助检查 如钡灌肠、超声显像、同位素扫描、CT 检查等，对不典型的阑尾炎在诊断有困难时可参考应用。

【诊断与鉴别诊断】

1. 诊断

根据转移性右下腹疼痛的病史和右下腹局限性压痛的典型阑尾炎的特点，一般即可作出诊断。但症状不典型的阑尾炎或异位阑尾炎的诊断则有一定的困难，应根据详细的病史和仔细的体检，辅以化验及特殊检查，全面分析，才能提高阑尾炎的诊断率。

2．特殊类型急性阑尾炎

(1) 小儿急性阑尾炎：发病率较成人为低，多发生在上呼吸道感染和肠炎的同时，病情发展快且较为严重。腹肌紧张不明显，压痛范围一般较广而不局限，容易发生阑尾穿孔及其他严重并发症。病人高热、恶心呕吐出现早而频，常可引起脱水和酸中毒。

(2) 老年人急性阑尾炎：因老年人对痛觉迟钝，反应性差，故症状和体征常常不典型，转移性右下腹痛常不明显，腹膜刺激征多不显著；有时虽炎症较重，但白细胞计数和中性粒细胞比例仍可在正常范围。阑尾坏疽穿孔和其他并发症的发生率都较高。由于临床表现和病理变化往往不相符合，容易延误诊治，尤应警惕。

(3) 妊娠期急性阑尾炎：临床上也较常见。其特点是随着妊娠的月数增加而阑尾压痛点不固定，腹肌紧张和压痛均不明显，穿孔后由于胀大的子宫的影响，腹膜炎症不易局限，炎症刺激子宫可致流产或早产。

(4) 异位急性阑尾炎：症状及体征多不典型，有盆腔内、盲肠后、腹膜外、肝下、左下腹等不同部位的阑尾炎。

3．鉴别诊断

需与急性阑尾炎相鉴别的疾病主要有：

(1) 胃十二指肠溃疡穿孔：多有上消化道溃疡病史，突然出现上腹部剧烈疼痛并迅速波及全腹。部分病人穿孔后，胃肠液可沿升结肠旁沟流至右下腹，出现类似急性阑尾炎的转移性右下腹痛，但腹膜刺激征明显，多有肝浊音界消失，肠鸣音消失，可出现休克，X线检查常可发现膈下游离气体。必要时可行诊断性腹腔穿刺加以鉴别。

(2) 急性胃肠炎：多有饮食不洁史，可出现与急性阑尾炎相似的表现，但腹部压痛部位不固定，肠鸣音亢进，一般无腹膜刺激征，大便检查可有脓细胞及未消化食物。

(3) 急性肠系膜淋巴结炎：腹痛常与上呼吸道感染并发，或腹痛前有头痛、发热、咽痛或其他部位淋巴结肿痛病史，早期即可有高热、白细胞数增高，但腹痛、压痛相对较轻且较广泛，部位较阑尾点为高且接近内侧，在肠系膜区域内有时可触及肿大淋巴结。

(4) 右肺下叶大叶性肺炎或右侧胸膜炎：早期可引起右下腹反射性疼痛，甚至出现右下腹压痛和肌紧张，体温升高，但常有右侧胸痛及呼吸道症状，腹部无固定性显著压痛点。胸部听诊可闻及啰音、摩擦音、呼吸音减弱等阳性体征。胸部X线检查有鉴别意义。

(5) 急性胆囊炎、胆石病：右上腹持续性疼痛，阵发性加剧，可伴有右肩部放射痛，腹膜刺激征以右上腹为甚，墨菲（Murphy）征阳性，部分病人可出现黄疸。当发生高位阑尾炎时，腹痛位置较高，或胆囊位置较低位，腹痛点比正常降低时，应注意鉴别。必要时可借助超声波和X线等检查。

(6) 右侧输尿管结石：常突然出现剧烈绞痛，向会阴部及大腿内侧放射，但腹部体征不明显，有肾区叩击痛，可伴有尿频、尿急、尿痛或肉眼血尿等症状，一般无发热。X线摄片常可发现阳性结石。

(7) 妇产科疾病：①宫外孕破裂：常有急性失血症状和下腹疼痛症状，有停经史，妇科检查阴道内有血液，阴道后穹隆穿刺有血等。②急性附件炎：腹部检查时压痛部位以下腹两侧为主，并有白带增多，或阴道有脓性分泌物，分泌物涂片检查可见革兰阴性双球菌。盆腔

B 超、阴道检查或肛门指诊有助于诊断。③卵巢滤泡或黄体破裂和出血：卵巢滤泡破裂多在两次月经的中期；黄体破裂多在月经中期以后下次月经前 14 天以内。临床表现与宫外孕相似，必要时行腹腔或阴道后穹隆穿刺。

【治疗】

急性阑尾炎的治疗一般可分为手术疗法和非手术疗法两类。原则上应强调以手术治疗为主，但对于急性单纯性阑尾炎或右下腹出现包块即阑尾周围脓肿者，采用中药治疗效果较好。六腑以通为用，通腑泻热是治疗肠痈的大法，清热解毒、活血化瘀法的及早应用可以缩短疗程。

1. 西医治疗

对诊断明确的急性阑尾炎，一般主张尽早采用手术疗法，尤其是老年人、小儿、妊娠期急性阑尾炎。其主要方法是阑尾切除术。对腹腔渗液严重，或腹腔已有脓液的急性化脓性或坏疽性阑尾炎，应同时行腹腔引流；对阑尾周围脓肿，如有扩散趋势，可行脓肿切开引流。近年来对急性单纯性阑尾炎和慢性阑尾炎开展了经腹腔镜阑尾切除术。

对较大和脓液多的阑尾周围脓肿，除药物治疗外，可进行脓肿穿刺抽脓，或在合适的位置放入引流管，以减少脓肿的张力，改善血循环，并能进行冲洗或局部应用抗生素，利于脓肿的吸收消散。应用超声波或 CT 可以准确地选择穿刺点。

2. 中医治疗

(1) 内治

① 瘀滞证

证候：转移性右下腹痛，呈持续性、进行性加剧，右下腹局限性压痛或拒按；伴恶心纳差，可有轻度发热；苔白腻，脉弦滑或弦紧。

治法：行气活血，通腑泻热。

方药：大黄牡丹汤合红藤煎剂加减。气滞重者加青皮、枳实、厚朴；瘀血重者加丹参、赤芍；恶心加法夏、竹茹。

② 湿热证

证候：腹痛加剧，右下腹或全腹压痛、反跳痛，腹皮挛急，右下腹可摸及包块；壮热，恶心纳差，便秘或腹泻；舌红苔黄腻，脉弦数或滑数。

治法：通腑泻热，利湿解毒。

方药：大黄牡丹汤合红藤煎剂加败酱草、白花蛇舌草、蒲公英。湿重者加藿香、佩兰、苡仁；热甚者加黄连、黄芩、生石膏；右下腹包块加炮山甲、皂刺。

③ 热毒证

证候：腹痛剧烈，全腹压痛、反跳痛，腹皮挛急；高热不退或恶寒发热，恶心纳差，便秘或腹泻；舌红绛苔黄厚，脉洪数或细数。

治法：通腑排毒，养阴清热。

方药：大黄牡丹汤合透脓散加减。若持续性高热或寒热往来，热在气分者加白虎汤，热在血分者加犀角地黄汤；腹胀加青皮、厚朴；腹痛剧烈者加元胡、广木香；口干舌燥加生地、玄参、天花粉；大便秘结加甘遂末1g，冲服。

(2) 外敷药物：常用双柏散（大黄、侧柏叶各2份，黄柏、泽兰、薄荷各1份，研成细末），以水蜜调成糊状热敷右下腹，每日1次。或用消炎散（芙蓉叶、大黄、黄芩、黄连、黄柏、泽兰叶、冰片，共研细末），以黄酒或75%酒精调成糊状，按照炎症范围大小敷于患处，每日2次。

(3) 针刺：取足三里、上巨虚、阑尾穴，配合右下腹压痛最明显处的阿是穴，每日2次，强刺激，每次留针30~60分钟。加用电针可提高疗效。

(4) 中药灌肠：采用通里攻下、清热化瘀的中草药煎剂200ml或通腑泻热灌肠合剂（大黄、龙胆草、山栀子、芒硝、莱菔子、忍冬藤、虎杖）250ml作保留灌肠，每日2次。能充分发挥中药的局部和整体的治疗作用，抗炎消肿，并能促进肠蠕动，预防肠粘连和并发症的发生。

【预防与调护】

1. 避免饮食不节和食后剧烈运动，养成良好的排便习惯。
2. 初期可根据食欲及病情给予清淡饮食。
3. 卧床休息或半坐卧位。
4. 保守治疗症状消失后，仍需坚持服药。

（陈 铭）

第四节 肠 梗 阻

肠梗阻（intestinal obstruction）是以肠内容物不能正常顺利通过肠道为特征的疾病。是外科常见急腹症之一，具有病因复杂、病情严重、发展迅速等特点，并可引起一系列局部和全身的病理变化，若处理不当可危及生命。属中医“关格”、“腹痛”、“肠结”的范畴。近数十年来，随着中西医结合治疗急腹症的广泛开展，对肠梗阻病理生理的认识不断加深和治疗方法的改进，使治疗效果得到了显著提高，但严重的绞窄性肠梗阻的死亡率仍在10%左右。

【解剖生理】

1. 小肠解剖

小肠包括十二指肠、空肠和回肠，成人小肠平均长度约为3~5m，但个体差异很大。空肠与回肠之间无明显的解剖标志，长度之比约为2:3。空肠和回肠完全位于腹膜腔内，仅通过小肠系膜附着于腹后壁，具有活动性大的特点，是小肠容易发生扭转的解剖基础。小肠肠管由上而下逐渐变细、肠壁逐渐变薄。小肠肠壁分为四层，由外向内依次为浆膜层、肌层、黏膜下层和黏膜层。小肠系膜由两层腹膜组成，其中有血管、神经、淋巴组织和脂肪。因小肠系膜根部长度只有15cm，远不如小肠的长度，故小肠系膜呈扇形。

小肠的血液供应来自肠系膜上动脉，静脉血经肠系膜上静脉回流入门静脉。小肠神经起源于腹腔神经丛。交感神经兴奋使肠蠕动减弱，血管收缩；迷走神经兴奋使肠蠕动增强和肠腺分泌增加，对血管收缩并无明显影响。

2．小肠生理

小肠的主要生理机能为食物的消化与吸收。小肠黏膜的腺体所分泌的含有多种酶的碱性肠液与胰液、胆汁一起将食糜分解为葡萄糖、氨基酸、脂肪酸等而被吸收，消化液中的水和大量电解质也在小肠内吸收入血循环中。小肠的运动功能包括了使食糜在肠腔内向下运动的蠕动，使食糜混合并与肠黏膜密切接触以利于吸收的局部动作，即有节律的分节运动和紧张性收缩。

3．结肠解剖

结肠包括盲肠、升结肠、横结肠、降结肠和乙状结肠，成人结肠的平均长度为150cm。在回肠与盲肠之间有一环形肌所组成的回盲瓣，它能阻止小肠内容物过快地进入大肠，从而得到充分消化和吸收；又能限制结肠内容物的逆流。升结肠和降结肠分别在腹腔右外侧和左外侧，均固定于后腹膜。横结肠位于升、降结肠之间，横结肠与升结肠的交界处称为肝曲，与降结肠的交界处称为脾曲。降结肠以下、直肠以上为乙状结肠，其系膜长而基底部较窄，活动度大而易发生扭转。

结肠的外层纵肌排列为三个纵行的结肠带，其之间有结肠袋，附近有脂肪垂。肠系膜上动脉供应右半结肠的血液，肠系膜下动脉供应左半结肠的血液，结肠静脉血液通过肠系膜上静脉流入门静脉，以及通过肠系膜下静脉流入脾静脉。

4．结肠生理

结肠的功能是吸收水分和储存粪便。除水分外，葡萄糖和无机盐也可以在结肠内吸收，吸收功能以右半结肠较为明显。结肠黏膜所分泌的黏液可使黏膜滑润，不致因粪便通过而受损伤。

结肠的运动迟缓，而且不常出现。粪便一般储存在乙状结肠内，平时直肠内无粪便，仅在排便前或排便时才有粪便充盈。

【分类】

由于肠梗阻是多种不同的复杂因素所造成，并且又可发生在肠管的任何部位，故可以把肠梗阻分为以下多种类型。

1．按发病的基本原因分类

（1）机械性肠梗阻：最为常见，是由于机械因素而使肠腔狭窄，甚至完全阻塞，引起肠内容物通过障碍。其原因有：

①肠腔堵塞：如蛔虫团、粪便、异物、结石等。

②肠壁病变：如炎症狭窄、肿瘤、肠套叠、肠道先天畸形等。

③肠管受压：如肠管扭转、粘连带、嵌顿疝、肠道外肿瘤压迫等。

（2）动力性肠梗阻：亦称神经性肠梗阻，是因支配肠道正常运动的神经功能发生障碍，使肠的收缩与舒张功能失常，致肠内容物不能正常运行，但无器质性的肠腔狭窄。可分为：

①麻痹性肠梗阻：常因急性弥漫性腹膜炎、腹部大手术、低血钾等引起。

②痉挛性肠梗阻：较少见。多为暂时性的，如肠道功能紊乱和慢性铅中毒引起的肠痉挛。

(3) 血运性肠梗阻：因肠系膜血管血栓形成或栓塞，引起肠管血循环障碍而发生肠麻痹，甚至肠坏死与肠穿孔。

2. 按肠壁有无血运障碍分类

(1) 单纯性肠梗阻：只有肠内容物通过受阻而无肠管血运障碍者。

(2) 绞窄性肠梗阻：肠梗阻的同时伴有肠壁血运障碍者。可因肠系膜血管受压、血管内血栓形成、栓子栓塞或肠管高度扩张所致。

3. 按梗阻部位不同分类

可分为高位小肠梗阻（如空肠上段）、低位小肠梗阻（如回肠下段和结肠）或结肠梗阻。

4. 按梗阻程度分类

可分为完全性肠梗阻和不完全性肠梗阻。

5. 按梗阻进展速度分类

可分为急性肠梗阻和慢性肠梗阻。

还有一种梗阻类型称为闭袢性梗阻，是由于某一段肠管两端均发生阻塞所致。

上述分类不是绝对的，由于肠梗阻会不断出现不同的病理变化，类型也可以互相转化，如不完全性变为完全性，单纯性变为绞窄性等。

【病因病理】

1. 西医病因病理

(1) 局部病理生理改变

①肠蠕动变化：机械性肠梗阻表现为梗阻上段肠管的蠕动增强，这是机体企图克服通过障碍的一种抗病反应。麻痹性肠梗阻则肠蠕动减弱或消失。

②肠腔膨胀、积气积液：肠腔内的气体 70% 是咽下的，30% 则由血液弥散至肠腔内和肠腔内细菌发酵所产生。液体来源于胃、肠、胆、胰所分泌的消化液和饮入的液体。梗阻进一步发展，这些气体、液体不能顺利通过肠道，以及肠黏膜吸收功能障碍，造成梗阻上段肠管大量积液和积气，肠管随之逐渐扩张，肠壁变薄，梗阻以下肠管则塌陷空虚。

③肠壁充血水肿、通透性增加：若梗阻进一步发展，肠内压力逐渐增高，压迫肠壁血管，致肠壁静脉回流受阻，引起肠壁充血水肿。由于血运障碍，肠壁通透性增高，肠壁出现小出血点，并有血性渗出液渗入肠腔和腹腔。

④肠壁坏死穿孔：当出现动脉血运受阻，血栓形成，肠管可发生缺血坏死、溃破及穿孔。

(2) 全身病理生理改变

①体液丧失：是肠梗阻很主要的病理生理改变。正常胃肠道每天的分泌液约 8000ml，绝大部分被肠道再吸收回到全身循环系统。肠梗阻时由于不能进食且频繁呕吐，大量的液体潴留在肠腔，以及肠壁静脉回流受阻使肠壁水肿和血浆渗出于肠腔或腹腔内，同时正常的再吸收功能丧失，可迅速导致严重缺水、血容量减少和血液浓缩，甚至出现休克。

②电解质紊乱和酸碱平衡失调：液体大量丢失的同时，也带来大量电解质的丢失和酸碱平衡失调。其变化可因梗阻部位的不同而有区别。一般低位的小肠梗阻丧失的液体多为碱性或中性，钠、钾离子的丢失较氯离子为多，在低血容量和缺氧情况下酸性代谢产物增加，加之缺水、少尿，可引起严重的代谢性酸中毒。大量的钾离子丢失可加重肠麻痹，并可引起肌无力、心律紊乱等。

③感染和中毒：梗阻肠腔内的细菌数量明显增加，并产生多种毒素，通过变薄或坏死穿孔的肠壁渗入腹腔引起严重的腹膜炎，导致全身感染中毒，甚至因休克及重要器官功能衰竭而死亡。

2．中医病因病机

本病多因饮食不节、寒邪凝滞、热邪郁闭、气血瘀阻、燥屎内结等多种因素导致肠道通降功能失常，肠腑传化障碍，食下之水谷精微不升，浊气不降而积于肠内，引起肠梗阻。

(1) 饮食不节：由于暴饮暴食，嗜食膏粱厚味，或过食油腻，致湿邪食滞交阻，使肠道气机失其疏利，通降功能失常，壅滞上逆而引起。

(2) 寒邪凝滞：寒邪凝滞肠间，血不得散，导致肠管气血痞结，通降功能失常，壅滞上逆。

(3) 热邪郁闭：由于外邪侵入肠中，导致经络阻塞，气血凝滞，瘀积日久，化热化火，热邪郁闭肠腑，或肠腑瘀久化热，伤阴损阳而致。

(4) 气血瘀阻：气血运行于周身，循环全身而不息，若情志不畅，郁怒伤肝，气机逆乱致脏腑功能失调，络脉瘀滞而成。

(5) 燥屎内结：过食辛辣厚味致肠胃积热或热性病后余热留恋，津液不足致肠道燥热，或病后、产后及年老体弱，气血亏虚，气虚则大肠传导无力，血虚则津枯不能润肠，因而大肠干枯，燥屎内结，致肠腑气血痞结，肠腑传化障碍，食下之水谷精微不升，浊气不降，积于肠内而成。

(6) 蛔虫聚团：由于蛔虫堵塞肠道，引起肠腑通过障碍，气机逆乱而成。

总之，本病的病机演变可有痞结－瘀结－疽结三个阶段。病之初为肠腑气机不利，滞塞不通，痰饮水停，呈现痛、吐、胀、闭四大症状；病变进展，肠腑瘀血阻滞，痛有定处，胀无休止，甚至瘀积成块或血不归经而致呕血、便血；进一步发展则气滞血瘀，郁久而化热生火，热与瘀血瘀积不散，热甚肠坏，血肉腐败，热毒炽盛，邪实正虚，正不克邪而产生亡阴亡阳之厥证。(见图 15－7)

【临床表现】

1．症状

痛、呕、胀、闭是各类肠梗阻共同的四大症状。

(1) 腹痛：单纯性机械性肠梗阻一般呈阵发性剧烈腹痛，这是由于梗阻以上部位的肠管强烈蠕动所致。这类疼痛的特点是：①每次疼痛发作均由轻到重，之后逐渐减轻或消失，间歇一段时间后再度发作；②腹痛发作时可感到有气体下降到某一部位时突然停止，此时腹痛最为剧烈，如果有气体通过，则腹痛立即减轻或消失；③腹痛发作时可出现肠型或肠蠕动波

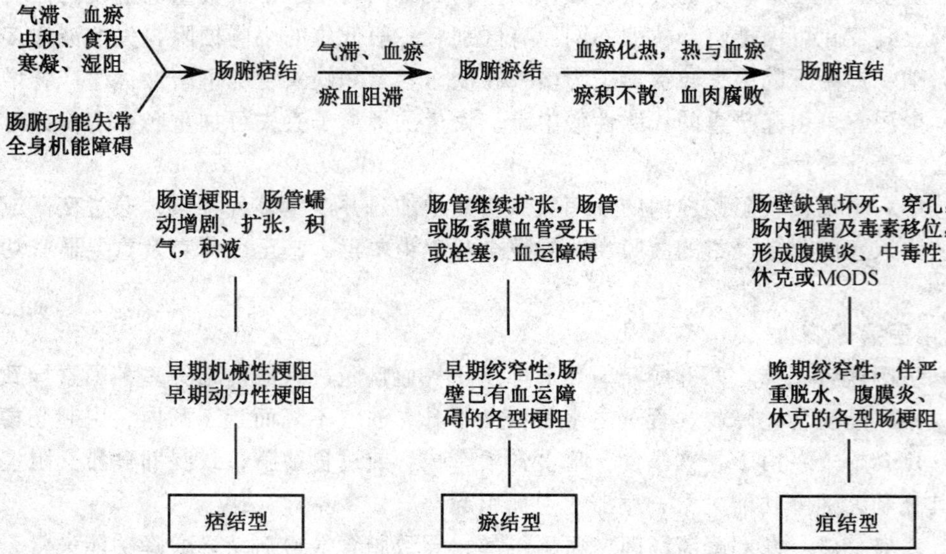

图 15-7 肠梗阻病机图

型，病人自觉似有包块移动；④腹痛时可听到肠鸣音亢进、气过水声或金属音。

绞窄性肠梗阻往往出现剧烈的持续性腹痛伴有阵发性加重；麻痹性肠梗阻多呈持续性胀痛。

（2）呕吐：在肠梗阻早期即可出现反射性呕吐，此后，呕吐随梗阻部位的高低而有所不同。高位肠梗阻呕吐出现早而频，呕吐物为食物、胃液、胆汁、胰液等；低位肠梗阻时呕吐出现晚而少，吐出物为带臭味的粪样物；结肠梗阻时呕吐到晚期才出现。如为绞窄性肠梗阻，呕吐物呈棕色或血性；麻痹性肠梗阻时，呕吐多呈溢出性。

（3）腹胀：其程度与梗阻部位有关。高位肠梗阻腹胀不明显；低位肠梗阻及麻痹性肠梗阻则全腹膨胀。因肠扭转或腹内疝等引起的闭袢性梗阻时，腹胀常不对称。

（4）停止排气排便：完全性梗阻发生后，排气排便即停止。少数病人由于梗阻以下肠管尚有残存粪便或气体，仍可在发病早期排出，不能因此而排除肠梗阻的诊断。不完全性肠梗阻可有少量的排气排便，但梗阻症状不能缓解。结肠癌梗阻或某些绞窄性肠梗阻可排出少量的黏液血便。

2．体征

（1）全身情况：单纯性肠梗阻的早期一般无明显变化。梗阻晚期有脱水表现，出现唇干舌燥、全身虚弱乏力、眼窝内陷、皮肤弹性消失、尿少。严重脱水或绞窄性肠梗阻可出现休克表现。

（2）腹部体征

①望诊：腹部膨胀，高位梗阻多在上腹部；低位小肠梗阻多在中腹部。麻痹性肠梗阻多呈全腹均匀膨胀；闭袢性肠梗阻可出现不对称膨胀。机械性肠梗阻多可见肠型及肠蠕动波。同时应常规检查腹股沟部有无肿物，排除腹外疝引起的肠梗阻。

②触诊：单纯性肠梗阻可有不定位的轻压痛；绞窄性肠梗阻则出现压痛、反跳痛、肌紧张等腹膜刺激征。肠套叠和蛔虫团梗阻时，常可触及腊肠样或条索状肿物；肠扭转或腹外疝嵌顿引起梗阻时，可触及痛性包块；癌肿引起梗阻时常可触及质硬而不平滑的肿块。

③叩诊：肠胀气时一般呈鼓音，当绞窄性肠梗阻时腹腔有渗液，可出现移动性浊音。

④听诊：肠鸣音亢进，呈高调金属音或气过水声；麻痹性肠梗阻时，则肠鸣音减弱或消失。

(3) *直肠指检*：应作为常规检查，不能忽视。直肠肿瘤引起肠梗阻时，可触及直肠内肿物；肠套叠、绞窄性肠梗阻时，指套可染有血迹。

【实验室及其他检查】

1．实验室检查

(1) *血液*：严重失水，血液浓缩时，血红蛋白及红细胞压积升高；肠绞窄伴腹膜炎时，白细胞总数及中性粒细胞比例升高。血钾、钠、氯离子及二氧化碳结合力、血气分析等测定能判断电解质、酸碱平衡紊乱情况。

(2) *尿液*：脱水时尿量减少，尿比重升高。

(3) *呕吐物及粪便检查*：如有大量红细胞或潜血试验阳性，多表示肠管有血运障碍或出血性的病变。

2．X线检查

腹部立位X线透视或平片检查是肠梗阻常用的检查方法，肠管的气液平面是肠梗阻特有的X线表现。X线检查一般在肠梗阻发生4～6小时后进行。小肠梗阻者一般显示小肠扩张积气，并有大小不等的阶梯状液平面；小肠高位梗阻者空肠黏膜环状皱襞常呈“鱼骨刺”样；结肠梗阻者盲肠、升结肠膨胀显著。麻痹性肠梗阻时大肠、小肠皆广泛扩张；当怀疑肠套叠、乙状结肠扭转或结肠肿瘤时，应作钡剂灌肠，可见到钡剂通过受阻，呈杯口形、鸟嘴形、狭窄等不同特征。

【诊断和鉴别诊断】

1．诊断

典型的肠梗阻具有痛、呕、胀、闭四大症状，腹部可见肠型及肠蠕动波，肠鸣音亢进，可出现全身脱水等体征；结合腹部X线检查，明确诊断并不困难。但有时并不完全具有这些典型表现，如某些绞窄性肠梗阻的早期，易与急性坏死性胰腺炎、输尿管结石、卵巢囊肿蒂扭转等疾病混淆，临床上应予以注意。

2．机械性与动力性肠梗阻的鉴别

机械性肠梗阻具有上述典型的症状及体征，早期腹胀不明显。麻痹性肠梗阻则腹胀显著，多无阵发性腹部绞痛，肠鸣音减弱或消失，常继发于腹腔内严重感染、腹膜后出血、腹部大手术后等，X线检查可显示大、小肠全部均匀胀气。而机械性肠梗阻胀气限于梗阻以上的肠管，即使晚期并发肠绞窄和肠麻痹，结肠也不会全部胀气。

3．单纯性与绞窄性肠梗阻的鉴别

这一区别极为重要，因为两者在预后和处理上截然不同。绞窄性肠梗阻肠管存在血运障碍，若不及时手术处理，必导致肠坏死、腹膜炎而出现感染性休克，危及生命。单纯性肠梗阻多考虑采用非手术治疗。当肠梗阻有下列临床表现时，应考虑到绞窄性肠梗阻的可能。

（1）腹痛发作急骤，剧烈，呈持续性并有阵发性加重。

（2）呕吐出现早而频繁，呕吐物为血性或肛门排出血性液体，或腹穿抽出血性液体。

（3）早期出现脉率加快，体温升高，白细胞增高，甚至出现休克。

（4）腹膜刺激征明显且固定，肠鸣音由亢进变为减弱，甚至消失。

（5）腹胀不对称，有局部隆起或可触及孤立胀大的肠袢。

（6）X线检查可见孤立胀大的肠袢，位置固定，不随时间而改变，或肠间隙增宽，提示有腹腔积液。

（7）经积极非手术治疗后症状体征无明显改善。

4．高位肠梗阻与低位肠梗阻的鉴别

高位小肠梗阻的特点是呕吐发生早而频繁，腹胀不明显；低位小肠梗阻的特点是腹胀明显，呕吐出现晚而次数少，并可吐出粪样物。结肠梗阻与低位小肠梗阻的临床表现相似，通过X线检查有助于鉴别诊断。低位小肠梗阻时，扩张的肠袢在腹中部，呈阶梯状液平，而结肠内无积气；结肠梗阻扩大的肠袢分布在腹部周围，可见结肠袋，胀气的结肠阴影在梗阻部位突然中断，盲肠胀气最显著，小肠内胀气不明显。并可借助钡剂灌肠造影明确诊断。

5．完全性肠梗阻与不完全性肠梗阻的鉴别

完全性肠梗阻呕吐频繁，如为低位梗阻腹胀明显，完全停止排气排便。不完全性肠梗阻呕吐与腹胀都较轻或无呕吐，尚有少量排气排便。

6．肠梗阻病因的鉴别

肠梗阻的病因应根据患者年龄、病史、体征、X线检查等多方面进行分析。新生婴儿以肠道先天性畸形最多见，2岁以下小儿则肠套叠多见，3岁以上儿童以蛔虫团堵塞所致的肠梗阻居多，老年人则以肿瘤及粪块堵塞常见。临床上最为常见的是粘连性肠梗阻，多发生在以往有过腹部手术、损伤或炎症病史的患者。嵌顿或绞窄性腹外疝也是常见的肠梗阻原因。肠系膜血管栓塞病人的动脉栓塞可能由于左心瓣膜病变，心内膜炎的血栓、赘生物脱落，或主动脉粥样钙化斑脱落引起；静脉血栓形成可因腹腔手术或创伤造成。麻痹性肠梗阻以弥漫性腹膜炎为其主要原因。

【治疗】

肠梗阻的治疗原则是解除局部的梗阻和纠正因梗阻所引起的全身生理紊乱。具体的治疗方法要根据梗阻的病因、性质、部位、发展趋势和病人的全身情况而定。但不论采用手术疗法还是非手术疗法，纠正水、电解质和酸碱平衡的紊乱，积极防治感染和有效的胃肠减压，是治疗肠梗阻的基础疗法。

1. 非手术治疗

(1) 适应证

①单纯性粘连性肠梗阻。

②动力性肠梗阻。

③蛔虫团、粪便或食物团堵塞所致的肠梗阻。

④肠结核等炎症引起的不完全性肠梗阻、肠套叠早期。

(2) 方法

①禁食与胃肠减压：是治疗肠梗阻的重要方法之一。通过禁食及胃肠减压，吸出胃肠内的气体和液体，降低肠腔内压力，减轻腹胀，减少肠腔内的细菌和毒素，改善肠壁血循环，从而使局部和全身症状减轻。

胃肠减压一般采用较短的、只插入胃腔内的单腔胃管。对低位肠梗阻，可应用较长的双腔 M－A 管，其前端带有可注气的薄膜囊，借肠蠕动推动气囊，将导管带到梗阻处而发挥减压作用。

②纠正水、电解质和酸碱平衡紊乱：也是一项极为重要的措施。输液的量和种类需根据病人的呕吐、腹胀情况、脱水征象、血液浓缩程度、尿量及比重，并结合血清钾、钠、氯和二氧化碳结合力、血气分析等结果而定。最常用的是静脉输注葡萄糖等渗盐水，酌情补充必要的电解质，对高位肠梗阻出现频繁呕吐者，补钾尤为重要。代谢性酸中毒者应用碱剂纠正。病程较长的单纯性肠梗阻和绞窄性肠梗阻应输血浆或全血，以补充丧失至腹腔或肠腔内的血浆和血液，维持有效的血液循环。

③防治感染和毒血症：应用抗生素对于防治细菌感染、减少毒素的产生有一定作用，尤其对绞窄性肠梗阻更为重要。

④灌肠疗法：能加强通里攻下的作用，常用肥皂水 500ml 灌肠。肠套叠者可用空气或钡剂灌肠，既可用于明确诊断，亦是有效的复位方法。

⑤颠簸疗法：适用于早期肠扭转的病人。病人取胸膝位，充分暴露腹部，医生站立在病床一侧，双手轻置于病人腹部两侧，由上而下或左右震荡，幅度由小渐大，以病人能耐受为度，每次 5～10 分钟，根据情况反复进行。

⑥其他：如穴位注射阿托品，嵌顿疝的手法复位回纳，腹部推拿按摩等。

在治疗期间需严密观察，如症状、体征不见好转或反有加重，即应进行手术治疗。

2. 手术治疗

(1) 适应证

①绞窄性肠梗阻。

②有腹膜刺激征或弥漫性腹膜炎征象的各型肠梗阻。

③应用非手术疗法后经 6～8 小时观察，病情不见好转，或腹痛、腹胀加重，肠鸣音减弱或消失，脉搏加快，血压下降或出现腹膜刺激征者。

④肿瘤及先天性肠道畸形等不可逆转的器质性病变引起的肠梗阻。

(2) 方法

①解除梗阻病因：如粘连松解术、束带切断术、肠套叠和肠扭转复位术等。

②切除病变肠管行肠吻合术：对已有坏死的肠管、肠道肿瘤或判断已无生机的肠管予以切除行肠吻合术。

③短路手术：如不能切除病变的肠管，则可将梗阻近、远两侧肠袢作侧侧吻合手术，以恢复肠腔的通畅。

④肠造口术或肠外置术：对一般情况极差的病人或局部病变不能切除的低位结肠梗阻可行肠造口术，暂时解除梗阻。如已有肠坏死，宜切除坏死肠段并将断端处置做造口术，待以后二期手术再解决结肠病变。原因是结肠内细菌多，特别是左半结肠，且血液供应不如小肠丰富，行一期结肠吻合容易引起愈合不良而发生肠瘘。

3. 中医治疗

(1) 内治

① 气滞血瘀证

证候：腹痛阵作，胀满拒按，恶心呕吐，无排气排便；舌质淡红，苔薄白，脉弦或涩。

治法：行气活血，通腑攻下。

方药：桃仁承气汤加减。若气滞较甚者加炒莱菔子、乌药、川楝子行气止痛；血瘀重者加赤芍、牛膝、当归活血祛瘀；如口渴，去桂枝，加山栀清热泻火。

②肠腑热结证

证候：腹痛腹胀，痞满拒按，恶心呕吐，无排气排便；发热，口渴，小便黄赤，甚者神昏谵语；舌质红，苔黄燥，脉洪数。

治法：活血清热，通里攻下。

方药：复方大承气汤加减。

③肠腑寒凝证

证候：起病急骤，腹痛剧烈，遇冷加重，得热稍减，腹部胀满，恶心呕吐，无排气排便；脘腹怕冷，四肢畏寒；舌质淡红，苔薄白，脉弦紧。

治法：温中散寒，通里攻下。

方药：温脾汤加减。

④水结湿阻证

证候：腹痛阵阵加剧，肠鸣辘辘有声，腹胀拒按，恶心呕吐，口渴不欲饮，无排气排便，尿少；舌质淡红，苔白腻，脉弦缓。

治法：理气通下，攻逐水饮。

方药：甘遂通结汤加减。

⑤虫积阻滞证

证候：腹痛绕脐阵作，腹胀不甚，腹部有条索状团块，恶心呕吐，呕吐蛔虫，或有便秘；舌质淡红，苔薄白，脉弦。

治法：消导积滞，驱蛔杀虫。

方药：驱蛔承气汤加减。

(2) 外治：中药大承气汤水煎至 200～300ml，从肛管缓慢注入或滴入作保留灌肠，能加强通里攻下作用。

(3) 其他治疗

①针刺疗法：体针取足三里、内庭、天枢、中脘、曲池、合谷为主穴。呕吐加内关；腹痛加内关、章门；痉挛者耳穴取神门、大肠、胃、小肠。得针感后强刺激，留针 30~60 分钟，4~6 小时 1 次。

②推拿按摩：病人仰卧，术者双手掌涂上滑石粉，轻而有力地紧贴腹壁按摩。先按顺时针或逆时针方向进行短时间，然后按病人自觉舒服乐于接受的方向继续进行。如疼痛反而加剧，应立即改变推拿方向。

附：几种常见的肠梗阻

1. 粘连性肠梗阻

粘连性肠梗阻（adhesion of intestinal obstruction）是由于腹腔内粘连导致肠道内容物通过障碍所引起的肠梗阻，是临床上最常见的一类肠梗阻，在我国其发病率占各类肠梗阻的首位，达 20%~40%，多因腹腔内手术、炎症、创伤、出血、异物等引起。极少数先天性肠粘连可能是由于机体发育异常或胎粪性腹膜炎所致。肠粘连的发病机制与个人的体质反应及局部状态有关。但肠粘连的存在不一定发生肠梗阻，只有在一定条件下才会发病。如肠袢间紧密粘连成团或固定于腹壁，使肠腔变窄或影响了肠管的蠕动和扩张；肠管因粘连牵扯扭转成锐角；粘连带压迫肠管；肠袢套入粘连带构成的环孔或因肠袢以粘连处为支点发生扭转等（图 15-8）。在上述病变基础上，肠道的功能紊乱；暴饮暴食、突然改变体位等也往往是引起梗阻的诱因。

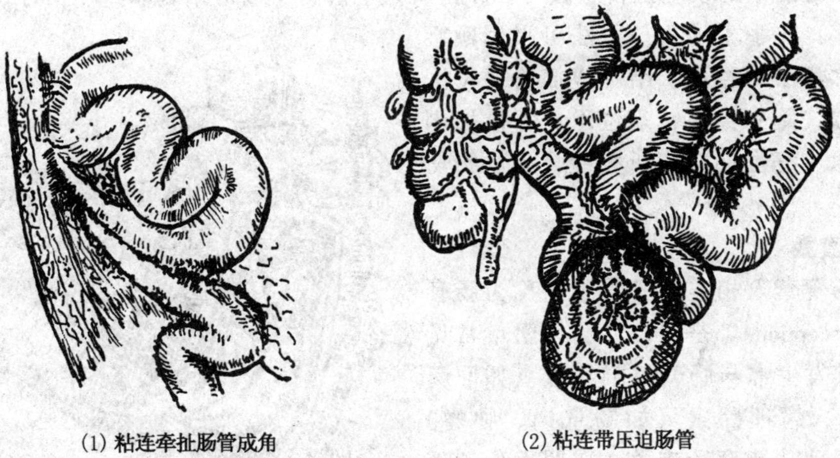

(1) 粘连牵扯肠管成角　　(2) 粘连带压迫肠管

图 15-8　粘连性肠梗阻

粘连性肠梗阻的临床表现与一般机械性肠梗阻的表现一致。常有下列特点：①多数患者有腹腔手术、腹部外伤或腹腔感染病史；②以往有慢性梗阻症状和多次反复急性发作者，多为广泛粘连引起的梗阻；③长期无症状，突然出现急性梗阻症状，腹痛较重，出现腹部局部压痛，甚至腹肌紧张者，即应考虑是粘连带等引起的绞窄性肠梗阻。应该注意，没有上述这些情况也不能排除粘连性肠梗阻，临床上最重要的是鉴别绞窄性与单纯性肠梗阻。

中西医结合非手术疗法是治疗粘连性肠梗阻的重要措施。一般首先应选择非手术治疗，多数患者能得到缓解；如非手术治疗无效，或发现有肠绞窄或有绞窄倾向时，需采取手术治疗。常用的手术方式有：粘连松解术、肠切除术、短路手术、小肠折叠排列术等。

2. 肠扭转

肠扭转（volvulus）是由于一段肠袢沿其系膜长轴旋转而造成的闭袢性肠梗阻，若同时有系膜血管受压迫则为绞窄性肠梗阻，若不及时处理，后果极为严重。多因肠系膜过长、系膜根部附着过窄、肠段内重量增加、肠管动力异常、体位姿势突然改变等因素而导致本病发生。临床上以顺时针方向旋转多见，扭转程度轻者在一圈以下，严重的可达数圈，多发生于小肠、乙状结肠。

肠扭转的表现为急性机械性肠梗阻。根据其发生部位的不同，临床上各有特点：①小肠扭转多见于青壮年，常有饱食后剧烈活动史，发病急骤，腹痛剧烈，呈持续性疼痛阵发性加重，可向后腰部放射，患者不能平卧，呕吐频繁，腹部有时可扪及压痛的扩张肠袢，常伴有休克。X线腹部平片示小肠胀气，并有多个液平或出现空回肠换位现象，或排列成多种形态的小跨度蜷曲肠袢。②乙状结肠扭转多见于男性老年人，常有习惯性便秘，或以往有多次腹痛发作经排便排气后缓解的病史。临床表现除腹部绞痛外，有明显腹胀，呕吐一般不明显。如作低压灌肠，一般不足500ml便不能再灌入。钡剂灌肠X线检查见扭转部位钡剂受阻，尖端呈“鸟嘴”形。腹部平片可见极度扩张的“马蹄铁”状乙状结肠肠袢。

肠扭转常在短期内发生肠绞窄、坏死。治疗的目的是尽早使扭转的肠袢复位，除了部分没有血运障碍的早期轻度扭转患者可在严密观察下进行中西医结合非手术治疗外，一般应及时手术治疗。非手术的复位方法可采用颠簸疗法、推拿疗法、经乙状结肠镜插管复位法等。手术方式则有：扭转复位术、复位加侧腹膜固定术、复位加系膜折叠缝合术、肠切除吻合术等。

3. 肠套叠

一段肠管套入相连的肠管腔内称为肠套叠（intussusception）。是婴幼儿肠梗阻最常见的原因。其发生常与肠管解剖特点（如回肠活动度大）、病理因素（如肠息肉、肿瘤）以及肠管蠕动功能紊乱有关。按照发生的部位可有不同类型，如回肠－结肠型、回肠盲肠－结肠型、小肠－小肠型、结肠－结肠型（图15－9）。

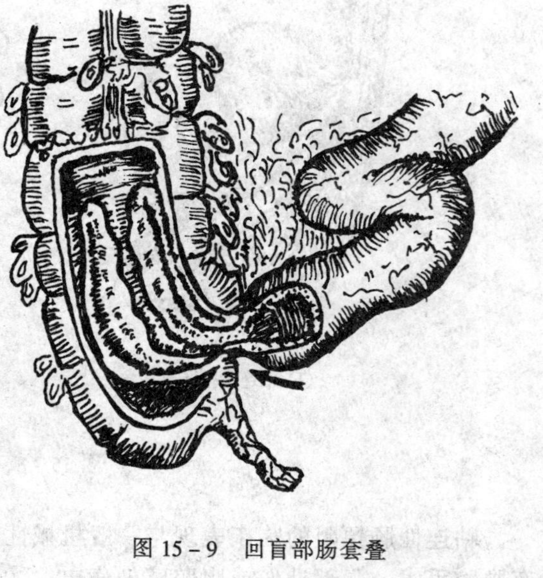

图15－9　回盲部肠套叠

临床上小儿肠套叠多为功能性，称之为

原发性肠套叠；成人肠套叠多有器质性疾患，称之为继发性肠套叠。肠套叠临床上有三大典型症状：腹痛、血便和腹部包块。表现为突然发作的剧烈阵发性腹痛，患儿阵发剧烈哭闹，尖叫不安，面色苍白，出汗，伴有呕吐和果酱样血便。腹部检查时常可扪及腊肠样肿物。应用空气和钡剂灌肠检查可见空气或钡剂在结肠受阻呈“杯口状”。成人的肠套叠多继发于肠道肿瘤、息肉、憩室等，常呈慢性复发性、不完全性梗阻，故症状较轻，表现不如婴幼儿典型，血便发生率较少。B超及纤维结肠镜检查也有助于肠套叠诊断。

肠套叠早期可用空气或钡剂灌肠复位，疗效可达90%以上。不能复位，出现肠绞窄或有器质性病变者，应手术治疗。

（陈海龙）

第五节 胆道感染及胆石病

胆道感染和胆石病两者的病因发病学常互有联系和互为因果，临床表现和治疗又密切相关，故合并论述。

据我国资料统计，本病的发病率在急腹症中占第二位；可发生于任何年龄，但以30～50岁多见，女性多于男性，约为2∶1；任何季节均可发病。

我国广大医药工作者经过反复大量实践，探索出一些中西医结合诊治本病的理论和方法，提高了本病的治愈率，降低了手术率，并在控制感染和排出结石方面取得了突破性进展。但是，由于本病的病情复杂、快速多变，目前还有不少问题尚未解决，如辨证的准确性和规范性、结石的排净率和重型胆道感染的治疗效果等均需进一步研究和提高，至于对本病的预防更要深入研究，这些都是今后需要解决的问题。

【解剖生理】

胆道系统包括肝内胆管、肝外胆管、胆囊及Oddi括约肌等部分（图15－10）。根据感染或结石发生的部位分别称之胆囊炎、胆管炎、胆囊结石、肝胆管结石和肝外胆管结石。

1．胆道系统解剖

（1）肝内胆管：起自毛细胆管，继而汇集成小叶间胆管和肝段、肝叶胆管及肝内部分的左、右肝管。

（2）肝外胆道：左、右肝管出肝后，在肝门部汇合成肝总管。肝总管直径0.4～0.6cm，长约2～4cm，其下端与

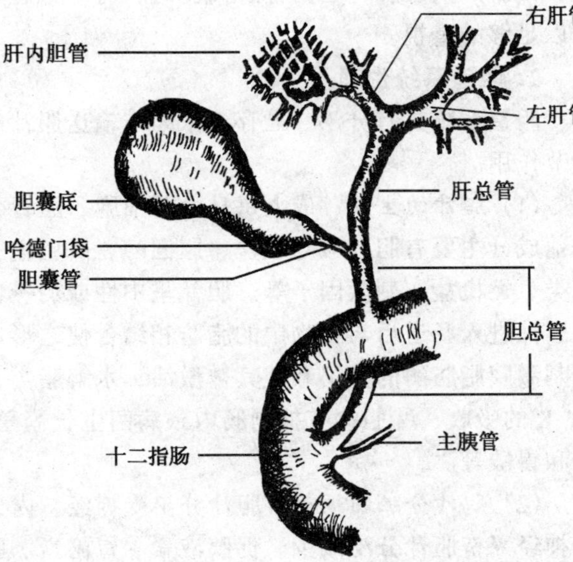

图15－10 肝内、外胆道系统

胆囊管汇合成胆总管。肝总管位于肝动脉的右侧，门静脉的前方。胆总管长约 7～9cm，直径 0.6～0.8cm。若直径超过 1cm，应视为病理情况。根据其行程和毗邻关系，胆总管分为十二指肠上段、十二指肠后段、胰腺段和十二指肠壁内段四个部分。85%的人胆总管与主胰管在肠壁内汇合形成一共同通道，并膨大形成胆胰壶腹，亦称乏特（Vater）壶腹。壶腹周围有括约肌（称 Oddi 括约肌），壶腹末端通常开口于十二指肠降部下 1/3 或中 1/3 的十二指肠大乳头。Oddi 括约肌具有控制和调节胆总管和胰管的排放、防止十二指肠内容物反流的重要作用。当因结石、炎症或肿瘤而导致胆胰共同通道梗阻时，胆汁可逆流入胰管或使胰液逆流入胆管而发生胰腺炎或胆囊炎。

（3）胆囊：为囊性器官，呈梨形，位于肝脏脏面的胆囊窝内。长约 8～12cm，宽 3～5cm，容积约 50ml。胆囊分为底、体、颈、管四个部分，胆囊颈上部呈囊性扩大形成哈德门袋（Hartmann 袋），哈德门袋常与胆总管或十二指肠因炎症而形成粘连，遮蔽胆囊管，胆囊结石往往容易嵌顿在此处。胆囊颈部逐渐变细与胆囊管相接，胆囊管长约 2～3cm，直径 0.3cm。胆囊起始部内壁黏膜形成螺旋状皱襞，称 Heister 瓣，有防止胆囊管扭曲和调节胆汁进出胆囊的作用。胆囊管大多呈锐角在肝总管右侧壁与之汇合，但它的位置变异颇多，可在肝总管的前方、后方或在左侧与之汇合，有时很高，有时很低，手术时应格外注意，防止胆管损伤。胆囊三角（Calot 三角）是由胆囊管、肝总管与肝下缘围成的三角形区域，80%的胆囊动脉在此区内通过，是胆道手术极易发生误伤的区域。胆囊三角区内近胆囊颈部有一个大淋巴结，叫作前哨淋巴结，70%的胆囊动脉在其下方通过，这是胆道手术中安全处理胆囊动脉的重要标志。

（4）肝外胆道的血管：主要来自胃十二指肠动脉的分支。胆囊动脉一般起自肝右动脉，在胆囊三角内通过，于胆囊颈部分为前、后两支进入胆囊壁。胆囊静脉是门静脉的属支之一，回流入门静脉，当门静脉高压时，可导致胆囊和肝外胆管静脉曲张，施行胆系手术时需予以足够的重视。

2. 胆道系统生理

胆道系统具有分泌、贮存、浓缩与输送胆汁的功能，对胆汁排放入十二指肠起着重要的调节作用。

（1）胆汁的生成：成人每日由肝细胞、胆管分泌胆汁约 800～1200ml。胆汁中 97%是水，其他成分主要有胆汁酸与胆盐、胆固醇、磷脂酰胆碱（卵磷脂）、胆色素、脂肪酸、氨基酸、酶类、无机盐、刺激因子等。胆汁呈中性或弱碱性，其主要生理功能是：①乳化脂肪。胆盐随胆汁进入肠道后与食物中的脂肪相结合使之形成能溶于水的脂肪微粒而被肠黏膜吸收，并能刺激胰脂肪酶的分泌和使其被激活，水解脂类，促使脂肪、胆固醇和脂溶性维生素 A、D、E、K 的吸收；②胆盐有抑制肠内致病菌生长繁殖和内毒素形成的作用；③刺激肠蠕动；④中和胃酸等。

（2）胆汁分泌的调节：胆汁分泌受神经、内分泌调节。迷走神经兴奋胆汁分泌增加，交感神经兴奋胆汁分泌减少。促胰液素、胃泌素、胰高血糖素、肠血管活性肽等可促进胆汁分泌；生长抑素、胰多肽等则抑制胆汁分泌。促进胆汁分泌作用最强的是促胰液素。胃酸、脂肪和蛋白质的分解产物由胃进入十二指肠后，刺激十二指肠黏膜分泌促胰液素和胆囊收缩素

(CCK)，二者均可引起胆囊平滑肌收缩和 Oddi 括约肌松弛。

(3) 胆汁的代谢：胆汁中有重要临床意义的是胆汁酸（盐）、胆固醇、胆色素、磷脂酰胆碱的代谢及其含量的变化。胆固醇不溶于水而溶于胆汁。因为胆汁中的胆盐和磷脂酰胆碱形成的微胶粒将胆固醇包裹于其中而使其溶解。在胆汁中还存在着一种由磷脂酰胆碱和胆固醇按同等比例组成的球泡，亦称胆固醇磷脂泡，其中无胆盐。球泡溶解胆固醇的能力比微胶粒大 10～20 倍，可溶解 70%～80%的肝胆汁内的胆固醇，而仅有少于 30%的胆固醇是以微胶粒形式溶解的。但球泡的数量随胆盐浓度的增加而减少，当胆汁中胆盐浓度超过 40mmol/L 时，球泡消失。胆汁中球泡愈少，胆固醇愈不稳定，易于析出而形成结石。成石胆汁中球泡和微胶粒可同时存在。当胆盐浓度增高时，胆固醇以微胶粒的形式溶解；当胆盐浓度降低时，胆固醇则以球泡的形式溶解。

(4) 胆囊的吸收、分泌和运动功能：胆囊可将肝胆汁浓缩 4～10 倍并贮存起来，在进食时开放。胆囊有调节胆道内压力的作用。胆囊黏膜有炎症时其吸收浓缩功能可被影响。胆囊的运动功能受神经和激素的支配，神经反射、食物和激素等多种因素都可影响胆囊的运动功能。高脂饮食特别是蛋黄和奶油刺激胆囊收缩的作用最大，这也就是胆囊疾病往往因高脂肪餐而诱发的原因。蛋白质对胆囊排空的刺激作用较小，而碳水化合物则完全没有刺激胆囊排空的作用。胆囊黏膜每日约分泌 20ml 的黏液，起保护胆囊黏膜并使胆汁易于通过胆囊管的作用。当胆囊管完全阻塞时，胆囊内胆汁的胆色素被吸收或氧化，而胆囊分泌的黏液则积存在胆囊内，无色透明，称作“白胆汁”。积存“白胆汁”的胆囊称胆囊积水。

(5) 胆汁的排放：胆汁的排放与肝脏的分泌压、胆囊收缩、胆总管末端括约肌的协调作用以及十二指肠的运动相关联。迷走神经兴奋可使胆囊收缩，Oddi 括约肌松弛；而交感神经兴奋则胆囊收缩功能被抑制。食物进入十二指肠，可刺激肠黏膜释放胆囊收缩素促使胆囊收缩，胆道末端括约肌松弛使胆汁排放入肠道参与消化活动。

【中医病因病机】

中医学对胆道系统早有一定认识。早在《灵枢·本输》篇中就说：“肝合胆”，“胆者，中精之府”。至元代《脉诀刊误》中又有“胆之精气，则因肝之余气溢入于胆”的记载。后世医家均认为，胆为六腑之一，主贮藏和疏泄精汁（胆液）而不传化水谷和糟粕，因而称“奇恒之腑”。胆液来源于肝，肝与胆相表里，共司疏泄功能，以“中清不浊”和“通降下行”为顺。一般来说，人体肝胆气机紊乱和整体机能失调是本病发病的内因；而饮食不节、蛔虫上扰或情志刺激等因素是发病的外因，外因通过内因而起作用。本病发病以后病机发展变化多端，常是气郁、血瘀、湿热和实结四个病理环节互相兼夹，互相转化，并多反复发作，迁延缠绵，甚至变证百出。

本病的病因常见的有以下三种：

1. 饮食不节

脾胃共司水谷精微的运化。若饮食不节，恣食油腻，则能克伤脾胃，致使运化失健，湿浊内生。脾胃之湿浊可阻碍肝胆气机疏泄，肝胆气郁，进而化热。肝胆郁热再与脾胃湿浊蕴蒸，即促成本病。

2．蛔虫上扰

蛔虫具有喜温恶寒的习性，蛔虫病患者若因各种因素导致脾胃虚寒，蛔虫遇寒则蠢动不安，上扰入“膈”，致肝胆气机不畅。肝胆气郁而化热，其热与脾虚所生之湿热蕴蒸，可酿成本病。

3．情志刺激

肝主疏泄，性喜条达。胆附于肝，肝胆经脉互相络属而为表里，以疏泄通畅为顺。若情志刺激，导致肝胆疏泄不畅，肝胆气郁，一方面克犯脾胃，脾失健运，湿浊内生；一方面气郁化热，肝胆之热与脾胃之湿蕴蒸，则发为本病（图 15－11）。

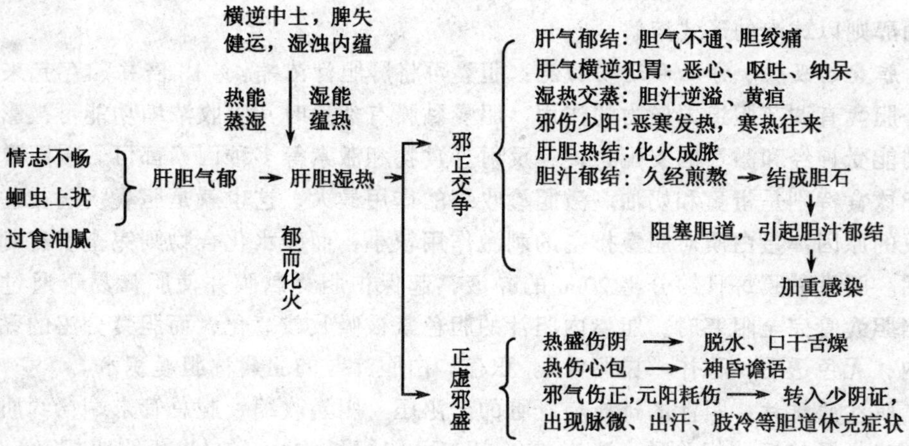

图 15－11　急性胆道感染病机图

【胆系结石的成分及分布】

1．胆固醇结石

组成成分以胆固醇为主，含量占 80%以上。呈白黄、灰黄或黄色，形状和大小不一，小者如砂粒，大者直径达数厘米，呈多面体、圆形或椭圆形，质硬，表面多光滑呈颗粒状，剖面呈放射性条纹状。X 线检查多不显影。80%的胆固醇结石位于胆囊内。有小部分排入胆管内形成混合结石。

2．胆色素结石

以胆色素为主，呈棕黑色或棕褐色，形状大小不一，可呈粒状、长条状，甚至呈铸管形，质松软，易碎，一般为多发。剖面呈层状，可有或无核心。松软不成形的胆色素结石形似泥砂，又称泥砂样结石，主要发生于胆管内，常与胆道感染有关。X 线检查多不显影。

3．混合性结石

由胆红素、胆固醇、钙盐等多种成分混合组成。根据其所含成分的比例不同而呈现不同的形状和颜色。剖面呈层状，有的中心呈放射状而外周呈层状。因含钙盐较多，X 线检查常可显影。混合性结石约 60%发生在胆囊内，40%在胆管内（图 15－12）。

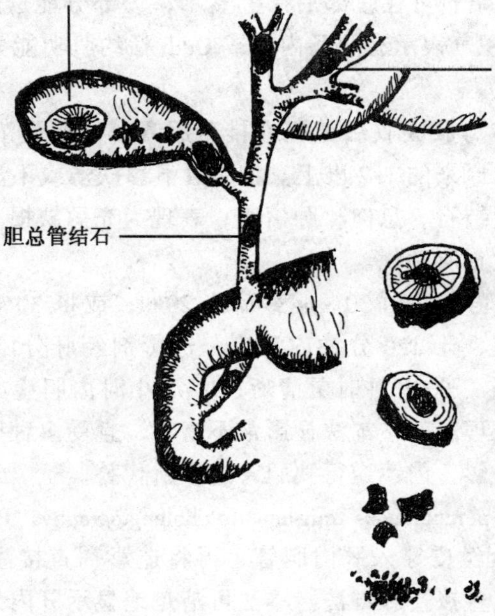

图 15-12 胆结石的类型

【胆系疾病的特殊检查方法】

目前常用的特殊检查主要有：

1. 超声检查

属无创性检查。B型超声（B超）检查图像清晰，分辨率高，是一种安全、快速、简便、经济而准确的检查方法，现已作为诊断胆道疾病的首选方法。B超检查可准确地测定胆囊大小、胆囊壁厚度、胆管的直径和厚度以及胆结石的大小、数量和位置。

胆囊结石表现为强回声光团伴声影，并随体位改变而在胆囊内移动，能检测出直径2mm以上大小的结石，诊断准确率达95%以上。胆囊息肉虽也为强回声光团，但不能随体位改变而在胆囊内移动。肝外胆管结石表现为胆管腔内的强光团伴声影，较恒定，有立体感，探头加压不变形，光团与管壁间分界明显，胆管可有扩大和增厚，诊断准确率为80%左右。肝内胆管结石表现为沿门静脉旁的胆管分支内有强光团伴声影，形状及大小各异，诊断准确率为60%~90%。但需与肝内钙化灶相鉴别，后者无远端胆管扩张。肝内胆管正常时，B超不能显示，如肝内胆管显示，胆管上段>5mm，中下段胆管>10mm，即表示胆管扩张。结石呈光团伴声影，肿瘤呈不均匀增强回声或低回声，不伴声影。

临床上可在B超引导下行经皮肝穿刺胆管造影、引流和取石等。

术中B超检查是利用特制探头放置在肝和胆管表面进行直接检查，因其不受脏器组织和胃肠气体的干扰，可提高肝胆疾病的诊断率，并及时发现残留结石，指导手术取石，降低术后结石残留率。

2．放射学检查

(1) 腹部平片：15%的胆囊结石可在腹部平片上显示，大部分能透过 X 线而无法显影，称为“阴性结石”。如有胆道内积气表示有胆肠内瘘或 Oddi 括约肌功能失常。慢性胆囊炎钙化可显示整个或大部分胆囊钙化。

(2) 口服胆囊造影：碘番酸口服吸收后随胆汁排至胆囊，经胆囊浓缩后可显示胆囊影像。正常时脂餐后胆囊影缩小至原来的 1/2 以上。如胆囊显影淡薄或不显影，或脂餐后收缩差，表示为慢性胆囊炎。有胆囊结石、息肉、肿瘤时，表现为充盈缺损。因其准确性易受多种因素影响，现已逐渐为超声检查所替代。

(3) 静脉法胆道造影：缓慢静脉注射 30%胆影葡胺 20ml；或将 30%胆影葡胺溶于 10%葡萄糖液 250ml 中缓慢静脉滴注，于 120 分钟内滴完，造影剂经肝分泌入胆汁进入胆道系统。正常时 15～30 分钟胆管显影，60 分钟时更清晰；1～2 小时内胆囊亦显影。可观察胆管有无狭窄、扩张、充盈缺损等病理改变。本法显影常不清晰，且受多种因素影响，现已为核素胆道造影、经皮肝穿刺胆管造影、内镜逆行胰胆管造影所代替。

(4) 经皮肝穿刺胆管造影（percutaneous transhepatic cholangiography，PTC)：是在 X 线电视或 B 超监视下，利用特制穿刺针经皮穿入肝内胆管，再将造影剂直接注入胆道而使肝内外胆管迅速显影的一种顺行性胆道直接造影方法。本法可清楚地显示肝内外胆管的情况，包括病变部位、范围、程度和性质等，有助于胆道疾病特别是黄疸的诊断和鉴别诊断。本法操作简便，成功率高，有胆管扩张者更易成功，检查结果不受肝功能和血胆红素浓度的影响，且并发症少，是当前胆道外科的一项重要诊断技术，已在临床广泛应用。本法为有创性检查，有可能发生胆汁漏、出血、胆道感染等并发症，术前应检查凝血功能及注射维生素 K 2～3 天，必要时应用抗生素，特别是有感染症状者。应作好剖腹探查前的各种准备工作，以备及时处理胆汁性腹膜炎、出血等紧急并发症。另外，必要时可通过造影管行胆管引流（PTCD）进行治疗。

(5) 内镜逆行胰胆管造影（endoscopic retrograde cholangiopancreatography，ERCP)：是在纤维十二指肠镜直视下通过十二指肠乳头将导管插入胆管和（或）胰管内进行造影。本法可直接观察十二指肠及乳头部的情况和病变，可以获得胆囊、胆管和胰管的清晰影像。对胆道疾病，特别是黄疸的鉴别诊断有较大价值，尤其适用于不适于 PTC 检查者。但可诱发急性胰腺炎和胆管炎，术后应密切观察。ERCP 亦可用于治疗，如行鼻胆管引流治疗胆道感染；行 Oddi 括约肌切开治疗 Oddi 括约肌狭窄，以及胆总管下端结石取石及胆道蛔虫病取虫等治疗。

(6) CT、MRI 或磁共振胆胰管造影（MRCP)：具有成像无重叠、对比分辨力高的特点。能清楚显示肝内外胆管扩张的范围和程度，结石的分布，肿瘤的部位、大小，胆管梗阻的水平，以及胆囊病变等。CT 及 MRI 检查无损伤、安全、准确，目前已成为一种极为重要的诊断方法。

(7) 术中及术后胆管造影：胆道手术时可经胆囊管插管、胆总管穿刺或置管行胆道造影，了解有无胆管狭窄、结石残留及胆总管下端通畅情况，有助于确定是否需行胆总管探查及手术方式。凡行胆总管 T 管引流或其他胆管置管引流者，拔管前应常规经 T 管或置管行胆道造影。

3. 核素扫描检查

静脉注射$^{99m}T_C$锝标记的二乙基亚氨二醋酸（$^{99m}T_C$－EHIDA），可被肝细胞清除并分泌，与胆汁一起经胆道排泄至肠道，其在胆道系统流过径路的图像可用γ相机或单光子束发射计算机断层扫描仪（SPEC）定时记录行动态观察。3～5分钟肝影清晰，约10分钟胆管、十二指肠相继显影，胆囊多在15～30分钟内显影，且均不应迟于60分钟。胆道梗阻时显像时间延迟和延长，有助于黄疸的鉴别诊断。胆囊管梗阻时胆囊不显影。本法为无创检查，辐射物剂量小，对病人无损害。突出优点是在肝功能损伤、血清胆红素中度升高时亦可应用，

4. 胆道镜检查

（1）*术中胆道镜检查*：经胆总管切开处，采用纤维胆道镜进行检查。用于：①疑有胆管内结石残留；②疑有胆管内肿瘤；③疑有胆总管下端及肝内胆管主要分支开口狭窄。术中可通过胆道镜利用网篮、冲洗等取出结石，还可行活体组织检查。

（2）*术后胆道镜检查*：可经T管瘘道或皮下空肠盲袢插入纤维胆道镜行胆管检查、取石、取虫、冲洗、灌注抗生素及溶石药物。有胆管或胆肠吻合狭窄者可置入气囊行扩张治疗。胆道出血时，可在胆道镜下定位后，采用电凝和（或）局部用药止血。还可经胆道镜采用特制器械行Oddi括约肌切开术。

一、急性胆道感染

【病因】

引起胆道感染的原因很多，主要为各种因素造成的胆道梗阻、功能障碍、胆道寄生虫、其他病原微生物的感染、胆道损伤和血运障碍等。

1. 梗阻因素

胆石病和胆管狭窄是造成胆道梗阻引起胆道感染的重要原因。胆石病、胆管狭窄和胆道感染常同时并存，互为因果，互相影响。急性胆囊炎中有80%是由胆囊结石引起。急性胆管炎有78%～92%由肝内外胆管结石引起。胆石常造成胆囊管或肝内外胆管梗阻，使胆汁淤积，而后继发细菌感染。随着胆管狭窄严重程度的不同，胆道可出现不完全性或完全性梗阻。另外，胆道寄生虫病、粘连、十二指肠乳头炎以及胆囊功能性病变都可因梗阻使胆汁潴留，这时胆酸浓度过高，尤其是结合胆酸有显著的致炎性，从而引起胆道的急性炎症；胆胰共同道路梗阻，胰液逆流入胆道，被激活的胰酶也会因其消化作用使胆囊发生严重的病变。在我国胆道蛔虫症发病率较高，致病菌随蛔虫进入胆道更易在梗阻基础上发生严重的胆道感染。

2. 感染因素

包括寄生虫感染、细菌感染和病毒感染等。亚洲地区的胆管炎常伴有胆道寄生虫感染并常继发肝内外胆管结石、胆管狭窄等。胆道蛔虫病较多见。正常情况下胆道内可能存在少量细菌而不发病，在胆道梗阻、胆汁淤积时细菌得以停留和繁殖并引起胆道感染。致病菌可经血行播散、经十二指肠乳头逆行感染或经淋巴系统进入胆道。其中逆行感染受到更多的重视。

3．局部供血障碍

胆道局部供血障碍是胆道感染或炎症的另一重要原因。严重创伤、烧伤、大量失血、休克、心衰、贫血、动脉硬化和胆道内压力增高等可造成胆道血液灌注量不足。局部缺血、缺氧则使胆道对致病因素如化学性刺激、细菌感染等更为敏感，因而极易遭致胆道感染，甚至出现胆管壁或胆囊的坏疽、穿孔。

胆囊动脉基本属于终末动脉，胆囊血管功能不良或使用血管活性药物（如去甲肾上腺素、多巴胺等），交感神经兴奋性增高，引起血管收缩，以及肝动脉化疗或栓塞疗法、糖尿病性动脉血栓、炎症性血管栓塞等均可导致胆囊动脉闭塞并很快引起胆囊缺血坏死。胆囊血管系统的病理改变是急性非结石性胆囊炎（Acute acalculous cholecystitis AAC）的主要原因。

4．其他

胆道畸形、胆道创伤和胆道运动功能障碍也可致急性胆道感染。

总之，上述各种因素往往同时存在，互相影响而致胆道感染。

【病理】

1．急性胆囊炎（acute cholecystitis）

根据胆囊壁的病变程度和范围常分为以下三种类型：

（1）急性单纯性胆囊炎：一般为急性胆囊炎的早期表现，多由胆汁淤积，浓缩的胆盐和溶血卵磷脂刺激胆囊黏膜产生的化学性炎症反应，此时细菌培养阳性率约为50%，主要为黏膜层的炎症，如黏膜充血、水肿、浆液性渗出、中性粒细胞浸润，胆囊可有轻度扩张。大部分急性胆囊炎属于这种类型。

（2）急性化脓性胆囊炎：急性单纯性胆囊炎继续发展，梗阻因素未能解除或继发严重的感染，炎症性病理改变侵犯胆囊壁全层，除水肿充血外，黏膜可有坏死或溃疡形成，胆囊腔内和浆膜出现纤维素性或脓性渗出物，胆囊内胆汁呈黏稠灰白色，或胆囊积脓。胆囊明显扩张，长径可达15cm，张力升高。胆囊呈灰白色或蓝绿色，表面敷有脓苔。渗出物增多可形成胆囊周围积液、积脓，如胆囊周围炎。胆囊也可被大网膜、结肠、十二指肠包裹，形成粘连。胆囊淋巴结和胆总管周围淋巴结肿大。胆囊炎症也可侵及肝外胆管和胆囊床附近的肝实质，并形成局部的小脓肿。化脓性胆囊炎或胆囊积脓的发生率约为20%。急性化脓性胆囊炎反复发作或在急性期过后形成胆囊积水、萎缩性胆囊炎、胆囊壁钙化（瓷胆囊）等慢性胆囊炎表现。

（3）急性坏疽性胆囊炎：为急性胆囊炎的晚期表现。由于胆囊腔内压持续升高，压迫胆囊壁或因严重感染，胆囊壁内血管血栓形成，胆囊壁呈片状或广泛坏疽，常同时伴有胆囊壁内脓肿破溃而出现胆囊穿孔、胆汁性腹膜炎。此时胆囊常呈紫红色，甚至蓝黑色，胆囊周围组织常有胆汁染色，胆囊穿孔部位多位于胆囊颈部和胆囊底部。如果与周围组织粘连紧密，可穿通周围肠管，形成胆肠内瘘，最常穿入的肠管为十二指肠和结肠。胆囊穿孔后还可形成膈下脓肿，产生败血症、中毒性休克等一系列并发症。胆囊坏疽和穿孔的发生率约占急性胆囊炎的10%～13.5%。胆囊穿孔后的病死率可高达30%以上。

2．急性胆管炎（Acute Cholangitis）

（1）急性单纯性胆管炎：胆管壁黏膜充血水肿，胆汁淤积非脓性，略黏稠，胆管压力轻度升高。

（2）急性化脓性胆管炎：胆管壁黏膜糜烂，出现溃疡，胆管明显扩张，胆汁淤积，胆管内压力增高，管腔内充满脓性胆汁。致病菌多为大肠杆菌和厌氧菌，感染途径可经血行、淋巴管或逆行进入胆道。胆管炎可分别发生在左、右肝管，也可发生在肝外胆管而影响整个胆管系统，后者几乎均有黄疸。

（3）急性重型胆管炎（Acute Cholangitis of Severe Type，ACST）：原称急性梗阻性化脓性胆管炎（acute obstructive suppurative cholangitis，AOSC），是胆道感染中最严重的一种类型，约占胆道疾病的10%～20%。该病来势迅猛，病情凶险，进展迅速，即使在积极手术引流的情况下，病死率仍可高达20%～50%。一般在入院后1～4天死于败血症、中毒性休克、胆源性肝脓肿、胆道出血、多器官功能衰竭（MOF）等续发病变。由此可见，ACST所造成的危害是全身性的，常与急性重型胰腺炎（APST）、急性绞窄性肠梗阻（ASIO）合称为腹部三大危重病症。

ACST时厌氧菌感染率很高，可达80%～100%，且多与需氧菌形成多菌种混合感染。胆管梗阻、内压增高是急性重型胆管炎的主要病理基础。在急性化脓性胆管炎的病理变化基础上，胆管内压力显著增高，多在2.94～3.92kPa（30～40cmH_2O）以上，肝脏分泌胆汁的功能完全停止，胆管内仅有白色脓液，无绿色胆汁。如为胆道下端梗阻，胆总管可极度扩张。管腔直径可超过3cm，切开时立刻见脓液喷出。严重者可出现胆管壁坏疽、穿孔，并引起胆汁性腹膜炎、膈下脓肿。胆小管破裂形成胆小管门静脉瘘，可在肝内形成多发性肝脓肿及引起胆道出血。由于胆管内压超过肝胆汁分泌压，含有大量细菌、胆红素颗粒和内毒素的脓性胆汁可经坏死肝细胞间隙进入肝血窦或由胆小管与肝静脉或门静脉分支瘘入血，造成脓毒血症（Sepsis）、感染性休克，甚至多器官功能衰竭而死亡。

【临床表现】

1．急性胆囊炎

（1）症状：多数病人发作前曾有胆囊疾病的表现。急性发作的典型过程表现为突发右上腹阵发性绞痛，常在饱餐、进油腻食物后或在夜间发作。疼痛常放射至右肩部、肩胛部和背部。伴恶心呕吐、厌食等。如病变发展，疼痛可转为持续性并阵发性加剧。每个急性发作病人都有疼痛，如无疼痛可基本排除本病。病人常有轻度发热，通常无畏寒，如出现明显寒战高热，表示病情加重或已产生并发症，如胆囊积脓、穿孔等，或有急性胆管炎。10%～25%的病人可出现轻度黄疸，可能是胆色素通过受损的胆囊黏膜进入循环，或邻近炎症引起Oddi括约肌痉挛所致。若黄疸较重且持续，表示有胆总管结石并梗阻的可能。

（2）体征：右上腹可有不同程度、不同范围的压痛、反跳痛及肌紧张，Murphy征阳性。有的病人可扪及肿大而有触痛的胆囊。如胆囊病变发展较慢，大网膜可粘连包裹胆囊，形成边界不清、固定的压痛性包块；如病变发展快，胆囊发生坏死、穿孔，可出现弥漫性腹膜炎表现。

2．急性梗阻性化脓性胆管炎（AOSC）

（1）症状：病人以往多有胆道疾病发作史和胆道手术史。本病发病急骤，病情进展快，除具有一般胆道感染的 Charcot 三联征（腹痛、寒战高热、黄疸）外，还可出现休克、中枢神经系统受抑制表现，即 Reynolds 五联征。

起病初期即出现畏寒发热，严重时伴寒战，体温持续升高。疼痛依梗阻部位而异，肝外梗阻者明显，肝内梗阻者较轻。绝大多数病人可出现较明显黄疸，但如仅为一侧肝内胆管梗阻可不出现黄疸；行胆肠内引流术后病人的黄疸较轻。神经系统症状主要表现为神情淡漠、嗜睡、神志不清，甚至昏迷；合并休克时也可表现为躁动、谵妄等。

（2）体征：体格检查时病人体温常持续升高达 39℃～40℃或更高。脉搏快而弱，达 120 次/分以上，血压降低。呈急性重病容，神志改变，可出现皮下淤斑或全身青紫、发绀。剑突下及右上腹部有不同范围和不同程度的压痛或腹膜刺激征，可有肝肿大及肝区叩痛，有时可扪及肿大的胆囊。

【实验室及其他检查】

1．急性胆囊炎

（1）化验室检查：85%的病人有轻度白细胞升高（12×10^9～15×10^9/L）。血清转氨酶轻度升高，AKP 升高较常见，1/2 的病人有血清胆红素升高，1/3 的病人血清淀粉酶升高。

（2）影像学检查：B 超检查可显示胆囊增大、囊壁增厚甚至有“双边”征，以及胆囊内结石光团，其对急性结石性胆囊炎诊断的准确率为 65%～90%。

此外如 $^{99m}T_C$－EHIDA 检查，急性胆囊炎由于胆囊管梗阻胆囊不显影，其敏感性几乎达 100%。

2．急性梗阻性化脓性胆管炎

（1）实验室检查：白细胞计数升高，多高于 20×10^9/L，中性粒细胞升高，胞浆内可出现中毒颗粒。血小板计数降低，最低可达（10～20）$\times 10^9$/L，表示预后严重。凝血酶原时间延长，肝功能有不同程度的受损。肾功能损害、低氧血症、失水、酸中毒、电解质紊乱也较常见，特别是老年人和合并休克者。

（2）影像学检查：以 B 超最为实用，能及时了解胆道梗阻的部位、病变性质、肝内外胆管扩张等情况，对诊断很有帮助。若病人情况允许，必要时可行 CT 检查。

【治疗】

1．西医治疗

（1）一般治疗

包括禁食，输液，纠正水、电解质及酸碱代谢失衡，全身支持疗法；选用针对革兰阴性、阳性细菌及厌氧菌均有作用的广谱抗生素或联合用药。使用维生素 K、解痉止痛药等对症处理。对于急性重症胆管炎要重视恢复血容量，改善和保证组织器官的良好灌流和氧供，包括纠正休克、使用肾上腺皮质激素，必要时使用血管活性药物，改善通气功能，纠正低氧血症等，以改善和维持各主要脏器功能。因老年人发病率较高，应注意及时发现和处理心、肺、肾等器官的并存病，维护重要脏器的功能。非手术疗法既可作为治疗，也可作为术前准备。非手术疗法期间应密切观察病人全身和局部变化，以便随时调整治疗方案。大多数病人经非手术疗法治疗后病情能够控制，待以后行择期手术。如病情严重或治疗后病情继续恶化者，应紧急手术治疗。对于休克者，也应在抗休克的同时进行手术治疗。对症治疗包括降温、支持治疗、吸氧等。

(2) 手术治疗

急诊手术适用于：①发病在 48 ~ 72 小时以内者；②经非手术治疗无效且病情恶化者；③怀疑有胆囊穿孔、弥漫性腹膜炎、急性化脓性胆管炎、急性坏死性胰腺炎等并发症者。其他病人，特别是年老体弱的高危病人，应争取在病人情况处于最佳状态时行择期性手术。

手术方法包括：①胆囊造口术：适用于高危病人，或局部炎症水肿、粘连严重，解剖关系不清者，特别是在急症情况下，应选用胆囊造口术。此手术只作为一种临时性的抢救措施。②胆囊切除术：如病人的全身情况、胆囊局部及周围组织的病理改变允许，应行胆囊切除手术，以根除病变。可采用传统的开腹胆囊切除术（OC）或电视腹腔镜下胆囊切除术（LC)。③胆总管探查、T 型管引流术：适用于胆总管结石引起的急性胆管炎、急性胰腺炎。达到取出结石、引流胆汁的目的。一般同时切除胆囊。

(3) 非手术方法置管引流

包括胆囊穿刺置管术、经皮肝穿刺胆道置管引流术（PTCD）和经内镜鼻胆管引流术（ENBD)。

2. 中医治疗

(1) 内治

① 蕴热证（肝胆蕴热）

证候：胁腹隐痛，胸闷不适，肩背窜痛，口苦咽干，腹胀纳呆，大便干结，有时低热；舌红苔腻，脉平或弦。

治法：疏肝清热，通下利胆。

方药：金铃子散合大柴胡汤加减。

② 湿热证（肝胆湿热）

证候：发热恶寒，口苦咽干，胁腹疼痛难忍，皮肤黄染，不思饮食，便秘尿赤；舌红苔黄，脉弦数滑。

治法：清胆利湿，通气通腑。

方药：茵陈蒿汤合大柴胡汤加减。

③ 热毒证（肝胆脓毒）

证候：胁腹剧痛，痛引肩背，腹拘强直，压痛拒按，高热寒战，上腹饱满，口干舌燥，不能进食，大便干燥，小便黄赤，甚者谵语，肤黄有瘀斑，四肢厥冷，鼻衄齿衄；舌绛有瘀斑，苔黄开裂，脉微欲绝。

治法：泻火解毒，通腑救逆。

方药：黄连解毒汤合茵陈蒿汤加减。

(2) 针刺疗法：用于止痛、止吐、排石。可选用足三里、内关、期门、胆俞、中脘等穴。耳针可刺交感、神门、肝胆区。一般留针 30 分钟至 1 小时，每日针刺 2 ~ 3 次。也可采用足三里穴位注射654－2等以解痉止痛。

【预防与调护】

1. 保持乐观情绪，做到饮食有节，不暴饮暴食，不过食油腻和过量饮酒。

2. 严密观察患者体温、血压、脉搏、尿量变化，作好详细记录，高热时采用物理降温。

二、胆石病

胆石病（cholelithiasis）包括发生在胆囊和胆管的结石，是常见病、多发病。随着人民生活水平的提高，我国胆石病的特点发生了明显变化。1981年以前的资料显示我国胆管结石的发病率比胆囊结石高，胆色素结石比胆固醇结石多。20世纪80年代后胆囊结石的发病率已高于胆管结石，胆固醇结石比胆色素结石多。

【病因】

1. 胆汁淤滞 胆道系统形态结构上的异常（如扭曲、狭窄、先天性胆管囊肿等），在结石形成中不仅可延长胆汁在胆道内的滞留时间，使某些成分易于淤滞沉淀，而且还为胆结石的形成提供了动能，后者目前被认为也是结石形成的必要条件。

2. 胆道感染 细菌感染一方面可改变胆汁成分，有利于胆色素类结石的形成；另一方面又因造成胆道组织的损害形成狭窄而继发胆汁淤滞，从而形成感染与梗阻（胆汁淤滞）互为因果的恶性循环，更利于胆石的形成与生长。

3. 胆道异物 胆道的寄生虫感染（如蛔虫及其残骸）是最常见的胆道异物。此外，外科缝合的线结、金属针、食物残渣等均可作为胆道异物。胆道异物的作用在于通过异相成核而促进胆红素钙沉淀和胆固醇结晶的生成。

4. 代谢因素 体内的代谢紊乱是形成致石性病理胆汁的重要因素，尤其是胆汁酸、胆固醇、胆红素的代谢紊乱是产生形成胆固醇类与胆色素类结石的致石胆汁的重要基础。造成代谢紊乱的原因既可有先天性方面的代谢缺陷（如某些限速酶缺陷），也有后天体内某些脏器疾病所累及而致的因素。此外，饮食习惯、食物结构、药物、手术治疗等均可通过影响和改变体内代谢致使胆汁代谢紊乱或胆汁丧失稳定性而致石。

【胆石形成的机制】

1. 胆固醇类结石的形成机制

（1）微胶粒学说：胆固醇不溶于水而溶于胆汁，因为胆汁中胆盐和磷脂酰胆碱形成微胶粒（Micelles）将胆固醇包裹于其中而使其溶解。当胆盐与磷脂酰胆碱的比例为（2～3）∶1时，胆固醇的溶解度最大。再者，胆汁中的Zeta电位越高，微胶粒的稳定性越大。1963年，Admirand和Small用等边三角形坐标表示这三种成分的最高溶解度的坐标图，后来经过了Holzbach等的修改。任何原因造成胆汁中胆固醇含量增多或胆汁酸、卵磷脂含量减少，致使胆固醇浓度相对增高，都可使胆固醇从胆汁中析出而形成结石。

（2）泡学说：由单层卵磷脂分子和胆固醇构成球形大泡（Spherical resides）——胆固醇

卵磷脂泡。无胆汁酸参加，其直径为80～100μm，比微胶粒大10～20倍，溶解和携带胆固醇的能力比微胶粒大得多，但不稳定。当胆汁酸盐含量较低时，主要由大泡溶解胆固醇。如胆汁酸盐逐渐增多，则大泡也逐渐被溶解。1986年Realpern认为大泡越多胆固醇溶解越不稳定，越易沉淀、聚集形成胆固醇单氢结晶。因此，成石胆汁含有大量的不稳定性大泡，较易凝聚成胆固醇结晶和形成结石。

（3）*成核因子和成核时间*：胆汁中溶解状态的胆固醇形成胆固醇单氢结晶（CMC）的过程称成核（Nucleation）。分为均质成核和异质成核两种类型，胆汁中的胆固醇单氢结晶的成核通常为异质成核，即在胆固醇低程度过饱和状态下，因非脂类物质的介入而诱发成核，从胆汁保温或超速离心获得均质胆汁起，到出现胆固醇单氢结晶所需时间称成核时间。研究发现，在同一胆汁中同时含有使成核时间缩短的成核因子和使成核时间延长的抗成核因子。例如，胆汁中的黏糖蛋白和钙有明显促成核作用，其为成核因子之一；胆汁中的Apolipoproteins（可能为非脂蛋白物质）具有明显的抗成核作用，它也是抗成核因子之一。

（4）*前列腺素（PG）和溶解磷脂酶（lysolecithin）的成石作用*：研究证实，胆囊中前列腺素的合成和溶解磷脂酶的产生加速了早期大鼠胆固醇结石的形成，因此两种物质可刺激胆囊壁黏膜分泌黏液物质增多，促进了过饱和胆汁的成核作用。前列腺素和溶解卵磷脂酶两种物质在胆囊内相互伴随着，均可促使胆囊黏膜分泌黏液物质，致使胆囊内过饱和胆汁中的胆固醇单氢结晶聚集、融合而形成结石。

（5）*胆泥学说*：胆泥是结石的前身物质，系黏着力强的黏液凝胶。其为黏液物质所形成的网架包绕着胆固醇单氢结晶及胆色素钙颗粒，尚含有卵磷脂和胆固醇的液态结晶，此乃胆固醇结晶的前身物质。研究发现，在胆泥中结合胆红素转变为非结合胆红素的单体葡萄糖醛酸胆红素，此为非结合性胆红素的前身物质。此种物质很易被内源性葡萄糖醛酸苷酶作用而演变成非结合胆红素，因此，胆结石核心均含有色素及黏液物质。

其他因素如胆囊功能异常和肠肝循环障碍等都可能参与上述过程。

2. 胆色素结石的形成机制

肝脏在胆红素代谢过程中以结合胆红素（CB），即胆红素葡萄糖醛酸苷的形式分泌到胆汁中。正常肝脏分泌的胆汁中所含非结合胆红素极少，约占5%。胆汁中胆色素的绝大部分是水溶性的结合胆红素。当胆汁受感染后，胆汁中的细菌产生大量的β－葡萄糖醛酸苷酶，此酶可使结合胆红素分解为不溶于水的游离胆红素，即非结合胆红素（UCB）和葡萄糖醛酸。非结合胆红素为一弱酸，其可与胆汁中的钙离子结合，产生胆红素钙沉淀。胆红素钙沉淀往往以蛔虫残体、虫卵或脱落的胆管上皮细胞为核心，在黏糖蛋白的聚集作用下不断沉积而形成胆色素钙结石。

【临床表现】

胆石病的临床表现取决于结石所在部位、胆道阻塞的程度及有无感染。也有一部分胆石病没有明显的症状，称为无症状结石。

1. 胆囊结石

胆囊结石阻塞胆囊管时可引起右上腹疼痛。疼痛为阵发性绞痛，可向右肩胛部放射，称为胆绞痛，常伴有恶心呕吐。高脂肪餐、暴饮暴食、过度疲劳可诱发胆绞痛。如同时合并急性胆囊炎，则腹痛转为持续性胀痛，伴有阵发性加重，常有发热或寒战发热。约有 20% 病人可出现轻度黄疸，系因炎症波及胆管所致。

查体时右上腹部有程度不同的压痛。严重病例可有反跳痛和腹肌紧张，Murphy 征阳性，有时可扪到肿大的胆囊。

2. 肝外胆管结石

发作期间可表现典型的 Charcot 三联征，即腹痛、寒战、高热和黄疸。

(1) 腹痛：在急性发作时约有 90% 的病人出现上腹部或右上腹剧烈疼痛，疼痛为阵发性绞痛，并向右肩或右肩胛下角放射。

(2) 发热：胆石病急性发作时约有 70% 左右的病人出现寒战与发热，体温可在 39℃～40℃之间。

(3) 黄疸：多出现在疼痛、发热之后，黄疸的深浅与结石嵌顿的程度及胆管炎症的轻重有关，胆红素多不超过 17μmol/L。

(4) 其他：常伴有恶心呕吐，但不严重。病情严重者可有中毒性休克、肝昏迷等表现。

查体时上腹部及右上腹有压痛，结石位于肝总管则触不到胆囊，结石位于胆总管以下时常可触到胀大的胆囊，可有肝脏增大、肝区叩击痛，炎症严重者可出现腹膜刺激征。

3. 肝内胆管结石

急性发作时肝区疼痛，寒战发热，体温为弛张热型，可有轻度黄疸，肝脏可有不对称增大，肝区有叩击痛。

在不发作期间症状不典型，常表现有上腹隐痛、恶心、嗳气反酸、食欲不振等，也可无任何症状。

【实验室及其他检查】

1. 血常规 急性发作期白细胞增高，中性粒细胞比例增高，多数病人白细胞增高的程度与合并感染的轻重相并行。

2. 肝功能 胆石病反复发作可引起轻重不同的肝脏损害，肝功能试验可发现异常，例如血清谷丙转氨酶（SGPT）、谷胺酰转酞酶（γ－GT）增高，血清胆红素增高。

3. 影像学检查 胆道造影、BUS、CT 或 MRI 检查可见到胆囊或/和胆管扩张和结石影像。

【鉴别诊断】

1. 消化道溃疡 胆囊结石发病率女性高于男性，消化道溃疡发病男性高于女性，两者临床表现相似，有时不易鉴别，须注意性别与疾病的关系。胃镜和 BUS 可提供鉴别依据。

2. 传染性肝炎 以肝区及右上腹隐痛、胀痛为主，偶有类似胆绞痛的症状，可有发热，常有肝炎接触史以及食欲不振、疲乏无力等症状，检查肝脏肿大并有触痛。黄疸性肝炎需与胆石性梗阻性黄疸鉴别，黄疸性肝炎以间接胆红素增高为主，GPT 明显增高；胆石性梗阻以直接胆红素增高为主，GPT 增高不如肝炎显著。传染性肝炎周围血象一般不高，有时淋巴细胞可增加，胆石性梗阻则因伴有不同程度的感染而见白细胞和中性粒细胞比例增加。BUS 和 CT 检查在胆石病中多有胆管扩张和结石影像，可资鉴别。对淤胆性肝炎可试用激素作试验性治疗。

3．壶腹周围癌 必须与胆石所致的梗阻性黄疸相鉴别。同为梗阻性黄疸，恶性肿瘤多有进行性消瘦，黄疸发生缓慢，无痛且多进行性加重，很少波动，常伴有皮肤瘙痒，完全梗阻者大便呈陶土色；胆石性梗阻多为腹痛后出现黄疸，完全梗阻者甚少，因此黄疸程度可有波动，患者的一般状况优于恶性肿瘤。低张力十二指肠造影、BUS、PTC、ERCP、CT、MRCP 可帮助鉴别诊断。

内科黄疸与外科黄疸的鉴别见表 15－2。

表 15－2　黄疸的鉴别诊断

	外科黄疸		内科黄疸
	胆总管结石	壶腹周围癌	药物、淤胆性肝炎
前驱症状	胆绞痛	上腹隐痛不适，体重减轻	服用肝毒性药物，肝炎接触史
黄疸时间	出现慢，可出现波动	出现慢，进行性加重	快
黄疸程度	中等	重	不定
体　温	升高	多低热	可有发热
瘙　痒	有或无	多有，伴心动过缓	暂时性
肝肿大	＜肋下 3cm，轻压痛	＞肋下 3cm，无压痛	有轻度触痛
胆　囊	少可触及	多可触及	不能触及
腹　水	无	癌转移时可有血性腹水	病重者偶有腹水
胆红素	直接胆红素升高，TB∶DB≤2	直接胆红素升高，TB∶DB≤2	直、间接胆红素均升高
WBC＋DC	白细胞总数升高 中性粒细胞比例升高	白细胞总数正常或升高，中性粒细胞比例正常	白细胞总数下降，淋巴细胞比例升高
尿胆原	不定	阴性	升高
大便潜血	阴性	可呈阳性	阴性
GPT	正常或升高	升高	显著升高
BUS	肝内外胆管可有扩张	胆囊大，胆管明显扩张	胆囊不大，胆管无扩张

【治疗】

1．排石疗法

适应证为：①胆管结石直径＜1cm，胆管下端无狭窄；②胆管或肝管多发小结石；③手术后胆管残余结石；④较小的胆囊结石，胆囊舒缩功能较好者。

（1）中药排石：目的在于控制胆道感染，促进胆汁分泌和改善胆道功能，以促进胆石的排出。目前在我国用于排石的方法有四种：

① 胆道排石汤（天津南开医院方）：用于各型胆石病，可随证略作加减。

方剂组成：金钱草、茵陈、郁金各30g，木香、枳壳各10g，生大黄6～10g（后下）。

② 排石汤5号（遵义医学院方）：用于胆石病的缓解期。

方剂组成：金钱草30g，木香、枳壳、黄芩、川楝子各10g，大黄6g。

③ 排石汤6号（遵义医学院方）：用于胆石病发作期。

方剂组成：虎杖30g或三棵针、木香各15g，枳壳10g，金钱草30g或茵陈、栀子各12g，元胡、大黄各15g。

④ 胆道排石汤Ⅰ号（青岛市立医院方）：用于胆石病间歇期或合并慢性胆道感染者，即气滞型患者。

方剂组成：柴胡、郁金、香附各12～30g，广木香18g，枳壳12g，大黄30g。

⑤ 胆道排石汤Ⅱ号（青岛市立医院）：用于胆石病并发急性胆道感染者，即湿热型和脓毒型。

方剂组成：双花、连翘、金钱草、郁金、茵陈各30g，广木香、黄芩、枳实各10g，大黄30g，芒硝3g。

从上述方剂中可以看出金钱草、茵陈、郁金、木香、枳壳、黄芩、大黄等是治疗胆石病的主药，但无论使用哪一方剂，都要注意随证加减。

（2）电针排石：电针除了能消炎止痛，使胆道感染的症状得以控制外，也可促使排出胆石。

主要穴位：右侧耳穴有神门透腹、交感，胆囊、胆囊下（在胆囊穴下约0.2cm）透十二指肠，左侧耳穴胰透十二指肠。同时针刺双侧体穴阳陵泉及胆囊（体虚者取足三里）；或在胆经上找压痛点，进行针刺，有恶心呕吐者加内关。当针刺有针感后，用电针仪通电20～45分钟，负极接耳针，正极接体针，逐渐加大电量和强度，以患者能耐受为限，一般每日针1次，连续3～5次为1个疗程。用电针的同时可口服33%硫酸镁40ml或100ml，每日1次。

针刺日月、期门两穴后接电针仪，通电60分钟，电流强度以病人最大耐受量为度，每日针1次，重者针2次。针后服50%硫酸镁30ml，排石率达84.6%。

（3）“总攻”排石疗法

该疗法是以中药排石汤为主，配合其他对胆道有影响的药物进行综合排石疗法，希望在一个较短的时间内促使胆石排出的方法。是我国胆石病治疗的特色之一。

应用疏肝利胆的中药促进胆汁大量分泌，造成一时性的胆汁潴留，胆囊胀大，内压升高，继而再用药物或针灸等促使Oddi括约肌突然舒张，胆囊有力地收缩，借助于胆汁迅速排出的冲洗作用，促进结石的排出。

综合排石疗法的具体实施：遵义医学院最早提出中西医结合“总攻”排石方案（表15－3）。

该疗法一般排石率在70%左右，排净率在20%左右，其中胆管结石排石率较高，而胆囊结石则较低，这与胆囊的解剖特点有关。由于排石需要胆囊的作用，因此胆囊功能良好者排石率高，而胆囊功能不良者排石率较低。严格掌握适应证是总攻排石疗法成功的关键。小块结石排出时患者往往无反应，大块结石排出时可出现胆绞痛、发热、黄疸等症状，称为排石反应。排石反应后突然腹痛消失，体温恢复正常，黄疸消退，是结石排出的现象。排石反应持续加重应及时中止总攻排石，必要时转行手术治疗。总攻排石费时，而且消耗患者的体力，可根据患者的身体状况每周进行1～3次，4～6次为1个疗程。总攻排石疗法可起到因势利导的作用，有助于结石排出，但病情危重者禁用。

表15－3　　胆石病的中西医结合“总攻”排石方案

时间	用药	途径
8:30	中药方剂 200ml	口服
9:30	吗啡 5mg	皮下注射
10:10	阿托品 0.5mg	皮下注射
10:15	33%硫酸镁 40ml	口服
10:20	5% 稀盐酸 30mg	口服
10:25	脂餐（油煎鸡蛋2～3个）	口服
10:30	右胆俞（－）　日月、中脘、梁门（＋）	电针

2．溶石疗法

自1891年Walker首创乙醚灌注药物溶石以来，溶石疗法已有100多年的历史，主要有口服药物和灌注溶石两类。现在确认的口服溶石药物有鹅去氧胆酸（CDCA）和熊去氧胆酸（UDCA），可通过不同的途径改变胆汁的成分比例，增强胆汁对胆固醇的溶解能力，使结石缩小或消失，适用于胆囊功能良好、胆囊管通畅、直径＜10mm的胆固醇结石。CDCA的最佳剂量为13～15mg/kg/d，UDCA为8～13mg/kg/d，以每日睡前一次顿服最好。总的溶石率在30%左右，通常需服药半年至2年。有时因肝功能损害或腹泻等不良反应而不得不停止服药。本疗法疗程长而且费用高。CDCA与UDCA各取半量联合服用较好，不良反应小而且费用也明显减少。

灌注溶石是对术中未能取净的胆石，经过T管等途径灌注溶石剂，如肝素生理盐水、胆酸钠、辛酸甘油酯等，如能根据术中取得的胆石作体外溶石试验来选择药物可提高溶石的疗效。由于目前所使用的灌注溶石药物均具有较强的毒性，因此本疗法并未广泛开展。

3．碎石疗法

体外冲击波碎石（ESWL）是利用液电、压电或磁电效应产生冲击波，经介质传导和聚焦，进入人体后粉碎体内结石的一种新技术，已成为肾结石治疗史上划时代的转折，开创了治疗结石病的新纪元。目前在ESWL治疗胆结石上也进行了大量的研究。

（1）适应证：①症状性胆囊结石；②口服胆囊造影检查显示胆囊功能正常；③阴性胆结石；④胆囊内直径0.5～2cm的单颗结石；或直径0.5～1cm的多发结石，但不得超过5颗结石；⑤单发胆管阴性结石且定位准确。

（2）禁忌证：①口服胆囊造影检查胆囊未显影或显影的胆囊位置过高或有畸形因素而使结石定位困难；②阳性胆结石；③胆囊或胆管的急性炎症期；④凝血机制障碍者；⑤有严重心、肺、肾疾病和胃十二指肠溃疡；⑥妊娠期；⑦B超显示胆囊萎缩或胆囊壁粗糙，增厚达

5mm 以上者；⑧胆管有狭窄或畸形病变需手术者；⑨3 次碎石无效者；⑩肝内外胆管的充满型结石病。

据上海中山医院 637 例患者的资料统计，结石破碎率 96.2%，再碎石治疗率 28.4%，6 个月结石消失率 46.2%，1 年结石消失率 52.4%。并未发现严重的不良反应。随着国产碎石机的普及，全国有多家医院开展这项治疗工作，在碎石后的辅助性治疗措施上也大有发展和创新。

4．取石疗法

利用机械取石，手术后经 T 管窦道置入纤维胆道镜，可在直视下清除肝胆管结石。经皮肝穿刺胆道（PTCS）以及经十二指肠镜 Oddi 括约肌切开取石（EST）等方法都有相当的疗效。此外，经上述途径导入激光、超声波、电力液压碎石探头直接接触胆石使之粉碎，可提高机械取石的疗效。

5．外科手术

手术方法与胆道感染大致相同，根据结石部位的不同，分别采用胆囊切除、胆总管切开取石、T 型管引流术及胆肠内引流术等，部分肝胆管结石病人需做肝叶切除术。近年来随着外科微创技术的发展，对于胆囊和胆总管结石的择期治疗主张首选联合电子内镜（胆道镜、十二指肠镜和腹腔镜）下的微创外科手术。

【预防与调护】

1．调节饮食，避免过食肥甘厚味。

2．进行总攻疗法或估计有结石排出时，应留大便查石，最好对结石进行成分鉴定。

3．结石发作绞痛、并发感染时，宜观察血压、脉搏、体温，特别是腹痛情况变化，以便及时更改治疗方法。

4．手术取石病人按一般外科术后护理。

（陈海龙）

第六节　急性胰腺炎

急性胰腺炎（acute pancreatitis）是一种常见的急腹症，其发病率居急腹症各病的第三位至第五位，似有逐年增加的趋势。急性胰腺炎多见于女性，男女之比为 1∶1.7。发病年龄以 20～30 岁较多，平均年龄较国外报告为轻。重症胰腺炎约占急性胰腺炎的 10%左右，是胰腺的急性出血性坏死性炎症，其病理变化涉及胰腺和胰外组织。临床上呈急腹症表现，并伴有休克或几个重要脏器功能的衰竭，病情十分凶险，病死率高，并且部分病例可发生猝死。本病中医称之为“胰瘅”，属“胃脘痛”、“脾心痛”等范畴。

【解剖生理】

胰腺位于腹膜后，斜向上方横卧于第 1～2 腰椎前方，胰头被十二指肠 C 形袢所围绕，胰尾抵脾门。正常成人胰腺长约 15～20cm，重约 75～125g，分为头、颈、体、尾四部分。胰头部还包括胰腺的钩状突，它是胰头向肠系膜上静脉后方突出的部分，止于肠系膜上动脉右缘，此处常有 2～5 支小静脉汇入肠系膜上静脉。胰头部宽厚，胰尾部窄且薄。肠系膜上静脉前方的部分为胰颈部，此处与肠系膜上静脉之间多无血管分支。

胰头部与十二指肠第二段紧密相连，两者共同接受来源于胃十二指肠动脉和肠系膜上动脉的胰十二指肠前、后动脉弓的血液供应。胆总管在到达胰头后面时，或穿入胰头实质或紧贴胰头后面进入十二指肠。胰腺前面有腹膜覆盖，形成网膜囊（小腹腔）的后壁。在胰腺后面有腹主动脉、下腔静脉、腹腔神经丛及胸导管等。胰腺受交感神经和副交感神经的双重支配，交感神经是胰腺疼痛的主要通路，副交感神经传出纤维对胰岛、腺泡和导管起调节作用。

胰管与胰腺长轴平行。主胰管（Wirsung 管）直径 2～3mm，引流胰液，开口于十二指肠。约 85%的人主胰管与胆总管汇合形成共同通路。这种共同通路是胰腺疾病和胆道疾病互相关联的解剖学基础。乳头内有 Oddi 括约肌，此处尚可见副胰管。（图 15－13）

胰腺具有外分泌和内分泌两种功能。胰腺的外分泌为胰液，内分泌主要分泌胰岛素、胰高血糖素等。

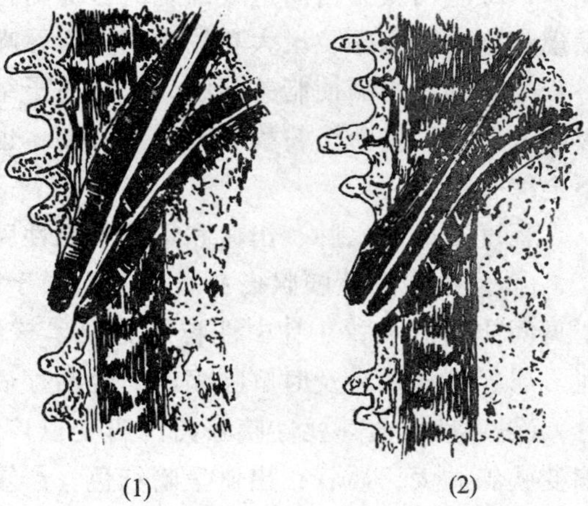

图 15－13　胆总管下端剖面图（示出口的不同类型）

（1）胆总管和胰管在十二指肠壁外联合

（2）胆总管和胰管分别开口于十二指肠内

【病因病理】

1．西医病因病理

（1）病因：急性胰腺炎的病因有多种，主要与胆道疾病或过量饮酒有关。

① 梗阻因素：在欧洲、亚洲较多见。最常见的梗阻原因是胆结石。引起壶腹部阻塞的原因有胆结石通过或嵌顿于 Vater 壶腹、胆道蛔虫、十二指肠乳头水肿、壶腹部括约肌痉挛、壶腹部狭窄等。胆胰共同通路的梗阻导致胆汁反流进入胰管，造成胆汁诱发的胰实质损伤。单纯胰管梗阻也足以引起胰腺损害。

② 过量饮酒：在美国都市中过量饮酒是急性胰腺炎的主要原因。在我国此种情况也不少见。过量饮酒与急性胰腺炎的发病有密切关系。

③ 暴饮暴食：尤其过食高蛋白、高脂肪食物，加之饮酒，可刺激胰液的过量分泌，在伴有胰管部分梗阻时，可发生急性胰腺炎。

④其他：高脂血症、高钙血症、创伤、胰腺缺血、病毒感染及某些药物（如雌激素、口服避孕药等）也可能诱发急性胰腺炎。血管栓塞和血管炎等均能引起胰腺实质水肿。

除上述病因外，少数急性胰腺炎找不到原因，称为特发性胰腺炎。

总之，Vater 壶腹部的阻塞引起胆汁反流进入胰管内和各种原因造成的胰液分泌增多或排出障碍是导致急性胰腺炎的主要原因。

(2) 发病机制与病理生理

引起急性胰腺炎的发病机制较为复杂，有多种因素参与，确切的机制尚未被充分地阐述清楚。在正常情况下，胰液中的胰蛋白酶原在十二指肠内被胆汁和肠液中的肠激酶激活变成有活性的胰蛋白酶，方具有消化蛋白质的作用。如胆汁和十二指肠液逆流入胰管，胰管内压增高，使腺泡破裂，胰液外溢，大量胰蛋白酶被激活。胰蛋白酶又能激活其他酶，如弹性蛋白酶及磷脂酶 A。弹性蛋白酶能溶解弹性组织，破坏血管壁及胰腺导管，使胰腺充血、出血和坏死。而磷脂酶 A 被激活后，作用于细胞膜和线粒体膜的甘油磷脂，使其分解为溶血卵磷脂，后者可溶解破坏胰腺细胞膜和线粒体膜的脂蛋白结构，致细胞坏死，引起胰腺和胰周组织的广泛坏死。饮酒能刺激胃酸分泌，使十二指肠呈酸性环境，刺激促胰液素分泌增多，使胰液分泌增加。乙醇还可以增加 Oddi 括约肌的阻力，或者使胰管被蛋白堵塞，导致胰管内压和通透性增高，胰酶外溢引起胰腺损伤。乙醇可使自由脂肪酸增高，其毒性作用可引起胰腺腺泡细胞和末梢胰管上皮细胞损害。氧自由基损伤也是乙醇诱发胰腺损伤的一个机制。此外，细胞内胰蛋白酶造成细胞的自身消化也与胰腺炎发生有关，人胰腺炎标本的电镜观察发现细胞内酶原颗粒增大和较大的自家吞噬体形成。

另外，脂肪酶使脂肪分解，与钙离子结合形成皂化斑，可使血钙降低。大量胰酶被腹膜吸收入血液，使血淀粉酶和脂肪酶升高，也可导致肝、肾、心、脑的损害，引起多器官功能不全综合征。

程度不同的水肿、出血和坏死是急性胰腺炎的基本病理改变。

① 急性水肿性胰腺炎：病变多局限于胰体尾部。病变的胰腺肿大变硬，被膜紧张。镜下见间质充血水肿并有中性粒细胞及单核细胞浸润。有时可发生局限性脂肪坏死，但无出血。属轻型病变，及时解除病因，经治疗后炎症较易在短期内消退。

② 急性出血坏死性胰腺炎：病变以广泛的胰腺坏死、出血为特征，伴轻微炎症反应。病变胰腺肿大，质软，出血呈暗红色，严重者整个胰腺变黑，分叶结构模糊。腹腔内有血性腹水或血性混浊渗液。胰腺周围组织可见散在的黄白色皂化斑或小块状的脂肪坏死灶。镜下胰腺组织呈大片凝固坏死，间质小血管壁也有坏死。坏死胰腺以局部纤维化而痊愈或转变为慢性胰腺炎。晚期坏死胰腺组织合并感染，形成胰腺脓肿。其主要致病菌为革兰阴性杆菌，与肠道菌群移位有关。

近期国内外对重症胰腺炎的研究发现，重症胰腺炎的病理变化关键是全身过度炎症反应所致的“全身炎性反应综合征”(SIRS)。急性胰腺炎发病后病情加重机理的核心问题主要涉及单核巨噬细胞、中性粒细胞、内皮细胞、血小板和淋巴细胞等多种细胞的参与，免疫系统的介入和多种细胞因子在病情演变过程中的致病作用，导致胰腺持续坏死以及胰腺局部炎症并发展到失控的全身炎症反应乃至多脏器功能障碍的机理，始于胰腺组织中巨噬细胞被激活，从而激发 TNFα、IL－1 等细胞因子合成和大量释放，激活中性粒细胞及内皮细胞等免疫活性细胞，导致细胞因子的释放失控，最终激活细胞因子不断放大的级链反应。过度的炎症反应所引起的循环、代谢、免疫等方面的改变导致多器官功能不全综合征（MODS），并进而发展成 MSOF，这也是重症胰腺炎死亡率较高的重要原因。

2．中医病因病机

(1) 病因

① 饮食不节：嗜食油腻，过饮酒浆、生冷不洁，易克伤脾胃而发为本病。

② 精神因素：凡情志不畅，暴怒伤肝，均可致肝失疏泄而肝气郁结，横克脾胃，致胃气不降，脾失健运，脾胃功能失调而诱发本病。

③ 蛔虫上扰、胆道石阻：因虫扰石阻胆道，致肝胆气滞血瘀，脾胃运化失司而发病。

④ 创伤、手术、妊娠：创伤、手术、妊娠可导致肝胆气郁，脾胃气机升降失常，郁而化热，湿热阻于中焦。

(2) 病机

急性胰腺炎的主要病理过程为肝胆气滞。肝胆气滞不但可以横克脾胃，亦能化热传脾。胃失和降，脾失运化，则湿从内生，湿阻蒸热，湿热阻于脾胃而呈脾胃湿热或脾胃实热之候。若病进，正虚邪陷，则呈现气血败乱之厥脱证；脾胃热盛，化火传入营血，可致热深厥深；胃热化火，可追血妄行；热水相结，则结胸里实；热血相搏，瘀血腐脓或血瘀成块；热去湿留，则湿邪困脾；邪去正伤，脾阳虚衰。(图 15－14)

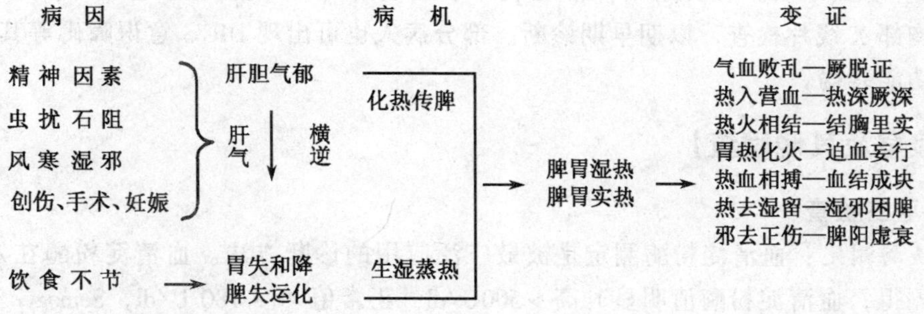

图 15－14 急性胰腺炎病机图

【临床表现】

1．主要症状

(1) 腹痛：是主要临床症状。腹痛剧烈，起始于中上腹，也可偏重于右上腹或左上腹，放射至背部；累及全胰则呈腰带状向腰背部放射痛。饮酒诱发的胰腺炎常在酗酒后 12～48 小时期间发病，出现腹痛。胆源性胰腺炎常在饱餐之后出现腹痛。

(2) 恶心、呕吐：常与腹痛伴发。呕吐剧烈而频繁，呕吐物为胃十二指肠内容物，偶可伴咖啡样内容物。

(3) 腹胀：早期为反射性肠麻痹，严重时可因腹膜后蜂窝织炎刺激所致。邻近胰腺的上段小肠和横结肠麻痹扩张，腹胀以上腹部为主，腹腔积液时腹胀更明显。病人排气、排便停止，肠鸣音减弱或消失。

2．主要体征

(1) 发热：初期常呈中度发热，约 38℃左右。合并胆管炎者可伴寒战、高热。胰腺坏死伴感染时，高热为主要症状之一。病程早期发热是由于大量坏死组织吸收引起，后期出现发热提示腹腔内有继发感染的可能。

（2）黄疸：仅见于少数病例。一般黄疸程度较轻，大多是因胆总管结石、乳头炎或胰头肿胀压迫胆总管所致的梗阻性黄疸。

（3）腹膜炎体征：水肿性胰腺炎时，压痛只限于上腹部，常无明显肌紧张。坏死性胰腺炎压痛明显，并有肌紧张和反跳痛，范围较广或延及全腹。

（4）休克：血容量减少、组织灌注不良、心功能障碍及剧痛等综合因素可导致休克，出现脉搏加快，面色苍白，呼吸加快，血压下降，出冷汗，四肢厥冷，少尿等。

（5）皮肤淤斑：腹膜后血性渗出液浸入皮下组织、脐周、腰部可出现青紫色的不规则斑块。少数重症胰腺炎可于左腰部有青紫色斑（Grey－Turner 征），在脐周也可有青紫色斑（Cullen 征）。严重者可有 DIC 表现。

（6）手足搐搦：是血钙水平严重降低的表现，预后不良。

（7）呼吸窘迫综合征（ARDS）和多器官功能衰竭（MODF）：重症胰腺炎者 50%～70% 有肺损害，约 1/3 的病例发展成为 ARDS。主要表现是呼吸急促、窘迫和缺氧。当呼吸频率 >30 次/分，鼻翼扇动，轻度紫绀，常规氧疗不能缓解时，即应高度怀疑 ARDS，及时作血气分析和胸部 X 线片检查，以期早期诊断。部分病人也可出现 DIC、意识障碍等其他系统或重要器官功能衰竭。

【实验室及其他检查】

1．实验室检查

（1）胰酶测定：血清淀粉酶测定是被最广泛应用的诊断方法。血清淀粉酶在发病 24 小时内可被测得，血清淀粉酶值明显升高 >500U/dl（正常值 40～180 U/dl，Somogyi 法），其后 7 天内逐渐降至正常。如 1 周后血清淀粉酶持续升高，需考虑有局部并发症的可能，例如胰腺假性囊肿、胰腺坏死或胰腺脓肿等。淀粉酶的值愈高，诊断的正确率也越高。但淀粉酶值的高低与病变的轻重程度并不一定成正比。约有 10% 的出血坏死性胰腺炎血清淀粉酶始终不高，这表示血清淀粉酶测定正常并不能排除急性胰腺炎。尽管某些急腹症如消化性溃疡穿孔、急性肠梗阻、肠系膜血栓等都可使淀粉酶轻度升高，但一般不会超过 500U/dl。胸水、腹水的淀粉酶明显高于血、尿淀粉酶，特别在血、尿淀粉酶不高时更有诊断意义。

尿淀粉酶测定也为诊断本病的一项敏感指标。尿淀粉酶升高稍迟但持续时间比血清淀粉酶长。尿淀粉酶明显升高 >1000 U/dl（正常值 80～300 U/dl，Somogyi 法），具有诊断意义。

（2）血清脂肪酶：血清脂肪酶明显升高（正常值 23～300U/L）是诊断急性胰腺炎较客观的指标。但多在发病数日后增高，因此对早期诊断意义不大。但因其持续时间较长，对较晚的病例诊断有帮助。

（3）其他：包括白细胞计数增高、高血糖、低血钙及肝功能、血气分析及 DIC 指标异常等。一般认为血钙值与疾病的发展和预后密切相关。

2．影像学检查

（1）胸部 X 线片：左肺下叶不张、左半膈肌升高、左侧胸水等反映膈肌周围及腹膜后的炎症，支持急性胰腺炎的诊断但缺乏特异性，是辅助性诊断指标。

（2）腹部平片：可见胃肠胀气，十二指肠环积气，近段空肠麻痹扩张。还可见结肠中断征，表示横结肠麻痹扩张，脾曲结肠和远段结肠内无气体影。是急性胰腺炎的辅助诊断方法。

（3）腹部B超：可帮助诊断。B超扫描能发现胰腺水肿和胰周液体的积聚。还可探查胆囊增大、胆管扩张或结石影。但受局部充气肠袢的遮盖，限制了其应用。

（4）增强CT扫描：是近年来被广泛应用的确诊方法。胰腺的改变包括弥漫性或局灶性胰腺增大、水肿、坏死液化，胰腺周围组织变模糊，增厚，并可见积液。还可发现急性胰腺炎的并发病，如胰腺脓肿、假囊肿或坏死等，增强CT扫描坏死区呈低密度（< 50Hu）。对诊断和治疗方案的选择有很大的帮助。

（5）MRI：可提供与CT相同的诊断信息。

【临床分型】

1．轻型急性胰腺炎

或称水肿性胰腺炎，主要表现为腹痛、恶心、呕吐；腹膜炎范围限于上腹，体征轻；血、尿淀粉酶增高。经及时的液体治疗短期内可好转，死亡率低。

2．重症急性胰腺炎

或称出血坏死性胰腺炎，它不是一般的化脓性炎症，而是一个复杂的伴有感染的自我消化过程。除上述症状外，腹膜炎范围大，扩及全腹，体征重，腹胀明显，肠鸣音减弱或消失，可有黄疸、意识模糊或谵妄，腹水呈血性或脓性，可有胃出血、休克。实验室检查：白细胞增多（$\geqslant 16\times10^9$/L），血糖升高（>11.1mmol/L），血钙降低（<1.87 mmol/L），血尿素氮或肌酐增高，酸中毒；PaO_2 下降（< 60mmHg），应考虑ARDS；严重者可出现DIC、急性肾功能衰竭等并发症，死亡率较高。

针对重症急性胰腺炎国际上还有许多其他的评定标准，如急性生理和慢性健康评分标准APACHE II（Acute Physiology and Chronic Health Evaluation II），对病情判断及预后估计很有帮助，但是较为繁琐。

【诊断和鉴别诊断】

1．诊断

凡是上腹痛的病人要想到有急性胰腺炎的可能，这一条是诊断急性胰腺炎的前提。特别是那些诊断尚不很清楚的上腹痛或给予解痉止痛剂不能缓解时，更有可能是胰腺炎。

（1）临床诊断标准（中华医学会胰腺外科学组诊断标准）：突发上腹剧痛、恶心、呕吐、腹胀并伴有腹膜刺激征，经检查可除外胃肠穿孔、绞窄性肠梗阻等其他急腹症，并具备下列4项中2项者即可诊断为重症急性胰腺炎：① 血、尿淀粉酶增高，或突然下降到正常，但病情恶化；② 血性腹水，其淀粉酶增高；③ 难治性休克；④ B超或CT检查示胰腺肿大，质不均，胰外有浸润。

（2）分级标准

① Ⅰ级：无重要器官功能衰竭表现。

② Ⅱ级：有1个或1个以上的重要器官功能衰竭。器官功能衰竭的依据：a. 肺：呼吸困难，频率 > 35 次/分，PaO_2 < 8.0kPa（60mmHg）；b. 肾：尿量 < 500ml/24h（20ml/h），BUN≥3.75mmol/L（> 100mg/dl），Cr≥177μmol/L（> 2mg/dl）；c. 肝：黄疸，胆红质 > 34μmol/L（2mg/dl），GPT达正常的2倍；d. 胃肠：肠麻痹，呕吐或黑便，估计出血量 > 1000ml，胃镜见黏膜糜烂、溃疡；e. 心：低血压，心率≤54次/分，或 > 130次/分；平均动脉压≤6.5kPa（49mmHg）；f. 脑：神志模糊、谵妄、昏迷；g. 凝血像：PT、APTT延长，血小板 < 8万/mm^3，纤维蛋白原 < 150～200mg/dl。

2. 鉴别诊断

（1）消化道溃疡穿孔：有溃疡病史，起病较胰腺炎更突然，时间明确。腹痛初起即为持续性剧痛，腹肌紧张呈板状腹，肝浊音界缩小或消失，腹部X线片示有膈下游离气体。

（2）急性胆囊炎：疼痛多在右上腹，呈绞痛样发作，向右肩背部放射，呕吐后腹痛稍有减轻，伴寒战发热，右上腹压痛、肌紧张。BUS显示胆囊急性炎症征象或可发现结石。如血清淀粉酶升高可能继发有胰腺炎。

（3）急性肠梗阻：多有手术或腹膜炎病史，腹痛为痉挛性，时缓时急，逐渐加重，多位于脐周，伴有呕吐、不排便、不排气。与重症胰腺炎所致的肠麻痹的区别在于肠鸣音亢进，可闻及气过水声或金属音，腹部可见到肠型及蠕动波，腹部透视有肠内气液平面、闭袢影像等。

（4）急性肾绞痛：在发病的一侧出现持续性胀痛，伴有阵发性绞痛，腰部重于腹部，并放射至腹股沟部与阴囊。如有血尿、尿频或尿急，更有助于鉴别。

其他需要鉴别的疾病尚有急性胃炎、胃肠炎、肠梗阻等。

【治疗】

急性胰腺炎治疗的总原则是创造条件使胰腺处于充分休息的状态；阻断及限制胰腺炎的发展；解除可能的发病因素；补充血容量，纠正休克；清除胰腺的坏死组织和含有胰酶的炎性渗液；营养支持，提高机体抗病能力；防治并发症。

1. 西医治疗

（1）非手术治疗

①禁食：可避免食物刺激胰腺的外分泌功能，一般禁食1～2周。

②胃肠减压：解除胃液对胰腺外分泌的刺激作用，解除腹胀和胃潴留，减轻呕吐。

③补充血容量：防治低血容量性休克，调节水、电解质和酸碱平衡。

④抑制胰腺分泌和抑制胰酶活性：常用药物有抗胆碱能药物如阿托品、654－2等，但因这类药物可加重肠胀气，故应慎用。H_2受体阻滞剂如甲氰咪胍；生长抑素如善得定（生长抑素八肽）、施他宁（生长抑素十四肽）；以及5－氟尿嘧啶（5－FU）、福埃（FOY）、胰高血糖素等。近年研究发现，利用DSA技术选择性胰十二指肠动脉插管输注生长抑素可取得较好的疗效。

⑤支持治疗：重症胰腺炎患者多呈负氮平衡，为维持或改善病人的营养状态，补充机体的消耗，促进组织修复，提高抵抗力，减少消化液分泌，早期常需给予全胃肠外营养

(TPN)，后期也可经肠道注入要素膳（肠内营养，EN）。目前营养支持疗法已成为重症胰腺炎治疗的重要环节。

⑥防治感染：胆道感染是重症胰腺炎的重要病因之一，对胆道感染的治疗有益于胰腺炎的治疗，而且胰腺炎常继发感染，故应用抗生素极为重要。一般主张联合用药，常选用下列抗生素：氨苄青霉素、庆大霉素、甲硝唑、氯林可霉素、头孢唑啉、头孢呋肟、头孢哌酮等。

⑦腹腔灌洗：积极采用腹腔灌洗治疗有助于减轻腹腔内毒素物质的损害作用，并能减轻炎症的反应度，对阻止病情的发展有积极意义。

⑧脏器支持治疗：针对重症胰腺炎 MODS 及其向 MSOF 发展的高发生率，近年主张采用积极的脏器支持治疗，包括人工辅助呼吸、血液滤透、血浆交换、抗炎症介质和细胞因子治疗等措施，以提高抢救成功率。

随着对重症胰腺炎病理生理学认识的改变，新的、有效的抑制胰酶活性和胰腺分泌药物的应用以及个体化治疗经验的积累，重症胰腺炎的手术治疗率明显下降，而抢救成功率却逐步上升。因此，国内外不少学者提出，即使对于坏死性胰腺炎，只要无感染和大出血并发症，大多数病例也能经过假性囊肿过程而痊愈，并非必须手术治疗。因为不恰当的手术可能会导致对病人的“第二次打击”和加重全身性炎症过程。

1998 年中华医学会外科分会胰腺外科学组制定了重症胰腺炎的诊治规范，提出了急性胰腺炎的治疗原则：①对胆源性胰腺炎，凡伴有胆道梗阻者，应急诊手术或早期手术。包括内镜下 Oddi 括约肌切开取石及胆管引流，或开腹胆囊切除、胆总管切开取石、T 型管引流术。无胆道梗阻者，先行非手术治疗，出院前做胆石病手术。②对非胆源性重症胰腺炎，首先判断是否感染，尚未感染者行非手术治疗；已伴感染者，加强治疗无效后，行手术治疗。③对不同病程中严重并发症的治疗原则是：急性反应期不做手术，全身感染期对感染灶行积极的外科处理，残余感染及时扩创引流。④局部并发症的治疗原则是：急性液体积聚不必手术，胰腺坏死伴有感染才做手术；急性假性囊肿直径 < 6cm 可不处理，发生感染或直径 > 6cm 有症状，可行外引流；胰腺脓肿首选外引流。

（2）手术治疗

手术治疗适应证：①胰腺坏死并发感染形成脓肿或出现败血症；②并发腹腔出血或出现假性囊肿破裂并发症；③系明确外科原因引起的胰腺炎，如胆石病、输入袢综合征等，旨在去除病因；④非手术治疗临床无效的病例。

手术方式：常用的手术方法有引流术、坏死组织清除术和规则性胰腺切除术。

①三腔造瘘：重症胰腺炎多与胆道疾病有关，需作胆总管探查及减压引流，避免胆－胰逆流，从而降低胰管内压；胃造瘘可以避免长期留置胃管的不良反应，引流胃潴留液减轻腹胀；空肠造瘘可在适当的时期进行肠道营养支持，食物不经过十二指肠，对胰腺外分泌的刺激小。

②胰周引流术：单纯引流只能排出一些有毒的酶性液体，不可能清除大量的坏死组织，因此已不常用，只适用于病变局限在胰周的脂肪坏死、胰腺包膜坏死、包膜下胰腺坏死及晚期形成胰腺囊肿者。手术要点是完全切开胰腺被膜，松动胰腺和十二指肠，在周围放置多根

大口径引流管以确保引流效果。

③坏死组织清除术：即对胰腺坏死组织及胰周坏死组织逐一予以清除，适用于散在表浅的完全坏死和晚期胰腺坏疽。由于术中出血及部分病例的病理变化在术后不断发展，坏死的胰腺组织清除多不能彻底，引流管往往被继续产生的坏死组织堵塞，有时需再次或多次剖腹。因此，早期主张开放腹壁切口或安置拉链，但并发症很多。近年国内创用网膜造袋术，术中将小网膜囊敞开，清除坏死组织后将大网膜的上下缘分别缝合在腹壁横切口 2cm 的腹膜处，然后再关闭腹壁切口形成把大小腹膜腔分隔的囊袋，再次剖腹将变得简捷、安全，可直接进入小网膜囊内清除坏死组织，对机体的损伤较小。

④规则性胰腺切除术：包括左半胰切除术、胰腺次全切除术和全胰切除术，适用于严重的胰腺坏死，术后需注意监测血糖，必要时给予胰岛素维持正常的糖代谢。

2．中医治疗

(1) 内治

由于本病的病机主要是肝郁气滞、脾胃湿热或脾胃实热，故治疗上应以通为用，分别采用疏肝理气、清热燥湿、通里攻下、活血化瘀等法，根据疾病的不同类型和不同发展阶段选方用药。

① 肝郁气滞证（轻型水肿性胰腺炎）

证候：腹中阵痛或窜痛，恶心呕吐，无腹胀，上腹仅有压痛，无明显腹肌紧张；舌质淡红，苔薄白或黄白，脉细或紧。

治法：疏肝理气，兼以清热燥湿通便。

方药：柴胡清肝饮、大柴胡汤、清胰汤 I 号。

② 脾胃实热证（较重水肿型或出血坏死性胰腺炎）

证候：上腹满痛拒按，痞寒腹坚，呕吐频繁，吐后腹痛无减，大便干结，小便不通，小便短赤，身热口渴；舌质红，苔黄腻或燥，脉弦滑或滑数，重者厥脱。

治法：清热泻火，通里逐积，活血化瘀。

方药：大陷胸汤、大柴胡汤、清胰合剂。

③脾胃湿热证（胆道疾患并发之胰腺炎）

证候：脘胁疼痛，胸脘痞满拒按，气痛阵作，口苦咽干，泛恶不止，或有身目俱黄，便干溲赤；舌红绛，苔黄腻，脉弦滑数。

治法：清热利湿，行气通下。

方药：龙胆泻肝汤、清胰汤 I 号。

④ 蛔虫上扰证（胆道蛔虫引起的急性胰腺炎）

证候：持续性上腹疼痛，剑突下阵发性钻顶样剧痛，或伴吐蛔；苔白或微黄而腻，脉弦紧或弦细。

治法：清热通里，制蛔驱虫。

方药：清胰汤 II 号、乌梅汤等。

(2) 针灸疗法

① 体针：常用穴有足三里、下巨虚、内关；中脘、梁门、阳陵泉、地机；脾俞、胃俞、

中脘等。可任选一组，或几组交替选用。强刺激手法，留针30分钟，每日3次；也可埋针保留。

② 穴位注射：选用足三里或下巨虚，每穴注射10%葡萄糖液5～10ml，每日1～2次。

③ 耳针：选穴胆区、交感、神门、胰区、内分泌，于上述穴位压痛明显处选2～3穴重刺激，留针30分钟，每日2次。

【预防与调护】

1. 绝对卧床休息，除休克病人外，均宜取半坐卧位，使脓液流向盆腔。
2. 定时复查腹部体征，动态观察炎症发展情况，特别是非手术治疗者。
3. 注意预防及早期发现并发症，如呼吸衰竭、腹腔残余脓肿等，并及时处理。
4. 进行腹腔灌洗或放置引流者应观察引流物的量、色泽，并详细记录。
5. 患者禁食取消后宜先全流质饮食，后改为半流食。忌食辛辣醇酒厚味、鱼腥发物。

（陈海龙）

第七节　常见急腹症的鉴别诊断

急腹症是以急性腹痛为主要表现的临床病症，早期作出诊断尤为重要。一般情况下，根据典型病史及体征，再配合一些必要的特殊检查方法，多可获得正确的诊断。

引起急性腹痛的原因相当多且复杂，可因腹内脏器功能紊乱或器质性病变所致，也可因腹外脏器或全身性病变引起。急腹症只是临床上以急性腹痛为主要表现的病症中的一部分，多因腹内脏器的炎症、穿孔、出血、破裂、梗阻、套叠、扭转等器质性病变所引起，与其他原因所致的急性腹痛在临床表现方面往往有相似之处。另外，急腹症还可涉及内、外、妇、儿等各科的许多疾病，部分急腹症由于病情复杂多变，或病情不典型等，造成以急性腹痛为主要表现的急腹症的诊断有时较为困难，应注意根据不同的腹痛特点、临床特征，认真地进行鉴别诊断。只有正确区分是哪一科的急性腹痛，辨别急腹症的性质、病变的严重程度以及病变的脏器、部位等等，才能及时采取有效的治疗措施，提高急腹症的治愈率，避免因误诊而延误治疗良机，给病人带来不必要的痛苦，甚至危及生命。

对暂时难以确诊的患者，应注意密切观察其病情的变化，进一步完善有关检查，以免造成漏诊及误诊，必要时行手术探查，往往可作出明确诊断，并能同时进行合理的治疗。

一、根据急性腹痛的部位进行鉴别

急性腹痛的病人就诊时往往有明确的腹痛部位，最早出现的疼痛部位或疼痛最明显的部位大多数是病变部位。临床上把腹部分成几个部分，用于鉴别急性腹痛部位与疾病的关系，分析病变在腹腔内脏器还是腹腔外脏器，以及病变在哪一系统、哪一器官和病变性质等。（表15－4）

表 15－4　**急性腹痛部位与疾病的关系**

急性腹痛部位	腹内病变	腹外病变	备注
右上腹	肝：肝脓肿破裂、肝癌破裂、急性病毒性肝炎 胆囊与胆管：胆道蛔虫症、急性胆囊炎与胆管炎、胆绞痛、胆石病、胆囊穿孔 十二指肠：溃疡病穿孔 结肠肝曲：结肠癌梗阻、炎症、结核	右侧肺炎、胸膜炎、右肋间神经痛	上腹部疼痛需注意与心、肺、胸膜等疾病鉴别
胃脘及剑突下部	胃十二指肠：急性胃炎、胃黏膜脱垂症、胃痉挛、溃疡病穿孔、急性胃扩张 胆道：蛔虫症 胰腺：急性胰腺炎 肝：左肝癌、左肝脓肿破裂	心脏：急性心肌梗死、心绞痛 食管病变：食管裂孔疝、食管炎、下段食管贲门癌、贲门痉挛	
左上腹	脾：脾梗塞、脾破裂 胰：急性胰腺炎 结肠脾曲：结肠癌梗阻、炎症、结核	左侧肺炎、胸膜炎、左肋间神经痛	
右腰腹部	右肾：肾结石绞痛、急性肾盂肾炎、肾炎、肾破裂、右肾癌 右输尿管：输尿管结石绞痛 升结肠：炎症、癌瘤、结核		两侧腰腹部疼痛需注意与泌尿系疾病的鉴别
脐部	小肠：肠梗阻、肠穿孔、肠扭转、急性出血性坏死性胰腺炎、克隆病、局限性肠炎、肠蛔虫症 胰腺：急性胰腺炎 肠系膜：肠系膜动脉急性栓塞、急性肠系膜淋巴结炎 急性门静脉或肝静脉血栓形成	腹型过敏性紫癜、腹型风湿病、腹型癫痫、低钙血症、慢性铅中毒、尿毒症、糖尿病酮症酸中毒、神经官能性腹痛	
左腰腹部	左肾：肾结石绞痛、急性肾盂肾炎、肾破裂、左肾癌 左输尿管：输尿管结石绞痛 降结肠：溃疡性结肠炎、痢疾、阿米巴痢疾、结核、癌瘤		
右下腹	阑尾：急性阑尾炎、阑尾类癌 回肠：急性局限性肠炎、回肠憩室炎 盲肠：回肠－盲肠套叠、盲肠结核、回盲部癌 肠系膜：急性肠系膜淋巴结炎 卵巢、输卵管：右侧卵巢囊肿蒂扭转、右侧输卵管妊娠破裂、右侧卵巢滤泡或黄体破裂、右侧附件炎		下腹部疼痛需注意与妇科病与泌尿系统疾病的鉴别
脐下及耻骨上部	膀胱：急性膀胱炎、膀胱结石嵌顿、膀胱癌 子宫与附件：急性盆腔炎、异位妊娠破裂、痛经、难产	前列腺精囊：急性前列腺炎、前列腺良性肥大伴急性尿潴留、急性精囊炎 阴道：先天性阴道闭锁	
左下腹	乙状结肠：急性细菌性痢疾、阿米巴痢疾、乙状结肠癌、乙状结肠扭转、巨乙状结肠症、外伤性穿孔 卵巢、输卵管：左侧输卵管囊肿蒂扭转、左侧输卵管妊娠破裂、左侧卵巢滤泡或黄体破裂、左侧附件炎		

二、内科腹痛与外科腹痛的鉴别

属于内科范围的急性腹痛多因腹腔内脏轻度非化脓性炎症或胃肠道功能紊乱所致，或为腹腔外疾病（如心、肺、胸膜等疾病）刺激肋间神经反射性地引起腹痛，故腹痛仅为内科疾病临床病程中的表现之一；而外科范围的急性腹痛则多由于腹腔脏器的器质性病变所致，如炎症、穿孔、梗阻、出血等，病情多危重，常可危及生命，绝大多数需采取手术方法治疗。因此，两者需加以鉴别（表 15－5），以采用不同的治疗方法。

表 15－5　内科腹痛与外科腹痛的鉴别

内科腹痛	外科腹痛
①多有先驱症状，常先有发热、感染中毒症状，而后发生腹痛，常有原发内科病的系列临床表现	①起病急骤，多无先驱症状。先有腹痛，后出现发热、脉速等全身症状
②腹痛部位比较模糊，疼痛呈间歇性、不固定性、不规则性，持续时间比较短，解痉剂治疗常有效	②腹痛部位比较明确，腹痛由轻到重、由局部到弥漫持续发展。解痉剂治疗常无效或仅暂时有效
③压痛常不明显，压痛点多不固定，不局限	③压痛常明显，压痛点多固定、局限
④无明确的腹膜刺激征	④常有典型的腹膜刺激征，且持续整个病程
⑤腹外原因造成的腹痛有其他部位的阳性体征	⑤早期体征局限于腹部，中晚期亦以腹部体征为主
⑥腹痛多不危及生命，以内科非手术方法治疗往往有效	⑥重症可因继发化脓性腹膜炎、感染中毒性休克危及生命。往往需外科方法紧急处理

三、常见内科、妇科、泌尿科急性腹痛症的诊断

内科、妇科和泌尿科的某些疾病亦常以急性腹痛为其突出表现之一，临床上稍不注意，易与外科急腹症相混淆，造成误诊误治。应通过详细询问病史及认真的体格检查，找出其各自不同的临床特征，作出正确的诊断。女性病人，尤其是有生育能力的妇女，了解月经史对腹痛的诊断有重要意义（表 15－6）。

表 15－6　常见内科、妇科、泌尿科急性腹痛症的鉴别诊断

病名	腹痛特点	临床特征
急性胃肠炎	上腹部、脐周围或全腹阵发性绞痛	常有不洁饮食史，伴恶心或腹泻，腹软，无固定压痛及腹膜刺激征，肠鸣音活跃亢进，粪检有大量白细胞
肠蛔虫症	脐周围阵发性绞痛，部位不固定	多见于儿童和农民。常反复发作，可有便虫史。面部虫斑，腹软，喜按，无固定压痛区，有时可扪及由蛔虫引起的条索状物，解痉剂治疗有效
胆道蛔虫症	上腹剑突下区阵发性剧烈绞痛，有钻顶样感，有明显间歇期，可放射到背部及右肩胛部	多见于农民和青少年、儿童。可吐出蛔虫。早期无发热，黄疸少见，腹软，上腹压痛与剧烈腹痛不相符合

续表

病名	腹痛特点	临床特征
肠系膜淋巴结炎	脐周或右下腹持续性疼痛，阵发性加剧	儿童多见。有上呼吸道感染史。先发热后腹痛，腹软，脐右方或右下腹有不局限的压痛区，腹部体征之轻微与较高的体温不符合
肠系膜动脉急性梗塞	发生急骤，呈持续性疼痛，阵发性加剧，程度剧烈，广泛放射	老年人多见。多伴心肌、心瓣膜病变及动脉硬化症。常出现恶心，呕吐，腹部膨隆、压痛和肌紧张，肠鸣音减弱或消失，大量解痉剂或镇痛剂治疗无效，动脉造影可确诊
肺炎、胸膜炎	上腹部疼痛，深呼吸时疼痛加剧	有呼吸道感染症状，早期即有高热，肺部有湿啰音或管状呼吸音或胸膜摩擦音，上腹有不局限的轻度压痛，无腹膜刺激征，X线检查可见胸部病变
冠心病（心绞痛、心肌梗死）	胸骨后阵发性或剧烈持久的压榨样痛，放射至心前区与肩臂部，少数可波及剑突下区	多见于中老年人。有高血压、动脉硬化病史。常于劳累或情绪激动时诱发，心肌梗死时常有血压下降，发生休克，腹部无明显压痛，心电图可见ST段和T波改变，舌下含硝酸甘油可缓解疼痛
宫外孕破裂	腹痛以下腹部为重，向全腹扩散，腹痛为持久性	有停经及阴道流血史。常有出血性休克的系列表现，下腹部为主的压痛、反跳痛。腹肌紧张较轻，妇科检查有宫颈抬举痛，下腹部穿刺或后穹隆穿刺有不凝固的血液吸出
卵巢滤泡或黄体破裂	一侧下腹部突然发生腹痛	14~30岁的女性多见。腹痛发生在两次月经的中期（排卵期），出血量多时血压可降低，腹部压痛点位置较低，较广泛。肌紧张不明显
卵巢囊肿蒂扭转	突然发生一侧下腹部剧烈持续性疼痛	痛侧下腹部有压痛、反跳痛，阴道双合诊或腹部检查可触及明显触痛的圆形肿块
泌尿系结石	一侧腰腹部突发剧烈绞痛，向会阴及腰部放射	腹部无固定压痛，或沿输尿管轻度压痛，腰部有叩击痛，尿检查镜下有大量红细胞。腹部平片多可见阳性结石，肾图呈梗阻图形，多需用吗啡、阿托品止痛

四、常见外科急腹症的鉴别

临床上常见的外科急腹症都有发病急、变化快等特点，均可出现急性腹痛、消化道症状（恶心、呕吐、纳呆）、发热及全身中毒症状或腹膜刺激征等共同的临床表现，应注意找出它们腹痛的不同特点进行鉴别，并可借助一些必要的检查（如血和尿检查、X线检查、B超检查等），及早明确诊断，从而采取及时正确的治疗方案（表15-7）。

表 15－7 常见外科急腹症的鉴别

鉴别要点			急性阑尾炎	消化道溃疡病穿孔	肠梗阻	急性胆囊炎	急性胰腺炎
急腹症共性	发病急		（+++）	（++++）	（+～++）绞窄型（++++）	（+～++）梗阻性化脓性胆管炎（+++）	（+～++），重症（+++）
急腹症共性	腹痛	部位	痛初多在上腹部或脐周围，几小时或十几小时后移至右下腹部，少数高位阑尾炎可在右上腹	上腹部或右上腹部，然后转移到右下腹或全腹部，但仍以上腹部为显著	多位于脐周部，绞窄型者位于绞窄所处部位	右上腹部，个别因肺气肿所致肝下移者可出现于右下腹部	上腹或左上腹部，重者可向全腹扩散
急腹症共性	腹痛	性质	持续性，可伴阵发性加重	持续性剧烈刀割样疼痛，可有中间暂时减轻期	阵发性绞痛，绞窄者为持续性伴阵发性加重	持续性或伴阵发性加重	持续性疼痛，可有阵发性加重，重症为持续性刀割样疼痛
急腹症共性	腹痛	程度	（+～+++），疼痛程度常与病理类型轻重相符，穿孔后常可突然减轻，后再加重	（++++），可伴疼痛性休克症状	（++～+++），绞窄型之进展期（++++）	（++～+++）	（+～++），重症（++++），可伴疼痛性休克
急腹症共性	腹痛	放射	后位阑尾炎可向右腰部放射	可放射到右肩或两肩	绞窄型者多伴明显腰痛	可放射到胸前、右肩胛下部或右肩部，个别可放射到左肩部	放射到腰背部
急腹症共性	腹痛	解痉剂治疗	无效	无效	暂时有效或无效	暂时有效或无效	无效
急腹症共性	消化道症状	恶心呕吐纳呆	（+～++）	（+++）	（+++），可因梗阻部位、分类不同而异，高位绞窄型最甚	（+～++）	（+～++）
急腹症共性	消化道症状	停止排气排便	（－）	（±），待穿孔闭合即恢复	低位绞窄型肠梗阻可排血便	（－）	（－）
急腹症共性	发热		早期多不发热或低热，重症可高热或伴寒战	早期不明显，或仅低热，12 小时后体温增高明显，高热伴全身中毒症状	不发热，肠坏死穿孔时发热	单纯性胆囊炎可不发热或低热，化脓性坏疽性则高热，梗阻性化脓性胆管炎出现 charcot 三联征	轻症不发热或低热，重症高热

续表

鉴别要点		急性阑尾炎	消化道溃疡病穿孔	肠梗阻	急性胆囊炎	急性胰腺炎
腹膜刺激征	部位	右下腹痛为显著，异位阑尾炎则因阑尾位置而异	右上腹及上腹部最为显著，常波及全腹	闭袢型、绞窄型以病变部为重	右上腹部	上腹或左上腹
	程度	（+～+++），与病理类型相一致，后位阑尾炎可与病理类型严重程度不符	（++++），呈板状腹	（－），一般仅有不固定压痛，绞窄型或伴肠坏死者则（+～++）	（+～+++），与病理类型一致	轻症局部压痛，重症（++～+++）
特殊体征	腹部特殊体征	结肠逆行充气实验（+）。腰大肌实验（+）提示后位阑尾炎。闭孔内肌实验（+）提示盆腔位阑尾炎	肝浊音界缩小或消失	可见肠型、蠕动波，腹胀对称或不对称，肠鸣音亢进，高调金属音，气过水声，或肠鸣音减弱、消失	上腹可触及肿大胆囊，莫菲（murphy）征（+）	（－）
	巩膜及皮肤黄染	（+）提示重症，继发门静脉炎	（－）	（－）	（+）提示胆囊炎重症合并胆管炎。胆总管结石、梗阻性化脓性胆管炎时最显著	（+）少数病人发生，提示伴有胆总管末端病变，大多是暂时性的，一旦炎症消退即逐渐消失
化验	血、尿淀粉酶增高	（－）	（－），后壁穿孔时、可有轻度升高，但小于128温氏单位，动态观察无进行性升高	（－），高位肠梗阻时可有轻度升高，但小于128温氏单位，动态观察无进行性升高	（－），合并胰腺炎时可升高	（+），病后3～12小时血清淀粉酶开始升高，24～48小时达高峰，3～5天后恢复正常。病后12小时尿淀粉酶升高，5～7天后恢复正常
	尿胆红素	（－）	（－）	（－）	（+）或（－）	（－），并发胆系感染者（+）

（陈海龙）

第十六章 甲状腺疾病

第一节　概　述

一、甲状腺的解剖

1. 大体解剖

甲状腺是人体最大的内分泌腺，形似蝴蝶状。由左、右两个侧叶和中央的峡部构成，峡部有时向上伸出构成一锥体叶，并以纤维组织和甲状腺提肌与舌骨相连。甲状腺位于甲状软骨下方、气管的两旁，两个侧叶上极通常平甲状软骨，下极多数位于第5～6气管环，有的可达胸骨上窝甚至伸向胸骨柄后方，此时称胸骨后甲状腺，当因疾病引起肿大时，可导致气管受压，出现呼吸困难。峡部一般位于第2～4气管软骨的前面。成人甲状腺约重20～30g。

甲状腺由两层被膜包裹，内层被膜称甲状腺固有被膜，很薄，紧贴腺体并形成纤维束伸入腺实质，将甲状腺分隔成大小不等的小叶。外层被膜又称甲状腺外科被膜，较厚，包绕并固定甲状腺于气管和环状软骨上，该膜在甲状腺与气管接触处没有包被甲状腺；因两层膜间有疏松的结缔组织，内有甲状腺的动、静脉及淋巴管、神经进出腺体，外层被膜易于剥离，手术时分离甲状腺应在两层被膜间进行。在甲状腺两侧叶的背面一般附着4个甲状旁腺。

正常情况下作颈部检查时，不容易看到或摸到甲状腺，由于甲状腺借外层被膜固定于气管和环状软骨上，借左、右两叶上极内侧的悬韧带悬吊于环状软骨上，因此，甲状腺可随吞咽上下移动，临床上常借此鉴别颈部肿块是否与甲状腺有关。

2. 血液供应

甲状腺具有非常丰富的血液供应（图16－1），比肾组织还多。主要由两侧的甲状腺上动脉和甲状腺下动脉供应，有时尚有甲状腺最下动脉供应。甲状腺上动脉是颈外动脉的分支，沿喉侧下行，在甲状腺的上极分为前、后两支进入腺体；甲状腺下动脉起自锁骨下动脉，分支进入甲状腺侧叶背面；甲状腺最下动脉起自无名动脉或主动脉弓，在气管前面上行至甲状腺峡部或一叶下极。甲状腺上、下动脉的分支之间，以及甲状腺上、下动脉分支与咽喉部、气管、食管的动脉分支之间都有广泛的吻合、沟通，故在手术时虽将甲状腺上、下动脉全部结扎，甲状腺残留部分或甲状旁腺仍有血液供应。甲状腺丰富的静脉网汇成三条主要静脉，即甲状腺上、中、下静脉。甲状腺上静脉与甲状腺上动脉伴行流入颈内静脉，甲状腺中静脉常单行流入颈内静脉，甲状腺下静脉由甲状腺下方流入无名静脉。

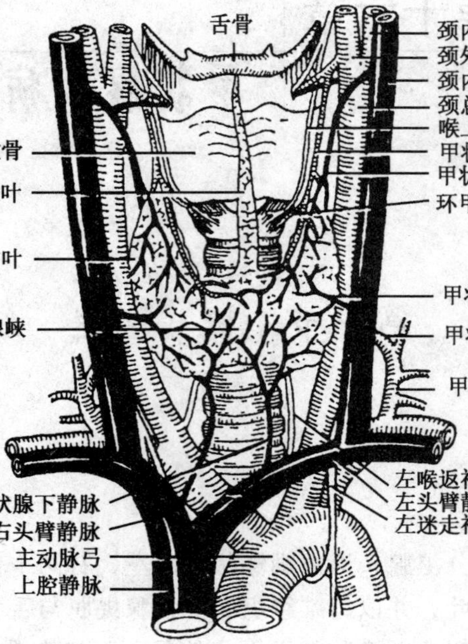

图 16－1 甲状腺血液供应

3. 淋巴引流

甲状腺的淋巴管很丰富，小叶间的淋巴丛汇集成淋巴管伴随静脉走行，注入甲状腺附近的淋巴结，再分别汇入颈深淋巴结的上群、下群及气管前、气管旁淋巴结，亦可直接进入锁骨上淋巴结或胸导管。

4. 周围神经

甲状腺主要受交感神经和副交感神经支配。与外科手术关系密切的是走行于甲状腺周围的喉返神经和喉上神经。喉返神经起自迷走神经，走行在气管、食管之间的沟内，向上入喉并分为前、后两支，前支支配声带的内收肌，后支支配声带的外展肌，共同调节声带的运动；一侧后支损伤可无明显临床症状；一侧前支或一侧主干损伤可出现暂时性声音嘶哑；两侧前支或两侧主干损伤可有或无明显呼吸困难，但将有永久性声嘶或失音；而两侧后支损伤将导致严重呼吸困难甚至窒息，常需行气管切开术及神经修复手术；喉返神经多在甲状腺下动脉的分支间穿过，手术处理甲状腺下动脉时应远离腺体背面结扎，以防损伤喉返神经。喉上神经亦来自迷走神经，分内、外两支，内支（感觉支）分布在喉黏膜上，损伤后可产生饮水呛咳的症状；外支（运动支）与甲状腺上动脉贴近、同行，支配环甲肌，使声带紧张，损伤后可导致发音减弱、易于疲劳，结扎甲状腺上动脉时应紧靠腺体结扎，切忌大块结扎，以防损伤喉上神经。

5. 微细结构

甲状腺由大小不等的滤泡组成，滤泡是甲状腺的结构和功能单位。20～40 个滤泡构成一个小叶，由被膜的结缔组织包绕。滤泡间有丰富的毛细血管网；滤泡由单层滤泡上皮细胞组成，细胞内有大量微绒毛，是分泌甲状腺素的场所；滤泡腔内充满胶质即甲状腺球蛋白，是甲状腺激素的储存场所，甲状腺是唯一在细胞外贮存其产物的内分泌腺；位于滤泡上皮细胞之间和滤泡之间的滤泡旁细胞又称 C 细胞，能合成和分泌降钙素（calcitonin，CT）及降钙素基因相关肽。

二、甲状腺的生理功能

甲状腺的主要生理功能是合成、贮存和分泌甲状腺素。甲状腺素分为四碘甲状腺原氨酸（T_4）和三碘甲状腺原氨酸（T_3）两种。

1. 甲状激素的合成

(1) 肠道吸收无机碘离子入血，甲状腺滤泡上皮细胞膜在 ATP 的作用下通过与钾、钠离子的转换主动地从血液中摄取无机碘离子，并将其高度浓缩。

(2) 滤泡上皮细胞内的碘离子浓度比血浆高 30～50 倍，这种功能称为“碘泵”作用。摄入甲状腺滤泡细胞内的无机碘在过氧化酶的催化下氧化为活化碘，继而在滤泡细胞绒毛膜碘化酶的作用下，活化碘与甲状腺球蛋白分子中的酪氨酸结合生成一碘酪氨酸（T_1）和二碘酪氨酸（T_2），两者均无生物活性。T_1、T_2 可以互相缩合或偶联生成 T_3、T_4，即具有生物活性的甲状腺激素。释放入血的甲状腺素与血清蛋白结合，其中 90% 为 T_4，10% 为 T_3。T_3 的生物活性为 T_4 的 3～4 倍，但持续时间较短。

2. 甲状腺素的释放

贮存在滤泡内的甲状腺球蛋白在促甲状腺激素（TSH）的作用下，被重新摄入滤泡细胞内然后被蛋白酶水解，释放出 T_3、T_4 入血。在血液循环中，绝大部分的甲状腺激素与血浆蛋白结合在一起，只有极少量的游离状态的 T_3、T_4（FT_3、FT_4）发挥其生理作用。甲状腺的功能活动受下丘脑－垂体－甲状腺轴控制系统和甲状腺腺体内自身的控制和调节。甲状腺素的产生和分泌需要垂体前叶分泌的促甲状腺素（TSH）。TSH 直接刺激和加速甲状腺分泌和促进甲状腺素合成，而甲状腺素的释放又对 TSH 起反馈性抑制作用。从当血中甲状腺素浓度下降，即可刺激垂体前叶，引起促甲状腺素的分泌增加，从而使甲状腺合成和分泌的速度加快；当血中甲状腺素浓度增加到一定程度后，又可抑制促甲状腺素的分泌，使甲状腺合成和分泌的速度减慢。TSH 的分泌除受甲状腺素反馈性抑制的影响外，主要受下丘脑促甲状腺激素释放激素（TRH）的直接刺激。而甲状腺素释放增多时除对垂体 TSH 释放有抑制作用外，也对下丘脑释放的 TRH 有对抗作用，间接地抑制 TSH 分泌。此外，甲状腺本身还有一个能改变甲状腺素产生和释放的内在调节系统，即甲状腺对体内碘缺乏或碘过剩的适应性调节。当血浆中无机碘含量升高时，能刺激甲状腺摄碘及其与酪氨酸结合而生成较多的甲状腺素，当血浆无机碘蓄积到一个临界值后，便发生碘与酪氨酸结合的进行性抑制及甲状腺素合成与释放的降低。甲状腺通过上述调节控制体系维持机体正常的生长、发育与代谢功能。

3. 甲状腺素的主要生理功能

(1) 增加全身组织细胞的氧消耗及热量产生。

(2) 促进蛋白质、碳水化合物和脂肪的分解。

(3) 提高神经系统的兴奋性，特别对交感神经的作用尤为明显。

(4) 促进人体的生长发育及组织分化，此作用与机体的年龄有关，年龄越小，甲状腺素缺乏的影响越大，胚胎期缺乏常影响脑及智力发育，可致痴呆，同样也对出生后脑和长骨的生长发育影响较大。T_3 作用于垂体细胞，可使生长激素分泌增加，还使已释放的生长激素发挥最大的生理效应。甲状腺分泌不足在成人可引起黏液性水肿症，在幼儿可产生呆小症；甲状腺分泌过盛则可引起甲状腺功能亢进症。

三、甲状腺疾病的分类

甲状腺疾病是一类常见的内分泌疾病，临床大致分为五类：

1. 单纯性甲状腺肿 包括碘缺乏病中的地方性甲状腺肿、散发性甲状腺肿等。一般不伴发甲状腺功能异常。

2. 甲状腺激素分泌功能障碍 包括甲状腺功能亢进症及甲状腺功能减退症。

3. 甲状腺炎 分为急性化脓性甲状腺炎、慢性淋巴细胞性甲状腺炎、慢性侵袭性纤维性甲状腺炎及其他慢性非特异性甲状腺炎，如放射性、创伤性、结核性等。

4. 甲状腺肿瘤 包括良性肿瘤和恶性肿瘤。

5. 先天性甲状腺疾病 如异位甲状腺、甲状舌管囊肿与瘘管。

四、甲状腺疾病的中医病因病机

甲状腺疾病（thyroid disease）属中医“瘿病”的范畴。瘿作为病名首见于《山海经》，在《神农本草经》则已有“海藻主瘿气”的记载。晋代《小品方》中对本病的认识已论述到与饥饿、气结及所饮用之水有密切关系，地方性及散发性瘿病在症状表现上有所不同，提出以海藻、昆布、海蛤等含碘药物为主组方治疗。关于本病的分类，以宋代《三因极一病证方论》的分类法更切实际，将本病分为气瘿、血瘿、肉瘿、筋瘿、石瘿五种。

瘿的病位在颈前，乃属任脉之所主，亦属督脉之分支，此二脉皆系于肝、肾，且肝、肾之经脉皆循喉咙，因此在辨证过程中结合病位的经脉所属对指导治疗有一定意义。其发病主要与情志不畅、忧思气结，正气不足、冲任失养，以及饮水的水质有关。其他尚有湿聚、肝肾不足、心火妄动、冲任失调等因素。上述病因导致脏腑失调、经络阻滞，进而导致气滞、血瘀、痰凝等病理变化，进而逐渐形成瘿病。

第二节 单纯性甲状腺肿

单纯性甲状腺肿（simple goiter）系指甲状腺肿大而无甲状腺功能亢进及减退者。主要由于环境缺碘引起，多见于内陆山区和半山区，又称地方性甲状腺肿（endemic goiter）；青春期、妊娠期、授乳期和绝经期由于甲状腺素的需要量增高，也可发生轻度弥漫性甲状腺肿，称为生理性甲状腺肿。此病女性多见，发病年龄以 10～30 岁为高峰期。本病相当于中医的“气瘿”。

【病因病理】

1．西医病因病理

（1）病因

①甲状腺素原料（碘）缺乏：这是单纯性甲状腺肿的主要原因。正常人合成充分的甲状腺素每日需要 150μg 的碘。高原、山区土壤中的碘盐被冲洗流失，以致饮用水和食物中含碘量不足，由于缺碘引起甲状腺激素合成不足、分泌减少，反馈刺激腺垂体 TSH 分泌增多，刺激甲状腺增生和代偿性肿大。

②甲状腺素需要量增高：青春发育期、妊娠期或绝经期的妇女对甲状腺素的需要量暂时性增高，发生轻度弥漫性甲状腺肿，这是一种生理现象，常在成年或妊娠以后自行缩小。

③甲状腺素合成和分泌的障碍：某些食物、药物或饮用水中存在致甲状腺肿因子，如硫脲嘧啶（如久食含有硫脲的卷心菜、大头菜）、过氯酸钾、对氨基水杨酸等，这些物质通过干扰碘的利用，进而影响甲状腺激素的合成。先天缺乏合成甲状腺素的酶属遗传性，引起先天性甲状腺肿。

（2）病理

病变早期弥漫性滤泡上皮增生，此时 TSH 分泌增多，甲状腺滤泡上皮细胞增生，甲状腺弥漫性肿大，表面光滑，切面呈深褐色颗粒状；多见于青少年。中期呈弥漫性胶性甲状腺肿，甲状腺弥漫性肿大，表面光滑，切面呈红褐色半透明的胶样；地方性甲状腺肿若、年轻妇女和孕妇多见，地方性甲状腺肿者血液中无机碘含量及尿排碘量都减少，T_4 减少，TSH 增高，摄^{131}I 率高。晚期呈结节性甲状腺肿，又称腺瘤样甲状腺肿，多因持续多年逐渐发展而成，女性比男性多见，约为 6:1，甲状腺常呈双侧不对称性肿大，表面呈大小不一的结节状，包膜不规则增厚，切面见甲状腺组织被纤维组织分成结节状，结节的数量多少不一，少者可一个或几个，多者无数结节布满全部甲状腺，结节大小亦不一致，最小直径可小于 1cm，最大者可达数厘米。结节的色泽因滤泡的大小与胶质的多少不同而异，有的结节较大、胶质多则呈暗红色半透明状结构，有的胶质较少则略呈实质性，在结节内常见新、老出血灶或偶见钙化灶。共同的病理改变是血清甲状腺球蛋白（TG）升高及 T_3/ T_4 比值上升。

2．中医病因病机

（1）水土因素：隋代《诸病源候论》谓："诸山水黑土中出泉流者，不可久居，常令人作瘿病，动气增患。"可见古人早已发现山区流行地带之所以患瘿病者多与当地饮水有关。而且会因情志不畅而加重病情。

（2）情志不畅、忧郁气结：情志不畅致肝郁气滞，气滞则脾失健运而不能运化水湿，以致痰湿内停。痰气互凝，循经上行，结于喉结之处则导致本病发生。故多见于女性。

（3）肾气亏损、正气不足：妇女经期、胎前产后、绝经期肾气受损，正气不足，外邪乘虚侵入，亦能引起本病，或使原有病情加重。

总之，本病外因平素引水或食物中含碘不足；内因情志不畅，忧怒无节，气化失调，升降障碍，营运阻塞，对本病的发生或加重有密切关系；而肾气不足、正气亏损之体尤易患病。

【临床表现】

甲状腺不同程度的肿大和肿大结节对周围器官引起的压迫症状是本病主要的临床表现。

1. 甲状腺肿大

病程早期，甲状腺呈对称、弥漫性肿大，腺体表面光滑，质地柔软，随吞咽上下移动。后期在肿大腺体的一侧或两侧可扪及单个或多个结节。当结节发生囊肿样变并发囊内出血时，可引起结节迅速增大，可伴有疼痛。

2. 压迫症状

单纯性甲状腺肿体积较大时可压迫气管、食管和喉返神经，出现气管弯曲、移位和气道狭窄，受压过久还可使气管软骨变性、软化，影响呼吸或引起呼吸困难；压迫喉返神经引起声嘶；压迫食管引起吞咽不适感，但不会引起梗阻症状；胸骨后甲状腺肿尚可压迫上腔静脉造成颜面部青紫色浮肿，颈部和胸部表浅静脉扩张。

3. 结节性甲状腺肿

本病持续年久可逐渐发展成结节性甲状腺肿，从而继发甲亢或发生恶变。

【实验室及其他检查】

1. 基础代谢率（BMR） 正常或偏低。

2. 血清中蛋白结合碘（PBI） 正常或偏低；TSH 增高或正常；甲状腺球蛋白（TG）升高；T_3 可增高，T_4 正常或下降，T_3/T_4 比值上升。

3. 放射性核素检查 摄^{131}I 率增高或正常。^{131}I 甲状腺扫描显示甲状腺弥漫性增大，早期放射性均匀，结节性甲状腺肿放射性分布常不均匀，呈现斑片样稀疏或为冷、凉、温、热结节。

4. 影像学检查

(1) B 超检查：有助于发现甲状腺内囊性、实质性或混合性多发结节的存在。

(2) X 线检查：颈部 X 线检查可发现不规则的胸骨后甲状腺肿及钙化的结节，还能确定气管受压、移位及狭窄的有无。

5. 喉镜检查 了解声带运动状态以确定喉返神经有无受压。

【诊断与鉴别诊断】

1. 诊断

根据病史及临床表现一般可作出诊断。对于居住于高原、山区缺碘地带的甲状腺肿病人或家属中有类似病情者常能及时作出地方性甲状腺肿的诊断。发现甲状腺肿大或结节比较容易，但需要判断甲状腺肿及结节的性质，这就要仔细收集病史，认真检查，必要时可用细针穿刺细胞学检查以确诊。

(1) 地方性甲状腺肿诊断依据：根据“地方性甲状腺肿、地方性克汀病学术交流与科研协作会议”诊断标准：①居住在地方性甲状腺肿病区；②甲状腺肿大超过本人拇指末节大小，或有小指末节大小的结节；③排除甲亢、甲状腺癌等其他甲状腺疾病。甲状腺摄^{131}I 率呈饥饿曲线可作参考指标。

（2）地方性甲状腺肿的分型：① 弥漫型：甲状腺均匀增大，摸不到结节。② 结节型：在甲状腺上能摸到1个或几个结节。③ 混合型：在弥漫肿大的甲状腺上能摸到1个或几个结节。

2. 鉴别诊断

（1）甲状腺腺瘤：甲状腺有单个或多个光滑结节，不伴有甲状腺肿大。

（2）亚急性甲状腺炎：甲状腺常不对称肿大，质硬而表面光滑，疼痛，常始于甲状腺的一侧，很快向腺体其他部位扩展。甲状腺摄^{131}I量显著降低。

（3）慢性淋巴细胞性甲状腺炎：起病缓慢，一般无全身症状；甲状腺弥漫性肿大，质地较硬；摄^{131}I率正常或下降，T_3、T_4正常或下降，甲状腺自身抗体滴度较高。

【治疗】

1. 西医治疗

（1）药物治疗：对缺碘所致的甲状腺肿，用少量碘化物可能有益。但长期服用碘化物后或剂量过大可引起甲状腺功能亢进症等不良反应，现已少用。目前以适量甲状腺激素制剂治疗，以抑制过多的内源性TSH分泌，补充内生甲状腺激素的不足，从而达到缓解甲状腺增生的目的。甲状腺激素制剂适用于各种病因引起的甲状腺肿，常用制剂有：①干甲状腺制剂：常用量为每日60～120mg，口服。疗程一般为3～6个月，停药后如有复发可重复治疗。②左旋甲状腺素（L－T_4，优甲乐）：本病早期阶段的年轻患者可每日用100μg治疗，第2个月增至每日150～200μg。年龄较大和长期患结节性甲状腺肿者治疗前宜作TRH（促甲状腺释放激素）兴奋试验或TSH浓度测定，若TSH极低或无反应，提示甲状腺已有自主性功能，不宜用本药治疗。

（2）手术治疗：有下列情况之一者，可考虑手术切除治疗：①巨大甲状腺肿影响生活和工作者；②甲状腺肿大引起压迫症状者；③胸骨后甲状腺肿；④结节性甲状腺肿继发功能亢进者；⑤结节性甲状腺肿疑有恶变者。为防止术后残留甲状腺组织再形成腺肿及甲状腺功能低下，宜长期服用甲状腺激素制剂。

2. 中医治疗

（1）内治

① 肝郁脾虚证

证候：颈部弥漫性肿大，伴四肢困乏，气短，纳呆体瘦；苔薄，脉弱无力。

治法：疏肝解郁，健脾益气。

方药：四海舒郁丸加减。

② 肝郁肾虚证

证候：颈部肿块皮宽质软，伴有神情呆滞，倦怠畏寒，行动迟缓，肢冷，性欲下降；舌淡，脉沉细。

治法：疏肝补肾，调摄冲任。

方药：四海舒郁丸合右归丸加减。

(2) 专病专方

① 藻药散：海藻（酒洗）30g，黄药子 60g，为末，以舌时时舐，以津咽下，肿块消 2/3 时止药。须断厚味，戒酒色。

② 海藻：15～30g，昆布 15～30g，水煎服，每日 1 剂。

(3) 针灸治疗

① 针刺：以舒经活血、行气破结为法。常用穴：合谷、夹脊、天突、曲池、风池或肿物最凸点、天突、曲池。

② 灸法：常用穴：天突、通天、云门、中封、曲池、大椎、气舍、天府、膻中、风池。

③ 耳针：常用穴：内分泌、甲状腺。

【预防与调护】

全国各地已普遍进行了甲状腺肿的普查和防治工作，目前发病率已大大降低。在流行地区，甲状腺肿的集体预防极为重要。具体预防措施有以下几项：

1. 用加碘盐烹调食物。一般每 10～20kg 食盐中均匀加入碘化钾或碘化钠 1.0g 即可满足人体每日的需要量。

2. 肌肉注射碘油。碘油在体内吸收很慢，随身体需碘情况可自行调节，故较服用加碘盐更为有效、可靠。成人一次肌肉注射含碘 40% 的碘油 1000mg（2.5ml），可保证 5 年内碘供应正常。儿童剂量为 1 岁以下 125mg，1～4 岁 250mg，5～9 岁 750mg，10 岁以上儿童同成人量。

3. 在青春发育期、妊娠期和哺乳期经常用海带或其他海产品佐餐。

4. 常保持心情舒畅，勿动气郁怒。

第三节　甲状腺炎

甲状腺炎（thyroiditis）分急性、亚急性和慢性三类，其中急性甲状腺炎临床少见，亚急性和慢性甲状腺炎临床上较为常见。甲状腺炎属中医“瘿痈”的范畴。

一、急性甲状腺炎

急性甲状腺炎（acute thyroiditis）较少见，系化脓性细菌由血行或淋巴管传播至甲状腺所引起，感染灶来自口咽和扁桃体。致病菌以葡萄球菌为多见，其次为链球菌和肺炎球菌。罕见的特异性感染有甲状腺结核、霉菌性及放线菌性甲状腺炎。

【临床表现】

起病急，突发高热、寒战、头痛、颈部疼痛并向耳枕部放射，甲状腺一侧叶肿胀、疼痛、灼热感，脓肿形成后局部红肿并有波动感。脓肿偶可破入气管或食管及深入纵隔，引起气促、咳嗽、吞咽困难，甚至窒息死亡。

【实验室及其他检查】

血白细胞及中性粒细胞比例升高；除非甲状腺因化脓有广泛坏死，甲状腺功能测定一般正常。

【治疗】

治疗早期使用适当抗生素可使炎症消退；一旦脓肿形成应及时穿刺置管引流或切开引流，防止脓肿向气管及纵隔内破溃，使治疗更加困难。

本病愈后良好，不会导致甲状腺功能低下的后遗症。

二、亚急性甲状腺炎

亚急性甲状腺炎（subacute thyroiditis）又称亚急性非化脓性甲状腺炎、De Quervain 甲状腺炎、巨细胞性甲状腺炎等。多发生于 30～40 岁的女性，男女发病之比约为 1:（3～4）。

【病因病理】

原因尚不明，目前多认为是病毒感染所致，因其常在上呼吸道感染、病毒性感冒、病毒性腮腺炎后 2～3 周发病。亦有人认为其与遗传因素有关，因组织相容性抗原 HLA～BW35 阳性的个体发病率比正常人高 16 倍。

甲状腺呈炎性反应，轻度不规则肿大，常不对称，质略硬，包膜与周围组织轻度粘连。切面见病变呈灰白或淡黄色，质实，橡皮样。病变早期滤泡上皮破坏，胶质外溢，炎性细胞浸润。随后因外溢的胶质激起炎症反应，在其周围有异物巨细胞出现和结核样肉芽肿形成，在病变滤泡周围出现巨细胞性肉芽肿是其特征。病变间显示水肿、淋巴细胞、浆细胞和嗜酸性粒细胞浸润。本病常在数周至数月（一般为 3 个月左右）自然消退。愈合时表现为滤泡上皮再生和间质纤维化，有时愈后可再复发。由于甲状腺滤泡被破坏，甲状腺激素的突然释放可引起一过性的甲状腺机能亢进症状；继而由于甲状腺激素合成障碍，约有 10% 的患者可表现一定程度的甲状腺机能低下。

【临床表现】

多数表现为甲状腺突然肿胀、发硬、吞咽困难及疼痛并向患侧耳颞处放射。常始于甲状腺的一侧，很快向腺体其他部位扩展。有一过性甲状腺功能亢进症状，一般 3～4 天或 1～2 周达到高峰后缓解消退。后期偶有甲状腺机能减退的表现。随病程变化有时一叶肿胀消退后另一叶出现新的肿块。病程约为 3 个月，愈后多无甲状腺功能减退。有时愈后可复发。甲状腺吸收碘的能力降低。

【实验室及其他检查】

血沉增快。基础代谢率早期升高，后期可降低。^{131}I 摄取量显著降低，愈后恢复正常。血清 T_3、T_4 早期升高；碘扫描甲状腺显影浅淡稀疏，分布不均匀；数周后重复扫描，原稀疏区消失反而又发现新的稀疏区，呈特殊的游走现象。

【诊断与鉴别诊断】

病前有上呼吸道感染史。病后1周内因部分滤泡破坏可表现基础代谢率略高，但甲状腺摄取^{131}I量显著降低，这种分离现象和泼尼松实验治疗有效有助于诊断。

需注意与原发性甲状腺机能亢进症、慢性淋巴细胞性甲状腺炎、结节性甲状腺肿继发甲亢等相鉴别。

【治疗】

肾上腺皮质激素是治疗本病最有效的药物，可选用强的松每日20～40mg，2周后逐渐减量，维持1～2个月以上；同时加用甲状腺干制剂效果较好，甲状腺素片每日120～200mg，症状缓解后减量维持2～3个月。用于甲状腺肿痛特别明显、病程处于暂时性甲状腺机能低下者，疗程不宜太短，以免复发。停药后如果复发则予放射治疗，效果较持久。抗生素治疗无效。由于本病系自限性疾病，而且手术治疗极易导致甲状腺功能低下，故为禁忌证。术中一旦经病理确诊本病，应终止手术。

三、慢性甲状腺炎

慢性甲状腺炎（chronic thyroiditis）主要包括慢性淋巴细胞性甲状腺炎、慢性侵袭性甲状腺炎。80%以上的病例为女性，发病年龄在35～55岁之间。两种慢性甲状腺炎区别很大。产后及流产后甲状腺炎与无痛性甲状腺炎基本相似，可能是一过性免疫反应，目前已越来越引起学者们的关注。

1. 慢性淋巴细胞性甲状腺炎

慢性淋巴细胞性甲状腺炎（chronic lymphocytic thyroiditis）又称桥本（Hashimoto）甲状腺肿或桥本病（Hashimoto's disease），是一类自身免疫性疾病，是各种甲状腺炎中最多见的一种，也是甲状腺肿合并甲状腺功能减退最常见的原因。多见于30～50岁女性，男女发病之比约为1:（10～20）。青少年也不少见。具有甲状腺内淋巴细胞浸润和血清中抗体出现的特点。

【病因病理】

（1）病因

可能是基因决定的抗原物特异性抑制T淋巴细胞（T_8）的缺乏，导致细胞毒性T淋巴细胞无控制地侵犯滤泡上皮细胞；同时辅助T淋巴细胞（T_4）功能活跃，促使B淋巴细胞产生大量自身抗体。血清中可检测出抗甲状腺球蛋白抗体（TGA）、抗甲状腺微粒体抗体（TMA）、甲状腺刺激抗体（TSAb）等多种抗体。与患者有血缘关系的人群中约有50%抗甲状腺抗体呈阳性，说明与遗传因素也有一定的关系。

（2）病理

甲状腺对称性弥漫性肿大，质韧而有弹性，有细结节，与周围无粘连，切面呈黄灰或灰白色均质性肉样组织。组织学显示甲状腺滤泡广泛被淋巴细胞和浆细胞浸润，并形成淋巴滤泡及生发中心，这是本病的特异表现。晚期甲状腺萎缩伴广泛纤维化。病程初期常有不同程度的甲亢表现，随着病变的发展，甲状腺组织被破坏，遂出现不同程度的甲状腺机能低下。

【临床表现】

本病起病缓慢，呈无痛性弥漫性甲状腺肿，初期甲状腺多呈轻中度弥漫性肿大，以峡部为显著；肿大两侧多对称，一侧肿大明显者少见；肿块质硬，表面光滑，病程较长者可扪及结节；多伴甲状腺功能减退，早期可有甲亢表现，但不久便会减轻或消失；较大的甲状腺肿可有压迫症状。

【实验室及其他检查】

甲状腺球蛋白抗体与甲状腺微粒体抗体均呈阳性；基础代谢率低；甲状腺摄^{131}I量减少；针吸活检可见淋巴细胞成堆。

【诊断】

甲状腺肿大，基础代谢率低，甲状腺摄^{131}I量减少，结合血清中多种抗甲状腺抗体可帮助诊断。抗甲状腺抗体测定对本病的诊断有特异性。疑难时可行穿刺活检以确诊。

【治疗】

常用甲状腺激素替代疗法和免疫抑制治疗。

(1) 甲状腺激素替代疗法

三碘甲状腺原氨酸（T_3）每日50～75μg；或甲状腺片从小量开始，每日40mg，逐渐加至每日120～200mg，甲状腺缩小后维持在每日80～120mg，成人多需终生服药。长期用甲状腺干制剂治疗多有疗效。

(2) 免疫抑制治疗

强的松每日15～30mg，一般用药1～2个月，缓慢减量后停药，不宜长期应用。

(3) 手术治疗

甲状腺肿大有明显压迫症状者及合并恶性病变者应手术治疗。行甲状腺峡部切除、甲状腺大部切除及根治性切除。手术后大多继发甲低，需长期服用甲状腺制剂。

2．慢性侵袭性甲状腺炎

慢性侵袭性甲状腺炎（chronic invasive thyroiditis）又称硬化性甲状腺炎、Riedel甲状腺炎，是甲状腺慢性进行性纤维增生并侵犯邻近组织的炎症性疾病。男女之比约为1:3，以30～60岁者多见。本病罕见，为甲状腺炎中最少见者。

【病因病理】

(1) 病因

病因不明。因常与其他部位的纤维性疾病同存，如特发性纵隔纤维化、后腹膜纤维化、乳腺纤维化、泪腺纤维化、硬化性胆囊炎等，提示可能与纤维化疾病有关。

(2) 病理

组织切面灰白或黄白色，质坚韧。病变部位的甲状腺组织完全被破坏而由纤维瘢痕组织所代替，致密的纤维组织压迫使滤泡萎缩、血管壁增厚。有血管周围炎，伴有淋巴细胞、浆细胞、多核细胞浸润。纤维组织可越过甲状腺包膜侵入邻近的组织与食管、气管及胸锁乳突肌等广泛粘连。侵犯甲状腺的一部分、多侵犯周围组织及病灶内无淋巴滤泡形成、主要为瘢痕组织为其病理特征。病变多累及一叶，也可两侧发病。

【临床表现】

起病缓慢，部分患者有疼痛感。甲状腺大小正常或轻、中度肿大，单侧或双侧肿块，质硬超过癌的质地。常与周围组织紧密粘连，颈部压迫症状有时很明显。偶有甲低表现。

【实验室及其他检查】

甲状腺功能 BMR、PBI、T_3、T_4、、TSH 及摄^{131}I 率均可在正常水平，晚期 TSH 可升高，而其余的均降低；ESR 增快；白细胞正常或轻度升高；抗甲状腺抗体一般不高；甲状腺扫描病灶部位多为冷结节。

【诊断与鉴别诊断】

(1) 诊断

根据甲状腺无痛性肿块，固定，质硬，抗甲状腺抗体一般不高，即可作出诊断。但须与慢性淋巴细胞性甲状腺炎及甲状腺癌（特别是未分化癌）区别。

(2) 鉴别诊断

①慢性淋巴细胞性甲状腺炎：甲状腺弥漫性肿大，质地较硬；摄^{131}I 率正常或下降，T_3、T_4 正常或下降；血清中多种抗甲状腺抗体呈阳性。

②甲状腺癌：病史短，病程进展快，早期多为单发结节，结节生长快、质硬、表面不光滑，颈部淋巴结常肿大，不能随吞咽动作上下移动；甲状腺扫描为冷结节，穿刺抽吸细胞学检查能帮助确定癌的诊断。

【治疗】

可用肾上腺皮质激素，但疗效不肯定。伴有甲低时可适当给予甲状腺激素。

有明显压迫症状时可手术治疗，可行甲状腺峡部切除或局限性肿块切除。由于粘连紧密，切除腺体时应避免损伤邻近组织。本病是一种自限性疾病，术后病变消退或不再发展，很少需要再次手术者。

四、甲状腺炎的中医治疗

外感、饮食不节、情志内伤是本病的诱因，热毒炽盛、痰湿、气血壅滞为本病病机。

1. 内治

(1) 气滞痰凝证

证候：肿块坚实，轻度作胀，重按才感疼痛，其痛牵引耳后枕部，或有喉间梗塞感，痰多，一般无全身症状；苔黄腻，脉弦滑。

治法：疏肝理气，化痰散结。

方药：海藻玉壶汤加减。

(2) 肝郁胃热证

证候：颈前肿痛，胸闷不适，口苦咽干，急躁易怒，心悸多汗；苔薄黄，脉弦数。

治法：清肝泄胃，解毒消肿。

方药：普济消毒饮与丹栀逍遥散加减。

(3) 火毒炽盛

证候：局部结块疼痛明显，伴恶寒发热、头痛、口渴、咽干；苔薄黄，脉浮数或滑数。

治法：清热解毒，消肿排脓。

方药：透脓散与仙方活命饮合方加减。

2. 外治

(1) 初期宜用箍围药，如金黄散、四黄散、双柏散，水或蜜调制外敷，每日1～2次。

(2) 若成脓宜切开排脓，八二丹药线引流，金黄膏外敷。

第四节　甲状腺功能亢进症的外科治疗

甲状腺功能亢进症（简称甲亢）(hyperthyroidism) 又称毒性甲状腺肿 (Toxic goiter)，是由各种原因导致正常甲状腺素分泌的控制机制丧失，引起循环中甲状腺素异常增多而出现以全身代谢亢进为主要特征的疾病的总称。按引起甲亢的原因可分为原发性、继发性和高功能腺瘤三类。属中医“气瘿”范畴。

原发性甲状腺功能亢进又称弥漫性毒性甲状腺肿 (Diffuse toxic goiter)、Graves 病，最常见，是指在甲状腺肿大的同时，出现功能亢进症状，因常伴有突眼症，故称为突眼性甲状腺肿 (exophthalmic goiter)。年龄以20～40岁多见。男女比例为1:5。结节性甲状腺肿伴甲亢也称继发性甲亢。多为结节性甲状腺肿患病多年后出现甲亢，老年人发病率较高。高功能腺瘤临床少见。发病年龄多在40岁以上，女性多见。腺体内有单个的自主功能性甲状腺结节 (AFTN)，不受 TSH 调节，周围甲状腺组织受反馈抑制摄碘减少。病人无眼球突出。

【病因病理】

1. 西医病因病理

原发性甲状腺功能亢进的病因尚未完全明了，目前认为是一种自身免疫性疾病，因为病人血中的 TSH 浓度不高，有时还低于正常，甚至应用 TSH 的促激素也不能刺激这类病人血中的 TSH 浓度升高，而在 60%～80%的患者血清中发现两类刺激甲状腺的自身抗体：一种是类似 TSH 功能且能持续较长时间的长效甲状腺刺激素（long acting thyroid stimulator, LATS)，另一类为甲状腺刺激免疫球蛋白（thyroid stimulating immunoglobulin，TSI)，两类物质都属于 G 类免疫球蛋白，可抑制 TSH 而与 TSH 受体结合，从而加强甲状腺细胞功能，分泌大量 T_3 和 T_4。

继发性甲亢和高功能腺瘤的病因可能与结节本身自主性分泌紊乱有关。

2．中医病因病机

本病多由七情内伤所致。情志不舒、忿郁恼怒则气机郁滞，肝气郁结，气血津液输布受阻，凝结成痰，痰气相搏，壅结颈前则为瘿，郁热熏蒸则怕热多汗，灼伤胃阴则消谷善饥。郁久化火、肝阳上亢则急躁易怒。耗伤心阴，心失所养则心悸、心烦、失眠多梦。肝郁犯胃、脾气虚弱则便溏，大便次数增多。肝肾阴虚、肝风内动则手舌颤动。

【临床表现】

1．甲状腺肿大 呈弥漫性肿大者多见。常可扪及震颤或听到血管杂音。很少引起压迫症状。

2．神经系统症状 性情急躁，易激动，多言，失眠。两手颤动，怕热，多汗，皮肤潮湿。

3．眼部症状 60%～70%的患者有突眼征，女性多见。表现为双眼突出、眼裂增宽和瞳孔散大，严重者眼睑闭合不完全。突眼的严重程度与甲亢的严重程度并无关系。

4．心血管系统 心率加速，脉率每分钟常达 100 次以上；脉压差增大，主要由于收缩压升高引起；严重病例出现心律失常，以心房颤动最常见。脉率增快及脉压差增大常作为判断病情程度和治疗效果的重要标志。

5．内分泌紊乱 如月经失调、受孕几率减少等。

6．消化系统症状 患者食欲亢进反而消瘦，体重减轻，易感疲乏。大便次数增多，每日数次至数十次不等，便稀。肝脏功能可能有损害，转氨酶升高、肝肿大。

7．其他 肌无力，肌萎缩；部分患者可发生周期性麻痹，系由于钾代谢紊乱所致；约 5%的患者小腿胫前下 1/3 到足背出现限局性黏液性水肿。

【实验室及其他检查】

1．基础代谢率

基础代谢率增高的程度与临床症状的严重程度平行。可根据脉压差和脉率计算，或用基础代谢测定器测定，后者较可靠，但前者简便。常用计算公式为：基础代谢率＝（脉率＋脉压差）－111。测定基础代谢率要在完全安静、空腹时进行。正常值为±10%，增高 20%～30%为轻度甲亢，＋30%～60%为中度，＋60%以上为重度。

2．血清 T_3 和 T_4 含量的测定

尤其是 T_3 测定对甲亢的诊断具有较高的敏感性，因甲亢时血清可高于正常 4 倍左右，而 T_4 仅为正常的 2.5 倍。

3．甲状腺摄^{131}I率的测定

正常甲状腺24小时内摄取的^{131}I为人体总量的30%～40%。如果在2小时内甲状腺摄^{131}I量超过人体总量的25%，或在24小时内超过人体总量的50%，且摄^{131}I高峰前移，均可诊断为甲亢。

【诊断与鉴别诊断】

1．诊断

主要依靠临床表现，结合一些特殊检查以明确诊断。

2．鉴别诊断

(1) *单纯性甲状腺肿*：甲状腺肿大，但无甲亢症状及甲状腺血管杂音；摄^{131}I率可升高，但无高峰前移，T_3、T_4检查正常。

(2) *亚急性甲状腺炎*：甲状腺常不对称肿大，质硬而表面光滑，发热，疼痛，常始于甲状腺的一侧，很快向腺体其他部位扩展。甲状腺摄取^{131}I量显著降低。血沉增快。本病甲亢期系因炎症破坏所致。

(3) *自主神经功能紊乱*：绝经期或青春期自主神经功能紊乱，有时可伴有单纯性甲状腺肿及^{131}I摄取率升高，易误诊为甲亢，但病人体重不减轻、食欲不亢进，虽可有震颤，但多为不规则粗颤，心动过速于睡眠后消失。

【治疗】

甲亢的治疗方法有外科手术、^{131}I治疗及其他药物三种。

1．外科治疗

甲状腺大部切除术对中度以上的甲亢仍是目前最常用且有效的疗法，能使90%～95%的病人获得痊愈，手术死亡率低于1%。手术治疗的缺点是有一定的并发症和约4%～5%的病人术后甲亢复发，也有少数病人术后发生甲状腺功能减退。

(1) *手术治疗指征*：①中度以上的原发性甲亢。②继发性甲亢，或高功能甲状腺腺瘤。③胸骨后甲状腺肿并发甲亢；腺体较大伴有压迫症状的甲亢。④抗甲状腺药物或^{131}I治疗后复发，或不适宜药物及^{131}I治疗的甲亢。⑤妊娠早、中期的甲亢患者又符合上述适应证者。

(2) *手术禁忌证*：①青少年患者；②症状较轻者；③老年病人或有严重器质性疾病不能耐受手术者。

(3) *术前准备*：甲亢患者在代谢高亢的情况下手术危险性很大，因此，为了保证手术顺利进行和预防术后并发症，术前必须作好充分而完善的术前准备。术前开始准备的基础条件是：①甲亢症状基本控制，情绪稳定，睡眠好转，食量稳定，体重增加等；②脉率稳定在90次/分以下；③BMR正常；④连续2次测定T_3、T_4正常；⑤抗甲状腺药物已是维持量阶段。

1) 一般准备：首先要消除病人的顾虑和恐惧心理，精神过度紧张或失眠者可适当应用镇静和安眠药。心率过快者可口服利血平0.25mg或心得安10mg，每日3次。发生心力衰竭者应予以洋地黄制剂。

2）术前检查：除全面体格检查和必要的化验检查外，还应包括：①颈部透视或摄片，了解有无气管受压或移位；②详细检查心脏有无扩大、杂音或心律不齐等，并常规作心电图检查；③喉镜检查，确定声带功能；④测定基础代谢率，⑤了解甲亢程度，选择手术时机。

3）药物准备：是术前用于降低基础代谢率的重要环节。常用以下三种方法：

① 抗甲状腺素药物与碘剂联合准备法：先用硫氧嘧啶类药物，如甲基或丙基硫氧嘧啶、或甲巯咪唑（他巴唑）、卡比马唑（甲亢平）等，待甲亢症状得到基本控制后，即予停服，并改服1～2周的碘剂，常用的碘剂是复方碘化钾溶液（Lugol 液），每日3次；第1日每次3滴，第2日每次4滴，以后逐日每次增加1滴，至每次16滴为止，然后维持此剂量，3～7日内施行手术。抗甲状腺素药物能使甲状腺肿大和导致动脉性充血，手术时极易发生出血，增加了手术的困难和危险，因此，服用抗甲状腺素药物后必须改用或加用能使甲状腺缩小变硬、血管数减少而利于手术的碘剂。碘剂的作用在于抑制蛋白水解酶，减少甲状腺球蛋白的分解，从而抑制甲状腺素释放，其作用2～3周达高峰，此时是最佳手术时期，若服碘剂超过4周以上，基础代谢率将又复升，症状重新出现，甚至恶化，不宜手术，故应预计好服碘剂的时间，凡不准备施行手术治疗的病人一律不要服用碘剂。

② 碘剂准备法：开始就单用碘剂，2～3周后甲亢症状得到基本控制，便可进行手术。但少数病人服药后症状减轻不明显，可在继续服用碘剂的同时加用硫氧嘧啶类药物，直至症状基本控制，停用硫氧嘧啶类药物后继续单独服用碘剂1～2周，再进行手术。

③ 心得安准备法：对于常规应用碘剂或合并应用抗甲状腺素药物不能耐受或效果不佳的病例，可与碘剂合用或单用心得安（普萘洛尔）作术前准备。剂量为每6小时口服给药1次，每次20～60mg，一般在4～7日后脉率即降至正常水平，可以施行手术。因心得安在体内的有效半衰期不到8小时，故最末一次口服心得安需在术前1～2小时，术后4～6小时开始继续口服心得安4～7日。此外，术前不能用阿托品，以免引起心动过速。

(4) 术中和术后注意事项

① 麻醉：一般可用针麻或颈丛神经阻滞麻醉，以了解病人发音情况，避免损伤喉返神经。但精神异常紧张、胸骨后甲状腺肿压迫气管的甲亢病人应选用气管内麻醉，以保证呼吸道通畅和手术的顺利进行。

② 手术操作应轻柔、细致，严格止血，充分暴露甲状腺腺体，注意保护甲状旁腺和喉返神经。切除腺体的数量应根据腺体大小或甲亢程度决定，常需切除腺体的80%～90%，并同时切除峡部，每侧残留腺体以如成人拇指末节大小为恰当（约3～4g）。腺体切除过少容易引起复发，过多又易发生甲状腺功能低下（黏液水肿）。必须保存两叶腺体背面部分，以免损伤喉返神经和甲状旁腺。

③ 术后观察和护理：术后当日应密切注意病人呼吸、体温、脉搏、血压的变化；预防手术的并发症。床旁常规配备气管插管、气管切开包、吸引器和供氧设备等。手术野常规放置的橡皮片引流术后24～48小时拔除，及时引流切口内的积血，预防术后气管受压。病人采用半卧位，以利呼吸和引流切口内积血。帮助病人及时排出痰液，保持呼吸道通畅。术后需继服复方碘化钾溶液，每日3次，每次10滴，共1周左右；或由每日3次、每次16滴开

始，逐日每次减少1滴，至每次5滴止。

(5) 常见的手术并发症及其防治原则

1) 术后呼吸困难和窒息：多发生在术后48小时内，是术后最危急的并发症。常见原因为：① 血肿压迫气管：因手术时止血不完善，或血管结扎线滑脱所引起。② 喉头水肿：主要是手术创伤所致，也可因气管插管引起。③ 气管塌陷：是气管壁长期受肿大甲状腺压迫，发生软化，切除甲状腺体的大部分后软化的气管壁失去支撑的结果。④ 双侧喉返神经损伤：临床表现为进行性呼吸困难、烦躁、发绀，甚至发生窒息。

如颈部肿胀，切口渗出鲜血时，多为切口内出血所引起。发现上述情况时必须立即行床旁抢救，及时剪开缝线，敞开切口，迅速除去血肿；如此时病人呼吸仍无改善，则应立即施行气管切开；情况好转后，再送手术室作进一步的检查、止血和其他处理。因此，术后应常规地在病人床旁放置无菌的气管切开包和手套，以备急用。若系喉头水肿，则快速滴注20%甘露醇250ml、氢化可的松100~200mg，以减轻水肿。气管软化者应在术中作气管悬吊或气管切开。

2) 喉返神经损伤：发生率约0.5%。大多数是因手术处理甲状腺下极时不慎将喉返神经切断、缝扎或挫夹、牵拉造成永久性或暂时性损伤所致。少数也可由血肿或瘢痕组织压迫或牵拉而发生。一侧喉返神经损伤可引起声音嘶哑，术后虽可由健侧声带代偿性地向患侧过度内收而恢复发音，但喉镜检查显示患侧声带依然不能内收，因此不能恢复其原有的音色。双侧喉返神经损伤可导致失音或严重的呼吸困难，甚至窒息，需立即行气管切开。由于手术切断、缝扎、挫夹、牵拉等直接损伤喉返神经者，术中立即出现症状；而因血肿压迫、瘢痕组织牵拉等所致者，则在术后数日才出现症状。切断、缝扎引起者属永久性损伤，常需行神经吻合或拆除缝扎线；挫夹、牵拉、血肿压迫所致则多为暂时性，经理疗等及时处理后，一般可能在3~6个月内逐渐恢复。故在结扎甲状腺下动脉时应尽量离开腺体背面，靠近颈总动脉结扎其主干，以避免损伤喉返神经。

3) 喉上神经损伤：多发生于处理甲状腺上极时离腺体太远，分离不仔细，将神经与周围组织一同大束结扎所引起。若损伤外支会使环甲肌瘫痪，引起声带松弛，音调降低，说话费力。内支损伤则喉部黏膜感觉丧失，进食特别是饮水时容易误咽发生呛咳。若非双侧切断，一般经理疗、针灸治疗多可自行恢复。故结扎、切断甲状腺上动、静脉应紧贴甲状腺上极，以避免损伤喉上神经。

4) 手足抽搐：手术时甲状旁腺被误切、挫伤或血供障碍，致血钙浓度降低，引起手足抽搐。血钙浓度可降低至2.0mmol/L以下，严重者可降至1.0~1.5mmol/L（正常为2.25~2.75mmol/L），神经肌肉的应激性显著增高，多在术后1~3天出现手足抽搐。轻者只有面部、唇部或手足部的针刺样麻木感或强直感，经过2~3周后，未受损伤的甲状旁腺增生肥大，起到代偿作用，症状便可消失。重者可出现面肌和手足伴有疼痛感觉的持续性痉挛，每天发作多次，每次持续10~20分钟或更长，严重者可发生喉和膈肌痉挛，引起窒息死亡。切除甲状腺时应注意保留腺体背面部分的完整。切下甲状腺标本时要立即仔细检查其背面甲状旁腺有无误切，发现时设法移植到胸锁乳突肌中等，均是避免此并发症发生的关键。

发生手足抽搐后应限制肉类、乳品和蛋类等食品的摄入（因含磷较高，影响钙的吸收）。

抽搐发作时立即静脉注射10%葡萄糖酸钙或氯化钙10～20 ml。症状轻者可口服葡萄糖酸钙或乳酸钙2～4g，每日3次；症状较重或长期不能恢复者可加服维生素D_3，每日5～10万U，以促进钙在肠道内的吸收。口服双氢速甾醇（双氢速变固醇）（DT_{10}）油剂能明显提高血中钙含量，降低神经肌肉的应激性，是最有效的治疗。还可用显微外科的方法行同种异体带血管的甲状腺－甲状旁腺移植。

5）甲状腺危象：是甲亢的严重合并症，发病机理尚不完全清楚，多因甲状腺素过量释放引起的暴发性肾上腺素机能兴奋现象。其发生多与术前准备不够、甲亢症状未能很好控制及手术应激有关。多发生在术后12～36小时内，表现为高热（＞39℃）、脉快（＞120次/分），同时合并神经、循环及消化系统严重功能紊乱，如烦躁、谵妄、大汗、呕吐、水泻等，若不及时处理，可迅速发展至昏迷、虚脱、休克甚至死亡，死亡率约20%～30%。治疗包括：① 肾上腺素能阻滞剂：可选用利血平1～2mg肌注或胍乙啶10～20 mg口服。前者用药4～8小时后危象可有所减轻；后者在12小时后起效。还可用心得安（普萘洛尔）5mg加入5%～10%葡萄糖溶液100ml中静脉滴注，以降低周围组织对肾上腺素及儿茶酚胺的反应。② 碘剂：口服复方碘化钾溶液，首次为3～5ml，或紧急时用10%碘化钠5～10ml加入10%葡萄糖溶液500ml中静脉滴注，以降低血液中甲状腺素水平，或抑制外周T_4转化为T_3。③ 氢化可的松：每日200～400mg，分次静脉滴注，以拮抗过多甲状腺素的反应。④ 镇静剂：常用苯巴比妥钠100mg，或冬眠合剂Ⅱ号半量，肌肉注射6～8小时1次。⑤ 降温：用退热剂、冬眠药物和物理降温等综合方法，保持病人体温在37℃左右。⑥ 静脉输注大量葡萄糖溶液补充能量。⑦ 有心力衰竭者加用洋地黄制剂。⑧ 吸氧，以减轻组织的缺氧。

6）甲状腺功能减退：多因甲状腺组织切除过多或残留腺体的血液供应不足所致。表现为皮肤和皮下组织水肿，面部尤甚，按之不留凹痕，且较干燥；毛发疏落；常感疲乏，性情淡漠，反应较迟钝，动作缓慢，性欲减退；脉率慢，体温低，基础代谢率降低。行甲状腺大部切除术时应保留足够的甲状腺组织（如拇指末节）及残留腺体的血液供应。发生甲状腺功能减退时应给予甲状腺素制剂。

2. ^{131}I治疗

此法治疗甲亢安全、简便、经济且疗效好，总治愈率一般在90%以上，目前已成为治疗甲亢的重要方法之一，被称为“不动刀的甲状腺部分切除术”。

（1）适应证：①对抗甲状腺药物过敏或药物治疗无效者；②自主功能性甲状腺结节（AFTN）；③成年（18岁以上）甲状腺弥漫性肿大的甲亢；④手术后复发或有手术禁忌证的甲亢。

（2）禁忌证：①妊娠期、哺乳期及未婚、未孕的甲亢患者；②急性感染未控制者；③近期有心肌梗死、治疗性肺结核或严重肝病者；④有甲亢危象先兆者；⑤胸骨后甲状腺肿并有甲亢者。

3. 药物治疗

（1）西药

1）适应证：① 新生儿及年龄在20岁以下的甲亢；② 发病时间短，病情较轻，甲状腺弥漫性肿大较小；③ 合并有严重心、肝、肾功能障碍者；④ 妊娠晚期甲亢；⑤ 甲亢手术后复发而又不适于^{131}I 治疗者；⑥ 作为^{131}I 治疗或手术治疗的准备治疗。

2）常用药物：目前常用的抗甲状腺药物有丙基硫氧嘧啶（PTU）、甲基硫氧嘧啶（MTU）及甲巯咪唑（Methimazole）（他巴唑）、卡比马唑（甲亢平）。药物治疗的具体给药方法可分为三个阶段：决定治疗阶段、减药阶段和维持阶段。药物治疗的全部疗程为 1.5 年或更长，最短不能少于 1 年。如适合^{131}I 治疗或手术治疗者，应在药物维持阶段进行。

(2) 中医药治疗

中药对缓解甲亢的症状有一定效果，临床上对于服用抗甲状腺药物过敏，或因体质、年龄、合并症等不宜手术，以及术后复发者均可考虑采用中药治疗。

① 肝郁痰结证

证候：颈部瘿肿，质软不硬，喉感堵塞，胸闷不舒，性急易怒，忧郁怔忡，心悸失眠，眼突舌颤，倦怠乏力，大便溏薄，月经不调；舌红，苔薄腻，脉弦滑等。

治法：疏肝理气，软坚散结。

方药：柴胡疏肝散合海藻玉壶汤加减。

② 肝火旺盛证

证候：颈部肿大，眼突肢颤，心烦心悸，急躁易怒，面红目赤，口干口苦，坐卧不宁，怕热多汗，消谷善饥，形渐消瘦；舌红苔黄，脉弦数有力。

治法：清肝泻火，解郁散结。

方药：龙胆泻肝汤合藻药散加减。

③ 胃火炽盛证

证候：多食善饥，形体消瘦，口干而渴，喜喝冷饮，好动怕热，汗出心悸，急躁易怒，眼突颈粗，小便黄赤，大便干燥；舌暗红，苔薄黄或黄燥，脉数。

治法：清胃泻火，生津止渴。

方药：白虎加人参汤合养血泻火汤加减。

④ 阴虚火旺证

证候：头晕眼花，目赤干涩，羞明刺痛，心悸烦躁，少寐失眠，咽干口燥，眼突肢颤、手足心热，食多消瘦，月经不调，颈大有结；舌红少苔或苔剥。脉细而数。

治法：滋阴清热，化痰软坚。

方药：知柏地黄汤合当归六黄汤加减。

⑤ 气阴两虚证

证候：神疲乏力，气促汗多，口咽干燥，五心烦热，面白唇淡，眼突手颤，颈肿胸闷，抑郁善忧，夜寐不安，心悸喜忘，食多便溏，腹胀泄泻，形体消瘦；舌红少苔，脉细数无力。

治法：益气养阴，泻火化痰。

方药：生脉散合补中益气汤加减。

第五节　甲状腺肿瘤

甲状腺肿瘤分良性和恶性两类，良性多为腺瘤，恶性多为癌。属中医“肉瘿”、“石瘿”范畴。

一、甲状腺腺瘤

甲状腺腺瘤（thyroid adenoma）是最常见的甲状腺良性肿瘤。本病多发生于40岁以下的妇女。约占甲状腺疾病的60%，有恶变倾向，恶变率在10%左右。临床特点是颈前无痛性肿块，质地柔韧，随吞咽动作上下移动，生长缓慢。本病属中医“肉瘿”范畴。

【病因病理】

1．西医病因病理

病因不明，可能与慢性促甲状腺素的刺激及缺碘、摄入致甲状腺肿物质等因素有关。按形态学可分为滤泡状和乳头状囊性腺瘤两种。一般呈单发结节状肿物，偶可多发。

（1）*滤泡状腺瘤*：多见，约占甲状腺腺瘤的90%，发生于滤泡上皮细胞，呈圆形或卵圆形结节状肿物，直径2～5cm，有完整包膜，表面光滑，生长缓慢。合并出血时瘤体可迅速增大。

（2）*乳头状腺瘤*：少见，瘤体较小，直径约为1～2cm，有完整包膜。由滤泡上皮细胞发生，常形成囊腔，囊腔内形成乳头状结构，故又称甲状腺乳头状囊腺瘤，有恶变可能，应注意与乳头状腺癌区分。

2．中医病因病机

（1）*肝郁气滞*：情志抑郁或恼怒伤肝，致肝郁气滞，疏泄失司，肝旺侮土，脾失健运，痰浊内生，气痰互结，积于喉下，发为肉瘿。

（2）*痰凝血瘀*：体虚外邪侵入或痰气互结于喉下，脉络受阻，日久致气血运行不畅，瘀滞喉下，发为本病。

（3）*肝肾亏虚*：颈部为任脉所主，督脉之络所辖。任督之脉系于肝肾，痰气互结于此，久则耗损气血，伤及肝肾之阴。反之，肝肾不足，肝失所养，肝旺气滞，侮土生痰，痰气互结于喉下，发为本病。

【临床表现】

多以颈前无痛性肿块为首发症状，常偶然发现。颈部出现圆形或椭圆形结节，质韧有弹性，表面光滑，边界清楚，无压痛，多为单发，随吞咽上下移动。多数病人无任何症状。腺瘤生长缓慢。当乳头状囊性腺瘤因囊壁血管破裂发生囊内出血时，肿瘤可在短期内迅速增大，局部出现胀痛，触痛，因张力较大，肿瘤质地较硬。肿物较大时可有压迫感，有时可压迫气管移位，但很少造成呼吸困难，罕见喉返神经受压表现。可引起甲亢及发生恶性变。

【诊断与鉴别诊断】

根据典型的临床表现诊断不难。应与以下疾病进行鉴别。

1．结节性甲状腺肿

与结节性甲状腺肿的单发结节较难鉴别。甲状腺腺瘤见于非单纯性甲状腺肿流行地区，多年保持单发；结节性甲状腺肿的单发结节经过一段时间后可演变为多发结节，超声波检查提示包膜完整者多为腺瘤，而结节性甲状腺肿的单发结节包膜常不完整。

2．甲状舌骨囊肿

青少年多见，肿块位于颈中线，呈半球形或球形，有囊性感，伸舌时肿块内缩。

3．甲状腺癌

可发生于任何年龄；早期多为单发结节，病史短，进展快，结节硬，表面不光滑，不能随吞咽动作上下移动；甲状腺扫描为冷结节，穿刺抽吸细胞学检查能帮助确定癌的诊断。

【治疗】

1．西医治疗

手术治疗的应用是因甲状腺瘤有引起甲亢（发生率约为 20%）和恶变（发生率约为 10%）的可能，原则上应早期切除，行包括腺瘤的患侧甲状腺大部或部分切除。切除标本必须立即行冰冻切片检查，以判定有无恶变。

2．中医治疗

(1) 内治

① 肝郁气滞证

证候：颈部肿块不红、不热、不痛；伴烦躁易怒，胸胁胀满；舌苔白脉弦。

治法：疏肝解郁，软坚化痰。

方药：逍遥散与海藻玉壶汤加减。

② 痰凝血瘀证

证候：颈部肿物疼痛，坚硬；气急气短，吞咽不利；舌质暗红有瘀斑，脉细涩。

治法：活血化瘀，软坚化痰。

方药：海藻玉壶汤与神效瓜蒌散加减。

③ 肝肾亏虚证

证候：颈部肿块柔韧；常伴性情急躁，易怒，口苦，心悸，失眠，多梦，手颤，月经不调；舌红，苔薄，脉弦。

治法：养阴清火，软坚散结。

方药：知柏地黄丸与海藻玉壶汤加减。

(2) 针灸疗法

① 取定喘穴，隔日针刺 1 次。

② 沿甲状腺瘤周围针刺，强刺激，不留针，1 日或隔日 1 次，连针 15～30 日。

二、甲状腺癌

甲状腺癌（thyroid carcinoma）是最常见的甲状腺恶性肿瘤，约占全身恶性肿瘤的1%，占癌症死亡病例的0.4%。好发于女性。临床特点是颈前正中或两侧出现质硬、表面高低不平肿块，不随吞咽动作而上下移动。本病属中医“石瘿”范畴。

【病因病理】

1．西医病因病理

甲状腺癌的病因尚未明了，其发生与多种因素有关，如放射性损害（X线外照射）、致甲状腺肿物质、TSH的刺激、遗传等。致甲状腺肿物质可使人的TSH分泌增加，TSH能刺激甲状腺细胞增生，先引起甲状腺弥漫性肿大，而后形成结节、腺瘤、甲状腺癌。甲状腺癌患者应用甲状腺素抑制了TSH的分泌，可使其缩小，甚至消失，说明与内分泌因素有关。颈部放射线照射是人类甲状腺癌发病的相关因素，有报道青少年甲状腺癌中48%～74%有颈部放射治疗史；地方性甲状腺肿的地区甲状腺癌比较多见，但供给碘化食盐后并不能降低甲状腺癌总的发病率，而滤泡性癌减少，乳头状癌增多。在供碘比较充裕的地区或山地，供给碘化食盐后甲状腺乳头状癌发生比较多，这可能是供碘时甲状腺的修复性增生的促癌作用所致。

除髓样癌外，绝大部分甲状腺癌起源于滤泡上皮细胞。甲状腺癌的病理类型可分为：

(1) *乳头状癌*：起源于甲状腺滤泡上皮细胞，约占成人甲状腺癌的60%。恶性程度低，预后较好。

(2) *滤泡状腺癌*：发生率仅次于乳头状癌，约占20%，常为孤立性结节，少数为多个结节，圆形、卵圆形或分叶状，瘤体较乳头状癌略大，质硬，肿瘤生长较快，属中度恶性。

(3) *未分化癌*：约占15%，生长迅速，呈广泛浸润性生长，浸润至周围组织，形成巨大肿块，肿块质硬实，境界不清，高度恶性，预后很差。

(4) *髓样癌*：约占7%。来源于甲状腺滤泡旁细胞（C细胞），可分泌降钙素。肿块质硬，为灰白或灰红色，细胞排列呈巢状、束状、带状或腺管状，无乳头或滤泡结构，呈未分化状。可有颈淋巴结侵犯和血行转移。预后不如乳头状癌，较未分化癌略好。

2．中医病因病机

(1) *气郁痰凝*：忧思恼怒之气在胸膈不能消散，搏结于肺脾，经络痞塞；或肝郁不舒，肝脾不和，气结痰凝，循经上逆而结于颈部，正气日耗而邪气日坚，久而导致石瘿。

(2) *瘀热伤阴*：痰湿、气郁、瘀血蕴结，蕴久化热，热盛灼津，阴液亏损而发为本病。

【临床表现】

1．甲状腺肿块

通常表现为甲状腺结节，多为单发，亦有多发或累及双侧者。结节质硬、不规则、表面不光滑、边界欠清、活动度较差。早期多无明显症状，多为偶然发现。甲状腺内肿块质硬而固定、表面不平是各型癌的共同表现。腺体在吞咽时上下移动性小。未分化癌可在短期内出现上述症状，除肿块增长明显外，还伴有侵犯周围组织的特性。

2．压迫症状

晚期可压迫喉返神经、气管、食管，出现声音嘶哑及呼吸、吞咽困难；颈交感神经节受压引起霍纳（Horner）综合征（表现为患侧上眼睑下垂，睑裂狭窄，瞳孔缩小，眼球凹陷及面部无汗等）。侵犯颈丛出现耳、枕、肩等处疼痛。颈静脉受压或受侵的可出现患侧面部浮肿、颈静脉怒张等。

3．转移及扩散

局部转移常在颈部，出现硬而固定的肿大淋巴结；远处转移多见于扁骨（如颅骨、椎骨、盆骨）和肺。颈淋巴结转移在未分化癌发生较早。有的病人甲状腺肿块不明显，以颈、肺、骨骼的转移癌为突出症状而就医时，应想到甲状腺癌的可能，仔细检查甲状腺。

4．其他

髓样癌常有家族史，癌肿可产生5－羟色胺和降钙素，临床上可出现腹泻、心悸、脸面潮红和血钙降低等症状。

【实验室及其他检查】

1．放射免疫测定血浆降钙素

对髓样癌有诊断价值。

2．放射性同位素检查

常用的有^{131}碘、^{99}锝、^{131}铯、^{32}磷等，大约70%的甲状腺癌表现为冷或凉结节，热结节罕见。

3．影像学检查

(1) X线检查：甲状腺恶性肿瘤钙化率高，细小的砂粒状钙化是恶性肿瘤的特点。检查对诊断颈部有无转移及气管、血管有无受累有帮助。

(2) B型超声波检查：可检测甲状腺肿块的形态、大小、数目，可确定其为囊性还是实性。

4．穿刺细胞学检查与病理切片

甲状腺可以切除的肿块一般不作术前活检，必要时手术中行快速冰冻切片。较大肿块需明确诊断者，若患者无明显呼吸困难，可行针吸或切取活检。颈部疑为因转移而肿大的淋巴结可作切除或切取活检。

【诊断与鉴别诊断】

1．诊断

根据甲状腺发现硬而固定的肿块，与周围器官粘连。局部淋巴结肿大或出现对周围器官的压迫症状时，或存在多年的甲状腺肿块，在短期内迅速增大者，均应怀疑为甲状腺癌。血清降钙素测定可协助诊断髓样癌。

2．临床分期

甲状腺癌的临床分期可依据原发灶的局部生长情况（T）、区域淋巴结的转移情况（N）

和远处转移的有无（M）三个方面来分期：

Ⅰ期：$T_{0-1}N_0M_0$。T_0 癌灶在甲状腺内尚不可扪及；T_1 仅 1 个小结节，尚未致甲状腺变形；N_0 颈淋巴结不可触及；M_0 无远处转移。

Ⅱ期：$T_{0-2}N_{1-2}M_0$。T_2 甲状腺内 1 个结节，已导致甲状腺变形，或已有多个结节；N_1 同侧颈淋巴结已肿大；N_2 对侧颈淋巴结亦已肿大。

Ⅲ期：$T_3N_3M_0$。T_3 肿大的甲状腺已粘连固定；N_3 同侧或对侧颈淋巴结已固定。

Ⅳ期：$T_XN_XM_1$。T_X 无法对原发肿瘤作出估计，N_X 无法对区域淋巴结作出估计；M_1 有远处转移。

上述分期只是提供手术医师术前对病情的预计以及对术式选择的参考，确切的病理分期则有待术后的病理切片报告出来后方可确立。对甲状腺癌患者，手术医师在术前有必要对患者的临床分期作出比较准确的预计，尽可能使手术方案制定得较为合理。

3. 鉴别诊断

甲状腺癌应与慢性淋巴性甲状腺炎、结节性甲状腺肿、甲状腺腺瘤等鉴别。

(1) 慢性淋巴性甲状腺炎：表现为甲状腺弥漫性肿大，腺体虽硬，但表面较平，无明显结节，可摸到肿大的锥体叶。颈部多无肿大的淋巴结。虽也可压迫气管、食管，引起轻度呼吸困难或吞咽困难，但一般不压迫喉返神经或颈交感神经节。鉴别困难时可行穿刺细胞学检查。

(2) 结节性甲状腺肿：病史较长，多数为双侧腺叶弥漫性肿大，有多个大小不等的结节，表面光滑，质韧或较软，可随吞咽上下移动，B超检查多为囊性，可有明显钙化区，肿块很少产生压迫症状。

(3) 甲状腺腺瘤：甲状腺肿块局限，表面光滑，界限清楚，质坚韧，活动度好，能随吞咽动作上下移动，生长缓慢，预后好。

【治疗】

不同类型的甲状腺癌其恶性程度和转移途径不同，故其治疗原则亦不尽相同，除未分化癌以外，各型甲状腺癌的基本治疗方法是手术，并辅助应用核素、甲状腺激素及放射外照射等治疗。

1. 西医治疗

(1) 手术治疗：包括甲状腺本身的手术，以及颈淋巴结清扫。甲状腺的切除范围目前仍有分歧，范围最小的为腺叶加峡部切除，最大至甲状腺全切除。可根据肿瘤临床特点来选择手术切除范围。

① 甲状腺乳头状癌：其恶性程度低，癌灶尚在腺体包膜内，且无颈淋巴结肿大者，做患侧腺体全切加峡部及对侧腺体大部分切除，无需行颈淋巴结清除术；术后 5 年治愈率可达 90%。如已有颈淋巴结肿大者，则应同时清除患侧的颈部淋巴结。

② 甲状腺滤泡状癌：早期手术切除的原则与乳头状癌相同。如有颈淋巴结转移，多数已有远处转移，颈廓清术意义不大，应做甲状腺全部切除后用放射性碘治疗。对摄取放射性碘很少的腺癌，放射性碘治疗的效果不好，应早期给予足量的甲状腺干制剂，通过对垂体前

叶的负反馈作用，可使转移灶缩小。

③ 未分化癌、鳞状细胞癌：发展迅速，恶性程度高，浸润较广泛，通常在发病 2～3 个月后即出现压迫或远处转移的症状，手术及放射性碘治疗的疗效均不满意，一般不宜手术治疗，通常采用外放射治疗。

④ 髓样癌：应积极采用手术切除或同时清除颈部淋巴结，仍有较好疗效。

(2) 内分泌治疗：甲状腺激素可以抑制 TSH 的分泌，从而减少 TSH 对甲状腺组织的刺激，使增生或术后遗留的微小癌灶处于抑制状态。甲状腺乳头状癌和滤泡癌术后应常规给予甲状腺素，对预防复发及转移灶的治疗均有一定疗效，但对未分化癌和髓样癌无效。一般用干甲状腺素制剂 80～200mg/d 或甲状腺素 200～600μg/d，需终生用药。

(3) 外放射治疗：主要用于未分化型甲状腺癌。

(4) 放射性核素治疗：对乳头状腺癌、滤泡状癌，术后应用适合于 45 岁以上病人、多发性癌灶、局部侵袭性肿瘤及存在远处转移者。

(5) 化学治疗：分化型甲状腺癌对化疗多不敏感，使用反而无益。临床主要应用于失去手术机会或有转移的未分化腺癌。常用药物有阿霉素、长春新碱、顺铂、博莱霉素等，可单独用药或联合用药。阿霉素最为有效。

2. 中医治疗

(1) 气郁痰凝证

证候：颈前肿块无痛，坚硬如石，生长较快，表面高低不平，肤色不变；伴性情急躁或郁闷不舒，胸胁胀满，口苦咽干，纳呆食少；舌质淡暗，苔白或腻，脉弦滑。

治法：理气开郁，化痰消坚。

方药：海藻玉壶汤和逍遥散加减。

(2) 气血瘀滞证

证候：肿块增长快，坚硬如石，表面不光滑，活动度差或消失，疼痛，或有皮肤青筋暴露；伴形体渐瘦，神疲乏力，或有音哑；舌质红，有瘀斑，苔黄，脉弦数。

治法：理气化痰，活血散结。

方药：桃红四物汤与海藻玉壶汤加减。

(3) 瘀热伤阴证

证候：肿块坚硬如石，推之不移，局部僵硬；形体消瘦，皮肤枯槁，声音嘶哑，腰酸无力；舌质红，少苔，脉细沉数。

治法：养阴和营，化痰散结。

方药：通窍活血汤与养阴清肺汤加减。

【预防与调护】

1. 肉瘿患者久治不愈，或结节迅速增大变硬，宜及早手术切除。

2. 保持心情舒畅，树立战胜疾病的信心。

附：颈部肿物的鉴别诊断

颈部肿物临床上非常多见，常常是就诊患者的主要症状或唯一主诉。但是肿块并不是一种疾病，而是许多疾病都可能出现的症状体征之一。因此，明确肿块的性质，及时作出正确的诊断和进行鉴别诊断是非常重要的。

一、颈部的解剖分区

颈部被胸锁乳突肌分为颈前区、颈侧区。颈前区又以二腹肌为界分为颌下颏下区和颈前正中区；颈侧区又以胸锁乳突肌后缘为界分为胸锁乳突肌区和颈后三角区；颈后三角区又以肩胛舌骨肌为界分为枕三角区和锁骨上区（图 16－2）。

二、颈部肿物的分类

在颈部肿物中，恶性肿瘤、甲状腺疾患及炎症、先天性疾病和良性肿瘤各占1/3。

1. 肿瘤

良性肿瘤多来源于唾液腺，如腮腺、颌下腺，其他有血管瘤、神经鞘瘤、舌下囊肿等。恶性肿瘤除有涎液腺癌、甲状腺癌、恶性淋巴瘤等原发性肿瘤外，主要是全身各处的转移癌，原发病灶多在口腔、鼻咽部、肺、纵隔、乳房、消化道等处。

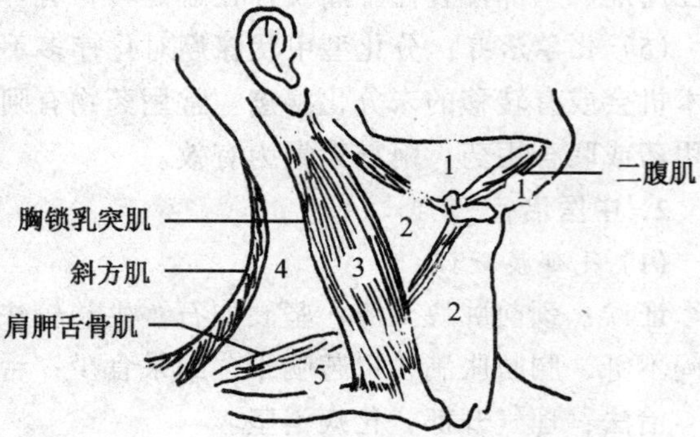

图 16－2　颈部解剖分区

1.颌下颏下区 2.颈前正中区 ｝颈前区；3.胸锁乳突肌区 4.枕三角区 5.锁骨上区 ｝颈侧区

2. 炎症

主要是急性、慢性淋巴结炎、淋巴结结核、涎腺炎等。

3. 先天性肿物

甲状舌管囊肿、异位甲状腺、胸腺咽管囊肿、颏下皮样囊肿等。

颈部各区出现肿块的常见疾病见表 16－1。

表 16－1　　颈部各区常见肿块

部位	单发性肿块	多发性肿块
颌下颏下区	颌下腺炎、颏下皮样囊肿	急、慢性淋巴结炎
颈前正中区	甲状舌管囊肿、各种甲状腺疾病	
颈侧区	胸腺咽管囊肿、囊状淋巴管瘤、颈动脉体瘤、血管瘤	淋巴结炎、淋巴结结核、转移性肿瘤、恶性淋巴瘤
锁骨上区		转移性肿瘤、淋巴结结核
颈后区	纤维瘤、脂肪瘤	急、慢性淋巴结炎
腮腺区	腮腺炎、腮腺混合瘤或癌	

三、颈部肿物的诊断

颈部肿物的诊断要根据肿物的部位、特征，结合病史、体格检查和其他临床资料进行分析。必要时可行肿物活检，活检最好采用切除肿物的方法而不宜切取。穿刺针吸细胞学检查也有一定的诊断意义。将常用的颈部肿物诊断程序归纳如图 16－3。

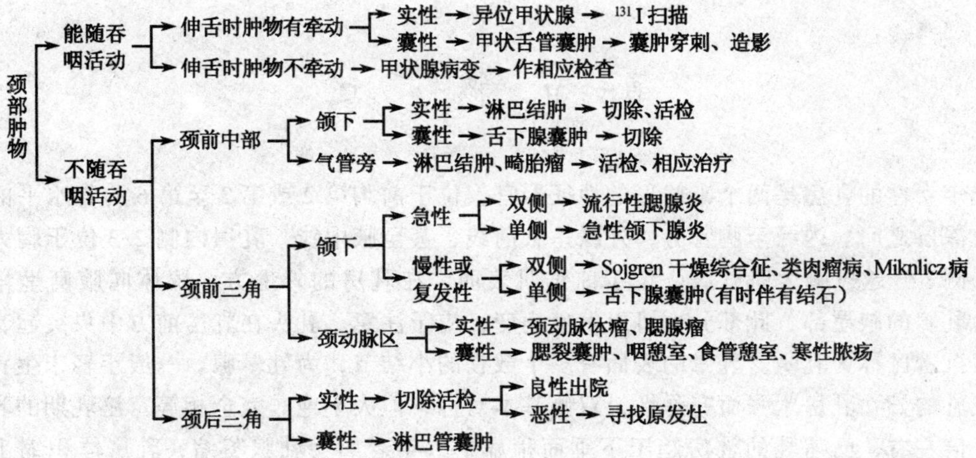

图 16－3 颈部肿物诊断步骤

（史晓光）

第十七章 乳房疾病

第一节 概 述

成年女性的乳房是两个半球形的性征器官，位于前胸第2或第3至第6肋骨水平的浅筋膜浅、深层之间。内缘至胸骨旁，外缘达腋前线，甚至腋中线。乳房内侧2/3位于胸大肌表面，外侧1/3越过胸大肌腋缘，位于前锯肌表面。在乳房的外上方，腺体向腋窝呈角状伸延，为乳腺的腋尾部，此部分也可以发生病变，应予注意。乳头在乳房前方中央突起，周围的色素沉着区称为乳晕。乳晕的表面有多个散在的小结节，为乳晕腺。一般年轻未生育或生育未授乳的妇女乳房紧张而有弹性，双侧基本对称，但大小绝非完全相等。泌乳期的乳房可增大一倍左右，已哺乳的乳房趋于下垂而稍扁平，年老妇女乳腺萎缩，乳房体积缩小而松软。

女性乳房主要是由乳腺、脂肪及结缔组织构成。乳腺被脂肪组织和致密结缔组织分为15~20个叶，名为乳腺叶。每一个腺叶又分为若干个小叶，名为乳腺小叶。小叶又由许多腺泡所组成。腺叶间、小叶间和腺泡间有结缔组织间隔。腺叶间还有许多与皮肤垂直的纤维束，上连皮肤及浅筋膜浅层，下连浅筋膜深层，称库柏（Cooper）韧带。各小叶内的腺管逐渐汇集成腺叶内乳管，每一腺叶有一汇总的大乳管（又称输乳管），各大乳管以乳头为中心呈轮辐状排列，汇集于乳晕，开口于乳头。大乳管靠近开口的1/3段略为膨大，是乳管内乳头状瘤的好发部位。乳管内衬有上皮细胞，基底层是一层基底细胞（生发层），导管瘤或乳腺囊性增生病时，此层有明显增生。正常乳房的外上象限乳腺组织最多，此处患病的机会也最多。

乳房的淋巴网极为丰富，其淋巴液输出主要有4个途径：

1. 乳房约75%的淋巴液沿胸大肌外侧缘淋巴管流至腋窝淋巴结，继而流向锁骨上淋巴结。但一部分乳房上部的淋巴液可不经腋窝而直接穿过胸大肌的淋巴管流向锁骨下淋巴结。通过锁骨下淋巴结后，淋巴液继续流向锁骨上淋巴结。

2. 一部分（约25%）乳房内侧和中央区的淋巴液通过肋间淋巴管流向胸骨旁淋巴结（主要在第2、第3肋间，沿胸廓内动、静脉分布），继而流至锁骨上淋巴结；

3. 由于两侧乳房在皮下有一些交通淋巴管，一侧乳房的淋巴液可流向另一侧乳房或腋下。

4. 乳房深部淋巴网可与腹直肌鞘和肝镰状韧带的淋巴管相通，从而可通向肝脏和横膈。

乳腺的生理活动受垂体前叶激素、肾上腺皮质激素和性激素制约，妊娠和哺乳时乳腺明显增生而腺管伸长，腺泡分泌乳汁；哺乳以后，乳腺又处于相对静止状态。平时在月经周期的不同阶段，乳腺的生理状态也在各种激素的影响下呈周期性改变。

男性乳房多位于第4肋间，主要由无腺泡的小导管、结缔组织及脂肪所构成，只有腺组织的迹象，而无腺组织的实质。在发生学上，其原基与女性相类似；在幼年时期，男女乳房无差异；在性成熟期，女性乳房迅速发育、增大，而男性乳房则不发育。

第二节 乳房检查

检查乳房应在光线明亮处，让病人端坐，解开或脱去上衣，两臂下垂，充分暴露双乳，先检查健侧后检查患侧，双侧对比检查。

1. 视诊

(1) 一般观察

主要观察双乳的位置、大小和外形是否对称。如果不对称，提示可能有病变存在。乳房内有较大肿块时，外形可出现局限性隆起。乳房表面若有局限性凹陷（酒窝征），常是深部癌肿或脂肪坏死灶侵及Cooper韧带而使之收缩所致。这一现象在病人双臂交叉于颈后或前俯上半身时，或用手抬高整个乳房时尤为明显。一侧乳房表浅静脉扩张是晚期乳癌或肉瘤的征象。妊娠、哺乳或颈根部静脉受压（如患有胸骨后甲状腺肿时）也可引起乳房浅静脉扩张，但常是双侧性的。

(2) 乳头

正常乳头双侧对称，高出皮肤，指向前方并略向外方。如果乳头附近有癌肿或慢性炎症，乳头可被牵向病灶侧；乳头深部有癌肿可使乳头内陷。乳头内陷也可是发育不良所致，临床上要注意区别。初产妇哺乳时乳头常被婴儿咬破或强力吮吸而出现皲裂，尤其是乳头因发育缺陷而内陷者。皲裂部分或内陷乳头周围沟内常有炎性渗出物存在，应与乳头湿疹样癌鉴别。

(3) 乳房皮肤

如果乳房局部未用过刺激性外敷药物或热敷而乳房皮肤发红并有疼痛者，应首先考虑化脓性炎症。若大范围皮肤发红充血伴水肿时，应警惕炎性乳癌的可能。表浅慢性炎症病灶（如结核等）常可见皮肤为暗红色。癌细胞侵入乳房浅淋巴管引起堵塞，可导致淋巴水肿而使乳房皮肤呈“橘皮样”改变。

2. 触诊

医者坐在病人侧面进行触诊，或让病人平卧，肩下垫一小枕进行检查。重点是了解乳内肿块的有无及性质。正确的检查方法是用手掌或手指掌面（手指末二节的掌面最敏感）循序轻柔触按乳房内上、外上（包括乳腺的腋尾部）、外下、内下、中央（乳晕、乳头）各区。不要用手指捏抓乳房，否则会把捏抓到的正常乳腺组织误认为乳房肿块。检查乳房内侧时嘱病人举臂；检查乳房外侧时嘱病人上臂略放下，与胸壁成45°角，这样乳腺的腋尾部将下移，不致漏诊。中央区的小肿块不易触到，可用左手将乳房托起，然后用右手触按。乳房下部肿块常因乳房下垂而被掩盖，可托起乳房或让病人平卧举臂，然后进行检查。乳房深部肿块如果触按不清，可让病人前俯上半身再行检查。检查乳房以后，必须检查区域淋巴结。

(1) 乳房肿块

若已触到乳内肿块，应注意其部位、大小、形状、硬度、边缘是否清晰、表面是否光滑、有无压痛、与周围组织是否粘连等情况。轻轻捏起肿块表面的皮肤就可知肿块是否与皮肤粘连。如有粘连而无炎症表现，应警惕乳癌的可能。乳房中央区肿块即使是良性的，因被大乳管穿过，也多与乳晕区皮肤粘连，且使乳头弹性受限。扪诊乳房肿块时还应注意肿块是否与深部组织粘连。先分别在水平方向和垂直方向测试肿块的活动度，然后嘱病人以患侧上肢用力叉腰，使胸大肌紧张，再行测试。比较两次测试时肿块在胸大肌表面的活动度，可知肿块是否与胸大肌筋膜、胸肌粘连。乳房外下象限已超越胸大肌下缘，检查此处肿块的活动度时，可让病人把患侧上肢放在检查者的肩上用力下压，借以紧张乳房深部前锯肌。

正常乳房触诊时也可触及均匀散在的柔软小结，不可误诊为病变。前胸壁乳房所在范围的肿块并非完全都来自乳房，有时肋软骨炎（好发于女性，常表现为肋骨与肋软骨连接处肿痛，尤以第2肋多见）和乳房后方的胸壁疾病（如胸壁结核、肋骨肿瘤）都可被误诊为乳房肿块。但这些肿块由于不来自乳房，所以在推动乳房时肿块不能随乳房位置的改变而移动。

(2) 乳头溢液的检查

由乳腺周围向乳头方向轻轻按压，而后挤压乳晕和乳头，注意有无液体排出。若有，应注意液体的颜色及其排出口的位置。

(3) 腋窝淋巴结

检查者坐在患者的对面，先以左手检查患者右腋，再以右手检查其左腋。检查时嘱病人将肘关节屈曲90°，前臂放在检查者的前臂上，使腋窝前缘的胸大肌和背阔肌松弛。然后检查者用食、中指的掌面进行触摸。先从腋窝顶部开始，用稳定的滑移动作在胸壁侧面自上而下地触摸中央区组、腋窝前壁胸肌组。再站其身后，让患者上臂向前上方抬起，触摸背阔肌前内面的肩胛下组。最后站在其前面，检查锁骨上下组淋巴结。站在前面检查锁骨上淋巴结时患者的头必须倾向检查侧，使皮肤放松，才能触及深部。也可站在患者身后，以四指紧贴颈根部进行滑动触诊锁骨上区淋巴结。锁骨下区淋巴结不易摸到，但可见该区比较饱满。扪及肿大的淋巴结时，应注意其数目、大小、硬度、表面是否光滑、活动度，是否互相粘连融合、有无压痛等。

3. 特殊检查

乳房的特殊检查对乳房部位的恶性疾病的早期诊断有很大的帮助。其方法主要有细胞学检查、活体组织切片检查、X线检查、B型超声波、冷光透照、热图像检查、近红外线透照等。

(1) 细胞学检查

① 针吸细胞学检查：用细针进行乳房肿块穿刺抽吸，将抽吸取得的组织液行细胞涂片检查，可以判断细胞的良性或恶性。由于癌细胞黏着力低而易被吸出，可以早期发现乳腺癌。此法的诊断符合率为85%左右，但也可以出现假阴性和假阳性。

② 乳头溢液的细胞学检查：女性乳头溢液有时是最早或唯一的症状，临床上凡有乳头

溢液者均应行溢液涂片检查。尚未绝经的妇女采取检查标本的日期最好选择在正常月经周期的第4周，因为在此期间由于卵巢黄体的作用，分泌物较多，易于检查。采取分泌物时，须先用手轻轻按触检查乳腺内有无触及的肿块，然后将乳头洗净，用食指腹由患处顺乳腺导管方向向乳头轻轻按摩乳腺，将所获得的分泌物行涂片检查。

③ 乳头的脱落细胞学检查：乳头和乳晕湿疹样病变可行涂片或刮片检查。由于癌细胞之间黏着力低、易脱落，乳头湿疹样癌的脱落细胞学检查的阳性率可达72.7%，为早期诊断的依据。

（2）活体组织切片检查：为组织学检查，是迄今确定肿块性质最可靠的方法。活组织切取法促使癌细胞转移的机会较大，故不宜用于乳房肿块。采用活组织切除法进行活检才比较安全可靠，方法是连同少许邻近组织完整地切下肿块送活检。术中应避免挤压，以免扩散。有条件者可作快速冰冻切片，若证实为恶性肿瘤，应及时施行根治切除手术，以免引起扩散。

（3）X线检查

主要的方法为钼靶X线摄片、干板静电摄片、乳腺导管X线造影、CT检查等。

① 钼靶X线摄片：钼靶X线的穿透性较弱，故便于区别乳房内各种密度的组织，可发现较小的肿块并较为清晰地观察其形态和结构。对于诊断乳腺良恶性肿瘤准确率达85%以上。良性肿瘤摄片见到的块影密度均匀，周围有一透亮度较高的脂肪圈；如有钙化影，常较粗大而分散，周围组织有受推移现象。恶性肿瘤的块影多不规则或呈分叶状，中心区密度较高，有些肿块的边缘呈毛刺状，如有钙化影，多细小而密集，并可见于肿瘤范围以外的组织中；有时可见增粗的血管影；肿块周围组织可因肿瘤浸润而扭曲变形。邻近皮肤则可有增厚凹陷。

② 干板静电摄片：具有“边缘增强效应”而产生较明显的浮雕感，大大增加了摄片的对比性，使肿块的边缘比钼靶摄片更为清晰。此法设备简单，费用低廉，不需洗片。它的缺点是肿块的细致结构有失真现象。

以上两种X线摄片法常用于乳癌的普查。

③ 乳腺导管X线造影：对于乳头有溢液的病人，可行乳腺导管X线造影检查。检查时向有溢液排出的导管的开口缓慢注入造影剂行X线摄片。此项检查可以了解乳腺导管及腺小叶间病变的位置、大小、形态，对乳腺导管内的新生物有早期诊断意义。

④ CT检查：有条件者可行CT检查。用CT检查乳腺所得影像比较清楚，解决了致密性乳腺中发现癌灶的困难，可发现直径为0.3cm大小的病灶。CT也可利用注射造影剂后作动态扫描，可观察到癌瘤组织对碘有较大的吸收能力。CT检查还可以发现腋窝和乳内区有无肿大的淋巴结以及胸壁肌肉是否受侵犯。尚未绝经的病人应在上次月经开始后7～14天内作CT检查，因正常乳腺组织也可有较高的碘浓度，易导致假阳性诊断。

（4）B型超声波检查

B超是一种无创伤性的检查，能显示乳房内肿块的细微结构，并能比较精确地测量肿块的大小。它能检测到X线检查在致密型乳腺中所不能排除的肿物，尤其在区分实质性肿块和囊肿方面更具有特性。

(5) 冷光透照检查

可显示出乳房不同的透光度与血管的分布情况。当乳房发生病变时，乳房的透光度及血管纹理等可发生变化。冷光透照检查就是根据这些变化来判别乳腺疾病的良性与恶性，诊断符合率为53%～94%。在月经前期、经期及妊娠期由于乳腺充血，可影响检查效果，最好不要在此期间检查。

(6) 热图像检查

可根据情况采用红外线热图像检查或液晶热图像检查。由于热图像检查假阳性率较高，必须配合其他的检查方法进行认真分析判断。

(7) 近红外线透照检查

其诊断原理是将穿过人体乳腺组织的可见光和近红外光通过特殊摄影系统和录像系统，层次分明地将乳腺组织显示在监视荧光屏幕上。此法操作方便，图像清晰，直观性强，可用于乳房普查。

第三节 急性乳腺炎

急性乳腺炎（acute mastitis）亦称急性乳房炎，是乳房的急性化脓性感染。大多数发生在产后哺乳期的最初3～4周内，尤其以初产妇为多见。临床特点是乳房肿胀疼痛。中医称为“乳痈”，发生于哺乳期的称“外吹乳痈”，发生于妊娠期的称“内吹乳痈”，发生于非哺乳非妊娠期的称“非哺乳妊娠期乳痈”或“不乳儿乳痈”，临床以外吹乳痈为最多见，本节主要介绍哺乳期急性乳腺炎。

【病因病理】

1. 西医病因病理

本病的发病原因主要有乳汁淤积和细菌入侵两个方面。致病菌以金黄色葡萄球菌为主，少数可为链球菌感染。感染的途径有：①乳儿含乳头而睡或婴儿患口腔炎等有利于细菌直接侵入乳管，上行到腺小叶。腺小叶中若有乳汁潴留时，使得细菌容易在局部大量繁殖，继而扩散到乳腺实质。金黄色葡萄球菌常引起乳房脓肿，感染可沿乳腺纤维间隔蔓延，形成多房性脓肿；②细菌直接由乳头表面的破损、皲裂侵入，沿淋巴管蔓延到腺叶或小叶间的脂肪、纤维组织，引起蜂窝组织炎。金黄色葡萄球菌感染常引起深部脓肿，而链球菌感染常常引起弥漫性蜂窝组织炎。

2. 中医病因病机

本病多因妇女产后乳头损伤、外邪入侵，乳汁过多、情志内伤、饮食不节等导致乳汁蓄积，乳络阻塞，气血凝滞，热毒蕴结而成。毒盛时久则可化腐成脓。

(1) 肝气郁结：产妇精神紧张，或心情不畅，暴怒忧郁，以致肝气不畅而郁结，致使乳汁分泌不畅，壅滞成块，闭阻乳络而成乳痈。

(2) 乳汁瘀积：是最常见的病因。初产妇乳头较易损伤，或乳头畸形可影响充分哺乳；

或哺乳方式不当；或乳汁过多；或断乳不当，均可导致乳汁瘀积，乳络阻塞，壅积化热而成乳痈。

(3) 胃热壅盛：产后气血亏虚，脾胃失于濡养，运化乏力，加之产妇饮食不节，过用膏粱厚味进补损伤脾胃，运化失司，阳明积热，胃热壅盛，导致气血凝滞、乳络闭阻而发病。

(4) 邪毒外侵：产后体虚汗出受风，或露胸哺乳外感风邪，或乳儿含乳而睡，热气鼻风吹入乳头乳窍，或乳头损伤，毒邪入侵，均可使乳络阻塞，化热成痈。

【临床表现】

1. 症状

(1) 乳房肿胀疼痛：初起时患乳肿大，胀痛或触痛，翻身或吮乳时痛甚，疼痛部位多在乳房的外下象限。乳汁排泄不畅。病情发展到成脓阶段时，患部疼痛加剧，呈持续性搏动性疼痛或刺痛。脓成溃破后脓流通畅，则逐渐肿消痛止；若脓流不畅，肿势不消，疼痛不减，多为有袋脓现象或脓液波及其他乳腺叶而引起病变。

(2) 发热：初起时可出现恶寒发热，化脓时可有高热、寒战。若感染严重，并发败血症者，常可在突然的剧烈寒战后出现高达40℃～41℃的发热。

(3) 其他症状：初起时可出现骨节酸痛、胸闷、呕吐、恶心等症状。化脓时可有口渴、纳差、小便黄、大便干结等症状。

2. 体征

初起时患部压痛，结块或有或无，皮色微红或不红。化脓时患部肿块逐渐增大，结块明显，皮肤红热水肿，触痛显著，拒按。脓已成时肿块变软，按之有波动感。若病变部位较深，则皮肤发红及波动感均不甚明显。已溃者创口流脓黄白而稠厚，若脓肿向乳管内穿破，可自乳头流出脓液。患侧腋下常可扪及肿大的淋巴结，并有触痛。

【实验室及其他检查】

1. 血常规检查 白细胞总数及中性粒细胞比例明显增高，白细胞总数常高于$10.0 \times 10^9/L$，中性粒细胞常可达75%～85%。

2. 患部穿刺抽脓 病变部位较深者，必要时应在局麻下行穿刺抽脓，以确定脓肿的存在。

3. B型超声波检查 脓肿部位较深者，此项检查可明确脓肿的位置，有利于准确切开排脓。

【鉴别诊断】

1. 炎性乳癌

好发于年轻妇女，多见于妊娠期或哺乳期；局部症状显著，发病后患乳迅速增大，常累及整个乳房的1/3或1/2以上，甚至可增大2～3倍；患部皮肤水肿、潮红、发热、轻触痛，但无明显肿块可扪及，患侧腋窝常常出现转移性肿大的淋巴结；病变可迅速波及到对侧乳房，全身炎症反应较轻；血液白细胞总数及中性粒细胞比例无明显升高；抗炎治疗无效；针吸细胞学病检可查到癌细胞。本病病情严重，发展较快，甚至数月内死亡。

2．乳腺导管扩张症

多有先天性乳头凹陷畸形，乳头孔有粉刺样或油脂样物溢出；在急性期，其表现类似急性乳腺炎；主要表现为乳房红肿疼痛、乳头溢液（浆液或脓液）、乳头内陷、乳房肿块与皮肤粘连，溃后疮口经久不敛或愈合又复发，形成多个通向乳头孔的瘘管。本病与急性乳腺炎的鉴别主要有3点：①抗炎治疗无效；②乳腺导管造影显示乳腺导管扩张；③乳头或乳晕下触到增粗的导管。

3．哺乳期外伤性乳房血肿

有乳房外伤史；局部可见红肿热痛，偶可触及边缘不清的肿块；局部穿刺吸出物为血液。

【治疗】

急性乳腺炎是一种急性化脓性感染，根据其病因和病变过程，可分为急性炎症期、脓肿形成期和溃烂后期三个阶段，分别宜采用相应的方法治疗。急性炎症期应积极选用青霉素等抗生素控制炎症的发展；脓肿形成后主要的措施是及时切开排脓，同时内服清热解毒、托里透脓的中药；溃烂后期除积极换药、清创外，还可应用九一丹、五五丹等提脓祛腐中药，内服清热解毒、托里透脓汤剂。

由于乳汁淤积是本病发生发展的主要因素，乳汁是细菌的良好培养基，在治疗过程中始终要注重促使乳汁排出通畅，控制炎症的发展。

1．一般治疗

（1）患乳暂停哺乳，用吸乳器定时吸出乳汁，促使乳汁排出通畅，勿使淤积。

（2）用胸罩托起乳房，患部行湿热敷，每次20～30分钟，每日3～4次。应用淡盐温开水清洁乳头。

2．西医治疗

（1）本病早期宜用含有100万U青霉素的等渗盐水20ml注射在炎性结块四周，必要时每4～6小时重复1次，能促使早期炎症灶消散。

（2）应用足量广谱抗菌药物。可选用青霉素、红霉素、头孢类抗生素等。

（3）脓肿形成后宜及时切开排脓。切开引流时应注意以下各点：①为避免手术损伤乳管而形成乳瘘，切口应以乳头为中心循乳管方向作放射状切口，至乳晕处为止。深部或乳房后脓肿可沿乳房下缘作弧形切口，经乳房后间隙引流，既有利于引流排脓，又可避免损伤乳管。乳晕下脓肿应沿乳晕边缘作弧形切口。②若炎症明显而波动感不明显者，应在压痛最明显处进行穿刺，及早发现深部脓肿。③切开后应以手指探入脓腔，轻轻分离多房脓肿的房间隔膜，以利引流。④为有利于引流通畅，可在探查脓腔时找到脓腔的最低部位，另作切口作对口引流（图17－1，17－2）。

（4）感染非常严重或脓肿切开引流损伤乳管者，可终止乳汁分泌。其方法可选用：①己烯雌酚：每次口服1～2mg，3次/日，共5～7日；②苯甲酸雌二醇：每次肌肉注射2mg，每日1次，至乳汁分泌停止为止。

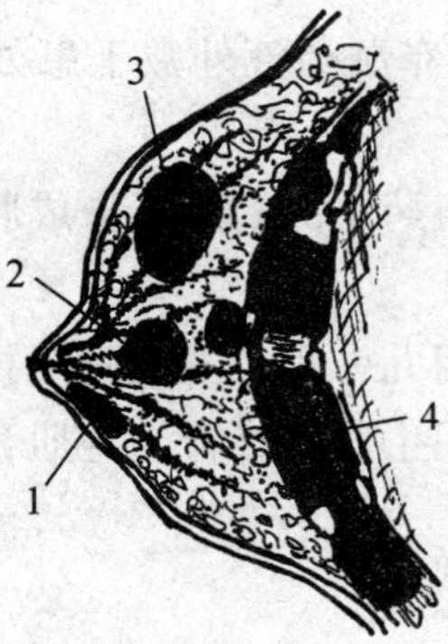

图 17－1 乳房脓肿的不同部位

1. 皮下脓肿 2. 潴留在乳管内的脓肿

3. 乳房内脓肿 4. 乳房后脓肿

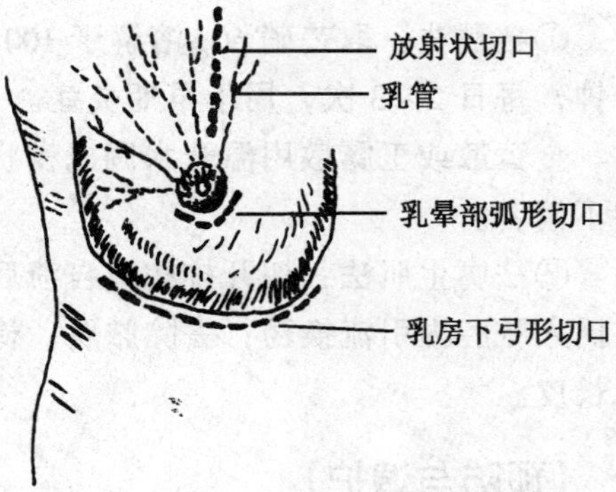

图 17－2 乳腺脓肿的切口

3. 中医治疗

(1) 内治

① 肝胃郁热证

证候：乳房肿胀疼痛，皮肤微红或不红，结块或有或无，乳汁排泄不畅，患部微热触痛；可伴有畏寒发热，头痛，胸闷不舒，骨节酸痛，口渴等；舌质淡红或红，苔薄黄，脉弦或浮数。

治法：疏肝清胃，通乳散结。

方药：瓜蒌牛蒡汤加减。若乳汁壅滞太甚，加路路通、漏芦、鹿角霜活络通乳；若炎性肿块较大者，加夏枯草、浙贝母软坚散结；产后恶露未尽者，加益母草、川芎、丹参活血祛瘀；若为断乳时乳汁壅滞或产妇不哺乳，加炒山楂、生麦芽等消胀退乳。

② 热毒炽盛证

证候：肿块逐渐增大，皮肤焮红灼热，疼痛剧烈，呈持续性搏动性疼痛，壮热不退，口渴喜饮，患部拒按，若肿块中央变软，按之应指，为脓已成；或见局部漫肿痛甚，发热，穿刺抽得脓液；或溃后脓出不畅，红肿疼痛不消，发热不退，有袋脓现象或传囊之变；同侧腋窝淋巴结肿痛。舌质红，苔黄腻，脉弦数或滑数。

治法：清热解毒，托里透脓。

方药：瓜蒌牛蒡汤合透脓散。若高热不退，加石膏、知母清热泻火；大便秘结者加生大黄、枳实泻热通腑。

③ 正虚毒恋证

证候：溃后乳房肿痛逐渐减轻，但疮口脓水不断，收口迟缓，或乳汁从疮口流出，形成乳漏；伴有面色少华、易疲劳、饮食欠佳、低热不退等；舌质淡，苔薄，脉细。

治法：益气活血养营，清热托毒。

方药：托里消毒散加减。若脓腐难脱者，加路路通、王不留行、薏苡仁化瘀祛腐；若口渴、便秘者，加胖大海、沙参、肉苁蓉生津通便。

（2）外治

①敷贴法：取芒硝 60g 溶解于 100ml 开水中，用厚纱布蘸药液外敷于患处，每次 20～30 分钟，每日 2～3 次，用于早期炎症。

金黄散或玉露散用温开水调成糊状外敷患部，每日换药 1 次。用于未成脓或溃后周围坚肿不消者。

②祛腐生肌法：切开排脓或自溃后脓腐较多者，先用九一丹、五五丹等掺于小盐水纱条上插入脓腔内引流换药，去除脓腐。待脓腐已净时，改用生肌玉红膏、生肌膏等外用，以生肌长皮。

【预防与调护】

1．孕妇若有乳头内陷，可经常挤捏提拉矫正之；或用小酒杯叩吸；或将核桃壳边缘磨光后叩在乳头上，再用绷带缩紧，使乳头绽露。采用上述方法无效者，需行手术纠正。

2．妊娠 5 个月后应坚持经常用温热水或 75%酒精擦洗乳头，以清洁皮肤。

3．哺乳妇女要注意保持乳头清洁卫生，常用淡盐开水清洗乳头，若有乳头破损，应暂停直接哺乳，及时治疗。

4．乳母要养成良好的哺乳习惯，定时哺乳，每次哺乳时要使乳汁吸尽、排空，避免露胸当风。

5．注意小儿口腔卫生，及时治疗口腔炎。注意不要让小儿含着乳头睡觉。

6．断乳时应先逐渐减少哺乳次数，然后再行断乳。

第四节　乳腺囊性增生病

乳腺囊性增生病（mastopathy）也称慢性囊性乳腺病，或称纤维囊性乳腺病，是乳腺间质的良性增生，增生可发生于腺管周围并伴有大小不等的囊肿形成；也可发生在腺管内而表现为上皮的乳头样增生，伴乳管囊性扩张；另一类型是小叶实质增生。本病是妇女的常见病之一，多发生于 30～50 岁妇女。临床特点是乳房胀痛、乳房肿块及乳头溢液。属中医“乳癖”范畴。

【病因病理】

1．西医病因病理

本病的症状常与月经周期有密切关系，且患者多有较高的流产率。一般多认为其发病与卵巢功能失调有关。可能是黄体酮的减少及雌激素的相对增多，致使两者比例失去平衡，使月经前的乳腺增生变化加剧，疼痛加重，时间延长，月经后的“复旧”也不完全，日久就形成了乳腺囊性增生病。主要病理改变是导管、腺泡以及间质不同程度的增生。病理类型可分为乳痛症型（生理性的单纯性乳腺上皮增生症）、普通型腺病小叶增生症型、纤维腺病型、纤维化型和囊肿型（即囊肿性乳腺上皮增生症），各型之间的病理改变都有不同程度的移行。

2．中医病因病机

本病多因肝气不舒、冲任失调，致使乳房气滞血瘀，痰瘀凝结而成。

（1）肝气不舒：乳头属肝，乳房属胃。情志内伤，郁怒伤肝，忧思伤脾，以致肝气不舒，脾失健运，又肝气不舒亦可克伐脾土，致水湿失运、痰浊内生，从而致使痰气互结于乳房而发病。如《疡科心得集》指出："妇人思想忧郁，损伤肝脾……肝气不好，郁结而成。"

（2）冲任失调：冲为血海，任主胞胎，冲任又隶属于肝肾。生育过多或多次堕胎等伤肾伤血，以致肝肾两亏，冲任失调。冲任失和，下不能通盛胞宫而致月经失调，上不能滋养乳房而致气血凝滞，痰瘀凝结而成本病。

【临床表现】

1．症状

（1）乳房内肿块：肿块可见于一侧或双侧乳房内，好发于外上象限，也可局限于乳房的任何象限或分散于整个乳房。肿块常为多发性，呈结节状，形态不规则，大小不等，质韧而不硬，与皮肤和深部组织之间无粘连，推之能移，但与周围组织分界并不清楚。肿块在月经来潮后可能有所缩小、变软。腋窝淋巴结不肿大。少数乳内肿块发生恶变时，可迅速增大、变硬。

（2）乳房胀痛：胀痛程度不一，轻者不被病人所介意，重者可影响工作和生活，也有的为乳房刺痛或灼痛。疼痛有时可向同侧腋下或肩背部放射。胀痛的特点是具有周期性，它常发生或加重于月经前期；但部分病人缺乏周期性，亦不能否定本病的存在。

（3）乳头溢液：乳房内大小不等的结节状肿块实际上是一个个大小不同囊状扩张的大小乳管，乳头溢液即来自这些囊肿。若病变与大导管相通，或导管内有多发性乳头状增生及乳头状瘤病，常可出现乳头溢液，多呈黄绿色、棕色或血性，偶为无色浆液。约有5%～15%的患者可有乳头溢液，多为单侧性、自溢性。

（4）其他症状：常可伴有胸闷不舒，心烦易怒，失眠多梦，疲乏无力，腰膝酸软，经期紊乱，经量偏少等表现。

2．体征

乳房内可扪及多个形态不规则的肿块，多呈片块状、条索状或颗粒状结节，也可各种形态混合存在。片块状肿块乳房脂肪较多的患者常扪摸不清，而在小乳房则可扪摸清楚，肿块为厚薄不等的片块状，表面一般平滑，但有的可扪及许多小结节，呈砂粒状隆起，大者可呈黄豆大小，质地中等，或软而有韧性。结节状肿块常为圆形、椭圆形或梭形，表面光滑或稍感毛糙，中等硬度。各种形态的肿块边界都不甚清楚，与皮肤及深部组织无粘连，推之能活动，多有压痛。

【实验室及其他检查】

1．X线钼钯摄片为边缘模糊不清的阴影或有条索状组织穿越其间。

2．B超为不均匀的低回声区以及无回声囊肿。

3．切除（或切取）活检是最确切的诊断。

【诊断与鉴别诊断】

1．诊断

(1) 患者多为中青年妇女，常伴有月经不调。

(2) 乳房胀痛，有周期性，常发生或加重于月经前期，经后可减轻或消失，也可随情志的变化而加重或减轻。

(3) 双侧或单侧乳房内有肿块，常为多发性，呈数目不等、大小不一、形态不规则的结节状，质韧而不硬，推之能移，有压痛。

(4) 部分病人可有乳头溢液，呈黄绿色、棕色或血性，少数为无色浆液。

(5) 钼靶 X 线乳房摄片、B 型超声波检查、分泌物涂片细胞学检查、活体组织病理切片检查等有助诊断。

2．鉴别诊断

(1) *乳房纤维腺瘤*：多为单个发病，少数属多发性；肿块多为圆形或卵圆形，表面光滑，边缘清楚，质地坚韧，活动，常在检查时的手指下滑脱；生长缓慢；多见于 20～30 岁妇女。

(2) *乳腺导管扩张症*：常发生于 45～52 岁的中老年妇女；常在乳头、乳晕及其附近部位出现细小的结节，乳头常溢出棕黄色或血性分泌物，有时可挤出粉渣样分泌物。

(3) *乳腺癌*：本病早期应注意与乳腺囊性增生病的结节状肿块鉴别。乳腺癌早期的肿块多为单发性，质地坚硬，活动性差，无乳房胀痛；主要应依据活体组织病理切片检查进行鉴别。

【治疗】

本病是中青年妇女的多发病。西医尚无确切有效的治疗方法。由于其有少数可发生癌变，确诊后应注意密切观察、随访。乳房胀痛严重，肿块较多、较大者，可酌情应用维生素 E 及激素类药物。若疑有癌变可能者应及时手术治疗，中医采用疏肝解郁、化痰散结、行气活血、调理冲任的方法治疗，疗效比较好。临床上本病确诊后若可排除癌变，应及时内服中药治疗。由于本病系慢性病，且与月经周期有关，内服中药贵在坚持，应在密切观察、随访的情况下坚持用药，不能随意时服时停，否则会影响疗效。同时，在治疗过程中还应注意疏导情志。配合应用局部外敷药物、针刺疗法、激光局部照射、磁疗等方法治疗也有一定疗效。

1．西医治疗

(1) *药物治疗*

①维生素类药物：可每次口服维生素 B_6 与维生素 E，或口服维生素 A。

②激素类药物：对软化肿块、减轻疼痛有一定疗效。但应用激素治疗有可能进一步扰乱人体激素之间的细微平衡，不宜常规应用，仅在疼痛严重而影响工作或生活时才考虑应用。常可选用黄体酮、达那唑、丙酸睾丸酮等。

(2) *手术治疗*

对可疑病人应及时进行活体组织切片检查，如发现有癌变，应及时行乳癌根治手术。若病人有乳癌家族史，或切片检查发现上皮细胞增生活跃，宜及时施行单纯乳房切除手术。

2. 中医治疗

(1) 肝郁气滞证

证候：乳房胀痛或有肿块，一般月经来潮前乳痛加重和肿块稍肿大，行经后好转；常伴有情绪抑郁，心烦易怒，失眠多梦，胸胁胀满等；舌质淡红，苔薄白，脉细涩。

治法：疏肝理气，散结止痛。

方药：逍遥散加减。

(2) 痰瘀凝结证

证候：乳中结块，多为片块状，边界不清，质地较韧，乳房刺痛或胀痛。舌边有瘀斑，苔薄白或薄而微黄，脉弦或细涩。

治法：活血化瘀，软坚祛痰。

方药：失笑散合开郁散加减。

(3) 气滞血瘀证

证候：乳房疼痛及肿块没有随月经周期变化的规律性，乳房疼痛以刺痛为主，痛处固定，肿块坚韧；伴有经行不畅，经血量少，色暗红，夹有血块，少腹疼痛；舌质淡红，边有瘀点或瘀斑，脉涩。

治法：行气活血，散瘀止痛。

方药：桃红四物汤合失笑散加减。

(4) 冲任失调证

证候：乳房肿块表现突出，结节感明显，经期前稍有增大变硬，经后可稍有缩小变软，乳房胀痛较轻微，或有乳头溢液；常可伴有月经紊乱，量少色淡，腰酸乏力等症。舌质淡红，苔薄白，脉弦细或沉细。

治法：调理冲任，温阳化痰，活血散结。

方药：二仙汤加减。

第五节 乳房纤维腺瘤

乳房纤维腺瘤（fibroadenoma）是由乳腺组织和纤维结缔组织异常增生而形成的一种乳房良性肿瘤，是乳房良性肿瘤中最常见的一种，约占70%左右。好发于18～35岁的青壮年妇女，尤以25岁以前者为多见。临床特点是乳房肿块，圆形，表面光滑，质地坚韧，推之移动。本病属中医“乳核”的范畴。

【病因病理】

1. 西医病因病理

一般认为，本病的发生与卵巢机能旺盛、雌激素作用活跃有密切关系。好发年龄在性功能的旺盛时期，妊娠期肿块增长特别快，动物实验证明雌激素注射可促其发病等现象，都说明雌激素在乳房纤维腺瘤的发病中有很重要的作用。其病变在病理上可分为三种类型：

（1）管内型：也称管型纤维腺瘤，为乳管和腺泡的上皮下纤维组织增生变厚所发生的肿瘤，可累及一个或数个乳管系统，呈弥漫性增生，增生组织逐渐向乳管突入充填挤压乳管，将管腔压扁，腺上皮呈密贴的两排，上皮下平滑肌组织也参与生长，无弹力纤维成分。

（2）管周型：也称乳管及腺泡周围性纤维腺瘤。病变主要为乳管和腺泡周围的弹力纤维层外的纤维组织增生，其中弹力纤维亦增生，但无平滑肌，也不呈黏液性变，乳腺小叶结构部分或全部消失。

（3）腺瘤型：其特点是腺管增生明显，腺体形态仍保持管泡状结构，而腺体间纤维层外的纤维组织增生，此型是青春期患者多见的乳房纤维腺瘤的瘤体。

2．中医病因病机

本病多因情志太过，郁怒伤肝，忧思伤脾，导致肝脾两伤。肝气郁结，气机阻滞，则气滞血瘀；脾气结滞，运化失调，则痰浊内生，以致郁气、痰浊、瘀血互结于乳房而发病。或因冲任失调、气滞痰凝而成本病。

（1）肝脾两伤：情志内伤，郁怒伤肝，忧思伤脾，以致肝脾两伤。气机阻滞，气血逆乱，则气滞血瘀；脾气结滞，运化失调，则痰浊内生，致使无形之气滞与有形之血瘀、痰浊互结于乳中而发为本病。

（2）冲任失调：冲为血海，任主胞胎，“冲任二经，上为乳汁，下为经水”，隶属于肝肾。肝肾亏虚则冲任失调，乳房失其滋养而致气滞血瘀，阴血亏虚而生虚火，灼津为痰，气郁、痰浊、瘀血结聚于乳中而成乳核。

【临床表现】

1．症状

（1）乳房肿块：肿块多发生于乳房外上象限，约75%为单发，少数属多发性（同时或不同时）。圆形，光滑，大小不等，小如黄豆、弹丸，大者如禽蛋，个别的直径可超过10cm，称为巨大纤维瘤。肿块不会化脓溃破，增长速度缓慢，可数年无变化，但在妊娠期或哺乳期可迅速增大，若不是在前述两个时期而出现肿块突然迅速增大时，应考虑有恶变的可能。

（2）乳房轻微疼痛：大多数患者无乳痛，少数病人可有轻微刺痛或胀痛。

（3）其他症状：部分病人可有情志抑郁、心烦易怒、失眠多梦等症状。

2．体征

乳房内可扪及单个或多个圆形或卵圆形肿块，质地坚韧，表面光滑，边缘清楚，无粘连，极易推动。患乳外观无异常，腋窝淋巴结不肿大。

【实验室及其他检查】

1．钼靶X线乳房摄片　显示肿瘤阴影为圆形或卵圆形，形态规则，边缘整齐光滑，密度较周围组织略高且均匀，有时肿块周围可见一薄层透亮晕。

2．B型超声波检查　显示肿块为实质性，边界清楚。

3．活体组织病理切片检查 将乳腺肿块全部切除后，取活体组织行病理切片检查，以进一步明确诊断。

【治疗】

1．西医治疗

本病一般发展缓慢，虽属良性，但也有发生恶变的可能。一旦发现，应积极治疗。目前尚无很理想的药物治疗能将肿块消除，根治本病的方法是行手术切除。经临床观察发现，手术治疗时的年龄越小，术后肿块的复发率越高。因此，多数专家认为，25岁以前的多发性乳房纤维腺瘤患者只要肿块无增大变硬，可暂不手术治疗，待25岁以后再考虑手术切除。

25岁以上的已婚妇女，或30岁以上妇女，无论已婚、未婚，也不论肿块大小，都应手术切除。另外，由于乳房纤维腺瘤可在妊娠期或哺乳期迅速增大，故在怀孕以前应行手术切除为宜。

手术的方法应根据病情而定。切除的范围要稍大一些，应将整个肿块及其周围的部分正常组织一并切除，或将受累部分的乳腺组织做区段切除，决不能只单纯将肿块挖出，以防增加复发的机会。肿块切除后必须常规取活体组织行病理切片检查，排除恶性病变的可能。若术前就怀疑肿瘤有恶变，在手术切除时即送快速冰冻切片，如为恶性变立即行乳腺单纯切除手术。

2．中医治疗

西医保守治疗期间及对多发或复发性纤维腺瘤用中药治疗可控制肿瘤生长，减少肿瘤复发，甚至有消除肿块的作用。

(1) 内治

① 肝气郁结证

证候：肿块较小，发展缓慢，不红不热，不觉疼痛，推之可移，伴胸闷叹息；舌质正常，苔薄白，脉弦。

治法：疏肝解郁，化痰散结。

方药：逍遥散加减。

② 血瘀痰凝证

证候：肿块较大，坚硬木实，重坠不适，伴胸闷牵痛，烦闷急躁，或月经不调、痛经等；舌质暗红，苔薄腻，脉弦滑或弦细。

治法：疏肝活血，化痰散结。

方药：逍遥散合桃红四物汤加山慈姑、海藻。月经不调兼以调摄冲任。

(2) 外治

阳和解凝膏掺黑退消外贴，7天换药1次。

【预防与调护】

1．调摄情志，避免郁怒。

2．定期检查，发现肿块及时诊治。

3. 适当控制厚味炙煿食物。

第六节　乳　腺　癌

乳腺癌（breast carcinoma）是女性中最常见的恶性肿瘤之一，其发病率约占全身恶性肿瘤的7%～10%。我国与多数欧美国家相比，乳腺癌的发病率属低发国家，但近年来发病率有增高的趋势，部分大城市已占女性恶性肿瘤的首位。好发于40～60岁绝经期前后的女性。98%以上的乳腺癌发生在女性，男性仅占1%～2%。

本病属中医“乳岩”、“恶疮”、“失荣”等范畴。

【病因病理】

1. 西医病因病理

乳腺癌的真正病因和其他恶性肿瘤一样，尚不完全明确，但已被证明雌性激素的活性与乳腺癌的发生有密切的关系。乳腺癌病人多发生在40～60岁绝经期前后的女性，女性更年期的卵巢生殖功能逐渐减退致垂体前叶的活动增强，使肾上腺皮质产生雌激素。体内雌激素水平升高，这些雌激素的变化可以导致乳腺腺体上皮细胞的增生，在此细胞增生的基础上发生癌变。这种因年龄段产生的雌激素水平的差异，导致乳腺癌的发病出现了年龄性的区别。40岁以前的女性由于各种原因切除了卵巢，乳腺癌的发病率低于一般女性；月经来潮较早或绝经期较晚的女性乳腺癌的发病率较高；不育或30～35岁以后妊娠的女性乳腺癌的发病率也较高。乳腺癌在家族中遗传的说法已被证实，母系有乳腺癌病史者，乳腺癌的发生率较一般人高。

乳腺癌病理的分期目前使用的方法多以世界卫生组织FOOTE－STEWART分类法，是根据肿瘤的始发部位，结合其生物特性分为浸润和非浸润型（原发癌）。临床上比较常用的分型方法是根据肿瘤分化程度分为两大类，即低分化乳腺癌和高分化乳腺癌。同时，根据乳腺癌的发展进程有原发性和转移性之分。

（1）低分化乳腺癌　低分化乳腺癌的特点是肿瘤组织细胞分化程度低而恶性程度高。①硬癌：切片病理镜下见癌细胞很小，在条索状排列的癌细胞之间有很多的纤维组织，浸润性强，与周围脂肪、深浅筋膜及皮肤粘连，肿瘤较小而硬，可在乳房内形成多发的结节状改变。转移较早，恶性程度很高，愈后较差。

②髓样癌：肿瘤的体积较大，直径常超过4～6cm，周围边界比较清晰，但肿瘤没有真正的包膜，生长缓慢，晚期容易溃破。病理切片镜下癌细胞较多，形成癌灶及团块，伴有大量的淋巴细胞浸润，间质少。

③浸润性癌：又称炎性乳腺癌（inflammatory breast carcinoma），不常见，是一种特殊类型的乳腺癌，多发生于年轻女性，恶性程度较高。癌细胞分化程度较差，细胞异型性增大，弥漫浸润性生长，早期可广泛地浸润淋巴网和淋巴管，致使淋巴管阻塞，伴有炎症性反应。临床上可出现急性乳房炎性症状，患侧上肢淋巴管水肿，或发生远处转移，弥漫型常见于分娩

后哺乳期女性，常被误诊为急性乳房炎。

④胶样癌（黏液癌）：比较少见，其肿瘤的癌细胞切片镜下可见呈胶样，表现为数目不多的癌细胞能分泌黏液，细胞本身分化程度较好，生长缓慢，转移晚，恶性程度较低，愈后较好。

（2）高分化乳腺癌 高分化乳腺癌的特点是肿瘤组织分化程度高，恶性程度低。

①腺癌：较少见，起源于腺泡或乳管，癌细胞大部分呈腺管排列状态，间质很少，临床上所见到的肿块较大，其发生浸润、转移比较晚，恶性程度比较低。

②导管癌：不太常见，起源于中小乳管（小叶外导管）。切片镜下可见到很多的增生状乳管样组织，管腔内充满癌细胞，而中心部分癌细胞可发生坏死。在切片上，从切断面管腔内挤出的坏死癌细胞似粉刺内部挤出的油腻物，因此又称之为“粉刺癌”，该型恶性程度低，转移较晚。而在临床上乳腺囊性增生病、扩张的导管上皮细胞增生（Ⅲ级）应列为非浸润型导管癌。

③乳头状癌：临床不太多见，是指以靠近乳头部的大导管为起源处的癌。这种乳头状癌病程往往都比较长，癌细胞的特点往往呈乳头状突向扩张的导管。恶性程度较低，转移比较晚。

④湿疹样癌：又称 Paget 病，临床罕见，与乳头状癌的区别在于它起源于乳头内的大导管，癌细胞呈空泡状，在乳头、乳晕的表皮深层浸润发展，恶性程度低，淋巴转移较晚。它的临床特点是在乳头、乳晕部有湿疹样病变。皮肤潮红，皮厚，表面有鳞屑、痂皮或渗出，往往按湿疹治疗无效，仅是晚期在乳晕下触及肿块，所以临床上必须要有足够的鉴别理念。

（3）乳腺癌的转移

乳腺癌的转移有以下四种方式：

①直接浸润性转移：肿瘤可直接侵及皮肤、筋膜、胸肌等周围组织。晚期癌肿可因直接侵犯肌膜造成肿块粘连固定在胸壁而使移动消失，这也是晚期癌肿在临床局部检查时的一个体征特点。

②淋巴浸润性转移：可根据乳房淋巴液的引流输出途径扩散，而主要途径有两个：一是癌灶在乳房的外侧部分，癌细胞一般情况下先经胸大肌外侧缘淋巴管转移至同侧腋窝淋巴结，然后逐渐累及锁骨上淋巴结。肿大的淋巴结早期为散在、孤立、无痛、活动度良好，以后逐渐增多，粘连成团状，因而活动度消失。癌细胞可阻塞腋窝下淋巴管，以至影响同侧上肢淋巴液的回流，使上肢的远端出现肿胀，逐渐向近心端蔓延。二是癌灶在乳房的内侧部分，癌细胞还可以向内侧浸润胸骨旁淋巴结，继而达到锁骨上淋巴结。上述两个主要淋巴转移途径中一般前者较多，而后一种转移途径较少。但是，若一旦发生内侧淋巴结的转移，其预后不如前者。

③血运转移：乳腺癌当发生血运远处转移时几乎都是晚期癌肿。癌细胞起初可经过上述淋巴结引流途径进入静脉，也可以直接进入血液循环。但是往往有些在临床上诊断为早期乳腺癌者乳房的肿块很小，或者甚至摸不到明确包块却已有腋下淋巴结转移或远处血运转移病灶。现已被证实，只要有癌细胞浸润侵犯至基底膜者，就有可能发生血运转移，将这种现象称之为生物行为恶性乳癌。常见的血运远处转移脏器的规律依次为肺、骨骼、肝脏。在骨骼

中则依次为肱骨、骨盆、股骨。

④种植性转移：种植性转移病灶以往认为并不常见，从现在临床上看，因手术时在切除过程中造成癌细胞脱落在创面或切口处，然后直接在切除癌肿的创面上或切口上形成转移病灶者已不少见。所以在手术过程中应尽量减少对癌肿组织的挤压与破损，以减少这种种植性转移的机会。

2. 中医病因病机

乳岩的发生发展与肝郁气滞、冲任失调有关。

(1) 肝郁气滞：脏腑功能失调而致气滞血瘀、痰凝、邪毒结于乳络而成。

(2) 七情内伤：忧思郁怒则肝脾气逆，肝郁则气血瘀滞，脾伤则痰浊内生，痰瘀互结，经络阻塞，痰瘀结滞于乳房。

(3) 肝肾阴虚：阴虚则火旺，火旺则灼津为痰，痰瘀互结乳房而成岩。

【临床表现】

乳腺癌多发生于40~60岁的女性，绝经期前后的女性发病率高。往往病人多以乳房包块就诊，肿块大小不一，多无明显的疼痛，特别是早期乳腺癌缺乏全身症状。

1. 症状

(1) *乳房内包块*：往往以无疼痛、单发包块、质地硬、表面不光滑、与周围组织粘连、界限不清、不易推动、无自觉症状为特点就诊。包块常是病人自己发现，包块发生的部位多为乳房的外上象限，乳房中心与内上象限部位发生率要明显低于前者。

包块增长的速度比较快，其变化不受月经周期的影响，包块逐渐增大以后可侵人周围组织并使乳房的外形发生变化，可突出于乳房的表面。癌块可侵犯胸大肌筋膜及胸大肌，致使癌块逐渐粘连固定于胸壁而不易推动。癌块侵及皮肤可延至背部与对侧皮肤，形成铠甲胸，紧缩胸廓，使呼吸运动受限，有时可出现不同程度的呼吸困难。当包块持续增大，使血供出现相对减少而缺氧时，皮肤溃破，溃疡面出血，其分泌物恶臭。

(2) *局部皮肤改变*：局部癌肿逐渐增大，侵犯Cooper韧带造成局部组织粘连，因此包块表面皮肤出现明显的凹陷性酒窝征，是乳癌早期的常见局部体征。

到了晚期，肿块表面局部皮肤因皮下淋巴管被阻塞而引起淋巴性水肿，由于皮肤反映在毛囊处与皮下组织的粘连，淋巴水肿时可见毛囊出现凹陷，形成了在临床上所谓的橘皮样改变。而癌肿周边区域由于供血增加使表皮温度上升，且皮肤血管也出现怒张。

(3) *乳头部的变化*：如果在乳房的上部发生乳癌，特别是硬性乳癌，可使乳头及整个乳房明显抬高。而大导管被浸润或牵拉，可使乳头内陷。

大约有10%的乳癌病人可出现乳头溢液，多见于导管内乳头状癌或粉刺癌，当按压包块时，可见到有血性、浆液性、脂油样物从乳头溢出。在湿疹样癌病人的乳头、乳晕区皮肤可见湿疹样改变。

(4) *特殊类型乳腺癌的症状*：弥漫型癌的发展过程与临床表现与一般的乳癌有所差别。炎性乳癌多半发生于年轻女性，特别是妊娠期和哺乳期女性。这种乳癌发展非常快，可在较短的时间内侵犯整个乳房，皮肤出现充血水肿、发热，状如急性炎症表现，整个乳房高度肿胀，质地坚硬，无明显的局限性包块。同时炎性乳癌转移比较早而广泛，有时对侧乳房也可受侵犯，预后较差。

当乳癌经淋巴道转移至同侧腋窝淋巴结时，腋下可触及肿大淋巴结，而腋下群淋巴结的肿大以中央部多见，然后是胸大肌群，肩胛骨下群较少见，如果癌细胞阻塞腋窝淋巴管，将引起同侧上肢淋巴的回流障碍，则会出现蜡白色手臂水肿；若锁骨下或腋窝淋巴结压迫腋静脉，则引起手臂水肿呈紫色状。腋窝淋巴结或胸骨旁淋巴结的转移可进一步侵犯锁骨下、锁骨上淋巴结，再经胸导管或右淋巴导管侵入血液循环。少数病人对侧腋窝淋巴结也可出现转移。

晚期乳癌病人可经血液循环转移至肺、肝、骨骼等处，可在临床上出现相关症状。

（5）乳癌病人的全身表现：主要发生在晚期，可出现明显的精神状态差、进食减少、消瘦，发生恶病质状态、贫血、乏力、发热等临床表现。如果未经治疗或拒绝治疗的病人，病程长短和乳腺癌的类型及患病的身体状况有着一定的关系。所以，生存的时间长短不一，一般在 3 年左右。

2．体征

（1）视诊：要注意乳房体积的变化，乳头有无内陷及抬高，乳头的内陷并不说明都是乳癌所致，有少数病人是因发育上的缺陷，所以必须了解病人乳头的发育过程，从而进行鉴别。乳头抬高是乳癌病人的局部特征。在浸润型癌时皮肤发红，类似急性乳腺炎；乳癌的早期往往就可能出现皮肤有凹陷状改变，特别是让病人抬高双臂，或用手托起乳房抬高时，凹陷部的体征就更加明显；晚期皮肤可出现橘皮样改变。

（2）触诊：乳房的触诊一般应在月经期后进行，让病人端坐，面对病人检查，但是，如

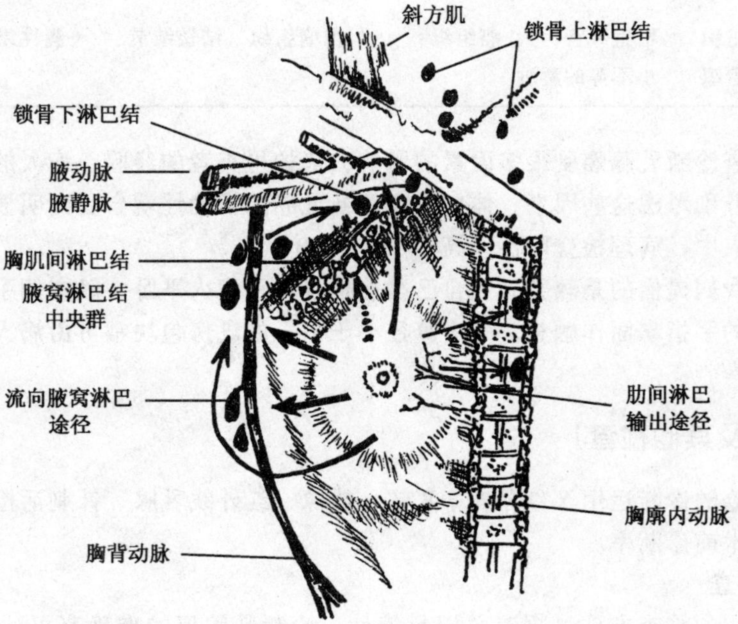

图 17－3 腋窝淋巴引流方向

果病人是一个明显下垂的乳房应采取平卧位检查，乳房触诊检查的顺序是内上、外上、外下、内下四个象限及乳晕区域。在触诊过程中一定要注意手法的轻重，并注意乳头是否有溢液，最后检查腋窝、锁骨上及锁骨下是否有淋巴结的肿大（图 17-3）。

触诊时不管在任何一侧乳房象限区域内发现包块，一定要注意包块的大小、深浅度、有无压痛、活动度如何、界限是否清晰、与表皮及周围组织是否有粘连、包块筋膜与胸肌有无粘连固定。特别是在腋窝及锁骨上、下区域触及淋巴结时，要注意淋巴结的数量、大小、活动度。几种常见乳房包块的鉴别见表 17-1。

表 17-1　几种常见乳房包块的鉴别

	纤维瘤	乳腺增生病	乳癌	肉瘤	结核	乳汁瘤	急性乳腺炎
年龄（岁）	20~25	25~40	40~60	中年	20~40	哺乳期	20~40
病程	缓慢	缓慢	快	快	缓慢	长短不一	快
疼痛	无	周期性	不明显	无	不明显	无	明显
肿块数目	常为单个	常为多个	常为单个	单个	不定	常为单个	单个
肿块边界	清楚	不清	不清	清楚	不清	清楚	不清
移动度	不受限	不受限	受限	不受限	受限	不受限	不受限
转移灶	无	无	淋巴转移	血运转移	无	无	无
脓肿形成	无	无	无	无	冷脓肿	无	有
乳头溢液	无	可有	可有可无	无	无	无	可有可无
皮肤改变	无	无	橘皮样改变	无	窦道或溃疡	无	红肿热痛
乳头改变	无	无	内陷或抬高	无	可有内陷	无	无
病理改变	纤维组织或腺组织	增生导管，大小不等的囊肿	癌组织	肉瘤组织	结核结节	囊性组织	炎性组织

在体格检查诊断乳腺癌受很多因素的影响，诸如检查者的经验、病人的体形、病期的早晚等，如果不分别考虑这些因素，体格检查诊断乳癌的准确性就会受到明显的影响，如腋窝检查阴性的病人中，病理检查阳性率高达 30%~40%。

非常值得我们提倡的是教会病人自己触诊检查。嘱病人平卧，触查侧手臂放在头后，然后用另侧平坦的手指掌面作触查，一个直径小于 1cm 的乳房包块常可由病人自己触到而被发现。

【实验室及其他检查】

目前乳腺癌的诊断运用 X 线检查、B 超、热像、红外线乳腺、针刺活检、细胞学等检查方法，提高了术前诊断率。

1. X 线检查

是一种常用的检查方法。据有关资料统计，诊断乳腺癌的准确率可达 85%~90%。常用的方法有钼靶 X 线摄片法、干板静电摄片法。

乳腺癌X线摄片的特征：微细而致密的钙化点，癌块多为不规则或分叶状，中心密度较高，边缘不规则，毛刺状；癌块周边也可见增粗的血管影，癌块表面皮肤因水肿而增厚或凹陷。

2. B超检查

近年已广泛应用于临床，由于能够清晰显现乳房各层组织结构及其内包块的形态和质地，因此能鉴别乳腺癌和良性包块。乳腺癌形态常不规则，回声不均匀，且癌组织浸润可见向外周延伸的强回声带，良性包块则不强。B超检查乳腺癌的正确诊断率可达80%。对良性包块也可高达84%。现已成为临床诊断乳腺癌的首选检查方法。当然，对于包块较小、直径小于1cm的乳腺癌，超声诊断率要低于X线检查。

近些年来开始使用彩色多普勒检查，乳腺癌显示有丰富的动脉血流；结合B超检查，其准确率可由单用B超的80%提高到95%。

3. 热像检查

由于恶性肿瘤的代谢增强，血管增多，导致恶性肿瘤的局部温度高于周围正常组织，因此通过热像可以反映出肿瘤的温度情况。如果肿瘤部位的皮肤温度高，恶性肿瘤的可能性大。应用液晶热像方法检查虽然总的阳性率可达75%左右，但是假阳性率也较高，在正常女性中可达17%左右，且对于早期或较小的乳腺癌阳性率也是较低的，应引起注意。但是，这种检查方法不需要特殊的设备，又无创伤，作为检查时筛选病例还是有一定的使用价值。

4. 核素检查

因乳腺癌包块摄取核素磷量较高，而良性肿瘤对核素磷的摄取率较低，所以可用核素磷体外控制法来判断乳房包块的性质。

5. 红外乳腺检查仪

正常人体组织对红外线照射深度大，而恶性肿瘤组织大量地吸收红外线，采用红外线照射乳房可检查肿块阴影的深浅与形状、大小和边界状况，可鉴别良恶性肿瘤及其他疾病，对早期乳腺癌检出率高达90%左右。

6. 病理学检查

病理学的检查为乳腺癌的诊断及治疗提供了有力依据。

(1) 细胞学检查：临床上多见的乳腺肿瘤使用针吸细胞学检查基本上已属常规性检查。应用直径0.7～0.9mm的细针局部穿刺，吸出组织液，检查组织液中的细胞。诊断乳腺癌的准确率达80%。比较小的乳癌不易取得标本，故假阴性率较高。

乳头溢液涂片检查可能会从中发现癌细胞，但主要是对导管癌有较大的诊断意义，对于导管以外的乳癌意义不太大，而且涂片检查的阴性率比较高，并不一定能够排除乳癌的诊断。

(2) 切除组织学检查（切除活检）：在乳房检查中发现有明显的包块者，原则上应当进行切除活检。由于切除活检时的创伤有可能引起癌细胞的扩散，最好在作好根治性手术准备的前提下进行组织学快速冰冻切片病理检查，如果报告为乳癌，则立即施行根治性手术切除；但在基层单位往往没有冰冻切片设备条件时，切除活检后可在4天内行根治术，一般并不增加癌细胞的远处转移，对于术后5年生存率并无多大影响。

切取肿瘤活体组织检查的方法有引起癌细胞扩散的可能性，此法不太主张使用。另外，如果在有条件的情况下，切除的组织都应作雌激素受体（ER）检查。

【临床分期】

按照乳癌发展程度的不同，临床上将乳癌分四期，并结合国际抗癌协会倡导使用的TNM分期。这种分期对拟定治疗方案极为重要。

国际抗癌协会建议用T（原发癌肿）、N（局部淋巴转移）、M（远处转移）的分类方法来表达乳癌的分期。

T_1：癌肿直径小于2cm，乳房皮肤正常。

T_2：癌肿直径2～5cm，与皮肤无粘连，与胸大肌无固定。

T_3：癌肿直径5cm以上，癌肿可与胸大肌固定。

T_4：癌肿已与胸大肌固定，形成溃疡，局部皮肤红肿，且呈皮肤结节。

N_0：同侧腋窝无可触及的淋巴结。

N_1：同侧腋窝可触及淋巴结，但尚可活动。

N_2：同侧腋窝淋巴结融合成块，或与局部组织粘连。

N_3：同侧锁骨上、下淋巴结转移。

M_0：无远处转移。

M_1：远处转移（包括乳房外的皮肤以及对侧乳房和淋巴结的转移）。

根据上述的分类方法，将乳癌分为4期，见表17－2。

表17－2　乳癌TNM分期

分期	TNM与临床组合		
Ⅰ	$T_1N_0M_0$		
Ⅱ	$T_0N_1M_0$	$T_1N_1M_0$	$T_2N_0M_0$
Ⅲ	$T_3N_0M_0$	$T_3N_1M_0$	$T_3N_2M_0$
Ⅳ	包括M_1在内任何TN组合		

但目前国际抗癌协会对于TNM分类法又进行了修改，按下述方法判断分期。

不包括M_1的（即$T_XN_YM_0$）的组合：

①只要X或Y其中之一数字等于或大于3时均为III期，例如T_1N_3和T_4N_0，均为III期。

②有M_1存在的任何TN组合均为IV期。

腋窝淋巴结的转移是判断乳癌分期的主要依据，但是腋窝淋巴结肿大并不完全说明是由癌肿的转移所致，约有30%的病人与临床不相符合。

【鉴别诊断】

1．乳腺增生病

乳癌在临床上要与乳腺增生病（“乳癖”）相鉴别，该病好发于30～40岁女性，每逢月经期乳房胀痛，有大小不等的结节状或扁平状肿块，边界不清，质地柔韧，多为双侧，包块与皮肤无粘连。

2．乳腺纤维腺瘤

中医称之为“乳核”，多发于20～30岁女性，包块往往发生于一侧，其形状似丸卵，表面较硬而光滑，边界不清，活动度好，可移动，生长速度比较缓慢，腋下无淋巴结肿大，在临床上也应注意和乳癌病人鉴别。

3．乳腺结核

中医称之为“乳痨”，多发生于20～40岁女性，如果脓肿尚未形成，肿块质地坚硬，边界不清，往往和皮肤有粘连，有些病人可在同侧腋下有肿大淋巴结；包块成脓后变软，溃破后形成瘘管，经久不愈，与乳癌不难鉴别。

【治疗】

乳癌目前的治疗手段主要还是以手术切除为主，行乳癌根治术或改良根治术。放疗、化疗、内分泌疗法及中医治疗均为辅助疗法。应根据具体的年龄、病期、有无淋巴结转移、雌激素受体的测定等综合进行分析来决定治疗的方法。

通过手术可以达到乳癌预期治疗目的者称之为可切除的乳癌，主要是指I、II期乳癌。但对于下列情况应视为不适应手术病例：乳房及其周围有多处转移性皮肤结节；乳房与周围皮肤有广泛的红肿；癌肿已完全牢牢地固定于胸壁；患侧上肢明显水肿；腋窝淋巴结肿大甚至大于癌肿包块，或与深部组织广泛紧密粘连；锁骨上及远处已有转移（肺、肝内转移）。均视为不可切除的乳癌。其治疗应以辅助疗法为主，以减少病人的痛苦和尽量延缓生存时间为目的。

按照乳癌的分期，治疗原则为：①I期乳癌以改良根治术或单纯全乳切除为主；②II期乳癌以改良根治术或根治术为宜，癌肿若位于内象限或中央部位，腋下已有淋巴结转移者，应配合术后辅助放疗。雌激素受体阳性者，配合术后内分泌治疗；③III期乳癌以根治术为主，术后配合放疗、化疗及内分泌疗法。内象限及中央区癌肿已有淋巴结转移者，可行扩大根治术；④IV期乳癌应行姑息性单纯乳腺切除，术前、术后均应配合放疗，内分泌疗法为宜，若已有全身转移者应以内分泌疗法、化疗及中药治疗为主。

1．手术治疗

自1894年Halsted倡导乳癌根治术以来至今，是治疗I、II期乳癌的常规手段。后来在原手术的基础上发展起来各种手术方式，例如胸膜外（或内）扩大根治术、超根治术等，手术范围不断扩大，企图通过手术将癌块与区域淋巴结一同整块切除，以提高手术的远期疗效。但是，大量的临床资料证实，尽管乳癌手术切除的范围不断扩大，而手术后的远期疗效并没有明显地提高。乳癌扩大根治术加化疗、放疗的5年生存率并不比单纯乳腺切除术后高。近期人们认为乳癌的手术效果主要决定于肿瘤的生物特性及机体免疫情况。如果原发性癌肿的分化程度越高，其术后效果就越好。另外，雌激素受体（ER）阳性比雌激素受体阴性者的预后要好。免疫反应越明显，预后则越好。

由此不难看出，乳癌的手术效果取决于手术的方式，同时也与肿瘤本身的生物特性及机体的免疫反应程度有关。近些年来，大多数外科医师主张施行简化手术方式。I期乳癌行改良根治切除术，不主张放疗及其他辅助疗法；II期乳癌行根治切除术，术后进行锁骨上区和胸骨区放疗；III期乳癌行根治切除术或扩大根治术，术后除放疗外，还要进行化疗和内分泌疗法的辅助治疗；IV期乳癌行姑息性切除或不切除，以放疗、化疗、内分泌疗法及中药等综合治疗为妥。

乳癌根治术（Halsted）切除整个乳房，包括肿瘤周围远端至少5cm的皮肤及脂肪组织，同时切除胸大、小肌及其筋膜，连同腋窝和锁骨下的脂肪组织与淋巴结。上述切除部分一定要整块切除，尽量减少手术过程中分离挤压而造成扩散（图17-4）。

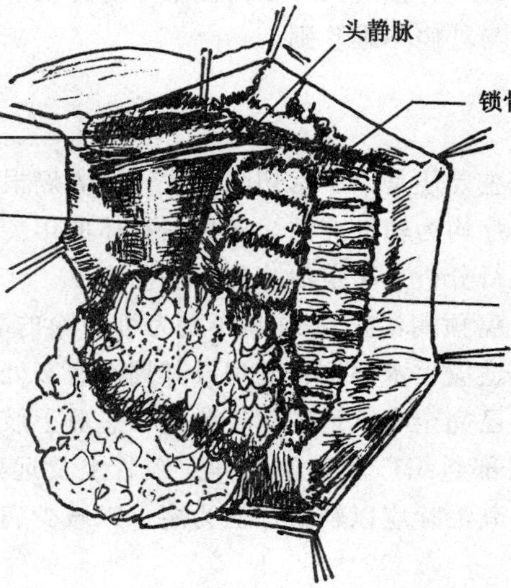

图17-4 乳癌根治术

改良根治术（Patey手术）与根治术的基本区别在于保留胸大肌或胸大、小肌同时保留，其余方法和Halsted手术相同。

乳癌扩大根治切除术（Urban手术）是包括切除胸骨旁淋巴结的根治术。根据资料统计，在腋窝淋巴结尚未转移的乳癌病人中，有10%已有胸骨旁淋巴结转移。Ⅱ期乳癌病人胸骨旁淋巴结转移率上升1/3。腋窝淋巴结转移较多者，胸骨旁淋巴结转移率可上升到1/2。因此，行胸骨旁淋巴结清扫术是非常有意义的。扩大根治术可在胸膜外（保留胸膜），也可在胸膜内（不保留胸膜）。将乳房内侧的部分胸壁连同第二、三、四肋软骨和其邻近的胸骨边缘，包括胸廓内动脉、静脉和胸骨旁淋巴结与胸大肌及乳房整块切除，切除胸骨旁淋巴结可以提高乳癌病人术后5年生存率。尤其是以乳房中央区与内象限区域的乳癌为适应证。手术切除治疗的效果与乳癌的临床分期、分化程度、雌激素受体及免疫反应程度有密切关系。Ⅰ期乳癌5年生存率为80%～90%；Ⅱ期乳癌5年生存率为55%～70%；Ⅲ期乳癌5年生存率仅为30%～40%。

2．放射治疗

是综合治疗乳癌的一种方法，可以提高5年生存率，减少切口与局部的复发率。术后放疗的目的在于照射淋巴引流区域，控制未能完全清除的转移灶，或照射切口以消灭可能残留的癌细胞，防止切口种植性转移。但是，如果无选择性地进行放射治疗，则可能会影响病人的机体免疫功能，所以在选择放疗病人时一定要注意适应证。对于有些病人，尽管腋窝淋巴结无转移，仍然应行胸骨旁区、锁骨上区及腋窝的照射。对乳房内象限或中央区的乳癌，如果腋窝淋巴结无转移，只作胸骨旁区、锁骨上区的照射，腋窝如有转移应增加腋下照射。已行扩大根治术者无需照射内乳区域。

乳癌手术前多不主张放疗，但对妊娠或哺乳期乳癌，术前放疗可使包块的体积缩小，有利于施行根治性切除手术，以提高术后5年生存率。Ⅳ期或炎性乳癌则只能放疗。

放射治疗时一定要达到有效治疗量，一般有效剂量为50GY/5周（1GY=100rad），靶体积必须准确。对于有骨转移的乳癌病人，放疗往往有较好的效果，约有60%~70%的病人疼痛有所减轻，转移灶重新钙化。但是在放疗期一定要注意病人的局部与全身反应，定期复检末梢血象，以便结合其他辅助治疗。

3．化学药物治疗

目前发现有一些Ⅰ、Ⅱ期乳癌病人的血液中已有癌细胞的存在，说明已有了血液的扩散，因此，不少外科医师主张术前、术中、术后都要使用化疗，以达到对微小扩散转移灶的根治性治疗。术前化疗可以降低癌细胞的活性，同时减少手术操作过程中所造成的癌细胞播散。术中用药可及时地杀灭因手术挤压而进入血液内的癌细胞。术后化疗是为了控制潜在的微小转移病灶。药物选择以噻替哌、5-FU和嘧啶苯芥较为常用。可以单独使用某种药物，但大多数人还是主张联合用药。如CMF方案：环磷酰胺（CTX）、氨甲喋呤（MTX）和5-FU。化疗需要一定的时间和足够的有效剂量，往往短期、小剂量化疗的疗效不够满意。

化疗期间应定期检查肝功能和白细胞，如果白细胞降至$3\times10^9/L$，应延长间隔时间，必要时可暂时停药。化疗可以提高5年生存率。Ⅰ、Ⅱ期患者可分别提高10%~12%，对于晚期或炎性乳癌更应使用化疗。

4．内分泌疗法

是一种辅助治疗措施。近年来根据雌激素受体的检查结果，选择内分泌治疗方案。ER阳性又有腋下淋巴结转移，应选用内分泌疗法。

ER阳性病人可选用雌激素拮抗剂三苯氧胺10mg，每日2次，用6~12个月；也可使用丙酸睾丸酮100mg肌注，每周3次，用药6~12个月，绝经前期可切除或照射卵巢。

5．中医治疗

采取中西医结合治疗乳癌是一种可行的治疗方法，中医的主要治则是疏肝理气、化痰软坚、扶正固本，并辅以外治方法，在临床上收到了良好的效果。

（1）肝郁气滞证

证候：两胁胀痛，易怒易躁，乳房结块如石；舌苔薄黄或薄白，舌红有瘀点，脉弦有力。

治法：疏肝解郁，理气化痰。

方药：逍遥散加减。

（2）冲任失调证

证候：乳中结块，皮核相连，坚硬如石，推之不移；伴有腰膝酸软，女子月经不调，男子遗精阳痿，五心烦热；舌淡无苔，少有龟裂，脉沉无力。

治法：调摄冲任，理气散结。

方药：二仙汤加味。

(3) 毒热蕴结证

证候：身微热，乳房结块增大快，已破溃，状如山岩，形似莲蓬，乳头内陷；舌红绛，苔中剥，脉濡数。

治法：清热解毒，活血化瘀。

方药：清瘟败毒饮合桃红四物汤加减。

(4) 气血两虚证

证候：乳房结块溃烂，色紫暗，时流污水，臭气难闻；头晕耳鸣，肢体消瘦，五心烦热，面色苍白，夜寐不安；舌绛无苔，或苔黄白，脉滑数。

治法：调理肝脾，益气养血。

方药：人参养荣汤加减。

（刘兴国）

第十八章 胃、十二指肠溃疡的外科治疗

第一节　概　　述

胃、十二指肠溃疡（Gastroduodenal ulcer）是消化系统的常见病。近数十年来，其总的发病率呈下降趋势，这主要归功于不断推出的高效 H_2 受体拮抗剂和 H^+-K^+-ATP 酶抑制物的应用。此外，饮食结构的改变与卫生知识的普及也是相关因素之一。胃、十二指肠溃疡中发生于胃的溃疡约占20%，好发部位是胃的小弯侧及胃幽门前区；发生于十二指肠的溃疡约占80%，主要是十二指肠的球部。胃与十二指肠均发生溃疡则称为复合性溃疡，约占总数的3%～5%。随着人们对胃酸分泌机制的深入探讨，对幽门螺旋杆菌（helicobacter pylori，HP）在溃疡病发生中起着重要作用的认识，以及纤维胃镜的广泛应用，目前对本病的诊断和治疗已发生了相当大的变化。绝大多数的胃、十二指肠溃疡经过严格的内科治疗，症状可以得到改善和缓解，溃疡可以愈合而不必外科干预，只有少部分病人经内科治疗效果不满意，或者发生了一些并发症，如穿孔、出血、梗阻甚至癌变而需外科治疗。

一、中医病因病机

中医学文献早就有消化性溃疡的记载，如胃脘痛、肝胃气痛、心痛、吐酸、嘈杂等。其致病原因归纳为精神因素与饮食因素两类。

1. 精神因素

如忧愁、恐惧、愤怒以及精神紧张等，导致情志抑郁，肝失疏泄，进而肝气横逆，引起肝胃不和，以致脘痛胀闷，吞酸嗳气，嘈杂呕吐；一旦气郁化火，影响肝胃阴液耗损，胃痛发作更频，久痛入络，络脉损伤，则见呕血和黑粪。

2. 饮食方面

由于经常的饮食不节，时饥时饱，或暴饮暴食，或过食寒凉生冷，以致损伤脾胃，脾不运化，胃失和降，所以产生胃痛、吐酸、呕恶频作；若胃痛反复发作，经久不愈，伤及脾胃之阳，则见一派虚寒症状。

二、中医治疗

中医对于溃疡病的治疗施行辨证施治：对气滞型，用疏肝和胃、理气止痛；对虚热型，用养阴柔肝、和胃泄热；虚寒型，则用温中散寒、健脾和胃；血瘀型，则用活血化瘀；痰饮型，用温中化饮、健脾利湿。也有用针刺、耳针治疗者。

三、胃、十二指肠溃疡外科手术的适应证

1. 有多年溃疡病史，且发作频繁，症状逐渐加重，经内科治疗无效，影响工作和生活者；

2. 慢性穿透性溃疡，症状明显者；

3. 溃疡伴反复消化道出血，经保守治疗出血不止者；

4. 溃疡伴急性穿孔，保守治疗无效者；

5. 溃疡伴机械性幽门梗阻者；

6. 临床上怀疑溃疡恶变者；

7. 其他特殊的溃疡，如应激性溃疡、胰源性溃疡、胃肠吻合口溃疡等。

四、胃、十二指肠溃疡外科治疗方法

溃疡病的发病机制以上世纪初 Schwartz 的“无酸即无溃疡”论断最为著名，认为溃疡病只在存在胃酸的情况下才可能发生。因此外科治疗的原则都是针对降低胃酸、促进溃疡愈合、防止溃疡复发的目标而制定的。

公认的外科治疗方法主要归纳为胃大部切除术和迷走神经切断术两大类。胃大部切除术迄今已有 100 多年的历史，治疗效果肯定，是目前治疗胃、十二指肠溃疡的主要手术方法，它包括切除胃远端的 2/3 以上并可以同时切除十二指肠及重建胃肠的通道。被切除的胃的部分正是具有大量胃酸分泌细胞的区域以及产生胃泌素的胃窦部，这一区域又正好是溃疡的好发部位，从而达到降低胃酸、防止溃疡复发的目的。迷走神经切断术自上世纪 40 年代问世以来，已经历了迷走神经干切断、选择性胃迷走神经切断及高选择性胃迷走神经切断等几次重大变革。它的手术理论依据是：迷走神经胃支支配胃壁细胞分泌胃酸，而溃疡病人绝大多数均属迷走神经功能亢进，使胃酸分泌增加，切断迷走神经后胃酸分泌得到显著的抑制，而使溃疡得以愈合并预防复发。与胃大部切除术相比，迷走神经切断术尤其是高选择性迷走神经切断术，切断了支配胃壁细胞分泌胃酸的神经分支，同时保留了支配胃窦部及幽门活动的“鸦爪”神经，从而达到既使胃酸分泌下降，又保留了幽门正常功能的目的。它突出的优点是保持了胃、十二指肠组织结构上的完整性，其缺点是术后由于神经的“再生”、“再通”而使溃疡复发率达 10%～15%。在国外治疗十二指肠溃疡很少应用胃大部切除术而多采用迷走神经切断术。由于我国人民的饮食结构与国外有很大差异，因此迷走神经切断术只在少数单位有选择地应用。

1. 胃大部切除术

(1) 术前准备

胃大部切除术可分为急诊手术和选择性手术两种，其术前准备也各有不同重点。

① 所有病人在术前均应作血、尿常规、出凝血时间、凝血酶原时间测定及心电图、X 线胸片检查；若非急诊手术或时间允许，有条件的尽量作肝、肾功能及电解质检查，手术日晨均应放置胃管。

② 溃疡并发急性上消化道出血，术前已经或可能出现低血容量性休克，需输血、补液

快速补充血容量，并纠正酸中毒。若时间允许，待休克得到纠正后再手术。对于出血量大，经4~6小时快速输血600~800ml仍不见好转者，或者病人年龄偏高，短期内反复出血，估计难以自愈者，应在积极抗休克的同时准备紧急手术，并于术前备好足够的血液。

③ 溃疡并发急性消化道穿孔者，予以持续胃肠减压，以减少胃液及食物的外漏，减少腹腔污染，维持水、电解质和酸碱平衡。如穿孔时间过长，腹腔污染严重，胃肠组织水肿显著，不宜做胃大部分切除术，改用较简单的胃穿孔修补术。

④ 溃疡并发幽门梗阻时，应在术前3天置胃管持续减压，抽吸胃内容物，对有大量宿食残留者，同时用大量生理盐水冲洗，减轻胃壁水肿，防止术后胃肠吻合口瘘，同时注意纠正低钾、低氯性碱中毒。

⑤ 怀疑有溃疡癌变可能时，术前准备时间不宜过长，以免延误治疗。

(2) 胃大部切除的主要方法

胃大部切除术要求切除胃远端2/3以上，临床上需切断胃短动脉的第一、二分支，以此为标记，作为切除的上界。同时应尽量切除十二指肠的球部。根据切除后胃肠重建的不同方法，胃大部切除术可分为BillrothⅠ式（图18-1）和BillrothⅡ式（图18-2）。Ⅰ式是指胃残端与十二指肠相吻合，这种重建方式比较符合生理，其缺点是可能使胃的切除不够充分，可能引起术后溃疡复发，最适合于胃溃疡的治疗。Ⅱ式是指胃残端与近端空肠相吻合，其优点是可以切除足够充分的胃，使术后降酸达到最大要求，缺点是容易发生胃空肠吻合口的溃疡，以及由于Ⅱ式吻合带来的输入襻、输出襻的梗阻、粘连和扭转以及若干年后可能产生的残胃癌等。对于十二指肠难以切除的溃疡，如巨大性溃疡、穿透性溃疡、胼胝性溃疡等，强行切除可能带来肠道、胰腺、胆道等损伤，可以将十二指肠溃疡旷置，仍作胃与空肠的吻合，这种方法称为溃疡旷置术（Bancroft手术）。

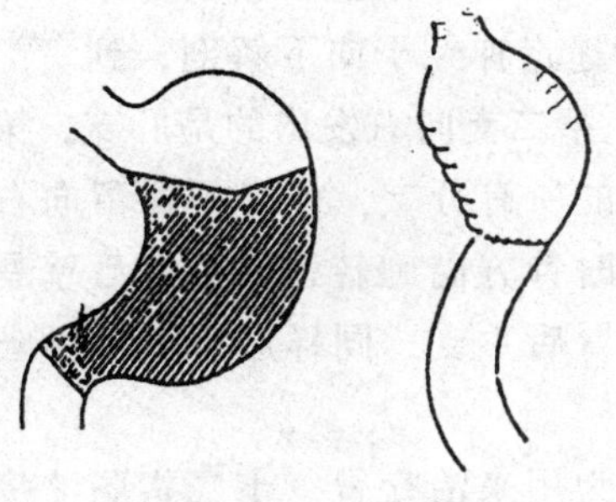

图18-1　胃十二指肠吻合术
（BillrothⅠ式）

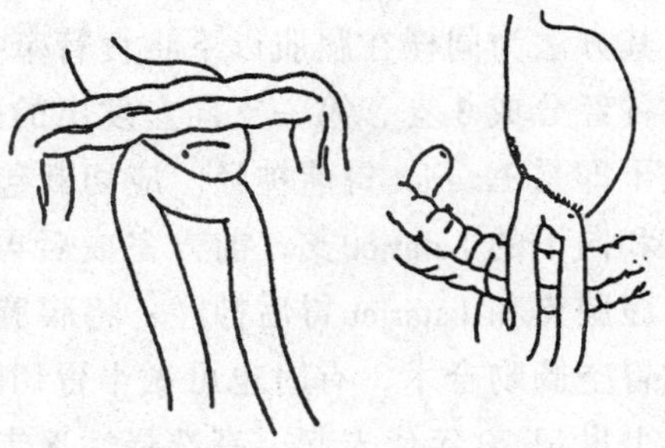

图18-2　胃空肠结肠后、前吻合术
（BillrothⅡ式）

胃大部切除术中BillrothⅡ式有结肠前与结肠后吻合之分别。结肠后吻合可使吻合口做在空肠的近端，距屈氏韧带10~12cm处；结肠前吻合其吻合处在屈氏韧带以下大于20cm处，前者术后发生吻合口溃疡的机会较小。空肠与残胃的吻合又有顺蠕动吻合与逆蠕动吻合的区别，一般认为逆蠕动吻合优于顺蠕动吻合。

以往胃大部切除的吻合都是手工缝合，不但费时，而且容易发生不良并发症。目前在发达国家以及我国的大城市正逐步用吻合器替代手工缝合，这种趋势将会继续发展。

2．迷走神经切断术

最早应用迷走神经切断术治疗胃、十二指肠溃疡病的方法是迷走神经切断术（图18－3）。其方法是在膈肌以下牵拉食道向下5～7cm，然后在食管前方及后方分别将左、右迷走神经干（至腹腔后变为前、后迷走神经干）切除约5cm，以防止神经干的再生，同时应尽量将所有神经分支或纤维切断。由于切断迷走神经后易引发幽门梗阻，通常在切断迷走神经干后再行胃肠吻合术或幽门成形术；有时可直接做包括幽门在内的半胃切除术，胃与十二指肠吻合。

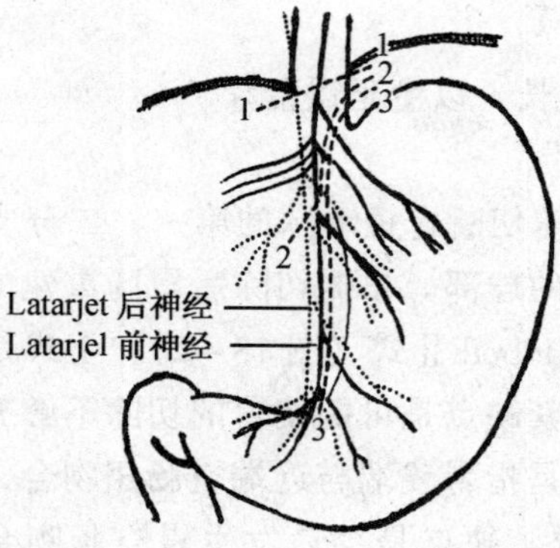

图 18－3　迷走神经切断术示意图

1．迷走神经干切除术　2．选择性迷走神经切断术

3．高选择性迷走神经切断术

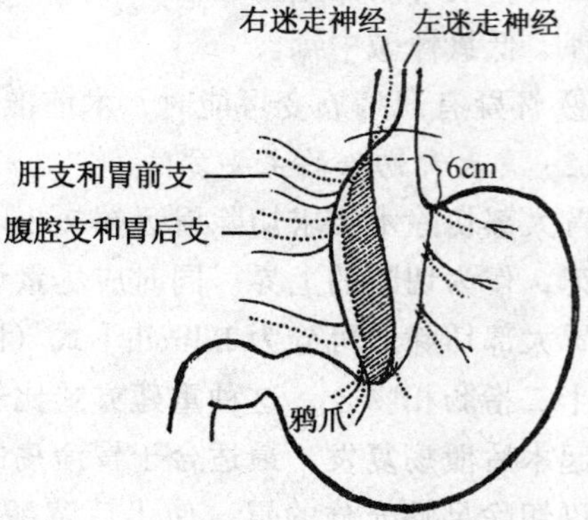

图 18－4　高选择性迷走神经切断术毕示意图

（胃小弯分离区由阴影表示）

上世纪六七十年代起，开始用高选择性迷走神经切断术替代迷走神经切断术（图18－4）。其方法为同样在膈肌以下将食管牵拉向下5cm，沿迷走神经干向下解剖，到贲门处可见迷走神经分成3支，第一支向左发出的是食管贲门支，第二支向右发出的是肝支，第三支下行主干即是Latarjet胃前神经。应切断包括食管贲门支的所有分支，但必须保留向右行走的肝支和向下的Latarjet支；前方完成后再将食管略作顺时针方向旋转，使食管后壁暴露，显露出腹腔支和Latarjet胃后神经，将腹腔支保留后切断胃后主支；同样原理需加做幽门成形术或胃空肠吻合术，有时也可做半胃切除术。

上世纪70年代末起，高选择性迷走神经切断术成为用来治疗胃、十二指肠溃疡的主要手术方法。手术时也需暴露迷走神经的左、右干及主要分支，然后将分布到胃壁的所有胃支予以一一切断，注意勿使胃前后主支受损，尤其是在胃窦部的“鸦爪支”。手术成败的关键在于术中完全切断胃体壁细胞区的神经支，同时又完整保留“鸦爪支”。不伴有幽门梗阻者不必加做幽门成形术，一般不致发生胃滞留现象。对胃溃疡或伴有幽门梗阻的十二指肠溃疡，可以加做胃部分（胃窦部）切除及BillrothⅠ式吻合术。

3．全胃切除术

全胃切除术用以治疗胃十二指肠溃疡极为罕见，只有在极个别的病人才应用，有时用于首次胃大部切除术后溃疡复发的病例。全胃切除术大多用于胃癌（胃底贲门癌）的治疗。以往全胃切除术后的死亡率较高，大多是由于食管与空肠吻合后发生吻合口瘘，以及由于全胃切除术后营养消化、吸收障碍所致。当前，由于胃肠吻合器的广泛应用以及肠内、肠外营养的大力改进，使全胃切除术已成为目前较普遍采用的方法，也十分安全。全胃切除后，食管与空肠吻合，一般在吻合口下方再行空肠与空肠的侧侧吻合，可以部分替代胃的功能，也有人采用结肠代胃，临床效果不差。

4. 胃大部切除术的主要并发症

胃大部切除术后并发症的发生率大致在5%～10%之间。根据发生时间的早晚，可分为近期并发症与远期并发症。

近期并发症主要包括出血、瘘、梗阻、胃排出功能障碍；远期并发症主要包括营养吸收不良、胃肠道排出障碍、吻合口溃疡复发及残胃癌等。

(1) 吻合口出血：多发生在术后48小时内，表现为胃管内不断流出鲜红色血液，如出血量大或胃管不通畅，可以出现呕血，甚至排出血便。吻合口出血大多是由于胃肠吻合口区域小血管结扎不完善，或是结扎线脱落所致。手术中浆膜下血管予以一一结扎或浆膜切开后缝扎血管可以预防吻合口出血。由于胃本身血供丰富，不必担心由于血管结扎所造成的胃缺血。

一旦发生吻合口出血，处理原则是先予保守治疗，用冰的生理盐水加去甲肾上腺素定时灌洗胃腔，或者用止血药局部喷涂，多能取得预期效果。只有极个别病人经上述严格保守治疗无效，方考虑再次手术止血。若第一次胃切除手术是出血性胃十二指肠溃疡，溃疡基底本身也可发生术后再出血；若出血发生于术后5～6天，可用内镜检查或内镜下行凝固止血或注射肾上腺素，但内镜操作应由富有经验的内镜专家施行，要特别注意避免对新鲜的吻合口过度注气。若必须行再次手术止血，不拆除原吻合口缝线，在距吻合口上方几厘米处的胃壁作横切口，清除胃腔内血凝块，以盐水冲洗干净，常能见到一喷血小动脉，通常位于胃一侧，直接以缝线作“8”字缝合出血点可控制出血。

(2) 腹腔内出血：胃大部切除术腹腔内出血可由多种原因所引起，大多是由于手术中损伤了不同器官、组织而引起，最常见的原因是大网膜血管损伤，其次是肝、脾的裂伤，其中脾破裂出血又多于肝损伤，损伤原因多为手术中器械牵拉或者分离脾胃韧带所致。分离脾胃韧带时胃大弯侧血管紧贴胃壁结扎，未予缝扎，术后胃扩张可造成上述结扎线脱落也是造成术后腹腔内出血的常见原因。一旦发生腹腔内出血，可从引流管中流出鲜血，并发生严重的腹膜炎症状，严重者可发生失血性休克，此时应作腹腔穿刺或腹部CT。当证实发生腹腔内出血，不要试图以保守方法治疗，而应当机立断，即刻剖腹探查，以免延误抢救时机。

(3) 十二指肠残端瘘：胃大部切除术后发生的十二指肠残端瘘是一种严重并发症，尤其是发生在胃大部切除Ⅱ式的病人，如不及时治疗、抢救，可危及生命。发生瘘的常见原因有：① 位于十二指肠的溃疡较大，与周围组织紧密粘连，或由于发生炎症，或由于是穿透性溃疡，勉强切除致残端缝合困难，缝合包埋张力过大，使组织撕裂；② 胃空肠吻合后张力过高，或发生输入襻梗阻，使十二指肠近端压力增高，导致残端破裂；③ 十二指肠残端缝合过密致使残端供血不足，组织坏死或破裂；④ 术后并发胰腺炎，残端浸泡于胰液中，使局部水肿致吻合口破裂；⑤ 由于血肿或液体的积蓄而造成局部感染，使残端破裂等。一般发生在术后2～7天以内，表现为上腹剧痛，伴有腹肌紧张等腹膜炎症状，并有发热；如放置腹腔引流管，可从中引流出带有胆汁等内容物的液体，一旦怀疑或证实发生了十二指肠残端瘘，应立即手术行腹腔引流，做十二指肠造瘘及空肠营养性造瘘等。

(4) 阻塞综合征：胃的重建可以引起吻合口的狭窄，或者从解剖结构上产生新的两种构造连接，即输入襻或输出襻，因此引起以下三种形式的阻塞。

① 吻合口的梗阻：大多是由于吻合口炎症水肿所引起。这种梗阻多为暂时的，经过禁食、胃肠减压及用较浓（3%）的盐水冲洗后，水肿可消退，梗阻可消失。倘若吻合口梗阻是因组织内翻过多所致，则引起机械性梗阻，需尽早再次手术。

② 空肠输入襻梗阻：胃Ⅱ式缝合后近端空肠与胃的连接处形成一定的角度，若呈锐角或是局部粘连、扭转、牵拉成角，则引起输入襻梗阻，空肠近端的胆汁、肠液、胰液无法进入胃腔，胃管内无胆汁出现。这种梗阻使空肠近端扩张，严重时引起十二指肠残端瘘。在胃肠吻合完成后，于两段空肠间做一侧侧吻合可以预防这种梗阻。如果输入襻发生扭转、坏死、绞窄，则可能有上腹痛，体检时有肌紧张等腹膜炎症状，一旦怀疑肠坏死、绞窄，应立即手术探查。

③ 空肠输出襻梗阻：胃Ⅱ式缝合后远端空肠内翻过多或空肠肠襻上升呈锐角，或者结肠后吻合后系膜裂孔压迫吻合口则引起输出襻梗阻，因结肠前后吻合横结肠使输出襻肠管牵拉受压也可引起梗阻。经保守治疗无效者应手术治疗。

(5) 胃瘫：胃瘫是排除机械性梗阻因素后胃术后功能性排出障碍的统称。其特点是胃术后2～3周，甚至6～7周不能进食或进食后呕吐，但经各项检查包括胃镜检查均无吻合口或其他胃肠道的机械性梗阻。引起胃瘫的原因主要归纳为：手术改变了消化道原有的解剖关系和生理连续，并阻断了胃的部分或全部神经支配，损伤了胃的储存、机械性消化和排空等功能，导致胃肠动力紊乱和消化吸收功能障碍。

治疗胃瘫主要是保守治疗，包括胃肠道减压，加强营养支持，防止水、电解质及酸碱平衡紊乱，促进胃肠动力药物的应用等。近年来应用中药芒硝外敷腹部治疗此病也获得肯定的效果。其主要机理是芒硝所产生的硫酸根离子使胃肠的水肿消退，可能是将液体吸引出腹腔外以及使液体排出至肠道的结果。此外，芒硝外敷又具有促进胃肠蠕动的作用，从而达到治疗效果。术后3周应用纤维胃镜检查也有利于胃瘫的恢复，其机制可能是作胃镜检查时大量充气与水洗，使原本粘连的胃组织或胃与其他器官间的粘连得以松解，并使吻合口有所扩张而使胃瘫恢复。

(6) 倾倒综合征：是胃手术后常见的并发症之一。胃切除术后胃容积缩小，幽门括约肌功能丧失，食物（特别是液体食物）迅速从胃排入肠内，可引起一系列症状，统称“倾倒”综合征。它包括两组症状：一组是胃肠道症状，如上腹胀痛、恶心、腹部绞痛、肠鸣音亢进、腹泻等；另一组是植物神经及循环系统症状，如心慌、出汗、眩晕、心悸和面色潮红等。

一般认为发生倾倒综合征是由于大量高渗食物迅速进入空肠，在空肠内吸收大量液体，使其由高渗转为等渗而使血容量一时性减少；同时由于肠管内容物突然增加使肠管膨胀，刺激肠蠕动增快；再加上肠系膜受牵拉而引起腹腔神经丛受刺激，从而导致倾倒综合征的一系列症状发生。症状通常在术后5~7天出现，早期倾倒综合征在餐后20~30分钟发生，持续约数十分钟；后期倾倒综合征则主要表现为除胃肠症状外的神经血管运动症状，常发生在餐后2~4小时。

为避免倾倒综合征的发生或减轻其发作的症状，应注意在手术时作吻合口宜适中，不要过大，术后在2~3个月提倡少量多餐，食物避免过甜，进食后平卧15~20分钟。如效果不理想，可考虑再次手术改变术式或缩小吻合口；在条件允许时，胃肠吻合尽量做胃、十二指肠吻合。

（7）低血糖综合征：胃切除术后由于食物迅速进入空肠，葡萄糖吸收加速，血糖过高时刺激胰岛素大量分泌，继而引起血糖过低，表现为无力、出汗、饥饿感，并伴有头晕、面色苍白等，进食或输注葡萄糖可以缓解低血糖。

（8）贫血及营养不良：贫血大多发生于女性，一般认为是因铁吸收障碍而引起的缺铁性小细胞性贫血可以采用中西医结合补血类药物治疗；因胃内因子缺乏所引起的巨细胞性贫血，可以补充维生素B、叶酸以及肝制剂来治疗。营养不良多因胃容量减小，热量不足，且吸收不良所致。术后少食多餐，注意饮食及营养搭配，可以减少或避免营养不良的发生。

（9）吻合口溃疡：胃和空肠吻合术后的一个严重并发症是在吻合口附近的空肠发生溃疡，发生率约在3%左右。溃疡的吻合口溃疡最多见于吻合口对侧的空肠壁上，其次在吻合口边缘空肠侧，在胃侧的很少见。约2/3的吻合口溃疡在手术后2年内发生，其发生的直接原因仍有胃酸作用于空肠黏膜所致，如术后无胃酸分泌则不致发生吻合口溃疡。术后胃酸仍然高的原因有两个方面：一方面是采用的手术方法不当或手术方法虽适当，操作技术上存在缺点；另一方面是溃疡的性质或病人的素质特殊。一般认为小肠距十二指肠越远，其黏膜抗酸能力越低，空肠输入襻、输出襻之间的侧侧吻合口也被认为容易发生吻合口溃疡，因为十二指肠内碱性液体不能经过吻合口中和胃酸。预防吻合口溃疡的主要关键是根据溃疡的具体情况和胃酸分泌程度选择适当的手术方法使胃酸分泌降到尽可能低的程度，并尽可能避免有利于吻合口溃疡产生的操作步骤。吻合口溃疡与原发溃疡病症状相似，也可发生穿孔和出血。当诊断明确、无并发症时可先行非手术治疗；如症状严重，并产生并发症，则应再次手术。

（10）残胃癌：是指胃大部切除术后剩余胃部分发生的癌，一般指手术后5年以上发生的癌。据报道，残胃癌的发生率在1%~5%。发生率较高的病人或手术方式有：原为胃溃疡行胃大部切除者；BillrothⅡ式术后者；术后15年以上者。值得注意的是，术后溃疡复发尤其是术后10年以上溃疡复发者必须重视是否同时有残胃癌的发生。由于残胃癌的诊断较难，且发生症状时多属晚期，因此残胃癌的预后很差，仅少数病人能长期存活。

第二节 胃、十二指肠溃疡急性穿孔

胃、十二指肠溃疡急性穿孔（acute perforation of gastroduodenal ulcer）是指溃疡活动期逐渐向深部侵蚀，将胃、十二指肠穿破，其内容物进入腹腔。为溃疡病常见的严重并发症之一，约占所有溃疡病例的5%左右。病人的年龄多在30～50岁，以青壮年居多，但老年人的发病率有逐渐增高的趋势，男性发病率显著多于女性。

胃、十二指肠溃疡急性穿孔发病急、变化快，需紧急处理，如不及时治疗可因腹膜炎、感染中毒性休克而危及生命。中医对该病有"胃脘痛"、"心腹痛"、"厥心痛"、"结胸"等记载。近30多年来，我国采用中西医结合方法治疗溃疡病穿孔，改变了过去以手术疗法为主的状况，约有50%～70%的患者可经非手术疗法治愈。实践证明，中西医结合非手术疗法治疗溃疡病急性穿孔不失为一可行的有效方法。

【解剖生理】

1. 胃的解剖

(1) 胃的形态：胃是位于腹腔左上方的空腔器官，上连食管处称为贲门，下连十二指肠处称为幽门，胃有前、后两壁及上、下两缘，上缘偏右，凹而短，称胃小弯；下缘偏左，凸而长，为胃大弯。小弯的长度为大弯的1/3，胃小弯近幽门处的角状弯曲称角切迹（亦称幽门窦切迹）。

(2) 胃的分部：临床上常将胃分成3个部分：①胃底部：为胃的最上部分，位于贲门左侧，是高于贲门水平的部分。②胃窦部（幽门窦）：位于角切迹右方。③胃体部：胃底部与胃窦之间的部分（图18－5）。

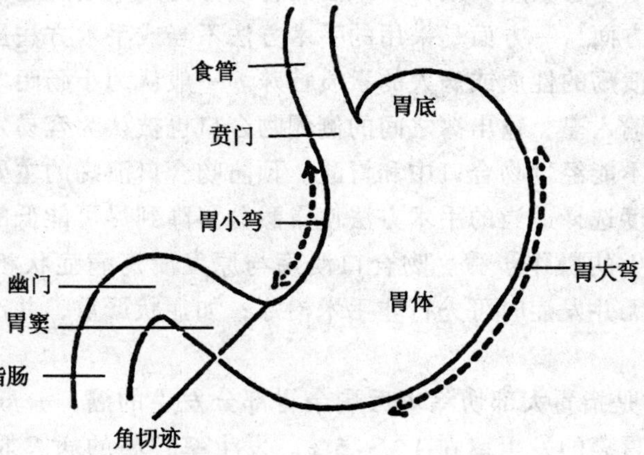

图18－5 胃的解剖

(3) 胃壁的组织结构：胃壁可分为4层：①黏膜层：是胃壁的最内层，胃空虚时呈皱襞状。正常情况下胃黏膜皱襞有一定的样型；胃壁有病变时，黏膜皱襞的正常样型发生改变，可经X线钡餐造影检查看出。胃黏膜有丰富的胃腺体，分泌胃液，主要由3种不同功能的分泌细胞组成：主细胞（或称胃酶原细胞）分泌胃蛋白酶原和凝乳酶原；壁细胞（或称盐酸细胞）分泌盐酸和水；黏液细胞分泌碱性黏液，有保护黏膜、对抗胃酸腐蚀的作用。②黏膜下层：为疏松结缔组织和弹力纤维所构成，内有丰富的血管和淋巴网。③肌层：有3层肌纤维，走向分别为内层斜行、中层环行、外层纵行。④浆膜层：即脏层腹膜，有润滑保护作用。

(4) 胃的血管：胃的动脉组成了2条动脉弓，沿着胃小弯、胃大弯走行。胃小弯的动脉弓由胃左动脉（源于腹腔动脉）和胃右动脉（源于肝动脉）组成；胃大弯的动脉弓由胃网膜左动脉（源于脾动脉）和胃网膜右动脉（源于胃十二指肠动脉）组成。胃底部尚有胃短动脉（源于脾动脉）。胃大、小弯的动脉有许多小分支供应胃壁，且这些分支彼此之间有广泛的吻合（图18－6）。

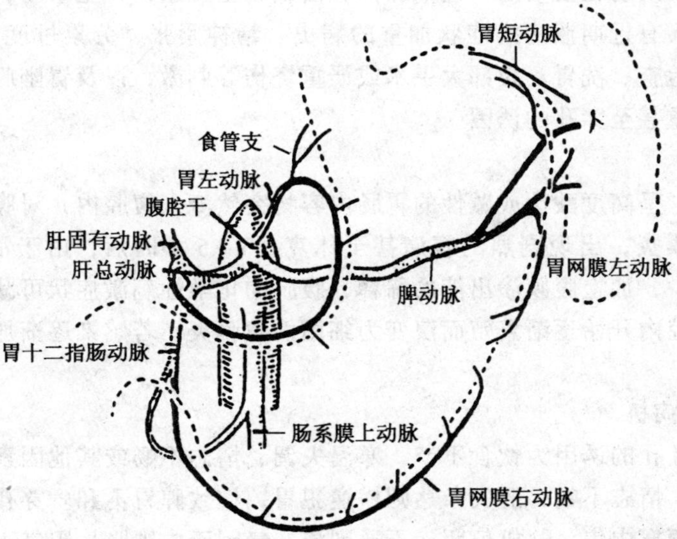

图18－6　胃的动脉

胃的静脉和同名动脉相伴行，胃的静脉血液最终均汇流至门静脉。

(5) 胃的淋巴结：胃壁的各层都分布有丰富的毛细淋巴管，它们起自黏膜而分布在黏膜下层和肌层中，胃的壁内淋巴集合管在浆膜下汇合成较大的淋巴集合管后，离开胃壁沿着胃大、小弯通过胃周围一系列相应的淋巴结，继续与腹腔动脉所属分支伴行汇入腹腔淋巴结，最终注入乳糜池或左、右腰干。胃的壁外淋巴管整个行程中需要经过3～4个淋巴结，这些构成屏障的淋巴结在胃的周围不仅有其相对特定的位置，而且胃壁各部分的淋巴回流也均有相应的引流区。胃的淋巴结分布在胃癌转移的诊断和治疗上有重要的临床意义。

(6) 胃的神经：来自交感神经和副交感神经。前者的作用为抑制胃的运动，减少胃液的分泌；后者则促进胃的运动，增加胃液的分泌，二者的作用是对立又统一的，共同调节胃的正常功能。交感神经来自腹腔神经丛的分支，副交感神经来自左、右迷走神经。

2．十二指肠的解剖

十二指肠是小肠的首段，位于幽门和空肠之间，呈“C”字形，长约25cm，分为4个部分：①第一部分（球部）较短，大部分由腹膜遮盖，可活动，为十二指肠溃疡的好发部位。②第二部分（降部）与第一部分呈锐角下行，固定于后腹壁，仅前外侧有腹膜遮盖，内侧与胰头紧密相连，胆总管和胰腺管的总开口位于其中下1/3交界处的后内侧，称为十二指肠乳头。③第三部分（横部）自降部向左平行，完全固定于后腹膜。④第四部分（升部）先向上，然后呈锐角向前、向下与空肠相接，形成十二指肠空肠曲。

十二指肠的血液供应来自胰十二指肠上、下动脉，两者彼此吻合。

【病因病理】

1．西医病因病理

(1) 病因

胃与十二指肠溃疡在活动期可逐渐加深，由黏膜至肌层，再至浆膜，最终导致穿孔。发生穿孔前多数病人有近期溃疡病症状加重的病史。精神紧张、劳累过度、饮食不当、长期使用激素、钡餐检查、洗胃、腹部大手术或严重烧伤等刺激，以及胃幽门螺杆菌感染，常常是引起溃疡病加重甚至穿孔的诱因。

(2) 病理

溃疡穿孔后，呈高度酸性或碱性的胃肠内容物突然流入腹腔内，对腹膜产生强烈的刺激而引起化学性腹膜炎，出现剧烈的腹痛甚至休克。3～5小时后，由于消化液分泌被抑制，胃肠的漏出液减少，加上腹膜渗出液的稀释，腹膜的化学性刺激症状可减轻。穿孔8～12小时后，细菌在腹腔内开始逐渐繁殖而演变为细菌性腹膜炎。若感染逐渐加重可发展为严重的弥漫性腹膜炎。

2．中医病因病机

溃疡病急性穿孔的诱因为饮食不节、寒温失调、情志不畅或其他因素。饮食不节、寒温失调可伤及脾胃；情志不畅、肝失条达则横逆犯胃，遂致脾胃不和。穿孔后胃肠内容物从穿孔处流入腹腔，壅塞中焦，气机郁闭，不通则痛，气闭于内则胀，阳气不能输布运行则见面色苍白、肢冷、气促、脉细数等气脱证候；气血凝滞，郁湿化热，故出现发热、全腹疼痛拒按等实热症状；热盛伤阴，阴损及阳，则出现中毒性休克的热厥表现（图18－7）。

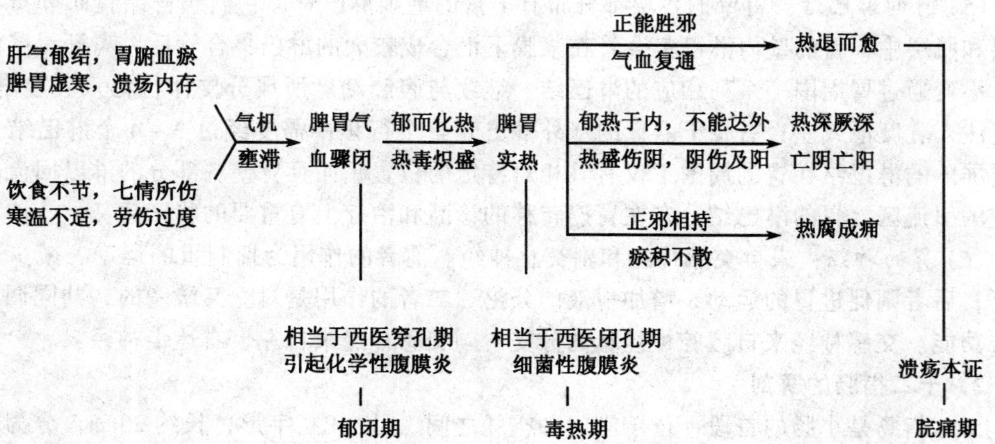

图18－7　溃疡急性穿孔病机图

【临床表现】

1．症状

(1) 剧烈腹痛：突然发生上腹部刀割样剧烈疼痛，迅速波及全腹，呈持续性疼痛或有阵发性加重。部分病人因穿孔漏出的胃肠液从右侧结肠旁沟流向右下腹，引起严重的右下腹痛。由于腹后壁及膈肌、腹膜受到刺激，有时可引起肩部或肩胛部牵涉性疼痛。数小时后，因腹膜大量渗出液将漏出的消化液稀释，腹痛可暂时略有减轻，但随着病原菌的繁殖，细菌性腹膜炎的出现，腹痛又渐加剧。

(2) 休克症状：因腹痛剧烈难忍，早期常出现面色苍白、汗出肢冷、烦躁不安、脉搏细速、血压降低等疼痛性休克的症状。腹痛减轻后，休克症状可有缓解。形成细菌性腹膜炎后转为感染性中毒性休克，症状可再度出现并逐渐加重。

(3) 恶心呕吐：多数病人有此症状，早期为反射性呕吐，常吐出胃液及食物；后期因急性弥漫性腹膜炎并发麻痹性肠梗阻，呕吐加重，可呕出粪样物。

(4) 全身情况：穿孔早期体温多正常，病人蜷曲静卧而不敢动，面色苍白，脉搏细速。6～12小时后体温开始明显上升，常伴有脱水、感染、麻痹性肠梗阻、休克症状。

十二指肠溃疡穿孔多于胃溃疡穿孔，穿孔多为单发，罕见多发。绝大多数穿孔位于幽门附近的胃或十二指肠前壁，穿孔直径一般在0.5cm左右。胃十二指肠后壁的溃疡在侵犯至浆膜层之前，多已与邻近器官发生粘连而表现为慢性穿透性溃疡，较少出现急性穿孔，即使发生急性穿孔，也易被胰腺表面的腹膜粘连而封闭，漏出的胃肠液也限于小网膜囊，量少而范围局限，因而临床表现也较轻，往往无急性弥漫性腹膜炎的症状。

穿孔后病情发展和转归取决于人体抗病能力、穿孔的性质和部位以及大小、穿孔时胃内容物的质和量、粘连闭合的条件和能力、治疗方法是否恰当等。如病人体质好、穿孔小、空腹穿孔或穿孔部位迅速被邻近组织堵塞、胃肠的漏出液少、病人就医早及治疗方法积极有效，则腹膜刺激症状轻且局限，穿孔多能闭合，渗出被吸收而愈。相反，病人全身情况差、抗病能力低、穿孔大，又是饱餐穿孔、腹腔渗液多而污染严重、治疗不够及时等，则感染中毒症状明显，可发展成弥漫性腹膜炎，后期出现肠麻痹及水、电解质平衡失调、中毒性休克，甚至死亡。

2. 体征

(1) 腹部压痛及腹肌强直：全腹压痛、反跳痛和腹肌紧张，腹肌强直呈“板状”，以上腹或右上腹为甚，部分病人右下腹刺激症状也很明显。到晚期细菌性腹膜炎形成后，腹肌强直程度较早期化学性腹膜炎时有所减轻。

(2) 腹腔内积气积液：由于胃肠道气体进入腹腔并存积于膈下，约60%～80%的病人肝浊音界缩小或消失。如腹腔内积液超过500ml，可叩出移动性浊音。此外，患者腹式呼吸减弱或消失，肠鸣音极弱或消失。

【实验室及其他检查】

1. 实验室检查　白细胞总数及中性粒细胞比例增高。

2. X线检查　约80%的病人在立位腹部透视或摄片时可见半月形的膈下游离气体影，对诊断有重要意义。但约有20%的病人可无气腹X线表现，故检查时未发现气腹并不能排除溃疡病穿孔的可能性。

3. 超声波检查　可帮助判断腹腔渗液量多少，有无局限性积液及脓肿形成，作为穿刺引流的定位等。

4．腹腔穿刺 可疑病例可行腹腔穿刺，阳性者有助于诊断，并可推断腹腔渗液的多少及腹腔污染的轻重，对选择治疗方法也有参考价值。

【诊断与鉴别诊断】

1．诊断

(1) 多数病人有溃疡病史，且近期有溃疡病活动症状。

(2) 突然发生的持续性上腹部剧烈疼痛，迅速发展到全腹，并常伴有轻度休克症状。

(3) 检查时有明显的腹膜刺激征，并多有肝浊音界缩小或消失。

根据以上特点，诊断一般不难。如X线检查发现膈下有游离气体，应能确诊。必要时可行腹腔穿刺检查。

2．鉴别诊断

(1) *急性胰腺炎*：本病也可出现上腹部突然剧烈疼痛，伴有呕吐及早期腹膜刺激征，但其发病不如溃疡病穿孔急骤，腹痛开始时有由轻而重的过程，疼痛位于上腹部偏左，常向腰背部放射，早期腹膜刺激征不如溃疡病穿孔明显，无气腹征，血、尿淀粉酶升高，腹腔穿刺液可为血性。

(2) *急性阑尾炎穿孔*：胃、十二指肠溃肠穿孔时，漏出物可沿升结肠外侧沟流至右下腹，引起右下腹疼痛和压痛，易与急性阑尾炎的“转移性右下腹痛”相混淆。但急性阑尾炎起病不是很突然，腹痛是逐渐加重的，疼痛程度也不如溃疡病穿孔剧烈，体征以右下腹为甚，无气腹征。

(3) *急性胆囊炎*：重症胆囊炎伴腹膜炎者体征与溃疡病穿孔相似。但急性胆囊炎一般炎症反应较重，体征主要集中在右上腹，有时可触及肿大的胆囊，莫菲征阳性。X线腹部透视膈下无游离气体，B超检查即可作出鉴别。

(4) *胃癌穿孔*：其急性穿孔引起的腹内病理变化与溃疡穿孔相同，因而症状和体征也相似，术前难以鉴别，有的甚至术中也难以确认溃疡是否已有癌变，或根本就是胃癌穿孔。因两者在预后和处理上有很大区别，所以对老年人，特别是无溃疡病史而近期内有胃部不适、消化不良或消瘦贫血等症状者，出现溃疡急性穿孔的症状及体征时，应考虑到胃癌穿孔的可能，术中需仔细检查穿孔部位的病变情况，并作活检以确诊。

其他尚需鉴别的疾病有：其他胃肠道穿孔性疾病、肠系膜血管栓塞或血栓形成、绞窄性肠梗阻、宫外孕破裂等。有时还需与大叶性肺炎、胸膜炎、心肌梗死等内科疾病相鉴别。

【治疗】

对本病的治疗目前主要有非手术疗法和手术疗法两类。非手术疗法主要是采用中西医结合的治疗措施。临床上应根据病人的具体情况，本着因人因情而异的原则来选择治疗方法，以达到闭合穿孔、消除腹腔感染、修复或根治溃疡的目的。

1. 非手术治疗

(1) 适应证

① 穿孔小或空腹穿孔，就诊比较早，腹腔积液少，无腹胀，一般情况好，感染中毒症状不明显，不伴有休克及重要脏器严重病变者。

② 单纯性溃疡穿孔，无合并出血、梗阻、癌变或再穿孔等溃疡病的严重并发症。

③ 年龄较轻，溃疡病史不长，非顽固性溃疡。

④ 就诊时腹腔炎症已有局限趋势者。

(2) 治疗方法：根据其病理发展及中医辨证，将溃疡病急性穿孔的非手术治疗分为三期：

1）第一期（穿孔期）：即从穿孔发生到穿孔闭合为治疗的第一期，一般在12~24小时之内。治疗的目的在于促进穿孔闭合，减少消化液外溢，减轻疼痛，增强机体的抗病能力。

① 胃肠减压与禁食：放置胃管进行持续有效的负压吸引，减少胃肠液继续外漏，使胃壁松弛，有助于穿孔的闭合，减少腹腔感染，是非手术疗法的一项非常重要的措施。

② 针刺：常取中脘、足三里、内关、天枢等穴，强刺激，留针30~60分钟，每15分钟捻转刺激1次。使用电针效果更佳，每2小时1次，维持30分钟。病情好转后，逐渐可延长间隔时间。针刺疗法有明显缓解疼痛的作用，并能促进穿孔粘连闭合，调节全身机能状态以抗炎，调整胃肠运动和分泌功能。

③ 半卧位：使腹腔感染内容物局限在盆腔，防止膈下脓肿的发生，但如有休克则先取平卧位，待情况好转后改半卧位。

④ 输液：补充热量和维生素，维持水、电解质与酸碱平衡，防治休克。

⑤ 防治感染：合理地使用各种抗生素，或静脉注入清热解毒、抗菌消炎的中药制剂。

⑥ 穿刺抽液：对于腹腔内有较多积液的病人，可反复腹腔穿刺抽液或行套管针引流，注入抗生素药物，可加速腹膜炎症的吸收。

⑦ 中医辨证治疗：本期属气滞血瘀型，是由于脾胃气机壅滞，气血骤闭所致。

证候：起病急，剧痛难忍，发自胃脘，迅及全腹，腹肌硬紧，拒按拒动，甚者出现面色苍白，四肢厥冷，冷汗气短；舌淡红，苔薄白或薄黄，脉弦紧或细数。

治法：清热解毒，通里攻下，疏通气血。

方药：本期不宜口服中药，以防加重病情，可选用通腑汤灌肠，处方：生大黄、芒硝、厚朴、枳壳、川楝子、炒莱菔子、公英、当归、白芍、木香、败酱草、连翘。浓煎至200ml保留灌肠。

经过上述治疗，达到以下指标时即可转入第二期的治疗：①腹痛明显缓解；②腹部外科体征明显减轻或局限在上腹或右下腹部；③肠鸣音恢复或有排气排便。

2）第二期（闭孔期）：从穿孔闭合到腹腔渗液完全吸收为治疗的第二期，一般需要2~5天。治疗的目的在于清除腹腔的渗液和感染，促进胃肠道功能恢复。

① 中医辨证治疗：此期属毒热炽盛型，是由于郁久化热，脾胃热盛所致。

证候：腹痛持续，由胃脘渐及脐周、右下腹、下腹，乃至全腹，腹紧如板；便秘或便闭，发热，恶心呕吐，尿短赤；苔黄，脉洪数。

治法：清热解毒，疏肝行气，泻下湿热。

方药：复方大柴胡汤加味。第一剂中药常由胃管分次注入，夹管观察2~4小时，如无不适反应，即可拔除胃管，改用口服，每天2次。

② 停用胃肠减压：拔除胃管后可开始进食少量流质饮食，以后逐渐增加。

③ 输液：继续补充热量、蛋白质和维生素等，以提高机体的抗病能力。酌情选用抗生素。

④ 针刺：取穴同前，每日2次。

达到以下指标时即可转入第三期的治疗：①食欲恢复，大便畅通；②自觉症状消失或仅有溃疡病症状；③腹肌紧张及压痛消失或仅在剑突下，右上腹轻度压痛；④体温及白细胞计数恢复正常。

3）第三期（康复期）：此期炎症已消失，治疗的目的在于修复溃疡，治疗重点是应用中西医结合疗法进一步治疗溃疡病。继续使用抑酸剂，对幽门螺杆菌阳性者应加用抗该菌的药物治疗。

中医辨证治疗：本期可因脾胃虚寒、肝胃郁热、或胃腑血瘀等所致。

① 脾胃虚寒证

证候：脘腹隐痛或冷痛，遇冷痛甚，得热痛减，或饥时痛甚，餐后痛减，畏寒肢冷；舌淡，苔薄白，脉濡缓或沉细无力。

治法：温中散寒，调理脾胃。

方药：黄芪建中汤加减。纳差、食后腹胀者加鸡内金、麦芽等；泛酸者加吴茱萸、瓦楞子；吐清涎、四肢不温者加法夏、干姜等；面色萎黄、唇色俱淡者加何首乌、阿胶、当归等。

② 胃腑血瘀证

证候：脘腹胀闷或痛，刺痛固定不移，痛处拒按或有呕血、黑便、眼周晦暗；舌紫，脉弦或迟涩。

治法：活血化瘀。

方药：少腹逐瘀汤加减。瘀痛甚者加桃仁、红花、王不留行等。

③ 肝胃郁热证

证候：脘腹胀满及灼痛，攻窜不定，返酸嘈杂，郁怒则加剧；小便短赤，烦渴，口干口苦；舌红苔黄，脉弦或数。

治法：疏肝泄热和胃。

方药：化肝煎加减。

(3) 注意事项

① 保证治疗措施确实有效：如持续有效的胃肠减压是非手术治疗能否成功的一个关键。胃管在胃内位置要适当，应处于最低位，并要定时检查胃管有无堵塞或扭曲，确保吸引管腔的通畅，以达到满意的引流效果。针刺、半卧位等治疗措施也应确保有效。

② 严密观察病情变化：对病人的血压、脉搏、呼吸、体温和腹膜炎的体征等应定期仔细观察，及时了解治疗效果及判断病情的进展。

③ 中转手术：对少数经非手术治疗后症状及体征不减轻或有加重的病人，应及时改用手术治疗。中转手术的依据一般可参考下列指征：出现精神淡漠或烦躁不安者；脉搏加快达100次/分以上，血压下降者；体温突然升高或有寒战者；腹胀及腹膜刺激征加重者；有移动性浊音，腹腔穿刺抽出大量黏稠混浊液者；经针刺等非手术治疗6~12小时无效者。

④ 经非手术治疗穿孔闭合痊愈者，应行胃镜检查，了解溃疡愈合情况及排除胃癌。

2．手术治疗

(1) 适应证：① 不适合非手术治疗的患者。② 经过非手术治疗6~12小时，症状体征不见缓解者。

(2) 方法

① 单纯穿孔缝合术：缝闭穿孔，中止胃肠内容物继续外漏，并彻底地清除腹腔内的渗出液，对溃疡穿孔引起严重腹膜炎者有确切的疗效。其优点是操作简单、危险性小。但约有2/3的病人以后仍有溃疡病症状，或部分需再次施行根治手术。近年来开展了经腹腔镜行穿孔缝合术。

② 急诊根治性手术：根治性手术包括胃大部切除术、十二指肠穿孔行迷走神经切断加胃窦切除术，或缝合穿孔后行迷走神经切断或胃空肠吻合术，或高选择性迷走神经切断术等。其优点是一次手术同时解决了穿孔和溃疡两个问题，可免除以后再次手术；但相对来说操作较为复杂，危险性大，因此需要严格掌握适应证。一方面要考虑施行手术的必要性，另一方面也要注意考虑病人对手术的耐受性。

选择手术的方式应根据病人的耐受性、穿孔的部位和大小、是否为复杂性穿孔以及腹腔污染的程度等条件来决定。如病人一般情况好，有幽门梗阻或出血史，胃溃疡穿孔有恶变可能，穿孔在12小时以内而腹腔内炎症和胃十二指肠壁水肿较轻，腹腔渗液少于1000ml者，可行根治性手术，否则做穿孔缝合术。

【预防与调护】

1．避免暴饮暴食、饮酒过度。

2．要心情愉快，避免暴怒、忧郁等精神刺激。

3．宜劳逸结合，防止受凉劳累，注意保暖，可用热水袋温敷胃脘部。

4．治疗原发病。

5．如需作消化道钡餐或纤维胃镜检查，应尽可能安排在穿孔闭合1个月后进行。

（陈铭）

第三节　胃、十二指肠溃疡大出血

胃、十二指肠溃疡出血是溃疡病的常见严重并发症之一，约占溃疡病住院病人的1/10，溃疡出血多于溃疡穿孔。溃疡灶的渗血和小量出血不足以引起临床症状，只在检查大便隐血试验时才会出现阳性。如一次性出血量大于500ml时，称为大出血。临床上除了可能呕血外，主要症状是解柏油样大便，同时伴有不同程度的贫血和休克症状，死亡率约在8%左右，与溃疡的发病率相似，男女发生溃疡大出血的比例约为（4～5）:1。对于年龄大于60岁的患者，由于年老血管脆弱硬化，收缩与舒张功能低下，出现大出血后难以自愈，往往需要手术的干预；对于年老反复多次出血者，由于循环系统的代偿功能差，也应早期采用手术治疗。本病属中医的“呕血”、“便血”范畴。

【病因病理】

1. 西医病因病理

溃疡大出血是因溃疡基底小动脉被侵蚀破裂所致，溃疡侵蚀过程中使毛细血管、微小静脉破裂则表现为渗血和少量出血。通常位于胃、十二指肠前壁的溃疡易穿孔，而位于胃、十二指肠后壁以及胃小弯的溃疡易引起大出血。因此，溃疡出血的来源常为胃左动脉、胃右动脉的分支或肝胃韧带中的较大血管。十二指肠溃疡出血多来自胰十二指肠上动脉。

溃疡大出血引起的病理生理变化与失血量的多少及失血的速度有直接的关系。出血量在50ml以上即可引起黑便，而持续大量的失血导致血容量下降、贫血、组织缺氧，直至循环衰竭及死亡。积聚在胃肠道内的大量血液可引起一系列化学变化。由于血红蛋白被分解、吸收，导致血液中非蛋白氮增高；伴有休克的病人由于肾血流量不足，可导致肾功能受损。

2. 中医病因病机

中医认为本病多因饮食不节、胃中积热、湿热内蕴；或肝火扰动，脉络瘀阻，邪逆乘胃；或劳伤久病，脾胃虚弱，气不摄血；或久病入络，血络损伤所致。中医病机如图18－8所示。

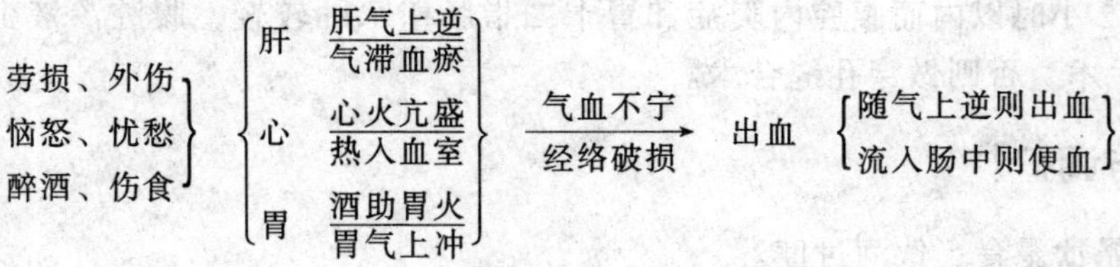

图18－8 胃与十二指肠溃疡出血病机

【临床表现】

消化性溃疡出血最常见于60岁左右者，临床表现随出血量不同而异。

1. 症状

最常见的表现是呕血和黑便，多数病人有柏油样便而无呕血，如出血量大且迅猛，则可发生呕血。出血前常无先兆，呕血前则有恶心、反胃感觉；便血前多突然产生便意，排便前后可能有乏力、眼发黑等感觉，排便中或排便后可发生晕厥，有时也可发生在排便完起立时。

2. 体征

少量慢性出血一般无明显体征。当失血量达到400ml以上，可以产生循环系统代偿现象，如面色苍白、脉搏快但无力，血压维持正常。当继续失血达到800ml以上时，出现明显的休克体征，如出汗、皮肤湿冷、脉搏细速、血压下降、呼吸急促等。

腹部体检一般仅有上腹部压痛，部分病人有胃脘部胀满感。肠鸣音活跃，通常并不亢进，约半数病人体温轻度增高。

【实验室及其他检查】

1. 实验室检查 住院或观察病人应定期作红细胞计数、血红蛋白及血球压积的测定，进行性的下降提示出血随之增多。出血后24～48小时测定非蛋白氮及血清胆红质可有不同程度的增高。

2. 纤维胃镜检查 上消化道出血时可行急诊胃镜检查，可直接观察溃疡的部位、大小、深度，并可发现明显的出血部位，并可在镜下行电凝止血或局部用止血药止血。

【诊断和鉴别诊断】

1. 诊断

有典型溃疡病发作史或过去检查曾证明有溃疡病的患者如果发生胃肠道出血，最大的可能为溃疡出血，绝大多数诊断可确立，结合纤维胃镜检查及实验室检查，可以明确诊断。

2. 鉴别诊断

(1) 胃癌出血：近年来，胃癌的发生率上升较快，胃癌伴出血者逐年增加，当发生上消化道大出血时应予警惕。胃癌患者常有上腹部持续胀痛、食欲减退、进行性消瘦等表现。胃癌在浸润过程中穿透、穿破血管时即可发生呕血、便血。当出血量达到一定程度时，可伴有失血性休克，应用药物止血效果不佳。体检时少数病人可在上腹部摸到肿块，癌肿晚期可有恶液质，在左锁骨上可触及肿大的转移淋巴结，胃肠钡餐摄片可见钡影残缺，癌性龛影狭窄或梗阻，并可见胃壁僵硬、蠕动不对称和黏膜皱襞消失。纤维胃镜检查可见典型的恶性溃疡表现，活检可明确诊断，癌肿标记物检查明显升高提示癌肿存在。

(2) 食管与胃底静脉破裂出血：有慢性肝炎、肝硬化病史的患者突然发生出血且伴有腹痛，提示出血来势凶猛，常以呕血为主，并很快出现失血性休克。实验室检查常可见肝功能异常，全血细胞减少。纤维胃镜检查可见食管下段和胃底布满曲张静脉，并可见到出血部位。

(3) 当干呕或呕吐后突然发生出血须警惕食道贲门部黏膜撕裂征（Mallory－Weiss tear)；食道裂孔疝亦可引起大出血。

(4) 急性胃黏膜出血：出血前有烧伤、损伤或严重感染等病史，或者有长期服用激素者，应高度怀疑急性胃黏膜出血。呕血和便血均可发生，但以呕血为主，反复间歇发生，持续时间可达数日，应用药物止血效果较好，急诊胃镜检查可见胃内散在性浅表溃疡，黏膜糜烂，有时可见到出血灶，此时可行镜下止血，效果较确切。

(5) 胆道出血：有胆道疾病史者可出现周期性反复出血，呕血、便血均可发生，但以便血为主，大多发生在胆绞痛缓解后，间歇期约为1周左右。X线胆道造影有时对确诊本病性质和出血原因有帮助，但由于X线胆道造影本身的局限性，多数病人还需手术探查方能找到病因。

【治疗】

溃疡性大出血的治疗原则是止血、补充血容量、防止复发及对溃疡本身的治疗。大多数病人经内科治疗出血可以停止，但仍有少部分病人仍继续出血，如不及时施行手术止血，会因失血过多而死亡，其死亡率可达 6% ~ 7%。

1. 内科紧急处理

(1) 建立输液通道，快速补充循环血容量，以改善休克状态，纠正低血容量性休克，纠正水、电解质及酸碱失衡。

(2) 应用止血药物：常用的有立止血、脑垂体后叶素等静脉滴注以及去甲肾上腺素及中药白及、三七粉的口服等，均能收到一定效果。但须注意对于活动性出血者不能完全指望应用上述止血药物达到完全止血的效果。

(3) 抗酸抗溃疡治疗：常用 H_2 受体拮抗剂如西米替丁、雷尼替丁、法莫替丁等质子泵抑制剂，其代表为奥美拉唑和米索拉唑。也可用碱性抗酸药。本治疗虽不对出血起直接作用，但通过抗溃疡可使溃疡愈合，并达到防止复发的目的。

(4) 经胃管注入冰的生理盐水，一般每 500ml 中加去甲肾上腺素 6 ~ 8 支，使胃内降温，并可使胃局部血管收缩，以达到止血效果。

(5) 经选择性动脉造影栓塞止血。

(6) 纤维胃镜下应用激光、电凝止血。

2. 外科治疗

内科治疗期间应定期观察脉搏、血压，并测定血红蛋白等变化，及时观察胃管内容物变化。若治疗有效，则上述指标有所改善，即脉搏减慢，血压上升或稳定，血红蛋白无快速下降趋势，胃管内无大量新鲜血液或颜色变浅，用少量生理盐水冲洗无积血或无新鲜血液，患者无腹胀，肠鸣音不活跃。稍后作直肠指检，内为积血，无新鲜血液。如出血继续或加重，则上述观察指标出现明显变化。

(1) 急诊手术的适应证

① 急性大出血，短期内出现休克征象者；

② 反复多次出血，尤其近期反复大出血者；

③ 出血后经 6 ~ 8 小时内输血 600 ~ 1000ml，休克症状无明显好转或虽一度好转，但很快又重新出现休克症状者；

④ 在内科严格治疗期间出现大出血者；

⑤ 大出血合并有梗阻、穿孔，或者曾有梗阻、穿孔病史者；

⑥ 患者年龄偏大（50岁以上），有高血压、动脉硬化及肝肾疾病，估计出血难以自愈者；

⑦ 近期胃镜或钡餐检查证实溃疡位于胃小弯侧及十二指肠球部后壁，或检查发现溃疡基底部出血呈喷射状者。

(2) 手术方式的选择

一旦决定手术，即应准备或先输入大量的血液，以纠正低血容量性休克。待休克好转，血压、心率等指标稳定以后再进入手术室。当手术中间发现活动性动脉出血伴有休克症状时，应先作暂时性止血，纠正休克后继续进行手术。

手术方式的选择应从以下几个方面综合考虑：

① 若病人耐受力良好，则可考虑行根治性手术，即胃大部切除术，除了切除出血部位外，连同溃疡病灶一并切除，可达到根治目的。

② 若病人情况很差，估计较难忍受长时间手术者，则尽量采用简单有效的方法，如切开胃前壁，对出血部位的血管作“8”字缝合，确定不再出血后再将前壁缝合。

③ 若病人耐受力尚可，但估计难以承受胃大部切除术者可以选择溃疡局部切除术，也可施行迷走神经切断加幽门成形或胃空肠吻合及溃疡出血点缝扎术。

总之，手术的目的一是止血，二是预防再次出血，第三是治疗溃疡本身，但有一个先决条件，即是在保证病人生命安全的基础上施行手术。只有在综合考虑了以上各方面的因素后，才能最后作出采取哪种正确方法的决定。

3. 中医治疗

(1) 胃热内盛证

证候：胃脘胀满且有灼热感，口干口臭，喜冷饮，呕血色淡红，夹杂血块，大便如柏油状，奇臭；舌质红，苔黄或黄糙，脉滑数。

治法：清泻胃火，凉血止血。

方药：泻心汤加茜草根、侧柏叶、白及、石斛、乌贼骨、仙鹤草等。

(2) 肝火犯胃证

证候：胁痛脘胀，头痛目赤，心烦易怒，失眠多梦，口干口苦，吐血色暗红，大便色黑；舌红或红绛，苔黄，脉弦数。

治法：泻肝清热，降逆止血。

方药：龙胆泻肝汤加丹皮、白芍、生大黄、乌贼骨、藕节炭等。

(3) 脾虚不摄证

证候：胃脘隐痛，面色㿠白，唇甲色淡，头晕目眩，神疲乏力，心悸；吐血色暗淡，大便溏黑，时发时止；舌质淡苔白，脉细弱。

治法：益气健脾，温中止血。

方药：黄土汤加地榆炭、乌贼骨、黄芪、党参、仙鹤草等。

第四节　胃、十二指肠溃疡瘢痕性幽门梗阻

幽门梗阻（pyloric obstruction）是胃、十二指肠溃疡病常见的并发症之一，80%的幽门梗阻由慢性十二指肠溃疡或幽门管溃疡引起。幽门梗阻比消化道出血和穿孔较少见，但在手术治疗的溃疡病患者中瘢痕性幽门梗阻约占5%～20%。幽门梗阻常由两种原因所致：一是瘢痕挛缩引起幽门管狭窄、扭曲变形；二是由于幽门口的水肿所造成。后者所致梗阻经非手术治疗往往能获得较满意的疗效，但即使可一时缓解，以后还会反复发作，最终约有3/4的病

人需手术治疗。

【病因病理】

1. 西医病因病理

幽门部位的溃疡可使幽门括约肌反射性痉挛，引起间歇性梗阻；同时溃疡的炎性水肿可使幽门出口狭小，待炎症水肿消退或减轻，梗阻可得到暂时性缓解；此外，溃疡在愈合过程中可致纤维组织增多，使幽门变形或扭曲、狭窄，这种梗阻是持续的、机械性的。上述三种情况可以同时存在，但梗阻的程度可有不同。对于瘢痕狭窄所致的幽门梗阻，必须手术治疗才能解除。

幽门梗阻发生后进食及饮水困难，发生频繁呕吐，使细胞内液容量减少，有效血浆容量降低，呕吐又使大量胃液丧失，其中包括氯化钾和氯化物，导致低钾、低氯性碱中毒。同时由于不能摄食，使脂肪不能完全氧化而出现酮血症；脱水及尿量减少，组织蛋白分解的代谢产物不能完全排出体外而出现氮质血症等。

2. 中医病因病机

本病是因为饮食不节，或因中焦阳气不振，寒自内生；或脾虚不运，湿聚生痰；或久病入络，瘀血阻滞等致使胃失和降，食积不化，逆而上出成病。总之，本病是脾弱气虚、寒饮相搏而胃气不降，逆上呕吐为病。

【临床表现】

1. 症状

患者有长期溃疡病反复发作史，近来有发作征象。梗阻早期可以是不完全性的，逐渐出现食欲减退、恶心、上腹部饱胀及沉重感。当出现完全性梗阻时，呕吐频繁，呕吐量大且多含积存的宿食，有酸臭味，呕吐物中不含胆汁，呕吐后上腹饱胀感减轻，腹痛消失，过一段时间又可出现类似呕吐，且全身情况逐渐恶化，消瘦及脱水明显。

2. 体征

由于患者长期不能进食，明显消瘦，伴有严重脱水，故有严重营养不良，皮肤干燥松弛，皮下脂肪消失，上腹部隆起，有时可见到上腹部的胃蠕动波、胃型，震水声常为阳性，少数病人胃扩张至极度时下极可达下腹部，易被误认为是肠梗阻或胀大的膀胱。

【实验室及其他检查】

1. 实验室检查

呈血液浓缩状，血清钾、氯化物和血浆蛋白均低于正常，二氧化碳结合力和非蛋白氮增高，尿比重升高，偶可见尿酮。

2. X线钡餐检查

最明显的征象是巨大而无力状的胃，内有大量潴留物，并可见清晰的三层，即空气、液体和潴留物（钡剂和食物残渣），有时可见胃小弯低于两侧髂嵴连线数厘米，呈胃下垂状。

3. 纤维胃镜检查

检查时胃镜插入的深度可长达70～80cm以上，而不是通常的50～60cm，至胃窦部可见到大量潴留物，如已抽空胃液，吸净残余物，则可清晰地看到幽门口狭窄情况。

【诊断与鉴别诊断】

1. 诊断

根据长时期溃疡病史及典型的胃潴留症状，配合实验室检查和X线钡餐检查等辅助检查，一般诊断溃疡所致瘢痕性幽门梗阻并无困难。

2. 鉴别诊断

(1) *痉挛性和水肿性幽门梗阻*：这种梗阻常为间歇性，有溃疡病的疼痛发作，虽有呕吐但不剧烈，亦无胃扩张，呕吐物中很少有宿食，常为当日所摄食物。经过内科治疗，疼痛可减轻，梗阻可缓解。

(2) *胃癌所致幽门梗阻*：胃幽门部肿瘤可以引起幽门梗阻，若为癌肿晚期所引起的幽门梗阻，可有恶性肿瘤的全身症状及癌胚抗原等标记物的异常，或可见远处转移的迹象（如左锁骨上淋巴结肿大、癌性腹水及固定而偏硬的腹部癌块等）。通过钡餐和胃镜检查、活组织检查等，往往都能获得确诊。

(3) *十二指肠球部以下梗阻性病变*：如胰头壶腹部肿瘤压迫十二指肠所致梗阻往往有阻塞性黄疸出现，CT等检查可见该部位的占位及浸润；十二指肠肿瘤所致梗阻常有血便表现；肠系膜上动脉压迫综合征者可有呕吐，但一般不为宿食，呕吐物中有胆汁。钡餐检查可确定梗阻的部位。这类病人在餐后俯卧15～30分钟可使食物通过而使症状缓解。

【治疗】

主要采用手术治疗，目的在于解除梗阻，使食物和胃液进入小肠，从而改善全身营养及纠正水、电解质与酸碱失衡。同时，减少胃酸分泌以去除溃疡病形成的原因也是治疗的目的。

1. 手术治疗

(1) *手术前处理*：处理的初期包括胃肠减压，洗胃，纠正血容量及水、电解质和代谢紊乱，降低胃酸分泌，并开始肠外营养支持。对已明确诊断的幽门梗阻，应当在胃肠减压后用大量生理盐水予以冲洗，目的在于：①吸尽胃内潴留液与食物残渣，减轻术中污染；②生理盐水或适当浓度的盐水使胃壁幽门部的组织水肿减轻或消退，利于术中胃肠道的缝合重建。针对幽门梗阻后体内所产生的低钾、低氯性碱中毒，应补充大量的含氯化钾的生理盐水，严重低血钾时额外补充氯化钾，但应注意输入钾的速度与浓度，因而应当避免经中心静脉输注。对术前长期不能进食的患者，应当输注适当的血浆和白蛋白，并且给予足量的肠外营养支持。

(2) *手术方式*：国内目前仍以胃大部切除术为主，也可采用迷走神经干切断加胃窦部切除。

对全身情况极差的患者和老年患者，可以做胃空肠吻合术以解除梗阻，也可加做迷走神经干切断术以减少胃酸的分泌。

2. 中医治疗

(1) 脾胃虚寒证

证候：上腹饱胀，食后较甚，朝食暮吐，暮食朝吐，吐出物为宿食残渣及清稀黏液，吐后则舒服，畏寒喜热，神疲乏力，大便溏少；舌质淡红，苔白或白滑，脉沉弱。

治法：温中健脾，和胃降逆。

方药：丁香透散加减。

(2) 痰湿阻胃证

证候：脘腹胀满，进食后加重，胸膈痞闷，呕吐频繁，吐出物为食物残渣及痰涎白沫；伴有眩晕、心悸；舌质淡红，苔白厚腻或白滑，脉弦滑。

治法：涤痰化浊，和胃降逆。

方药：导痰汤加减。

(3) 胃中积热证

证候：脘腹胀满，餐后加重，朝食暮吐，暮食朝吐，吐出物为食物残渣及秽浊酸臭之黏液；心烦口渴，欲进冷饮，小便黄少，大便干结；舌质红少津，苔黄燥或黄腻，脉滑数。

治法：清泻胃热，和中降逆。

方药：大黄黄连泻心汤加减。

(4) 气阴两虚证

证候：病程日久，反复呕吐，形体消瘦，神疲乏力，唇干口燥，小便短少，大便干结；舌红少津，脉细数。

治法：益气生津，降逆止呕。

方药：麦门冬汤加减。

（薛志祥）

第十九章　门静脉高压症

门静脉高压症（Portal hypertension）是指门静脉血液回流受阻和内压增高而引起的疾病。门静脉压力正常值约为1.27～2.36kPa（13～24cmH_2O），比肝静脉压力的0.45～0.88kPa（5～9cmH_2O）要高。如其压力高于此界限，则定义为门静脉高压症。其主要表现有脾肿大、脾功能亢进、腹水、食管胃底静脉曲张继而破裂引起消化道出血等。本病属中医学“臌胀”、“癥瘕”、“单臌胀”范畴。

【解剖概要】

1. 门静脉与其他部位静脉相比有三个特点

(1) 门静脉主干的两端均为毛细血管，一端为胃肠道、脾、胰腺、胆道等的毛细血管，另一端为肝小叶内的毛细血管网（肝窦）。

(2) 门静脉主干中少有静脉瓣存在（但婴儿时可达50%左右）。

(3) 门静脉与腔静脉系统之间存在多处交通支。这些交通支在正常情况下都很细小，血流量也少，甚至处于闭合状态；但门静脉压力增高时，交通支扩张成为血液分流的渠道。

2. 门静脉与腔静脉之间有四个交通支（图19-1）

(1) 胃底、食管下段交通支：是门-腔静脉之间的主要交通支。门静脉血流可经胃冠状静脉和胃短静脉，通过食管静脉丛与奇静脉相吻合，流入上腔静脉。

(2) 直肠下端肛管交通支：门静脉血流经过肠系膜下静脉、直肠上静脉，与直肠下静脉和肛管静脉相吻合，流入下腔静脉。

(3) 前腹壁交通支：门静脉（左支）血流经脐旁静脉与腹壁上和腹壁下的深静脉相吻合，分别流入上、下腔静脉。

(4) 腹膜后交通支（Ketzius静脉）：肠系膜上、下静脉有许多个小分支，在腹腔后与下腔静脉相吻合。

另外，还有肝膈部分交通支（Sappey静脉）：在肝脏膈顶部无腹膜区，肝静脉与膈静脉（腹腔静脉系统）之间有交通支相吻合。

在这些交通支中，最为重要的是胃冠状静脉与奇静脉间交通支。胃冠状静脉有3支，即胃支、食管支与高位食管支（或异位高位食管支），这些交通支主要分布在胃底黏膜下和食管下端的黏膜下层。在门脉压力增高的情况下，或有黏膜糜烂等症时，由于这些交通支距门静脉主干近，压力差相对较大，容易发生上消化道大出血。

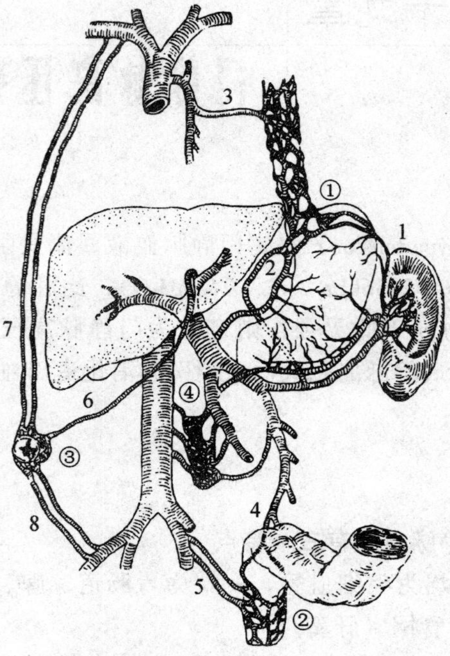

图 19-1 门静脉与腔静脉之间的交通支

1．胃短静脉 2．胃冠状静脉 3．奇静脉 4．直肠上静脉 5．直肠下静脉 肛管静脉 6．脐旁静脉 7．腹上静脉 8．腹壁下深静脉 ①胃底、食管下段交通支 ②直肠下端、肛管交通支 ③前腹壁交通支 ④腹膜后交通支

【病理生理及病机】

1．病理变化

门静脉无瓣膜，其压力通过流入的血量和流出阻力形成并维持。门静脉血流阻力增加和高动力循环是门静脉高压症发生、发展的两个决定性因素。前者是门静脉高压症形成的启动因素，而后者对门静脉高压症的维持和发展有重要作用。近年来我国应用彩色多普勒流速剖面技术检测表明，肝硬化病人门静脉是处于阻力增高和高动力循环并存状态，但不同部位有不同的侧重表现。

肝脏由肝动脉和门静脉共同供血，肝脏血流平均每分钟 1500ml，占心排出量的 1/4，其中 20%～30%来自肝动脉，70%～80%来自门静脉。门静脉系统血流的调节主要发生在 2 个部位，即内脏的毛细血管前部分和肝血窦前部分。前者决定门脉的血流量，后者决定门脉血流在肝内所受到的阻力。门脉压力决定于门脉的血流量和阻力以及下腔静脉的压力。肝动脉的血液在肝窦内与门静脉的血液混合。肝血窦相当于其他组织的毛细血管，管壁内皮细胞间空隙极大，通透性高，故大量血浆蛋白质可渗出血窦，肝淋巴蛋白质含量是各器官淋巴中最高的。门静脉分支进入肝血窦处口径狭小，有一定阻力，故正常门静脉比一般静脉压稍高。在正常情况下肝动脉的压力约为门脉的 8～10 倍。肝动脉进入肝窦前先经过多次分支形成毛细血管，因而使其压力大幅度下降。终末门小静脉和终末肝小静脉均有平滑肌内皮细胞，可以调节进入肝窦的血流量和阻力。肝窦壁的 Kupffer 细胞及其出口处的内皮细胞均可扩扩张收缩以改变其突出于腔内的程度，调节流出至肝静脉血液的流量和阻力。毛细血管进入肝窦后突然变宽。肝血窦轮流开放，平时只有 1/5 的肝血窦有血流通过。肝总血流增加时，更多的肝血窦开放，以容纳更多的血液，起缓冲作用，减少门脉压力变化。肝血窦血流变缓有利于细胞与血液间的充分物质交换。

门脉高压症形成后，可以发生下列病理变化（图 19－2）

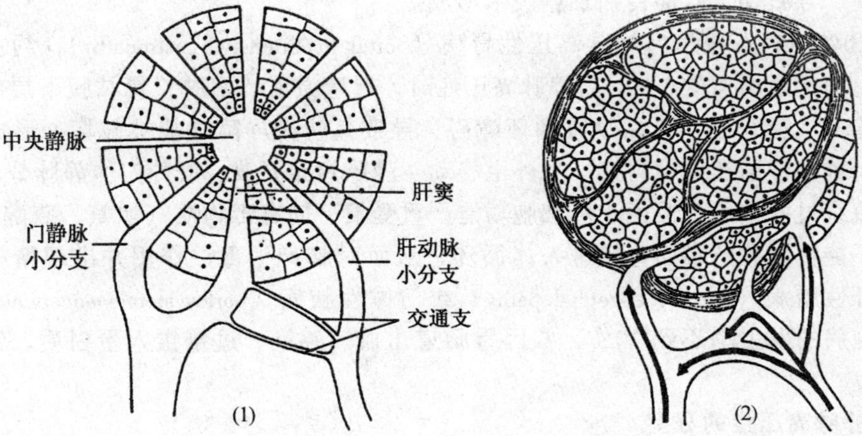

图 19－2　门静脉、肝动脉小分支间的交通支在门脉高压症发病中的作用
（1）正常时，门静脉、肝动脉小分支分别流入肝窦，其交通支细而不开放
（2）肝硬变时，交通支开放，压力高的肝动脉注入压力低的门静脉，使门脉压更高

（1）门体静脉开放，交通支扩张：门静脉无静脉瓣，上述 4 个门－体静脉交通支平日关闭。当门静脉压力增高时，则交通交出现扩张、开放、扭曲形成静脉曲张。临床上最有意义的是曲张的食管下段、胃底静脉，它离门静脉主干最近，压力差最大，因而经受门静脉高压的影响也最早、最显著。加之胃与食管交界处 5cm 长的远段食管其静脉主要位于固有层而不是黏膜下层，这是形成曲张静脉的组织结构基础。门脉高压时血管内血容量增加，管壁张力增大，覆盖表面的黏膜就变薄。肝硬化病人易发生胃酸增多，胃酸的刺激腐蚀，或坚硬粗糙食物机械性磨损，可造成局部反流性食管炎或黏膜糜烂，当恶心、呕吐、咳嗽、负重等使腹压突然增加时，门静脉压力也随之不成比例地大幅度增高，使食管下段、胃底静脉破裂而引起急性上消化道大出血。

（2）脾肿大（splenomegaly）、脾功能亢进（hypersplenism）：门静脉血流受阻，脾脏长期处于充血，水肿状态，首先出现充血性脾肿大；继而脾窦扩张，脾内纤维组织增生，单核、吞噬细胞增生。由于脾功能亢进对红细胞破坏功能增加，临床上出现外围血细胞减少，即白细胞及血小板减少。长期脾肿大可出现慢性脾周围炎，侧支血管形成。

（3）腹水

导致腹水的病理变化有以下几方面：

① 门静脉系统毛细血管床滤过压增加：腹腔内血液仅有 5%经腔静脉回流，其余均经门

静脉回流。门静脉压力增高使门静脉系统毛细血管床的滤过压增加，同时肝动脉血流增加，动－静脉短路开放使血流动力学改变。

② 低蛋白血症：肝硬化可引起低蛋白血症。由于血浆胶体渗透压下降及淋巴液的生成增加，导致体液从肝表面及肠系膜漏入腹腔而形成腹水。

③ 继发性醛固酮及抗利尿激素增高：肝动脉血流增加，动－静脉短路导致高血流动力的改变，血流量增加，阻力增大，但中心血流量却是下降的，继发性刺激醛固酮及抗利尿激素分泌增高，导致钠、水滞留而加剧腹水形成。

约有20%的病人并发门静脉高压性胃病（portal hypertensive gastropathy），约占门静脉高压症合并上消化道出血的5%。门静脉高压症时，胃壁淤血、水肿，胃黏膜下层的动－静脉短路，交通支广泛开放，胃黏膜微循环障碍，导致其防御屏障功能被破坏，形成一系列症状、体征，称门静脉高压性胃病。另外由于动－静脉短路开放，肝外门体静脉分流造成大量门静脉血流绕过肝细胞，或由于肝细胞功能严重受损，使有毒物质（如氨、硫醇和γ－氨基丁酸素）不能代谢和解毒而直接进入体循环，从而对脑产生毒性作用并出现精神神经综合征，称为肝性脑病（hepatic encephalopathy）或门体性脑病（portosystemic encephalopathy）。自发性肝性脑病的发生率不到10%，常因胃肠道出血、感染、过量摄入蛋白质、镇静药、利尿剂而诱发。

2．门静脉高压症的分型

按照静脉阻力增加的不同部位，可分为肝前型、肝内型和肝后型。

（1）肝前型：常见原因为：①肝外门静脉血栓形成（如脐炎、腹腔感染、急性阑尾炎、急性胰腺炎及腹部创伤等所致，或瘤栓）；② 先天性畸形（门脉干闭锁、狭窄或海绵样变等）；③ 外在的压迫（转移性癌肿、胰腺炎症或肿瘤）。单纯的脾静脉血栓多见于胰腺炎或肿瘤，此时肠系膜上静脉和门静脉的压力正常，左侧胃网膜静脉成为主要侧支循环血管，胃底静脉曲张较食管下段静脉曲张显著，这是一种特殊类型的门脉高压症（左侧门脉高压症）。这种类型病人的肝功能多半正常或仅有轻度损害，预后比肝内型较好。

（2）肝内型：肝内型门脉高压症又可分为窦前、窦后和窦型。在我国，肝炎后肝硬化是引起肝窦和窦后阻塞性门脉高压症的常见原因。

肝炎后肝硬化时所引起的门静脉高压症首先是由于肝小叶发生纤维组织增生与肝细胞再生，已形成的纤维组织结节必然挤压肝小叶内的肝窦，使其变窄或闭塞。这种肝窦或窦后的阻塞可使门静脉血流受阻，门静脉压力也就随之而增高。其次，由于位于肝小叶间汇管区的肝动脉小分支与门静脉小分支之间存在着许多平时不开放的动静脉交通支，当肝窦受压或阻塞时即出现大量的开放，致使压力增高8～10倍的肝动脉血不再向前流动，直接反流注入压力较低的门静脉小分支，使门静脉压力增加，形成门脉高压症。

（3）肝后型：肝后型门脉高压症发病常见原因有Budd－Chiari综合征（Budd－Chiari Syndrome）、缩窄性心包炎、严重的右心衰竭等。

3．中医病因病机

本病多因饮食不洁、情志所伤，肝瘅之后，肝体积损，肝络瘀滞；或长期纵酒，酒毒湿热内伤肝脾；或感染蛊毒，虫毒结聚，使肝脾受伤，络脉瘀塞；或因心阳不振，行血无力，血瘀于肝。多因素引起肝、脾、肾三脏受损，病机涉及全身而非独肝之疾。病之早期多属肝脾气滞、血瘀，实证为主，当属肝积；至中、后期腹水已成，多属脾虚肝弱，气血凝滞，阻于肝脾脉络，水湿停聚不化，为正虚邪实之证；及至晚期，多累及肾，或脾肾阳虚，或脾肾阴虚，或阴阳俱虚，病邪多已深结而积重难返。气滞、血瘀、水停可成积聚、鼓胀；或久病入络，血脉瘀阻，血不循经而导致吐血、便血。

【临床表现】

1．症状

门静脉高压症多发生于中年男性，病情发展比较缓慢。其临床症状因病因不同而有所差异，但主要表现为脾肿大、脾功能亢进、呕血或柏油样黑便、腹水及非特异性全身症状（如乏力、嗜睡、厌食、腹胀等)。肝硬化病人中仅有40%出现食管胃底静脉曲张，而这些病人中约有50%～60%并发大出血。一旦血管破裂，则为突发性急性大出血。由于肝功能损伤，凝血机制障碍，血小板减少，往往出血不易自止。大出血更加重肝组织缺血缺氧，可致肝昏迷。

2．体征

查体可触及脾肿大，肿大可达脐下。如有黄疸、腹水和前腹壁静脉曲张特征，提示门静脉高压严重，肝细胞损害严重，可触及肝质地硬、边缘钝而不规则，或肝脏缩小难以触到。可见蜘蛛痣、肝掌、男性乳房增生及睾丸萎缩等。

【实验室及其他检查】

1．血象

脾功能亢进时，白细胞记数减少至 3×10^9/L 以下；血小板计数减少至（70～80）$\times 10^9$/L以下；

2．肝功能

血浆蛋白降低而球蛋白增高，白蛋白/球蛋白倒置。凝血酶原时间延长。天冬氨酸转氨酶和丙氨酸转氨酶若超过正常值的3倍，提示有明显肝细胞坏死；碱性磷酸酶和谷氨酸转肽酶显著升高，提示有淤胆。在没有输血因素影响下，血清总胆红素超过51μmol/L（3mg/dl)，血浆蛋白低于30g/L，说明肝功能严重失代偿。肝功能储备可用Child肝功能分级方法评价（表19－1）。

表19－1　Child肝功能分级

项　目	A	B	C
血清胆红素（μmol/L）	＜21	21～34	＞34
血浆白蛋白（g/L）	≥35	30～35	≤30
凝血酶原时间延长（s）	1～3	4～6	＞6
SGPT（金氏单位）	＜100	100～120	＞200
（赖氏单位）	＜40	40～80	＞80
腹　水	无	少量，易消退	大量，不易控制
肝性脑病	无	轻	昏迷
营养情况	好	尚可	差（消耗性）

3. X线检查

上消化道造影显示食管及胃底静脉曲张，表现为食管、胃底黏膜紊乱，呈蚯蚓状或蚕食样。

4. 内镜检查

最好在出血24小时内进行，阳性率高，可观察食道及胃底静脉曲张程度、范围及曲张静脉数目等。必要时可行硬化疗法，也可测定曲张静脉的压力，如超过4kPa时易发生曲张静脉破裂出血。

5. B超检查及多普勒测定

肝脏弥漫性改变或体积缩小。脾肿大，门静脉及脾静脉直径增宽，并可显示有无腹水。体外测定门静脉直径和血流速度即可得出门静脉血流量。可反复检查，是目前最方便的测定方法。

6. 特殊检查

(1) 肝活检：仅能测定肝病的活动性，不能了解门静脉高压症的严重程度。

(2) 免疫学检查：IgA升高多见于酒精性肝硬化，IgG升高多见于自身免疫性较差的肝炎活动期，IgM升高多见于原发性胆汁性肝硬化。大多数原发性胆汁性肝硬化病例存在抗线粒体抗体，而自身免疫性慢性肝炎的活动期存在抗核抗体、抗平滑肌抗体和抗线粒体抗体。

(3) 脾静脉造影：在左侧第九或第十肋间与腋中线交叉点经皮穿刺脾脏，行脾静脉造影。可确定脾静脉有无阻塞及其阻塞部位，即可以确定是肝内型或肝外型。但由于充血肿大的脾髓质极脆，凝血功能障碍，穿刺后易引起出血，所以脾穿刺静脉造影往往在手术前进行，以防意外。

有人提倡若术前准备做脾－肾分流术，应行肾排泄性造影。由于脾、肾静脉吻合术后可能影响左肾功能，所以手术前应首先了解双肾功能。

7. 门静脉压力的测定

术前及术中测定门静脉压力对诊断、选择手术方法及其预后判断均有帮助。

(1) 手术前后测定方法：① 经皮脾穿刺脾髓测压（SP）：用针经皮刺入脾脏内测压。门静脉有阻塞时压力可升高。② 经皮肝穿刺肝内门静脉分支测压（PVP）：肝前性门静脉高压症其压力不高，肝内或肝后型门静脉高压症其门脉压均升高。③ 肝静脉插管测压：穿刺股静脉将导管经下腔静脉插至肝静脉主干；或穿刺肘静脉插导管经右心房、下腔静脉至肝静脉主干，此时测得的压力为游离肝静脉压（FHVP）。继续插入导管，至导管头堵住肝静脉开口，所测得的压力为肝静脉楔压（WHVP），正常值为1.33～3.99kPa（10～30mmHg）。由于肝静脉直通肝血窦，所以肝静脉楔压反映肝血窦压。正常人的游离肝静脉压与肝静脉楔压或脾内压接近。窦前阻塞时肝静脉楔压不升高，窦后阻塞时则肝静脉楔压升高。肝静脉楔压与肝静脉压之差提示肝血窦压增高的程度，称为肝静脉压梯度。

(2) 术中测压方法：① 门脉压：直接穿刺门静脉主干（FPP）或门静脉分支，如大网膜静脉。② 术中暂时钳夹门静脉，测得压力为肝侧门静脉闭锁压（HOPP），正常为0.49～0.98kPa（50～100mmH_2O）；在阻断脏侧门静脉测得的压力为脏侧门静脉闭锁压（SOPP），正常值为3.92～5.58kPa（400～600mmH_2O）。SOPP与HOPP的压力差相当于门静脉入肝血流的最大灌注压（MPP），反映门静脉入肝的血流量。HOPP > SOPP 时门静脉血离肝逆流，门静脉高压时 SOPP 与 FPP 之差代表门静脉侧支开放的程度，差值愈小分流愈大，向肝血流量愈小。

正常	FHVP 约等于 WHVP，约等于 FPP（SP）
肝前梗阻	FHVP 约等于 WHBP，< FPP（SP）
肝内窦前梗阻	FHVP 约等于 WHVP，< FPP（SP）
肝内窦后梗阻	FHVP < WHVP 约等于 FPP（SP）

【鉴别诊断】

1. 出血的鉴别

凡有急性大量消化道出血者，首先要考虑到胃十二指肠溃疡、食管胃底曲张静脉破裂出血和胃癌这三个最常见的原因，其次为胃黏膜的急性炎症病变等。

(1) 溃疡病大出血：有典型的溃疡病史，出血前往往有突然加重或失去原来的疼痛规律；胃溃疡以呕血为主，最终会出现柏油样便。而十二指肠溃疡以柏油样便为主，往往有大量呕血，呕吐的血多为咖啡色，出血量大时便血呈紫红色，出血后上腹部的疼痛可以缓解或减轻。病人的肝功能应为正常，很少有腹水；钡餐造影和胃镜检查可以明确诊断。

(2) 胃癌出血：一般病史较长，有类似溃疡病史，食欲减退、消瘦、贫血、上腹部隐痛可逐渐加重。早期持续小量出血，粪便潜血试验持续阳性，侵犯大血管时可发生呕血、便血及休克。有时可在上腹部触及包块及左侧锁骨上淋巴结肿大。往往病人在呕血前有较长时间的便血史。若有腹水，可在腹水中找到癌细胞；钡餐摄片可见钡影残缺、癌性龛影、胃壁僵硬、蠕动和黏膜皱襞消失。胃镜下可见到典型的恶性溃疡和肿瘤表现，活检可以明确诊断。胃癌病人出血后原来的症状持续存在或进一步加重。

(3) 胆道出血：有肝胆疾病或外伤病史，例如胆道感染、肿瘤、胆道系统血管损伤等。并有典型的胆绞痛发作史，可有黄疸，但一般很少有肝硬化。当胆绞痛发作时，肝区疼痛加剧。呕血、便血均可发生，但以柏油样便为主，多在胆绞痛发作之后出现；可有周期性反复出血，间隔期多为 1 周左右。出血后肝区的疼痛不仅不减轻，反而加重，但肿大的胆囊可缩小。病人右上腹部可有明显的压痛，有时可以出现肌紧张。白细胞可有明显的升高，中性淋巴细胞比例也升高。胆道造影可以明确病变的部位及出血的原因。B 超与 CT 检查对诊断有很大的帮助。

(4) 急性胃黏膜病变：一般有重症感染、损伤、烧伤等病史。可有呕血或血便，但以呕血为主，反复出现，间歇期可达数日。出血前常在原有的重症感染与损伤基础上出现非特异性胃肠道症状。出血后胃肠道症状不仅不减轻，反而可加重。钡餐检查多无阳性发现，气钡双重造影可见黏膜呈斑块状糜烂，局限或广泛的出血灶，呈片状或条索状分布，有时可见黏膜明显的水肿。

(5) Mallory - Weiss 综合征：Mallory - Weiss 综合征简称为 M - W 综合征，在消化道出血中所占的比例有上升的趋势。其在临床上典型的表现为酗酒呕吐后随之而来的呕血。多为食道内压力急剧上升，食管与胃连接部的黏膜撕裂伤所致。表现为大量的无痛性出血，可伴有胸骨后烧灼样感，频繁地呕吐，解柏油样便。往往易与上消化道出血的其他疾病相混淆，给临床诊断带来一定的困难。多需剖腹探查方能够明确诊断。但是近年来内窥镜技术的应用和不断完善给本病的诊断与治疗提供了很大的帮助。所有遇到胃内有积血而又无原发病灶时，就应考虑到本病的可能。要结合其他辅助检查和门静脉高压症所致的食管下段、胃底静脉曲张破裂出血进行鉴别。

2. 脾肿大和脾功能亢进的鉴别

可分为原发性和继发性两大类。原发性有原发性血小板减少性紫癜、先天性溶血性贫血、原发性白细胞减少症和全血性血细胞减少症，一般先有某些血细胞减少，继而脾肿大，但骨髓涂片则有相应的血细胞增生过盛现象。继发性脾功能亢进一般均有某些前驱疾病，如血吸虫病、疟疾、黑热病、白血病等引起脾肿大后，因脾功能亢进而有不同的血细胞减少现象，无肝病，肝功能正常。如果不能确诊为肝硬化的早期表现或肝后型门脉高压症，有时需要作肝活检和门脉压力测定。

3. 腹水的鉴别

门静脉高压性腹水一般为漏出液，应与腹腔炎症渗出性腹水、肿瘤恶性腹水、心源性及肾性腹水相鉴别。

(1) 心源性腹水：如风湿性心脏病所致二尖瓣狭窄、缩窄性心包炎等心脏病在发生心力衰竭时往往出现腹水，易与肝硬化腹水相混淆；但若详细地询问病史，细致地进行心脏听诊，再结合心电图及X线检查，一般进行鉴别并不太困难。

(2) 肾源性腹水（慢性肾炎）：慢性肾炎很容易发生腹水而被误诊为肝硬化。但慢性肾炎合并有全身浮肿、血尿、高血压、尿中有大量蛋白、管型，结合病史，诊断并不困难。

(3) 腹腔内肿瘤：腹腔内肿瘤可以压迫门静脉或癌栓在门静脉内形成栓塞而使血液回流受阻，致使门静脉出现高压及腹水。此时大部分已属肿瘤晚期，可有血液及淋巴远处转移。也可有腹腔内大量种植。要详细询问病史及查体，钡餐造影、B超、CT检查有鉴别价值。同时进行腹水内查找癌细胞更有助于诊断。

【治疗】

外科治疗主要是针对门静脉高压症的并发症的处理。最常见的是食管胃底静脉破裂出血的处理，其治疗方案要根据门静脉高压症的病因、肝功能的储备、门静脉系统主要血管的可利用情况和医师的操作技能及经验来制订。评价肝功能储备可预测手术的效果和非手术病人的预后。常用Child肝功能分级评价肝功能储备。A级、B级、C级病人的手术死亡率分别为0～5%、10%～15%和超过25%。

1. 非手术治疗

食管胃底曲张静脉破裂出血，尤其是肝功能储备Child C级病人，尽可能采用非手术治疗。

(1) 补充血容量

严密观察血压、脉搏变化，同时立即输液、输血，防治休克。收缩压低于0.7kPa (80mmHg)，估计失血量超过800ml，应快速输血。

(2) 应用血管活性药物

①血管加压素：使内脏小动脉收缩，门静脉血流量减少。每分钟 0.2～0.4U 持续静脉滴注，出血停止后减至每分钟 0.1U，维持 24 小时。使门静脉压力下降约 35%，一半以上者均可控制出血。与硝酸甘油联合应用可以减轻血管加压素的副作用。

②生长抑素：可收缩内脏血管，减少门静脉血流，对控制曲张静脉出血与血管加压素效果相似，但无后者对心血管系统的副作用。

(3) 内镜治疗

①经纤维内镜注射硬化剂：国内多选用鱼肝油酸钠，直接注入曲张静脉腔内，使曲张静脉闭塞，其黏膜下组织硬化，以治疗食管静脉曲张出血和预防再出血。长期疗效优于血管加压素和生长抑素。主要并发症有食管溃疡、狭窄或穿孔。食管穿孔是最严重的并发症，其发生率约为 1%，但死亡率却高达 50%。

②经内镜食管曲张静脉套扎术：比硬化疗法操作相对简单和安全。方法是经内镜将要结扎的曲张静脉吸入到结扎器中，用橡皮圈套扎在曲张静脉基底部。硬化剂注射疗法和套扎术对胃底曲张静脉无效。

(4) 三腔管压迫止血（图 19－3）

原理是利用充气的气囊分别压迫胃底和食管下段的曲张静脉，以达止血目的。通常用于对血管加压素或内镜治疗无效的病人。该管有三腔，一腔通圆形气囊，充气后压迫胃底；另一腔通椭圆形气囊，充气后压迫食管下段；还有一腔通胃腔，可进行吸引、冲洗和注入止血药。Minnesota 管还有第四个腔，用以吸引充气气囊以上的口咽分泌物。

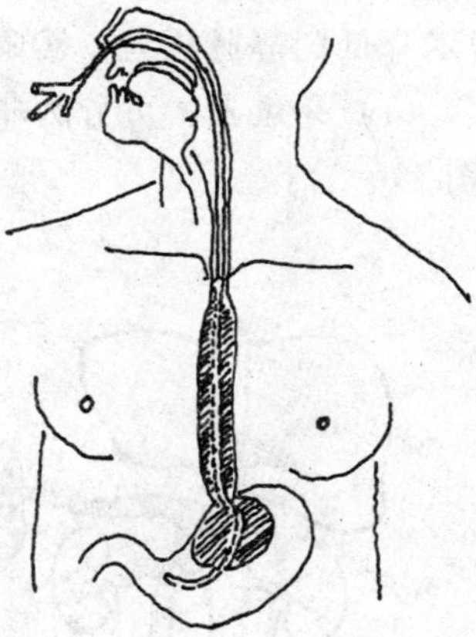

图 19－3 三腔管压迫止血法

用法：首先向气囊充气约 150ml，检查是否均匀膨胀，弹性良好，并置于水中，证实无漏气。抽空气囊，涂上石蜡油，从病人鼻孔慢慢送入胃中，边插管边让病人做吞咽动作，直至插入 50～60cm、抽出胃内容物为止。先向胃囊充气约 150～200ml 后，将管向外提拉感到轻度阻力时予以固定，或利用滑车装置在管端悬以重量约 0.5kg 的物品，或牵引压迫。接着观察止血效果。食管气囊充气约 100～150ml（压力 10～40mmHg）。放置三腔管后应抽出胃内容物，并用盐水反复灌洗，观察有无鲜血吸出。如无鲜血，同时脉搏、血压渐趋稳定，说明出血已基本控制。

三腔管压迫可使 80% 的患者出血得以控制，但约一半病人排空气囊后再次出血。另外，气囊压迫装置的并发症发生率也有 10%～20%。并发症有吸入性肺炎、食管破裂及窒息，故应用三腔管止血的病人应进行监护，注意以下事项：①病人应侧卧或头部侧弯，便于吐出痰液，吸净病人咽喉部分泌物，防止发生吸入性肺炎；②要严密观察，慎防气囊上滑堵塞咽喉引起窒息；③三腔管一般放置 24 小时，如出血停止，可先排空食管气囊，再排空胃气囊，再观察 12～24 小时，如确已止血再拔管。放置三腔管时间不宜超过 3～5 天，否则使食管胃底黏膜受压太久而发生溃烂、坏死和食管破裂。因此每隔 12 小时应排空气囊 10～20 分钟；如出血再充气压迫。

(5) 经颈静脉门体分流术（transjugular intrahepatic portosystemic shunt，TIPS）

是采用介入放射方法，经颈静脉途径在肝内肝静脉与门静脉主要分支间建立通道，置入支架，实现门体分流（图 19－4），展开后的支架口径通常为 7～10mm。TIPS 适用于食管胃底曲张静脉破裂出血，经药物和内镜治疗无效，肝功能失代偿，不宜行急诊门体分流手术的病人。主要并发症包括肝性脑病和支架狭窄或闭塞。由于 TIPS 一年内支架狭窄和闭塞发生率高达 50%，因此限制了它在预防再出血中的应用。

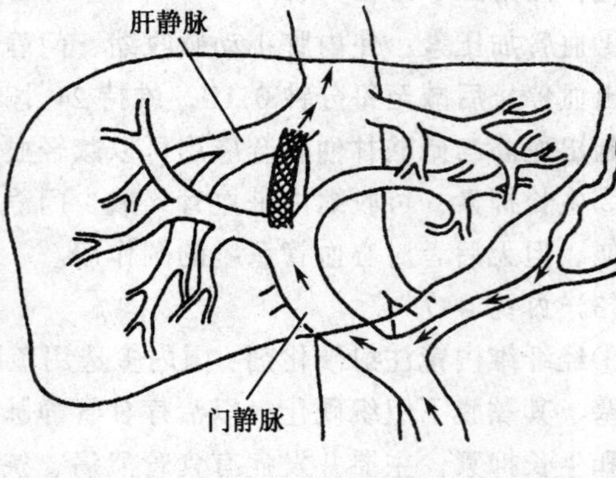

图 19－4 肝内门、体通道建立后，门脉血分流进入肝静脉

2. 手术疗法

可在急性大出血时进行急诊手术，也可择期手术。手术方法大体分两类：①通过各种分流术降低门静脉压力；②阻断门奇静脉间反常血流，而达到止血目的。

(1) 分流术：可分为非选择性门体分流术和选择性门体分流（包括限制性分流）术两类（图 19－5）。

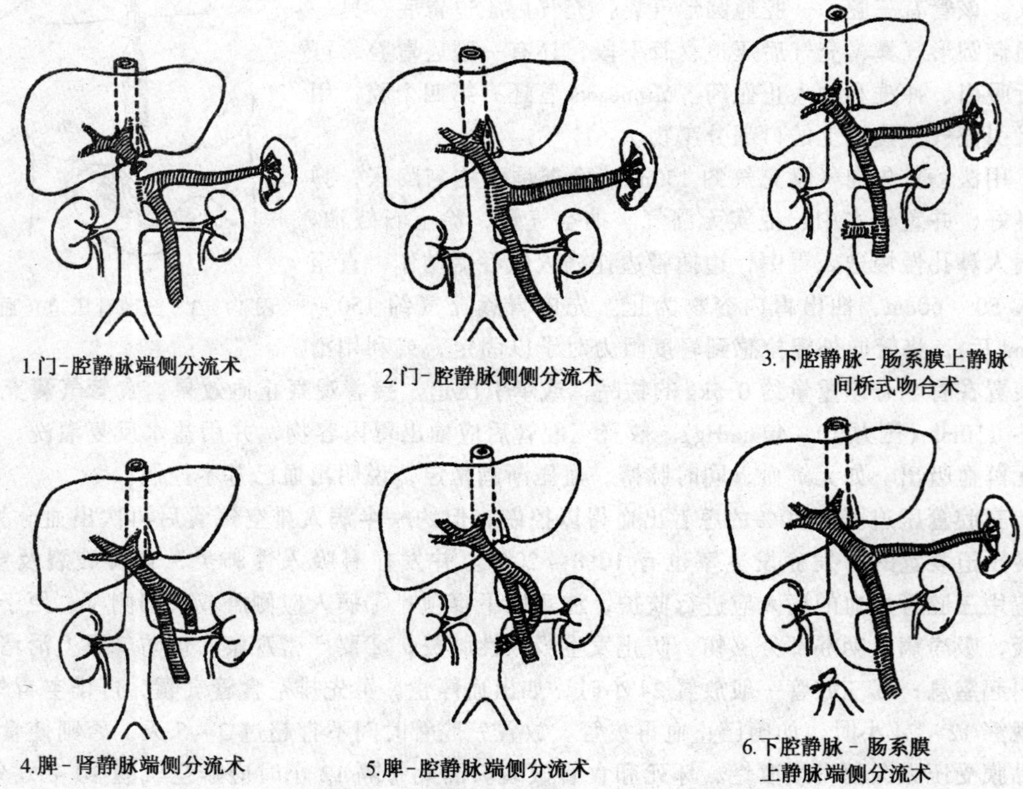

图 19－5 降低门静脉压力的分流手术

① 非选择性门体分流术：将肝的门静脉血完全流入体循环，代表术式是门静脉与下腔静脉端侧分流术，该手术将门静脉肝端结扎，防止发生离肝门静脉血流；也可采用门静脉与下腔静脉侧侧分流术，该手术将离肝门静脉血流一并转流入下腔静脉，降低肝窦压力，有利于控制腹水形成。非选择性门体分流术治疗食管胃底曲张静脉破裂出血效果好，但肝性脑病发生率高达30%～50%，易引起肝衰竭。由于破坏了第一肝门的结构，为日后肝移植造成困难。非选择性门体分流术还包括肠系膜上静脉与下腔静脉"桥式"（H型）分流术和中心性脾－肾静脉分流术（切除脾，将脾静脉近端与左肾静脉端侧吻合）（图19－5），但术后血栓发生率较高。

② 选择性门体分流术：旨在保留门静脉的入肝血流，同时降低食管胃底曲张静脉的压力。代表术式是远端脾－肾静脉分流术，即将脾静脉远端与左肾静脉进行端侧吻合（图19－6），同时离断门－奇静脉侧支，包括胃冠状静脉和胃网膜静脉。优点是肝性脑病发生率低。但有大量腹水及脾静脉口径较小的病人一般不选择此术式。

③限制性门体分流：目的是充分降低门静脉压力，防止食管胃底曲张静脉出血，同时保证入肝血流。代表术式是限制性门腔静脉分流（侧侧吻合口在10mm）和门腔静脉"桥式"（H型）分流（桥式人造血管口径为8～10mm）。前者随着时间的延长，吻合口径可增大，如同非选择性门体分流术；后者近期可形成血栓，需要进行取血栓或溶栓治疗。

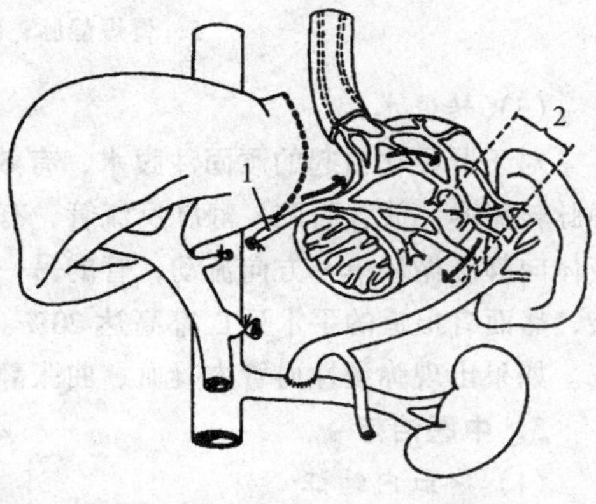

图19－6　远端脾－肾静脉分流术
1．胃冠状静脉　2．胃短静脉

(2) 断流术

断流手术的方式很多，阻断部位和范围有所不同，其中贲门周围血管断流术最有效，不仅离断食管胃底静脉侧支，还保留门静脉入肝血流。这一术式还适合于门脉循环中没有任何可供体静脉吻合的选用静脉，肝功能差，既往分流手术和其他非手术疗法失败而又不适合分流手术的病人。

在实行此手术时，了解贲门周围解剖十分重要。贲门周围血管可分成四组：① 冠状静脉：包括胃支、食管支和高位食管支。胃支较细，沿着胃小弯行走，伴着胃右静脉。食管支较粗，伴着胃左静脉在腹膜后注入脾静脉；其另一端在贲门下方和胃支吻合而进入胃底和食管下段。高位食管支源自冠状静脉食管支的凸起部，距贲门右侧3～4cm处，沿食管下段右后侧行走，于贲门上方3～4cm或更高处进入食管肌层。特别指出的是：有时还出现"异位高位食管支"，它与高位食管支同时存在，起源于冠状静脉主干，也可起源于门静脉左干，距贲门右侧更远，在贲门以上5cm或更高处才能进入肌层。② 胃短静脉：一般为3～4支，伴行胃短动脉，分布于胃底前后壁，注入脾静脉。③ 胃后静脉：起始于胃底后壁，伴同名动脉下行，注入脾静脉。④ 左膈下静脉：可单支或分支进入胃底或食管下段左侧肌层。

门静脉高压症时，上述静脉显著扩张，高位食管支的直径常达0.6～1.0cm。彻底切断上述静脉，包括高位食管支或同时存在的异位食管支，同时结扎、切断与静脉伴行的同名动脉，才能彻底阻断门－奇静脉间的反常血流，称“贲门周围血管离断术”（图 19－7）。

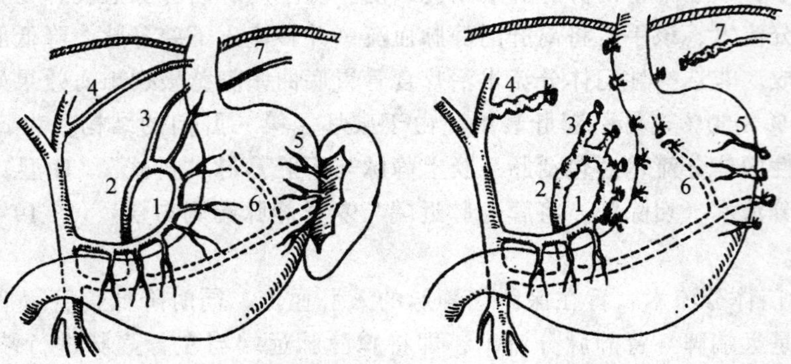

贲门周围血管局部解剖；　　离断贲门周围血管

图 19－7　贲门周围血管离断术示意图

1．胃支；2．食管支；3．高位食管支；4．异位高位食管支；

5．胃短静脉；6．胃后静脉；7．左膈下静脉

（3）转流术：

对于肝硬化引起的顽固性腹水，有效的治疗方法是肝移植。其他疗法包括 TIPS 和腹腔－静脉转流术。放置腹腔－静脉反流管，有窗孔的一端插入腹腔，通过一个单向瓣膜使腹腔内的液体向静脉循环单一方向流动，管的另一端插入上腔静脉。尽管放置腹腔－静脉反流管并不复杂，然而有报道的手术死亡率高达 20%。放置腹腔－静脉反流管后腹水再度出现说明分流闭塞。如果出现弥漫性血管内凝血、曲张静脉破裂出血或肝功能衰竭，就应停止转流。

3．中医治疗

（1）瘀血内结证

证候：腹部积块明显，硬痛不移，面黯消瘦，纳减乏力，时有寒热，女子或见月事不下；舌边暗紫或见瘀点，苔薄，脉弦涩。

治法：祛瘀软坚，兼调脾胃。

方药：膈下逐瘀汤加减。

（2）寒湿困脾证

证候：腹大胀满，按之如囊裹水，甚则颜面浮肿，脘腹痞满，得热稍舒，精神困倦，怯寒懒动，小便少，大便溏，或身目发黄，面色晦暗；舌苔白腻，脉缓。

治法：温中健脾，行气利水。

方药：实脾饮加茵陈。

（3）气随血脱证

证候：患者突然大量吐血及便血后出现面色苍白，四肢厥冷，汗出；舌淡，苔白，脉微。

治法：益气固脱。

方药：独参汤。

（田玉芝）

第二十章　肠道炎性疾病的外科治疗

肠道炎性疾病是以肠道炎症为主要表现的一类疾病的统称。这类疾病有中毒性肠炎、克隆病、放射性肠炎、出血性肠炎、慢性溃疡性结肠炎等。本章介绍克隆病和慢性溃疡性结肠炎。

第一节　克　隆　病

克隆病（Crohn's disease，CD）也称局限性肠炎、阶段性肠炎、肉芽肿性肠炎等，是原因未明的胃肠道慢性炎性肉芽肿性疾病。发病多在15～30岁之间，可侵及消化道的任何部位，以回肠末端和右半结肠为多见。病程长，反复发作，难治难愈。临床上以腹痛、腹泻、腹部肿块、瘘管形成和肠梗阻为特点。欧美国家发病率较高，我国较少。本病属中医“腹痛”范畴。

【病因病理】

1．西医病因病理

（1）病因

目前本病病因尚未清楚，可能与下列因素有关。

① 感染因素：有研究发现，一部分克隆病病人切除的肠段和肠系膜淋巴结中培养出堪萨斯分支杆菌或副结核分支杆菌，且此种菌能致动物内脏产生肉芽肿。目前，有人认为本病发生与肠道共栖菌群的某些产物有关。本学说仍有争议。麻疹病毒是另一个备受关注的病原微生物，妊娠期患过麻疹的母亲所生子女本病发病几率增高。一般认为，病原微生物，食物及其他抗原均可作为本病的促发因素。

② 遗传因素：大量资料表明：本病患者亲属发病率高于普通人群，而该病患者配偶的发病率并不增高。单卵双胎同胞本病发病率远高于双卵双胎同胞。许多学者认为本病符合多基因病的遗传规律，是由许多对等位基因共同作用的结果，在一定环境因素作用下由于遗传易感性而发病。

③免疫因素：利用免疫酶标法在病变组织中能发现抗原抗体复合物和补体 C_3 等。其外周血和肠黏膜的T细胞活性增强及免疫反应增高。炎症病变中淋巴细胞、浆细胞、巨噬细胞和肥大细胞都有增加。同时应用免疫抑制剂可缓解病情；而且本病有肠外表现。推测本病可能与免疫因素有关。

（2）病理

本病是贯穿肠壁各层的增殖性炎变，并侵犯肠系膜和局部淋巴结，典型病变有如下四种：

①溃疡：早期为浅小溃疡，后成纵行或横行的溃疡，深入肠壁的纵行溃疡形成较为典型的裂沟，沿肠系膜侧分布。肠壁可有脓肿形成。

②卵石状结节：由于黏膜下层水肿和细胞浸润形成小岛突起，加上溃疡愈合后纤维化和疤痕的收缩，使黏膜表面似卵石状。

③肉芽肿多见于黏膜下层，但肠壁各层以及肠系膜，局部淋巴结，甚至肝脏、骨骼和肌肉均可出现。小的肉芽肿直径小于200μm，肉眼不易发现。肉芽肿由类上皮细胞组成，常伴朗罕巨细胞，但无干酪样变，有别于结核病。但克隆病中20%～30%病例并无肉芽肿形成。

④瘘管和脓肿：肠壁的裂沟实质上是贯穿性溃疡，使肠管（段）与肠管（段）、肠管（段）与脏器或组织（如膀胱、阴道、肠系膜或腹膜后组织等）之间发生粘连和脓肿，形成内瘘管。溃疡如穿透肠壁，经腹壁或肛门周围组织而通向体外，即形成外瘘管。

其病程变化可分为急性炎症期、溃疡形成期、狭窄期和瘘管形成期（穿孔期）。也可分为急性期、亚急性期和慢性期。急性期以肠壁水肿、炎症为主，慢性期肠壁增厚、僵硬，受累肠管外形呈管状狭窄，肠管狭窄上端可见肠管扩张，可出现穿孔、肠梗阻。

2．中医病因病机

本病多由素体先天禀赋不足，饮食不节，情志所伤或感受毒邪致脾胃失常、肝郁脾虚、气滞血瘀而发。诸原因使肠胃功能紊乱及五脏六腑调节失常，导致腹痛、腹泻，腹部肿块；脾主肌肉，脾失健运则形体消瘦。

其病因病机特点为先天禀赋不足加之饮食、情志所伤等，最终导致以脾胃失调为主的系列病变，同时可累及肝肾。

【临床表现】

1．症状

（1）腹痛：是病人最常见的症状。其多位于右下腹或脐周，间歇性发作，常为痉挛性阵痛伴腹鸣。进餐后加重，便后或排气后缓解，为肠痉挛或肠梗阻所致。如全腹剧痛和腹肌紧张则考虑肠穿孔。

（2）腹泻：亦为本病常见症状。呈间歇后持续发作，粪便多为糊状，如病变涉及下段结肠或肛门直肠者，可有黏液血便及里急后重。主要由病变肠段炎症渗出，蠕动增加及继发性吸收不良引起。

2．体征

（1）腹部肿块：约1/3的患者可于右下腹、脐周出现大小不一的腹块，这种腹块都是由于肠粘连，肠壁增厚，肠系膜淋巴结肿大，内瘘或局部肿胀形成所致，腹块质地中等，有压痛。

（2）发热：5%～40%患者可出现，多为低热，或中等度热，少数呈弛张高热伴毒血症。个别患者以发热为主要症状。

（3）肛瘘或肛周脓肿：有结肠受累者多见。

（4）营养障碍：因慢性腹泻、食饮减退及慢性消耗而致。

（5）肠外表现：如骨质疏松、杵状指、关节炎、虹膜睫状体炎、葡萄膜炎、结节性红斑、坏疽性脓皮病、口腔黏膜溃疡、小胆管周围炎、硬化性胆管炎、血管炎、慢性活动性肝炎或脾肿大等；此外还有肾结石、血栓性静脉炎、强直性脊柱炎及白塞病。直肠或结肠受累者可以发生癌变。

【实验室及其他检查】

1．血常规　可见贫血、低蛋白血症，活动期白细胞升高，血沉快。

2．粪便常规　可见红、白细胞，便潜血阳性。

3．X线检查　小肠行钡餐检查，结肠以钡剂灌肠检查。可见肠道炎性病变，黏膜皱襞增粗、紊乱，呈多发结节样及呈鹅卵石样改变，以及纵行溃疡或裂沟，假息肉、多发性狭窄，瘘管形成等征象。由于病变肠段激惹及痉挛，钡剂很快通过，不停留该处，此现象称为跳跃征；钡剂通过迅速而遗留一细线条状影，此现象称为线样征，该征亦可能由肠腔严重狭窄所致。

4．内镜和活组织检查　内镜可见到纵行的裂隙状溃疡，周围黏膜正常或呈鹅卵石样不平，肠袋消失，肠腔狭窄，假息肉形成，病灶呈跳跃分布。黏膜活检可发现黏膜下微小型肉芽肿、黏膜下大量淋巴细胞、浆细胞及弥漫性网织细胞浸润，如为非干酪样肉芽肿，则有助于诊断。

【诊断与鉴别诊断】

1．诊断

本病目前尚无统一诊断标准。对青壮年患者有慢性反复发作性右下腹疼痛与腹泻、腹部包块或压痛、发热等表现，X线或（和）结肠镜检查发现肠道炎性病变主要在回肠末段与邻近结肠且呈节段性分布者，应考虑本病的诊断。

2．鉴别诊断

（1）急性阑尾炎：①腹泻少见；②常有转移性右下腹疼痛且右下腹固定压痛；③先腹痛后发热；④内镜检查肠黏膜正常。

（2）肠结核：①多发生于回盲部，且淋巴结或肉芽肿内可发现干酪样坏死或结核菌；②结核菌素试验多为阳性；③抗结核治疗有效；④多继发于开放性肺结核。

（3）溃疡性结肠炎：①大便有黏液、脓血或鲜血，里急后重，有时伴中毒性巨结肠征；②腹部无肿块；③无瘘管；④很少发热；⑤肠壁不增厚、无肉芽肿形成；⑥小肠不被累及；⑦无肠梗阻征；⑧腹痛轻。

此外应与缺血性回结肠炎、小肠恶性淋巴瘤、结肠憩室炎等鉴别。

【治疗】

1．治疗原则

治疗的目的主要是控制病情活动及防治并发症。目前仍以支持疗法和药物疗法为主，中西医结合治疗该病取得了一定的成效，要优于单纯西药治疗；必要时可采取手术治疗。

2. 西医治疗

(1) 药物

①氨基水杨酸制剂：柳氮磺吡啶（SASP）是治疗本病的常用药物。活动期 2～6g/d，分 4 次口服，3～4 周见效；维持量 2g/d，维持 1～2 年，不宜长期大量服用，不宜与口服降糖药和保泰松等药合用。

②糖皮质激素：对活动期效果较好。常用药物为泼尼松 30～40mg/d，重症者可达 60mg/d，病情缓解后一般以每周递减 5mg 的速度将剂量逐渐减少至停用。布地奈德（budesonide）口服主要在肠道起局部作用，近年国外报道其对本病有良好疗效。病情重者可选用糖皮质激素静脉给药，病变在左半结肠者可用糖皮质激素保留灌肠。

③免疫抑制剂及其他药物：上述药物治疗不佳者可选用。常用药物有硫唑嘌呤 2mg/kg/d 或硫嘌呤 1.5mg/kg/d，维持用药 1～2 年，3～6 个月显效。其他如甲硝唑、环丙沙星等对本病有一定疗效。

(2) 手术治疗

①手术适应证：长期内科治疗效果不佳；反复发作，症状严重，影响生活及生长发育；有内、外瘘；腹部包块，或有完全性、不完全性肠梗阻；有持续性出血，经一般治疗无效者；腹内或腹膜外脓肿；有急性或慢性肠穿孔；癌变；肛门有病变；术后复发。

②手术方式：根据患者全身情况，病灶情况及性质而定。术式有以下几种：病变肠段切除术；直肠、结肠或次全结肠切除术；回肠造瘘术；腹腔引流术等。

3. 中医治疗

(1) 内治

① 脾虚湿阻证

证候：大便时溏时泻，完谷不化，饮食减少，腹痛喜按，面色萎黄，形体消瘦，神疲乏力；舌质淡，苔薄白腻，脉细弱或濡弱。

治法：健脾止泻，益气止痛。

方药：参苓白术散加减。腹中冷痛、手足不温者加吴茱萸、肉桂；疼痛明显者加柴胡、白芍；便稀甚者加白头翁。

② 肝郁脾虚证

证候：右少腹或脐周胀痛，痛则欲便，便后痛减，大便稀溏，胸胁胀闷，嗳气食少，抑郁恼怒或情绪紧张时发生腹痛、腹泻，矢气频作；舌质淡苔薄，脉弦。

治法：抑肝健脾，益气止痛。

方药：痛泻要方加减。痛甚者加元胡；泻甚者加白头翁、蒲公英。

③ 脾肾阳虚证

证候：病久迁延，反复腹泻，黎明腹痛，肠鸣即泻，泻后痛减，形寒肢冷，腰膝酸软；舌质淡，苔白，脉沉细。

治法：温补脾肾，止泻祛痛。

方药：附子理中汤合四神丸加减。腹痛较重者加白芍；便血者加地榆、黄连。

④ 气滞血瘀证

证候：腹部积块，固定不移，腹部胀痛或刺痛，大便溏泻，胃纳不振，形体消瘦，神疲乏力；舌质青紫或紫暗有瘀点瘀斑，脉细涩。

治法：疏肝理气，活血化瘀。

方药：柴胡疏肝汤合少腹逐瘀汤加减。瘀血重者加泽兰、红花或王不留行、三七；胀痛明显者加元胡。

（2）专病专方：归脾丸、附子理中丸、参苓白术散等成药对本病治疗有一定帮助。

（3）其他疗法：中药灌肠取得了较好疗效，以黄连、苍术、苦参、槐花、大黄等药物水煎后灌肠。

【调护】

1. 加强锻炼，增加体力和自身防病能力。
2. 饮食避免过刺激，宜清淡。
3. 调整心理，避免剧烈活动。

第二节　慢性溃疡性结肠炎

慢性溃疡性结肠炎（chronic ulcerative colitis）也称非特异性溃疡性结肠炎，是一种原因不明的直肠、结肠黏膜的浅表性、非特异性炎症性病变。病变主要限于大肠黏膜与黏膜下层，以溃疡为主。临床特点为腹泻、黏液脓血便和腹痛反复发作，病程缓慢。可发生在任何年龄组，但20～40岁多见；男女发病率无差异，我国较欧美少见。本病属中医学“泄泻”之范畴。

【病因病理】

1. 西医病因病理

（1）病因：本病与克隆病相似，其病因及发病机制目前尚未清楚。但多数学者认为与感染、遗传、免疫及精神因素有关。

① 感染因素：多数学者认为病原微生物可能是本病的非特异性促发因素。有人认为梭状杆菌的毒素与本病发病有关，也有人提出大肠杆菌某些菌株释出损伤肠黏膜的有害物质引发本病。总之，感染与本病有着相应的关联。

② 遗传因素：欧美文献统计表明，在本病患者的直系血缘亲属中约有10%～20%的人发病。有人在动物中用转基因方法导入与人自身免疫疾病有关的HLA－B27基因，已成功地制造出人溃疡性结肠炎相似的模型。以上提示遗传与本病有密切关系。

③ 免疫因素：在溃疡性结肠炎患者血清中可发现抗结核抗体、大肠杆菌抗体，从溃疡性结肠炎的直肠病变黏膜中测到免疫复合物。有人研究发现正常结肠上皮有一种40KD抗原，在溃疡性结肠炎患者中可检出该抗原的特异性抗体；而在克隆病中则反之。该抗原只存在于结肠、皮肤和胆道，而后两个部位正好是溃疡性结肠炎肠外表现的好发部位。以上研究

表明：本病与免疫因素有着似乎不可否认的关系。

④ 精神因素：本病因紧张、劳累后诱发的人很多，同时患者常有精神抑郁和焦虑表现，许多学者认为精神因素在本病发病过程中起到一定作用。

(2) 病理：病变位于大肠，呈连续性非节段分布。多数位于直肠、乙状结肠，少数可累及全结肠。偶见回肠末端者称“返流性末端回肠炎”或“倒灌性回肠炎”。

病变主要位于黏膜层，亦可累及黏膜下层，较少达肌层。首先出现黏膜水肿，充血与灶性出血，组织脆性增强，黏膜下层有淋巴细胞、浆细胞、嗜酸性及中性粒细胞浸润。渐出现肠腺隐窝脓肿、黏膜广泛浅溃疡、融合成大片溃疡。偶有严重病变出现穿孔；也极少有瘘管及肉芽肿产生。该病由于反复发作，所以有新生肉芽组织增生、炎性息肉出现，黏膜结构紊乱，纤维化出现。溃疡愈合可形成瘢痕肌层增厚，肠管变狭窄，并可引起癌变。

本病依据发病情况可分为初发型、慢性复发型、慢性持续型、急性暴发型。其中慢性复发型最多见，病变范围小，间有缓解，预后较好。

从临床病变范围还可分为直肠炎、直肠乙状结肠炎、左半结肠炎（结肠脾曲以下）、广泛性或全结肠炎（病变扩展至结肠脾曲以上或全结肠）。病变并非从直肠连续扩展而呈区域性分布者，称区域性结肠炎，极罕见。

2. 中医病因病机

本病主要以脾胃失调为主。病因主要与感受外邪、饮食所伤、情志不畅等有关。

(1) 感受外邪：如若感受湿热与暑湿之邪则内犯胃肠，湿热郁蒸壅滞胃肠气机，伤及胃络，湿热瘀滞蕴结，化为脓血。若感受寒湿之邪，则寒性凝滞，胃肠气滞血涩，寒湿客于胃络，损伤胃肠脂膜血络，致泄下脓血。

(2) 饮食所伤：过食肥甘，嗜酒无度，偏食辛辣，饥饱失宜等，则胃肠蕴结湿热，胃肠气机失调，血络受湿热所伤；如若食入生冷则寒湿直侵胃肠、气滞寒凝，寒湿客肠致泄泻。

(3) 情志不畅：内伤七情尤以郁怒忧思与本病有关，如郁怒不解可致肝失疏泄，进而影响脾胃、肠道气机不利、血运不畅，忧思过度则脾气郁结，气机升降不利，致肠胃气结血瘀。其病久则反复发作，耗伤正气，脾胃之气虚弱，久则及肾，导致脾肾两虚。湿热尚能灼伤胃津，耗伤元阴之气，胃阴不足，气虚无力，伤络出血。寒湿也易损伤脾阳，伤元阳之气，脾肾阳虚、命门火衰、阳虚夹寒、阴虚夹热均可损伤胃络而出血。

总之，感受外邪、饮食不节、内伤七情而导致的脾胃气机不利为其病因；湿热、寒湿损伤胃肠之络，久病伤正，脾肾虚弱而致泄泻、腹痛等为其病机。

【临床表现】

1. 症状

(1) 消化系统表现

①腹泻：大多数病人都有此症状，黏液血便是本病活动期的重要表现。轻者每日 2～4 次，重者 10 余次或更多，便量少，平均 10～20ml，很少有超过 200ml 者。黏液血便者病变位置低，多局限于直肠。若黏液与粪便混合，提示病变累及右侧结肠。个别由于腹泻而使病变直肠排空障碍，反倒出现便秘。

②腹痛：位置在左下腹或下腹，呈阵发性痉挛性绞痛（缓解期可能疼痛不明显或仅有腹部不适感），可涉及全腹。有疼痛然后出现便意、便后缓解的特点。如并发中毒性结肠扩张或炎症波及腹膜，则有持续剧烈疼痛。

③食欲不振、恶心、呕吐：由于病变刺激胃肠的运动及神经反射性因素，故患者食欲不振、恶心和呕吐，同时可伴有腹胀。

2．体征

（1）轻中度者左下腹轻压痛，可能触及痉挛的结肠。重症则压痛明显，出现腹胀。如有炎症波及腹膜则可有肌紧张、压痛、反跳痛等腹膜刺激征。

（2）全身症状：中、重型患者出现发热（合并症或急性暴发型时可见）、衰弱、消瘦、贫血、低蛋白血症、水与电解质平衡紊乱。

（3）肠外表现：有外周关节炎、结节性红斑、坏疽性脓皮病、巩膜外层炎、前葡萄膜炎、口腔复发性溃疡；此外还有骶髂关节炎、强直性脊柱炎、原发性硬化性胆管炎及少见的淀粉样变。

3．并发症

（1）中毒性结肠扩张：也称中毒性巨结肠，是本病的严重并发症。表现为病情恶化、发热、心率快、反应迟钝，呈中毒状态，腹胀痛，大便次数减少，排气少或不排气，肠鸣音减弱或消失。血细胞计数增加，X线片示结肠扩大，结肠袋消失。可并发肠穿孔。

（2）直肠、结肠癌变：国内发生率低，国外为2%～15%的发病率，全结肠炎者及幼年起病者多并发。

（3）结肠大出血：发生率在3%。

【实验室检查】

1．血液检查 红细胞总数及血红蛋白均降低，急性期中性粒细胞增多，出现高凝状态。有明显的电解质紊乱等。

2．粪便检查 肉眼黏液脓血便。镜下有红细胞和脓细胞，急性发作期可见巨噬细胞。便培养为阴性，要排除感染性结肠炎。

3．X线检查 钡剂灌肠。早期病变者见结肠黏膜紊乱，结肠袋形加深，肠壁痉挛，溃疡所引起的外廓小刺或锯齿阴影；晚期结肠袋消失，管壁强直呈水管状，管腔狭窄，结肠缩短，息肉所形成的充盈缺损影等。气钡双重造影效果最佳。急性期或病情加重时不宜行此检查。

4．内镜检查 可见黏膜上浅溃疡，大小形态不一，散在分布，亦可融合，附有脓性分泌物；黏膜弥漫性充血，水肿。黏膜血管不清，黏膜粗糙呈小颗粒状，质脆易出血，可附有脓血性分泌物，炎性息肉形成，结肠袋消失。有条件者应行活检。

【诊断与鉴别诊断】

1．诊断

（1）反复持续发作腹泻和黏液血便、腹痛，或伴有全身症状者。

(2) 排除细菌性痢疾、阿米巴性痢疾、慢性血吸虫病、肠结核病、克隆病、缺血性结肠炎、放射性结肠炎等。

(3) 其有内镜检查或X线钡剂灌肠检查特征中至少1项者。

(4) 临床表现不典型者而X线钡剂灌肠和实验室检查典型者也可诊断。

2. 鉴别诊断

(1) 克隆病：①血性大便较少。②腹痛明显。③多有发热。④腹部肿块。⑤肠狭窄伴肠梗阻表现。⑥多有内瘘或外瘘。⑦小肠多受累。⑧胸壁明显增厚。⑨系膜淋巴结肿大。⑩病变累及肠壁全层，形成肉芽肿。

(2) 肠结核：①部位在回盲部。②低热盗汗。③PPD试验可出现阳性。④纤维结肠镜活检为结核病变。

(3) 放射性肠炎：①有放射线接触史。②腹泻黏液血便，里急后重。

(4) 大肠癌：①肛门指诊可发现肿块。②结肠镜及X线检查可见明确肿物。③活检确诊。

【治疗】

迄今所有治疗仅能缓解病情，尚难使本病痊愈。对此西医已形成一套行之有效的治疗体系——基础治疗即柳氮磺胺吡啶与肾上腺皮质激素的使用及外科治疗。中药辨证论治口服加灌肠治疗对轻、中型的疗效可与西药媲美，且无副作用；对重症患者，中药作为辅助用药，可提高西药疗效。

1. 西医治疗

(1) 一般治疗：充分休息、清淡营养饮食、调整情绪。

(2) 药物治疗

1) 氨基水杨酸制剂：常用药物为柳氮磺胺吡啶（SASP），用药方法为2~6g/d，分4次服；用药3~4周，病情缓解后减量使用3~4周，维持量为2g/d，维持1~2年。病变局限于直肠者可予SASP灌肠3~4g/d。

2) 糖皮质激素：对急性发作期或较重者有效。一般给予氢化考的松200~300mg/d，地塞米松5~15mg/d，静脉给药，7~14天后改为泼尼松口服60mg/d，病情缓解后逐渐减量停药。病变在乙状结肠及直肠者可选用氢化考的松（不能用其醇溶制剂）100mg或泼尼松龙20mg或地塞米松5mg加水100ml保留灌肠，1次/日，好转后改为每周2~3次，治疗1~3个月。

(3) 手术治疗

1) 手术适应证：严格内科治疗效果不佳者；局部严重并发症（如肠穿孔、出血、中毒性巨结肠等）；儿童患者反复发作，内科治疗无效者。

2) 术式

①全结肠、直肠切除及回肠造口术：能彻底切除病变及可能复发部位，也可防止癌变危险，是经典的手术。

②结肠切除、回直肠吻合术：保留直肠肛管功能，但治疗不彻底和没有解除癌变的危

险。

③结直肠切除、回肠囊袋肛管吻合术：经腹结肠切除，直肠上中段切除，直肠下段黏膜剥除，回肠经直肠肌鞘拖出与肛管吻合，该术式优点是病变黏膜切除，保留对膀胱和生殖器的副交感神经支配，避免永久性回肠造口，保留肛管括约肌环对大便的控制作用。

2．中医治疗

（1）内治

①湿热蕴结证

证候：疼痛拒按，便下脓血、粘冻，肛门灼热，里急后重，小便黄赤或有发热；舌红，苔黄腻，脉滑数。

治法：清热燥湿，调和气血。

方药：芍药汤加减，泻下脓血较多者加半枝莲、生地榆；湿邪较盛加苍术、茵陈。

②肝脾不和证

证候：腹痛即泻，泻后痛减，泻下物为少量粘冻，或为稀黄便，肠鸣矢气，胸满痞闷，精神抑郁或急躁易怒，纳差，病情随情志波动而变化；舌淡，苔薄白，脉弦细。

治法：调和肝脾，止泻缓急。

方药：痛泻要方加减，排便不畅、矢气频者加枳实、槟榔；腹痛隐隐、倦怠乏力者去黄连加炒扁豆、炒山药。

③脾胃虚弱证

证候：大便溏薄，夹有不消化食物，纳呆，食后腹满，倦怠乏力，或见虚坐努责，大便不收；舌淡，苔白，脉沉缓。

治法：益气健脾，除湿升阳。

方药：参苓白术散加味。兼有腹痛者加陈皮、厚朴；腹胀明显者加焦三仙。

④脾肾阳虚证

证候：大便次数频多，质多稀薄，或滑脱不固，或夹紫暗脓血，腹喜暖怕凉，乏力神疲，四肢欠温，腰膝酸凉；舌淡，苔薄白，脉沉细。

治法：温补脾肾，固涩止泻。

方药：附子理中汤合四神丸加减，腹痛重者加白芍、肉桂；寒滞小腹胀满者加乌药、小茴香。

⑤瘀血内停证

证候：左下腹疼痛，固定不移，按之硬满，可扪及硬块，泻下物多为紫黑血块；舌质紫暗或见瘀斑，脉沉涩。

治法：活血化瘀，行气止痛。

方药：少腹逐瘀汤加减。大便排泄不畅，腹痛重者加枳实、大黄；腹部结块者加山甲、鸡内金。

（2）保留灌肠疗法：近年来本法治疗溃疡性结肠疾病取得较好疗效。应辨证局部用药，如湿热型可选用青黛、黄连、苦参等；肝脾不和者选痛泻要方；瘀血内停者可用桃红四物汤等。缓解率较好。

（3）专病专方：目前口服药物有附子理中丸、香连化滞丸等。

【预防与调摄】

1．注意饮食卫生，进食清淡、富含营养饮食，避免过食油腻及刺激之品。

2．及时防治消化道传染病。

3．调整情绪，保持心情舒畅。

（郭伟光）

第二十一章 腹 外 疝

第一节 概 述

任何脏器和组织离开其正常解剖部位，通过人体正常或不正常的薄弱点、缺损或孔隙进入另一部位，即称为疝（henia）。疝可发生在人体各部位，最多发生于腹部。腹部疝以腹外疝多见，它是腹腔内的脏器或组织经过腹壁或盆壁的薄弱点或缺损向体表突出而形成，是外科最常见的疾病之一。腹内疝则因腹腔内脏器或组织不正常地进入原有的或因病变或手术而形成的腹内孔隙而发生。属中医“疝气”的范畴，包括水疝、寒疝、气疝、狐疝、癫疝、血疝、筋疝等七疝。

【腹股沟区解剖】

腹股沟区是指前外下腹壁的一个三角形区域，其上界是髂前上棘至腹直肌外缘水平线，内界是腹直肌外缘，下界是腹股沟韧带。临床上常以腹股沟韧带作为判断腹股沟疝和股疝的界线。腹股沟区与腹前壁其他部位不同之处是比较薄弱，其由浅至深有以下各层：

1．皮肤、皮下组织、浅筋膜

2．腹外斜肌腱膜

腹外斜肌在髂前上棘和脐连线以下移行为腱膜，即腹外斜肌腱膜。腱膜下缘在髂前上棘至耻骨结节之间向后上反折并增厚成腹股沟韧带。韧带内侧的一小部分纤维继续向下、向后、向外转折而形成陷窝韧带，附着于耻骨梳上，韧带的游离缘呈弧形，其构成股环的内界。陷窝韧带继续向外延续附着于耻骨梳上的腱膜，称为耻骨梳韧带。这些韧带在疝修补时有重要意义（图 21－1，图 22－2）。

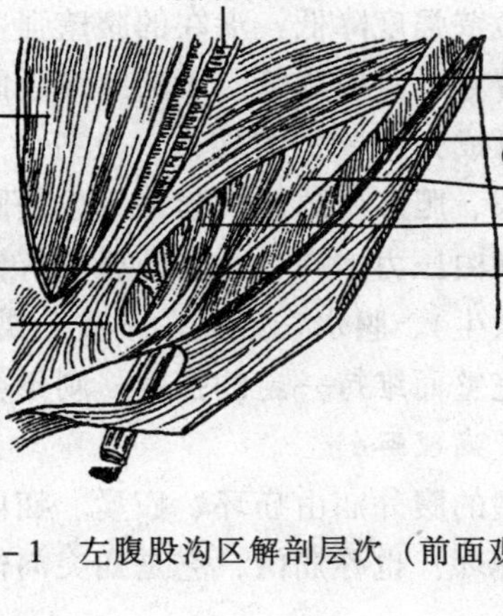

图 21－1 左腹股沟区解剖层次（前面观）

腹外斜肌腱膜的纤维在耻骨结节上外方形成一个三角形裂隙，即腹股沟管外环（皮下环）。正常成人外环口可容一小指尖，其内有精索或子宫圆韧带通过。在腹外斜肌腱膜深面与腹内斜肌浅面之间有两条呈平行的髂腹下神经和髂腹股沟神经通过，有时两者纤维交织相连成一条神经，在腹股沟疝修补时应加以保护，避免损伤。

3．腹内斜肌、腹横肌

分别起自腹股沟韧带的外侧 1/2 与 1/3，两者纤维向下行走，下缘呈弓状越过精索前方、上方，在精索内后侧止于耻骨结节。在此区，腹内斜肌下缘多为肌肉；其深面的腹横肌下缘多为腱膜，称腹横弓。有 5%～10%的病例腹横弓和腹内斜肌下缘腱膜部分在精索内后侧相互融合形成联合腱，止于耻骨结节。因此，真正的联合腱极为罕见，通常所说的联合腱实际上多是腹横弓的内下部分。

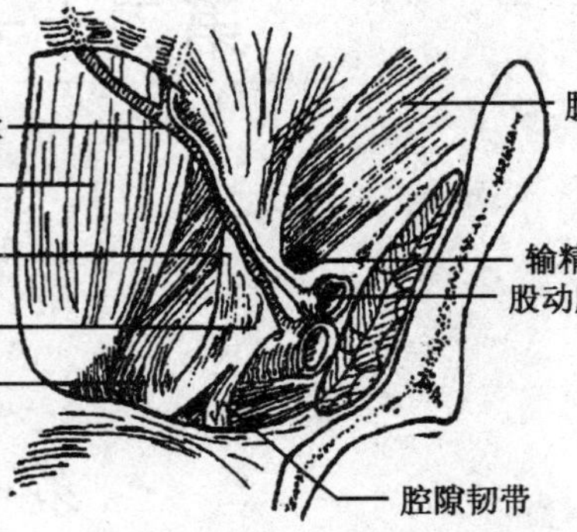

图 21－2　右腹股沟区解剖（后面观）

4．腹横筋膜

在腹横肌及其腱膜下的腹内筋膜称为腹横筋膜。约在腹股沟韧带中点上方 2cm，腹壁下动脉外侧处，腹横筋膜有一卵圆形裂孔，即腹股沟管内环。精索或子宫圆韧带由此通过，腹横筋膜由该环向下包绕精索，成为精索内筋膜。在腹股沟韧带内侧 1/2，腹横筋膜覆盖股动、静脉，并随血管下行至股部。

5．腹膜外脂肪和壁层腹膜

在此区的腹横筋膜和腹膜之间，有较多的腹膜外脂肪，两者结合疏松，极易分离，体弱极瘦的人也可有一潜在间隙。从解剖结构上看，在腹股沟内侧 1/2 区，腹内斜肌和腹横弓下缘与腹股沟韧带之间有一明显的空隙存在，完全没有了强有力的肌肉层；另外，当人站立时，此区所承受的腹内压力比平卧时约增加 3 倍，这些都成为腹股沟区好发疝的重要原因。

【病因病理】

1．西医病因病理

（1）病因

腹外疝的发病原因有腹壁强度降低和腹内压增高两大因素。

①腹壁强度降低：潜在的腹壁强度降低最常见于某些组织穿过腹壁的部位，如精索或子宫圆韧带穿过腹股沟管、股动脉穿过的股管、脐血管穿过的脐环等处，其他像腹白线因发育不良也可成为腹壁的薄弱点。此外，手术切口愈合不良、外伤、感染、腹壁神经损伤、老年、久病、肥胖所致肌肉萎缩等也是腹壁强度降低的原因。

②腹内压力增高：常见的原因有慢性咳嗽、慢性便秘、排尿困难（如包茎、膀胱结石、前列腺增生）、腹水、妊娠、举重、婴儿经常啼哭等。正常人虽时有腹内压增高的情况，但如腹壁完整而维持一定的强度，则不会发生疝。

（2）病理解剖

典型的腹外疝由疝环、疝囊、疝内容物和疝外被盖组成（图 21－3）。

①疝环：也称疝门，它是疝突向体表的门户，亦即腹壁薄弱点或缺损所在。各种疝通常

以疝环所在部位作为命名依据，如腹股沟疝、股疝、脐疝、切口疝等。

②疝囊：是壁层腹膜经疝环向外突出形成的囊袋。可分为疝囊颈、体和底三部分。疝囊颈是疝囊体与腹腔之间通道的狭窄部分，其位置相当于疝环。疝囊体是疝囊扩大部分，疝囊底为其最低部分。

③疝内容物：是进入疝囊的腹腔内脏器或组织，以小肠最为多见，大网膜次之。此外，如盲肠、阑尾、乙状结肠、横结肠、膀胱等均可进入疝囊，但较少见。

④疝外被盖：是指疝囊以外的各层组织。

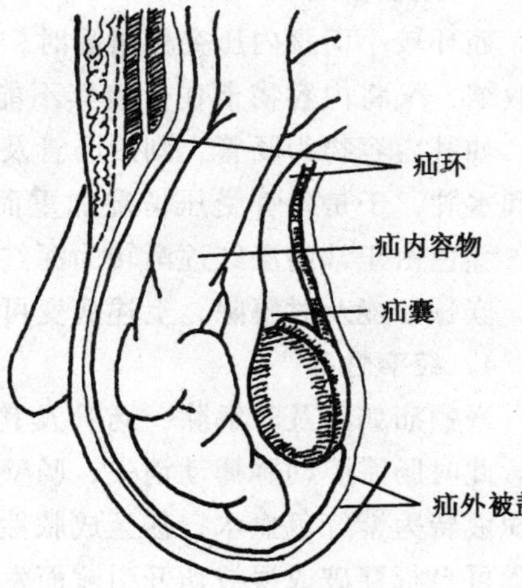

图 21－3　疝的构成

2．中医病因病机

疝的发生原因较多，凡房劳、愤怒、劳倦、寒邪而致阴盛内盛、水湿内停、痰热瘀滞、气虚下陷等均可引起。且与任脉、足厥阴肝经有关，云："诸疝皆归于肝经"。综合有下列几种原因：

（1）情志抑郁，致肝郁气滞，气机失于疏泄，筋脉不利而成；亦可因愤怒嚎哭，气胀流窜，或留于少腹，或注入阴部而成疝气。

（2）久坐寒湿之地，或因寒冬涉水，感受寒湿之邪，以致寒湿凝滞，聚入阴部所致；或素有湿热，复受外寒，湿热之邪不得外泄，寒主收引，使筋脉挛急，搏结而成。

（3）小儿先天不足，妇女生育过多，或老年气血虚弱，咳嗽，腹泻，便秘，或强力举重，操劳过度，劳则气耗，以致气虚下陷，筋脉弛缓，不能摄纳而生疝。

【临床类型】

腹外疝有易复性、难复性、嵌顿性、绞窄性等类型。

1．易复性疝

一般腹外疝病人在站立、行走、劳动或腹内压骤增时突出，在平卧、休息或用手向腹腔推送时又可回纳腹腔内，则称为易复性疝。

2．难复性疝

有些腹外疝的内容物反复突出，致疝囊颈受摩擦而损伤，并产生粘连，使内容物不能完全回纳，称为难复性疝。这种疝的内容物多为大网膜。此外，有些病程长、腹壁缺损大的巨大疝因内容物较多，腹壁已经完全丧失抵挡内容物突出的作用，也常难以回纳。

滑动性疝也属难复性疝。少数病程较长的疝因内容物不断进入疝囊时产生的下坠力量将疝囊颈上方的腹膜逐渐推向疝囊，尤其是髂窝区后腹膜与后腹壁结合得极为松弛，更易被推移，以致盲肠（包括阑尾）、乙状结肠或膀胱随之下移而形成疝囊壁的一部分，这种疝称为滑动性疝。因其内容物不能完全还纳，也属难复性疝（图 21－4）。

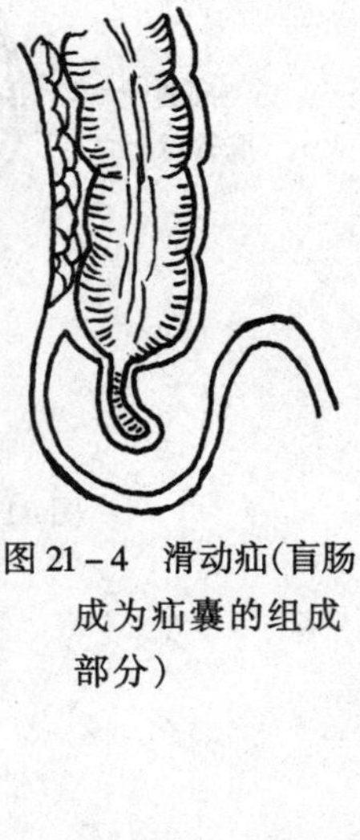
图 21－4　滑动疝(盲肠成为疝囊的组成部分)

3．嵌顿性疝

疝环较小而腹内压突然增高时，疝内容物可强行扩张囊颈而进入疝囊，随后因囊颈的弹性收缩，又将内容物卡住，使其不能回纳，这种疝称为嵌顿性疝或箝闭性疝。疝发生嵌顿后，如其内容物为肠管，则因肠管及其系膜在疝环处受压，先使静脉回流受阻，导致肠壁淤血和水肿，于是肠管受压情况加重而更难回纳。肠管嵌顿后，疝囊内的肠壁及其系膜渐增厚，颜色由正常的淡红逐渐转为深红，囊内可有淡黄色积液，此时肠系膜内动脉搏动尚能扪到。嵌顿如能及时解除，上述病变可恢复正常。

4．绞窄性疝

嵌顿疝如不及时解除，肠管及其系膜受压情况不断加重可使动脉血流减少以至完全阻断。此时肠系膜动脉搏动消失，肠壁逐渐失去光泽、弹性和蠕动能力，最终变黑坏死。疝囊内积液转为紫红色血水，甚至成脓性。感染严重还可以引起疝外被盖组织的蜂窝织炎。积脓疝囊可自行穿破或误被切开引流而发生粪瘘。嵌顿性疝发展到肠壁动脉血流障碍阶段，即为绞窄性疝。嵌顿性疝和绞窄性疝实际上是一个病理过程的两个阶段，临床上很难截然分开。

5．其他

肠管受压或绞窄时，临床上还可同时伴有急性机械性肠梗阻。有时嵌顿的内容物仅为部分肠壁，系膜侧肠壁及其系膜并未进入疝囊，肠腔并无完全梗阻，这种疝称为肠管壁疝或 Richter 疝（图 21－5）。如嵌顿的是小肠憩室（常为 Meckel 憩室）则称 Litter 疝。有些嵌顿的肠管可包括几个肠袢，或成“W”形，疝囊内各嵌顿肠袢之间的肠管可隐藏在腹腔内，这种情况称为逆行性嵌顿疝（图 21－6）。肠管发生绞窄时，不仅疝囊内的肠管可坏死，腹腔内的中间肠袢也可发生坏死，有时甚至疝囊内的肠袢尚存活，而腹腔内的肠袢已坏死。所以，在手术处理嵌顿或绞窄性疝时，必须把腹腔内有关肠袢牵出检查，以防止遗漏中间坏死的肠袢。

儿童的疝因疝环组织一般较柔软，嵌顿后很少发生绞窄。

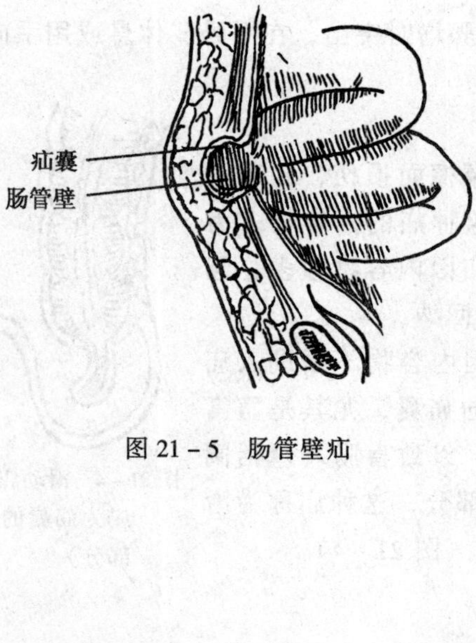

图 21－5　肠管壁疝

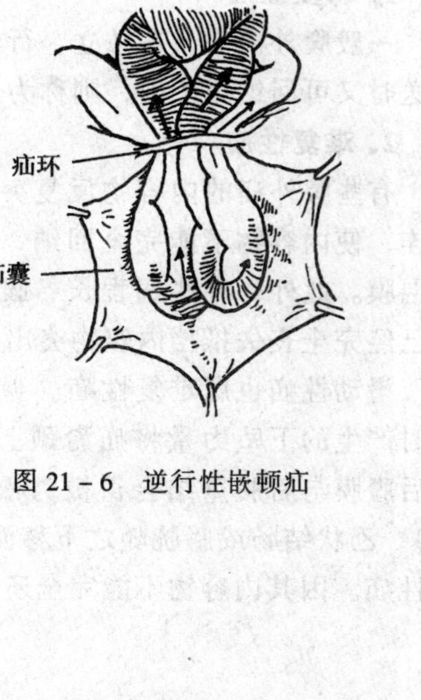

图 21－6　逆行性嵌顿疝

【治疗】

腹外疝一经确诊，原则上均应手术修补腹壁缺损，方能获得痊愈。但在手术治疗不甚适宜或有禁忌的情况下，可试行非手术治疗。基本原则是疝内容物回纳后在疝环口处施加压力，以防止疝内容物进入疝囊内。常用方法有以下几种：

1．贴胶布法

适用于1岁以内的婴儿脐疝和成人小的腹壁切口疝。用两条适当长的胶布，各宽2寸，一条有洞，一条有舌。腹壁涂安息香酸酊。将两条胶布分别贴于腹部两侧，有舌胶布插入有洞胶布内，收紧胶布，致使脐部皮肤有皱折时方可（图21－7）。有时在贴胶布前在疝囊底部垫一块小纱布或包有纱布的小纸板，以增加压力强度。胶布1～2周更换1次，持续半年以上方可。

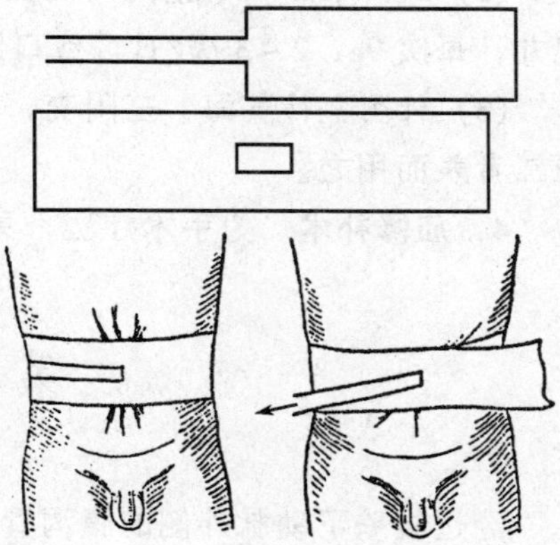

图21－7　婴儿脐疝的贴胶布疗法

贴胶布法对有胶布过敏者不宜使用，此时可用缝有子母扣的、窄的腹带代替。缝在腹带上的子母扣固定腹带牢固、方便和舒适。

2．疝带法

适用于成人腹股沟疝不能接受手术者。目前疝带多为金属疝带，其弹性好，压迫强度适宜。因婴儿使用疝带不易固定，并可损坏皮肤，故常用棉纱束带压迫法。

有下列情况者不宜使用疝带：①嵌顿疝和绞窄性疝；②伴有精索水肿、睾丸下降不全的腹股沟疝；③巨大的疝，特别是疝囊口很宽大的，应用疝带大多无效。

疝带压迫法基本上是一种姑息疗法，特别对成人多数无效，或有时暂时痊愈，隔一段时间又复发。所以对适于手术的腹外疝应尽量施行手术治疗，以防嵌顿或绞窄而酿成严重后果。

3．中医治疗

(1) 内治

①气滞证

证候：多为小腹或阴囊肿胀疼痛，结滞不舒，缓急无时，常因忿怒、嚎哭、过度劳累而发作；舌淡，苔薄，脉弦。

治法：疏肝理气，舒筋止痛。

方药：导气汤加减。

②寒湿证

证候：结块在阴囊，肿硬而冷，牵引睾丸疼痛，喜暖畏寒；苔白腻，脉弦紧。

治法：温化寒湿，疏肝理气。

方药：天台乌药散加减。

③气虚下陷证

证候：肿块时大时小，劳累时加重，面色萎黄，动则气短，头昏，神疲乏力。舌淡，脉细弱。

治法：补中益气，升提举陷。

方药：补中益气汤加减。

（2）成药验方：不论何种类型，均可单用小茴香 15g 煎汤内服。气虚下陷者可用补中益气丸，每次 9g，2～3 次/日。或口服黄芪片，每次 5 片，每日 2～3 次。

（3）针刺：补气海、三阴交，泻章门、期门、阴陵泉，留针 10～15 分钟。亦可用灸法或二者兼而用之。

4. 疝修补术 为手术疗法，具体方法在各节中分述。

第二节 腹股沟斜疝

经过腹壁下动脉外侧的腹沟管内环突出，在腹股沟管内由深到浅向内下斜行，穿出腹股沟管皮下环，常进入阴囊的疝，称腹股沟斜疝（indirect inguinal hernia）。腹股沟斜疝的发病率占腹股沟疝的 85%～95%。男多于女，男女之比约为 15∶1。因右侧睾丸下降比左侧晚，故右侧较左侧多见。

【腹股沟管解剖】

腹股沟管并非呈管形，而是腹股沟区肌层间一个潜在的裂隙。位于腹股沟韧带中点上方 2cm 处，与韧带平行。成人腹股沟管长约 4～5cm，内有精索或子宫圆韧带通过。有内、外两口及前、后、上、下四壁。内口即内环（腹环），外口即外环（皮下环），其大小一般可容一指尖。前壁为皮肤、皮下组织、腹外斜肌腱膜，外侧 1/3 部分尚有腹内斜肌；后壁为腹膜

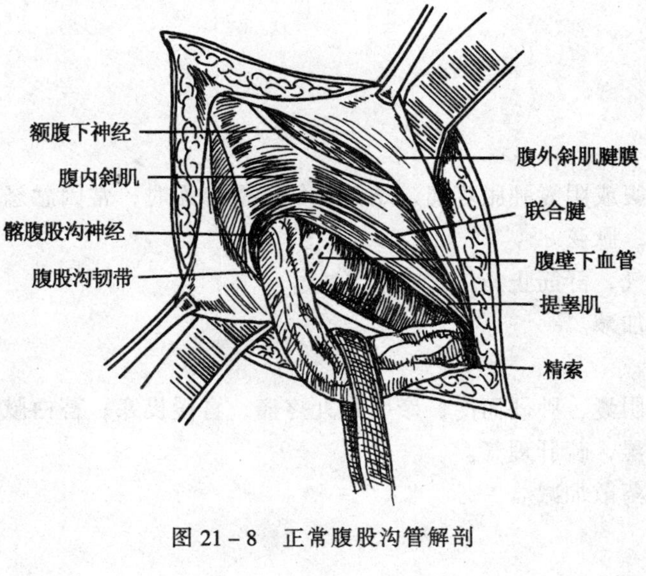

图 21－8 正常腹股沟管解剖

与腹横筋膜，内侧的1/3尚有联合腱；上壁为腹内斜肌和腹横肌下缘；下壁为腹股沟韧带和腔隙韧带。在腹外斜肌与腹内斜肌之间有髂腹下神经和髂腹股沟神经通过（图21－8）。

【发病机制】

有先天性和后天性两种，以前者多见。

1. 先天性

胚胎期睾丸位于腹膜后第2～3腰椎旁，在发育过程中逐渐下降，在下降至腹股沟管内环处带动腹膜、腹横筋膜的部分肌肉一起下降，于外环处推动皮肤继续下降而形成阴囊。在下降过程中腹膜所形成的鞘状突，婴儿出生后不久其下段与睾丸紧贴成为睾丸固有鞘膜，其余部分则萎缩而成一纤维索带。如鞘状突不闭锁或闭锁不完全，就成为先天性疝（图21－9）。

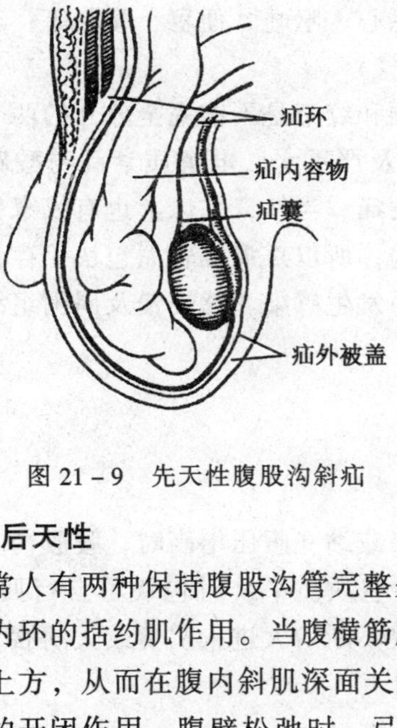

图21－9 先天性腹股沟斜疝

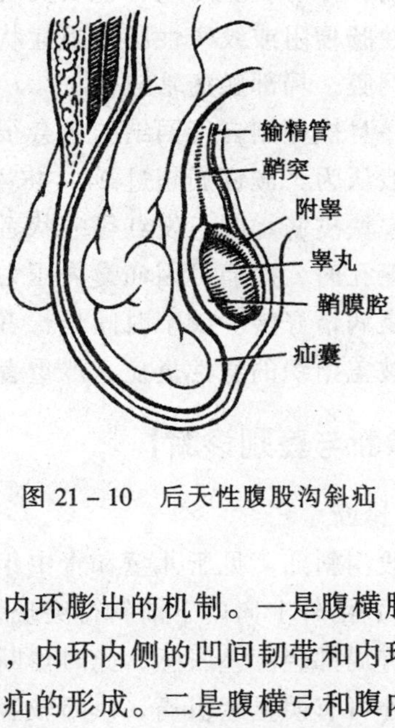

图21－10 后天性腹股沟斜疝

2. 后天性

正常人有两种保持腹股沟管完整并防止腹内容物经内环膨出的机制。一是腹横肌和腹内斜肌在内环的括约肌作用。当腹横筋膜和腹横肌收缩时，内环内侧的凹间韧带和内环一起被牵向内上方，从而在腹内斜肌深面关闭了内环，阻止了疝的形成。二是腹横弓和腹内斜肌弓状下缘的开闭作用。腹壁松弛时，弓向上突出，当腹压增高时，腹内斜肌和腹横肌同时收缩，不仅使腹股沟管的前后壁紧紧靠拢，而且弓被拉直变平，并向腹股沟韧带靠拢，使弓状缘下方的半月形缺口接近消失，从而加强了腹股沟管区。如果腹内斜肌和腹横肌发育不全，营养不良或下缘过高，不但使腹股沟区更加薄弱，而且丧失了保护性机制，易发生后天性斜疝（图21－10）。

【临床表现】

1. 易复性斜疝

此型斜疝用手轻按疝囊，嘱患者咳嗽，可扪及膨胀性冲击感。病人平卧或用手法将包块向腹环处推挤，包块可回纳消失。再以手指尖经阴囊皮肤伸入外环，可发现外环扩大，局部腹壁软弱；此时需嘱患者咳嗽，指尖有冲击感。包块消失后用手指紧压腹股沟管腹环处，让患者咳嗽、站立或鼓腹，包块不再出现。若疝内容物为小肠，则包块柔软、光滑、有弹性，叩诊呈鼓音，听诊可闻及肠鸣音，当包块回纳进入腹腔时，可听到“咕噜声”；若内容物为大网膜，则包块坚韧、无弹性，叩诊呈浊音，听诊无肠鸣音，回纳不伴“咕噜”声。

2. 难复性斜疝

此型斜疝除坠胀感、牵引痛稍重外，其主要表现为包块不能完全回纳，尚有消化不良和便秘等症状。

滑动性斜疝也属难复性疝，多见于青壮年男性，右多于左，其比例约为6:1。虽不多见，但滑入疝囊内的盲肠或乙状结肠在疝手术时容易误当疝囊切开，应予注意。

3. 嵌顿性和绞窄性斜疝

此型斜疝常发生在高强度劳动或剧烈咳嗽及严重便秘等腹内压骤增时，主要表现为包块突然增大，伴有明显疼痛，包块变硬无弹性，触痛明显，不能回纳；如疝内容物为肠管，可出现急性肠梗阻或绞窄性肠梗阻症状，如腹部绞痛、恶心、呕吐、便秘、腹胀等；若疝内容物为大网膜，局部触痛常较轻。

疝一旦嵌顿则自行回纳的机会很少，在临床上嵌顿和绞窄是不能完全分开的两个发展阶段。一般认为，嵌顿疝超过24～48小时，出现毒血症及严重水、电解质紊乱与酸碱失衡表现，有包块皮肤水肿、发红等症状者，应考虑为绞窄性疝。当然，临床上也有绞窄性疝在肠袢坏死穿孔时，疼痛可因疝囊内压力骤降而暂时缓解的，所以疼痛减轻而包块仍存在者，不应认为是病情好转。绞窄时间越长者，其疝内容物越易发生感染。感染侵及周围组织，可引起疝外被盖组织的急性炎症，严重者可发生脓毒血症。

【诊断与鉴别诊断】

1. 诊断

腹股沟斜疝多见于儿童和青中年男性。当患者哭啼或站立腹压增高时，腹股沟上段内侧（腹环处）由外上向内下前斜行突现一圆形或梨形囊性包块。平卧时包块可自行回缩消失。病人仅有局部轻度坠胀感，此时诊断较为困难；如肿块不断增大进入阴囊或大阴唇，此时除坠胀感外可有明显牵引痛，诊断较容易。

2. 鉴别诊断

（1）*睾丸鞘膜积液*：其包块仅限于阴囊内，多呈卵圆形，上缘可清楚地扪及精索；而斜疝多呈梨形，上缘有蒂柄通向腹股沟管。睾丸鞘膜积液时睾丸位于积液中央，包块呈囊性，不能扪及睾丸；而斜疝可在包块后方扪及睾丸。睾丸鞘膜积液包块从不回纳或消失；斜疝包块可回纳消失或缩小。睾丸鞘膜积液透光试验多呈阳性，斜疝则多呈阴性，但婴幼儿斜疝时因其组织薄，透光试验可呈阳性。

（2）*交通性鞘膜积液*：其包块外形与睾丸鞘膜积液相似，但常在起床后或站立一段时间后包块才缓慢地出现并逐渐增大。平卧或挤压包块时，因液体被挤入腹腔，包块可慢慢缩小或消失。易复性斜疝时其包块出现或消失都比较快，而且回纳后压住腹环，嘱病人站立，鼓腹后包块不再出现。

(3) 精索鞘膜积液：　其包块一般较小，在腹股沟管内，因此牵拉同侧睾丸时可见包块上下移动。

(4) 睾丸下降不全：　其包块较小，挤压时患者有特殊的胀痛感觉；患侧睾丸缺如有助诊断。

(5) 急性肠梗阻：　肠管被嵌顿可伴有急性肠梗阻，易因诊断为肠梗阻而忽略了疝的存在，这种情况临床时有发生，尤其在病人比较肥胖而疝块比较小时，更易发生漏诊而导致治疗上的错误。

【治疗】

腹股沟斜疝常可发生嵌顿绞窄而危及病人生命，因此确诊后应及时处理。

1. 非手术疗法

1岁以内的婴儿因其腹肌可随身体发育逐渐强壮，疝有消失的可能，故暂不手术，可用棉线束带或绷带压住腹股沟管内环，这样可防止疝块突出，以给发育中的腹肌以加强腹壁的机会(图21-11)。

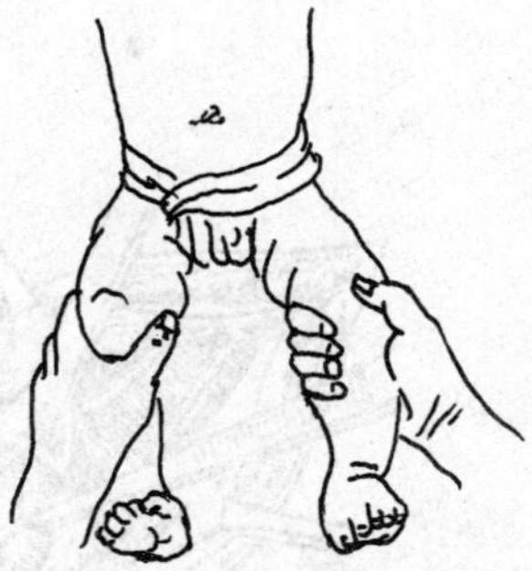

图21-11　婴幼儿棉线束带压迫法

老年体弱或因故不适于手术者可用疝带治疗。但长期使用可以刺激致疝颈肥厚、硬韧；疝内容物与疝壁粘连，容易造成嵌顿或绞窄。发生嵌顿如时间较短（不超过2~4小时），且局部压痛不明显，腹部无压痛及腹肌紧张等腹膜刺激症状，估计无肠管绞窄坏死时，可以试行手法复位，手法切忌粗暴；复位后观察24~48小时，注意有无腹膜炎出现以及肠梗阻是否解除。

2. 手术疗法

手术疗法效果确切，但对合并慢性咳嗽、便秘、排尿困难、腹水、妊娠等有腹内压增高者，务必先行处理，以免术后复发。手术方法可归纳为传统的疝修补术、无张力疝修补术和经腹腔镜疝修补术等。

腹股沟斜疝的手术方法很多，其手术目的是切除疝囊和加强腹股沟管薄弱部分，通常有三类。

(1) 疝高位结扎：指在疝颈部结扎疝囊。可视疝囊大小，对其远端疝囊给予切除或留于原位，这样就堵住了腹内脏器或组织进入疝囊内的通道。结扎应尽量在高的水平进行，如结扎偏低，那只是把一个较大的疝囊转化成一个较小的疝囊，给疝复发造成了条件。单纯的疝囊高位结扎术只有在腹股沟管薄弱部于发育过程中能够逐渐加强时，疗效才确切，所以该术式多用于婴幼儿。对其他年龄段及绞窄性斜疝患者，如因局部有严重感染，修补易失败时亦可应用。(图21-12)

(2) 疝修补术：适用于腹股沟管缺损不大，附近肌腱比较完整的成年患者。其方法是在疝高位结扎的基础上视薄弱或缺损部位而决定内环修补和腹股沟管壁修补。

①内环修补：适用于内环扩大的病例。如内环仅轻度扩大，将内环的下缘间断缝合数

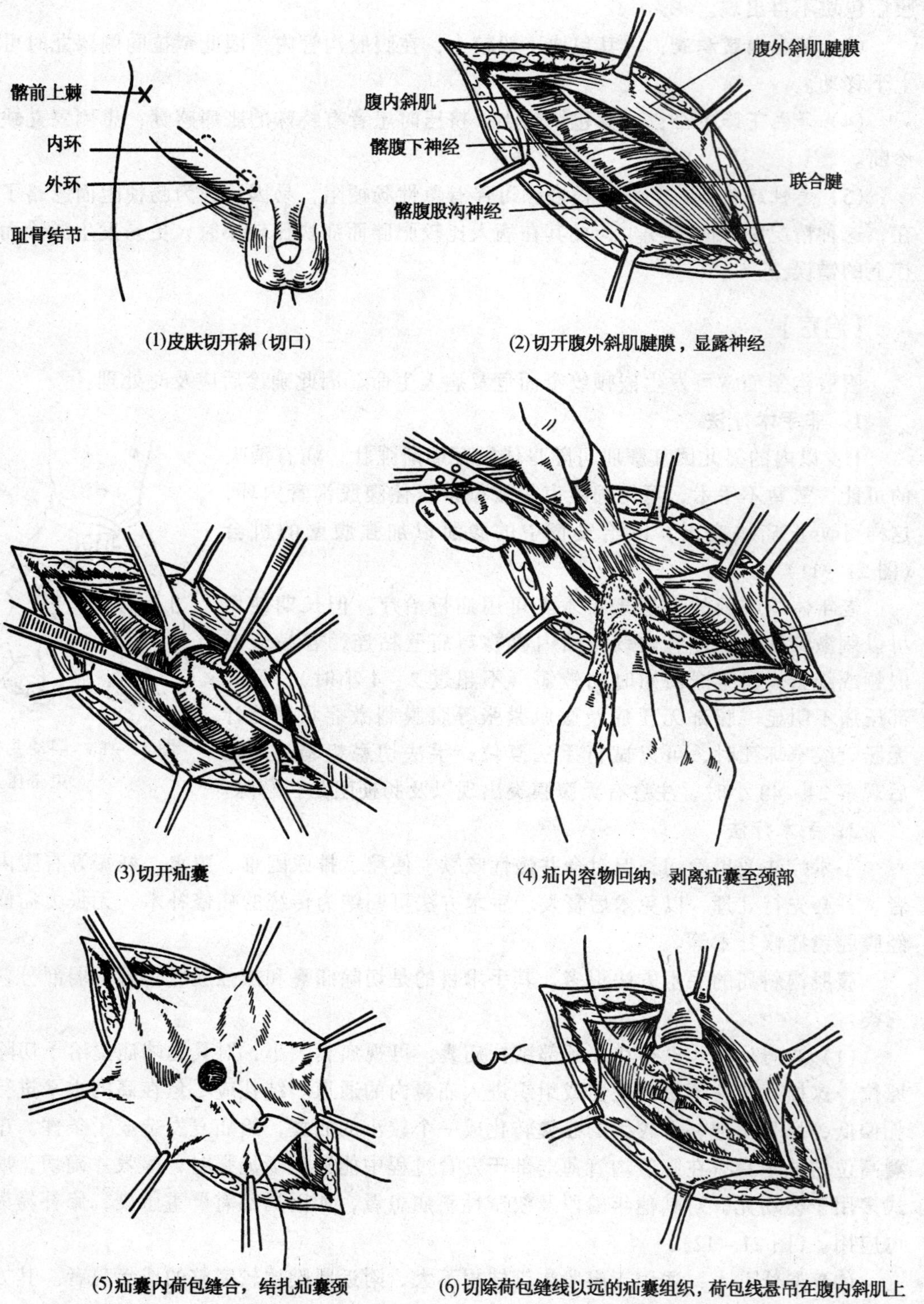

(1)皮肤切开斜（切口）　(2)切开腹外斜肌腱膜，显露神经

(3)切开疝囊　(4)疝内容物回纳，剥离疝囊至颈部

(5)疝囊内荷包缝合，结扎疝囊颈　(6)切除荷包缝线以远的疝囊组织，荷包线悬吊在腹内斜肌上

图 21－12　腹股沟斜疝疝囊高位结扎术

针，能容小指尖通过即可。

②腹股沟管壁修补：其方法很多，通常可分为加强腹股沟管前壁或后壁两类。

弗格森（Ferguson）法：是加强腹股沟管前壁最常用的方法。高位结扎疝颈后，不游离精索；将腹内斜肌下缘和联合腱在精索浅面缝于腹股沟韧带上，以消灭弓状下缘与腹股沟韧带之间的空隙（图 21－13）。此方法适用于腹股沟管后壁发育尚健全的儿童和青年人较小的斜疝。

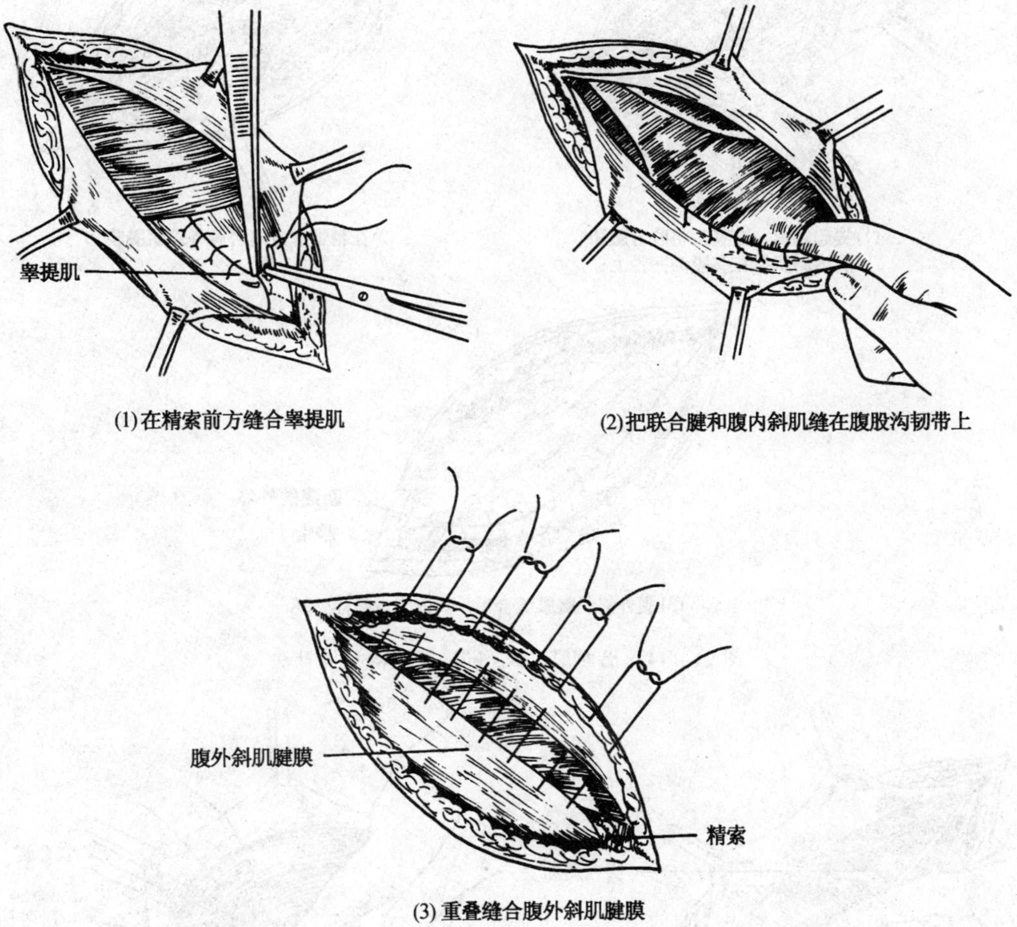

图 21－13　弗格森（Ferguson）修补法

巴西尼（Bassini）法：是修补腹股沟管后壁的方法。在高位疝囊颈结扎后，将精索游离提起，在精索深面将腹内斜肌下缘和联合腱缝于腹股沟韧带上，精索位于腹内斜肌与腹外斜肌腱膜之间（图 21－14）。适用于成人斜疝和腹壁一般性薄弱者。

麦可威（Mcvay）法：是修补腹股沟管后壁的方法。在巴西尼（Bassini）法的基础上，在精索深面将腹内斜肌下缘和联合腱缝于耻骨梳韧带上，可同时加强腹股沟三角和间接封闭股环。多用于腹壁重度薄弱的较大斜疝和复发性疝。（图 21－15）

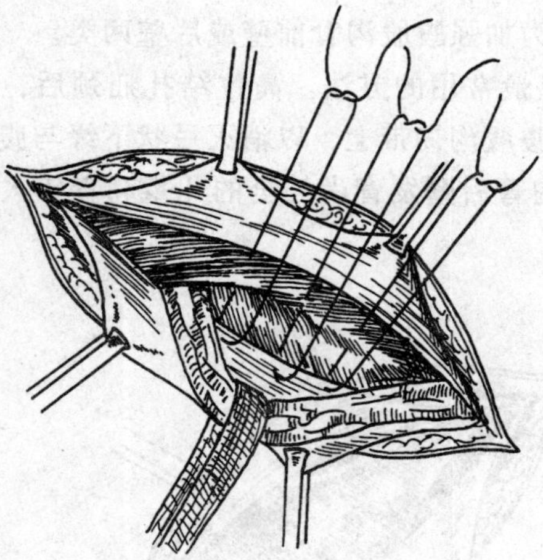

(1)提起精索，在其后将联合腱和腹内斜肌缝在腹股沟韧带上

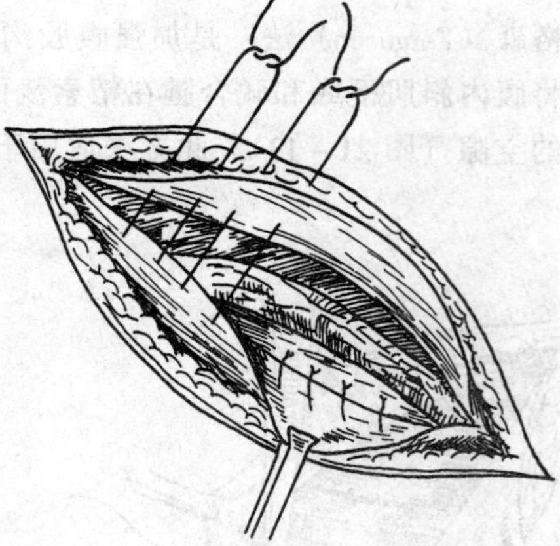

(2)在精索前方缝合腹外斜肌腱膜

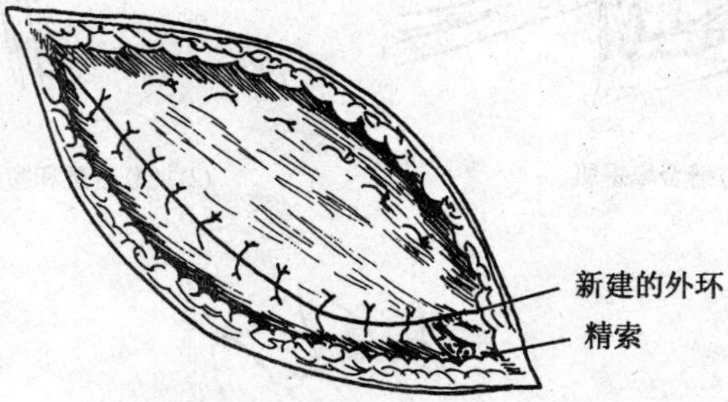

(3)腹外斜肌腱膜缝合后，其内下方新建外环

图 21－14 巴西尼（Bassini）腹股沟疝修补法

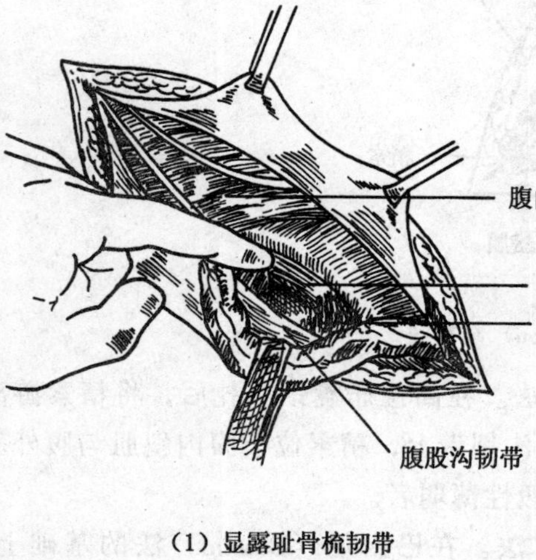

（1）显露耻骨梳韧带

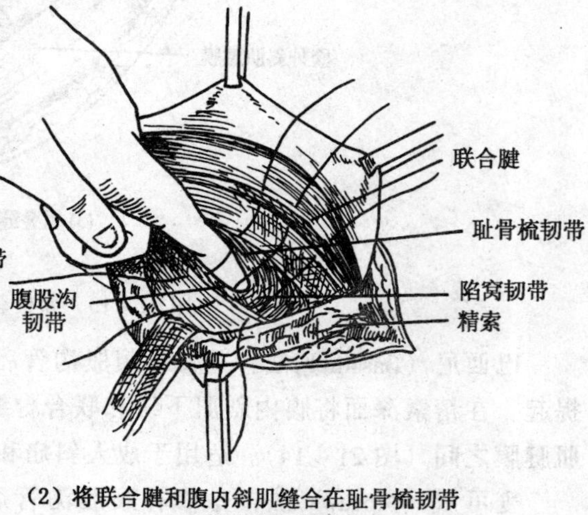

（2）将联合腱和腹内斜肌缝合在耻骨梳韧带和腹股沟韧带上

图 21－15 麦可威（Mcvay）腹股沟疝修补法

③无张力疝修补术（tension - free hernioplasty）：分离出疝囊后，如疝囊较小，无需高位结扎或切除，将其内翻送入腹腔。然后将用人工材料制成一个圆形花瓣形的充填物填充在疝的内环处以填补缺损，再将一个合成纤维网片缝合于腹股沟管后壁而替代传统的张力缝合（图 21 - 16）。

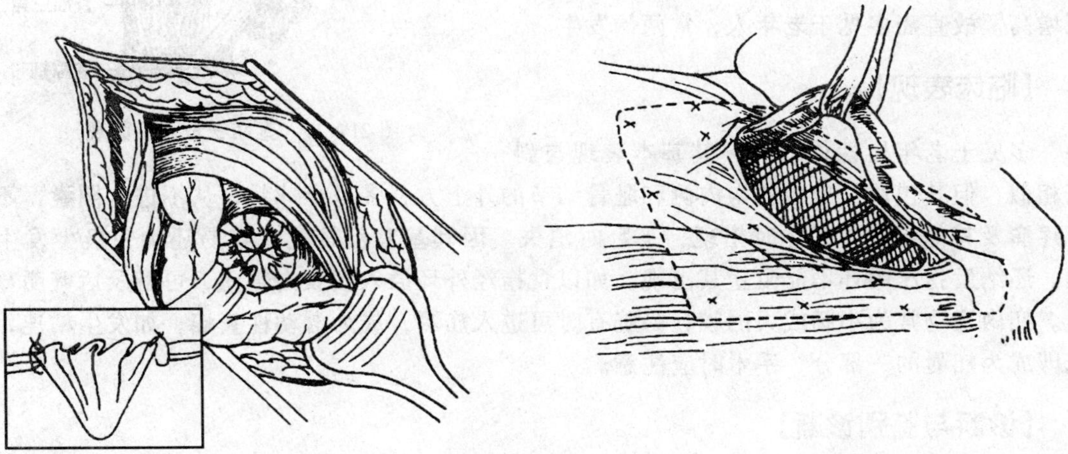

图 21 - 16　无张力（填充式）疝修补术

（3）疝成形术

巨型疝或复发性疝、腹股沟管后壁严重缺损等无法利用局部组织进行修补者，应施行疝成形术。基本术式按巴西尼法进行。传统上是将同侧腹直肌前鞘瓣向外下翻转，在精索深面缝至腹股沟韧带上，或用自体阔筋膜移到腹股沟管后壁。近年来人工材料涤纶网、四氟乙烯网、尼龙网等的出现为在无张力状态下进行疝修补创造了条件，主要用于修复腹股沟区的腹横筋膜缺损。手术要点是切除软弱损坏的腹横筋膜及腹膜外组织，将合成纤维网固定于缺损的腹横筋膜边缘深面及腹股沟韧带上。这种方法克服了传统术式张力大、术后局部牵扯感、疼痛较重和组织间愈合差等缺点。

除以上方法外，尚可利用腹腔镜等设备进行手术。

第三节　腹股沟直疝

疝囊经腹壁下动脉内侧，直接由腹股沟三角（Hesslbach 三角）向前突出的疝称腹股沟直疝（direct inguinal hernia）。

【局部解剖】

腹股沟三角（Hesslbach 三角）：其外侧边是腹壁下动脉，内侧边为腹直肌外侧缘，底边为腹股沟韧带。此区内无腹肌覆盖，腹横筋膜又比其他部位薄弱，易发生疝，故又称直疝三角（图 21 - 17）。

【发病机理】

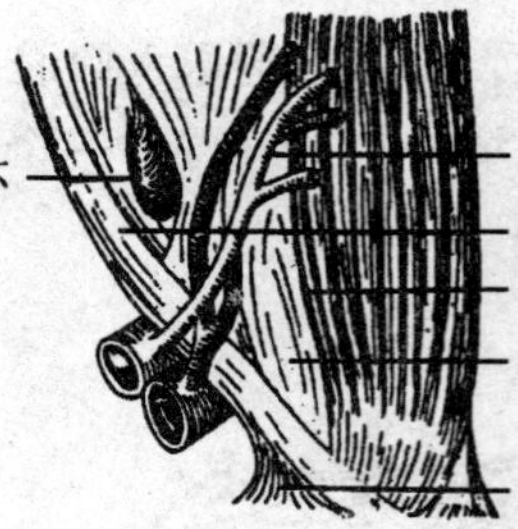

图 21－17　直疝三角（后面观）

先天性因素是腹横肌与腹内斜肌下缘组成的联合腱止点偏高；后天性因素是肌肉退化、萎缩和长期咳嗽、排尿困难等原因引起的腹内压增高。故直疝多见于老年人，常两侧发生。

【临床表现】

多见于老年男性体弱者，其基本表现与斜疝相似，但其包块位于腹股沟内侧和耻骨结节的外上方，多呈半球状，从不进入阴囊，不伴有疼痛及其他症状。起立时出现，平卧时消失。因其基底部较宽，容易还纳，极少发生嵌顿。还纳后指压内环不能阻止其出现。如以食指经外环插入腹股沟管内，可触及后壁明显缺损。疝内容物常为小肠或大网膜，膀胱有时可进入疝囊，成为滑动性直疝；如发生粘连，膀胱即成为疝囊的一部分，手术时应注意。

【诊断与鉴别诊断】

结合病史和体征，腹股沟直疝诊断并不困难，但需要与腹股沟斜疝相鉴别（表 21－1）。

表 21－1　腹股沟斜疝与直疝鉴别

	斜　疝	直　疝
发病年龄	多见儿童及青壮年	多见于老年体弱者
突出路径	经腹股沟突出，由外上向内下前斜行进入阴囊	腹股沟三角直接由后向前突出，不进入阴囊
疝块外形	椭圆形、梨形，上部呈蒂柄状	半球状，基底部宽
疝块回纳后压住内环	疝块不再突出	疝块仍突出
精索与疝囊的关系	精索在疝囊后方	精索在疝囊前方
疝囊颈与腹壁下动脉的关系	疝囊颈在其外侧	疝囊颈在其内侧
嵌顿机会	较高	较低

【治疗】

早期可试用疝带治疗，但手术加强腹股沟三角仍是最有效的治疗手段。常用手术方法是在精索深面将腹内斜肌下缘和联合腱缝合至耻骨梳韧带上。如疝囊颈偏小者，也可采取高位结扎；巨大的疝囊则须连续缝合，以关闭腹腔，然后决定是否应用人工材料进行修补。

第四节 股 疝

疝囊通过股环，经股管向卵圆窝突出的疝，称股疝（Femoral hernia）。女性骨盆宽广，股管上口宽松，加上妊娠等因素，中年以上妇女易发生股疝。其发病率约占腹外疝的3%～5%。

【股管解剖】

股管（图21－18）是腹股沟韧带下内侧一个漏斗形的间隙，长约1～1.5cm，直径约1.5cm，有上、下两口。上口为股环，有股环隔膜覆盖；下口为卵圆窝，卵圆窝是股部阔筋膜上的一个薄弱部分，其浅面有筛状板覆盖，大隐静脉在此处穿过筛状板进入股静脉。股管前壁是腹股沟韧带，后壁是耻骨梳韧带，内侧是陷窝韧带，外侧是股静脉。股管内被脂肪、疏松结缔组织充填。

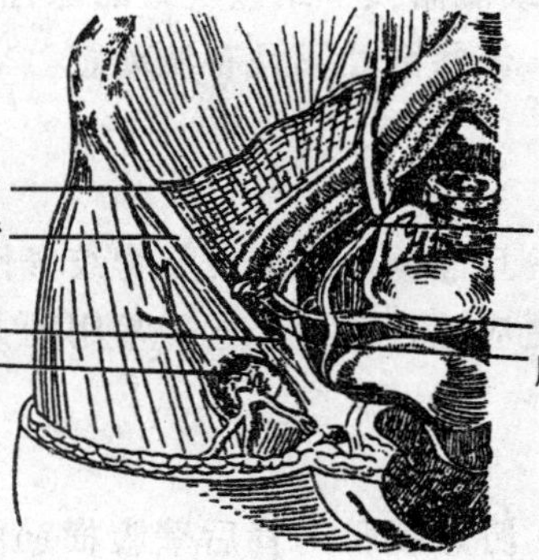

图21－18 股管

【病因病理】

腹内压力增高时，下坠的腹腔脏器被推向下方，给对着股环上方的腹膜一定压力，使其经股管向外突出形成股疝。疝块逐渐发展，即由股管下口突破筛状板而至皮下。股疝内容物常为小肠或大网膜。

【临床表现】

常在腹股沟韧带下方卵圆窝处出现一半球形肿块，一般约核桃大小，除部分病人在久站或咳嗽时感到患处胀痛外，无明显其他症状，尤其肥胖病人易被忽视。由于股环狭小，同时疝内容物进入股管呈垂直而下，突出卵圆窝后向前转折，构成锐角，因此极容易发生嵌顿和绞窄，这时可出现剧烈疼痛和急性肠梗阻症状。由于局部表现不明显，易被误诊为腹内原因所致的急腹症。但在肠壁性绞窄性股疝时可无肠梗阻表现，待肠壁坏死、穿孔，局部形成脓肿或蜂窝组织炎时，常被切开引流而形成肠瘘。

【诊断与鉴别诊断】

诊断并不困难，但需与下列疾病鉴别。

1. 腹股沟斜疝 疝块位于腹股沟韧带上方，而股疝则位于腹股沟韧带下方。股疝还纳后用手指压住腹股沟管浅环，嘱患者咳嗽，肿块仍能出现。也可用手指探查浅环是否扩大，有助于鉴别。

2. 腹部脂肪瘤 脂肪瘤为逐渐增大，并无疼痛和压痛，脂肪瘤基底不固定，活动度较大；而股疝基底固定，不能推动。

3. 股部淋巴结炎 单个肿大的淋巴结应与股疝嵌顿鉴别。淋巴结肿大时同侧下腹一般可找到原发性病灶，肿块呈椭圆形；股疝常为半球形，嵌顿时可伴有急性机械性肠梗阻表现。

4. 大隐静脉曲张的结节 大隐静脉曲张的结节状膨大位置较浅，壁薄，下肢伴有曲张静脉，在平卧或抬高下肢后肿块消失。

5. 髂腰部结核性脓肿 腰椎或骶髂关节结核所致的寒性脓肿可沿腰大肌流至腹股沟区，其包块多位于腹股沟的外侧部分、偏髂窝处，且有波动感。X线摄片有助于鉴别。

【治疗】

股疝不能自愈，容易嵌顿，一旦嵌顿可迅速发展为绞窄性，因此股疝确诊后应及时给予手术治疗。对嵌顿或绞窄性股疝更应施行急诊手术。常用的方法有两类，即腹股沟上修补法和腹股沟下修补法。

1. 腹股沟上修补法

基本手术是 Mcvay 修补法，在切开腹股沟管后壁腹横筋膜后，用纱布推开腹膜外脂肪，找出股静脉，并在其内侧分离疝囊颈部，边分离边向上提出疝囊，必要时在卵圆窝处向上推压，有助于疝囊的完全游离。将疝囊高位结扎切断，将耻骨韧带、陷窝韧带及腹股沟韧带缝合在一起，借以关闭股环；也可采用人工合成材料及腹腔镜修补术。本法适用于较大股疝或嵌顿性股疝。

2. 腹股沟下修补法

在卵圆窝处作 6～7cm 直切口或斜切口。切开皮下层及筛状板后，在股静脉内侧显露出疝囊；其外常有一层脂肪，有时不容易分离，易损伤外侧的股静脉和大隐静脉。切开疝囊、回纳内容物后，疝囊颈部行高位结扎；然后将腹股沟韧带与耻骨梳韧带间断缝合，封闭股环。缝合内侧时应包括陷窝韧带，缝合外侧时勿损伤压迫股静脉。此法适用于较小股疝或老年体弱者。

第五节 其 他 疝

一、切口疝

切口疝（incisional hernia）是指发生于腹部手术切口处的疝，临床上较多见，其发病率仅次于腹股沟斜疝。尤其是腹部手术切口感染和伤口裂开患者，其发生率可高达10%～25%左右。

【病因病理】

1．除腹直肌外，腹壁所有层次，包括肌肉和筋膜，其纤维大体都沿着水平方向走行。腹部切口，特别是纵行切口，不但切断了这些纤维，而且切口缝合后总处于紧张状态下，缝线极易从纤维间滑脱，致使切口开裂；切口处神经被切断也可降低局部肌肉的强度。这是发生切口疝的解剖基础。

2．切口过长，被切断的肋间神经过多，操作粗暴损伤过大，切口缝合层次错位致对合不佳，浅麻醉下强行缝合引起组织撕裂，止血不彻底所致术后切口积血，引流物从同一腹部切口引出或留置过久及切口污染或感染等，都是切口疝发生的诱因。

3．其他原因如高龄、肥胖、贫血、低蛋白血症，以及术后腹胀、剧烈咳嗽、排尿困难、便秘等引起腹内压升高的因素。

切口疝一般发生在手术后几个月内，纵切口较横切口者多见，下腹部比上腹部多见。切口疝一般疝环较大，疝囊不完整，因此极少发生嵌顿，但疝内容物易与腹膜外组织粘连而形成难复性疝，常伴有不完全性肠梗阻。

【临床表现】

腹壁切口处逐渐膨隆，出现包块，患者站立及鼓腹时明显，平卧时缩小或消失。较小的切口疝可无其他症状，较大的切口疝可出现腹部不适和牵拉感，也可出现食欲减退、恶心、腹部隐痛或便秘等。检查时可见切口处有包块，疝囊壁薄弱者可见肠型及蠕动波，包块回纳后可清楚扪及疝环边缘。如系腹壁肋间神经损伤引起的腹壁薄弱所致的切口疝，包块边缘不清，常无明确疝环存在。

【治疗】

切口疝不能自愈，原则上应手术治疗。术前应明确其发生的原因，有针对性地治疗。既要降低腹内压力，又要修补薄弱的疝环。对有手术禁忌证和暂不宜手术的病人，可试用腹带、弹性绷带包扎以减轻不适。

手术治疗术式应根据疝的大小、形态及发病部位而定。中小型切口疝单纯修补即可，缺损较大的切口疝则需行疝成形术，也可采用人工合成材料进行修补。不管采用何种方法，都应在无张力的情况下进行，否则容易复发。

二、脐疝

腹内脏器或组织通过脐环突出于体表者，称脐疝（umbilical hernia）。脐疝多见于婴幼儿。脐环未闭或闭锁不全及脐部感染引起局部瘢痕组织薄弱者，在腹内压力升高时，即可发生脐疝。其包块直径一般为1～2cm，多能自行回纳，很少发生嵌顿和绞窄。未闭锁的脐环一般在2周岁以后自行闭合，脐疝也随之消失。因此除发生嵌顿或绞窄外，2周岁以内的婴幼儿可先采用非手术治疗。具体方法是：用一块纱布或硬币、纸片压住脐环，然后用胶布或绷带固定。如2岁以后脐环直径仍大于1.5cm，则应手术治疗。

成人脐疝少见，多发生于中年肥胖的经产妇女，也常见于慢性咳嗽、肝硬化腹水等病人。成人脐疝一般疝环狭小，周围组织较坚韧，因此易发生嵌顿或绞窄，故应采用手术治疗。

脐疝手术仍是切除疝囊，缝合疝环。成人疝环较大的也可采用横向、分层重叠缝合疝环旁组织。手术治疗应保留脐眼，以免给病人造成心理影响。

三、白线疝

发生在腹壁正中的疝称白线疝（hernia linea alba），可发生在腹壁正中的任何部位，但以上腹部多见，故又称为腹上疝。腹白线由两侧腹直肌前后鞘的纤维斜形相互交叉构成。这一结构适应了躯体活动功能，但神经、血管穿过白线处留下的若干薄弱点为腹内压力增高时疝的发生创造了条件。早期的白线疝并无疝囊，只是腹膜外脂肪向外突出。如继续发展，突出的脂肪逐渐扩大白线的薄弱点，并牵拉腹膜向外形成疝囊。白线疝较小，其内容物多为大网膜，易和疝囊粘连，成为难复性疝。

早期疝小而无症状，不易被发现。其后逐渐因腹膜受牵拉而出现上腹疼痛，并伴有恶心、呕吐等消化道症状；在腹白线处可扪及包块，平卧或加压时包块可缩小或消失，常在该区扪及缺损的孔隙（疝环）。

疝小而无症状者无需治疗，疝较大而有明显症状者应手术治疗。无疝囊者仅切除突出的脂肪，修补白线缺损即可；有疝囊者应高位结扎疝囊颈，切除疝囊，缝合疝环，必要时可重叠缝合腹直肌前鞘；缺损过大者也可采用人工材料修补。

（田玉芝）

第二十二章 消化道大出血的诊断与处理原则

消化道大出血（massive hemorrhage of digestive tract）在临床上十分常见。一般以 Treitz 韧带为界线划分为上、下消化道出血。因空肠和回肠病变引起出血的较少，故下消化道出血主要来源于结肠。呕血或黑粪症是上消化道大出血（massive hemorrhage of upper digestive tract）的特征性表现。呕血的颜色取决于出血量的多少和血液在胃内停滞时间的长短。新近出血或出血量大而未经胃酸充分作用即呕出者为鲜红色或带有血块；如血液在胃内滞留时间较长，经胃液酸化则呈咖啡色或棕褐色血液。黑粪症是由于血液在胃肠道停留时间较长（8 小时以上），在胃酸、细菌的作用下使血红蛋白的铁与硫化物结合成为硫化铁所致，大便呈柏油样且伴恶臭。下消化道大出血（massive hemorrhage of lower digestive tract）主要表现为便血，多为鲜红色血液经直肠排出。本病属中医学的“吐血”、“呕血”或“便血”（黑便）的范畴。

由于科学技术的进步、各种现代诊疗设备的涌现，大多数消化道出血可早期发现，得到正确的处理，但部分病例的出血原因和部位仍无法明确。目前消化道大出血的死亡率在 6% ~ 12%左右。

第一节　上消化道大出血

上消化道是指食管、胃、十二指肠、空肠上段及胆道。由这些部位的出血称为上消化道出血。上消化道大出血是指成年人一次出血量超过 800ml 以上或出血量占总循环量的 20%以上；3 天内出血量占全身总血量 30%以上（成人 3 天内出血超过 1500ml）；短期内血色素下降至 70g/L 以下；收缩压 < 80mmHg，心率 > 100 次/分，有低血容量的症状和体征，或需输入 2 ~ 3 单位血液后血压才能稳定者。

【病因病理】

1. 西医病因病理

上消化道大出血病因很多，在不同的国家、不同的地区都不一致，国内资料统计常见原因有：

（1）胃、十二指肠溃疡：约占 50% ~ 60%，其中 75%为十二指肠溃疡出血。

（2）食管下段胃底静脉曲张破裂出血：约占 25%，多为肝硬化门静脉高压症并发症。

（3）各型胃黏膜病变：包括出血性胃炎（hemorrhagic gastritis），又称糜烂性胃炎（erosive gastritis）或应激性溃疡（stress ulcer），约占 5%。

（4）胃癌：癌组织缺血坏死，发生糜烂、溃疡或侵蚀破坏血管出血，约占 2% ~ 4%。

(5) 胆道出血 (hemobilia)：凡导致血管与胆道相通的各种原因引起的出血，血液进入胆道，再进入十二指肠的出血均称为胆道出血。

(6) 少见原因：如食道炎、憩室炎、食道贲门黏膜破裂综合征（Mallory - Weiss 综合征）、胃息肉（gastric polyps）、胃肠血管瘤等。当前出血性胃炎引起的上消化道出血有增多趋势，可能与大量饮酒、服用非甾体类抗炎药物如吲哚美辛（消炎痛）、阿司匹林、保泰松、利血平或肾上腺皮质激素药物有关。

2．中医病因病机

(1) 暴饮暴食，恣嗜醇浆，过食辛辣炙热，积热于胃，热伤胃络，迫血外溢而吐血；或脾胃失和，酿湿生痰，痰火扰动胃络而引发吐血。

(2) 七情所伤，郁怒伤肝，气郁化火，肝火犯胃，灼伤胃络，或素有胃热，复因肝火扰动而致出血。

总之，病位在胃，与肝、脾功能失常有关。气郁火热多为实，脾虚气弱每呈虚。血出之后气随血脱，可致气血大亏，甚或血竭气脱阳亡而危及生命。

【诊断】

1．不同原因的上消化道出血的临床特征

(1) 溃疡病：出血前多有上腹疼痛加重病史，但有 10% ~ 15% 的患者无加重表现或无溃疡病史；一次出血量一般不超过 500ml；并发休克者少见，出血后疼痛可逐渐减轻或消失；十二指肠后壁溃疡出血机会较胃溃疡多；高龄患者出血机会多，且自然止血机会少；表现为呕血者较多，黑粪症者较少见，单独黑粪症者仅占 40% 左右。

(2) 食管下段胃底静脉曲张破裂出血：多数有肝硬化的典型病征，有门静脉高压的表现及肝功损害的证据。主要是呕鲜血或血凝块，而呕吐物为咖啡色者少见；出血量大而猛，一次出血量可达 500 ~ 1000ml，常伴休克，先出现黑粪症后出现呕血者少见；第一次出血后可在一日内或数日内再次呕血，三腔二囊管压迫疗效切实可靠，可使出血立即停止，处理不及时可引起死亡。

(3) 胃黏膜病变：是胃黏膜急性损害的结果，与应激状态有关（如严重损伤、感染休克、烧伤、大手术、尿毒症、肺功能不全等）致使胃黏膜缺血，内生状态改变，或因应用某些药物（阿司匹林、胆酸、四环素等）及嗜酒等致使胃黏膜屏障破坏，H^+ 游出，形成黏膜损害的结果。病损主要为胃、十二指肠黏膜出血、水肿，多数溃疡出血。出血前多无先兆，量多少不定，一次大出血较少见，一般过去无胃病史，非手术治疗多可止血，止血后可复发出血。

(4) 胆道出血：多因肝内、外胆管结石或胆道蛔虫反复感染，侵蚀肝动脉形成动脉胆管瘘，或肝癌、肝外伤、肝血管瘤破裂引起。多数具有胆道感染的 charcot 三联征。以便血多见，一次大出血致休克少见。若为胆道梗阻感染造成，多有明显周期性，每 1 ~ 2 周出血一次。肝肿瘤出血常有甲胎蛋白阳性，B 超、CT 及腹腔动脉造影可有阳性发现。

(5) 上消化道恶性肿瘤：除不同部位肿瘤本身症状外，还可出现肿瘤所产生压迫相应部位的表现（如压迫胆道可有黄疸、胆囊肿大）。出血表现以隐血多见，呕血少见，若侵蚀大血管可有大量出血。可有相应部位肿块出现（如胃、胰有包块）或腹水、恶病质等晚期表现。

2. 出血部位及原因分析

上消化道出血的部位一般可分为三区：

(1) 食管胃底区出血（曲张静脉破裂）：一次出血量在500～1000ml，常伴休克，以呕血为主。

(2) 胃、十二指肠球部溃疡、胃黏膜病变、胃癌出血：一次出血量少于500ml，可以表现为呕血，也可以黑粪症为主。

(3) 肝内胆道出血：一次出血量在200～300ml，主要以黑粪症为主。通常认为幽门以下出血多表现为黑粪症，幽门以上出血多数表现为呕血；呕血或黑粪症主要取决于出血速度和出血量，而出血部位的高低是次要的，如果出血量多，速度快，即使幽门下病变也可为呕血；幽门上病变出血量少、速度慢也可表现为便血。血液在胃肠道停留时间的长短决定了呕血或黑粪症的颜色，若停留时间长，经胃肠液作用，呕出的血常呈棕褐色，便血多呈柏油样或紫黑色。若停留时间短、量大，呕血常为鲜红色，或有血凝块，甚至有鲜红色大便。必须指出：不同部位疾病的出血特征对诊断出血的原因有重要价值，病史、体检、实验室检查或特殊检查的综合分析是不可缺少的部分。

3. 病史

(1) 与饮食有关的或有周期性、节律性的慢性上腹痛病史；有促进溃疡活动诱因的出血应考虑溃疡病出血。但有10%～15%的溃疡病出血可无溃疡病史。

(2) 有长期大量饮酒或有肝炎病史、血吸虫病感染病史，表现为肝区疼痛、肝大、脾大、脾功能亢进者，应考虑门脉高压症出血。其出血量大而凶猛，以呕血为主，常达到休克程度。

(3) 反复有上腹疼痛、畏寒、发热、黄疸的出血者考虑胆道出血。

(4) 有严重外伤或长期服用肾上腺皮质激素、水杨酸制剂、利血平类药物及嗜酒者多为胃黏膜病变出血。

(5) 短期内体重迅速减轻，上腹不适，呕吐，食欲减退，大便隐血试验检查阳性者考虑消化道肿瘤。

(6) 确定消化道出血时必须注意区别鼻咽部出血或因咯血进入消化道出现的黑粪症。要识别由于服用铁剂、铋剂、炭片、美鼠李皮、中草药等以及进食富含动物血食物所致的黑便(black stool)。一般药物所致的黑便缺乏光泽而不具柏油样。

4. 体检

体格检查时，首先应注意生命体征的变化，要作好全身各系统检查。若失血性休克同时伴有蜘蛛痣、肝掌、脾肿大、腹壁静脉曲张、腹水征考虑为食道或胃底静脉曲张破裂出血。黄疸、发热、右上腹疼痛、胆囊肿大、肝区叩痛为胆道出血。消瘦、低热、中上腹有质硬包块者为恶性肿瘤；多数皮下出血斑或出血点应考虑出血性疾病或有凝血障碍；肛门指诊可发现盆底有无转移肿瘤等。

5. 实验室检查

包括血红蛋白、红细胞计数、血小板计数、红细胞压积、嗜中性粒细胞比例；乙肝两对半、丙肝抗体、肝功能（胆红素、碱性磷酸酶、白蛋白、转氨酶）；凝血功能（血小板计数、凝血酶原时间、纤维蛋白原、部分凝血活酶时间）；血液生化（血尿素氮/血肌酐比值若大于25:1，提示出血可能来自上消化道）。这些检查对诊断上消化道出血有重要价值，必须指出：上消化道出血丧失的是全血，出血后要通过一定时间才能使血浆容量平衡。因而在血常规的某些改变不能立即反映出来。再者，血中尿素氮的升高是由于血液在消化道中分解吸收，或低血压引起尿素氮清除率降低造成。75%的上消化道出血病人在出血数小时后血尿素氮可增至11.9mmol/L。氮质血症的时间的长短与出血量、肾功能是否受损、有无继续出血、血循环量是否足够等关系密切，这些方面应引起注意。

6. 辅助检查

(1) 鼻胃管或三腔二囊管检查：鼻胃管抽吸对判定出血部位、速度有一定价值，门齿至食管贲门长度为40cm，将鼻胃管放入贲门部位，然后轻轻抽吸，如有血液提示血液来自食管、胃；若将鼻胃管放入胃中，抽吸出清亮胃液表明血液不是来自上消化道。此法简单安全，但应注意假阳性（约10%）。

三腔二囊管放入胃后，在胃气囊、食管气囊注气切实可靠的情况下，经胃腔注入生理盐水洗尽胃内存血，如不再有血液抽出，提示为食道、胃底静脉曲张破裂出血；如果仍有血液抽出则表示可能为胃、十二指肠溃疡出血、胃黏膜或胃肿瘤出血。由于门脉高压症病人常有门脉高压性胃病（portal hypertensive gastropathy）或并发胃、十二指肠溃疡（约10%~15%），因此门脉高压症引起食管下段胃底静脉曲张破裂出血时，要考虑这种可能性存在。三腔二囊管检查简单易行，但切记操作不能粗暴，要求病人镇静合作。

(2) 内窥镜：纤维或电子胃镜的应用对上消化道出血病因诊断与治疗取得了突破性进展，表现在：①胃黏膜病变出血比例由5%~10%上升到20%~50%，溃疡病出血的比例下降15%。②可确切提供出血病因和部位。尤其应注意：有肝硬化病史出血者，本次出血可能不是来自静脉曲张破裂出血，而是胃黏膜病变，通过内窥镜可一目了然，减少了误诊。③扩大了检查方法及范围。通过对十二指肠第二段直视观察，对诊断胃、十二指肠、胆道出血提供了可靠证据。④提供了新的治疗措施。如电灼、摘除、止血或硬化剂注射。内窥镜检查距离出血时间愈近诊断阳性率愈高（80%~90%），只要没有严重的并发症、血液动力学相对稳定的上消化道出血病人都可以立即作纤维或电子胃镜，或十二指肠镜检查。内镜可确切发现出血部位，有经验的医师可在短时间内完成，不会增加病人危险。

(3) 影像学诊断：B超对肝、胆、胰、脾、肾的检查可提供一定依据，为诊断出血提供方向。X线钡餐检查应在出血停止后36~48小时进行，出血期不宜应用。阳性率达30%~61%。气钡对比检查可提高阳性率。选择性腹腔动脉造影或肠系膜上动脉造影，当出血量大，出血速度>0.5ml/min时，可用这种检查方法；若发现有造影剂溢出血管征象，有肿瘤血管影像或血管畸形，对其诊断或急诊手术有定位价值。

(4) 放射性同位素检查：常用^{99}锝或^{51}铬标记红细胞，经静脉注射，施行腹部示踪扫描，当出血速度达0.05~0.1ml/min，核素即可在血管出血部位溢出显像，对胃肠道出血比较敏感，但出血定位的精确度有限。

7. 对出血量、出血程度、有无继续出血的分析

(1) 出血量的估计：据研究，成人消化道出血每天超过5~10ml即可有大便隐血试验阳性；每日出血量50~100ml可出现黑粪症。胃内积血量在250~300ml可引起呕血。一次出血量在400ml以内，其血容量减少可由组织液及脾储血来补充，通常不引起全身症状（如头晕、心悸、乏力等）。短期内出血量超过800~1000ml，可出现周围循环衰竭表现（神志恍惚、心率>100次/分、收缩压<90mmHg、心悸、面色苍白、手足厥冷、冷汗、少尿或无尿）。

(2) 出血程度分析：出血的严重程度可以通过计算休克指数来确定。休克指数=脉率/收缩压（mmHg）。正常为0.45~0.5，>1.0失血量约为1000ml以上，>2.0失血量约为2000ml以上。也可按国内制定的上消化道出血的标准（表22-1）来确定。

表22-1　全国消化会议（1978）制定的上消化道出血程度的标准

分级	失血量	血压	脉搏	血红蛋白	症状
轻度	占全身总血量的10%~15%（成人<500ml）	基本正常	正常	无变化	可有头昏
中度	占全身总血量的20%左右（成人800~1000ml）	下降	100次/分	70~100g/L	一过性头晕、口渴、心悸、少尿
重度	占全身总血量的30%以上（成人>1500ml）	<80mmHg	>120次/分	<70g/L	冷汗、四肢厥冷、尿少、神志恍惚

8. 有无继续出血的分析

临床上由于肠道内的积血一般需数日（通常为3日）才能排尽，故不能用短期内继续有无黑粪症作为继续再出血的指标，但黑粪症由黑色变为黄色后又出现黑色，或复发出现血便、颜色变红、次数增多、伴低血容量表现者提示有继续出血。周围循环衰竭的表现经补液、输血未见明显改善，或虽暂时好转而又恶化；经快速补液、输血，中心静脉压仍有波动，稍稳定后又再下降；血红蛋白浓度、红细胞计数与血细胞比容继续下降，网织红细胞计数继续升高等都要考虑有继续出血。在已经补液与尿量足够的状况下，血尿素氮持续增高或再次升高等提示有继续出血可能。通过集中输液试验（即出血后在1~2小时内输入含盐等渗液1000~1500ml）如循环动力指标（BP、P、CVP）继续变坏，提示仍在出血。若输1~2单位血后脉率仍快或有持续性心动过速等均提示有持续出血或再出血。

临床经验证明，多数上消化道出血病因通过上述分析可以明确诊断，对部分不确切原因者应注意：①溃疡病既往可以没有临床症状；②门脉高压可以食管静脉曲张不明显，也没有明显肝硬化体征；③无症状的早期胃癌多由小弯溃疡而来；④出血性胃炎的出血在出血前多无先兆，量多少不定。最后再考虑少见的外科病如贲门黏膜撕裂综合征、食管裂孔疝、胃息肉等，同时也应注意有无其他疾病引起的出血，如过敏性紫癜、遗传性出血性毛细血管扩张病（Rendu-Qsler-Weber）、血友病、白血病、血小板减少性紫癜、尿毒症、流行性出血热、钩端螺旋体病等。

【治疗】

凡是有呕血或黑粪症都应住院治疗；任何原因的上消化道大出血都应遵循下列基本处理原则：①迅速纠正低血容量性休克。②迅速有效地制止出血。③对病因应尽力采取根治性措施，防止发生再度出血。

1．补充血容量、纠正休克

首先应对上消化道出血视为紧急情况，立即建立两条静脉输液通道，最好有一条通道是通过锁骨下静脉或颈内静脉达上腔静脉，以便作中心静脉压监测。先输入平衡盐溶液或血浆代用品改善微循环，同时作好输血准备。当患者有体位性晕厥、血压下降（收缩压＜90mmHg）或基础血压下降25%；血红蛋白＜70g/L，血细胞比容＜25%，或有休克等表现应立即输血，并通过尿量、中心静脉压监测调节输液量及速度。

2．止血措施

（1）药物

① 治疗消化道溃疡出血的抑酸药物与止血剂：包括H_2受体拮抗剂（西咪替丁，每次200～400mg，每5小时1次；雷尼替丁，每次50mg，每6小时1次；法莫替丁，每次20mg，每12小时1次）和质子泵抑制剂（奥美拉唑，每次40mg，每12小时1次，及兰索拉唑、泮托拉唑等）。止血药物如维生素K_1、对羟基苄氨、止血敏、中药（云南白药、黄芪散、乌贝散等）。

② 垂体后叶素：通过对内脏血管收缩，减少消化系统血量，使门静脉压力降低30%～50%，用于消化道门脉高压症出血，一般可用20U加入5%葡萄糖液200ml内在20～30分钟内滴完，应注意副作用（腹痛、血压升高、心律失常、心绞痛等），对冠心病患者忌用。可同时应用硝酸甘油0.6mg舌下含服，每30分钟1次，以减少副作用。

③ 生长抑素：近年来用于治疗食管胃底静脉曲张出血。研究表明生长抑素可明显减少内脏血容量，并可使奇静脉血流明显减少。临床上有14肽天然生长抑素，用法为首剂250μg静脉注射，继以250μg/h持续静脉滴入。8肽生长抑素同类药物奥曲肽（octreotide）半衰期较前者长，首剂量100μg静脉注射，继以25μg～50μg/h持续滴入。

（2）局部止血措施

① 三腔二囊管压迫填塞：为食道下段胃底静脉曲张破裂首选方法，成功率可达45%～92%。

② 胃内注射或口服去甲肾上腺素：用于胃出血，可用4～8mg去甲肾上腺素加入100～200ml生理盐水分次口服，每4小时重复1次。亦可用白及粉、云南白药调成糊状注入。

③ 胃内降温：如用5℃～6℃的冷盐水500～800ml经鼻胃管注入，用于胃溃疡、胃黏膜出血。

④ 其他药物：如应用甲氰咪胍、氢氧化铝凝胶等降低胃酸。

⑤ 通过内镜冷冻、电凝、激光、微波、结扎治疗。

3．中医治疗

（1）辨证要点

① 辨清寒热：呕血多由于热邪所致，火热升动，阳络受损，治宜降逆泻火、凉血止血

为大法。便血多因脾胃虚弱，气虚不能统摄，阴络受损所致，治疗重在益气以摄血。

② 辨其虚实：实证为气火亢盛、血热妄行；虚证或为阴虚，虚火妄动，灼伤血络；或为气不摄血。阴虚、气虚既是导致出血的病因，又可成为出血的后果。临床出血之证属实属热者多，属虚属寒者少。对虚寒失血者，在应用益气补阳固脱药的同时，加用凉血止血药也属必要。

③ 大出血首当治标，或逆折其火，或急固其脱，待血止后再议治本。对中小量出血则可标本兼顾，止血之际还应针对原发病治出血之本。

④ 上消化道出血病情危笃者，不可拘泥于一方一法，应积极配合西医抢救措施，极力挽救患者生命。

(2) 辨证论治

① 胃热伤络证

证候：吐血量多，血色鲜赤或紫暗，胃脘灼热疼痛，恶心，口干苦，喜凉饮，口泛秽臭，便干或黑便，溲短赤；舌红苔黄燥，脉滑数。

治法：清胃泻火，凉血止血。

方药：大黄黄连泻心汤加味。

② 肝火犯胃证

证候：来势急迫，吐血鲜红量多；口苦胁痛，心烦易怒，寐少多梦，烦躁不安；舌红绛，脉弦数。

治法：清肝泻火，和胃止血。

方药：丹栀逍遥散加减。

③ 脾气虚弱证

证候：黑便，或久延不愈，或便血量多而色淡；伴体倦神疲，面色无华，心悸，头晕；舌淡苔白，脉沉细无力。

治法：益气健脾，养血止血。

方药：归脾汤加减。

④ 气虚血脱证

证候：出血暴急量多，盈盆盈碗，或呕血便血并见；伴面色苍白，冷汗出，手足冷，或表情淡漠。舌淡苔白，脉细无力，或脉微细难以触摸。

治法：益气固脱。

方药：独参汤或参附龙牡救逆汤。

(3) 特色治验

大黄粉：大黄味苦大寒，功擅泄热凉血、降气下行，入血分也入气分，可破积滞，散瘀血，止血不留瘀，推陈致新。对证属肝胃积热、迫血妄行者止血迅速，即便是对虚象明显者，用之亦多奏效。对消化性溃疡及胃黏膜病变引起的出血疗效肯定。对肝硬化所致胃底食道静脉曲张破裂出血，配合应用大黄粉，既能止血，又可通过泻下清除肠道积血，降低门脉压力，降低肠道蛋白分解产物以减少氨的吸收，有助于预防和减轻肝昏迷发生。常用量每次3g，每日3～4次。用量据患者体质状况及病势可酌情增减。服药后以控制大便4～6次/日为度。

4．手术疗法

上消化道出血多数病例可通过非手术疗法止血。但在积极非手术疗法中，8 小时输入血液 600ml 仍不能纠正休克，红细胞压积 < 30%者；或在治疗过程中出血一度中止，短期内又发生出血者；年龄 > 50 岁，有动脉硬化者，应考虑手术疗法。

（1）溃疡病

①胃大部切除术：胃溃疡出血最好将溃疡切除，切除溃疡是最好的止血方法。行胃大部切除时，若胃溃疡无法切除者应将胃切开直视下缝扎出血点或结扎其周围血管；十二指肠球部溃疡出血无法将溃疡切除者，可切开十二指肠前壁结扎溃疡出血点或溃疡周围血管后行旷置溃疡的胃大部切除。

②出血点结扎、迷走神经切断加幽门成形术：适于年老体弱有重要器官功能不全者，此法比胃大部切除术创伤小。

（2）门脉高压症

应根据门脉高压症病因、肝硬化类型、肝功能分级、门静脉血流动力学特点选择手术方法，有断流术和分流术两类。急诊分流术止血率高，但并发症死亡率也高。脾切除加胃底贲门周围血管离断术或胃底横断术操作简单，效果较好。手术治疗宜用于肝功能较好、没有黄疸、腹水的患者。

（3）出血性胃炎

一般不宜手术疗法，通过非手术疗法无法止血者可作胃大部切除或加选择性迷走神经切断术，胃癌大出血者可酌情做根治性胃大部切除或全胃切除术。

（4）胆道出血

根据情况可通过胆道镜、术中胆道造影确定部位。根据出血部位，做相应出血病灶的肝动脉结扎或肝叶切除，同时建立通畅的胆道引流。

（5）剖腹探查

由于科学技术的进步，各种止血药物和止血方法的不断改进，80%的上消化道出血病人可以通过非手术治疗止血。当出血原因诊断不明，非手术止血方法失败，病情许可者，可做剖腹探查术。手术的首要目的是止血，条件允许时可针对病因做治愈性手术。

手术应在直视下进行，切口要有足够长度，可同时借助内窥镜协助检查；探查应按顺序细致全面地进行；若胃或十二指肠内有积血者可行胃前壁纵行切开探查胃腔，找不到出血原因时也不宜做盲目胃大部切除术。最后必须注意有无多个出血病灶，在决定手术方式时避免遗漏。

【预防】

严重创伤、颅脑损伤、烧伤面积 > 30%、尿毒症、呼吸衰竭病人注意应用抗酸药或硫糖铝（Sucrafate）、H_2 受体拮抗剂等静脉注入，对预防上消化道出血有一定效果。预防和治疗长期服用非甾体抗炎药引起的胃、十二指肠出血可用奥美拉唑。食管静脉曲张严重可能出血者应口服心得安缓解心率，对预防出血有一定效果。

第二节　下消化道大出血

下消化道出血（massive hemorrhage of lower digestive tract）是指小肠及以下的消化道出血。临床上主要表现为便血，可以为黑色、暗红色、果酱色或鲜红色、与粪便相混合或不混合的血便。发病率较上消化道出血低；多数出血缓慢，或呈间隔性，80%的下消化道出血可自行停止。在诊断上有时比较困难，内窥镜、CT、磁共振的出现为下消化道出血的诊断与治疗开拓了广阔的前景。

按照出血的原因下消化道出血可分为原发于消化道疾病的出血和继发于其他系统疾病的出血；按解剖部位分为小肠、结肠、直肠及肛门出血。

一、小肠出血

【病因及临床表现】

小肠出血（enteric hemorrhage）比较少见，多为无痛性出血。由于小肠长而弯曲，特殊检查方法不多，故在定位诊断上有一定困难。常见的小肠出血原因有：

1．小肠肿瘤　多数无特殊症状，通常表现为腹痛、贫血、便血。准确定位诊断较困难。部分病例还可出现肠梗阻表现。

2．血管发育异常（angiodysplasia）　出血特点是急性发作，常可自行停止。

3．小肠憩室　以美克尔憩室出血多见，当其小动脉破入憩室，可引起憩室出血。美克尔憩室若发炎常与阑尾炎相混淆，甚至发生穿孔可引起腹膜炎。憩室出血多数为鲜红色或果酱色，少数表现为慢性出血或大便潜血。

4．肠套叠出血　多见于小儿，套入部坏死后可发生出血，多为果酱色大便，常伴有肠梗阻表现，可扪及腊肠形包块；成人肠套叠多有肿瘤同时存在。

5．急性出血性坏死性小肠炎　多发生于儿童，是一种急性暴发性疾病，通常便血呈暗红色糊状或红豆汤样血水便，具有特殊的腥臭味。常伴腹痛、发烧、微循环障碍、中毒性休克。

6．Crohn 病　可发生在消化道任何部位，但以末段回肠多见，临床表现可有便血，但以反复腹痛、无里急后重的腹泻为主，伴有腹部肿块、压痛，严重影响生长发育。

【诊断】

除依靠病史体征外，辅助检查对诊断有重要价值。X 线气钡造影检查对非活动性出血定位诊断有一定帮助（肠腔狭窄、扩张、占位、套叠等病变）；选择性肠系膜上动脉造影、CT，尤其是小肠内镜（有推进式、探条式和循环式）对出血原因检测有重要价值；吞线试验经口吞入末段系有重物的棉线或硅、塑胶管，12 小时后拉出，根据染色部位及隐血监测或经硅、塑胶管抽吸血液或注入造影剂来判断出血病变肠管的位置，阳性率可高达 80%。

【治疗】

初步处理与上消化道出血相同，然后根据出血病因作相应处理，血管异常者可行病变肠段切除及选择性或超选择性动脉栓塞。内镜下止血有注射、套扎、上止血夹、电凝等方式。憩室、肿瘤出血应术切除。

二、结肠、直肠、肛门出血

【病因及临床表现】

结肠出血（colonorrhagia）、直肠出血（hemoproctia）较小肠出血多见，占消化道出血的10%～20%，中老年人多见，出血可突然发生，通常为鲜血便，可伴血凝块或果酱色大便，右半结肠的少量出血可为黑粪症。结肠、直肠出血最常见的原因为结肠、直肠癌；其次为慢性溃疡性结肠炎出血，一般为少量或中等量的便血，通常伴有腹泻黏液脓血便，腹痛随黏液脓血便后减轻；血管发育异常、憩室病、结直肠息肉、肠套叠、痔等也可能发生下消化道出血。若粪便与血液相混合常提示血液来自小肠或结肠，若血液附着在大便表面或便后滴血常提示来自直肠或肛管。小儿鲜红色血便或便后滴血应首先考虑肠息肉。

【诊断】

除了病史、体检尤其是肛门指检必不可少外，纤维结肠镜或电子肠镜对诊断与治疗有特殊价值，目前已成为诊断下消化道出血的首选检查方法。结肠镜可达回盲部而且成功率在90%左右，诊断符合率达70%以上。结肠镜检查应在出血间歇期进行，充分准备好肠道。结肠有活动性出血时影响结肠镜的视野。气钡结肠造影检查对憩室病、肠套叠、肿瘤的诊断有意义。选择性腹腔动脉造影对持续活动性出血（>0.5～1.0ml/min）者70%可发现出血部位，具有定性和定位诊断价值；若出血量<0.5ml/min或出血已停止可发现血管瘤、血管发育异常、动静脉畸形和血管丰富的平滑肌瘤、肉瘤等特殊病变。对放射性核素检查的敏感性、特异性和准确性意见尚不统一。

【治疗】

非手术疗法基本上与上消化道出血相同。首先输入平衡盐溶液及血浆代用品，必要时输鲜血或浓缩红细胞。左半侧结肠、直肠出血可用去甲肾上腺素4～8mg加入1000ml冷生理盐水灌肠，必要时重复一次，对右侧结肠出血止血效果欠佳。结肠镜下局部电凝、套扎、上止血药，必要时可做介入性止血治疗。病人一般情况较好，能耐受手术治疗时的大肠癌，可行大肠癌根治术，不能耐受大手术时可先切除出血肠管后造瘘，然后待病情许可时做二期手术。直肠息肉、痔出血可行息肉切除终止出血。

（刘金龙）

第二十三章 泌尿、男性生殖系统疾病

第一节 概 述

【解剖生理】

1．解剖（图 23－1）

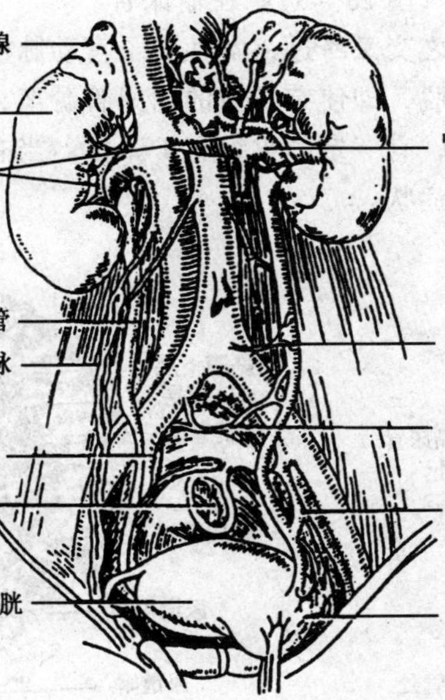

图 23－1 泌尿系统解剖

（1）肾脏（kidney）：肾脏位于腹膜后间隙上部脊椎两侧，成人长 10～12cm，宽 5～6cm，厚 3～4cm，重 120～150g。左肾约平第 11 胸椎至第 2 腰椎，右肾因肝脏压迫较左肾略低半个椎体。肾分为肾实质和肾盂，肾实质又分为皮质与髓质。皮质在肾外层，主要含肾小球；髓质在内层，主要含肾小管。肾小管在髓质内构成放射状锥体，基底向外，尖端向内形成乳头，深入肾小盏杯中。肾盂连接各肾小盏，与输尿管相通，在肾的纵切面上可见 8～15 个锥体（图 23－2）。

肾盂容量为 6～8ml，肾表面有一层很薄的纤维膜覆盖，称肾被膜。肾门由肾动脉、肾静脉及输尿管组成，由前至后分别为静脉、动脉和输尿管。肾动脉源于腹主动脉分支，肾静脉进入下腔静脉。呼吸时肾脏上下移动约2～3cm，移动范围超过5cm时可定为游离肾。右肾可在肋缘下触及，左肾一般难以触及。

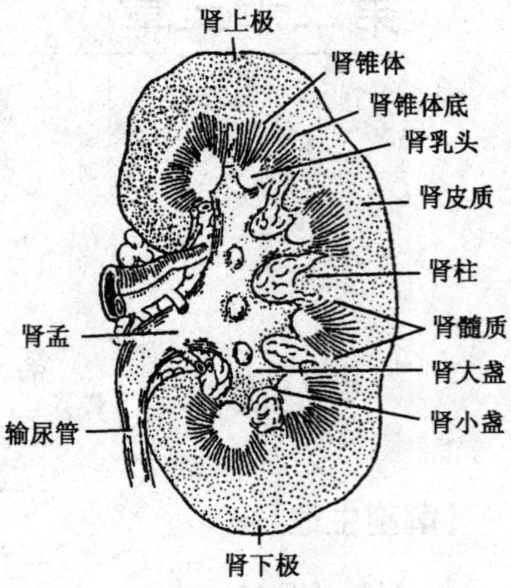

图23－2 左肾纵切面

(2) 输尿管 (ureter)：输尿管在腹膜后，上起自肾盂，沿脊柱两侧下降，止于膀胱入口，全长25～30cm，直径约0.4～0.7cm。其组织结构由外向内为纤维组织层、肌层和黏膜层。临床上将输尿管分成4段：①上起自肾盂出口，下至腰5横突平面为上段，即腰段；②自腰5横突平面下至骨盆盆缘为中段，即髂段；③自骨盆盆缘至膀胱壁为下段，即盆段；④潜行于膀胱肌层与黏膜之间、长约1.5cm者为输尿管末段，即壁间段。输尿管有3个生理狭窄部，上部在肾盂、输尿管交界处，中部在输尿管跨过髂血管进入骨盆处，下部为输尿管入膀胱处（图23－3）。在输尿管进入膀胱处，男性有输精管与之交叉跨过，女性有子宫动脉横过。输尿管血供来源很多，在一般情况下，纤维外膜不被剥脱，即使有长段的输尿管游离，亦不致发生缺血性坏死。输尿管是一条具有弹性的肌性管道，有一定的收缩和扩张性。当有结石移至输尿管时，可引起输尿管痉挛性收缩而引起肾绞痛症状。

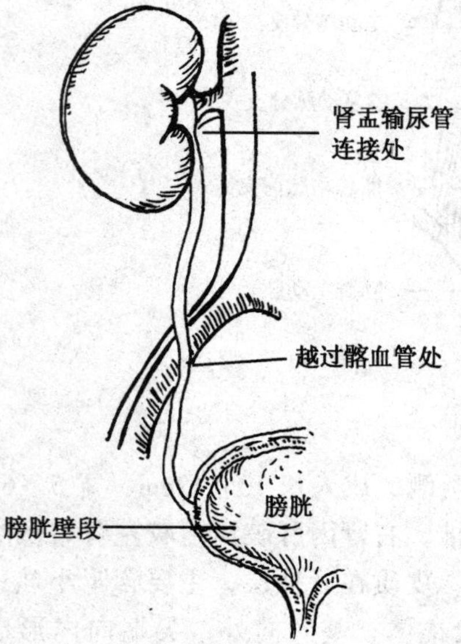

图23－3 输尿管解剖及生理性狭窄

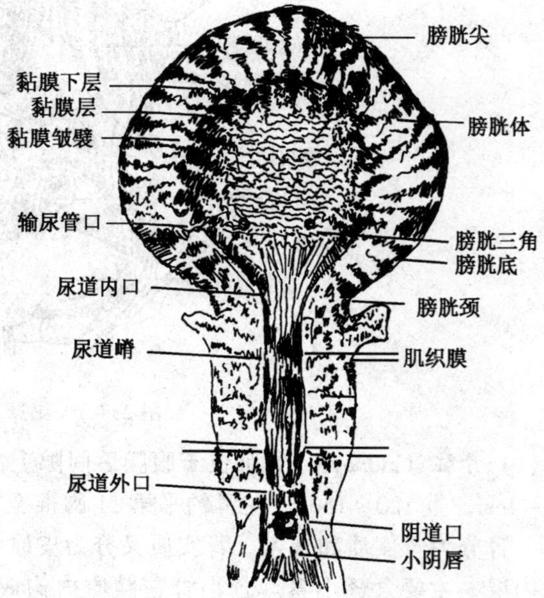

图23－4 膀胱腔内标志（女性）

(3) 膀胱 (urinary bladder)：膀胱位于盆腔前部，为腹膜外器官，其形态与位置随容量而变化，成人正常容量为200～300ml。膀胱顶部及上部有腹膜覆盖，充盈时，腹膜随膀胱上升，前壁即形成无腹膜区。因此，在尿潴留时行耻骨上膀胱穿刺，不会误伤腹腔脏器。膀胱肌层由纵横交错的三层肌纤维构成，称逼尿肌。各层肌肉在膀胱和尿道相连处增厚称尿道内括约肌，该处又称膀胱颈。膀胱腔内有许多重要标志（图 23-4）。膀胱的血供十分丰富，其上、下动脉均来自髂内动脉前支，静脉回流至阴部内静脉及髂内静脉。膀胱的贮尿与排尿由交感、副交感神经和脊神经分别管理，共同参与膀胱生理性排尿活动。

（4）尿道（urethra）：男性尿道是排尿、排精的同一通道，起自膀胱尿道内口，贯穿前列腺、尿生殖膈至阴茎的尿道外口，全长约 20cm。分为三部，前列腺部长约 3cm，周围有前列腺、精阜和射精管；尿道膜部长仅 1cm，有尿道外括约肌围绕，是尿道最狭窄部位；海绵体部尿道长约 15cm。膜部以下至阴茎根部的一段尿道又称尿道球部，全程均由尿道海绵体包绕，阴茎松弛时呈“S”形，阴茎勃起时呈“L”形。临床上以尿道外括约肌为界，分成前尿道与后尿道。

女性尿道是单一的尿路通道，直而短，全长 3~4.5cm。

（5）前列腺（prostate）：为扁平栗子状，横径约 4cm，纵径约 3cm，前后径约 2cm，重约 20g。其共分 5 叶，即前叶、中叶、后叶和两个侧叶。前列腺中叶及两个侧叶肥大，均可压迫尿道引起尿潴留。膀胱下动脉分支由腺体侧面 5、7 点钟部位进入腺体，手术治疗时应特别注意此两点的出血。前列腺距肛缘 4~5cm，可经直肠指诊触及，其正中有一纵形浅沟称中央沟，前列腺增生时，该沟会变浅或消失；如行前列腺按摩可作前列腺液的检查。

（6）睾丸（testicle）、附睾：睾丸左右各一，呈卵圆形，表面光滑，长 4~5cm，厚 3~4cm，重 15g 左右，分别由精索悬吊于阴囊内。睾丸外层为白膜。睾丸内含有很多曲细精管，在其后上汇合成由 12~15 个输出管组成的睾丸网。输出管最后合而为一，离开睾丸即成附睾管，此管长约 6cm，在睾丸之后盘曲而成附睾；上端是附睾头，下端是附睾尾，中间狭长部分为附睾体。附睾尾部以后变直而成输精管。腹主动脉分出的睾丸动脉供应睾丸和附睾的血运。右侧精索内静脉汇入下腔静脉；左侧精索内静脉接近直角汇入左肾静脉而易引起曲张。

（7）输精管（spermaduct）、精囊（spermatophore）：输精管在精索后方入腹股沟管至盆腔，经膀胱与输尿管之间向内下方斜行，近正中线处与精囊相接。输精管全长约 40cm，直径 2~3mm，管壁厚，触之光滑而滑动。

精囊为输精管发出的盲囊，以倒八字形紧贴膀胱底、腹膜与输精管壶腹的外侧，长约 5cm，宽约 1.2cm。精囊与输精管在前列腺底侧汇合成长约 2cm 射精管，穿经前列腺开口于精阜而与后尿道相通。精囊肿大时，直肠指诊时可触及。

（8）阴茎（penis）：分为根部、体部与头部，长约 7~9cm，头部与体部交界处较细，通常称冠状沟。阴茎由 2 个阴茎海绵体和 1 个尿道海绵体组成。尿道海绵体末端扩大部分称龟头，其腹侧有尿道开口。阴茎皮肤薄而柔软，富有伸缩性，在冠状沟处皮肤反折形成包皮。包皮在尿道口的下方与阴茎头相连，即系带。包皮长短不一，过长者为包皮过长，上翻时不能显露龟头者称包茎。

2. 生理

（1）泌尿系生理：肾脏的生理功能主要是形成和排泄尿液，机理十分复杂，而其功能是靠肾小球和肾小管来实现的，两者称肾单位，成人一个肾脏约有 200 多万个肾单位。正常人双肾每分钟接受心脏输送的血液为1000~1500ml，经过肾小球的毛细血管的过滤和肾小管的重吸收及排泄，最后成为尿液的只有2ml。正常情况下，成人每天排出的尿量为1000~1500ml，比重为1.010~1.020之间。由于肾脏对细胞外液成分和容量持续性调节，使机体的内环境保持动态平衡。

泌尿系统的其他部分除膀胱有暂时储尿和控制排尿的功能外，其他均基本只起排尿通道的作用。

（2）男性生殖系生理：睾丸主要产生精子和分泌雄激素。睾丸的曲细精管上皮是产生精子的基础。曲细精管上皮由精原细胞及支持细胞构成。从精原细胞发育到成熟的精子为一个生殖周期，约需64~74天。成人每克睾丸组织1天约产生1000万个精子。睾丸的间质细胞分泌雄性激素，其中主要是睾酮，它有促进副性腺和生殖器官正常形态的发育和机能的完善，促使男性性征的发展和参与新陈代谢等作用。

附睾是精子的贮藏场所，精子排入附睾后受附睾液的直接哺育，获得了使卵受精的能力。排精时由于附睾及输精管的收缩，精子随同精液通过射精管和尿道射出体外。

阴茎是泌尿和生殖系统的排泄器官，当阴茎海绵窦扩张充血，静脉一时性阻塞，外筋膜的限制使阴茎勃起，完成性交和射精过程。

【病因病机】

泌尿生殖系在中医学中属“肾”的范畴，肾有“脏腑之本”之称。中医在诊治泌尿生殖系疾病时，除针对肾与膀胱外，还需联系心、肝、脾、肺等脏腑。

1．肾虚

肾为先天之本，具有藏精、纳气、主水、主天癸等功能。其与膀胱相表里，开窍于二阴。肾气亏损，气化不行，可致水液代谢失常，引起水肿、癃闭、遗溺等症。肾精亏损，阴虚内热，可见遗精早泄；热积化火，伤及脉络，可出现血尿、血精；命门火衰，膀胱气化失司，开合失常，可引起癃闭、尿失禁等。

2．心肾失调

心居上焦，主持君火；肾居下焦，包藏相火；心藏君火，主持相火。正常情况下，肾阴上济心火，君火不亢；心火下温肾水，制约相火。若心火亢盛，灼伤血络，迫血妄行，下出阴窍，则为血淋、血尿；若肾阴不足，心火独亢，不能主导相火，可出现早泄、梦遗等；若心火下劫，心肾不交，可出现精浊、血精等。

3．肝郁

肝主疏泄、主宗筋，又主一身之气机。若肝气郁结，疏泄无权，津液运行失常，可发生水肿、癃闭等；若宗筋气血失畅，可发水疝、精索静脉曲张等；若肝气郁结，宗筋失养，可发为阳痿。

4．脾虚

脾主运化、润宗筋，为后天之本，气血生化之源。脾虚则气血乏源，精气失继，宗筋失养，可出现阳痿、遗精、不育等症；如湿聚成痰，蓄于下焦，则发为阴茎痰核、癃闭等症；若脾虚不能运化，水液积聚成水疝；脾不统血，可致尿血。

5. 肺肾失调

肺司呼吸，主一身之气，为水之上源；肾属主水之脏，为水之下源。水液代谢与肺、肾两脏关系甚为密切，有肺肾相生之称。若肺失宣降，气化失司，水液代谢障碍，水道不畅，则发癃闭；若肺疾日久，肾失所养，气化不利，可致生精障碍；肺气虚弱则可发生遗尿或尿失禁等症。

【临床表现】

1. 排尿异常

(1) 尿频 (frequency)：正常人白天排尿一般4~6次，夜间0~1次。尿频者是指排尿次数增多而每次尿量减少，严重时几分钟排尿一次，每次仅数毫升。引起尿频的原因很多，可以是生理性的，如多饮水、服用利尿食品等，有时也可以受精神因素影响，但主要是由于膀胱后尿道炎症刺激，膀胱容量减少和膀胱神经功能失调所致。炎症所致的尿频常伴有尿痛、尿急，临床上合称为膀胱刺激征。

(2) 尿急 (urgency)：是指突然有强烈的尿意而不能自制，需即刻排尿。膀胱功能和容量正常时，因环境条件不许可，有尿意时可延迟排尿。但有严重急性炎症或膀胱容量过小时则可出现尿急，常与尿频、尿痛同时存在。

(3) 尿痛 (dysturia)：可出现在尿初、排尿过程中、尿末或排尿后。程度由灼痛、刺痛至刀割样痛不等，常伴有尿频、尿急、血尿。尿初痛提示前尿道炎症；尿末痛提示病变发生在后尿道、膀胱颈或膀胱三角区。

(4) 排尿困难 (difficulty of urination)：包括排尿延迟、费力、不畅、尿线无力、变细、滴沥等。排尿困难病因主要为膀胱颈以下尿路梗阻和中枢或周围神经损害。前者被认为是机械性因素，后者则认为是功能性因素，临床应予鉴别。

(5) 尿失禁 (incontinence)：尿液不能自控而自行排出。根据病因分成四大类：

①真性尿失禁：膀胱失去控制尿液排出能力，通常见于先天性或后天获得性神经源性疾病导致支配膀胱神经功能失调，以及尿道括约肌受损等。

②压力性尿失禁：当腹压增加如咳嗽、喷嚏、大笑时尿液不随意地流出。多见于中年经产妇，由于膀胱支持组织和盆底松弛所致。

③急迫性尿失禁：严重尿频、尿急时不能控制尿液。常见于逼尿肌亢进型神经源性膀胱、急性膀胱炎、近期前列腺摘除术后等疾病。

④充溢性尿失禁：膀胱过度充盈引起尿液不断溢出。常见于前列腺增生症慢性尿潴留时，膀胱内压超过尿道阻力所致。

(6) 尿潴留 (urinary retention)：指膀胱内尿液不能排出，分急性与慢性两类。急性尿潴留常由于膀胱颈以下严重梗阻，突然不能排尿，尿液潴留于膀胱内。慢性尿潴留是由于膀胱出口以下不完全性梗阻或神经源性膀胱所致。主要表现为排尿困难，膀胱充盈，可出现充溢性尿失禁。

(7) 少尿与无尿：正常成人每日尿量1000~1500ml。每日尿量在400ml以下为少尿，100ml以下为无尿或称尿闭。少尿或无尿提示肾功能不全。其原因有肾前性、肾性、肾后性三种。

2. 尿液异常

(1) 血尿 (hematuria)：有血液随尿排出，根据尿液中血液含量分肉眼血尿和镜下血尿两类。肉眼能见到血色者称肉眼血尿，通常 1000ml 尿液中含 1ml 血液即呈肉眼血尿。仅在显微镜下见到红细胞多于正常者为镜下血尿。根据出血部位与血尿出现阶段的不同，肉眼血尿可有三种情况：

①初始血尿：提示出血部位在尿道或膀胱颈部；

②终末血尿：提示病变在后尿道、膀胱颈部或膀胱三角区；

③全程血尿：提示病变在膀胱或以上部位。另外，血尿色泽较鲜提示下尿路出血，血色较暗提示上尿路出血；血尿中伴大小不等的血块提示病变在膀胱，血尿伴蚯蚓状血块提示病变在肾、输尿管。

血尿的原因很多，临床应予鉴别（表 23－1）。如使用环磷酰胺、别嘌呤醇、肝素等的药物性血尿；输入血型不合或严重创伤引起的溶血性血尿；泌尿系先天性畸形或损伤引起的血尿等。尤其是有些血尿伴有相应的症状，如无痛性血尿，特别是发于中年以上者，应首先考虑泌尿系肿瘤；腰痛或肾绞痛后血尿提示上尿路结石，排尿中断并放射至阴茎头多系膀胱与尿道结石；血尿伴膀胱刺激征应考虑泌尿系感染，如尿培养阴性、抗感染治疗无效常提示泌尿系结核。

表 23－1　　血尿病因鉴别

病因	病史	尿液	B 型超声	X 线	CT	腔镜
畸形	尿路感染史	间歇性镜下或肉眼血尿	马蹄肾或多囊肾改变	IVP 可见尿路畸形	肾实质内囊性变	可见输尿管开口囊肿
损伤	外伤史	持续血尿	肾周见低回声区，肾裂口	IVP 或膀胱造影见尿外渗	肾形态改变及肾周血肿	一般不作
感染	有急性发作史	镜下血尿伴大量脓细胞	偶见肾脓肿	KUB 可见腰大肌阴影消失	肾实质密度降低	膀胱三角区充血水肿等
结石	肾绞痛发作史	绞痛后出现镜下或肉眼血尿	见有声影的强回声光团	KUB 可见结石影，IVP 可见肾积水	可发现 KUB 不能发现的结石	可发现相应部位的结石
肿瘤	复发性无痛性血尿	血尿伴血块或血丝，可找到癌细胞	见占位性病变	IVP 见充盈缺损	可见密度增强的肿块阴影	相应部位可见菜花样病灶
结核	肺结核史	持续血尿伴尿路刺激征	图像变化多样	KUB 见钙化灶，IVP 见肾盂呈虫蚀样变或小膀胱	肾体积大小不一，可见钙化灶	多因膀胱挛缩不能作

(2) 脓尿（pyuria）：离心尿每高倍视野白细胞超过3个以上为脓尿，重者尿混浊呈脓状，提示有感染。致病菌通常为大肠杆菌、变形杆菌、葡萄球菌等，如为结核杆菌和淋球菌感染称特异性感染。

(3) 乳糜尿（chyluria）：尿液中含乳糜或淋巴液，呈乳白色，如含大量红细胞，尿呈红褐色，称乳糜血尿。

(4) 晶体尿（crystalluria）：在各种条件影响下，尿中有机或无机物质沉淀、结晶而形成。常由于尿液中盐类呈过饱和状态。

3. 尿道分泌物

血性分泌物提示尿道癌；外伤后尿道滴血提示尿道损伤。黄色、黏稠脓性分泌物提示淋菌性尿道炎；少量无色或白色稀薄分泌物提示支原体、衣原体引起的非淋菌性尿道炎；清晨排尿前或大便后尿道口少量黏稠分泌物提示慢性前列腺炎。

4. 疼痛

肾盂、输尿管连接处或输尿管急性梗阻时可发生肾绞痛。常由于尿结石所致，疼痛位于肋脊角、腰部和上腹部，呈阵发性剧痛，并可放射至会阴部，多伴有恶心呕吐。膀胱疼痛位于耻骨上区域，急性尿潴留时症状明显，慢性尿潴留时症状轻微。睾丸、附睾及会阴痛大多是由相关器官或组织的炎症所引起的钝痛或刺痛，严重时可引起剧痛。

5. 肿块

较严重的肾脏疾病上腹部触诊可及不同肿块。如晚期肾肿瘤可触及质硬、表面高低不平并且较固定的肿块；肾结核可触及肿大的肾脏，表面不光滑，质地不一，与周围组织粘连固定；肾积水表面光滑，有囊质感；多囊肾为双肾表面呈囊性结节；肾脏外伤可引起肾周出血和尿外渗，常可触及痛性肿块。隐睾可在痛侧腹股沟区触及近似睾丸的肿块；睾丸、附睾的炎症或肿瘤可在阴囊内扪及相应的肿块；肛门指诊前列腺部位扪及肿块应考虑前列腺癌的可能。

6. 性功能障碍

阳痿是指阴茎不能正常勃起进行性交，或阴茎虽能勃起但不能维持足够的硬度以完成性交。前者称完全性阳痿，后者称不完全性阳痿。早泄是指阴茎尚未插入阴道、正在进入或进入阴道不久即射精者。无性交或手淫活动情况下发生射精者称遗精。若在梦中发生遗精又称梦遗。精液中含血液称血精，其外观为红色或棕红色或仅有血丝，精液涂片镜检可见大量红细胞。性功能障碍可由精神心理因素、血管病变、神经病变、内分泌疾病、药物及全身性疾病引起。早泄大多数为功能性因素所引起，只有反复而持续发生时才认为是异常。

【外科检查方法】

1. 体格检查　包括全面系统的全身检查和腹、腰背、阴囊和会阴的局部检查。

(1) 肾脏检查：注意肋脊角、腰部或上腹部有无隆起。病人平卧位，检查者左手置于肋脊角并向上托起，右手在同侧上腹部进行双手触诊。正常肾一般不能触及，有时右肾下极在深呼吸时刚能触及。疑有肾下垂时，应取立位或坐位检查。炎症时肾区有叩击痛。肾动脉狭窄、动脉瘤及动静脉瘘在肾区可听到血管杂音。

(2) 输尿管检查：沿输尿管行径进行深部触诊，炎症时有触痛。腹壁薄弱者，当发生输尿管肿瘤或结石时，偶可触及索条状肿块或结石。

(3) 膀胱检查：平卧时观察下腹有无隆起或肿块。尿潴留尿量大于500ml时，耻骨上扪及球形、囊性的膀胱，叩诊时可呈浊音区。膀胱空虚状态时不能触及，可与腹内或盆腔其他肿块相鉴别。

(4) 男性生殖系统检查：注意有无包茎或包皮过长，阴茎头有无溃烂及肿块，尿道口是否红肿、有无分泌物，海绵体及尿道有无硬结与压痛。阴囊皮肤有无红肿、增厚等。双侧睾丸、附睾是否肿大，注意其大小、质地与形态，有无肿块与结节。精索是否增粗，静脉是否曲张，尤其是左侧精索静脉。双侧输精管是否增粗。慢性附睾炎常可引起输精管均匀增粗，附睾结核引起输精管结核，输精管可呈串珠状。阴囊内睾丸缺如时，应仔细检查同侧腹股沟。阴囊肿大如为睾丸鞘膜积液所致，阴囊透光试验阳性。

前列腺与精囊检查可取侧卧位、膝胸卧位或站立弯腰体位作直肠指检。检查前列腺大小、形态、质地，表面是否光滑，有无结节与肿块，中央沟是否存在，有无压痛等。如考虑为前列腺炎时可行前列腺按摩，取其液体送检。精囊正常情况下不易触及，急性炎症时两侧精囊肿大，有压痛。

2. 实验室检查

(1) 尿液检查：是泌尿系及某些全身疾病的实验室筛选性检查，为诊断、鉴别诊断提供重要线索。尿液收集以新鲜尿为宜，并应避免污染。尿培养以清洁中段尿为佳，女性亦可采用导尿标本。耻骨上膀胱穿刺留标本最为准确。

① 尿常规检查：包括外观、比重、尿蛋白、尿糖、酸碱度、显微镜检查等。尿比重测定时，清晨第一次尿对了解肾功能有帮助，比重在1.020以上表示肾功能良好。高倍视野中红细胞超过1~2个，白细胞超过3~5个均属不正常。尿蛋白++或+++以上，而白细胞不多，常提示非外科性肾脏疾病。颗粒管型、细胞管型多见于内科肾脏疾病。

② 尿三杯试验：以最初10~15ml尿为第一杯，以排尿最后10ml为第三杯，中间部分为第二杯。收集时尿流应持续不断。若第一杯尿液异常，提示病变在尿道或膀胱颈部；第三杯尿液异常，提示病变在后尿道、膀胱颈部或三角区。若三杯尿液均异常，提示病变在膀胱或以上部位。

③ 尿细菌学检查：革兰染色尿沉渣涂片检查可初步提供细菌种类；尿沉渣抗酸染色涂片检查或结核菌培养可确定是否有结核菌感染；尿培养菌落计数超过105/ml提示尿路感染，对于有尿道症状者，菌落计数超过10/ml就有意义。

④ 尿细胞学检查：取新鲜尿沉渣离心沉淀后涂片染色，查找泌尿系移行肿瘤细胞，尤其以膀胱癌阳性率为高。

(2) 男性尿道分泌物检查：将尿道分泌物收集在载玻片上，制成涂片并革兰染色，对诊断淋病性尿道炎既简便又准确。尿道分泌物直接镜检发现活动且带有鞭毛的滴虫，可诊断滴虫性尿道炎。

(3) 前列腺液检查：施行前列腺按摩（图23-5）可取得前列腺液，进行外观及镜下检查。正常前列腺液呈淡乳白色，较稀薄。涂片镜检可见多量磷脂小体，白细胞计数不超过

10 个/高倍视野。前列腺炎时磷脂小体减少，白细胞数升高。

(4) 精液检查：正常精液呈乳白色，不透明，5～30 分钟内液化，pH 值为 7～8。精子数大于 2000 万/ml，活动率和正常形态精子均超过 60%。采取手淫或性交体外排精收集标本，并在检查前 5 天内无排精。

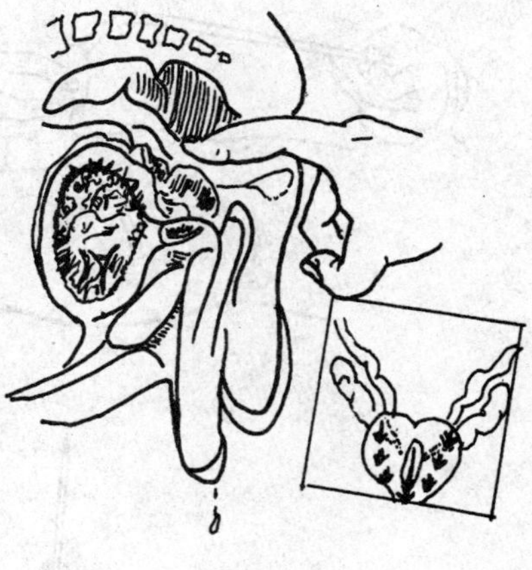

图 23-5　前列腺按摩

(5) 肾功能检查：血肌酐与血尿素氮正常值分别为 60～130mmol/L 与 1.7～8.3mmol/L。当正常肾组织不少于双肾总量的 1/3 时，血肌酐仍保持正常水平。血尿素氮受分解代谢、饮食和消化道出血等多种因素影响，不如肌酐准确。此外，还可进行内生肌酐清除率、肾小球滤过率和有效肾血流量测定，以了解肾功能。

(6) 前列腺特异抗原（prostate specific antigen，PSA）：PSA 是由前列腺腺泡和导管上皮细胞产生的具有特异性的物质，是目前最常用的前列腺癌生物标记。健康男性血清 PSA < 4ng/ml，如 > 10ng/ml 应高度怀疑有前列腺癌可能。

(7) 流式细胞仪检查：尿、血、精液、实体肿瘤标本包括已作石蜡包埋组织，均可作此检查。其对泌尿、男生性殖系肿瘤的早期诊断及预后判断能提供较敏感和可靠的信息，亦可用于判断肾移植急性排斥发生及男性生育能力。

3. 器械检查

(1) 导尿检查：导尿管以法制（F）为计量单位，以 21F 为例，其周径为 21mm，直径为 7mm。常用于诊断，如残余尿测定、注入造影剂、确定膀胱有无损伤；或用于治疗，如解除尿潴留、引流等。

(2) 残余尿测定：排尿后立即插入导尿管，测量膀胱腔内有无尿液残留。正常时无残余尿。为防止导尿给病人造成不适或感染，现多采用 B 型超声波测定。

(3) 尿道探条检查：用于探查尿道，同时有扩张尿道狭窄的作用。通常选用 18～20F 探条，轻轻试插，以防损伤尿道。太细的探条易损伤尿道，造成假道（图 23-6）。

(4) 膀胱镜检查：经尿道插入膀胱镜可直接窥视膀胱内病变，还可经输尿管口逆行插入输尿管导管，分别收集两肾盂的尿液，观察两肾功能与其他病变，同时可扩张输尿管和作逆行肾盂造影。通过膀胱镜还可取膀胱组织活检、钳取异物、破碎结石、切开或扩张输尿管口，应用电刀切除膀胱肿瘤和增生的前列腺。膀胱镜检查在泌尿外科应用很广，但在泌尿系感染、膀胱容量过小及尿道狭窄时不宜使用。

(5) 尿流动力学测定：是借助流体力学及电生理学方法了解尿路输送、储存、排出尿液的能力。多用于下尿路动力学检查。通过尿流动力测定仪，分别或同步测定尿流率、膀胱压力容积、压力/流率、尿道压力和肌电图，亦可与影像学同步检查，全面了解下尿路功能。

4. 影像学检查

(1) B 型超声检查：采用超声波断层扫描可获得各器官不同轴线及不同深度的断面图像，显示器官内部解剖结构及各种组织病变时对超声波衰减和反射的异常表现。该检查方

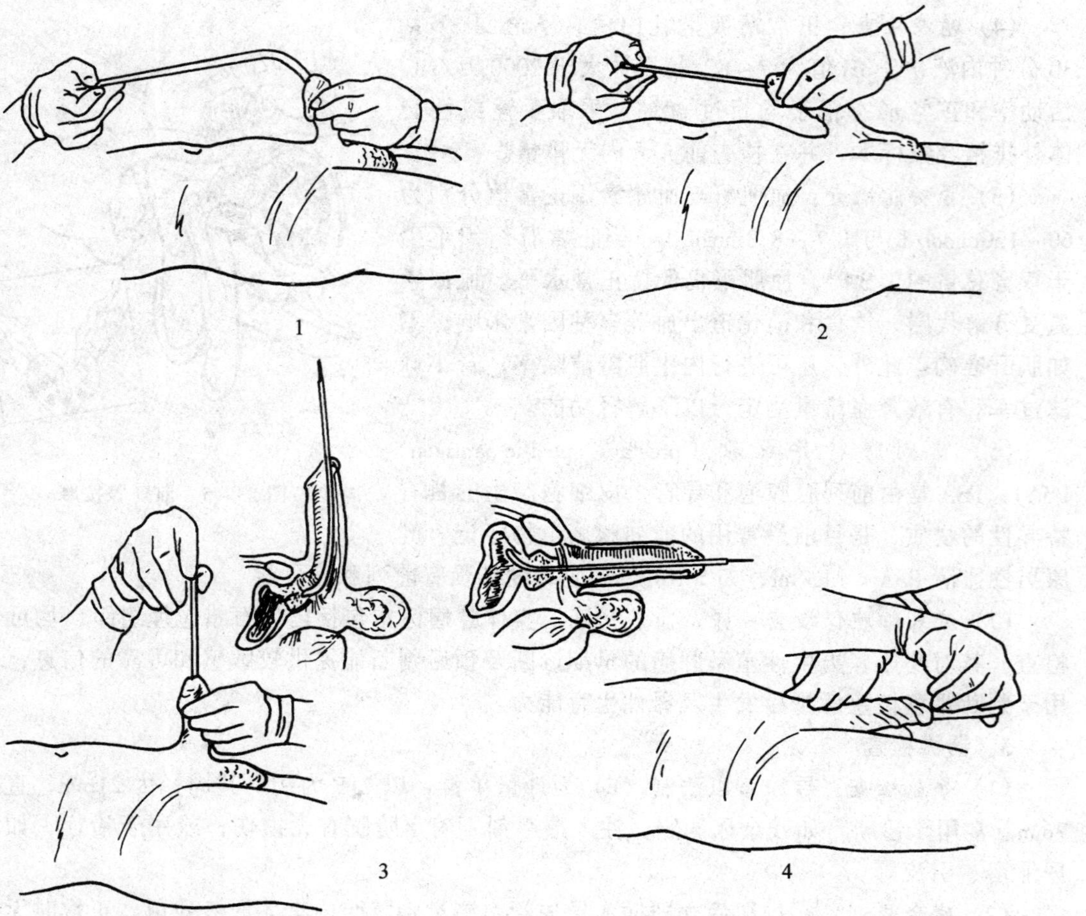

图 23－6　尿道探条插入的方法

便、无创伤，并能及时得到结果。广泛用于诊断、治疗和随访。常规用于肾、肾上腺、膀胱、前列腺、精囊、阴茎及阴囊等疾病的诊断。为肿块性质的确定、结石和肾积水的诊断、肾移植术后并发症的鉴别、残余尿测定及前列腺体积测量等，提供正确的信息。

（2）X 线检查

① 尿路平片（KUB）：显示肾的轮廓、大小、形状、位置等，是诊断泌尿系结石的可靠依据。如不透光阴影部位不能确定时，可摄侧位片，有助于确诊。

② 排泄性尿路造影：静脉注射造影剂，经肾实质排出，充盈肾盂、输尿管、膀胱，使其显影，又称静脉尿路造影。通常在结肠粪便和积气排空、碘过敏试验确定阴性后，经静脉 1～2 分钟内注入 60％或 76％泛影葡胺 20～40ml，分别于注射后 5、15、30、45 分钟摄片。可了解泌尿系形态和功能，肾功能良好者 5 分钟即显影。一般剂量造影显影不良时，可用大剂量（双倍）快速注射造影。

③ 逆行肾盂造影：经膀胱镜向输尿管插入导管直达肾盂，注射 15％～20％泛影葡胺 4～

8ml，能清晰显影。适用于排泄性尿路造影显影不清楚、肾功能不全或不能进行排泄性尿路造影者。应严格无菌操作，以防感染。

④ 经皮穿刺肾盂造影：用于以上造影不显影或失败，而又疑上尿路梗阻者。可在B型超声引导下进行，同时能收集尿液送检。

⑤ 膀胱、尿道造影：膀胱造影常规方法是排泄性尿路造影，待膀胱内造影剂充盈满意后摄片；也可经导尿管向膀胱腔内注入6%碘化钠100～200ml后摄片，观察膀胱病变。膀胱造影摄片成功后，嘱病人排尿时摄尿道片称顺行尿道造影；如将6%～10%碘化钠20ml用注射器从尿道口缓慢注入尿道内，同时摄尿道片称逆行尿道造影，适用于尿道病变的诊断。

⑥ 肾动脉造影：经股动脉穿刺插管至肾动脉开口上方，注入造影剂，判断有无肾血管病变和肾实质肿瘤。

⑦ 电子计算机X线体层扫描（CT）：有助于对肾实质性和囊性疾病的鉴别，肾、膀胱、前列腺癌的分期及肾上腺肿瘤的诊断，了解肾损伤范围和程度等。同时能显示腹部和盆腔转移而肿大的淋巴结。因其空间辨别力为0.5～1.0cm，有时不能反映脏器病变全貌。

5．放射性核素检查

肾图可测定肾小管分泌功能和显示上尿路有无梗阻；肾显像可显示肾形态、大小及有无占位病变等。单光子发射计算机断层照相（SPECT）既能动态观察器官功能的全过程，亦能观察矢状、冠状及横断面的解剖和功能。

6．磁共振扫描（MRI）

对泌尿男性生殖系肿瘤的诊断和分期、肾囊肿内容性质鉴别、肾上腺肿瘤的诊断等，能提供较CT更为可靠的依据。其特点是组织分辨力高，无需造影剂，无放射损伤。此外，磁共振血管成像（MRA）、磁共振尿路成像（MRU）也具有良好的发展前景。

（张亚大）

第二节　泌尿系结石

泌尿系结石又称尿石症（urolithiasis），包括上尿路结石（肾结石、输尿管结石）和下尿路结石（膀胱结石、尿道结石）。是泌尿外科常见疾病，结石活动所致的绞痛是临床常见急腹症之一，多数原发于肾脏和膀胱，结石形成后除自动排出或介入碎石后排出以及手术取石外，很难“自溶”。多发于青壮年男性，男女比例为3∶1。在我国沿海、西南、西北地区多见。随着生活水平的不断提高，饮食结构的变化，在我国原发性膀胱结石的发病率已明显降低，而肾结石的发病率有增高趋势。发病原因比较复杂，与多种因素有关。临床以腰痛、血尿为主要表现，有时结石可从尿道排出，故中医有“砂淋”、“石淋”、“血淋”之称。治疗方法很多，目前大多数病人不需要开放性手术治疗。但治疗后复发率较高，多数结石尚无十分理想的预防方法。

【病因病理】

1. 西医病因病理

尿石症的病因与发病机理尚未充分认识，尚待进一步研究完善，一般认为尿中晶体过多(超饱和状态、草酸盐、尿酸盐、磷酸盐等）或晶体聚会抑制物质（焦磷酸盐、黏多糖、多肽、尿素等）减少，以及成核基质的存在是形成结石的三个主要因素。

(1) 全身性因素

① 代谢紊乱：高血钙、高尿钙（甲状旁腺机能亢进者）可使尿酸钙增加；痛风者尿酸增高，这种高浓度化学成分损害肾小管，使尿中基质增多，盐类析出，皆易形成结石。

② 饮食结构：儿童因动物蛋白质、维生素 A 摄入不足而易形成膀胱结石。饮食中动物蛋白、精制糖摄入过多，纤维素摄入减少可促成上尿路结石。一般说来，饮食质量越高的人群，结石位置越高；营养状态差的人群结石位置越低。尿石症好发于 20～50 岁者，男性多于女性，男性发病高峰期为 35 岁，女性发病有两个高峰期：30 岁及 55 岁，与饮食质量有关。

③ 药物因素：长期服用乙酰唑胺、氨硫脲、索密痛偶可形成结石；磺胺类药物易在酸性尿中析出结晶引起尿结石；维生素 D 摄入过多可引起上尿路结石；大量摄入维生素 C 会使尿中草酸含量明显增加而引起草酸钙结石。

④ 遗传因素：部分病例有家族倾向。与遗传有关的如先天性胱氨酸代谢紊乱所致的胱氨酸结石。

⑤ 生活环境：气候，水源，长期进食含钙量高的饮食或药物，与结石发生有一定关系。

(2) 尿液因素

① 尿中形成结石物质排出过多：如钙、草酸、尿酸排出量增加。长期卧床，骨质脱钙，尿钙升高，尿流不畅，并发感染，易成结石。

② 尿 pH 值改变：尿液过酸易产生尿酸结石、胱氨酸结石；磷酸镁铵及磷酸钙结石易在碱性尿中形成。

③ 尿中抑制晶体形成的物质减少：枸橼酸、焦磷盐酸、酸性黏多糖、镁减少易产生结石。

④ 尿量减少：尿液浓缩使尿内成石物质浓度增高。

(3) 局部因素

① 尿液淤滞：泌尿道解剖结构异常致尿路梗阻、尿流障碍，易使尿中晶体沉淀，形成结石。

② 尿路感染：脓球、坏死组织、菌落可成为结石核心，有的细菌（葡萄球菌、链球菌、变形杆菌）能分解尿素产生氨，使尿 pH 值升高（碱性），易形成磷酸钙和碳酸钙结石。

③ 尿路异物：尿中结晶易附于异物形成结石。

(4) 结石的成分与性质

① 草酸盐（钙）结石：在我国最常见，含钙多，棕褐色，坚硬，粗糙不规则，呈桑椹状，X 线片上显影佳，多在上尿路发生。

② 磷酸盐结石（钙、镁、铵）：灰白色、黄色或棕色，质脆，表面粗糙，多形成鹿角状，X线片上显分层影。

③ 尿酸盐结石：黄色或红棕色，质硬，表面光滑，X线片上不显影，多在肾、输尿管发生。

④ 胱氨酸结石：淡黄或黄棕色，X线片上不易显影。

⑤ 尿酸盐结石和胱氨酸结石：B超下可见强光团。

（5）结石所在的部位

① 肾结石：原发，位于肾盏或肾盂，单个或多个，可呈鹿角状（铸状）。

② 输尿管结石：多来源于肾脏，可滞留于输尿管任何一段，以三个生理狭窄部为多见。

③ 膀胱结石：小儿及老人多为原发，其余多来自上尿路，逐渐增大，可形成尿路中最大的结石。

④ 尿道结石：多来源于膀胱。

（6）结石引起的损害

① 直接损害：结石较大而表面粗糙，易使黏膜损伤，形成溃疡，黏膜受到结石长期刺激可生成息肉，甚至癌变。

② 梗阻：结石以上的输尿管、肾积水，被动地代偿性扩张、变性，乃至肾功能损害。

③ 感染：尿路被结石梗阻，尿液滞留，易继发感染，如肾盂肾炎、脓肾、肾周围炎、膀胱炎等（图23－7）。

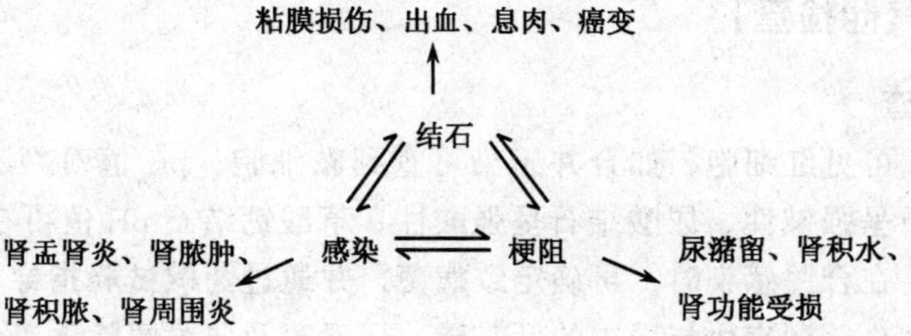

图23－7　尿石症的病理改变

2．中医病因病机

基本病因为肾虚和下焦湿热，其中以肾虚为本，湿热为标。肾纳气主水，与膀胱相表里。肾虚气化不利，尿液生成与排泄失常，使水湿邪热蕴结于肾与膀胱。湿热蕴结，煎熬日久，形成砂石；结于石阻塞尿路，不通则痛；热伤血络则出现血尿。肾虚、湿热以及气、血、痰、湿交阻为其基本病理变化。湿热阻滞气机，气机运行失畅，血脉经络不通，腰腹疼痛即作；热伤血络，血溢脉外，下走阴窍，则出现血尿；湿热蕴结膀胱，则尿频急涩痛；脾肾亏虚，水湿不化，痰瘀交阻，可出现肾积水、肾功能受损。

【临床表现】

1．上尿路结石

包括肾脏结石和输尿管结石。

(1) *疼痛*：①肾绞痛：多突然发作，剧痛难忍，面色苍白，伴恶心呕吐，呈阵发性发作，多见于肾盂内小结石；②腰腹部钝痛：疼痛可呈间歇性发作，多见于肾盂、肾盏内较大结石，有时只要不伴感染，到患肾无功能时亦无明显症状；③放射痛：疼痛由腰腹部放射至同侧睾丸或阴唇和大腿内侧，提示肾盂输尿管连接处或上段输尿管结石；若伴有膀胱刺激症状和尿路与阴茎头部放射痛，提示结石位于输尿管膀胱壁段或开口处。

(2) *血尿*：有镜下血尿和肉眼血尿，以镜下血尿最为多见。常继发于肾绞痛之后，有时也可出现活动后镜下血尿，均由于结石损伤黏膜所致。

(3) *梗阻*：根据梗阻的时间和程度，有急、慢性和完全性与不完全性之分。独肾和双肾结石易发生急性、完全性梗阻，引起急性肾功能不全。慢性梗阻常为不完全梗阻，最终可发生严重肾积水和继发感染，此时可在肋下扪及肿大的肾脏，并有肾区叩击痛。

2．下尿路结石

包括膀胱结石和尿道结石。

(1) *膀胱结石*：典型症状为排尿突然中断，并感疼痛，可放射至阴茎头部和远端尿道，改变体位后可缓解症状。小儿可烦躁不安，并用手牵拉阴茎。继发性结石常伴前列腺增生，有时可发生膀胱憩室，若结石位于憩室腔内，可无排尿梗阻症状，但易继发感染。

(2) *尿道结石*：表现为突发性尿线变细、排尿费力、呈点滴状、尿流中断，甚至出现排尿障碍而发生急性尿潴留。有时伴排尿痛，并放射至阴茎头部。部分尿道结石可在体表扪及。

【实验室及其他检查】

1．实验室检查

(1) *尿常规*：可见红细胞，如合并感染可查到脓细胞；pH 值对判断结石成分有积极意义，如感染性结石呈强碱性，尿酸结石呈强酸性，草酸钙结石 pH 值可在正常范围。

(2) *尿培养*：在合并感染时，可确定致病菌，并通过药敏试验指导用药。

(3) *血、尿生化*：测定血与尿中的钙、磷、尿素氮及肌酐清除率等，如有异常时，有助于分析结石形成的原因，并了解结石对肾功能的影响。

(4) *结石成分分析*：将已排出或取出的结石进行成分分析，确定其类型，可为以后的防治提供参考。

2．影像学检查

(1) *腹部平片*（KUB）：显示结石大小、个数、外形及透光程度，必要时可摄侧位片或断层片，以助确诊。

(2) *静脉尿路造影*（IVP）：观察肾功能，确定有无梗阻及结石与尿路的关系。与 KUB 结合检查是最好的方法，绝大部分尿路结石均可确诊。

(3) *B 型超声波检查*（BUS）：有助于阴性结石的诊断，同时可了解结石个数、大小及肾脏积水程度。

(4) *放射性核素检查*：可显示有无梗阻，梗阻的部位、程度及肾功能受损情况。

(5) *逆行性肾盂造影*：对于 IVP 不显影或显影不佳时，可选择此检查。有助于了解尿路是否通畅、是否有阴性结石存在，同时也有助于肿瘤的鉴别。

(6) CT 检查：怀疑阴性结石或肿瘤时，作为 BUS 的补充。

【诊断与鉴别诊断】

1. 诊断　首先必须确定是否有结石存在；有结石存在时，应考虑是否有并发症，如感染、梗阻及恶变等；有时还应了解和确定可能的发病因素，以指导结石的防治。

2. 鉴别诊断　上尿路结石应与胆囊炎、胆石病、急性阑尾炎及卵巢囊肿相鉴别。

【治疗】

根据结石的大小、数目、位置，有无梗阻、感染、肾损害及其程度等因素确定治疗方案，

1. 一般治疗

(1) 大量饮水：保持每天尿量在 2000ml 以上，有利于减少晶体形成和促进结石的排出。是预防结石形成和增大的最有效方法。

(2) 调节饮食与尿 pH 值：含钙结石应限制含钙、草酸成分丰富的食物。牛奶、奶制品、豆制品、巧克力、坚果含钙量高，浓茶、番茄、菠菜、芦笋等含草酸量高。尿酸结石不宜服用动物内脏等高嘌呤食物，避免高动物蛋白、高动物脂肪和高糖食物，宜食用含纤维素丰富的食物。对尿酸和胱氨酸结石者可口服枸橼酸钾、重碳酸钠，以碱化尿液。感染性结石者可口服氯化铵酸化尿液，有预防作用。

(3) 控制感染：结石梗阻时易继发感染，应进行尿液细菌学检查，并选择敏感抗生素抗炎治疗。

2. 肾绞痛的治疗

结石性肾绞痛疼痛剧烈，应及时处理。可选择下列方法：①消炎痛栓 1 粒，塞肛；②阿托品 0.5mg，肌注；③哌替定 50mg，肌注；④黄体酮 20mg，肌注；⑤针刺肾俞、足三里、三阴交、京门等。

3. 体外冲击波碎石（ESWL）

适用于直径≤2.5cm 的上尿路结石。远端尿路梗阻、妊娠、出血性疾病、严重心脑血管病、安置心脏起搏器、血肌酐≥265μmol/L、急性尿路感染、育龄妇女下段输尿管结石等不宜使用。碎石前通过 X 线、B 型超声对结石进行定位后，选择低能量，并限制每次冲击次数。碎石过程中应动态监测，及时修正偏差，了解碎石的效果，以提高疗效，减少近、远期并发症的发生。治疗后血尿较为常见，无需特殊处理；残余结石或“石街”引起的梗阻应严密观察，必要时采取相应措施。若需要再次治疗，原则上应至少在 1 周以后。

4. 手术治疗

手术前必须了解双侧肾功能，若有感染应及时控制，同时还应确定结石位置。

(1) 腔镜手术：有输尿管镜取石或碎石术、经皮肾镜取石或碎石术。前者适用于中、下段输尿管结石，平片不显影结石，因肥胖、结石硬、停留时间长不宜采用 ESWL 治疗者；后者适用于直径＞2.5cm 的肾盂结石或肾下盏结石，对远端有梗阻而质硬的结石、残余结石、

有活跃性代谢疾病及需要再次手术者尤为适宜。

较小的膀胱结石可经膀胱镜碎石钳机械碎石，经膀胱镜液电效应、超声、弹道气压碎石也可选择。尿道结石原则上将结石推入膀胱，然后按膀胱结石处理。

（2）开放手术：常用的方法有肾盂、肾窦、肾实质切开取石术以及肾部分切除术、肾切除术、输尿管切开取石术、膀胱切开取石术。

另外，双侧输尿管结石应先处理梗阻严重侧；一侧输尿管结石、另一侧肾结石时应先处理输尿管结石；双侧肾结石应先处理易于取出而安全的一侧；鹿角形结石应采取综合性治疗措施。

5．中医治疗

结石表面光滑，横径＜1cm，双侧肾功能正常，无尿路狭窄、畸形者，可采用本法治疗。

（1）湿热蕴结证

证候：腰痛，少腹急满，小便频数短赤，溺时涩痛难忍，淋沥不爽，口干欲饮；舌红，苔黄腻，脉弦细。

治法：清热利湿，通淋排石。

方药：八正散加减。

（2）气滞血瘀证

证候：腰腹酸胀或隐痛，时而绞痛，局部有压痛或叩击痛；舌暗或有瘀斑，苔薄白或微黄，脉弦紧。

治法：行气活血，通淋排石。

方药：金铃子散合石韦散加减。

（3）肾气不足证

证候：腰酸坠胀，疲乏无力，病程日久，时作时止，尿频或小便不利，夜尿多，面色无华或面部轻度浮肿；舌淡，苔薄白，脉细无力。

治法：补肾益气，通淋排石。

方药：济生肾气丸加减。

6．总攻疗法

人体结石主要依靠尿液的冲刷作用和输尿管的蠕动，以及人体活动时结石的重力作用移动排出。而输尿管痉挛、炎症性水肿、排尿功能的减弱等有妨碍结石排出的因素，治疗时要作充分考虑。中西医结合治疗是从整体观念出发，在治疗结石上既看到结石的危害，也看到了人体的排石能力，治疗上充分调动和提高这种能力，就能提高结石排出率。“总攻疗

表 23－2　尿石症总攻疗法

时间	方　　法
7:00	中药头煎 200ml，口服
7:30	双氢克尿噻 50mg，口服
8:30	饮水 500～1500ml
9:00	饮水 500～1500ml
9:30	中药二煎 200ml，口服
10:30	针刺肾俞、膀胱俞（肾盂、输尿管上段结石）
	肾俞、水道、关元（输尿管下段结石）
	电针初弱后强，共 20 分钟
11:00	起床活动，跳跃

法”综合了中、西医的各种有效方法，提高了疗效（表23－2）。

排石汤Ⅱ号的组成与现代药理：

①利尿：金钱草、车前子、木通、萹蓄、瞿麦（海金沙、冬葵子）。

②调整输尿管蠕动：枳实、牛膝、大黄、甘草梢、滑石。

③抗感染：栀子、大黄、黄柏。

④止血：石韦、蒲黄、仙鹤草。

“总攻疗法”通常隔天1次，7次为1个疗程，休息2周后可进行下一个疗程，一般不超过2个疗程。

（张亚大）

第三节　睾丸炎与附睾炎

睾丸炎（orchitis）是睾丸遭受感染后引起的炎性疾病，一般由附睾炎蔓延至睾丸，临床上可分为急性非特异性睾丸炎与腮腺炎性睾丸炎两种。附睾炎（epididymitis）是发生于附睾的非特异性感染，以中青年男性多见，临床有急、慢性之分。急性附睾炎的临床特征为突然发作的阴囊疼痛，坠胀不适，沿精索向腹股沟及下腹部放射，患侧睾丸肿大，触痛明显，可伴发热、畏寒等全身症状；慢性附睾炎可由急性附睾炎治疗不彻底，迁延而成，也可直接由轻度感染演变而成。中医认为本病属于“子痈”、“子痛”范畴。

【病因病理】

1．西医病因病理

（1）病因

① 逆行感染：致病菌经输精管逆行入附睾引发炎症，继发于上尿路感染、后尿道炎、前列腺炎及精囊炎。长期留置导尿管或尿道器械操作也可引起细菌逆行感染至附睾。

② 尿液逆流：开放性前列腺切除术或经尿道前列腺电切术后，射精管向前列腺窝开口，排尿时压力增高使得尿液经输精管逆流至附睾，引发炎症。

③ 淋巴感染：致病菌经淋巴管进入输精管的壁层和外鞘而感染附睾。

④ 血行感染：致病菌可通过全身各部位的感染进入血液导致附睾炎，临床少见。

⑤急性非特异性睾丸炎多由附睾炎累及形成，而腮腺炎则是导致单纯睾丸炎最常见的病因。

（2）病理

① 睾丸炎：急性非特异性睾丸炎时，睾丸可呈不同程度增大、充血，阴囊壁水肿。镜下见多个局灶性坏死，多核白细胞浸润。曲细精管有炎症、出血、坏死，甚至形成睾丸脓肿。腮腺炎性睾丸炎时，肉眼见睾丸明显肿大，呈蓝色，间质水肿，血管扩张；大量分叶核粒细胞、淋巴细胞、巨噬细胞浸润，曲细精管扩张，腔内有炎性细胞。

② 附睾炎：急性附睾炎早期为蜂窝织炎，常首发于附睾尾部，小管上皮水肿，管腔内

充满脓性分泌物，炎症进而蔓延体部及头部，导致整个附睾肿胀。肉眼见附睾绷紧、肿胀，表面布满充血的血管。血管周围有炎性细胞浸润，血管渗出增加，管腔内充满大量分泌物。后期可继发纤维化，瘢痕组织可使管腔狭窄，甚至闭合形成硬结。慢性附睾炎时，病变常局限在附睾尾部，纤维组织增生，呈结节性改变。镜下见附睾小管阻塞，白细胞与浆细胞浸润。

2．中医病因病机

可由外感湿热或寒湿之邪，或饮食不调，嗜食辛辣肥腻之品，以致湿热内生，或房事不节，或情志不舒，肝郁化火，或外伤跌仆等引起。

两病与肝肾关系密切。外感湿热之邪，下注肾子，阻滞经络，气滞血瘀，则肾子肿胀疼痛。湿热蕴结或火毒炽盛，热壅肉腐，发为脓肿，可见阴囊红肿，附睾或睾丸肿痛剧烈。或外感寒湿之邪，阻塞脉络，气血阻滞于宗筋，致肾子肿胀疼痛。或房事不节，情志不舒，肝气郁结，气滞血瘀，发于肾子而成结块。

【临床表现】

1．急性非特异性睾丸炎

多发于单侧。睾丸肿痛，程度由轻微不适到剧烈疼痛不等，向腹股沟放射，阴囊皮肤发红、肿胀。伴寒战、高热、恶心呕吐等。可有头痛，肌肉酸痛。

2．腮腺炎性睾丸炎

临床表现与非特异性睾丸炎类似，症状较轻。常在腮腺炎后4～7天发病，可由单侧累及双侧。伴鞘膜积液时，透光试验阳性。

3．急性附睾炎

突发性阴囊疼痛，坠胀不适，患侧阴囊肿胀，阴囊皮肤发红、发热、疼痛，沿精索放射至腹股沟，甚至放射至腰部，疼痛剧烈，伴畏寒、高热等全身症状。附睾肿大发硬，触痛明显，附睾、睾丸界限不清，形成脓肿时可有波动感，脓溃则有瘘管。下腹部及腹股沟可有压痛。

4．慢性附睾炎

阴囊轻度坠胀不适，或疼痛，可放射至下腹部及同侧大腿内侧，休息后好转。患侧附睾局限性增厚、肿大，精索及输精管增粗，与睾丸界限清楚，前列腺变硬。

【实验室及其他检查】

1．实验室检查

（1）*血常规*：急性期白细胞总数增高，可达$20\times10^9/L$，中性粒细胞百分比增高。

（2）*尿常规*：急性期可见白细胞和脓细胞，慢性期合并前列腺炎时可见红细胞。细菌感染的尿液及鞘膜液培养多为阳性。

2．影像学检查

超声检查可显示阴囊内容物的解剖影像，有助于了解附睾与睾丸肿胀及炎症范围，彩色多普勒可见睾丸动脉血流增强；钼靶X线睾丸摄片、放射性核素^{99}锝可作睾丸显像。

3．其他检查

血清免疫荧光抗体检查可检测血清中腮腺炎病毒抗体，对腮腺炎性睾丸炎的诊断有积极意义。

【诊断与鉴别诊断】

1．诊断

结合典型临床表现及实验室检查可作出诊断。急性附睾炎全身症状以起病急、发热、寒战为主；局部症状以附睾肿大、疼痛、灼热，疼痛放射至下腹部及腹股沟为特征。血常规检查示白细胞总数明显增高。慢性附睾炎一般症状较轻，需结合病史、体征作出诊断。睾丸炎的诊断应结合病史及临床表现，腮腺炎与附睾炎病史对其诊断有参考价值。

2．鉴别诊断

（1）睾丸扭转：常发生于青少年，局部症状明显，睾丸精索疼痛，放射至下腹部及腹股沟，阴囊皮肤可红肿发热。全身症状较轻，体温及白细胞偶有升高，尿常规检查正常。体检可见睾丸上移，有明显压痛，附睾不在正常位置，阴囊抬高试验阳性。

（2）结核性睾丸炎：多为慢性，附睾逐渐增大，疼痛不明显。寒性脓肿破溃后形成的窦道可长期不愈。

（3）睾丸肿瘤：多为无痛性肿块。肿瘤内出血时可引起睾丸及附睾疼痛。触诊可区分肿瘤与正常附睾，尿及前列腺液常规检查可正常。

（4）嵌顿性疝：腹股沟斜疝坠入阴囊引起嵌顿时，需与睾丸炎鉴别。疝块常在剧烈活动后嵌顿不能回纳，睾丸无触痛。

睾丸炎与附睾炎之间也应注意鉴别，但睾丸炎常与附睾炎同时存在。

【治疗】

1．西医治疗

（1）一般治疗：急性期应卧床休息，托起阴囊，口服止痛退热药物，避免性生活与体力活动；慢性期合并前列腺炎的患者，可配合采用热水坐浴等疗法。注意保持会阴部清洁，避免睾丸损伤。

（2）药物治疗：根据细菌培养及药敏试验选择有效抗生素，足量应用，以控制感染。常用抗生素有青霉素、氨苄青霉素、复方新诺明等。高热伴中毒症状明显者应加用激素治疗。腮腺炎性睾丸炎抗生素治疗无效，以对症治疗为主，必要时用退热止痛药。

（3）外治法：早期可用冰袋敷于阴囊，以防止肿胀；后期用热敷，可加速炎症消退。附睾疼痛严重的患者可用0.5%利多卡因行精索封闭。

2．中医治疗

（1）湿热下注证

证候：一侧或双侧睾丸、附睾肿胀疼痛，阴囊皮肤红肿疼痛，痛引小腹；伴恶寒发热，头痛，口渴；舌红苔黄腻，脉滑数。

治法：清热利湿，解毒消肿。

方药：龙胆泻肝汤加减。

(2) 火毒炽盛证

证候：睾丸肿痛剧烈，阴囊红肿灼热，若脓成则按之应指；高热，口渴，小便黄赤短少；舌红苔黄腻，脉洪数。

治法：清火解毒，活血透脓。

方药：仙方活命饮加减。

(3) 脓出毒泄证

证候：脓液溃出，色黄质稠，睾丸肿痛减轻，热退或仍微热；或脓液清稀，创口不收，身困乏力；舌红苔白，脉细或细数。

治法：益气养阴，清热除湿。

方药：滋阴除湿汤加减。

(4) 寒湿凝滞证

证候：睾丸坠胀隐痛，遇寒加重，自觉阴部发凉；可伴腰酸、遗精；舌淡苔白润，脉弦紧或沉弦。

治法：温经散寒止痛。

方药：暖肝煎加减。

第四节　前列腺炎

前列腺炎（prostatitis）是泌尿外科的常见疾病，多发于中青年。临床上有急性和慢性、特异性和非特异性、细菌性和非细菌性等三种分类，最常见的类型是慢性无菌性非特异性前列腺炎。本病以会阴、小腹坠胀，尿频、尿急、尿痛、排尿不适为主要表现。急性前列腺炎以发病急、伴全身中毒症状为特点；慢性前列腺炎则病程迁延，反复发作，缠绵难愈。根据本病的症状、体征，当属中医“白浊”、“精浊”、“肾虚腰痛”、“劳淋”等范畴。由于前列腺特殊的解剖结构，渗透屏障的阻碍，药物很难进入前列腺腺泡发挥作用。采用中西医结合方法治疗本病，即辨证与辨病相结合、内治与外治相结合可提高疗效。一般认为慢性前列腺炎由急性者迁延而来甚少，临床中以未曾经过急性期者居多。近年研究认为本病不是单一的炎症性疾病，而是具有前列腺炎症状的、有各自独特形式的综合征。

【病因病理】

1．西医病因病理

(1) 病因：包括感染性和非感染性两种因素。

感染性因素是指多种致病菌，如大肠杆菌、淋球菌、链球菌等感染而致病。传播途径包括：①经血液感染：机体其他部位的感染，经血液传播到前列腺而发病。②经淋巴感染：某些部位感染可经淋巴管感染前列腺，如下尿路、结肠等。③经尿道逆行感染：致病菌还可经尿道口逆行向上感染前列腺。④由周围组织感染蔓延：如后尿道的感染、上尿路的感染等直接蔓延至前列腺。⑤急性前列腺炎治疗不彻底可导致慢性前列腺炎。

非感染性因素多见于各种原因引起的前列腺反复或不间断地充血、水肿。常见的有：①过度饮酒、过食刺激性食物。②性生活过度、性交中断、频繁手淫。③会阴部长期直接受压，如骑自行车、久坐等。

(2) 病理

①急性前列腺炎的炎症反应导致部分或整个腺体明显炎症，腺泡内及周围聚集多形核细胞，伴有不同程度的淋巴细胞、巨噬细胞、浆细胞的组织浸润，腺管上皮细胞有增生和脱屑。炎症进一步发展，前列腺管和腺泡水肿及充血更加明显，前列腺小管和腺泡可形成小型脓肿。重症患者后期小脓肿可融合或增大形成前列腺脓肿。

②慢性前列腺炎的病理变化为腺泡、腺管及间质的炎症，有浆细胞、巨噬细胞和区域性淋巴细胞聚集，腺叶中纤维组织增生明显。部分患者腺管可被阻塞而引流不畅，导致腺泡扩张，后期腺体破坏而纤维化。前列腺纤维化严重者可出现腺体萎缩，累及后尿道可致膀胱颈硬化。腺体可因纤维化而质地变硬，体积缩小。

2．中医病因病机

本病以正虚为本，邪实为标。病理因素包括湿热、瘀血、痰浊。湿热下注，蕴结下焦，侵犯精室，导致膀胱气化失司，水道不利；湿热日久，致精道精室气滞血瘀，浊瘀败精阻于精室；热久伤阴，肾阴亏损，相火亢盛，内蕴精室；肾气衰弱，肾精亏虚，经脉失养或封藏失职，皆可导致本病。

【临床表现】

1．急性细菌性前列腺炎

(1) *全身症状*：起病突然，发热，寒战，乏力，虚弱，厌食，恶心呕吐。血液中白细胞计数明显增高。

(2) *局部症状*：腰骶部、会阴或耻骨上、腹股沟处坠胀、疼痛，排便或久坐后加重，可向腰背、下腹部、大腿放射。

(3) *尿路症状*：尿频、尿急、尿痛、尿滴沥、排尿不净及尿道脓性分泌物，排尿时尿道灼热感，尿线变细或中断，甚至出现尿潴留。可出现初血尿、终末血尿或全程血尿，多为镜下血尿。

(4) *直肠症状*：直肠胀满，里急后重，用力排便时肛门疼痛，尿道口溢出白色黏液。

(5) *性功能障碍*：性欲减退，阳痿，血精，性交痛。

(6) *前列腺触诊*：可触及肿大前列腺，触痛明显，整个或部分腺体坚韧。按摩前列腺可自尿道口引出前列腺液，其中有大量白细胞或脓细胞以及含脂肪的巨噬细胞，培养可有细菌生长。为避免败血症和泌尿系上行感染，急性期不宜作前列腺按摩。

2．慢性前列腺炎

(1) *疼痛*：程度较轻，多为胀痛、抽痛，主要在会阴及腹股沟部，可放射至阴茎、睾丸、耻骨上和腰骶部，有时射精后疼痛和不适是突出特征。

(2) *尿路症状*：轻度尿频、尿急、尿痛，夜尿多，排尿时尿道内有异常感觉，如发痒、灼热、排尿不净。

（3）尿道口滴白：多在尿末或大便时尿道口溢出白色黏液。还可于早起及运动后发生。

（4）性功能障碍：阳痿，早泄，血精，性欲减退，性交痛，不育。

（5）神经衰弱症状：头晕耳鸣，失眠多梦，神疲乏力，健忘，精神抑郁，自信心减弱。

（6）其他症状：虹膜炎、关节炎、神经炎等。

（7）前列腺触诊：腺体大小多正常或稍大，两侧叶不对称，表面软硬不均，中央沟存在。严重时前列腺压痛阳性，腺体硬度增加或腺体缩小。

【实验室及其他检查】

1．一般检查

（1）尿三杯试验：将一次排出的尿液分成3份，最初10～15ml尿为第一杯，中间为第二杯，最后10ml为第三杯。离心，取各自沉淀作显微镜检查。前列腺炎患者第一杯尿有碎屑和脓尿；第二杯较清晰；第三杯混浊，其中细菌和白细胞增多。

（2）前列腺液检查：直肠指检按摩前列腺取得前列腺液，于显微镜下检查，每高倍视野白细胞10个以上或少于10个，伴有成堆脓球，卵磷脂小体减少。

（3）前列腺液培养：取前列腺液进行细菌培养，可以鉴别细菌性和非细菌性前列腺炎。

（4）前列腺液pH值测定：正常前列腺液的pH值为6～7，呈弱酸性。慢性前列腺炎时pH值明显升高。

2．特殊检查

（1）免疫学检查：急性前列腺炎患者前列腺液IgA和IgG水平增高，慢性患者的前列腺液IgA增加最明显，其次为IgG。若对前列腺炎的治疗有效，则患者前列腺液中的IgA和IgG水平可逐渐降低；治疗无效时，二者的水平往往居高不下。

（2）细菌学检查：可避免前列腺液培养与尿道污染的混淆，方法是分段尿及前列腺液作细菌培养加计数。尿道口常规消毒后，取初段尿10ml为标本VB1，中段尿为标本VB2，按摩前列腺取前列腺液为标本EPS，再排尿10ml为标本VB3。四种标本分别作细菌培养加计数。细菌性前列腺炎患者ESP和VB3的细菌计数高于VB1和VB2；非细菌性前列腺炎患者的四种标本均无细菌。

【诊断与鉴别诊断】

1．诊断

（1）急性前列腺炎：全身症状以起病急、发热、寒战为主；局部症状以会阴部胀痛不适、小腹隐痛、肛门坠胀、尿频、尿急、尿痛、前列腺压痛为主。

（2）慢性前列腺炎：缺乏统一标准。应明确病史、症状、体征，结合实验室检查，综合分析方可作出准确诊断。必要时作B超、组织学检查、膀胱镜检查、尿流率检查等辅助诊断。

2．鉴别诊断

前列腺炎应与尿道炎、慢性膀胱炎、前列腺结核、前列腺增生、前列腺肿瘤等病相鉴别。

【治疗】

1．一般治疗

合理安排生活起居，加强身体锻炼，增强体质，性生活有规律。注意饮食，不吃刺激性食物，禁酒戒烟，适量多饮水，保持大便通畅。避免久坐、久骑，注意休息。

2．抗生素治疗

急性细菌性前列腺炎患者对抗生素反应较好。首选复方新诺明（TMP－SMZ)。该药能在前列腺液中保持较高浓度，抗菌效果显著。喹诺酮类抗生素治疗慢性前列腺炎效果较好，此类药物抗菌谱广，前列腺内浓度比血清高。

3．心理治疗

解释病情，增强患者信心，消除其顾虑，必要时应用镇静剂。

4．外治法

(1) 前列腺按摩：①急性前列腺炎禁忌采用；②慢性前列腺炎时按摩可改善局部血运，排出腺体内炎性分泌物。每周1次，动作宜轻柔，切忌暴力挤压。

(2) 熏洗坐浴疗法：对充血性前列腺炎疗效肯定。温水坐浴和药物可促进盆腔的血运，改善局部微循环，促使炎症吸收。用42℃～46℃温水坐浴，每天2次，每次20分钟，20日为1个疗程。

(3) 药物离子透入疗法：选择高敏、广谱抗生素或中药制剂，经直肠内或耻骨联合上直流电药物导入治疗慢性前列腺炎，疗效满意。

(4) 其他疗法：如针灸、敷贴疗法、直肠内给药法和物理疗法等。

5．中医治疗

(1) 湿热下注证

证候：尿频、尿急、尿痛，尿道灼热感，排尿不利，尿末或大便时滴白，会阴、少腹、睾丸、腰骶坠胀疼痛；伴发热、恶寒、头身痛楚等；舌红，苔黄腻，脉弦滑或数。

治法：清热利湿。

方药：八正散或龙胆泻肝汤加减。

(2) 气滞血瘀证

证候：病程长，少腹、会阴、睾丸坠胀疼痛，感觉排尿不净；指诊前列腺压痛明显，质地不均匀，可触及结节；舌质暗或有瘀斑，苔薄白，脉弦滑。

治法：活血化瘀，行气止痛。

方药：前列腺汤加减。

(3) 阴虚火旺证

证候：腰膝酸软，头晕目眩，失眠多梦，五心烦热，遗精或血精，排尿或大便时有白浊，尿道不适；舌红少苔，脉细数。

治法：滋阴降火。

方药：知柏地黄汤加减。

(4) 肾阳虚衰证

证候：腰膝酸软，手足不温，小便频数，淋沥不尽，阳痿早泄；舌淡胖，苔白，脉沉细。

治法：温补肾阳。

方药：济生肾气丸加减。

(张亚大)

第五节 前列腺增生症

前列腺增生症又称良性前列腺增生症（benign prostatic hyperplasia ，BPH)、前列腺肥大，是老年男性的常见病，以尿频、排尿困难和尿潴留为主要临床表现，严重者可发生肾功能衰竭。其发病率随年龄增长逐渐递增，多数于 50～70 岁发病。根据临床症状，本病应属中医“癃闭”、“精癃”等范畴。

【病因病理】

1. 西医病因病理

(1) 病因：目前仍不十分明确。一般认为本病与体内性激素水平紊乱有关，年龄老化与有功能的睾丸是公认的两个发病基础。前列腺的正常发育有赖于男性激素，随着男性进入老龄，血清总睾酮与游离睾酮减少，引起前列腺组织中的双氢睾酮增加，加上雌激素水平增加，雌、雄激素代谢失衡，上皮和基质的相互作用，各种生长因子的作用，导致前列腺增生。近年来研究发现细胞凋亡在前列腺增生中起到一定作用。前列腺增生的病理标本切片中，细胞的有丝分裂少见，DNA 合成亦比正常时少，提示前列腺增生不是细胞增殖增多，而是由细胞凋亡减少造成的。

(2) 病理：正常的前列腺分为内、外两层，内层是围绕尿道的尿道黏膜及黏膜下腺，外层是周边带，两层中间有纤维膜分隔。前列腺增生开始于内层，首先在前列腺段尿道黏膜下腺体内出现纤维结节及基质增生，进而发生腺上皮增生。增生组织将前列腺组织向外周挤压，被压迫的组织发生退行性变，形成前列腺包膜。增大的腺体在后尿道及膀胱颈部隆起，或突入膀胱内，使尿道受压、变窄、伸长，膀胱颈部变小或呈唇状突起，导致排尿受阻，进而引起后尿道以上部位的病变。初期膀胱壁肌肉代偿性增厚，膀胱小梁形成，输尿管膀胱壁段延长僵硬，引起输尿管排空障碍。随着病情进展，膀胱颈部梗阻不能解除，逼尿肌不能代偿，张力减退，残余尿量增加。尿潴留可导致膀胱壁变薄，形成无力性膀胱。膀胱结石也是常见的并发症。膀胱内尿液逆流入上尿路，使上尿路压力增高，可造成输尿管、肾盂积水，最终导致肾功能衰竭、尿毒症。

2. 中医病因病机

本病多因年老体虚，阳气不足，气血亏虚所致。气虚则血行缓慢，日久成瘀；阳虚及阴，虚火煎熬津液成痰，痰瘀互结，阻滞尿路，则排尿困难，小便滴沥不尽。

本病的发生与肺、脾、肾、膀胱、三焦密切相关。肺失清肃，不能通调水道、输布津液，则水湿内停，上窍不通，下窍亦塞；脾肾气虚，推动乏力，不能运化水湿，终致痰湿凝聚，阻滞尿道；外感湿热之邪，或饮食不节，湿热内生，或水湿内停，郁而化热，皆可下注膀胱，致膀胱气化不利，三焦瘀阻；肾阳亏虚，气化乏力，膀胱传送无力，可出现小便不畅，点滴而下。

【临床表现】

多于50岁后出现症状。症状的轻重并非取决于前列腺本身的增生程度，而是由梗阻的程度、病变发展的速度、是否合并感染和结石决定的。

1. 症状

(1) 尿频：患者早期表现为尿频，尤其夜尿次数明显增多（每夜2次以上）。最初由前列腺充血刺激引起；随着梗阻加重，后尿道压迫情况日益严重，膀胱内尿液无法排空而出现残余尿，膀胱经常处于部分充盈状态，有效容量缩小，尿频可逐渐加重。

(2) 排尿困难：进行性排尿困难是前列腺增生最重要的症状。增生的腺体压迫尿道，使尿道延长、变窄、弯曲，尿道阻力增加。当后尿道阻力超过逼尿肌的张力时，逼尿肌不能长时间维持收缩，无法排空膀胱，出现残余尿。轻度梗阻表现为排尿等待、中断、尿后滴沥不尽；梗阻加重则出现排尿费力、尿流变细、射程缩短，最终呈滴沥状排尿。

(3) 血尿：前列腺增大使腺体黏膜表面小血管和毛细血管充血、张力增大，当膀胱收缩或扩张时，血管张力改变，可发生镜下血尿或肉眼血尿，如黏膜血管扩张破裂，可出现大出血，血块阻塞尿道或充满膀胱；膀胱颈部充血或并发炎症、结石时，也可出现血尿。

(4) 尿潴留：常由气候变化、饮酒或劳累等诱因使前列腺和膀胱颈部充血、水肿，导致排尿困难加重，尿液突然完全不能排出，发生急性尿潴留，表现为下腹部疼痛、膀胱区膨胀。如残余尿随梗阻加重而增多，过多的残余尿使膀胱失去收缩能力，逐渐发生尿潴留，为慢性尿潴留。此时可并发充溢性尿失禁，即膀胱过度充盈使少量尿液从尿道口溢出。尿潴留常损害肾功能，严重者可导致肾功能衰竭。

(5) 其他症状：膀胱出口梗阻可导致膀胱结石、膀胱炎。排尿不畅，长期靠增加腹压排尿可引发痔疮、便血、脱肛等，还可形成腹外疝。

2. 体征

(1) 直肠指检：可于直肠前壁触及增生的前列腺。正常前列腺表面光滑、柔软、界限清楚，中央可触及纵向浅沟，横径4cm，纵径3cm，前后径2cm，重约20g。临床按前列腺增生情况分为三度：①Ⅰ度：前列腺大小为正常的1.5～2倍，约鸡蛋大，质地中等，中央沟变浅，重量约为20～25g。②Ⅱ度：前列腺大小为正常的2～3倍，约鸭蛋大，质地中等，中央沟极浅，重量约为25～50g。③Ⅲ度：前列腺大小为正常的3～4倍，约鹅蛋大，质地硬韧，中央沟消失，重量约为50～70g。

(2) 触诊：严重尿潴留时，耻骨上可触及肿大包块。梗阻引起严重肾积水时，上腹部两侧可触及肿大肾脏。

【实验室及其他检查】

1. 尿流率检查

可检查下尿路有无梗阻和梗阻的程度。测定的指标有最大尿流率（MFR）、平均尿流率（AFR）、排尿时间（T）和尿量（V）。排尿量 > 150ml 是评估 MFR 的前提，MFR < 15ml/s 说明排尿不畅；< 10ml/s 则梗阻严重，需要治疗。尿流动力学检查可鉴别逼尿肌、尿道括约肌失调和不稳定膀胱逼尿肌引起的排尿困难，还有助于确定手术适应证及判断手术后的疗效。

2. 血清前列腺特异抗原（PSA）测定

当前列腺体积较大，质地较硬，或有结节时，应测定血清 PSA，以排除前列腺肿瘤。正常 PSA < 4ng/ml，如异常增高，应考虑癌肿。

3. B 超检查

经腹 B 超可观察前列腺形态、结构、大小、突入腔内的情况，测定膀胱内残余尿量，有助于了解有无肾积水以及积水程度。经直肠 B 超可显示前列腺的断面像、前列腺病变发展程度及形态变化。

4. 膀胱镜检查

可直接观察后尿道、膀胱颈形态、腔内前列腺增生情况，有助于了解后尿路梗阻程度，发现膀胱内有无占位性病变及结石，对临床出现无痛性血尿的患者尤为必要。

5. 泌尿系 X 线检查

(1) 静脉尿路造影：可了解下尿路梗阻以及肾盂、输尿管扩张的程度，造影剂充满膀胱时显示充盈缺损说明前列腺中叶或侧叶明显突出于膀胱内。排尿后摄片可观察残余尿是否存在及程度。

(2) 前列腺造影：经会阴或直肠黏膜穿刺，分别将造影剂注入腺体的左右叶，注射后拍摄正侧位片，可清楚观察前列腺包膜轮廓，进而了解前列腺形态、大小、密度及病变性质。

6. CT 及 MRI 检查

二者均以形态、密度来判断前列腺大小、性质以及前列腺周围的关系。有助于了解腺体与周围组织之间的关系，对外科手术治疗的选择有重要意义。

【诊断与鉴别诊断】

1. 诊断

男性 50 岁后出现进行性尿频、排尿困难，应当考虑前列腺增生的可能。有的患者可出现充溢性尿失禁、急性尿潴留、血尿。老年患者虽无明显排尿困难，但有膀胱结石、膀胱炎、肾功能不全时，也应注意有无前列腺增生。结合直肠指检及其他体征、各项实验室检查可得出诊断。

2. 鉴别诊断

前列腺增生应与尿路狭窄、神经源性膀胱、膀胱颈痉挛、膀胱结石、前列腺癌及膀胱癌相鉴别。

【治疗】

目的在于改善排尿症状，缓解并发症，保护肾功能。前列腺增生未引起梗阻的患者不需要治疗，梗阻较轻或难以耐受手术治疗的患者应采取非手术疗法或姑息性手术。梗阻症状严重、符合手术适应证的患者应尽早手术治疗。

1．西医治疗

（1）*一般治疗*：注意气候变化，防止受凉，预防感染，戒烟禁酒，不吃辛辣刺激性食物，保持平和心态，适当多饮水，不憋尿。

（2）*药物治疗*：治疗前列腺增生的药物包括激素类药物、α受体阻滞剂、降胆固醇药及植物药等。

① 5α还原酶抑制剂：前列腺内睾酮变为双氢睾酮需要5α还原酶。通过抑制5α还原酶，阻止睾酮变为双氢睾酮，抑制前列腺增生，并可以缩小前列腺体积，从而缓解或减轻排尿困难的症状。目前较为公认的药物为非那雄胺，常规用量为5mg，每日2次。

② α受体阻滞剂：主要分布在前列腺基质平滑肌的α受体对排尿影响较大，它兴奋时，前列腺基质平滑肌张力增加，导致排尿阻力增大。阻滞α受体可降低平滑肌张力，减小尿道阻力，改善排尿功能。特拉唑嗪、阿夫唑嗪、坦索罗辛是常用的α受体阻滞剂。用法：特拉唑嗪5mg，每日2次；坦索罗辛0.2mg，每日1～2次。

③ 植物药：来自天然植物，可抑制碱性成纤维细胞生长因子、表皮样生长因子，从而改善排尿症状。常用药物有太得恩，常用剂量50mg，每日2次。另外还有普适泰和中药制剂。

（3）*手术治疗*：前列腺患者出现严重梗阻时应考虑手术治疗。开放性手术包括经耻骨上前列腺摘除术、耻骨后前列腺摘除术、经会阴前列腺摘除术，特点是疗效好，治疗彻底，但创伤较大。经尿道前列腺电切术（TURP）、等离子双级切除术等是非开放性腔内手术，其特点是创伤小、痛苦少、恢复快，对年老体弱、增生不太大的患者尤为适用。两类手术各自适应证不同，临床应根据患者病情选择最适合的方法。

（4）*其他疗法*

① 激光治疗：激光导光束经膀胱镜置入，接触式或非接触式直接作用于前列腺，通过切割、气化、消融等手段达到治疗增生的目的。

② 经尿道气囊高压扩张术：经尿道插入带气囊的导管，利用气囊压力撑开前列腺，达到扩张尿道的目的。

③ 前列腺尿道支架置入术：利用记忆合金制成的网状支架撑起前列腺尿道部，改善梗阻症状。

④ 电磁波疗法：包括微波和射频治疗，原理都是局部热疗。治疗时应注意调节温度，避免灼伤尿道。

⑤ 高强度聚集超声治疗：通过超声传递能量，“热消融”治疗前列腺增生。

2．中医治疗

（1）湿热下注证

证候：小便频数，排尿不畅，甚或点滴而下，尿黄而热，尿道灼热或涩痛；小腹拘急胀痛，口苦而黏，或渴不欲饮；舌红，苔黄腻，脉弦数或滑数。

治法：清热利湿，通闭利尿。

方药：八正散加减。

（2）气滞血瘀证

证候：小便不畅，尿线变细或尿液点滴而下，或尿道闭塞不通，小腹拘急胀痛；舌质紫黯或有瘀斑，脉弦或涩。

治法：行气活血，通窍利尿。

方药：沉香散加减。

（3）脾肾气虚证

证候：尿频不爽，排尿无力，尿线变细，滴沥不畅，甚者夜间遗尿；倦怠乏力，气短懒言，食欲不振，面色无华，或气坠脱肛；舌淡，苔白，脉细弱无力。

治法：健脾温肾，益气利尿。

方药：补中益气汤加减。

（4）肾阳衰微证

证候：小便频数，夜间尤甚，排尿无力，滴沥不爽或闭塞不通；神疲倦怠，畏寒肢冷，面色皖白；舌淡，苔薄白，脉沉细。

治法：温补肾阳，行气化水。

方药：济生肾气丸加减。

（5）肾阴亏虚证

证候：小便频数不爽，淋沥不尽，尿少热赤；神疲乏力，头晕耳鸣，五心烦热，腰膝酸软，咽干口燥；舌红，苔少或薄黄，脉细数。

治法：滋补肾阴，清利小便。

方药：知柏地黄丸加减。

（张亚大）

第六节　阴茎勃起功能障碍

阴茎勃起功能障碍（erectile dysfunction，ED）是指阴茎持续不能达到或维持足够的勃起以满足性生活。是泌尿外科临床常见的疾病之一。ED可分为轻、中、重三度，阳痿属于重度ED。根据英法两国2000年进行的流行病学调查，40～70岁的男性人群中中、重度勃起功能障碍患者达40%左右，且随着年龄的增长，其发病率随之增高。在我国，上海曾对1582名40岁以上城市男性调查发现，勃起功能障碍者高达73.1%。近年来对男性阴茎勃起功能障碍的流行病学、病因、病理、治疗研究方面取得了较大的进展。中医将阴茎勃起功能障碍称之为“阳痿”、“筋痿”、“阴器不用”等。

【病因病理】

1．西医病因病理

阴茎勃起障碍的病因可以分为以下三种：

(1) 心理性 ED：正常性交除了要求配偶双方有健全的生理功能（神经、血管、内分泌等）之外，还要求心理上无异常。如果夫妻感情不协调或由于紧张、压力、抑郁、焦虑等精神心理因素亦可造成阴茎勃起功能障碍。

(2) 器质性 ED

①血管性原因：包括任何可能导致阴茎海绵体动脉血流减少的疾病，如动脉粥样硬化、动脉损伤、动脉狭窄、阴部动脉及心功能异常等。

②神经性原因：勃起是一种神经 – 血管功能活动，大脑、脊髓、海绵体神经、阴部神经以及神经末梢、小动脉及海绵体上的感受器的病变等可引起 ED。

③手术与外伤：大血管手术、大脑和脊髓手术、经腹会阴直肠癌根治术及骨盆骨折、腰椎压缩性骨折或尿道骑跨伤等。

④内分泌原因：原发性或继发性性腺功能减退症、甲状腺疾患、雄激素合成减少和长期服用某些药物等。

⑤阴茎本身疾病：如阴茎硬结症、阴茎弯曲畸形、严重包茎和包皮过长、龟头炎等。

⑥年龄增长、心血管疾病、糖尿病、肝肾功能不全、高脂血症、不良生活方式是诱发 ED 的危险因素。

(3) 混合性 ED：指精神心理因素和器质性病因共同导致的阴茎勃起功能障碍。

阴茎勃起主要有三种类型，即心理性、反射性、夜间性勃起。在正常清醒状态下，心理性勃起和反射性勃起在阴茎勃起过程中相互协同作用。夜间性勃起是指人在睡眠时阴茎发生的自发性勃起，临床上常用于区别心理性 ED 与器质性 ED。

阴茎勃起是以阴茎本身解剖结构、神经反射、血循环为基础，受内分泌活动等生物学因素与心理、社会等非生物学因素相互作用、相互影响的一个整体过程。阴茎血液循环系统在阴茎勃起中起重要作用。勃起是一种通过神经调节的血管反应，其机制尚不十分清楚。一般认为在各种性刺激条件下，通过胸腰部及骶部的阴茎勃起中枢，使阴茎海绵体平滑肌松弛、动脉舒张，动脉血流入海绵体，同时由于阴茎白膜的压迫使静脉血回流受阻，阴茎胀大勃起。其过程是由神经纤维释放神经递质作用于血管内皮细胞和平滑肌细胞来调节的。目前研究发现一氧化氮（NO）起重要作用，还有其他神经递质，如血管活性肠肽及前列腺素 E_1 等。

阴茎勃起功能障碍可起源于多种不同的病理过程，对任何一位临床 ED 患者而言，在某一时刻可能有多种机制共同参与了发病。

2．中医病因病机

多因劳累、忧虑、惊恐、损伤或湿热等因素导致宗筋失养而弛纵、痿弱不用，以致临房不举、举而不坚、坚而不久，不能完成正常的房事。

（1）命门火衰：多因房事不节，恣情纵欲；或因频繁手淫，肾精日渐亏耗，阴阳俱损；或因素体虚弱，元阳不足而致命门火衰，精气虚冷，阳事渐衰，终成阳痿。

（2）心脾两虚：劳倦忧思，损及心脾，以致气血两虚，渐成阳痿。或因禀赋虚弱，或久病体虚，或病后失充，以致心脾不足，气血两虚，形神俱弱，渐致性欲减退，宗筋日渐痿弱，终致阳痿。

（3）肝气郁结：情志不遂、郁思、多愁善感或居家失和等所致气郁气结，日久伤肝，肝主筋，而阴器为宗筋之汇，故肝失于条达疏泄，肝脉不畅则宗筋失养，以致阳事不兴。

（4）气滞血瘀：多因阴部外伤或下腹、外阴手术所致创伤，导致局部气血瘀阻，或伤及经脉导致脉络不畅，或久病生瘀，或年老体弱，败精阻络等，导致宗筋失于充养，渐致痿弱废用。

（5）惊恐伤肾：多因同房之时突发变故，卒受惊恐；或初次性交，恐惧不能；或非婚同房，故虑重重；或因偶有不举则疑虑丛生、恐惧再败等，均可导致气机紊乱，肾中精气受损而卒发痿软。

（6）脾肾两虚：多因先天禀赋不足或后天失养，致体质虚弱；或因房劳太过，气精两伤；或因久病劳倦，中阳不足，气血两虚，久病及肾；或因年老体弱，脾肾两虚，导致宗筋失温、失养、失润、失固，终致阳痿。

（7）阴虚火旺：多素体阴虚；或相火偏盛，恣情纵欲，房事过频，致肾精匮乏，阴虚火旺，终致阳痿。

（8）下焦湿热：嗜食肥甘醇酒，内伤脾胃，运化失常，湿热内生；或外感湿热之邪，内阻中焦，郁蒸肝胆，伤及宗筋而弛纵不收，发为阳痿。

【临床表现】

1．症状

阴茎勃起功能障碍的主要症状非常明确，即阴茎不能勃起或勃起不坚，无法进行满意的性交活动。我国卫生部制定的《中药新药临床研究指导原则》根据性交成功率的多少进行分度，分为重度（3个月完全不能性交）、中度（3个月性交成功率<10%）和轻度（3个月性交成功率10%~25%）。

除了阴茎不能有效地勃起外尚可出现一些与之相关的伴随症状。心理性阴茎勃起功能障碍多伴有抑郁、焦虑、失眠、健忘、头晕、耳鸣、腰酸、早泄等全身症状；器质性阴茎勃起功能障碍则有原发疾病的特有症状。

2．体征

心理性ED多无明显体征。器质性ED可因其原发疾病的不同，表现出不同的体征，所以全面身体检查是十分必要的。

（1）一般情况：应重点注意体型、毛发、第二性征、有无男性乳房女性化等，以提示有无甲状腺疾病、高泌乳素症、睾丸和肾上腺肿瘤等。

（2）心血管系统：必须测定血压、脉搏。股动脉、腘动脉搏动减弱或消失提示股动脉、髂动脉狭窄或栓塞。

(3) 神经系统：应注意对骶髓传出神经的检查，检查下腰、下肢、会阴及阴茎痛觉、触觉和温差感觉，球海绵体反射等神经系统情况。如球海绵体反射消失，则提示有马尾神经损伤。

(4) 腹部及外生殖器：检查有无肝脾肿大、有无腹水征。重点检查阴茎大小、外形及包皮、睾丸有无明显异常。

【实验室及其他检查】

1. 常规检查

常规测定空腹血糖和餐后2小时血糖、肝肾功能、血清性激素水平（睾酮、黄体生成素、促卵泡素、雌二醇、垂体催乳素）、甲状腺功能。

2. 特殊检查

(1) 阴茎动脉多普勒超声监测：如血流异常，则需进行海绵体血管活性药物注射试验，常用药物如罂粟碱、前列腺素 E_1、酚妥拉明等，注射部位多为阴茎海绵体侧旁中段，注射后3~5分钟观察，如阴茎勃起硬度好，角度大于90°则无血管病变；如阴茎勃起角度小于60°则提示血管病变可能性大；如角度介于60°~90°之间则为可疑血管病变。

(2) 夜间阴茎勃起监测（NPT）：用于海绵体血管活性药物注射试验后阴勃起硬度好，角度大于90°者。如结果正常者多考虑为心理性勃起功能障碍；如无正常夜间阴茎勃起者则多提示神经病变所致的阴茎勃起功能障碍。

(3) 彩色双功能超声检查（CDU）：用于海绵体血管活性药物注射试验后阴茎不勃起或部分勃起者。其主要观察指标为阴茎动脉收缩期最大血流流率（PSV）、舒张期血流流率（EDV）和阻力指数（RI）。如超声检查有明显异常则提示有动脉病变，需作阴茎动脉造影。

【诊断与鉴别诊断】

1. 诊断

(1) 病史：详细询问病史是ED诊断中最重要的环节。心理性勃起功能障碍多发生于青年人，起病突然，可能会有明确的原因，发病与场景、环境有关；有配偶关系失和、情绪紧张等心理因素，晨间及夜间勃起正常。器质性勃起功能障碍患者年龄一般偏大，发病缓慢，渐进加重，可有器质性病变，无明显心理因素，不因环境更换而改善，夜间勃起减弱或消失。病史询问尚需注意有无慢性病史、服用何种特殊药物、有无外伤手术史、有无吸烟或酗酒等不良嗜好、性经验和性知识的程度、婚姻状况、与配偶的感情、配偶对其勃起功能障碍的态度、家居条件、工作紧张程度、人际关系等等。根据病史、典型症状、性交失败率及发病时间，结合体征和实验室检查，全面分析，一般能作出正确诊断。

(2) 勃起功能障碍程度判定：为了客观地量化ED的程度，可采用国际勃起功能评分（international index of erectile function，IIEF）。它本包括15个问题，简化的国际勃起功能评分5项（IIEF-5）可以方便地用于勃起功能障碍的筛查，敏感性和特异性均好（表23-3）。

患者可根据自身6个月来的情况填写IIEF-5，各项得分相加>21分为勃起功能正常；1~7分为重度勃起功能障碍；6~11分为中度勃起功能障碍；12~21分为轻度勃起功能障碍。

表 23-3　　国际勃起功能评分 5 项（IIEF-5）

	0	1	2	3	4	5	得分
对阴茎勃起及维持勃起信心如何		很低	低	中等	高	很高	
受刺激后，有多少次阴茎能坚挺地进入阴道	无性活动	几乎没有或完全没有	只有几次	有时或大约一半时候	大多数时候	几乎每次或每次	
阴茎进入阴道后有多少次能维持阴茎勃起	没有尝试性交	几乎没有或完全没有	只有几次	有时或大约一半时候	大多数时候	几乎每次或每次	
性交时保持阴茎勃起至性交完毕有多大困难	没有尝试性交	非常困难	很困难	有困难	有点困难	不困难	
尝试性交有多少时候感到满足	没有尝试性交	几乎没有或完全没有	只有几次	有时或大约一半时候	大多数时候	几乎每次或每次	

2．鉴别诊断

（1）早泄：一般指射精发生在阴茎进入阴道之前或刚进入阴道，阴茎勃起功能正常。

（2）性欲淡漠：又称性欲低下，表现为性欲降低，可间接影响阴茎勃起及性交频率，但无阴茎勃起功能障碍。

【治疗】

勃起功能障碍的治疗要本着有效、安全、方便、经济、个体化的原则，首选无创、方便的治疗方法，不干扰自然状态下的性生活。治疗前应与病人及其配偶充分沟通，传授性知识，简要介绍将进行的治疗方法，消除顾虑，有利于配合治疗。

治疗前尽可能确定病因，以去除或控制勃起功能障碍的危险因素，如戒烟、忌酒，治疗糖尿病等。

1．心理治疗

着眼于了解性知识、认识自身疾病、协调配偶关系、解除心理紧张和压力。也可进行松弛训练、性感集中训练等行为疗法。

2．西医治疗

（1）口服药物：是使用方便、无创，首选的治疗方法。

①枸橼酸西地那非（万艾可）：是特异性磷酸二酯酶 V 抑制剂。可使细胞内环化鸟苷磷酸水平升高，增强 NO 作用强度，从而使平滑肌松弛，产生阴茎勃起。用量为 50～100mg，性交前 1 小时服用。

② 育亨宾碱：α_1 肾上腺素受体抑制剂，能作用于中枢神经系统，提高性兴奋反应，并

可使海绵体内的血流增加，促进阴茎勃起。用量为每次 2～6mg，日 3 次口服。

③ 雄激素替代治疗：对确因性腺功能低下导致勃起功能障碍者有效，可口服、肌肉注射或用贴皮制剂。对血清睾酮正常者无效，且对中老年患者有促进前列腺增生和发生前列腺癌的风险，应慎用。

(2) 阴茎海绵体内注射：目前已不是治疗阴茎勃起功能障碍的主要方法，其效果是肯定的，现在常作为诊断方法，常用药物有罂粟碱、酚妥拉明、前列腺素 E_1 等，联合用药可增加疗效，减少副作用。注射于阴茎海绵体两侧面，应避免注入血管、神经及尿道海绵体。副作用有局部疼痛、异常勃起，长期应用可使海绵体纤维化。

(3) 尿道内灌注：将血管活性药物注入尿道，经吸收发挥作用。

(4) 负压吸引与缩窄环：用特制的真空负压装置将血液吸入阴茎使其胀大后，在阴茎根部套上缩窄环，但因缩窄环近侧并未勃起，故影响性交质量，妨碍射精，不具备性生活的自然性，且有诸多并发症，已较少采用。

(5) 手术治疗

①阴茎假体植入术：目前应用的假体有可屈性及充胀性两种，性交质量满意度较高，但有感染、腐蚀、机械故障等并发症。

②血管重建术：包括动脉旁路、搭桥手术和静脉结扎术，对年轻、无全身血管性疾病、局部血管病变明确且局限，如外伤或其他因素引起的动脉栓塞或狭窄，病史不长者，可考虑手术治疗，但远期疗效差。

2. 中医治疗

(1) 命门火衰证

证候：多见于房事不节或年老体虚者。症见阳事不举，精薄清冷；头晕耳鸣，面色㿠白，精神萎靡，腰膝酸软；畏寒肢冷，舌淡苔白，脉沉细。

治法：温补下元，益肾兴阳。

方药：右归丸加减。阳虚滑精者加补骨脂；腹痛不止者加吴茱萸。

(2) 心脾两虚证

证候：多见于脑力劳动者。症见阳事不举；精神不振，夜寐不安，胃纳不佳，面色不华；舌质淡，苔薄腻，脉细。

治法：健脾养心，益气养血。

方药：归脾汤加减。腹胀者去黄芪加炒槟榔；脾虚便溏者加莲子、山药；气虚下陷者加升麻、柴胡。

(3) 肝气郁结证

证候：多见于性格内向或心理类型不稳定者。症见阳痿不举；情绪抑郁，或烦躁易怒，胸脘不适，胁肋胀闷；舌红，苔薄或薄黄，脉弦。

治法：疏肝解郁，通络兴阳。

方药：逍遥散加减。

(3) 气滞血瘀证

证候：多有阴部外伤及阴部或下腹部手术病史。症见勃起不坚，或不能勃起，或虽有勃起但旋即痿软；外阴、下腹部时发疼痛，痛处固定；舌质紫暗或有瘀斑、瘀点，脉涩。

治法：理气活血，祛瘀充阳。

方药：血府逐瘀汤加减。

(4) 惊恐伤肾证

证候：多见于行房时受惊吓者。症见阳痿不振，举而不刚；胆怯多疑，心悸遗精，寐不安宁；苔薄腻，脉弦细。

治法：安神宁志，益肾起痿。

方药：定志丸合大补元煎加减。恐则气下者加升麻、柴胡；夜寐不宁者加黄连、莲子心；督脉空虚而腰膝酸软者加狗脊、续断。

(5) 脾肾两虚证

证候：多见于肥胖而体质较虚者。症见阴茎痿软，勃起无力，甚至不能勃起，性欲淡漠；神疲乏力，少气懒言，头晕耳鸣，动则汗出，腰膝酸软，纳少腹胀，大便溏薄，小便清长；舌淡胖或有齿痕，苔薄白，脉沉弱。

治法：健脾益肾，补气振阳。

方药：鹿角胶丸。

(6) 阴虚火旺证

证候：多见于青壮年患者。症见阴茎有勃起，但举而不坚；夜寐不实，多梦滑精，五心烦热，腰膝酸软，潮热盗汗，头晕耳鸣，口渴喜饮；舌红少苔或苔薄黄，脉细数。

治法：滋阴降火，益肾填精。

方药：大补阴丸加减。失眠多梦者加丹参、酸枣仁；滑精者加沙苑子、莲须；肝火较盛者加栀子、生牡蛎。

(7) 下焦湿热证

证候：多见于嗜食醇甘肥腻或伴有泌尿生殖系统感染者。症见阴茎痿软，阴囊潮湿、臊臭；下肢酸困，小便黄赤；苔黄腻，脉濡数。

治法：清化湿热，益肾助阳。

方药：龙胆泻肝汤加减。

（韩万峰）

第七节 男性不育

男性不育（infertility）是指育龄夫妇同居 2 年以上，未采取避孕措施，女方具有正常受孕能力，由于男方原因而致女方不能怀孕的一类疾病。根据世界卫生组织（WHO）调查，15%的育龄夫妇存在不育问题，其中大约有 20%的不育是完全由男性因素所致，有 50%是由女性所致，其余 30%则包含男、女双方面的因素。男性不育属于中医“无子”、“无嗣”的范畴。

【病因病理】

1．西医病因病理

在精子的发生、成熟和排出，以及在女性生殖道内获能、受精的过程中某个或某些环节异常，即可发生男性不育，故男性不育不是单一的疾病，而是很多疾病或因素综合作用的结果，常见原因有：

(1) 先天发育异常疾病：常见的疾病有隐睾、尿道下裂、输精管及精囊发育不良或缺如，可致生精障碍及精子输出障碍而引起不育。

(2) 染色体异常疾病：如克氏综合征（原发性小睾丸症）和 XYY 综合征等，可造成生精障碍而致不育。

(3) 内分泌疾病：主要是由于促性腺激素缺陷而引起男性不育。如特发性促性腺激素功能减退性性腺机能低下症、选择性黄体生成素缺陷症、选择性卵泡刺激素缺陷症、垂体瘤、高催乳素血症等。也有由肾上腺疾病以及糖尿病所引起的睾丸生精功能障碍和阴茎勃起功能障碍所致的男性不育。

(4) 生殖系统感染性疾病：常见的有淋病、结核、丝虫病可引起输精管梗阻；腮腺炎引起的睾丸炎可致睾丸功能衰竭，可导致少精、弱精或无精子；附属性腺的特异性和非特异性感染可导致精浆成分发生改变，从而影响精子的生长环境，造成不育。

(5) 输精管梗阻：输精管、精囊先天性缺如，造成精液量少（不足 1ml），精浆无果糖；炎症性梗阻，如双侧附睾结核；手术损伤或输精管结扎等。

(6) 精索静脉曲张：由于曲张静脉使阴囊温度升高，肾上腺及肾脏毒性物质反流等因素引起睾丸的生精上皮及间质细胞损害，导致生精异常；据欧美国家报道，在发达国家中，造成男性不育的主要病因是精索静脉曲张，约占 30%。

(7) 射精障碍与性功能异常：常见疾病有早泄、阴茎勃起功能障碍、逆行射精等，精液不能正常射入阴道。性知识不足，如性交时应用润滑剂、长期禁欲或性交过频，可降低精子质量；性交姿势不恰当，或未进行正常性交；在配偶非排卵期性交等，均影响生育。

(8) 免疫性因素：指男性产生的抗精子自身免疫引起的不育，目前已认识到精子表面有多种抗原物质，一般于青春期时才表现有抗原作用，但由于血睾屏障的封闭作用，不会让精子暴露于免疫系统。当生殖系发生感染、损伤时，由于血睾屏障的破坏，产生抗精子抗体，造成免疫性不育。

(9) 其他因素：许多理化因素如环境中的各种污染、温度、化学物品、烟酒、长期食用棉籽油、慢性消耗性疾病以及营养不良等均可影响生精过程而导致不育。另外，精神和心理因素也是造成男性不育的常见原因。

某些环境毒素与天然激素有类似的作用或结构，会通过污染空气、水、食物链而影响人类。男性精子数量与质量的持续下降已是全球性的普遍现象。资料表明，平均精子计数从 1940 年的 113×10^6/ml 降至 1990 年的 66×10^6/ml，相当于每年降低 0.93×10^6/ml。精子数量与质量是男性生育能力的直接指标。生育能力降低预示着人口质量的问题，遗传物质的突变将传递给下一代，并一代代积累，应引起人类的警惕。

(10) 不明原因不育：特发性男性不育约占男性不育原因的 80% ~ 90%，经病史询问、体格检查及生殖器官检查皆查不出确切病因。据 WHO 的报告，性功能正常、精液分析也正常的男性不育患者占 48%，其他为精液异常但无法找到病因者。

2. 中医病因病机

中医认为不育多见于“五不男”者，即“天、漏、犍、怯、变。”“天”即天宦，泛指男性先天性外生殖器或睾丸缺陷及第二性征发育不全者；“漏”即精液不固，常自遗泄者；“犍”指阴茎及睾丸切除者；“怯”即阳痿；“变”又称“人痾”，即两性畸形，俗称阴阳人。其病位多与肾、心、肝、脾有关，而与肾关系尤为密切。生殖之精来源于肾，并通过肾 - 天癸 - 男子胞控制与调节人体的生殖和性功能，这基本类似于下丘脑 - 垂体 - 性腺轴，其内在涵义是一致的。这种生殖链的任何一个环节发生障碍，都势必影响男性的生育能力。大多由于精少、精弱、精清、精寒、精薄、精热、精稠、精瘀、阳痿、滑精及不射精等引起。

(1) 肾气虚弱：若禀赋不足，肾气虚弱，命门火衰，可致阳痿不举或举而不坚，甚至阳气内虚，无力射出精液；房劳伤肾，病久伤阴，精血耗散而致精少精清；元阴不足，阴虚火旺，相火偏亢，遗精盗汗，精热黏稠，均可致不育。

(2) 肝郁气滞：情志不舒，郁怒伤肝，肝气郁结，疏泄无权，可致宗筋痿而不举；或气郁化火，肝火亢盛，灼伤肾水，肝木失养，宗筋拘急，精窍之道被阻，亦影响生育。

(3) 湿热下注：素嗜肥甘滋腻、辛辣炙煿之品，损伤脾胃，脾失健运，痰湿内生，郁久化热，湿热之邪蕴积下焦，阻遏命门之火，可致阳痿、遗精、早泄等症；或外感六淫湿热之邪，湿热下注，死精败血瘀阻精关窍道，滞塞不通，小腹胀痛，射精不能而致不育。

(4) 气血两虚：思虑过度、劳倦伤心而致心气不足，心血亏耗；久病大病之后元气大伤，气血两虚，血虚不能化生精液而精少精弱；形体衰弱，神疲乏力，阳事不兴，亦可引起不育。

【临床表现】

1. 症状

在临床上初次就诊患者的主诉多是婚后不育。因此，详细地询问病史是十分必要的。病史应着重询问影响男性生育功能的因素和疾病，如家族史中应询问父母及同胞兄妹的健康状况，婚育情况，是否有遗传疾病；个人史中要了解生长发育情况，营养和性功能情况，有无烟酒嗜好等，特别是生殖器官及第二性征的发育情况，是否有生殖器的先天性异常，是否患有对男性生育力损害的疾病，如生殖系统感染，影响生殖功能的创伤性疾病和手术史，以及内分泌疾病等；是否接触损害男性生育力的有关的理化因素，如化学物品、药物、放射线、高温环境等。

2. 体征

全面的体格检查有助于发现导致男性不育的病因。

(1) 全身检查：应测量身高、体重、血压，观察第二性征，包括体型、毛发分布和青春发育程度，以及有无男性女性化和男性乳房发育等。进行系统检查时，应注意发现有无内分泌、心血管、呼吸系统、胃肠道和神经系统的异常。当男性内分泌功能紊乱时可出现相应的体征，如皮质醇增多症可出现向心性肥胖、高血压、性功能减退、腹部紫纹、多毛症。克氏综合征常可出现青春发育迟缓、睾丸小、阴茎小、第二性征不发育等。

（2）生殖器官检查：一般宜直立位进行检查，包括有无生殖器官畸形，睾丸的位置、大小、软硬程度，附睾、输精管有无结节。前列腺指诊可了解前列腺大小、硬度、有无结节，同时注意精囊有无肿大（正常精囊一般不能触及）。

【实验室及其他检查】

检查内容主要包括精液常规分析、精液生化测定、精子穿透宫颈黏液试验、精子凝集试验、生殖内分泌测定、遗传学检查等。

1. 精液常规分析

精液常规分析 WHO 规定标准为：2ml≤精液量＜7ml，液化时间＜60 分钟，黏液丝长度＜2cm，pH 值 7.2～7.8，精子密度≥20×10^6/ml，成活率≥70%，A 级精子（快速直线前进）≥25%，或 A 级精子 + B 级精子（缓慢直线前进）＞50%，正常形态精子≥50%，白细胞＜1×10^6/ml。

2. 精液生化测定

（1）精液果糖测定：正常值 1.2～4.5mg/L，不育者精液果糖若低于 1.2mg/L 以下，多提示无精子存在。

（2）精液前列腺素测定：精液中前列腺素 E（PGE）含量正常值 33～70μg/ml，不育者精液中 PGE 浓度均较正常为低，在 11μg/ml 以下者约占 41%。

3. 性激素检查

包括 FSH（卵泡刺激素）、LH（黄体生成素）、PRL（催乳素）、T（睾酮）、E_2（雌二醇）、P（孕酮）等多项目检测。

4. 性染色体检测

排除先天性染色体异常疾患所致之不育，如 Klinefelter 综合征时染色体核型为 47XXY 型。

5. 睾丸活检

此为创伤性检查，但对确定和鉴别由睾丸生精障碍引起的无精症有不可替代的诊断价值。

6. 影像学检查

根据病情考虑行精路造影、精路注入染料以及 B 超、CT 等检查协助诊断。

【诊断】

由于男性不育病因复杂，除了详细询问病史，要确诊不育的病变部位和性质应进行多方面检查。

一般来说，对不育夫妇通过详细的病史询问和体检，一部分不育病例即能得到确诊。但由于男性不育往往是由于多种原因综合影响的结果，并且很多男性不育只表现为精液检测异常，所以临床上又分为无精子症、少精子症、精子活力低下及死精子症、精液不液化等，常需作相应的理化检查进一步明确诊断。

【治疗】

在为男性不育病人开始治疗前，应对女方的生育能力进行评估。

目前国内治疗男性不育主要有药物治疗、手术治疗、中西医结合治疗及辅助生殖技术等方法。由于男性不育的原因很多，因此，应当根据不同病因选择不同的治疗方法。

1．西医治疗

（1）内分泌治疗：适用于精道无梗阻等器质性病变而促性腺低下型性腺功能减退症、促性腺激素正常的特发性不育症以及输精管结扎术后的少精症者。

① 促性腺激素替代治疗：包括人绒毛膜促性腺激素（HCG）与人绝经期促性腺激素（HMG）两种药物联合应用，可起到协同作用，可提高睾酮水平和曲细精管生精功能。用法：开始4周单独用HCG每周5000IU，然后加用HMG 75～150IU，每周3次，当获得完全的生精作用后（约需3～18个月），即单独用HCG维持。

② 促内源性促性腺激素分泌：枸橼酸克罗米芬是非甾体类雌激素拮抗剂，通过与下丘脑雌激素竞争性结合，反馈性增加下丘脑促性腺激素释放激素（GnRH）的脉冲释放与促性腺激素的分泌，从而促进睾丸生精功能。用量：每次25～50mg，1次/日，口服；或每次100mg，隔日1次，连服3个月以上。

③ 睾酮反跳疗法：适用于少精症。可用丙酸睾酮50mg，隔日1次，肌肉注射，共3个月；或用甲基二氢睾酮，10～20mg，日2次口服，共6～8周；庚酸睾酮200 mg，肌注，每周1次，共10周。任选上述中一个方案治疗完成后可实现生精抑制，停药3～4个月后生精能力可增加甚至超过用药前水平，精子活力也提高。

（2）其他药物：如针对男性泌尿生殖系统感染应用抗生素；改善生精条件应用维生素C、维生素E及锌制剂等。

（3）手术治疗：包括提高睾丸生精功能的手术，如精索静脉曲张及隐睾的手术治疗；解除输精管道梗阻的输精管吻合术；矫正外生殖器发育不良的阴茎伸直术、尿道下裂成形术；以及其他全身性疾病而致男性不育的手术等。

（4）辅助生殖技术：包括人工授精、体外受精与胚胎移植，以及近年来开展的体外单精子卵细胞浆内注射受精等。

2．中医治疗

（1）肾阳虚衰证

证候：性欲减退，阳痿早泄，精子数少、成活率低、活动力弱，或射精无力；伴腰酸腿软，疲乏无力，小便清长；舌质淡，苔薄白，脉沉细。

治法：温补肾阳，益肾填精。

方药：金匮肾气丸和五子衍宗丸加减。

（2）肾阴不足证

证候：遗精滑泄，精液量少，精子数少，精子活动力弱或精液黏稠不化，畸形精子较多；头晕耳鸣，手足心热；舌质红，少苔，脉沉细。

治法：滋补肾阴，益精养血。

方药：左归丸和五子衍宗丸加减。阴虚火旺者宜滋阴降火，用知柏地黄汤加减。

(3) 肝郁气滞证

证候：性欲低下，阳痿不举，或性交时不能射精，精子稀少、活力下降；精神抑郁，两胁胀痛，嗳气泛酸；舌质暗，苔薄，脉弦细。

治法：疏肝解郁，温肾益精。

方药：柴胡疏肝散合五子衍宗丸加减。

(4) 湿热下注证

证候：阳事不兴或勃起不坚，精子数少或死精子较多；小腹急满，小便短赤；舌苔薄黄，脉弦滑。

治法：清热利湿。

方药：程氏萆薢分清饮加减。

(4) 气血两虚证

证候：性欲减退，阳事不兴，或精子数少、成活率低、活动力弱；神疲倦怠，面色无华；舌质淡，苔薄白，脉沉细无力。

治法：补益气血。

方药：十全大补汤加减。

（韩万峰）

第八节　泌尿、男性生殖系肿瘤

一、肾癌

肾肿瘤（tumor of kidney）在泌尿外科较常见，约95%为恶性，占成人恶性肿瘤的1%左右。临床上较常见的肾肿瘤中大部分为肾癌。肾癌又称肾细胞癌（renal cell carcionma），是最常见的肾实质上皮性恶性肿瘤。其发病率在泌尿系恶性肿瘤中仅次于膀胱癌而居第二位，并有逐年上升的趋势。多发年龄为40～70岁，男女比例为（3～5）:1。属于中医“腰痛”、“尿血”范畴。

目前肾癌的治疗以手术为主，单纯应用中医中药治疗肾肿瘤的报道和经验不多，大多用于手术前或手术后复发转移者。中医中药治疗能明显改善患者整体情况并提高机体免疫力，也能减轻痛苦和症状，延长患者生命。

【病因病理】

1. 西医病因病理

肾癌的病因尚未完全明了。吸烟可使肾癌的发病率上升；二甲基亚硝基胺亦可能是致癌因子。另外，结石刺激、局部损伤也可能是肾癌的病因。肾癌有家族多发倾向。

肾癌分为肾透明细胞癌、肾乳头状细胞癌、肾嫌色细胞癌、肾集合管癌四种基本形式。

肾癌大多数为透明细胞癌。肾癌常为单侧单病灶，病灶起源于肾小管上皮细胞，外有假包膜，可有出血、坏死和钙化。出血、坏死可形成囊性。肾癌可扩散至肾周组织、邻近脏器，通过淋巴结扩散比向静脉内扩散形成癌栓更严重。远处转移常为肺、脑、骨、肝等。

2．中医病因病机

长期情志不舒、饮食不节、外伤造成气滞、血瘀、痰凝，日久脾肾两亏，脾虚不能摄血，肾虚则气化不利，水湿不行，瘀积成毒，久而结聚成块而发为本病。

【临床表现】

1．症状

（1）血尿：突发性无痛性全程血尿多见，有时有条索状血块，间断发作，可自行停止。

（2）腰痛：肿瘤生长快，肾包膜紧张导致腰部胀痛，或由于血块阻塞输尿管引起肾绞痛。

2．主要体征

（1）腰部肿块：早期肾癌不易发现腰部肿块，肿块增大到一定程度后，可在腰腹部触及，肿块质硬而坚实，不易活动。能触及腰部肿块者多属癌肿晚期。

（2）发热、贫血、消瘦：为恶性肿瘤的常见体征，还可出现肾性高血压、精索静脉曲张。

【实验室及其他检查】

1．实验室检查

（1）尿常规：可见到肉眼血尿或镜下血尿。

（2）尿细胞学检查：如能在尿液中检查到癌细胞则可确诊，但阳性率极低。

2．影像学检查

（1）B 型超声检查：可发现早期无症状的肾癌。

（2）腹部平片及肾盂造影：腹部平片见肾脏轮廓增大，出现环状钙化。排泄性或逆行肾盂造影可见肾盂充盈缺损，肾小盏被压迫而弯曲、伸长或扭曲，新月状畸形最具有特征性。

（3）CT：是诊断肾癌的常用方法，可明确肿瘤的大小、范围及肾静脉、下腔静脉、周围淋巴结受累情况。

（4）肾动脉造影：肾动脉造影可发现泌尿系造影时肾盂、肾盏未变形的肿瘤。

（5）核磁共振成像（MRI）：对肾癌的分期准确性优于 CT。

【诊断与鉴别诊断】

1．诊断

血尿、腰部疼痛、腰部肿块是肾脏肿瘤的三联征。具有上述典型症状的病人诊断并不困难，但此时病程已属晚期，因此其中任何一个症状出现时都应引起重视，选择适当检查，明确诊断。

2．鉴别诊断

（1）肾囊肿：二者均有肾脏增大，但肾囊肿是肾脏良性占位病变，B 超、CT 等检查可提示肾脏囊性改变。

(2) 肾血管平滑肌脂肪瘤：本病不常见，属良性肿瘤，CT、MRI检查可与肾癌相鉴别。

【治疗】

肾癌的治疗原则上强调以手术治疗为主。

1．西医治疗

(1) 非手术治疗：患者年龄较大，身体有多种疾病，或者肾癌发现较晚，已经出现局部浸润或其他脏器转移，可施行姑息疗法，如放疗、化疗、免疫治疗、内分泌治疗、支持疗法等。

(2) 手术治疗：目前外科根治性手术仍是治疗肾癌的唯一有效手段。

①肾癌根治术：肾癌一旦确诊，若无远处转移，应施行肾癌根治术，范围包括肾周筋膜在内的肾周脂肪、肾、肾上腺、肾门周围淋巴组织和上段输尿管，可根据肿瘤情况采用经腹或经腰途径。孤立肾肾癌可行肾部分切除术或肿瘤剜除术。肾静脉或下腔静脉有癌栓尽可能在直视下取出癌栓。

②肾动脉栓塞术：适用于晚期肾癌，无法施行肾癌根治术者。肾动脉栓塞术也适用于肾癌根治术前的辅助治疗，这样可使肾脏缩小，肾癌根治术易于施行，并能减少术中失血。

2．中医治疗

(1) 脾肾两虚证

证候：尿血，腰痛，腰部肿块；纳差，恶心，呕吐，形体消瘦，倦怠乏力，面色不华；舌质淡，苔薄白，脉沉细无力。

治法：健脾益肾，软坚散结。

方药：四物汤合右归饮加减。

(2) 肾阴亏虚证

证候：小便短赤带血，潮热盗汗，口燥咽干，腰膝酸软，腰痛，腰部肿块；舌质红，少苔，脉细数。

治法：养阴清热凉血。

方药：知柏地黄汤加减。

(3) 湿热蕴结证

证候：腰痛，坠胀不适，尿血，低热，身沉困，饮食不佳，腰腹部肿块；舌体胖，苔白腻，脉滑数。

治法：清热利湿，解毒化瘀。

方药：八正散加减。

(4) 瘀血内阻证

证候：面色晦暗，血尿频发，腰痛，腰腹部肿物日渐增大，肾区憋胀不适，口干舌燥，舌质紫暗或有瘀斑，舌苔薄黄，脉弦。

治法：活血化瘀，理气散结。

方药：桃红四物汤加减。

(5) 气血两虚证

证候：久病体倦，疲乏无力，自汗，盗汗，面色无华，血尿时作，腰痛腹胀，贫血消瘦，行动气促，有时咳嗽伴有低热，口干而不欲饮；舌质红，脉细弱。

治法：补益气血。

方药：八珍汤加减。

（黄明祥）

二、膀胱癌

膀胱癌（carcinoma of bladder）发病率居泌尿系恶性肿瘤首位，发病年龄多在40岁以上，男女发病比例约为4:1。属于中医“尿血”范畴。

【病因病理】

1. 西医病因病理

(1) 病因：①职业性的致癌因素：已公认的致癌物质主要是染料的中间体，如β-萘胺、α-萘胺及联苯胺。橡胶塑料的防老剂4-氨基苯也有致癌作用。因此从事染料、橡胶皮革、塑料及金属加工等职业的人员发病率较高。②非职业性的致癌因素：吸烟、长期服用镇痛药、慢性膀胱炎、膀胱结石刺激等。

(2) 病理：膀胱肿瘤根据组织来源可分为上皮和非上皮性两类，上皮性膀胱肿瘤占98%，其中90%以上是膀胱移行上皮癌；鳞癌和腺癌各占2%~3%。非上皮性膀胱肿瘤仅占2%以下，多为横纹肌瘤。

膀胱癌可按生长方式分为原位癌、乳头状癌和浸润癌，通常是一个疾病不同阶段的连续发展。癌细胞局限在黏膜内时称原位癌。移行细胞癌最多见，常呈乳头状外形，可呈浸润性生长。鳞癌浸润快而深，恶性程度高。

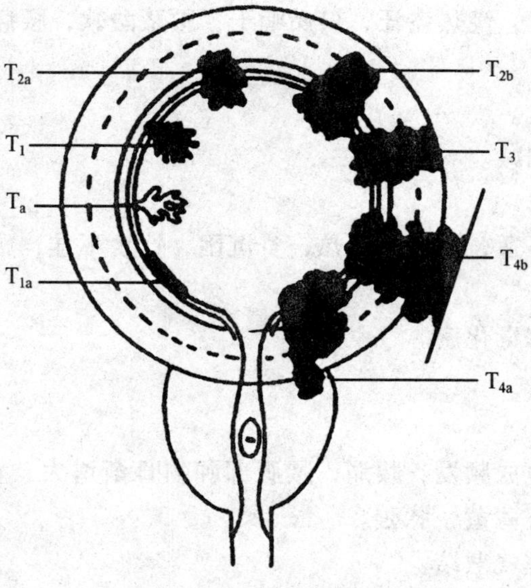

图 23-8 膀胱癌分期

浸润深度是临床（T）和病理（P）分期的依据。细胞分化程度和浸润深度与疾病转归密切相关。临床分期见图 23－8。根据国际抗癌协会（UICC）肿瘤 TNM 法临床和病理分期见表 23－4。

表 23－4　UICC 肿瘤 TNM 法临床、病理分期

病　变　范　围	临床期	病理期
标本内无肿瘤	T_0	P_0
原位癌	T_{is}	P_{is}
非浸润乳头癌	T_a	P_a
黏膜下层（固有膜）浸润	T_1	P_1
肌肉浅层浸润	T_2	P_2
肌肉深层浸润或膀胱周围脂肪浸润	T_3	P_3
浸润前列腺或膀胱以外组织	T_4	P_4

2．中医病因病机

寒温不适、饮食不节、情志不畅、劳倦等致正气虚损，邪气乘虚而入，导致三焦气化功能失调，气滞、血瘀、痰凝成块而发为本病。病久耗伤气血，致气血两虚之证。

【临床表现】

1．症状

（1）血尿：为膀胱肿瘤常见的首发症状，多为无痛性肉眼血尿，常突然出现，间歇发作。

（2）膀胱刺激症状：表现为尿频、尿急、尿痛，其肿瘤大多发生在膀胱三角区。或伴肿瘤坏死、溃疡及合并感染。

（3）排尿困难：膀胱肿瘤生长在尿道内口附近或其表面坏死出血，血块堵塞尿道而出现排尿困难。

2．体征

一般情况下体检均为阴性，但瘤体较大时，双合诊检查可触到肿块；若出现排尿梗阻，可在下腹部触到膨隆的膀胱。

【实验室及其他检查】

1．一般检查

（1）尿常规：患者间歇期时尿常规可正常，发作时尿常规红细胞满视野，合并感染时可见多个白细胞。

（2）尿细胞学检查：可发现癌细胞，阳性率约为 80%。

2．特殊检查

（1）B 型超声波检查：此项检查对患者无痛苦，容易接受，但对于直径大于 0.5cm 的肿瘤准确率高，反之则低。

（2）膀胱镜检查和肿瘤组织活检：膀胱镜检查是诊断膀胱肿瘤的主要手段，可在直视下观察到肿瘤的数目、位置、大小、形态和与输尿管开口的关系，同时作病理检查可以明确诊断。

（3）排泄性尿路造影：可了解上尿路有无肿瘤、积水及肾功能情况。

（4）CT、MRI 可发现肿瘤的浸润深度及局部转移的情况。

【诊断及鉴别诊断】

1. 诊断

对间歇性无痛性肉眼血尿的病人，应考虑膀胱肿瘤的可能，必须进行详细检查，尿脱落细胞检查和膀胱镜检查常可明确诊断。流式细胞术及近年来开展的基因异常表达检测等常可提高膀胱癌的检出率。

2. 鉴别诊断

（1）*肾、输尿管肿瘤*：二者均有间歇性无痛性肉眼血尿，肾、输尿管肿瘤可排出条状血块，多无坏死组织；膀胱肿瘤则可排出片状血块，多有坏死组织。可通过 B 型超声及造影检查加以区别。

（2）*膀胱结核*：该病虽有血尿，但以终末血尿为主，多伴有长时间的尿频、尿痛、午后潮热、盗汗。膀胱镜检查及病理检查可区别。

（3）*膀胱结石*：可有血尿，但多伴有尿频、尿急，时有尿流中断，多伴有疼痛，可通过 B 超、腹部平片及膀胱镜检查加以鉴别。

【治疗】

膀胱肿瘤的治疗可分为手术疗法和非手术疗法，原则上强调以手术治疗为主。早期的外科手术治疗配合抗肿瘤等药物膀胱灌注可有效防止复发，甚至治愈。

1. 西医治疗

（1）*非手术治疗*：患者年龄较大，身体有多种疾病，不适合手术，或膀胱肿瘤发现较晚，局部浸润或有其他器官转移，可施行姑息疗法及对症、支持疗法，以减轻病人痛苦，延长生命。

（2）*手术治疗*

① 经尿道膀胱肿瘤电灼或电切术：适用于单个或为数不多、直径不超过 2cm、有蒂而浅表的乳头状瘤或癌。

② 若肿瘤较大或数目较多，可根据实际情况施行膀胱部分切除术、膀胱全切术；对于晚期膀胱癌，难以耐受手术的可考虑做输尿管皮肤造口术。

（3）*膀胱灌注治疗*

由于保留膀胱术后 2 年复发率高达 50% 以上，所以防止术后肿瘤复发是一个很重要的课题，目前临床应用膀胱灌注的药物如下：

①抗肿瘤药：丝裂霉素、羟基喜树碱等。

②免疫药物：由于膀胱癌存在免疫缺陷，故应用免疫治疗。临床常用卡介苗（BCG）。

③中药：中药制剂膀胱灌注在预防膀胱癌术后复发方面有着明显的优势和很好的发展前景，既有抗肿瘤作用，又可增强局部免疫功能，而且副作用少，如复方莪术液、冬凌草液等。

2．中医治疗

(1) 肝郁气滞证

证候：尿血，胁痛，口苦咽干，烦躁易怒；舌质红，苔薄黄，脉弦。

治法：疏肝解郁，通利小便。

方药：沉香散加减。

(2) 湿热下注证

证候：尿血，尿频数，尿痛，小腹胀满，口渴不欲饮；舌质红，苔黄腻，脉滑数。

治法：清热利湿，通利小便。

方药：八正散加减。

(3) 气血两虚证

证候：尿血，面色苍白，倦怠乏力，自汗，盗汗；舌质淡，苔薄白，脉沉细无力。

治法：益气养血，通利小便。

方药：四君子汤合四物汤加减。

（韩万峰）

三、阴茎癌

阴茎癌（carcinoma of the penis）在解放前是我国最常见的恶性肿瘤，曾占男性癌瘤的第一位。解放后，随着人民生活和卫生保健水平的不断提高，发病日趋减少。中医称本病为“肾岩”，因阴茎属肾且溃后如翻花状，故又名“肾岩翻花”。其特点是阴茎头部表面有丘疹、结节、疣状等坚硬物，溃后如翻花状。

【病因病理】

1．西医病因病理

阴茎癌绝大多数发生于包茎或包皮过长者，其病因是长期包皮垢积聚、刺激所引起。早期包皮环切可明显降低其发病率，是可以预防的肿瘤。

阴茎癌的病理表现主要是鳞癌，基底细胞癌和腺癌罕见。癌肿分乳头型和结节型。最常见的是乳头型，其次是结节型，前者以向外生长为主，可穿破包皮；后者向深部浸润，扁平溃疡可发生早期转移。一般不侵犯尿道，淋巴转移极常见，可转移至腹股沟和髂淋巴结，晚期偶有转移至肺、肝等处者。

2．中医病因病机

肝主筋，阴茎为宗筋所聚之处；肾主二便，阴茎为肾之外窍，因此阴茎和肝、肾关系密切。阴茎癌的发生多因肝肾阴虚，忧思郁虑，相火内灼，水不涵木，肝经血少，络脉空虚，虚火痰浊侵袭，导致经络阻塞，积聚阴茎而成。其次，本病的发生与包茎或包皮过长致秽毒积聚有密切关系。

【临床表现】

1．症状

早期表现为在包皮遮盖的阴茎头部出现硬结，有痒痛感，继而自包皮口流出血性分泌物。不久在包皮口处可见菜花样肿瘤，继续增大穿透包皮时，全部肿瘤暴露在外。菜花状肿瘤表面有恶臭的炎性分泌物，多不妨碍排尿。肿瘤首先转移至腹股沟淋巴结，质地较硬且无压痛。

2．体征

肿瘤发展到广泛转移时，可出现贫血、消瘦等全身症状。

【实验室及其他检查】

1．B超　可协助了解盆腔内有无肿大淋巴结。

2．活组织检查　可以明确诊断。

【诊断与鉴别诊断】

1．诊断

根据临床表现和病理活检可以明确诊断。

2．鉴别诊断

(1) 阴茎乳头状瘤：肿瘤可有蒂或无蒂，病理活检可鉴别。

(2) 尖锐湿疣：有不洁性交史，醋酸白试验阳性。

(3) 阴茎结核：好发于阴茎头、系带及尿道外口，其溃疡境界明显，基底是肉芽或干酪样坏死组织。溃疡常较敏感，病变单发或多发，也可波及整个阴茎头部。

【治疗】

1．西医治疗　以手术治疗为主，亦可行放疗和化疗。

(1) 手术治疗：肿瘤小、局限在包皮者可仅行包皮环切术。阴茎癌一般需行阴茎部分切除术，至少在癌肿以上 2cm 处切断，如残留阴茎不能站立排尿和性交时，应行阴茎全切除术，尿道移植至会阴部。有淋巴结转移者应在原发病灶切除术后 2～6 周控制感染后，行两侧腹股沟淋巴结清扫术。

(2) 放射治疗：早期或年轻人的阴茎癌可行放射治疗。

(3) 化学治疗：博莱霉素对阴茎癌有良好疗效，亦可用于配合手术和放射治疗。

2．中医治疗

(1) 肝郁痰凝证

证候：包皮可以上翻的患者在阴茎头、包皮、冠状沟附近见丘疹、结节或湿疹、红斑、溃疡，或有痒痛和少量分泌物；包皮不能上翻的患者发现较晚，可有硬结或肿物，包皮口有脓性分泌物。舌暗红，苔白腻或微黄而腻，脉弦滑或弦数。

治法：疏肝解郁，化痰散结。

方药：柴胡疏肝散加二陈汤加减。

(2) 肝经湿毒证

证候：阴茎部溃烂，如翻花石榴状，肿胀疼痛，有血样渗出物，味臭难闻；舌红或红锋，苔黄腻，脉弦滑数。

治法：清热利湿，泻火解毒。

方药：龙胆泻肝汤加减。

(3) 阴虚火旺证

证候：阴茎部溃烂，但无脓，仅有黑暗血水，难腐难脱。舌暗红，少苔或无苔，脉细数。

治法：滋阴降火。

方药：知柏地黄丸加白花蛇舌草、鳖甲等。

(4) 气血两虚证

证候：阴茎癌晚期，烂通尿道，甚则阴茎溃烂脱落；腹股沟出现转移肿物，可能溃破而引起大出血，体疲纳呆；舌淡，苔少或剥脱苔，脉细无力或脉微。

治法：补益气血，和胃健脾。

方药：当归补血汤合香砂六君子汤加减。

（黄明祥）

第二十四章 肛门直肠疾病

第一节 概 述

肛门直肠疾病（diseases of anus and rectum）是外科中最常见的疾病，包括痔、肛隐窝炎、肛裂、肛门周围脓肿（肛痈）、肛瘘（肛漏）、直肠息肉（息肉痔）、直肠脱垂（脱肛）和肛管直肠癌（锁肛痔）等。中医文献统称为“痔”、“痔瘘”。

【解剖与生理概要】

1．肛门、肛管

肛门是肛管的外口，中医称作“魄门”。位于臀部正中线、会阴与尾骨之间，两侧坐骨结节横线的交叉点上。肛缘与坐骨结节之间的范围称为肛周。平时肛门收缩呈椭圆形，排便时肛门松弛呈圆形，直径约3cm。肛管是消化道的终端，上端与直肠相连，下端终于肛门缘，解剖学上的概念是指肛门缘到直肠末齿线的长约1.5cm的这一段为肛管；临床外科医生则认为肛管上起自肛管直肠环，下至肛门缘，故肛管长约3～4cm。肛管周围无腹膜遮盖，有内括约肌和提肛肌环绕。肛管表层为皮肤，上部为移行上皮，下部为鳞状上皮。其起源于外胚层，受脊神经支配，对刺激非常敏感。

2．直肠

直肠是消化道的末段，位于盆腔内，上端在第三骶椎水平面，为乙状结肠的延续部分，在骶骨前下行，下端在尾骨尖稍下方与肛管相连接，形成肠道末端近90°的弯曲，称为肛直角。直肠全长约12～14cm，其上端与乙状结肠粗细相同，下端则扩大为直肠壶腹，是暂时存积粪便的部位；其下端与口径较小的肛管相连。直肠上1/3前面与两侧为腹膜所遮盖，中1/3前面腹膜向前反折成为直肠膀胱陷凹或直肠子宫陷凹，下1/3无腹膜遮盖。直肠起源于内胚层，表层为黏膜，受植物神经支配，无疼痛感觉。直肠黏膜较厚，有3个横的半月形的皱襞，内有环肌纤维，称为直肠瓣，主要作用在于防止粪便逆行。

3．肛隐窝、肛乳头、齿线

由于直肠下端与口径较小的肛管相接，在直肠黏膜与肛管皮肤交界处黏膜呈6～10个纵行皱折，称为直肠柱或肛柱。两个直肠柱下端之间有半月形黏膜皱襞，称为肛瓣。肛瓣与直肠柱之间的肠壁黏膜形成向上开口的袋状间隙，称为肛隐窝或肛窦。肛窦口向上，深3～5mm，底部有肛腺的导管开口，此处常存积粪屑杂质，易致损伤及感染而引发肛隐窝炎及各种肛肠疾病。肛瓣与直肠柱的基底在直肠与肛管的连接处形成一条不整齐的交界线，称为齿

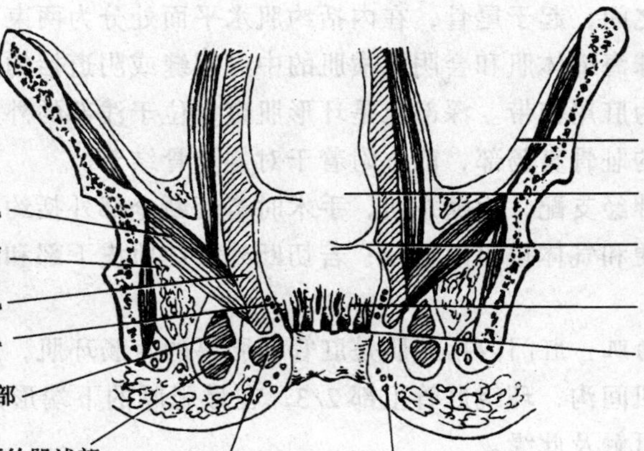

图 24-1 肛管直肠纵向解剖图

状线（齿线）。齿状线上有2~6个三角形乳头状突起，称为肛乳头（图24-1）。齿状线是胚胎期内、外层的交界处，齿状线上下的组织结构明显不同，是临床上的重要标志线，约85%的肛门直肠疾病发生在此附近。齿线上、下的主要区别见表24-1。

表 24-1 齿状线上、下的解剖差异

部 位	齿状线以上	齿状线以下
组 织	黏膜	皮肤
动脉供应	直肠上、下动脉	肛管动脉
静脉回流	直肠上静脉丛回流入门静脉	直肠下静脉丛回流入下腔静脉
淋巴回流	腹主动脉周围或髂内淋巴结	腹股沟淋巴结或髂外淋巴结
神经支配	植物神经支配，无痛觉	阴部内（脊）神经支配，痛感敏锐

4．肛垫

肛垫位于直肠、肛管结合处，亦称直肠肛管移行区（痔区）。该区为环状的海绵状组织带，富含血管、结缔组织、弹性纤维及与平滑肌相混合的纤维肌性组织（Trietz肌）。Trietz肌呈网状结构缠绕痔静脉丛，构成一个支持性框架，将肛垫固定于内括约肌上。肛垫象一胶垫，协助括约肌封闭肛门。

5．肛门直肠肌肉

肛门直肠肌肉主要分为肛门外括约肌、肛门内括约肌、提肛肌、联合纵肌和肛管直肠环五个部分。

（1）肛门外括约肌：肛门外括约肌有环形肌束和椭圆形肌束，环绕肛管下端，分为皮下部、浅部和深部三个部分。皮下部是环形肌束，位于肛门缘皮下、内括约肌外下方，只环绕肛管下端，不附着于尾骨，在肛门后与外括约肌浅部纤维合并；在会阴前侧与外括约肌浅部、球海绵体肌或阴道括约肌相连。内、外两括约肌之间有一括约肌间沟，又称肛门白线，直肠指检时能扪及此线。手术时常切断皮下部，但无肛门失禁的危险。浅部是椭圆形肌束，位于皮下部与深部之间，起于尾骨，在内括约肌水平面处分为两束，环绕内括约肌，在前方合而为一，附着于球海绵体肌和会阴浅横肌的中央间缝或阴道括约肌。其与尾骨相连部分形成坚强的韧带，称为肛尾韧带。深部也是环形肌束，位于浅部的外上方，不附着于尾骨，后半部附着于提肛肌的耻骨直肠部，前方附着于对侧坐骨结节。

外括约肌受脊神经支配，为随意肌，手术时若切断全部外括约肌，则会引起排便不完全性失禁，失去对稀便和气体排出的控制；若切断外括约肌皮下部和浅部，一般不影响排便的自控作用。

（2）肛门内括约肌：肛门内括约肌是肛管部肥厚的直肠环肌，属平滑肌，上起自直肠环肌平面，下至括约肌间沟，环绕肛管上部2/3，在最肥厚的下端形成一条环状游离缘。指诊时在括约肌间沟处可触及此缘。

肛门内括约肌受植物神经支配，为不随意肌，在受到有害刺激时容易产生痉挛，肛裂、肛门狭窄等可致内括约肌持续痉挛，产生排便困难和剧烈疼痛，此时若切断部分内括约肌，可解除痉挛。内括约肌切断后不会引起排便失禁。

（3）提肛肌：提肛肌左右各一，是直肠周围形成盆底的一层宽而薄的肌肉，分为耻骨直肠肌、耻骨尾骨肌和髂骨尾骨肌三个部分。耻骨直肠肌位于耻骨尾骨肌和髂骨尾骨肌深处，起于耻骨和闭孔筋膜，围绕阴道或前列腺，附着于直肠下部两侧，在直肠后方左右联合止于骶骨，部分纤维与外括约肌深部联合。耻骨尾骨肌起于耻骨支后面，围绕尿道及前列腺或阴道，部分纤维在内、外括约肌之间交叉，止于会阴；大部分纤维在内、外括约肌之间止于肛管两侧，再向后左右结合，终止于骶骨下部和尾骨。髂骨尾骨肌起于坐骨棘内面和肛白线后部，向下向后左右结合，止于尾骨。耻骨尾骨肌与髂骨尾骨肌在深处形成一坚强韧带，对肛门括约肌有重要作用。

提肛肌受第2、3、4骶神经、肛门神经或会阴神经支配，是随意肌，有构成盆隔、载托盆内脏器防止脱垂等作用。

（4）联合纵肌：直肠纵肌与提肛肌在肛管上端平面汇合后形成集平滑肌纤维、少量横纹肌纤维、大量弹力纤维的混合肌束，称为联合纵肌。其具有固定肛管和协调排便的作用，如联合纵肌松弛或断裂，则会引起肛管外翻和黏膜脱垂。

（5）肛管直肠环：由外括约肌浅部、深部及提肛肌的耻骨直肠肌和内括约肌的一部分组成一围绕肛管的肌环，称为肛管直肠环（图24-2）。它具有十分重要的临床意义。如手术时完全切断此环，必将导致肛门失禁。

6．肛门直肠周围间隙（图24-3）

（1）骨盆直肠间隙：左右各一，位于直肠与骨盆之间的左右两侧，提肛肌以上，腹膜反折以下，前面在女性以阔韧带为界，在男性以膀胱和前列腺为界，后面是直肠侧韧带。该间隙处于植物神经支配区，痛觉反应不敏感，所以感染化脓后常不易被发现。

（2）直肠后间隙：又称骶前间隙，位于直肠与骶前筋膜之间，下界为提肛肌，上界为腹膜反折。其可与两侧骨盆直肠间隙相通。

（3）直肠膀胱间隙：位于直肠与前列腺、膀胱或阴道之间，上界为腹膜，下界为提肛肌。

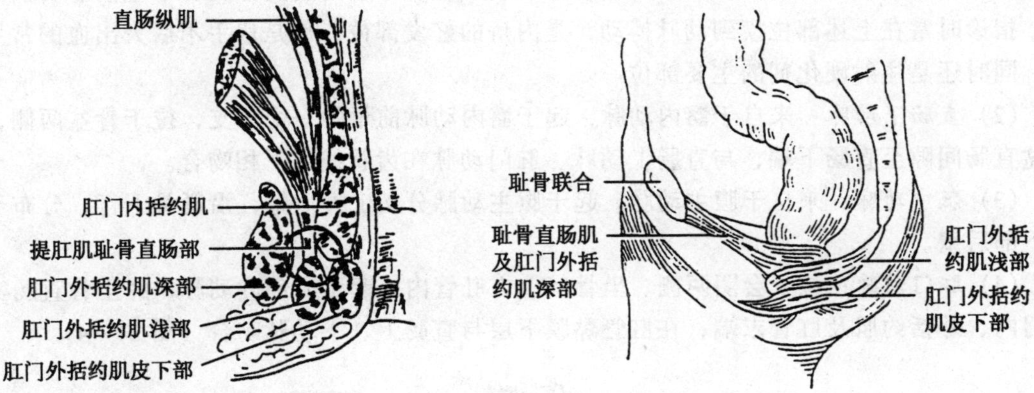

图 24－2　肛管直肠环

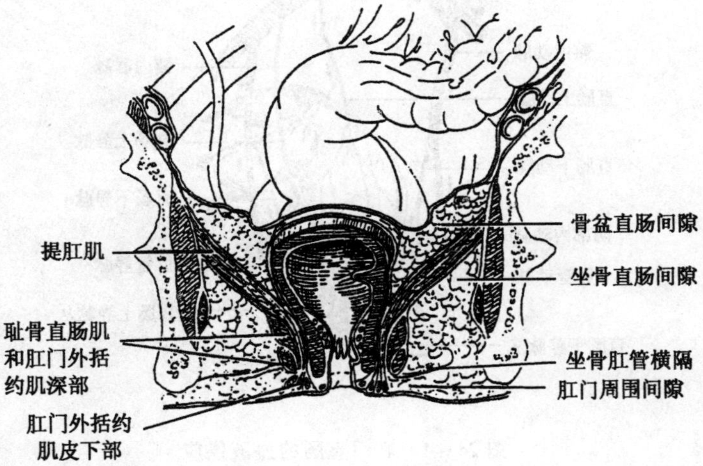

图 24－3　肛门直肠周围间隙

(4) 黏膜下间隙：位于直肠黏膜与肛门内括约肌之间，上界为直肠黏膜下层。

(5) 坐骨直肠间隙：又称坐骨直肠窝，左右各一，位于肛管两侧，外界为闭孔内肌筋膜，内界为肛门括约肌，上界为提肛肌，前界为会阴浅横肌，后界为臀大肌下缘。

(6) 肛门后间隙：位于肛门后方，外括约肌浅层将此间隙分为深、浅两层。深部界于外括约肌浅层与提肛肌之间和肛尾韧带深层，可与两侧坐骨直肠窝相通。所以坐骨直肠窝脓肿可通过肛门后间隙蔓延至对侧形成马蹄形瘘。浅部位于皮肤和外括约肌浅层之间，常是肛裂引发皮下脓肿的位置。

7．肛门直肠周围血管

肛门直肠的血液供给主要来自直肠上动脉、直肠下动脉、骶中动脉和肛门动脉。

(1) 直肠上动脉：来自于肠系膜下动脉，起于乙状结肠动脉最下支起点的下方，在第三骶骨水平面与直肠上端背面分为左、右两支，沿直肠两侧下行，穿过肌层至黏膜下层，与直肠上动脉和肛门动脉吻合。直肠上动脉在齿状线上黏膜下层的主要分支位于左前、右前和右后。指诊时常在上述部位摸到动脉搏动，是内痔的好发部位，也是痔手术后大出血的常见部位，同时还是注射硬化剂的主要部位。

（2）直肠下动脉：来自于髂内动脉，起于髂内动脉前干的一个分支，位于骨盆两侧，经骨盆直肠间隙至直肠下端，与直肠上动脉、肛门动脉在齿状线上下相吻合。

（3）骶中动脉：来自于腹主动脉，起于腹主动脉分叉上方后壁，沿骶骨下行，分布于直肠下部后壁。

（4）肛门动脉：位于会阴两侧、坐骨棘上方肛管内，起于阴部内动脉，经坐骨直肠窝至肛门内、外括约肌及肛管末端，在肛管黏膜下层与直肠上、下动脉吻合（图 24-4）。

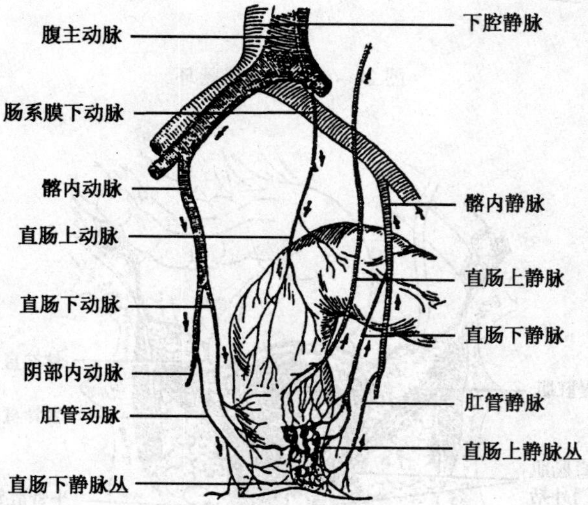

图 24-4　肛门直肠的血液供应

（5）肛门直肠静脉：以齿状线为界分为痔内静脉丛和痔下静脉丛。

① 痔内静脉丛：位于肛管齿状线以上的黏膜下层内。静脉内因无瓣膜，易于扩张形成内痔，且在肛管的左侧、右前和右后分布较显著，是原发内痔的好发部位，临床上称之为母痔区。痔内静脉丛汇集成分支后穿过直肠壁，集成直肠上静脉，经肠系膜下静脉回流入门静脉。

② 痔外静脉丛：位于齿状线下方的肛管皮肤下层，是外痔的发生部位。痔外静脉丛汇集成静脉分支后，经直肠中静脉直接流入髂内静脉或经直肠下静脉、阴部内静脉而流入髂内静脉（图 24-4）。

8．肛门直肠淋巴组织

肛门直肠淋巴组织分为上、中、下三组。上组汇集全部直肠和肛管上部的淋巴管，向上、下、两侧三个方向引流。多数经直肠旁淋巴结，部分直接沿直肠上动脉注入直肠系膜内直肠上动脉起始部的淋巴结，是直肠癌转移的主要途径。中组汇集上组下缘至齿状线部的淋巴管，多数沿直肠下动脉经提肛肌上注入直肠下动脉起始部淋巴结。下组汇集肛管下部、肛门和括约肌周围淋巴管，沿肛管壁向上经齿状线与上组吻合，使直肠淋巴管与肛管及肛门淋巴管交通。其主要经会阴及大腿内侧皮下注入腹股沟淋巴结，再经髂外淋巴结入髂总淋巴结或沿闭孔动脉旁流至髂内淋巴结（图 24－5）。

9．肛门直肠神经

直肠由植物神经支配，故齿状线上黏膜无痛感；肛管由脊神经支配，所以肛管和肛门周围感觉异常敏锐，而且肛门部受刺激时可引起反射性提肛肌和外括约肌痉挛。

10．肛门直肠生理 功能

肛门直肠的生理功能主要是贮存和排泄粪便。除此之外，还具有消化食物、吸收水分和分泌液体的功能。

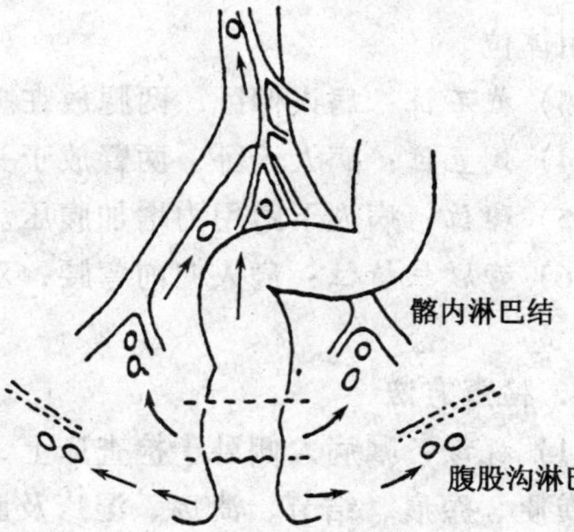

图 24－5　肛管直肠的淋巴回流

【检查体位及方法】

1．检查体位

检查肛门直肠时，为了方便检查，充分暴露病变位置，临床上常采用以下几种体位。可根据病人情况和检查、治疗要求选择适当体位（图 24－6）。

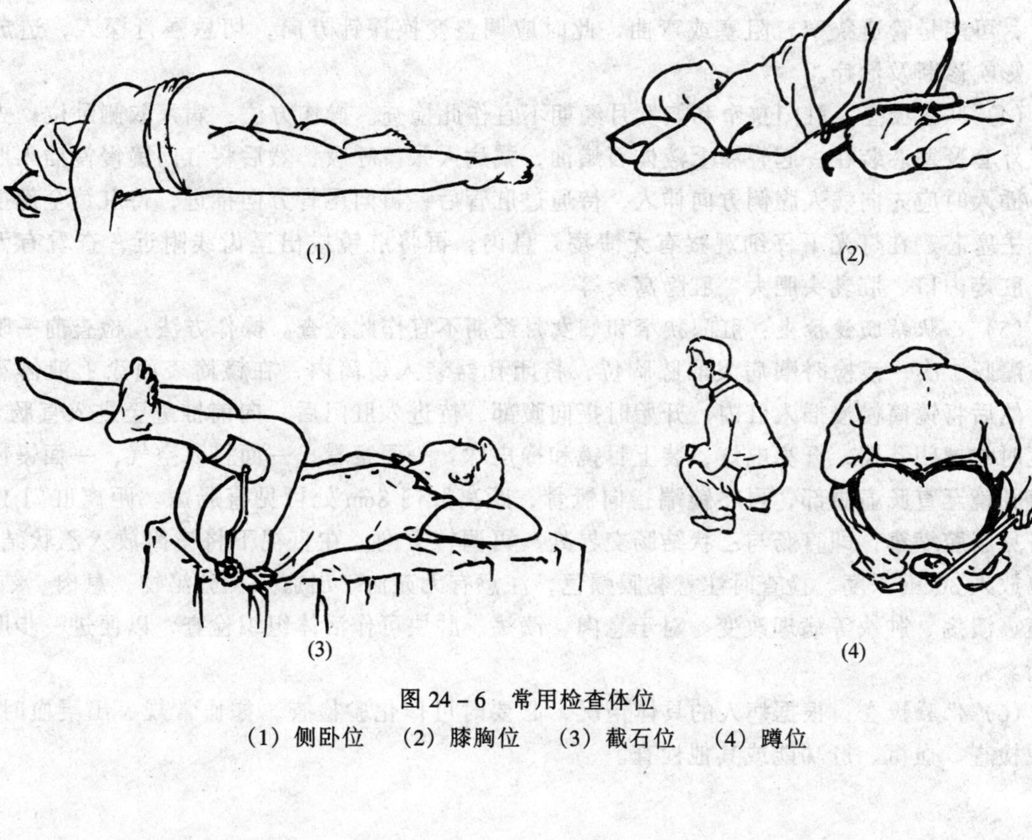

图 24－6　常用检查体位

（1）侧卧位　（2）膝胸位　（3）截石位　（4）蹲位

（1）侧卧位：病人侧卧，两腿屈曲贴近腹部。适用于身体虚弱的病人。是检查肛门直肠疾病及治疗时最常用的体位。

（2）膝胸位：病人俯卧，双膝屈起跪伏床上，胸部着床，臀部抬高。是乙状结肠镜检查的常用体位。

（3）截石位：病人仰卧，两腿放在腿架上，屈髋屈膝，将臀部移至手术台边缘。

（4）倒置位：病人俯卧，两臂放于头前，两膝跪于床端，臀部高起，头部稍低。

（5）蹲位：病人下蹲用力增加腹压。是检查内痔脱出、脱肛和息肉脱出的常用体位。

（6）弯腰扶椅位：病人向前弯腰，双手扶椅，露出臀部。是普查肛门直肠疾病的常用体位。

2．检查方法

（1）视诊：嘱病人侧卧于检查床上，对好灯光，查看肛门部有无红肿、血液、脓液、黏液、粪便、瘢痕、结节、溃疡、湿疹及肛门形态等，以了解肛门局部病变情况。

（2）直肠指诊：先戴上指套，涂上润滑剂，轻轻按摸肛门缘，使肛门括约肌松弛，然后再以指腹为先慢慢将手指探入肛门直肠内；检查时嘱病人张口呼吸，不要用力憋气；切忌暴力插入，以免肛门括约肌因突然受刺激而痉挛产生疼痛，使病人惧怕指诊而影响检查效果；检查时注意有无肛门紧缩、肿块、结节、凹陷、条索状物，指套上有无血迹和脓液，可以帮助早期发现肛裂、痔核、肛瘘、直肠癌等。

（3）探针检查：主要用于肛瘘检查。操作方法：病人取侧卧位，将球头探针从瘘管外口轻轻插入，沿管道走行至内口，另一手食指伸入直肠内引导探针的尖端通过。如果探针通过受阻，可能是管道狭窄、阻塞或弯曲，此时应调整变换探针方向，切忌强行探入，造成假道，影响诊断及治疗。

（4）肛镜检查：肛门狭窄和妇女月经期不宜作此检查。操作方法：病人取侧卧位，先将肛镜外套及塞芯装在一起，涂上液体石蜡油，嘱病人张口呼吸，然后将肛门镜慢慢插入肛门内，插入时应先向病人腹侧方向伸入，待通过肛管后，再向尾骨方向推进，待肛镜全部插入后抽去塞芯，在灯光下仔细观察有无溃疡、息肉，再将肛镜拔出至齿线附近，查看有无内痔、肛瘘内口、肛乳头肥大、肛隐窝炎等。

（5）乙状结肠镜检查：肛门狭窄和妇女月经期不宜作此检查。操作方法：检查前一晚先清洁灌肠1次，镜检时嘱病人取膝胸位，将闭孔器装入镜筒内，在镜筒表面涂上液体石蜡油，然后将镜筒慢慢插入肛内，开始时指向腹部，待进入肛门后，向前推进至进入直肠5cm深度时拿掉闭孔器，开亮电灯，装上目镜和橡皮球。一面察看，一面打入空气，一面慢慢推进直肠镜至直肠壶腹部，再将镜端指向骶骨，距离肛门8cm处可见直肠瓣。距离肛门15cm处可见肠腔缩窄，即直肠与乙状结肠交界处，再调转方向，在直视下将镜筒放入乙状结肠，可以放入30cm深度。检查时注意黏膜颜色，注意有无充血、出血点、分泌物、息肉、结节、瘢痕、溃疡、肿块等病理改变。对于息肉、溃疡、肿块可作活体组织检查，以便进一步明确诊断。

（6）化验检查：根据病人的具体情况，必要时可作化验检查，如血常规、出凝血时间、大便检查、血沉、肝功能或其他检查。

(7) X线检查：钡剂灌肠拍片可以看清直肠和结肠形状，肠内容物是否通过顺利；有无梗阻或狭窄；直肠和结肠的外部病变。如骶骨前畸胎瘤可以通过X线摄片见直肠移位；高位复杂性肛瘘瘘管不清、内口不明可作碘造影；直肠与乙状结肠部位的息肉、肿瘤均可通过钡剂灌肠拍片发现病灶。

【中医病因病机】

肛门直肠疾病中常见的致病因素有风、湿、热、燥、气虚、血虚等。

1．风

《证治要诀·卷八·肠风脏毒》说："血清而色鲜者，为肠风……。"《见闻录》说："纯下清血者，风也。"说明风邪可引起便血。因风多挟热，热伤肠络，血不循经而下溢，风又善行而数变，故由风邪引起的便血其色泽鲜红，下血暴急呈喷射状。

2．湿

湿性重浊，常先伤于下，故肛门疾病中因湿而发者较多。湿与热结，致肛门气血纵横，经络交错而发内痔。又因湿性秽浊，热伤肠道脉络，则下血色如烟尘，正如《见闻录》所说："色如烟尘者，湿也……。"湿热蕴结肛门，阻塞经络，使气血凝滞，则易形成肛门周围脓肿；湿热下注大肠，肠道气机不利，经络阻滞，瘀血凝聚，则易发为直肠息肉。

3．热

《丹溪心法·卷二·痔疮》说："痔者，皆因脏腑本虚，外伤风湿，内蕴热毒……。"热积肠道，耗伤津液，致热结肠燥，大便秘结，使气血不畅，瘀血阻滞，结而为痔；热盛灼伤肠络或迫血妄行，血不循经，下溢而为便血；热与湿结，蕴结肛门而致肛门周围脓肿。

4．燥

《医宗金鉴·外科心法要诀·痔疮》说："肛门围绕，折纹破裂，便结者，火燥也。"燥热耗伤津液，大肠失润，则大便干结；或素体阴虚，肠道失于濡润，大便干燥，排便努挣，常使肛门裂伤或擦伤痔核而致便血等。

5．气虚

《疮疡经验全书·卷三·痔漏图》说："又有妇人产育过多，力尽血枯，气虚下陷，及小儿久痢，皆能使肛门突出。"说明气虚也是肛门直肠疾病发生的因素之一。脾胃本虚，功能失调，以致中气不足而为痔；或因妇人生育过多，小儿久泻久痢，年老气血衰退，以及某些慢性疾病等导致中气不足，气虚下陷，无以摄纳而引起直肠脱垂不收，内痔痔核脱出不纳；气虚，统摄失司则下血。

6．血虚

在肛门直肠疾病中常见于痔疮出血。失血过多；或脾胃虚弱，生化无源；或忧思抑郁，皆可导致血虚。血虚生燥，无以濡润肠道，则大便燥结。因气血同源，无论气虚还是血虚最终均可导致气血两虚，使抗病能力降低，每易发生肛门直肠周围脓肿，其初起症状不明显，蕴脓慢，溃后脓水稀薄，久不收口。

上述致病因素既可单独致病，也可多因素并存，亦可相互转化。如风多夹热、湿热相兼等。在病程中有实证、虚证，也有由实转虚或虚中夹实者。故临证时宜审证求因，全面分析。

【辨证】

1．症状

肛门直肠疾病的常见症状有便血、肿痛、脱垂、流脓、便秘、分泌物等。由于病因各异，表现的症状轻重程度也不同。

（1）便血：便血是内痔、肛裂、直肠息肉、直肠癌的常有症状，多表现为血与大便不相混，附于大便表面，或滴血，或射血。便血多而无疼痛者，多为内痔；便血少而有肛门疼痛者，多为肛裂；儿童便血，大便次数和性质无明显改变者，多为直肠息肉；血与黏液相混，色晦暗，肛门有重坠感，应考虑有直肠癌的可能。便血鲜红呈喷射状，伴口渴、便秘、尿赤、舌红脉数等，多为风热燥火所致；便血色淡，伴面色无华、心悸、神疲乏力、舌淡脉沉细等，多为血虚肠燥所致。

（2）肿痛：常见于外痔、内痔嵌顿、肛门周围脓肿、肛裂等。便时即发，呈周期样，痛如撕裂，多为肛裂；便时用力努挣，突发刺痛，伴青紫肿块，为血栓性外痔；肛门肿痛、灼热，伴恶寒发热，多为肛门周围脓肿；肛门肿痛，肛旁有异物感，多为炎性外痔；肛门剧烈疼痛，伴肿物脱出，多为内痔嵌顿；肿胀高突，疼痛剧烈，伴胸闷腹胀，体倦身重，食欲不振，发热，苔黄腻，脉濡数，为湿热阻滞；微肿微痛，伴发热，神疲乏力，头晕心悸，便溏或结，舌淡红，苔黄或腻，脉濡细，为气血不足兼湿热下注之虚中夹实证。

（3）脱垂：常见于内痔脱出、直肠脱垂、直肠息肉脱出等。脱出物呈颗粒状，为内痔脱出；脱出物呈长圆形而带蒂，为直肠息肉；脱出物较长，呈环状或花瓣状，为直肠脱垂。脱出伴面色无华，头晕眼花，心悸气短，自汗盗汗，舌淡，脉沉细弱，为气血两虚，中气下陷。内痔脱出嵌顿，肿痛，局部糜烂，伴恶寒发热，口干喜饮，大便秘结，小便短赤，舌红，苔黄或腻，脉弦数，为湿热下注、气血瘀滞。

（4）流脓：常见于肛门周围脓肿、肛瘘等。脓出黄稠，多为肛门周围脓肿；脓出稀薄，或微带粪臭，多为肛痈并发肛瘘的征象；脓出稀薄，夹有干酪样组织者，多为结核性肛瘘。脓出黄稠带粪臭味，伴发热，口苦，身重体倦，食欲不振，小便短赤，苔黄或腻，脉弦或数，多为湿热蕴结、热腐血肉所致。脓出稀薄不臭，或微带粪臭，伴低热，面色萎黄，神疲纳呆，自汗盗汗，舌淡红，脉濡细，为气血虚弱所致。

（5）便秘：常见于内痔、肛裂、直肠癌等。惧怕大便而引发出血者，为内痔；惧怕大便而引发疼痛者，为肛裂；便秘，粪便变细变扁，带有黏液或血液者，多为直肠癌。腹满胀痛拒按，大便秘结，伴面赤，口臭，身热，心烦，小便短赤，舌红，苔黄燥，脉数有力，为燥热内结、津伤肠燥所致。腹满作胀，喜按而大便燥结，伴有面白无华，头晕心悸，神疲乏力，舌淡，脉细数无力，为血虚肠燥所致。

（6）分泌物：常见于内痔脱出、直肠脱垂、肛瘘等。肛门潮湿，有局部肿痛，口干，食欲不振，胸闷不舒，便溏或结，小便短赤，舌红，苔黄或腻，脉弦滑或数，为湿热下注或热毒蕴结所致。

2．部位

肛门直肠疾病所发生的部位有一定规律，一般取膀胱截石位，以肛门为中心，按时钟面的十二点来描记，即将肛门分为12个方位，前正中线（会阴部）为12点，后正中线（尾骶部）为6点，左侧正中为3点，右侧正中为9点，其余依次类推。内痔好发于肛门齿线以上3、7、11点处，结缔组织外痔好发于6、12点处，血栓性外痔好发于肛缘3、9点，肛裂好发于6、12点处。肛瘘瘘管外口发生于3、9点前面的其管道多为直行，内口多在与外口相对应的肛隐窝内；发生于3、9点后面的其管道往往弯曲，内口多在6点处附近。一般瘘管外口距肛缘近的其管道亦短（指通向肛门）；瘘管外口距肛缘较远的，则其管道亦长。环肛而生的马蹄形瘘，其内口往往在6点处附近。肛肠疾病的病历记录一般均需将病变部位用图标示（图24－7）。

【治疗】

1．内治

适用于一期内痔；或年老体弱者；或二、三期内痔兼有其他严重疾病者；或血栓性外痔初起和一切肛门炎症初起阶段等。

（1）清热凉血：适用于风热肠燥便血，血栓性外痔初起。方用凉血地黄汤或槐角丸加减。

（2）清热利湿：适用于肛周脓肿实证。方用萆薢渗湿汤或龙胆泻肝汤加减。

（3）清热解毒：适用于肛周脓肿实证、外痔肿痛。方用黄连解毒汤或仙方活命饮加减。

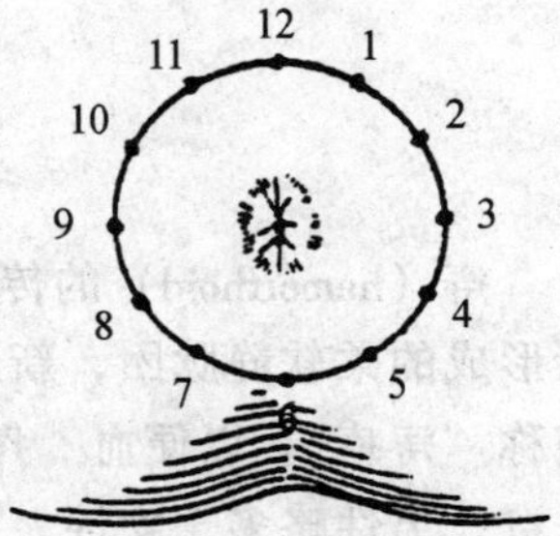

图24－7　时钟定位法
（截石位）

（4）补气养血：适用于素体气血不足或久病气血虚弱者。方用八珍汤或十全大补汤加减。

（5）泻热通腑：适用于热结肠燥便秘者。方用大承气汤或麻仁滋脾丸加减。

（6）生津润燥：适用于血虚津乏之大便秘结者。方用润肠汤或五仁汤加减。

（7）补中益气：适用于小儿体虚、年老体弱或经产妇气虚下陷的直肠脱垂、内痔脱出等。方用补中益气汤加减。

2．外治

（1）熏洗：以药物加水煮沸或用散剂冲泡，先熏后洗，或用毛巾蘸药汁趁热敷患处，冷则更换。此法具有活血、消肿、止痛、止血、收敛等作用。适用于内痔脱垂、嵌顿，结缔组织性外痔肿痛，血栓性外痔初期，脱肛，术后水肿等。方用五倍子汤或苦参汤煎水熏洗；或用食盐30g、芒硝30g、花椒3g加开水冲泡熏洗；或用1∶5000高锰酸钾溶液坐浴。

（2）敷药：即以药物敷于患处，每日大便后先坐浴，再外敷药物。此法具有消肿、止痛、生肌、收敛、止血等作用。适应证同熏洗法。方用九华膏、五倍子散、黄连膏、消痔膏等。此外尚有清热消肿的金黄膏；提脓化腐的九一丹；生肌收口的生肌散、白玉膏等。

（3）手术：详见有关肛门直肠疾病的手术治疗。

【预防与调护】

1．锻炼身体，增强体质，促进全身气血流通和增加肠道蠕动。

2．注意饮食卫生，少食辛辣刺激性食物，多吃蔬菜水果，保持大便通畅。

3．养成定时排便习惯，切忌长期服用泻药。

4．保持肛门清洁卫生，经常浴洗，保持干燥，便纸要柔软，以防止擦伤肛门。

5．及时治疗肛门部痈、疖、虫积和湿疹疾患，防止诱发肛裂、肛瘘、肛门瘙痒等肛肠疾病。

（黄明祥）

第二节　痔

痔（hemorrhoid）的传统概念是直肠末端黏膜下和肛管皮肤下静脉丛淤血、扩张、屈曲所形成的柔软静脉团，新近认为痔是肛垫的病理性肥大和移位。痔属外科常见病、多发病，俗称“痔疮”。以便血、疼痛、坠胀、肿块脱出和异物感为主要临床特征。好发于 20～40 岁人群，男性略多于女性，并随着年龄增长而发病率增高。

【病因病理】

1．西医病因病理

肛垫是直肠下端的唇状肉赘，是位于齿状线至其以上 1.5cm 左右，由静脉或静脉窦、结缔组织、平滑肌（又称 Trietz 肌）所组成的环状海绵样组织带，又称为直肠海绵体，是人体的正常解剖结构。缘于肛门内括约肌的收缩，肛垫借 Y 形沟分为右前、右后和左侧三块，也是来源于肠系膜下动脉的痔动脉分支主要供给处，即所谓“痔的好发部位”，起着肛门垫圈的作用，协助括约肌以关闭肛门。

痔是肥大、移位的肛垫，而不是曲张的直肠上静脉末支，这一观点已被认同。肛垫内正常纤维弹力结构的破坏、伴有肛垫内静脉的曲张和慢性炎症纤维化，肛垫出现病理性肥大且向远侧移位后而形成痔。

长期饮酒和恣嗜辛辣等刺激性食物可使局部充血；肛周感染可引起静脉周围炎使肛垫肥厚；营养不良可使局部组织萎缩无力。久坐久立或便秘、妊娠、前列腺增生等使腹内压升高而影响痔静脉回流的因素均可诱发痔。

2．中医病因病机

本病多因饮食不节，过食辛辣肥甘、炙煿酒醴，以致湿热内生，下注肛门大肠；或因内伤七情，久泻久痢，久坐久立，久忍大便，妇女妊娠，或因外感风、湿、燥、热之邪，或因脏腑本虚，气血阴阳失调，导致肛门气血壅滞，经络阻塞而成。正如《素问·生气通天论》所说：“因而饱食，筋脉横解，肠澼为痔。”

【分类和病理】

临床上根据痔发生部位的不同，主要分为内痔、外痔和混合痔三种（图 24-8）。

1. 内痔

内痔（internal hemorrhoid）是发生于齿线上，由直肠上静脉丛淤血、扩张、屈曲所形成的柔软静脉团。内痔是肛门直肠疾病中最常见的一种疾病，以便血、坠胀、肿块脱出为主要临床表现。常见并发症有下血、嵌顿、贫血。内痔表面为直肠黏膜所覆盖，好发于肛门右前、右后和左侧正中部位（即膀胱截石位 3、7、11 点处）。

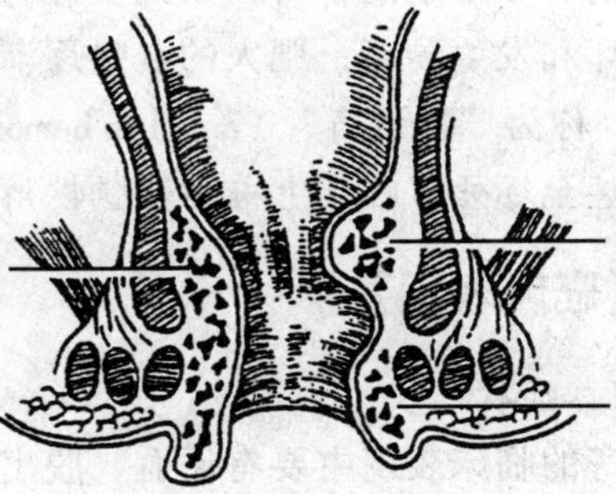

图 24-8　痔的分类

内痔分期：

Ⅰ期内痔：无明显自觉症状，痔核小，便时粪便带血，或滴血，量少，无痔核脱出，镜检痔核小，质软，色红。

Ⅱ期内痔：周期性、无痛性便血，呈滴血或射血状，量较多，痔核较大，便时痔核能脱出肛外，便后能自行还纳。

Ⅲ期内痔：便血少或无便血，痔核大，呈灰白色，便时痔核经常脱出肛外，甚至行走、咳嗽、喷嚏、站立时也会脱出肛门，不能自行还纳，须用手托、平卧休息或热敷后方能复位。

Ⅳ期内痔（嵌顿性内痔）：平时或腹压稍大时痔核即脱出肛外，手托亦常不能复位，痔核经常位于肛外，易感染，形成水肿、糜烂和坏死，疼痛剧烈。指诊肛门括约肌松弛，肛内可触及较大、质硬的痔核。镜检见痔核表面纤维组织增生变厚呈灰白色。长期便血者可引起贫血。

2. 外痔

外痔（external hemorrhoid）是发生于齿线下，由痔外静脉丛扩大、曲张，或痔外静脉丛破裂，或反复发炎纤维增生所形成的疾病。以自觉坠胀、疼痛和有异物感为主要临床表现。外痔表面为肛管皮肤所覆盖，不能送入肛门，不易出血。常见外痔有结缔组织性外痔、静脉曲张性外痔、血栓性外痔等。

(1) 结缔组织性外痔（皮痔）：因肛门裂伤、内痔反复脱出，或产育、便秘、溲难努责，导致邪毒外侵、湿热下注和局部气血运行不畅，筋脉阻滞，瘀结不散，或慢性炎症刺激，反复发炎、肿胀、肥大、增生，致使肛门周围结缔组织增生所形成的赘皮。当肛门皱襞受损、感染，以致皱襞皮肤充血、肿胀而成为炎性外痔。

(2) 静脉曲张性外痔（血痔）：下蹲排便时，腹内压增高，致使齿线下肛门缘周围皮下静脉曲张而形成的静脉团淤血。多呈圆形或不规则突起，恢复正常体位后则又可消失。

(3) 血栓性外痔（葡萄痔）：因便秘或排便时用力努挣，致使肛门静脉丛破裂，血液漏出血管外所形成的静脉血栓。

3．混合痔

混合痔（combined hemorrhoids）是直肠上、下静脉丛淤血、扩张、屈曲、相互沟通吻合而形成的静脉团。其位于齿线上下，表面同时为直肠黏膜和肛管皮肤所覆盖。内痔发展到二期以上时多形成混合痔，故又被称为“带有外痔成分的内痔”。混合痔逐步发展，周围组织被破坏和发生萎缩，肥大的肛垫逐渐增大、下移、脱出至肛门外。当脱出痔块在肛周呈梅花状时，称为“环形痔”（annulus hemorrhoids）。脱出痔若被痉挛的括约肌嵌顿，可发生水肿、淤血甚至坏死，临床上称为嵌顿性痔或绞窄性痔。

【临床表现】

1．症状

痔的临床表现主要有便血、脱出、疼痛、肿胀、异物感、黏液外溢、瘙痒、便秘等。

（1）便血：无痛性间歇性便血是内痔最常见的早期症状。多表现为便后肛门出血，血色鲜红，不与粪便相混或便上带血，或血染手纸，或滴血，或呈喷射状出血，便后出血自行停止。内痔出血多为间歇性，粪便干燥、疲劳、饮酒、过食刺激性食物常为出血诱因。少数患者因长期反复出血，导致严重贫血。

（2）脱出：内痔痔核增大，排便时受粪便挤压，与肌层分离而脱出肛外。早期表现为便时脱出，便后能自行还纳；后期经常脱出而不能自行还纳，须用手托复位，或长时间卧床休息方能复位；甚者于用力、行走、咳嗽、喷嚏、下蹲时均可脱出。脱出的痔核易感染而发炎、水肿、嵌顿、剧烈疼痛，以致复位困难。

（3）疼痛：单纯性内痔无疼痛，少数患者仅感肛门坠胀或排便困难。当痔核发炎肿胀或痔内血栓形成时，则可出现疼痛，且疼痛常伴随大便不尽感。当痔核脱出嵌顿、感染而出现水肿、坏死时，局部疼痛剧烈，且在排便、坐立、行走、咳嗽等情况时疼痛加剧。

（4）肿胀：多见于炎性外痔和血栓性外痔。肛门缘赘皮呈椭圆形或不规则肿胀，表面色稍暗，并感肛门坠胀。

（5）异物感：多见于结缔组织性外痔。肛门边缘赘生皮瓣，便后肛门不易擦净，平素自觉肛门有异物感。

（6）黏液外溢：直肠黏膜长期受痔核刺激，产生炎症性渗出，使分泌物增多。肛门括约肌松弛时可随时流出，使肛门皮肤经常受刺激而发生湿疹、瘙痒。轻者便时流出，重者在不排便时也自然流出，污染内裤，病人极不方便。痔核脱出时分泌物更多。

（7）瘙痒：因分泌物或脱出痔核刺激，致使肛门周围潮湿不洁而发生湿疹和瘙痒，病人极为难受。

（8）便秘：痔患者常因便时恐惧出血而人为地控制大便，造成习惯性便秘再因便秘而大便干燥而极易擦破痔核黏膜引起出血，从而形成恶性循环。

2．体征

血栓性外痔可见肛门缘周围有暗紫色椭圆形肿块突起，表面水肿。结缔组织性外痔可见肛门缘有不规则赘皮突起。内痔或混合痔一般不能见之于外，当痔核发生脱出时，可见脱出痔块呈暗紫色，时有活动性出血点。

【检查】

1．指诊　内痔可触及颗粒状、柔软肿块。血栓性外痔触之质硬，剧痛，不能活动。

2．肛门镜检查　无痔核脱出者，可用肛门镜检查。内痔可见直肠下端齿线上黏膜呈大小不等的圆形或椭圆形肿块，质软，色红；或黏膜变厚，肿块表面糜烂、渗出或粗糙，呈紫红色或暗红色，并有少量分泌物；有时肿块表面可见活动性出血点。

【诊断与鉴别诊断】

1．诊断

主要靠肛门直肠检查作出诊断。首先作肛门视诊，内痔除Ⅰ期外，其余三期均可在视诊下见到，血栓性外痔表现为肛周暗紫色椭圆形肿物，表面皮肤水肿、质硬、触痛明显。对有脱垂者，最好在蹲位排便后立即观察，可清楚地见到痔的大小、数目与部位。直肠指检虽对痔的诊断意义不大，但可了解直肠内有无其他病变，如低位直肠息肉、直肠癌等。肛门镜检查可确诊，不仅能见到痔的情况，还可观察到直肠黏膜有无充血、水肿、溃疡、肿块等。

2．鉴别诊断

（1）直肠息肉：多见于儿童，以便血、肿物脱出为主。脱出物多呈圆形，色红，单个，带蒂，质坚实，一般位于齿线上 3～5cm 直肠壶腹部，可活动。

（2）肛乳头肥大：位于齿线上，质略硬，呈三角形，表面呈黄白色，不出血，触之疼痛，常与内痔并存。

（3）直肠黏膜脱垂：多见于老年人及儿童，脱出物呈圆柱状或圆锥状，表面光滑，为环形黏膜皱襞，黏膜松弛而重叠，呈环状沟纹，质软，色鲜红，无静脉曲张，很少出血，分泌黏液多。

（4）直肠癌：发病年龄多在 40 岁以上，有黏液脓血便，恶臭。早期可仅见便血鲜红，有大便习惯改变，或大便变形，肛门坠胀、疼痛。低位者可于指诊时触及表面菜花状肿物，质硬，不活动，表面脆，触之易出血，晚期有肠腔狭窄、恶病质。高位则需肠镜检查才能见到。确诊需借助于病理检查。

（5）肛裂：便血鲜红，肛门疼痛剧烈，呈周期性，多伴有便秘。局部检查可见截石位 6 或 12 点处肛管有裂口。

【治疗】

治疗原则是：①对多数处于静止、无症状状态的痔无需治疗，只需注意调控饮食，保持大便通畅，预防并发症出现。②有症状的痔如并发出血、血栓、痔核脱出以及嵌顿时，仅需积极对症处理，无需力求根治。③以非手术治疗为主，症状严重、反复发作者手术治疗。

1．西医治疗

（1）一般治疗：在痔的初期或无症状静止期的痔，只需注意多摄入纤维性食物，养成良好的大便习惯，保持大便通畅，无需特殊治疗。热水坐浴可改善局部血液循环而减轻症状，血栓性外痔有时经局部坐浴、热敷、外敷消炎止痛药，疼痛可缓解而不需手术，嵌顿性痔初期可用手法复位使脱出的痔块还纳肛门内，并阻止其再脱出。

(2) 视情况可给予抗感染药物和止血剂。

2. 中医治疗

(1) 内治

①风伤肠络证

证候：大便带血，滴血或呈喷射状出血，血色鲜红，或有肛门瘙痒；舌红，苔薄白或薄黄，脉浮数。

治法：清热凉血祛风。

方药：凉血地黄汤或槐花散加减。

②湿热下注证

证候：便血鲜红，量多，肛内肿物脱出，可自行还纳，肛门灼热；舌红，苔薄黄腻，脉弦数。

治法：清热渗湿止血。

方药：脏连丸加减。

③气滞血瘀证

证候：肛内肿物脱出，甚或嵌顿，肛门紧缩，坠胀疼痛，甚则肛门缘有血栓，形成水肿，触之疼痛明显；舌暗红，苔白或黄，脉弦或涩。

治法：清热利湿，祛风活血。

方药：止痛如神汤加减。

④脾虚气陷证

证候：肛门坠胀，痔核脱出，需用手托方能复位，便血鲜红或淡红；面色无华，神疲乏力，少气懒言，纳呆便溏；舌淡胖，边有齿痕，苔薄白，脉弱。

治法：补气升提。

方药：补中益气汤加减。

(2) 外治

①熏洗法：适用于各期内痔及内痔脱出或外痔肿胀明显或脱肛者。常用花椒盐水，或苦参汤、五倍子汤、祛毒汤煎水，或 1:5000 高锰酸钾液、洁尔阴、日舒安药液等熏洗热敷，以活血消肿止痛、收敛止痒。

②外敷法：适用于各期内痔、外痔感染发炎及手术后换药。常用消痔散、五倍子散等药物外敷患处，以清热消肿止痛、收敛止血。

③塞药法：适用于Ⅰ、Ⅱ期内痔。常用痔疮锭、九华栓等塞入肛门内，以清热消肿、止痛止血。

④枯痔法：适用于Ⅱ、Ⅲ期内痔。常用枯痔散、灰皂散等外敷于痔核表面，以腐蚀痔核，促使痔核干枯、坏死、脱落。

(3) 注射疗法：是运用具有腐蚀作用的药物注入痔核及痔核周围而产生无菌性炎症反应，使小血管闭塞和痔核内纤维组织增生，从而促使痔核硬化、萎缩或坏死、枯脱而达到痊愈的目的。

适应证：各期内痔，混合痔的内痔部分。

禁忌证：外痔；内痔伴有肛门周围急、慢性炎症或腹泻，内痔伴有严重肺结核、高血压以及肝、肾疾病、血液病患者；因腹腔肿瘤引起的内痔；临产期孕妇。

常用药物：主要分为硬化萎缩剂和枯脱坏死剂两大类。常用的硬化萎缩剂主要有消痔灵液、5%石炭酸植物油、5%鱼肝油酸钠、5%盐酸奎宁尿素液、4%明矾液等。常用的枯脱坏死剂主要有复方枯痔液、痔宁注射液、新七号枯痔注射液等。

注射方法：

①硬化萎缩注射法：取侧卧位，以碘伏或络合碘作常规消毒、铺巾，局部麻醉后（或无需麻醉），在肛镜下暴露痔核或将痔核用血管钳夹住牵出肛门外，再用碘伏或络合碘消毒黏膜及痔核，抽取5%石炭酸甘油或4%～6%明矾液，在齿线上0.3～0.5cm处，倾斜15°刺入痔核黏膜下层，作柱状注射0.3～0.5ml，使痔核肿胀、变白为止。同法处理其他痔核。每次注射一般不超过3个痔核，总量不超过1ml。痔核注射完毕后取出肛镜或将痔核送回肛门内，敷以塔形纱布，胶布固定。

②消痔灵注射法：是目前临床上广为采用的内痔治疗方法。我国学者根据中医学“酸可收敛，涩可固脱”的理论，研制出以中药五倍子、明矾等有效成分为主的消痔灵注射液，具有良好的收敛、止血和抑菌作用，加之改进了注射方法，注射后能使局部组织产生无菌性炎症，使动、静脉产生栓塞及组织纤维化，从而导致各期内痔都能彻底萎缩消失。开始程序同上，显露痔核并消毒黏膜及痔核，然后以不同浓度的消痔灵注射液分四个步骤注射（图24－9）：

第一步：痔上动脉区注射。即在母痔核上方正常黏膜下每点注射1:1浓度的消痔灵液（即消痔灵用1%普鲁卡因液稀释1倍）2～3ml。

第二步：痔区黏膜下层注射。在痔核中部进针到肌层有肌性抵抗感后，边退针边注射，再将药液以扇形注射到黏膜下层的痔血管丛中，以痔核呈弥漫性肿胀为度，每个痔核注射药液3～6ml。

第三步：痔区黏膜固有层注射。第二步注射完毕，缓慢退针，待感有落空感时，为针尖退至肥厚的黏膜肌板上方的标志，注药1～2ml，使黏膜呈水泡状即可。

第四步：洞状静脉区注射。以1:1药液在齿线稍上方内痔区作扇形注射，一般注药1～3ml。病理学观察证实，痔发展至晚期，不仅痔静脉显著扩张、弯曲，而且痔上动脉也发生扩张，也是形成晚期内痔的重要原因。将消痔灵注射到痔上动脉区可使其硬化萎缩，可以减少痔区的血供，使痔能较彻底地萎缩，同时还可以防止复发。在痔体的黏膜下层及黏膜固有层都注药，就能使痔体充分着药，萎缩彻底，动、静脉末梢在齿状线附近有着广泛吻合，形成互相交通的网状结构，即“洞状静脉”，在这里注射药液就能使内痔最下部和混合痔的静脉曲张性外痔也硬化萎缩。这种注射方法由于注药量大，着药面积广，故即使是三期内痔也能治愈。

按上述四步注射完一个痔核后，同法注射其他痔核，一次注射总量15～30ml。注射完毕后取出肛镜将痔核送回肛内，填入凡士林纱条，压以塔形纱布，胶布固定。

③坏死枯脱注射法：取侧卧位，常规消毒、局部麻醉后，用肛镜暴露痔核或用止血钳将

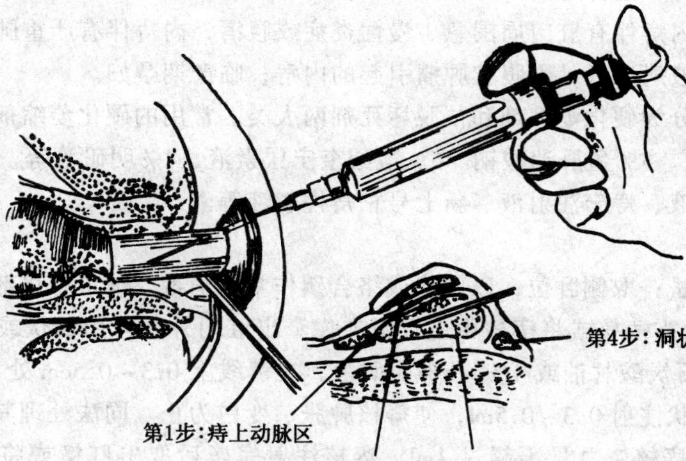

图 24-9　内痔消痔灵四步注射法

痔核夹住牵出肛外，以碘伏或络合碘消毒黏膜及痔核，抽取枯痔注射液，在齿线上 0.3~0.5cm 处刺入痔核黏膜下层，由低到高呈柱状缓慢注射，使痔核肿胀变白为止。同法注射其他痔核，然后取出肛镜将痔核送回肛内。注射完毕后填入凡士林纱条，压以塔形纱布，胶布固定。

注意事项：术前嘱患者排空大便或清洁灌肠 1 次；术后嘱患者控制大便 24 小时；注射时必须严格消毒，每次注射前用新洁尔灭液消毒进针处；必须用较细针头（5 号）注射，否则针孔较大容易引起出血；进针后应先作回血试验，再缓慢注入药液；进针后针头不要在痔核内乱刺，以免过多损伤痔内血管，引起痔内出血，使痔核肿大，局部液体渗出增多，延长痔核硬化萎缩、枯脱坏死时间；注射时切忌将药液注入外痔区，并注意注射位置不要过低，否则药液可向肛管扩散，造成肛管周围皮肤水肿、疼痛；操作时应先注射小的痔核，再注射大的痔核，以免小痔核被大痔核挤压遮盖而影响操作。

④枯痔钉疗法：是运用枯痔钉插入痔核的腐蚀作用，使痔核干枯、坏死、脱落的一种传统中医治疗内痔的疗法。由于本法治疗费时、并发症多，临床应用日渐减少。

适应证：各期内痔；混合痔的内痔部分。

禁忌证：各种外痔或有纤维化的内痔；伴有各种急性疾病、严重的慢性疾病；伴肛门直肠急性炎症、腹泻、恶性肿瘤；有出血倾向者。

常用药物：枯痔钉（现在传统的含砒药钉已不用，多采用无砒药钉：黄柏 10g，枯矾 5g，白及 5g，五倍子 10g，糯米粉 70g；或黄柏 30g，大黄 30g，白及 18g，合并研成细末，以温水调匀，制成药钉，阴干灭菌备用）。

操作方法：取侧卧位，常规消毒、局部麻醉后，将内痔缓缓翻出肛外，以左手食指、中指牵引，固定痔核，用碘伏或络合碘消毒痔核表面，右手拇、食两指捏住枯痔钉尾段，在距齿线上 0.3~0.5cm 处，沿肠壁纵轴呈 25°~35°方向旋转插入黏膜下痔核中心。一般深约 1cm，每个痔核一次插入 4~6 根，间距 0.3~0.5cm。插钉后沿黏膜外 1mm 处剪去多余药钉，防止药钉脱落后插口出血。插钉完毕后将痔核送回肛门内，同时塞入黄连膏，敷以塔形纱布，胶布固定。

注意事项：术前嘱患者排空大便或清洁灌肠1次，术后嘱患者控制大便24小时。插钉时先插小的痔核，后插大的痔核；插钉不要重叠，深度以黏膜下为宜，不宜过深，亦不宜过浅，过深可引起括约肌坏死，继发感染而疼痛；过浅则药钉容易脱落，导致插口出血。如有出血者，可先在出血点处插入一根钉即可止血。一次插钉总数不能超过20根。

3．其他疗法

(1) *冷冻疗法*：冷冻疗法通过冷冻而使痔核坏死、脱落，达到痊愈的目的。适用于各期内痔，混合痔的内痔部分。

操作方法：取侧卧位，以肛镜充分暴露内痔痔核，将液态氮（沸点为77.3K，即－196℃）用特制冷冻探头通过肛镜直接与痔核接触2～3分钟，此时痔核形成一个坚硬、边界清楚的冰球。冷冻结束后冷冻头靠电热丝加热自动复温，30～60秒钟解冻，冷冻头与痔组织分离，取出冷冻头。

注意事项：冷冻开始数秒钟内冷冻头便和痔核发生粘连，此时切勿突然移动冷冻头；术后多有便意感，有少量黏液或血性渗出液流出，个别患者有短暂性头昏、乏力、口渴、食欲不振等症状，此属正常反应，一般无需处理；在脱落时有继发出血的可能者可用凡士林纱条压迫止血。

(2) *激光治疗*：激光具有热、光、机械压力和电磁场四种效应，利用激光的效应可使痔核组织发生凝结、烧灼而碳化或气化，达到切割痔核组织和凝固血管而治愈痔的目的。适用于各期内痔、混合痔及外痔。

操作方法：取侧卧位，常规消毒、局部麻醉后，用止血钳夹住痔的基底部，同时将痔的周围组织用温盐水纱布保护好，再用CO_2激光器对准已夹好的痔核，沿血管钳切割。术毕用凡士林纱条覆盖创面。

注意事项：一次切割部位不可过多，以防止术后肛门或直肠狭窄；对较深的创口应注意防止术后出血，对动脉出血应结扎；术后切口愈合时间较缓慢者，可用低功率激光散焦照射。

(3) *胶圈套扎疗法*：胶圈套扎疗法是通过器械将小乳胶圈套在痔核根部，利用胶圈的弹性阻断血液循环，使痔核缺血、坏死、脱落而达到痊愈的目的。

适应证：适用于Ⅱ、Ⅲ期内痔；混合痔的内痔部分。

操作方法：取侧卧位，作局部麻醉，待肛门括约肌松弛后进行。①血管钳套扎法：取两把血管钳，先将特制的0.2～0.3cm宽的乳胶胶圈套在第一把血管钳分叉处，然后用这把血管钳垂直夹住痔核基底部，再用第二把血管钳夹住胶圈一侧，拉大胶圈并绕过痔核上端，套落在痔核根部，同时注入一些硬化剂（图24－10）。②胶圈套扎器套扎法：则先将肛门镜插入肛门内，用0.1%新洁尔灭液清洁套扎部位后，由助手固定肛门镜，术者左手持套扎器对准痔核，右手持组织钳，从套扎圈内钳夹痔核根部，将痔核牵拉入套扎器内，按压套扎器柄，使套圈的外套向痔核的根部移动，将胶圈推出，结扎于痔核根部，然后松开组织钳，与套扎器一并取出，最后取出肛门镜（图24－11）。

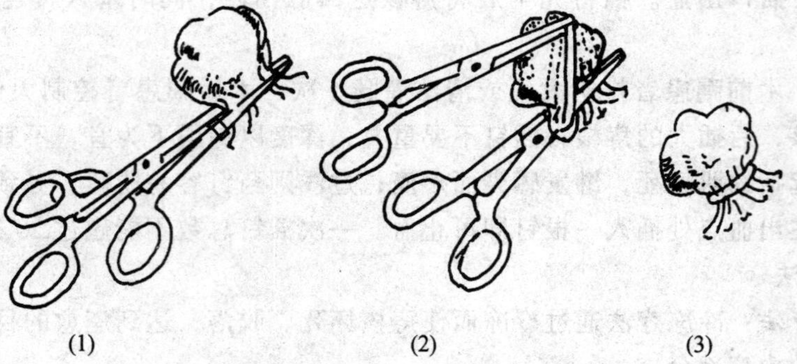

图 24－10　套扎法

(1) 钳夹痔核　(2) 套绕橡皮筋　(3) 橡皮筋紧扎痔核

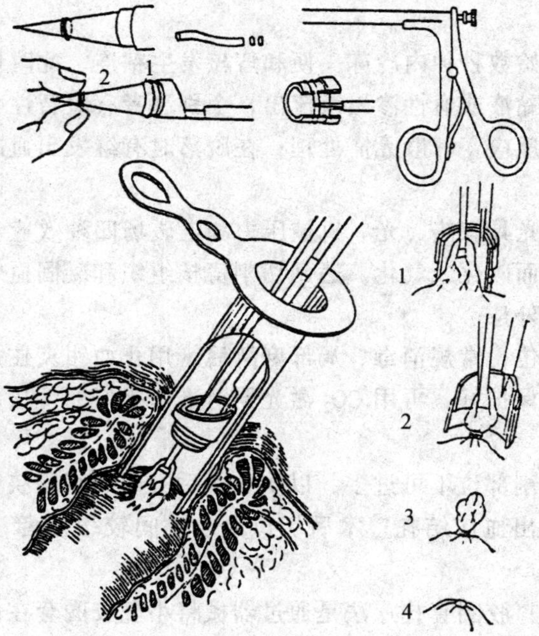

图 24－11　内痔套扎器套扎法

(4) 结扎术：在痔核深部用粗线贯穿结扎，使痔核缺血坏死而脱落，以达到痊愈的目的。

适应证：适用于Ⅱ～Ⅲ期内痔，特别是纤维型内痔。

禁忌证：肛门周围脓肿或湿疮者；内痔伴有痢疾或腹泻者；因腹腔肿瘤引起的内痔；内痔伴有严重肺结核、高血压以及肝、肾疾病和血液病患者；临产期孕妇。

操作方法：取侧卧位，作常规消毒、局部麻醉，待肛管括约肌松弛后，再以 0.1% 新洁尔灭液清洁肛内，双手食指扩肛，暴露痔核；用组织钳提起痔核，在其根部用弯止血钳夹紧；在钳下将皮肤剪一裂口使痔核根部变窄，便于结扎，并留一引流口，以减轻术后疼痛；

从裂口处进针向钳下痔核根部及其四周组织注射长效止痛剂，然后用圆针粗线贯穿钳下痔核根部，行“8”字结扎；结扎完毕后用弯血管钳挤压被结扎痔核，并在被结扎痔核内注射消痔灵等，以加速痔核的坏死脱落；将痔核送回肛门内，敷以塔形纱布，胶布固定（图 24－12）。

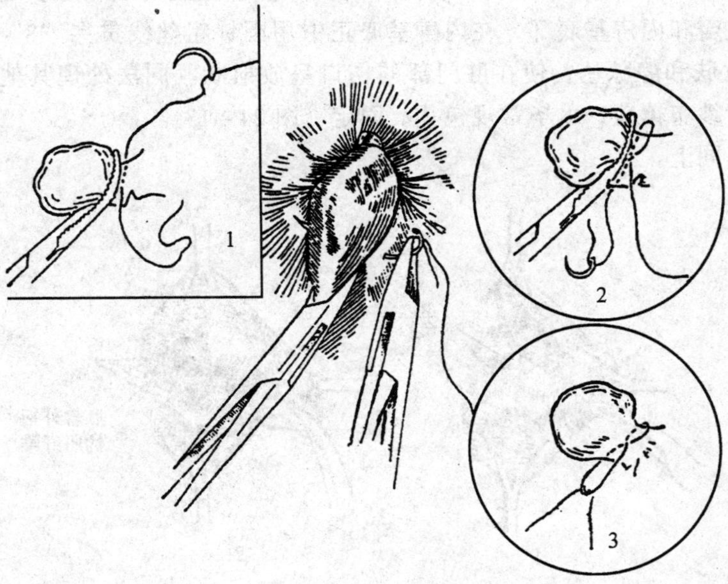

图 24－12　内痔结扎术

注意事项：术前嘱患者排空大便或清洁灌肠 1 次；术后嘱患者控制大便 24 小时；结扎时宜先结扎小的痔核，后结扎大的痔核；缝针穿过痔核基底部时不可深入肌层，否则可引起肌肉坏死而并发肛门周围脓肿。

4．手术治疗

（1）痔切除术：适用于结缔组织性外痔和静脉曲张性外痔。

操作方法：取侧卧位或截石位，作常规消毒、骶管麻醉或局部麻醉后，先扩肛 4～6 指，用止血钳将痔核夹住提起，将外痔痔核从括约肌浅层切除。如为静脉曲张性外痔，切开皮肤及黏膜后应将曲张静脉团细致分出，直到显露肛管括约肌为止，切除外痔痔核，并缝合齿线以上黏膜，齿线以下的皮肤切口不予缝合留作引流用。创面外用桃花散、红油膏纱布覆盖，再敷以塔形纱布，胶布固定。

注意事项：不要切除皮肤过多，以免引起肛门狭窄；切口不宜超过齿线上 0.2cm；术中应彻底止血，防止术后继发出血；如痔核较多需同时切除时，应注意在每两个切口之间保留适当皮桥（一般约为 0.5～1cm），以保持肛管及肛门周围皮肤的正常舒缩性能。术后当日限制大便，以后每次便后用 1:5000 高锰酸钾溶液或温水坐浴，常规换药。

（2）血栓性外痔剥离术：适用于血栓性外痔，痔核较大，血栓不易吸收，炎症局限者。

操作方法：取侧卧位或截石位，作常规消毒、局部麻醉后，在痔核表面行放射状切口，切开皮肤暴露血栓，用蚊式血管钳剥离血栓并将其取出，再用组织剪将切口边缘修剪整齐，创面不缝合，让其自行愈合。创面外用桃花散、红油膏纱布覆盖，常规包扎、固定。

注意事项：同上。

（3）外痔剥离内痔结扎术：适用于混合痔。

操作方法：取侧卧位或截石位，作常规消毒、局部麻醉，充分显露痔块，在其外痔部分作“V”字形皮肤切口，用血管钳钝性剥离外痔皮下静脉丛至齿线稍上。继用弯血管钳夹住被剥离的外痔皮瓣和内痔基底部，在内痔基底正中用圆针粗丝线贯穿“8”字形结扎，剪去“V”字形内的皮肤和静脉丛，使在肛门部的伤口呈放射状。同法处理其他痔核，创面外用桃花散、红油膏纱布覆盖，术毕常规包扎、固定（图 24－13）。

注意事项：同上。

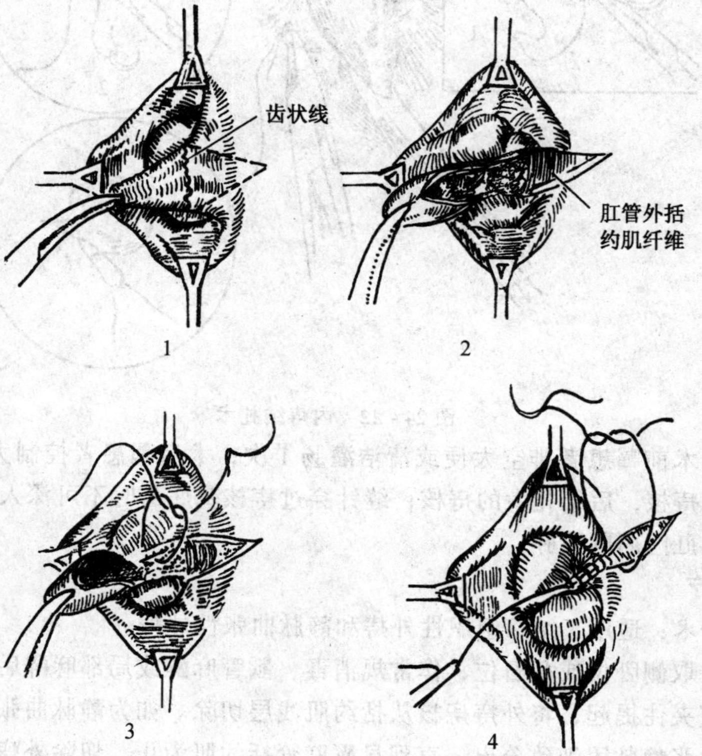

图 24－13　混合痔外剥内扎术

（4）外切内注结扎术：适用于混合痔，由经典的“外剥内扎术”演化改进而来。

操作方法：取侧卧位或截石位，作常规消毒、局部麻醉，待肛门括约肌松弛后用小弯止血钳在齿线稍上方将内痔痔核夹住向外牵拉，在齿线上 0.2cm 处注射硬化剂或枯脱剂（方法同注射术），然后将内痔痔核送回肛门内，再用血管钳夹住外痔痔核，并将其提起，围绕痔核根部，用组织剪或手术刀作一“V”字形切口，切开皮肤至肛门缘，并剥离至齿线，用组织钳夹住痔核基底部，用丝线在钳下结扎痔核根部，剪去多余痔核。

注意事项：同上。

（5）吻合器痔上黏膜环切术（procedure for prolapse and hemorroids，PPH）：适用于Ⅱ～Ⅲ

期内痔、环状痔和部分Ⅳ期内痔。

操作方法：取侧卧位或截石位，作常规消毒、骶管麻醉或局部麻醉后，先扩肛4~6指，待肛门括约肌松弛后，环状切除齿线上2cm以上的直肠黏膜2~3cm，套入肠吻合器，使下移的肛垫上移吻合固定（图24-14）。本法临床效果较好，而传统的痔环形切除术由于严重破坏了肛管的正常结构，已逐渐被摒弃。如徒手行痔上黏膜切除齿线上2cm以上范围的直肠黏膜，理论上也有与PPH手术同样的效果。

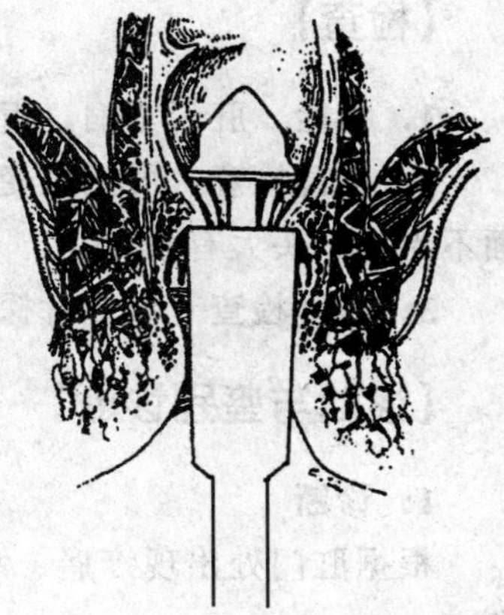

图24-14　吻合器痔上黏膜环切术（PPH）

【预防调摄】

1. 保持大便通畅，养成定时排便习惯。
2. 注意饮食，多喝开水，多食蔬菜，少食辛辣食物。
3. 避免久坐久立，进行适当运动。
4. 保持肛门清洁卫生。
5. 术后控制排便24小时，口服消炎药物3~5天，以预防感染。
6. 内痔结扎或注射术后7~14天为痔核脱落阶段，宜少活动，防止出血。

（黄明祥）

第三节　肛隐窝炎

肛隐窝炎（cryptitis）是肛窦、肛门瓣发生的急、慢性炎症，又称肛窦炎。肛隐窝炎以肛门疼痛、潮湿、瘙痒为主要临床特征。80%左右的肛门直肠疾病都与肛窦炎感染化脓有关，常可诱发肛门直肠周围脓肿、肛瘘、肛乳头炎、肛裂等，因此早期诊断治疗肛隐窝炎对预防其他肛门疾病有重要意义。

【病因病理】

1．西医病因病理

西医学认为本病主要是因肛窦内积存粪便或分泌物堵塞肛窦，以致肛窦感染而形成。

2．中医病因病机

本病多因饮食不节，过食醇酒厚味、辛辣炙煿等刺激性食物，以致湿热内生，下注肛门而成；或因虫积骚扰，或因肠燥便结，以致肛门皮肤破损，染毒而生。

【临床表现】

患者仅感肛门不适，有下坠感，偶有刺痛，排便时刺痛加重，并可波及臀部及下肢后侧，一般数分钟即止，重者排便时有黏液或血性分泌物流出。若并发乳头肥大，则肥大乳头可脱出肛门外，引起肛门潮湿瘙痒。

【检查】

1．指检 肛门紧缩，齿线附近有压痛，可摸到硬结或凹陷，或摸到发硬的肥大乳头。

2．肛镜检查 可见病变肛隐窝充血、肿大，触之黏膜易出血，肥大乳头常为褐色，表面不光滑，头大有蒂。

3．探针检查 用探针探查病变肛隐窝时探针可顺利探入肛隐窝内，且患者感觉疼痛。

【诊断与鉴别诊断】

1．诊断

根据肛门处出现疼痛、潮湿、瘙痒等临床表现和辅助检查所获的阳性结果，多可明确诊断。

2．鉴别诊断

(1) *肛裂*：肛门疼痛剧烈，呈周期性发作，疼痛有间歇期，持续时间长，便时大便带血，或便纸带血，或滴血，血色鲜红。视诊可见肛管皮肤有棱形溃疡。

(2) *直肠息肉*：若并发肛乳头肥大，则需与直肠息肉发生相鉴别。直肠息肉发生在齿线以上的直肠黏膜，色鲜红或紫红，易出血。

【治疗】

积极治疗本病对预防肛痈、肛瘘有重要意义。先采用保守治疗，无效或有合并症时即采取手术治疗。

1．西医治疗

(1) *非手术治疗*：保持肛门卫生，必要时服甲硝唑或喹诺酮类药抗感染治疗。

(2) *手术疗法*：肛窦内已成脓者，或合并肛乳头肥大、隐性瘘管者，宜手术治疗。

①切开引流术：适用于单纯肛隐窝炎，染毒肉腐成脓，或有隐性瘘管者。

操作方法：取侧卧位，作常规消毒、局部麻醉后，术者将双叶肛门镜插入肛门内，暴露病灶，用有钩切开刀（或用棒状探针弯成钩状探针）沿肛窦至肛门缘作纵行切开，修剪创缘。术毕创口用黄连膏纱条或红油膏纱条压迫止血，外敷塔形纱布，胶布固定。

②切除术：适用于肛隐窝炎伴有肛乳头肥大者。

操作方法：取侧卧位，作常规消毒、局部麻醉后，术者将双叶肛门镜插入肛门内，暴露病灶，将肛窦、肛门瓣作纵行切口至肛乳头根部，用止血钳夹住肛乳头基底部，贯穿结扎后切除。术毕用黄连膏纱条压迫，外敷塔形纱布，胶布固定。

2．中医治疗

(1) *内治*

①湿热下注证

证候：肛门坠胀，灼热疼痛，便时黏液渗出，或有肿物脱出，时有肛门潮湿瘙痒；苔薄黄腻，脉弦数。

治法：清热利湿。

方药：止痛如神汤或龙胆泻肝汤加减。

②大肠热毒证

证候：肛门灼热疼痛，大便干结，小便短赤；舌红苔黄，脉数。

治法：清热解毒。

方药：五味消毒饮或黄连解毒汤加减。肠燥便秘甚者，则用五仁丸或麻仁丸加减以润肠通便。

(2) 外治

①熏洗法：用苦参汤煎水先熏后洗，以消肿止痛。

②塞药法：用痔疮宁栓塞入肛门内；或用红油膏、九华膏等注入肛门内，以清热消肿止痛。

③灌肠法：用三黄液 20～30ml，分早、晚两次保留灌肠，以清热解毒、消肿止痛。

【预防与调护】

1. 养成良好的饮食习惯，保持排便通畅及肛门清洁，少吃辛辣刺激性食物。
2. 积极治疗肠道慢性炎症、便秘和腹泻等。
3. 肛门若有痔、漏病变时应即时就医。

（黄明祥）

第四节　直肠肛管周围脓肿

直肠肛管周围脓肿（perianorectal abscesse）是指发生于直肠肛管周围软组织内或其周围间隙内的急、慢性化脓性感染性疾病。根据发生的部位不同，可分为肛旁脓肿、坐骨直肠间隙脓肿、骨盆间隙脓肿等。中医对本病也有不同称谓，如脏毒、悬痈、坐马痈、跨马痈等，现统称为“肛痈”。多见于青壮年人，男性多于女性。本病发病急骤，易肿，易脓，易溃，但不易敛，溃后多形成肛瘘。脓肿是直肠肛管周围炎症病理过程中的急性期，肛瘘是慢性期。

【病因病理】

1. 西医病因病理

直肠肛管周围脓肿的常见致病菌有大肠杆菌、金黄色葡萄球菌、链球菌和绿脓杆菌，偶有厌氧菌和结核杆菌，常是多种病菌混合感染。直肠肛管周围脓肿的成因主要与肛窦感染有关。

因肛窦开口向上，腹泻、便秘时粪便易损伤或嵌入肛窦；或分泌物阻塞肛窦，引起水肿、感染而延及肛腺，形成肛腺脓肿，然后再向上下蔓延或穿过肠壁、肛管括约肌而至直肠肛管周围间隙，形成直肠肛管周围脓肿。

外伤、炎性病变或注射药物时消毒不严，注射剂量、药物浓度、注射深浅、部位等不恰当，引起局部坏死、感染而形成脓肿，或经淋巴引流扩散到直肠肛管周围间隙而引起直肠肛管周围脓肿。

直肠肛管周围脓肿的病理改变大致可分为四期：

（1）感染物进入肛窦，形成炎症反应，导致肛窦炎。

（2）感染沿肛腺继续扩散，肛腺管水肿、阻塞，致使肛腺发炎，炎症扩散至直肠肛管周围形成肛周炎，为脓肿的前驱期。

（3）炎症继续发展，由腺组织经血管、淋巴管侵入周围组织，沿括约肌肌间隔蔓延，形成脓肿。

（4）脓肿自行向皮肤或黏膜穿破，脓腔逐渐机化缩小，形成瘘道（图 24－15）。

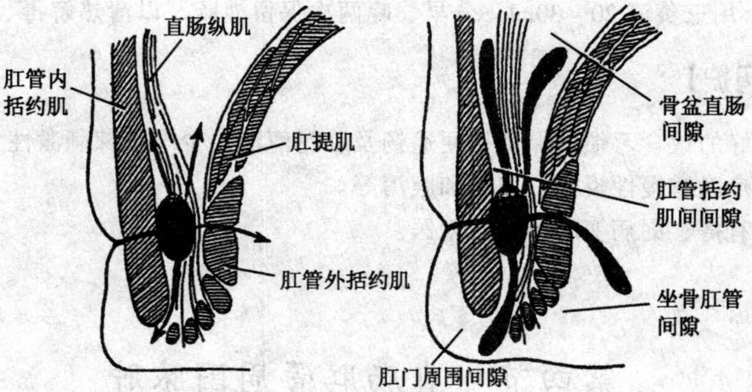

图 24－15　直肠肛管周围间隙的感染途径

2．中医病因病机

本病多因外感风、寒、湿、燥、火之邪气，客于经络，蕴结肛门，阻滞气血；或因饮食不节，过食肥甘辛辣、醇酒厚味等物，湿热内生，下注大肠、肛门，毒阻经络，瘀血凝滞；或因肛门皮肤破损，感染毒邪，致使经络阻塞，气血凝滞；或因肺、脾、肾亏损，湿热乘虚下注而成。

【临床表现】

1．症状

直肠肛管周围脓肿（图 24－16）主要表现为肛门周围突发肿块，继则剧烈疼痛，局部红肿灼热，坠胀不适，伴有不同程度的全身症状，易肿，易脓，易溃，但不易敛，溃后易形成肛瘘。因脓肿部位不同而症状各异。一般而言，位于提肛肌以上的脓肿位置深隐，局部症状轻，全身症状重；位于提肛肌以下的脓肿部位浅而局部红肿热痛明显，全身症状较轻。

（1）肛门周围皮下脓肿：肛门周围皮下脓肿是最常见的一种脓肿，多由肛腺感染向下蔓延，在肛管内、外括约肌之间突出至皮下，一般不大。主要症状是初起时局部发硬，继之红肿灼热或有压痛，或呈持续性跳痛，排便、受压及咳嗽时加重，行动不便，坐卧不安，全身感染症状不明显。

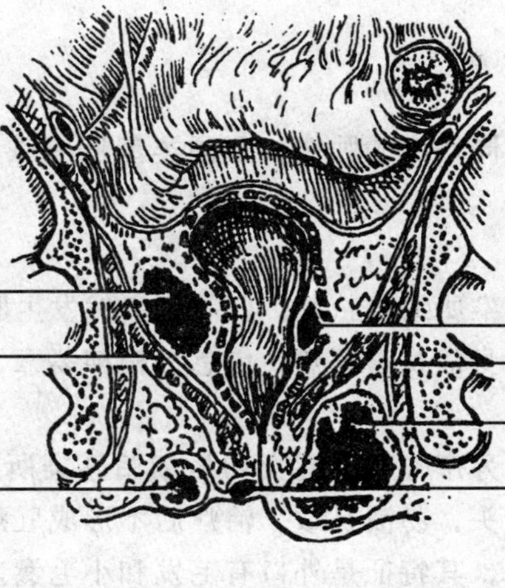

图 24－16 直肠肛管周围脓肿的类型及位置

（2）坐骨直肠窝脓肿（坐骨直肠间隙脓肿）：肛腺脓肿突破肛门外括约肌而进入坐骨直肠间隙，形成坐骨直肠间隙脓肿。初起即有发热、乏力、食欲不振、寒颤、恶心等全身感染症状，随后局部症状加重，肛门灼热，红肿疼痛，疼痛呈持续性胀痛或跳痛，有明显深压痛，可有排尿困难，里急后重，便时疼痛加重。如不及时切开，脓肿可向下穿入肛管周围间隙，再由皮肤穿出，形成肛瘘。

（3）骨盆直肠间窝脓肿（骨盆直肠间隙脓肿）：肛腺脓肿向上突破直肠纵肌进入提肛肌上骨盆直肠间隙形成脓肿，与肛门周围皮下脓肿相比，坐骨直肠间隙脓肿少见。发病缓慢，有持续性高热、头痛、恶心等全身症状，初起仅感会阴、直肠坠胀，便时尤为不适，便意不尽，时有排尿困难，常无定位症状，肛周无异常表现。

（4）直肠后间隙脓肿：坐骨直肠窝脓肿或肛门后脓肿引流不及时，脓液向上穿透提肛肌形成脓肿。肛门外观正常，但直肠内有明显的坠胀感，骶尾部可产生钝痛，向臀部及下肢放射，在尾骨与肛门之间有明显的深部压痛，并可出现发热、周身不适等全身中毒症状。

（5）直肠黏膜下脓肿

①直肠骨盆部直肠黏膜下脓肿：局部肿痛等症状不明显，全身发热等症状显著。

②直肠肛管部肛管黏膜下脓肿：局部疼痛、肿胀、压痛等症状显著，全身症状不明显。

2．体征

浅部脓肿肛门周围可见肿块，局部皮肤发红，有压痛，成脓后可触及波动感；深部脓肿则局部无明显体征，红肿不明显，有压痛，不易触及波动感，穿刺可抽出脓液。

概言之，脓肿位置浅在者局部症状重，全身症状轻；脓肿位置深隐者局部症状轻，全身症状重。

【检查】

1．直肠镜检查 直肠黏膜下脓肿可见直肠黏膜有明显的局限性肿胀、发红。

2．B 超、CT 检查 深部脓肿穿刺未发现脓腔时，作 B 超或 CT 检查可发现脓腔。

【诊断与鉴别诊断】

1．诊断

根据肛管直肠周围出现不同程度的肿痛，不同类型肛周脓肿的临床表现和辅助检查，多能确诊。

2．鉴别诊断

（1）急性坏疽：为厌氧菌感染所致之脓肿。肛门旁突然发生肿块，且迅速蔓延扩大，肿块内可触及捻发音为其特征；全身症状有高热，倦怠，精神萎靡，甚则出现昏迷和极度衰弱等症状。

（2）肛旁疖肿与毛囊炎：肛旁疖肿和毛囊炎均为细菌感染所致脓肿。表现为皮肤鲜红，灼热，肿块表浅，中心有一小脓头，易溃易敛，治疗后不形成肛瘘；毛囊炎好发于尾骨及肛门周围，有排脓的外口和浅窦道，其特征是外口有毛发和小毛囊。

（3）粉瘤与囊肿：肿物圆形，表面光滑，经过缓慢，与肛窦无关，肿物有完整的囊壁。未感染前肿块皮色不变，柔软不痛；感染后局部出现红肿热痛，肿块破溃或切除后易愈合。粉瘤内容物呈白色粥状。

（4）化脓性汗腺炎：好发于肛门周围皮下，脓肿表浅而分散，有多个流脓疮口，疮口之间可彼此相通，形成瘘道，瘘道不与直肠直接相通，脓汁黏稠色白，有臭味。一般无明显全身症状，局部皮肤增厚，色素沉着，并有广泛的慢性炎症和瘢痕形成。

（5）骶髂关节结核性脓肿：好发于提肛肌以下的间隙中，有结核病史，身体虚弱，发病缓慢，病程较长，疼痛轻微，局部症状不明显，脓汁稀薄，混有坏死组织。

（6）骶前畸胎瘤：好发于直肠后壁，以青少年女性居多，指检时可触及囊性肿物，肿物脓腔不明显，壁硬，骶骨面不清楚，有分叶感和异物感，无明显压痛，钡剂灌肠侧位 X 线片可见骶骨和直肠之间有距离和肿块，未破溃前可见钙化阴影；如感染化脓，其症状与结果和直肠后脓肿相似。

（7）血栓性外痔感染化脓：好发于肛缘，边缘清晰，无明显全身症状，脓肿破溃后脓液中混有黑色凝血块，常不形成肛瘘。

【治疗】

直肠肛管周围脓肿一旦成脓后应争取时间，根据病情选择合理的手术方法，尽早切开排脓，而不能让其自行破溃。因患部皮肤较坚韧，突破皮肤较难，易向深部及左右扩散，如不及时切开引流，脓肿必然增大加深。切开时应尽量做一次性根治手术，手术成败的关键是正确寻找和处理内口。正确处理肛管直肠环则是防止发生肛门失禁后遗症的关键。

1．西医治疗

（1）非手术治疗

①抗感染：可联合选用 2～3 种对革兰染色阴性杆菌有效的抗生素。

②温水坐浴或局部理疗，改善局部微循环，促进炎症吸收和消散，且减轻疼痛。

③口服泻剂或石蜡油以减轻排便疼痛。

(2) 手术治疗

①手术原则：脓成应尽早切开引流。引流通畅，不留死腔。尽量找到内口，对发生在提肛肌以下的低位脓肿如已经找到了可靠的内口，应争取一次性手术处理，以防止形成肛瘘；对发生在提肛肌以上的脓肿，如尚未找到可靠的内口，宜先切开排脓，待形成肛瘘后再行二次手术。

②常用手术方法

a．切开引流术：适用于肛门周围皮下脓肿、肛管后脓肿和直肠黏膜下脓肿。

操作方法：取侧卧位，常规消毒后指检病人脓腔范围和内口位置。以脓肿波动最明显的部位为中心，作放射状切口，切开皮肤和皮下组织，敞开脓腔，引流脓液。用探针从切口经脓腔由内口探出，如内口不明确者，可将邻近可疑肛窦视为内口处理。确定探针未通过肛管直肠环后，沿探针作放射状切开，上端切口延长至肛窦上方，清除脓腔中的腐烂组织，切除切口两侧部分皮肤，使其成为外大内小的平坦创面，切口内放置凡士林纱条引流，敷以塔形纱布压迫，胶布固定（图 24 - 17）。

b．切开挂线疗法：适用于坐骨直肠窝脓肿、肌间脓肿、骨盆直肠间隙脓肿和脓腔通过肛管直肠环者。

操作方法：取侧卧位，再常规消毒、局部麻醉后，指检确定脓肿范围和内口位置，内口与脓肿在同一方位者可作放射状切开，先在肛缘外脓肿相应部位作一放射状小切口，再用止血钳分开脓腔放出脓液，再用一手指伸入肛管引导，一手持探针从小切口探入，将探针从内口或可疑肛窦处探出，在脓肿小切口与内口间作放射状扩大切口，切开皮肤及皮下组织，敞开内口与脓腔，显露肛管直肠环，再将橡皮筋用丝线结扎在探针外端球头上，由内口拖出后用止血钳将橡皮筋勒紧后于钳下将橡皮筋结扎固定，最后通过切口放置凡士林纱条于脓腔内引流，纱布包扎固定。如为后马蹄铁形脓肿，内口多在肛管后正中，脓肿贯通肛管后深间隙及坐骨直肠窝，手术时切口宜采用弧形加放射状切口，即在坐骨直肠窝部位作弧形切口，内口与肛管后作放射状切口，引流脓液，清除脓腔坏死组织并冲洗干净后，用丝线全层缝合两侧坐骨直肠窝切口，然后依前法从内口与肛管后深间隙之间的放射状切口内挂线。如为直肠后间隙脓肿，则从后正中齿线可疑内口处沿肛管作放射状切口，达肛缘外 3cm，切开皮肤及皮下组织，用止血钳钝性分离，经肛尾韧带和提肛肌进入脓肿，使引流通畅，如前法挂线，经切口放胶管于脓腔内引流，敷以塔形纱布压迫，胶布固定。

c．分次手术：适用于体弱者之深部脓肿或脓肿无切开挂线条件的患者。先行切开引流术切开脓肿，引流脓液；术后待肛瘘形成，再按肛瘘手术处理。

③术中注意事项

a．准确定位：一般在脓肿切开引流前应先穿刺，抽出脓液确认后再行切开引流。

b．切口恰当：浅部脓肿可行放射状切口；深部脓肿宜取弧形切口，以避免损伤括约肌。

c．彻底引流：切开脓肿后要用手指探查脓腔，分开脓腔内的纤维间隔，以利引流。

d．预防肛瘘形成：术中应切开原发性肛隐窝炎（即内口），可防止肛瘘形成。

④术后处理

a．酌情应用清热解毒、托里排脓的中药或抗生素以及缓泻剂。

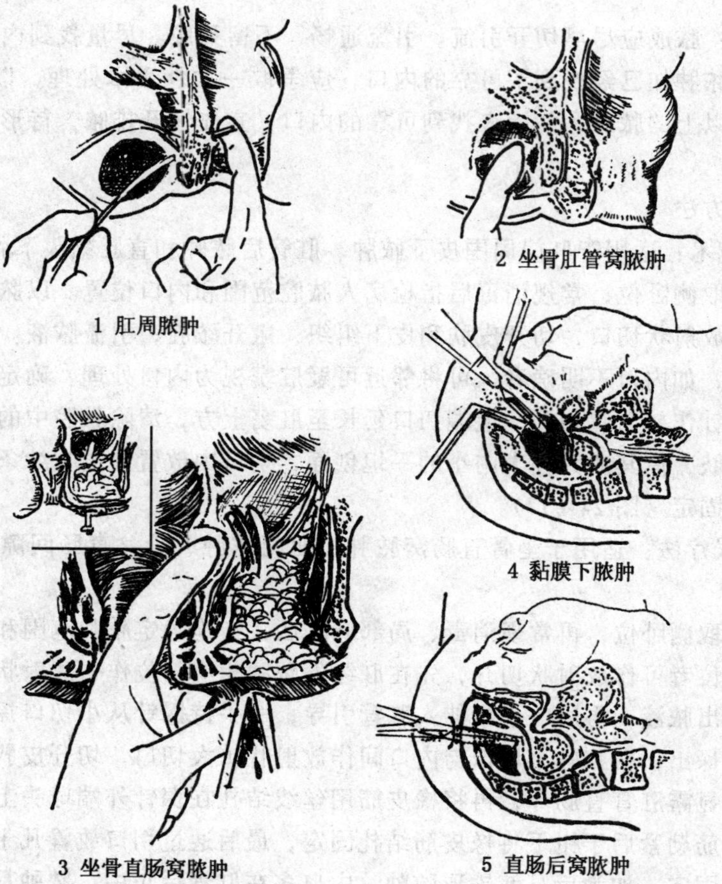

图 24－17 直肠肛管周围脓肿切开引流术

b．术后每次便后用苦参汤或1:5000高锰酸钾液坐浴，换药。

c．挂线者一般10天左右自行脱落，可酌情紧线或剪除，此时创面已修复浅平，再经换药后可迅速愈合，且无肛门失禁等后遗症。

d．各种方式手术后须注意有无高热、寒战等，若有应及时处理。

2．中医治疗

（1）内治

①热毒蕴结证

证候：肛门周围突然肿痛，持续加剧；伴有恶寒发热，大便秘结，小便短赤等；局部红、肿、热、痛明显，皮肤焮热；舌红，苔薄黄，脉数。

治法：清热解毒，消肿止痛。

方药：仙方活命饮或黄连解毒汤加减。若有舌苔黄腻、脉滑数等湿热之象，可合用萆薢渗湿汤。

②火毒炽盛证

证候：肛周疼痛剧烈，持续数日，痛如鸡啄，眠寐不能；伴恶寒发热，口干便秘，溲赤而难；肛周红肿，按之有波动感或穿刺有脓，或脓出黄稠而带粪臭味；舌红，苔黄，脉弦滑数。

治法：清热解毒透脓。

方药：透脓散加减。

③阴虚毒恋证

证候：肛周肿痛，皮肤暗红，成脓时间长，溃后脓出色白稀薄，疮口难敛；伴有全身倦怠无力，心烦，潮热，盗汗；舌红，苔少，脉细数。

治法：养阴清热，祛湿解毒。

方药：青蒿鳖甲汤合三妙丸加减。肺虚者加麦冬、沙参、马兜铃；脾虚者加白术、山药、白扁豆；肾虚者生地改熟地，加龟板、玄参。

(2) 外治

①初起：实证用金黄散、黄连膏外敷，位置较深者可用金黄散调糊灌肠；虚证用冲和膏或阳和解凝膏外敷。

②成脓：宜早期切开引流，并根据脓肿部位深浅和病情缓急选择手术方法。

③溃后：以九一丹纱条引流，脓尽改用生肌散纱条填塞疮口。溃脓期脓未尽，用红油膏纱条引流；脓已尽改用生肌散纱条日久成瘘者，按肛瘘处理。

【预防与调护】

1. 防止暴饮暴食，忌食辛辣、醇酒等刺激性食物。

2. 注意肛门清洁卫生，保持大便通畅，积极治疗痢疾、肠炎、肛裂、肛窦炎等直肠肛门疾病，以防止感染形成脓肿。

3. 如肛门有坠胀疼痛不适、分泌物等症状者，应及时检查，早期治疗。

（黄明祥）

第五节　肛　瘘

肛瘘（anal fistula）是肛管、直肠与肛门周围皮肤相通所形成的瘘管，中医称为“肛漏”，属“漏疮”的范畴。其特点是局部可触及或探及瘘管通到直肠。一般由原发性内口、管道和继发性外口三部分组成，也有仅具内口或外口者。内口为原发性，绝大多数在肛管齿线处的肛窦内；外口是继发的，常是1个或多个。肛瘘是肛痈的后遗症，临床上分为化脓性或结核性。肛瘘是直肠肛门疾病中的常见病，其发病率仅次于痔疮，发病人群以20～40岁的青壮年为主，男性多于女性。

【病因病理】

1. 西医病因病理

肛瘘主要是由肛窦感染形成直肠肛管周围脓肿发展而成。当直肠肛管周围脓肿自行破溃或切开引流后，破溃或引流处成为外口，脓肿逐渐缩小，形成感染性管道，其原发病灶成为感染不断进入管道的内口，以致经久不愈。然而肛瘘管道行走在肛门内、外括约肌附近，常呈迂曲，致使其内积脓引流不畅；而且外口皮肤生长较快，常常形成假性愈合，引起脓肿反复发作。脓肿复发后又自行破溃，或再次切开引流而形成一个内口；数个外口的复杂管道致使管壁纤维组织增生而无法自行愈合。

肛瘘多为一般性化脓性感染所致，少数为结核性。其他特异性感染和克隆病、溃疡性结肠炎、恶性肿瘤以及肛管外伤感染也可引起肛瘘，但均少见。

2．中医病因病机

肛痈溃后，余毒蕴结不散，血行不畅，疮口不合，日久成漏；或因虚劳久嗽，肺、脾、肾亏虚，邪乘于下，郁久肉腐成脓，溃后成漏。正如宋·《太平圣惠方》所云："夫痔瘘者，由诸痔毒气结聚肛边穿穴之后，疮口不合。时有脓血，肠头肿痛，经久不差，故名痔瘘也。"瘘管久不收口，邪气留连，耗气伤血。

【临床表现】

1．症状

肛瘘的主要临床特征是流脓、疼痛、瘙痒。

（1）流脓：肛门周围外瘘口不断有少量脓性分泌物排出。脓的多少与瘘管大小、长短及数目有关，新生成或炎症急性发作期的肛瘘脓多、味臭、色黄而稠厚；经久不愈的肛瘘脓液少、稀薄、时有时无，呈间歇性流脓。脓液急剧增多而伴局部肿胀、疼痛，体温增高。内外瘘时常有粪便或气体与脓液混在一起，从外口流出。

（2）疼痛：平时一般疼痛不明显。当引流不畅而脓液积存时，局部肿胀疼痛，伴有明显压痛，脓液引流后疼痛减轻。

（3）瘙痒：肛瘘的分泌物或脓液经常刺激肛门周围皮肤，致使肛门潮湿，瘙痒不适，甚至糜烂渗液，发生湿疹。

2．体征

肛瘘外口可发生在肛门周围或臀部的任何部位，呈小凹陷或小隆起，中央有过度生长的肉芽外翻，外口周围皮肤常因受分泌物或脓液刺激而变色，表皮脱落，管道呈条索状硬块。

肛瘘标准分类法：1975 年全国首届肛肠学术会议制定了肛瘘的统一分类标准，以外括约肌深部划线为标志，将肛瘘分为低位和高位两种（图 24－18）。

（1）低位肛瘘：瘘管在外括约肌深部以下。

①低位单纯性肛瘘：只有 1 个瘘管，并通过外括约肌深部以下，内口在肛窦附近。

②低位复杂性肛瘘：瘘管在外括约肌深部以下，外口和管道有 2 个以上，内口在肛窦附近（包括多发性瘘）。

（2）高位肛瘘：瘘管在外括约肌深部以上。

①高位单纯性肛瘘：只有 1 个外口，1 个瘘管，并通过外括约肌深部以上，内口位于肛窦附近。

②高位复杂性肛瘘：瘘管有 2 个或 2 个以上外口及瘘管分支，有 1 个或 1 个以上内口，

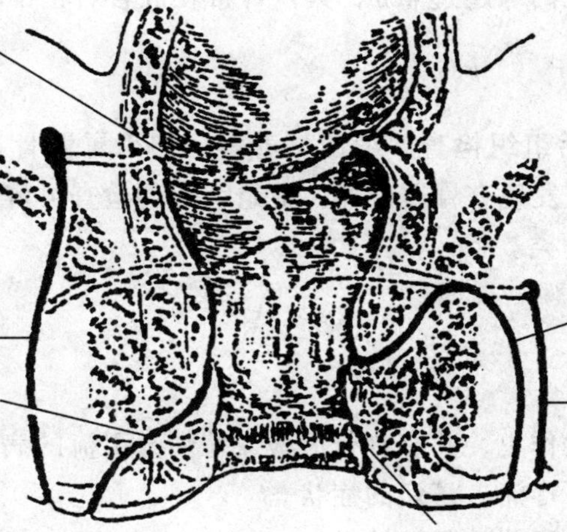

图 24-18　肛瘘分类

且主管在外括约肌深部以上。

【检查】

1. 指诊

将食指循瘘管直向伸入肛门内以触摸内口和管道，检查括约肌松紧度和功能。如齿线附近触到硬结或凹陷，并有轻度压痛，应疑是内口。少数可扪及较硬的索状管道。初步确定内口后，再从内口向直肠黏膜触摸，按压管道看是否有脓液从外口流出。如直肠壁附近有分支瘘管时，应检查其长短和部位。

2. 探针检查

探针检查的目的是探查清楚瘘管走行方向及内口部位。先将探针从外口顺瘘管走向插入，另一食指伸入肛门接触探针头部，顺势探入内口，确定内口位置。探针检查时操作必须轻柔，切忌暴力，以免造成假道和假内口。

3. 染色检查

常用5%的美蓝溶液，用干净纱布卷填入肛管至直肠下端，由外口注入美蓝溶液1～2ml，然后抽出纱布卷，观察染色情况。如纱布染蓝，表示有内口；纱布染蓝的方位就是内口的部位。但应注意纱布不染色不能确定无内口，常与纱布卷放置的松紧度、注射药量的多少及方法有关；同时管道弯曲、被分泌物阻塞等因素均能影响纱布着色。

4. X 线造影

高位复杂性肛瘘的瘘道走行、分支和内口位置与临近脏器关系不清楚时，可作此项检查。

5. 索罗门定律（Solomns' Law）或哥德李（Goodsall）规律

可帮助寻找内口和判断瘘管的走行规律。方法是：将肛门两侧坐骨结节画一条横线，如瘘管外口在横线之前距肛门缘不超过4cm，其内口在齿线上与外口相互对应，且瘘管多为直行；如外口在横线之后距肛门缘超过4cm，其内口常在肛管后正中齿线上，且瘘管多为弯曲或呈马蹄形。

6．其他检查

主要包括X线摄片、活组织检查、细菌培养等，如因尾骶骨、髂骨或腰椎结核所致的臀部瘘管，X线摄片检查可发现有骨质破坏。活组织病理检查可辨别结核、恶性病变或畸胎瘤。脓液培养可确定细菌种类。

【诊断与鉴别诊断】

1．诊断

（1）既往有肛痈反复发作史，并有自行溃破或曾切开引流的病史。

（2）有肛旁反复流脓、疼痛、瘙痒的症状。

（3）有必要的辅助检查所获的阳性结果。

2．鉴别诊断

（1）化脓性汗腺炎：多形成脓肿和遗留窦道，其窦道处常有隆起和脓液，有许多开口，病变在皮肤及皮下组织，范围广泛，瘘道多发而复杂，呈结节状或弥漫性，不与直肠相通，切开瘘道后无脓腔和瘘管。

（2）骶尾部瘘：常因臀部损伤，毛囊感染，在骶尾部生成脓肿，逐渐演变形成瘘管，其瘘口常在臀部上端，骶尾关节附近，管道在骶尾筋膜深部和皮下组织间蔓延扩散，无内口。

（3）骶尾部畸胎瘤：为胚胎发育异常的先天性疾病，常发病于青壮年时期，肛门后尾骨前有外口，管道向直肠后骶前走行，常无内口。肛门指诊常可触及骶前有肿物或饱满样感觉，钡剂灌肠侧面片可见直肠骶骨间隙增宽，直肠有半圆形充盈缺损或压迹，手术可见腔内有毛发、牙齿、骨质。如为皮样囊肿，分单房性和双房性，有时内有黏液。

（4）骶尾部骨结核：起病缓慢，无急性炎症，其形成脓疡破溃后流出清稀脓液，久不收口，创口凹陷，管道较深，通向直肠后间隙，伴有腰痛、长期低热、盗汗、消瘦、血沉快等症状，X线摄片可见骶尾部骨质损害和结核病灶。

（5）会阴部尿道瘘：常发生于会阴部尿道三角内，有瘘管与皮肤相通，排尿时有尿液从瘘口流出，直肠内无内口，常有会阴尿道损伤史。

【治疗】

肛瘘的治疗主要是以手术治疗为主，药物治疗为辅。手术治疗可以根治肛瘘，药物治疗主要是控制感染，减轻症状，控制病变的进展。

1．西医治疗

（1）非手术治疗：仅为暂时性对症处理，控制病情，减轻临床症状。

①抗感染：可联合选用2～3种对革兰染色阴性杆菌有效的抗生素。

②温水坐浴，引流，换药，以减轻局部症状。

③口服泻剂或石蜡油以减轻排便疼痛。

(2) 手术治疗

①瘘管切开法

适应证：适用于低位单纯性肛瘘和低位复杂性肛瘘。对高位肛瘘切开时必须配合挂线疗法，以免造成肛门失禁。

禁忌证：肛门周围有皮肤病者；瘘管仍有酿脓现象存在者；有严重肺结核病、梅毒或极度虚弱者；有癌变者。

操作方法：骶麻或局部浸润麻醉后，取侧卧位病侧在下或截石位，常规消毒、铺巾，先用探针从外口探入，仔细寻找内口，了解内口位置，以左手食指伸入肛内，将探针自内口处挑出，用手术剪或手术刀沿探针将管道完全切开；如遇内口寻找困难，也可先在肛门内塞入一块盐水纱布，再用钝针头注射器由瘘管外口注入1%美蓝（亚甲蓝）或龙胆紫溶液，如纱布染有颜色，则有助于寻找到内口，也便于手术时判断瘘管走向。将有槽探针从瘘管外口轻轻探入，再沿探针走行切开皮肤、皮下组织和瘘管外壁，使瘘管部分敞开；再将有槽探针插入瘘管残余部分，同法切开探针的表面组织，直到整个瘘管完全切开为止。然后用刮匙刮净瘘管内染色的肉芽及不健康组织，修剪创口两侧皮肤和皮下组织，形成一口宽底小的创面，使引流通畅；注意止血，创面填入红油膏纱条，压以塔形纱布，胶布固定。

②挂线疗法：是一种缓慢切开法。此法早在明代就已采用，《古今医统》记载："药线日下，肠肌随长，僻处即补，水逐线流，未穿疮孔，鹅管内消。"简要叙述了本疗法具有简便、经济、不影响肛门功能、瘢痕小、引流通畅的优点。其原理是用橡皮筋或有腐蚀作用的药线紧缚，以机械压力和收缩力使局部组织血循受阻，从而发生缺血性坏死，形同切割。在缓慢勒开过程中，药线或橡皮筋又能引流脓液，防止感染；尚未离断的部分组织还保持延续性，同时给已勒断组织断端逐渐生长愈合及与周围组织粘连的机会。此法最大的优点是逐渐切断肛管括约肌，且边切边长，从而防止因肛管直肠环突然断裂回缩，避免肛门失禁发生。目前多以橡皮筋替代丝线，减少了术后反复紧线造成的疼痛，也缩短了疗程。

适应证：适用于外口距肛门缘4cm以内，有内、外口的低位肛瘘。亦可作为复杂性肛瘘切开疗法的辅助方法。

禁忌证：同切开法。

操作方法：骶麻或局部浸润麻醉后，取侧卧位病侧在下或截石位，常规消毒、铺巾，先在球头探针（银质或铜质）尾端缚扎一橡皮筋，再将探针另一端从瘘管外口向内徐徐探入，在肛管齿线附近寻找内口，将另一手食指伸入肛内，将探针引出内口，将探针弯曲，并经瘘管内口完全拉出，使橡皮筋经过瘘管外口进入瘘管穿出内口直至肛门外，提起两端橡皮筋，切开瘘管内、外口之间的皮肤及皮下组织，拉紧橡皮筋，紧贴皮下切口，用止血钳夹住，在止血钳下方用粗丝线收紧橡皮筋，以双重结结扎之，然后在结扎处外1.5cm剪去多余的橡皮筋，松开止血钳，用红油膏纱条填入肛门，压以塔形纱布，胶布固定。术后每日便后坐浴、换药1~2次，如结扎橡皮筋较松，需再紧一次；橡皮筋7天左右脱落；如10天以后不脱落，可以剪开（图24-19）。

若以药线挂线，将药线收紧，打成二扣活结，以备以后紧线；也可将药线的一端穿入另

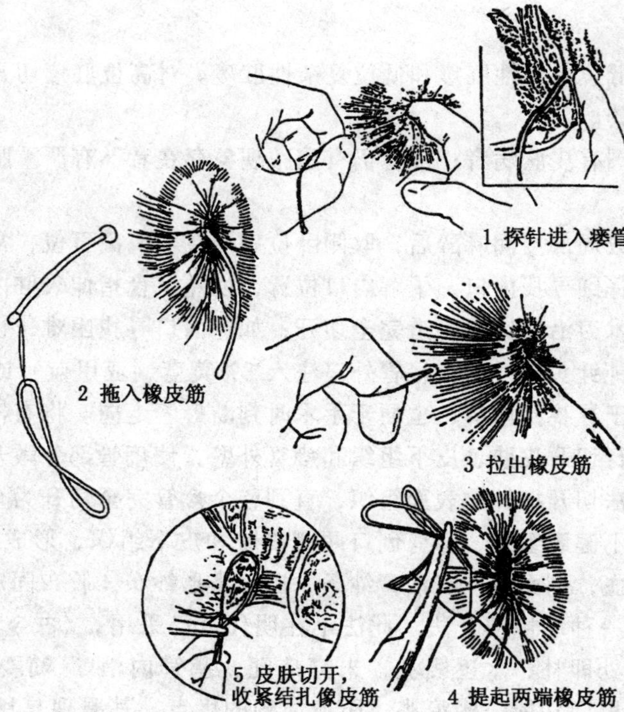

图 24－19 肛瘘的橡皮筋挂线疗法

一端的回扣内，由肛门牵出，使线在瘘管周围成为双股线，然后收紧，打一活结，每隔 1～2 天紧线 1 次，直至挂线脱落。

③手术时注意事项

a．正确寻找肛瘘的内口并将其切除或切开，是手术成败的关键。

b．探针由外口探入时不可过度用力，以免造成假道。

c．确定内口位置及瘘管与括约肌的关系，并根据内口位置及瘘管与括约肌关系选择手术方法，以防止因手术损伤括约肌而造成肛门失禁。如果瘘管在肛管直肠环下方通过，可以一次性切开瘘管。如瘘管通过肛管直肠环的上方，必须加用挂线疗法，即先切开外括约肌皮下部浅部及其下方的瘘管，然后用橡皮筋由剩下的道口穿入，自内口引出缚在肛管直肠环上，即能避免由一次切断肛管直肠环而造成肛门失禁。若肛管直肠环已纤维化者，也可一次全部切开，无须挂线。

d．若为瘘管在外括约肌深、浅两层之间通过者，且该处肌肉尚未纤维化时，不能同时切断外括约肌深、浅两层；且在切断外括约肌浅层时，要与肌纤维成直角，不可斜角切断。

e．高位肛瘘如通过肛尾韧带，宜纵行切开，不可横行切断肛尾韧带。如需切断肛尾韧带，则一定要将切断的肛尾韧带的断端重新缝合固定，避免造成肛门塌陷和向前移位。

f．行切开或挂线术后，要求肛管内伤口小、外部伤口大，肛瘘创面开放，保持引流通畅，防止假性愈合。

2．中医治疗

（1）内治

①湿热下注证

证候：肛门肿胀疼痛，灼热，肛旁流脓，色黄稠厚；肛周有溃口，按之有条索状物通向肛内；大便不畅，小便短赤；舌红苔黄腻，脉滑数。

治法：清热利湿。

方药：二妙丸合萆薢渗湿汤加减。

②正虚邪恋证

证候：肛周流脓，色淡稀薄，肛门隐隐作痛，外口皮色暗淡，瘘口时溃时愈；肛周有溃口，按之较硬，或有脓液自溃口流出，且多有条索状物通向肛内；伴面色无华，神疲乏力；舌淡，苔薄白，脉细濡。

治法：托里透毒。

方药：托里消毒饮加减。

③阴液亏损证

证候：肛周溃口，外口凹陷，瘘管潜行，局部常无硬索状物可扪及，脓水清稀；可伴形体消瘦，潮热盗汗，心烦口干，食欲不振，病程缠绵；舌红少津，苔少或无苔，脉细数无力。

治法：养阴清热。

方药：青蒿鳖甲汤加减。肺虚者加沙参、麦冬；脾虚者加白术、山药。

（2）外治

①熏洗法：用祛毒汤、苦参汤或1:5000的高锰酸钾溶液熏洗。

②敷药法：肛瘘急性炎症期可用金黄膏、磺胺软膏和四黄膏等外敷。

③药捻法：瘘管引流不畅时，可用提脓祛腐的药捻由外口插入瘘管进行引流。

④药捻脱管法：适用于低位单纯性肛瘘和高位单纯性肛瘘。

操作方法：取侧卧位，常规消毒后，瘘道先用生理盐水或双氧水冲洗干净，再用刮匙从外口适当搔刮瘘管，取脱管药捻从外口在瘘道内沿瘘道走行插入至内口又不超过内口为度，然后将多余药捻剪断与外口相平，外盖灭菌敷料固定，防止药捻脱出，每日更换药捻1次，至瘘道壁坏死与周围组织分离脱落、用双氧水冲洗干净为止，再改用生肌药捻，插法同脱管药捻，至瘘道与外口闭合为止。

【预防与调护】

1．保持肛门清洁，养成良好的卫生习惯。

2．注意饮食卫生，勿食生冷或过食刺激性食物。

3．及时治疗腹泻及便秘，患肛门周围脓肿宜早期切开排脓，尽可能做一次性手术治疗，以防止后遗肛瘘。

4．肛瘘患者应及早治疗，避免外口堵塞后引起脓液积聚，排泄不畅，引发新的支管。

5．术后换药仔细，防止创口假性愈合（桥形愈合）。

（黄明祥）

第六节 肛 裂

肛裂（anal fissure）是齿状线以下肛管皮肤层裂伤后形成的缺血性溃疡。临床特点是肛门周期性疼痛，出血，便秘。在肛门部疾患中，其发病率仅次于痔疮，以青中年人多见。肛裂属中医学“脉痔”、“钩肠痔”范畴，《外科大成·痔疮篇》中说：“钩肠痔，肛门内外有痔，折缝破裂，便如羊粪，粪后出血，秽臭大痛……”隋代《诸病源候论·痔疮诸候》中说：“肛边生疮，痒而复痛出血者，脉痔也。”

【病因病理】

1．西医病因病理

肛裂的病因尚未完全清楚，可能由于慢性便秘导致大便干硬、排便困难，同时由于用力过猛，引起肛管皮肤损伤、破裂、感染形成慢性溃疡是肛裂产生的主要原因。解剖上由于肛管外括约肌浅部在肛门后方形成的肛尾韧带较坚硬，伸缩性及血供均较差，而且肛门后方在排便时承受压力最大，故在后正中线上最易发生损伤而形成肛裂。近来研究认为肛管肛门内括约肌压力在静息期增高与肛裂发生关系密切。肛裂方向与肛管纵轴平行，长约 0.5～1cm，呈椭圆形或梭形。因排便时产生剧烈疼痛而畏惧排便，则大便愈加燥结，排便更加困难，形成恶性循环。由于括约肌痉挛，细菌感染不易控制，形成慢性溃疡，导致肛裂经久不愈。

早期肛裂病程短，裂口边缘整齐，为鲜红色，底浅有弹性，无瘢痕形成。陈旧性肛裂病程较长，反复发作边缘不整齐且增厚、纤维化，肉芽呈灰白色，底深质硬形成较平整的灰白组织（栉膜带）。上端常有肥大肛乳头形成，下端皮肤因炎性水肿、淋巴回流障碍，形成袋状皮垂，似外痔，检查时因先看到外痔，后看到裂口，故称“前哨痔”或“裂痔”。由于肛裂、前哨痔、肛乳头肥大常同时存在，一般称为“肛裂三联征”。也有可能因感染并发肛乳突炎、肛窦炎、肛周脓肿和单口内瘘。（图 24－20）

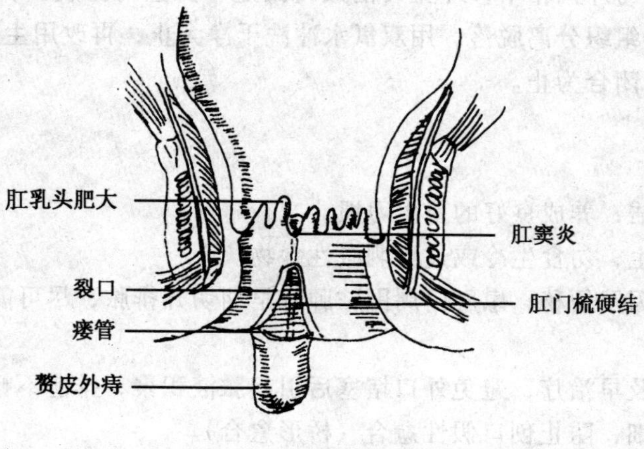

图 24－20 肛裂的病理改变

2．中医病因病机

《医宗金鉴·痔疮篇》云：“肛周围绕，折纹破裂，便秘者，火燥也”。由于阴虚津液不足或脏腑热结肠燥，大便秘结，粪便粗硬，排便用力过度或过猛，致使肛门皮肤裂伤，湿热蕴阻，染毒而发本病。缘于热结肠燥，耗伤津液，水乏则行舟困难，或者因阴虚津乏、肠失濡养导致大便秘结，或因怕痛久忍不解，使燥结粪便愈加粗硬，排便更加困难，必须过于用力才能使硬结大便强行通过，致使裂口无愈合之机。

【临床表现】

肛裂多见于中青年人。绝大多数发生在后正中线及前正中线上，即好发于肛门齿线以下截石位 6、12 点（男性多发于 6 点处，女性多发于 12 点处），发于侧方者较少。

肛裂病人典型临床表现为疼痛、便秘和便血，疼痛剧烈，具有典型的周期性表现（图 24－21），排便时因肛裂内的神经末梢受到粪便刺激立刻出现肛门灼痛或刀割样疼痛，称便时痛；便后数分钟疼痛减轻或停止，此时称为疼痛间歇期；此后，因肛门括约肌痉挛又出现剧烈疼痛，此期持续半小时到数小时，使之坐立不安，难以忍受，直到括约肌疲劳、松弛后疼痛才缓解。再次排便时又发生疼痛，以上表现临床称为肛裂疼痛周期。由于剧烈疼痛，害怕排便而形成便秘，大便干结必然加重肛裂，形成恶性循环。排便时在粪便表面或便纸上可见到少量新鲜血迹或滴鲜血；出血量的多少与肛裂大小、深浅有关，大出血少见。部分病人可有肛门皮肤瘙痒、分泌物等。

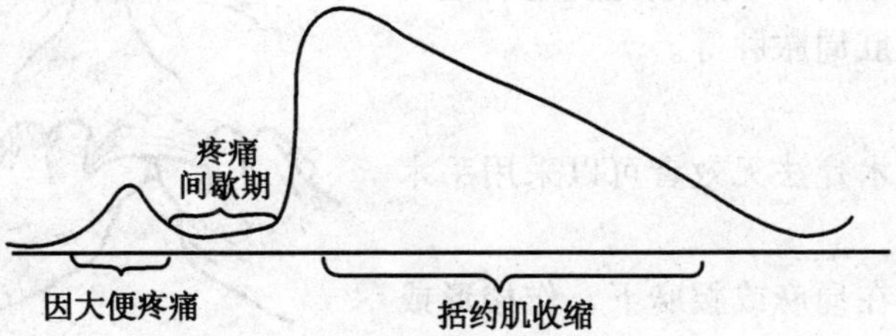

图 24－21　肛裂的周期性疼痛

【诊断与鉴别诊断】

1．诊断

（1）有排便疼痛史，呈阵发性刀割样疼痛或灼痛，有典型疼痛间歇期和疼痛周期。

（2）大便时可见出血，一般为滴血，量少或仅附于粪便表面。

（3）患者常有习惯性便秘，又因恐惧排便时的肛裂疼痛而不敢定时排便，加重便秘。

（4）肛门视诊皮肤裂口沿皮皱呈放射状，多数发生在齿线下后正中线或前正中线上，创面呈狭长形。根据创面基底深浅、颜色、边缘形状、柔软度，结合有无肛裂“三联征”或裂口、结缔组织性外痔、肛乳头肥大、肛乳突炎、肛窦炎和单口内瘘等陈旧性肛裂的特征性表现，即可确诊并分辨出早期肛裂或是陈旧性肛裂。

2．鉴别诊断

肛裂早期应与肛管皮肤擦伤相鉴别。通常肛管皮肤擦伤溃疡很浅，边缘平整无瘢痕，无肛管乳头肥大，无前哨痔，病程短（仅1～2天），常可自愈，无需手术治疗。应注意与克隆病、溃疡性结肠炎、肛周肿瘤、结核等相鉴别。

已确诊肛裂一般不宜作肛门指检及肛门镜检，以免引起剧痛。若侧方有肛裂或多个裂口，应考虑是肠道炎症性疾病（如溃疡性结肠炎、克隆病、结核）的早期表现。

【治疗】

治疗原则是解除括约肌痉挛，止痛，中断恶性循环，促使创面愈合，泻热通便，养阴生津，软化大便，保持大便通畅。

1．西医治疗

（1）非手术疗法

①保持大便通畅，口服缓泻剂（液体石蜡等），增加多纤维素食物，养成定时解便习惯。

②便后用1∶5000高锰酸钾液坐浴，保持局部清洁。

③肛管扩张法（图24－22）适宜于急性或慢性肛裂不伴有肛乳头肥大及前哨痔者。患者取侧卧位，局麻后先用两食指用力扩张肛管，然后逐渐伸入两中指，维持扩张5分钟。此法操作简便、疗效快，扩张后解除了括约肌痉挛，可立即止痛，同时肛裂创面开放，引流通畅，有利于创面愈合。但此法复发率高，可造成痔脱垂、短时大便失禁以及出血、肛周脓肿等。

（2）手术疗法

经久不愈、非手术疗法无效者可以采用手术疗法。

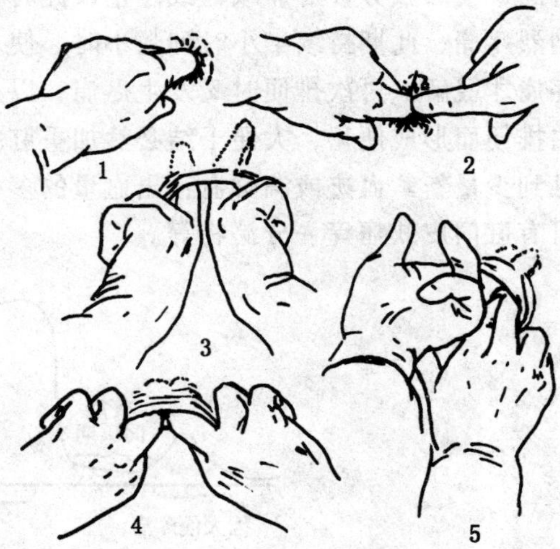

图24－22 肛管扩张法（手指扩张法）

①肛裂切除术：在局麻或腰麻下，作梭形或扇形切口，全部切除前哨痔、发炎的隐窝和不健康的组织、肥大的肛乳头，必要时垂直切开外括约肌皮下部或部分内括约肌，使创面敞开，引流通畅。但缺点是创面大而愈合缓慢（图24－23）。

②内括约肌切断术：内括约肌为不随意环形肌，易发生痉挛收缩，是造成肛裂疼痛的主要原因，故切断内括约肌即可治愈肛裂。

手术方法：采用截石位或俯卧位，麻醉后用肛门镜显示肛裂，直接经肛裂处切断内括约肌下缘，自肛缘到齿状线处作长约1～1.5cm的切口，在内、外括约肌间沟分离内括约肌至齿状线，剪断内括约肌；电灼或压迫止血，缝合创口。可同时切除肥大肛乳头、前哨痔，数周后肛裂自行愈合。本法治愈率高，但手术不当可造成肛门失禁（图24－24）。

2．中医治疗

本病有虚实之分。实证常因风热燥火灼伤津液，结于肠胃，致使水不行舟，大便干燥硬

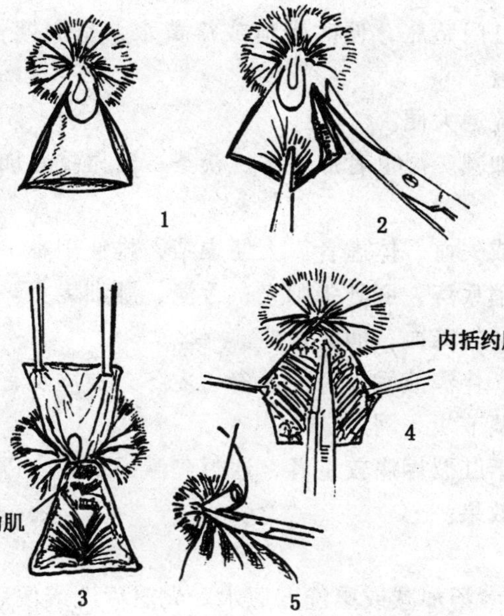

图 24-23　肛裂切除术

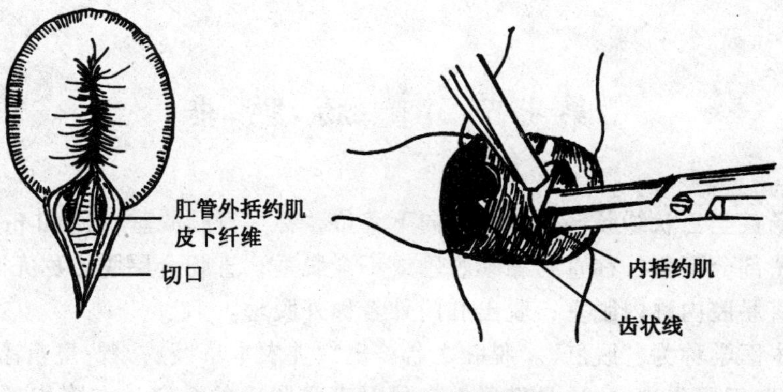

图 24-24　肛裂内括约肌切断术

结伤及肛门；或气滞血瘀，肠道不能气化，大便不能推动，滞而不行，久之则干结，损伤魄门成裂。实证形体多强壮，面红，脉数有力。虚证常因年迈体虚或因失血，阴血亏虚，津亏肠燥，肠道失于濡养而大便干结形成本病，症见形体虚衰，面色萎黄，脉细乏力。

(1) 内治

① 风热肠燥证

证候：大便干结，排便努挣，肛门裂伤，便时滴血或手纸染血，腹胀，肛门疼痛，溲黄，肛门有裂口，色红；舌红，苔黄，脉弦数。

治法：养阴祛风，泻热通便。

方药：凉血地黄汤加减。便结者加麻仁滋脾丸。

② 湿热蕴结证

证候：大便秘结，肛门坠胀，便时带血或流黄水，呈周期性疼痛，肛门裂口溃疡呈梭形；舌红，苔黄腻，脉数。

治法：化湿清热，疏通大便。

方药：内疏黄连汤加减。湿重者加苍术、茯苓；出血重者加蒲黄炭、侧柏炭。

③ 血虚肠燥证

证候：多见于年老或失血、体虚者。大便燥结，排便困难，便后肛门疼痛绵绵，面色萎黄；肛门裂口灰白，有哨兵痔，肛乳头肥大；舌淡，脉细无力。

治法：养阴生津，补气养血，润肠通便。

方药：润肠丸加减。伴津液亏损者加元参、麦冬；血虚加首乌、赤芍；气血双亏加十全大补丸；便血加黄芪、藕节炭、阿胶。

（2）*针灸疗法*：用于肛裂疼痛较重者，通过刺激经络腧穴以疏通脉络、调畅气机，从而达到止痛、促进愈合的效果。

（3）*外治法*

① 熏洗法：可用苦参汤加减或熏洗方煎水，先熏后洗或便后坐浴。

② 局部敷药法：新鲜肛裂可用生肌散、九华膏或生肌玉红膏外搽；陈旧性肛裂可选用五五丹化腐，再用黄连油膏，最后用生肌散促使伤口愈合。

（刘金龙）

第七节　直 肠 脱 垂

肛管、直肠甚至乙状结肠部分或全部向下移位，称为直肠脱垂（rectal prolapse）。直肠黏膜下移或直肠壁部分下移，称直肠黏膜脱垂或不全脱垂；直肠全层脱出称完全脱垂。若下移的直肠在肛管直肠腔内称内脱垂；脱出肛门外者称外脱垂。

直肠脱垂中医学称为“脱肛”。脱肛之名首出《神农本草经》，晋·皇甫谧《针灸甲乙经》说：“脱肛者，肛门脱出也”，这是世界上最早对直肠脱垂的命名。在隋代《诸病源候论·痢病诸候·脱肛候》中对本病的症状作了形象的描述。

【病因病理】

1．西医病因病理

直肠脱垂的病因目前尚未完全清楚，与下列因素有关。

（1）*解剖因素*：小儿骶骨弯曲度较浅，直肠呈垂直状，并且盆底支持组织发育不全。成人因直肠前陷凹处腹膜反折过低。

（2）*盆底组织软弱*：营养不良、年老衰弱易发生盆底提肛肌薄弱乏力。多次分娩、手术、外伤损伤直肠肛门肌或神经等使直肠周围组织固定、支持作用减弱。

（3）*腹压增加*：长期便秘、排尿困难、慢性腹泻、慢性支气管炎、前列腺肥大、尿道狭窄等因素均可使腹内压增加。

（4）其他：直肠息肉、内痔反复脱出向下牵拉直肠黏膜，引起直肠黏膜脱出。

目前对直肠脱垂的发生有两种学说。一是滑动疝学说，认为直肠脱垂是由于腹腔压力增高和盆底组织松弛，子宫直肠陷凹或膀胱直肠陷凹处的直肠前壁被迫向下推移，将直肠前壁压入直肠壶腹，最后经肛门脱出。二是肠套叠学说，正常时直肠上端固定于骶骨岬附近，若腹压增加或盆底松弛，固定部位也松弛，使与直肠交界处的乙状结肠发生套叠，套叠部分不断下移，最终使直肠向肛门脱出。

直肠脱垂可以分为部分脱垂和完全脱垂两种。前者仅是直肠下端黏膜脱出，通常长度为2～3cm，一般在7cm以内，脱出部分为两层黏膜，脱垂的黏膜和肛门之间无沟状间隙，脱出黏膜呈放射状。后者则为直肠全层脱出。严重者直肠、肛管均可翻出肛门外，通常长度超过10cm，脱出部分为两层肠壁折叠，脱出黏膜呈环状。直肠指检发现肛门口扩大、肛管括约肌松弛无力，当肛管尚未脱出时，肛门与脱出物之间呈环形深沟。脱出之黏膜可发生炎症、糜烂、溃疡、出血，甚至嵌顿坏死。严重者因肛管括约肌持续性、被动性伸展松弛，可发生肛门失禁，从而加重脱垂。婴幼儿直肠脱垂多为不全性脱垂，多数在5岁前可自愈。成人直肠脱垂若产生脱垂因素不能去除，脱垂会逐渐加重。

2. 中医病因病机

多因素体气血不足，或小儿血气未旺，老年人气血虚衰，或妇人产育过多，或久泻久痢，或劳倦、房事过度，以致气血亏虚，中气下陷，固摄失司所致。

【临床表现】

发病缓慢，突出症状为有肿物从肛门脱出。早期仅在排粪时有肿块脱出，便后自行缩回。随病情发展，提肛肌及肛门括约肌收缩力缺乏，脱出变频，体积增大，下坠感明显，常需用手帮助才能回复，严重者在咳嗽、喷嚏、用力或行走甚至站立时亦可脱出，且不易回复。若未能及时复位，脱垂肠段可发生水肿，或因摩擦引起黏膜溃烂出血等，甚至有绞窄坏死的危险；也可因黏液流出而发生肛周皮肤潮湿瘙痒或湿疹样变；也常因大便排不尽，次数增多，或出现便秘致使大便呈羊粪样。

【诊断与鉴别诊断】

1. 诊断

直肠外脱垂诊断一般不难。令病人做下蹲或咳嗽屏气等增加腹压的动作即可见到直肠脱垂。不全脱垂者可见到红色、圆形、表面光滑的肿块，黏膜皱襞呈放射状。通常长度为2～3cm，一般在7cm以内。完全脱垂者脱出较长，包块呈宝塔样或球形，表面黏膜皱襞呈“环形”。只要肛管未脱出，脱垂的黏膜与肛门间就有沟状间隙存在。诊断过程中应注意区分完全脱垂或不全脱垂（图24－25）。

直肠脱垂可分为三度：

（1）一度脱垂：为直肠黏膜脱出，脱出物淡红色，长3～5cm，触之柔软，无弹性，不易出血，便后可自行回纳。

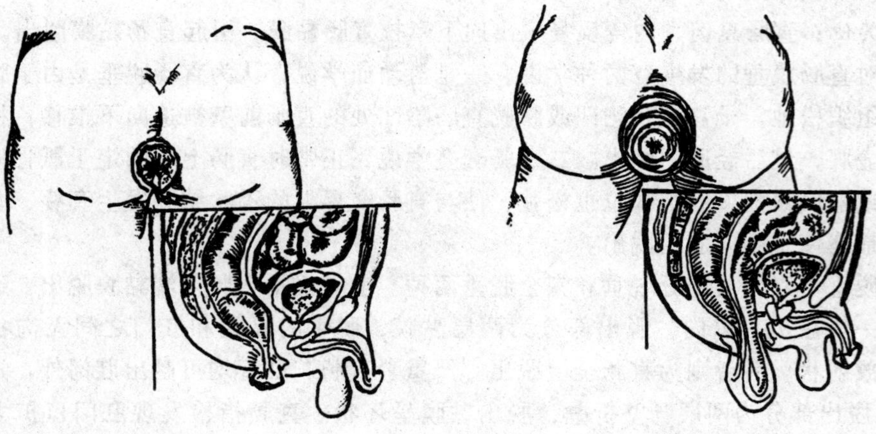

1. 黏膜脱垂　　2. 完全脱垂

图 24-25　直肠脱垂

（2）二度脱垂：为直肠全层脱出，脱出物长 5～10cm，呈圆锥状，淡红色，表面为环状而有层次的黏膜皱襞，触之较厚，有弹性，肛门松弛，便后有时需用手回复。

（3）三度脱垂：直肠及部分乙状结肠脱出，长达 10cm 以上，呈圆柱形，触之很厚，肛门松弛无力。

2. 鉴别诊断

（1）肠黏膜脱垂应与环状内痔相鉴别。除症状、病史不同外，环状内痔脱出时有充血肿大的痔核出现，呈现“花圈状”，易出血，痔块之间有正常的黏膜凹陷。直肠黏膜脱垂时肛门指检可发现肛门括约肌松弛，环状内痔则肛门括约肌收缩有力，此为重要的鉴别依据。

（2）直肠内脱垂诊断比较困难，常需通过排粪造影或钡剂造影、内窥镜检查协助诊断。

【治疗】

直肠脱垂的治疗应依照年龄、病人体质状况、脱出的严重程度的不同，选择不同治疗方式，其重点在去除脱垂诱因，防止复发。

1. 西医治疗

（1）*非手术治疗*：主要用于婴幼儿或轻度脱垂。婴幼儿直肠脱垂常有自愈的可能性存在，采用缩短排便时间的方法，便后立即将脱出肠管复位，然后用胶布将双臀固定，尽量减少哭闹，保持大便通畅。成人应注意去除腹压增加因素，如咳嗽、便秘或排尿困难，以免加重直肠脱垂程度或治疗后复发。

（2）*注射疗法*（图 24-26）：为治疗直肠脱垂的首选疗法，具有痛苦小、疗程短、疗效好等特点。

将药液注射到脱垂部位的黏膜下层内，使黏膜与肌层间产生无菌性炎性粘连，形成瘢痕而阻止肠管下移。此法尤其适用于儿童，但青壮年者易复发。主要有黏膜下注射法和直肠周围注射法。常用硬化剂有 5%石炭酸植物油、5%盐酸奎宁尿素水溶液等，总量不超过 10ml。

① 黏膜下注射法：此法是将药液注入直肠黏膜下层，使分离之直肠黏膜与肌层粘连而不脱出肛外。

适应证：直肠黏膜脱垂、直肠全层脱垂、直肠全层合并部分乙状结肠脱垂。

禁忌证：急、慢性直肠炎、腹泻、肛周炎及持续性腹压增加疾病。

操作方法：取侧卧位，常规消毒，局部麻醉，在肛镜下用0.1%新洁尔灭作肛内消毒。

点状注射：以20ml注射器装满药液，用7号长针头在齿线上1cm，环形选择2～3个平面，或纵行选择4～6行，每个平面或每行选择4～6个点，点与点之间相互交错，相距0.5～1cm，每点注药0.3～0.5ml，将药液注射到黏膜下层，一次注药总量为6～10ml。注药时不要过深刺入肌层，或太浅注入黏膜内，以免无效或造成坏死。

柱状注射：选择截石位3、6、9、12点齿线上1cm黏膜下层作柱状注射，长短视脱出长度而定，每柱注药2～3ml。注射完毕压以塔形纱布，胶布固定。注射当日应卧床休息，流质饮食，控制大便2～3天，2周内不宜剧烈活动。为防止感染，可酌情应用抗生素。一般1次注射后可收到满意效果，如疗效不佳，7～10天后可再注射1次。

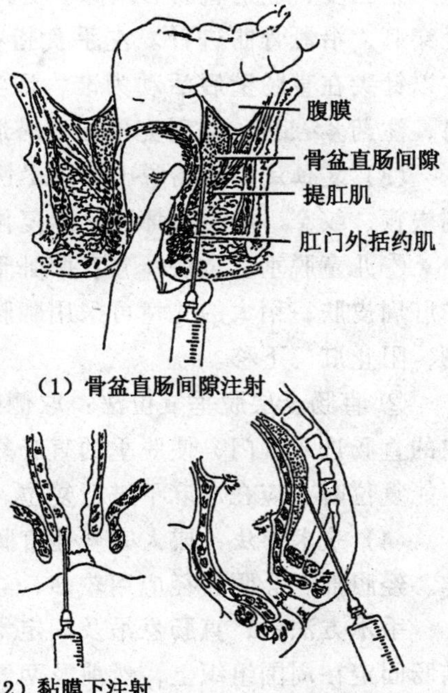

（1）骨盆直肠间隙注射

（2）黏膜下注射　（3）直肠后间隙注射

图24－26　脱肛的注射疗法

② 直肠周围注射法：此法是将药液注射入两侧骨盆直肠间隙及直肠后间隙内，通过药液引起无菌性炎症反应，产生纤维化，使直肠壁与周围组织（两侧直肠侧韧带和后方的骶前筋膜）粘连固定而不脱出肛外，适用于二、三度直肠脱垂。

操作方法：取侧卧位，常规消毒，局部麻醉，在肛镜下用0.1%新洁尔灭作肛内消毒。以20ml注射器装满药液，用7号长针头，选择截石位3、6、9点为进针点，分三步进行注射。

第一步：注射右侧骨盆直肠间隙。在截石位9点肛门缘外1.5cm处进针，先用针穿透皮层，经肛门外括约肌至提肛肌（约进针4～5cm时针尖遇到阻力，即达提肛肌），当穿过提肛肌时有落空感，表示进入骨盆直肠间隙。此时用左手食指伸入直肠内，触摸针尖位置，证实针尖位于直肠壁外侧、未穿透直肠时，以左手食指触摸针尖感为引导，再将针深入2～3cm，一般进针深度男性不超过7.5cm，女性不超过5.5cm，儿童3～4cm。摆动注射器，以针尖在直肠壁外滑动为准，确保针尖不刺入直肠壁内，又未刺伤腹膜。回抽无血，准确定位，缓慢将药液注入直肠间隙，且边退针边注药，注药量约12ml，并使药液呈扇形均匀分布于齿线上区域。

第二步：注射左侧骨盆直肠间隙。更换针头及手套后，在截石位3点距肛缘1.5cm处穿刺定位，依前法注射。

第三步：注射直肠后间隙。更换针头及手套后，在截石位6点、肛门与尾骨间皮肤中点处穿刺，沿骶骨曲进针。左手食指在直肠内作引导，进针约5~6cm，即到达直肠后间隙，并以针尖在直肠壁后活动为准，证实针尖未穿透直肠壁、未穿入骶骨前筋膜后，依前法注射，注药4~5ml。注射完毕压以塔形纱布，胶布固定。

（3）复位法：直肠脱出后应尽快及时复位，以避免脱出黏膜或直肠发生充血、水肿，甚则嵌顿、绞窄、糜烂、坏死，给复位带来困难。

①儿童脱垂复位法：患者俯卧于术者膝上，以手指缓慢地将脱出的直肠纳入肛门内，清洁肛周皮肤；稍大的儿童可采用膝胸位按同法复位。然后压以纱布垫，用吊带固定于肛门两侧，阻止肛门下移。

② 直肠全层脱垂复位法：取侧卧位，用手指压迫脱垂的顶端，持续加压，手指应随脱出的直肠进入肛门，使脱垂的直肠复位。若脱出较长，脱出部分发生充血水肿，用一般方法不能复位时，应在局麻下进行复位。

（4）手术疗法：成人完全性直肠脱垂多采用手术疗法，方法很多，其优缺点、复发率各异。经腹部、会阴途径应用较多，经腹会阴、骶部途径应用较少。

手术方法中，直肠悬吊及固定术效果肯定。游离直肠后，可选用多种方法将直肠、乙状结肠固定在周围组织上，骶前及两侧是重要的固定部位；也可同时将松弛的盆底、提肛肌进行缝合，切除冗长的乙状结肠和直肠；但应注意不要损伤骶前静脉丛及周围神经。经会阴手术方式操作比较安全，可将脱出的乙状结肠、直肠切除缝合；也可环行切除脱垂的直肠黏膜，但复发率较高。

体弱、年龄大而不能胜任大手术者，可选用肛门环缩术，即在麻醉下于肛门前、后各切一小口，用弯血管钳在肛门皮缘下潜行分离，使两切口相通，用金属丝、尼龙网或涤纶带在皮下环绕肛管上部，大小可容一食指通过即可（图24-27）。皮下留置物可在2~3个月后取

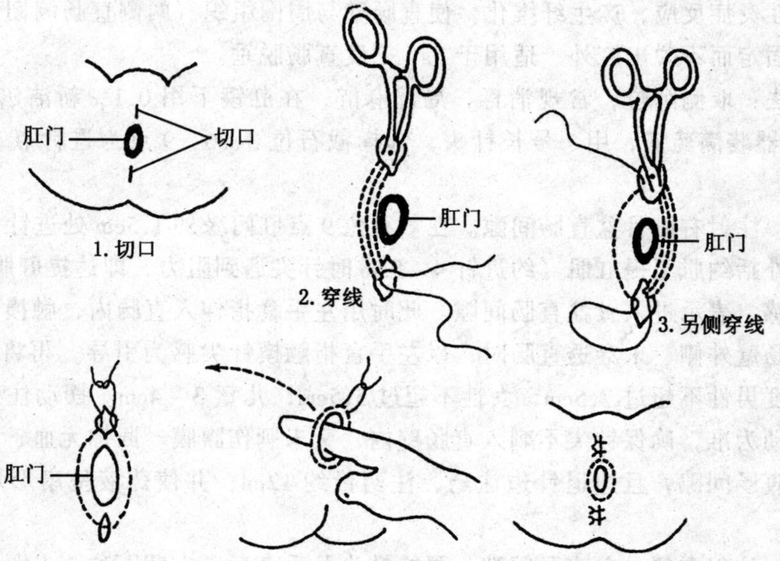

图24-27　肛门环缩术

出，使肛门缩小以阻止直肠脱垂。此法易发生术后感染和粪便嵌塞，复发率较高。

2．中医治疗

（1）内治

① 气虚下陷证

证候：便后肛门有肿块脱出，严重者在步行、咳嗽、用力排尿时即可有肿块脱出；舌淡或有齿痕，苔白，脉弱。

治法：补中益气，升阳举陷。

方药：补中益气汤加减。腹胀纳呆者加山药、焦三仙；气滞者加木香、香附、川楝；气虚挟热者加黄芩、槐花；中气虚者加炮姜、茯苓、五味子；久脱不收者加五味子。

② 肾气不固证

证候：直肠滑脱不收；腰膝酸软，神疲面白，小便频数或夜尿多，久泻久痢；舌淡，苔白，脉沉细。

治法：补益肾气。

方药：肾气丸加减。泄泻者加补骨脂、肉豆蔻；大便干结者加火麻仁、胡桃肉；滑脱不收者加乌梅、金樱子；气虚者加党参、黄芪、白术。

③ 气血两虚证

证候：直肠脱出；面色无华或面色萎黄，少气懒言，心悸健忘，失眠，头晕眼花；舌质淡，脉细弱。

治法：益气养血，滋润大肠。

方药：八珍汤加减。大便燥结者加火麻仁、柏子仁；血虚有热而口干心烦者加玉竹、生何首乌、知母；夜寐不安者加酸枣仁、远志、夜交藤。

④ 湿热下注证

证候：直肠脱出嵌顿，不能自行还纳，红肿，肛门痉挛；面红身热，大便燥结，发热，口干口臭，小便短赤；舌红，苔黄，脉濡数。

治法：清热泻火，利湿通便。

方药：凉膈清肠散加减。肛门肿痛灼热刺痒者加银花、黄柏、栀子；大便秘结不通者加火麻仁、草决明、生大黄；尿黄者加滑石、车前草。

（2）中成药

① 补中益气丸：每次6g，每日2～3次。本方具有益气升提之功效，用于气虚下陷之脱肛。

② 麻仁润肠丸：每次6g，每日2～3次。本方有润肠通便的作用，用于脱肛兼有大便秘结者。

③ 十全大补丸：每次6g，每日2～3次。本方有补益气血的作用，用于气血两虚之脱肛。

④ 金匮肾气丸：每次6g，每日2～3次。本方有补益肾气的作用，用于肾气不足、不能固摄之脱肛。

（3）熏洗：苦参汤加石榴皮、明矾、五倍子煎汤熏洗，每日2～3次，每次20分钟。

（刘金龙）

第八节　直 肠 息 肉

直肠息肉（rectal polyp）是指直肠黏膜上向肠腔隆起的病变，无论大小、形状及组织类型如何，都称为息肉。直肠息肉比较常见，常合并有结肠息肉发生。幼年性息肉多见于5~10岁的小儿，其他息肉则多发生于40岁以上者。且年龄越大，发生率越高。在中医学中直肠息肉属“息肉痔”、“葡萄痔”等范畴。

【病因病理】

1．西医病因病理

直肠息肉的病因尚无定论，可能与长期吃高脂肪、高蛋白、低纤维素食物有关。长期大量吸烟损害免疫功能，使基因突变；或长期慢性炎性刺激以及机械性慢性刺激导致表皮、腺上皮及皮下层组织的局限性增生形成息肉。家族性结肠息肉病及Gardner综合征患者、溃疡性结肠炎患者和结肠代膀胱者都可见大肠腺瘤性息肉及癌的发生率增高。

病理学通常将息肉分为肿瘤性息肉和非肿瘤性息肉两类，前者又分为管状腺瘤、绒毛状腺瘤和混合性腺瘤。发生在直肠者多为单个，有蒂（图24－28），有恶变倾向。后者包括增生性息肉、错构瘤性息肉、黏膜赘生物、炎性息肉及幼年性息肉等。

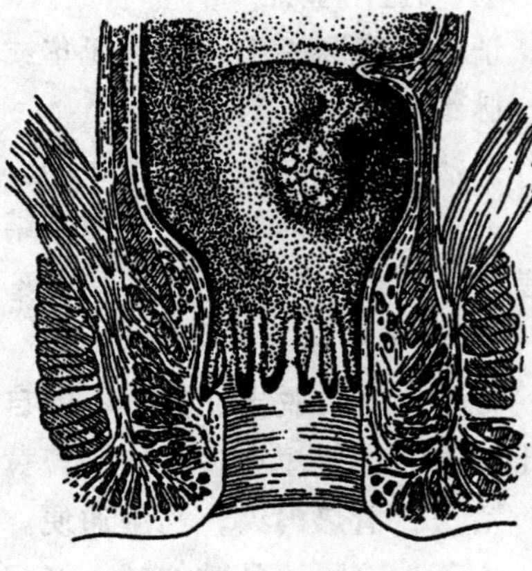

图24－28　直肠带蒂息肉痔

（1）管状腺瘤：常见，有蒂，多数为单个，通常直径小于1cm，一般不癌变；若迅速增大，发生不典型增生，则癌变机会增多。

（2）绒毛状腺瘤（乳头状腺瘤）：呈绒毛状或菜花状突出于黏膜面，广基底，无蒂，体积较管状腺瘤大，质地柔软，90%发生在乙状结肠下段和直肠，男性多于女性，老年人多见，容易癌变。

（3）幼年性息肉（先天性息肉）：属错构瘤性息肉，70%~80%发生在直肠，10岁以下儿童多见，多为单发，直径小于1cm者通常在青春后期可自然消失。

（4）炎性息肉（假性息肉）：常见于溃疡性结肠炎、克隆病、肠结核、血吸虫病等的再生与修复阶段，常为单发，体积较小，病程长者可增大。增生性息肉（化生性息肉）一般见于40岁以后，年龄越大发病率越高，主要发生在直肠。

（5）家族性腺瘤性息肉（Peutz－Jeghers综合征）：是一种常染色体显性遗传性疾病，口唇、口腔颊黏膜及四肢末端皮肤出现黑色素斑，胃肠道出现多发性大小不等的有蒂或无蒂息肉，多在12岁以后发生，有癌变倾向。

2．中医病因病机

直肠息肉的发生多由于腑气不畅，湿热下注，移于大肠，导致肠道气机不畅、经络阻滞、气滞血瘀、浊气凝聚而形成；或因内伤饮食，感受寒热，湿邪迫于大肠，致肠道气机不利，脏腑功能失调，经络阻滞，气滞血瘀，浊气凝聚而成。久病则气虚下陷，肠蕈可随排粪而露于肛外，状如樱桃，故有“樱桃痔”之称。若燥粪伤及血络，则见便血鲜红。

【临床表现】

依照息肉大小、有无蒂、病程长短而表现各异。细小息肉多无症状；较大息肉常见症状为便后出血，不与大便相混合，为鲜红色血液，一般出血量较少，多为间歇性出血，少数可引起贫血。直肠下段息肉若为带状，在排粪时可见鲜红色的息肉脱出，状如樱桃，排粪后多能自行缩回。直肠息肉一般不引起黏液大便或脓血大便，也无里急后重感或便意频繁。但在并发感染或结肠炎时，可有里急后重或黏液脓血大便发生。

【诊断与鉴别诊断】

1．诊断

(1) 症状

① 便血：有隐性和显性两种。隐性便血仅见粪便镜检有红细胞或潜血试验阳性，多见于高位息肉较小、数量较少者；显性便血即肉眼可见便血鲜红，呈滴状，或大便带血，血量多少不一。长期便血易导致贫血。

② 大便习惯改变：多发性息肉常常伴有腹痛、腹泻、里急后重等大便习惯的改变；乳头状息肉以晨起排出大量蛋清状黏液便为特点；单发者多无明显症状。

③ 脱垂：低位息肉可见鲜红色、樱桃状肉样肿物，或与直肠黏膜一起脱出肛外，便后可自行回纳。脱出时常伴有排便不畅、肛门下坠或里急后重感。

(2) 体征

息肉脱出者可见红色或樱桃样肿物。

2．鉴别诊断

(1) 直肠癌：指诊可触及坚硬如石、表面不规则、凹凸不平或呈菜花状肿块，活动范围小，基底粘连，有压痛。晚期指诊可摸到周边隆起而坚硬的溃疡，指套可带脓血性分泌物，有特殊臭味。病理检查可明确诊断。

(2) 肛乳头肥大：位置较低，生长于齿线附近，质稍硬，表面光滑，呈椭圆形，不易出血，可脱出肛外。

【检查】

1．直肠指检　可触及直肠下端较大的息肉，呈球形肿物，表面光滑，有蒂或无蒂，带蒂息肉可活动，有游移不定现象。多发性息肉则可触及葡萄串样大小不等的球形肿物。如息肉质硬，有粘连，不活动，则可能已发生癌变，指套可染血或带脓血性分泌物。

2．直肠镜或乙状结肠镜检查　可发现高位息肉或低位较小、手指触摸不清的息肉。镜下可见隆起或球状息肉，表面易出血，有时可见溃疡面。

3．X线气钡灌肠造影　可发现肠壁有充盈缺损。

4．病理检查 为腺瘤样组织，外有包膜，组织排列正常，即可诊断为腺瘤性息肉。

【治疗】

治疗原则为明确性质后确定部位，去除息肉。

1．西医治疗

（1）指扯断蒂法：适用于儿童低位带蒂息肉患者。取截石位或下蹲位，手套涂上润滑剂后用右手食指伸入肛门，钩住息肉，在息肉蒂部与黏膜连接部扯断取出息肉。一般出血可自行停止。

（2）经肛门切除：适用于直肠下端息肉。在骶麻或局麻下，首先扩肛，再用手指或组织钳将息肉拉出于肛门外，对有蒂良性息肉，在息肉根部连同部分黏膜进行结扎或缝扎，切除息肉（图 24－29）。若系广基底息肉，更应切除息肉四周黏膜，然后缝合创面；若为绒毛状腺瘤，黏膜切除范围应在腺瘤四周 1cm 以上。

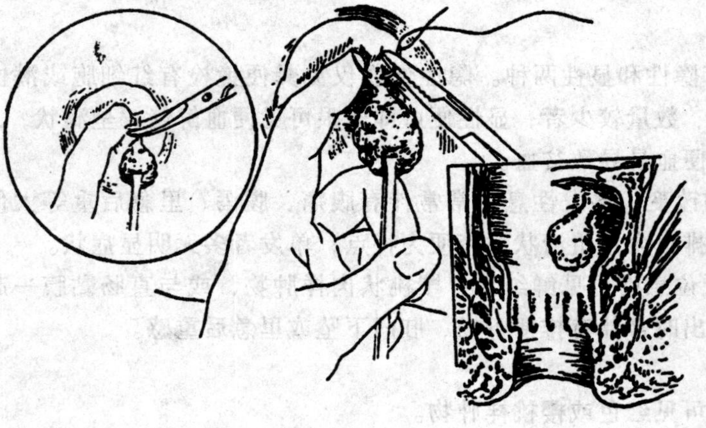

图 24－29　肛门镜下息肉痔切除术

（3）电灼切除：无法经肛门切除者，可通过直肠镜、纤维结肠镜或电子肠镜套住息肉蒂部电灼切除。注意广基底息肉用此法不安全。

（4）经纤维结肠镜或电子肠镜通过高频或微波切除：适用于直径 2cm 以内的带蒂息肉或较小的宽基底息肉，无出血倾向者也可用显微手术肛门镜接电视屏，放大视野，镜下切除息肉。这种方法创面小，可以缝合，避免了术后出血。

（5）开腹手术：若息肉位置较高，或息肉有癌变，或息肉直径大于 2cm 且为广基底者，可经下腹入腹作局部切除，癌变者按直肠癌切除原则处理。

2．中医治疗

（1）湿热下注证

证候：湿热移于大肠，伤及肠中血脉，致大便表面有黏液带血，肛门部灼热不适，伴腹痛腹泻；湿浊挟热可致息肉溃烂，大便表面有脓性黏液，息肉可在便时脱出肛门外；肛门指检可触及息肉；舌质红，苔黄或黄白厚腻，脉濡数。

治法：清热利湿，理气止血。

方药：黄连解毒汤加减。便秘者酌情加火麻仁或大黄。

(2) 气滞血瘀证

证候：久病致腑气不通，气血凝结，息肉增大变硬，形体消瘦，面色晦暗；若脾胃失调、气血不和可出现食少、纳差；肛门指检息肉变硬、触痛；舌质暗，苔白，脉弦滑。

治法：活血化瘀，理气散结。

方药：补阳还五汤加减。肛门坠胀不适者加木香、枳实。

(3) 先天亏损、正虚血瘀证

证候：自幼排便时偶有肿块脱于肛外，便后滴血多少不定，或腹泻、腹部隐痛；后期出现倦怠懒言。舌质淡、苔白，脉细弱。

治法：理气散瘀，温中健脾。

方药：良附丸加减。便时带血加赤石脂、血余炭或三七。

（刘金龙）

第二十五章 周围血管疾病

第一节 概 述

周围血管疾病（peripheral vascular disease）主要指发生在四肢的动脉和静脉的疾病。包括动脉及静脉的狭窄、闭塞（栓塞）、扩张、损伤、畸形等病变。近年来，大多数周围血管疾病的发病率呈上升趋势，在诊断与治疗上也取得了明显的进展。在中医学中虽然没有对周围血管疾病的专门分类论述，但是中医学古籍上记载的“脱疽”、“血瘤”、“脉痹”、“筋瘤”等相当于西医学的血栓闭塞性脉管炎、动脉硬化闭塞症、血管瘤、深静脉血栓形成、下肢浅静脉曲张等疾病。

【临床表现】

1．症状

(1) *疼痛*：是周围血管疾病的常见症状。肢体动脉闭塞类疾病因肢体缺血表现为间歇性跛行和静息痛。间歇性跛行是指患者步行一定距离时出现小腿疼痛或不适，迫使其停止步行，稍息片刻，疼痛缓解后才能重新行走，可有沉重、酸痛、胀痛、刺痛、钝痛或锐痛之感觉，这是因为在行走时肢体的血供不足所致。疼痛可反映患者血管闭塞程度的轻重。所谓静息痛是指患者在不运动状态时疼痛，通常夜间加重，因动静脉缺血导致的组织缺血及缺血性神经炎可引起持续疼痛，因动、静脉急性炎症或缺血坏死者可有静息痛间歇性加重和感觉异常。此外，肢体静脉瓣膜功能不全时也可出现疼痛，如因静脉回流障碍者可因淤血而胀痛。要注意的另一个方面是往往因动脉而致的疼痛与所处环境温度有关，在热环境下可得缓解，反之加重；而因静脉致疼痛者多与体位有关，令患肢平放或抬高可能会减轻疼痛，立位时可加重症状。

(2) *感觉异常*：主要有肢体的沉重、麻木、针刺、蚁行、灼热、发凉感甚或无知觉等。当静脉病变时，如静脉瓣膜功能不全时可引起肢体沉重感、酸胀感，但当抬高患肢或平卧时症状消失。如早期动脉供血不足也可引起肢体的疲倦、沉重感及肢体发凉等感觉，稍加休息可缓解。另外，如动脉缺血引发神经损害时，可有麻木、蚁行、针刺、灼热等感觉。动脉供血严重不足者以麻木为主，如严重的动脉栓塞或狭窄时肢体感觉会丧失。此外，慢性静脉功能不全而肿胀时间久者，皮肤感觉也减退或消失。

2．体征

(1) *肿胀*：当静脉回流障碍时可出现肿胀，如下肢深静脉血栓形成、下肢深静脉瓣膜功能不全均可引起肢体不同程度的肿胀，这是由于下肢静脉高压而使血清蛋白渗入并积聚于组织间隙而引起浮肿，其特点是浮肿呈凹陷性，踝部与小腿最明显。慢性静脉疾病时除浅静脉曲张外，常伴有小腿胀痛、足靴区色素沉着和溃疡等。由于静脉瓣膜功能不全而引起的肿胀通常在平卧或抬高肢体后及清晨起来后减轻，行走后或久立后加重。

(2) 皮温改变：皮肤的温度与血流有明显的关系。当肢体缺血时，肢体尤其是肢体远端皮肤温度明显低于健侧，但当静脉阻塞时由于血流淤积，肢体皮温可高于正常。除此，红斑性肢痛症及动静脉瘘存在时皮温会高于正常。用指背可明显比较两侧的皮温，具体的可用测温计测量。

(3) 皮色改变：皮肤色泽能反映肢体循环情况和皮肤营养状况。皮肤颜色苍白或发绀伴皮温降低往往提示动脉供血不足；皮肤苍白甚或伴有淤点淤斑时则提示失去血供；如果皮肤暗红、皮温稍高则提示静脉淤血。指压试验可以反映其缺血情况：即用手指重压皮肤数秒后突然放开，此时正常人压迫后苍白区迅速恢复血流，皮肤呈正常颜色；而缺血者通常在10秒以上慢慢恢复原色。Buerger试验可反映肢体缺血情况，即平卧时将患肢抬高70°～80°，持续1分钟左右，观察足底，正常可见淡红色或微白；见苍白或蜡白色者提示肢体动脉供血不足；再将肢体下垂于床沿呈坐位，正常人足部颜色可于10秒内恢复，如恢复时间超过45秒，也提示动脉供血障碍。另外，静脉返流性疾病患者在立位稍久时可见肢体皮肤颜色潮红或发绀。

(4) 肿块：在静脉曲张时，其皮下肿块为静脉迂曲形成，外观为蚯蚓状、球状，偶可触及静脉内结石，当肢体抬高时肿块即消失。如因浅静脉形成血栓者，可见沿静脉走行区皮下索条状红肿，触痛明显，颜色发红，长度可达数厘米或数十厘米；另外，浅表的动脉瘤、静脉瘤、结节性多动脉炎、血管动静脉瘘等均可在皮下出现形状不一的肿块。要注意的是因动脉瘤致肿块者可触及其搏动。结节性血管炎者初期也可见皮下红肿硬节。

(5) 营养障碍：主要表现为坏疽或溃疡。当动脉缺血引起肢体营养障碍时，可出现皮肤松弛，汗毛脱落、趾（指）甲生长缓慢、肌肉萎缩等；如果缺血严重，可出现肢体坏疽，可为干性坏疽，如感染可呈湿性坏疽伴臭味，坏疽大多从趾（指）开始；静脉疾病也可发生营养障碍，静脉淤血常发生于足靴区，表现为色素沉着、皮炎、湿疹、溃疡，溃疡常发生在小腿下1/3处，尤以内侧多见，其底部被湿润的肉芽覆盖、易出血，周围炎症浸润，疼痛明显，愈合缓慢，容易复发。

【临床辨证】

1. 疼痛

(1) 气滞血瘀而痛：气滞导致血瘀，瘀血又可反阻气机，二者互为因果。疼痛可呈进行性加重，常伴胸胁胀闷，时作时止，时轻时重，与情志活动有关。临床上可见于胸腹壁静脉炎、上肢血栓性静脉炎等。

(2) 寒凝致痛：寒主收引，寒邪侵及经脉则痹阻不通。其疼痛较重，遇冷则甚，遇热则减。寒为阴邪，其性清冷，故伴见患部发凉，皮色苍白、青紫。临床多见于动脉硬化闭塞症、血栓闭塞性脉管炎和雷诺综合征等疾病。

(3) 热灼而痛：热为阳邪，热灼所致疼痛较重，遇热痛甚，遇寒则减，患部灼热，皮色红或紫。临床上见于红斑肢痛症及血栓性静脉炎等疾病。

(4) 湿滞致痛：湿为阴邪，易阻气机，湿热下注，其痛隐隐，常伴水肿，或有沉重感。多见于深静脉回流障碍及下肢静脉曲张合并静脉回流障碍等疾病。

(5) 气虚致痛：气虚血少，脉道不充，则四肢失濡养而发凉疼痛，同时伴头晕、肌肤不润、甲厚肌萎，汗毛稀少。多见于动脉狭窄、动脉闭塞性疾病久者。

(6) 阴虚阳亢致痛：肝阳上亢，阴液亏于下，濡养不足则肢体发凉、麻木或疼痛。临床上多见于大动脉（胸、主动脉）炎及动脉硬化伴中风者。

2. 麻木

麻木为肌肤不仁、反应迟钝。其多为虚为瘀而致麻木，虚者乃气血虚少，肌肤失养，瘀者乃血瘀气滞，气血不畅，肌肤失养。临床上多见于慢性动脉狭窄或闭塞性疾病。

3. 肿胀

肢体肿胀为津液水湿运化输布障碍所致。人体水湿赖于肺气通调、脾气转输、肾气开阖、三焦决渎守职、膀胱气化而成。若肺、脾、肾有病可发为水肿，其中尤以脾病为主，脾主运化水湿，为制水之脏。局部水肿的病机为气滞血瘀，肢体水肿相当一部分为湿热所致。

4. 皮色改变

正常肢体肤色为淡红色。若置于高温或低温环境下则可呈深红或青紫色，也属正常。如常温下患肢皮色苍白则提示血不荣肤，属血虚有寒；临床上多见于动脉狭窄、闭塞及痉挛性改变。如皮色发红，多为热邪燔灼肌肤而致。动脉狭窄、闭塞性疾病坏疽期可见皮色发红。如果伴皮温升高，则多见于红斑肢痛症及下肢血栓性静脉炎。如皮色紫红或青紫则提示血瘀证。如压之退色者为血瘀脉里，在临床上多见于血管瘤；压之不退色者为瘀在脉外，如过敏性紫癜及进行性色素沉着等；皮色黑者多为死肌之色，常见于动脉闭塞干性坏疽期。

5. 皮温改变

肌肤常温乃正常血运濡养之象。皮温降低者总属气虚阳气不足或寒凝气血瘀滞。临床上多见于动脉栓塞、狭窄、闭塞等病。皮温升高者总属热邪为患，亦可为湿热下注，或阴虚生热。在临床上多见于下肢深静脉血栓形成或血栓性深、浅静脉炎，以及慢性动脉阻塞性疾病的坏疽期。

6. 坏疽溃疡

坏疽或溃疡是周围血管疾病的表现之一，其坏溃处若肉色不鲜、脓水恶臭、疼痛剧烈，夜间尤甚，多为热毒伤络。临床上多见于动脉供血障碍性疾病如动脉硬化闭塞症、血栓闭塞性脉管炎等。若坏溃处污浊不清，脓出多且伴臭味、易出血，并可见筋脉怒张者，多为湿热瘀滞，临床多见于下肢静脉曲张和下肢静脉回流障碍性疾病。若坏溃日久则多属虚证，如疮面如菜花或火山口状提示癌变。

综上所述，对周围血管疾病临床症状的准确辨证分析是能否正确诊治的关键，同时，要注意局部与整体的统一辨证论治。

第二节 血栓闭塞性脉管炎

血栓闭塞性脉管炎（thromboangitis obliterans，TAO）是一种原因不明，以侵犯四肢中小动、静脉为主的全身性非化脓性血管炎性疾病。具有慢性、节段性、周期性发作的特征。本病多见于男性青壮年，亚洲地区发病率明显高于欧美，我国各地均有发病，但北方较多。近年来本病发病率呈下降趋势。最早 Buerger 对本病进行了描述，故也称 Buerger 病。中医学记载本病最早见于《内经》的《灵枢·痈疽》："发于足趾，名曰脱痈，其状赤黑，死不治；不赤黑不死。不衰，急斩之，不则死矣。""脱痈"即是本病中医最早的命名，后在晋代皇甫谧的《针灸甲乙经》中改称"脱疽"，故本病属中医"脱疽"范畴。

【病因病理】

1．西医病因病理

(1) 病因：目前本病病因虽尚未明确，但关于病因有以下学说。

①烟草致敏学说：吸烟与本病有着密切的关系。综合国内资料，血栓闭塞性脉管炎有吸烟史的占患病人数的88.7%～98.2%，烟草浸出液可使实验动物的动脉发生炎性病变，烟草中尼古丁可引起小血管痉挛，吸烟还可使交感神经兴奋、肾上腺素、去甲肾上腺素和5－羟色胺等血管活性物质增多，引起血管痉挛及损伤内皮细胞。戒烟可使病情缓解，再度吸烟病情常复发。

②寒冻学说：本病寒冷地区较南方温暖地区发病率高，而且许多 TAO 患者有过冻伤史，寒冷刺激下血管呈痉挛状态，致使血管中滋养血管炎性变性。机体对寒冷的适应能力差及其反应敏感者易诱发本病。

③免疫学说：近代免疫学研究表明本病是一种自身免疫性疾病。病人血清中有抗核抗体存在，并在罹患动脉中发现免疫球蛋白（IgM、IgA、IgG）及 C_3 复合物。有学者认为，本病的发生是在以烟草过敏为主的作用下，体液和细胞免疫反应所形成的免疫复合物损害血管的结果。

④激素学说：临床上本病几乎为青壮年男性，女性极少见，一方面雌激素对血管有保护作用，另一方面青壮年男性多发生前列腺功能紊乱，此时前列腺素丧失过多，而前列腺素有舒张血管和抑制血小板凝集的作用。因此考虑激素紊乱亦为本病发病的一种可能因素。

⑤其他：外伤、血管神经调节障碍、遗传因素、霉菌感染等也有可能诱发本病。

总之，凡是能使周围血管长久地处于痉挛状态的因素都可能是 TAO 发病的原因。

(2) 病理

①早期多侵犯中小动、静脉，病情进展可波及腘、股、髂动脉和肱动脉，侵犯腹主动脉及内脏血管者罕见。

②病变呈节段性分布，两段之间血管比较正常。

③可分为急性期和慢性期，在急性期为急性动、静脉炎和其周围炎，并可波及伴随神

经。血管全层有广泛的内皮细胞和成纤维细胞增生，并有淋巴细胞浸润，中性粒细胞浸润较少，还可见巨细胞、血管内皮增生和血栓形成。慢性期管腔内血栓机化，内有新生细小血管再通，含有大量成纤维细胞，并与增生的血管内膜融合粘连。动脉内弹力层显著增厚，动脉各层有广泛的成纤维细胞增生。动脉周围显著纤维化，呈炎症性粘连，使动脉、静脉、神经包裹在一起，形成坚硬的索条。呈周期性发作，故具有急、慢性变化。

④当血管闭塞时都会有侧支循环建立，如果代偿不足，或侧支血管痉挛，即可引起肢体循环障碍而出现发凉、麻木、疼痛、溃疡和坏疽。

2．中医病因病机

本病多由素体脾气不健、肾阳不足，加之寒邪侵袭而发作。脾气不健、化生不足，则气血亏乏，内不能壮脏腑，外不能濡养四肢。肾阳亏损，不能温煦四末，或脾肾阳虚，寒邪侵袭，四肢经脉气血不足，寒凝血瘀而发病。

寒邪侵袭致肢体怕冷；温养不足，故出现肢体麻木、行走无力、跛行。寒客经脉，血凝不畅，经脉不通，不通则痛。四肢气血失于畅通则濡养不足，故出现皮色淡白，皮肤干燥，肌肉萎缩，趾甲增厚，毳毛脱落。

若寒邪郁而化热则可出现红肿；热盛则可肉腐为脓；寒邪盛极，血凝脉闭，则可见肢体失荣、枯黑坏疽。

久病可致气血双亏而出现全身消瘦、乏力、倦怠、纳呆，甚至全身衰竭。

【临床表现】

1．症状

(1) *疼痛*：疼痛是TAO病人最突出的症状，大约有1/10的患者在开始患病时就有疼痛，其原因为初期血管痉挛，血管壁和周围组织神经末梢感受刺激而产生。当病情进一步发展为动脉闭塞时，则产生更为严重的缺血性疼痛。早期患肢伴随发凉、麻木和足底弓疼痛，病人行走一段路程后，小腿部及足弓部肌肉发生胀痛或抽痛，如继续行走时疼痛加重，最后被迫止步，休息后症状缓解，再行走后症状又出现，即所谓“间歇性跛行”；中医认为这是由于下肢经脉闭塞不通、瘀滞的表现。如病情继续加重，则动脉缺血更为严重，甚至肢体处于休息状态时疼痛仍不缓解，且以夜间尤甚。病人常抱膝而坐，彻夜不眠；或将肢体下垂，此时即所谓TAO病人的静息痛，其疼痛常会因为情绪刺激及局部受冷而加重。

(2) *发凉*：患肢发凉、肢冷，自觉凉感，往往在夏季也要加穿袜、鞋，即使这样亦感发凉。中医认为这是阳气不足或寒凝血瘀的表现，发凉是TAO早期的常见症状。

(3) *感觉异常*：此为末端神经因缺血而致。患肢（趾、指）可出现发痒、胼胝感、针刺、麻木、灼热、酸胀感等，甚或在足部或小腿有部分感觉丧失区，这是气血虚少或气血瘀滞之表现。

2．体征

(1) *皮肤颜色改变*：初发病时患肢因缺血皮肤苍白，当抬高患肢时此苍白变得更为明显，进一步可呈紫绀色，接近坏疽或坏疽时呈暗紫色。

(2) *游走性血栓性浅静脉炎*：约有半数病人早期或整个病程中反复出现此症。具体表现为浅静脉区皮肤沿静脉走行处可见发硬、红肿的硬结或索条，伴有压痛及灼热感，以足部及小腿处多见，大腿偶可出现。病变呈迁移性发作，可单处亦可数处同时发病。每次发作时局部病变长度为数毫米至数十毫米，时间1～3周，消退后往往残留色素沉着痕迹。

（3）营养障碍：病变部位由于缺血、营养不良而致皮肤干燥、皲裂、脱屑、少汗或无汗，趾背、足背及小腿汗毛脱落，趾（指）甲变厚、变形、生长缓慢，小腿肌肉萎缩等。这是由于气血不足、肢体失养所致。

（4）动脉搏动减弱或消失：足背动脉及胫后动脉搏动通常触不到或减弱，腘动脉及股动脉搏动常减弱或消失，有时可累及上肢的桡、尺动脉，其搏动不能触及。

（5）雷诺现象（Raynaud 现象）：TAO 病人早期受情绪或寒冷刺激呈现指（趾）由苍白、潮红继而紫绀的颜色变化。原因为末梢小动脉痉挛所致。

（6）坏疽和溃疡：当肢体脉管阻塞依靠其侧支循环亦难以维持局部营养，或因加温、药物刺激或损伤等，均可诱发局部坏疽或溃疡。溃疡部位可位于甲旁、趾间或足的侧面，或趾（指）关节，并可波及整个趾（指）甚或整个足（手）部。大多发生干性坏疽，待部分组织坏死后脱落即形成溃疡，此时如继发感染即变为湿性坏疽（图 25－1）。根据坏疽或溃疡的范围，可将其分为三级：

Ⅰ级——坏疽、溃疡只限于趾部。

Ⅱ级——坏疽、溃疡延及跖趾（掌指）关节或跖（掌）部。

Ⅲ级——坏疽、溃疡延及全足背（掌背）或侵及跟踝（腕）关节或腿部。

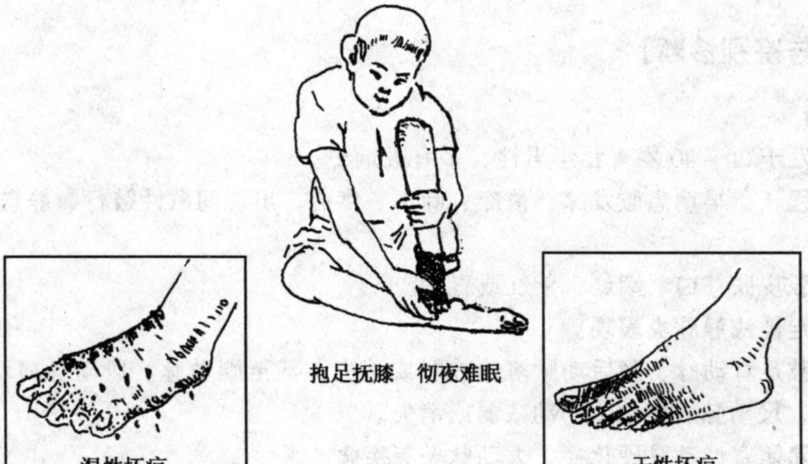

图 25－1　脱疽（血栓闭塞性脉管炎）

【实验室及其他检查】

1．多普勒（Doppler）肢体血流超声检查　可显示动脉缺血样改变或闭塞样改变，往往描记足背及胫后动脉时可出现直线波形，显示动脉搏动波形降低，往往只有主峰，缺乏次峰和第三峰，监听器中搏动声消失或减弱，并有踝压指数等灵敏数据的改变。新型超声可直接显示血管的闭塞程度和管径大小及血流速度等相关指标。

2. 皮肤温度测定 在室温下（15℃～25℃）患者的皮肤温度低于正常体温2℃时，则表示血液供应不足，TAO病人患肢皮温降低。

3. 肢体光电容积描记（PPG） 可出现缺血样波形改变。

4. 阻抗血流图（IPG） 可反映血管功能状态及血流状况，TAO病人血流量减少，并有趾（指）动脉压力等数据的改变。显示峰值幅度降低，提示血流速度减慢，降支下降速度减慢提示血液流出阻力增加。

5. 红外热像仪测定 可明确肢体缺血的"冷区"，提示缺血范围。

6. 血液流变学检查 可有全血黏度增高、红细胞压积增高等改变。

7. 甲皱微循环测定 可有甲皱毛细血管袢轮廓不清，排列紊乱，管袢变短、变细、扩张淤血及畸形表现。

8. 血液凝固学检测 可有血小板黏附和聚集、纤维蛋白原增高等血液高凝表现。另外，还可测定凝血酶原Ⅲ（AT－Ⅲ）、纤维蛋白原（Fibrinogen）、α_2－巨球蛋白（α_2－Macroglobulin）等，可更好地了解血液是否存在高凝状态。

9. 免疫球蛋白检测 免疫球蛋白及其复合物，以及T细胞亚群检测均可出现增高或阳性表现。

10. 动脉造影 可进一步判定阻塞部位及情况，侧支循环情况等，为手术提供资料。现在有条件的医院可在数字减影血管造影（DSA）下进行。

11. 足背动脉血氧饱和度测定 肢体末梢动脉血多缺氧而致足背动脉血氧饱和度降低。

【诊断与鉴别诊断】

1. 诊断

（1）多发于20～40岁青壮年男性，多有吸烟史。

（2）病程长，早期患肢发凉、怕冷、麻木、疼痛，出现间歇性跛行、静息痛或发生溃疡及坏疽。

（3）患肢皮肤苍白、潮红、紫红或青紫。

（4）游走性浅静脉炎表现。

（5）患肢足背动脉、胫后动脉搏动减弱或消失，甚至腘动脉、股动脉搏动减弱或消失。侵犯上肢者，尺动脉、桡动脉搏动减弱或消失。

（6）排除闭塞性动脉硬化症、大动脉炎等疾病。

（7）实验室及其他检查支持。

2. 临床分期

第一期（缺血期）：表现为患肢麻木、发凉、怕冷、酸胀、沉重及轻度间歇性跛行、皮肤温度低、皮色苍白、足背动脉或胫后动脉搏动减弱，可有游走性浅静脉炎的表现。此期相当于中医的寒湿凝滞经脉证。

第二期（营养障碍期）：此期除麻木、发凉、肢冷、酸胀沉重感加重外，间歇性跛行明显，并出现静息痛，以夜间尤甚，皮温下降，皮肤出现紫斑潮红，趾（指）甲变厚，汗毛脱落。足背及胫后动脉消失，腘动脉及股动脉可减弱。此期中医认为是经脉闭阻所致。

第三期（坏死期）：病人诸症加重，由于严重缺血可出现趾（指）端发黑、干瘪坏死、溃疡、疼痛加剧，抱膝而坐、彻夜不眠，消瘦、贫血，可出现中毒感染症状。此期中医认为是热毒炽盛所致。

3．鉴别诊断

（1）肢体动脉硬化闭塞症：①本病发病年龄多为45岁以上，男女均可发生。②常伴有高血压、动脉硬化或糖尿病。③发病部位可以是髂动脉等大血管，其次为腘窝及其他部位动脉血管。④同时可伴血脂升高，X线片中显示动脉有钙化斑点。病理检查可证实。

（2）痛风：本身为一种代谢性疾病，男女均可发病，但其疼痛往往为关节疼痛，血尿酸值升高，肢体无缺血表现，抗痛风药（如秋水仙碱）等治疗有效。还常伴有肾结石、耳垂下结石（痛风结晶析出）。

（3）糖尿病性坏疽：具有糖尿病的特征，血糖升高，坏疽疮面常呈湿性。

（4）红斑肢痛症：①多发于青壮年人，女性多于男性。②常发于手或足部。③表现为肢端皮肤发红、充血、灼痛，遇热加重，或高举患肢侧症状减轻。④患肢皮肤温度高而发红，动脉搏动增强。

（5）颈肋和前斜角肌综合征：①青年女性居多。②见上肢发凉、麻木、疼痛，皮肤苍白或青紫，桡动脉搏动减弱或消失。③严重时可发生肢体营养障碍或坏疽。④X线摄片可见颈肋存在，或提拉前斜角肌时症状加重。⑤血栓闭塞性脉管炎大多数先发生在下肢，以后才累及上肢，该点亦可供鉴别。

（6）动脉栓塞：①发病急、进展快。②常见血压下降，甚或休克。③有心脏病、心脏手术、心房纤颤等血栓来源的发病基础，阻塞段面也较高。④肢体5P征：疼痛（pain）、苍白（pallor）、麻痹（paralysis）、感觉异常（paresthesia）、无脉（pulselesseness）。

【治疗】

由于本病原因不明，故缺乏根治方法。中医中药在本病的治疗方面起着很重要的作用，疗效也是确切的。在肢体坏疽并发感染时，应以中西医结合治疗为主。有以下治疗原则：

（1）严格戒烟，患肢保暖，防止外伤，避免情绪激动及紧张，适当锻炼。

（2）本病治疗上中西医结合可取得良好疗效，其目的主要是建立侧支循环，以改善病变区供血。

（3）西医的治疗原则为扩血管、抗凝、祛聚、对症治疗，或通过手术方法解决和改善侧支循环。

（4）中医治疗原则为温经通络、清热解毒、活血化瘀和补气补血等。

1．西医治疗

（1）药物治疗

①扩血管药物

a．妥拉苏林，口服25～50mg，3～4次/日，也可25～50mg，肌肉注射，2次/日。

b．罂粟碱：本药可显著解除血管痉挛，口服或注射用量为30～60mg，3次/日。

c．烟酸：50～100mg；口服，3次/日。

②抗血小板聚集药

a．阿司匹林：50～100 mg，1次/日，能有效地防止血小板聚集。

b．潘生丁：50～100mg，3次/日。

③改善微循环药物

a．前列腺素 E_1（PGE_1）：目前常用的剂型为脂微粒球载体的 $LipoPGE_1$（凯时），常用量为10～20μg，加入20ml生理盐水中静脉推注，1次/日，可用药10～14天。

b．己酮可可碱：本类药物可加强红细胞变形能力，改善组织缺氧。200～600mg口服，3次/日。

④止痛剂：可选用非甾体类的抗炎止痛作用药物和新型麻醉剂、止痛剂等，一般遵循三阶梯止痛原则。

⑤抗生素：合并坏疽、溃疡时可适当选用。

（2）手术治疗

①腰交感神经节切除术：目的是切除腰交感神经节，使病人产生“失交感效应”，使动脉痉挛迅速缓解，血流量增加，促进侧支循环。一般认为，本手术适用于动脉病变不广泛、侧支循环基本建立、血流仪检测出搏动血流和临床表现趋于改善的病人，同时对侧（健侧）应没有明显的缺血状态。切除腰Ⅱ、Ⅲ、Ⅳ神经节方为手术成功的关键。动物实验已证明：手术一侧肢体的血容量增加24.4%，而70%的对侧肢体血容量减少27%，故选择良好的适应证是手术成功的前提。

②血管重建术：包括动脉血栓内膜剥脱术和经皮腔内血管成形术，亦包括静脉动脉化手术。后者术式从1902年开始国外学者试图尝试，1981年我国学者提出3种不同的动静脉转流术，其基本原理是：利用高压的动脉血来扩张静脉，使转流远端的瓣膜关闭不全，试图使动脉血液沿静脉流向肢体的远端来改善缺血肢体的血液循环。当药物和其他方法无法解决肢体远端动脉闭塞时，可以考虑施行这一手术。

③大网膜移植术：其主要的方法为将大网膜带蒂（即网膜原供血血管保留）或不带蒂（即将大网膜血管离断原位后，在肢体处吻合于股或腘动、静脉上），并经过科学裁剪，铺植于缺血肢体筋膜下，使筋膜、肌肉和皮下组织之间利用大网膜的血管形成“生物性旁路再血管化”，同时远端肢体组织能够获得更多的血液供应。

④截肢（趾、指）术：当患者采取多种手段治疗未见明显效果，发生坏疽、溃疡，适合截肢（趾、指）条件时，予以截肢（趾、指）术。

⑤神经压榨术（Smithwick术）：在局麻下根据病变部位，施行胫神经、腓浅、腓深神经压榨术，多数病人有立即止痛的效果。

（3）高压氧疗法：目前有条件的医院进行此疗法，取得一定疗效。

2．中医治疗

（1）内治

①寒湿证

证候：面色暗淡无华，喜暖怕冷，患肢沉重、酸痛、麻木感，小腿抽痛感。常伴有间歇性跛行，趺阳脉搏动减弱或消失，局部皮色苍白，触之冰凉、干燥；舌淡，苔白腻，脉沉细而迟。其他症状并不显著，或伴有迁移性静脉炎。

治法：温阳通脉，祛寒化湿。

方药：阳和汤加减。疼痛甚者加元胡、忍冬藤；湿重者加革薢、云苓。

②血瘀证

证候：患肢暗红、紫红或青紫，下垂时更甚，抬高则见苍白，足趾毳毛脱落，皮肤、肌肉萎缩，趾甲变厚，并可有粟粒样黄褐色瘀点反复出现，趺阳脉搏动消失，患肢持久性静息痛，尤以夜间痛甚，患者往往抱膝而坐，或患肢悬垂在床边，不能入睡；舌质红或紫暗，苔薄白，脉沉细而涩。

治法：活血化瘀，通络止痛。

方药：桃红四物汤加减。夹有寒湿者加肉桂、白芥子。睡眠不佳者加远志、酸枣仁。

③热毒证

证候：患肢皮肤黯红而肿，趺阳脉搏动消失，患肢如煮熟之红枣，皮肤上起黄疱，渐变为紫黑色，呈浸润性蔓延，甚则五趾相传，波及足背，肉枯筋萎，色黑而干枯、溃破腐烂，疮面肉色不鲜，疼痛异常，如汤泼火烧样，彻夜不得安眠，常须弯膝抱足按摩而坐。并伴有发热、口干、食欲减退、便秘、尿黄赤、舌质红、苔黄腻、脉洪数或细数等症状。

治法：清热解毒，化瘀止痛。

方药：四妙勇安汤加减。本证多兼有血瘀，可加川芎、桃仁、红花等。若发热重可加犀角、生地、公英等。

④气血两虚证

证候：面容憔悴，萎黄消瘦，神情倦怠，心悸气短，畏寒自汗；患肢肌肉萎缩，皮肤干燥脱屑，趾甲干燥肥厚；坏死组织脱落后疮面生长缓慢，经久不愈，肉芽黯红或淡而不鲜；舌质淡，脉沉细而弱。

治法：补气养血，益气通络。

方药：十全大补丸加减。可适当加赤芍、王不留行等活血药；同时加玄参、双花等清热解毒药。

⑤肾虚证

证候：大多见于寒湿证、血瘀证和热毒证之久病后，兼见精神萎靡不振，面色晦暗无华，上半身热而下半身寒，口淡不渴，头晕腰痛，筋骨萎软，大便不爽，脉沉细无力等。

治法：肾阳虚者温补肾阳；肾阴虚者滋补肾阴。

方药：肾阳虚者附桂八味丸加减；肾阴虚者六味地黄丸加减。

(2) 专病专方

①口服成药：如通塞脉片、复方丹参片等。

②静脉药物：常用药物有脉络宁、川芎嗪、血栓通注射液等。

(3) 其他疗法：还可用中药离子导入法、按摩等。

(4) 针灸治疗：上肢取合谷、内关、曲池；下肢取足三里、血海、三阴交、阳陵泉、复溜为主穴。以昆仑、太溪、委中为配穴。强刺激，留针15~20分钟。

(5) 外治

①中药熏洗：选用红花、川芎、威灵仙、透骨草、艾叶、桂枝等药物，水煎后先熏后洗，注意不要过热，以免加重组织坏死。

②中药外敷：有脓和腐肉者，选用冲和膏或黄连膏等，将局部消毒后外敷，其功效为祛腐生肌。坏疽面腐肉已去、肉芽新鲜时，可选用生肌玉红膏或紫草油，制成油纱条外用，作用为生肌长肉。如果出现浅静脉炎时，可选用金黄膏外敷，作用为活血化瘀。

【预防与调护】

1. 严格禁烟，防止外伤、冻伤，注意保暖。
2. 保持良好心态，适当运动。
3. 坚持用药、科学用药。

第三节　动脉硬化性闭塞症

动脉硬化性闭塞症（arteriosclerosis obliterans，ASO）是一种由于大、中动脉硬化、内膜出现斑块，从而引发动脉狭窄、闭塞而导致下肢慢性缺血改变的周围血管常见疾病。它是全身性疾病，多发生于大中、动脉，临床以下肢慢性缺血性改变为主。临床特点为下肢发凉、麻木、间歇性跛行、皮色苍白或潮红紫暗、肢端营养不良等。男性占绝大多数，年龄大多在45岁以上，目前该病发病率有上升趋势。该病属中医学“脱疽”的范畴。

【病因病理】

1. 西医病因病理

目前本病的病因和发病机制尚未完全清楚。但是高血压、高脂血症、吸烟、糖尿病、肥胖等是其高危因素。其发病机制目前有如下三种学说：

(1) *血管内膜损伤及平滑肌细胞增殖学说*：这一理论认为高血压、血流动力学改变、血栓形成、激素或化学物质刺激、免疫复合物、细菌病毒、糖尿病及低氧血症等可损伤动脉内膜，继而刺激平滑肌细胞向内膜移行，随后发生增殖。增殖时细胞生长因子释放，导致内膜增厚及细胞外基质和脂质积聚。

(2) *脂质浸润学说*：脂质增多和代谢紊乱与动脉硬化有十分密切的关系，它导致脂质浸润并在动脉壁沉积而发生动脉狭窄或闭塞。

(3) *血流动力学说*：血流冲击在动脉分叉部位形成切力，或某些特殊的解剖部位由于切力影响引起血管内皮细胞破坏、脱屑及平滑肌增殖，对动脉壁形成慢性损伤，同时还可引起血流分层和淤滞，促使动脉斑块形成，动脉中膜变性或钙化，使腔内继发血栓，导致管腔狭窄、闭塞。严重者引发肢端坏死。

2．中医病因病机

中医学认为本病与饮食失节、脏腑亏虚、经脉瘀阻有密切关系。经脉闭塞则气血凝滞；饮食膏粱厚味，致油甘肥腻之物太过，久之瘀于脉道，又由于年老体衰、脏腑亏虚，心、脾、肾功能失司而致病。劳倦思虑过度伤于心，心血耗伤，血脉不畅，则脉道不通，渐致脉道闭阻；脾主四肢及运化，脾气虚则不得散精，气血难达四末；肾藏精生髓主骨，肾气虚衰，精气不足，卫外不固，易受寒湿之邪侵袭，寒凝血瘀而致经脉闭塞。因气血不通，肢体失于濡养，故见疼痛、手足发冷、四肢麻木，甚或坏疽等。

【临床表现】

动脉硬化性闭塞症的表现与动脉硬化闭塞的程度、部位和侧支循环的多少有密切关系。

1．症状

早期的症状主要为肢体发凉、间歇性跛行，可有肢体麻木、沉重无力、酸痛、刺痛及烧灼感，继而出现静息痛。

如病变在髂动脉者，其闭塞位置较高，可引起双下肢、双臀、髂、大腿后侧或小腿腓肠肌部位症状，有时伴阳痿；如病变在股－腘段动脉时，可有小腿肌群的症状。如果病变闭塞部位在胫前、胫后则可表现以足部或小腿为主的症状。

2．体征

（1）*皮肤温度下降*：根据病变闭塞部位的不同，其皮肤温度由大腿股部至足部均可降低，但通常在远端足趾处其皮温明显下降。

（2）*皮肤颜色变化*：有闭塞的动脉血供不足时，根据其病程的长短，侧支循环情况，可有皮肤苍白、潮红、青紫、发绀等改变。初期一般呈苍白，如时间久者可出现潮红、青紫等。

（3）*肢体失养*：主要表现为肌萎缩、皮肤萎缩变薄、骨质疏松、发脱落、趾甲增厚变形、坏疽或溃疡。坏疽以足趾远端为最常见。溃疡多发生于缺血局部压迫后或外伤后，如踝关节突出处等。

（4）*动脉搏动减弱或消失*：根据闭塞部位，可扪及胫后动脉、足背动脉及腘动脉、股动脉搏动减弱或消失。

【实验室及其他检查】

1．一般检查

包括心电图、心功能及眼底检查、血脂、血糖检查。通过一般检查可判定患者的动脉硬化和高脂血症的情况以及是否患有糖尿病等。

2．无创伤性血管检查

包括超声多普勒（Doppler）肢体血流检查及电阻抗或光电容积血流描记（PPG）的检查。在临床往往通过上述检查就能够对本病作出诊断，特别是双功彩色超声多普勒，可以清晰地显示血管腔形态及血流状态。还可测定节段动脉压，以了解病变部位和缺血严重程度。踝压/肱压值称为踝肱压指数，即踝压（踝部胫前或胫后动脉收缩压）与同侧肱压相比，正

常值 > 1.0，如 > 0.5 或 < 1 则视为缺血，如 < 0.5 则为严重缺血。

3. 血液流变学检查

可以反映患者血液黏度等数项指标，提示血液流变性改变。

4. 影像学检查

数字减影（DSA）动脉造影、核磁共振血管造影（MRA）检查能提供周围血管的解剖形态，动态观察侧支情况、腔内斑块等相关情况，因而可更加直接地作出病情判断。

【诊断与鉴别诊断】

1. 诊断

(1) 发病多为 45 岁以上，男性多见，常伴有高血压病、冠心病、糖尿病或脑血管硬化疾病等。

(2) 可有眼底动脉硬化，血胆固醇、甘油三酯、β-脂蛋白增高。

(3) X 线片可有高血压心脏病改变及动脉钙化斑点。

(4) 心电图检查有冠状动脉供血不足、心律失常、陈旧性心梗等。

(5) 超声多普勒肢体血流检查提示动脉内管腔狭窄或闭塞，动脉腔内有硬化斑块形成。

(6) 核磁共振血管造影（MRA）或数字减影（DSA）动脉造影直接显示动脉闭塞改变。

(7) 肢体远端缺血改变，如皮肤色苍白、潮红，皮温降低；足背及胫后动脉搏动减弱或消失等。

2. 鉴别诊断

(1) 血栓闭塞性脉管炎：①发病多见于青壮年者。②一般不伴有冠心病、高血压、高脂血症、糖尿病和其他动脉病变。③受累血管为中、小动静脉。④可见游走性浅静脉炎表现。⑤受累动脉无钙化改变，且在动脉造影中呈节段性闭塞，病变段的近、远侧血管壁光滑。

(2) 大动脉炎：①好发于 10 ~ 20 岁女性。②病变主要累及主动脉弓头臂动脉起始部，其次是腹主动脉和主要分支。髂、股动脉闭塞或狭窄少见。③起病缓慢，多伴风湿症状。

【治疗】

药物治疗原则是降血脂、改善血压、改善血液高凝状态、促进侧支循环形成。手术原则是建立旁路血流、动脉内膜剥脱和行截肢术。随着现代科技发展，腔内血管技术应用于临床，动脉球囊扩张术、支架置入等已经越来越被人们认可。

中医认为全身是一个有机的整体，整体治疗和辨证论治是中医治疗本病的原则，具体治法以温经散寒、活血化瘀、清热解毒、清热利湿和补肾健脾为主。

目前，随着中西医结合治疗 ASO 的广泛开展，在西医手术、药物、介入等手段治疗下，合理选择和辨证使用中药及其他疗法是目前较为理想的治疗方法。

1. 西医治疗

(1) 非手术治疗

①降血脂：安妥明（Atromide，clofibrite），每日 3 次，每次 0.25 ~ 0.5g，可降低胆固醇，降低纤维蛋白原含量，防止血栓形成；烟酸（Nicotinniec acid），每日 3 次，每次 0.1 ~ 1.0g。

有降低甘油三酯、胆固醇和扩张外周血管的作用。

②扩血管：妥拉苏林（Tolazoline）口服25~50mg，日3次，血管内注射10~50mg，日1次。前列腺素E（PGE_1）目前常用的剂型为脂微粒球载体的LipoPGE_1（凯时），常用量10~20μg加入20ml生理盐水中静脉推注，1次/日，可用药10~14天。其他剂型100~200μg加入生理盐水或葡萄糖溶液250~500ml，静脉滴注。麦全冬定（Vedrin）口服，每次150~300mg，日3次。上述药物可扩张血管，促进侧支循环形成。

③抗凝祛聚：阿司匹林（Aspirin），50~100mg，每日1~2次口服；潘生丁（Persantin）每次50mg，每日3次，以上药物可防止血小板聚集。同时在治疗本病的手术后也常规应用抗凝药物，如肝素，每日200~300U/kg，每8~12小时1次，或者术中应用剂量可加大，皮下或静脉给药。

④去纤溶栓：尿激酶（Urokinase UK）5万~10万U，加入盐水或葡萄糖溶液50~100ml中静点，每日1~2次，根据纤维蛋白原和优球蛋白溶解时间调节用量或停药。东菱巴曲酶注射液（DF-521）一般用量为首次10BU，次日5BU，以后隔日1次，可用1~2周，应用时以100~250ml生理盐水稀释，静脉滴注1小时以上。它可以降纤、溶栓，改善肢体供血。

⑤其他：如抗生素应用、体液补充等。

（2）手术疗法

①经皮腔内血管成形术（Percutaneous transluminal angioplasty，PTA）：适用于单处或多处短段狭窄者，其原理是以球囊导管在管腔，内应用球囊之张力扩大病变管腔，恢复血流，如有可能同时应用血管内支架则提高其远期通畅率。

②动脉旁路转流术：根据病变不同的部位，以人工血管及自身大隐静脉于闭塞段的远近端做搭桥转流，可选择的术式有主-髂或股动脉旁路术、腋-股动脉旁路术、双侧股动脉旁路术、股-腘（胫）动脉旁路术。

③动脉内膜剥脱术：主要适用于短段的主-髂动脉闭塞。手术直接剥除病变部位动脉增厚的内膜、斑块和血栓。

④截肢术：局部坏疽时可行截肢（趾）术。

2．中医治疗

（1）内治

①寒凝血脉证

证候：肢体肢端发凉、冰冷，肤色苍白，肢体疼痛；舌质淡苔白，脉沉迟或弦细。

治法：温经散寒，活血化瘀。

方药：阳和汤加减。若有血瘀之象可加桃仁、红花；若疼痛可加元胡、白芷。发于上肢加桂枝，发于下肢加牛膝。

②血瘀脉络证

证候：肢体发凉麻木、刺痛，夜间静息疼痛，病位有瘀点或瘀斑，皮色潮红或紫红色；舌有瘀点、瘀斑，或舌质红绛、紫暗，脉弦涩或沉细。

治法：活血化瘀，通络止痛。

方药：桃红四物汤加减。若兼有气虚者加黄芪、党参，若疼痛明显者加元胡、白芷。

③热毒蕴结证

证候：肢体坏疽或呈干性或伴脓出，局部红肿疼痛，或伴瘀点瘀斑，可有发热，恶寒，严重者神志失常；舌质红绛，舌苔初白腻、黄腻，久之黄燥或黑苔，脉滑数、弦数或洪数。

治法：清热解毒，利湿通络。

方药：四妙勇安汤加减。湿热盛者加茯苓、泽泻；血瘀者加鸡血藤、炒地龙；发热者加公英、地丁、板蓝根。

④脾肾阳虚证

证候：年老体弱，全身怕冷，肢体发凉，肌肉枯萎，神疲乏力，足跟及腰疼痛，阳痿，性欲减退，食少纳呆，膀胱胀满；舌质淡，苔白，脉沉细。

治法：补肾健脾，益气活血。

方药：八珍汤合左归丸或右归丸加减。

(2) 外治

①未溃者：可用当归、桑枝、威灵仙、苏木等适量活血化瘀通络之药物水煎熏洗，注意水温不要太高。

②已溃者：可外用生肌玉红膏、紫草油、冲和膏、黄连膏等，以达祛腐生肌之功效。具体可参考血栓闭塞性脉管炎一节。

(3) 针灸治疗：针刺肩髃、合谷、曲池、足三里、阳陵泉、三阴交等穴位，可同时使用电疗仪。还可在曲池、内关、外关、足三里或三阴交等穴位注射丹参注射液等。

(4) 专病专方：口服中成药有通塞脉片、四虫片、大黄䗪虫丸等，静脉用药有丹参注射液、脉络宁、川芎嗪注射液等。

【预防与调护】

1. 保护肢体，避免外伤及寒冻。
2. 严格禁烟，清淡饮食，避免肥甘厚腻之品。
3. 控制糖尿病及高血压。
4. 保持乐观情绪，适当运动。

第四节　下肢深静脉血栓形成

深静脉血栓形成（deep venous thrombosis，DVT）是指血液在静脉内不正常凝结，阻塞静脉腔，导致静脉回流障碍。全身主干静脉均可发生，下肢尤其以左下肢发病更为多见。

本病为较常见的周围血管疾病，发病率较高，临床上以下肢肿胀、疼痛为其特点。多有长期卧床、产后、腹部手术等病史，如果未予及时治疗，将导致慢性下肢静脉功能不全，严重地影响生活和工作。本病属于中医学“股肿”的范畴。

【病因病理】

1．西医病因病理

（1）病因

1846 年，Virchow 提出了静脉血栓形成的三大因素，即静脉损伤、血流缓慢和血液高凝状态。

①血管损伤：手术、外伤、骨折、化学药物等一些因素可以直接导致血管壁损伤，当静脉损伤时内膜下层及胶原裸露，使静脉壁电荷改变，易致血小板黏附；创伤时内皮细胞功能损害，可释放生物活性物质，启动内源性凝血系统，易于形成血栓。血小板由于静脉壁电荷改变或由于内皮细胞损害时凝血系统启动而黏附、聚集形成血栓。

②血流缓慢：久病卧床，手术中生理性反应，术后肢体制动，久坐状态或血管受压狭窄等情况均可引起肢体血流缓慢。由于血流缓慢导致瓣膜窦内形成涡流；瓣膜局部缺氧引起白细胞黏附因子表达，白细胞黏附促使血栓形成。另外，血液正常的轴流受破坏，使血小板和白细胞向血管壁边流动，增加了血小板和白细胞的聚集及黏附机会而形成血栓。

③血液高凝状态：妊娠、产后、长期服用避孕药、肿瘤组织裂解产物、大面积烧伤等因素均可使血液呈高凝状态。此时血小板数增高，凝血因子含量增加，抗凝血因子活性降低而形成血栓。

（2）血栓形态：典型的血栓包括头、颈、尾三部分。头为白血栓（包括纤维素、成层的血小板和白细胞、极少的红细胞）；颈为混合血栓（白血栓和红血栓混合体）；尾部为红血栓（血小板和白细胞散在分布于红细胞和纤维素的网状块内）。

（3）血栓转归：血栓可向远、近端滋长和蔓延。其后在纤维蛋白原溶解酶的作用下，血栓可溶解消散，有时裂解的小栓子会随血入肺，引发肺栓塞。当血栓形成后不能完全溶解和消散时，在静脉内可形成裂隙，称不完全再通；同时静脉瓣膜可受到破坏，引发倒流性疾病，继发下肢深静脉瓣膜功能不全。

2．中医病因病机

久卧、久坐、产后伤气、手术外伤等均可造成气血运行不畅，“气为血帅”，气不畅则血行缓慢，以致瘀血阻于脉道，脉络滞塞不通，营血回流受阻，水津外溢，流注下肢而发病。

瘀而滞塞不通则痛，水津外溢则现股肿，其瘀久化热可致患肢皮肤郁热，气虚不能统摄脉络，故可见表浅脉络怒张。

【临床表现】

根据血栓发生部位分成以下三种类型（图 25－2）。

1．中央型　发生于髂－股静脉部位的血栓形成。

（1）症状：患肢沉重、胀痛或酸痛，可有股三角区疼痛。往往在初期时由于病情轻、症状不明显而未加注意，所以往往被忽略或发现晚。

（2）体征：起病急，全下肢肿胀明显，患侧髂窝股三角区有疼痛和压痛；胫前可有压陷痕，患侧浅静脉怒张，可伴发热，肢体皮肤温度可升高。左侧多于右侧。

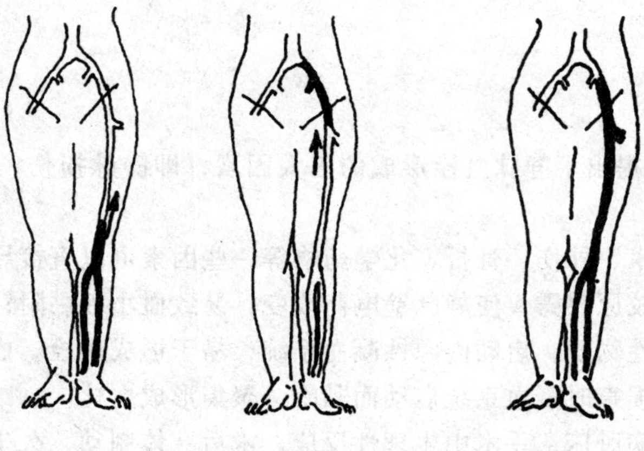

图 25-2　下肢静脉血栓形成的类型

2. 周围型　股-腘静脉以及小腿端深静脉处血栓形成。

（1）*症状*：大腿或小腿肿痛、沉重、酸胀，发生在小腿深静脉者疼痛明显，不能踏平行走。

（2）*体征*：股静脉为主的大腿肿胀，但程度不是很重，皮温一般升高不明显，皮肤颜色正常或稍红。局限于小腿深静脉者小腿剧痛，不能行走，行走则疼痛加重，往往呈跛行，腓肠肌压痛明显，Homans 征阳性（即仰卧时双下肢伸直，将踝关节过度背屈，会引发腓肠肌紧张性疼痛）。

3. 混合型　全下肢深静脉血栓形成。

（1）*症状*：全下肢沉重、酸胀、疼痛，股三角及腘窝和小腿肌肉疼痛。

（2）*体征*：下肢肿胀，股三角、腘窝、腓肠肌处压痛明显。如果体温升高和脉率加速不明显、皮肤颜色变化不显著者称股白肿。如果病情严重，肢体肿胀明显，影响了动脉供血时，则足背及胫后动脉搏动减弱或消失，肢体皮肤青紫，皮温升高，称股青肿。后者可发生肢体坏疽。

4. 并发症及后遗症

（1）*并发症*：下肢深静脉血栓形成可向其远、近端蔓延，进一步加重回流障碍。如血栓波及下腔静脉则可引发双侧下肢回流障碍。血栓脱落，随血流回流至肺动脉处，可引发肺栓塞，肺栓塞可致死。

（2）*后遗症*：下肢静脉血栓形成后，可破坏静脉瓣膜，遗留下深静脉瓣膜功能不全综合征。本病早期管腔闭塞；而中期可出现部分再通；后期可全部再通，也可再次形成血栓。

【实验室及其他检查】

1. 超声多普勒（Doppler）检查　双功彩色多普勒超声可从影像、声音来对下肢深静脉血栓形成进行诊断，可看到管腔内血栓回声、管径大小、形态、血流情况、静脉最大流出率等，是无创检查中较理想的方法。

2．放射性核素检查　其原理是放射性物质被新鲜血栓所大量摄取，比较正常血流即可判断有无血栓形成。

3．数字减影血管造影（DSA）检查　这是一种有创检查方法，可分为逆行和顺行静脉造影。本法可直接看到静脉的中断、充盈缺损和侧支循环或再通的情况。临床多采用顺行造影。

4．凝血系列指标检查　包括出凝血时间、凝血酶原时间及纤维蛋白原等测定。在溶栓治疗期间，应注意凝血指标的测定。

【诊断与鉴别诊断】

1．诊断

（1）发病急骤，患肢胀痛，股三角区或小腿有明显压痛，Homans 征可呈阳性。

（2）患肢广泛性肿胀，可有广泛性浅静脉怒张。

（3）患肢皮肤可呈暗红色、温度升高。

（4）慢性期具有下肢回流障碍和静脉逆流征，即活动后肢体凹陷性肿胀，浅静脉怒张或曲张，出现营养障碍表现，如色素沉着、淤积性皮炎、溃疡等。

（5）多普勒肢体血流检查或静脉造影显现静脉回流障碍。

（6）排除动脉栓塞、淋巴管炎、盆腔肿瘤、淋巴水肿及肾病性、心源性水肿等疾病。

2．鉴别诊断

（1）*心源性水肿*：①具有心衰征象或肺心病史。②心源性水肿呈双侧表现。

（2）*淋巴水肿*：①有感染、手术、外伤、肿瘤等疾病史。②发病多自足踝部向上逐渐发展。③皮肤增厚，毛孔变粗，指压凹陷不明显。

【治疗】

血液高凝、血流缓慢和血管损伤是本病的原因，所以抗凝、祛聚和溶栓是治疗本病的三大原则。中医主要以活血化瘀、清热利湿为主要治法。随着中西医结合事业的发展，中西医两种治疗方法的有机结合，互相弥补不足，治疗上取长补短，尤其是中医中药治疗对 DVT 急性期有明显的提高单纯西医抗凝、祛聚和溶栓疗效的作用；中药治疗对于消除肿胀、缓解疼痛、促进侧支循环建立、改善肢体血运情况等有较好的作用。另外，治疗效果取决于能否正确地早期治疗。

1．西医治疗

（1）*非手术疗法*

①一般处理：卧床，抬高患肢，适当活动，离床活动应用弹力袜或弹力绷带保护患肢。

②溶栓疗法：病程不超过 72 小时的患者，可给予尿激酶（UK）静脉滴注，剂量一般每次 8 万 U（国内外报道其总用量可达 800 万 U）加入 5%葡萄糖溶液或生理盐水中，每日 2 次，共 7～10 天。需监测凝血系列指标，特别是纤维蛋白原测定和优球蛋白溶解时间测定，以此来调整用药量。此外，还可用链激酶（SK）等溶栓药物。

③抗凝疗法：是治疗本病的一种重要方法。常用药物有肝素和华法令（香豆素衍化物类）。肝素的给药途径采用静脉和皮下或肌肉注射。肝素的单位有毫克和国际单位，每100U相当于1mg，初次剂量30～60mg，以后调整剂量，以凝血时间延长至正常的2倍为宜。华法令口服成人用量为第一日10～15mg；第二日起为5mg，维持量为2.5mg。以凝血酶原值保持在30%左右为宜，一般维持2个月。以上药物应用时应注意个体差异，必须进行凝血指标监测。

④祛聚疗法：常用的药物有阿司匹林、双嘧达莫（潘生丁）等，作用为稀释血液，降低血液黏稠度，防止血小板凝聚。

⑤祛纤疗法：目的在于祛纤、降低血黏度。常用药物有东菱巴曲酶，静脉给药首次剂量为10BU，以后隔天一次用量5BU，连续4次为1个疗程。此外，还有降纤酶等药物可以应用。

(2) *手术疗法*

主要采取Fogarty导管取栓术。髂-股静脉血栓形成，病程不超过48小时者，或出现股青肿时，应选择手术疗法。其方法为将Fogarty导管由一侧大隐静脉分支插入至下腔静脉后，充气囊阻断静脉回流，由患肢股静脉再插入另一Fogarty导管达血栓近侧后充盈第二导管气囊，缓缓回拉带出血栓，再拉出第一根导管，使血流恢复。术后要辅用抗凝、祛聚疗法。

2. 中医治疗

(1) *内治*

①湿热蕴阻、气滞血瘀证

证候：患肢肿胀，皮色苍白或紫绀，扪之灼热，腿胯部或小腿部疼痛，固定不移，发热；舌质紫暗或略红，舌有瘀斑，苔腻，脉数。

治法：理气活血兼清热利湿。

方药：桃红四物汤和萆薢渗湿汤加减。血瘀重者可加入水蛭、地龙；湿重者加土茯苓。

②气虚血瘀、寒湿凝滞证

证候：患肢肿胀久不消退，沉重麻木，皮色发紫，或皮色苍白，青筋露出，按之不硬，无明显凹陷；舌淡有齿痕，苔薄白，脉沉涩。

治法：益气活血，通阳利水。

方药：补阳还五汤和阳和汤加减。伴肢冷麻木者；加桂枝，腰酸腿软者加菟丝子、川断；疼痛者加元胡。

(2) *专病专方*：对于本病目前口服的中成药可选用具有活血化瘀作用的一类药物，如血府逐瘀丸、大黄䗪虫丸等。针剂有脉络宁、复方丹参注射液、川芎嗪注射液等。

(3) *外治熏洗疗法*：中后期时可选用活血化瘀消肿之中药如透骨草、当归、姜黄、红花、苏木、土茯苓等药物熏洗。

【预防与调护】

1. 术后或卧床的患者可在床上垫高下肢后做下肢活动，或早期下床活动以促进肢体循环。

2．患病后前2周应卧床休息，患肢略屈曲抬高，发病1个月内不做剧烈活动，防止血栓脱落而引发并发症。

3．发病后期可用弹力袜或弹力绷带，促进下肢回流。

第五节 单纯性下肢静脉曲张

下肢静脉曲张（lower extremity varicose veins，LVV）指下肢大隐或小隐静脉系统处于过伸状态，以蜿蜒、迂曲为主要病变的一类疾病。在长期站立或负重人群中发病率较高，如营业员、教师、体力工作者等。临床上以大隐静脉系统发病为主，临床特点为下肢沉重感、酸胀疼痛感，肢本可见曲张突出的静脉团，后期足靴区色素沉着、溃疡。患者往往有遗传史和寒冻史。中医文献中描述的“筋瘤”相当于本病。

【病因病理】

1．西医病因病理

本病病因主要是先天性浅静脉壁薄弱或瓣膜关闭不全，以及静脉内压力持久升高导致静脉扩张。往往患者静脉壁中层肌纤维及胶原纤维及弹性纤维缺乏，导致静脉壁强度减弱，以致管腔扩大，加上瓣膜的缺损，出现血液返流，静脉迂曲扩张。其诱因常见的有习惯性便秘、重体力劳动、慢性咳嗽等。另外，寒冷因素是重要的诱因之一。

其病理为在小腿肌肉收缩时血液动力学发生改变。由于保护血液单向流动的静脉瓣膜遭到破坏，深静脉血液逆流入浅静脉，此时浅静脉缺乏肌肉筋膜支持，仅为皮下疏松结缔组织包绕，再加上静脉壁薄弱，因此导致静脉增长、变粗、曲张；进一步导致静脉血淤积，渗透活性的粒子尤其是纤维蛋白原的漏出、5－羟色胺及儿茶酚胺等增多阻碍了毛细血管与周围正常组织间氧气与养分的交换，于是在皮肤和皮下组织出现了营养不良性变化。

2．中医病因病机

本病多因经久负重，或妇女多产或先天禀赋不耐、筋脉薄弱，外来损伤、寒湿侵犯以致经脉不和，气血运行不畅，血瘀脉中，阻滞经脉循行，脉络扩张充盈，日久交错盘曲而成。又瘀久化生湿热，流于下肢经络，复因搔抓、虫咬等染毒，则溃而成疮，日久难愈。

【临床表现】

1．症状

（1）患肢浅静脉隆起、扩张、迂曲，状如蚯蚓，甚者呈大团块，站立时明显，少数人在卧位时由于静脉倒流不明显，曲张静脉空虚亦不明显；严重者可于静脉迂曲处触及“静脉结石”。

（2）患肢沉重感，酸胀感，时有疼痛。尤其当患者行走久时由于血液倒流而致静脉淤积加重，回流受影响而出现诸症状。

2．体征

（1）患肢小腿下段、足踝部或足背部肿胀，并可有压陷痕。

(2) 皮肤营养变化：可出现皮肤变薄、色素沉着(多在足靴区),湿疹样皮炎和溃疡形成。

(3) 血栓性浅静脉炎：由于血液淤积，血流缓慢，在曲张静脉处形成血栓而出现局部索条状红肿处，并有压痛。

(4) 出血：由于外伤或小静脉自发破裂而继发出血。

(5) 下肢静脉功能试验

①深静脉通畅试验（Perthes 试验）：用来测定深静脉回流情况。站立时，用止血带结扎大腿中段以阻断大隐静脉回流，此时嘱患者快速踢腿 10 余次，若深静脉通畅，由于小腿肌肉运动而使静脉血经深静脉回流，此时曲张之浅静脉空虚而萎陷。否则会出现肢体沉重、曲张静脉更突出等（图 25-3）。

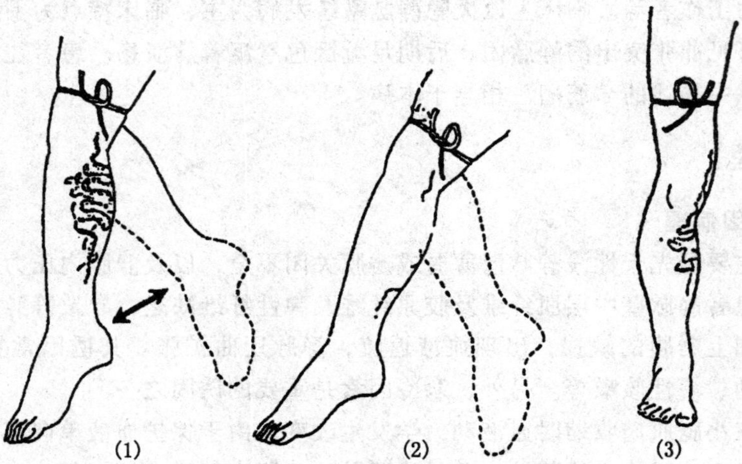

(1)　　(2)　　(3)

图 25-3　深静脉通畅试验

(1) 大腿中段止血带；(2) 运动后浅静脉曲张程度减轻，张力减弱，无不适

(3) 运动后浅静脉曲张更加明显，张力增高

②大隐静脉瓣膜功能试验（Brodie-Trendelenburg 试验）：仰卧，抬高下肢，将曲张静脉内血液排空，用止血带缠缚于腹股沟下方（阻断浅在的大隐静脉隐股静脉瓣膜），以拇指压迫腘窝小隐静脉入口处（阻断小隐静脉），嘱患者站立，放开止血带（不松拇指）时，曲张静脉顿时充盈，则表示大隐静脉瓣膜关闭不全；如只放开拇指（不松止血带）时，曲张静脉顿时充盈，说明小隐静脉瓣膜功能不全；如两者都不松，此时曲张静脉顿时充盈，说明深浅静脉交通支瓣膜功能不全（图 25-4）。

③交通静脉瓣膜功能试验（Pratt 试验）：仰卧，抬高患肢，在大腿根部缠缚止血带以阻断大隐静脉，先从足趾向上至腘窝逐次缠缚第一根弹力绷带，再自大腿根部止血带向下缠缚第二根弹力绷带，此时患者应站立，一边自止血带向下缠第二根弹力绷带，一边向下放开第一根弹力绷带，两根弹力绷带间任何一处出现曲张静脉，即意味着此处有功能不全的交通支静脉（图 25-5）。

【实验室及其他检查】

1. 静脉造影　是目前最直观最可靠的诊断下肢静脉曲张的方法。通过静脉造影可以显

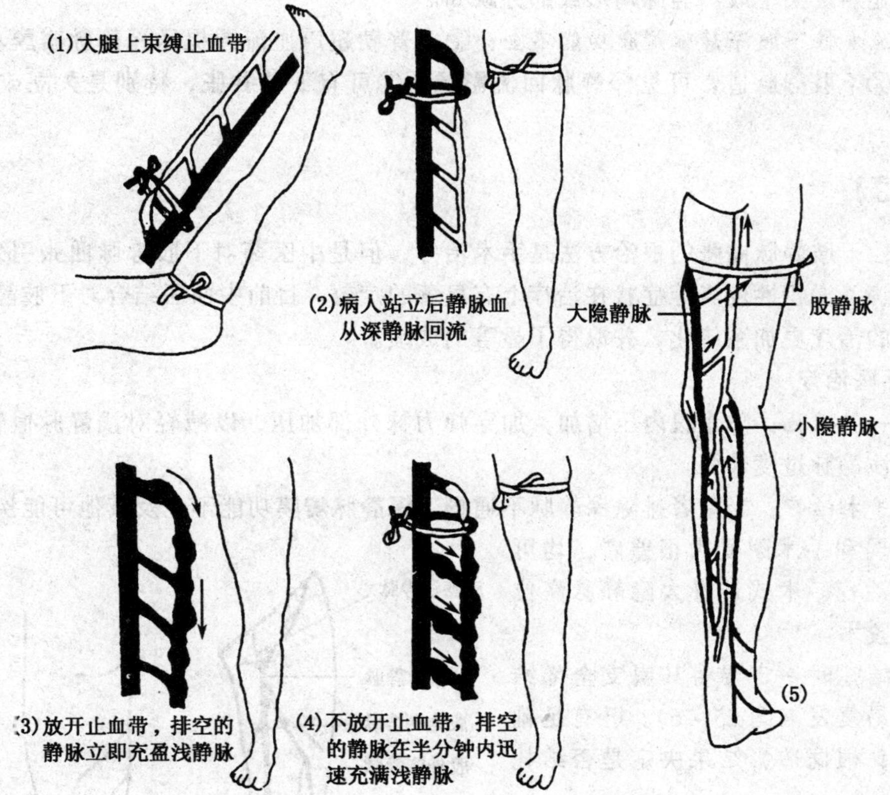

图 25－4 大隐静脉瓣膜功能试验

示深静脉瓣膜功能及隐股静脉瓣膜功能和深浅静脉交通支、静脉曲张的走行，同时对手术起到一个良好的指导作用。

2．多普勒（Doppler）肢体血流图 可以反映曲张静脉的回流迂曲程度，同时可针对深静脉瓣膜进行测定。

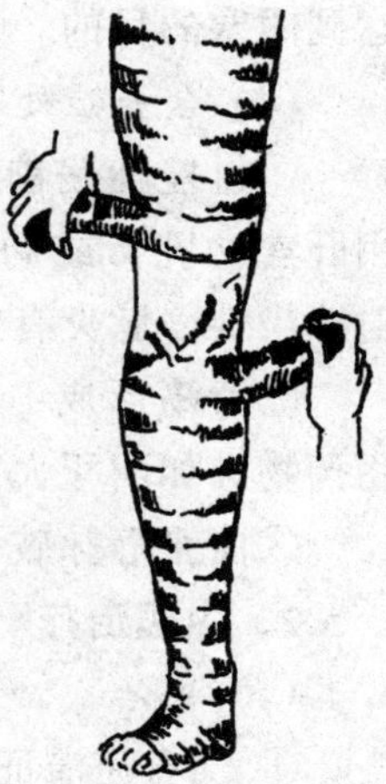

图 25－5 交通静脉瓣功能试验（Pratt 试验）

【诊断与鉴别诊断】

1．诊断

（1）有家族史或长期站立、寒冷刺激等病史。

（2）肢体有曲张或呈团块样的静脉。

（3）足靴区可出现营养不良情况，如色素沉着、溃疡等。

（4）大隐静脉瓣膜功能试验、深静脉通畅试验及交通静脉瓣膜功能试验提示大隐静脉或小隐静脉瓣膜功能不全，并可有交通支瓣膜功能不全。

2．鉴别诊断

（1）先天性静脉畸形骨肥大综合征（Klippel－Trenaunay Syndrome KTS）：①出现肢体增长、增粗，皮肤血管瘤三联征。②下肢静脉造影或多普勒超声证实下肢深静脉畸形或部分缺如。

（2）原发性下肢深静脉瓣膜功能不全：①多普勒超声血流图提示深静脉瓣膜功能不全，有倒流。②下肢静脉造影可见深静脉回流影像。③可有下肢肿胀，特别是久立或久行后加重。

【治疗】

单纯性下肢静脉曲张的根治方法是手术治疗，但是中医药对下肢静脉曲张引发的疼痛、肿胀、溃疡、淤积性皮炎等症状在治疗上有显著的疗效。目前中西医结合对下肢静脉曲张及其并发症的治疗更加系统化，并取得了显著的成绩。

1．西医治疗

（1）一般措施：防止腹内压增加，加穿弹力袜外部加压，以减轻对浅静脉血管的压力，同时保护浅静脉过度伸张。

（2）手术治疗：当患者排除深静脉不通畅、深静脉瓣膜功能不全及其他可能疾病外，除了年老体弱和手术耐受力很差者，均可考虑手术治疗。术式选择大隐静脉高位结扎加剥脱术。

高位结扎时一定要将其属支全部结扎，否则易复发（图 25－6）。已有足靴区溃疡者，根据造影结果决定是否结扎交通支。

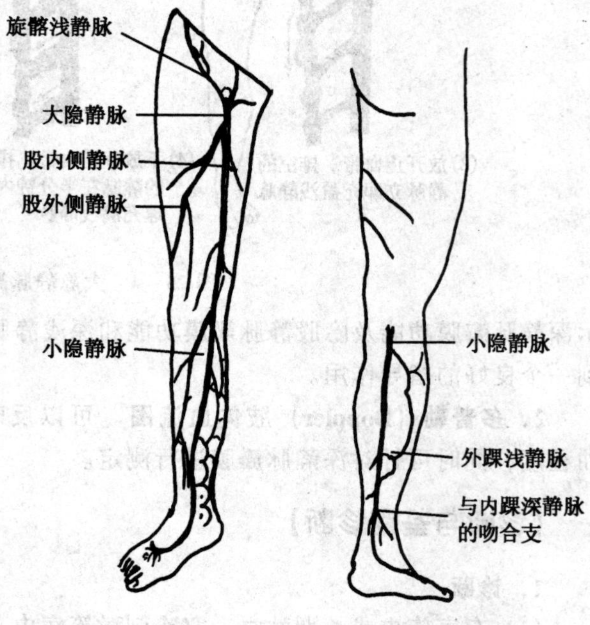

图 25－6 大、小隐静脉及其属支

（3）硬化剂注射和压迫疗法：本方法适用于少量、局限的病变以及手术的辅助治疗，处理残留的曲张静脉。其治疗原理是注射硬化剂并通过压迫使静脉达到闭塞的目的。

（4）合并症处理

①血栓性浅静脉炎：可给予局部外用肝素钠乳膏或局部热敷治疗，抗生素对感染性静脉炎有效。

②溃疡形成：局部湿敷利凡诺等外用药物；如面积大也可考虑清创后植皮。

③曲张静脉破裂出血：抬高患肢和加压包扎后即可止血，无需特殊用药。

2．中医治疗

（1）内治

① 气血瘀滞证

证候：患肢小腿沉重，遇寒湿加重，酸痛或胀痛，久立久坐后加重；患肢显见脉道迂曲或扭曲成团，或局部硬结；小腿下部皮肤颜色紫褐灰暗；可伴烦躁易怒或神情抑郁，叹息脘闷；舌质淡紫或有瘀斑瘀点，苔白，脉弦细或沉涩。

治法：行气活血，祛瘀除滞。

方药：柴胡疏肝散加减。疼痛加忍冬藤、地龙；扭曲块明显加三棱、莪术；患肢畏寒、麻木加附子、桂枝。

② 湿热瘀阻证

证候：患肢瘀肿，色灰紫暗，漫及小腿全部，青筋隐现，有紫红色索条或肿硬区；小腿溢出污液或附有糜苔，小腿前或侧方瘀肿溃烂，疮口色暗，肉腐失新；伴烦躁不安，发热口渴，尿赤，便干；舌质暗红或紫，伴瘀斑瘀点，苔黄或白，脉滑数或弦数。

治法：清热利湿，活血祛瘀。

方药：萆薢渗湿汤合大黄䗪虫丸加减。伴疼痛者加元胡、白芷；气血虚者加黄芪、白术。

（2）专病专方：口服常用药有迈之灵，其作用为改变静脉的血液流变学，增强静脉回流，同时恢复静脉功能，并可以消除水肿；每日用量300～600mg，分2次服用。常用的针剂有七叶皂苷钠和川芎嗪注射液等。

（3）外治法

① 熏洗疗法：合并湿疹或溃疡时可选用本法。常用药物有蛇床子、地肤子、白鲜皮、苦参、大黄、赤芍、黄柏、苍术等。

② 敷药疗法：血栓性浅静脉炎患者可外用金黄膏；溃疡者可应用珍珠散、白玉膏、生肌散、生肌玉红膏等；并发湿疹者外用青黛散。

【预防与调护】

1．有家族史者应避免长期站立，或站立时以弹力袜保护。

2．注意防止寒湿侵袭肢体。

3．祛除腹压增加因素，如便秘、慢性咳嗽等。

4．孕妇应穿弹力袜保护肢体。

（郭伟光）

第二十六章 皮肤及性传播疾病

第一节 概 述

皮肤病（dermatosis）是发生在皮肤、黏膜及皮肤附属器的疾病。性传播疾病是指通过性接触、类似性行为及间接接触所感染的一组传染性疾病。

皮肤病的种类很多，目前已认识的约有2000多种。性传播疾病是1975年世界卫生组织（WHO）正式决定使用的一类疾病的统称，病种在原来的基础上增加了非淋菌性尿道炎、生殖器疱疹、艾滋病、尖锐湿疣等约20余种。本章仅介绍部分常见的皮肤病及性传播疾病。

一、病因

1. 西医病因

引起皮肤病的直接因素较多，一般可分为以下几类。

（1）外因

① 理化因素：物理性因素有热损伤，如烫伤等；冷损伤，如冻伤、寒冷性荨麻疹等；机械性损伤及皮肤长期受挤压易引起胼胝、鸡眼、褥疮、擦烂红斑等；日光射线损伤，如晒斑、日光性皮炎、放射性皮炎等；异物反应，如纹身、石蜡瘤、硅肉芽肿等。化学性因素有药物、化工原料、塑料、染料等引起的药物性皮炎、接触性皮炎等。

② 生物性因素：包括细菌、病毒、真菌、衣原体、支原体、立克次体、寄生虫、节肢动物等。这种病因的致病作用主要与病原及宿主免疫有关。

（2）内因

①先天性因素：是指能够损害胎儿的有害因素。由先天性因素引起的疾病称为先天性疾病，如先天性梅毒。先天性疾病也可以遗传，如先天性皮肤异色综合征等。

② 遗传因素：遗传性因素致病主要为基因突变或染色体畸变。显性遗传性皮肤病如寻常型鱼鳞病、毛囊角化病、家族性血管性水肿等；隐性遗传性皮肤病如白化病、早老症等。

③饮食：饮食中体内必需物质缺乏，如缺乏维生素引起维生素A缺乏病、烟酸缺乏病等。某些食物或食物中的添加剂可引起荨麻疹等。

④代谢障碍：体内物质代谢发生障碍可引起皮肤病，如脂质代谢障碍可引起黄色瘤；蛋白质和脂质代谢障碍可引起皮肤淀粉样变，卟啉代谢障碍可引起血卟淋病等。

⑤内分泌紊乱：内分泌紊乱可引起的皮肤病，如Cushing综合征时可发生痤疮、多毛、萎缩纹及满月脸等；甲状腺功能减退时可出现皮肤黏液性水肿；妊娠时可发生黄褐斑等。

⑥ 免疫因素：是指人体免疫系统对一些抗原刺激发生异常剧烈的反应，从而导致组织、细胞的损伤和生理功能的障碍而发病，如某些荨麻疹、药物性皮炎、湿疹等；若人体对自身抗原发生免疫反应并导致自身组织的损害，则称为自身免疫性疾病，如红斑狼疮、硬皮病、皮肌炎等。

⑦ 病灶及内脏疾病：感染性病灶可诱发湿疹、荨麻疹及多形性红斑；糖尿病可发生黄色瘤、皮肤瘙痒症、念珠菌病及疖病；肝、肾疾病可发生皮肤瘙痒症；内脏恶性肿瘤可发生黑棘皮病及皮肌炎等。

⑧ 精神、心理、社会因素：在某些皮肤病的发病中精神、心理、社会因素可能起着重要的作用，如紧张可引起斑秃、神经性皮炎等；精神创伤、紧张可发生银屑病。

2. 中医病因病机

中医认为皮肤病的病因可分为内因、外因两类。外因主要是风、湿、热、虫、毒；内因主要是七情内伤、饮食劳倦和肝肾亏损等。性传播疾病主要由性接触染毒致病。

(1) 风：很多皮肤病都与风邪有着密切关系。当人体腠理不密、卫气不固时，风邪乘虚入侵，阻于皮肤，邪毒结聚，内不得疏通，外不得表解，使营卫不和，气血运行失常，肌肤失于濡养，则可致生皮肤病。风邪可以单独直接致病，也可以与他邪合而致病。风邪致皮肤病的特点是：发生迅速，骤起骤消，游走不定，泛发全身或多发于头面，皮肤干燥、瘙痒，常见皮损有风团、丘疹、疣目、脱屑。脉浮紧者为风寒；皮损色红、遇热易发、苔薄黄、脉浮数者为风热。

(2) 湿：皮肤病以外湿所致者为多，但有时外湿与内湿相合致病。湿邪侵入肌肤，郁结不散，或与气血相搏而致皮肤病发生。湿邪致皮肤病的特点是：多发于下肢、外阴等人体下部；湿邪其性黏滞，皮损滋水淋漓，病程缠绵，病程持久。常见皮损有疱疹、渗液、糜烂、溃疡等。若与内湿相合，则常伴有胸闷、纳差、肢体沉重、苔白腻、脉濡缓等症状。湿邪可合并其他邪气致病，如湿热、寒湿、风湿等，且湿邪入侵可以热化或寒化，以致病情表现复杂多变。

(3) 热：外感热邪，或脏腑实热，蕴郁肌肤，不得外泄，熏蒸肌表，均可发生皮肤病。火热致皮肤病的特点是：火热之邪性喜炎上，其致病常见于人体上、中部；火热属阳邪，发病暴烈，蔓延迅速，且易伤阴动血，热微则痒，热盛则痛，热盛肉腐则化脓。常见皮损有潮红、灼热、肿痛、脓疱、出血等，常伴身热、口渴、便秘、尿赤、苔黄、脉数等症状。

(4) 虫：由虫所致皮肤病有以下几种：①由皮肤中的寄生虫直接致病，如疥虫引起疥疮；②昆虫的毒素侵入或过敏引起的皮肤病，如蚊虫、虱子、臭虫、蠓虫叮咬所致损伤和虫咬皮炎；③由肠道寄生虫过敏以及禽类寄生虫毒、桑毛虫毒、松毛虫毒等引起的皮肤病。由虫引起的皮肤病的特点是：皮肤瘙痒甚剧，有的表现为糜烂，有的能互相传染，有的可伴局部虫斑，脘腹疼痛，大便中可查到虫卵等。

(5) 毒：引起皮肤病的毒可分为药毒、食物毒、虫毒、漆毒等。其病机不外乎中毒或禀赋不耐对某些物质过敏而成。由毒致皮肤病的特点是：发病前有用药史或摄入致敏食物史，或有某种物质接触史，或有毒虫叮咬史；大多数发病需经过一定的潜伏期。常见皮损有丘疹、水疱、风团、糜烂等多种形态。局部皮损红、肿，或痛或痒，轻则局限一处，重则泛发全身，来势急而消退也快，病情严重者可表现为皮肤暴肿、大疱、糜烂面大、皮肤层层剥脱，伴高热、寒战等全身症状，甚则危及生命。

（6）血瘀：凡外感六淫，内伤七情，均可导致气机不畅，气滞血瘀。血瘀证候多见于慢性皮肤病。其特点为：皮损色暗，紫红或青紫，或出现肌肤甲错、色素沉着、瘀斑、肥厚、结节、肿块、瘢痕等；舌质紫或有瘀斑，脉弦涩。

（7）血虚风燥：多种慢性皮肤病因长期的瘙痒，寝食不安，食欲减退，脾胃虚弱，阴血生化无源，以致血虚风燥；或风湿郁久，化火伤阴血，导致血虚风燥。其症状特点是：病期多较长；皮损多为干燥、肥厚、粗糙、脱屑，自觉瘙痒，常伴有头晕目眩、面色苍白，苔薄，脉濡等。

（8）肝肾不足：肝血虚，爪失所养，则指甲肥厚干燥；肝虚血燥，筋气失荣，则生疣目；肝经火郁血滞，可致血痣；肾精不充，发失其养，则毛发干枯易脱；肾虚，黑色上泛，则面生黧黑。肝肾不足所致皮肤病的特点是：病程较长；皮损多见干燥、肥厚粗糙、脱屑或伴毛发枯槁、脱发、色素沉着、指甲变化，或生疣目、血痣等。常伴有头晕目眩，耳鸣，面部烘热，腰膝酸软，失眠梦多，遗精，舌红少津，苔少或光剥，脉细等肝肾阴虚症状；或伴有面色淡白，怕冷，四肢不温，头昏，耳鸣，阳痿，舌淡白，舌体胖边有齿痕，脉沉细等肾阳不足症状。

二、辨常见症状

皮肤病在发病过程中可产生一系列的自觉症状和他觉症状，是皮肤病辨证的主要依据。

1．自觉症状

皮肤病的自觉症状取决于皮肤病的种类、性质、病情轻重以及患者个体的差异等。

（1）瘙痒：可由多种因素引起，一般急性皮肤病的瘙痒多由风邪所致。风寒所致瘙痒遇寒加重而皮疹色白，兼畏寒、脉浮紧等；风热所致瘙痒皮疹色红，遇热加重，可有恶风、口渴、脉浮数等；风湿热所致瘙痒抓破有渗液或起水疱或有苔藓样变等。此外，营血有热所致瘙痒皮损色红灼热，见丘疹、红斑、风团，瘙痒剧烈，抓破出血，并有心烦不安、舌红绛、脉细数等。

慢性皮肤病的瘙痒原因复杂，寒、湿、痰、瘀、虫淫、血虚风燥等因素均可致瘙痒。

（2）疼痛：多由寒邪或热邪或痰凝血瘀、阻滞经络所致，所谓“不通则痛”。在有些较重的皮肤病后期或年老体弱、气血虚衰的带状疱疹患者，虽皮肤损害已愈，但后遗疼痛，且较剧烈，属虚证兼气滞血瘀疼痛。

（3）灼热感、蚁走感、麻木感：为皮肤病较特殊的局部自觉症状。灼热感为热邪蕴结或火邪炽盛、炙灼肌肤的自觉感受，常见于急性皮肤病。蚁走感与瘙痒感颇为近似，但程度较轻，由虫淫为患或气血失和所致。麻木感常见于一些特殊的皮肤病如麻风病的皮损，有的慢性皮肤病后期也偶见麻木的症状，一般认为麻木为血虚或湿痰瘀血阻络，导致经脉失养，或气血凝滞、经络不通所致。

2．他觉症状

皮肤病的他觉症状以表现在患部的皮肤损害最具诊断意义。一般分为原发性皮损和继发性皮损。原发性皮损是皮肤病在其病变过程中直接发生及初次出现的皮损。继发性皮损是原发性皮损经过搔抓、感染、治疗处理和在损害修复过程中演变而成。

(1) 原发性皮损

①斑疹：为局限性皮肤颜色的变化，不隆起也不凹陷。面积大而成片的称斑片。可分为红斑、色素沉着斑、色素减退斑。

红斑：压之褪色者多属血热；压之不褪色者除血热外，尚兼血瘀；斑稀疏者为热轻，密集者为热重，红而带紫为热毒炽盛。红斑常见于丹毒、药疹等。

色素沉着斑：由肝肾不足、气血瘀滞所致，如黄褐斑。

色素减退斑：多由气血凝滞或血虚风邪所致，如白癜风等。

②丘疹：为限局性、隆起性、实质性损害，直径小于1cm，病变位于表皮或真皮上部。多为风热、血热所致。若互相融合而成扁平隆起的片状损害称为斑块。介于斑疹与丘疹之间，稍有隆起的皮损称斑丘疹。丘疹顶部有较小水疱或脓疱时，称丘疱疹或丘脓疱疹。

③风团：为真皮浅层水肿引起的暂时性、瘙痒性、局限性、隆起性损害。常骤然发生，迅速消退，消退后不留痕迹。有红、白色之分，白色为风寒，红色为风热。常见于荨麻疹。

④结节：为限局性、实质性损害，深在皮下或高出皮面。多由气血凝滞所致，常见于结节性红斑等病。

⑤水疱：为高出皮面、内含液体、限局性、腔隙性损害。直径大于0.5cm者称为大疱；内含血样液体者称血疱。多为湿热或热毒所致，常见于湿疹等。

⑥脓疱：为疱内含有脓液的疱疹。其色浑浊或为黄色，周围常有红晕，疱破后形成糜烂，溢出脓液，结脓痂。多由湿热或热毒炽盛所致，常见于脓疱疮等。

(2) 继发性皮损

①鳞屑：为脱落的表皮角质层，大小、厚薄不一，小的呈糠秕状，大的为直径数厘米或更大的片状。急性病后出现多为余热未清；慢性病见之多由血虚生风、生燥，皮肤失养所致。

②糜烂：为局限性的表皮缺损，系由水疱、脓疱的破裂，痂皮的脱落等露出的红色湿润面，多为湿热所致。

③溃疡：为皮肤真皮或皮下组织或黏膜深层的局限性缺损。溃疡疮面有脓液、浆液或血液，基底可有坏死组织。多为热盛肉腐而成。

④痂：皮肤损害处的渗液、滋水、渗血或脓液与脱落组织及药物等混合干燥后即形成痂。脓痂为热毒未清；血痂为血热络伤，血溢所结；滋痂为湿热所致。

⑤皲裂：为皮肤的线条状裂口。多由血虚、风燥所致。常见于脚癣皮损角化增厚者。

⑥苔藓样变：为皮肤限局性浸润肥厚，皮沟加深，皮嵴突起，表面粗糙，似皮革样，触之有增厚及实质感。常为一些慢性瘙痒性皮肤病的主要表现，多由血虚风燥、肌肤失养所致。

⑦抓痕：由搔抓将表皮抓破、擦伤而形成的线状损害，表面结成血痂，皮肤瘙痒，多由风盛或内热引起。

⑧瘢痕疙瘩：为瘢痕损害超过原来创伤的范围。多为气血凝滞所致。

⑨色素沉着：为皮肤中色素增加所致，多呈褐色或黑褐色。色素沉着也有属原发性皮损者，多由肝火、肾虚所致；属继发性皮损者多由气血不和所致，如一些慢性皮肤病之后期局部皮肤色素沉着等。

三、治疗

1. 中医内治法

(1) 疏风散寒法：用于风寒证。方选麻黄汤、麻黄桂枝各半汤。常用药物如麻黄、桂枝、羌活、防风、荆芥等。

(2) 疏风清热法：用于风热证。方选银翘散、桑菊饮、消风散。常用药物如荆芥、防风、蝉衣、牛蒡子、银花、连翘、桑叶、菊花、黄芩、生地、栀子等。

(3) 清热利湿法：用于湿热证和暑湿证。方选龙胆泻肝汤、萆薢渗湿汤。常用药物如龙胆草、栀子、黄芩、黄柏、柴胡、车前草、泽泻、木通、萆薢等。

(4) 清热解毒法：用于实热证。方选五味消毒饮、黄连解毒汤。常用药物如银花、蒲公英、连翘、黄连、黄芩、栀子、黄柏、紫花地丁等。

(5) 清热凉血法：用于血热证。方选犀角地黄汤、化斑解毒汤。常用药物如山栀、黄连、生地、赤芍、丹皮、槐花、紫草、知母等。

(6) 温阳散寒法：用于寒凝皮痹证。方选阳和汤、独活寄生汤。常用药物如麻黄、肉桂、干姜、白芥子、独活、桂枝、鹿角胶等。

(7) 温补肾阳法：用于脾肾阳虚证。方选肾气丸、右归丸。常用药物如肉桂、附子、仙茅、仙灵脾、补骨脂、肉苁蓉、胡芦巴、菟丝子、狗脊、淫羊藿等。

(8) 滋阴补肾法：用于阴虚内热证或肝肾阴虚证。方选知柏地黄汤、大补阴丸。常用中药如生地、玄参、麦冬、山萸肉、龟板、女贞子、旱莲草、知母、黄柏等。

(9) 养血润燥法：用于血虚风燥证。方选四物汤、当归饮子。常用药物如熟地、当归、川芎、白芍、女贞子、何首乌、小胡麻等。

(10) 理气活血法：用于气滞血瘀证。方选桃红四物汤、通络活血方。常用药物如归尾、赤芍、桃仁、红花、香附、青皮等。

(11) 活血化瘀法：用于瘀血凝结证。方选通窍活血汤、血府逐瘀汤。常用药物如川芎、桃仁、红花、牛膝、水蛭等。

(12) 健脾化湿法：用于脾虚湿蕴证。方选除湿胃苓汤。常用药物如苍术、厚朴、陈皮、生薏苡仁、藿香、佩兰等。

(13) 搜风止痒法：用于风邪久羁证。方选五虎追风散、搜风顺气丸。常用药物如僵蚕、全蝎、蜈蚣、蜂房、乌梢蛇、秦艽、白花蛇、防风、荆芥等。

(14) 化痰软坚法：用于痰凝证。方选二陈汤、香贝养营汤。常用药物如半夏、陈皮、南星、白芥子、夏枯草、昆布、海藻、贝母等。

2. 西医治疗

(1) 抗组胺药

适应证：H_1受体拮抗剂适用于各种变态反应性疾病，如荨麻疹、血管神经性水肿等。

H_2 受体拮抗剂除与 H_1 受体拮抗剂联合治疗慢性荨麻疹等病外，还可用于治疗扁平疣，带状疱疹等病。

常用药物：H_1 受体拮抗剂：扑尔敏、抗敏胺、苯海拉明、安他唑啉、赛庚啶、安其敏、非那根、异丁嗪、特非那丁、阿司咪唑等；H_2 受体拮抗剂：西咪替丁、雷尼替丁等。

(2) 糖皮质激素类药物

适应证：急性接触性皮炎、脓疱型银屑病、坏疽性脓疱病、重型药疹、中毒性表皮松解症、多形红斑、过敏性休克、荨麻疹或血管性水肿伴有喉头水肿、系统性红斑狼疮、皮肌炎、多发性肌炎、天疱疮、类天疱疮、血管炎、结节性红斑、剥脱性皮炎、红皮病型及关节型银屑病、严重痤疮、斑秃等。

用法：糖皮质激素的剂量和疗程应根据疾病种类、病情轻重、效果和个体差异而有所不同。一般将疗程分为阶段性，短程用药不超过 1 个月；中程用药 2~3 个月；长程用药 6 个月以上。短程和中程又可分为治疗和减量阶段，长程用药分为治疗、减量和维持三个阶段。治疗阶段月量要足，以期产生预期的疗效；维持阶段即糖皮质激素减至很小剂量（如强的松 5~10mg/d)，可维持很长一段时期（数月至 1~2 年）；停药阶段如维持量已很小，可考虑停药。但须注意的是，长期大量应用糖皮质激素或不适当地停药可引起毒副反应和并发症，甚至威胁生命。

(3) 抗病毒药

①无环鸟苷：又名阿昔洛韦。作用机理为在体内转化为三磷酸化合物，干扰病毒 DNA 聚合酶。适用于单纯疱疹、带状疱疹等。用法：口服、静脉滴注、局部外用。肾功能不全者慎用或减量，儿童、孕妇、哺乳期妇女慎用。

②缬昔洛韦：又名万乃洛韦。口服吸收良好，并在体内迅速转化为阿昔洛韦，血中浓度比口服阿昔洛韦高 3~5 倍。

③法昔洛韦：是一种最新的口服抗疱疹病毒药，对 EB 病毒感染亦有效，口服吸收完全。

④三氮唑核苷：又名病毒唑。是一种广谱抗病毒药，主要干扰病毒核酸的合成而阻止病毒复制，对多种 DNA 病毒和 RNA 病毒有效，对艾滋病患者也有一定帮助。用法：静脉滴注、肌肉注射。妊娠早期忌用。

⑤干扰素诱导剂：聚肌胞是最常用的干扰素诱导剂。本药能与病毒 DNA 多聚酶相结合而阻止病毒复制。适用于带状疱疹、单纯疱疹、扁平疣、寻常疣、玫瑰糠疹等。孕妇忌用。

(4) 抗真菌药

①唑类药物：是人工合成的广谱抗真菌药，对酵母菌及丝状真菌如念珠菌、隐球菌、曲霉菌及皮肤癣菌等均有抑制作用。常用药物有克霉唑、咪康唑、益康唑、氟康唑等。

②特比萘芬：属第二代丙烯胺类抗真菌药。对皮肤癣菌、丝状菌、双相型真菌和暗色丝孢菌均有抑制作用。

其他抗真菌药还有两性霉素、灰黄霉素、5－氟胞嘧啶、碘化钾等。

西医治疗经常使用抗生素类、免疫调节剂、维生类等药物。

3．外治法

外治法在皮肤病治疗中十分重要。由于皮肤病的病变部位主要表现在皮肤或黏膜，采用各种外治法可以减轻患者的自觉症状，并使皮损消退，有些皮肤病单用外治法即可达到治疗目的。外治法可分药物外治和非药物疗法，本节重点论述药物外治疗法。

（1）外用药物

①溶液：又称湿敷剂、熏洗剂或水剂，是药物溶于水中，或中药水煎去渣所得药液。具有清热解毒、收敛止痒、清洁保护等作用。适用于急性皮肤病，渗出较多或脓性分泌物多的皮损，或伴有轻度痂皮性损害。常用药物有黄柏、黄连、马齿苋、生地榆、野菊花、蒲公英、五倍子、明矾等。使用方法为湿敷、熏洗，湿敷时注意水温适当，敷料要紧贴皮损，药汁要新鲜。但对大疱性皮肤病及表皮松解症不宜用。

②粉剂：又称散剂，是由一种或多种药物制成的极细的粉末状物。具有保护皮肤、干燥散热、消炎止痒等作用。适用于无渗液性的急性或亚急性的皮炎类皮肤病。常用药物如青黛散、六一散等。使用方法为直接扑于患处。

③洗剂：又称水粉剂 、混悬剂等，是水和粉剂混悬在一起的制剂。具有清凉止痒、保护、干燥、消斑解毒等作用。适用于无渗液之急性皮炎、单纯性皮肤瘙痒。常用药物有三黄洗剂、炉甘石洗剂、颠倒洗剂等。使用方法为充分摇匀或调匀后外擦。但对多毛部位皮损及有渗出者不宜用。

④酊剂：又称浸剂，是用酒、酒精或醋等浸泡药物而成。具有祛风杀虫、解毒止痒、软化角质等作用。适用于手足癣、甲癣等。常用药物有土槿皮酊、百部酊等。使用方法为用棉棒蘸取药液涂患处。注意凡有渗出糜烂者禁用，有皲裂者慎用。

⑤油剂：又称粉油剂，包括将药物放在植物油中煎炸的油剂和用植物油或药油与药粉调和成糊状的油调剂。具有润泽保护、解毒收敛、止痒生肌的作用。适用于亚急性皮肤病中有糜烂、渗出、鳞屑、脓疱、溃疡的皮损，或湿敷之间歇期。常用药物有蛋黄油、紫草油、青黛散油等。常用的植物油为麻油、菜籽油、花生油等。使用方法为外涂患处。

⑥软膏：是将药物与适宜基质制成有适当稠度的半固体膏状外用制剂。具有保护、杀菌、止痒、去痂的作用。适用于一切慢性皮肤病具有结痂、皲裂、苔藓样变等皮损者。常用药物有5%硫黄软膏、金黄膏、生肌膏等。使用时外涂患处，去痂时宜涂得厚些。凡滋水较多、糜烂较重的皮损，不宜外用软膏。

⑦乳剂：又称霜剂，是用油和水混合充分搅拌而制成。具有冷却、消炎止痒的作用。适用于亚急性和慢性皮炎。常用药物有地塞米松霜、氧化锌霜等。使用方法为外涂患处。此种剂型优点是不油腻、易清洁。

⑧糊剂：为用大量的细粉加油制成，不溶性药物占25%～50%。具有消炎止痒、干燥吸水的作用。适用于有少量渗液之亚急性皮炎及慢性湿疹皮炎。常用药物有氧化锌糊剂、糠馏糊剂等。使用方法为厚敷于皮损处，外加纱布包扎，或先涂在纱布上，以不见纹理为度。皮肤多毛部位不宜使用。

⑨硬膏：为药物溶于或混合于黏性基质中，并涂布于裱褙材料，如纸、布或有孔塑料薄膜上而成。具有增强抵抗力、活血消炎、生肌敛疮、保护皮肤、促进吸收等作用。适用于慢

性肥厚性皮肤病。常用药物有氧化锌橡皮硬膏、肤疾宁硬膏等。使用方法为贴于皮损处。有糜烂渗出者禁用，过敏者停止使用。

(2) 外用药物的使用原则

①正确选择剂型：皮肤炎症在急性阶段，若仅有红斑、丘疹、水疱而无渗液，宜用洗剂、粉剂、乳剂；有明显渗出者或红肿，则以溶液湿敷为主。皮肤炎症在亚急性阶段，渗液与糜烂很少，红肿减轻，有鳞屑和结痂，则用油剂为宜。皮肤炎症在慢性阶段、有浸润肥厚、角化过度时，则以软膏为主。

②合理选择药物：根据病变的性质和病期选择不同的药物，如热毒证选用清热解毒药；血热证选择凉血药；瘙痒性皮肤病选择止痒药；渗出多者使用收敛燥湿药等。

③注意皮损部位及药物：儿童或女性患者不宜采用刺激性强、浓度高的药物。面部、阴部皮肤慎用刺激性强的药物。一般先用低浓度制剂，根据病情需要再提高浓度。一般急性皮肤病用药宜温和，顽固性慢性皮损可用刺激性较强和浓度较高的药物。

④注意过敏反应：外用药物前应详细询问药物过敏史，外用药物时应随时注意药物的过敏反应，一旦出现过敏现象，应立即停止用药，并予以及时处理。

(3) 针刺疗法

针刺疗法广泛用于治疗皮肤病。体针与耳针有止痒、止痛、消炎、促进毛发生长、调节血管舒缩及内分泌紊乱等作用。

常用穴位如体针：上肢取曲池、列缺、合谷；下肢取血海、阴陵泉、三阴交；躯干取肺俞、心俞、膈俞、脾俞。耳针：取肺、皮质下、神门、肾上腺、交感等穴，或取病变相对应的部位。手法：体针可提插重刺激，留针 15～20 分钟，每日 1 次；耳针可捻转后留针 20 分钟，每日 1 次。适用于湿疹、荨麻疹、神经性皮炎等。梅花针轻叩击 15～20 分钟，适用于斑秃、局限性神经性皮炎。

（张庚杨）

第二节　单 纯 疱 疹

单纯疱疹（herpes simplex）是一种由单纯疱疹病毒所致的疱疹性皮肤病。本病好发于皮肤黏膜交界处，表现为簇集性小疱，愈后易复发。相当于中医的“热疮”。

【病因病理】

1．西医病因病理

由人类单纯疱疹病毒（HSV）感染引起。HSV 属嗜神经性的 DNA 病毒，按其抗原性不同分为两类，HSV－Ⅰ型主要侵犯口咽、扁桃体、眼、皮肤等生殖器以外部位；HSV－Ⅱ型主要侵犯生殖器部位，它与宫颈癌的发病有关。人类是 HSV 的唯一自然宿主，HSV 常存在于患者及健康携带病毒者的水疱疱液、唾液及粪便中，经直接接触（HSV－Ⅱ型主要为性接触）或通过食具及生活用品等间接接触而传染。当皮肤、黏膜感染 HSV 后，该病毒即在上皮细胞中复制，并感染感觉或自主神经末梢。当复制继续进行，引起局部炎症后，在红斑基底上形成簇集性小疱，一般沿周围神经感觉支到达背根节潜伏，当某些诱发因素如发热、受凉、日晒、损伤、情绪激动、消化不良及手术等使机体细胞生理发生变化，则可使处于潜伏状态的病毒激活而发病。

2．中医病因病机

外感风温热毒，阻于肺胃二经，蕴蒸皮肤而生；或由肝经湿热下注，阻于阴部而成；或因反复发作，热邪伤津，阴虚内热所致。发热、受凉、日晒、月经来潮、妊娠、肠胃功能障碍等常为诱发因素。若先天不足，外感热毒，热毒炽盛，毒入营血，内攻脏腑可出现危重证候。

【临床表现】

本病皮疹初起为红斑，继则在红斑上出现簇集性的小丘疱疹或水疱，有紧张及烧灼感。水疱内含有透明的液体，后变混浊，局部淋巴结可肿大。数日后水疱破溃，露出糜烂面，伴渗液，逐渐干燥结痂，一般1～2周左右脱痂而愈，留有暂时性色素沉着。若有继发感染时，患处红肿疼痛，有脓疱形成。好发于皮肤黏膜交界处，如口角、唇缘、鼻孔周围和外生殖器等处。临床常见以下几种类型：

1．皮肤疱疹

多发于成人。初起局部有针刺、瘙痒、灼热感等表现，进而出现红斑，然后形成米粒大小的水疱，簇集而生，可有糜烂、渗出、结痂，易形成溃疡。可伴有发热、全身不适、局部淋巴结肿大等。病程1～2周。多发生在皮肤黏膜交界处，如口角、唇缘、鼻孔周围等处。

2．口腔疱疹

多发于1～5岁儿童。在颊黏膜、软腭、舌、口底、咽部及口唇，出现小水疱，破溃后形成溃疡，表现为弥漫性齿龈口腔炎。易出血、疼痛，影响进食。伴有全身症状，如发热、咽喉疼痛、颈部淋巴结肿大等。严重者累及硬腭、软腭，甚至波及食管引起食管炎。病程约2周。

3．生殖器疱疹

多由HSV－Ⅱ型引起，本型现列为性传播疾病。好发于性生活频繁的男女。男性多见于龟头、包皮、冠状沟、阴茎等处；女性则见于大、小阴唇、阴道、宫颈、尿道、大腿和臀部；同性恋者可发于肛门，引起直肠炎。皮损表现为生殖器部位皮肤黏膜的红斑或丘疹，迅速变为小疱，破溃后形成溃疡，然后结痂，痂脱而愈。局部自觉疼痛、瘙痒，可出现排尿困难及腹股沟淋巴结肿大疼痛。全身症状有发热、头痛、全身不适。

4．眼疱疹

主要表现为一种急性角膜结膜炎，初起单侧眼睑红肿、疼痛、视觉模糊，继则出现水疱，约2/3患者侵犯角膜，出现树枝状或葡萄状角膜溃疡，角膜发生混浊，反复发作则形成瘢痕，损害亦可侵袭晶状体、视网膜及脉络膜，形成视力障碍。

5．新生儿原发性单纯疱疹

多发生于生后2～12天，早产儿及免疫功能低下、发育不良的新生儿多见。可通过患生殖器疱疹孕妇产道或胎盘感染，也可由于生后接触单纯疱疹患者而感染发病。先仅有1～2个疱疹，迅速播散全身任何部位，口腔、上呼吸道黏膜及眼均可发病。中毒症状较重，可出现发热、黄疸，脏器均可受累，易致病毒性脑炎。常于发病3～5天后死亡。

6．全身播散性单纯疱疹

多见于6个月～3岁儿童，也可见于营养发育不良儿童和使用免疫抑制剂者等。初发为严重的口腔疱疹、外阴炎，迅速出现全身广泛性水疱，内脏侵犯多个器官。伴有严重的中毒症状，如高热、惊厥，可因病毒血症引起疱疹性肝炎、脑炎、胃肠炎及肾功能衰竭，以致死亡。

7．疱疹性瘭疽

多为直接接触皮肤破伤而感染，常见指端出现限局性深在的群集水疱，局部潮红肿胀，疼痛剧烈。肘及腋窝淋巴结肿痛，常伴有发热等全身症状。

【实验室及其他检查】

1．细胞学检查

取皮肤黏膜疱疹刮取物作涂片，如检查到多核巨细胞和核内嗜酸性包涵体，可初步诊断为疱疹病毒感染，但不能区别为何种病毒。

2．病毒培养与接种

感染部位分泌物或刮取物、疱液、唾液、脑脊液及血液标本，在一定条件下进行细胞培养可分离到HSV。

3．特异性抗体测定

取血清、脑脊液检测单纯疱疹抗体，若恢复期抗体滴度呈4倍以上增长或特异性IgM阳性，则证实为单纯疱疹新近感染。采用免疫印迹法，用gD_2作抗原检测单纯疱疹抗体，则能区分HSV－Ⅰ和HSV－Ⅱ。

【诊断与鉴别诊断】

1．诊断

好发于皮肤黏膜交界处，尤以口唇、鼻孔周围、生殖器等处多见；皮损初为红斑，在红斑基础上迅速出现簇集性小水疱，破后糜烂、渗出、结痂，愈后遗留暂时性色素沉着；自觉灼热刺痛和瘙痒感，常伴有局部淋巴结肿大；多见于成年人，病程一般约1～2周，可以自愈，但易复发。

2．鉴别诊断

(1) *带状疱疹*：皮损为簇集水疱，局部炎症显著，伴神经痛；多沿神经走行呈带状分布，不超过正中线；愈后不复发。

(2) *脓疱疮*：多发于儿童，夏秋季多见；皮损为散在分布的脓疱，炎症明显，疱较大，有脓性分泌物，溃后结成黄色较厚的痂；接触传染性强。

(3) *药物性皮炎*：常见于口腔、外阴部；有服药史；皮损为炎症性红斑上的大疱，每次复发常固定于同一部位，愈后留有色素沉着。

【治疗】

本病一般不需内服药物，可单用外治法。病情严重或反复发作者，应采取中西医结合的治疗方法。中医辨证论治以疏风清热利湿为主要治法，反复发作者以养阴清热、扶正祛邪并治。

1. 西医治疗

(1) 全身治疗

① 抗病毒药物如阿糖胞苷、阿昔洛韦、缬昔洛韦等。

② 免疫调节剂如左旋咪唑、干扰素、白细胞介素-2、胸腺肽等。

(2) 局部治疗

① 外用2%硫酸锌溶液、1%醋酸溶液湿敷，或用2%龙胆紫液、0.1%疱疹净溶液或1%阿糖胞苷霜剂、5%阿昔洛韦软膏及霜剂等。有感染者外用0.1%雷佛奴尔溶液湿敷，或用1%新霉素软膏、硫黄鱼石脂泥膏等。

② 口腔疱疹可用1%~2%双氧水、1:1000新洁尔灭水或生理盐水漱口。眼疱疹可用0.1%~0.5%疱疹净滴眼，或用3%阿昔洛韦眼膏、0.25%疱疹净眼膏等；生殖器疱疹用1:5000高锰酸钾溶液坐浴或湿敷，外用20%~40%氧化锌油、5%阿昔洛韦软膏等。

2. 中医治疗

(1) 内治

①肺胃热盛证

证候：簇集性小水疱，自觉瘙痒、疼痛；伴发热，周身不适，心烦郁闷，大便干，尿黄；苔薄黄，脉弦数。

治法：疏风清热。

方药：辛夷清肺汤合竹叶石膏汤加减。

②湿热下注证

证候：疱疹发于生殖器、肛门部，灼热痒痛，水疱破溃后糜烂、渗液；伴有发热、尿赤、尿频、尿痛；舌质红，苔黄腻，脉滑数。

治法：清热利湿。

方药：龙胆泻肝汤加减。热重者加板蓝根、紫草；疼痛加延胡索、川楝子等。

③阴虚内热证

证候：病情反复发作，伴口干唇燥，午后微热，心烦；舌质红，苔薄，脉细数。

治法：养阴清热。

方药：增液汤加减。热重者加板蓝根，马齿苋、紫草；口干加石斛、白芍等。

(2) 外治

①初起者局部常规消毒后用三棱针或无菌注射针头浅刺放出疱液。

②局部外用药以清热解毒、燥湿收敛为主。可用马齿苋合剂外洗或湿敷；2%地榆紫草油膏、黄连膏、青黛膏、紫草膏等外涂或紫金锭磨水外搽。

(3) 物理疗法

对顽固反复发作严重者，可进行紫外线照射、激光照射；疼痛者可用频谱治疗仪治疗。

【预防与调护】

1. 饮食宜清淡，多饮水，多吃蔬菜、水果，忌食肥甘厚味、辛辣鱼腥等发物。
2. 局部保持清洁、干燥，防止继发感染。
3. 反复发作者应避免诱发因素。

(张庚杨)

第三节　带状疱疹

带状疱疹（herpes zoster）是由水痘－带状疱疹病毒感染所致的急性炎症性、神经性皮肤病。以簇集性水疱沿一侧周围神经呈带状分布伴神经痛为特征。可发生于任何年龄，但以中老年人为多见，多发于春秋季节。多数患者愈后很少复发。属中医“蛇串疮”、“缠腰火丹”、“蛇丹”范畴。

【病因病理】

1. 西医病因病理

本病系水痘－带状疱疹病毒感染所致，该病毒属DNA病毒，为嗜神经病毒。人是水痘－带状疱疹病毒的唯一宿主和传染源。该病毒经呼吸道侵入人体，首先在呼吸道黏膜细胞中繁殖复制，然后小量进入血液和淋巴液，在单核－巨噬细胞系统内再次增殖后释放进入血液，引起病毒血症，病毒相继侵入皮肤和内脏，引起水痘，或为隐性感染。此后，此病毒进入皮肤的感觉神经末梢，且沿脊髓后根或三叉神经节的神经纤维向中心移动，持久地潜伏于脊髓后根神经节的神经细胞中，在某种诱发因素的作用下，如放疗、化疗、使用细胞毒制剂、接受大剂量的皮质类固醇激素治疗、外伤、过劳、各种感染、应用重金属药物等，可使病毒再活动，生长繁殖，使受侵犯的神经节发炎或坏死，产生神经痛。同时，再活动的病毒可沿周围神经纤维移动到皮肤，在皮肤上产生带状疱疹所特有的节段性水疱。

皮肤损害在表皮棘层有气球状变性，核内含嗜酸性包涵体。细胞水肿可形成表皮内单房或多房性水疱。真皮有围管性炎性细胞浸润，以中性粒细胞、淋巴细胞为主。

2. 中医病因病机

由于情志内伤，肝气郁结，久而化火，肝经火毒蕴积，夹风邪上窜头面而发；或夹湿邪下注，发于阴部及下肢；火毒炽盛者多发于躯干。年老体弱者常因血虚肝旺，湿热毒蕴，导致气血凝滞，经络阻塞不通，以致疼痛剧烈，病程迁延。

【临床表现】

本病好发于春秋季节，多见于青壮年人，小儿少见。

发病前患部皮肤常有感觉过敏，皮肤灼热刺痛，伴全身不适、疲乏无力、食欲不振、轻度发热等前躯症状，2~5天后局部出现皮损，但亦有无前躯症状即发疹者。皮损先为在一定神经分布区域发生不规则红斑，继而出现簇集性丘疱疹，粟粒至绿豆大小，迅速变为水疱，疱壁紧张光亮，水疱内容物透明澄清，或呈黄色、浅黄色半透明，数日后疱液混浊或呈出血性。疱壁较厚不易破溃，约5~10天疱疹干瘪结痂而自愈。

皮疹多沿某一周围神经分布，排列呈带状，发于身体一侧，不超过正中线，好发部位为肋间神经、颈部神经、三叉神经及腰骶神经支配区。神经痛为本病的特征之一，一般在有神经痛的同时或稍后即出现皮损，但亦有在神经痛4~5天后才发生皮损者，神经疼痛程度不一，一般儿童患者没有疼痛或轻微疼痛，年老体虚者则疼痛剧烈，约有50%的50岁以上患者在皮损消失后仍有神经疼痛，可持续数月甚至更长时间。

临床可有多种类型，如局部仅出现潮红、淡红斑或丘疹，无典型水疱者，称不完全型或顿挫型带状疱疹；若皮损为大疱，直径超过1cm者称大疱型带状疱疹；若疱内容物为血性者，称出血性带状疱疹；老年或营养不良者水疱基底部组织坏死，结黑褐色痂皮，愈后遗留瘢痕，称坏疽性带状疱疹；若局部发疹后数日内全身发生类似于水痘样皮疹，常伴高热，可并发肺、脑等脏器损害者，称为泛发性带状疱疹；若病毒侵犯三叉神经眼支，疼痛剧烈，可累及眼角膜，形成角膜溃疡，愈后形成瘢痕而失明；严重者发生全眼球炎、脑炎，甚至死亡，称为眼带状疱疹；若病毒侵犯面神经及听神经，可出现外耳道或鼓膜疱疹，或出现患侧面瘫及轻重不等的耳鸣、耳聋等听觉症状。当膝状神经节受累，影响面神经的运动和感觉纤维，可产生面瘫及轻重不等的耳鸣、耳痛及外耳道疱疹，称之为 Ramsay - Hunt 综合征；若病毒侵犯脊神经后根神经节引起交感和副交感神经受累使其支配的内脏区域发疹，引起胃肠炎及泌尿系症状等，称之为内脏带状疱疹。

【实验室及其他检查】

1. 疱疹刮片

早期皮损基底部刮屑涂片，以姬姆萨或苏木素-伊红染色镜检，可发现多核巨细胞及核内包涵体。

2. 病毒分离

早期疱液和某些带状疱疹患者的脑脊液标本可分离到水痘-带状疱疹病毒。

3. 抗体检测

取患者急性期和恢复期双份血清，以酶联免疫吸附法测定，或免疫荧光测定技术检测水痘-带状疱疹抗体，如恢复期呈4倍以上增长，即为该病毒感染。

【诊断与鉴别诊断】

1. 诊断

春秋季节常见，以皮疹为簇集性、呈带状排列、单侧分布及神经痛为特点。病程2~3周，愈后极少复发。

2．鉴别诊断

(1) 单纯疱疹：好发于皮肤黏膜交界处，不沿神经呈带状分布。自觉症状轻微，水疱较小易破。多见于发热性疾病患者，有复发倾向。

(2) 接触性皮炎：有明显的接触史，皮损与神经分布无关，自觉烧灼、剧痒感，无神经痛。

【治疗】

轻症患者可单用西药、中药或外用药治疗，重症应采用中西医结合综合疗法。治疗中应以止痛、防止继发感染为原则。年老体弱者不可过用寒凉之品，并及时加用行气化瘀、养血止痛之药，以防后遗神经痛。

1．西医治疗

(1) 全身治疗

①抗病毒药物：应及早选用阿昔洛韦、缬昔洛韦、法昔洛韦等抗病毒药物口服或静脉滴注，也可选用阿糖腺苷、病毒唑、干扰素等。

②止痛药物：给予镇痛剂，如阿司匹林、颅痛定、消炎痛等。痛甚者亦可酌给可待因或安定剂。对长期不愈的神经痛后遗症可给予阿米替林、维生素 E，亦可作神经阻滞。躯干部位剧烈疼痛可作椎旁神经封闭疗法。

③维生素药物：常用维生素 B_1、B_6、B_{12}等。

④免疫调节剂：可用正常人免疫球蛋白或带状疱疹球蛋白、干冻麻疹减活疫苗、转移因子、胸腺肽、静脉滴注新鲜血浆等，以提高免疫功能。

⑤皮质类固醇激素：有人主张皮质类固醇激素可早期应用，可以减轻炎症，减少遗留神经痛。

(2) 局部治疗

①2%龙胆紫溶液，或阿昔洛韦软膏、3%～5%无环鸟苷霜、3%阿糖胞苷霜等外涂。眼带状疱疹可用0.5%阿昔洛韦溶液、0.5%～1%疱疹净溶液点眼、3%无环鸟苷软膏涂眼。

② 有感染者可用0.5%雷佛奴尔溶液、0.1%新霉素溶液湿敷，或用新霉素软膏、氧氟沙星凝胶等外涂。

③神经痛明显者可用1%达可罗宁紫草地榆油膏、5%苯唑卡因代马妥油膏或泥膏外涂，也可用1%消炎痛水溶液湿敷。

2．中医治疗

(1) 内治

①肝经郁热证

证候：皮疹潮红，疱壁紧张，灼热刺痛；伴口苦咽干，心烦易怒，大便干，小便黄；舌质红，苔黄腻，脉滑数。

治法：清泻肝火，解毒止痛。

方药：龙胆泻肝汤加减。发于头面部加牛蒡子、野菊花；发于眼部加石决明、谷精草；发于胸胁加郁金、川楝子；发于下肢者加黄柏、苍术；疼痛明显加制乳香、没药。

②脾虚湿蕴证

证候：皮损色淡，疱壁松弛，破后糜烂、渗出，疼痛轻；口不渴，食少腹胀，大便时溏；舌质淡，苔白或白腻，脉沉缓或滑。

治法：健脾利湿，清热解毒。

方药：除湿胃苓汤加减。发于下肢者加怀牛膝、黄柏；水疱大而多者加土茯苓、萆薢、车前草；热毒重者加银花、白花蛇舌草。

③气滞血瘀证

证候：皮疹大部分消退，但疼痛不止或隐痛绵绵；坐卧不安，夜寐不宁；舌质紫暗，苔白，脉弦细或涩。

治法：理气活血，通络止痛。

方药：柴胡疏肝散合桃红四物汤加减。心烦眠差者加珍珠母、牡蛎、山栀子、酸枣仁；疼痛剧烈者加延胡索、制乳香、制没药等。

(2) 外治

①初起用玉露膏或金黄膏外敷；或外搽双柏散、三黄洗剂、清凉乳剂（麻油加饱和石灰水上清液充分搅拌成乳状）；或鲜马齿苋、野菊花、玉簪花叶捣烂外敷。

②水疱破后用四黄膏或青黛膏外涂；有坏死组织者外用九一丹。

③若水疱不破，可用三棱针或消毒针头挑破，使疱液流出，以减轻胀痛。

(3) 针灸治疗

①体针：取穴内关、足三里、曲池、合谷、三阴交，提插捻转手法，留针20~30分钟，每日1次。

②耳针：取穴肝区、神门，每日1次。

【预防与调护】

1. 发病期间适当休息，保持心情舒畅。

2. 忌食辛辣、鱼腥发物，饮食宜清淡，多吃蔬菜、水果。

3. 保持局部干燥、清洁，忌用刺激性强的外用药，以防皮损扩大，加重病情。

（张庚杨）

第四节　疣

疣（Verruca，Wart）是人类乳头瘤病毒（human papilloma virus，HPV）所引起的表皮赘生物。临床分为寻常疣、扁平疣、跖疣、尖锐湿疣等类型。寻常疣多见于青少年，以独立的疣状赘生物，触之坚硬，表面有粗糙角化物，无自觉症状为特征。扁平疣多见于青年人，好发于面部和手背，表现为针头至黄豆大小的扁平丘疹。跖疣发生在足底、手掌、指（趾）间，以表面粗糙角化、圆形半球状丘疹、局部挤压痛明显为特征。尖锐湿疣为性传播疾病，另节介绍。寻常疣相当于中医的“疣目”，属于中医文献中“千日疮”、“枯筋箭”范畴，跖疣属于中医文献中“疣目”范畴。

【病因病理】

1．西医病因病理

人类乳头瘤病毒属DNA病毒，主要在核内复制，人是其唯一的宿主，宿主细胞是皮肤和黏膜上皮细胞。人类乳头瘤病毒可分为40多种类型，且不断有新的类型被发现。人类乳头瘤病毒的类型决定了其感染部位、临床类型、病理特征，如2、4、7型常引起寻常疣，3、5、8、9、10、11型常引起扁平疣，1、3、4型可引起跖疣，6、11、16、18型可引起尖锐湿疣。疣主要是通过直接接触传播，其中尖锐湿疣主要通过性接触传播。一般认为免疫功能降低可能在疣的发病中起主要作用，免疫缺陷者疣的发病率高。此外，外伤也是重要因素，如跖疣好发于足底着力点等。

2．中医病因病机

多由风热毒邪、湿热血瘀搏于肌肤而生；或怒动肝火，肝旺血燥，筋气不荣，肌肤不润所致。跖疣多由局部气血凝滞而成，外伤、磨擦常为其诱因。

【临床表现】

1．寻常疣

较多见于青少年，皮疹好发于手、足背及手指、足趾、甲缘等处。最初为针尖大小的丘疹，逐渐增大为豌豆或黄豆大小的乳头状角质隆起，呈半球形或多角形，触之坚硬，表面粗糙，色灰黄、灰褐或呈肤色。顶端可分裂呈刺状，初发为1个，可因自身接种而多发。一般无自觉症状，位于甲缘者常有压痛。撞击或磨擦时易出血。病程缓慢，可自愈，愈后不留痕迹。寻常疣的特殊类型有：

(1) *丝状疣*：好发于眼睑、颈项等处，为单个柔软、细长突起，正常皮色或棕灰色，一般无自觉症状。

(2) *指状疣*：好发于头皮、趾间，皮疹为单个或多个，表现为在同一个柔软的基础上发生一簇集、参差不齐的多个指状突起，尖端为角质样物质，一般无自觉症状。

2．扁平疣

好发于青年人，多发生在颜面、手背及前臂，是一种米粒大至豌豆大扁平隆起的损害，表面光滑，具有光泽，色浅褐或呈正常皮色，呈圆形、椭圆形或多角形，边界清楚。皮疹数目较多，多数密集，如经搔抓自体接种，则可沿抓痕呈串珠状排列。通常无自觉症状，偶有微痒，但少数病人皮疹急骤播散时亦可发生剧痒，呈皮炎症状。病程经过缓慢，有的可突然自行消失，但也可多年不愈，愈后不留瘢痕。

3．跖疣

好发于足底受压部位，亦见于趾侧，初起为一细小、发亮的丘疹，后逐渐角化、不平，呈灰褐、灰黄或污褐色。圆形，边缘清楚，周围绕以稍高增厚的角质环，如用小刀将表面角质削去，中央就露出丝状疏松的角质软芯，继续削切，其下可见黑色小点，是延伸的真皮乳头的血管破裂所致，常有痛感。有时在一较大的跖疣的四周有散在的细小疣。

【实验室及其他检查】

聚合酶链反应检查（PCR）：皮损 PCR 检测阳性。

【诊断与鉴别诊断】

1. 诊断

（1）*寻常疣*：多见于青少年，好发于手、足等处。皮损为米粒大或黄豆大小不等，触之坚硬，表面粗糙，顶端呈乳头状角质隆起。常见的特殊类型有丝状疣及指状疣。

（2）*跖疣*：多见于青壮年，好发于足底受压处。初起为一针头大小丘疹，渐增大，角质性增生，表面粗糙，呈灰褐、灰黄色或污褐色。削去表面粗糙角质软芯可见黑色小点。

（3）*扁平疣*：多见于青年人，好发于颜面、手背及前臂。皮疹为米粒大至豌豆大扁平丘疹，表面光滑，色浅褐或正常皮色，边界清楚。一般无自觉症状。

2. 鉴别诊断

（1）*扁平苔藓*：须与扁平疣鉴别。本病多发于四肢伸侧、背部、臀部；皮疹为多角形扁平丘疹，表面有蜡样光泽，多数丘疹可融合成斑片，呈暗红色；一般瘙痒较重。

（2）*鸡眼*：应与跖疣相鉴别。本病多发于足缘或足趾压迫部；皮损为圆锥形的角质增生，表面为褐黄色鸡眼样硬结嵌入皮肉，垂直压痛明显。

（3）*胼胝*：与跖疣相鉴别。胼胝也发生于足底和趾间，损害为蜡黄色角质斑片，边缘不齐，中厚边薄，表面光滑，正常皮纹，压痛不明显。

【治疗】

根据疣的种类、皮损多少及发生的部位选择不同的治疗方法。轻症皮损数量少者可单用外治疗法，重症皮损泛发者需内、外结合治疗。

1. 西医治疗

（1）*全身治疗*

适用于数目较多或久治不愈者。选用抗病毒药和免疫调节剂，如聚肌胞、干扰素、左旋咪唑、转移因子等。扁平疣可口服乌罗托品 0.6g，每日 3 次。

（2）*局部治疗*

①对散在单个寻常疣，先以温水泡软，将其剔除，然后涂以 5%～10%福尔马林，压迫止血，包扎。跖疣可用 10%福尔马林溶液外搽，每日 2 次。

②寻常疣可用 5%的 5－氟尿嘧啶膏、酞丁胺软膏外涂，每日 2 次。甲周围疣可用 20%疱疹净霜外涂。扁平疣用 0.1%维甲酸霜外涂。跖疣可用 0.1%争光霉素生理盐水溶液或 2%普鲁卡因溶液作局部损害内注射，根据疣的大小每次注射 0.2～0.5ml，每周 1 次，连用 2～3 次。

③冷冻疗法、电灼疗法、激光治疗适用于数目少的寻常疣和跖疣，注意尽量少损及真皮层及避免术后继发感染。

④手术切除可用于寻常疣和跖疣，但手术后易复发。

2．中医治疗

（1）内治

①风热血燥证

证候：疣体泛发，数目较多；伴心烦不安；舌质红，苔薄，脉弦数。

治法：养血益肝，清热解毒。

方药：治瘊方加减。若皮疹发红，口干咽痛，去杜仲、小豆、白术，加大青叶、板蓝根、马齿苋、夏枯草；若烦躁易怒，加珍珠母、灵磁石。

②湿热血瘀证

证候：皮疹泛发，色红；伴口干、身热、便结、尿黄；舌质暗红，苔黄腻，脉滑数。

治法：清化湿热，活血化瘀。

方药：马齿苋合剂加薏苡仁、冬瓜仁。

③热蕴络瘀证

证候：病程较长，皮疹黄褐或暗红，不痛不痒；可有烦热；舌质暗红，舌薄白，脉弦涩。

治法：清热活血，化瘀通络。

方药：桃红四物汤合马齿苋合剂。若体倦乏力，气虚懒言，加黄芪、白术；烦躁易怒者去紫草、败酱草，加生牡蛎、珍珠母。

（2）外治

①各种疣均可选用大青叶、板蓝根、马齿苋、香附、苦参、白鲜皮、薏苡仁等，煎汤趁热洗涤患处，每天2～3次，可使皮疹脱落。

②鸦胆子油外涂患处，每天1次。面部慎用。

③用荸荠白色果肉磨擦疣体，每天3～4次，每次磨擦至疣体角质层软化、脱掉，微有痛感及点状出血为止，一般数天可愈。或取菱蒂长约3cm，洗去污垢，在患部不断涂擦，每次2～3分钟，每天6～8次。

④跖疣可用千金散局部外敷。亦可用乌梅肉（将乌梅用盐水浸泡1天，捣为泥状）每次少许敷贴患处。

⑤五妙水仙膏适量，外点皮损，每天3次。

（3）针灸治疗

①艾灸法：寻常疣少者可用艾炷在疣上灸之，每天1次，每次3壮，至脱落为止。

②针刺：用针尖从疣顶部刺入达到基底部，四周再用针刺以加强刺激，针后挤出少许血液，有效者3～4天可萎缩，逐渐脱落。

【预防与调护】

1．寻常疣应避免磨擦，以防出血。

2．跖疣避免挤压。

3．扁平疣应避免搔抓，以防自体接种。

第五节　脓　疱　疮

脓疱疮（Impetigo）是一种常见的有传染性的化脓性皮肤病。本病多由化脓性球菌引起，具有较强的传染性，有接触传染和自体接种的特性，在托儿所、幼儿园或家庭中传播流行。好发于夏秋季节，多见于儿童。皮损以脓疱、脓痂为特征。相当于中医的“黄水疮”，属于中医文献中“脓窝疮”、“滴脓疮”范畴。

【病因病理】

1. 西医病因病理

主要病原菌是凝固酶阳性的金黄色葡萄球菌，也可为溶血性链球菌、表皮葡萄球菌、枯草杆菌等其他细菌。可由一种细菌单独引起，亦可由多种细菌混合感染所致。致病菌通过接触方式传播，也可来自患者鼻前庭或咽部。当机体衰弱、营养不良、贫血或患慢性消耗性疾病、瘙痒性皮肤病使全身或皮肤某一部位抵抗力降低时，化脓性球菌生长、繁殖，发生皮肤感染而形成本病。其他如因职业关系受到各种刺激、皮肤外伤等，也可成为发病的诱因。儿童皮肤细嫩、免疫力低下，局部抗病力差，因皮肤外伤或搔抓，即可引起发病。气温高、湿度大时更易使细菌侵入，促使发病。

2. 中医病因病机

夏秋季节气候炎热，湿热交蒸，暑湿热邪袭于肌表，以致气机不畅，疏泄障碍，熏蒸皮肤而成；若小儿机体虚弱，肌肤娇嫩，腠理不固，汗多湿重，暑邪湿毒久羁，可造成脾气虚弱，湿邪阻滞皮肤可成本病。

【临床表现】

本病多发于颜面、四肢等暴露部位，主要发于儿童，多见于夏秋两季。根据临床主要症状可分为两型：

1. 寻常型脓疱疮

多由溶血性链球菌或溶血性链球菌与葡萄球菌混合感染而致病。具有较强的传染性，多流行于学龄前及学龄期儿童。夏秋季高温潮湿的气候条件下发病较多。好发于暴露部位，以颜面、口周、鼻孔附近及四肢为多。初发损害为红色斑点或粟粒至黄豆大的丘疹或水疱，迅速变为脓疱。偶见自开始即呈脓疱者。脓疱壁紧张易破，周围绕以红晕。疱破后露出红色糜烂面，干燥后形成层叠状蜡黄色或灰黄色厚痂，邻近脓疱可因搔抓而向四周扩延，相互融合，自觉瘙痒。病程一般约1周左右，如不及时治疗可迁延日久。重症者可有高热，伴发淋巴结炎、淋巴管炎、败血症。有的可继发急性肾炎。

2. 大疱性脓疱疮

主要由金黄色葡萄球菌引起。多见于儿童，夏季多发，常继发于痱子、汗腺炎及虫咬后。好发于颜面、躯干及四肢暴露部位。皮疹初期为散在水疱，在1~2日内水疱迅速增大，约如豌豆、蚕豆大或更大。疱壁薄而紧张，周围红晕不显著。水疱内容物初为淡黄而清澈，以后变混浊。由于体位关系，脓液常沉积于脓疱下方，呈半月形坠积状，为本型脓疱疮的特征之一。一般经数日后疱膜松弛，渐趋破裂，脓液干涸后形成淡黄色痂，痂脱而愈，愈后遗留暂时性色素沉着。有时大疱中央治愈，脓疱边缘向四周扩展，呈环形外观，称为环状脓疱疮。自觉瘙痒，一般无全身症状。

【实验室及其他检查】

1．外周血白细胞总数常升高，大部分患者中性粒细胞比例增高。

2．泛发病例血沉增快，由链球菌引起的抗链“O”增高。

3．蛋白电泳显示α及丙种球蛋白增高。

4．脓培养多为金黄色葡萄球菌，对青霉素大部分耐药，对新霉素耐药的很少。其次为链球菌。

【诊断与鉴别诊断】

1．诊断

多发于儿童，夏秋季多见。好发于颜面、四肢暴露部位。临床分为寻常型和大疱性两型。皮损为脓疱，寻常型脓疱周围绕以红晕，大疱性有半月形积脓现象。脓疱易破溃、糜烂、结脓痂。

2．鉴别诊断

(1) *水痘*：多见于冬春季；全身症状明显；皮疹以大小不等发亮的水疱为主，向心性分布，疱大者可见脐窝，化脓与结痂现象轻微，常侵及黏膜。

(2) *天疱疮*：好发于成年人；皮损为大小不等的圆形或不规则形松弛性大疱，疱液清亮，不含细菌；尼氏征阳性。

(3) *丘疹性荨麻疹*：皮疹为风团样红斑上出现丘疹或水疱，皮损长轴与皮纹平行，呈纺锤形。

【治疗】

在治疗中应内外治相结合，中医内治以祛湿为主，或清暑利湿解毒，或健脾利湿；外治以清热解毒、收敛止痒为原则。重症患者根据脓液细菌培养及药敏试验选用有效抗生素。

1．西医治疗

(1) *全身治疗*：一般不需全身治疗，严重者可选用青霉素类、头孢类、大环内酯类等抗生素口服或注射，或者根据脓疱脓液培养及药敏试验选用有效抗生素。

(2) *局部治疗*：脓痂可用高锰酸钾溶液（1:2万）或新洁尔灭溶液除去，外用0.5%新霉素液、2%莫匹罗星软膏。若脓疱较大，可用消毒注射器抽出脓液，外用0.1%利凡诺溶液等湿敷。对新生儿患部应保持干燥，应用收敛、杀菌剂，可采用暴露干燥疗法，促使患部结痂、上皮恢复，亦可用2%龙胆紫溶液外搽。

2. 中医治疗

(1) 内治

① 暑湿热蕴证

证候：脓疱密集，色黄，周围有红晕，溃破后糜烂面鲜红，附近淋巴结肿大；或伴有发热口干、便干、尿黄；舌质红，苔黄腻，脉濡数。

治法：清暑利湿解毒。

方药：清暑汤加减。若发热明显加马齿苋、黄连、黄芩、山栀子；便秘重者加虎杖、大黄，去滑石、赤芍、泽泻。

②脾虚湿盛证

证候：脓疱稀疏，色淡黄或淡白，四周红晕不显，破后糜烂面淡红；多伴纳呆，便溏；舌质淡，苔薄微腻，脉濡细。

治法：健脾渗湿。

方药：参苓白术散加减。若脓疱反复不愈，食少懒言，加黄芪；低热、自汗加银花、野菊花、天花粉。

(2) 外治

①脓液多者选用马齿苋、蒲公英、野菊花、鱼腥草等药适量煎水湿敷或外洗。

②脓液少者用三黄洗剂加入5%九一丹混合摇匀外搽，每天3~4次。或颠倒散洗剂外搽。

③局部糜烂者先用明矾溶液洗去脓痂，再将冰硼散撒于患处，或用青黛油外涂；脓痂厚者可用5%硫黄软膏或红油膏掺九一丹外敷。

【预防与调护】

1. 夏秋季节应勤洗澡，浴后扑痱子粉，注意皮肤卫生，勤剪指甲、勤换衣。

2. 患儿衣被用具等应清洗消毒。对体弱而损害广泛的患儿应加强支持疗法，注意营养。

3. 患处禁止水洗，避免搔抓，以免传染他处。

4. 幼儿园、托儿所在夏季应对儿童作定期检查，发现患儿应立即隔离治疗，患儿接触过的衣物要进行消毒处理。

第六节　癣

癣（Tinea）是发生在表皮、毛发、指（趾）甲的浅部真菌性皮肤病。由致病的浅部真菌（霉菌）所引起，是常见的传染性皮肤病。本病发生部位不同，名称各异。临床常见的癣病有发于头部的头癣；发于手足部的手足癣；发于面、颈、躯干、四肢的体癣；发于会阴部的股癣等。

头　癣

头癣（Tinea capitis）是指毛发和头皮的浅部真菌性皮肤病。根据致病真菌的临床表现的不同，又分为黄癣、白癣和黑点癣三种。黄癣以毛干周围互相融合的蜡黄、松脆、蝶状、有特殊鼠尿臭味的黄癣痂及剧烈瘙痒为其临床特征，易形成瘢痕、永久脱发。白癣以头皮灰白色鳞屑斑片、毛发折断、发根松动、病发基部有白色外套为临床特征。黑点癣以头部大小不等的鳞屑斑片，毛发一出头皮即折落，残留发根显露，表现为黑色小点为临床特征。黄癣相当于中医的"肥疮"，俗称"癞头疮"；白癣相当于中医"白秃疮"；黑点癣属于中医文献中"蛀发癣"的范畴。

【病医病理】

1．西医病因病理

黄癣由许兰氏毛癣菌，白菌由大小孢子菌、铁锈色小孢子菌及羊毛状小孢子菌，黑点癣由堇色毛癣菌和断发毛癣菌引起。头癣的传染主要是通过理发用具、梳篦、帽子、枕巾等间接传染，少数亦可通过直接接触，或通过患病的猫、狗等动物传染。头癣菌到达感染的头皮后，在表皮角质层内发芽，逐渐伸长、分枝、分隔，在毛囊口聚集，繁殖大量菌丝，菌丝伸入毛囊，并进入发内继续生长直到角质形成区。头癣菌能消化角蛋白，故只在毛发角化部分生长、繁殖，随被感染的头发向外生长，并把真菌带出毛囊。由于真菌破坏毛发，可使之干枯无光或折断。头癣致病菌侵入后不一定都发病，头癣的发生与机体对真菌的抵抗力密切相关，成人皮脂腺分泌旺盛，皮脂腺中脂肪酸浓度较高，可抑制真菌的生长、繁殖。

2．中医病因病机

本病多因腠理不密，风湿热邪、虫毒袭于肌肤，结聚不散，导致气血郁滞，皮肤失泽而成。或因接触患者枕、帽或不洁理发工具染毒而生；或由饮食不节，脾胃湿热内蕴，湿热熏蒸肌肤而发。

【临床表现】

1．黄癣

好发于儿童，初起毛发根部出现红色丘疹或脓疱，干后形成黄痂，逐渐增厚扩大，形成碟形黄癣痂，边缘翘起，中心微凹，上有毛发贯穿。剥去痂皮，其下为鲜红湿润的糜烂面或浅表溃疡，有特殊的鼠尿臭味。病发失去光泽，易于脱落，但不折断，若不及时治疗，毛囊受到破坏而形成萎缩性瘢痕，遗留永久性脱发，严重时只在头皮的边缘保留残余的头发。患者自觉瘙痒剧烈，有继发感染时可伴发热，局部淋巴结肿大。黄癣菌也可侵犯头皮外的光滑皮肤及甲部，偶见侵犯内脏器官。

2．白癣

多发于学龄前儿童，好发于头顶中间，也可在额顶部或枕部。开始时为大小不一的灰白色鳞屑性斑片，圆形或椭圆形，时有瘙痒，其上头发失去光泽，白色斑片日久蔓延扩大，形成大片。患部头发一般距头皮 2～4mm 处折断，根部有一白色菌鞘围绕，为真菌孢子寄生于发外形成，断发极易拔除。患部皮肤无炎症反应。病程缠绵，迁延数年不愈，但至青春期大多自愈，新发再生，不留瘢痕。若患处发生感染化脓时，则该处头发永不再生而留有瘢痕。

3. 黑点癣

多见于学龄儿童，成人亦可被侵及。发病初起为散在性、限局性点状红斑，以后发展为大小不等的圆形或不规则形灰白色鳞屑斑，边缘清楚。病发长出头皮后即折断，远望形如黑点，自觉瘙痒。本病进展缓慢，可经年累月不愈，因毛囊被破坏而形成瘢痕。黑头癣除发生于头皮外，亦可侵犯光滑的皮肤及指（趾）甲。

【实验室检查】

1. 真菌镜检

刮取患部鳞屑或拔取病发直接镜检，置载玻片上加1滴10%氢氧化钾液，覆以盖玻片，在酒精灯上边加温边压盖玻片，驱除气泡，吸干多余溢液待检。一般以低倍镜观察，黄癣病发可见发内沿长轴排列的菌丝和孢子，黄癣痂内可见鹿角状菌丝；白癣病发可见围绕毛发排列的小孢子；黑点癣病发可见发内链状排列稍大的小孢子。

2. 真菌培养

取病发直接接种于葡萄糖蛋白胨琼脂培养基上，置室温下培养13周，以鉴定菌种。

3. 滤过紫外线（wood灯）检查

在暗室中用wood灯照射头皮病区。黄癣病发显示暗绿色荧光；白癣病发显示亮绿色荧光；黑点癣病发无荧光。

【诊断与鉴别诊断】

1. 诊断

（1）黄癣：皮损为以毛发为中心的黄癣痂，伴鼠尿臭味，发展缓慢，毛发脱落，形成永久性脱发。直接镜检为发内菌丝孢子，滤过紫外线检查显示暗绿色荧光，培养为许兰毛癣菌。

（2）白癣：皮损为白色鳞屑斑，断发有白色菌鞘，愈后不留瘢痕，青春期可自愈。镜检发外密集小孢子，滤过紫外线检查显示亮绿色荧光，培养为大小孢子菌或铁锈色小孢子菌或羊毛状小孢子菌。

（3）黑点癣：皮损为小片白色鳞屑斑，低位断发，形如黑点，进展缓慢，有的至青春期可自愈，病久可形成瘢痕。镜检可见发内呈链状排列稍大的小孢子，培养为堇色毛菌和断发毛癣菌。

2. 鉴别诊断

（1）头皮脂溢性皮炎：好发于青年人；皮损为白色鳞屑堆叠，搔抓脱落，脱发而不断发；无传染性；真菌检查阴性。

（2）银屑病：头部皮损为大小不一略高起的银白色鳞屑性斑块，边界清楚，刮去鳞屑可见出血点，无断发及白色菌鞘；真菌镜检阴性。

（3）头部湿疹：头部皮损有丘疱疹、糜烂、渗出、结痂等多形性损害，瘙痒，一般不脱发；真菌镜检阴性。

【治疗】

本病以抗菌止痒为主要治疗原则，应采取综合治疗方案，抗真菌以口服灰黄霉素为首选，同时配合搽药、剃头、洗头、消毒等，但必须彻底治疗，以免造成治疗失败。

1. 西医治疗

(1) 抗菌疗法：常用药物有灰黄霉素和酮康唑。以灰黄霉素为首选，5岁以下者每天2片（每片0.125g）；6～10岁者每天3片；11～15岁者每天4片；15岁以上者每天6片，每天3次，连服2～3周。疗程结束复查真菌，以确定是否继续服药。酮康唑成人每天口服1次，每次1片（每片200mg/片）；儿童体重为15～30千克时，每天1次，每次半片，连服3～4周，最好进餐时服用。服药期间应避免服用抑制胃液分泌的药物，定期检查肝功能。其他抗真菌药物如伊曲康唑、疗霉舒等亦可酌情采用。

(2) 局部治疗：常用药物有2.5%～5%碘酊、10%硫黄软膏、复方苯甲酸软膏、硝酸咪康唑霜剂及洗剂等。上述药物可选一种，或数种交替外用，每天早、晚擦药各1次，擦药时擦遍全头，一般用药5～7周，直到临床症状消失后2周为止，不得中途间断。黄癣患者若菌痂很厚时，应先以油剂除去菌痂，再外擦药物。

2. 中医治疗

(1) 内治

虫毒湿聚证

证候：皮损泛发，蔓延浸淫，或大部分头皮毛发受累，患处皮肤红肿，痂厚；舌质红，苔黄腻，脉滑数。

治法：祛风除湿，杀虫止痒。

方药：苦参汤加减。加百部、贯众以杀虫。局部红肿者加土茯苓、萹蓄、苍耳子。

(2) 外治

选用有杀虫止痒之功效的中药外洗，如百部、苦参、地肤子、大枫子、苦楝皮、硫黄、蛇床子等。或采用拔发疗法，其方法是剪发后每天以0.5%明矾水或热肥皂水洗头，然后在病灶处敷药（药宜厚），可用5%硫黄软膏或硫黄膏，用薄膜盖上，包扎或戴帽固定。每天如上法换药1次，敷药1周病发比较松动时，即用镊子将病发连根拔除（争取在3天内拔完）。拔发后继续敷原用药膏，每天1次，连续2～3周。

【预防与调护】

1. 发现患者应追查传染源，以便及时治疗。家养宠物如有可疑癣病要及时处理。

2. 患者使用的毛巾、帽子、枕套、床单、被套、梳子等应经常以煮沸水消毒，以免再感染。

3. 对托儿所、幼儿园、学校、浴室、理发店等要加强卫生宣传和管理。

手 足 癣

手足癣（Tinea manus and tinea pedis）为手、足部的浅部真菌性皮肤病。以手、足部皮肤起丘疹、丘疱疹、水疱、脱皮、皲裂，自觉瘙痒，反复发作为特征。夏季多发，在我国南方气候温暖潮湿地区更易于发病。手癣相当于中医的“鹅掌风”，足癣相当于中医的“脚湿气”，俗称“臭田螺”。

【病因病理】

1．西医病因病理

手足癣的致病菌主要是毛癣菌属和表皮癣菌属，常见的有红色毛癣菌、须癣毛癣菌、絮状表皮癣菌和玫瑰色毛癣菌，其他少见的有断发毛癣菌、铁锈色小孢子菌以及白色念珠菌等。由密切接触感染。手、足部皮肤角质层厚，角蛋白为皮肤真菌寄生的营养物质，加之手足部汗腺丰富，出汗多，掌跖部皮肤缺乏皮脂腺，因而缺乏抑制真菌生长的脂肪酸等，均为皮肤真菌生长、繁殖提供了有利条件。

2．中医病因病机

外感风、湿、热邪，蕴积手、足部肌肤。风热盛者多表现为丘疹、瘙痒、脱屑；脾胃二经湿热下注，或久居湿地，水浆浸渍，感受湿毒而致水疱瘙痒，渗流滋水；病久化燥伤血，气血不能荣润，皮肤失养，则皮肤肥厚、燥裂、瘙痒。

【临床表现】

1．足癣

多见于成年人，男女皆可发病。夏秋季加重，冬春季减轻。密切接触传染。常迁延多年不愈。按其皮损表现可分为以下三型，或单独出现，或各型同时交替出现。

(1) 水疱型：多发生在趾间、足跖及其侧缘。皮损为聚集或散在的深在性皮下水疱，壁厚发亮，感觉瘙痒。数天后干燥脱屑或融合成多房性水疱，撕去疱壁可露出蜂窝状基底及鲜红色糜烂面。

(2) 浸渍糜烂型：发生于趾缝间，尤以4、5趾间多见。表现为趾间潮湿，皮肤浸渍发白，如将白皮剥去，基底呈鲜红色，可有少量淋巴液。瘙痒剧烈。此型易继发感染，并发急性淋巴管炎、淋巴结炎及丹毒。

(3) 鳞屑角化型：以足跟、足跖及其侧缘多见。角质层增厚、粗糙、脱屑、干燥。冬季易发生皲裂，疼痛明显。本型多见于病程长、年龄大的患者。

2．手癣

临床表现与足癣类似，但分型不如足癣明显。皮损初起为掌心或指缝水疱或掌部皮肤角化脱屑、起水疱。水疱破后干涸，叠起白屑，中心向愈，四周继发水疱，并可延及手背、腕部。自觉瘙痒，反复发作手掌皮肤肥厚、皲裂疼痛。损害若侵及指甲，可使甲板增厚或萎缩翘起，色灰白而成甲癣（灰指甲）。

【实验室及其他检查】

1. 直接镜检 刮取皮屑作真菌检查，镜下可见菌丝和孢子。

2. 真菌培养 阳性。

【诊断与鉴别诊断】

1. 诊断

成人多见，发生在手足掌跖处及指（趾）间，夏重冬轻。临床常分三型：①水疱型：以反复出现聚集或散在的深在性水疱为主；②浸渍糜烂型：皮损为角质浸渍、发白、剥脱后形成红色糜烂面、瘙痒剧烈；③鳞屑角化型：角质层粗糙、肥厚、脱屑、干燥，皲裂后疼痛。水疱型及浸渍糜烂型常合并感染。直接镜检和真菌培养阳性。

2. 鉴别诊断

（1）手足部湿疹：常对称发生，皮疹为多形性，边界不清，瘙痒剧烈，反复发作；真菌检查阴性。

（2）汗疱疹：多发生于手足多汗患者，对称发生深在性小水疱，有瘙痒及烧灼感；好发于春秋季，常每年定期反复发作；真菌检查阴性。

【治疗】

一般以外治为主，重症和反复发作、病久者可采用内外兼治、中西医结合治疗。

1. 西医治疗

（1）全身治疗：适用于病情较重及反复发作患者，可选用酮康唑、伊曲康唑、特比萘芬或氟康唑等抗真菌药物口服。

（2）局部治疗

①水疱型：选用1%～3%益康唑、克霉唑、联苯苄唑霜及复方苯甲酸搽剂、复方雷锁辛搽剂等外用。

②浸渍糜烂型：选用高锰酸钾溶液（1:6000～1:4000）热浸，每次20～30分钟，每天2次；或用醋酸铅液（1:2000）湿敷，每次1～2小时，每天3～4次。外搽作用比较温和的制剂，如复方雷锁辛搽剂、2%咪康唑霜等。有时需加用干燥性粉剂如足光粉。

③ 鳞屑角化型：先用角质剥脱剂，如10%水杨酸软膏、30%～40%尿素软膏，待角化减轻后，再用咪唑类抗真菌药物。

不论用哪种外用药均需坚持连续治疗1～2个月。如伴发感染，可外用抗炎药物。

2. 中医治疗

（1）辨证论治

①湿热蕴结证

证候：皮疹以水疱、丘疱疹、糜烂为主，局部红赤肿痛；舌质红，苔黄腻，脉滑数。

治法：清热利湿，解毒消肿。

方药：萆薢化毒汤合五神汤加减。

②血虚风燥证

证候：皮疹以角质层肥厚、干燥、脱屑、皲裂为主，自觉疼痛；舌质淡红，苔薄白，脉细。

治法：养血祛风。

方药：当归饮子加减。

(2) 外治疗法

①水疱型可选用1号癣药水、2号癣药水、复方土槿皮酊外搽，二矾汤熏洗，鹅掌风浸泡方或藿香浸剂（藿香30g，黄精、大黄、皂矾各12g，醋1kg）浸泡。

②浸渍糜烂型先以二矾汤或半边莲60g煎汤温浸15分钟，然后以皮脂膏或雄黄膏外搽，每天2次。无皲裂者可用复方土槿皮酊外搽。

③鳞屑角化型若有皲裂，以雄黄膏外搽，每天2次。无皲裂者可用复方土槿皮酊外搽。

④伴有甲癣者每日以小刀刮除病甲变脆部分，然后用棉签蘸2号癣药水或3%冰醋酸浸泡或鹅掌风浸泡方浸泡。或采用拔甲方法。

⑤若并发淋巴管炎、丹毒者，外用金黄膏。

【预防与调护】

1．保持手足部清洁干燥。

2．注意个人、家庭及集体卫生，尽量不穿公用拖鞋，不共用洗脚用具。

3．患者穿过的鞋、袜最好用开水烫洗，或阳光下曝晒。

体　癣

体癣（tinea corporis）指发于除头皮、毛发、掌跖、甲板以外的平滑皮肤上的浅部真菌性皮肤病。以圆形或钱币状红斑，中央常自愈，周边有炎性丘疹、水疱、鳞屑，自觉瘙痒为临床特征。好发于夏季，冬季好转。多见于青年人。相当于中医的“圆癣”，属于中医文献的“铜钱癣”、“金钱癣”范畴。体癣若长于两大腿根部内侧和臀部，称为股癣（tinea cruris），中医称为“阴癣”。

【病因病理】

1．西医病因病理

本病主要由红色毛癣菌、须癣毛癣菌、大小孢子菌及絮状表皮癣菌引起。通过直接接触患者、患癣家畜（狗、猫等）或可由患者原有的头癣、手足癣、甲癣自身传播而来。发病与机体的免疫力密切相关，糖尿病、消耗性疾病等疾病容易感染真菌。气候温暖、环境潮湿更有利于本病的发生。

2．中医病因病机

本病由环境多热挟湿，肤热多汗，致风、湿、热、虫毒侵袭皮肤，或因接触不洁之物而发病。

【临床表现】

多见于青年人，好发于夏季，冬季常好转。皮疹好发于颜面及颈部，亦可发生于躯干、四肢等处。损害为圆形或钱币形红斑，自指甲到各种钱币大，数目不定，病灶中央常自愈，周边稍隆起，呈活动性，有炎性丘疹、小疱、痂皮、鳞屑等。可形成环形，有时亦可互相融合成多环形或损害中央发生新皮疹而形成同心环状。自觉瘙痒，可反复发作。

股癣多发生在男性成年人，主要发生在腹股沟内侧与阴囊相接触的大腿根部及臀部。皮疹与体癣相似，两侧对称发生，病人自觉剧痒。患处由于搔抓或磨擦而潮湿糜烂，呈湿疹样改变，慢性阶段皮损可以出现苔藓化。胖人多汗者病情较为严重。

【实验室及其他检查】

1．直接镜检　皮损鳞屑镜检可见菌丝和孢子。

2．真菌培养　阳性。

【诊断与鉴别诊断】

1．诊断

皮疹为丘疹、丘疱疹、水疱，逐渐向周围扩展，中央有自愈倾向，呈环形或多环形，环周有小的丘疹、水疱和鳞屑。真菌镜检和培养阳性。好发于颜面、颈部、躯干和四肢，股癣多见于大腿根两侧及臀部。

2．鉴别诊断

（1）*玫瑰糠疹*：好发于躯干及四肢近心端；皮疹呈椭圆形，皮疹长轴与皮纹一致，常先出现母斑；查真菌阴性。

（2）*银屑病*：皮疹有时呈环形，基底为淡红色浸润性斑块，上覆以多层银白色鳞屑，刮去银屑后有薄膜现象和点状出血；好发于头部、躯干和四肢；一般冬重夏轻；真菌检查阴性。

【治疗】

本病以外治为主，一般不需内服药治疗，泛发者可口服抗真菌药治疗。

1．西医治疗

（1）*全身治疗*：全身泛发性癣可选用伊曲康唑，每天0.2g，餐后顿服，连服15天，亦可选用特比萘芬、酮康唑、氟康唑等抗真菌药内服。

（2）*局部治疗*：酌情外搽复方苯甲酸搽剂或软膏（怀氏搽剂或软膏）、复方雷锁辛搽剂（卡氏搽剂）、3%咪康唑霜、1%～2%克霉唑霜、酮康唑霜、联苯苄唑霜、特比萘芬软膏等，每天2次，连用2～4周，皮损消退后继续用药2周，以免复发。

2．中医治疗

（1）内治

证候：皮疹泛发，瘙痒剧烈，股癣潮湿糜烂，呈湿疹样改变；舌质红，苔黄腻，脉滑数。

治法：清热利湿，祛风止痒。

方药：龙胆泻肝汤加减。

(2) 外治

①皮损以丘疹、水疱为主，酌情选用1号、2号癣药水、复方土槿皮酊外搽，每天2~3次。

②皮损以糜烂、渗出为主，酌情选用二矾汤、半边莲煎液浸泡或用青黛散、五倍子散外扑，每天2~3次。待皮疹干燥再外用癣药水或癣药膏。

②鳞屑角化型选用雄黄膏、硫黄膏、复方土槿皮酊、羊蹄根酒外搽。

【预防与调护】

1. 注意个人卫生，避免使用癣病患者的浴盆、拖鞋、毛巾等，避免与患癣的家畜接触。

2. 患者的内衣、裤、床单等要常洗换、曝晒，并宜煮沸消毒。

3. 患者忌食辛辣鱼腥发物。

第七节 疥　　疮

疥疮（scabies）是由疥螨寄生在人体皮肤所引起的一种接触传染性皮肤病。皮损好发于皮肤薄嫩和皱褶处，皮疹主要为丘疹、丘疱疹、水疱及隧道，伴奇痒为临床特征。有较强的接触传染性。中西医病名相同，俗称“癞疥”、“虫疥”，继发感染者称“脓窝疥”。

【病因病理】

1. 西医病因病理

疥疮是由疥螨引起，引起人体疥疮的主要是人疥螨和动物疥螨。疥螨是一种皮内寄生虫，分雌、雄两种，成熟的雌虫为卵圆形扁平体，呈黄白色，长约0.3~0.4mm，肉眼可以看到。雄虫较小，长约为雌虫的一半大小，多半游行于皮肤表面。雄虫常在交配后不久即死亡，而雌虫受精后钻进皮肤角质下层，边行边排卵，故形成隧道，皮肤上出现灰白色或灰色点状虚线。雌虫钻入处常发生水疱或脓疱。疥螨离开人体后存活2~3天，还可在衬衣裤、被单、被褥等处活动。主要通过人与人直接接触传播，亦可通过使用患者用过的床铺、衣服、毛巾等间接传染。因疥疮的传染性很强，往往一家中均受传染。

2. 中医病因病机

本病由感染疥虫所致，发病后常伴有湿热之邪郁于肌肤的症状。

【临床表现】

常见于皮肤薄嫩部位，如手指缝、腕部屈侧、肘窝、腋窝、女性乳房下、脐周、腰部、下腹部、大腿内侧、外生殖器等部位，多对称发生。成人头面、掌跖等处不易受累，但婴幼儿容易发生。

皮疹主要为丘疹、丘疱疹，可形成小水疱和少数隧道及结节。丘疹、丘疱疹为粟粒大小，散在分布或密集成群，淡红色或正常肤色，可有炎性红晕，水疱多见于指缝、腕部等处。隧道长约2~3mm，弯曲，微隆起，呈灰白色或浅黑色纹线，在隧道末端有1个针头大的灰白色或微红的小点，为疥虫隐藏的地方。在阴囊、阴茎、阴唇、大腿内侧等处可出现豆大淡红色结节，称疥疮结节，经久不消。患者常有奇痒，遇热及夜间尤甚，由于搔抓常致抓痕、结痂及湿疹样变。继发感染可发生脓疱疮、毛囊炎、淋巴管炎、淋巴结炎及蜂窝织炎等。由于慢性化脓性皮肤感染，少数患者可并发蛋白尿、肾炎。本病传染性极强，常在一家人及集体宿舍传播。

另有一种疥疮称挪威疥，常发生在免疫功能不良、精神障碍及生理功能衰弱者，表现为全身有大量的鳞屑和结痂，呈剥脱性皮炎样，可出现发热、剧痒，伴化脓感染。这种疥疮疥螨多，传染性强。

【实验室及其他检查】

刮取丘疹、水疱、隧道内容物，置载玻片上，用低倍镜观察，可发现成虫、幼虫、卵壳或椭圆形黄褐色虫卵。

【诊断与鉴别诊断】

1．诊断

有接触疥疮患者病史。好发于指缝、腕部屈侧、肘窝、女性乳房下、下腹部及外生殖器等处。皮疹主要为丘疹、丘疱疹、水疱、隧道及结节等。瘙痒，夜间尤甚。在皮损处可找到疥螨和虫卵。

2．鉴别诊断

（1）丘疹性荨麻疹：多见于儿童；好发于躯干与四肢；皮疹主要表现为纺锤形小丘疹、丘疱疹及水疱，搔抓后可形成小风团，风团消失后仍为小丘疹，易复发；常有蚊虫叮咬史。

（2）湿疹：皮损为红斑、丘疹、水疱等多形性皮疹，无一定好发部位。无传染接触史。

（3）虱病：指缝无皮损，以继发性抓伤为主要表现；多见于腋窝、腰围、阴部及皱褶接触部位；可找到虱及虫卵。

【治疗】

临床治疗以杀虫止痒为主要治法。必须隔离治疗，以外治为主，瘙痒剧烈或继发感染者可用中西医结合治疗。

1．西医治疗

（1）全身治疗

瘙痒剧烈者可选用扑尔敏、苯海拉明、氯雷他定、西替利嗪等抗组胺药口服。继发感染者可选用抗生素治疗。

(2) 局部治疗

①1%丙体六六六霜（疥得治），用法为洗澡后晾干半小时，搽药1次，维持24小时后洗澡即可。该药为无臭、无刺激性的杀螨药物，疗效较好。但经皮肤吸收后，有潜在性中毒的危险，妇女、儿童不应使用，有皮肤破损者最好不用。

②10%～25%苯甲酸苄脂乳剂，每日1～2次，连用2～3天。

③30%硫代硫酸钠溶液，每日2次，连用1周。

④亦可选用1%优力肤霜、1%麝香草旺霜、0.2%呋喃西林霜等。

⑤疥疮结节的治疗可选用皮质类固醇激素外用，亦可试用局封、液氮冷冻等疗法。

2．中医治疗

(1) 内治

证候：皮损以水疱为多见，丘疹泛发，壁薄液多，破流脂水，浸淫糜烂；或脓疱叠起，或起红丝走窜，淋巴结肿痛；舌质红，苔黄腻，脉滑数。

治法：清热化湿，解毒杀虫。

方药：黄连解毒汤合三妙丸。若瘙痒剧烈，加苦参、百部、白鲜皮、地肤子、土茯苓以加强杀虫止痒之功；若局部感染加重可加野菊花、公英、地丁、银花。

(2) 外治

硫黄为古今治疗疥疮的特效药。一般外用10%～20%硫黄软膏（婴幼儿用5%浓度）。用药时必须做到：①治疗前先用热水、肥皂洗澡，然后搽以上药物，除头面部外必须搽遍全身，并稍用力搽药。每天早、晚各1次，连续3～5天；②搽药期间不洗澡、不换衣，疗程完成后洗澡更衣，并将衣被煮沸消毒，不能蒸煮的物品可烫熨或日晒；家中或集体的疥疮患者必须同时治疗；治疗后需观察1～2周（因疥虫卵需10天左右才能变为成虫），如无新皮疹发生，方可认为痊愈。

【预防与调护】

1．注意个人卫生，勤洗澡，勤换衣服，被褥常洗晒。

2．接触疥疮患者后用肥皂水洗手。患者所用衣服、被褥、毛巾等均需煮沸消毒，或在阳光下充分曝晒，以杀灭疥虫及虫卵。

3．彻底消灭传染源，注意消毒隔离。

4．加强卫生宣传及监督管理，对公共浴室、旅馆、车船上的衣被应定期严格消毒。

第八节　荨　麻　疹

荨麻疹（urticaria）是一种常见的皮肤黏膜过敏性疾病，是由于各种因素致使皮肤、黏膜小血管扩张及渗透性增加而出现的限局性水肿反应。其临床特点是皮肤上出现瘙痒性风团，发无定处，骤起骤退，消退后不留任何痕迹。相当于中医的“瘾疹”，俗称“风疹块”。

【病因病理】

1. 西医病因病理

荨麻疹的发病机理主要有免疫性和非免疫性两类。

(1) 免疫性荨麻疹

①Ⅰ型变态反应：是抗原与 IgE 作用于肥大细胞与嗜碱性白细胞，使它们脱颗粒而使组胺及其他血管活性物质释放，从而引起毛细血管扩张，通透性增加，平滑肌痉挛，腺体分泌增加等，从而形成风团及消化道、呼吸道等症状。

②Ⅱ型变态反应：如输血反应，IgE 不参与，为 IgG 和 IgM 与抗原在红细胞上起反应。当全部补体被激活导致血管内溶血时，补体 C_3 和 C_5 的活动碎片 C_{3a} 和 C_{5a} 可使肥大细胞释放组胺，从而形成风团。

③Ⅲ型变态反应：如血清病型荨麻疹，往往抗原偏多，使形成的抗原抗体复合物沉积于血管壁，在补体参与下，这些沉积物损伤肥大细胞而释放组胺及多种血管活性物质，同时中性白细胞释放溶酶体酶也起着重要作用。

(2) 非免疫性荨麻疹

由于某些生物的、化学的及物理的因素直接作用于肥大细胞与嗜碱性粒细胞，使其释放组胺而发病。某些物质如细菌毒素、蛇毒、大红虾等亦可由非免疫方式活化补体而引起组胺释放而发病。

除组胺及补体外，其他生物活性物质如激肽、花生四烯酸代谢物、纤维蛋白溶解酶、5－羟色胺也在某些荨麻疹的发病机理中起一定作用。

(3) 其他影响因素

饮酒、发热、受冷、运动、情绪紧张能加剧荨麻疹的形成，这是由于上述因素直接作用于小血管和通过内源性激素的改变而作用于肥大细胞释放介质所致。月经前和绝经期后荨麻疹的加剧可能与内分泌因素有关。

(4) 常见的发病诱因

①食物：主要是动物蛋白性食物，如鱼（海鱼）、虾、蟹、肉类、蛋类等；植物性食物如茄子、竹笋、菠菜、苹果、李子等蔬菜和水果；加入食物中的颜料、调味品、防腐剂，食物中的天然或合成物质包括酵母、水杨酸、柠檬酸和安息香酸衍化物也能引起本病。

②吸入物：各种花粉、灰尘、羽毛、真菌的孢子、化妆品、甲醛、蓖麻粉及气体的吸入均可发生荨麻疹。而且这些患者常伴有呼吸道的症状。

③药物：一般可分为两类，一类为可形成抗原的药物，常见的有青霉素、血清、疫苗、痢特灵、磺胺等。另一类为组胺释放物，如阿司匹林、吗啡、可待因、奎宁、筒箭毒碱、多黏菌素、维生素 B_1 等。

④感染：各种感染均可引起荨麻疹，如细菌性感染的急性扁桃体炎、咽炎、副鼻窦炎、脓疱病、胆囊炎、胰腺炎等；病毒性感染如病毒性肝炎的前驱期及黄疸期多见，柯萨奇病毒、传染性单核细胞增多症等；寄生虫感染如疟原虫、蛔虫、钩虫、蛲虫、溶组织阿米巴等肠道寄生虫，以及血吸虫、丝虫、包囊虫等。

⑤昆虫叮咬：蜜蜂、黄蜂、毛虫、甲虫、袋蜘蛛等。

⑥物理因素：如机械和冷、热、光等。

⑦精神因素及内分泌失调：精神紧张、情绪波动等。月经、绝经、妊娠等也可引发本病。

⑧内脏和全身性疾病：系统性红斑狼疮、甲状腺机能亢进、风湿病、类风湿性关节炎、恶性肿瘤等。

⑨遗传因素：如遗传性家族性冷荨麻疹综合征、家族性冷荨麻疹、迟延性家族性局限性热荨麻疹。

2．中医病因病机

先天禀赋不足，卫外不固，风邪乘虚侵袭所致；或表虚不固，风寒、风热外袭，客于肌表，致使营卫失调而发；或肠胃湿热，复感风邪，内不得疏泄，外不得透达，郁于皮毛腠理之间而发；平素体弱，气血不足，血虚生风生燥，或病久气血耗伤，易感风邪，风邪与气血搏结于皮肤而发。

【临床表现】

本病可以发生于任何年龄和季节。发病突然，在皮肤上出现大小形态不一的鲜红或白色的风团，少数患者也可仅有水肿性红斑。可因搔抓刺激使风团互相融合成片，有时在风团表面出现水疱。消退迅速，不留痕迹，以后又不断成批发生，时隐时现，可泛发全身。自觉灼热，瘙痒剧烈。部分患者可有怕冷、发热等症状。如侵犯消化道黏膜，可伴有恶心呕吐、腹痛腹泻等症状；发生于咽喉者，可引起喉头水肿和呼吸困难，甚至可以发生晕厥。荨麻疹型血管炎患者的皮损可发生于任何部位，但以面、上肢和躯干部最多见，反复发作风团，有时为多形红斑样皮损，其上可见微细紫癜，皮损消退后遗留紫癜、鳞屑或色素沉着。

根据病程长短，可分为急性和慢性两种。急性者骤发速愈，一般约经1周左右可以痊愈；慢性者病程在1～2个月以上，反复发作，迁延数月，甚至数年。

此外，尚有一些特殊类型：

1．蛋白胨性荨麻疹（急性蛋白过敏性荨麻疹）

在暴饮暴食（过食猪肉和海产品）并有精神激动和大量饮酒时，食物中的蛋白质未被消化即经胃肠道吸收入血，引起皮肤发红、风团，并伴有乏力、头痛。

2．血清病型荨麻疹

是由异体血清、疫苗或药物引起的。患者有发热、关节痛、淋巴结肿大，出现多环形风团。有时伴肾损害，可出现蛋白尿、管型尿。

3．皮肤划痕征（人工荨麻疹）

用手搔抓或用钝器划过皮肤后，沿划痕发生条状隆起，伴有瘙痒，不久即消退。

4．压迫性荨麻疹

皮肤受压后约4～6小时，局部发生弥漫性境界不清的水肿性、疼痛性斑块，持续8～12小时消退。常见于经常拍手和手工操作后的手部、行走后的足底部和臀部受压迫后的部位。

5. 冷荨麻疹

(1) 获得性冷荨麻疹：多见于女性青年。在气温骤降，接触冷风、冷水和冷物后，于暴露或膳食部位产生风团或斑状水肿，可持续半小时甚至3~4小时。重者可有手麻、唇麻、气紧、心悸、腹痛、腹泻、晕厥，甚至休克。被动试验阳性，冰块试验阳性。

(2) 家族性冷荨麻疹：为常染色体显性遗传，较罕见。自婴儿期开始发病，常持续终生。在受冷后0.5~4小时发生风团，皮疹不痒，有烧灼感，并伴有发热、关节痛、白细胞增多等全身症状。被动转移试验阴性，冰块试验阴性。

6. 胆碱能性荨麻疹（小丘疹状荨麻疹）

因运动、摄入热的食物或饮料、出汗及情绪激动等因素引起。在受刺激后数分钟即出现直径1~3mm的小风团，周围有明显红晕，常散发于躯干上部和上肢，不互相融合，可于1小时内消退，自觉剧痒。本病可反复发作，但可自行缓解。被动转移试验阳性。

7. 热荨麻疹

少见，是一种局限性荨麻疹。分获得性和遗传性两种。前者局部皮肤受热后可在数分钟内出现风团，并反复发生，被动转移试验阴性；后者对热产生延迟性局部反应，在受热后2小时出现风团。幼年开始发病，被动转移试验阴性。

8. 日光性荨麻疹

皮肤暴露于日光数分钟后，局部迅速出现瘙痒、红斑和风团，部分患者甚至在日光透过玻璃照射也可发病。风团发生后约1小时至数小时消退。同时可有畏寒、疲劳、晕厥、肠痉挛，这些症状可在数小时内消失。被动转移试验阳性。

9. 自身免疫性黄体酮性荨麻疹

发生在月经前期和中期。黄体酮是本病的致病因素，注射黄体酮可引发和加剧风团发生，抑制排卵可以预防发病，黄体酮皮试呈阳性反应，被动转移试验阳性。口服避孕药可阻断发病。

【实验室及其他检查】

1. 血液中嗜酸性粒细胞比例升高。

2. 梅毒血清试验、冷球蛋白和冷纤维蛋白原、冷溶血素和冰块试验对冷荨麻疹诊断有帮助。

3. 血沉、抗核抗体与血清补体测定、直接免疫荧光检查对有补体活化参与所致的荨麻疹诊断有帮助。

4. 血原虫、丝虫、尿液常规及培养、大便找虫卵或寄生虫等对荨麻疹的诊断有帮助。

【诊断与鉴别诊断】

1. 诊断

突然发作，皮损为大小不等、形状不一的风团及水肿性斑块。皮疹时隐时现，发无定处，剧烈瘙痒，消退后不留痕迹。部分病人可有腹痛、腹泻、发热、关节痛等症状。严重者可有呼吸困难，甚至窒息。结合各项检查有助于病因诊断。

2．鉴别诊断

（1）*接触性皮炎*：有明确接触史；皮损多局限于接触部位；有红斑、肿胀、丘疹、水疱、糜烂、渗出等，但以单一皮损为主；如不接触致敏物，一般不再复发。

（2）*多形性红斑*：损害多在手足背、颜面、耳等处；为红斑、水疱，呈环形；时轻时重，不易消退。

【治疗】

本病的根本治疗是去除病因，如病因不明，可对症治疗，以内治为主，外治以止痒、消肿为主。

1．西医治疗

（1）*全身治疗*

①抗组胺类药物：一般可选用扑尔敏、赛庚定、苯海拉明或息斯敏。慢性荨麻疹可选用安太乐，冷性荨麻疹可选用安替根等。

②肾上腺皮质激素：急性严重或顽固性病例可选用氢化考的松、氟美松等。一般不用于慢性荨麻疹。

③拟交感神经药：0.1%肾上腺素等用于严重的急性荨麻疹、喉头水肿及过敏性休克。

④维生素类：维生素 C、P 常与抗组胺类药同用，维生素 K 口服或维生素 B_{12}对慢性荨麻疹有效。

⑤其他：组胺球蛋白及肽酶治疗慢性荨麻疹。还可选用自血疗法、组织疗法等。

（2）*局部治疗*：外搽止痒洗剂如荷酚液、1%麝香草酚、2%碳酸等。

2．中医治疗

（1）*内治*

①风寒束表证

证候：皮疹色白，遇风寒加重，得暖则减；恶寒怕冷、口不渴；舌质淡红，苔薄白，脉浮紧。

治法：疏风散寒，调和营卫。

方药：麻黄桂枝各半汤加减。恶寒怕冷者加炙黄芪、炒白术、防风。

②风热犯表证

证候：风团鲜红，灼热剧痒，遇热加重，得冷则减；伴有发热，恶寒，肿痛；舌质红，苔薄白或薄黄，脉浮数。

治法：疏风清热止痒。

方药：消风散加减。风团鲜红灼热者加丹皮、赤芍；瘙痒剧烈者加刺蒺藜、珍珠母。

③胃肠湿热证

证候：皮疹色红片大，瘙痒剧烈；伴腹痛，恶心呕吐，神疲纳呆，大便秘结或泄泻；舌质红，苔黄腻，脉弦滑数。

治法：疏风解表，通腑泄热。

方药：防风通圣散加减。恶心呕吐者加半夏、茯苓、竹茹；大便稀去大黄，加苡仁。

④血虚风燥证

证候：反复发作，迁延日久，午后或夜间加重；心烦易怒，口干，手足心热；舌质淡红少津，苔薄白，脉沉细。

治法：养血祛风，润燥止痒。

方药：当归饮子加减。心烦失眠者加炒枣仁、夜交藤；瘙痒较重者加首乌、刺蒺藜。

(2) 外治

① 香樟木、蚕砂各 30～60g，或凌霄花、艾叶、冬瓜皮等任选 2～3 味适量煎水外洗。

② 炉甘石洗剂外搽。

(3) 针刺疗法

皮疹发于上半身者，取穴曲池、内关；发于下半身者，取穴血海、足三里、三阴交；发于全身者，配风市、风池、大肠俞等。耳针取穴肝区、脾区、肾上腺、皮质下、神门等。

【预防与调护】

1. 禁用或禁食某些致机体过敏的药物或食物，避免接触致敏物品，积极防治某些肠道寄生虫病。

2. 忌食鱼腥虾蟹、海味、辛辣、葱、韭、酒等。

3. 注意气温变化，自我调摄寒温，加强体育锻炼。

第九节　接触性皮炎

接触性皮炎（contact dermatitis）是由于皮肤或黏膜接触刺激物或致敏物后，在接触部位所发生的急性或慢性炎症反应。皮疹可表现为红斑、肿胀、丘疹、水疱，甚至大疱、渗出、糜烂、结痂或苔藓样变，大多为单一形态，自觉灼热瘙痒，甚至灼痛。本病可发生于任何年龄，一年四季均可发病。属于中医“漆疮”、“膏药风”、“马桶癣”等范畴。

【病因病理】

1. 西医病因病理

接触性皮炎的发病可由于原发性刺激引起，或因变态反应所致，而以后者为主。原发性刺激多为细胞毒性或腐蚀性、刺激性物质、接触物对皮肤有很强的刺激性，任何人接触后均可发生，无潜伏期，能直接损害人体细胞，其发病快慢和反应程度的轻重与刺激物的性质、浓度、接触部位的皮肤情况及接触时间的长短等有关。因变态反应引起的，接触的物质为致敏因子，一般只有少数人在接触后经过一定潜伏期，在接触的皮肤和黏膜处发生超敏反应性炎症，为迟发型（Ⅳ型）变态反应。有些因素也可影响接触性皮炎的发生，如年龄、性别、受损部位、皮肤的状况、季节等，都应加以注意。

能引起接触性皮炎的物质很多，有原性刺激物和致敏物。有些在低浓度时为致敏物，但在高浓度时则具有毒性和刺激性。一般可分为三大类：①动物类：如毒毛（毛虫）、动物的毒素；②植物类：如生漆、蓖麻、除虫菊等；③化学类：如铬酸盐（皮革制品、服装、装饰品的镀铬托、水泥等）、镍酸盐（服装、装饰品、眼镜架）、对苯二胺（染料、颜料、皮毛和皮革制品）、松脂精（溶媒、颜料稀释剂）、香料（化妆品）、环氧树脂（指甲油）、苯唑卡因、洗涤剂等。

2．中医病因病机

由于患者禀赋不耐，皮肤腠理不密，接触某些物质，如漆、药物、塑料、橡胶制品、染料和某些植物等，使毒邪侵入皮肤，蕴郁化热，邪热与气血相搏而发病。体质因素是发病的主要原因，对同一种物质禀赋不耐者接触后发病，体质强盛者则不发病。

【临床表现】

有明确的接触病史，一般起病较急，在接触部位出现境界清楚的红斑、丘疹、水疱甚至大疱，范围与接触面积大抵一致；严重者可有表皮松解，甚至坏死、溃疡。如发生于眼睑、包皮、阴囊等皮肤组织疏松部位者，皮肤肿胀，皮肤光亮，皮肤纹理消失，无明显边缘。皮损一般仅限于刺激物接触部位，以暴露部位为多，边界清楚；若反应强烈，则皮疹不仅局限于接触部位，甚至泛发全身。自觉灼热、瘙痒，重者有疼痛感，少数患者伴有畏寒、发热、恶心呕吐、头痛头晕。一般去除病因、经治疗后 1～2 周内皮疹消退而愈，可留下暂时性色素沉着，但再次接触过敏源时可再发。若反复接触或处理不当，病程迁延而转为亚急性或慢性，表现为轻度红斑、丘疹，境界不清；或局部皮肤轻度增厚及苔藓样变。

【实验室及其他检查】

斑贴实验是诊断接触性皮炎可靠和简单的方法。方法是将钻制小室贴附于微孔胶纸上，用时将过敏源置于此药室内，然后贴于背部健康皮肤上，经 24 或 48 小时除去试验药室，20 分钟后观察结果，并连续观察 4～7 天。变态反应皮试阳性可持续 4 天或更长时间，从第 2 天到第 4 天，反应逐渐加强，以后消退。刺激性反应在去除斑贴试验物后 48 小时逐渐减弱。一般所有考虑为变态反应性、接触性皮炎者，当致病因子不明或不肯定时都适用。

【诊断与鉴别诊断】

1．诊断

发病前有明确的接触史，有一定的潜伏期。皮损发生在接触部位，境界清楚，以单一皮损表现为主，去除病因后皮疹很快消退，全身症状轻微。斑贴试验可协助诊断。

2．鉴别诊断

（1）急性湿疹：无明显接触史；皮疹呈多形性，边界不清；常泛发，对称分布，易复发，易转变为慢性。

（2）丹毒：无接触史；皮损颜色鲜红，边缘清楚并略隆起；全身症状较重，常有寒战、高热、头痛、恶心等症状。

【治疗】

寻找病因，除去致敏和致病物质是治疗关键。重症者宜综合治疗。

1．西医治疗

(1) *全身治疗*：一般可选用抗组胺药物，如扑尔敏、苯海拉明、特非那丁、赛庚啶、西替利嗪、氯雷他定等，口服1~2种，配合维生素C、钙剂，如用10%葡萄糖酸钙10ml静脉注射。重症泛发性病例可短期内服或静脉注射皮质类固醇激素，如强的松、曲安西龙、氢化可的松、地塞米松等。继发感染者可选用抗生素。

(2) *局部治疗*：皮疹以红斑、丘疹为主者，可选用炉甘石洗剂；渗出多时可用1:1000醋酸铅溶液冷湿敷，或用3%硼酸溶液；局部糜烂、结痂时可选用霜剂或含皮质类固醇糊剂或氧化锌泊。慢性期可选用霜剂或软膏。有继发感染时可用0.1%雷夫奴尔溶液、新霉素溶液或庆大霉素溶液湿敷。

2．中医治疗

(1) *内治*

①风热蕴肤证

证候：多发于头面部，皮损为红斑、肿胀或丘疹，水疱较少，渗出不多，自觉瘙痒剧烈；伴心烦、口干、小便微黄；舌质红，苔薄黄，脉浮数。

治法：疏风清热。

方药：消风散加减。瘙痒甚者加紫荆皮、僵蚕。

②湿热毒蕴证

证候：发于身体下部，皮损色鲜红肿胀，其上有水疱、大疱、糜烂、渗出，自觉灼热瘙痒；伴发热，口渴，便秘，尿黄；舌质红，苔黄腻，脉滑数。

治法：清热祛湿，凉血解毒。

方药：化斑解毒汤加减。渗出多者加土茯苓、紫荆皮、马齿苋；红肿面积广泛者加酒军、桑白皮。

③血虚风燥证

证候：病程长，病情反复发作，皮损肥厚干燥有鳞屑，或呈苔藓样变，有抓痕及结痂；自觉瘙痒剧烈；舌质淡红，苔薄，脉弦细。

治法：养血润燥，祛风止痒。

方药：当归饮子合消风散加减。瘙痒甚者加僵蚕、紫荆皮、徐长卿。

(2) *外治*

皮损以红斑、丘疹为主者，选用三黄洗剂、炉甘石洗剂外搽，或选用青黛散冷开水调涂，或1%~2%樟脑、5%薄荷脑粉剂外涂，每天5~6次。若有大量渗出、糜烂，选用绿茶、马齿苋、生地、黄柏、石韦、蒲公英等组方煎水湿敷，或用10%黄柏溶液湿敷。漆疮可用鬼箭羽、冬桑叶、杉木屑煎水湿敷或洗涤。

糜烂、结痂者选用青黛膏、清凉油乳剂外搽。

皮损肥厚粗糙或呈苔藓样变者选用软膏或霜剂，如3%黑豆馏油、糠馏油。

【预防与调护】

1. 不宜用热水或肥皂水洗澡，避免磨擦搔抓，禁用刺激性强的外用药物。
2. 多饮开水，并给予易消化的饮食，忌食辛辣、油腻、鱼腥等发物。
3. 明确病因，避免继续接触过敏物质。
4. 与职业有关者应改进工序及操作过程，加强防护措施。

第十节　药物性皮炎

药物性皮炎（drug eruption）是指药物通过口服、注射或皮肤黏膜直接用药等途径，进入人体内所引起的皮肤或黏膜的急性炎症反应。亦称药疹。其特点是发病前有用药史，并有一定的潜伏期，皮损形态多样，可泛发或仅限于局部。相当于中医的“药毒”。

【病因病理】

1. 西医病因病理

药物性皮炎的发病机理可分为免疫性反应和非免疫性反应两大类。

（1）免疫性反应

即变态反应。有些药物是大分子物质，可有完全抗原反应，如血清、疫苗及生物和蛋白制品。大部分药物是低分子量化合物，属半抗原，没有抗原性，进入机体后必须与体内的蛋白质、多肽、多糖类相结合才成为全抗原。由于各种药物引起的过敏反应的抗原决定簇较复杂，大多数目前还不清楚。

与药物性皮炎有关的变态反应包括：①IgE依赖型变态反应（Ⅰ型）：可产生荨麻疹、过敏性休克、血管性水肿等；②细胞毒性变态反应（Ⅱ型）：可引起溶血性贫血、血小板减少性紫癜等；③免疫复合物反应（Ⅲ型）：如血清病、血管炎、荨麻疹、肾小球肾炎等；④由致敏淋巴细胞介导的迟发型变态反应（Ⅳ型）：如接触性皮炎、湿疹样及麻疹样药疹、剥脱性皮炎等。

（2）非免疫性反应

①免疫效应途径的非免疫性活化：某些药物如阿司匹林、鸦片类药物等为组胺释放剂，可以直接作用于肥大细胞使其释放介质，从而引起荨麻疹、血管性水肿。或直接活化补体，诱发荨麻疹反应。亦可通过药物抑制环氧化酶，使花生四烯酸产生前列腺素减少，发生过敏反应。

②药物的积聚：由于某些药物排泄较慢，或患者肝肾功能障碍，或虽药量不大，但用药时间长，均可造成药物蓄积而诱发药疹。如长期服用白血宁可引起口腔溃疡；长期应用砷剂可引起毛孔角化症；长期服用阿的平可使皮肤黄染等。

③药物的过量反应：用药剂量过大引起的药物性皮炎称为中毒性药物性皮炎。有些药物的治疗量与中毒量十分接近，安全范围小，容易发生中毒反应，如甲氨蝶呤等常引起口腔溃

疡及出血性皮疹、白细胞减少等。

④药物的光敏反应：服用某些药物后经日光照射可引起药物性皮炎，常见的药物有磺胺类、吩噻嗪类、四环素族、避孕药及灰黄霉素等。

引起药物性皮炎的药物较多，常见的有以下种类：①磺胺类：如磺胺噻唑、长效磺胺、复方新诺明等；②解热镇痛类：如氨基比林、安乃近、去痛片、消炎痛等；③抗生素类：如青霉素、链霉素、头孢菌素等；④苯巴比妥类：如苯巴比妥、甲丙氨脂、水合氯醛等；⑤异种血清制剂及疫苗：如破伤风抗毒素、蛇毒免疫血清、狂犬病免疫血清、狂犬疫苗等；⑥中药：如大青叶、板蓝根、穿心莲、鱼腥草、大黄、地龙、蟾酥；⑦其他：如外用含汞的丹药、六神丸、云南白药、牛黄解毒片等。

2．中医病因病机

总由禀赋不耐，邪毒侵犯所致。风热之邪侵袭腠理，入里化热，热入营血，血热妄行，溢于肌肤而发丘疹、红斑、风团，或禀血热之体，受药毒侵袭，火毒炽盛，燔灼营血，外发皮肤，内攻脏腑；或禀湿热之体受药毒侵扰，体内湿热蕴蒸，郁于肌肤而致皮肤肿胀、潮红、水疱、糜烂、流水；病久药毒灼伤津液，气阴两伤，肌肤失养而见脱屑。久病阴液耗竭，阳无所附，浮越于外，病重而危殆。

【临床表现】

本病症状多样，表现复杂，但基本上都具有以下特点：发病前有用药史；有一定的潜伏期，第1次发病多在用药后5～20天内，重复用药常在24小时内发生，短者甚至在用药后瞬间或数分钟内发生；发病突然，自觉灼热瘙痒，重者伴有发热、倦怠、全身不适、纳差、大便干、小便黄赤等全身症状；皮损分布为全身性、对称性，可泛发或仅限于局部，皮损形态多样。临床常见以下类型：

1．荨麻疹样型

呈大小不一、形态不规则的风团，色泽较一般荨麻疹更红艳，瘙痒剧烈。严重者出现口唇、包皮及喉头等皮肤黏膜疏松部位的血管神经性水肿。多由青霉素、血清制品、痢特灵等引起。

2．猩红热样或麻疹样型

发病多突然，皮损色红灼热，猩红热样型初起为小片红斑，从面颈、上肢、躯干向下发展，于2～3日内遍布全身并相互融合，尤以皱褶部位及四肢屈侧更为明显。麻疹样型主要为针尖到米粒大小的丘疹或斑丘疹，散在或密集成片，以躯干为主，可泛发全身。常伴有畏寒、发热等全身症状。多由解热镇痛药、巴比妥、青霉素、链霉素等引起。

3．多形红斑样型

皮损为大小不等的圆形或椭圆形红斑、丘疹，中央常有水疱，周围颜色紫红，对称性发生于四肢、躯干、口腔、口唇等处。并伴有发热、关节痛、腹痛等全身症状。严重者口腔、肛门、外生殖器部黏膜出现水疱、糜烂，疼痛剧烈。常由磺胺类、巴比妥类及解热镇痛药引起。

4．固定型药疹

皮疹为限局性圆形或椭圆形水肿红斑，颜色鲜红或紫红。重者中央可形成水疱，愈后遗留色素沉着，发作愈频则色素愈深，每次服用同样药物后则在同一部位发生，也可同时增加新的损害。皮疹数目可单个或多个，可发生在全身任何部位，但以口唇及口周围、龟头、肛门等处多发。常由磺胺类、解热止痛剂及巴比妥类药等引起。

5．剥脱性皮炎型

此型较为严重。起病较急，呈进行性加重。初期多为麻疹、猩红热样表现，继而全身潮红、肿胀，呈鲜红色或棕红色，大量脱屑，手足部可出现手套或袜套样剥脱，脱屑大约持续1个月左右，部分可出现糜烂、渗出、结痂，病程常超过1个月。严重者毛发、指甲都可以脱落。可伴有恶寒、高热、恶心、呕吐，有的可合并淋巴结肿大、蛋白尿、肝大、黄疸等全身症状。多由巴比妥类、磺胺、保泰松、对氨基水杨酸钠、青霉素、链霉素等引起。

6．大疱性表皮松解型

此型为本病中最严重的一种，全身中毒症状严重，死亡率高。皮疹初起于面、颈、胸部，发生深红色、暗红色及略带铁灰色斑，很快融合成片，发展至全身。触痛明显，红斑处起大小不等的松弛性水疱，或形成大面积表皮坏死松解，尼氏征阳性。有时初起皮疹如多形红斑或固定性药疹，很快再发展为大片红斑、大疱、表皮剥脱。常伴有高热、烦躁、咽痛、腹泻，严重者可出现神昏谵语，甚至昏迷。如抢救不及时，可死于感染、毒血症、肾衰、肺炎或出血。常由磺胺类、解热止痛剂、抗生素、巴比妥类药等引起。

7．湿疹皮炎样型

常由外用药物过敏引起接触性皮炎后，再经内服、注射或外用相同或类似药物后，导致发生泛发性或对称性湿疹样损害的皮疹，自觉剧烈瘙痒，或有发热不适等全身症状。常由青霉素、链霉素、磺胺、汞剂及奎宁等药引起。

8．光敏皮炎型

皮疹形态如湿疹样，以露出部位较为严重，但远隔暴露日光部位亦有发生。停用药物后反应可持续几周；当再次使用本药，加上光线照射，皮肤在48小时内激起湿疹样反应。少数患者可发生荨麻疹或苔藓样疹。多由于服用冬眠灵、磺胺、非那根、双氢克尿噻、四环素、补骨脂等药后再经日光或紫外线照射而引起。

【实验室及其他检查】

1．血常规检查大部分患者血白细胞略有增高，部分患者嗜酸性粒细胞比例有不同程度的增高。

2．如并发内脏反应，应检查肝肾功能。

3．皮肤试验和激发试验可用来确定致敏药物。

【诊断与鉴别诊断】

1．诊断

发病前有服药史。皮疹大多对称分布，广泛发作，形态不一。有一定的潜伏期，一般多发生在用药后3周内。发病急骤，自觉灼热、瘙痒，可伴发热、倦怠等全身症状。严重者伴有内脏损害。

2．鉴别诊断

(1) 麻疹：多先有上呼吸道症状及怕冷、发热等；2～3天后颊黏膜上可见到 Koplik 斑。

(2) 猩红热：皮疹出现前全身症状明显，出现高热、头痛、咽痛等；典型者有杨梅舌、口周苍白圈。

【治疗】

停止使用致敏药物以及一切可疑致敏药物，中医辨证论治以清热利湿解毒为主，西医进行抗过敏及对症处理。外用药以保护、无刺激性、抗炎止痒、收敛为原则。

1．西医治疗

(1) 全身治疗

①轻型：一般使用抗组胺药物、维生素 C 和钙剂。必要时口服中等剂量强的松（30～60mg/d），待皮疹消退后逐渐减量以至停药。

②重型：早期足量使用皮质类固醇激素，如氢化可的松 300～400mg，或地塞米松 10～15mg，维生素 C 2～3g，加入 5%～10%葡萄糖溶液 1000～2000ml 中，静脉滴注，至病情缓解。稳定后改用强的松口服；加强支持疗法，注意水、电解质平衡；防止继发感染，采取严格的消毒隔离措施；并发感染者应选用适当的抗生素。

③过敏性休克的抢救：立即皮下或肌肉注射 1:1000 肾上腺素 0.5～1.0ml，病情严重的可考虑静脉给药；有呼吸困难者给氧，静脉注射氨茶碱，注意应缓慢注射。如有呼吸道梗阻症状则考虑气管插管，必要时作气管切开；可使用皮质类固醇激素，如氢化考的松 100mg 加入 25%葡萄糖液 40ml 中静脉推注，或地塞米松 5mg 肌肉注射或静脉注射；注意血压情况，如血压持久偏低（收缩压低于 80mmHg）时可给予去甲肾上腺素或升压药物静脉滴注。

(2) 局部治疗

可选用炉甘石洗剂以止痒，有糜烂、渗出时可用 1 万单位庆大霉素或 0.1%新霉素溶液湿敷，结痂时可选用湿敷类或含皮质类固醇糊剂或氧化锌油。对剥脱性皮炎及大疱表皮松解型则以暴露疗法为好。

2．中医治疗

(1) 内治

①湿毒蕴肤证

证候：皮疹为红斑、丘疹、风团、水疱，甚则糜烂渗液，表皮剥脱；伴灼热剧痒，口干，大便燥结，小便黄赤，或有发热；舌质红，苔薄白或黄，脉滑或数。

治法：清热利湿，解毒止痒。

方药：萆薢渗湿汤加减。伴发热者加生石膏；肿胀糜烂者加白茅根、茵陈；剧烈痛痒者加白鲜皮；大便燥结者加生大黄。

②热毒入营证

证候：皮疹鲜红或紫红，甚则为紫斑、血疱，灼热痒痛；伴高热，神志不清，口唇焦燥，口渴不欲饮，大便干结，小便短赤；舌质红绛，苔少或镜面舌，脉洪数。

治法：清热凉血，解毒护阴。

方药：清营汤加减。神昏谵语者加服紫雪丹或安宫牛黄丸；尿血者加大小蓟、侧柏叶；热盛者加生石膏、牡丹皮。另外，可用清开灵注射液 40ml 加入 5% 葡萄糖液 500ml 中静脉滴注，每日 1 次，用药 7 天左右。

③气阴两虚证

证候：重症者后期大片脱屑；伴低热，神疲乏力，气短，口干欲饮；舌质红，少苔，脉细数。

治法：益气养阴清热。

方药：增液汤合益胃汤加减。脾胃虚弱者加茯苓、白术、山药、黄芪。

（2）外治

①皮损潮红无渗出者，用马齿苋或大青叶煎汤外洗，或用三黄洗剂外搽。

②皮损潮红肿胀、糜烂者，用马齿苋或黄柏煎汤冷湿敷，或用青黛散麻油调敷。

③皮损脱屑干燥者用麻油或甘草油揩痂皮。

【预防与调护】

1. 合理用药，严格掌握用药指征、药量及使用时限。用药前必须询问患者有无药物过敏史。对青霉素及抗毒血清制剂等用药前要作过敏试验。

2. 用药过程中要注意观察用药后的反应，遇到全身皮肤瘙痒、出疹、发热者，要考虑药物性皮炎的可能，早期诊断，及时处理。

3. 多饮开水，忌食辛辣发物。

4. 重症者注意防止褥疮发生；注意保护眼睛，定期用 3% 硼酸水冲洗，如角膜受累，可每 2～3 小时用皮质类固醇激素眼药水滴眼，并用含抗生素的眼药膏涂眼；对口腔损伤者要注意保持口腔清洁，经常含漱 2% 碳酸氢钠溶液或用金银花水漱口。

第十一节　湿　疹

湿疹（eczema）是一种具有渗出倾向的炎症性皮肤病。其特点是皮损对称分布，多形损害，剧烈瘙痒，有湿润倾向，反复发作，易成慢性等。根据病程可分为急性、亚急性、慢性三类。本病相当于中医的“湿疮”，属中医文献的“浸淫疮”、“血风疮”范畴。根据其发病部位不同，名称亦不相同，发于耳部的称“旋耳疮”，发于手部的称“瘑疮”，发于乳头的称“乳头风”，发于脐部的称“脐疮”，发于阴囊部的称“肾囊风”。

【病因病理】

1. 西医病因病理

湿疹的病因较复杂，多由于体内外因素相互作用所致。外在因素如生活环境、气候条件等均可影响湿疹的发生。外界因素如日光、紫外线、寒冷、火热、干燥、多汗、搔抓、磨擦以及各种动物皮毛、植物和化学物质等。有些日常生活用品如化妆品、香料、肥皂、人造纤维等也可诱发湿疹。某些食物如蛋类、鱼、虾及牛奶等也可使某些人湿疹加重。内在因素如过敏体质、新陈代谢障碍、内分泌和消化道功能紊乱、神经精神功能障碍、失眠、过度疲劳、精神紧张、过劳、情绪变化、病灶感染、肠寄生虫病等。

从发病机理上看，湿疹是主要由复杂的内外激发因子引起的一种迟发型变态反应。患者可能具有一定的素质，受遗传因素支配，故在特定的人群中发生，但又受健康情况及环境条件的影响。患者的敏感性很强，斑贴试验时可对许多物质发生阳性反应，除去某些致敏因子，湿疹病变不会很快消失，但也有的患者通过加强锻炼、改变环境等使机体的反应性发生变化，再接受诱发湿疹的各种刺激时可不再发生湿疹。

2．中医病因病机

本病总由禀赋不耐，风湿热之邪客于肌肤而成。由于禀赋不耐，饮食失节，或过食辛辣刺激、荤腥动风之物，脾胃受损，失其健运，湿热内生，又兼外受风邪，内外两邪相搏，风湿热邪浸淫肌肤所致。急性者以湿热为主，亚急性者多与脾虚湿恋有关；慢性者则多因血虚风燥、湿热蕴阻。病久耗伤阴血，血虚生风生燥，乃致肌肤失养，形成皮肤干燥、肥厚、脱屑。发于胸、腹、阴部者，多为肝经湿热；营养异常、代谢障碍则为脾虚湿热蕴阻；发于下肢者常由经脉弛缓、青筋暴露，气血运行不畅，湿热蕴阻，肤失濡养所致。

【临床表现】

湿疹皮损多样，形态各异，病因复杂，表现不一。可发生于任何部位，甚则泛发全身，但大多发生在人体的屈侧、折缝处，如耳后、肘窝、乳房下、阴囊、肛门周围等。根据病程和皮损特点，一般可分为急性、亚急性、慢性三类。

1．急性湿疹

急性发病，皮损多为密集的粟粒大小的丘疹、丘疱疹，基底潮红，由于搔抓，丘疹、丘疱疹或水疱顶端抓破后流滋、糜烂及结痂，皮损中心较重，外周有散在丘疹、红斑、丘疱疹。病变常为片状或弥漫性，无明显边界。皮损呈多形性，常有红斑、潮红、丘疹、丘疱疹、水疱、脓疱、流滋、结痂等数种皮损共存。可发生在身体的任何部位，亦可泛发全身，但常发于头面、耳后、手足、阴囊、外阴、肛门等，多呈对称分布。急性湿疹如不转化为慢性，1～2个月后可脱去痂皮而愈。因搔抓继发感染可形成糜烂、渗液、化脓，可并发毛囊炎、局部淋巴结炎等。

2．亚急性湿疹

常由于急性湿疹未能及时治疗，或处理不当，致病程迁延所致。皮损较急性湿疹轻，以丘疹、结痂、鳞屑为主，仅有少量水疱及轻度糜烂。

3．慢性湿疹

由急性和亚急性湿疹处理不当、长期不愈或反复发作而成。部分病人一开始即表现为慢性湿疹的症状。皮损表现为皮肤肥厚粗糙、浸润，色暗红或紫褐色，有不同程度的苔藓样变。皮损表面常附有鳞屑伴抓痕、血痂、色素沉着，部分皮损可出现新的丘疹或水疱，抓破后有少量流滋。皮损多局限于某一部位，如小腿、手足、肘窝、腋窝、外阴、肛门等处。发生于手足及关节部位者常易出现皲裂，自觉疼痛，影响活动。患者自觉瘙痒，呈阵发性，夜间或精神紧张、饮酒、食辛辣发物时瘙痒加剧。病程较长，反复发作，时轻时重。

湿疹由于某些特定的环境或某些特殊的致病条件、某些特定部位，临床表现可有一定的特异性。常见特定部位湿疹有以下几种。

(1) 头部湿疹：多由染发剂、生发剂、洗发剂等刺激所致。呈弥漫性，甚至累及整个头皮。急性者局部潮红、水疱、糜烂、渗出，结成黄痂，有时头发黏集成团，继发感染者则为脓疱疹，可发展成毛囊炎、疖，引起瘢痕性脱发。慢性者以瘙痒、脱屑为主。

(2) 耳部湿疹：多发生在耳后，也可见于耳轮上部及外耳道，皮损表现为红斑、流滋、结痂及皲裂，有时带脂溢性，常两侧对称。

(3) 面部湿疹：常见于额部、眉、耳前等处。皮损为淡色或微红的斑，其上有或多或少的鳞屑，常对称分布，自觉瘙痒，病情易反复发作。

(4) 乳房湿疹：主要见于女性。损害局限于乳头，表现为潮湿、糜烂、流滋，上覆以鳞屑，或结黄色痂皮，反复发作，可出现皲裂、疼痛，自觉瘙痒，一般不化脓。

(5) 脐部湿疹：皮损为位于脐窝的鲜红或暗红色斑片，或有糜烂、流滋、结痂，皮损边界清楚，不累及外周正常皮肤，常有臭味，自觉瘙痒，病程长。

(6) 肘部湿疹：常见于肘关节下端伸侧，呈边缘局限性小斑片，分布常对称，皮损干燥、变厚，有少许鳞屑或薄痂，有的出现苔藓样变，边缘可呈斜坡形，如遇刺激可出现暂时性急性发作，病程缓慢。

(7) 手部湿疹：好发于手背及指端掌面，可蔓延至手背和手腕部，皮损形态多样，边界不清，表现为潮红、糜烂、流滋、结痂。至慢性时，皮肤肥厚粗糙。因手指经常活动而出现皲裂，病程较长，顽固难愈。

(8) 小腿湿疹：常见于小腿下 1/3 内侧，多伴有静脉曲张，皮损呈局限性暗红色，弥漫密集的丘疹、丘疱疹、糜烂、流滋，日久皮肤变厚，色素沉着。

(9) 阴囊湿疹：局限于阴囊皮肤，有时延至肛周，甚至阴茎部。有潮湿型和干燥型两种，前者表现为整个阴囊肿胀、潮红，轻度糜烂、流滋、结痂，日久皮肤肥厚，皮色发亮，色素加深；后者潮红、肿胀不如前者，皮肤浸润变厚，呈灰色，上覆鳞屑，且有裂隙，因经常搔抓而有不规则小片色素消失，瘙痒剧烈，夜间更甚，常影响睡眠和工作。

(10) 钱币状湿疹：是湿疹的一种特殊类型，因其皮损似钱币状而得名。常发于冬季，与皮肤干燥同时发生。皮损好发于手足背、四肢伸侧、肩、臀、乳房等处。皮损为红色小丘疹或丘疱疹，密集而呈钱币状，滋水较多。慢性者皮肤肥厚，表面有结痂及鳞屑，皮损的周围散发丘疹、水疱，常呈"卫星状"。自觉瘙痒剧烈，反复发作，不易治愈。

【实验室及其他检查】

血液中嗜酸性粒细胞比例可增加。

【诊断与鉴别诊断】

1. 诊断

主要根据病史、皮损特点及病程诊断。

(1) 急性湿疹：本病起病较快。皮损呈多形性，对称分布，以头、面、四肢远端、阴囊等处多见，可泛发全身。自觉灼热、剧烈瘙痒。可发展成亚急性或慢性湿疹。

(2) 亚急性湿疹：常由急性湿疹病程迁延所致。皮损渗出较少，以丘疹、丘疱疹、结痂、鳞屑为主。有轻度糜烂，颜色较暗红。自觉瘙痒剧烈。

(3) 慢性湿疹：常由急性湿疹或亚急性湿疹长期不愈转化而来。皮损多局限于某一部位，境界清楚，有明显的肥厚浸润，表面粗糙，或呈苔藓样变，颜色褐红或褐色，常伴有丘疱疹、痂反、抓痕。常反复发作，时轻时重，有阵发性瘙痒。

2. 鉴别诊断

(1) 接触性皮炎：与急性湿疹相鉴别。本病有接触过敏物病史；常见于暴露部位或接触部位；皮损以红斑、水疱或大疱为主，边界清楚；去除病因后很快痊愈，不复发。

(2) 药物性皮炎：与急性湿疹相鉴别。发病突然，皮损广泛而多样。一般发病前有明确的服药史。

(3) 神经性皮炎：与慢性湿疹相鉴别。本病多发于颈、肘、尾骶部，常不对称。有典型的苔藓样变，无多形性皮损，无渗出。

【治疗】

湿疹是一种变态反应性疾病。西医治疗以消炎止痒、镇静为主。中医治疗急性湿疹以清热利湿为主，慢性者以养血润肤为主。外治宜用温和的药物，以止痒、抗菌、消炎、收敛为主。

1. 西医治疗

(1) 全身治疗

①抗组胺类药物：如扑尔敏、赛庚啶、息斯敏、西替利嗪、氯雷他定等，必要时可两种配合或交替使用。

②镇静剂：如5%溴化钠、冬眠灵等。

③非特异性脱敏疗法：急性或亚急性泛发性湿疹时，可静脉注射10%葡萄糖酸钙或10%硫代硫酸钠，每日1次，每次10ml，10次为1个疗程。维生素C静脉注射，每日1次，每次1g；或每次500mg，口服，每日3次。

④普鲁卡因静脉注射：0.25%普鲁卡因注射液10～20ml加维生素C 0.5g，静脉注射，每日1次。用药前需作普鲁卡因皮试。

⑤皮质类固醇激素：皮损广泛，多种疗法效果不明显者，可考虑应用皮质类固醇激素。一旦病情被控制后即应酌情减量撤除。

⑥抗生素应用：继发感染者应根据药敏试验选用有效抗生素，常用的有青霉素、大环内酯类抗生素、喹诺酮类抗生素。

(2) 局部治疗

①急性湿疹：急性红肿，有大量浆液或脓液、或多或少痂皮的糜烂面和溃破面，宜用药湿敷，如醋酸铅、3%硼酸溶液、高锰酸钾溶液等；急性红肿，有丘疹、水疱，甚至脓疱疹，但无糜烂面或溢液，则采用干燥疗法，如用炉甘石洗剂或粉剂外搽。

②亚急性湿疹：炎症不显著或稍有溢液，宜用糊剂，如3%～5%糠馏油糊剂或含有2%～5%的硫黄煤焦油糊剂，3%黑豆馏油等。

③慢性湿疹：以止痒、抑制表皮细胞增生、促进真皮炎症浸润吸收为原则。常用药物有5%～10%复方松馏油软膏、10%～20%黑豆馏油软膏、皮质类固醇激素乳剂等。

2. 中医治疗

(1) 内治

①湿热浸淫证

证候：发病急，皮损潮红灼热，瘙痒无休，抓破渗液流脂水；伴身热，心烦，口渴，大便干，尿短赤；舌质红，苔黄或黄腻，脉滑或数。

治法：清热利湿。

方药：萆薢渗湿汤合三妙丸加减。发于上部者去黄柏，加菊花、蝉衣、防风等；发于中部者加龙胆草、山栀、黄芩；发于下部者加车前子、泽泻；瘙痒甚加地肤子、白鲜皮；皮疹鲜红灼热者加赤芍、地骨皮。

②脾虚湿蕴证

证候：发病缓慢，皮损潮红，瘙痒，抓后糜烂渗出，可见鳞屑；伴有纳少，腹胀便溏；舌淡胖，苔白或腻，脉弦缓。

治法：健脾利湿。

方药：除湿胃苓汤加减。若滋水过多，加滑石、苦参；瘙痒剧烈加地肤子、白鲜皮、蝉衣；大便溏薄者加马齿苋、黄连。

③血虚风燥证

证候：病程久，皮损色暗或色素沉着，剧痒，或皮损粗糙肥厚；伴口干不欲饮、纳差、腹胀；舌质淡，苔白，脉弦细。

治法：养血润肤，祛风止痒。

方药：当归饮子加减。若瘙痒失眠者，加珍珠母、牡蛎、夜交藤、酸枣仁；皮肤粗糙、肥厚严重者，加丹参、鸡血藤、干地龙或乌梢蛇。

(2) 外治

①急性湿疹：初期仅有潮红、丘疹，或少数水疱而无渗液时，外治宜清热利湿，避免刺激，可选用苦参、黄柏、地肤子、荆芥等煎汤温洗以清热止痒。或用10%黄柏溶液、炉甘石洗剂外搽。

若水疱糜烂、渗出明显时，外治宜收敛、消炎，促进表皮恢复，可选用黄柏、生地榆、马齿苋、野菊花等煎汤外洗；或10%黄柏溶液、三黄洗剂等外洗、湿敷；或用青黛散麻油调敷。

后期滋水减少时，可选用黄连软膏、青黛膏外搽。

②亚急性湿疹：外治以消炎、止痒、干燥、收敛为治疗原则，可用三黄洗剂、氧化锌油、10%生地榆氧化锌油、2%冰片外搽。

③慢性湿疹：可选用青黛膏、5%硫黄软膏、2%冰片等外搽。

【预防与调护】

1．急性湿疹忌用热水烫洗，忌用肥皂等刺激物洗患处。

2．湿疹患者应忌食辛辣、鱼、虾等发物，亦应忌食香菜、韭菜、姜、葱、蒜等辛香之品。

3．应避免搔抓。

4．急性湿疹或慢性湿疹急性发作期间应暂缓预防注射及接种疫苗。

第十二节　神经性皮炎

神经性皮炎（neurodermatitis）是一种常见的慢性炎症性皮肤病。其特点是多见于青壮年人，皮损多是圆形或多角形扁平丘疹融合成片，阵发性剧痒，搔抓后皮损肥厚，皮沟加深，皮嵴隆起，极易形成苔藓样变。本病相当于中医的“摄领疮”，属于中医文献“牛皮癣”范畴。

【病因病理】

1．西医病因病理

本病病因尚不明确，一般认为与神经功能障碍、大脑皮质兴奋和抑制平衡失调有关。患者常伴有神经衰弱、失眠，每因情绪波动、精神过度紧张而致病情加重或复发。神经精神因素、饮食、胃肠道功能障碍、内分泌失调为其主要诱因。感染性病灶的致敏，局部受毛织品、硬质衣领或化学物质等刺激，亦可成为致病诱因。搔抓磨擦是诱发本病导致苔藓样变的重要因素。

其病理表现为表皮角化过度与轻度角化不全，表皮突延长加宽、棘层肥厚，真皮为慢性炎细胞浸润，并可伴成纤维细胞增生甚至纤维化，银剂染色显示 Schwann 细胞增生。

2．中医病因病机

初起为风湿热之邪阻滞肌肤，或衣着硬领等外来刺激引起病久耗伤阴液，营血不足，血虚生风生燥，皮肤失于濡养而成；情志不遂，郁闷不舒，致血虚肝旺，或紧张劳累而心火上炎，以致气血运行失职，凝滞肌肤，每易成为诱发的重要因素，且致病情反复发作。

【临床表现】

临床上可分为局限性和播散性两种类型。

1．局限性神经性皮炎

也称慢性单纯苔藓或韦达苔藓。开始常先感局部阵发性瘙痒，经搔抓或磨擦后出现成群粟粒至米粒大的扁平丘疹，干燥而结实，皮色正常或淡褐色，表面有光泽，或有糠秕状非薄鳞屑。逐渐融合扩大，浸润肥厚，脊沟明显，呈苔藓样变。皮损境界清楚，局部伴有抓痕和血痂。好发于颈项部、额部，其次为骶尾、肘窝、腋窝，亦可见于腰背、两髋、外阴、肛门、腹股沟、眼睑及四肢等处。

2．播散性神经性皮炎

皮损与局限性神经性皮炎相似，但分布广泛而弥散，既有扁平丘疹，亦有大小不一的苔藓样斑片。皮损多先发于颈部，向上蔓延至眼睑及头部，向下蔓延至肩背、腰及四肢，泛发全身各处。有的皮损可沿抓痕呈条状排列。自觉阵发性剧痒，夜间尤甚。

本病呈慢性经过，常经年不愈，有时虽减轻或消退，但易复发。因剧痒易抓破表皮，可致湿疹样皮炎或继发感染，或因处理不当而产生接触性皮炎。

【诊断与鉴别诊断】

1．诊断

多见于青壮年人，好发于颈部、额部。皮损为扁平丘疹和苔藓样斑片。阵发性剧痒，慢性病程，常多年不愈，易反复发作。

2．鉴别诊断

（1）*慢性湿疹*：由急性湿疹转变而来；皮损也可苔藓化，但仍有丘疹、水疱、糜烂、渗出；病变多在四肢屈侧。

（2）*扁平苔藓*：皮损多为暗红、紫红或正常皮色的圆形或多角形扁平丘疹，有蜡样光泽，可累及黏膜及指（趾）甲；组织病理有其特点。

（3）*皮肤瘙痒症*：老年人多见；无原发损害，先有瘙痒，时久可由搔抓皮损出现苔藓化。

【治疗】

应解除精神过度紧张，避免搔抓及各种机械性、物理性刺激。药物治疗可给予镇静安神及抗组胺剂或中医辨证论治。外用药以抗炎、止痒、角质剥脱为主。

1．西医治疗

（1）*全身治疗*

①神经衰弱或瘙痒剧烈者，给予镇静剂、安定剂及抗组胺类药物。

②泛发者可采用0.25%盐酸普鲁卡因静脉封闭。

（2）*局部治疗*

①皮损苔藓化较轻、部位较局限者可外涂皮质类固醇激素霜剂或软膏，或在皮质类固醇激素乳剂中加入4%～10%黑豆馏油，亦可用松馏油酊等外涂。

②皮肤苔藓化明显或皮肤呈革样化者，可选用以下方法：

a．5%水杨酸，10%黑豆馏油软膏，类固醇乳膏，去炎松尿素乳膏。亦可外擦5%水杨酸酊剂或10%松馏油酊剂后，再涂以上乳膏。

b．皮质类固醇激素霜剂或黑豆馏油软膏薄涂于皮损，外加塑料纸或橡皮膏封包。

c．复方奎宁注射液2ml，加2%盐酸普鲁卡因2ml，作局部皮损处皮下注射封闭，每周1次，4～6次为1个疗程。使用时注意不能注入皮内，否则可致局部皮肤坏死。

（3）*物理疗法*

对限局性皮损可酌情选用蜡疗、浅层X线、紫外线、液氮或二氧化碳雪冷冻、氦氖激光照射、磁疗、蜡疗及矿泉治疗等。

2．中医治疗

（1）内治

①肝郁化火证

证候：皮疹色红；伴心烦易怒，失眠多梦，眩晕，心悸，口苦咽干；舌边尖红，脉弦数。

治法：疏肝理气，清肝泻火。

方药：龙胆泻肝汤加减。心烦失眠者加钩藤、珍珠母；瘙痒剧烈者加刺蒺藜、白鲜皮。

②风湿蕴肤证

证候：皮损呈淡褐色片状，粗糙肥厚，剧痒时作，夜间尤甚；舌淡红，苔薄白或白腻，脉濡缓。

治法：祛风利湿，清热止痒。

方药：消风散加减。病久不愈者加丹参、三棱、莪术；剧痒难忍者加全蝎、蜈蚣。

③血虚风燥证

证候：皮损色淡或灰白，状如枯木，肥厚粗糙似牛皮；心悸怔忡，失眠健忘，女子月经不调；舌淡，苔薄，脉细。

治法：养血润燥，熄风止痒。

方药：当归饮子加减。失眠健忘者加夜交藤、女贞子、石菖蒲；月经不调者加女贞子、旱莲草、泽兰；肥厚粗糙者加桃仁、红花、丹参。

（2）外治

①肝郁化火及风湿蕴肤证可用三黄洗剂外搽，每天 3～4 次。

②血虚风燥证用 2 号癣药水外擦，每天 2 次；或用疯油膏加热烘疗法，局部涂油膏后热烘 10～20 分钟，烘后即可将所涂药膏擦去，每天 1 次，4 周为 1 个疗程。

③羊蹄根散醋调擦患处，每天 1～2 次。

④以醋泡过的鸡蛋的蛋黄与蛋白拌匀，用棉棒或棉球蘸其液外涂数次。

⑤皮损浸润肥厚剧痒者，用青核桃切开取果皮直接擦患处，或用鲜石榴皮蘸明矾末外擦患处。

（3）针灸疗法

①针刺：取曲池、血海、大椎、足三里、合谷、三阴交等，隔日 1 次。

②梅花针：苔藓化明显者用梅花针在患处来回移动击刺，每天 1 次。

③艾灸：对范围较小的损害可用艾卷灸患处或用艾绒隔鲜姜片灸之。

【预防与调护】

1．解除思想负担，生活力求规律，避免过度紧张和精神刺激，保持情绪稳定。

2．少食辛辣食物，戒烟酒，限制浓茶、咖啡等。

3．避免搔抓、磨擦及热水烫洗。

4．有胃肠道功能失调者应及时治疗。有传染性病灶应适当处理。

第十三节　皮肤瘙痒症

皮肤瘙痒症（pruritus）是指无原发性皮肤损害而以瘙痒为主要症状的皮肤感觉异常的皮肤病。以皮肤阵发性瘙痒，搔抓后常出现抓痕、血痂、色素沉着和苔藓样变等继发性损害为临床特征。相当于中医的“风瘙痒”，属于中医文献“痒风”范畴。

【病因病理】

1．西医病因病理

本病的发病因素包括内因及外因两方面。

（1）内因：多与某些内部疾病有关，如神经衰弱、大脑动脉硬化、甲状腺机能异常、糖尿病、月经病、贫血、白血病、何杰金病、蕈样肉芽肿、淋巴肉瘤、肾炎、膀胱炎、习惯性便秘及肝胆疾患等。阻塞性黄疸引起的皮肤瘙痒其剧烈程度有时与皮肤中所含的胆盐浓度相平行。尿毒症患者常见的皮肤症状也是全身性和难以忍受的瘙痒，可能与尿毒症时的某些代谢失去平衡有关。其他因素如风湿热、类风湿性关节炎、结核病、肠寄生虫病、病灶感染、药物反应、妊娠以及烟、酒和辛辣食品等。

（2）外因：与环境因素（包括季节、气温、湿度和工作现场等）、生活习惯（如使用碱性强的肥皂或洗衣粉，穿着毛衣或化纤织物）、皮肤情况（如皮肤干燥、皮肤萎缩）等有关。

局限性瘙痒症的病因除上述因素外，肛门瘙痒病多与蛲虫病、前列腺炎、外痔、肛裂及粪便残迹的刺激有关。阴囊瘙痒病常与局部多汗、摩擦及股癣等有关。女阴瘙痒病多与白带、阴道滴虫病、阴道真菌病、淋病、糖尿病及宫颈癌等有关。女阴瘙痒病大多发生于绝经期前后的妇女，故也可能与内分泌失调、性激素水平低下及更年期植物神经功能紊乱等有关，患者常伴有多汗、情绪不稳以及失眠。

2．中医病因病机

本病由于禀赋不耐，血热内蕴，外感之邪侵袭，致热生风，因而致痒；或因外感湿热之邪，或饮食不节，过食辛辣炙煿、油腻、酒类，损伤脾胃，湿热内生，蕴于肌肤，不得疏泄所致；或年老体弱，久病体虚，血虚肝旺，生风生燥，肌肤失养而生本病。

【临床表现】

好发于老年及青壮年人，无原发性皮肤损害。临床上将本病分为全身性和局限性两种类型。

1．全身性瘙痒症

最初瘙痒仅局限于一处，进而逐渐扩展至身体之大部或全身。瘙痒常为阵发性，尤以夜间为重。饮酒之后、情绪变化、被褥温暖及搔抓摩擦，甚至某些暗示都可促使瘙痒发作或加重，瘙痒的程度因人而异，有的轻微，时间也较短暂；有的剧烈，难以忍受，常不断搔抓，直至皮破血流有疼痛感觉时为止。由于剧烈搔抓，往往引起条状表皮剥脱和血痂，亦可有湿疹样变、苔藓样变及色素沉着等继发性皮损。有继发感染时，可发生脓疱疮、毛囊炎、疖病、淋巴管炎及淋巴结炎等。由于瘙痒剧烈，长期不得安眠，可有头晕、精神忧郁及食欲不振等神经衰弱的症状。老年人因皮肤腺体功能减退，皮肤萎缩、干燥、粗糙，易泛发全身性瘙痒，称为老年瘙痒症。与季节关系明显者如每逢冬季即泛发全身瘙痒，春暖缓解，或逢夏季瘙痒，秋凉自愈的，均称为季节性瘙痒症。

2. 局限性瘙痒症

好发于肛门、阴囊、女阴和小腿等部位。

(1) 肛门瘙痒症：一般瘙痒仅局限于肛门及其周围的皮肤，但有时亦可蔓延至会阴、女阴或阴囊的皮肤，因经常搔抓，肛门皱襞肥厚，亦可有辐射状皲裂、浸渍、苔藓样变或湿疹样变等继发性损害。

(2) 阴囊瘙痒症：瘙痒大都局限于阴囊，亦可波及阴茎、会阴及肛门。由于经常搔抓，亦会出现苔藓样变、湿疹样变或感染等继发性损害。

(3) 女阴瘙痒症：部位主要在大阴唇和小阴唇，但阴阜、阴蒂及阴道黏膜亦常有瘙痒感。因不断搔抓，阴唇部常有皮肤肥厚及浸渍，阴蒂及阴道黏膜可有红肿及糜烂。

【诊断】

1. 诊断

全身性或局限性皮肤瘙痒，仅有继发改变而无原发性皮肤损害。诊断皮肤瘙痒症时，应详问病史，进行必要的全面检查，尽可能寻找病因及原发病。

2. 鉴别诊断

(1) 荨麻疹：突然发生，出现大小不等的风团，色红或苍白，迅速出现，迅速消退，消退后不留任何痕迹。

(2) 虫咬皮炎：皮疹多见于头面、颈项、手足等暴露部位；有小出血点、丘疹、疱疹、风团、肿胀。

(3) 药物性皮炎：有用药史；皮损表现不一，形态各异；停止用药后皮损可消失。

(4) 疥疮：皮损发生在手指缝、会阴部及皱褶部位；有丘疹、血痂，开始有条索状隧道；可找到疥虫；在集体或家庭中有类似病史者。

(5) 神经性皮炎：好发于颈、小腿、踝、耳后等部位；皮肤苔藓样变明显且出现较早。

【治疗】

力求查明病因。西医治疗以镇静止痒为原则。中医治法为祛风清热凉血，或清热化湿，或养血祛风润燥。外用各种止痒剂或激素类软膏，同时可予中药外洗等。

1. 西医治疗

(1) 全身治疗

①抗组胺类药：可酌情选用扑尔敏、赛庚啶、息斯敏、西替利嗪、氯雷他定等。

②普鲁卡因静脉封闭、钙剂或硫代硫酸钠静脉注射、组织胺蛋白皮下注射对全身性瘙痒可能有效。亦可选用镇静剂。

③老年患者可用性激素治疗。男性用丙酸睾丸酮25mg，肌注，每周2次；或甲基睾丸酮5mg，口服，每日2次；女性用己烯雌酚0.5mg，口服，日2次。

(2) 局部治疗：外用药物治疗根据病情选用含止痒剂的炉甘石洗剂、达克罗宁洗剂或乳剂、薄荷脑软膏、苯唑卡因软膏、糠馏油、黑豆馏油霜、皮质类固醇激素软膏或霜剂等进行治疗。

(3) 物理疗法：可选用紫外线照射、皮下输氧、淀粉浴、糠浴或矿泉浴等。

2. 中医治疗

(1) 内治

①风热血热证

证候：皮肤瘙痒剧烈，遇热更甚，皮肤抓破后有血痂；伴心烦，口渴，尿黄，便秘；舌质红，苔薄黄，脉浮数。

治法：疏风清热，凉血止痒。

方药：消风散合四物汤加减。风盛者加全蝎、防风；夜间痒甚者加蝉衣、牡蛎、珍珠母。

②湿热蕴结证

证候：瘙痒不止，抓破后脂水淋漓；伴口干口苦，胸胁闷胀，小便黄赤，大便秘结；舌红，苔黄腻，脉滑数。

治法：清热利湿止痒。

方药：龙胆泻肝汤加减。

③血虚肝旺证

证候：老年人为多见，病程较长，皮肤干燥，抓破后血痕累累；伴头晕眼花，失眠多梦；舌红苔薄，脉细数或弦数。

治法：养血润燥，祛风止痒。

方药：当归饮子加减。年老体弱者重用黄芪、党参；瘙痒甚者加全蝎、地骨皮；皮肤肥厚脱屑者加阿胶、丹参。

(2) 外治疗法

①周身皮肤瘙痒者可选用百部酊、苦参酒外搽。

②皮损有湿疹化者可用三黄洗剂外搽。

③各型瘙痒症可用药浴或熏洗、熏蒸疗法，如苦参、白鲜皮、百部、蛇床子、地肤子、地骨皮、花椒等煎水作全身熏浴等。

④皮肤干燥发痒者可外用各种润肤膏薄搽。

(3) 针灸疗法

①全身性瘙痒病可取合谷、曲池、血海、足三里、三阴交、委中、承山等穴位。

②肛门瘙痒症可取长强穴；阴囊及女阴瘙痒症可取三阴交、关元、肾俞等穴位。

③耳针治疗可选肺、肾上腺、皮质下、神门等穴位。

【预防与调护】

1. 生活规律，忌饮酒类，少食鱼、虾、蟹等动风发物，多食蔬菜水果。

3. 避免搔抓、摩擦或热水烫洗等方式止痒，不宜用碱性强的肥皂洗澡。

（张庚杨）

第十四节　玫瑰糠疹

玫瑰糠疹（pityriasis rosea）是一种急性炎症性自限性皮肤病。以躯干、四肢近端淡红色或黄褐色圆形、椭圆形斑疹，上覆糠秕状鳞屑为临床特征，多伴轻、中度瘙痒，病程可有自限性。相当于中医的"风热疮"，属于中医文献中"血疳疮"、"风癣"、"母子疮"等范畴。

【病因病理】

1. 西医病因病理

本病病因尚不明确。因发病多在春秋季，具有自限性，先有母斑，再泛发，曾有人怀疑与病毒感染有关，但至今未能从病人的血、痰、皮损中分离出病毒；也有人认为与细菌、真菌或寄生虫感染以及过敏因素有关，但都未得到证实。近期的研究表明细胞免疫反应参与本病的发生。

病理表现为非特异性炎症，表皮局灶性角化不全，棘层轻度肥厚，有细胞内水肿形成，真皮乳头水肿，浅层血管中度扩张，周围有淋巴细胞浸润，偶可见嗜酸性粒细胞。

2. 中医病因病机

本病多由于外感风热之邪，客于肌肤，致使腠理闭塞，营血失和；或因风热之邪郁于肌肤，日久化燥，肌肤失养而发病。

【临末表现】

好发于青壮年人，尤以女性为多，以春秋季多见。

初期大多在躯干或四肢近端某处出现一个直径 3～5cm 大小的圆形或椭圆形淡红色或黄红色斑片，称为母斑或原发斑，常被患者忽略；斑片边界清楚，有细小皱纹，覆有细薄的糠秕状鳞屑。经数日或数十日，躯干及四肢近端出现多数类似母斑但较小的红斑或丘疹，称为继发斑或子斑。典型者皮损呈椭圆形，边缘略高出皮面，呈玫瑰红色，而中心略有细微的皱纹，略带黄色，表面覆有灰白色糠秕状鳞屑。皮损可散在或密集，极少融合，其长轴与皮纹的方向一致，多对称分布。极少数的患者可出现头皮、面部、四肢远端的皮损。子斑出现后母斑逐渐颜色暗淡，趋于消退。

由于皮损分批出现，故皮损的颜色常不一致，有鲜红、褐色、褐黄或灰褐色不等，也有发生水疱、风团、紫癜的报道。也可累及口腔黏膜，发生阿弗它样口腔黏膜溃疡。

一般无全身症状，多有轻度或中度瘙痒，但也有剧痒及完全不痒的报道。

本病具有自限性，约经4～8周可逐渐自行消退，但也有迁延更长时间者。愈后一般不再复发。

【实验室及其他检查】

血常规检查可有嗜酸性粒细胞及淋巴细胞比例的轻度增高。

【诊断与鉴别诊断】

1. 诊断

皮损特征为淡红色或黄红色、淡黄褐色斑片，呈圆形或椭圆形，上覆糠秕状鳞屑，其分布长轴与皮纹方向一致。皮损的分布以躯干部和四肢近端为主，呈对称性。可有不同程度的瘙痒。一般经4～8周后可自行消退，一般不复发。

2. 鉴别诊断

（1）体癣：皮损为丘疹或丘疱疹，亦可是小水疱，逐渐增多向外扩张，呈环状，中心有自愈倾向；在鳞屑中可查找到菌丝或孢子。

（2）脂溢性皮炎：皮损多见于头皮和面部等皮脂腺丰富的部位；发展较缓慢；上附油腻性鳞屑，在排列上无特殊性；若不治疗，皮损可持续存在而不自行消退。

（3）点滴状银屑病：皮损多分布于四肢伸侧、肘、膝部及头皮；基底部为淡红色炎性浸润，上覆较厚的银白色鳞屑，刮后有薄膜现象和点状出血现象；病程较长，常冬重夏轻，反复难愈。

（4）花斑癣：皮损的形态有时与玫瑰糠疹相似，部位常见于上胸部、后背部；但局部鳞屑真菌检查阳性；且本病夏重冬轻，常多年不愈。

【治疗】

本病有自限性，治疗主要是尽量缩短病程，减轻症状。本病病因不明，故用药应多方考虑，采用中西医结合治疗。中医以疏风清热为主要治法。

1. 西医治疗

可服抗组织胺类药物及维生素C；或10%葡萄糖酸钙静注，每次10ml，每日1次，连用10天。一般不主张使用皮质类固醇激素，病重、瘙痒剧烈者可酌情服用强的松40～60ml/d，症状控制后逐渐减量。

局部外用药物可用炉甘石洗剂、硫黄洗剂及弱效的皮质类固醇激素类乳膏。亦可选用紫外线照射和氧气疗法。

2. 中医治疗

（1）内治

①外感风热证

证候：皮损可呈淡红色或玫瑰红色，可有不同程度的瘙痒；伴轻微恶风，发热，头痛，咽痛；舌淡红，苔薄黄，脉浮或弦数。

治法：疏风清热止痒。

方药：消风散合银翘散加减。若热盛加丹皮、大青叶；瘙痒剧烈加刺蒺藜、白鲜皮。

②阴虚血燥证

证候：素体虚弱，病程日久，皮损呈淡红色，皮肤干燥；伴口干咽燥，大便结；舌淡红少苔，脉细或细数。

治法：养血祛风润燥。

方药：当归饮子加减。

(2) 外治：复方蛇床子洗剂外涂患处，3~4次/日；或三黄洗剂外搽，2~3次/日；或苦参汤煎水后药浴。

(3) 针刺疗法：取合谷、风池、血海、足三里，备用穴选大椎、三阴交，选2~4个穴位交替使月，风热证用泻法，血燥证用补法，留针15~20分钟，每日1次。

【预防与调护】

1. 预防上呼吸道感染，避免风邪外袭。
2. 注意皮肤护理，避免过度搔抓，忌用热水烫洗和使用碱性很强的肥皂。
3. 保持心情舒畅，忌食辛辣腥发之物。

（张庚杨）

第十五节　银　屑　病

银屑病（psoriasis）俗称牛皮癣，是一种常见的慢性复发性炎症性皮肤病。自然人群中发病率为0.1%~3%。以红色丘疹或斑块上覆有多层银白色鳞屑、病程慢性为临床特征。相当于中医的“白疕”，属于中医文献中“白壳疮”、“干癣”、“松皮癣”、“风癣”等范畴。

【病因病理】

1. 西医病因病理

银屑病的确切病因尚未清楚。目前认为遗传、感染、代谢障碍、内分泌影响、神经精神因素及免疫紊乱等与本病的发生有关。

(1) 遗传因素：临床实践已证明，本病常有家族发病史，并有遗传倾向。据国内报道有家族史者为10%~23.8%，国外文献报告有家族史者占10%~80%，一般认为约占30%。另外，本病患者有种族差异，黑人中很少见，南美印第安人和斐济岛的土著人不患本病。关于其遗传方式尚未最后肯定，一般认为是常染色体显性遗传，伴有不完全外显率，但亦有人认为是常染色体隐性遗传或性联遗传。

近年来发现由遗传决定的组织相容性抗原（HLA）与银屑病明显相关。寻常型银屑病患者HLA-Bw17、HLA-B13增高，关节病型银屑病中HLA-27可增高。目前认为银屑病受多基因控制，包括环境因素的影响。

(2) 感染因素：临床观察点滴型、关节病型及红皮病型银屑病患者常伴有急性扁桃体炎或上呼吸道感染的症状，其抗“O”值亦增高，摘除扁桃体或抗生素治疗后病情好转。近年来的研究证明在银屑病损害中的金黄色葡萄球菌明显增加。

(3) 其他：生活环境、精神创伤、紧张、外伤或手术以及月经、妊娠、分娩、饮食、药物等亦与银屑病的发生有关。

本病是一种多基因控制的疾病，各种原因引起的机体代谢障碍、免疫功能紊乱，导致血液、组织生化的异常改变，造成角质形成及细胞膜的异常、cAMP 和前列腺素失去平衡，使表皮增生而发病。

组织病理为角质增厚，主要为角化不全。在角质层内或其下方可见 Munro 脓肿，系中性粒细胞由真皮乳头层上端毛细血管向表皮游走所致，多见于早期损害。颗粒层变薄或消失，棘细胞层增厚，表皮突向下延展，深入真皮。脓疱型银屑病渗出较重，于棘层上部出现海绵状脓疱（Kogoj 海绵状脓疱）；红皮病型银屑病炎症较剧烈。

2．中医病因病机

本病多由营血亏损，化燥生风，肌肤失养而成。初起多为风寒或风热之邪侵袭肌肤，以致营卫失和，气血不畅，阻于肌表而生；或兼湿热蕴积，外不能宣泄，内不能利导，阻于肌表而发。病久则气血耗伤，血虚风燥，肌肤失养，病情更为显露；或因营血不足，气血循行受阻，以致瘀阻肌表；或禀赋不足，肝肾亏虚，冲任失调，更使营血亏损。

【临床表现】

根据银屑病的临床特征，一般可分为寻常型、脓疱型、关节病型及红皮病型四种类型。

1．寻常型银屑病

临床最多见，大多急性发病。初起一般为粟粒至绿豆大炎性红色丘疹，以后可逐渐扩大或融合成为棕红色斑块，边界清楚，周围有炎性红晕，基底浸润明显，表面覆盖多层干燥的银白色鳞屑，轻轻刮除表面鳞屑则渐露出一层淡红发亮的半透明薄膜，这是表皮内棘细胞层，称薄膜现象。再刮除薄膜，即到达真皮乳头层的顶部，此处的毛细血管被刮破则出现小出血点，称点状出血现象。白色鳞屑、发亮薄膜和点状出血是本病的临床特征。

在其发展过程中，皮损形态可表现为多种形式，如损害呈点滴状、硬币状、地图状、环状或回状、带状或蛇行状、疣状、扁平苔藓样等。皮损数目较多，分布范围较广，甚至波及全身者，称泛发性银屑病；如损害发生于头皮、眉和耳部，并具有脂溢性皮炎和本病的特征者，称脂溢性皮炎样银屑病；有少数病人皮损有糜烂及渗出，如湿润性湿疹状，干燥后形成污褐色鳞屑痂，并重叠堆积，状如蛎壳者，称蛎壳状银屑病；因反复发作或经多种治疗，皮损肥厚，暗红，鳞屑少而薄，并互相融合为片状损害，似皮革状或苔藓样改变，如发生在胫前者，像慢性湿疹，称慢性肥厚性银屑病。

损害可发生于全身，但以头皮和四肢伸侧为多见。指（趾）甲和黏膜亦可被侵及。由于损害所在部位不同，其临床表现各有特点：

(1) 头皮银屑病：大多同时见于躯干和四肢等处。皮损边界清楚，覆有厚的鳞屑性红斑，有时融合成片，或满布头皮。因皮脂及灰尘混杂而呈污黄或灰黄色。皮损处毛发呈束状，无折断脱落。

(2) 颜面银屑病：急性期可出现面部银屑病皮损，大多呈点滴状或指甲大小浸润性红色丘疹或红斑，鳞屑较薄，散在分布，或呈脂溢性皮炎样，偶可分布如蝶形，类似红斑狼疮。

(3) 皱襞部银屑病：少数病人皮损可发生于腋窝、乳房下、腹股沟及会阴等部，呈界限明显的炎性红斑，无鳞屑，因患部潮湿多汗及摩擦，皮损表面湿润而呈湿疹样变。

(4) 毛囊性银屑病：罕见。常发生于典型银屑病损害后，成人主要见于妇女，毛囊性损害作为泛发性银屑病的一部分，对称分布于两股部；儿童则见于非进行期银屑病患儿，毛囊性损害聚合形成非对称性斑块，好发于躯干及腋部。

(5) 掌跖银屑病：少见。可与身体其他部位同时发生，亦可单独见于掌跖。皮损为境界明显的角化斑片，其中央较厚，边缘较薄，斑上可有点状白色鳞屑或点状凹陷。有时因皮损较厚而引起皲裂。

(6) 黏膜银屑病：临床少见。可单发，但大多在身体他处可见有银屑病损害。常发生于龟头、包皮内面、眼结合膜及口腔等处。发生于龟头和包皮内面者为边界清楚的光滑干燥性红斑，刮之有白色鳞屑。发生于口腔者，损害为乳白色、灰白色或灰黄色的丘疹或肥厚性斑片，周围有红晕，基底浸润，表面呈浸渍状，剥离后见有点状出血，露出鲜红色糜烂面。

(7) 指（趾）甲银屑病：约50%的患者具有指（趾）甲损害，特别是脓疱型银屑病患者几乎均伴有指（趾）甲损害。常见皮损为甲板上点状凹陷，甲板不平，失去光泽，可出现纵嵴、横沟、混浊、肥厚、游离端与甲床剥离或整个甲板畸形或缺如，有时呈甲癣样改变。病程缓慢，有的自幼发病，持续十余年或数十年，甚至有迁延终身者。亦有少数治愈后不复发者。大部分病人到冬季症状加重或复发，至春夏季节减轻或消失，称为冬季型银屑病；另有少数病人的症状在夏季加重，冬季减轻或消失，称为夏季型银屑病；更有少数病人因病程较久，经过多种药物治疗，其发病的季节不明显。

病程一般可分为三期：进行期、静止期、退行期。进行期为急性发作阶段，新皮疹不断出现，旧皮疹不断扩大，炎症明显，有同形反应。静止期炎症停止发展，无新疹出现，旧疹也不消退，病情处于静止状态。当损害变薄，红色变淡，直至皮损消退，留有色素减退或色素沉着斑，达临床痊愈，称为退行期。消退部位一般先自躯干及上肢开始，头部及下肢皮损往往顽固，常迟迟不能消退。

患者自觉不同程度的瘙痒，一般全身情况不受影响。

2. 脓疱型银屑病

本型在临床上较少见。一般可分为以下两型。

(1) 泛发性脓疱型银屑病：可突然发生于寻常型、关节病型或红皮病型患者。大多急性发病，常伴高热、关节肿痛、全身不适及白细胞增高等全身症状，并在银屑病的基本损害上出现密集的针头至粟粒大小的浅在性无菌性小脓疱，在表面覆盖着不典型的银屑病鳞屑，脓疱和红斑常融合成大片疱壁灰白色、周围潮红的脓湖，迅速扩大。全身各处均可发疹。脓疱持续数日后干涸脱屑，但其下又可再发新的脓疱。常因摩擦等外因使脓疱破裂而出现糜烂、渗液、结痂或脓痂。口腔颊黏膜亦可出现簇集或多数散在小脓疱，指（趾）甲可出现萎缩、碎裂或溶解，有的甲板肥厚混浊，甲板下有堆积成层的鳞屑，甲床亦可出现小脓疱。患者常有沟状舌，病情减轻后可出现寻常型银屑病皮损。

本病发作前皮肤局部可有灼痒或刺痛，或有寒战发热，发作前无明显原因，或于月经前突然发作，经2~3周逐渐好转或转化为红皮病型。可因感冒、疲劳、月经、感染、药物刺激或使用不当等而反复发作，病程可达数月或更久。常可并发肝、肾等系统损害，亦可因继发感染、电解质紊乱或衰竭而危及生命。

(2) 掌跖脓疱型银屑病：皮损只限于手足部，多发生于掌跖，也可扩展到指（趾）背侧，常对称发生。皮损为成批出现的许多淡黄色针头至粟粒大小的脓疱，基底潮红，疱壁不易破裂，约经1~2周后即可自行干涸结痂，形成脱屑。剥除鳞屑后可出现小出血点，以后又可在鳞屑下出现成群的新脓疱，以致在同一斑块上可见脓疱和结痂。皮损有疼痛和瘙痒。本病亦可伴有低热、头痛、食欲不振及全身不适等症状。指（趾）甲亦常被侵犯，产生变形、混浊、肥厚，并有不规则的嵴状隆起，严重者甲下可有脓液积聚。在身体其他部位常可见到银屑病皮损。常伴有沟状舌。病人一般情况良好，但其病情顽固，反复发作，对一般治疗反应不佳。本型经反复发作后可转变为泛发型银屑病。

3. 关节病型银屑病

又名银屑病性关节炎。常继发于寻常型银屑病或银屑病多次反复恶化后，亦可先出现关节症状或与脓疱型银屑病及红皮病型银屑病并发。关节炎在银屑病患者中发生率约为6.8%，大大超过非银屑病人群中关节炎的发病率。

关节病型银屑病除有银屑病损害外，病人还发生类风湿性关节炎症状，其关节症状往往与皮肤症状同时加重或减轻。这种关节炎可同时发生于大、小关节，亦可见于脊柱，但以手、腕及足等小关节为多见，尤以指（趾）关节特别是指（趾）末端关节受累更为普遍，关节可红肿、疼痛，大关节可有积液，附近的皮肤也常红肿，关节的活动渐受限制，长久以后关节可出现强直。X线检查见受累关节边缘有轻度肥大性改变。无普遍脱钙。骨破坏位于一个或数个远侧指关节，近侧指关节受累很少或无改变。部分病例X线检查可呈现类风湿性关节炎改变，但类风湿因子检查阴性。有的患者血沉可增快，并可伴有发热等全身症状。皮疹往往为急性进行状态，多半为广泛分布的蛎壳状银屑病。病程慢性，往往经年累月而不易治愈。

4. 红皮病型银屑病

又名银屑病性剥脱性皮炎。这是较少见的一种严重的银屑病，约占银屑病病人的1%。多见于成人，极少累及儿童。常因银屑病在急性进行期中的某些刺激因素，如外用刺激性较强的或不适当的药物等引起；亦有因长期大量应用皮质类固醇激素后突然停药或减量太快，使症状复发增剧而引起；少数可由寻常型银屑病自行演变而成。

本病的临床表现为剥脱性皮炎。初起时在原有皮损部位出现潮红，浸润明显，脱落其间常伴有小片正常皮岛。发生于手足者常呈整片的角质剥脱。愈后常可见小片寻常型银屑病样损害。指（趾）甲混浊、肥厚、变形，甚至引起甲剥离而脱落。口腔、咽部、鼻腔黏膜均充血发红，患者常伴有发热、头痛及全身不适等症状。各处浅表淋巴结可肿大，白细胞计数常增高。

本型病情顽固，常数月或数年不愈；即使治愈亦易复发。

【实验室及其他检查】

血常规检查可见白细胞常升高，血沉可加快。

【诊断与鉴别诊断】

1. 诊断

(1) 寻常型银屑病根据好发部位、层层银白色鳞屑、薄膜现象、点状出血等易诊断。

(2) 脓疱型银屑病主要是在寻常型银屑病基础上出现多数小脓疱，且反复发生。

(3) 关节病型银屑病与寻常型银屑病或脓疱型银屑病同时发生，大、小关节可以同时发病，特别是指关节易发病。关节症状的轻重随皮损的轻重而变化。具有上述临床症状和血清类风湿因子检查阴性，而在皮肤上伴有银屑病皮损为诊断本病的主要依据。

(4) 红皮病型银屑病皮肤弥漫性发红、干燥，覆以薄鳞屑，有正常皮岛，有银屑病史，易诊断。

2. 鉴别诊断

(1) 慢性湿疹：多发生于肢体的屈侧；剧烈瘙痒，鳞屑少，且不呈银白色，皮肤肥厚，苔藓样变及色素沉着等同时存在。

(2) 脂溢性皮炎：须与头皮银屑病鉴别。损害边缘不十分鲜明，基底部浸润较轻，鳞屑少而薄，呈油腻带黄色，刮除后无点状出血，无束状发；常合并有脱发；好发于头皮、胸、背、颈及面等部位。

(3) 玫瑰糠疹：好发于躯干及四肢近端；皮损为多数椭圆形小斑片，其长轴沿皮纹方向排列，鳞屑细小而薄；病程仅数周，消退后不易复发。

(4) 扁平苔藓：皮疹为紫红色的多角形扁平丘疹，密集成片状或带状，表面有蜡样光泽；可见网状纹理（Wickham 纹），鳞屑薄而不易刮除；常有剧烈瘙痒。

【治疗】

银屑病是一种顽固难治的皮肤病，常反复发作，目前尚无特效疗法。西医治疗大多采用抑制表皮细胞分裂的药物、维生素类药物、免疫疗法等，同时外用角质促成剂或角质剥脱剂，或细胞抑制剂等；中医中药治疗本病一般根据辨证采用清热解毒、凉血活血、养血润燥等治法，内外兼施。

1. 西医治疗

(1) 全身治疗

①维生素类药

维生素 A：可维持上皮细胞的正常发育，但剂量宜大，每日可用 30 万～60 万 U，分 2 次肌肉注射。有报道儿童银屑病应用维生素 A 合并维生素 B_{12}注射，疗效较好。

维甲酸及其衍生物：单独服用或与其他疗法联合应用，有较满意的疗效。但有较强的毒副反应，可致唇炎、脱发、掌跖皮肤脱屑及甘油三酯血症。

维生素 C：对细胞间质形成有重要作用，有时参与细胞氧化作用和氨基酸及糖类的新陈代谢。可能通过抑制磷酸二酯酶而增高组织细胞中cAMP含量，从而提高皮损内的cAMP水平，抑制表皮细胞的增殖与分裂。

②抗肿瘤药：抑制表皮细胞分裂，但会产生毒性反应，故在用药前及用药期间要检查肝肾功能和白细胞计数等；且停药后易复发。所以这类药物并不是治疗银屑病的方向，在应用时要严格选择适应证。常用的有甲氨喋呤、乙亚胺、羟基脲等。

③免疫疗法：采用环孢菌素A、甲砜霉素等免疫抑制剂，或转移因子、左旋咪唑等免疫调节剂，或疫苗等。环孢菌素A是一种高效免疫抑制剂，可用于常规治疗无效的严重银屑病，如泛发性斑块型、银屑病性关节炎、掌跖脓疱型银屑病，但有一定肾毒性，孕妇禁用。甲砜霉素对脓疱型银屑病有效。疫苗对机体有脱敏和增强免疫作用。

④皮质激素：目前一般不主张内用皮质类固醇激素，因有效剂量往往较大，足以引起严重的副反应，且在减量或停药后尚可发生“反跳”现象，一般仅用于红皮病型、关节病型或泛发性脓疱型银屑病，且使用他药无效者。

⑤封闭疗法：普鲁卡因静脉封闭，用于急性进行期有一定疗效。

⑥抗生素：常用者有青霉素类药，对急性点滴状银屑病伴上呼吸道感染、扁桃体炎、咽炎等有一定疗效。

(2) *局部治疗*：在外搽药前宜先用热水、肥皂洗去鳞屑。急性期不宜用刺激性强的药物，以免激发红皮病；静止期可涂作用较强的药物，但应从低浓度开始。外用药以还原剂、角质剥脱剂及细胞抑制剂为主。如应用得当，对银屑病有较好的近期疗效。常用者有：煤焦油制剂、5%~10%硫黄、5%水杨酸、0.1%~0.4%蒽林、芥子气、皮质类固醇霜剂、维甲酸软膏等。

(3) *物理疗法*：包括紫外线照射、光化学疗法（PUVA)、沐浴疗法等。

2. 中医治疗

(1) *内治*

①风热血燥证

证候：皮损鲜红，皮疹不断出现，红斑增多，刮去鳞屑可见发亮薄膜、点状出血，有同形反应，伴瘙痒；心烦，口渴，大便干，尿黄；舌红，苔黄或腻，脉弦滑或数。

治法：清热凉血，祛风润燥。

方药：凉血地黄汤加减。

②血虚风燥证

证候：皮损色淡，部分消退，鳞屑较多，皮肤干燥；伴头晕眼花，面色㿠白，口干，便干；舌淡红，苔薄白，脉细缓。

治法：养血和血，祛风润燥。

方药：当归饮子加减。

③瘀滞肌肤证

证候：一般病程较长，反复发作，多年不愈，皮损肥厚浸润，颜色暗红，鳞屑较厚，有的呈蛎壳状；或伴关节活动不利；舌紫黯或有瘀斑、瘀点，脉涩或细缓。

治法：活血化瘀，祛风润燥。

方药：桃红四物汤加减。

④湿热蕴阻证

证候：多发生于腋窝、腹股沟等屈侧部位，红斑糜烂，瘙痒，或掌跖部有脓疱，或阴雨季节加重；伴有胸闷纳呆，神疲乏力；苔薄黄腻，脉濡滑。

治法：清热利湿，和营通络。

方药：萆薢渗湿汤加减。

⑤火毒炽盛证

证候：多属红皮病型或脓疱病型。全身皮肤发红，或呈暗红色，甚则稍有肿胀，鳞屑不多，皮肤灼热，或弥布散在小脓疱；常伴壮热口渴，便干溲赤；舌质红绛，苔薄，脉弦滑数。

治法：凉血清热解毒。

方药：清营汤加减。

(2) 成药：可选用中成药抗银片、青黛丸、雷公藤苷片、昆明山海棠片等内服。

(3) 外治

①用药前最好先进行枯矾药浴（枯矾 120g，野菊花 250g，侧柏叶 250g，花椒 120g，芒硝 500g，煎水淋浴或泡洗），以除去鳞屑，增强外用药物疗效，但不宜用于红皮病型。

②进行期和红皮病型可用青黛散麻油调搽或用黄连膏外搽。

③慢性肥厚性皮损用 5%～10%硫黄软膏、雄黄膏、疯油膏或 2 号癣药水外搽。

④小面积皮损用牛皮癣膏或肤疾宁外贴。

【预防与调护】

1. 忌食辛辣、鱼虾、羊肉、狗肉等发物及酒类。

2. 急性期或红皮病型不宜用刺激性强的药物。

3. 平时使用外用药应从低浓度开始，用药前用热肥皂水或中药煎液洗涤病灶，去除鳞屑。

（何清湖）

第十六节　白　癜　风

白癜风（vitiligo）是一种原发性的局限性或泛发性皮肤色素脱失症。以皮肤颜色减退、变白、境界清楚、无自觉症状为特征。可发于任何年龄，男女发病率大致相等。属于中医“白驳风”的范畴。

【病因病理】

1. 西医病因病理

发病原因尚不十分清楚。近年来的研究表明白癜风可能的致病因素有以下几方面：

(1) 精神神经学说：很多临床观察表明精神神经因素和白癜风的发生有密切关系。约有2/3的病例在起病或皮损发展阶段有精神创伤、过度劳累、思虑过度，病后出现忧心忡忡甚至寝食不安等精神过度紧张情况。黑素细胞起源于神经嵴，损害常沿神经节段分布，白癜风患者常伴发植物神经功能紊乱，如白斑部出汗异常；伴发皮肤划痕征的比率也较高。但目前尚未能从皮肤中分离出能引起黑素脱失的确切的神经化学因子。

(2) 自身免疫学说：自身免疫与白癜风的发病关系日益受到重视。在活动性白癜风患者血清中可检出抗黑素细胞自身抗体，而且抗体滴度与病变活动性、皮损面积呈正相关。实验证明，该抗体在体外能通过补体介导的细胞毒作用选择性地溶解黑素细胞。近年来注意到患者及其亲属可合并其他自身免疫性疾病，常见的有甲状腺炎、甲状腺功能亢进或减退、糖尿病、恶性贫血等。自身免疫性疾病患者中白癜风的发生率较一般人群高10～15倍。

(3) 黑素细胞自毁学说：白癜风的基本病变是表皮黑素细胞功能的部分或完全丧失。黑素细胞从酪氨酸生成黑素的过程中可产生一些高活性的中间产物，它们被限于黑素小体内，如果黑素小体膜不能维持完整，黑素小体的内含物将大量漏入胞浆，可造成黑素细胞的损伤或破坏。

(4) 遗传因素：家系调查表明白癜风的发病与遗传因素有一定关系，但其阳性家族史各人报道不一。据国外统计资料表明，患者亲属中白癜风的发病率约为18.75%～40%，而国内报道为3%～12%。

较早的炎症期可观察到白斑边缘处的表皮水肿，真皮内见淋巴细胞和组织细胞浸润。已形成的白癜风损害的主要变化是黑素细胞的减少。在皮损中，表皮基底层甚至无黑素细胞，皮损边缘色素沉着处的黑素细胞常较大，有长的树枝状突起。

2. 中医病因病机

本病外因为感受风邪，内因为七情内伤，五志不遂，气机逆乱，气血不和或久病失养，损精伤血，伤及肝肾，以致精血不能化生，皮毛失其所养而发病。

【临床表现】

本病可见于任何年龄，发病大多在青壮年，常为偶然发生。

皮损为局部色素脱失斑，呈乳白色斑点或斑片，境界清楚，边缘褐色，皮损区内毛发可变白，但无皮肤萎缩、硬化及脱屑等变化，无自觉症状。患处经日光曝晒后，特别是浅色肤种病人易产生潮红、疼痛，甚至起水疱。在进行期，皮损可逐渐扩大，境界欠清，有时机械性的刺激如压力、摩擦或过紧的腰带亦可促使白斑出现（同形反应）。在稳定期，皮损停止发展，边缘色素增加，或中央出现岛状褐色斑点。皮损可发于任何部位，但多见于面、颈、手背、躯干、外生殖器等部位。

临床上按白斑的形态、部位、范围可将白癜风分为限局型和泛发型。限局型包括局灶型和节段型。局灶型指白斑单发或群集于某一部位，但非节段性排列；节段型指一片或多片白斑沿皮神经的走向分布，呈节段状。泛发型包括肢端型、寻常型及全身型。肢端型指白斑发生于面部及肢端，分布对称；寻常型指白斑散发全身各处，对称或不对称分布；全身型指全身或几乎全身皮肤变白，甚至毛发亦成白色。

【诊断与鉴别诊断】

1．诊断

根据脱色斑为后天性，呈乳白色，周边有色素沉着带，无自觉症状，可诊断本病。

2．鉴别诊断

（1）贫血痣：本病为先天性白斑，多在出生时即已存在；摩擦局部时周围皮肤充血发红而白斑处不发红，因而白斑更为明显。

（2）花斑癣：损害发生于颈、躯干、上肢；为淡白色圆形或椭圆形，表面往往有细鳞屑；损害中容易找到真菌。

（3）单纯糠疹：皮损淡白色或灰白，其上覆着少量灰白色糠状鳞屑；多发于面部，其他部位很少累及。

【治疗】

在目前尚无特效药物的情况下，应早期治疗，采用内服、外用中西医结合疗法治疗2～3个疗程以上，争取较好效果。同时应指导患者注意劳逸结合，保持心情舒畅，积极配合治疗。平时尽可能少吃或不吃维生素C或富含维生素C的水果，多进食豆类及其制品和一些黑色食物如黑豆、黑芝麻、黑木耳等。

1．西医治疗

（1）补骨脂素及其衍生物：此类药物属光敏性化合物，须结合日光或紫外线照射应用。能通过增加黑素细胞的密度、黑素细胞中酪氨酸酶的活性，从而促进黑素的合成和转运，促使肤色恢复正常。常用甲氧沙林（8－甲氧补骨脂素）或三甲沙林（三甲补骨脂素）。对皮损全身泛发者可采用内服药后长波紫外线照射（PUVA），对皮损限局者则可外搽0.1%～0.5%甲氧沙林后照射长波紫外线或日光。无论内服或外用，均需持续数月。治疗过程中应注意可能产生的副反应，尤其要注意眼的防护。

（2）皮质类固醇激素：常用0.1%倍他米松、二甲基亚砜乙醇溶液、0.1%曲安西龙霜、卤美他松霜等外用，对早期、限局型的皮损效果较好，但应注意长期外用可引起局部皮肤萎缩、毛细血管扩张等副反应。小片损害亦可用曲安西龙或泼尼松龙混悬液皮内注射，每1～2周1次，连续3～4次。内服以强的松为例，每次5mg，每日3次，连续1～2个月，见效后每2～4周递减1片，至隔日服1片时，维持3～6个月。如服药2个月无效应中止治疗。一般1个月内见效。

（3）自体表皮移植：适用于小片皮损的治疗。移植有两种方法：自体表皮移植术和自体表皮黑素细胞移植术。前者是将患者的正常表皮移植到白斑皮损上，目前有3种方法，即全厚层钻孔法、薄层削片法和抽吸水疱法。后者是借用细胞培养技术来增强黑素细胞数量，然后将其移植到白斑处的一种手术，技术要求较高。

2．中医治疗

（1）内治

①气血不和证

证候：发病时期长短不一，多在半年至3年左右，皮损白斑光亮，好发于头面、颈及四肢或泛发全身，起病快，发展亦快，常扩散为一片，皮损无自觉症状或微痒；舌质淡红，苔薄白，脉细滑。

治法：调和气血，消风通络。

方药：柴胡疏肝散加减。

②肝肾不足证

证候：发病时间长，或有家族史，皮损呈乳白色，局限或泛发；舌质淡或有齿痕，苔白，脉细无力。

治法：滋补肝肾，养血祛风。

方药：六味地黄汤加减。

（2）外治：紫铜消白酊外搽，3次/日；30%补骨脂酊外搽，3次/日。

（3）针刺疗法

①体针：取穴肝俞、肾俞、血海、三阴交，配穴合谷、足三里、中脘。用平补平泻法。

②耳针：取与皮损相应的区域。

③梅花针：用梅花针刺激皮损区，边缘用强刺激，中心用弱刺激手法。

【预防与调护】

1．注意皮肤护理，避免滥用外用药物，防止皮肤损伤，尤其颜面部更需慎用刺激性强的药物。

2．忌食辛辣发物。

3．适当接受日光浴，有助于皮损的恢复，但夏季不宜曝晒。

4．保持心情舒畅，劳逸结合，积极配合治疗，愈后巩固一段时期治疗有助于防止复发。

（何清湖）

第十七节　斑　秃

斑秃（alopecia areata）为突然发生的非炎症性、非瘢痕性的片状脱发。一般无自觉症状，可发生于全身任何长毛部位。若头发全部脱落称全秃，全身毛发均脱落则称普秃。相当于中医的“油风脱发”，俗称鬼舐头、鬼剃头。

【病因病理】

1．西医病因病理

斑秃病因尚未完全明了。大量的研究提示与遗传、情绪、应激反应、内分泌失调、自身免疫等因素有关。

2．中医病因病机

过食辛辣炙煿、肥甘厚味，或情志抑郁化火，损阴耗血，血热生风，风热上窜巅顶，毛发失于阴血濡养而突然脱落；或跌仆损伤，瘀血阻络，血不畅达，清窍失养，发脱不生；或久病致气血两虚，肝肾不足，精不化血，血不养发，肌腠失润，发无生长之源，毛根空虚而发落成片。

【临床表现】

按病期可分为进展期、静止期及恢复期。

首先在头部出现圆形或椭圆形的脱发斑，常在无意中或为他人所发现。脱发斑渐增大，边缘处头发松动，易于拔下，表明病变处于进展期。将拔下的头发在放大镜下观察，可见毛发下段逐渐变细，如惊叹号（!）样。脱发区的头皮是正常的，无炎性发红、无鳞屑、无瘢痕。脱发斑境界清楚，多数发展至钱币大或稍大些就不再扩大。通常无不适，偶有轻微瘙痒、刺痛或触压痛。静止期时脱发斑边缘的头发不再松动，大多数患者在脱发静止3~4个月后进入恢复期。恢复期有新毛发长出，最初出现细软色浅的绒毛，继之长出黑色的毛发，并逐渐恢复正常，疾病自然痊愈。

多数斑秃患者仅有一片或数片脱发区，病程数月。但少数患者可反复发作或毛发边生长边脱落，亘者脱发持续进行，脱发区彼此相互融合，渐形成大片状的秃区，病程可持续数年。

斑秃患者绝大多数可以自愈。有少数患者病程可持续，尤其是全秃及普秃患者。发生全秃及普秃患者的年龄越小，恢复的可能性也随之减少。

【诊断与鉴别诊断】

1. 诊断

呈斑状脱发，头皮正常，无自觉症状。

2. 鉴别诊断

（1）假性斑秃：是一种炎症性瘢痕性脱发，常继发于头皮红斑狼疮、扁平苔藓等炎症性皮肤病。秃发部位皮肤萎缩变薄，毛囊口消失，秃发区境界清楚，但边缘不甚规则。

（2）脂溢性脱发：头发呈稀疏、散在性脱落，脱发多从额角开始，延及前头及颅顶部；头皮覆有糠秕状或油腻性鳞屑；常有不同程度的瘙痒。

【治疗】

去除诱发因素，注意劳逸结合，早期进行中西医结合内外治疗，能促进毛发的生长。中医辨证属实证者以清以通为主，属虚证者以补以摄为要。

1. 西医治疗

（1）对精神紧张、焦虑、失眠的患者可给予地西泮、谷维素等镇静剂。全秃、普秃患者可给泼尼松30~40mg/d，1~2个月后逐渐减量维持。

（2）皮损范围较小者可用曲安西龙混悬液或泼尼松龙混悬液等长效糖皮质激素局部注射，2周1次，连续3~4次。亦可外涂中、强效糖皮质激素制剂。

（3）外用促进皮肤充血、改善局部血液循环、促进毛发生长的药物，如2%敏乐啶溶液或霜剂、盐酸氮芥溶液等。

(4) 物理疗法：8－甲氧补骨脂素外搽，配合长波紫外线照射的光化学疗法。

2．中医治疗

(1) 内治

①血热风燥证

证候：突然脱发成片，偶有头皮瘙痒，或伴头部烘热；心烦易怒，急躁不安；苔薄，脉弦。

治法：凉血熄风，养阴护发。

方药：四物汤合六味地黄汤加减。若风热偏胜，脱发迅猛者，宜养血散风、清热护发，可用神应养真丹。

②气滞血瘀证

证候：病程较长，头发脱落前先有头痛或胸胁疼痛等症；伴夜多恶梦，烦热难眠；舌有瘀点、瘀斑，脉沉细。

治法：通窍活血。

方药：通窍活血汤加减。

③气血两虚证

证候：多在病后或产后头发呈斑块状脱落，并呈渐进性加重，范围由小而大，毛发稀疏枯槁，触摸易脱；伴唇白，心悸，气短懒言，倦怠乏力；舌淡，脉细弱。

治法：益气补血。

方药：八珍汤加减。

④肝肾不足

证候：病程日久，平素头发焦黄或花白，发病时呈大片均匀脱落，甚至全身毛发脱落；伴头昏耳鸣，目眩，腰膝酸软；舌淡，苔薄，脉细。

治法：滋补肝肾。

方药：七宝美髯丹加减。

(2) 外治

①鲜毛姜（或生姜）切片，烤热后涂擦脱发区，每天数次。

②5%～10%斑蝥酊、10%补骨脂酊、10%辣椒酊外搽，每天数次。

(3) 针刺疗法

主穴取百会、头维、生发穴（风池与风府连线中点），配翳明、上星、太阳、风池、鱼腰透丝竹空。实证用泻法，虚证用补法。每次取3～5穴，每日或隔日1次。如病期延长，可在脱发区和沿头皮足太阳膀胱经循行部位用梅花针移动叩击，每天1次。

【预防与调护】

1．劳逸结合，保持心情舒畅，避免烦躁、忧愁、动怒等。

2．加强营养，多食富含维生素的食物，纠正偏食的不良习惯。

3．注意头发卫生，加强头发护理，不用碱性强的肥皂洗发，少用电吹风吹烫头发。

第十八节　脂溢性皮炎

脂溢性皮炎（seborrheic dermatitis）是发生在皮脂溢出基础上的一种慢性皮肤炎症。以皮肤鲜红或黄色斑片，表面覆以油腻性鳞屑或痂皮，常有不同程度的瘙痒为临床特征。多发于青壮年人或新生儿。相当于中医的“面游风”，又名“白屑风”。

【病因病理】

1．西医病因病理

本病的发病原因尚未清楚，可能与免疫、遗传、激素、神经和环境因素等有关。有人认为卵圆形糠秕孢子菌是导致本病发生或加重的重要因素。它与先天的脂溢性素质有关，但具体的遗传方式不明，亦有人认为本病与细菌感染有关，皮脂溢出增加了机体对细菌感染的易感性。另外，本病也是免疫功能障碍如获得性免疫缺陷综合征最常见的皮肤表现之一，内分泌紊乱如乳腺癌术后辅助使用雌激素拮抗剂也可诱发或加重本病。

其病理改变为真皮浅层血管周围淋巴细胞浸润，浅层毛细血管扩张，可见轻度海绵状水肿，毛囊口鳞屑结痂，毛囊角栓内可见角化不全。

2．中医病因病机

本病多因肌热当风，风邪入侵毛孔，郁久血燥，致肌肤失养而成；或因过食辛辣厚味及油腻，湿热内蕴，外受风侵，以致阳明胃经湿热挟风而成。

【临床表现】

本病好发于皮脂腺分泌较旺盛的青壮年人，常见于皮脂腺分布较丰富的部位，如头皮、颜面、胸背部。由于皮脂腺常开口于毛囊口，本病初发皮损常为毛囊周围红色小丘疹。随着病情的发展，丘疹相互融合，形成大小不等的黄红色斑片，境界清楚，其上覆有油腻性鳞屑或痂皮。发生在面部者常与痤疮伴发；发生在头部可见较多头屑；发生在躯干、腋窝、腹股沟皱襞处常可糜烂而似湿疹。皮疹可扩展至全身，由头部向下蔓延，甚至发展成红皮病。自觉不同程度的瘙痒。

【诊断与鉴别诊断】

1．诊断

根据好发于皮脂丰富部位、典型皮损、慢性病程等，不难诊断。

2．鉴别诊断

（1）*头部银屑病*：皮损为红色斑块，表面附有多层银白色鳞屑，境界清楚，皮损内头发呈束状，无脱发；常有冬重夏轻现象；其他部位亦有同样损害。

（2）*玫瑰糠疹*：主要发生在颈部、躯干及四肢近端，一般不侵犯头部；常有一个较大的前驱斑疹，皮损呈椭圆形，长轴与皮纹走行一致，鳞屑细薄，不带油腻；有自限性。

（3）湿疹：皮损多形，常有丘疹、水疱、渗出，边界常不清楚，无油腻性鳞屑及油性痂皮；瘙痒剧烈。

【治疗】

本病轻症可单用中药、西药，或外用药物治疗，重症患者应采用中西医结合、内外治并举的综合治疗。

1．西医治疗

（1）全身治疗：维生素 B_6、B_{12}和复合维生素 B 口服；瘙痒剧烈时可用安定、扑尔敏等止痒镇静剂；炎症明显或炎症范围较大时，可短期给予皮质类固醇激素如强的松、抗生素如四环素或红霉素等口服。

（2）局部治疗：主要目的在于减少皮脂、消炎、止痒。可选用皮质类固醇激素制剂肤轻松等，抗生素制剂 1%红霉素软膏等，抗真菌制剂 2%酮康唑霜等。也可用各种硫黄制剂，如 5%硫黄霜、硫新霜等。

2．中医治疗

（1）内治

①风热血燥证

证候：黄红色斑疹，干性鳞屑，头部有大量灰白色糠秕样鳞屑，甚则堆积成片，毛发干枯易脱，伴轻度瘙痒；舌红，苔薄，脉弦或细数。

治法：疏风清热凉血。

方药：凉血消风散加减。

②湿热郁结证

证候：红斑，皮损表面糜烂、渗液，有黄色油腻性痂皮，伴有腥臭味；伴口苦，纳差，脘腹痞闷，尿赤便结；舌红，苔黄腻，脉弦数或滑数。

治法：清热利湿。

方药：清热除湿饮。

（2）外治

①干性者外用颠倒散、润肌膏；以鳞屑为主者用润肌皮肤膏；以痂皮为主者外用黄柏、寒水石、青黛等量研细末植物油调涂。

②油性者用三黄洗剂、颠倒散洗剂。

（3）针刺疗法

①体针取风池、风府、承山、合谷、脾俞，用泻法或平补平泻法，留针 10～15 分钟，隔日 1 次。

②耳穴注射用 5%当归注射液，注入肾上腺、内分泌或神门、皮质下，每穴注入 0.1～0.2ml，隔日 1 次。

【预防与调护】

1．少食脂肪及糖类食物，多吃新鲜蔬菜和水果，保持大便通畅。

2．不宜用碱性肥皂洗头，洗头不要过勤，以每周1~2次为宜。

3．保持情绪稳定和心情舒畅，避免不良精神刺激。

第十九节 痤 疮

痤疮（acne vulgaris）是一种青春期常见的毛囊、皮脂腺的慢性炎症。以颜面、胸背部黑头、丘疹、脓疱、结节、囊肿等损害为特征。多发生于青春期男女，常伴有皮脂溢出，青春期过后大多自然痊愈或减轻。相当于中医的“粉刺”，属于中医文献中“酒刺”范畴。

【病因病理】

1．西医病因病理

痤疮是一种多因素性疾病，其发病机理常与皮脂分泌、毛囊管角化过度、异常菌群和炎症的产生有关。皮脂溢出的实际原因目前尚未完全清楚，可能与内分泌关系密切。青春期以后由于雄激素的增加，病人在青春前期及青春期皮肤表面脂质成分有所改变，其中以睾酮增加皮脂腺活性作用最强，孕酮与肾上腺皮质中脱氢表雄酮（DHA）也参与作用。

睾酮在皮肤中经5—还原酶的作用转变为组织活性更高的5—双氢睾酮，刺激皮脂腺的细胞周转及脂类合成，引起皮脂分泌增多。初分泌出的皮脂为含鲨烯、蜡脂和甘油三酯的脂类混合物。同时在雄激素作用下以及毛囊皮脂腺上皮中缺乏必需脂肪酸，使患者皮脂中亚油酸含量低，造成皮脂毛囊导管角化过度，毛囊壁上脱落的上皮细胞与皮脂混合，栓塞在毛囊口内，从而形成粉刺，当黑素沉积时即称黑头粉刺。皮脂毛囊中存在三组微生物（痤疮棒状杆菌、白色葡萄球菌、卵圆形糠秕孢子菌），皮脂受微生物脂酶的作用水解甘油三酯，产生较多的游离脂肪酸，刺激毛囊引起炎症。当毛囊壁损伤破裂，剥脱的角化细胞、皮脂和皮脂中的游离脂肪酸以及痤疮棒状杆菌等进入真皮中，从而引起毛囊周围程度不等的深部炎症，产生丘疹、脓疱、结节和脓肿。

此外，遗传因素也影响临床类型、损害分布和病程长短。某些饮食如脂肪、糖类、可可、干酪、花生等可改变表面脂类成分或增加皮脂产生。情绪紧张及某些化学因子（矿物油、碘、溴、锂）亦可加剧痤疮的恶化。

2．中医病因病机

本病是因素体阳热偏盛，气血郁滞，蕴阻肌肤而发；或因过食辛辣肥甘之品，肺胃积热，循经上熏，血随热行，上壅于胸面。若病情日久不愈，气血郁滞，经脉失畅；或肺胃积热，久蕴不解，化湿生痰，痰瘀互结，致使粟疹日渐扩大，或局部出现结节，累累相连。

【临床表现】

多发于青春发育期的男女，男多于女。好发于面颊、额部、颏部和鼻颊沟，其次为背部及上胸部，眶周皮肤从不累及。

初起为针头大小的毛囊性丘疹，有的顶端因黑素沉积成黑头粉刺，用手指挤压有小米或米粒大黄白色脂栓排出。轻者仅为毛囊口黑头粉刺，并无丘疹，稍重则于黑头周围形成炎症性丘疹，若炎症更剧，丘疹顶部发生小脓疱，破溃或吸收后遗留暂时性色素沉着或轻度凹陷性瘢痕。如果炎症继续扩大及深入，则于皮下形成大小不等的淡红或暗红色结节，略高出皮面，此种损害可较长期存在，或渐被吸收，或化脓溃破后形成瘢痕。有的损害则呈黄豆至指端大的椭圆形囊肿，呈暗红或正常皮肤色，挤压有波动感，炎症反应不重，经久不愈，可化脓成脓肿。临床皮损可有多种，常以一两种损害较明显，同时有油性皮脂溢出。绝大部分患者经过青春期后症状逐年减轻，以至消失，但有脓疱、结节、脓肿、囊肿者愈后留下凹陷性或增生性瘢痕，影响外貌。

【诊断与鉴别诊断】

1．诊断

多发于青春期男女，好发于面部、上胸及背部等皮脂腺发达部位。损害为多数散在性的黑头或白头粉刺、丘疹、脓疱或结节，对称分布，常伴有皮脂溢出。青春期过后多数可自然减轻。

2．鉴别诊断

（1）酒渣鼻：多见于壮年人；皮疹分布在鼻准、鼻翼为主，两颊、前额也可发生，决不累及其他部位；无黑头粉刺，患部潮红、充血，常伴有毛细血管扩张。

（2）职业性痤疮：常发生于接触煤焦油、石蜡、机油的工人；丘疹密集，伴毛囊角化；面部、手背、肘、膝都可发生。

【治疗】

本病病因复杂。西医治疗以减少皮脂分泌、消炎、杀菌、预防感染为主。中医治疗在病因病机上抓住热、湿、痰、瘀等特点，辨证施治，内外兼治。

1．西医治疗

（1）全身治疗：包括抗生素、内分泌疗法、微量元素疗法、13－顺式维生素A酸、氨苯砜等治疗，以减轻炎症反应，抑制皮脂腺功能，减少皮脂溢出，防止毛囊角化过度。

（2）局部治疗

①维甲酸类：可用0.05%维甲酸霜或0.05%维甲酸酒精，每天外搽1～2次，若局部有明显的刺激现象可暂停1～2天，然后继续使用，可连用1～2个月。

②抗生素类：局部外用抗生素亦有肯定的疗效，常用的有2%红霉素软膏、1%红霉素酒精、1%氯霉素雷锁辛酒精等，连用1～2个月。

③5%～10%过氧化苯甲酰溶液或2.5%～10%凝胶和2%咪康唑洗剂外用，用于炎症性痤疮。

④硫黄和雷锁辛制剂：常用的有复方硫黄洗剂、5%硫黄霜和2%雷锁辛洗剂等。

2．中医治疗

（1）内治

①肺经风热证

证候：丘疹色红，或有痒痛；舌红，苔薄黄，脉浮数。

治法：清肺散风。

方药：枇杷清肺饮加减。

②湿热蕴结证

证候：皮疹红肿疼痛，或有脓疱；伴口臭，便秘，尿黄；舌红，苔黄腻，脉滑数。

治法：清热化湿通腑。

方药：茵陈蒿汤加减。

③痰湿凝结证

证候：皮疹结成囊肿；或有纳呆，便溏；舌淡胖，苔薄，脉滑。

治法：健脾化痰渗湿。

方药：参苓白术散加减。

（2）外治：用颠倒散洗剂或痤疮洗剂外搽，每天3～5次。

【预防与调护】

1．经常用温水、硫黄肥皂洗涤颜面。

2．禁止用手挤压皮疹。

3．少食油腻、辛辣及糖类食品，多食新鲜蔬菜和水果。

4．保持大便通畅。

（何清湖）

第二十节　酒　渣　鼻

酒渣鼻（rosacea）是一种主要发生于鼻、面中部，以红斑、丘疹和毛细血管扩张为主要表现的慢性皮肤病。因鼻色紫红如酒渣，故名酒渣鼻。男女均可发病，尤以女性多见。中医称之为酒齄鼻。

【病因病理】

1．西医病因病理

酒渣鼻的病因尚不明了。可能与精神因素、颜面血管神经功能失调、胃肠功能紊乱、内分泌失调、蠕形螨感染等有关。

2．中医病因病机

本病或因肺胃积热上蒸，复遇风寒外袭，血瘀凝结而成；或嗜酒之人酒气熏蒸，复遇风寒之邪，交阻肌肤所致。

【临床表现】

可分为三期：

1．红斑期

先为鼻部潮红，以后累及额部、颊部等颜面部位，对称发生，红斑初为暂时性，在进食辛辣食物或热饮、外界环境温度升高、感情冲动时面部潮红充血，以后逐渐转为持久性浅表毛细血管扩张、毛囊扩大、皮脂溢出等，持续数月至数年后向第二期发展。自觉灼热。

2．丘疹脓疱期

在第一期基础上成批发生针头至绿豆大小的红色丘疹、脓疱、结节，鼻部、面颊部的毛囊口扩大明显。皮疹时轻时重、此伏彼起，可持续数年或更久。少数病例可并发结膜炎、睑缘炎等。中年女性患者皮疹常在经前加重。

3．鼻赘期

鼻部皮脂腺及结缔组织增生，形成紫红色结节状突起，皮肤凹凸不平，毛细血管显著扩张，致使鼻尖、鼻翼肥大，形成鼻赘。从红斑期发展至鼻赘期需要数十年。仅见于少数患者，几乎均为40岁以上男性。

【诊断与鉴别诊断】

1．诊断

依据鼻部和面中央部发生的充血性红斑、毛细血管扩张、复发性丘疹和脓疱，中年发病，慢性经过等，可以诊断。

2．鉴别诊断

（1）寻常型痤疮：多发于青春期男女；常见于颜面、上胸、背部，皮损为散在性红色丘疹，可伴有黑头粉刺，鼻部常不侵犯。

（2）脂溢性皮炎：分布部位较为广泛，不只局限于面部，有油腻性鳞屑，不发生毛细血管扩张；常有不同程度的瘙痒。

【治疗】

应加强日常护理，合理运用内外结合的中西医结合治疗，中医治疗以清以通为主。

1．西医治疗

（1）局部治疗：可选复方硫黄洗剂、2.5%～10%过氧苯甲酰制剂、1%林可霉素制剂、2%氯霉素水杨酸酊等。为杀灭毛囊虫，可外用含1%～3%甲硝唑的硫黄洗剂，也可外用1%甲硝唑霜。避免使用糖皮质激素制剂。

（2）对炎症较重的患者可服四环素或红霉素，1个月后减量，维持2个月。对镜检有多数毛囊虫的患者，加服甲硝唑，持续数周。

（3）毛细血管扩张明显者可用KTP_{532}激光、Vasculite强光等治疗，亦可用外科划切法治疗。鼻赘期损害可用超脉冲二氧化碳激光或外科方法予以切除整形。

2．中医治疗

（1）内治

①肺胃热盛证

证候：红斑多发生于鼻尖或鼻翼，压之褪色；常嗜酒，便秘，饮食不节，口干口渴；舌红，苔薄黄，脉弦滑。多见于红斑型。

治法：清泄肺胃积热。

方药：枇杷清肺饮加减。

②热毒蕴肤证

证候：在红斑上出现痤疮样丘疹、脓疱，毛细血管扩张明显，局部灼热；伴口干，便秘；舌红绛，苔黄。多见于丘疹型。

治法：凉血清热解毒。

方药：凉血四物汤合黄连解毒汤加减。

③气滞血瘀证

证候：鼻部组织增生，呈结节状，毛孔扩大；舌略红，脉沉缓。多见于鼻赘型。

治法：活血化瘀散结。

方药：通窍活血汤加减。

（2）外治

①鼻部有红斑、丘疹者可选用一扫光或颠倒散洗剂外搽，每天3次。

②鼻部有脓疱者可选用四黄膏或皮癣灵外涂，每天2～3次。

③鼻赘形成者可选用三棱针刺破放血，颠倒散外敷。

（3）针刺疗法

取印堂、迎香、地仓、承浆、颧髎，配禾髎、大迎、合谷、曲池，取坐位，轻度捻转，留针20～30分钟，每天1次。

【预防与调护】

1．避免过冷、过热刺激及精神紧张。

2．忌食辛辣、酒类等刺激性食物。

3．保持大便通畅。

4．平时洗脸水温适宜，避免冷、热水及不洁物等刺激。

（何清湖）

第二十一节　红斑狼疮

红斑狼疮（lupus erythematosus）是一种可累及全身多脏器的自身免疫性结缔组织疾病。多见于15～40岁女性。临床主要分为盘状红斑狼疮（DLE）和系统性红斑狼疮（SLE），中间有很多亚型，如播散性盘状红斑狼疮、亚急性皮肤型红斑狼疮、深在性红斑狼疮等。中医古代文献中无红斑狼疮之名，根据临床表现，目前将盘状红斑狼疮称为“红蝴蝶疮”，系统性红斑狼疮称为“蝶疮流注”。

【病因病理】

1．西医病因病理

本病的病因尚不明了，发病机理复杂，目前认为与下列因素有关：

（1）遗传因素：患者家族中SLE发病率明显升高，同卵双生儿中均可发生SLE，且临床表现颇为相似。患者家族成员中高γ球蛋白血症、类风湿因子、抗核抗体阳性发生率较高，都提示SLE发病与遗传因素有关。近年来对组织相容性抗原（HLA）的研究发现，具有HLA－B8型者患SLE的机会比其他型多2.15倍。DLE的青年妇女组转为SLE者以HLA－B8较多。有报道补体缺陷者，特别是C_2、C_4缺陷患者易发生SLE，而C_2缺陷与HLA有关。这些说明遗传因素与LE发病有一定的关联。

（2）感染因素：有人认为SLE的发病与某些病毒持续而缓慢的感染有关。在患者肾小球内皮细胞浆、血管内皮细胞、皮肤损害中都可发现类似包涵体的物质。同时患者血清中往往有几种抗病毒抗体，包括抗麻疹病毒、副流感病毒Ⅰ、Ⅱ型、EB病毒、风疹病毒和黏病毒等抗体。患者血清中尚有抗dsDNA、ssDNA和RNA－DNA抗体，前者通常只有在具有病毒感染的组织中才能找到。亦有人提出LE的发病与结核感染、球菌感染有关。

（3）药物因素：由药物引起或导致LE病情活动者占3%～12%。引起SLE的药物有肼苯哒嗪、普鲁卡因酰胺、左旋多巴、甲基多巴、心得宁、利血平、抗癫痫药（大仑丁、扑痫酮、乙琥胺、苯琥胺）、抗生素类（青霉素、灰黄霉素）、磺胺药；其他如异烟肼、氯丙嗪、口服避孕药、青霉胺、保泰松、奎尼丁等。药物引起LE的机理目前不清楚，有两种可能性：①患者有潜在的LE，药物使之激发；②药物增加了免疫原性。

（4）物理因素：日晒可以激发或加重LE。实验发现，紫外线可使表皮细胞的DNA抗原发生改变，激发机体产生抗DNA抗体，使病情恶化。

（5）内分泌因素：本病在生育年龄妇女较男性发病率高。实验发现，雌激素可使NZB/NZW小鼠红斑狼疮加剧而雄激素有保护作用。红斑狼疮患者普遍有α二羟雌酮升高，活动性SLE患者血清雌二醇升高，睾酮降低，血清雌二醇/睾酮比值明显增高。

（6）其他：人种、地区、寒冷、外伤、精神创伤及妊娠等因素和本病均有关系。

红斑狼疮是一种自身免疫性疾病。正常情况下，机体对自身组织不能发生免疫反应，称为自身耐受。正常机体内有完整的免疫系统，调节各种免疫活性细胞活动，控制免疫活性细胞突变和防止免疫活性细胞复活，以阻止发生自身免疫，其中T抑制细胞在免疫调节功能上起重要作用。机体之所以不发生自身免疫，是因为T抑制细胞有识别和抑制具有与自身抗原结合的B淋巴细胞的作用，使这种自身免疫细胞群保持在最小，只产生相当少量的自身抗体而不发病。SLE发病机理可能是由于某些外因（如感染、药物、人种、地区、环境及妊娠等）的作用，使自身组织细胞结构改变，或免疫活性细胞发生突变，从而失去自身耐受，发生以下改变：①抑制性T淋巴细胞量与质的缺陷，使其不能调节有潜能产生自身抗体的B淋巴细胞，从而使大量自身抗体形成、释放和致病；②产生自身抗体的B淋巴细胞株逃脱T

抑制性细胞的控制调节；③SLE 患者存在抗 T 淋巴细胞抗体，特别是特异性抗抑制性 T 淋巴细胞的自身抗体，从而使免疫调节功能紊乱，机体对自身组织产生免疫反应（包括体液免疫和细胞免疫），正常组织和功能被自身免疫细胞或自身抗体破坏而发病。

SLE 自身免疫的免疫病理复杂，多数情况下引起组织损伤的变态反应是混合型。LE 患者体内有多种自身抗体，其中以抗双链 DNA 抗体与发病关系最为密切。DNA 与抗 DNA 抗体形成的可溶性免疫复合物沉积于肾小球基底膜及小血管内膜下，激活补体造成炎症反应，引起肾小球肾炎、血管炎及皮炎等临床表现，属第Ⅲ型变态反应。SLE 患者血清中有多种抗血细胞成分抗体，造成Ⅱ型变态反应，引起贫血、血小板及血细胞减少等。有抗凝血因子第Ⅷ、第Ⅸ、第Ⅺ因子抗体，成为出血倾向原因之一。除上述体液免疫反应外，还存在第Ⅳ型变态反应（细胞免疫），造成组织损伤，对本病的慢性病程可能起很大作用。

2．中医病因病机

本病主要由先天禀赋不足、肝肾亏损而成。因肝主藏血，肾主藏精，精血不足，易致阴虚火旺，虚火上炎，兼因腠理不密，外邪入侵，两热相搏，热毒入里，瘀阻脉络，内伤及脏腑，外阻于肌肤所致。毒热内传，五脏皆能受累，尤其是心、脾、肾三脏。同时病程迁延，阴损及阳，出现阳虚诸证或阴阳寒热夹杂之候。六淫侵袭、劳倦内伤、七情郁结、妊娠分娩、日光曝晒、内服药物都可成为发病的诱因。

【临床表现】

症状多种多样，变化多端，但在疾病早期症状不多，且不典型，常仅表现为 1 个或 2 个器官的症状。

1．盘状红斑狼疮（DLE）

初起为一片或数片鲜红斑，境界清楚，表面有黏着性鳞屑，以后逐渐扩大，呈圆形或不规则形，边缘色素沉着，略高于中心，中央色淡，有毛细血管扩张，剥离鳞屑后可见其下扩张的毛囊口和刺状角质突起栓在毛囊口中。患者可无感觉或伴不同程度瘙痒和烧灼感。新的损害可逐渐增多或经多年而不增加。皮损好发于面部，其次发生于口唇、耳廓、头皮、手背、手指等处。也可泛发于四肢、躯干，称播散性盘状红斑狼疮。损害疏散分布或可融合成片，两颊和鼻梁间的损害可连续成蝶翼形分布。唇及口腔黏膜损害呈灰白色斑块，可形成糜烂及浅溃疡，最后出现萎缩。此外，DLE 尚可有第二种类型损害，为紫红色荨麻疹样斑块，不发生萎缩和鳞屑，一般在面部，可不对称，或呈蝶形分布。偶有盘状损害显著高起和表面呈疣状，称肥厚性 LE。

病程慢性，少数病例皮损可自行消退。一般愈后留下色素减退的萎缩性瘢痕，严重的瘢痕可引起毁形，头皮则形成萎缩性脱发区。容易复发。有时在日晒或过度劳累后加剧。少数（约 5%）病例可转变成系统性，偶可发展成为鳞状细胞癌。

2．亚急性皮肤型红斑狼疮（SCLE）

主要有两种皮疹形态：一种呈环状，初起为水肿性红斑，逐渐向外扩大成环形、弧形，邻近融合成多环形或脑回形，边缘红色、隆起，内侧缘覆细小鳞屑，中央消退后留浅灰色色素沉着和毛细血管扩张。另一种为丘疹鳞屑型（银屑病型），初起为红色丘疹，逐渐扩大成大小不等、形状不规则的斑，上覆菲薄鳞屑，呈银屑病样或糠疹样，角质栓和毛囊角化过度不显著。通常出现一种类型皮损，偶有两型同时存在。约 20%的病例伴 DLE 损害。皮损持续数周或数月消退，可在原处或他处复发，消退后不留瘢痕。皮损主要分布于面、颈、躯干上部、上肢伸侧及手足、指趾背，唇和颊黏膜偶可累及。此外，尚可有光敏现象、脱发、Raynaud 现象、网状青斑和甲周毛细血管扩张等。除皮损外可合并有关节痛或关节炎，其次为发热、肌痛、浆膜炎。肾损害及中枢神经系统病损发生率低、病情轻。

3. 系统性红斑狼疮（SLE）

SLE 早期表现多种多样。初发可仅单个器官受累，或多系统同时受累。全身症状如发热、乏力、疲倦、体重下降等，有时可长达数年而查不出原因。关节及皮肤表现为本病最常见的早期症状，其次是发热、光敏现象、Raynaud 现象、肾炎及浆膜炎等。

（1）*发热*：90%以上的患者有不规则发热，以低热为多，疾病恶化时常有高热，伴畏寒、头痛等。

（2）*骨、关节表现*：约 95%的患者有关节疼痛，有时周围软组织肿胀。或呈游走性、多发性，且可呈现红肿热痛，类似风湿性关节炎，或表现为慢性进行性多发性关节炎，常累及四肢小关节，似类风湿性关节炎。关节症状往往是本病的最早表现，甚至在长时间内为唯一表现，X 线检查无关节破坏征象，亦无关节挛缩及强直表现。5%～40%的患者可发生无菌性骨坏死，股骨头最常累及，其次为肱骨头、胫骨头等，多数为双侧性。可急性发作或缓慢发生，表现为骨关节疼痛，活动时加剧，进行性发展，2～6 个月后 X 线检查方显示典型的早、中、晚三期改变。

（3）*皮肤黏膜表现*：约 80%～90%的患者有皮损，且表现为多形性。好发于鼻颊部，呈对称性蝶形分布。广泛者可发展至前额、下颌、耳缘、颈前三角区、四肢。颜面蝶形红斑、甲周红斑和指（趾）甲远端弧形斑具有特征性，常出现较早；部分病人可出现淤点、淤斑、丘疹、斑丘疹或毛囊性丘疹，甚至水疱、血疱、糜烂、结痂以及瘢痕。有痒或烧灼感。少数病人面部呈明显的红肿，类似急性皮炎或丹毒；更少的患者呈弥漫性色素沉着，类似黑变病的皮损；有的呈多形红斑或网状青斑，有时出现荨麻疹样损害，尚可见红斑肢痛症、弥漫性血管内凝血。大约 10%的病人在肘部伸侧可触及直径 2mm 左右的皮下结节，类似结节性红斑；其他可有杵状指、Raynaud 现象和脱发，脱发呈弥漫性或以前额为著，易折断脱落，于缓解期毛发可再生。有 20%左右的患者前额脱发，边界明显，称“狼疮发”。约 1/3 的患者有光敏现象，亦可有皮下钙质沉积。

约 20%的病例黏膜可累及，常见于病情加重时，如口腔黏膜和唇部红斑、淤点、糜烂、浅溃疡、齿龈红肿糜烂、鼻咽部溃疡等。

红斑一般在缓解期逐渐消退。皮损消退后由于基底膜的变化，发生表皮营养障碍，可出现表皮萎缩、色素沉着和角化。少数患者始终无皮疹。皮疹的严重性与本病的预后不完全一致。

（4）*肾脏损害*：约 3/4 的病人有肾脏损害，临床表现为肾炎或肾病综合征。肾炎时尿内出现红细胞、蛋白及管型。肾病综合征时出现全身水肿，大量蛋白尿，低蛋白血症，血胆固醇正常或增高。早期肾功能正常，后期可出现尿毒症和高血压，常死于肾功能衰竭。肾脏损害出现于本病任何阶段，以第一年较多。临床上肾外表现与肾脏病变并无明显平行关系，严重和活动性 SLE 患者可无肾脏损害，但有严重肾脏损害者一般见于活动性 SLE，且有肾脏之外的内脏表现。肾功能的损害对本病的预后有很大的影响。

(5) 心血管病变：约 70%的患者有心脏病变。以心包炎多见，可有心包积液，心内膜炎常与心包炎并存，心肌炎亦常见。患者可出现心律失常，呈房性、室性早搏和快速心率，以及各级房室传导阻滞。部分患者仅有心电图改变而无临床表现。约 50%的病例可有动脉炎和静脉炎，部分病例可有周围血管病变，如血栓闭塞性脉管炎和游走性静脉炎等。

(6) 呼吸系统病变：主要表现为间质性肺炎和干性或渗出性胸膜炎，可引起肺不张，甚至呼吸衰竭。

(7) 消化系统病变：约见于 40%的患者。系胃肠道发生血管炎和栓塞引起，表现为食欲不振、恶心、呕吐、腹痛、腹泻、便秘、便血等。可有肝脾肿大，黄疸，SGPT 升高。少数可发生腹膜炎。

(8) 神经系统病变：可能是脑部血管炎引起。可有精神或神经功能障碍，精神症状主要为情绪变化和精神分裂症表现；神经症状主要表现为癫痫样发作；其次为颅神经损害，可突然发生，导致失明、动眼神经障碍及眼睑下垂等。此外尚有无菌性脑脊膜炎、偏瘫、痉挛性截瘫、多发性硬化症样临床表现。典型偏头痛亦为 SLE 的症状之一。

(9) 其他：尚有全身淋巴结肿大。约 20%～25%的病例有眼底变化，包括视乳头水肿。90%的患者有外分泌腺损害（泪腺、唾液腺损害），表现为口、眼干燥症状，部分患者腮腺肿胀，且与 SLE 病情的活动和环节相一致。此外，尚可有肌肉疼痛和显著乏力等。

SLE 可以与某些结缔组织病重叠，如皮肌炎、硬皮病、类风湿性关节炎、干燥综合征、Behcet 病等，可合并其他自身免疫性疾病如重症肌无力、桥本甲状腺炎、天疱疮和类天疱疮等。LE 也可伴发卟啉综合征。

SLE 是一种慢性疾病，缓解和活动期往往交替出现，可自然缓解，有时持续 10～30 年。一般肾和中枢神经系统病变严重时预后差，其次为心脏病变。侵犯单一器官（如关节、肝、肺）者预后比较好。某些患者长期未积极治疗，病情也并不严重，而且不丧失劳动力。死亡原因首为进行性肾功能衰竭，次为中枢神经系统血管炎产生的癫痫、昏迷、精神病及麻痹，其他为心、肺功能衰竭、感染、皮质类固醇激素的副反应等。

SLE 活动期患者妊娠、分娩可使症状加重，应避免妊娠和流产。在疾病缓解 1 年以上，或每天服用强的松 5～15mg，没有 SLE 活动迹象半年以上，才可以怀孕。妊娠期应经常进行临床及实验室指标检查。足月产婴儿的健康不受 LE 影响。但 LE 母亲的 ANA（抗核抗体）可通过胎盘传递给婴儿，4 个月即永久消失。

【实验室及其他检查】

1. 血常规与血沉

贫血常见；白细胞、淋巴细胞减少，严重者嗜酸性粒细胞减少或消失；血小板减少。血沉增快较常见，活动期可明显加快，缓解期恢复正常，但也有临床症状控制后血沉仍不下降者。

2．血清蛋白

白蛋白降低，球蛋白和总蛋白增加。

3．类风湿因子

约30%的患者呈阳性。

4．红斑狼疮细胞试验

本试验对SLE的诊断价值很大，75%～90%的活动性SLE患者为阳性，随病情好转，阳性率下降。部分病人临床症状已明显好转而LE细胞试验仍为阳性，故一般不作为治疗观察的主要指标。

5．抗核抗体（ANA）试验

ANA是对各种细胞核成分抗体的总称，属自身抗体。常用间接免疫荧光法测定。在未经治疗的活动性SLE中80%～95%的病例ANA阳性，高滴度（至少>1:80）ANA可以作为诊断SLE标准之一。ANA阳性可见于其他结缔组织病，如硬皮病、类风湿性关节炎等，但阳性率及滴定度较低。

6．血清补体和循环免疫复合物（CIC）测定

约75%～95%的SLE患者血清总补体值下降。分补体中C_1、C_2、C_3、C_4及C_9均下降，下降程度和SLE的活动性一致，特别是狼疮性肾炎患者。急性期总补体值可明显降低，C_3、C_4亦降低，尤以C_3显著，故测定补体值可作为SLE治疗观察的指标之一。测定脑脊液中补体有助于判断SLE有无中枢神经系统侵犯。

7．免疫学检查

DLE患者直接免疫荧光检查50%～90%的患者在真皮和表皮交界处可见IgG、IgM和补体C_3呈颗粒样带状沉积。SCLE患者真皮表皮连接处IgG和补体C_3沉积的阳性率仅占50%左右。SLE患者直接免疫荧光检查在皮损、曝光处和非曝光处的外观正常皮肤均可有真皮和表皮交界处IgG、IgM、IgA等和补体C_3的沉积。

【诊断与鉴别诊断】

1．诊断

（1）DLE：根据皮损为暗红斑，有粘着性鳞屑、角质栓及萎缩等特征，必要时作组织学和免疫病理检查不难确诊。

（2）SCLE：主要根据皮疹形态和轻至中度的全身症状可以初步诊断。实验室检查有助于诊断。

（3）SLE：主症：①典型皮疹：颜面部蝶形红斑、甲周红斑或指远端甲下弧形斑，指尖红斑，出血或盘状损害，黏膜红斑、糜烂、溃疡。②LE细胞（+），ANA滴度≥1:80。③血清补体下降。辅症：发热、狼疮发、光敏现象、关节痛/关节炎、多器官的受累。3个主症具备2个即能确诊；1个主症附加3个辅症才能确诊。

2．鉴别诊断

（1）风湿性关节炎：关节肿胀明显，可出现风湿结节及环形红斑；抗风湿因子大多呈阳性；无系统性红斑狼疮特有的皮损；红斑狼疮细胞及抗核抗体检查阴性；对光线不敏感。

(2) 类风湿性关节炎：关节疼痛，多累及小关节，可有关节畸形；类风湿因子大多呈阳性；无红斑狼疮特有的皮损改变；查不到红斑狼疮细胞。

(3) 皮肌炎：多于面部开始；皮损为紫蓝色水肿性红斑伴有血管扩张；多发性肌炎症状明显；尿肌酸含量异常。

【治疗】

红斑狼疮是一种病情复杂的疾病，临床多采用中西医结合治疗，以抗炎疗法消除变应性炎症和纠正根本的病理过程，使用免疫抑制或促进药物进行免疫调节。DLE 患者西药可考虑用抗疟药、非激素类抗炎药，或皮质类固醇；SLE 或 SCLE 患者可选用皮质类固醇激素、免疫抑制剂等治疗。中医治疗多从补肾、活血化瘀、祛风湿、解热毒入手辨证治疗。

1. 西医治疗

(1) DLE 的治疗：皮损可外用皮质类固醇霜，局限的可考虑去炎松混悬液局部封闭。小片皮损亦可用冷冻疗法。皮损广泛或有全身症状的可内服磷酸氯喹 0.25g，日 2 次，连用 4~6 周。病情好转后减量，有时每周 0.25~0.5g 即可控制病情，疗程视病人耐受情况和病情而定。必要时可口服非激素类抗炎药或皮质类固醇激素等。

(2) SCLE 的治疗：基本同慢性皮肤型和系统性红斑狼疮。

(3) SLE 的治疗

①轻型病例：以皮损表现为主时，可选用抗疟药或结合非甾体抗炎药，必要时加用小至中等剂量的皮质激素，如强的松每日 15~20mg。

②重型病例：首选皮质激素，可显著抑制炎症反应，对淋巴细胞有直接细胞毒作用，抑制抗原抗体反应。用量要足，相当于强的松每日 40~80mg，或 120mg，待病情缓解后逐步减量。严重肾病者可试用大剂量的皮质类固醇冲击疗法，不超过 3 日为 1 个疗程。

免疫抑制剂具有抗炎和免疫抑制作用，后一种作用可能是通过细胞毒作用直接作用于免疫活性细胞，或与 DNA 合成过程中的某些重要代谢物有相似化学结构而产生竞争性抑制，使免疫活性细胞的合成或代谢不能进行而受到抑制，亦可抑制抗体的产生，产生暂时性免疫耐受状态，使有用的和有害的免疫和炎性反应都受到抑制。常用的有环磷酰胺、硫唑嘌呤。

严重肾病者可考虑血液透析或肾移植，或全身淋巴结 X 线照射，或用免疫增强剂等。

③妊娠中的 SLE：一般不用抗疟药或细胞毒性药物。若无心肾损害，小量强的松（20~40mg）可使病情缓解，并可调节至维持量，继续妊娠并密切观察，防止病情活动。一般在妊娠后期和分娩后 1 个半月内可使病情加重，应静脉使用皮质类固醇激素。若未经治疗的活动性患者发生妊娠，应该在进行治疗性流产前用大剂量皮质类固醇激素控制病情。

2. 中医治疗

(1) 内治

①热毒炽盛证

证候：相当于 SLE 急性活动期。面部蝶形红斑鲜艳，皮肤紫斑；伴有高热，烦躁口渴，神昏谵语，抽搐，关节肌肉疼痛，大便干结，小便短赤；舌红绛，苔黄腻，脉洪数或细数。

治法：清热凉血，化斑解毒。

方药：犀角地黄汤加减。高热神昏者加安宫牛黄丸或紫雪丹等清心开窍；关节疼痛者加虎杖、蛇莓、威灵仙祛湿通络；大便干结者加生大黄、玄明粉泻热通腑。

②阴虚火旺证

证候：斑疹暗红；伴有不规则发热或持续低热，手足心热，心烦无力，自汗盗汗，面浮肿，关节痛，足跟痛，月经量少或闭经；舌红，苔薄，脉细数。

治法：滋阴降火。

方药：六味地黄丸加减。关节疼痛者加秦艽、白茅根、鬼箭羽；自汗、盗汗加生黄芪、煅牡蛎；头发脱落者加枸杞子、旱莲草；月经不调者加当归、白芍；尿中有蛋白加大蓟、苡仁。

③脾肾阳虚证

证候：面色无华，眼睑、下肢浮肿，胸胁胀满，腰膝酸软，面热肢冷，口干不渴，尿少或尿闭；舌淡胖，苔少，脉沉细。

治法：温肾壮阳，健脾利水。

方药：苓桂术甘汤合参苓白术散加减。尿蛋白多者加大蓟、苡仁、金樱子；血尿素氮高者加六月雪、土茯苓等。

④气滞血瘀证

证候：多见于盘状局限型及亚急性皮肤型红蝴蝶疮，红斑暗滞，血栓形成，皮肤萎缩；伴倦怠乏力；舌暗红，苔白或光面舌，脉沉细。

治法：疏肝理气，活血化瘀。

方药：逍遥散加减。

(2) 成药：昆明山海棠片，0.25g，每次2~3片，每天3次，饭后口服；或雷公藤总苷制剂，按每天每千克体重1~1.2mg，分2~3次饭后服。

(3) 外治：以保护、避光、润肤为原则，可用白玉膏局部外擦。

【预防与调护】

1. 避免日光和紫外线照射。
2. 食营养丰富的食物，忌酒类和辛辣刺激及生冷食品。水肿时应限制钠盐的摄入。
3. 避免劳累，注意保暖，急性发作期应卧床休息。
4. 节制生育。
5. 忌用有感光作用的药物，如双氢克尿噻、磺胺类制剂和灰黄霉素等。

（何清湖）

第二十二节　淋病（附：非淋菌性尿道炎）

淋病（gonorrhea）是由淋病双球菌引起的泌尿生殖系统感染的性传播疾病。主要通过性交传染，极少数也可通过污染的衣物等间接传染。在经典的性传播疾病中，淋病的发病率最高，流行范围最广。它以尿道刺痛，尿道口排出脓性分泌物为临床特征。属中医“淋浊”范畴，称之为“花柳毒淋”。

【病因病理】

1．西医病因病理

淋病的病原菌为淋病双球菌，革兰染色阴性，易被肥皂或其他消毒剂杀灭。常存在于尿道、阴道、子宫颈及前庭等处。经性交相互传染，女性较男性易感，而男性的症状较重，淋球菌感染后很快引起尿道黏膜的严重炎症反应，或形成溃疡及脓肿，产生大量脓性分泌物由尿道流出。感染可向黏膜下发展，不久可蔓延至后尿道，甚至蔓及前列腺、精囊或附睾。女性则表现为宫颈炎、附件炎。当全身抵抗力低下时，淋球菌可经血行播散，产生败血症、心内膜炎、关节炎等；反复感染或治疗不彻底则可形成慢性病灶；若纤维组织逐渐形成，亦可发生尿道狭窄。

2．中医病因病机

因宿娼恋色或误用污染之器具，湿热秽浊之气由下焦前阴窍口入侵，阻滞于膀胱及肝经，局部气血运行不畅，湿热熏蒸，精败肉腐，气化失司而成本病；日久及肾，导致肾虚阴亏，瘀结于内，病程日久，由实转虚，形成虚证或虚实夹杂之证。

【临床表现】

有不洁性交或间接接触传染史。潜伏期一般为2～10天，平均3～5天。

1．男性淋病

一般症状和体征较明显。

（1）急性淋病：尿道口红肿发痒及轻度刺痛，继而有稀薄黏液流出，引起排尿不适，24小时后症状加剧。排尿开始时有尿道外口刺痛或灼热痛，排尿后疼痛减轻。尿道口溢脓，开始为浆液性分泌物，以后逐渐出现黄色黏稠的脓性分泌物，污染内裤，特别是清晨起床后分泌物的量较多，有时脓痂堵住尿道外口，尿液呈乳白混浊样。若有包皮过长，可引起包皮炎、包皮龟头炎，严重时可并发包茎、尿道黏膜外翻、腹股沟淋巴结肿大。部分病人可有尿频、尿急、夜尿增多。当病变上行蔓延至后尿道时，可出现终末血尿、血精、会阴部轻度坠胀等现象。

全身症状一般较轻，少数患者可伴有发热（38℃左右）、全身不适、食欲不振等。

（2）慢性淋病：多由急性淋病治疗不当，或在急性期嗜酒及与配偶性交等因素而转为慢性；也有因患者体质虚弱或伴贫血、结核，病情一开始即呈慢性经过。

慢性淋病患者表现为尿痛轻微，排尿时仅感尿道灼热或轻度刺痛，常可见终末血尿。尿道外口不见排脓，挤压阴茎根部或用手指压迫会阴部，尿道外口仅见少量稀薄浆液性分泌物。患者多有慢性腰痛，会阴部胀感，夜间遗精，精液带血。淋病反复发作者可出现尿道狭窄，少数可引起输精管狭窄或梗塞，发生精液囊肿。

男性淋病可合并淋病性前列腺炎、附睾炎、精囊炎、膀胱炎等。

2. 女性淋病

大多数患者可无症状，有症状也不太明显，多在出现严重病变或娩出感染淋病的新生儿时才被发现。

(1) 急性淋病：主要类型有：

①淋菌性宫颈炎：表现为大量脓性白带，宫颈充血、触痛，若阴道脓性分泌物较多者，常有外阴刺痒和烧灼感。因常与尿道炎并见，故也可有尿频、尿急等症状。

②淋菌性尿道炎：表现为尿道口充血、压痛，并有脓性分泌物，轻度尿频、尿急、尿痛，排尿时有烧灼感，挤压尿道旁腺有脓性分泌物。

③淋菌性前庭大腺炎：表现有前庭大腺红、肿、热、痛，严重时形成脓肿，触痛明显。全身症状有高热、畏寒等。

(2) 慢性淋病：常由急性转变而来。一般症状较轻，部分患者有下腹坠胀、疼痛，腰酸背痛，白带较多，月经过多，少数可引起不孕、宫外孕等。常见下列情况：

①幼女淋菌性外阴阴道炎：表现为外阴红肿、灼痛，阴道及尿道有黄绿色脓性分泌物等。

②女性淋病若炎症波及盆腔等处，则易并发盆腔炎、输卵管炎、子宫内膜炎等，偶可继发卵巢脓肿、盆腔脓肿、腹膜炎等。

③播散性淋病：常出现淋菌性关节炎、淋菌性败血症、脑膜炎、心内膜炎及心包炎等。

④其他部位的淋病：主要有新生儿淋菌性结膜炎、咽炎、直肠炎等。

【实验室及其他检查】

采取病损处分泌物或穿刺液涂片作革兰染色，在多形核白细胞内找到革兰染色阴性的淋球菌，可作初步诊断。经培养检查可确诊。

【诊断与鉴别诊断】

1. 诊断

本病须根据病史、临床表现和实验室检查结果综合分析、慎重诊断。

(1) 感染史：有与淋病患者性交或不洁性交或共同生活史，慢性期患者曾有淋病病史。

(2) 典型症状体征：主要表现为尿道炎、阴道炎等，出现急性、慢性尿道炎症及局部红、肿、热、痛，有分泌物或呈脓性。部分病例可无临床症状。

(3) 实验室检查：以尿道、阴道等处分泌物及局部刮片、挤压液和抽取液涂片或培养，淋球菌呈阳性，血清学检查可作诊断参考。

2. 鉴别诊断

(1) 非淋菌性尿道炎：主要由沙眼衣原体和解脲支原体感染所引起。其潜伏期较长；尿道炎症较轻，尿道分泌物少；分泌物查不到淋球菌。有条件的可作衣原体、支原体检测。

(2) 念珠菌性尿道炎：病史较长，多有反复感染史。尿道口、龟头、包皮潮红，可有白色垢物，瘙痒明显；实验室检查可见念珠菌丝。

【治疗】

西医以抗生素治疗为主，按规范方案及时、足量用药。中西医结合治疗淋病，特别是对慢性淋病和有合并症淋病的治疗有一定的优势。

1. 西医治疗

(1) 青霉素类：普鲁卡因青霉素 G 480 万 U，1 次肌肉注射；氨苄西林 3.5g，1 次口服或肌肉注射，并加服丙磺舒 1.0g。

(2) 壮观霉素（淋必治）2g，1 次肌肉注射；或头孢三嗪（菌必治）250mg，1 次肌肉注射。急性期且为初次感染者，给药 1~2 次即可，慢性者应给药 7 天以上。

(3) 喹诺酮类：诺氟沙星 800mg，1 次口服，或 800mg 每天 2 次；氧氟沙星 400mg，1 次口服，或每天 2 次，共服 10 天。

2. 中医治疗

(1) 内治

①湿热毒蕴证（急性淋病）

证候：尿道口红肿，尿液混浊如脂，尿道口溢脓，尿急，尿频，尿痛，淋沥不止，严重者尿道黏膜水肿，附近淋巴结肿痛，女性宫颈充血、触痛，并有脓性分泌物，可有前庭大腺红肿热痛等；可伴有发热等全身症状；舌红，苔黄腻，脉滑数。

治法：清热利湿，解毒化浊。

方药：龙胆泻肝汤酌加土茯苓、红藤、萆薢等。热毒入络者合清营汤加减。

②阴虚毒恋证（慢性淋病）

证候：小便不畅、短涩，淋沥不尽，女性带下多，或尿道口见少许黏液，酒后或疲劳易复发；腰酸腿软，五心烦热，食少纳差；舌红，苔少，脉细数。

治法：滋阴降火，利湿祛浊。

方药：知柏地黄丸酌加土茯苓、萆薢等。

(2) 外治

可选用土茯苓、地肤子、苦参、芒硝各 30g，煎水外洗局部，每天 3 次。

【预防与调护】

1. 杜绝不洁性交，提倡性交时使用避孕套。
2. 及时规范治疗，并同时治疗性伴侣。
3. 患病期间暂停性行为，并注意个人卫生。
4. 忌烟酒、辛辣刺激性食物。

附：非淋菌性尿道炎

非淋菌性尿道炎（non-gonococcal urethritis，NGU）是一种由淋球菌以外的多种病原微生物引起的泌尿生殖器黏膜非化脓性炎症。主要通过性接触传播，以性活跃期的中青年人多见。病原微生物以沙眼衣原体、解脲支原体为多见；阴道滴虫、白色念珠菌、单纯疱疹病毒、巨细胞病毒等也可导致本病的发生。20世纪70年代以后，绝大多数文献认为本病是由沙眼衣原体、解脲支原体所致，且通过性交而引起的尿道炎，其发病率日益增高。属中医“淋证、淋浊”的范畴。下焦湿热、肝郁气滞、肝肾亏损导致膀胱功能失调，三焦水道通调不利，为本病的主要病因病机。

本病临床表现似淋病而症轻。男性主要表现为尿道炎，可有尿频、尿急、尿痛、尿道刺痒、尿道口潮红。有清稀的黏液性分泌物，亦可并发附睾炎和前列腺炎。女性尿道炎症状常轻微，甚至无症状，可有宫颈炎，宫颈充血、水肿、糜烂、分泌物增多，还可并发前庭大腺炎、阴道炎、子宫内膜炎等。如治疗不当、反复发作可导致不育症，部分患者可发生 Reiter 征（其特征为非化脓性关节炎、尿道炎及结膜炎）。实验室检查：尿道、宫颈分泌物涂片革兰染色，高倍显微镜视野下多形核白细胞数大于5个，淋球菌检查及培养阴性，有条件者可分离培养衣原体、支原体等病原微生物。

中药内治分3个证型：①湿热阻滞证：治宜清热利湿、化浊通淋，方用萆薢分清饮或八正散加减；②肝郁气滞证：治宜疏肝解郁、理气通淋，方用橘核丸加减；③阴虚湿热证：治宜滋阴补肾、清热利湿，方用知柏地黄丸加减。外治可选用蚤休、贯众、败酱草、蒲公英等煎水外洗。西药可酌情选用红霉素、强力霉素、美满霉素、阿奇霉素、氧氟沙星、环丙沙星等，7～10天为1个疗程。

（金文银）

第二十三节 梅　　毒

梅毒（syphilis）是由梅毒螺旋体所引起的一种慢性全身性性传播疾病。早期主要表现为皮肤黏膜损害，晚期可造成骨骼及眼部、心血管、中枢神经系统等多器官组织的病变。主要由不洁性交传染，偶尔通过接吻、哺乳，或接触患者污染的衣物、输血等途径传染，亦可通过母婴传播。属于中医的“霉疮”、“疳疮”、“花柳病”等范畴。

【病因病理】

1. 西医病因病理

本病的病原体为梅毒螺旋体，亦称苍白螺旋体。由直接或间接途径，梅毒螺旋体经黏膜或破损皮肤进入机体后即在侵入处组织中繁殖，于外生殖器处形成硬下疳，成为一期梅毒。由于局部免疫反应，部分螺旋体被消灭，局部损害逐渐消退，成为一期潜伏梅毒。硬下疳消退后约6周，潜伏的螺旋体大量繁殖，进入血液循环，侵入多种组织内，全身皮肤黏膜广泛出现梅毒疹，成为二期梅毒。由于机体的免疫力，皮肤黏膜的梅毒疹也可消退。但当机体的抵抗力低下时，未被自身免疫力消灭的螺旋体仍然可以引起皮损的再发，成为二期复发性梅毒。一、二期梅毒统称为早期梅毒。2～4年后进入晚期，此期可为无症状的晚期隐性梅毒。如有复发，则可侵犯任何组织，如皮肤黏膜、神经系统及心血管系统等重要脏器，受累组织内梅毒螺旋体虽少，但具有极大的破坏性而致组织缺损及功能障碍，成为三期梅毒。孕妇患者其病原体可经胎盘进入胎儿血循环，致胎传梅毒。

2. 中医病因病机

中医认为本病为淫秽疫毒与湿热、风邪杂合所致。传播方式主要是精化传染（直接传染），间有气化传染（间接传染）和胎中染毒。邪之初染，疫毒结于阴器及肛门等处，发为疳疮；流于经脉，则生横痃；后期疫毒内侵，伤及骨髓、关窍、脏腑，变化多端，证候复杂。

【临床表现】

一般有不洁性交史，或性伴侣有梅毒病史。

1. 一期梅毒

主要表现为疳疮（硬下疳），发生于不洁性交后约2~4周，常发生在外生殖器部位，少数发生在唇、咽、宫颈等处，男性多发生在阴茎的包皮、冠状沟、系带或龟头上。同性恋男性常见于肛门部或直肠；女性多在大、小阴唇或子宫颈上。硬下疳常为单个，偶为多个，初为丘疹或浸润性红斑，继之轻度糜烂或成浅表性溃疡，其上有少量黏液性分泌物或覆盖灰色薄痂，边缘隆起，边缘及基底部呈软骨样硬度，不痛不痒，直径1~2cm，圆形，呈牛肉色，局部淋巴结肿大。疳疮不经治疗可在3~8周内自然消失，而淋巴结肿大持续较久。

2. 二期梅毒

主要表现为杨梅疮，一般发生在感染后7~10周或硬下疳出现后6~8周。早期症状有流感样综合征，表现为头痛、恶寒、低热、食欲差、乏力、肌肉及骨关节疼痛，全身淋巴结肿大，继而出现皮肤黏膜损害、骨损害、眼梅毒、神经梅毒等。

(1) *二期梅毒皮肤黏膜损害*：其特点是分布广泛、对称，自觉症状轻微，破坏性小，传染性强。主要表现有下列几种：

①皮损：可有斑疹（玫瑰疹）、斑丘疹、丘疹鳞屑性梅毒疹、毛囊疹、蛎壳状疹、脓疱、溃疡等，这些损害可以单独或合并出现。

②扁平湿疣：好发于肛门周围、外生殖器等皮肤互相摩擦和潮湿的部位。稍高出皮面，界限清楚，表面湿烂，其颗粒密聚如菜花，覆有灰白色薄膜，内含大量的梅毒螺旋体。

③梅毒性白斑：好发于妇女的颈部、躯干、四肢、外阴及肛周。为局限性色素脱失斑，可持续数月。

④梅毒性脱发：脱发呈虫蚀状。

⑤黏膜损害：为黏膜红肿及糜烂，黏膜斑内含大量的梅毒螺旋体。

(2) *二期梅毒骨损害*：可发生骨膜炎及关节炎，晚上和休息时疼痛较重，白天及活动时较轻。多发生在四肢的长骨和大关节，也可发生于骨骼肌的附着点，如尺骨鹰嘴、髂骨嵴及乳突等处。

(3) *二期眼梅毒*：可发生虹膜炎、虹膜睫状体炎、视神经炎和视网膜炎等。

也可出现二期神经梅毒等。

3. 三期梅毒　亦称晚期梅毒。此期特点为病程长，易复发，除皮肤黏膜损害外，常侵犯多个脏器。

（1）三期皮肤梅毒：损害多为局限性、孤立性、浸润性斑块或结节，发展缓慢，破坏性大，愈后留有瘢痕。常见者有：

①结节性梅毒疹：多见于面部和四肢，为豌豆大小铜红色的结节，成群而不融合，呈环形、蛇形或星形，质硬，可溃破，愈后留有萎缩性瘢痕。

②树胶样肿：先为无痛性皮下结节，继之中心软化溃破，溃疡基底不平，为紫红色肉芽，分泌如树胶样黏稠脓汁，持续数月至2年，愈后留下瘢痕。

③近关节结节：为发生于肘、膝、髋等大关节附近的皮下结节，对称发生，结节坚硬，压迫时稍有痛感，无其他自觉症状，发展缓慢，不溃破，治疗后可逐渐消失。

（2）三期黏膜梅毒：主要见于口、鼻腔。上腭及鼻中隔黏膜树胶肿可侵犯骨质，产生骨坏死，死骨排出后形成上腭、鼻中隔穿孔及马鞍鼻，引起吞咽困难及发音障碍，少数可发生喉树胶肿而引起呼吸困难、声音嘶哑。

（3）三期骨梅毒：以骨膜炎为多见，常侵犯长骨，损害较少，疼痛较轻，病程缓慢。其次为骨树胶肿，常见于扁骨，如颅骨，可形成死骨及皮肤溃疡。

（4）三期眼梅毒：可发生虹膜睫状体炎、视网膜炎及角膜炎等。

（5）三期心血管梅毒：主要有梅毒性主动脉炎、梅毒性主动脉瓣闭锁不全、梅毒性主动脉瘤和梅毒性冠状动脉口狭窄等。

（6）三期神经梅毒、脑膜梅毒、脑血管梅毒及脊髓脑膜血管梅毒和脑实质梅毒，可见麻痹性痴呆、脊髓痨、视神经萎缩等。

4．潜伏梅毒（隐性梅毒）

梅毒未经治疗或用药剂量不足，无临床症状，血清反应阳性，排除其他可引起血清反应阳性的疾病存在，脑脊液正常，称为潜伏梅毒。若感染期限在2年以内者称为早期潜伏梅毒，早期潜伏梅毒随时可发生二期复发损害，有传染性；病期在2年以上者称为晚期潜伏梅毒，少有复发，少有传染性，但女病人仍可经胎盘而传给胎儿，发生胎传梅毒。

5．胎传梅毒（先天性梅毒）

是母体内的梅毒螺旋体由血液通过胎盘传到胎儿血液中，导致胎儿感染的梅毒。多发生在妊娠4个月后。发病小于2岁者称早期胎传梅毒，大于2岁者称晚期胎传梅毒。胎传梅毒不发生硬下疳，常有严重的内脏损害，对患儿的健康影响很大，病死率高。

（1）早期胎传梅毒：多在出生后2周～3个月内出现症状。表现为消瘦，皮肤松弛多皱褶，哭声嘶哑，发育迟缓，常因鼻炎而导致呼吸、哺乳困难。皮肤损害可表现为斑疹、斑丘疹、水疱、脓疱等，多分布在头面、肢端、口周皮肤，口周可见皲裂，愈后留有辐射状瘢痕。此外，也可发生甲周炎、甲床炎、无发、骨髓炎、骨软骨炎、贫血、血小板减少等。大部分患儿可有肝、脾肿大，少数出现活动性神经梅毒。

（2）晚期胎传梅毒：患儿发育不良，智力低下，可有前额圆凸，镰刀胫，桑椹齿，马鞍鼻，锁骨胸骨关节骨质肥厚，视网膜炎，角膜炎，神经性耳聋，脑脊液异常，肝脾肿大，鼻或腭树胶肿导致口腔及鼻中隔穿孔和鼻畸形。皮肤黏膜损害与成人相似。

（3）胎传潜伏梅毒：胎传梅毒未经治疗，无临床症状而血清反应呈阳性。

【实验室及其他检查】

非梅毒螺旋体抗原血清试验阳性，但特异性差，假阴性多。梅毒螺旋体抗原血清试验阳性或蛋白印迹试验阳性均有利于诊断。聚合酶链反应检查梅毒螺旋体核糖核酸阳性，或取硬下疳、病损皮肤、黏膜处的表面分泌物、肿大的淋巴结穿刺液在暗视野显微镜下查到梅毒螺旋体，均可确诊。

【诊断与鉴别诊断】

1. 诊断

(1) 病史：①多有冶游史或不洁性交史，或有与梅毒病人密切接触史，或有与梅毒病人共用物品史；②或曾有性病史，或有硬下疳、二期或三期梅毒表现的病史。

(2) 症状体征：皮肤、黏膜、阴部、肛门、口腔等处有梅毒性表现，感染期较长者有内脏受损的症状、体征。

(3) 实验室检查：梅毒螺旋体检查和梅毒血清试验阳性。

(4) 治疗性诊断：驱梅疗法多有显效。

2. 鉴别诊断

(1) 硬下疳与软下疳：软下疳病原菌为 Ducreyi 链杆菌（杜克雷嗜血杆菌），潜伏期短，发病急，炎症明显，基底柔软，溃疡较深，表面有脓性分泌物，疼痛剧烈，常多发。

(2) 梅毒玫瑰疹与风热疮（玫瑰糠疹）：玫瑰糠疹皮损为椭圆形，红色或紫红色斑，其长轴与皮纹平行，附有糠状鳞屑，常可见较大母斑，自觉瘙痒，淋巴结无肿大。梅毒血清反应阴性。

(3) 梅毒扁平湿疣与尖锐湿疣：尖锐湿疣的疣状赘生物呈菜花状或乳头状隆起，基底较细，呈淡红色。梅毒血清反应阴性。

【治疗】

梅毒的治疗由于驱梅方案的成熟，抗生素特别是青霉素类药物疗效确切，故临床主张按方案治疗。中医药治疗梅毒一般仅作为驱梅治疗的辅助疗法。

1. 西医治疗

(1) 早期梅毒（一期、二期及病期在 2 年内的潜伏梅毒）：普鲁卡因青霉素 G，80 万 U/日，肌注，连续 10 天；苄星青霉素 G（长效西林），240 万 U/次，分两侧臀部肌注，每周 1 次。青霉素过敏者选用：四环素 500mg，4 次/日，口服，连服 15 天（肝肾功能不全者禁用）；红霉素 500mg，4 次/日，口服，连服 15 天。

(2) 病期长于 2 年的梅毒（三期皮肤、黏膜、骨骼梅毒，病期超过 2 年的潜伏梅毒及二期复发梅毒）：普鲁卡因青霉素 G，80 万 U/日，肌注，连续 15 天为 1 个疗程，可考虑给第二疗程，疗程间停药 2 周；苄星青霉素 G，240 万 U/次，肌注，每周 1 次，共 3 次。

青霉素过敏者选用：四环素 500mg，4 次/日，口服，连续 30 天为 1 个疗程；红霉素用法同四环素。

（3）心血管梅毒：普鲁卡因青霉素 G，80 万 U/日，肌注，连续 15 天为 1 个疗程，共用 2 个疗程，疗程间停药 2 周。禁用苄星青霉素。

青霉素过敏者选用：四环素 500mg，4 次/日，口服，连续 30 天为 1 个疗程；红霉素用法同四环素，但疗效很差。

（4）神经梅毒：水剂青霉素 G，480 万 U/日，静滴，10 天为 1 个疗程，间隔 2 周重复 1 个疗程；普鲁卡因青霉素 G，240 万 U/日，肌注，同时服丙磺舒，每次 0.5g，4 次/日，共 10 天，接着再用苄星青霉素 G，240 万 U/次，肌注，每周 1 次，共 3 次。

（5）妊娠梅毒：普鲁卡因青霉素 G，80 万 U/日，肌注，连续 10 天为 1 个疗程。妊娠初 3 个月注射 1 个疗程，妊娠末 3 个月注射 1 个疗程。青霉素过敏者只选用红霉素，服法同一般病人，但其所生婴儿应用青霉素治疗。

（6）先天梅毒：普鲁卡因青霉素 G，5 万 U/kg·d，肌注，连续 10 天为 1 个疗程，也可考虑给第二疗程；苄星青霉素 G，5 万 U/kg，一次肌注，有神经损害者不用（效差）。较大儿童青霉素用量不应超过成人同期治疗量，青霉素过敏者改用红霉素，8 岁以下儿童禁用四环素。

2. 中医治疗

（1）内治

①肝经湿热证

证候：多见于一期梅毒。外生殖器疳疮质硬而润，或伴有横痃，杨梅疮多在下肢、腹部、阴部；兼见口苦口干，小便黄赤，大便秘结；舌质红，苔黄腻，脉弦滑。

治法：清热利湿，解毒驱梅。

方药：龙胆泻肝汤酌加土茯苓、虎杖。

②血热蕴毒证

证候：多见于二期梅毒。周身起杨梅疮，色如玫瑰，不痛不痒，或见丘疹、脓疱、鳞屑；兼见口干咽燥，口舌生疮，大便秘结；舌质红绛，苔薄黄或少苔，脉细滑或细数。

治法：凉血解毒，泻热散瘀。

方药：清营汤合桃红四物汤加减。

③毒结筋骨证

证候：见于杨梅结毒。患病日久，在四肢、头面、鼻咽部出现树胶肿，伴关节、骨骼作痛，行走不便，肌肉消瘦，疼痛夜甚；舌质暗，苔薄白或灰或黄，脉沉细涩。

治法：活血解毒，通络止痛。

方药：五虎汤加减。

④肝肾亏损证

证候：见于三期梅毒脊髓痨者。患病可达数十年之久，逐渐两足瘫痪或萎弱不行，肌肤麻木或虫行作痒，筋骨窜痛；腰膝酸软，小便困难；舌质淡，苔薄白，脉沉细弱。

治法：滋补肝肾，填髓熄风。

方药：地黄饮子加减。

⑤心肾亏虚证

证候：见于心血管梅毒患者。症见心慌气短，神疲乏力，下肢浮肿，唇甲青紫，腰膝酸软，动则气喘；舌质淡有齿痕，苔薄白而润，脉沉弱或结代。

治法：养心补肾，祛瘀通阳。

方药：苓桂术甘汤加减。

(2) 外治

①疳疮：可选用鹅黄散或珍珠散敷于患处，每日3次。

②横痃、杨梅结毒：未溃时选用冲和膏，醋、酒各半调成糊状外敷；溃破时先用五五丹掺在疮面上，外盖玉红膏，每日1次；待其脓腐除尽，再用生肌散掺在疮面上，盖玉红膏，每日1次。

③杨梅疮：可用土茯苓、蛇床子、川椒、蒲公英、莱菔子、白鲜皮煎汤外洗，每日1次。

【预防与调护】

1. 加强梅毒危害及其防治常识的宣传教育。
2. 严禁卖淫、嫖娼，对旅馆、浴池、游泳池等公共场所加强卫生管理和性病监测。
3. 做好孕妇胎前检查工作，对梅毒患者要避孕，或及早中止妊娠。
4. 对高危人群定期检查，做到早发现、早治疗。
5. 坚持查出必治、治必彻底的原则，建立随访追踪制度。
6. 夫妇双方共同治疗。

（金文银）

第二十四节 尖锐湿疣

尖锐湿疣（condyloma acuminatum，CA）又称生殖器疣、性病疣，是由人类乳头瘤病毒引起的一种良性赘生物。其特点是：以皮肤黏膜交界处，尤其是外阴、肛周出现淡红或暗红褐色表皮赘生物为主要表现。主要通过性接触传染，也可通过自身接种、接触污染的内裤、浴巾、浴盆等方式传染，本病男女均可罹患，主要发生在性活跃的青壮年人群。有一定的自限性，部分病例治愈后复发，少数尖锐湿疣有癌变的可能。属于中医“臊疣”、“瘙瘊”的范畴。

【病因病理】

1. 西医病因病理

本病的病原体系人类乳头瘤病毒（HPV）。该病毒属DNA病毒，具有高度的宿主性和组织特异性，只侵犯人体皮肤黏膜，不侵犯动物。病毒通过局部细微损伤的皮肤黏膜而接种在该部，经过一定的潜伏期而出现赘生物。

2. 中医病因病机

本病主要为性滥交或房室不洁，感受秽浊之毒，毒邪蕴聚，酿生湿热，湿热下注皮肤黏膜而产生赘生物。

【临床表现】

有与尖锐湿疣患者不洁性交或生活接触史。潜伏期1～12个月，平均3个月。

皮损男性多在阴茎龟头、冠状沟、系带；女性多在阴唇、阴蒂、宫颈、阴道和肛门；同性恋者常见于肛门和直肠，亦有发于乳头、口唇、腋下、脐窝等处的报道。基本损害为淡红色或暗红褐色、柔软的表皮赘生物。赘生物大小不一，单个或群集分布，表面分叶或呈棘刺状，湿润，基底较窄或有蒂，但在阴茎体部可出现基底较宽的"无蒂疣"。由于皮损排列分布不同，外观上常表现为点状、线状、重叠状、乳头瘤状、鸡冠状、菜花状、蕈状等不同形态。本病常无自觉症状，部分病人可出现局部疼痛或瘙痒。疣体易擦破出血。若继发感染，分泌物增多，可伴恶臭。巨大的尖锐湿疣多见于男性，且好发于阴茎和肛门附近，女性则见于外阴部。偶尔可转化为鳞状细胞癌。

醋酸白试验：用3%～5%的醋酸液涂擦或湿敷3～10分钟，阳性者局部变白，病灶稍隆起，在放大镜下观察更明显。

【实验室及其他检查】

1．细胞涂片巴氏染色可见空泡细胞和角化不良细胞。

2．免疫组化检查可检测人类乳头瘤病毒抗原。

【诊断与鉴别诊断】

1．诊断

(1) 性接触史：患者多有不洁性接触史或夫妇同病。

(2) 好发部位：男性好发于阴茎龟头、冠状沟、系带；同性恋者发生于肛门、直肠；女性好发于外阴、阴蒂、宫颈、阴道和肛门。

(3) 皮损特点：初起为淡红色丘疹，逐渐增大，融合成乳头状、菜花状或鸡冠状增生突起，表面湿润，根部有蒂，易出血。

2．鉴别诊断

(1) 假性湿疣：多发生于20～30岁的女性外阴，特别是小阴唇内侧和阴道前庭；皮损为直径1～2mm大小的白色或淡红色小丘疹，表面光滑如鱼子状，群集分布，无自觉症状。

(2) 扁平湿疣：为梅毒常见的皮肤损害，皮损为扁平而湿润的丘疹，表面光滑，成片或成簇分布，皮损内可找到梅毒螺旋体。梅毒血清反应强阳性。

(3) 阴茎珍珠状丘疹：多见于青壮年人。皮损为冠状沟部珍珠样半透明小丘疹，呈半球状、圆锥状或不规则状，色白或淡黄、淡红，沿冠状沟排列成一行或数行，或包绕一周；无自觉症状。

【治疗】

临床常用中西医结合疗法去除疣体，并针对病原体进行治疗。中医以清热解毒、燥湿除疣为主要治法，也可运用抗病毒中药施治。

1．西医治疗

（1）口服或注射可选用无环鸟苷、病毒唑、聚肌胞、干扰素等抗病毒药物和免疫增强剂。

（2）外涂可根据病情选用足叶草脂素（疣脱欣）、1%～5% 5－氟尿嘧啶、30%～50%三氯醋酸或3%～5%酞丁胺等涂敷于疣体表面。注意保护正常皮肤黏膜。

（3）使用激光、冷冻、电灼疗法时注意不要过度治疗，避免损害正常皮肤黏膜和导致瘢痕形成，预防感染。

（4）疣体较大者可手术切除。

2．中医治疗

（1）内治

①湿毒下注证

证候：外生殖器或肛门等处出现疣状赘生物，色灰或褐或淡红，质软，表面秽浊潮湿，触之易出血，恶臭；伴小便黄或不畅；苔黄腻，脉滑或弦数。

治法：利湿化浊，清热解毒。

方药：萆薢化毒汤加黄柏、土茯苓、大青叶。

②湿热毒蕴证

证候：外生殖器或肛门等处出现疣状赘生物，色淡红，易出血，表面有大量秽浊分泌物，色淡黄，恶臭，瘙痒，疼痛；伴小便色黄量少，口渴欲饮，大便干燥；舌红，苔黄腻，脉滑数。

治法：清热解毒，化浊利湿。

方药：黄连解毒汤加苦参、萆薢、土茯苓、大青叶、马齿苋等。

（2）外治

①熏洗法：板蓝根、山豆根、木贼草、香附各30g；或白矾、皂矾各120g，侧柏叶250g，生苡仁50g，孩儿茶15g。煎水先熏后洗，每天1～2次。

②点涂法：五妙水仙膏点涂疣体；或鸦胆子仁捣烂涂敷或鸦胆子油点涂患处，包扎，3～5天换药1次。应注意保护周围正常皮肤。适用于疣体小而少者。

【预防与调护】

1．禁止不洁性交。

2．注意阴部卫生。

3．积极治疗性伴侣，避免交叉感染。

（金文银）

附录一 外科常用诊疗技术

第一节 穿刺技术

穿刺是外科临床工作中一种常用的技术性操作，既可用于疾病诊断，又可用于疾病的治疗，或二者兼之。随着放射线、超声波等影像学技术的发展，可将病灶准确定位，加上穿刺器械的改进，穿刺技术无论在应用范围上还是解决临床问题的深度上，都得到了很大的发展。现将外科临床常用的穿刺技术介绍如下：

一、体表肿物穿刺活检术

1．适应证

(1) 体表肿大的淋巴结。

(2) 体表肿块（腹壁、甲状腺、乳腺）。

2．禁忌证

(1) 穿刺部位有感染者。

(2) 凝血功能障碍。

3．操作要点

(1) 常规术野皮肤消毒，不麻醉。

(2) 左手固定肿物，右手持针，垂直刺入肿物。

(3) 在保持负压下，穿刺针向不同方向来回抽吸。

(4) 将抽吸物推至玻片上，送检。

二、锁骨下静脉穿刺插管术

1．适应证

(1) 需长期静脉输液者，如静脉高营养（TPN）等。

(2) 测定中心静脉压（CVP）、肺动脉插管、心血管造影等。

(3) 急救时快速建立静脉通路。

2．禁忌证

(1) 穿刺部位有感染者。

(2) 凝血功能障碍。

(3) 躁动不安无法约束者。

（4）严重肺气肿患者或不能取肩高头低位的呼吸急促者。

3．操作要点

（1）患者取仰卧位，穿刺侧肩下垫枕，头转向穿刺对侧。

（2）穿刺部位：锁骨中点内侧 1～2cm 处的锁骨下缘，一般多选用右侧。

（3）常规术野皮肤消毒，局部麻醉。

（4）穿刺时针尖指向头部方向，与胸骨纵轴约呈 45°，与胸壁呈 15°，以恰能穿过锁骨与第一肋骨的间隙为准（图附 1－1）。

（5）缓慢进针，刺入静脉见有回血后还可将针略推进少许，固定。

（6）插入导丝，退出穿刺针，扩张后放入穿刺管约 14.5cm，固定。

（7）接上输液管，液体进入顺利，将液体放低至穿刺管平面下，见有回血即表示穿刺置管成功。

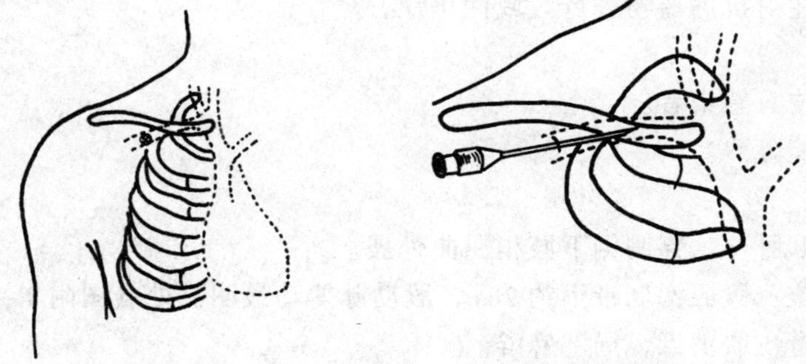

(1)穿刺点　　(2)进针方向

图附 1－1　锁骨下静脉穿刺术

4．注意事项

（1）应准确掌握穿刺点、穿刺方法与深度，防止发生气血胸、血肿、空气栓塞等并发症。

（2）严格无菌操作，防止感染。

（3）尽量选用右侧进行穿刺，减少并发症。

（4）固定要确切，接头要接好，防止空气栓塞等。

（5）每天输液完后应用肝素生理盐水冲洗导管，防止血液在导管内凝固。

（6）穿刺部位定期换药。

三、颈内静脉穿刺插管术

1．适应证

同锁骨下静脉穿刺插管术。

2．禁忌证

（1）穿刺部位有感染者。

(2) 凝血功能障碍。

(3) 躁动不安无法约束者。

3．操作要点

(1) 患者取头低肩高位或平卧位（肩下垫枕），头转向穿刺对侧。

(2) 穿刺部位：胸锁乳突肌锁骨头外侧缘与锁骨上缘所形成的夹角。一般多选用右侧。

(3) 余步骤同锁骨下静脉穿刺插管术。

四、股动脉穿刺插管术

1．适应证

(1) 危重病人急需采血作检查，如血气分析。

(2) 选择性动脉造影，如冠状动脉、肾动脉、下肢动脉等。

(3) 重度休克急救时快速输注液体如血液、血代品等以补充循环血量。

(4) 经动脉注射抗癌药物进行区域性化疗。

2．禁忌证

(1) 穿刺部位有感染者。

(2) 凝血功能障碍。

3．操作要点

(1) 患者取仰卧位，穿刺侧下肢稍屈曲外展。

(2) 穿刺部位：腹股沟韧带下约2cm，股动脉搏动最明显处（图附1－2）。

(3) 常规术野皮肤消毒，局部麻醉。

(4) 穿刺时左手中指与食指固定股动脉，将穿刺针与股动脉呈45°刺入，见有鲜血射入注射器即表示已刺入动脉。插入导丝，拔除穿刺针，在电视监视下按要求放好导管，固定。

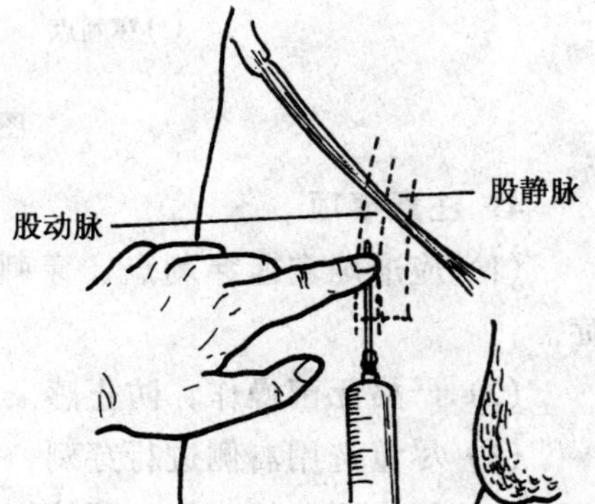

图附1－2 股动脉穿刺术

4．注意事项

(1) 严格无菌操作，防止感染。

(2) 避免穿刺过深或误入静脉，造成动静脉瘘。

(3) 拔除穿刺针（或导管）后，局部用力压迫5～10分钟，检查穿刺部位无出血后加压包扎，并卧床休息24小时，密切监测生命体征。

(4) 术后常规使用抗生素，预防感染。

五、胸腔穿刺术

1．适应证

(1) 自发性气胸或外伤所致的气胸（肺组织压迫30%以上或张力性气胸）。

(2) 抽液明确病理诊断。

(3) 渗出性胸膜炎积液久不吸收，或其他原因所引起的胸腔积液，且有压迫症状。

（4）开胸术后引流管已拔除，有胸腔积液者。

（5）急性脓胸。

2．禁忌证

（1）严重的肺气肿及广泛的肺大泡者。

（2）凝血功能障碍。

3．操作要点

（1）穿刺部位：胸腔排气穿刺点在锁骨中线第二肋间，患者取半卧或坐位；胸腔排液穿刺点一般在腋前线或腋中线根据X线提示或7、8或9肋间，患者取半卧或坐位，将患侧上肢抬起。

（2）常规术野皮肤消毒，局部麻醉。

（3）穿刺时用左手中指与食指固定穿刺处皮肤，右手将针座上套有橡皮管和附有钳子的穿刺针沿肋骨上缘慢慢刺入，当穿过胸膜时可感觉到落空感，然后接上注射器，放开钳子即可抽液（气）。（图附1－3）

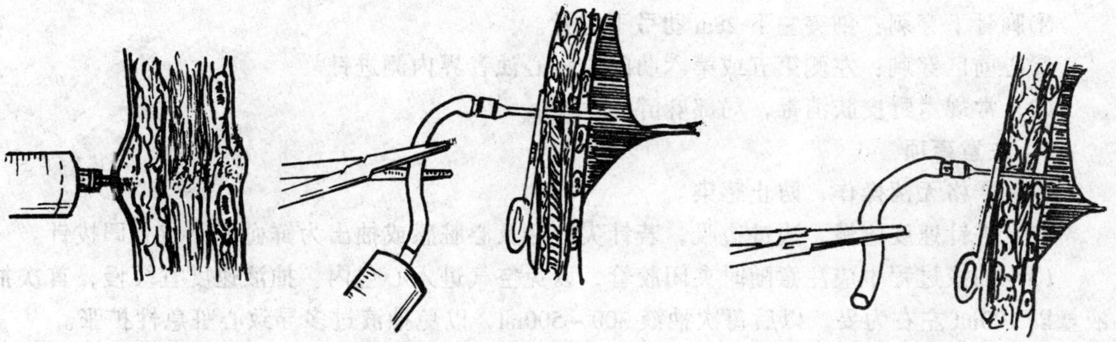

(1)胸壁浸润麻碎　(2)穿刺针插入胸膜腔抽液　(3)钳夹胶管防止空气进入

图附1－3　胸腔穿刺术

（4）抽气需至患者感到症状消失或抽吸时呈负压为止。抽液速度不宜过快，如为包裹性积液或术后胸腔积液应抽净为止。如液量过多可分次抽吸，每次抽吸600～1000ml。诊断性穿刺抽吸50～100ml即可。

4．注意事项

（1）严格无菌操作，防止感染。

（2）穿刺过程中如发现病人出现胸膜反应如头晕、面色苍白、出汗、心悸、胸痛、咳嗽、呼吸困难等，应立即停止抽液，并对症处理。

（3）每次抽液应准确记录抽吸液量、颜色、性状、气味，并留取标本送常规检查、细菌培养，若欲检查癌细胞则至少留取50～100ml并立即送病理检查。

（4）须向胸腔内注入药物时，抽液后接上备好的盛有药液的注射器，回抽胸液少许与药液混合，再行注入，以确保注入胸腔内。

（5）术后常规使用抗生素，预防感染。

(6) 穿刺后卧床休息并密切监测生命体征，必要时作X线检查。

六、心包穿刺术

1. 适应证

(1) 大量心包积液有心包填塞症状者。

(2) 心包炎伴积液需抽液检查明确诊断者。

(3) 创伤性心包积血有填塞症状者。

2. 禁忌证

(1) 慢性缩窄性心包炎。

(2) 有无心包积液尚未肯定者。

(3) 风湿性心包炎伴有积液时，即使渗出较多，亦不需抽液（一般用激素治疗后能自行吸收）。

3. 操作要点

(1) 穿刺部位

①胸骨下穿刺：剑突左下2cm肋弓下进针。

②心前区穿刺：左侧第五或第六肋间隙、心浊音界内侧进针。

(2) 常规术野皮肤消毒，局部麻醉。

4. 注意事项

(1) 严格无菌操作，防止感染。

(2) 进针速度应慢，边进边吸，若针尖有触及心脏感或抽出为鲜血者，应立即拔针。

(3) 抽液过程中应注意随时夹闭胶管，以免空气进入心包内。抽液速度宜缓慢，首次抽液量以100ml左右为妥，以后每次抽液300～500ml，以免抽液过多导致心脏急性扩张。

(4) 手术过程中应经常询问并观察病人的情况，及早发现异常，及早处理。

(5) 术后常规使用抗生素，预防感染。

(6) 穿刺后卧床休息并密切监测生命体征。

(7) 由于不小心穿破右心室的危险性较穿破左心室的小，所以一般选择心前区心包穿刺术。穿刺化脓性心包炎时，为避免造成胸腔感染，宜采用胸骨下心包穿刺。

七、腹腔穿刺术

1. 适应证

(1) 抽液协助诊断，寻找病因。

(2) 大量腹水引起呼吸困难者可适当放腹水，以缓解压迫症状。

(3) 超滤法后的腹水再循环。

(4) 腹腔内注射药物。

2. 禁忌证

(1) 腹腔内广泛粘连。

(2) 严重肠胀气、大月份妊娠者。

（3）疑有卵巢囊肿或肝包虫病者。

（4）有肝昏迷倾向者。

3．操作要点

（1）穿刺部位：脐与两侧髂前上棘连线的中外1/3交界处。腹水较少时以移动性浊音最显著的部位为宜。

（2）常规术野皮肤消毒，铺巾，局部麻醉。

4．注意事项

（1）严格无菌操作，防止感染。

（2）放液速度不可过快，放液量不宜过多。初次放腹水不宜超过3000ml，以后以不超过5000ml为宜。

（3）穿刺如抽出液体为血性腹水，应停止抽吸，将已抽出液体送检查。穿刺液为血性，不能鉴别是腹腔内出血还是穿刺时刺中血管抽出血液，可将标本静置30分钟，若不能凝固，则为腹腔内出血。

（4）诊断性腹腔穿刺可要求患者穿刺前向欲穿刺点侧卧10分钟左右，以提高阳性率。同时穿刺针不宜过细，以免增加假阴性率。

（5）穿刺放液后应卧床休息12小时并密切监测生命体征。

八、腰椎穿刺术

1．适应证

（1）抽取脑脊液作检查，协助诊断。

（2）需测定颅内压力，并了解蛛网膜下腔有无阻塞。

（3）需行脑室气造影、脊髓造影等。

（4）鞘内注射药物。

（5）腰椎麻醉。

2．禁忌证

（1）穿刺部位有感染者。

（2）休克或生命垂危患者。

（3）颅内压增高已发生脑疝者。

（4）颅后窝占位性病变伴有颅内压增高者。

3．操作要点

（1）穿刺部位：第三、四腰椎间隙。

（2）侧卧位，常规术野皮肤消毒，铺巾，局部麻醉。

（3）腰穿刺针穿过皮肤后，以右手持针进针，左手背抵住患者腰部，手指夹持针身，缓慢进针，以免腰穿刺针突然穿透脊膜损伤脊髓。（图附1－4）

（4）进针过程中应保持针身与脊柱垂直，穿刺针穿过黄韧带和硬脊膜时常有落空感。

（5）拔出针芯见有脑脊液流出，立即接上测压管，测试并记录脑脊液初压；接着再收集3～5ml脑脊液送常规、生化、细菌培养加药敏等检查；最后再测试脑脊液终压。

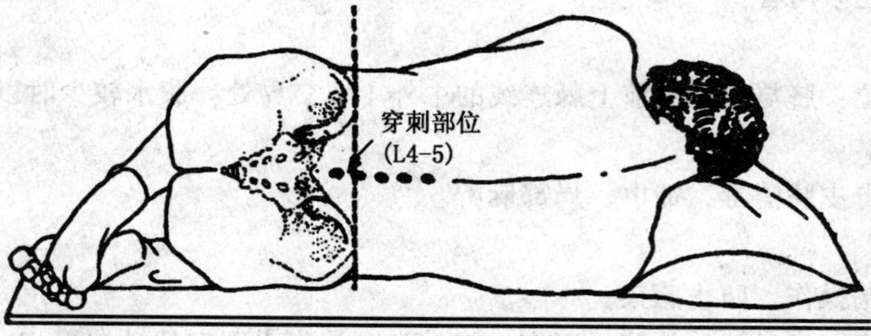

图附 1-4 腰椎穿刺体位

4. 注意事项

(1) 严格无菌操作，防止感染。

(2) 不安、躁动、不能合作的患者可给予镇静剂或在基础麻醉下进行。

(3) 穿刺点要准确，穿刺针头的斜面应朝头颈方向。

(4) 颅内压增高疑为炎性水肿所致，穿刺前应静脉快速滴注 20%甘露醇 250ml，以降低颅内压。同样，若在穿刺时发现颅内压增高，应停止穿刺，并迅速静滴 20%甘露醇 250ml，视病情再作处理。

(5) 穿刺放液时若出现脑疝，应立即停止放液，并向椎管内注入生理盐水 10~20ml，或者静脉快速滴注 20%甘露醇 250ml。若脑疝不能复位，应迅速行脑室穿刺，并采取其他紧急措施。

(6) 穿刺放液后应去枕平卧 6 小时，术后 12~24 小时密切监测生命体征。

九、耻骨上膀胱穿刺术

1. 适应证

(1) 急性尿潴留导尿失败者。

(2) 需穿刺置管建立持续引流者。

(3) 小儿、年老体弱不宜导尿者。

2. 禁忌证

可疑膀胱癌。

3. 操作要点

(1) 穿刺部位：耻骨联合上一横指为宜。（图附 1-5）

(2) 常规术野皮肤消毒，铺巾，局部麻醉。

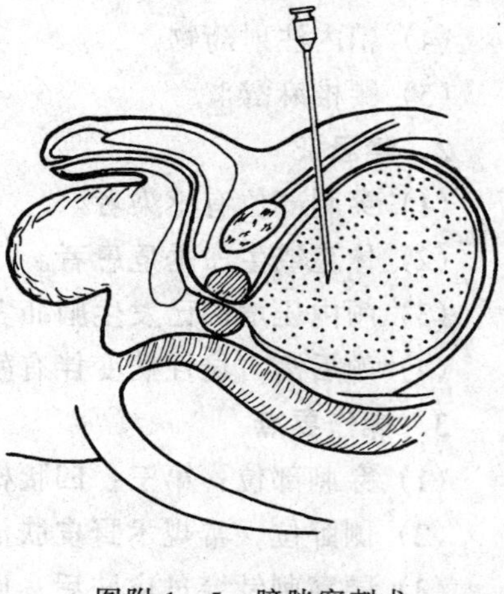

图附 1-5 膀胱穿刺术

4. 注意事项

(1) 严格无菌操作，防止感染。

(2) 穿刺必须在膀胱充盈时进行。

第二节 各种诊疗管的使用

在外科临床中常需使用各种诊疗导管，以达到保持腔道通畅及引流、减压的目的。外科医生应熟悉各种管子的用途及使用方法，对抢救及手术有重要意义。

一、气管内插管术

气管内插管术是将特制的气管导管经口腔或鼻腔插入病人的气管内。为临床麻醉的重要组成部分，也是麻醉医师必须掌握的一种基本操作技能。同时也是抢救危重病人的一种必要技术。常用插管方法有经口腔明视插管、经鼻腔盲探插管。

1. 适应证

(1) 任何原因引起的气道阻塞或呼吸困难。

(2) 部分手术需要在气管内麻醉下进行者。

(3) 任何原因造成病人呼吸衰竭而需要进行机械通气者。

(4) 成人呼吸窘迫综合征（ARDS）、慢性阻塞性肺部疾病及各种急、慢性神经肌肉疾患造成呼吸衰竭或呼吸困难者。

2. 操作要点

(1) 经口腔明视插管：借助喉镜在直视下暴露声门后，将导管经口腔插入气管内。

①将病人头充分后仰，将下颌向前向上托起，打开口腔。

②左手持喉镜由口角放入口腔，将舌推向左侧后缓慢推进，可见到悬雍垂。将镜片垂直提起前进，直到看见会厌（图附1-6）。

③挑起会厌以显露声门。用右手将导管由右口角插入。

④插管后需确认导管是否已进入气管内再固定。确认方法常见的有两种，其一是人工通气时可见双侧胸廓对称起伏，听诊双肺可听到清晰的肺泡呼吸音。其二是压胸部时导管口有气流。

(2) 经鼻腔盲探插管：插管时必须保留自主呼吸，可根据呼出气流的强弱来判断导管前进的方向。

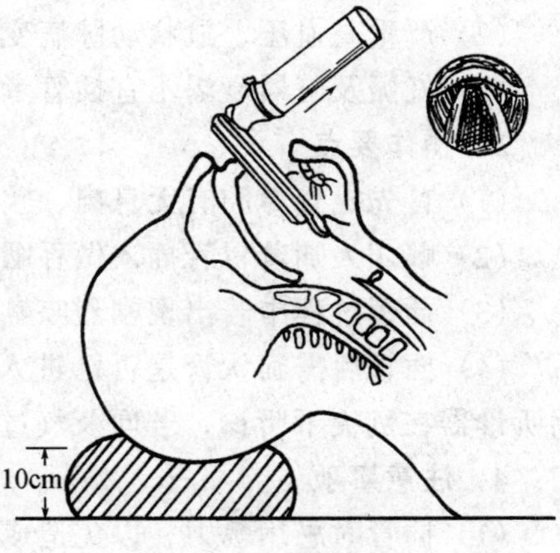

图附1-6 喉镜显露声门

①用1%丁卡因作鼻腔内表面麻醉，并滴入3%麻黄素使鼻腔黏膜的血管收缩，以增加鼻腔容积，并可减少出血。

②选用合适的气管导管，以右手持管插入鼻腔，边插边听呼吸音。

③于呼吸时将导管迅速推进。

④插管后需确认管是否已进入气管内再固定。接上呼吸机可见呼吸囊随呼吸而胀缩，表

明导管插入气管内。

3．注意事项

（1）插管时忌用暴力，以免造成口腔、鼻腔出血、牙齿脱落等。

（2）麻醉深度要适宜，浅麻醉下行气管内插管可引起剧烈咳嗽、憋气、喉头及气管痉挛等。

（3）选用适宜的气管导管。过细会增加气道阻力，过粗会损伤呼吸道黏膜，过硬容易损伤口腔、鼻腔、喉头、气管黏膜，过软易变形。

（4）导管插入气管内的深度成人为 4～5cm，导管尖端至中切牙的距离约为 18～22cm。插管过深易进入一侧支气管，可引起另一侧通气障碍、肺不张等；插管过浅则易脱落。

（5）长期留置气管导管者，导管气囊应定时开放，以免气囊压迫气管太久而造成坏死。

二、胃管

胃管是腹部外科常用的一条橡胶制成的管子，可以减轻胃肠张力，缓解症状，促进疾病恢复。

1．适应证

（1）需胃肠减压者。

（2）因诊断或治疗目的需抽取胃液者。

（3）鼻饲及高营养疗法。

2．禁忌证

（1）进行性上消化道出血、重度食道静脉曲张、食道狭窄、食道肿瘤等。

（2）严重高血压、冠状动脉病变、心衰等。

（3）妊娠及脏器衰竭不宜插管者。

3．操作要点

（1）首先检查鼻腔有无息肉、狭窄等妨碍导管通过的病变。

（2）嘱病人随着胃管插入做吞咽动作。

（3）插管过程中若出现剧烈咳嗽、憋气等，应立即拔出胃管，休息后重插。

（4）插管后需确认管是否已进入胃内再固定。其常用方法是经胃管注入 30ml 空气，并用听诊器在剑突下听诊，若闻及气过水声即表明胃管已进入胃部。

4．注意事项

（1）插管时忌用暴力，以免造成鼻腔出血。

（2）保持胃管通畅，防止扭曲、阻塞、脱出。

（3）记录 24 小时的吸引量、颜色、性质等。注意口腔卫生。

（4）胃管插入的深度为患者鼻尖经耳垂到剑突的长度，成人为 45～55cm。

三、三腔二囊胃管

三腔二囊胃管是胃管的一种特殊类型，主要用于食道及胃底静脉曲张破裂出血患者。

1．适应证

门脉高压引起的食道胃底静脉曲张破裂出血患者。

2．操作要点

（1）首先检查鼻腔有无息肉、狭窄等妨碍导管通过的病变；检查胃气囊、食道气囊是否破损、漏气。

（2）嘱病人随着胃管插入做吞咽动作。

（3）插管过程中若出现剧烈咳嗽、憋气等，应立即拔出胃管，休息后重插。

（4）插管后若能由胃管内抽出胃内容物即表示胃管已进入胃内。

（5）用注射器向胃气囊内注气 250～300ml，使气囊充盈，夹住并将三腔二囊胃管向外牵引，直至感觉有轻度弹性阻力，表示胃气囊已压于胃底贲门处（图附 1－7）。

（6）接着向食道气囊注气 100ml 使之压迫食管下段。

3．注意事项

（1）插管时忌用暴力，以免造成鼻腔出血等。

（2）插管前应测量气囊的注气量。

（3）管插好后注气顺序为胃气囊、食道气囊。放气顺序正好相反，即食道气囊、胃气囊。食道气囊每 12～24 小时应放气 1 次，15 分钟后再重新充气。

（4）随时观察胃液的情况，了解出血是否停止。

（5）三腔二囊胃管留置时间不宜过长，一般以 3～5 天为限。

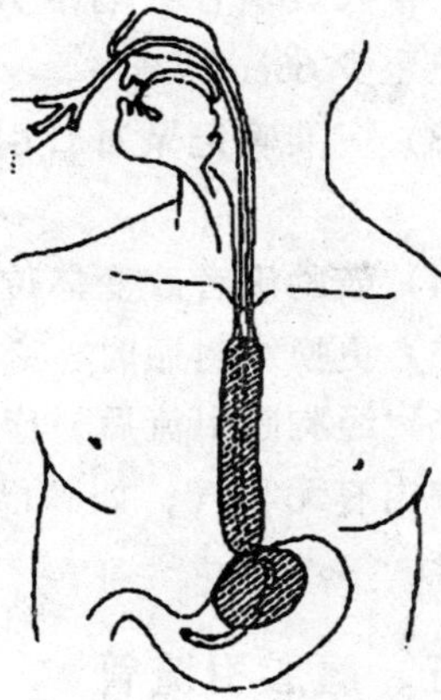

图附 1－7　三腔管压迫止血法

（6）出血停止 24 小时后可放气观察 24 小时，如无出血可予拔管。

四、胸腔闭式引流管

胸腔闭式引流管是胸心外科常用的一条橡胶制成的管子，它主要用于引流气体或胸腔积液。

1．适应证

（1）各种原因所致的张力性气胸或血胸需持续排气、排血者。

（2）各种开胸手术后，需排出胸内积液或气体者。

（3）急性脓胸需持续引流者。

2．禁忌证

（1）非胸腔内积气或积脓，如肺大泡、巨大肺囊肿，引流无效者，

（2）可能阻碍插管的胸膜粘连。

3．操作要点

（1）穿刺部位：胸腔排气穿刺点在锁骨中线第二肋间，患者取半卧或坐位。胸腔排液穿刺点一般在腋前线或腋中线根据 X 线提示或 7、8 肋间，患者取半卧或坐位，将患侧上肢抬起。

(2) 常规术野皮肤消毒，局部麻醉。

(3) 首先穿刺以确定最低引流位置，再作皮肤切开 1~2cm，放置引流管，其深度一般不超过 4~5cm（图附 1-8）。

(4) 置管后引流管必须接水封瓶装置。

4. 注意事项

(1) 严格无菌操作，防止感染。

(2) 保持引流管通畅。水封瓶的长玻璃管内应有水柱上下波动。水封瓶应放置在较低的位置，通常长玻璃管下端距引流管胸腔出口平面应保持在至少 60cm。

(3) 应准确记录每日引流物的量、颜色、性状。

(4) 鼓励患者改变体位，排出痰液。

(5) 更换水封瓶时，必须先夹住引流管。

(6) 经胸腔引流后，应根据体征及 X 线检查确定胸内有无积气；如肺已完全复张，则可拔出引流管。

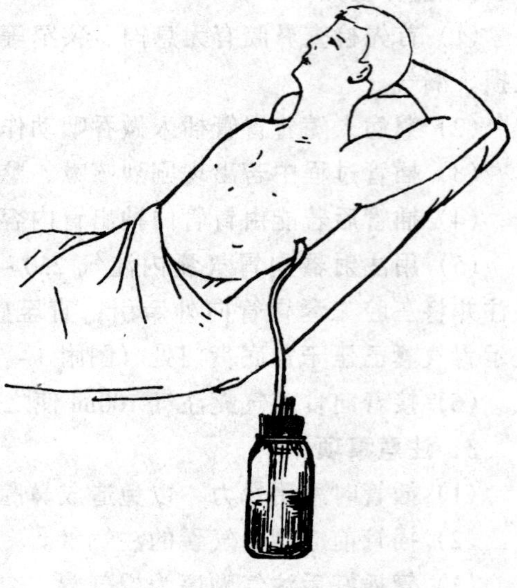

图附 1-8 胸腔闭式引流体位

五、腹腔引流管

腹腔引流管在外科临床最常用，主要有橡胶引流管、烟卷引流、双腔引流管等，其作用也略有不同，主要作用为引流腹腔渗液或冲洗腹腔。

1. 适应证

(1) 腹腔内脓肿需行切开引流者。

(2) 胃肠道或胆道手术后为防止瘘的发生，可预置引流等。

(3) 需将腹腔内感染液体引出腹腔外者。

2. 操作要点

(1) 部位：术中将引流管放到需要引流的部位。

(2) 可根据预留置时间固定好引流管（图附 1-9）。

3. 注意事项

(1) 引流管的类型、大小、长短必须适当。

(2) 引流管放置的位置必须正确，一般放置在较低的位置或邻近需引流的部位，不宜直接接触吻合口，以免造成吻合口瘘。

(3) 腹腔引流管一般不经手术切口引出，而另作切口引出，以免影响手术切口的一期愈合或造成切口感染。

(4) 引流管应妥善固定，防止滑入腹腔或脱出体外。

(5) 引流管必须保持引流通畅，要经常检查、挤压。

(6) 详细记录引流液的数量、颜色、性状。

（7）双腔管可提高引流的效果，其中一个管腔用于引流，另一管腔用于气体的流通或冲洗。

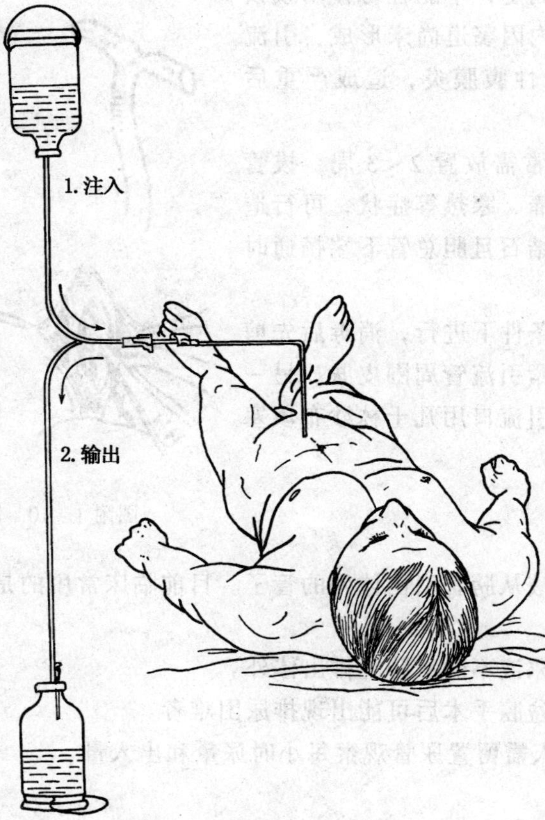

图附 1－9　单管腹腔冲洗的操作

六、胆道引流管

为胆囊或胆管手术为排除积脓或减轻胆道压力所放置的引流管，是防止炎症扩散、胆汁渗出的一种治疗措施。胆道引流管是腹腔引流管中的一种特殊类型，有普通引流管和 T 形引流管。

1．适应证

（1）T 形管用于胆总管手术。

（2）胆囊炎不适应手术切除，放置引流管以减轻症状。

2．操作要点

（1）部位：术中将引流管放到胆囊及胆总管内。（图附 1－10）

（2）妥善固定。

3．注意事项

（1）保持引流管通畅，如引流管有堵塞，可用无菌生理盐水冲洗，但压力不宜过大，以免引起逆行感染。

（2）应准确记录每日引流液的量、颜色、性状、有无残余碎石流出。

（3）引流管应妥善固定，不能轻易移动或拔出，尤其是手术后1周内因窦道尚未形成，引流管一旦脱出可引起胆汁性腹膜炎，造成严重后果。

（4）胆道引流管通常需放置2～3周，拔管前需先行闭管，若无腹痛、寒热等症状，可行造影，证实胆管内无残留结石且胆总管下端畅通时方能拔管。

（5）拔管应在无菌条件下进行，消毒后先剪除皮肤固定线，一手压紧引流管周围皮肤，另一手迅速将引流管拔出，引流口用凡士林纱布填塞并用敷料覆盖固定。

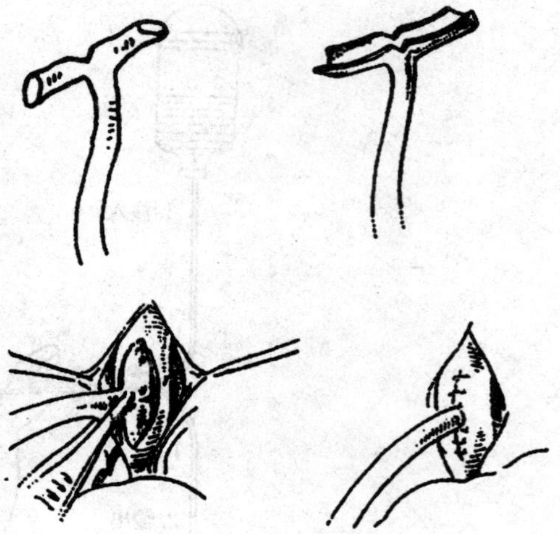

图附1－10　胆总管T形管引流

七、导尿管

导尿管是一种将尿液从膀胱引出体外的管子。目前临床常用的是气囊导尿管。

1．适应证

（1）任何原因引起尿液不能从膀胱排出体外。

（2）下腹部手术或盆腔手术后可能出现排尿困难者。

（3）休克及危重病人需留置尿管观察每小时尿量和出入量。

2．禁忌证

急性尿路感染。

3．操作要点

（1）常规会阴皮肤消毒。

（2）女性插入6cm，男性插入20cm。见尿液流出后再向内插入1～2cm。（图附1－11、附1－12）

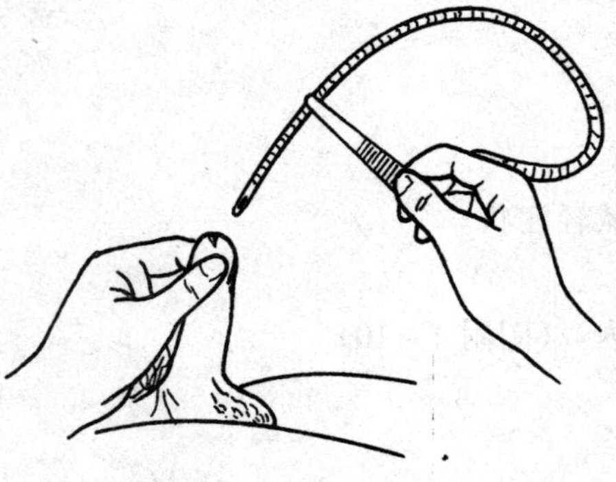

图附1－11　插入尿管

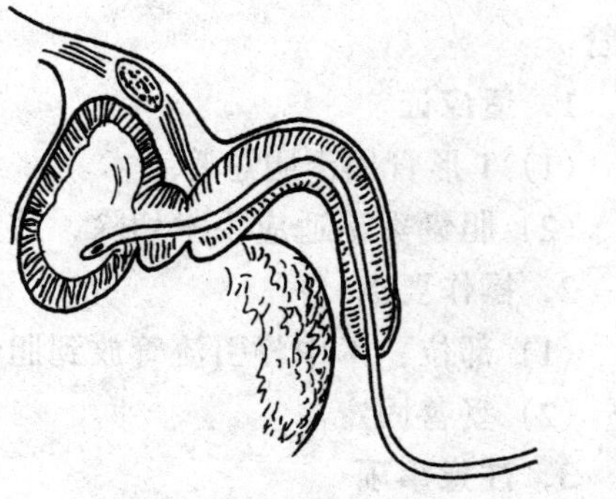

图附1－12　尖端到达深度

4. 注意事项

(1) 严格无菌操作，防止感染。

(2) 应准确记录每日尿量、颜色、性状。

(3) 拔管前应先夹管，训练膀胱。

八、静脉导管（静脉切开插管术）

静脉寻管有硅胶导管和塑料导管，经静脉插入，以维持静脉通路。

1. 适应证

(1) 病情危重需大量输血、输液者。

(2) 普通静脉穿刺困难或失败者。

(3) 大型手术需保持术中输血、输液通畅者，于手术前进行静脉切开置管输液。

2. 操作方法

(1) 静脉选择：一般选四肢表浅静脉，如大隐静脉、头静脉、肘正中静脉、贵要静脉。最常用大隐静脉（下面所述步骤以踝部大隐静脉切开置管为例）。

(2) 病人取仰卧位，两下肢分开，术侧下肢稍外旋，消毒皮肤，局麻。

(3) 于内踝前上方大隐静脉处作横形或纵形切口，长约 1.5cm，切开皮肤、皮下组织，用止血钳在脂肪深层内寻及大隐静脉，将切口下方大隐静脉与周围组织分离，游离长约 1～1.5cm。

(4) 自游离的静脉下面穿过两条细丝线，结扎远端丝线，左手向下轻拉结扎线，于静脉前壁剪开一小口，一般剪开周径的 1/4～1/3，不可剪开过多而致静脉断裂。

(5) 将已充满生理盐水的导管，自剪口处向上轻轻插入静脉内 3～4cm 以上，并将近端

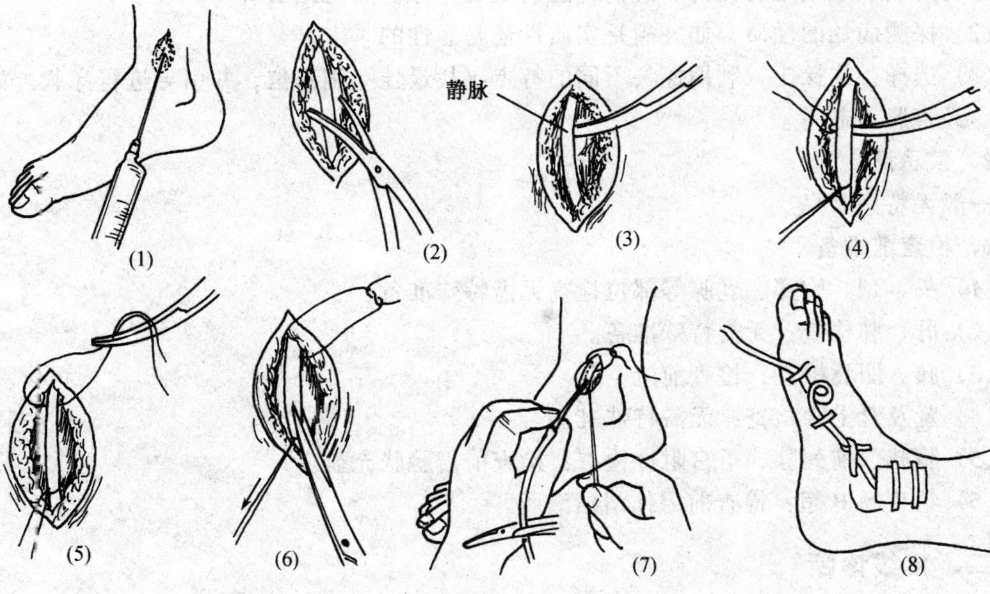

图附 1－13　内踝大隐静脉切开图解

结扎线结扎固定，接好输液装置，进行输液。

（6）间断缝合皮肤，并将其中一缝合线结扎固定导管以防脱出，外敷纱布固定（图附 1－13）。

（陈　铭）

第三节　常用影像学检查中的外科检查

随着各个学科迅猛发展，电子计算机、直线加速器、原子示踪等大量的物理学、核物理学等学科的理论及技术用于医学，使医学科学发生了前所未有的变化，医学影像学发展成了一门独立的学科，为疾病的诊断及治疗提供了更为广泛的空间。医学影像学主要包括 X 线诊断学、超声诊断学、核医学、电子计算机断层扫描（CT）、磁共振扫描（MRI）、正电子计算机断层显像（PET）等。

一、超声诊断学

随着超声成像技术的日益发展，超声显像检查已用于全身许多器官的检查，因其属于无损伤、无痛苦、无放射性的检查，目前已作为许多疾病的首选检查及常规体检项目。临床常用的超声诊断仪有 B 型超声诊断仪、多普勒超声血流仪、超声心动仪等。这里主要介绍 B 型超声诊断仪。

1．应用范围

（1）探测器官或病灶的位置、形态、大小、各径线长度、质地等。如肝的大小、质地、有无占位病变、表面是否光滑、肝内外胆管是否扩张、有无结石等。

（2）探测病灶的性质，如肿瘤是实质性还是囊性的。

（3）选择各式探头，利用探头不同的特点寻找最佳穿刺部位，并引导进行穿刺。如穿刺探头、经直肠 B 超等。

2．禁忌证

一般无特别禁忌。

3．检查前准备

（1）头、颈、胸部、乳腺等部位检查无需特殊准备。

（2）肝、脾检查：无需特殊准备。

（3）胰、胆囊检查：检查前应空腹。

（4）肾及肾上腺检查：无需特殊准备。

（5）膀胱、前列腺、子宫附件检查：检查前需膀胱充盈。

（6）经直肠 B 超：检查前需作清洁灌肠。

二、X 线诊断

X 线诊断是利用 X 线能穿透人体的特性，使人体各器官及组织结构在 X 线照片上显影，从而了解活体器官的结构、病理形态、生理功能变化，达到诊断疾病的目的。

X 线检查可分为普通 X 线检查、特殊 X 线检查、X 线造影。

1．普通 X 线检查

包括透视、摄片检查。

（1）应用范围

①透视：一般适用于胸部和腹部检查，可发现心脏、胸部大血管、肺、纵隔、胸廓和腹部的一些病变。如肺结核、先天性心脏病、胸腔积液、消化道穿孔、肠梗阻等。透视还可用于骨折和脱位的诊断或复位、软组织内金属异物的定位等。

② 摄片：可应用于人体各个部位的检查。如胸片、腹部平片、骨关节照片、脊椎正侧位片等。

（2）检查要点

①因普通 X 线检查是各层组织均显示在同一平面上，故检查常需在不同的体位下进行，以获取相对立体的影像。某些检查需在特定的体位下才有较高的阳性发现。如消化道穿孔或肠梗阻需在立位下检查才可发现膈下游离气体或阶梯状液气平面，肺部阴影需作正侧位检查才可判断阴影所在的肺段。

②非急诊的腹部平片检查需在检查前 8～12 小时口服轻泻剂（如番泻叶等），以排空胃肠内容物，晨间空腹进行，以排除肠腔内气体的干扰。

2．常用的特殊 X 线检查

常用的特殊 X 线检查有体层摄影、荧光摄影等。

（1）体层摄影应用范围

①直线断层：适用于喉头、肺、大支气管、纵隔等的检查。

②椭圆轨迹断层：适用于颈、胸椎的检查。

③梅花状轨迹断层：多用于头颅、乳突的薄层断层检查。

（2）检查要点

必须有适合进行体层摄影的特殊设计的 X 线机，检查过程中病人必须保持一定的体位，尽量减少活动以增加摄影获得清晰度。

3．常用的 X 线造影检查

X 线造影是应用各种造影剂通过直接引入或生理排泄的方法，在 X 线下显示病灶、器官及腔隙形态的一种检查方法。

（1）应用范围

①气钡双重造影：用于检查消化道疾病。可显示微小、浅表、早期的病变和消化道黏膜的皱襞。

②胆系造影：包括口服胆囊造影、静脉胆道造影、T 管造影、内窥镜逆行胰胆管造影（ERCP）等。但目前口服胆囊造影、静脉胆道造影已基本被 CT、MRI 所代替。ERCP 适用于原因不明的黄疸、疑有肝外胆管梗阻者，及用于胆道疾患明确诊断、胰腺肿瘤等。

③泌尿系造影：静脉尿路造影、逆行肾盂造影、膀胱造影和尿道造影等。

④其他：如支气管造影、脑室造影等。

(2) 检查要点

①气钡双重造影：消化道急性大出血、穿孔、完全性肠梗阻等禁忌行该检查。检查前晚禁食，并口服泻药；吞钡前常规先行胸腹X线透视；摄片时应不断改变体位。

②胆系造影：胰胆系的急性炎症、对造影剂过敏、不适于行上消化道内镜检查等禁忌行该检查。术前常规禁食、进行碘过敏试验，可肌注安定10mg、654-2 10 mg；如行ERCP检查应在咽喉部麻醉后进行。

③泌尿系造影：急性心功能不全、肝功能不全和肾功能衰竭（BUN > 100 mg%）不宜进行静脉尿路造影。检查前要先进行过敏试验。逆行尿路造影适用范围与静脉尿路造影相同，且对无功能的肾盂、肾盏也能显影，其缺点是需行膀胱镜插管。

三、X线计算机断层扫描（CT）

CT是电子计算机技术与X线技术相结合的产物，其消除了普通X线只能形成复合图像的局限，几乎可用于全身各个器官的检查，它的应用将临床诊断学推上了一个新的台阶。

1. 颅脑CT检查

颅脑是CT最早应用的领域之一，它不仅能鉴别脑内病变，而且能区别正常组织和病变组织不同的吸收值。目前仍是颅脑和颅内结构病变的首选检查方法。

(1) 适应证

①颅脑外伤，包括颅骨损伤、脑组织损伤等。

②疑有颅内占位性病变、颅内血管病变、炎症性病变、退行性病变者。

③大脑先天性畸形、脑积水等。

(2) 禁忌证

碘过敏、肾功能严重受损者不宜作增强扫描。

(3) 检查要点

①体位：常规位置是横轴位，辅助位是冠状位。

②切层厚度与层距：一般用层厚10mm，层距10mm，可根据需要调整。

③扫描方法：行平扫和增强扫描。增强扫描是从静脉注射含碘造影剂后进行扫描，比平扫能更好地显示病变及其内部结构。

2. 胸部CT检查

(1) 适应证

①纵隔病变：如各种纵隔肿瘤、心脏及大血管病变等。

②疑有肺或肺门病变，如肺实变的病变、肺门淋巴结肿大的性质等。

③胸膜与胸壁的病变等。

(2) 禁忌证

与颅脑CT相同。

(3) 检查要点

①扫描前禁食8小时。

②切层厚度与层距：一般用层厚10mm，层距15mm，可根据需要调整。

③扫描方法：一般平扫即可。

3. 腹部CT检查

(1) 适应证

①肝脏、胆囊与肝外胆管、胰腺、脾脏病变，如肿瘤、外伤、结石、黄疸等。

②肾脏的肿瘤、结石及肾移植术后评价。

③后腹膜病变如肾上腺病变、腹主动脉瘤等。

④腹腔肿物的鉴别诊断。

(2) 禁忌证

与颅脑CT同。

(3) 检查要点

①扫描前禁食8小时。扫描前15~20分钟口服1%~2%泛影葡胺400~500ml。

②切层厚度与层距：根据需要及器官的不同而调整，一般用层厚10mm，层距10mm。

③扫描方法：先平扫，后增强。

四、磁共振成像检查（MRI）

MRI与CT一样，均属于计算机成像，所形成的图像都是体层图像，故在图像解释上的许多原则是相同的。与CT相比，MRI具有以下优点：①可作任何方向扫描，直接作出横断面、冠状面、矢状面、额状面和各种斜面的体层图像；②没有电离辐射，对机体无不良影响；③没有CT图像中的射线伪影；④不需用造影剂。但在空间分辨率方面不及CT。

1. 适应证

(1) 颅脑疾病：如颅内占位性病变、颅内血管病变、炎性病变等。

(2) 五官疾病：如鼻咽癌、眼科肿瘤、视网膜剥离等。

(3) 颈部和胸部疾病：如甲状腺疾病、肺部肿瘤、纵隔肿瘤、食管肿瘤等。

(4) 腹部和盆腔疾病：如腹部脏器的占位性病变、后腹膜病变等。

(5) 脊柱和脊髓疾病：如脊髓肿瘤、椎管狭窄、椎间盘退行性变等。

(6) 骨关节和软组织疾病：如进行性肌萎缩、骨肿瘤等。

2. 禁忌证

体内有金属异物（如金属避孕环、腹腔镜手术使用的钛夹）或安装心脏起搏器者不宜进行该项检查。

3. 检查要点

基本同CT。

五、核医学显像

核医学显像是指利用放射性核素实现脏器或病变显像的方法。这种显像有别于单纯形态结构的显像，为一种独特的功能显像，是以脏器内外或病变之间的放射性浓度差为基础的脏器或病变显像。由于新的核素标记化合物不断被发现与合成，核医学不仅用于诊断，还可用于治疗，如肿瘤的放免显像、放免治疗和内照射、放射性微球治疗等都取得了很大的进步。下面简要地介绍一些常用的核医学显像。

1. 甲状腺结节的核素显像

利用甲状腺摄取碘的特点，应用放射性^{131}I或^{99m}Tc扫描，将结节的放射性密度与周围的甲状腺组织的放射性密度进行比较。密度较正常增高者为热结节，与正常相等者为温结节，较正常减弱者为凉结节，完全缺如者为冷结节。

热结节多提示高功能腺瘤，甲状腺癌均为冷结节，甲状腺腺瘤可表现为温结节、凉结节或冷结节，甲状腺囊肿也可表现为冷结节。

要进一步了解冷结节的良恶性可用“亲肿瘤”核素，如^{131}Cs（铯）、^{75}Se（硒）、^{67}Ga（镓）作甲状腺显像。如在冷结节处有放射性浓聚，则结节的恶性可能性大；如无放射性浓聚，则良性的可能性较大。

2. 肿瘤放射免疫显像（RⅡ）

肿瘤放射免疫显像（RⅡ）是以抗肿瘤抗体或其片段为特异导向运载工具，以放射性核素标记后定位于肿瘤组织，用核医学显像设备在体外探测肿瘤位置的一种诊断技术。

抗肿瘤抗体是利用肿瘤相关抗原注入动物体内，使之产生特异性抗体（多克隆抗体）；或利用杂交瘤技术产生单克隆抗体（单抗）。

RⅡ目前已成功应用于多种肿瘤的诊断，如结肠癌、胃癌、原发性肝癌、肺癌等，阳性率约74%～95%。

3. 脑血流灌注显像

本检查对脑缺血性病变极为灵敏，特别对于脑梗塞的病人，几乎在脑梗塞发生后立即在^{99m}Tc－HMPAO（六甲基丙烯胺肟）或^{99m}Tc－ECD（双胱乙酯）影像上见到病变部位放射性明显降低，阳性率几近100%。故可用于脑缺血性病变的早期诊断以及了解经外科治疗后脑供血改善的情况。

六、正电子计算机断层显像（PET）

正电子计算机断层显像（PET）是目前所有影像技术中最先进的一种。PET利用放射性核素，直接对人体进行生理、生化的代谢研究。因为在疾病发生时最早出现的是代谢方面变化，然后才有病理结构的变化。

PET在外科的应用主要在：

1. 恶性肿瘤的诊断

葡萄糖高代谢率是恶性肿瘤的生化特征。无论原发还是继发肿瘤，对^{18}F－FDG（^{18}F－脱氧葡萄糖）的摄取都显著增高。经过放射治疗后，^{18}F－FDG还能鉴别病灶组织是放射性坏死还是肿瘤复发，坏死者^{18}F－FDG阴性，复发者^{18}F－FDG呈阳性。

2. 评估严重冠心病的心肌存活性

冠心病进行血管重建或再通手术前，应了解缺血心肌的存活性。心肌仍存活者进行手术可使缺血心肌恢复功能，反之会带来风险。

第四节　常用内窥镜的外科检查与治疗

内窥镜检查是指用特殊的器械插入体内，直接观察管腔或体腔的一种检查方法。其所用的器械称为内窥镜，如胃镜、膀胱镜、腹腔镜等。

目前，内窥镜技术已从单一的以发现病灶为目的，发展到可以通过内窥镜对疾病进行治疗，为疾病的临床治疗开辟了又一广阔的天地。

一、纤维胃镜

1. 适应证

(1) 各种胃、十二指肠的慢性病变，尤其是钡餐不能确诊者。

(2) 疑有胃部良性或恶性肿瘤者。

(3) 胃、十二指肠疾病治疗后复诊。

(4) 原因不明的上消化道出血，24 小时内的内镜检查有助于定位诊断。

(5) 胃、食道内异物可用内镜取出。

2. 禁忌证

(1) 对检查不合作者，如精神病患者。

(2) 急性呼吸道感染。

(3) 严重心肺功能不全。

(4) 食道狭窄。

(5) 有重度食道静脉曲张者。

(6) 全身情况极差，不能耐受手术者。

3. 操作要点

(1) 检查前 8 小时禁食。

(2) 术前用 1%～2%丁卡因对咽喉进行喷雾麻醉。

(3) 检查者面对病人，嘱病人轻咬牙垫，并做吞咽动作，将胃镜插入食道内。

(4) 边进镜边观察，调节镜头角度观察胃内各壁。若有可疑处可取活检。

(5) 检查中发现病灶可进行内镜治疗，如胃出血可进行电凝等治疗。

4. 注意事项

(1) 操作需细心。

(2) 活检后出血较多可适当使用止血药。

5. 并发症

出血、穿孔、吸入性肺炎、麻醉意外等。

二、纤维支气管镜

1. 适应证

（1）肺肿瘤，主要怀疑肺癌。

（2）支气管狭窄、阻塞或伴有肺不张，原因不明者。

（3）疑为支气管内膜结核或肺结核、肺脓肿，治疗效果不好，须进一步明确病因者。

（4）原因不明的咯血。

（5）痰液脱落癌细胞检查阳性而胸片阴性者。

（6）已作气管插管或气管切开治疗者，进行气管内检查。

（7）分别收集各段、叶支气管分泌物作细胞学检查。

2. 禁忌证

（1）急性上呼吸道感染。

（2）严重心肺功能不全。

（3）主动脉瘤有破裂危险者。

（4）喉结核。

（5）全身情况极差。

（6）恶性病变颈椎转移。

（7）最近大咯血或有其他急性病。

（8）极度不合作。

3. 操作要点

（1）检查前6小时禁食。检查前肌注阿托品0.5mg。

（2）术前用1%～2%丁卡因对咽喉进行喷雾麻醉。

（3）纤维支气管镜从鼻腔插入。

（4）边进镜边观察，调节镜头角度以观察气管、支气管管腔的情况。

4. 注意事项

（1）操作需细心、轻柔。

（2）术后禁食2～3小时，试饮水无呛咳时才能进食。

（3）预防使用抗生素。

（4）注意术后有无出血、有无气血胸。

三、纤维结肠镜

1. 适应证

（1）原因不明的便血。

（2）钡剂灌肠显示有异常或可疑异常，需进一步确诊者。

（3）大肠肿瘤术后复查或随访。

（4）结肠息肉需作电凝切除者。

（5）结肠癌高危患者的监测。

2. 禁忌证

(1) 结肠急性感染期。

(2) 严重心肺功能不全。

(3) 近期盆腔或大肠手术者。

(4) 腹膜炎疑结肠穿孔、重症肠炎、腹腔内广泛粘连者。

(5) 全身情况极差。

(6) 直肠狭窄，妨碍肠镜通过。

(7) 极度不合作者，如精神病患者。

(8) 妊娠。

3. 操作要点

(1) 检查前3天进无渣饮食。检查前一天晚上口服缓泻剂。检查前30分钟肌注安定10mg。

(2) 初采取左侧屈曲卧位，当肠镜进入20~40cm时可改平卧位。

(3) 通过镜身的进退、旋转、充气、吸气、压迫腹部、改变体位等，使肠镜缓慢插入至回盲部。

4. 注意事项

(1) 操作需细心、轻柔。

(2) 术后禁食2小时，8小时内不宜骑车及开车。

5. 常见并发症

肠穿孔、出血、感染等。

四、纤维胆道镜

1. 适应证

(1) 胆总管切开后检查有无残留结石，或oddi括约肌开口有无狭窄。

(2) 肝胆管内触及结石或硬结。

(3) 检查结石是否取尽。

(4) 经T管行术后胆道镜取石，取出残留结石。

2. 禁忌证

(1) 胆管、胰腺急性炎症。

(2) 碘过敏者。

3. 操作要点

(1) 术中检查：由胆总管切口置入胆道镜，观察胆管内有无结石、异物等。

(2) 术后检查：先拔除T管，常规消毒、铺巾，将胆道镜从瘘口置入，观察胆管内有无残留结石。

4. 注意事项

(1) 操作需细心、轻柔。

(2) 术后常规开放引流管24小时。

(3) 预防使用抗生素。

(4) 经T管行术后胆道镜取石应在手术6周后进行。

五、膀胱镜

1. 适应证

(1) 膀胱肿物性质不明者。

(2) 不明原因的血尿。

(3) 不明原因的造影时肾脏不显影。

2. 禁忌证

(1) 膀胱急性炎症。

(2) 出血性疾病。

3. 操作要点

(1) 低位硬膜外或尿道黏膜麻醉。

(2) 取膀胱截石位，消毒铺巾，沿尿道弧度放置膀胱镜。

(3) 先观察膀胱三角、输尿管口情况，然后从上到下，从左到右，依顺序观察膀胱情况。

4. 注意事项

(1) 操作需轻柔，尤其是男性病人。

(2) 女性患者需认清尿道口。

(3) 严格无菌操作。

(4) 如出血较多或操作时间过长，可留置尿管，并预防性使用抗生素。

（陈　铭）

附录二 示教见习

见习一 消毒与灭菌、麻醉与手术

【目的要求】

1. 掌握无菌术的内容及其临床意义。
2. 掌握手术人员术前准备、各项无菌技术及手术基本操作过程。
3. 了解常用的消毒灭菌设备和使用方法；熟悉手术器械化学消毒的要点。
4. 了解气管插管的操作、静脉复合麻醉的管理、全身麻醉并发症的处理和麻醉机的使用方法，以及椎管内麻醉操作、注意事项和并发症的处理原则。
5. 熟悉各种局部麻醉操作。

【内容】

1. 参观消毒与灭菌

(1) 高压蒸汽灭菌法

原理：用饱和水蒸汽在高温高压下杀死细菌，温度与压力成正比，压力越大温度越高，一般常用蒸汽压力为1.05～1.40kg/cm^2（102.97～137.29kPa），温度可达121℃～126℃，维持30分钟即能杀死物品上包括细菌芽孢在内的微生物。是热力消毒中效果最可靠、经济、快速、安全的一种常用灭菌方法。

应用：高压蒸汽灭菌器的基本结构是一个有双层壁的高压锅，双层壁间可以相互通气，应用时先将各种消毒物品分类放于灭菌器中。然后关紧灭菌器门，打开进气阀和排气阀，缓缓进气，以排净灭菌器中原有的冷空气，然后关紧排气阀，使灭菌器中温度和压力逐渐升高。并随时通过灭菌器上的压力表、温度表、时间显示器以了解灭菌器中的压力、温度情况。当达到所需的压力和温度指数时便开始计时，消毒到预设时间后即停止加热，打开排气阀，当灭菌器中的气压降到“0”时，打开灭菌器门（盖），稍待数分钟即可取出已灭菌的物品。

注意事项：

①本法适用于能耐高温物品如金属器械、搪瓷器皿、布类用品及敷料等物品的灭菌。

②本法不宜用于锐利的金属器械如刀、剪、精密内镜、摄录镜头、特殊材料制成的导管、有机玻璃制品、生物制品以及易燃易爆等物品的灭菌。

③灭菌物品的包装不宜过大过紧，体积限于55cm×33cm×22cm以内，排列不宜过密，以免妨碍蒸汽渗透至包装的中心部位，影响灭菌效果。

④一同放入用纸包好的少许升华硫黄粉（熔点为120℃）于包装的中心部位，若能熔化即表示灭菌可靠。

(2) 煮沸灭菌法

主要用于临时添加器械的灭菌或基层不具备高压灭菌条件医疗机构的器械灭菌。常用的有煮沸灭菌器，或一般铝锅洗净去油脂后即可作煮沸灭菌。在正常气压下，将消毒物品在100℃的沸水中煮20分钟，即可杀灭一般细菌；芽孢则需要30分钟以上，甚至1~2小时方可灭活。如在水中加入碳酸氢钠使之成2%的碱性溶液，沸点可提高至105℃，可缩短灭菌时间至10分钟，又有防锈作用；高原地区可用压力蒸锅煮沸灭菌，温度能达124℃左右，10分钟即能灭菌。

注意事项：

①本法适用于金属器械、玻璃、搪瓷器皿及橡胶类等物品的灭菌。不宜用于锐利的器械、光学仪器及其他不耐热的物品的灭菌。

②物品必须完全浸泡在水中，锅盖应严密关闭，保持沸水温度。

③灭菌时间应从水煮沸后算起，若中途添加其他物品，应重新计算时间。

④玻璃类物品须用纱布包好，放入冷水中煮热，避免骤热而致破裂。如为注射器应将内芯拔出，用纱布包好针筒、内芯，以免煮沸中膨胀不均或碰撞而损坏。

⑤橡胶、丝线类物品应于水煮沸后放入，煮沸15分钟即可取出，避免过久煮沸而影响质量。

(3) 化学消毒法

锐利器械（如刀、剪等）、内窥镜光导管、塑料制品及其他不适于热力灭菌的物品宜用化学药液浸泡消毒法；金属、玻璃、搪瓷器皿、橡胶制品、丝线等亦可用浸泡法达到消毒目的。常用的化学消毒剂有：

①75%乙醇：能使菌体的蛋白质变性而达到灭菌的目的。用于锐利器械如针、刀、剪等，浸泡1小时即可。

②甲醛（福尔马林）：其中的醛基能使微生物的蛋白质变性，使其酶活性消失，致使微生物死亡。临床上常用10%甲醛水溶液，用于膀胱镜、胶丝质导尿管等，浸泡30分钟即可。

③2%中性戊二醛水溶液：浸泡时间为30分钟。

④1:1000氯己定溶液：浸泡时间为30分钟。

注意事项：

①浸泡前应将消毒的物品去脂擦干。

②物品必须全部浸泡于溶液内，不可露出液面；空腔管瓶类物品的内外均应浸泡在药液中，细导管须用注射器将药液注入管腔内。

③有轴节的器械应将轴节张开，充分接触药液。

④使用前需用灭菌盐水将药液冲洗干净，以防止药液对组织的损害。

(4) 蒸气熏蒸法

为保证内窥镜、摄录镜头以及其他精密仪器光学系统的安全与使用寿命，多采用蒸气熏蒸法来进行消毒灭菌。

①甲醛蒸气熏蒸法：用有蒸格的容器，在蒸格下放一量杯，按比例加入高锰酸钾及40%甲醛溶液，熏蒸1小时即能达到消毒的目的；6~12小时可灭菌。

②氧化乙烯蒸气熏蒸法：氧化乙烯是一种有毒、易燃易爆的物品，也是一种较好的气体消毒剂。它能通过对微生物蛋白质的烷基化作用，干扰微生物酶的正常代谢，致使微生物死亡。在消毒器械时，要将消毒的器械、测试卡和安瓿放于特制耐压的厚塑料袋或丁基橡胶袋中，封好袋口后在袋外打开安瓿，使氧化乙烯气化，并将氧化乙烯气体输入袋内，使用量为$1L/m^3$，消毒时间为16~24小时。

2．参观手术室

(1) 进入手术室规则

手术室应保持无菌环境，除了手术人员和工作人员外，要尽可能地控制其他进入手术室的人员和进入手术室的参观人数。有条件的地方应设置闭路电视系统或上层隔离参观。

①非手术人员进入手术室必须征得手术室护士长或有关负责医师同意。

②凡患有呼吸道感染或有皮肤严重化脓性感染病灶者，一律不准进入手术室，更不能参加手术。

③进入手术室的人员都要按手术室的有关规定换用手术室的专用衣、裤、帽、鞋和口罩。并且按照手术室的要求穿戴，帽子必须罩住全部头发，口罩必须盖住口鼻。

④进入手术室的人员不能在手术室内大声说话或嬉笑，不准在手术室内吸烟，要保持手术室内的安静；接受手术室工作人员的监督和指导。

⑤参观手术时不得过于靠近手术人员和无菌器械台，如不慎碰到手术人员或无菌物品，应立即报告并采取相应措施。

(2) 手术室的设置与要求（见第三章第5节）。

3．参观手术的全过程

(1) 洗手前的准备

①进手术室要换穿手术室准备的清洁鞋和衣裤，戴好口罩（盖住鼻孔）和帽子（盖住所有头发)，剪短指甲。卷起衣袖，露出上臂达肘上15cm。手臂皮肤破损或有化脓性感染时，不能参加手术。

②修剪指甲，锉钝甲缘，除去甲缘下污垢。

(2) 洗手法

洗手又称手臂消毒，是参加手术人员进入手术室前的第一道必行手续。目的是要去除手术人员手和前臂上的细菌和各种微生物，以避免手术中污染被手术者。临床上常用的洗手方法有以下几种：

①肥皂水刷手法：是临床上沿用了多年的主要刷手法，但近年来已越来越多地被其他新型洗手法代替。其方法是用肥皂和流水将手和手臂按普通方法洗一遍。然后用无菌毛刷蘸上消毒肥皂液，按照指尖、手指、指蹼、掌、手背、手腕、前臂、肘关节、肘上10cm处依次

刷洗。两手要对称性交替逐渐上行，如此洗刷一遍需3分钟，然后手指尖朝上，屈肘用流水向肘部冲净两只手。前法反复刷洗3遍，共约10分钟。取一块消毒小方巾，擦干双手后对折成三角形，尖部朝手臂近端置手腕处，另一只手则将垂下的小方巾拉紧，逐渐旋转至肘上10cm处；再将小方巾翻转，同法擦干另一只手（擦过肘部的毛巾不能再擦手部）。双手浸于盛有75%乙醇的桶中（浸至肘上6cm处），用纱布揉擦双手及前臂共5分钟（若用0.1%新洁尔灭泡手需10分钟），然后将双手拱于胸前晾干，等待穿衣。（图附2-1）。

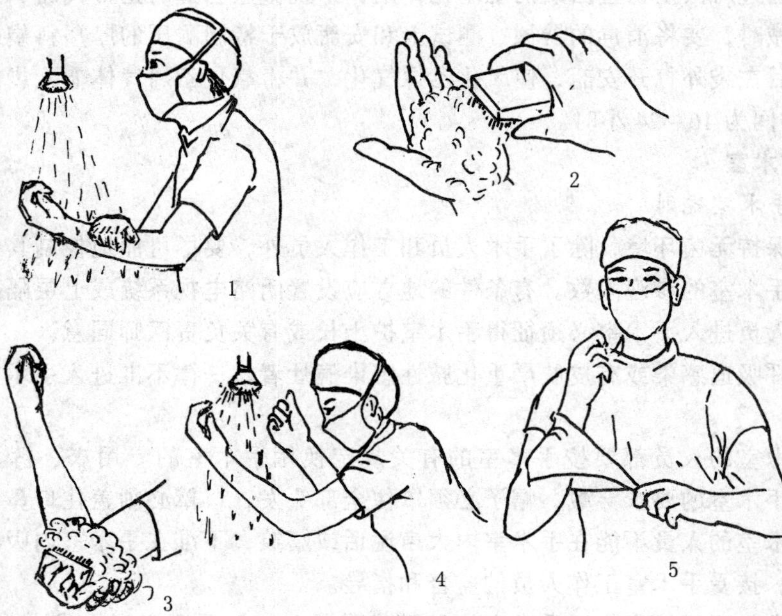

图附2-1 肥皂水刷手法

②灭菌王洗手法：灭菌王是目前广泛采用的广谱、高效的新型杀菌剂。它能在1分钟内几乎完全杀灭金黄色葡萄球菌、大肠埃希菌和芽孢变形杆菌等，且对皮肤无毒害。其步骤为：用清水和肥皂冲洗手及前臂。用消毒刷蘸灭菌王溶液3~5ml，两手交替按手指、指蹼、掌、手背、手腕、前臂、肘关节、肘上6cm处依次刷手和前臂3分钟。流水冲洗，无菌纱布擦干。再取灭菌王少许涂擦双手及手臂即可。

③碘伏洗手法：用清水和肥皂冲洗手及前臂。用无菌毛刷蘸肥皂液刷手5~10分钟，去除手和前臂污垢。用同一把消毒毛刷蘸0.5%碘伏消毒液同法刷一遍，勿冲洗。换一把消毒刷蘸0.5%碘伏消毒液同法刷手及前臂3分钟，勿冲洗。用无菌小方巾擦干手及前臂的碘伏即可穿衣。

④紧急情况下洗手法：在紧急情况下手术抢救时，如果来不及和情况不允许常规洗手消毒，可就地用3%的碘酊涂擦双手臂，然后用70%的酒精脱碘。之后戴上手套，再穿上手术衣。要注意的是：此时袖口要压在手套外面，然后戴上第二双手套，即可进行手术。

(3) 穿手术衣和戴手套

总的要求是：a. 戴干手套时先穿手术衣后戴手套，戴湿手套则先戴手套后穿衣；b. 不论穿衣或戴手套，应做到未戴手套的手不可接触手套或手术衣的外面，已戴好手套的手不要接触手套或手术衣的内面。c．手术衣和手套结合部不可裸露腕部（戴干手套应将翻边手套口翻转过来压住袖口，戴湿手套则袖口罩住手套口）。d．手术衣和手套穿戴好后，若手术尚未开始，在等待过程中应将双手互握于胸前，不可乱放乱摸。e．参加手术前应用无菌盐水冲净手套上的滑石粉。

①穿手术衣：从打开的消毒包中拿起手术衣，看清正、反面后，拿住手术衣衣领的两角，正面朝外将手术衣抖开，在将手术衣轻掷向上的同时，双手就势插入两只袖筒中（或一手提衣领，依次将两手插入袖筒），并略向前上伸展（勿碰及周围墙壁或工作人员）。由巡回护士在其身后将其衣领后拉系好，手术者双手外露出袖口，双手拿起腰带，手交叉（带不交叉）后递，护士在其背后接带系好。（图附2-2）

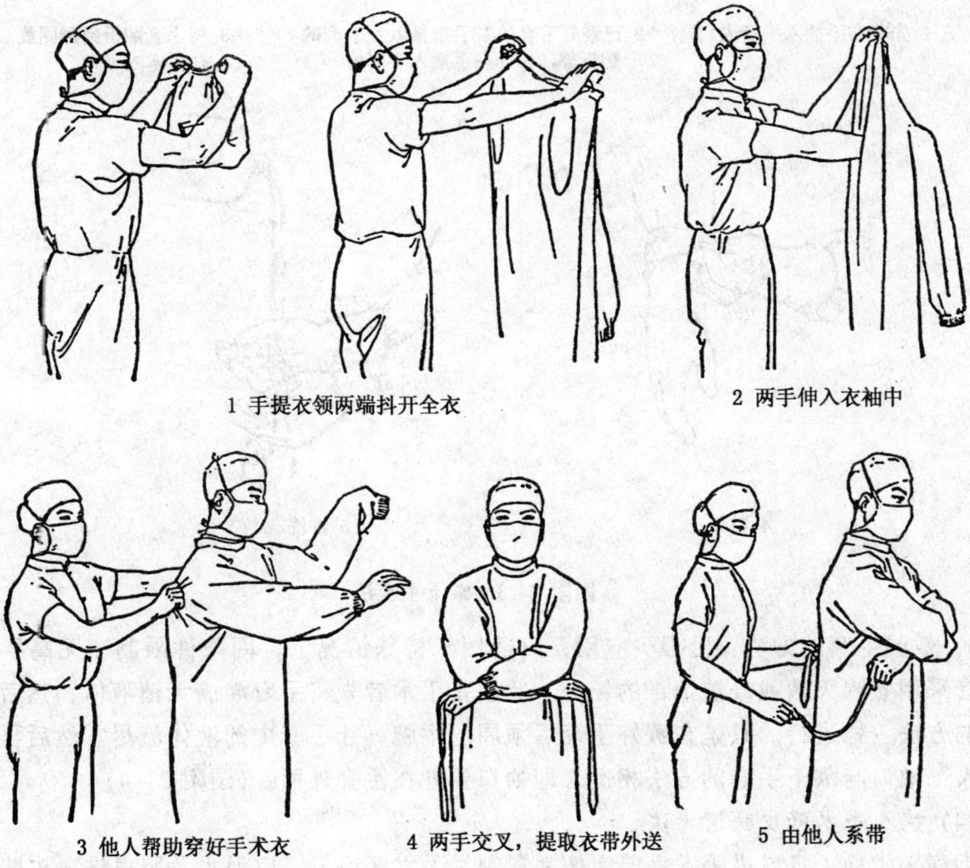

1 手提衣领两端抖开全衣　　2 两手伸入衣袖中

3 他人帮助穿好手术衣　　4 两手交叉，提取衣带外送　　5 由他人系带

图附2-2　穿手术衣步骤

②戴手套

a．戴干手套的方法：手术者穿好手术衣后，以一只手拿住两只手套的翻折处，将两只手套一并拿起，看清楚左、右手后，使两只手套掌面对合，用左手拿住右侧手套翻折的内面，将右手插入手套中，尽可能地使手指到位，然后再用右手的食、中、无名指插入另一只

手套的翻折内面，将左手指、掌插入手套中。如双手指、掌尚未完全到位，可用已戴好手套的双手相互帮助到位（图附2-3）。

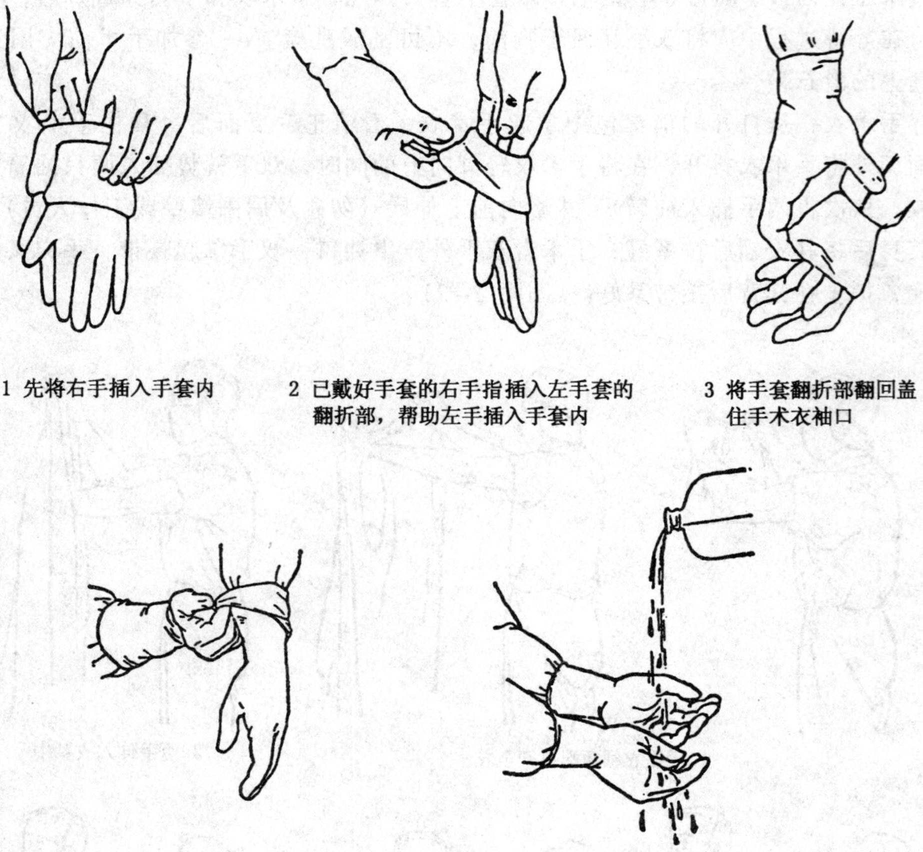

1 先将右手插入手套内

2 已戴好手套的右手指插入左手套的翻折部，帮助左手插入手套内

3 将手套翻折部翻回盖住手术衣袖口

4 整理

5 冲洗

图附2-3 戴干手套法

b. 戴湿手套的方法：已很少应用，只适用于特殊情况下，因条件限制，无高压灭菌而对手套采用煮沸灭菌或浸泡消毒的场合。此法是手术者先将手套灌满无菌液体，然后与戴干手套的方法一样进行。只是在戴好手套后须屈肘举腕，让手套中的液体流尽。然后再穿无菌手术衣，袖口与戴干手套的方法相反，即袖口要扎在手套外面。（图附2-4）

(4) 病人手术野皮肤消毒法

①病人术前1日或进手术室前应按常规剃尽手术区毛发，以温水及肥皂洗净皮肤，要特别注意皮肤皱褶和脐部的清洁。有条件者最好洗一次温水澡。

②皮肤消毒剂：临床上常用的有2.5%碘酊和70%酒精。先涂擦碘酊2遍，然后用酒精涂擦2~3遍脱碘；或用碘伏原液擦2遍。对外生殖器、肛管、黏膜、儿童皮肤，或对碘过敏者，则改用刺激性较小的消毒剂，如碘伏原液、0.1%新洁尔灭、0.05%洗必泰酒精溶液等。

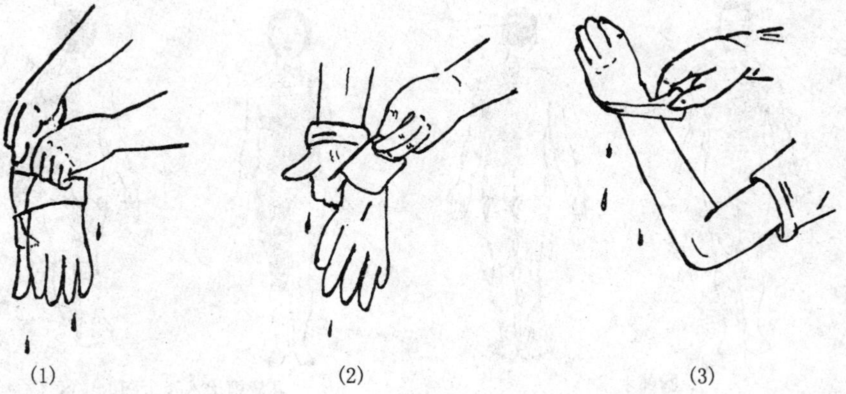

图附2-4 戴湿手套法

③消毒方法：由术者或助手在手、前臂消毒后尚未穿戴手术衣和手套前执行。消毒者站在手术台的一侧，用海绵钳或其他消毒钳夹住纱布块或棉球，由手术区中央开始向四周消毒（如是腹部手术，则应先挤少许消毒液在脐窝内，待消毒完其他区域后再用纱布将脐窝中的消毒液擦尽）。消毒感染时应向一致方向消毒，不要来回涂擦，不要在涂擦四周后又返回涂擦中央或已消毒的区域；如为伤口或肛门等处手术，则应自手术区外周涂向伤口或会阴肛门处。

④各种手术野消毒范围见图附2-5。

(5) 铺手术巾

①颈部手术：抬起病人的头颈及肩背部，塞入特制的棉垫或折叠的中单，使病人处于伸颈仰面的位置。再将2条小手术巾揉成团，分别塞于颈侧后方。然后用4条无菌巾，每一条在一边双折少许（约1/4，以下各部位铺巾均同），按胸侧、头侧、对侧、近侧的顺序铺在切口四周，再用巾钳加以固定，最后上铺有开口的手术大单，外露切口。

②胸部手术：仰卧手术时，与颈部手术相同（切口如超过锁骨中线，消毒后应将一张中单对折后铺在侧胸部下方）；侧卧手术时，先用2条对折中单分垫于胸背下方和胸前（肾区

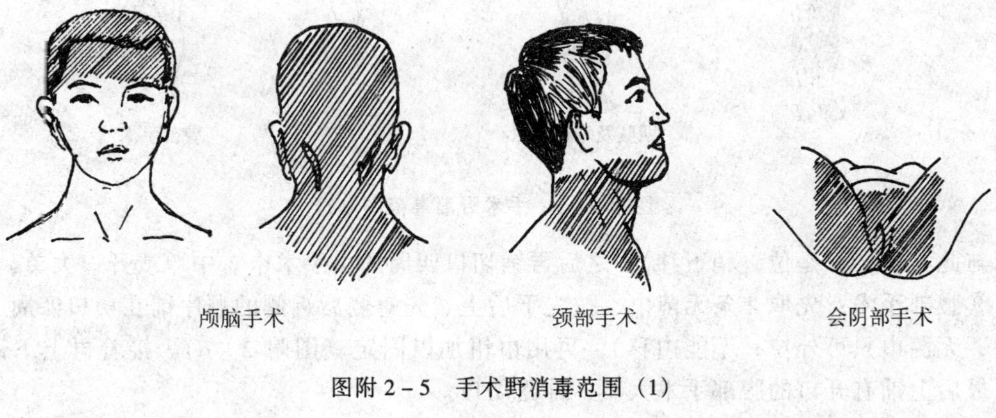

图附2-5 手术野消毒范围（1）

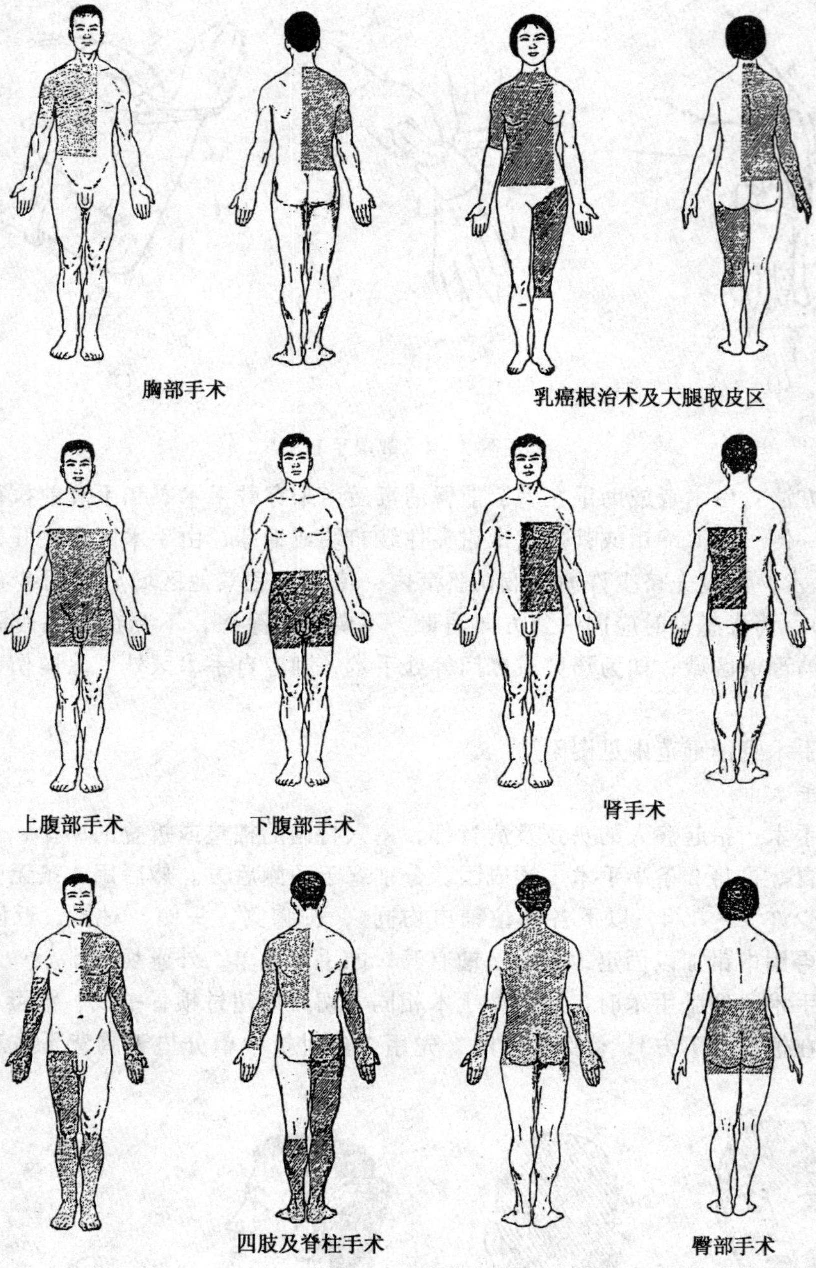

图附2-5　手术野消毒范围（2）

手术与此相仿，只是位置稍下移），之后再铺切口四周的小手术巾、中单或开口大单。

③腹部手术：先取4条无菌巾，按先下后上、先对侧后近侧的顺序铺在切口四周（如需调整，无菌巾只可外拉，不能内移），再用巾钳加以固定（图附2-6）。接着再上下铺上中单，最后上铺有开口的腹部手术大单，外露切口。

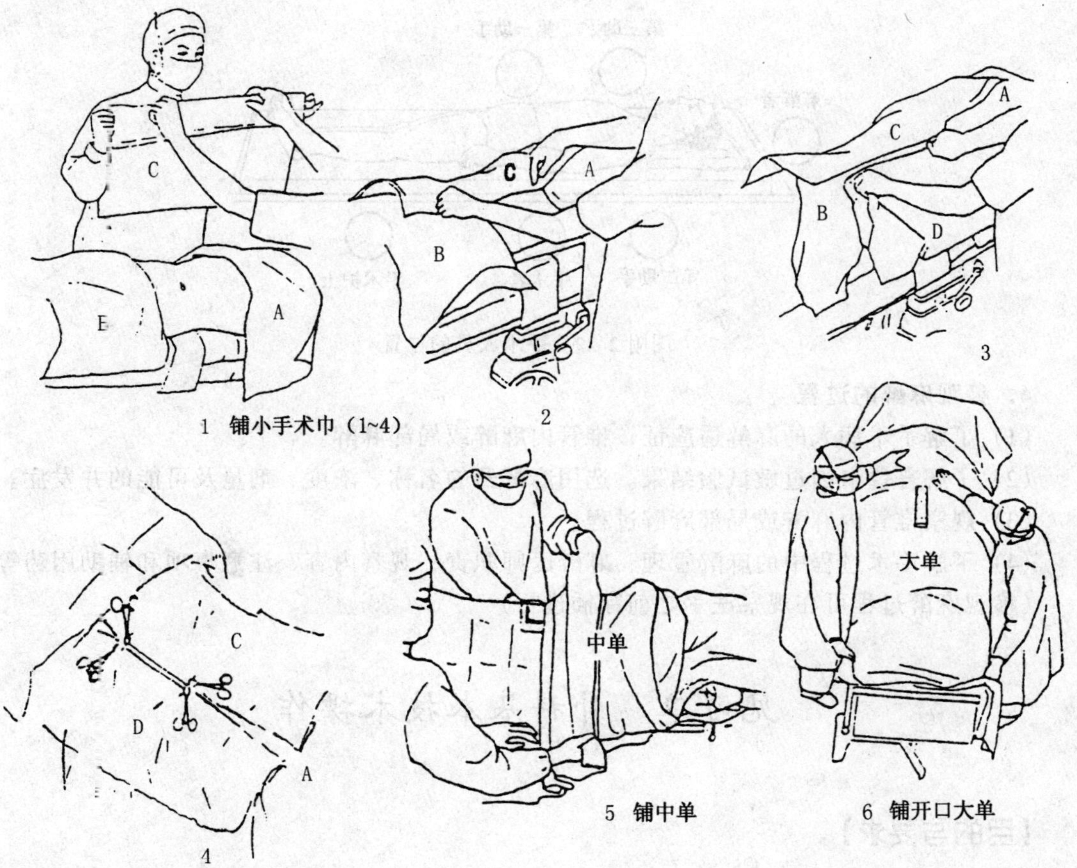

图附 2－6 腹部手术铺单

④会阴部手术：病人取截石位，将双层中单垫于病人臀下。在会阴上方和两侧铺小手术巾各 1 条，遮盖住会阴上方的小腹部和大腿根部，再用巾钳固定（如是男性病人，应先在阴囊下用纱布托起）。然后再盖上开口的大手术单或几条中单（其中两条中单斜行，上端交叉覆盖在下腹部，下端盖在大腿处）。

⑤上下肢体手术：上下肢手术的铺巾较上述部位手术的铺巾复杂。按部位分，凡手和足部的手术可先在手术台上铺无菌手术单，一般根据手术范围，腕或踝部以远的肢体要包裹双层中单，仅外露手术部分；如是手臂或是腿部的手术，则应先用无菌手术巾包裹手部或足部，继而在手术台上铺无菌手术单，最后用中单覆盖创口部位的近侧和远侧。

新型一次性手术巾（单）铺巾方法与上述相同，只是 4 块无菌巾的固定多改用护皮粘贴膜。

(6) 手术过程

①手术人员的位置见图附 2－7。

②切开，止血（电凝和结扎法），解剖分离组织，手术探查，处理病变。

③缝合腹膜、肌层、皮肤。

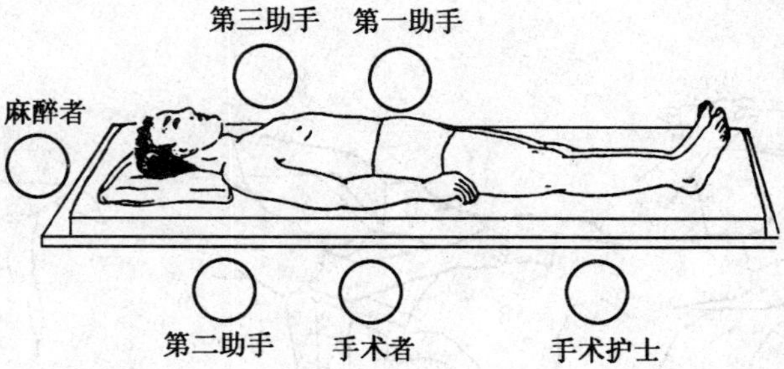

图附2-7 手术人员的位置

4．参观麻醉的过程

（1）了解手术病人的麻醉适应证，椎管内麻醉或局部麻醉。

（2）了解普鲁卡因过敏试验结果。选用麻醉药的名称、浓度、剂量及可能的并发症。

（3）观察椎管内麻醉或局部麻醉过程。

（4）了解手术过程中的麻醉管理、麻醉医师职责、观察内容、注意事项和辅助用药等。

（参观麻醉过程可在观察洗手之前穿插进行）

见习二 外科基本技术操作

【目的与要求】

1．了解常用手术器械及其用途，并掌握正确使用方法。

2．了解常用的缝合材料。

3．熟悉外科切开、止血及剥离的基本操作。

4．掌握外科缝合与打结技能。

5．通过动物实验，训练上述基本操作技能。

【内容】

1．外科手术常用基本器械及使用方法

外科手术按其不同性质和要求而选用不同的器械，其常用而最基本的器械不外乎以下几种：

（1）手术刀：手术刀（解剖刀）是用来切割皮肤和组织器官的工具，由刀柄和刀片组成，用时临时安装。刀片和刀柄有圆、尖、弯及大小、长短之分，随手术需要及习惯选择应用。

使用手术刀有多种持刀方法，常用的有：

①执弓式（指压法）：适用于切口大、用力大的皮肤切口。

②握持式：用于较长的切口。

③执笔式：用于精细部位的解剖。

④反挑式：为避免损伤深部组织采用之，如小脓肿切开或气管切开。(图附 2 – 8)

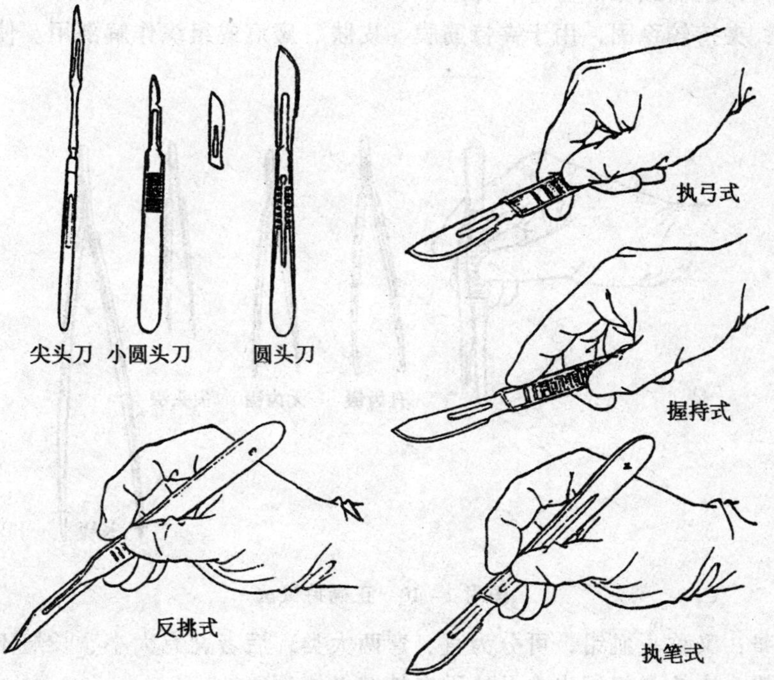

图附 2 – 8　正确持刀法

(2) 手术剪：分为直剪和弯剪两类，按不同的用途又分为尖头和圆头，分长、短各种型号。

①直剪刀：主要用于剪线。

②弯剪刀：主要用于剪软组织及解剖组织；长型者又称为综合剪，可用于深部手术的解剖分离组织和剪线。正确持剪方法见图附 2 – 9。

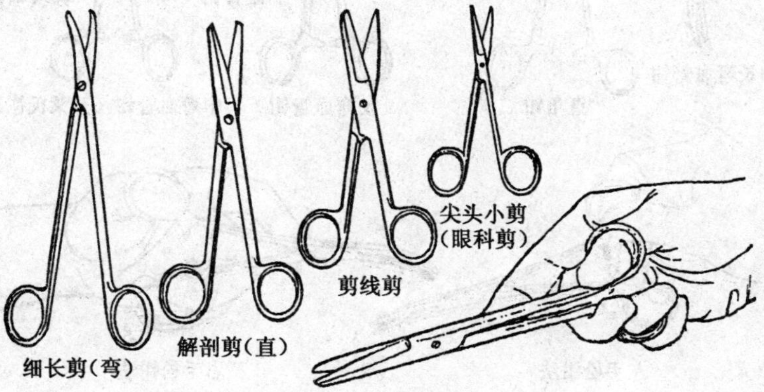

图附 2 – 9　正确持剪法

(3) 手术镊：分解剖镊和组织镊两类，每种又有长短之分。

①无齿镊（解剖镊）：主要用于夹持较脆弱的组织，短者用于夹持血管、神经和解剖组织；长者用于夹持脏器或深部血管、神经。

②有齿镊：夹持较稳固，用于夹持筋膜、皮肤、瘢痕或组织作解剖用。使时需正确持镊（图附 2－10）。

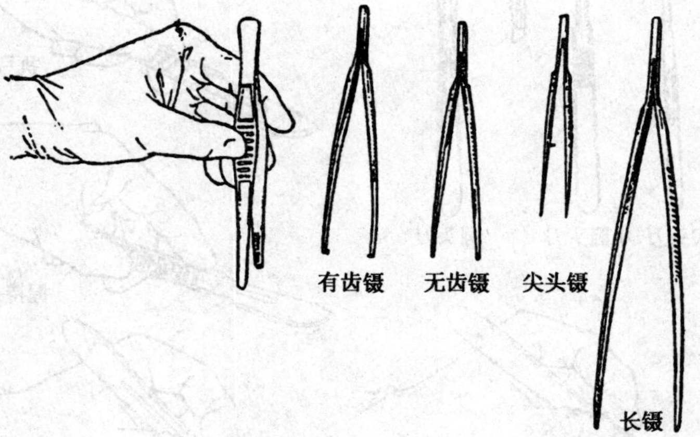

图附 2－10　正确持镊法

(4) 血管钳：又称止血钳，可分为直、弯两大类，后者又有大小、长短不同的规格。

①直血管钳：夹止浅组织出血及协助夹持缝针之用。

②弯血管钳：夹止深组织出血或深层内脏血管出血，亦可用于深部协助夹持缝针之用。

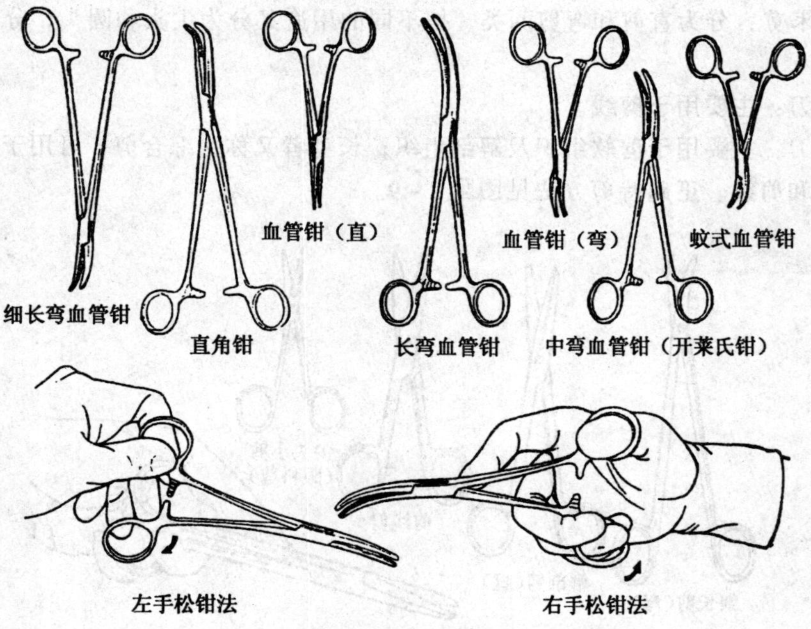

图附 2－11　正确持钳法

③蚊式血管钳：为细小精细之血管钳，有直、弯两种，用于脏器、颜面及整形手术止血及细微解剖用（图附 2－11）。

（5）**组织钳（鼠齿钳）**：其前端带齿，夹持组织时嵌合好，不易滑脱。用于钳夹皮肤、肿瘤被膜、阑尾系膜等软组织，也可用以牵引组织及钳夹纱布等。

（6）**巾钳**：其前端尖而弯，可交叉咬合。主要用于固定各种手术巾及固定皮肤垫，有时用于牵引组织。在使用时一定要注意勿损伤皮肤。

（7）**持针器**：又称持针钳。用于夹持缝针作缝合用。应夹持缝针近尾部 1/3 处（图附 2－12）。

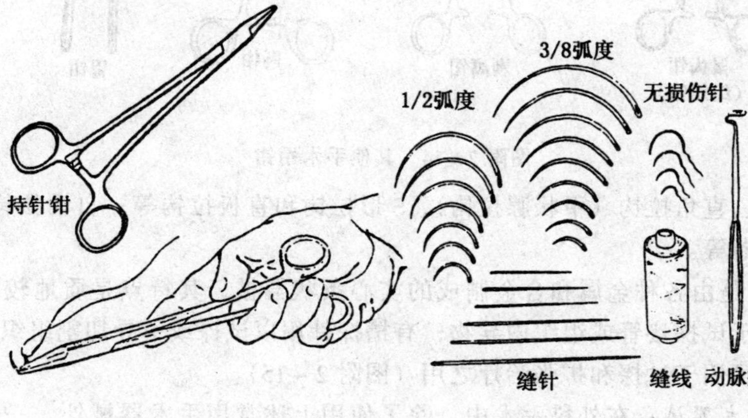

图附 2－12　持针钳

（8）**海绵钳**：海绵钳又称环钳、卵圆钳，有直、弯两种。常用来夹持敷料消毒皮肤，夹持纱布球以检查内脏和剥离粘连，腹腔手术时用于夹持脏器（图附 2－13）。

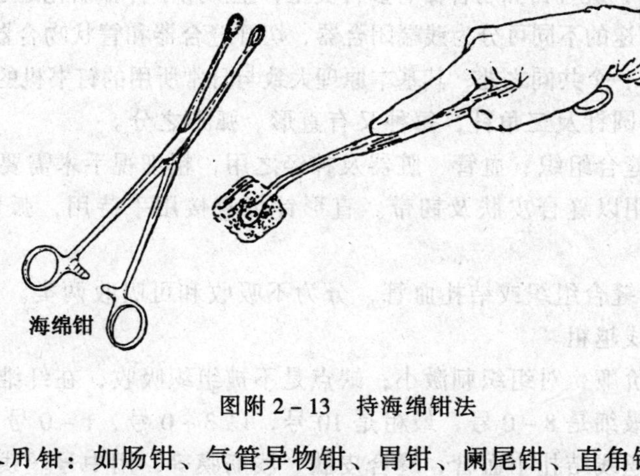

图附 2－13　持海绵钳法

（9）**其他手术用钳**：如肠钳、气管异物钳、胃钳、阑尾钳、直角钳、肾蒂钳、无损伤血管钳等等。其形状、大小各依用途而定（图附 2－14）。

（10）**牵开器**：俗称拉钩，主要用于手术中牵开组织，显露术野，便于术者手术。牵开器的类型很多，大小、用途各不相同。一般可分为人工牵开器和自动牵开器两大类。人工牵

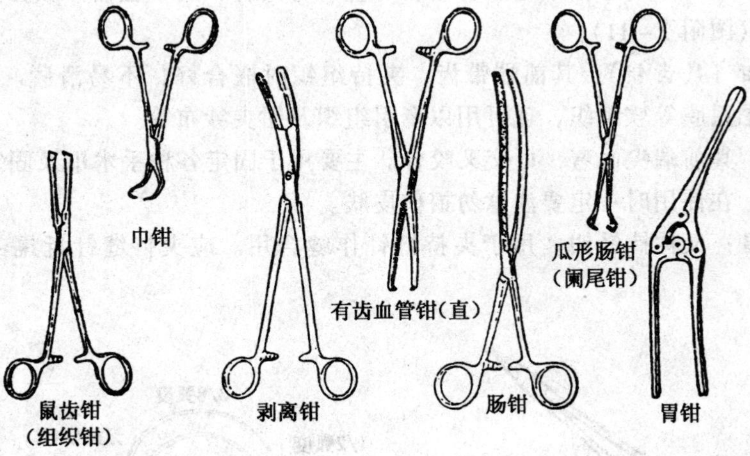

图附 2-14 其他手术用钳

开器有皮肤拉钩、直角拉钩（甲状腺拉钩）、S 形拉钩和直板拉钩等；自动拉钩种类也很多，如胃肠自动牵开器等。

（11）探针：是由各种金属和合金制成的实心条状器械，其特点是质地较软，可用手弯曲。双头探针用于试探瘘管或组织内异物；有槽探针用以试探或引导切割组织。此外，胆道探子、尿道探子可用于试探和扩张治疗之用（图附 2-15）。

（12）特种手术器械：在外科手术中，除了使用上述常用手术器械外，一些手术中还需要使用一些特种手术器械，如高频电刀、各种缝合器和吻合器等。

①高频电刀：高频电刀是近些年来随着高科技的发展而出现的一类用于手术中切割、解剖和直接、间接止血的新型手术器械，它有多种类型，手术时根据部位和目的选用。

②缝合器和吻合器：缝合器和吻合器有多种类型，主要用于各种消化道手术，如用于胃肠道手术的吻合器。根据用途的不同可分为残端闭合器、切开缝合器和管状吻合器几大类。但无论何种缝合器和吻合器都有一个共同之处，其基本原理大致与日常所用的钉书机的原理相似。

（13）缝合针：分圆针及三角针，每种又有直形、弧形之分。

①圆缝合针：作缝合组织、血管、脏器及神经之用，粗细视手术需要而定。

②三角缝合针：用以缝合皮肤及韧带。直形针可直接用手持用，弧形针需用持针器夹持。

（14）缝线：用于缝合组织或结扎血管，分为不吸收和可吸收两类。规格是零数越多缝线越细，号数越大缝线越粗。

①丝线：优点为价廉，对组织刺激小；缺点是不被组织吸收，在纤维内会存留细菌，故不宜用于感染伤口。最细是 8-0 号，最粗是 10 号，以 3-0 号、1-0 号、1 号、4 号、7 号最为常用。一般用细丝线结扎小血管，缝合皮肤、浅筋膜等；用中号丝线缝合肌腱或其他结缔组织；粗丝线结扎大血管。

②羊肠线：优点是可被组织吸收，抗张力强度大；缺点是对组织刺激反应大，易引起感染。其粗细与抗张力强度成正比，最细为 7-0 号，粗至 4 号。以 3-0 号、0 号、1 号、2 号

最为常用。常用于缝合深部组织，如腹膜、筋膜、胃肠道、膀胱黏膜等。

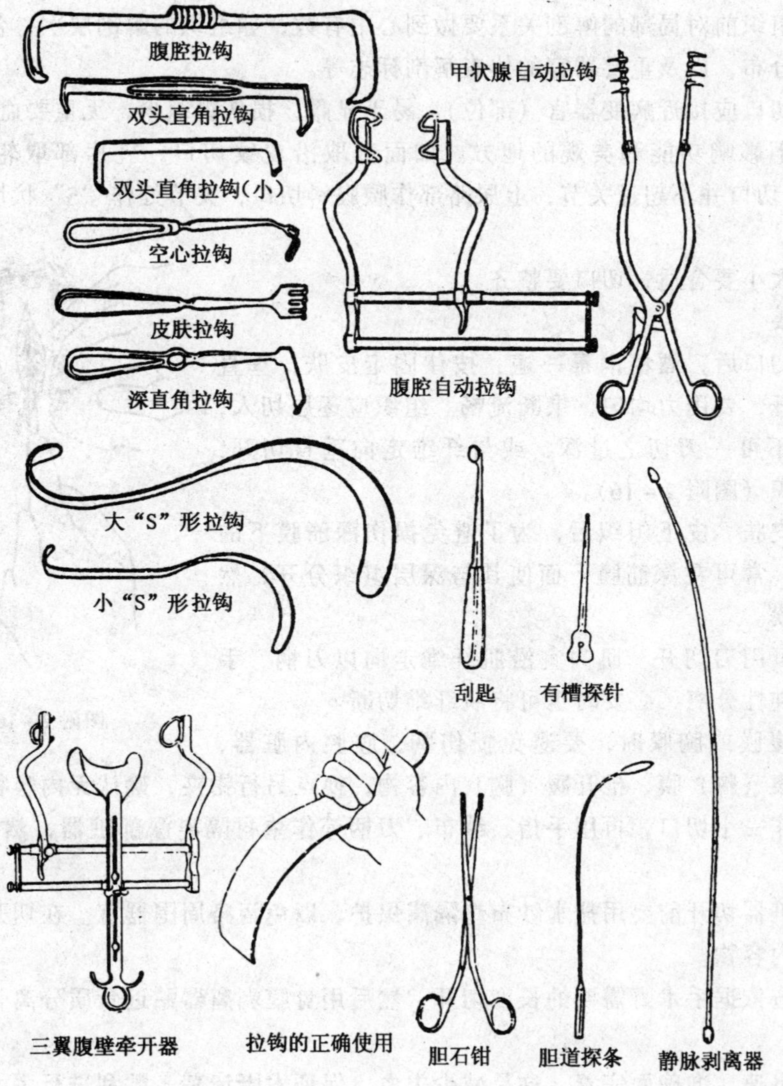

图附 2－15　各种牵开器及探针

③金属线（不锈钢线或银丝线）：优点是抗张力强度大，对组织刺激反应最小，灭菌简单；缺点为操作不方便。常用于肌腱缝合、腹壁减张缝合或骨折固定。

④人造缝线：常用的是锦纶线、涤纶线。优点是光滑，组织反应小，拉力强，可制成很微细的线（1－0～11－0，直径 0.04～0.06mm）；缺点是线结易于松脱，且在结扎过紧时易在线结处折断，不适于有张力的深部组织缝合。多用于微小血管缝合及整形手术。近年来采用聚乙酸尼龙（PVA）、聚羟基乙酸（PGA）等制成的化纤线，较肠线组织反应轻、吸收时间长，尚可能有抑菌作用。

2．切开

（1）原则

①切开组织前对局部的解剖关系要做到心中有数，如组织的解剖层次，各层的厚度，血管、神经的分布，以及重要器官的体表解剖标志等。

②选择切口应接近病变器官（部位），易于显露，损伤组织少，无重要血管、神经通过，易于愈合，不影响功能和美观的地方。如面部取沿皮纹切口，乳房部取轮辐状切口，指（趾）取侧面切口并不超过关节，上尿路部作腰腹斜切口，关节处作“S”状切口，关节曲面取横切口等。

③切口大小要合适，切口要整齐。

（2）方法

①选好切口后，酒精消毒一遍，按住固定皮肤，垂直皮肤一刀切开，要用力均匀、果断流畅。组织应逐层切入，深浅适度，不可一刀切之过深，或与纤维走向垂直切开，以免误伤组织（图附2－16）。

②切开皮肤、皮下组织后，为了避免损伤深筋膜下的血管及神经，常可在深筋膜下面使其与深层组织分开，然后剪开深筋膜。

③肌膜可用刀切开，肌肉宜沿肌纤维走向以刀柄、手指、拉钩作钝性分离，必要时也可将肌纤维切断。

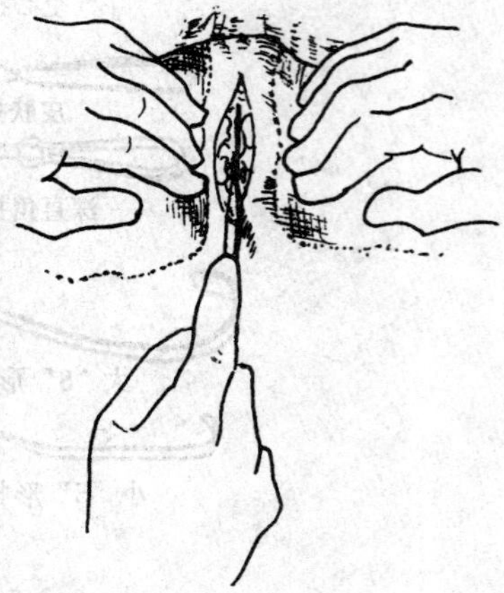

图附2－16　切开

④切开腹膜或胸膜时，要避免损伤胸、腹腔内脏器，可钳夹提起腹（胸）膜，推开腹（胸）内容物，换点另行钳夹，确认无内容物夹于钳内，将腹（胸）膜作一小切口，再用手指、纱布、刀柄等作垫衬隔离深部脏器，然后剪开腹（胸）膜。

⑤空腔脏器切开前要用盐水纱布垫隔离保护，以免污染周围器官。在切开的同时吸净脏器内流出的内容物。

⑥骨膜应依据手术野需要的长度切开，然后用骨膜剥离器贴近骨质分离骨膜。

3．止血

止血要迅速、准确而完善，这是减少失血、保证术野清楚、顺利进行手术的重要环节。

（1）结扎止血：适用于一般小的血管出血。若是血管较大，宜采用双重结扎或贯穿缝合结扎法（图附2－17）。

（2）修补止血：大血管破裂时，如果结扎血管会造成组织、器官的缺血及坏死，为保证血流通畅、恢复血供，可选用此法。

（3）压迫止血：适用于毛细血管渗血，热盐水纱布止血的效果优于一般盐水纱布止血。

（4）填塞止血：对不易控制的内脏大出血，如肝破裂、子宫腔内大出血，可用纱布填塞，待出血停止后再取出纱布。

（5）电刀电凝止血：目前应用较普遍，止血既迅速又彻底，适用于毛细血管渗血，小动脉、小静脉出血的止血。但大静脉壁渗血慎用此法。

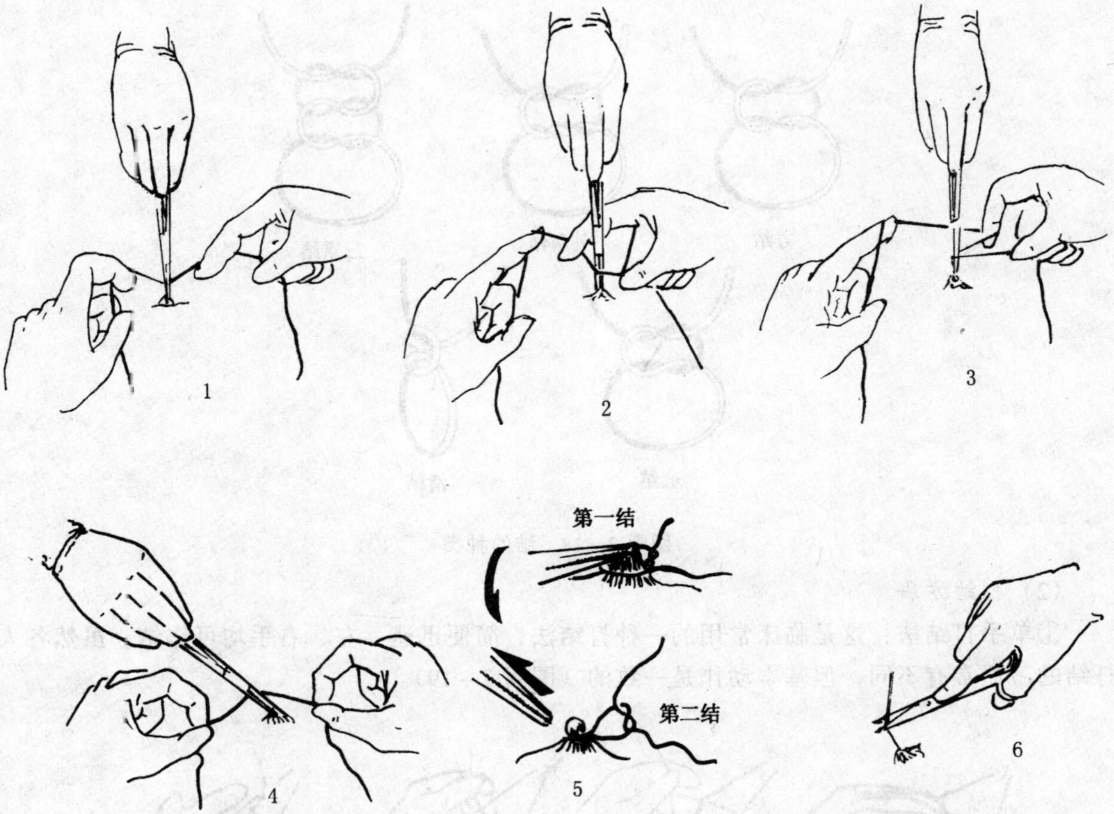

图附 2-17 止血

(6) 药物止血：常用有止血纱布、特效止血灵、止血凝质等，其特点是用后皆可被组织吸收，无异物刺激反应。此外，还有明胶海绵、淀粉海绵、骨蜡等。

4. 打结

打结是手术中最常用、最基本的操作。熟练的打结可以缩短手术时间，正确而牢靠的打结可以使止血、缝合安全可靠。

(1) 结的种类（图附 2-18）

①方结：又称平结，最常用。第一道结与第二道结的方向相反，故不易滑脱。用于小血管和各种缝合的结扎。

②外科结：为打第一道结时绕 2 次，使摩擦力增大，在打第二道结时不易滑脱或松动，适用于大血管或有张力缝合后的结扎，也可用于固定引流物。

③三重结：是在方结的基础上加一道结，共 3 道结。第三道结与第二道结的方向也相反，较牢靠，故又称加强结。用于大血管或有张力缝合的结扎，也用于肠线、化纤线的结扎。

打结时应避免出现假结、滑结。

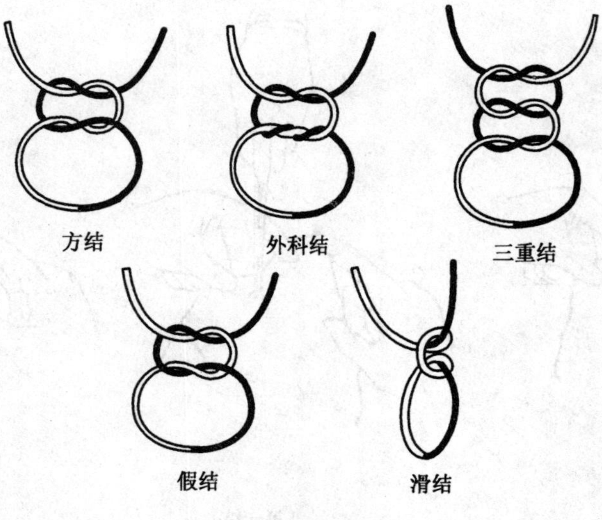

图附 2－18　结的种类

(2) 打结方法

①单手打结法：这是临床常用的一种打结法，简便迅速。左、右手均可作结。虽然各人打结的习惯常有不同，但基本动作是一致的（图附 2－19）。

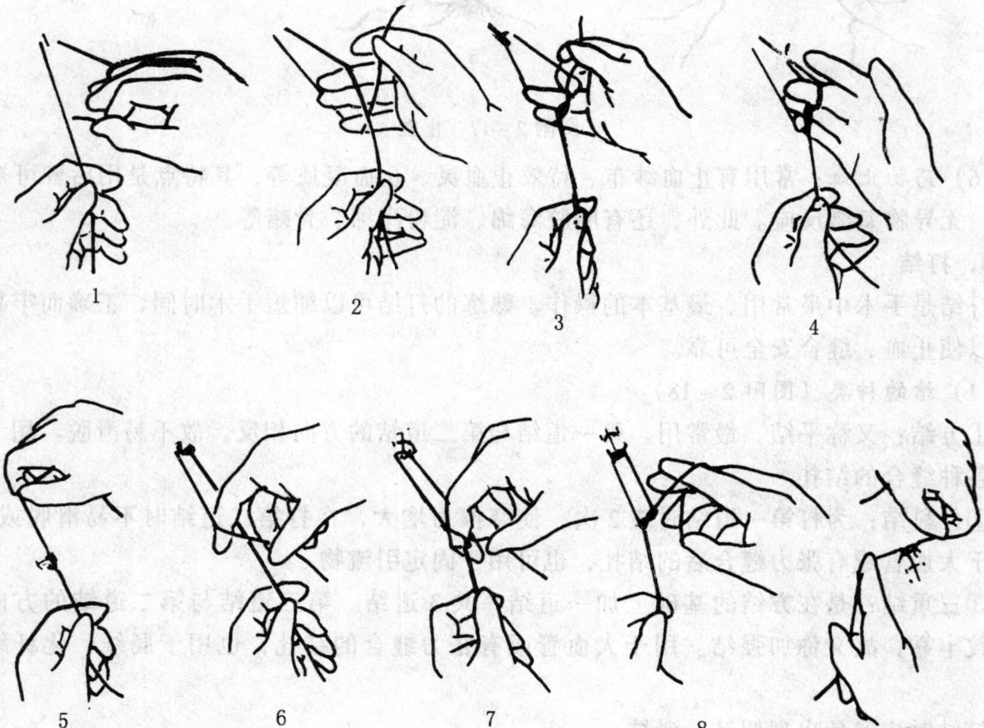

图附 2－19　单手打结法

②双手打结法：除用于一般结扎外，对深部或组织张力较大的缝合结扎较为方便可靠(图附 2-20)。双手打结法便于作外科结。

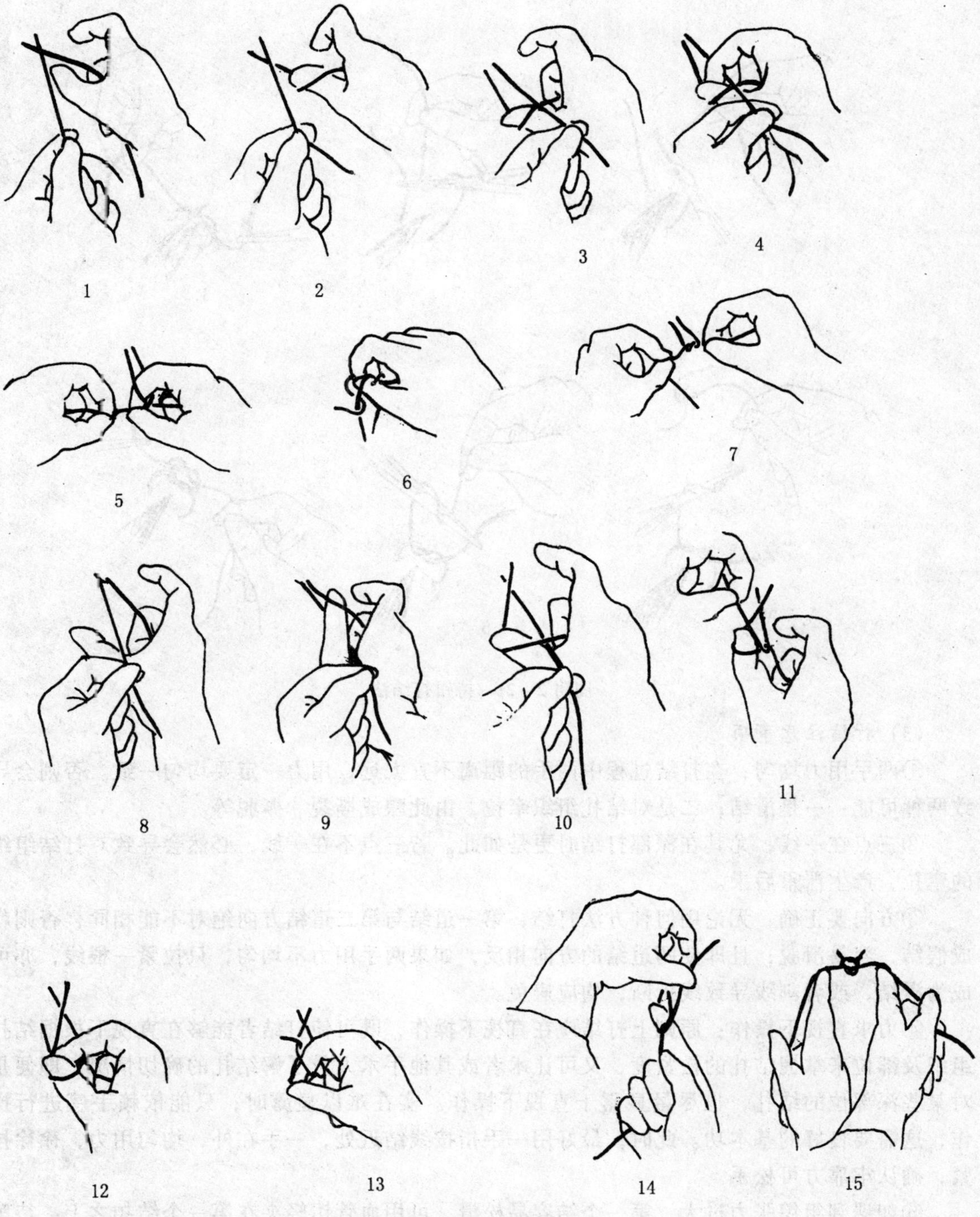

图附 2-20 双手打结法

③持钳打结法：用持针钳或血管钳打结。此法方便易行，主要用于一些术野较深较窄、单手打结法不易操作的结扎，或线头太短用手打结有困难，或为节省用线时。此法的缺点是缝合有张力时不易扎紧（图附 2－21）。

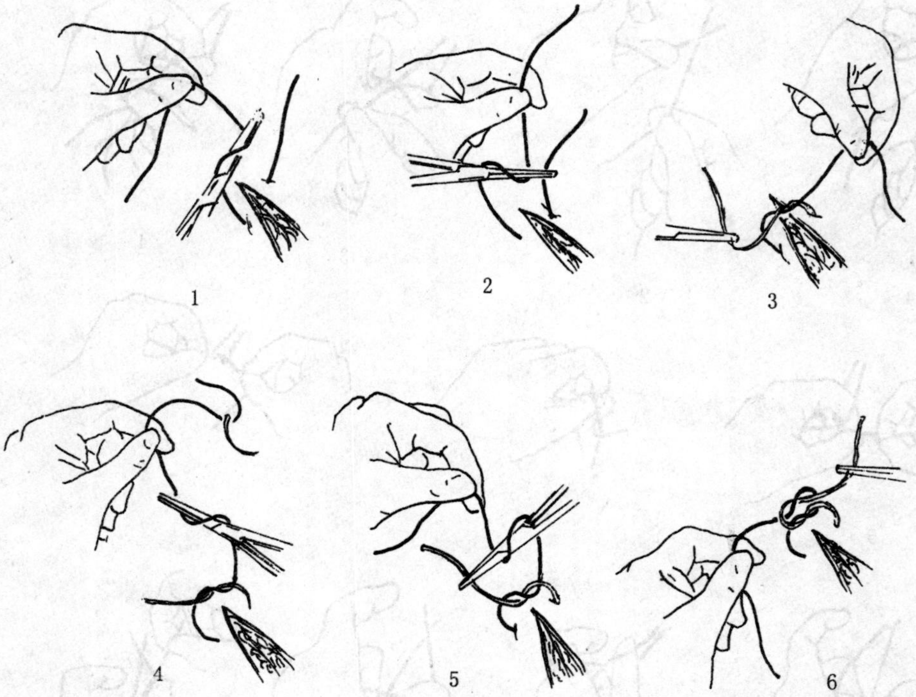

图附 2－21　持钳打结法

（3）打结注意事项

①两手用力均匀：在打结过程中两手的距离不宜太远，用力一定要均匀一致。否则会导致两种可能：一是滑结；二是对结扎组织牵拉，由此酿成撕裂、撕脱等。

②三点在一线：尤其在深部打结时更是如此。若三点不在一线，必然会导致对打结组织的牵拉，产生严重后果。

③方向要正确：无论用何种方法打结，第一道结与第二道结方向绝对不能相同，否则就成假结，容易滑脱；且即使两道结的方向相反，如果两手用力不均匀，只拉紧一根线，亦可成为滑结，或者割线导致线折断，均应避免。

④力求直视下操作：原则上打结应在直视下操作，既可使打结者能够在直视下根据结扎组织及部位来掌握结扎的松紧度，又可让术者或其他手术人员了解结扎的确切情况。即便是对某些深部位的结扎，也尽量显露于直视下操作。实在难以显露时，只能依赖手感进行操作，这需要良好的基本功。此时，最好用一手指按线结近处，一手在外，均匀用力，徐徐拉紧，确认牢靠方可松手。

⑤如遇到组织张力过大，第一个结容易松滑，可用血管钳轻夹在第一个结扣之上。待第二个结打紧后，再松掉轻夹在第一个结扣上的血管钳。

⑥用力要适度：结扎时，切忌打结未到位而松脱；或者用力过大将线扯断，或皮肤缝合打结过紧影响皮缘对合。打结用力的大小全赖于实践中反复体会、不断摸索。

⑦剪线是结扎的最后工序。手术者结扎完毕后，将双线尾提起略偏向术者左侧，助手将剪刀微张，顺线尾向下滑至线结上缘，略向上偏，将线剪断。这样所留的线头一般为1mm左右，且迅速准确，节省时间。如系大血管的结扎，所留线头应略长，以防滑脱；肠线留3～4mm；不锈钢丝留5～6mm，并将线头扭转埋入组织中。

5．缝合

（1）缝合的原则：①缝合的创缘距及针间距要均匀一致，既体现外科艺术的美观，更重要的是受力和分担张力一致，且缝合严密不致发生泄漏。②缝合应按层次进行，同层组织准确对合。③深浅合适，不留死腔，以免血液和渗出液潴留，易致感染。④做结松紧适度，过紧影响血运，导致组织缺血坏死；太松会使创口裂开，影响伤口愈合。⑤一般皮肤缝合应避免内翻或严重外翻，皮肤松弛处如阴囊可作外翻褥式缝合。⑥拔针宜依缝针曲度顺势用力，以免折断缝针。⑦缝好皮肤后用齿镊将创缘皮肤对齐，并用纱布将创口轻轻挤压，排出创口内的空气和血液（图附2－22）。⑧感染伤口仅作引流，不宜缝合。

（2）缝合方法：临床上常用的缝合法可分为单纯、内翻和外翻三大类。每类又有间断和连续缝合两种。

①单纯缝合法（图附2－23）

a．间断缝合法：为最常用的方法。用于皮肤、肌膜、皮下组织等的缝合。其方法是缝针从要缝的伤口一侧进入组织，再从另一侧出针即可。

b．连续缝合法：多用于腹膜和胃部手术的缝合。方法是：在单纯缝合后打一结，然后用长线一头再连续缝合全部伤口，缝合过程中要逐针将缝线拉紧。优点是节省线和时间。

c．“8”字缝合法：此法常用于一些张力较大的组织的缝合。它有两种方法，一是“8”字交叉在缝合伤口的表面；二是“8”字交叉在缝合伤口的深面，即内、外“8”字缝合。

d．锁边缝合法：又称毯边缝合法。它有较强的止血作用，常用于胃肠吻合时后壁全层缝合，或整张游离植皮的边缘固定缝合等。开始与结束的方法与单纯连续缝合法一样，不同的是每缝一针时后一针都要从前一针的线袢内穿出。需要注意的是，缝合时始终要逐针将缝线拉紧。

②内翻缝合法

主要用于胃肠及膀胱等手术的缝合。此缝合法优点在于可防止黏膜外翻，有利于防止尿液和胃肠液外漏，其方法是将要缝合的组织边缘内翻，使组织表面对合良好。但需注意的是，在缝合时不要将组织翻入过多，以免引起组织管腔狭窄。内翻缝合法分荷包内翻缝合、连续全层水平褥式、间断水平褥式、连续水平褥式和间断垂直褥式（图附2－24）。

③外翻缝合法

此缝合法是将要缝合组织上的边缘向外翻出，使缝合伤口的内面平整。血管、输尿管吻合多用此法（图附2－25）。

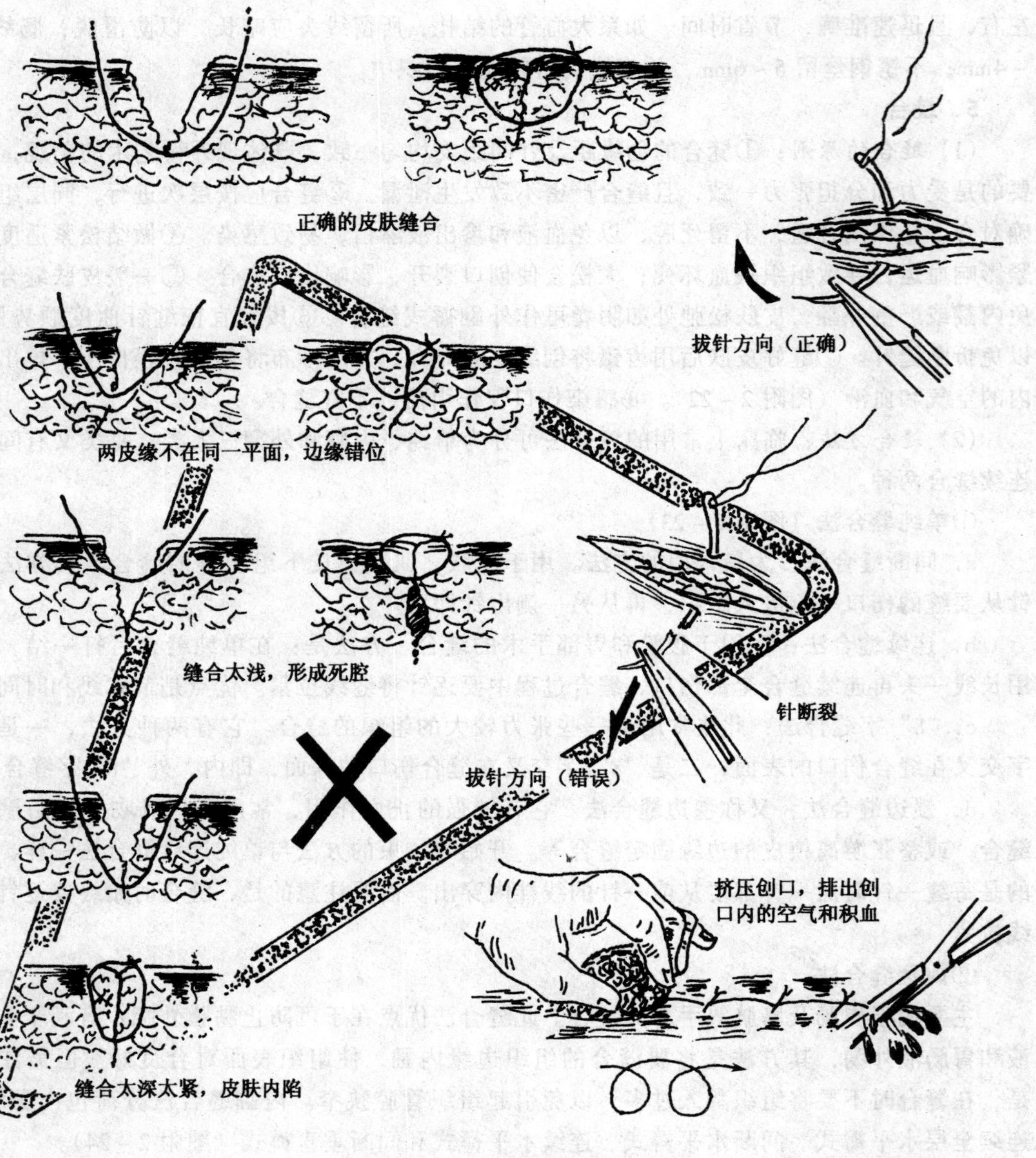
正确的皮肤缝合
拔针方向（正确）
两皮缘不在同一平面，边缘错位
缝合太浅，形成死腔
针断裂
拔针方向（错误）
挤压创口，排出创
口内的空气和积血
缝合太深太紧，皮肤内陷

图附 2-22　缝合的原则

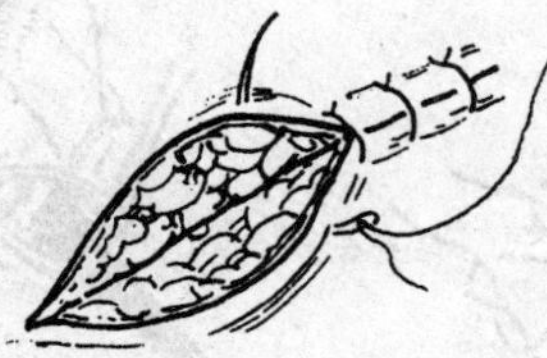

1. 间断缝合法

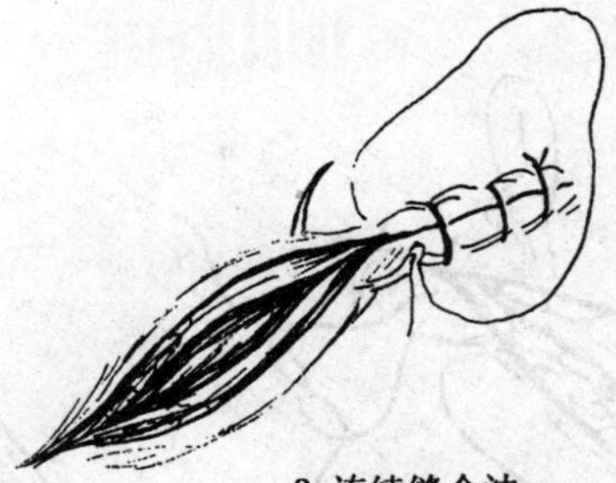

2. 连续缝合法

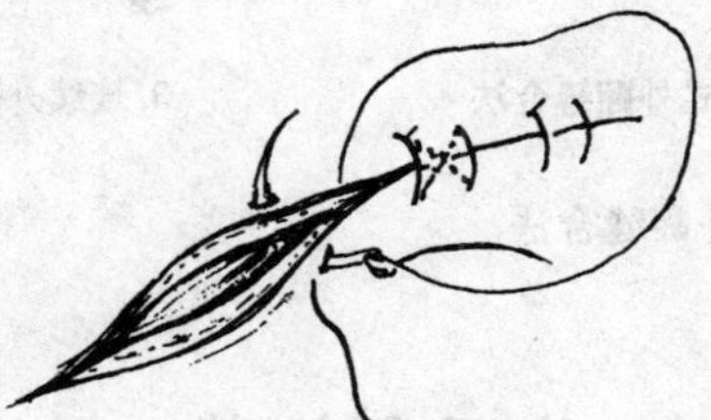

3. “8”字形缝合法

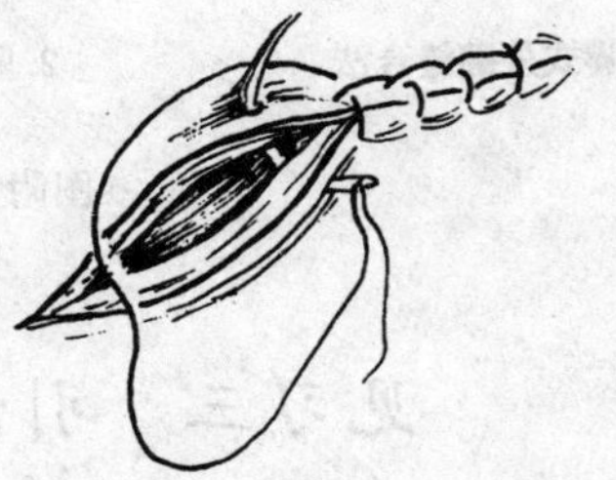

4. 锁边（毯边）缝合法

图附 2 – 23　单纯缝合法

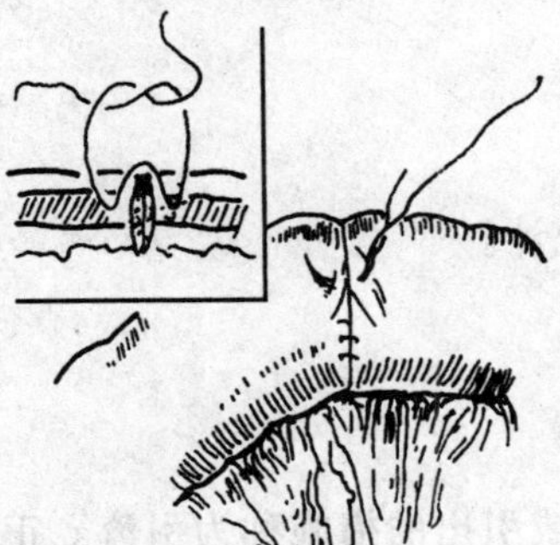

1. 间断垂直褥式缝合

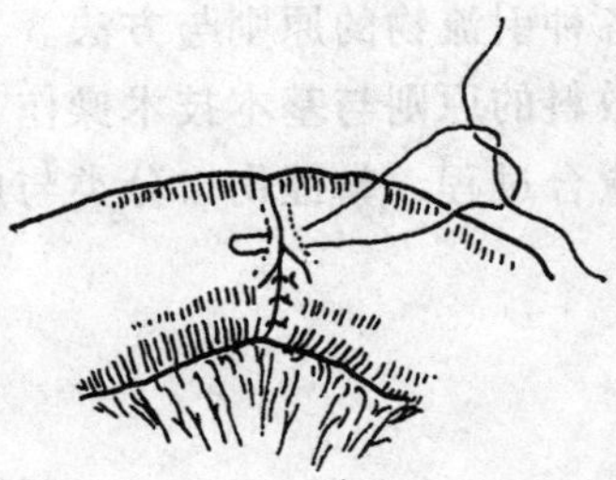

2. 间断水平褥式缝合

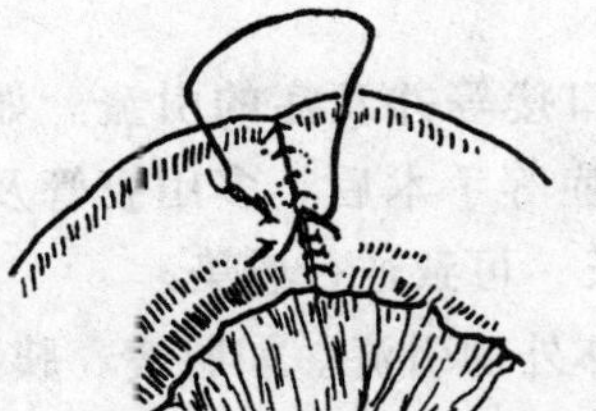

3. 连续水平褥式缝合

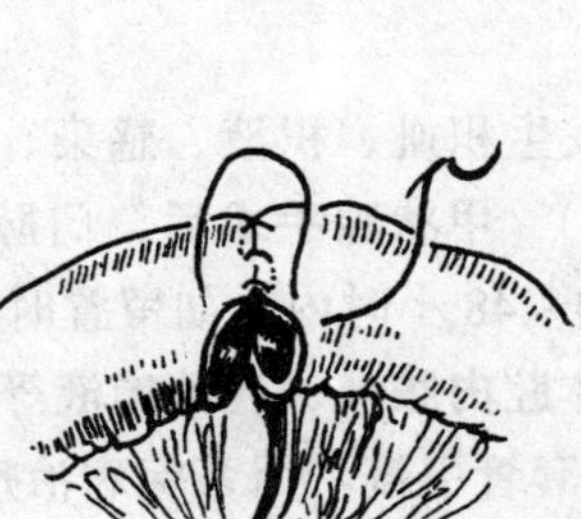

4. 连续全层水平褥式缝合

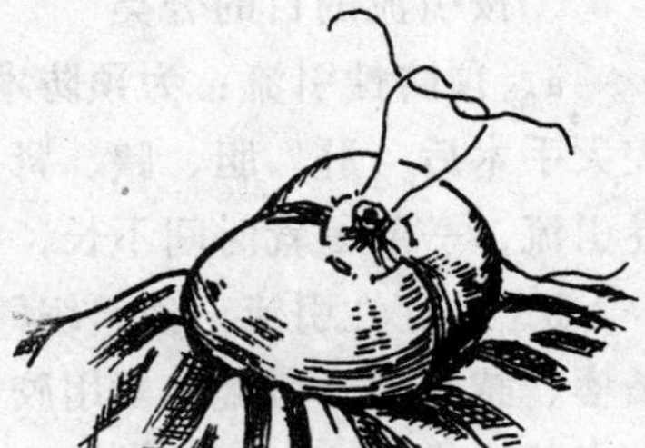

5. 荷包内翻缝合

图附 2 – 24　内翻缝合法

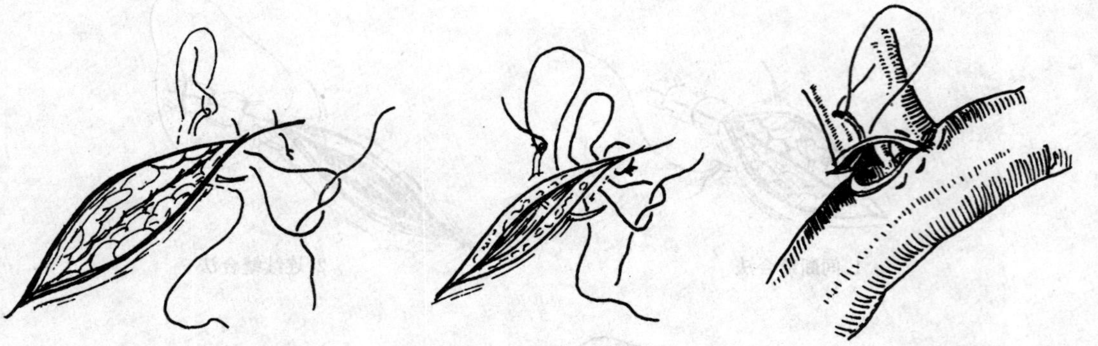

1. 间断垂直褥式外翻缝合法　　2. 间断水平褥式外翻缝合法　　3. 连续外翻缝合法

图附 2－25　外翻缝合法

见习三　引流、切口处理和换药

【目的与要求】

1．熟悉安放各种引流物的原则与方法。

2．掌握更换敷料的原则与基本技术操作。

3．观察伤口愈合过程，掌握伤口分类与愈合的统计。

【内容】

1．引流

使器官、体腔或组织腔内积聚的内容物排出体外或引出的措施称为引流。正确使用引流技术可防止感染扩散，减少合并症的发生。广义的引流尚应包括胃肠减压、留置尿管、各种造口或吻合等。

（1）引流的分类

①按引流的目的分类

a．预防性引流：为预防术后发生积血、积液、感染、吻合口瘘等并发症的引流。如腹腔大手术后（肝、胆、胰、肾手术），甲状腺手术后，门脉高压症等手术后。多用胶管及烟卷引流，一般留置时间不长，在 24～48 小时内。如留置时间过长，可致逆行感染。

b．治疗性引流：使组织间或体腔内脓液、各种瘘液等引出体外的引流。如胆瘘、胰瘘、肠瘘、脓肿切开引流。多用胶管、套管引流。因系疾病治疗需要的引流，所以时间较长，待没有脓液或瘘液、胆汁、胰液引出方能拔除。

②按作用机理分类

a．被动引流：借助于体内液体与大气压力差，或引流物的虹吸作用及体位相关作用，使液体排出体外。

b. 主动引流：用负压吸引将体内液体吸出，多用烟卷、纱布或胶管、套管接负压罐（瓶）等。

（2）引流的作用

①将创口内或腔隙中的分泌物、血液、渗出液、异物等引出体外，减少感染的诱因。

②刺激组织，使渗出液增多，以中和或稀释毒素。

③渗出液中含有大量纤维蛋白原，能使局部产生粘连，局限病灶。

正确的引流可使炎症消退，防止感染扩散，使伤口得以良好愈合。但不必要的引流会增加感染、切口疝等并发症。

（3）引流物的种类（图附2-26）

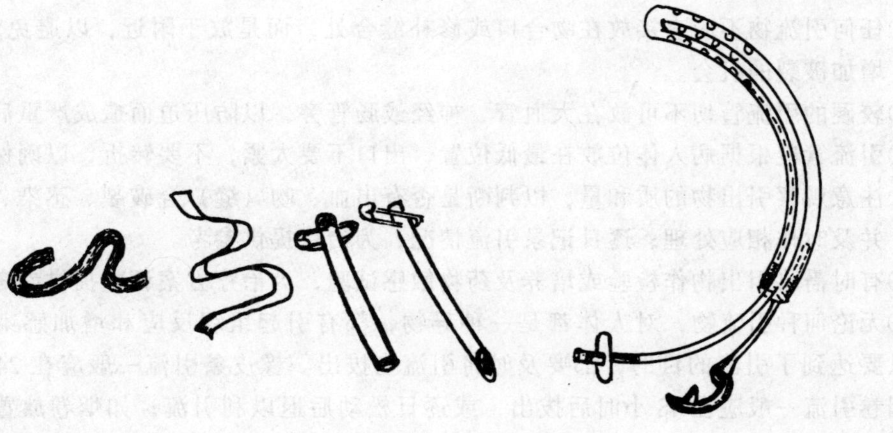

图附2-26 各类引流物

①药线：应用于小创口、浅表窦道，并能进行局部给药。

②橡皮引流：即用橡皮手套剪成各种长条状，消毒后用于较表浅和较窄的间隙，如作手术创口之皮下或肌层引流，或较小脓肿、脓性指头炎及小瘘管引流。

③纱布引流：适用于浅表创口或窦道，既有引流作用又可局部给药，但不宜用于深部伤口。

④凡士林纱布：对浅表不能缝合的创面，覆盖较薄的凡士林纱布能达到引流和止血的目的。创口分泌物较少而接近愈合时，可起到引流和保护肉芽的作用。

⑤烟卷引流：用纱布裹入薄橡皮内，做成香烟状，表面光滑。多用于腹腔内和深部肌层的引流。

⑥橡皮管引流：常用的有普通橡皮管、乳胶管、普通导尿管、蕈状造瘘管、硅胶气囊导尿管和T形管等，适用于胸腔或腹腔的引流，以及空腔脏器如膀胱、胆囊、胆道等的引流。有的加接负压吸引罐或负压吸引袋等来提高引流作用。

（4）放置引流的指征

①脓肿或化脓性感染，如脓胸、腹腔脓肿切开后。

②积液或积血（血肿）经切开或仍留有残腔，一时不易闭合，可能会再积液或积血者。

③肿物摘除后残腔不易消灭，有积液可能者。

④软组织广泛挫伤，创面广泛剥离，或未能彻底止血，有可能继续渗血、渗液者。

⑤伤口感染，或污染严重，或不能完全清除坏死组织者。

⑥消化道吻合或修补后，由于各种因素，有破裂或消化液渗漏可能者。

⑦肝、胆道、胰、泌尿系统等外伤或手术后，为了防止血液、胆汁、胰液或尿液外渗或积聚者。

⑧胸腔内手术后，为了防止积血、积气，以及有利于肺复张。

⑨用于减压，如脑室引流以降低颅内压；胆总管切开T形管引流，以降低胆管内压力；再如胆囊造口、膀胱造口、为切除后十二指肠造口的减压等。

(5) 注意事项

①任何引流物不应直接放在吻合口或修补缝合处，而是放于附近，以避免刺激吻（缝）合口，增加破裂的机会。

②较硬的引流管切不可放在大血管、神经或肠管旁，以防压迫而造成严重后果。

③引流管应根据病人体位放在最低位置，出口不要太紧，不要转折，以确保引流通畅。

④注意观察引出物的质和量，以判断是否有出血、吻（缝）合破裂、感染、引流不畅等情况，并及时作相应处理；逐日记录引流情况，为治疗提供参考。

⑤有时需将引出物作检验或培养及药物敏感试验，为治疗方案调整提供参考。

⑥无论何种引流物，对人体都是一种异物，都有引起组织反应和增加感染的机会，因此，只要达到了引流的目的，都要及时将引流物拔出。橡皮条引流一般应在24～48小时拔出。烟卷引流一般应在48小时后拔出，或逐日松动后退以利引流；如烟卷放置过久，则引流作用逐步丧失，若需继续引流，宜更换其他引流物。胆道T形管引流及肾、膀胱造瘘管引流则需依据病情的恢复情况而决定引流管的拔出时间。脓腔的引流则应放至其缩小接近愈合为止。

2．外科切口的处理

(1) 切口的分类

①Ⅰ类切口（无菌切口）：如单纯性疝修补术、甲状腺次全切除术等切口。

②Ⅱ类切口（可能污染切口）：如单纯性阑尾炎切除术、胃大部分切除胃空肠吻合术、肠切除和胆囊切除术等切口；某些皮肤准备不易彻底的部位，如阴囊、会阴部等手术切口；最近愈合而重新切开的切口，如二期结肠癌、胰头癌手术切口；6～8小时以内创伤，经清创处理缝合的切口等。

③Ⅲ类切口（污染切口）：即在邻近感染区或直接露于感染区的切口，如溃疡穿孔、阑尾穿孔手术的腹壁切口；绞窄性疝做肠切除吻合术、坏疽性胆囊炎、化脓性胆管炎、窦道切除术的手术切口等。

(2) 切口愈合的分级

①甲级：愈合良好，即无不良反应的初期愈合，用“甲”字代表。

②乙级：愈合欠佳，即切口愈合有缺点但未化脓，用“乙”字代表。为了统计缺点性

质，可在“乙”字后面附加括号注明具体情况，如缝线针眼脓肿、切口血肿、积液、浸润块等。

③丙级：切口化脓，并因化脓需要将缝合的切口分开或切开引流等，用“丙”字代表。

(3) 切口的统计记录

手术后，经管医师应密切观察切口愈合情况，在病程记录中，按上述切口分类和分级原则记录反映（病人出院时，填写在病案首页“切口”栏内）。如单纯性疝修补术、甲状腺次全切除术、乳腺包块切除术等切口愈合良好，记录为Ⅰ/甲。胃次全切除切口发生积液，记录为Ⅱ/乙（积液）；甲状腺腺瘤切除术切口化脓记录为Ⅰ/丙（化脓）；胃穿孔修补术后愈合良好，记录为Ⅲ/甲。

(4) 切口处理的基本要求

①手术后24小时更换一次无菌敷料，一般术后24~48小时伤口疼痛减轻。未置引流管的手术切口3~5日再更换无菌敷料；如无切口局部疼痛加重、体温升高，无切口感染等异常情况，则可不再更换敷料，直到拆线。

②有引流物的伤口视引流量的多少，每日换药1次或多次，以避免外层敷料浸湿。置引流管处保持干燥者，可2~3日更换敷料1次。为引流创面渗血、渗液，如甲状腺手术等Ⅰ类切口的乳胶片引流，除非引流量仍多，一般在48小时内拔除；Ⅱ、Ⅲ类切口皮下引流如无感染征象，一般也于术后48~72小时拔除；烟卷引流术后12~24小时应予转动，以后酌情转动或抽动一下，以确保引流效果；其他引流视具体情况处理。

③拆线：初期愈合良好的头、面、颈部切口术后4~5天拆线；下腹、会阴部手术6~7天拆线，胸部、上腹、背、臀部切口术后7~9天拆线，四肢术后10~12天拆线，近关节处可适当延长；减张缝线需2周以上拆线。术后若切口有轻度红肿，可用75%酒精湿敷或理疗；若缝线处有炎性反应者，可先行拆除该缝线；切口处有红、肿、热、痛等明显感染者，应提前拆线；如已化脓，应敞开引流，每日换药。

下述情况应延迟拆线：有严重贫血、消瘦、营养不良、恶病质者；严重失水或电解质紊乱尚未纠正者；老年人及婴幼儿；胸、腹部手术后咳嗽未控制，以及任何原因所致切口张力增大者。如遇这些情况，也可采取分期间断拆线的方法处理。

3．换药及拆线法

(1) 换药：又称交换敷料，其目的是观察与清洁伤口，及时发现、处理伤口异常情况，清除伤口内异物、分泌物和坏死组织，减少毒素吸收，减少细菌繁殖，保持伤口尤其是深部伤口的引流通畅，促进伤口尽早愈合。应严格无菌技术操作，避免引起或加重创口感染。

①换药的指征：a．手术后切口的常规检查。b．敷料松脱需要更换。c．伤口的渗血、渗液、引流液等浸湿敷料，或大小便及各种消化液污染伤口。d．需松动或拔出引流管。e．愈合伤口拆线等。

②换药前的准备：必须穿工作服，戴好帽子、口罩，洗净双手；必要时先看一次伤口，估计需要多少敷料和何种器械（剪刀、探针等）、药物，一次备妥。

③严格无菌操作技术：应先换清洁的伤口，如I类切口或拆线等，再换感染伤口，并应每次洗手，以减少交叉感染机会。应准备2把无菌镊，其一夹持无菌棉球和敷料，另一夹持

接触伤口的敷料、沾染伤口分泌物的敷料，不应再接触其他部位，须置于专用的弯盘或碗内。一只内装有75%酒精棉球、消毒干纱布、无齿平镊，视部位的不同，还可准备如止血钳、剪刀等；另一只盘为置放污染敷料所用。尤其要注意的是：两只手所持的无齿镊一只可与伤口及所换敷料接触，另一只则始终只与无菌消毒盘接触，两只镊子互相交接换药材料。

④换药步骤

a. 先用手将伤口外层的敷料揭去，按无菌操作持镊，将覆盖在伤口上的内层敷料轻轻揭去，露出无菌伤口（图附2-27）。如遇敷料与伤口因结痂粘连，则不可硬揭，以免造成伤口出血。应以等渗盐水棉球将结痂敷料浸湿，使敷料与伤口分离。用75%酒精（或碘伏）棉球先消毒切口部位，再由内向外在伤口周围消毒2次，消毒范围应大于敷料覆盖的范围；需要时拔除引流条，引流口分泌物用干棉球拭净；如为拔除引流管，需以凡士林纱条疏松填塞引流口（胸腔拔管、膀胱造瘘拔管则按专科要求填塞）。覆盖敷料后用胶布固定或包扎。

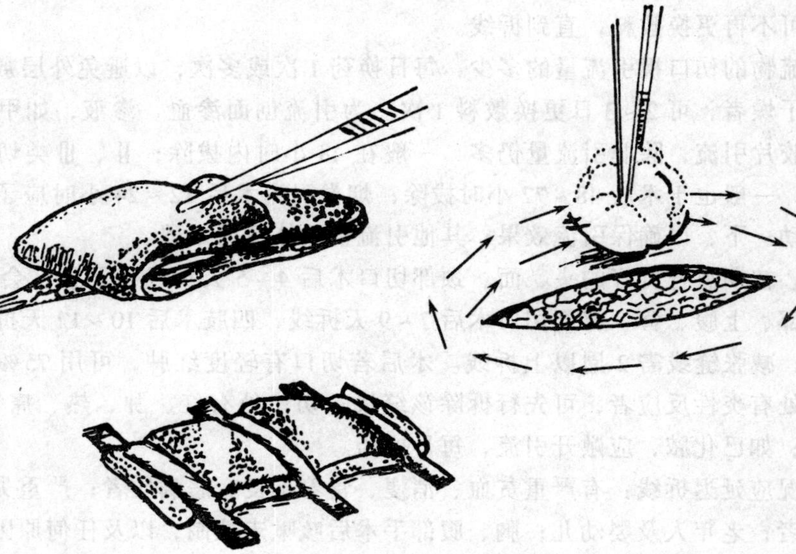

图附2-27　换药

b. 有创面者，如创面与里层敷料粘住，亦应用盐水湿润后再揭除，以免损伤肉芽组织和引起创面出血。要观察创面分泌物多少、色泽以及有无线头、异物及坏死组织、创面肉芽及创缘表皮生长情况等。先用盐水棉球拭净创面周围皮肤上的分泌物和消毒创面周围皮肤2~3次。再用盐水棉球蘸吸清除创口内的分泌物。脓液及坏死组织较多或较深的创面可用等渗盐水或其他消毒溶液如0.05%氯己定溶液、0.1%依沙吖啶（利凡诺）溶液等冲洗。创口内线头、异物、坏死组织应予清除。

c. 分泌物多的创面应选用等渗盐水或其他溶液的湿纱布引流和湿敷。绿脓杆菌感染可用1%醋酸溶液、2%苯氧乙醇液；有厌氧菌感染者用3%过氧化氢溶液冲洗等。

d. 经久不愈又较深的创口，应考虑伤腔内有异物（线头、坏死组织、死骨或清创时未予清除的残留物等）留存，可行扩创、彻底清除，充分引流。

e. 对肉芽生长健康、创面分泌物少的创面，应以凡士林（或生肌膏、九华膏）纱布覆盖创面或凡士林（或生肌膏、九华膏）纱布条引流创腔。肉芽组织水肿明显者，用高渗盐水纱布湿敷。高出周围皮肤或不健康的肉芽组织可用剪刀剪平，或先用硝酸银棒腐蚀，再用等渗盐水反复轻蘸后以凡士林覆盖，加盖敷料，常规固定包扎。

f. 对创缘皮肤已纤维化增厚，影响愈合的伤口时，要切（剪）除修剪创缘，以利于伤口愈合。

⑤拆线：在切口或创口初步愈合后，要及时将缝线拆除。要求是拆除缝线时为了避免皮下组织受到感染，不能将暴露在皮肤表面的那一段缝线再从皮下穿出。

a. 拆线时先依次用2.5%碘酊及75%酒精，或碘伏，或新洁尔灭棉球消毒缝线和切口，以及周围皮肤。

b. 用镊子稍提起贴在皮肤上的线结，线剪紧贴线结下的皮肤将缝线一端剪断，断线自对侧抽出（图附2-28）。

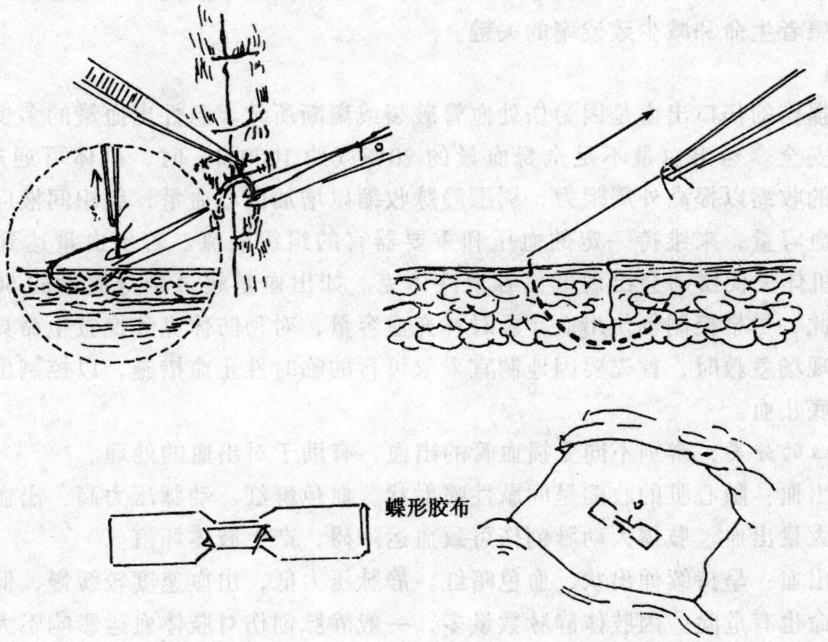

图附2-28 拆线

c. 拆线完毕，再消毒皮肤，覆盖无菌纱布，胶布固定或包扎。如切口愈合欠佳，有部分哆开，宜用蝶形胶布将伤口拉拢。

见习四　外科急救

【目的与要求】

1．熟悉外科出血的分类与常用止血法。

2．掌握压迫止血法、止血带止血法、屈曲肢体加垫止血法的操作方法及注意事项。

3．了解身体各部位的绷带包扎方法。

4．了解常用临床固定器材、外固定注意事项，以及搬运和输送病员的注意事项。

【内容】

外科急救是平时或战时对创伤患者实施救护的最常用基本技能，早期急救的及时、妥当是成功挽救患者生命和减少致残率的关键。

1．止血

开放性损伤的伤口出血是因为伤处血管破裂或离断所致。急性出血量的多少直接关系到病人的生命安全。当出血量不足全身血量的20%（约1000ml）时，机体可通过代偿机制，如周围动脉的收缩以提高外周阻力，周围静脉收缩以增加回心血量，组织间液向血管内加速转移而增加血容量，来维持一定的血压和重要器官的组织灌流。若出血量达到全身血量的20%以上，机体失代偿则会出现低血容量性休克。如出血量超过全身血量的50%，即可导致死亡。因此，尽早控制创伤出血，及时补充血容量，对预防休克和挽救生命具有十分重要的意义。在现场急救时，首先要因地制宜采取可行的临时性止血措施，以控制出血，并应及早地进行彻底止血。

（1）出血的分类：辨别不同受损血管的出血，有助于对出血的处理。

①动脉出血：随心脏的收缩呈间歇性喷射状，血色鲜红。动脉压力高，出血快，短时间内即会引起大量出血。肢体大动脉创伤可致血运障碍，产生肢体坏疽。

②静脉出血：呈持续涌出状，血色暗红。静脉压力低，出血速度较缓慢，但长时间不断地出血对生命也有危险。因肢体静脉数量多，一般静脉创伤对肢体血运影响不大。

③毛细血管出血：为渗出状，看不到明显出血点，血色多为鲜红。

（2）急救止血法：依据出血的性质，采取相应的止血方法。

①包扎止血法：是最常用的临时止血方法，包括加压包扎和填塞止血法两种。

a．加压包扎法：用急救包或厚敷料覆盖伤口，再用绷带加压包扎，包扎的力度要均匀，范围要大。须抬高患肢，避免静脉回流受阻而增加出血。此法能增加血管外压，促进自然止血过程，除大血管外，一般均能达到止血的目的。常常用于四肢创伤出血的止血。亦可配合用中草药止血粉止血，如马勃末、地榆末、乌贼骨膜、百草霜、血余炭、松树皮炭，或云南白药、三七粉等撒在伤口上，外用敷料加压包扎。

b．填塞止血法：适用于腋窝、腹股沟及臀部等部位的出血。因上述部位血管位置较深，单纯加压包扎难以奏效，止血带又不易使用，故本法较为适宜。可用灭菌纱布或凡士林纱布，或用明胶海绵、纤维蛋白等填塞创腔，并加压包扎固定。伤后3~5天取出纱布，过早可发生再出血，过晚可引起感染。

②指压止血法：是最简捷的临时止血法，适用于动脉出血的止血。用手指或手掌压迫出血部位近心侧动脉干，以暂时控制出血。如头颈部大出血可在气管外侧与胸锁乳突肌中部前缘，将颈总动脉压向第5、6颈椎横突，可止住同侧面部的出血。但时间不宜过久，切忌同时压迫双侧颈总动脉；头顶及颞部出血可用拇指在同侧耳前将颞动脉压向颞弓上止血；颌部及颜面部出血可用拇指或食指在同侧下颌角前1.2cm处，将颌外动脉压向颌骨上止血；肩或上臂出血可在锁骨上窝胸锁乳突肌锁骨头外侧向第1肋压迫锁骨下动脉压迫止血；手、前臂和上臂下部的出血可在同侧上臂中部肱二头肌内侧沟处把肱动脉压向肱骨干上止血；下肢出血可在腹股沟韧带中点将股动脉压在股骨上止血。（图附2-29、2-30、2-31）

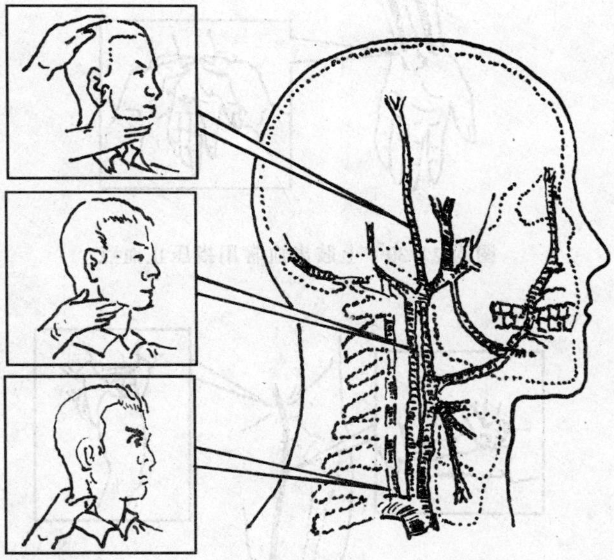

上：指压颞动脉　中：指压颌动脉　下：指压椎动脉

图附2-29　头颈部出血常用指压止血点

采用指压止血法应熟悉四肢等动脉压迫的解剖部位。本止血法仅仅是四肢动脉出血的应急措施，由于四肢动脉有侧支循环，止血效果有限且不能持久，故使用本法后应在最短的时间内改用其他止血法。

③止血带止血法：适用于四肢创伤引起的动脉出血或其他止血方法未能奏效的出血。止血带可阻断肢体血液循环而达到有效的止血目的，但也可能由此而造成肢体坏疽的危险。所以必须正确地使用止血带才能既发挥止血作用，又防止和减少其有害影响。常用止血带的种类和使用方法是：

a. 弹性橡皮止血带：因体积小、可卷曲、便于携带，无论战时还是平时，现场急救中的应用最广，但因其施压面窄，且压力不易控制，易造成神经和局部软组织的损伤，使用时

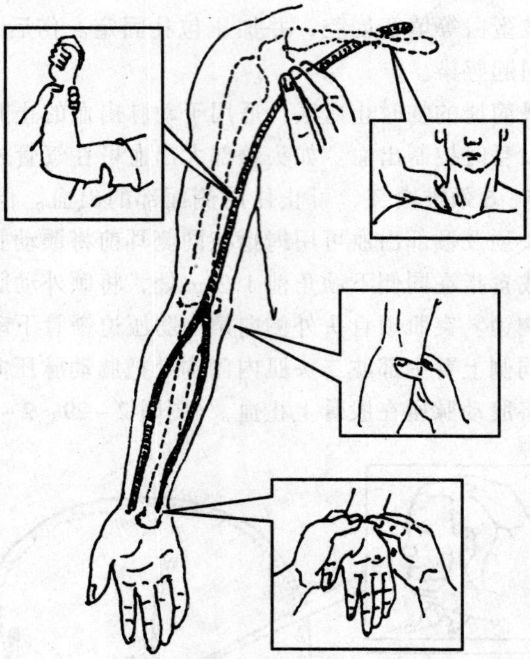

图附 2-30　上肢出血常用指压止血点

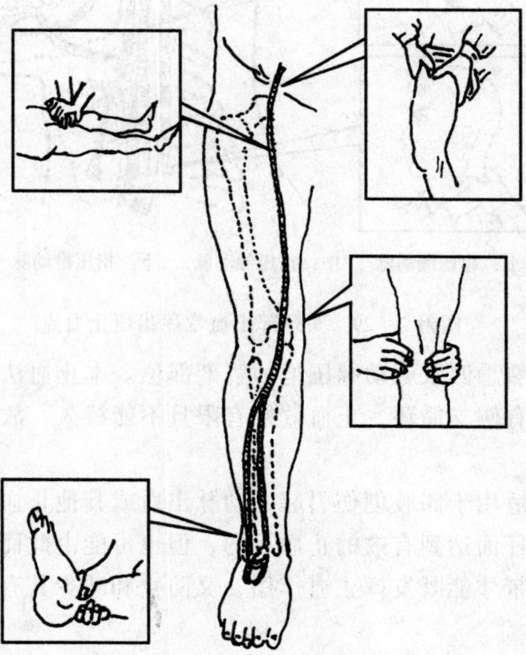

图附 2-31　下肢出血常用指压止血点

应加衬垫物。缠扎橡皮管止血带的方法是：以左手拇指、食指及中指夹持止血带的头端，右手拉紧止血带环绕肢体一周后压住头端，再环绕肢体一周，止血带的尾端置于左手食指与中指之间，由食指和中指将尾端从止血带的下面拉过，使之成一活结。若需放松止血带，将尾端拉出即可（图附 2－32）。

b．就便替代物：在急救现场缺乏专用止血器材时，可就便取材，使用三角巾、绷带、手帕、宽布条等替代止血带，但不可用绳索或金属丝缠扎。用上述替代物止血时多采用绞紧止血法，方法是用替代物在伤口的近端环绕打结，在结内或结下穿一短棒，旋转此棒使“带”绞紧而达到止血的目的，然后将短棒固定在肢体上（图附 2－33）。

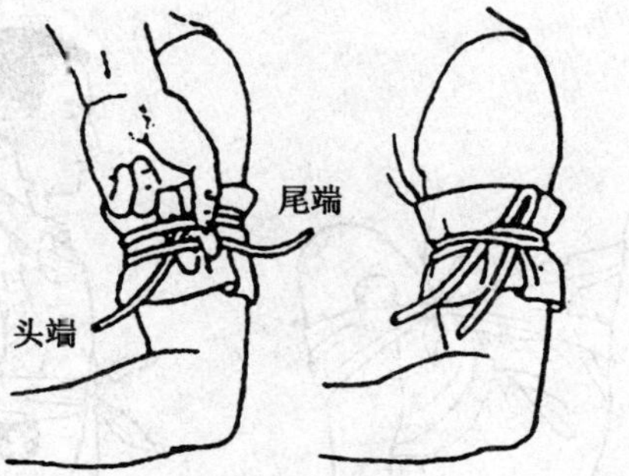

图附 2－32　橡皮带止血法

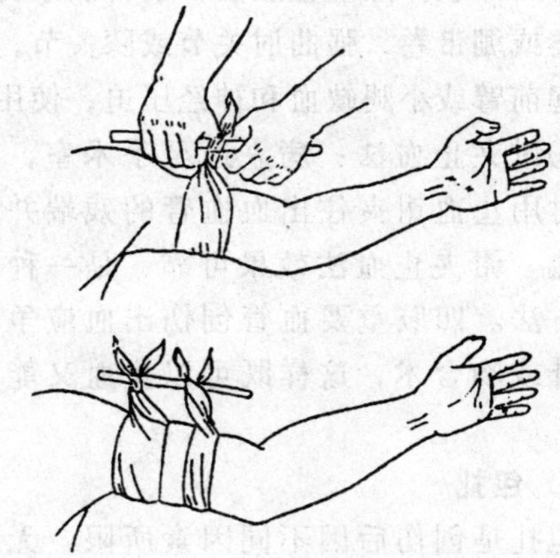
图附 2－33　替代物绞带止血法

c．充气止血带：这种止血带接触面施压广，可准确调整压力，可减少和避免局部组织和神经损伤。目前使用的充气止血带能对肱、股动脉直接加压，只需高于其收缩压 6.67～10.66kPa（50～80mmHg）的充气压即可基本或完全控制出血。一般成人上肢应维持在 40kPa（300mmHg），下肢约 53.33～66.66kPa（400～500mmHg）比较适宜。

止血带止血的注意事项：

a．上止血带前须将伤肢抬高片刻，使静脉回流后上止血带。

b．缚扎的部位应尽量靠近伤口上方，一般上肢在上臂的上 1/3 部位（应避免缚扎在中 1/3，以防桡神经损伤），下肢在大腿的中、下 1/3 交界处。在肘或膝关节以下缚扎止血带无止血作用。

c．止血带不能直接与皮肤接触，可利用衣服、三角巾、毛巾或其他布类作衬垫，但须平整，避免有皱折。

d．要松紧适度。过紧会损伤组织，如神经损伤可引起麻痹，损伤血管则可引起血栓形成；过松则不能阻断动脉血通过，而静脉血的回流受阻，反使出血增加。

e．缚扎止血带持续时间过久会引起肢体缺血性坏疽，因此，止血带缚扎的时间一般不超过 1 小时，如须延长缚扎时间，也应每隔 1 小时松开止血带 1 次以暂时恢复肢体远端血供 1～2 分钟。松开止血带之前可用手指压迫近侧动脉干或伤口局部加压控制出血，然后在一稍高平面上将止血带缚上。缚扎止血带总的时间应不超过4小时（冬天可适当延长），否则在松止血带后会引起类似挤压综合征的严重全身变化。

f. 如伤口过大或有大血管损伤，受伤者不能承受再出血，则不可冒生命危险轻易放松止血带。如肢体几乎断离或截肢已属不可避免，当然也就不必放松止血带。

g. 凡缚扎止血带即应作出标志，注明时间并做好转运的交接事宜，以免缚止血带时间过久造成肢体坏疽的不良后果。

h. 对缚扎止血带的伤员应优先考虑和尽快施行手术止血。在松止血带前应做好手术止血准备和进行输液输血。

④屈曲肢体加垫止血法：前臂和小腿出血，如无合并骨折或脱位，在肘窝或腘窝处放置棉垫卷或绷带卷，强曲肘关节或膝关节，借衬垫物压迫动脉，并用绷带或三角巾固定。该法可引起前臂或小腿缺血和神经压迫，使用时间不应超过1小时。（图附2-34）

⑤钳夹止血法：病人送至手术室，在清创的同时用止血钳夹住出血血管的残端并加以结扎止血。钳夹止血法效果可靠，是一种彻底的止血方法。四肢重要血管创伤出血应争取做血管修补或吻合术，这样既可以止血又能保全肢体。

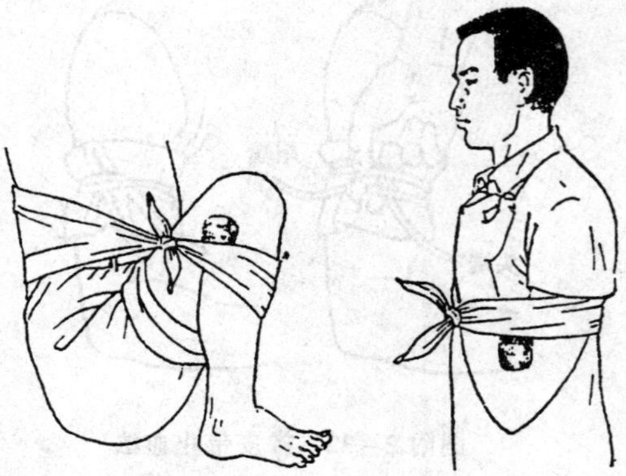

图附2-34　屈曲肢体加垫止血法

2. 包扎

包扎是创伤后因不同因素所限，无法及时得到清创而采取的一种临时措施。包扎的目的是保护伤口，减少污染，压迫止血，固定敷料和制动止痛。

（1）包扎材料：常用的有棉布、纱布和弹力绷带等。

①绷带卷：用绷带卷包扎的包扎面较小，缠扎费时，但包扎的效果最好。主要用于四肢、额和颈等部位的小面积伤口。绷带的宽度依据包扎的部位而定，手指包扎可用宽度为3cm的绷带。其他部位用宽约5～7cm的绷带。

②三角巾：包扎面较大，使用方便快捷。适用于躯干、四肢或头面等部位较大的创面。

③四头带：多用于胸部或会阴部的包扎。

④多头弹力绷带：适用于胸、腹部的包扎。

⑤就便取材：如毛巾、手帕、衣服或床单等。

（2）绷带包扎法

①绷带保扎的要求：力求达到牢固、舒适、整齐、美观，并注意节约。

②绷带包扎的一般方法：绷带包扎的基本要领是掌握“三点一走行”，即绷带的起点、止点、着力点（多在伤处）和走行方向。

a. 包扎前将病人衣服解开或剪开，充分显露伤口。

b. 操作要轻、快，避免加重病人疼痛。

c．包扎的部位必须清洁、干燥，骨隆突处应用棉垫保护。

d．包扎四肢时必须保持功能位置。指（趾）端应外露，以便观察血液循环。

e．一般应由肢体远端向近端缠绕，用力均匀，松紧适度。每一圈绷带应盖住前一圈绷带宽度的1/3～1/2。

f．为防止绷带滑脱，缠绕开始先环绕2周，并将绷带头折回一角，于第二周时将其压住。包扎完毕前将再环绕2周，绷带固定结应打在肢体的外侧面，切勿固定在伤口敷料上面。

③绷带的基本缠法

a．环绕法：环形缠绕，下一周完全重叠。适用于额、颈、腕及腰部的固定。

b．蛇形法：绷带斜形缠绕，互不重叠。适用于简单固定敷料或夹板，松解时方便。

c．螺旋法：螺旋形缠绕，每周覆盖上一周1/3～1/2。适用于额、颈、腕及腰部的固定。

d．螺旋折转法：由肢体的细处向粗处缠绕，每缠一周即向下反折一次。适用于肢体粗细不均的部位如小腿、前臂等。

e．“8”字形法：适用于关节的包扎。先用环绕法，斜过关节时上下交替，于关节处交叉，并覆盖上一周的1/3～1/2。如先缠关节远侧部分，向关节包缠为近心包扎；反之，由关节近侧向远侧包扎为远心包扎。

f．回反法：自正中开始，反复由后向前、左右交替来回包扎，每一来回覆盖前次的1/3

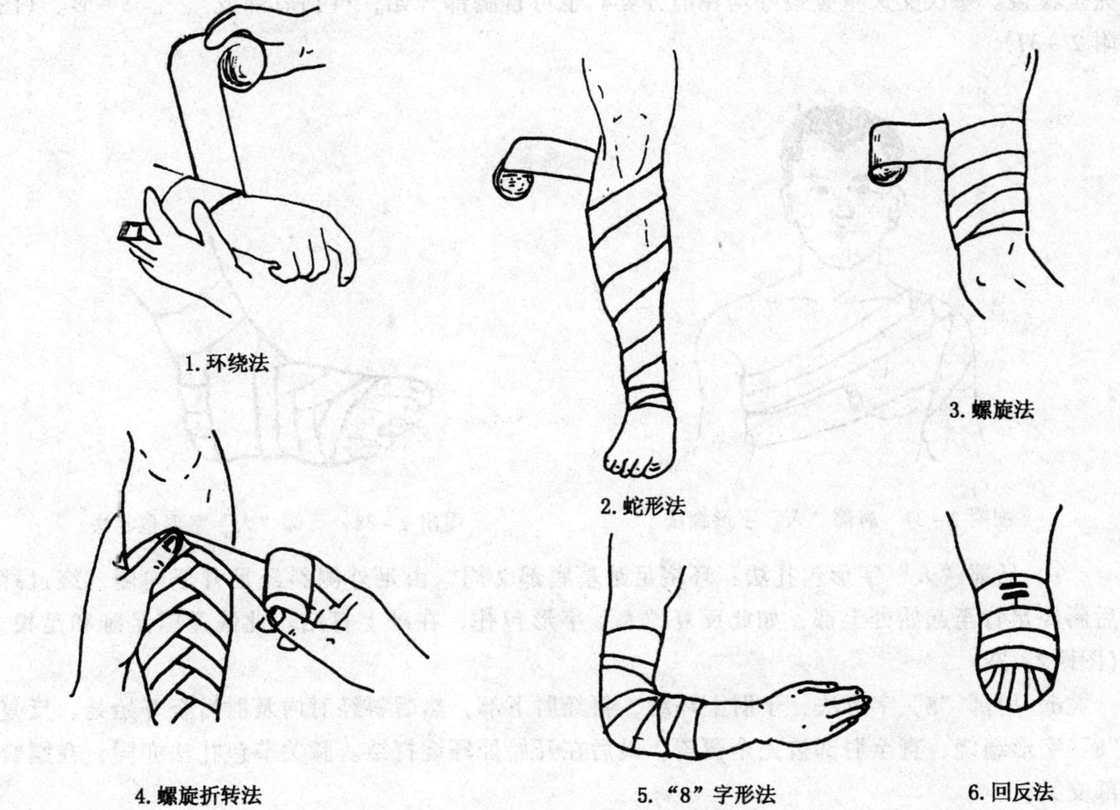

图附2－35　绷带的基本缠法

~1/2，直到全部包盖后再用环绕法固定。适用于头部和短肢端包扎。(图附 2－35)

④身体各部分的缠法

a．头顶部双绷带回反法：用两个绷带连接在一起，将打结处放在头后部，分别经耳上向前于额中央交叉，将第一个绷带经头顶到枕部，第二个绷带则环绕头部并在枕部将第一个绷带覆盖，第一个绷带再由枕部经头顶到额部，第二个绷带在额部又将第一个绷带覆盖，如此第一个绷带回返、第二个绷带环绕交叉包扎直至整个头顶覆盖（图附 2－36）。

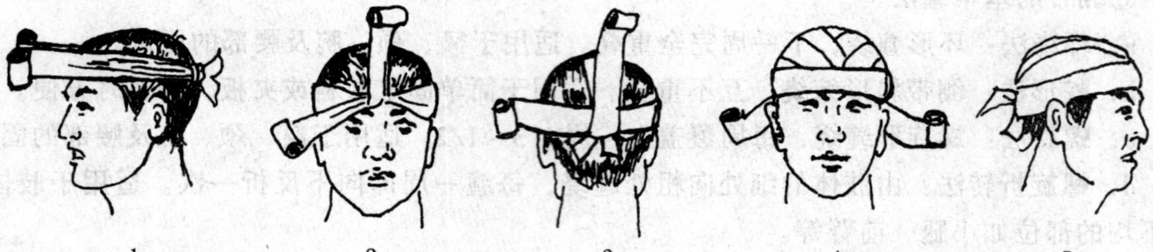

图附 2－36 头顶部双绷带回反法

b．肩部“人”字形缠法：环绕伤侧上臂 2 周，经背部至对侧腋部，然后斜经胸前至起始处上部，再环绕上臂向上至肩部。如此反复包扎，每周覆盖前周的 1/3～1/2，直至肩部完全覆盖。每次交叉重叠最好均在前方处。也可自胸部开始，再到肩部成“人”字形。(图附 2－37)

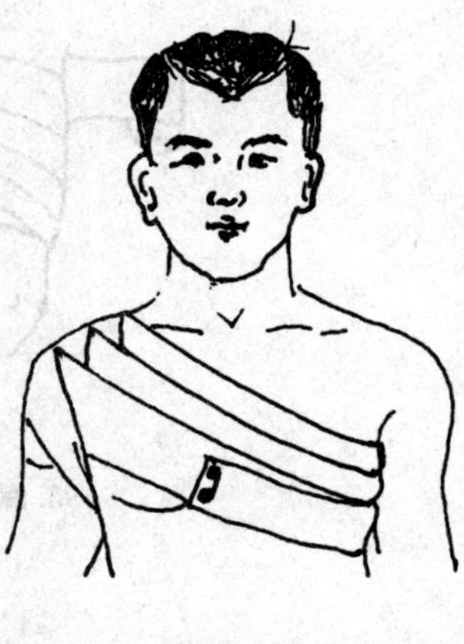

图附 2－37 肩部“人”字形缠法

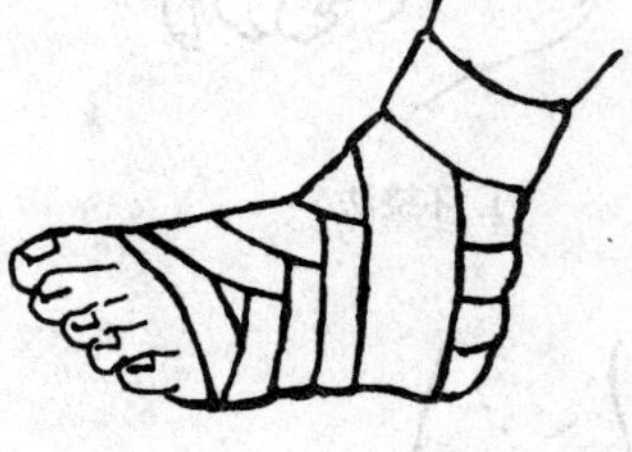

图附 2－38 足部“人”字形包扎法

c．足部“人”字形包扎法：环绕足趾基底部 2 周，由足外侧斜经足背至内侧，绕过踝后斜经足背至起始处上部，如此反复“人”字形包扎，在踝上打结。此法显露足趾和足根。(图附2－38)

d．肘部“8”字形法：于肘上环绕，斜经肘下部，然后斜经肘内及肘后至开始处，反复“8”字形缠绕，直至肘部被完全覆盖，最后在开始处环绕打结。膝关节包扎法亦同，在腘窝部交叉。

e．露指端手部包扎法：先环绕手指基底部 2 周，自尺侧斜经手背至掌部的桡侧，再横经掌面至尺侧，然后再斜经手背至起始处上部，如此反复作“人”字形包扎，在腕部环绕2周打结（图附2-39）。

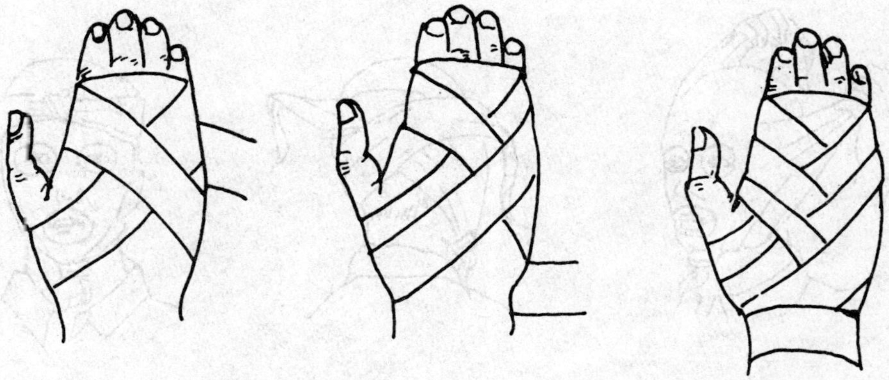

图附2-39　露指端手部包扎法

（2）三角巾包扎法：三角巾包扎法的要领是：边要固定、中心伸展。

①头部帽式包扎法：底边齐眉，沿耳上方拉向脑后，再将顶角从顶拉向脑后，双底角压住顶角后再绕到前额打结（图附2-40）。

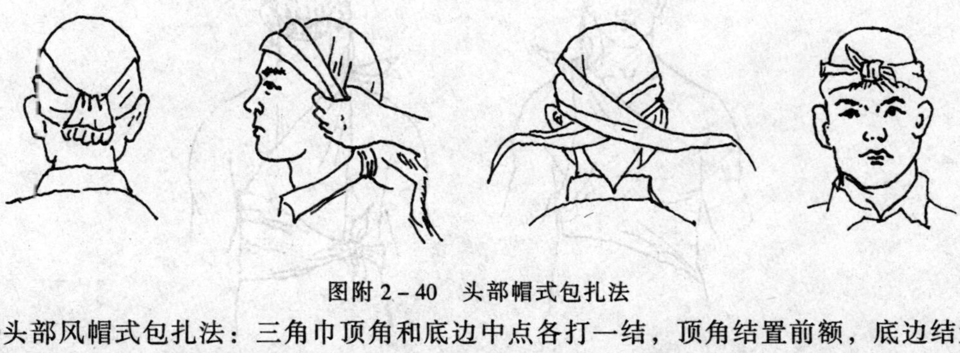

图附2-40　头部帽式包扎法

②头部风帽式包扎法：三角巾顶角和底边中点各打一结，顶角结置前额，底边结置枕下方，包住头部两底角往前拉紧并向外反折成3~4横指宽，包绕下颌，拉至枕后结上方打结固定（图附2-41）。

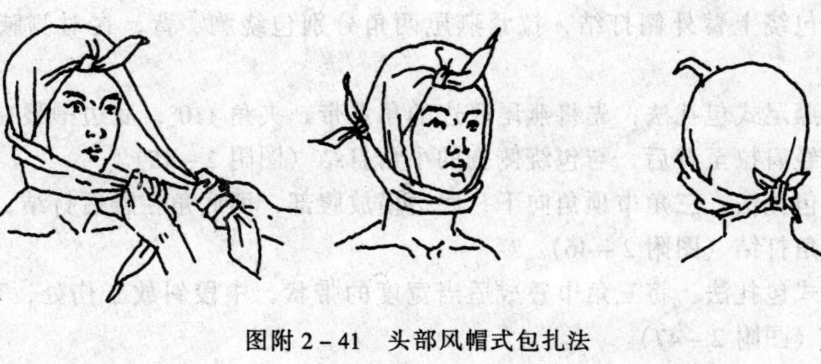

图附2-41　头部风帽式包扎法

③面部面具式包扎法：三角巾顶角打结兜住下颏，罩住面部，双底角在枕后部交叉，底边相压再绕到前额打结，酌情在眼、口、鼻处开窗（图附2－42）。

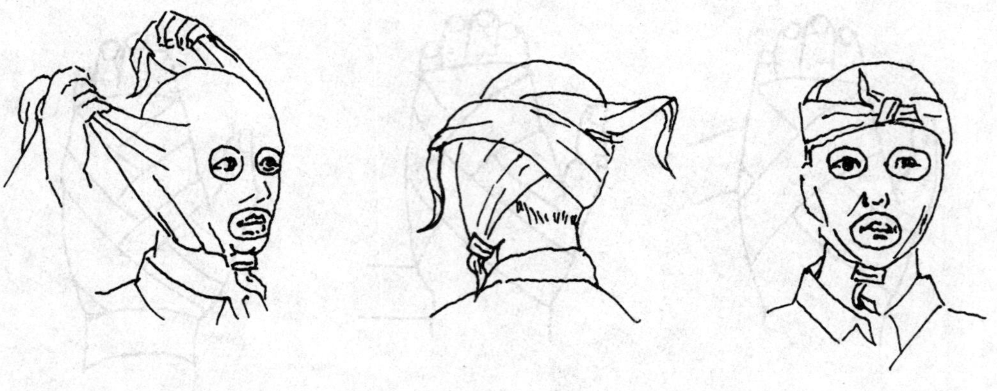

图附2－42　面部面具式包扎法

④胸部包扎法：底边横置伤侧胸部，顶角拉过伤侧肩部至背部，与双底角在背后打结（图附2－43）。

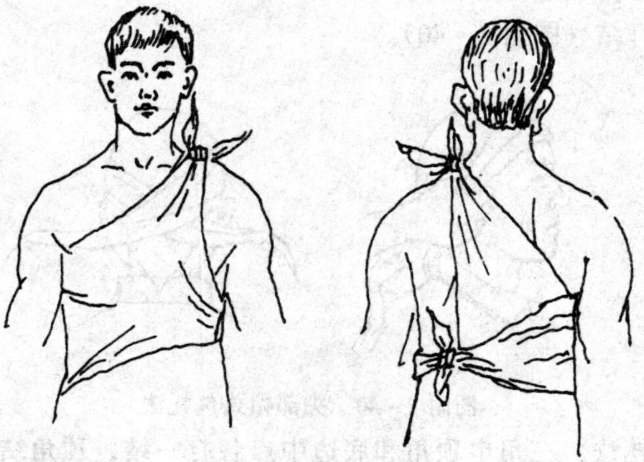

图附2－43　胸部包扎法

⑤肩部燕尾式包扎法：将三角巾叠成燕尾式，燕尾夹角放在肩上正中指向颈部。包扎时燕尾底边双角包绕上臂外侧打结，拉紧燕尾两角分别包绕胸、背，在对侧腋下打结（图附2－44）。

⑥上腹部燕尾式包扎法：先将燕尾底边的角系带，夹角110°，底边围腰在一侧打结，将大角斜向上，经肩拉至背后，与包绕侧胸的小角打结（图附2－45）。

⑦下腹部包扎法：三角巾顶角向下，底边横放腹部，两底角在腰后打结，顶角由腿间拉向腰后再与底角打结（图附2－46）。

⑧肢体带式包扎法：将三角巾叠成适当宽度的带状，中段斜放于伤处，环绕肢体包扎，于伤处旁打结（图附2－47）。

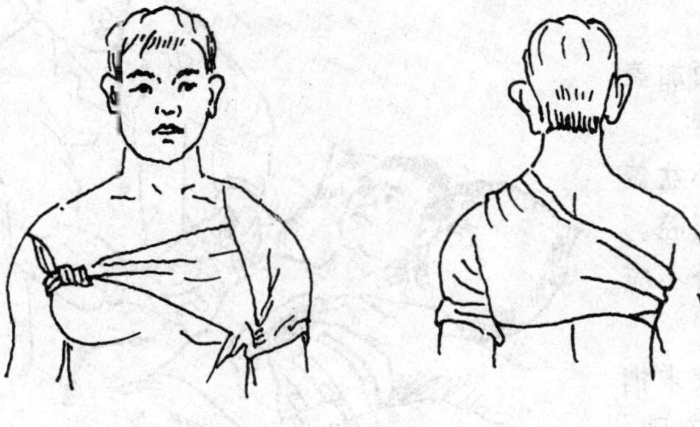

图附2-44 肩部燕尾式包扎法

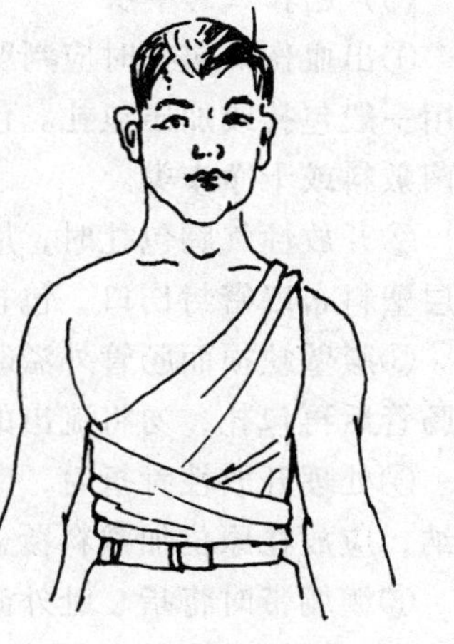

图附2-45 上腹部燕尾式包扎法

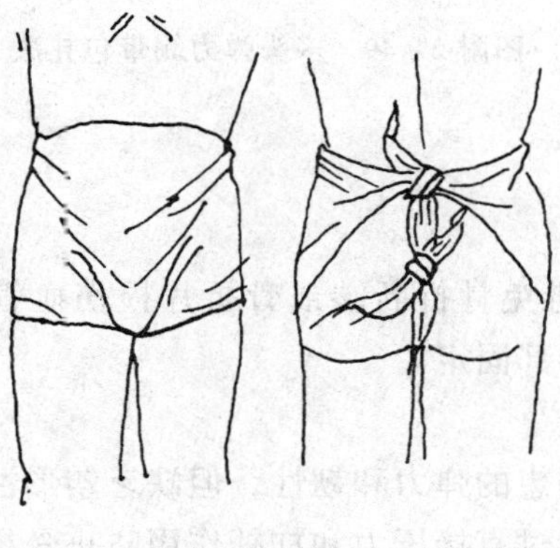

图附2-46 下腹部包扎法

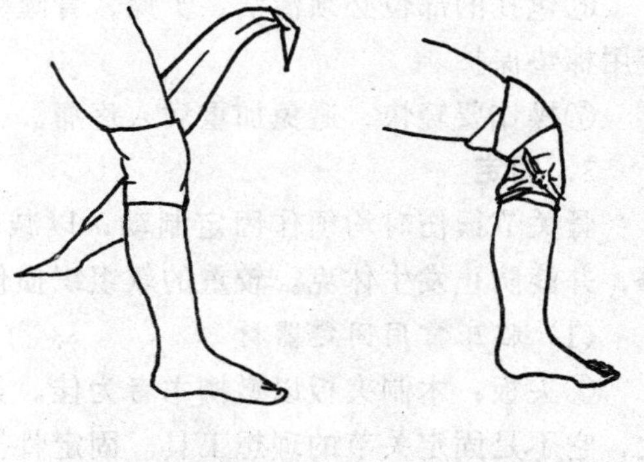

图附2-47 肢体带式包扎法

⑨手（足）部三角巾包扎法：手指（足趾）对向三角巾顶角，将手（足）掌或手（足）背平放于三角巾中央，底边横放于腕（踝）部，将顶尖折回，两底角分别围绕到手（足）掌或手（足）背侧交叉，再绕一周在背侧打结（图附2-48）。

(3) 四头巾包扎法：将四头带放在伤口敷料上，将四个头分别拉向双侧打结。

(4) 多头弹力绷带包扎法：先将伤处覆盖敷料，再将绷带中部对准伤处，环绕躯干把多头弹力绷带两端的“褡扣”相互摁紧粘合即可（如为手术后应用，引流管可从弹力绷带间隙穿出）（图附2-49）。

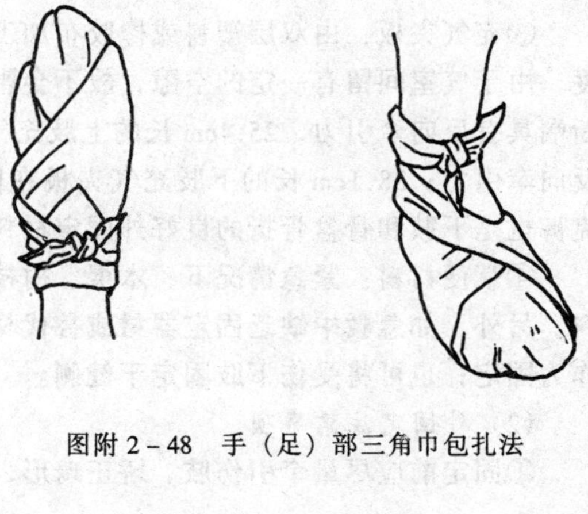

图附2-48 手（足）部三角巾包扎法

(5) 包扎注意事项

①出血伤口包扎时应判明出血性质，分别采用一般包扎或加压包扎。包扎前伤口应覆盖灭菌敷料或干净布类。

②开放性气胸包扎时，应在敷料外面加盖一层塑料布以密封伤口，包扎要松紧适度。

③腹壁缺损而肠管外溢时应用碗或小盆盖住肠管后再包扎，勿将流出的肠管送入腹腔。

④处理开放性骨折时，断骨外露部分不应还纳，应放在原位加敷料覆盖后包扎。

⑤缠绷带时将指、趾外露，以便观察末梢血液循环。绷带包扎各圈之间不应留有空隙，结打在身体不易受压的部位。包扎四肢须维持功能位置。

⑥包扎的部位必须清洁、干燥，骨隆突处应用棉垫保护。

⑦操作要轻快，避免加重病人疼痛。

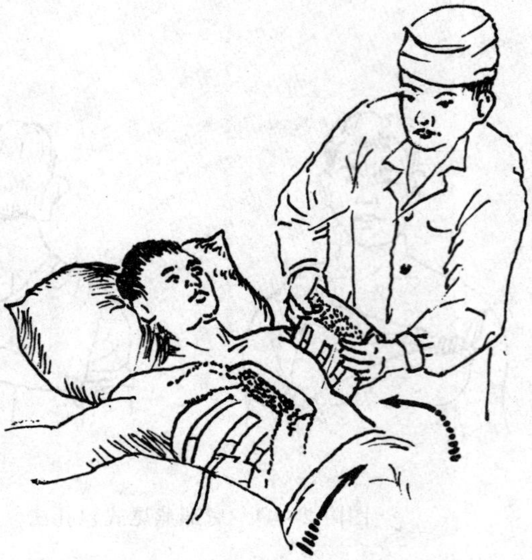

图附 2-49 多头弹力绷带包扎法

3. 固定

骨关节损伤时均须作固定制动，以减轻疼痛、避免骨折断端或骨折片损伤血管和神经等，并能防止发生休克。较重的软组织损伤也宜将局部固定。

(1) 临床常用固定器材

①夹板：木制夹板以嫩柳木者为佳。具有比较理想的弹力和韧性，但缺乏塑形性能。因此，它不是固定关节的理想工具。固定骨折时，它通过直接压力和杠杆作用防止骨折移位和矫正骨折畸形。一般不需要固定骨折上下的关节即能起到固定骨折的目的。轻巧、经济、携带方便是这类夹板的优点。

②梯形铁丝夹板：这种夹板可随意塑形，对肢体各部位的骨折均可使用，包括颈椎、胸椎等，大腿和髂部可用数块夹板组合以增加强度，如大腿箱形铁丝夹板固定。

③充气夹板：由双层塑料或橡胶布加工出若干相通的气室，这种夹板充气后具有一定强度，由于气室间留有一定的空隙，故不会影响血液回流。研究表明，充气夹板充气后对骨折断端具有反向牵引力，25.4cm 长的上肢充气夹板充气压 4kPa（30mmHg）时可产生 4.09kg 的反向牵引力；38.1cm 长的下肢充气夹板在同样充气压力下，其反向牵引力达 10.9kg。抗休克裤也是下肢和骨盆骨折的良好外固定材料。

④就便材料：紧急情况下，木棍、树枝、竹竿、枪支、硬纸板等都可作为临时固定的材料。另外，如急救中缺乏固定器材或替代材料，可采取自体固定法，即将受伤上肢缚在胸前作为固定；也可将受伤下肢固定于健侧。

(2) 外固定注意事项

①固定前应尽量牵引伤肢、矫正畸形，再将伤肢放在适当的位置作固定。

②有出血伤口者应先包扎后再固定；若需上止血带者，也应先上好止血带后再固定。

③固定范围一般应包括骨折处远和近的两个关节，既要牢靠不移，又不可过紧。

④应用梯形铁丝夹板或就便替代材料外固定时，要在患者肢体骨突起始部位加垫棉花或布类保护，以免压伤。

⑤在用休克裤作外固定时，放气松解前应先作好抗休克的准备。

4．搬运及输送

转运伤员可使用担架、车辆、舟船、列车，乃至直升飞机等，城市多采用救护车。火线上的伤员搬运必须防避敌人火力，而且常不能使用平日的搬运工具，则应因地制宜，常以人力运用背、夹、拖、抬、架等方法搬运伤员。

(1) 搬运方式与病人体位

①火线搬运伤员基本方法

a．背：背负伤员匍匐前进；或用背带加短木，使伤员骑坐其上，然后背走。也可徒手采用背负法、抱持法、肩负法。

b．夹：夹持伤员侧身前进。

c．拖：用大衣、雨衣、布单等包裹伤员，栓绳索于其下，然后拖拉运走。

d．架：就地取材以木棍、竹竿和衣、裤、被单等制成临时担架，搬运伤员；或双人徒手采用椅托式、拉车式搬运。

②特殊部位损伤伤员的搬运

a．脑外伤昏迷病人搬运中要保持气道通畅，途中采用半俯卧位，尽量减少震动。

b．开放性气胸封闭后的伤员采用单人包持或双人椅托式搬运，途中取半坐位。

c．开放性腹部伤病人采用单人包持或双人椅托式搬运，途中取仰卧位，髋、膝关节屈曲。

③骨折伤员的搬运：搬运时要保持伤处稳定，切勿弯曲或扭动。

a．对颈椎或胸椎高位骨折者，搬运时要有专人牵引头部，采用仰卧位，并用衣物将头部固定好。

b．对低位的胸、腰椎骨折，在搬运伤员上担架时应俯面朝下，由3～4人同时托起头、胸、骨盆和大腿，平放在担架上，严禁仰面屈曲搬运（图附2－50）。

c．四肢骨折伤员在有效止血和外固定后，可由人采用背、拖、抱、抬等方式搬运。

d．骨盆骨折伤员应使用木板担架转运，途中采用仰卧位，髋、膝关节屈曲。

(2) 伤情分类与输送次序

面临群伤的大批伤员，宜对伤情进行分类，按伤情紧急程度确定病人的输送次序。

①一级伤情：指若不立即输送进行处理就有生命危险或发生严重并发症者，如有窒息、休克、严重胸腹损伤和已上止血带的病人。

②二级伤情：手术推迟6～12小时也不致发生生命危险者，如轻度血气胸、脊柱外伤等。

③三度伤情：手术推迟12～24小时也不影响病人安全者，如软组织损伤、闭合性骨折和小面积烧伤等。

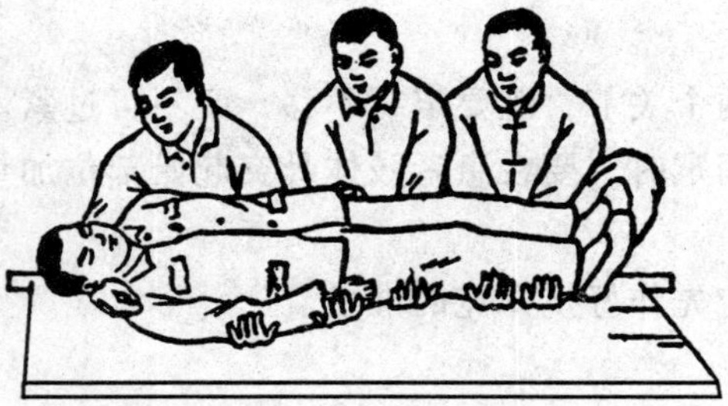

1. 平托法

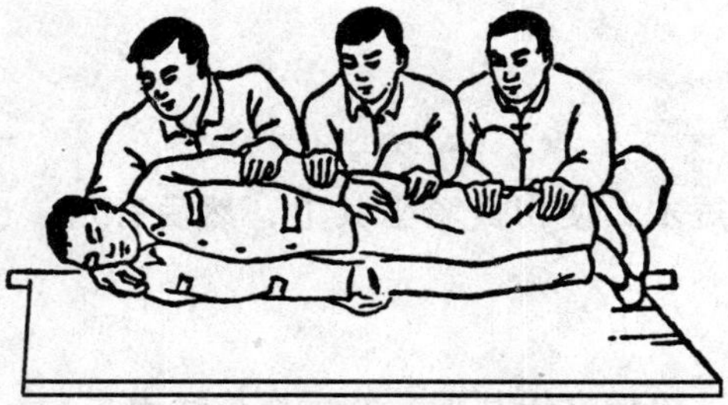

2. 滚动法

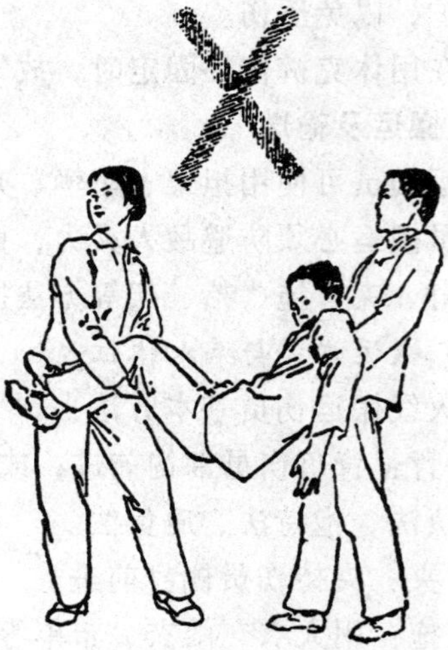

图附 2－50　胸、腰椎骨折伤员搬运

(3) 输送伤员的注意事项

①重危病人应严密观察生命体征，保持气道通畅。遇有呼吸或心跳停止，要就地抢救。

②伤员如为空运，应注意高空缺氧、腹胀、脑缺血等不良反应。

见习五　动物手术示教

【目的与要求】

1．通过动物手术模拟手术室环境。

2．实践无菌技术操作。

3．熟悉外科基本操作和手术器械的正确使用。

4．掌握清创术的操作原则与操作方法。

5．了解动物阑尾切除术的操作程序及注意事项。

6．了解肠吻合、减张缝合、褥式缝合操作要领及注意事项。

【内容】

1．术前准备

(1) 动物准备：每组准备中型动物（狗、羊、小猪等）1 只，并备这些动物的离体肠、皮肉若干。

（2）人员组成与分工：每组 8~10 人，由老师带领进行手术。学生 3~4 人，明确术者、第一助手、第二助手、器械护士、巡回护士和麻醉师的承担角色。其他同学协助。

（3）上台手术人员分批洗手。第一批是器械护士与第一助手，第二批是术者与第二助手。应有一名教师现场督导，防止学生急于手术而疏忽无菌术。洗手人员要按要求换上拖鞋，穿戴好帽子、口罩、洗手短衣；严格按照教材阐述的肥皂洗手法洗手、泡手，在巡回护士的协助下穿无菌手术衣、戴手套（必要时教师先做演示）。

（4）余下同学绑缚动物，麻醉以 2.5%硫喷妥钠 mg/kg 体重肌注或腹腔内注射，可满意地完成下述手术操作，剃毛，等待手术。器械护士在穿戴好无菌手术衣、手套后打开器械包。第一助手刷手泡手后暂不穿衣戴手套，裸手在器械护士和巡回护士的配合下消毒术野皮肤，在预计切口周围铺上小方巾，再去泡手 1 分钟，穿戴手术衣及手套。与此同时，第二助手即与器械护士完成术野的中单与大孔单的铺敷，等待手术。

（5）待全部人员到齐，麻醉生效，开始手术。

2．清创术

通过实验认识清创的重要性，熟悉创口的分类、清创时限、伤情分析。掌握一般伤口清创术的步骤及操作技术。了解肌腱、血管、神经损伤和骨折的清创方法。进一步训练无菌技术和外科基本技术操作。

清创术（debridement）是一种在细菌繁殖和形成感染之前处理新鲜伤口的方法，包括清除伤口内的污物和异物，切除失去活力的组织，彻底止血，并作一期缝合。

（1）清创缝合术的时限：创口暴露时间越长，引起感染的机会越大，因此创口越早处理越好。清创缝合术应争取在伤后 6~8 小时内进行。随着抗生素的发展和应用，清创缝合的时限可根据伤口污染情况适当延长至伤后 12~24 小时，但一般超过 12 小时或污染严重者，均应按感染伤口处理或仅清创而暂不予缝合，待 3~4 天后伤口无明显感染，再行延期缝合。头皮、面颊部伤口血运丰富，即使超过 24 小时仍可考虑缝合。

（2）实验动物在绑缚、麻醉好后，由带教老师在动物背部、腿部等肌肉厚实处以手术刀或其他刀具切（砍）、刺成一创口，并撒些泥沙等异物制成锐器伤；或以棒击、鞭炮将实验动物制成钝器伤或爆炸伤，交由学生处理。

（3）临床上，小的清创一般不用洗手穿无菌手术衣，只穿洗手短衣、戴无菌手套即可。清创程序和操作要点（图附 2-51）为：

①先用无菌纱布充填伤口，以软毛刷蘸肥皂水刷洗伤口周围皮肤，洗去污垢，剃毛，再以等渗盐水洗净皮肤。

②去除伤口内纱布，用等渗盐水反复冲洗伤腔，清除伤口内血块、异物和脱落的组织碎片，钳夹大的出血点，检查伤腔后，用纱布覆盖伤口。按一般手术程序施行麻醉、消毒皮肤和铺盖手术单等。

③根据伤口的部位、范围及其污染程度，按需扩大切口，以充分显露伤腔的深部。切除伤口皮缘约 1~2mm，修剪整齐，切忌切除过多皮肤，尤其在面部。

切除失去生机的肌肉，如肌肉色泽晦暗，无张力，切开不出血，钳夹也不收缩，提示已

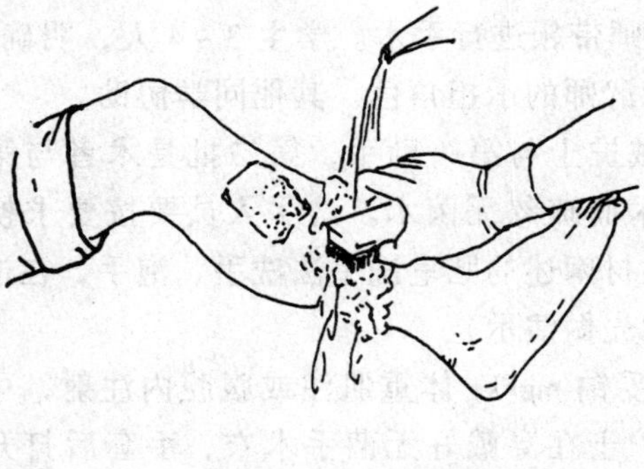

1. 刷洗伤口周围皮肤

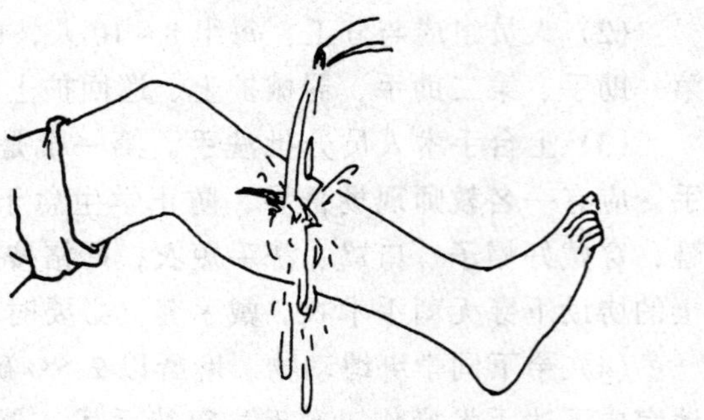

2. 冲洗创口，弃除异物

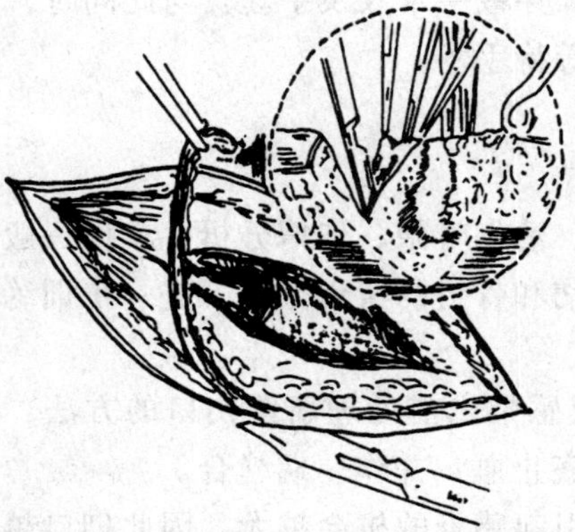

3. 修整创缘，切除失去活力的组织，彻底止血

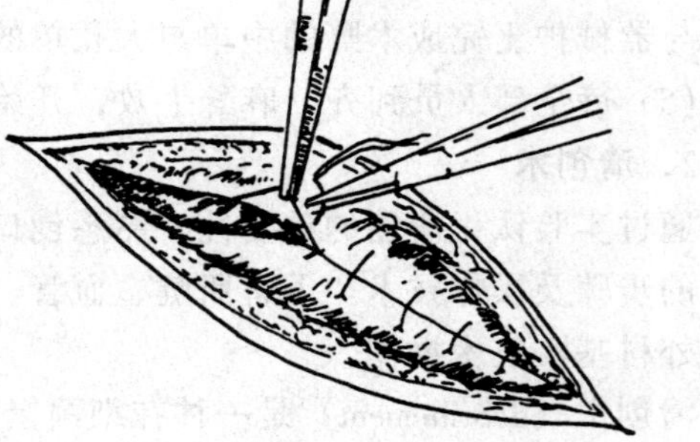

4. 逐层缝合

图附 2－51　清创术

无生机，可予切除，直到可见肌肉渗面和色泽鲜红为止。清创过程中随时用无菌盐水冲洗，使伤腔组织清洁，无异物、血凝块或渗血。

④更换手术单、器械和术者手套，重新消毒铺巾（动物实验时可省略此步骤）。伤口内彻底止血，然后进行组织修复，依组织层次缝合创缘和皮肤，避免遗留死腔，必要时可放置橡皮片或软胶管等引流物。如伤口污染严重而清创后仍有感染可能，只缝合深层组织，以凡士林纱条填塞，延期缝合皮下组织和皮肤。

⑤术后常规注射破伤风抗毒素（TAT）1500U。

（4）清创术中几种重要组织离断的处理

①肌腱：如伤口污染不严重，清创及时和满意，可一期修复，也可同时行肌腱移植；如伤口污染严重，处理较晚，可将肌腱断端缝合固定在附近肌肉上，以防短缩，待伤口愈合后再二期修复。凡肌腱破损严重和失去生机，应予切除，日后修复。

②神经：功能重要的神经力求予以修复，用锐利刀片切除破损和污染严重的神经鞘，修整神经断端，对齐后在无张力情况下以 5－0 丝线间断缝合神经鞘。

③血管：凡肢体重要动、静脉的创伤，必须按具体情况及时予以修复，如做血管修补、

缝合、吻合或移植，对不影响伤口远端血供的血管可结扎。

④骨折：失去骨膜的游离小碎骨片可摘除，大块的游离碎骨片清洗后放回原处，污染不重和清创彻底者可还纳，同时行内固定。

上述重要组织缝合后，宜无张力功能位固定。

(5) 注意事项

①要严格按刷洗、清洁、消毒的程序进行操作，防止因为觉得是动物而“偷工减料”，培养学生一丝不苟的工作作风。

②准确判断组织生机和切除范围，要考虑形态和功能的恢复，尽可能保留重要的血管、神经、肌腱，这些组织损伤时应分清是去是留，要保留者要正确地吻合修复，骨折者要会正确清洗、复位、固定。

③止血要彻底、可靠。

④缝合时应特别强调注意层次对合，勿留死腔。

⑤学会引流物的制作与安放。

3. 阑尾切除术

通过对犬的手术实验，了解犬阑尾切除术的基本方法、步骤。

(1) 应用解剖：犬与人类的肠道解剖明显有差异，犬的结肠与小肠管径相仿，因其结肠缺少纵带和囊状隆起而不易辨别。阑尾位于体正中与右肋腹壁之间，十二指肠与胰腺右支的腹面，平均长约12.5～15cm，根部开口于结肠的起始部，末部呈一尖形盲端。盲肠借腹膜固定附着于回肠襻，并常使盲肠呈弯曲状态。犬的结肠、阑尾之外观及解剖位置均与人的结肠、盲肠和阑尾不同，寻找时应予注意。

(2) 手术步骤

①常规剃毛、消毒、铺敷。

②剖开腹膜腔后拉钩牵开，充分显露手术野，将小肠、大网膜推向内侧，在右侧中上腹部找到阑尾后，用阑尾钳将其提出腹膜腔。

③在盲肠根部提起其系膜，以合拢之血管钳钝性戳一孔，上2把止血钳阻断阑尾系膜的动、静脉束，分别以4号丝线结扎近、远端，使阑尾远端游离。

④于距盲肠根部1.0cm处以血管钳压榨后，用7号丝线在压榨处结扎。注意用力要适度，不要将其勒断。

⑤在距结扎线0.5cm处钳夹固定，盲肠周围用湿盐水纱布保护，于结扎线与血管钳之间切断阑尾，将切除之盲肠、刀、钳及保护纱布等物一并移出手术野，残端以石炭酸（或2%碘酊）棉签涂擦，再用盐水棉签擦拭。

⑥以小圆针穿1号丝线在距阑尾结扎线1cm处，环绕残端于盲肠壁上做一透过浆肌层的荷包缝合（暂不打结），然后以无齿镊将荷包缝合线外的肠壁提起，钳夹残端，边压边收紧荷包缝线，使残端包埋于荷包内并作结扎。犬的阑尾粗大，其残端不易包埋，若包埋不满意，可再作浆肌层“8”字缝合，以加固残端的埋入（图附2－52）。

⑦仔细检查确认无活动性出血，将肠管放回原位，清查无异物遗留，确认纱布、器械等物与术前相同，逐层关闭腹部切口。

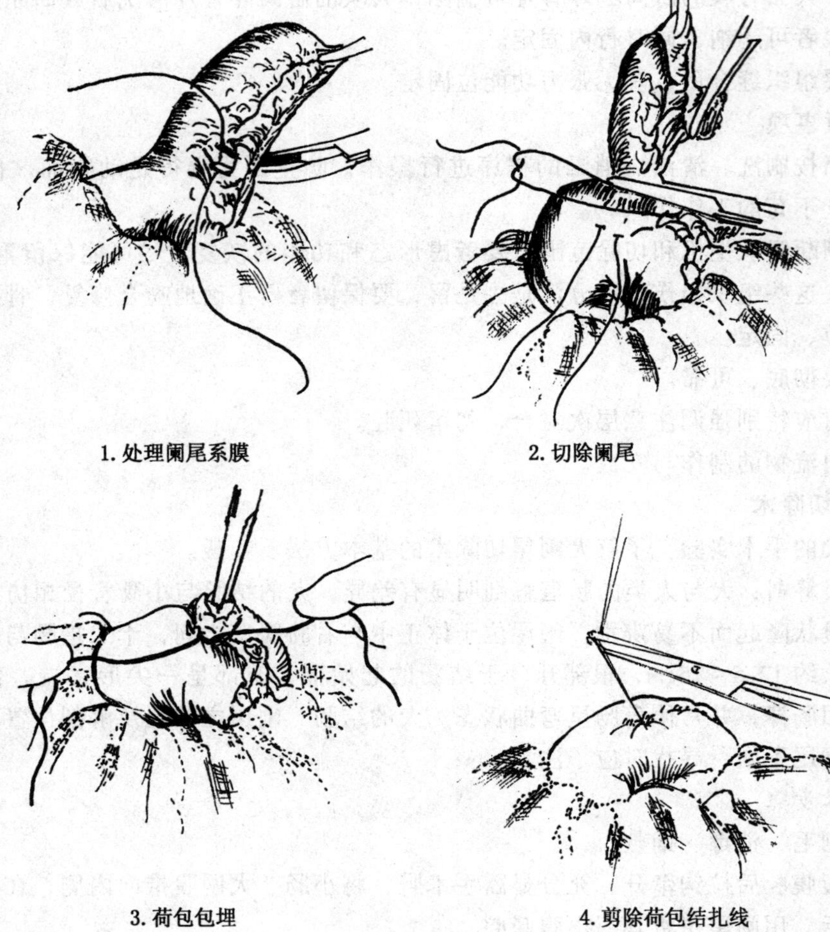

图附 2-52　（犬）阑尾切除术

(3) 注意事项

①为了显露好手术野，便于寻找盲肠，应正确选择腹部切口及使用拉钩以充分显露。

②游离结扎盲肠系膜血管要妥当，避免大出血。

③做好盲肠残端的包埋处理。

4. 肠切除吻合术

目的在于使学生了解和掌握肠切除术的基本操作步骤和重建肠道通路的方法，同时进一步训练手术基本技术操作；在实验动物缺乏时，增加分组同学的实践机会。

(1) 肠切除

①剖腹、显露手术野：在距回肠末段 15cm 处，取 5～10cm 肠管作为预计切除部分。

②处理拟切肠管的所属肠系膜血管：以组织剪刀在无血管区剪开肠系膜，用弯血管钳钳夹并切断所属血管，以 4 号丝线作双重结扎（勿损伤保留血管）。

③在预计切除的肠段两端各夹一把组织钳（扣克钳），钳子自对系膜缘向系膜缘倾斜45°，在距组织钳5cm以外各上一把肠钳。

④在两把扣克钳外侧切断肠管，用1‰新洁尔灭清洁开放的肠腔，如肠断端有出血点，可以小弯钳钳夹，1号丝线结扎止血（图附2-53）。

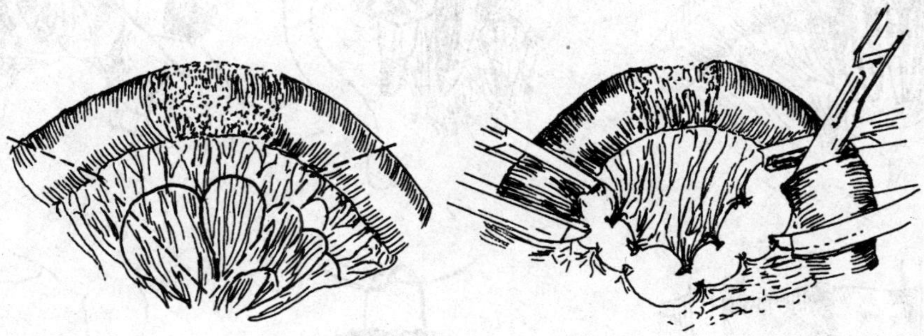

图附2-53 肠切除术

(2) 肠吻合

①端-端吻合（空肠、空肠端一端吻合）

a. 助手将两肠钳提起，使两断端靠拢，术者用小圆针、4号线系膜缘对系膜缘距钳子0.5cm处各做一针浆肌层间断缝合，打结后留作标志线。

b. 继续以小圆针、1号线作后壁浆肌层间断缝合，针距0.3cm。

c. 以小圆针、4号线做后壁全层连续或间断内翻缝合。

d. 以小圆针、4号线做前壁全层连续或间断内翻缝合。

e. 前壁全层缝合完毕后，以小圆针、1号线作前壁浆肌层间断缝合，针距0.3cm。[图附2-54 (1~6)]

②端-侧吻合（结肠、空肠端一侧吻合）

a. 封闭结肠远端断端，以小圆针、4号线间断全层缝合远侧断端，后用小圆针、1号线间断缝合浆肌层，针距0.3cm。

b. 使小肠断端与结肠残端侧壁靠拢，距吻合口边缘0.5cm处用小圆针、1号线浆肌层间断缝合，打结后留两端缝线作牵引和标志。

c. 在距吻合口边缘0.5cm处切开结肠侧壁，切口大小与小肠断端相同，以便吻合。

d. 以小圆针、4号线间断缝合后壁和前壁。

e. 再用小圆针、1号线间断缝合浆肌层及肠系膜裂孔[图附2-54 (7、8)]。

(3) 注意事项

①全层间断缝合时，黏膜应少缝，对拢后黏膜不致外翻过多。

②浆肌层缝合时缝针不要穿过黏膜，但也不要缝合过浅，否则可致浆膜撕裂。

③针距、边距要均匀。

④缝合完毕后要检查吻合口是否通畅。

⑤端-侧吻合时残端封闭要严密。

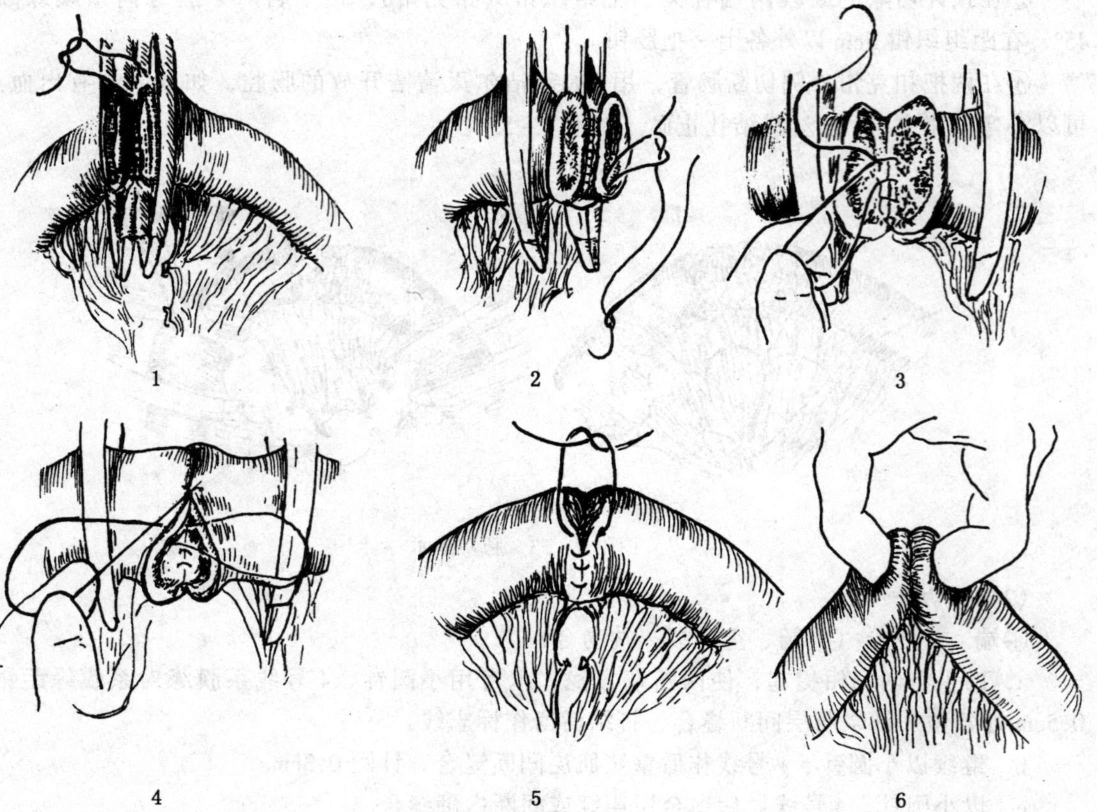

端-端吻合术（小肠-小肠）

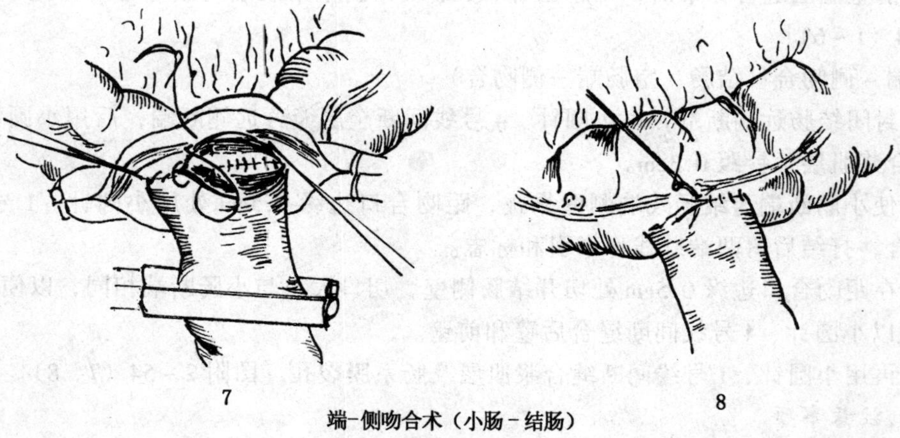

端-侧吻合术（小肠-结肠）

图附 2-54　肠吻合术

⑥要明确肠壁切口的部位、切口大小要求。

⑦必要时行小肠与横结肠端侧吻合。

5．离体组织、肠段的应用

在活体动物有限，或场地受限时，采用离体的或经实验已死亡的动物组织（肢体、腔壁）、肠段进行切开、缝合，以及肠吻合术的训练，对于学生无菌技术、手术基本操作的训练有着同样的重要意义。也是对在活体动物实验中没有机会直接动手的学生的补遗训练。

在此类训练中，同样要求学生严格按照无菌技术原则、手术基本操作方法进行，才有可能达到预期的效果。

6．术后处理

(1) 术毕弃除污物，擦净台面，清洁环境。

(2) 洗净手术单巾、衣物并晾晒，干后叠好收存；一次性敷料、手术衣及动物尸块等污物则弃除作无害化处理。

(3) 清点器械，清洗擦干、上油，按要求打包存放。

(4) 认真妥善地饲养、管理、观察实验动物，必要时适当应用抗生素。

见习六 临床病例示教

【目的要求】

通过临床病例示教学习，巩固课堂教学理论知识，熟悉外科常见疾病的病史采集、主要症状、体征、实验室检查及其他辅助检查资料，并了解其治疗原则。

【内容】

1．甲状腺肿瘤

(1) 甲状腺腺瘤（肉瘿）

①病史特点

颈前甲状腺区出现单个无痛性肿块。

②体格检查

a．肿块表面光滑，质地柔软，边界清楚，可随吞咽上下活动。

b．肿块急剧增大伴有疼痛可能为囊性腺瘤合并囊内出血（血瘿）。

③辅助检查

放射性核素^{131}I甲状腺扫描可显示甲状腺的位置、大小、轮廓。良性腺瘤常显示“温结节”，囊肿可显示“冷结节”。

④辨证论治

a．气滞痰凝证宜理气解郁、化痰软坚，逍遥散合海藻玉壶汤加减。

b．气阴两虚证宜益气养阴、软坚散结，生脉散合海藻玉壶汤加减。

c．中药局部外敷。

d. 手术切除。

(2) 甲状腺癌（石瘿）

①病史特点

早期多无症状，甲状腺内有质地坚硬的肿块，无痛。

②体格检查

a. 肿块坚硬如石，高低不平；应与慢性甲状腺炎鉴别。

b. 颈部淋巴结肿大。

c. 声音嘶哑。

③辅助检查

a. 放射性核素^{131}I甲状腺扫描显示为“冷结节”。

b. B超检查提示为实质性肿块。

c. 病理活检。

④辨证论治

a. 痰瘀内结证宜解郁化痰、活血消坚，海藻玉壶汤合桃红四物汤加白花蛇舌草、三棱、莪术等。

b. 瘀热伤阴证宜活血养阴，通窍活血汤合养阴清肺汤加减。

c. 中药局部外敷。

d. 尽早手术根治。

2. 乳房肿瘤

(1) 乳房纤维腺瘤（乳核）

①病史特点

常见于青春发育期少女，多为无意中发现，无明显症状。

②体格检查

a. 大多数为单发，但亦可相继在同侧或对侧出现多个肿瘤。

b. 个别肿瘤生长迅速，直径可超过10cm，称为巨大纤维腺瘤。

c. 常发生在乳房的外侧象限，呈卵圆形，表面光滑，质坚硬，与周围组织分界清楚，能移动，无触痛。

d. 乳头无变化，腋窝淋巴结不肿大。

③辅助检查

a. B超检查。

b. 钼靶X线摄片。

c. 病理活检。

④辨证论治

a. 肝气郁结证宜疏肝解郁、化痰散结，逍遥散加减。

b. 血瘀痰凝证宜疏肝活血、化痰散结，逍遥散合桃红四物汤加减。

c. 中药局部外敷。

d. 手术切除。

(2) 乳房囊性增生病（乳癖）

①病史特点

常见于未婚女性及中年妇女，乳房疼痛，尤以经前期更为明显。

②体格检查

a．两侧乳房同时或相继出现多个结节，与周围组织分界不清，但与皮肤和深部组织不粘连。

b．有时从乳头流出黄绿色、棕色或血性液体。

c．腋窝淋巴结不肿大。

③辅助检查

a．B超检查。

b．钼靶X线摄片。

c．红外线热图像检查。

d．病理活检。

④辨证论治

a．肝郁痰结证宜疏肝解郁、化痰软坚，用逍遥蒌贝散。

b．冲任失调证宜调摄冲任，用二仙汤合四物汤加减。

c．中药局部外敷。

(3) 乳癌（乳岩）

①病史特点

多见于老年女性，也偶发于男性。

②体格检查

a．肿块：偶然发现单发的小肿块，质硬，边缘不清，且不固定；晚期侵入深筋膜和胸肌则不能移动。

b．皮肤水肿：毛囊处形成多个点状凹陷，呈橘皮样改变，晚期可出现卫星状结节。

c．淋巴结转移：先是同侧腋窝淋巴结增大，质硬，先少后多，初可移动，继而相互粘连成片。

d．血行转移：侵入肺、胸膜可引起咳嗽、胸痛；侵入肝脏可引起肝肿大、黄疸等。

③辅助检查

a．钼靶X线摄片可有助诊断。

b．对难以确诊的乳房肿块，应尽早切除并作活检。

④辨证论治

a．肝郁痰结证宜疏肝解郁、化痰散结，用神效瓜蒌散合开郁散加减。

b．冲任失调证宜调摄冲任，用二仙汤合开郁散加减。

c．正虚毒炽证宜调补气血、清热解毒，用八珍汤加半枝莲、白花蛇舌草、石见穿等。

d．气血两亏证宜补益气血、宁心安神，人参养荣汤加味。

e．脾胃虚弱证宜健脾和胃，用参苓白术散或理中丸加减。

f．有手术禁忌证或失去手术机会者可外敷中药。

g．手术治疗、化疗、放疗、内分泌治疗、中成药治疗等。

3．急性腹膜炎

（1）病史特点

①腹痛：如为胃肠道穿孔所致，腹痛产生突然；若由脏器炎症后穿孔所致，如急性阑尾炎穿孔、急性胆囊炎穿孔，则先有原发病灶的炎症特点，逐步发展成为局限性腹膜炎，再发展为弥漫性腹膜炎，引起全腹持续性疼痛。

②恶心呕吐：早期系反射性，较轻；后期由于中毒性肠麻痹出现反流性较重的持续性呕吐。

③中毒症状：发热、脉数、脱水、休克等。

（2）体格检查

①一般情况：体温升高，脉率加快，血压可下降；急性痛苦病容，神情淡漠，曲髋仰卧，不愿动弹。

②腹部情况：压痛、反跳痛、肌紧张是特征性体征。

a．腹胀，腹式呼吸减弱甚至消失；

b．压痛、反跳痛（以原发病灶处最为明显），肌紧张或腹肌强直（化学性腹膜炎时腹肌呈"木板样"强直）；

c．叩诊呈鼓音，若为胃肠道穿孔引起者可出现肝浊音界缩小或消失；

d．肠鸣音减弱，甚至完全消失；

e．直肠或阴道指检可发现有触痛、波动感等积脓现象。

（3）辅助检查

①血象：白细胞计数及中性粒细胞比例均明显增高。

②血气分析：有酸中毒的指标。

③腹部平片：小肠充气及液平面（肠麻痹）；有胃肠道穿孔时可发现膈下有游离气体。

（4）治疗

①一般应禁饮食、胃肠减压。

②抗感染、维持体液平衡及营养支持，可配合针刺治疗，不可贸然行中药内治。

③病因治疗（含手术处理）。

4．急性阑尾炎

（1）病史特点

①转移性右下腹疼痛：开始常常出现在上腹部或脐周，数小时或十几小时后转移到右下腹部，呈局限性疼痛。

②胃肠道症状：多有食欲减退、恶心呕吐等，个别病例有便秘或腹泻症状。

③发热：阑尾炎早期一般仅有低热（38℃左右），当阑尾化脓、坏死或穿孔后体温会明显增高；伴有门静脉炎时可出现寒战，而且可有巩膜黄染。

（2）体格检查

①腹式呼吸减弱，右下腹（麦氏点）固定压痛，可伴反跳痛、肌紧张。

②结肠充气试验（Rovsing 征）阳性提示阑尾炎；若阑尾腔开口处梗阻或闭塞，则呈阴

性。

③腰大肌试验阳性，提示后位阑尾。

④闭孔内肌试验阳性，提示低位阑尾。

⑤直肠指检右侧壁触痛，提示盆腔位阑尾。

⑥阑尾穴压痛，有时存在，尤以右侧为明显。

(3) 辅助检查

①血象：白细胞计数及中性粒细胞比例均增高。

②尿检：用于排除有无泌尿系疾病，以资鉴别。

(4) 辨证论治

①瘀滞型（急性单纯性阑尾炎）宜行气活血、通腑泻热，大黄牡丹汤合红藤煎剂加减。

②湿热型（轻度化脓性、坏疽性或阑尾包块）宜通腑泻热、利湿解毒，复方大柴胡汤加减，或大黄牡丹汤合红藤煎剂加败酱草、白花蛇舌草、蒲公英等。

③热毒型（阑尾穿孔伴腹膜炎）宜通腑排脓、养阴清热，用大黄牡丹汤合透脓散加减。

④小儿、老年急性阑尾炎易产生变证，一经确诊多行手术治疗。

5. 肠梗阻

(1) 病史特点

①梗阻原因：有腹部外伤、手术史，或饱餐后剧烈运动及体位改变，或既往有慢性腹痛、心脏病等病史。

②梗阻症状：痛、吐、胀、闭是各类肠梗阻的共同特征。

a. 阵发性腹痛以机械性肠梗阻最为明显；持续性胀痛多为麻痹性肠梗阻。

b. 恶心呕吐，早期为神经反射性，呕吐物为胃内容物；晚期为反流性，可吐出胆汁或粪便。

c. 高位肠梗阻呕吐出现较早而明显，但腹胀不明显；低位肠梗阻或麻痹性肠梗阻呕吐出现较晚，且腹胀最为明显。

d. 肛门停止排气排便，但梗阻以下积存的大便和气体在发病后仍可排出，应注意判别。

(2) 体格检查

①全身情况：急性痛苦病容，体弱无力，皮肤干燥、弹性差。当有绞窄和感染出现时可有发热、脉数现象。

②腹部体征

a. 腹胀、腹膨隆、腹围增加。

b. 时有肠型及蠕动波（机械性肠梗阻）。

c. 可有触痛、肌紧张、反跳痛及痛性肿块出现（有绞窄和感染）。

d. 叩诊呈鼓音（积气）或移动性浊音（绞窄时大量渗液蓄积在腹腔内）。

e. 听诊肠鸣音亢进呈气过水声、金属音等（单纯机械性肠梗阻）；或肠鸣音减弱或消失，呈“安静腹”（绞窄性或麻痹性肠梗阻）。

③有无疝发现。

④直肠指检：查有无块状物、有无粪便（完全性肠梗阻时直肠壶腹部空虚）；有无血污

染指（肠套叠）。

（3）辅助检查

①血常规：有血液浓缩现象（红细胞、血红蛋白、红细胞比容均增高）；有绞窄和感染时白细胞计数及中性粒细胞比例均见增高。

②血生化：非蛋白氮、肌酐、二氧化碳结合力、血钾、钠、氯、钙等电解质测定，了解体液代谢失衡情况。

③X线检查：腹部平片（立位、卧位）可见肠腔充气、扩张、“鱼刺状”等改变。疑有结肠梗阻如结肠癌、乙状结肠扭转、肠套叠等时可作钡灌肠。

④腹腔穿刺：对绞窄性肠梗阻，尤其是肠系膜血管栓塞可抽得血性液体。

（4）辨证论治

以开结通下为总则，针对病邪而施治。注意体液平衡的支持治疗及抗感染治疗。

①痞结型：宜通里攻下、行气止痛，实证用大承气汤，虚证用五仁汤加减。

②瘀结型：热实者宜通里攻下、行气活血、攻水逐饮，用大承气汤加莱菔子、桃仁或大陷胸汤加厚朴；虚证者宜温中补气，用大建中汤。病情无缓解者手术治疗。

③疽结型：手术治疗。

6．胆道疾病

（1）病史特点

①腹痛：好发于饱餐或多食油腻食物的晚上，痛在右上腹或中上腹部，呈持续性疼痛或阵发性绞痛加剧，可向右肩背放射。胆道蛔虫病腹痛位于剑突下方时有“钻顶”感，时发时止，疼痛发作时辗转不安、全身汗出，间歇期如常人。

②恶心呕吐。

③寒战、发热：单纯的胆绞痛发作和胆道蛔虫病早期可无发热；胆囊炎或胆管炎时有寒战、发热。

④黄疸：胆总管有阻塞或严重的胆囊炎波及胆道括约肌使其痉挛、水肿而产生黄疸。有黄疸时应了解大便色泽（陶土色）。

⑤过去史：过去是否有同样发作，有无黄疸史；有无排蛔虫史。

（2）体格检查

①全身情况：急性病容，出汗，辗转不安（胆道蛔虫病），皮肤巩膜有无黄染。

②腹部体征：右上腹胆囊区或剑突下压痛、反跳痛、肌紧张，右上腹肿块（胆囊增大时可扪及茄子状随呼吸活动的肿块）。墨菲（Murphy's）征阳性、胆囊区叩击痛等。

（3）辅助检查

①血象：胆囊炎、胆管炎时白细胞计数及中性粒细胞比例均可增高。胆道蛔虫病早期可不增高。

②血生化：肝功能、血清淀粉酶、胆固醇、胆红素定量等检查有利于病情判断及鉴别。

③尿三胆、尿淀粉酶测定有助于病情判断及鉴别。

④B超：为首选无创检查，可提供胆囊大小、胆管粗细、管（囊）壁结构，有无积液、结石，结石大小、位置，以及有无蛔虫影等影像学支持。

⑤X 线、CT 检查：主要用于梗阻性胆管炎诊断较为困难者，如配合 PTC、ERCP 摄片等。

(4) 辨证论治

既要掌握病理变化的“气血瘀滞”、“不通则痛”，还要注意邪从热化与热以燥化的特征。常予解痉止痛、抗感染、维持体液平衡等支持治疗。

①蕴热型：治宜疏肝清热、通下利胆，方用金铃子散合大柴胡汤加减。

②湿热型：治当清热利湿、理气通腑，方用茵陈蒿汤合大柴胡汤加减。

③热毒型：治宜泻火解毒、通腑清热，方用茵陈蒿汤合黄连解毒汤加减。

④胆道蛔虫病：安蛔定痛、理气驱蛔，方用乌梅汤合使君子散加减。

⑤胆石病可行综合排石疗法，必要时手术治疗。

7．泌尿系结石

(1) 病史特点

①绞痛及血尿：了解疼痛部位、性质、放射部位，恶心呕吐、继发感染时有膀胱刺激症状（上尿路结石较大而固定者多仅有腰部胀痛；较小结石因其活动引发绞痛且向腰腹部、下腹部、腹股沟区，甚或向大腿内侧放射；膀胱结石、后尿道结石可有尿流中断、排尿困难，疼痛向会阴放射或茎中作痛）。绞痛后有一过性肉眼血尿或镜下血尿。

②既往有无泌尿道感染，有无新陈代谢失常，如甲状腺功能亢进或长期卧床等病史。

(2) 体格检查

①肾结石、输尿管结石者，肾区有叩击痛，沿输尿管径路有压痛。

②当上尿路结石梗阻时，可形成肾盂积水而可扪及肿大之肾脏。

③较大的膀胱结石作直肠、耻骨上双合诊有时可触及结石；后尿道结石亦可经直肠触及。

(3) 辅助检查

①尿液检查：有较多红、白细胞；继发感染时有脓细胞，尿培养则有细菌生长。

②B 超：可了解肾积水情况，但判断结石有无、大小、位置的准确性较差。

③X 线检查：尿路平片（KUB）95%的病人可发现结石阴影；静脉肾盂造影（IVP）可了解肾功能、尿路形态、结石位置、与尿路的关系等情况。

④血钙、磷的测定和肾功能检查：有助于病因查找及病情判断。

(4) 辨证论治

①湿热蕴结证宜清热利湿、通淋排石，用三金排石汤。

②气血瘀滞证宜理气活血、通淋排石，用金铃子散合石韦散加减。

③肾气不足证宜补肾益气、通淋排石，用济生肾气丸加减。

④“总攻”疗法。

⑤体外震波碎石、气压弹道碎石，或手术治疗等。

8．腹股沟疝

(1) 病史特点

①肿块：腹股沟部出现时隐时现的肿块，久站、劳累后容易出现，平卧休息时或用手回纳后可消失（可复性疝）；有的则还纳困难或还纳后复又突出（难复性疝）；有的则不能还纳（嵌顿性疝）。

②肿块出现时伴发症状：可发生阵发性腹痛、恶心呕吐、膀胱刺激症状等。

③疝的发生原因：自幼发生（先天性）；或肿块出现时有屏气、搬运重物或慢性咳嗽、习惯性便秘、肝硬化、腹水、排尿困难等病史。

（2）体格检查

①局部症状与体征

a. 肿块部位：在腹股沟韧带上方（斜疝或直疝）或下方（股疝）。

b. 肿块形状大小：有蒂柄可坠入阴囊（斜疝）或呈半球形不坠入阴囊（直疝）。

c. 局部皮肤色泽：皮色正常或有充血水肿等炎性反应（嵌顿性疝绞窄时）。

d. 肿块表面光滑（内容物为肠曲）或粗糙（内容物为大网膜）；能否还纳，有无压痛。听诊有无肠鸣音。

e. 疝环大小；病人平卧后手指压住内环（腹股沟韧带中点上方 1.5cm 处）嘱病人起立并咳嗽，如肿块脱出者为直疝，不会脱出者为斜疝。

f. 疝冲击试验：以手指自患者外环口探入，嘱病人起立并咳嗽，手指有膨胀性冲击感为阳性，为腹股沟斜疝。

②了解疝形成的原因，应注意肺部有无啰音、哮鸣音；腹壁肌肉是否薄弱松弛；有无腹水、痔、前列腺增生等。

（3）治疗

①非手术治疗：1 岁以内小儿先天性斜疝可用棉线束带法、丁字带法；有手术禁忌证的老年腹股沟疝可用疝带。

②一般均应行手术修补治疗。

9. 下肢静脉曲张（筋瘤）

（1）病史特点

①了解患者职业性质，是否妊娠，有无静脉炎病史、外伤史及盆腔、后腹膜肿瘤的症状，以了解本病发生的原因。

②临床症状：静脉曲张、扭曲，下肢沉重，容易疲劳，水肿等。

③了解有无并发症产生：如久经不愈的溃疡、出血性静脉炎与血栓形成（剧烈疼痛寒战）。

（2）体格检查

①从下肢内踝处至大腿内侧静脉弯曲、扩张，局部皮肤萎缩、色素沉着、脱屑等。有无溃疡与瘢痕，扪及静脉变硬，有结节或条索状物，有无触痛。叩击静脉上段、下段有冲动感。

②特殊实验：Trendelenburg 实验，了解大隐静脉及交通支瓣膜情况。Perthes 实验了解下肢深静脉的情况。

（3）辅助检查

①下肢静脉血管造影。

②超声多普勒血流检测。

（4）辨证论治

①湿热下注证宜清热利湿、和营解毒，二妙丸合五神汤加减。

②气虚血瘀证宜益气活血、祛瘀生新，补阳还五汤合四妙汤加减。

③外敷换药。

④手术治疗。

10．直肠癌（锁肛痔）

（1）病史特点

①大便习惯改变：腹泻与便秘交替，有无脓血性大便及里急后重感，大便变细、变形。

②有无由于癌肿所致的不完全性肠梗阻症状，如阵发性腹痛、腹胀等。

③全身有消瘦、乏力、贫血症状，询问既往史中有无血吸虫病、慢性腹痛、腹泻史。

（2）体格检查

腹部饱胀，肿瘤过大时腹部可扪及肿块。直肠指检直肠壁上有无肿块，了解其大小、硬度、活动度、表面情况，指套上可有黏液及血污染。检查腹股沟淋巴结有无肿大。

（3）辅助检查

①直肠镜检查：位置高者可作乙状结肠镜检。

②X线检查：钡剂灌肠。

③活体组织检查。

（4）辨证论治

①湿热蕴结证：宜清热利湿，槐角地榆丸加减。

②气阴两虚证：宜益气养阴、清热解毒，四君子汤合增液汤加减。

③早期手术根治性切除，放疗、化疗。

④中药灌肠、外敷。

10．慢性前列腺炎（精浊）

（1）病史特点

①多发于青壮年男性。

②可由急性前列腺炎迁延而致，但大多数无急性过程。

③可有程度不等的尿路刺激症状，晨起时尿道口有白色分泌物。

④会阴不适，睾丸或耻骨上区隐痛，或腰骶不适；或有阳痿、早泄、性欲减退等性功能障碍表现。

⑤可有疲倦乏力，以及头晕、耳鸣、焦虑、失眠多梦等神经官能症状。

（2）体格检查

直肠指检前列腺大小多正常，或稍大或稍小，质地较软而饱满，或有轻微触痛；病久者部分腺体变硬或有结节，但非坚硬如石。

（3）辅助检查

①前列腺液检查：白细胞每高倍视野超过10个，有时成堆或满视野；或无白细胞。磷脂小体减少。

②尿三杯试验可供参考。

（4）辨证论治

①湿热蕴结证：宜清热利湿，方用八正散或龙胆泻肝汤加减。

②气滞血瘀证：宜活血祛瘀、行气止痛，方用前列腺汤加减。

③阴虚火旺证：宜滋阴降火，方用知柏地黄汤加减。

④肾阳虚损证：宜补肾助阳，方用济生肾气丸加减。

⑤外治：中药坐浴、药栓塞肛内、理疗等。

11. 前列腺增生症（精癃）

(1) 病史特点

①多发于50岁以上的老年男性。

②逐渐出现进行性尿频，夜间尤甚；排尿困难，尿等待，尿线变细，射程变短，或呈滴沥状。

③若患者尿液长期不能排尽，膀胱残余尿增多可致假性尿失禁。

④常因劳累、受凉、便秘、憋尿等而发生急性尿潴留。

⑤严重者可致肾功能损伤而出现肾功能不全的系列症状；有的可伴发尿路感染、膀胱结石、疝或脱肛等。

(2) 体格检查

直肠指检前列腺有不同程度增大，质地柔韧，表面光滑，中央沟变浅或消失。

(3) 辅助检查

B超、CT、膀胱尿道造影、膀胱镜、尿流动力学等检查有助诊断。

(4) 辨证论治

①湿热下注证：宜清热利湿、消癃通闭，方用八正散加减。

②脾肾气虚证：宜补脾益气、温肾利尿，方用补中益气汤加减。

③气滞血瘀证：宜行气活血、通窍利尿，方用沉香散加减。

④肾阴亏虚证：宜滋阴补肾、通窍利尿，方用知柏地黄汤加减。

⑤肾阳不足证：宜温补肾阳、通窍利尿，方用济生肾气丸加减。

⑥外治：脐疗法、灌肠法、理疗、手术（腔内手术、开放性手术）疗法。

见习七　门诊常用小手术

【目的要求】

通过见习和参与门诊小手术，了解和掌握几种常见小手术的基本技术操作。

1. 腋臭切除术

腋部臭味较大者，如将腋毛及汗腺一并切除，能获得满意疗效。可采用双侧同时手术或分次手术。小儿腋毛尚未发育完善，暂不宜手术，以免日后复发。术前应剃去腋毛，清洗局部，以预防感染。

(1) 手术步骤

①体位：仰卧位，肩胛部垫高，患侧上肢外展。

②术前应妥善设计切口，有腋毛的皮肤均应切除。

③在局部麻醉下，沿腋毛区边缘外 2～3cm 作梭形切口，将皮肤及皮下组织一道切开。用组织钳提起预切除皮肤的一角，逐一将皮肤及皮下组织一并切除，边切除边以纱布压迫，待切除后再彻底止血。

④将皮肤、皮下组织一起缝合，加压包扎（图附 2－55）。

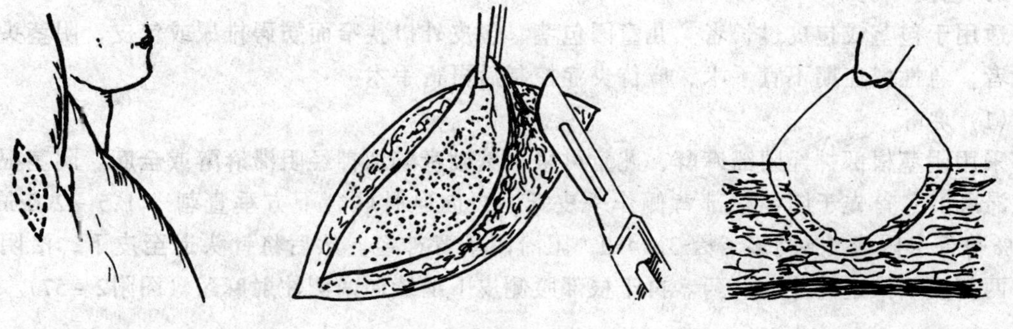

1 梭形切口　2 切除皮肤与皮下组织　3 缝合皮肤与皮下组织

图附 2－55　腋臭切除术

（2）术中注意事项

①腋窝部毛囊较粗大，易寄存细菌；手术创面均为脂肪组织，抗感染能力较弱，故易发生感染。一旦感染发生，既延长病程，又会影响上肢功能。因此，术前要清洗局部，术中应严格无菌技术操作、彻底止血，以预防感染。

②对腋毛范围小而臭味很大者，应多切除一些腋毛区周围的皮肤。

③切除时皮下组织不宜剔净，保留脂肪的衬垫作用和皮下淋巴组织，以确保术后皮肤有良好的活动度。

④缝合皮肤有困难时，可将切口两侧皮肤保留脂肪向外游离 2～3cm，以减小皮肤张力。如张力过大，不宜勉强缝合，应作游离植皮。

⑤皮肤缝合有困难时，也可采用“Z”形整形术法，即将切口两端各缝合 1/4 长度，再作两个辅助切口，方向与原切口呈 45°～60°角，其长度、深度要相等。游离三角形皮瓣，再换位缝合（图附 2－56）。

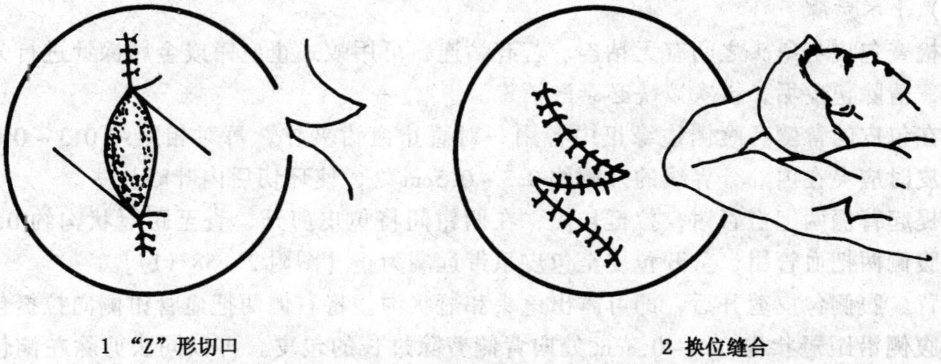

1 “Z”形切口　2 换位缝合

图附 2－56　腋臭切除“Z”形整形术

(3) 术后处理

①切口处用棉垫加压包扎。

②患侧上肢保持外展位，且术后2日可开始活动上肢。

③术后7天间隔拆线，9天拆除全部缝线。

2. 包皮环切术

适用于包茎或包皮过长者。儿童因包茎、包皮外口狭窄而妨碍排尿或包皮、阴茎头反复感染者，急性炎症期不宜手术，应待炎症控制后再行手术。

(1) 麻醉

采用阴茎根部神经阻滞麻醉，儿童可采用基础麻醉加神经阻滞麻醉或全麻。阴茎根部神经阻滞麻醉：首先于阴茎根部背侧作一皮丘，再向耻骨联合下方垂直刺入1.5~2.0cm。注射1%普鲁卡因或2%利多卡因3~4ml，阻滞阴茎背神经。然后将针头退至皮下，沿阴茎根部向两侧皮下推进并注射麻药。再于根部腹侧皮下继续向两侧注射麻药（图附2-57）。

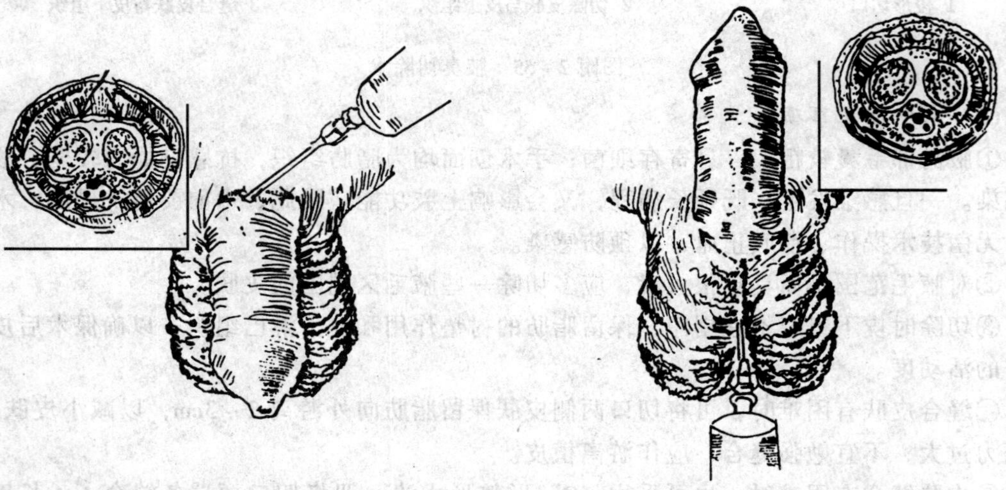

1 阴茎根部背侧注射麻药　　2 阴茎根部腹侧注射麻药

图附2-57　阴茎根部神经阻滞麻醉

(2) 手术步骤

①检查包皮与龟头之间有无粘连。若有粘连，可用蚊式止血钳或金属探针进行分离，翻开包皮，清除包皮垢，再次以洗必泰醇消毒。

②在包皮的背侧和腹侧边缘正中各用一对直止血钳夹住，每对相距约0.3~0.5cm。在夹住包皮时应夹在内外分界线的外侧约0.3~0.5cm处，使环切后内叶略长些。

③提起背侧两把血管钳，拉挺包皮，在两钳间将包皮剪开，直至距冠状沟约0.5cm处。再提起腹侧两把血管钳，剪开包皮至包皮系带远端为止［图附2-58（1）］。

④背、腹侧包皮剪开后，即可露出龟头和冠状沟。将右侧两把血管钳侧向拉挺包皮，用剪刀自腹侧沿距冠状沟0.5~0.8cm处向背侧剪除过长的包皮。再以同法剪除左侧包皮。包皮系带处应呈“V”形剪开，避免损伤系带及血管［图附2-58（2）］。

⑤包皮环切后迅速将阴茎皮肤向根部推下，显露创面，以蚊式钳夹住所有出血点，用细丝线结扎止血，尤其要注意系带处止血应彻底。

⑥缝合内外板：在包皮背、腹侧及左、右两侧创缘的中点用细丝线各缝合1针，打结后缝线暂不剪短，留作牵引；在两牵引线间加缝2~3针，结扎后剪短缝线［图附2-58（3）］。

⑦将4双牵引线各自分开，切口以凡士林纱布条环绕，结扎固定后剪短此牵引线［图附2-58（4）］。再以无菌纱布包扎、胶布环绕固定。包扎时要充分显露出尿道口。

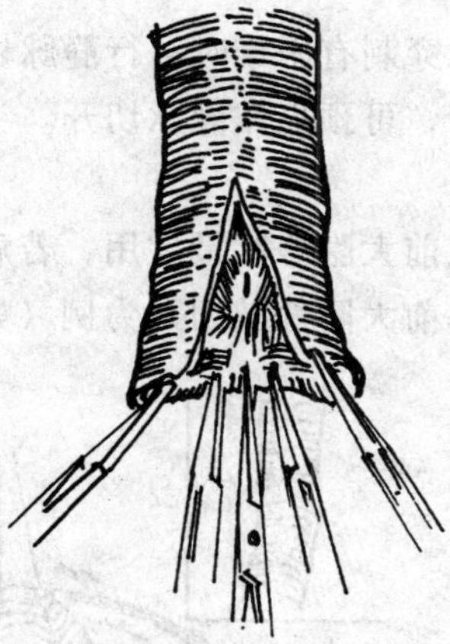

(1) 剪开背、腹侧包皮

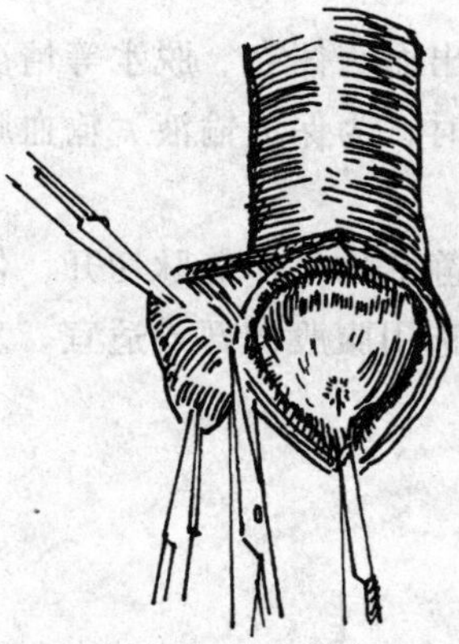

(2) 环形切除包皮

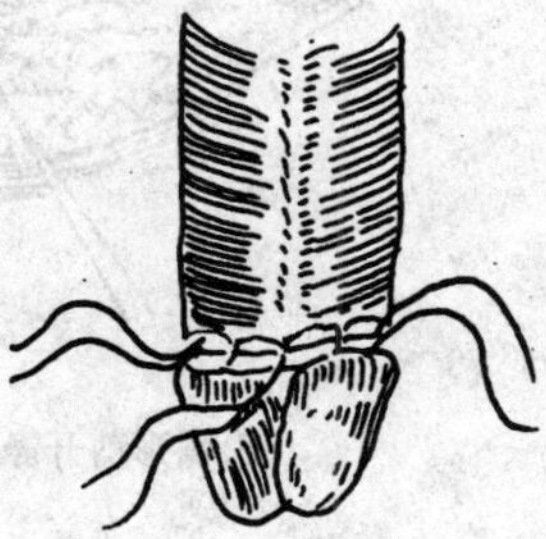

(3) 缝合内、外板

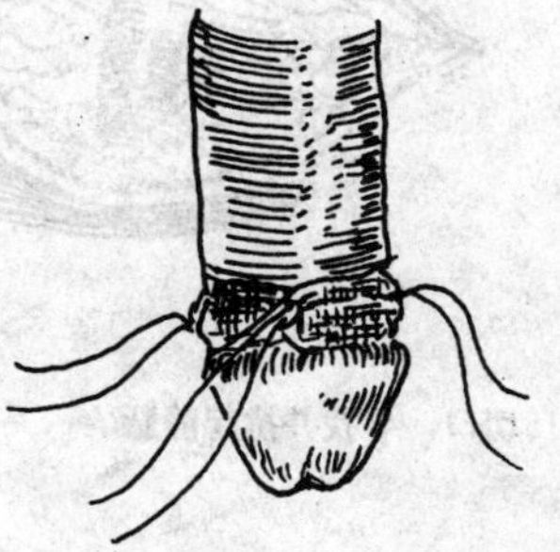

(4) 用凡士林纱布条保护切口

图附2-58 包皮环切术

（3）术中注意事项

①包皮切除的长短是本手术的关键。如切除过长，术后可能影响勃起；切除过短，术后仍包住龟头。因此，在剪开包皮前要准确测量其长度，有时要反复翻看，不可草率从事。

②包皮系带两侧包皮不能留得过多，以免术后水肿。系带不能损伤，避免术后短缩造成勃起时阴茎向下弯曲、疼痛。

③手术剪要锐利，创缘要剪整齐，以减少术后瘢痕形成。

④止血要仔细彻底，避免术后形成血肿。切忌大块组织的钳夹结扎。

（4）术后处理

①术后除给予镇静止痛剂外，必要时可酌服己烯雌酚1~2mg，每日3次，连续用3~4

日，以减少阴茎勃起引起疼痛。

②应用抗生素预防感染。

③术后发生包皮水肿一般4～6天后自行消退，无需特殊处理。

④嘱病人排尿时注意勿使尿液污染敷料，若有污染应及时更换。

⑤术后6～7天拆线。

3．静脉切开术

（1）适应证

病情紧急如大出血、休克、脱水等情况，静脉穿刺有困难时可行静脉切开。

在行较大手术时，为保证输液、输血顺利进行，可预先作静脉切开。

（2）手术步骤

一般四肢表浅静脉均可作静脉切开，但以内踝前大隐静脉最常用，若病情危急又需作中心静脉压测定时，选用腹股沟部最适宜。现以内踝前大隐静脉切开为例（如图附2－59）。

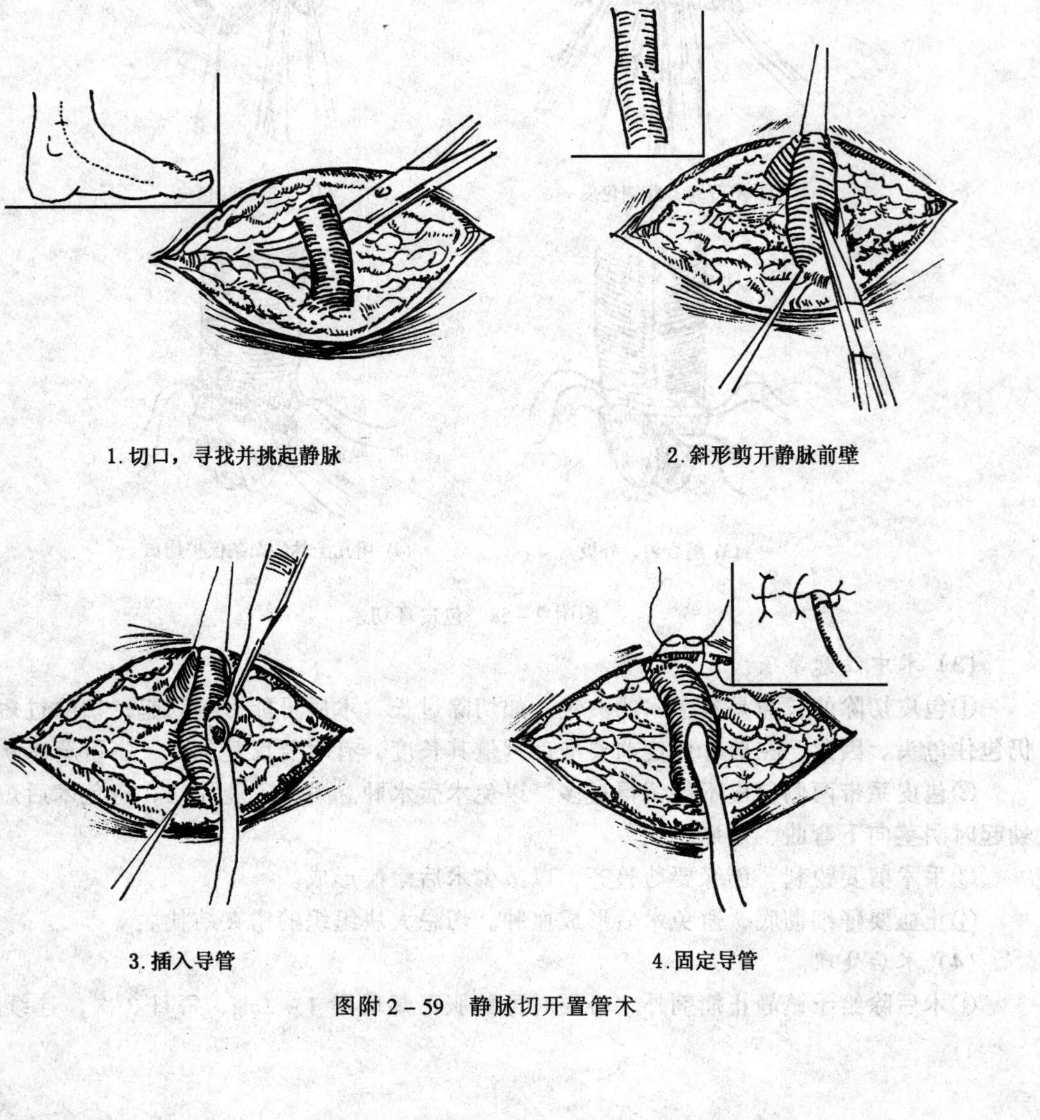

1.切口，寻找并挑起静脉　2.斜形剪开静脉前壁

3.插入导管　4.固定导管

图附2－59　静脉切开置管术

①在内踝上前方1.5~2cm处常规皮肤消毒、铺巾，局部浸润麻醉后，在与静脉垂直方向作2~2.2cm长的切口，切开皮肤，用弯血管钳分离皮下组织，寻找静脉并挑起。

②在静脉下穿过两根丝线。

③一根丝线将静脉远心端结扎，提起另一根丝线，在两根线之间用尖刀将静脉斜行剪开一小口。

④从静脉切口插入口径相应的塑料管或硅胶管，也可用钝头针头。

⑤用近心端丝线将塑料管或硅胶管和静脉结扎在一起，观察输液通畅、无渗漏，剪断远、近端结扎的丝线，缝合皮肤，并用一根已缝合皮肤的线扎于塑料管或硅胶管上加以固定。

⑥伤口用消毒纱布覆盖、胶布固定，塑料管或硅胶管再以胶布固定。一般塑料管输液可以维持5~7天。

4. 体表小肿瘤切除术

(1) 常规消毒后铺巾，用1%普鲁卡因溶液在肿瘤周围作菱形阻滞麻醉。

(2) 在肿瘤表面作小梭行切口。

(3) 用皮肤钳将已切开的皮肤边缘提起，再用血管钳在皮下沿囊壁作钝性剥离，或用组织剪进行锐性剥离；但要避免切破或遗留囊壁，直至肿瘤完全摘除。

(4) 缝合皮肤切口（图附2-60）。

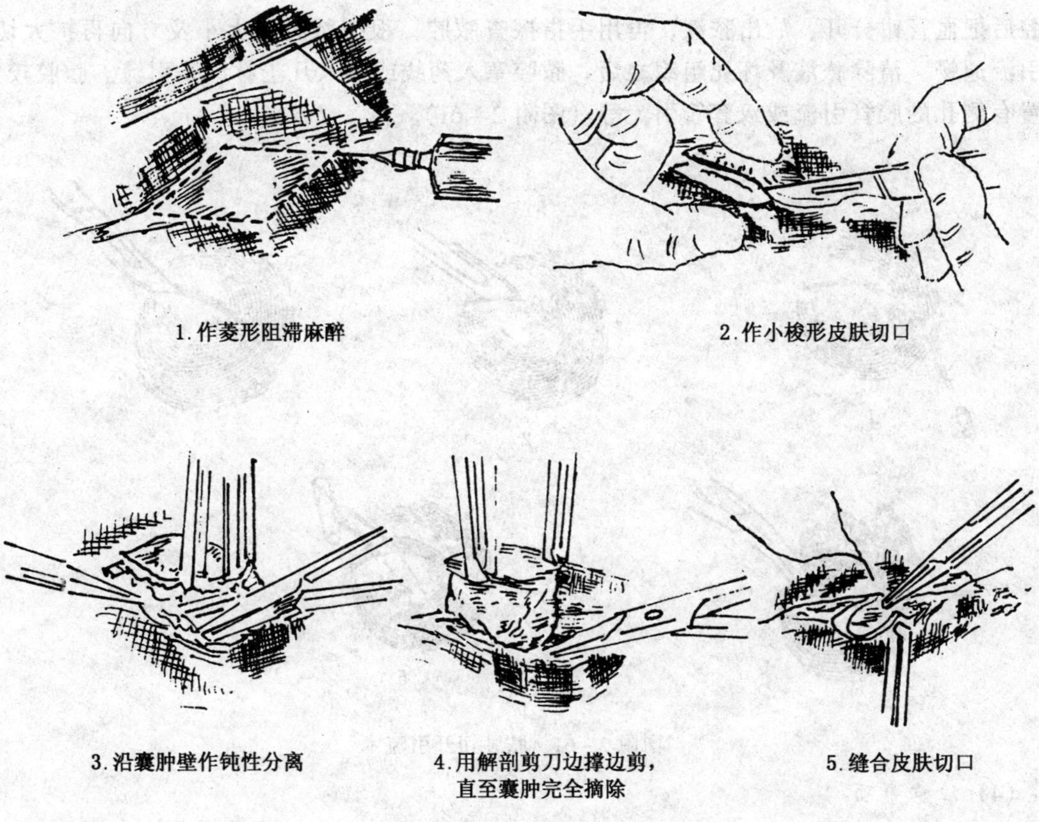

图附2-60 体表小肿瘤切除术

5．脓肿切开引流术

(1) 适应证

急性化脓性感染已形成脓肿，检查局部有波动感或经穿刺抽出脓液者。

(2) 麻醉

浅部的脓肿可用氯乙烷冷冻麻醉或0.5%～1%普鲁卡因溶液沿切口作局部浸润麻醉。较大、较深的及多发性脓肿可采用其他麻醉方法。

(3) 手术步骤

①常规皮肤消毒，铺巾后进行麻醉。

②选择切口的原则：a．波动感最明显处；b．切口要够大，并要位于最低处，以利引流；c．浅部脓肿可顺皮纹方向切开；d．深部脓肿的切口应尽量避开大血管及神经，并与其平行；e．关节附近的脓肿切开，切口尽量避免越过关节；若在关节处切开时，应作横行切口，防止切口愈合后瘢痕对关节活动的影响。

③浅部脓肿的切开可在确定引流的部位后用尖刀刺入脓腔，然后向两侧扩大切口。脓液排出后视脓腔的大小而放入胶片或凡士林纱条引流。如脓腔较大时须用手指探入脓腔，如发现有腔隔时应予分开，并根据情况把切口作必要的扩大或增加对位切口，使引流通畅。

④深部脓肿的切开须按组织解剖层次逐层切开，逐层止血，达到脓腔壁时用血管钳插入脓腔后把血管钳分开，放出脓液，再用手指探查脓腔，根据脓腔的大小及方向再扩大切口，使引流通畅。清除脓液及坏死组织之后，脓腔塞入药线或填入凡士林纱条引流。脓腔较大者应置有侧孔的胶管引流或双套管引流等（图附2－61）。

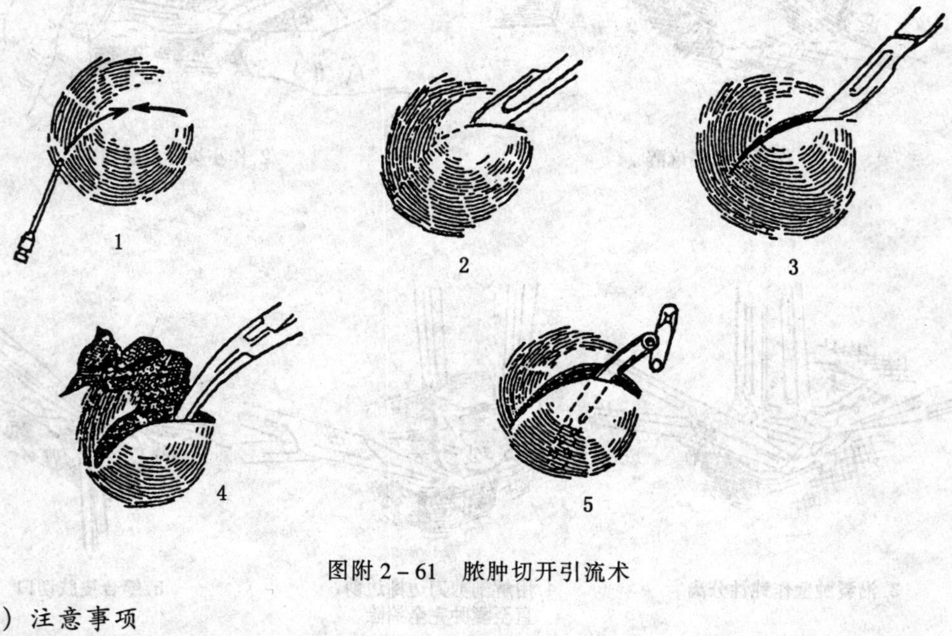

图附2－61　脓肿切开引流术

(4) 注意事项

①脓肿切开前必须诊断明确，有怀疑者应先行穿刺，证实有脓之后再作切开。

②切开时避免切过脓壁而达正常组织。

③切开后让脓液自行排出，不要用力挤压，以防感染扩散。

④凡士林纱条引流应均匀地填进脓腔内，不要太紧；如有明显出血时可填塞稍紧些，并用绷带加压包扎。

⑤注意术后出血。一般1~2天后更换敷料，引流纱条要点清，以免遗留于腔内。

（黄明祥）

附录三 方剂索引

一 画

一号癣药水（经验方） 土槿皮 大枫子肉 地肤子 蛇床子 硫黄 白鲜皮 枯矾 苦参 樟脑

一扫光（《外科正宗》） 苦参 黄柏 烟胶 枯矾 木鳖肉 大枫子肉 蛇床子 点红椒 樟脑 硫黄 明矾 水银 轻粉 白砒

二 画

二陈汤（《和剂局方》） 陈皮 半夏 茯苓 甘草

二矾汤（《外科正宗》） 白矾 皂矾 孩儿茶 侧柏叶

二妙散（丸）(《丹溪心法》) 苍术 黄柏

二号癣药水（经验方） 米醋 百部 蛇床子 硫黄 土槿皮 砒石 斑蝥 白国樟 轻粉

二仙汤（经验方） 仙茅 淫羊藿 当归 巴戟天 知母 黄柏

十灰散（《十药神书》） 大蓟 小蓟 荷叶 侧柏叶 茅根 茜根 山栀子 大黄 牡丹皮 棕榈皮

十全流气饮（《外科正宗》） 陈皮 茯苓 乌药 川芎 当归 白芍 香附 木香 甘草 青皮 生姜 大枣

十全大补汤（《医学发明》） 党参 白术 茯苓 炙甘草 当归 川芎 熟地黄 白芍 黄芪 肉桂

七三丹（经验方） 熟石膏7份 升丹3份

七宝美髯丹（《医方集解》） 制首乌 牛膝 补骨脂 茯苓 菟丝子 当归身 枸杞子

八二丹（经验方） 熟石膏8份 升丹2份

八正散（《和剂局方》） 木通 瞿麦 车前子 萹蓄 滑石 炙甘草 山栀子 大黄

八宝丹（《疡科大全》） 珍珠 牛黄 象皮 琥珀 龙骨 轻粉 冰片 炉甘石

八珍汤（《正体类要》） 人参 白术 茯苓 甘草 当归 白芍 地黄 川芎

人参养荣汤（《和剂局方》） 党参 白术 炙黄芪 炙甘草 陈皮 肉桂心 当归 熟地黄 五味子 茯苓 远志 白芍 大枣 生姜

九一丹（《医宗金鉴》） 熟石膏9份 升药1份 各研极细末,和匀

九华膏（经验方） 滑石 月石 龙骨 川贝 冰片 朱砂

九华栓（经验方） 即九华膏制成栓剂,功用相同

九黄丹（经验方） 制乳香 制没药 川贝 石膏 红升 腰黄 朱砂 炒月石 冰片

三　画

三石散（经验方） 制炉甘石 熟石膏 赤石脂
三妙丸（《医学正传》） 苍术 黄柏 牛膝
三品一条枪（《外科正宗》） 砒石 明矾 明雄黄 乳香
三物备急丸（《金匮要略》） 大黄 干姜 巴豆
三黄洗剂（经验方） 大黄 黄柏 黄芩 苦参
千金散（经验方） 煅白砒 制乳香 制没药 轻粉 飞朱砂 赤石脂 炒五倍子 煅雄黄 醋制蛇含石
千捶膏（经验方） 蓖麻子肉 嫩松香粉 轻粉 铅丹 银朱 茶油
土槿皮酊（经验方） 土槿皮 酒精
大成汤（《仙授理伤续断秘方》） 大黄 芒硝 当归 木通 枳壳 厚朴 苏木 川红花 陈皮 甘草
大补元煎（《景岳全书》） 人参 炒山药 熟地黄 杜仲 枸杞子 当归 山茱萸 炙甘草
大补阴丸（《丹溪心法》） 黄柏 知母 熟地黄 龟甲
大承气汤（《伤寒论》） 生大黄 枳实 厚朴 芒硝
大黄䗪虫丸（《金匮要略》） 大黄 黄芩 甘草 桃仁 杏仁 芍药 干地黄 干漆 虻虫 水蛭 蛴螬 䗪虫
大黄黄连泻心汤（《伤寒论》） 大黄 黄连
小儿化湿汤（经验方） 苍术 陈皮 茯苓 泽泻 炒麦芽 六一散
小升丹（三仙丹）（《医宗金鉴》） 水银 白矾 火硝
小柴胡汤（《伤寒论》） 柴胡 黄芩 半夏 人参 甘草 生姜 大枣
小蓟饮子（《济生方》） 生地黄 小蓟 滑石 通草 炒蒲黄 淡竹叶 藕节 当归
马齿苋合剂（经验方） 马齿苋 紫草 败酱草 大青叶

四　画

五子衍宗丸（《医学入门》） 枸杞子 菟丝子 覆盆子 五味子 车前子
五五丹（经验方） 熟石膏、升丹(各半)
五仁丸（《世医得效方》） 瓜蒌仁 柏子仁 火麻仁 杏仁 郁李仁
五汁安中饮（经验方） 韭汁 牛乳 生姜汁 梨汁 藕汁
五味消毒饮（《医宗金鉴》） 金银花 野菊花 蒲公英 紫花地丁 紫背天葵
五虎汤（《霉疮秘录》） 全虫 僵蚕 穿山甲 蜈蚣 斑蝥 生大黄
五虎追风散（《晋南史全恩家传方》） 蝉蜕 胆南星 天麻 全蝎 僵蚕
五神汤（《辨证录》） 茯苓 车前子 紫花地丁 金银花 牛膝
五倍子汤（《疡科选粹》） 五倍子 朴硝 桑寄生 莲房 荆芥

五倍子散（《医宗金鉴》） 五倍子 阴干荔枝
五神散（《外科证治全书》） 雄黄 硫黄 铅丹 密陀僧 天南星
六君子汤（《医学正传》） 人参 炙甘草 茯苓 白术 陈皮 制半夏 生姜 大枣
六味地黄丸（《小儿药证直诀》） 熟地 山萸肉 干山药 牡丹皮 白茯苓 泽泻
内疏黄连汤（《保命集》） 黄连 芍药 当归 槟榔 木香 黄芩 栀子 薄荷 桔梗 甘草 连翘 大黄
化肝煎（《景岳全书》） 青皮 陈皮 芍药 丹皮 栀子 泽泻 贝母
化斑解毒汤（《医宗金鉴》） 升麻 石膏 连翘 牛蒡子 人中黄 黄连 知母 玄参
双柏散（经验方） 侧柏叶 大黄 黄柏 薄荷 泽兰
太乙膏（《外科正宗》） 玄参 白芷 当归身 肉桂 赤芍 大黄 生地黄 土木鳖 阿魏 轻粉 柳槐枝 血余炭 铅丹 乳香 没药 麻油
少腹逐瘀汤（《医林改错》） 小茴香 干姜 延胡索 当归 川芎 官桂 赤芍 蒲黄 五灵脂
开郁散（《洞天奥旨》） 柴胡 当归 白芍 白术 茯苓 香附 郁金 天葵草 全蝎 白芥子 炙甘草
月白珍珠散（《中药成方配本》） 蚌壳 珠粉 青黛 飞中白 制甘石 冰片
止痒扑粉（经验方） 绿豆 氧化锌 樟脑 滑石粉
止痛如神汤（《医宗金鉴》） 秦艽 桃仁 皂角子 苍术 防风 黄柏 当归尾 泽泻 槟榔 熟大黄
止嗽散（《医学心悟》） 荆芥 桔梗 甘草 陈皮 白前 百部 紫菀
牛蒡解肌汤（《疡科心得集》） 牛蒡子 薄荷 荆芥 连翘 栀子 牡丹皮 石斛 玄参 夏枯草

五 画

仙方活命饮（《医宗金鉴》） 穿山甲 当归尾 甘草 金银花 赤芍 乳香 没药 天花粉 陈皮 防风 贝母 白芷 皂角刺
可保立苏汤（《骨伤内科学》） 黄芪 党参 白术 甘草 当归 白芍 酸枣仁 山萸肉 枸杞 补骨脂 胡桃肉
右归饮（《景岳全书》） 熟地 山药 山茱萸 枸杞子 甘草 杜仲 肉桂 制附子
四君子汤（《和剂局方》） 人参 茯苓 白术 炙甘草
四妙勇安汤（《验方新编》） 金银花 甘草 玄参 当归
四物汤（《和剂局方》） 熟地黄 当归身 白芍 川芎
四神丸（《证治准绳》） 补骨脂 肉豆蔻 吴茱萸 五味子 生姜 大枣
四逆散（《伤寒论》） 枳实 甘草 柴胡 芍药
四海舒郁丸（《疡医大全》） 青木香 陈皮 海蛤粉 海带 海藻 昆布 海螵蛸
四黄散、膏（经验方） 黄连 黄柏 黄芩 大黄 乳香 没药
失笑散（《和剂局方》） 五灵脂 蒲黄

左归丸（《景岳全书》） 熟地黄 淮山药 山萸肉 枸杞子 菟丝子 鹿角胶 龟板胶 牛膝
平胃散（《太平惠民和剂局方》） 苍术 厚朴 橘皮 甘草 生姜 大枣
归脾汤（《济生方》） 人参 白术 黄芪 当归身 炙甘草 茯神 远志 枣仁 青木香 龙眼肉 生姜 大枣
玉女煎（《景岳全书》） 石膏 熟地 麦冬 知母 牛膝
玉真散（《外科正宗》） 生南星 白芷 防风 羌活 天麻 白附子
玉露散（经验方） 芙蓉叶 研成极细末
瓜蒌牛蒡汤（《医宗金鉴》） 瓜蒌仁 牛蒡子 花粉 黄芩 生栀子 连翘 皂角刺 银花 生甘草 青皮 柴胡
生肌玉红膏（《外科正宗》） 当归 白芷 白蜡 轻粉 甘草 紫草 血竭 麻油
生肌白玉膏（经验方） 尿浸石膏 制炉甘石
生肌散（经验方） 制炉甘石 滴乳石 朱砂 冰片 滑石 血珀
白玉膏（即生肌白玉膏）（经验方） 熟石膏 制炉甘石
白虎加人参汤（《金匮要略》） 知母 石膏 甘草 粳米 人参
白降丹（《医宗金鉴》） 朱砂 雄黄 水银 硼砂 火硝 食盐 白矾 皂矾
白屑风酊（经验方） 蛇床子 苦参片 土槿皮 薄荷脑
皮脂膏（经验方） 青黛 黄柏 煅石膏 烟膏
龙胆泻肝汤（《古今医方集成》） 龙胆草 栀子 黄芩 柴胡 生地黄 泽泻 当归 车前子 木通 甘草

六 画

冲和膏（《外科正宗》） 紫荆皮（炒） 独活 赤芍 白芷 石菖蒲
回阳三龙散（《外科正宗》） 草乌 干姜 赤芍 白芷 南星 肉桂
地黄饮子（《宣明论方》） 生地黄 巴戟天 山萸肉 石斛 肉苁蓉 五味子 肉桂 麦冬 炮附子 石菖蒲 远志 生姜 大枣 薄荷
安宫牛黄丸（《温病条辨》） 牛黄 郁金 水牛角 黄芩 黄连 栀子 雄黄 朱砂 冰片 麝香 珠粉
导痰汤（《校注妇人良方》） 半夏 陈皮 枳实 茯苓 甘草 制南星 生姜
异功散（《小儿药证直诀》） 人参 白术 茯苓 炙甘草 陈皮
当归补血汤（《内外伤辨惑论》） 当归 黄芪
当归六黄汤（《兰室秘藏》） 当归 生地 熟地 黄芪 黄连 黄芩 黄柏
当归饮子（《外科正宗》） 当归 川芎 白芍 生地 防风 白蒺藜 荆芥 何首乌 黄芪 甘草
托里消毒饮（《疡科遗编》） 人参 黄芪 当归 川芎 炒白术 茯苓 金银花 白芷 甘草
托里透脓汤（《医宗金鉴》） 人参 白术 山甲 白芷 升麻 当归 甘草 黄芪 皂角刺 青皮

灰皂散（经验方） 新出窖石灰　南皂自然水　黄丹　楠皂

百合固金汤（《慎斋遗书》） 百合　熟地　生地　当归身　白芍　甘草　桔梗

百部酊（经验方） 百部　75%乙醇

竹叶石膏汤（《伤寒论》） 竹叶　石膏　半夏　麦门冬　人参　甘草　粳米

红灵丹（经验方） 雄黄　乳香　煅月石　青礞石　没药　冰片　火硝　朱砂　麝香

红油膏（经验方） 凡士林　九一丹　东丹

羊蹄根散（《医宗金鉴》） 羊蹄根（即土大黄）　枯白矾

至宝丹（《太平惠民和剂局方》） 朱砂　麝香　安息香　金银箔　犀角　牛黄　琥珀　雄黄　玳瑁　龙脑

血府逐瘀汤（《医林改错》） 桃仁　红花　生地黄　当归　白芍　川芎　牛膝　枳壳　桔梗

防风通圣散（《宣明论方》） 防风　大黄　芒硝　荆芥　麻黄　栀子　连翘　薄荷　黄芩　炒白术　川芎　当归　白芍　生石膏　桔梗　滑石　甘草　生姜

阳和汤（《外科证治全生集》） 熟地黄　白芥子　炮姜炭　麻黄　甘草　肉桂　鹿角胶（烊化冲服）

阳和解凝膏（《外科证治全生集》） 鲜牛蒡子（根、叶、梗）　鲜白凤仙梗　川芎　川附　桂枝　大黄　当归　肉桂　草兰　地龙　僵蚕　赤芍　白芷　白蔹　白及　乳香　没药　续断　防风　荆芥　五灵脂　木香　香橼　陈皮　苏合油　麝香　菜油

阴毒内消散（《药蔹启秘》） 麝香　轻粉　丁香　樟冰　腰黄　良姜　肉桂　川乌　炒甲片　胡椒　制乳没　阿魏　牙皂

七　画

启膈散（《医学心悟》） 沙参　茯苓　丹参　川贝　郁金　砂仁壳　荷叶蒂　杵头糠

沉香散（《金匮翼》） 沉香　石韦　滑石　当归　橘皮　白芍　冬葵子　甘草　王不留行

沙参麦冬汤（《温病条辨》） 沙参　玉竹　生甘草　冬桑叶　麦冬　生扁豆　天花粉

良附丸（《良方集腋》） 高良姜　香附

苏合香丸（《太平惠民和剂局方》） 麝香　安息香　丁香　青木香　白檀香　沉香　香附　荜茇　诃子　朱砂　白术　犀角　苏合香油　冰片　乳香

补中益气汤（《东垣十书》） 黄芪　人参　炙甘草　当归身　橘皮　升麻　柴胡　白术

补阳还五汤（《医林改错》） 生黄芪　当归尾　赤芍　地龙　川芎　桃仁　红花

辛夷清肺饮（《外科正宗》） 辛夷　生干草　石膏（煅）　知母　栀子(生研)　黄芩　枇杷叶（去毛）　升麻　百合　麦冬　水二盅，煎八分

附子理中汤（《三因极一病证方论》） 附子 人参 干姜 白术 炙甘草
桂附八味丸 即金匮肾气丸
麦门冬汤（《金匮要略》） 麦冬 人参 半夏 甘草 粳米 大枣
芩连二母丸（《外科正宗》） 黄芩 黄连 知母 贝母 当归 白芍 羚羊角 生地 熟地 蒲黄 地骨皮 川芎 生甘草

八 画

参附龙牡汤（验方） 人参 附子 煅龙骨 煅牡蛎
参附龙牡救逆汤（《中医儿科学》） 人参 附子 龙骨 牡蛎 白芍 炙甘草
参附汤（《世医得效方》） 党参 熟附子
参苓白术散（《和剂局方》） 党参 茯苓 白术 山药 炙甘草 扁豆 莲子肉 薏苡仁 桔梗 砂仁 木通
和营止痛汤（《伤科补要》） 赤芍 当归尾 川芎 苏木 陈皮 桃仁 续断 乌药 乳香 没药
固阴煎（《景岳全书》） 人参 熟地 山药 山茱萸 远志 炙甘草 五味子 菟丝子
定志丸（《备急千金要方》） 党参 茯苓 石菖蒲 远志 甘草
实脾饮（《济生方》） 附子 干姜 白术 甘草 厚朴
拔毒生肌散（经验方） 冰片 龙骨 石膏（煅） 红粉 炉甘石 血竭 轻粉 黄升
枇杷清肺饮（《医宗金鉴》） 人参 枇杷叶 生甘草 黄连 桑白皮 黄柏
治瘊方（经验方） 熟地黄 何首乌 杜仲 赤芍 白芍 牛膝 桃仁 红花 赤小豆 白术 穿山甲
泻心汤（《金匮要略》） 大黄 黄芩 黄连
炉甘石洗剂（经验方） 炉甘石 氧化锌 石炭酸 甘油
知柏地黄丸（《医宗金鉴》） 熟地 山萸肉 干山药 牡丹皮 白茯苓 泽泻 知母 黄柏
肾气丸（又名金匮肾气丸） 熟地 山药 山萸肉 茯苓 泽泻 附子 桂枝
苓桂术甘汤（《金匮要略》） 茯苓 桂枝 白术 甘草
苦参汤（《疡科心得集》） 苦参 蛇床子 白芷 金银花 菊花 黄柏 地肤子 石菖蒲
金铃子散（《素问病机气宜保命集》） 金铃子 延胡索
金匮肾气丸（《金匮要略》） 熟地 山药 山萸肉 牡丹皮 茯苓 泽泻 附子 桂枝
青蒿鳖甲汤（《温病条辨》） 青蒿 鳖甲 生地 知母 牡丹皮
青黛散（经验方） 青黛 石膏 滑石 黄柏
青吹口散（经验方） 煅石膏 煅人中白 青黛 薄荷 黄柏 川连 煅月石 冰片

九 画

保元汤（《博爱心鉴》） 人参 黄芪 肉桂 甘草 生姜
养阴清肺汤（《重楼玉钥》） 生地 玄参 麦冬 川贝母 丹皮 白芍 甘草 薄荷

前列腺汤（经验方） 丹参 泽兰 桃仁 红花 赤芍 乳香 没药 王不留行 青皮 川楝子 小茴香 白芷 败酱草 蒲公英

咬头膏（经验方） 铜绿 松香 乳香 没药 生木鳖 蓖麻子（去尖） 杏仁 巴豆 白砒

复元活血汤（《医学发明》） 柴胡 瓜蒌根 当归 红花 甘草 穿山甲 大黄 桃仁

复方土槿皮酊（经验方） 10%土槿皮酊 苯甲酸 水杨酸

复方大柴胡汤（《中西医结合治疗急腹症》） 柴胡 黄芩 枳壳 川楝子 延胡索 白芍 生大黄 木香 蒲公英 生甘草

枯痔钉（经验方） 砒石 明矾 朱砂 雄黄 没药

枯痔散（经验方） 白砒 白矾 月石 雄黄 硫黄

活血止痛散（《赵炳南临床经验集》） 土鳖虫 当归 乳香 自然铜 三七

活血散瘀汤（《外科正宗》） 当归尾 赤芍 桃仁 大黄 川芎 苏木 丹皮 枳壳 瓜蒌仁 槟榔

济生肾气丸（《济生方》） 熟地黄 山药 山茱萸 丹皮 茯苓 泽泻 炮附子 桂枝 川牛膝 车前子

独参汤（《景岳全书》） 人参

独活寄生汤（《备急千金要方》） 干地黄 杜仲 牛膝 桑寄生 当归 芍药 川芎 人参 茯苓 甘草 独活 细辛 桂心 秦艽 防风

珍珠散（《疡科心得集》） 煅石膏 煅珍珠 煅炉甘石

疯油膏（经验方） 轻粉 东丹（广丹） 朱砂

神功内托散（《外科正宗》） 当归 白术 黄芪 人参 白芍 茯苓 陈皮 附子 木香 甘草 川芎 山甲

神效瓜蒌散（《外科大成》） 瓜蒌 当归 甘草 没药 乳香

茵陈蒿汤（《伤寒论》） 茵陈蒿 山栀子 大黄

荆防败毒散（《摄生众妙方》） 防风 柴胡 前胡 荆芥 羌活 独活 枳壳 炒桔梗 茯苓 川芎 甘草 薄荷

除湿胃苓汤（《医宗金鉴》） 苍术 厚朴 陈皮 猪苓 泽泻 赤茯苓 白术 滑石 防风 山栀子 木通 肉桂 甘草 灯心草

顺气归脾丸（《外科正宗》） 陈皮 贝母 香附 乌药 当归 白术 茯神 黄芪 酸枣仁 远志 人参 木香 炙甘草

香贝养荣汤（《医宗金鉴》） 香附 贝母 人参 茯苓 陈皮 熟地 川芎 当归 白芍 白术 桔梗 甘草 生姜 大枣

香砂六君子汤（《时方歌括》） 木香 砂仁 陈皮 半夏 党参 白术 茯苓 甘草

鸦胆子油（朱仁康经验方） 鸦胆子 30g 置瓶中，加乙醚提取油，待乙醚挥发后即得

十　画

凉血四物汤（《医宗金鉴》） 当归 生地 川芎 赤芍 黄芩 赤茯苓 陈皮 红花

甘草
凉血地黄汤（《外科大成》） 细生地 当归尾 地榆 槐角 黄连 天花粉 生甘草 升麻 赤芍 枳壳 黄芩 荆芥
凉膈散（《太平惠民和剂局方》） 大黄 芒硝 甘草 山栀 薄荷 黄芩 连翘
柴胡细辛汤（《中医伤科学讲义》） 柴胡 细辛 薄荷 归尾 地鳖虫 丹参 半夏 川芎 泽兰 黄连
柴胡疏肝散（《景岳全书》） 柴胡 枳壳 芍药 甘草 香附 川芎
凉血消风散（《朱仁康临床经验集》） 生地 当归 荆芥 蝉衣 苦参 白蒺藜 知母 石膏 生甘草
桂附八味丸（即桂附地黄丸） 六味地黄丸加肉桂、附子
桂枝汤（《伤寒论》） 桂枝 芍药 甘草 生姜 大枣
桂麝散（《药蔹启秘》） 麻黄 细辛 生半夏 生南星 肉桂 丁香 牙皂 麝香 冰片
桃红四物汤（《医宗金鉴》） 桃仁 红花 当归 熟地黄 白芍 川芎
桃花汤（《伤寒论》） 赤石脂 干姜 粳米
桑菊饮（《温病条辨》） 桑叶 菊花 杏仁 桔梗 甘草 薄荷 连翘 芦根
海藻玉壶汤（《医宗金鉴》） 海藻 陈皮 贝母 连翘 昆布 半夏 青皮 独活 川芎 当归 甘草 海带
消风散（《医宗金鉴》） 当归 生地 防风 蝉蜕 知母 苦参 胡麻仁 荆芥 苍术 牛蒡子 石膏 甘草 木通
消痔膏（经验方） 田螺 咸橄榄核 冰片 凡士林
消肌膏（《朱仁康临床经验集》） 香油 奶酥油 当归 紫草 黄蜡
消瘤二反膏（《外科大成》） 甘草 大戟 芫花 甘遂
润肠丸（《沈氏尊生书》） 当归 生地 麻仁 桃仁 枳壳
益胃汤（《温病条辨》） 沙参 麦冬 生地黄 玉竹 冰糖
脏连丸（验方） 猪大肠 黄连 赤芍 当归 槐花 阿胶珠 槐角 地榆 荆芥 地黄 黄芩
逍遥散（《太平惠民和剂局方》） 柴胡 白术 白芍药 当归 茯苓 炙甘草 薄荷 煨姜
通气散坚丸（《医宗金鉴》） 人参 桔梗 川芎 当归 天花粉 黄芩 枳实 陈皮 半夏 白茯苓 胆星 贝母 海藻 香附 石菖蒲 甘草
通络活血方（《朱仁康临床经验集》） 当归尾 赤芍 桃仁 红花 香附 青皮 王不留行 茜草 泽兰 牛膝

十 一 画

接骨紫金丹（《疡医大全》） 土鳖虫 骨碎补 自然铜 巴豆霜 乳香 血竭 没药 当归尾 硼砂 地龙
旋覆代赭汤（《伤寒论》） 旋覆花 代赭石 人参 半夏 炙甘草 生姜 大枣

清肝解郁汤（《外科正宗》） 当归 川芎 白芍 熟地 陈皮 半夏 香附 贝母 茯苓 丹皮 远志 桔梗 栀子 生甘草 白术 半夏 人参 柴胡

清咽利膈汤（《证治准绳》） 玄参 升麻 桔梗 甘草 茯苓 黄连 黄芩 牛蒡子 防风 芍药

清骨散（《证治准绳》） 银柴胡 鳖甲 炙甘草 秦艽 青蒿 地骨皮 胡黄连 知母

清凉膏（即清凉油乳剂）（《医宗金鉴》） 风化石灰 麻油

清营汤（《温病条辨》） 犀角 生地 玄参 竹叶心 金银花 连翘 黄连 丹参 麦冬

清暑汤（《外科全生集》） 连翘 花粉 赤芍 滑石 车前草 金银花 泽泻 淡竹叶 甘草

清瘟败毒饮（《疫疹一得》） 生石膏 小生地 黄连 乌犀角 生栀子 桔梗 黄芩 知母 赤芍 玄参 连翘 竹叶 甘草 牡丹皮

理气止痛汤（经验方） 丹参 广木香 青皮 炙乳香 枳壳 炙香附 川楝子 延胡索 软柴胡 没药

痔疮宁栓（成都制药厂生产） 消炎痛粉 颠茄 痢特灵 冰片 红古豆醇酯

萆薢化毒汤（《疡科心得集》） 萆薢 当归尾 牡丹皮 牛膝 防己 木瓜 薏苡仁 秦艽

萆薢分清饮（《医学心悟》） 萆薢 黄柏 茯苓 车前子 莲子心 白术 石菖蒲

萆薢渗湿汤（《疡科心得集·补遗》） 萆薢 薏苡仁 黄柏 赤茯苓 牡丹皮 泽泻 滑石 通草

蛇床子汤 蛇床子 百部 硼砂 苦参 苦楝根皮 白鲜皮 龙胆草 土槿皮

蛋黄油（经验方） 煮熟鸡蛋黄 3～4 枚，放入锅内用文火煎熬，炸枯去渣存油

银翘散（《温病条辨》） 连翘 银花 牛蒡子 桔梗 薄荷 鲜竹叶 荆芥 淡豆豉 生甘草 鲜芦根

鹿角胶丸（《医学正传》） 鹿角胶 鹿角霜 熟地 当归身 人参 川牛膝 菟丝子 白茯苓 白术 杜仲 虎胫骨 龟板

麻黄汤（《伤寒论》） 麻黄 桂枝 杏仁 炙甘草

麻黄桂枝各半汤（桂枝麻黄各半汤）（《伤寒论》） 桂枝 生姜 大枣 甘草 麻黄 杏仁 白芍

黄土汤（《金匮要略》） 灶心黄土 甘草 干地黄 白术 炮附子 阿胶 黄芩

黄芪六一汤（《太平惠民和剂局方》） 黄芪 甘草

黄芪建中汤（《金匮要略》） 黄芪 白芍 桂枝 炙甘草 生姜 大枣 饴糖

黄连油（经验方） 黄连素片 麻油 黄连 香油

黄连膏（《医宗金鉴》） 黄连 当归 黄柏 生地 姜黄 麻油 黄蜡

黄连解毒汤（《外台秘要》） 黄连 黄芩 黄柏 栀子

十二画以上

滋水清肝饮(《医宗己任篇》) 熟地 当归 白芍 丹皮 酸枣仁 山茱萸 茯苓 山药 柴胡 山栀 泽泻

犀角地黄汤(《备急千金要方》) 犀牛角 生地黄(捣烂) 牡丹皮 芍药

犀黄丸(《外科全生集》) 犀角 麝香 乳香 没药

琥珀安神汤(《陆银华治伤经验》) 西琥珀 化龙齿 飞辰砂 甘菊花 冬桑叶

痛泻药方(《景岳全书》) 白术 白芍 防风 炒陈皮

痤疮洗剂(经验方) 沉降硫黄 樟脑酯 西黄芪胶 石灰水

紫草油(《中医皮肤病诊断学》) 紫草 黄豆油

紫雪丹(《和剂局方》) 黄金 寒水石 石膏 滑石 磁石 升麻 玄参 甘草 水牛角 羚羊角 沉香 丁香 朴硝 硝石 辰砂 木香 麝香

越鞠丸(《丹溪心法》) 川芎 苍术 香附 山栀 神曲

雄黄膏(经验方) 雄黄 氧化锌 凡士林

黑虎丹(《中医外科诊疗学》) 磁石 公、母丁香 全蝎 炒僵蚕 炙甲片 炙蜈蚣 蜘蛛 麝香 牛黄 冰片

黑退消(经验方) 生川乌 生草乌 生南星 生半夏 生磁石 公丁香 肉桂 制乳没 制松香 硇砂 冰片 麝香

槐角丸(《和剂局方》) 槐角 地榆 当归 防风 黄芩 炒枳壳

槐角地榆丸(《外科大成》) 槐角(炒黄) 地榆(炒黑) 地黄(炒焦) 炒黄芩 炒荆芥 枳壳 当归尾

暖肝煎(《景岳全书》) 当归 枸杞子 小茴香 肉桂 乌药 沉香 茯苓 生姜

附录四 英中文索引

A

abdomina injury	腹部损伤
abrasion	擦伤
abscess	脓肿
accelerated rejection	加速性排斥反应
academia	酸血症
acne vulgaris	痤疮
acute abdomen	急腹症
acute acalculous cholecystitis, AAC	急性非结石性胆囊炎
acute appendicitis	急性阑尾炎
acute cellulites	急性蜂窝组织炎
acute cholangitis	急性胆管炎
acute cholecystitis	急性胆囊炎
acute hepatic failure, AHF	急性肝功能衰竭
acute lymphadenitis	急性淋巴结炎
acute lymphangitis	急性淋巴管炎
acute mastitis	急性乳腺炎
acute obstructive suppurative cholangitis, AOSC	急性梗阻性化脓性胆管炎
acute pancreatitis	急性胰腺炎
acute perforation of gastroduodenal ulcer	胃及十二指肠溃疡急性穿孔
acute peritonitis	急性腹膜炎
acute physiology and chronic health evaluation II, APACHE II	急性生理及慢性健康评估系统
acute rejection, AR	急性排斥反应
acute renal failure, ARF	急性肾功能衰竭
acute respiratory distress syndrome, ARDS	急性呼吸窘迫综合征
acute thyroiditis	急性甲状腺炎
adhesion of intestinal obstruction	粘连性肠梗阻
adjuvant chemotherapy	辅助化疗
adult respiratory distress syndrome	成人型呼吸窘迫综合征
advanced life support, ALS	进一步生命支持

aldosterone	醛固酮
alkalemia	碱血症
alopecia areata	斑秃
anal fissure	肛裂
anal fistula	肛瘘
anesthesia	麻醉
angiodysplasia	血管发育异常
animal bite	兽咬伤
antidiuretic hormone, ADH	抗利尿激素
anuria	无尿
arteriosclerotic obliterans, ASO	动脉硬化性闭塞症
asepsis	无菌术
atrial natriuretic polypoptide, ANP	心房利钠多肽
autologus blood transfusion	自体输血
automation peritoneal dialysis	全自动化腹膜透析
avulsion	撕脱伤

B

bacteremia	菌血症
basal energy expenditure, BEE	基础能量消耗
basic life support, BLS	基础生命支持
bee sting	蜂螫伤
benign prostatic hyperplasia, BPH	良性前列腺增生症
bladder trauma	膀胱损伤
blast injury	冲击伤
blood transfusion	输血
body water	体液
branched - chain amino acids, BCAA	支链氨基酸
breast carcinoma	乳腺癌
broncho - pulmonary carcinoma	支气管肺癌
burn	烧伤
bursitis	滑液囊炎

C

carbuncle	痈
carcinoma of bladder	膀胱癌
carcinoma of colon	结肠癌

carcinoma of penis	阴茎癌
carcinoma of rectum	直肠癌
cardiac output, CO	心搏出量
cardiac transplantation	心脏移植
cardiopulmonary cerebral resuscitation, CPCR	心肺脑复苏
cardiopulmonary resuscitation, CPR	心肺复苏
cascade effects, CE	瀑布效应
caterpillar sting	毛虫螯伤
centipede bite	蜈蚣咬伤
central sensitization	中枢敏化
central venous pressure, CVP	中心静脉压
cerebral concussion	脑震荡
cerebral contusion and laceration	脑挫裂伤
chemical burn	化学烧伤
chemotherapy	化疗
chest trauma, thoracic trauma	胸部损伤
cholelithiasis	胆石病
chronic invasive thyroiditis	慢性侵袭性甲状腺炎
chronic lymphocytic thyroiditis	慢性淋巴细胞性甲状腺炎
chronic rejection, CR	慢性排斥反应
chronic thyroiditis	慢性甲状腺炎
chronic ulcerative colitis	慢性溃疡性结肠炎
chyluria	乳糜尿
cleaning wound	清洁伤口
closed injury	闭合性损伤
closed pneumothorax	闭合性气胸
cold injury	冷伤
colon injury	结肠损伤
colon hemorr hage	结肠出血
combined spinal epidural - anesthesia, CSEA	硬-腰联合麻醉
condyloma acuminatum, CA	尖锐湿疣
contact dermatitis	接触性皮炎
contaminated wound	污染伤口
continuous ambulatory peritoneal dialysis, CAPD	持续性非卧床腹膜透析
continuous cycling peritoneal dialysis, CCPD	持续循环腹膜透析
continuous positive airway pressure, CPAP	持续气道正压通气
contusion	挫伤

craniocerebral trauma 颅脑损伤
Crohn's disease, CD 克隆病
crush syndrome 挤压综合征
crush injury 挤压伤
cryosurgical ablation, CSA 冷冻外科消融术
cryptitis 肛隐窝炎
crystalluria 晶体尿
cytokins 细胞因子

D

debridement 清创术
deep venous thrombosis, DVT 深静脉血栓形成
dermatofibrosarcoma protuberans 隆起性皮纤维瘤
dermatosis 皮肤病
desmoid fibromatosis 带状纤维瘤
diagnostic laparoscop 诊断性腹腔镜技术
difficulty of urination 排尿困难
diffuse toxic goiter 弥漫性毒性甲状腺肿
direct inguinal hernia 腹股沟直疝
diseases of anus and rectum 肛门直肠疾病
drug eruption 药物性皮炎
duodenal injury 十二指肠损伤
dysturia 尿痛

E

each insect bite 诸虫螫咬伤
eczema 湿疹
electric burn 电烧伤
electrochemical treatment of cancer 恶性肿瘤的电化学治疗
elemental diet, ED 要素膳
endemic goiter 地方性甲状腺肿
endoscopic nosal biliary drainage, ENBD 经内镜行鼻胆管引流术
endoscopic retrograde cholangiopancreatography, ERCP 经内镜逆行胰胆管造影
endoscopic sphincterotomy, EST 内镜括约肌切开术
endoscopic surgery 内镜外科
enteral nutrition, EN 肠内营养
enteric hemorrhage 小肠出血

epididymitis 附睾炎
epidural hematoma 硬脑膜外血肿
erectile dysfunction，ED 阴茎勃起功能障碍
erosive gastritis 糜烂性胃炎
erysipelas 丹毒
esophageal carcinoma 食管癌
essential amino acids，EAA 必需氨基酸
exophthalmic goiter 突眼性甲状腺肿
external chest compression，ECC 胸外心脏按压
extracellular fluid，ECF 细胞外液

F

felon 脓性指头炎
femoral hernia 股疝
fibroadenoma 乳房纤维腺瘤
fibroma 纤维瘤
fibroxanthoma 纤维黄色瘤
firearm injury 火器伤
flow cytometry，FCM 流式细胞分析术
frequency 尿频
furuncle 疖

G

gas gangrene 气性坏疽
gastric carcinoma 胃癌
gastric polyps 胃息肉
gastroduodenal ulcer 胃、十二指肠溃疡
gonorrhea 淋病
gut derived infection 肠源性感染

H

hashimoto's disease 桥本病
helicobacter pylori，HP 幽门螺旋杆菌
hemangioma 血管瘤
hematuria 血尿
hemobilia 胆道出血
hemodialysis，HD 血液透析

hemofiltration, HF 血液滤过
hemolytic reaction 溶血反应
hemoperfusion, HP 血液灌流
hemoproctia 直肠出血
hemopurification therapy 血液净化疗法
hemorrhagic gastritis 出血性胃炎
hemorrhagic shock 失血性休克
hemorrhoid 痔
hemothorax 血胸
henia 疝
hepatic encephalopathy 肝性脑病
hernia linea alba 白线疝
herpes simplex 单纯疱疹
herpes zoster 带状疱疹
high pressure pneumothorax 高压性气胸
homeostasis 内环境的稳定
hospital infection 医院感染
human papilloma virus, HPV 人类乳头瘤病毒
hyperacute rejection, HAR 超急性排斥反应
hypercalcemia 高钙血症
hyperkalemia 高钾血症
hypermagnesemia 高镁血症
hyperphosphatemia 高磷血症
hypersplenism 脾功能亢进
hyperthyroidism 甲状腺功能亢进症
hypertonic dyhydration 高渗性缺水
hypocalcemia 低钙血症
hypokalemia 低钾血症
hypomagnesemia 低镁血症
hypophosphatemia 低磷血症
hypotonic dehyration 低渗性缺水

I

impetigo 脓疱疮
incised wound 切伤
incisional hernia 切口疝
incontinence 尿失禁

indirect inguinal hernia	腹股沟斜疝
induction chemotherapy	诱导化疗
infected wound	感染伤口
infertility	不育
inflammatory breast carcinoma	炎性乳腺癌
inraperitoneal drainage	腹腔内积液经皮穿刺外引流
intensive care unit, ICU	重症监护室
intermittent mandatory ventilation, IMV	间歇性强制通气
intermittent peritoneal dialysis, IPD	间歇性腹膜透析
intermittent positive pressure ventilation, IPPV	间歇正压呼吸
internal hemorrhoid	内痔
intestinal obstruction	肠梗阻
intracellular fluid, ICF	细胞内液
intracerebral hematoma	脑内血肿
intracranial hematoma	颅内血肿
intraoperative cholangioscopy, IOCS	术中纤维胆道镜
intussusception	肠套叠
isotonic dehydration	等渗性缺水
isuria	少尿

L

laceration	裂伤
laparoscopic cholecystectomy, LC	腹腔镜胆囊切除术
laparoscopic surgery	腹腔镜外科
leech bite	水蛭咬伤
lipoma	脂肪瘤
liver rupture	肝破裂
long acting thyroid stimulator, LATS	长效甲状腺刺激素
lower extremity varicose veins, LVV	下肢静脉曲张
lumbar sympathetic ganglion block	腰交感神经节阻滞
lung cancer	原发性肺癌
lupus erythematosus	红斑狼疮
lysolecithin	溶解磷脂酶

M

malignant melanoma, Mm	恶性黑色素瘤
massive hemorrhage of digestive tract	消化道大出血

massive hemorrhage of lower digestive tract　下消化道大出血
massive hemorrhage of upper digestive tract　上消化道大出血
mastopathy　乳腺囊性增生病
mediators　介质
metabolic acidosis　代谢性酸中毒
metabolic alkalosis　代谢性碱中毒
metastatic cancer of liver　转移性肝癌
microsurgery　显微外科
microwave tissue coagulation, MTC　微波组织凝固术
minimally invasive surgery, MIS　微创外科
multiple injures　多发性创伤
multiple organ dysfunction syndrome , MODS　多器官功能障碍综合征
multiple organ failure syndrome , MOFS　多器官功能衰竭综合征

N

natriuretic hormone　利钠激素
neo－adjuvant chemotherapy　新辅助化疗
neurodermatitis　神经性皮炎
neurofibroma　神经纤维瘤
nonessential amino acids, NEAA　非必需氨基酸
non－gonococcal urethritis, NGU　非淋菌性尿道炎
nonspecific infection　非特异性感染
nosocomial infection　医院内感染
nucleation　成核

O

open chest compression, OCC　胸内按压术
open injury　开放性损伤
open pneumothorax　开放性气胸
opportunistic infection　条件感染
orchitis　睾丸炎
organ preservation　器官保存
organ procurement　器官切取
organ transplantation　器官移植
orthotopic liver transplantation　原位肝移植

P

pain	疼痛
pancreas transplantation	胰腺移植
pancreas – kidney transplantation	胰肾联合移植
pancreatic injury	胰腺损伤
parathyroid hormone, PTH	甲状旁腺激素
parenteral nutrition, PN	肠外营养
paronychia	甲沟炎
patient controlled analgesia, PCA	病人自控镇痛
percutaneous biliary drainage, PBD	经皮穿刺胆道外引流术
percutaneous biliary stent placement	经皮肝穿刺胆道内支架置入术
percutaneous ethanol injection, PEI	经皮乙醇注射疗法
percutaneous intravascular port – catheter system implantation	经皮血管内导管药盒系统植入术
percutaneous transhepatic cholangiography, PTC	经皮肝穿刺胆管造影
percutaneous transluminal angioplasty, PTA	经皮血管腔内成形术
perianorectal abscesse	直肠肛管周围脓肿
perioperative management	围手术期处理
perioperative period	围手术期
peripheral sensitization	外周敏化
peripheral vascular disease	周围血管疾病
peritoneal dialysis, PD	腹膜透析
peroral cholangiopancreatoscope, PCPS	经口胰胆管镜检查
pigmentnevus	黑痣
pityriasis rosea	玫瑰糠疹
plasma exchange, PE	血浆置换
pneumothorax	气胸
poisonous spider bite	毒蜘蛛咬伤
portal hypertension	门静脉高压症
portal hypertensive gastropathy	门静脉高压性胃病
portosystemic encephalopathy	门体性脑病
positive end – expiratory pressure, PEEP	呼气终末正压通气
postoperative cholangioscopy, POCS	术后胆道镜
premedication	麻醉前用药
primary brain – stem injury	原发性脑干损伤
primary chemotherapy	初始化疗
primary liver cancer	原发性肝癌

procedure for prolapse and hemorroids，PPH 吻合器痔上黏膜环切术
prolonged life support ，PLS 延续生命支持
prostate specific antigen，PSA 前列腺特异抗原
prostatitis 前列腺炎
pruritus 皮肤瘙痒症
psoriasis 银屑病
pulmonary artery pressure，PAP 肺动脉压
pulmonary artery wedge pressure，PAWP 肺动脉楔压
punctured wound 刺伤
pyloric obstruction 幽门梗阻
pyuria 脓尿

R

rabies 狂犬病
radiofrequency ablation，RFA 射频消融术
rectal injury 直肠损伤
rectal polyp 直肠息肉
rectal prolapse 直肠脱垂
renal cell carcinoma 肾细胞癌
renal transplantation 肾移植
renal trauma 肾损伤
respiratory acidosis 呼吸性酸中毒
respiratory alkalkalosis 呼吸性碱中毒
rib fracture 肋骨骨折
rosacea 酒渣鼻

S

scabies 疥疮
scalp avulsion 头皮撕脱伤
scalp hematom 头皮血肿
scalp laceration 头皮裂伤
scorpin sting 蝎螫伤
sebaceous cyst 皮脂腺囊肿
seborrheic dermatitis 脂溢性皮炎
sepsis 脓毒症
septic shock 感染性休克
shock 休克

simple goiter	单纯性甲状腺肿
skull fracture	颅骨骨折
small intestine injury	小肠损伤
snake bite，toxicophidia bite	毒蛇咬伤
specific infection	特异性感染
splenic rupture	脾破裂
splenomegaly	脾肿大
sprain	扭伤
stellate ganglion block	星状神经节阻滞
stress ulcer	应激性溃疡
subacute thyroiditis	亚急性甲状腺炎
subdural hematoma	硬脑膜下血肿
super infection	二重感染
suppurative tenosynovitis	化脓性腱鞘炎
surgical infection	外科感染
syphilis	梅毒
systemic inflammatory response syndrome，SIRS	全身性炎症反应综合征

T

tension pneumothorax	张力性气胸
tension – free hernioplasty	无张力疝修补术
tetanus	破伤风
therapeutic intervention scoring system，TISS	治疗干预评分系统
thromboangitis obliterans，TAO	血栓闭塞性脉管炎
thyroid adenoma	甲状腺腺瘤
thyroid carcinoma	甲状腺癌
thyroid disease	甲状腺疾病
thyroid stimulating immunoglobulin，TSI	甲状腺刺激免疫球蛋白
thyroiditis	甲状腺炎
tinea capitis	头癣
tinea corporis	体癣
tinea manus and tinea pedis	手足癣
tinea	癣
total nutrient admixture，TNA	全营养混合液
toxic goiter	毒性甲状腺肿
transcatheter arterial chemoembolization，TACE	动脉内药物灌注与栓塞的复合治疗

transcatheter arterial embolization, TAE 经导管动脉栓塞术
transcatheter arterial infusion, TAI 动脉内药物灌注
transcatheter intraarterial infusion, TII 经导管动脉内药物灌注术
transjugular intrahepatic portosystemic stent shunt, TIPS 经颈静脉肝内门－体静脉分流术
transplantation immunology 移植免疫学
traumatic shock 创伤性休克
trauma 损伤
tumor of kidney 肾肿瘤
tumor 肿瘤

U

umbilial hernia 脐疝
urethral trauma 尿道损伤
urgency 尿急
urinary retention 尿潴留
urolithiasis 尿石症
urticaria 荨麻疹
verbal rating scale, VRS 主诉分级法

V

verruca, wart 疣
visual analogue scales, VAS 视觉模拟评分法
vitiligo 白癜风
volvulus 肠扭转

W

water intoxication 水中毒
wound repair 损伤修复